HANDBUCH DER KINDERHEILKUNDE

HERAUSGEGEBEN VON

H. OPITZ
HEIDELBERG

F. SCHMID
HEIDELBERG

II/2

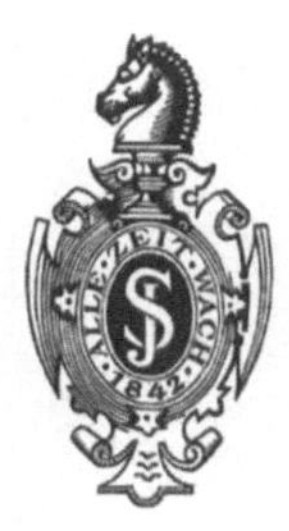

Springer-Verlag Berlin Heidelberg GmbH 1966

PÄDIATRISCHE THERAPIE

REDIGIERT VON **TH. HELLBRÜGGE**

BEARBEITET VON

K. D. BACHMANN-KÖLN
J. BECKER-HEIDELBERG
W. BURMEISTER-HOMBURG/SAAR
F. K. FRIEDERISZICK-MAINZ
H.-J. FRISCHBIER-HAMBURG
H. GÖTT-BAD KREUZNACH
H. GÖTZ-ESSEN
U. GRÜNINGER-BAD BELLINGEN
H. HAID-STUTTGART
G.-A. VON HARNACK-HAMBURG
K. HARTUNG-FRANKFURT/M.
D. HELBIG-KÖLN
TH. HELLBRÜGGE-MÜNCHEN
H. HELWIG-KÖLN
H. W. HERTEL-MARBURG/LAHN
W. HERZIG-HINRICHSSEGEN/OBB.

TH. HOCKERTS-WÜRZBURG
O. HÖVELS-NÜRNBERG
O. HUG-MÜNCHEN
O. JÍROVEC-PRAG
H. KAISER-AUGSBURG
U. KEUTH-KÖLN
M. KIENITZ-MÜNSTER/WESTF.
D. KNORR-MÜNCHEN
FR. KOCH-GIESSEN
G. KÖLLE-GARMISCH-PARTENKIRCHEN
W. MARGET-TÜBINGEN
R. MARX-MÜNCHEN
A. MATTHES-HEIDELBERG
W. MENGER-NORDERNEY
H. MOLL-PAPENBURG
H. MOMMSEN-FRANKFURT/M.
K. NITSCH-HANNOVER

J. OEHME-MARBURG/LAHN
J. PECHSTEIN-MÜNCHEN
M. PETRŮ-PRAG
R. PREUNER-LÜBECK
D. REISS-NÜRNBERG
M. REITER-MÜNCHEN
F. SCHMID-HEIDELBERG
P. CH. SCHMID-GAISSACH/OBB.
G.-W. SCHMIDT-GIESSEN
E.-G. SCHULTZE-WYK A. FÖHR
K. STEHR-MÜNCHEN
W. SWOBODA-WIEN
R. THURAU-DARMSTADT
E. VANEK-MÜNCHEN
A. WISKEMANN-HAMBURG
E. ZAPP-DUISBURG

MIT 104 ABBILDUNGEN

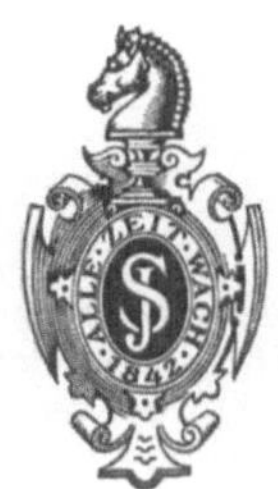

Springer-Verlag Berlin Heidelberg GmbH 1966

ISBN 978-3-662-34240-4   ISBN 978-3-662-34511-5 (eBook)
DOI 10.1007/978-3-662-34511-5

Titel-Nr. 7247

Vorwort

Der vorliegende zweite Teil von Band II des neuen Handbuches der Kinderheilkunde umfaßt die *pädiatrische Therapie*. Er versucht, alle Fragen, die in der Behandlung von Kindern auftreten, weitgehend zu beantworten. Den größten Raum nimmt entsprechend den Errungenschaften der *medikamentösen Therapie* in den letzten Jahrzehnten die pädiatrisch-klinische Pharmakologie ein. Daneben wurde großer Wert auf die *biologische Therapie* gelegt.

Ein weiterer Abschnitt beschäftigt sich mit der *physikalischen Therapie*. Hier wurden seit langem in der ärztlichen Praxis bewährte Verfahren der Thermo- und Hydrotherapie, der Gymnastik und Massage, der Licht- und Elektrotherapie sowie der Pneumotherapie im Lichte neuerer wissenschaftlicher Erkenntnisse erneut in ihrem Wert bestätigt.

Es schließt sich an die Darstellung der *Klimaheilkunde*, die ja gerade in der Pädiatrie berechtigterweise einen breiten Raum einnimmt. Besonders die Indikationen für den Aufenthalt in verschiedenen klimatischen Regionen dürften viele in der Praxis auftretende Fragen beantworten.

Ein weiterer Abschnitt befaßt sich mit der *Strahlentherapie* und dem Strahlenschutz. Hier mußten vor allem die strahlenbiologischen Grundlagen und die Strahlensensibilität des kindlichen Organismus, entsprechend auch die Strahlenschutzmaßnahmen in der pädiatrischen Röntgendiagnostik, berücksichtigt werden, um die speziellen Probleme der Strahlentherapie im Kindesalter ins rechte Licht zu setzen.

Schwerpunkte der pädiatrischen Behandlung in der industrialisierten Gesellschaft stellen die Soforttherapie bei kindlichen Unfällen und die Therapie von Vergiftungen dar. Hier liegen praktisch immer Notsituationen vor, die den Arzt unter Zeitdruck setzen. Aus diesem Grunde schien es sinnvoll, z. B. bei der Darstellung von Vergiftungen von dem Prinzip abzugehen, die Diagnostik und Therapie getrennt zu behandeln. In der Eile muß der Arzt gerade bei Vergiftungen schnell die entsprechenden Hinweise für die Diagnose, die Therapie und auch die Methoden des Giftnachweises zusammenfassend übersehen können.

Bei der Arzneimitteltherapie versuchten wir, einen in der deutschsprachigen Kinderheilkunde neuartigen Weg einzuschlagen. Nicht die Behandlung bestimmter Erkrankungen oder Symptome sollte im Vordergrund stehen, sondern die für die Klinik wichtige Pharmakologie der einzelnen Heilmittel. Hierfür war nicht die in Lehrbüchern gebräuchliche und in der Praxis auch berechtigte Aufzählung bestimmter Arzneimittelspezialitäten zu wählen, sondern es mußten die Pharmaka entsprechend ihrer organspezifischen Wirkungen dargestellt werden. Bei jedem Pharmakon sollte besonderer Wert gelegt werden auf seine Indikation, die Gegenindikationen, die Nebenwirkungen und die Dosierung in den einzelnen kindlichen Entwicklungsstufen.

Einige Schwerpunkte der pädiatrischen Therapie, wie die „Asphyxiebehandlung" und die „Praxis der parenteralen Flüssigkeitstherapie", wurden mit Absicht gesondert zusammenfassend dargestellt, ohne daß hierbei die Pharmakologie im Vordergrund stand.

Bei der Durchführung zeigte sich, daß eine umfassende klinische Pharmakologie des Kindesalters zur Zeit noch nicht lückenlos bewältigt werden kann. Die pädiatrische Literatur ist weit mehr auf Probleme der Diagnostik ausgerichtet als auf die Weitergabe von therapeutischen Erfahrungen. So konnten manche für Klinik und Praxis wichtige und für die pädiatrische Therapie notwendige Fragen bei verschiedenen Arzneimitteln noch nicht in der gewünschten Vollständigkeit beantwortet werden. Manche Einzelfragen mußten vom Standpunkt einer kritischen klinisch-pharmakologischen Betrachtung her noch offen bleiben.

Den Bemühungen der verschiedenen Mitarbeiter ist es zu danken, daß mit diesem Band erstmalig die pädiatrische Therapie in ihrem gesamten Umfang soweit wie möglich in präziser und kurzer Form umfassend dargestellt werden konnte.

So möge dieser therapeutische Teil des Bandes II des neuen Handbuches nicht nur eine wertvolle Handhabe für die Behandlung von Kindern in der Klinik und in der ärztlichen Sprechstunde sein, sondern er möge auch als Anstoß dienen, in Zukunft den klinisch-pharmakologischen Grundlagen der Kinderheilkunde mehr Aufmerksamkeit zu schenken.

Heidelberg und München, im Mai 1965

H. Opitz   F. Schmid   Th. Hellbrügge
Herausgeber   Bandredaktor

Inhaltsverzeichnis

Pädiatrische Therapie

Inhaltsübersicht
Band II, Teil 1

Pädiatrische Diagnostik

Mitarbeiterverzeichnis von Band II, Teil 2

BACHMANN, K. D., Prof. D r.,Universitäts-Kinderklinik Lindenburg, 5 Köln-Lindenthal, Josef-Stelzmann-Str. 9

BECKER, J., Prof. Dr., Czerny-Krankenhaus für Strahlenbehandlung der Universität, 69 Heidelberg, Voßstraße

BURMEISTER, W., Priv.-Doz. Dr., Universitäts-Kinderklinik, 665 Homburg/Saar

FRIEDERISZICK, F. K., Prof. Dr., Universitäts-Kinderklinik, Stadtkrankenhaus, 65 Mainz, Langenbeckstr. 1

FRISCHBIER, H.-J., Dr., Universitäts-Frauenklinik und -Poliklinik, 2 Hamburg 20, Martinistr. 52

GÖTT, H., Dr., Viktoriastift, 655 Bad Kreuznach

GÖTZ, H., Prof. Dr., Städtische Krankenanstalten, 43 Essen-Holsterhausen, Hufelandstr. 55

GRÜNINGER, U., Dr., Badearzt, 7841 Bellingen

HAID, H., Dr., 7 Stuttgart N, Königstr. 4

HARNACK, G.-A. VON, Prof. Dr., Universitäts-Kinderklinik, 2 Hamburg-Eppendorf, Martinistr. 52

HARTUNG, K., Prof. Dr., 6 Frankfurt/M.-Niederrad, Heinrich-Hoffmann-Str. 8

HELBIG, D., Priv.-Doz. Dr., Chirurgische Abteilung des Kinderkrankenhauses, 5 Köln-Riehl, Amsterdamer Str. 59

HELLBRÜGGE, TH., Prof. Dr., Universitäts-Kinderpoliklinik, 8 München 15, Pettenkoferstr. 8 a

HELWIG, H., Dr., Kinderkrankenhaus der Stadt Köln, 5 Köln-Riehl, Amsterdamer Str. 69

HERTEL, H. W., Dr., Behringwerke AG, 355 Marburg a. d. Lahn

HERZIG, W., Dr., Jugendhaus Hinrichssegen, 8201 Post Heufeld/Obb.

HOCKERTS, TH., Prof. Dr., Chirurgische Universitätsklinik, 87 Würzburg, Josef-Schneider-Str. 2

HÖVELS, O., Prof. Dr., Universitäts-Kinderklinik, 6 Frankfurt/M., Ludwig-Rehn-Str. 14

HUG, O., Prof. Dr., Strahlenbiologisches Institut der Universität, 8 München 18, Bavariaring 19

JÍROVEC, O., Prof. Dr. Dr., Dekanát biologické fakulty University Karloy, Viničná ulice 7, Prag II

KAISER, H., Dr., II. Medizinische Klinik der Städtischen Krankenanstalten, 89 Augsburg, Westkrankenhaus

KEUTH, U., Priv.-Doz. Dr., Landeskinderklinik, 668 Neunkirchen-Kohlhof (Saar)

KIENITZ, M., Priv.-Doz. Dr., Universitäts-Kinderklinik, 44 Münster/Westf., Robert-Koch-Str. 31

KNORR, D., Priv.-Doz. Dr., Universitäts-Kinderklinik, 8 München 15, Lindwurmstr. 4

KOCH, FR., Prof. Dr., Universitäts-Kinderklinik, 63 Gießen, Klinikstr. 28

KÖLLE, G., Dr., Kinderklinik der Inneren Mission, 81 Garmisch-Partenkirchen, Pitzau-Str. 12

MARGET, W., Priv.-Doz. Dr., Universitäts-Kinderklinik, 74 Tübingen, Rümelinstr. 19—23

MARX, R., Prof. Dr., I. Medizinische Universitäts-Klinik, 8 München 15, Ziemsenstr. 1

MATTHES, A., Priv.-Doz. Dr., Universitäts-Kinderklinik, EEG-Abteilung, 69 Heidelberg

MENGER, W., Prof. Dr., Kinderklinik Seehospiz, „Kaiserin Friedrich", 2982 Norderney

MOLL, H., Dr., Kinderabteilung des Marien-Hospitals, 449 Papenburg/Ems

MOMMSEN, H., Prof. Dr., 6 Frankfurt a. M., Baselerstr. 21

NITSCH, K., Prof. Dr., Kinderkrankenhaus „Cecilienstift", 3 Hannover, Leisewitzstr. 51

OEHME, J., Prof. Dr., Kinderklinik, 33 Braunschweig

PECHSTEIN, J., Dr., Universitäts-Kinderpoliklinik, 8 München 15, Pettenkoferstr. 8 a

PETRŮ, M., Dr., Dekanát biologické fakulty University Karloy, Prag II, Viničná ulice 7

PREUNER, R., Prof. Dr., Hygiene-Institut der Med. Akademie, 24 Lübeck, Ratzeburger Allee 160

REISS, D., Dr., Städt. Krankenanstalten, Kinderklinik, 85 Nürnberg 5

REITER, M., Prof. Dr., Pharmakologisches Institut der Universität, 8 München 15, Nußbaumstr. 28

SCHMID, F., Prof. Dr., Universitäts-Kinderklinik, 69 Heidelberg

SCHMID, P. CH., Dr., Kinderheilstätte, 8171 Gaißach/Obb.

SCHMIDT, G.-W., Prof. Dr., Universitäts-Kinderklinik, 63 Gießen, Klinikstr. 28

SCHULTZE, E.-G., Dr., Facharzt für Kinderkrankheiten, Badearzt, 227 Wyk auf Föhr

STEHR, K., Priv.-Doz. Dr., Universitäts-Kinderpoliklinik, 8 München 15, Pettenkoferstr. 8 a

SWOBODA, W., Prof. Dr., Gottfried von Preyersches Kinderspital der Stadt Wien, Wien X, Schrankenberggasse 31

THURAU, R., Prof. Dr., Kinderabteilung der Städtischen Krankenanstalten, 61 Darmstadt, Bismarckstr. 28

VANEK, E., Dr., Institut für Infektions- und Tropenmedizin, 8 München, Am Neudeck 1, Mariahilfplatz

WISKEMANN, A., Priv.-Doz. Dr., Universitäts-Hautklinik, 2 Hamburg-Eppendorf, Martinistr. 52

ZAPP, E., Prof. Dr., St. Johannes-Hospital, Säuglings- und Kinderabteilung, 41 Duisburg-Hamborn

Pädiatrische Therapie

Allgemeine pädiatrisch-klinische Pharmakologie

Pharmakologisch-klinische Gesichtspunkte der pädiatrischen Therapie

Von Th. Hellbrügge und M. Reiter, München

Die Arzneitherapie im Kindesalter unterscheidet sich von der Therapie bei Erwachsenen vor allem durch die verschiedenartigen Wirkungen und Nebenwirkungen der Arzneimittel in den einzelnen kindlichen Entwicklungsstufen. Eine sinnvolle Medikation bei Kindern setzt deshalb nicht nur Kenntnisse in der klinischen Pharmakologie voraus, sondern hat wesentlich auch die Eigenheiten von Wachstum und Entwicklung zu berücksichtigen. Für eine optimale Arzneimitteltherapie im Kindesalter ist eine kontinuierliche und intensive Zusammenarbeit zwischen Pädiatrischer Klinik und Pharmakologie notwendig.

Der nachfolgende Therapie-Teil dieses Handbuches versucht diesem Ziel zu dienen. Aus pädiatrischer und pharmakologischer Sicht haben wir uns bemüht, für die Pädiatrie wichtige pharmakologische Kenntnisse zusammenfassend niederzulegen. Hierzu wurden besondere Richtlinien erarbeitet, nach denen jedes Medikament und jede Medikamentengruppe dargestellt werden sollten. Die Autoren des Therapieabschnittes haben sich weitgehend bemüht, diese Kriterien bei den von ihnen bearbeiteten Kapiteln zu berücksichtigen.

Trotzdem konnte die Ausführung nicht in jedem Falle den gewünschten Vorstellungen entsprechen. Für eine pädiatrisch-klinische Pharmakologie wäre nämlich eine langjährige Zusammenarbeit zwischen Pädiatrie und Pharmakologie notwendig. Außerdem müßten die in der Klinik und Praxis täglich anfallenden therapeutischen Erfahrungen laufend gesammelt und publiziert werden. Beides geschieht noch nicht in genügendem Maße. Es besteht sogar eher eine Scheu, ungünstige klinische Beobachtungen, erst recht Nebenwirkungen und Vergiftungen durch bestimmte Medikamente, zu veröffentlichen. Der vorliegende Therapie-Teil möge als Anstoß dienen, in Zukunft die pädiatrische Klinik und Praxis stärker mit pharmakologischen Gedankengängen vertraut zu machen.

Dem speziellen therapeutischen Teil dieses Handbuches seien aber zunächst einige allgemein pharmakologische Gesichtspunkte vorangestellt, die insbesondere für den mit Kindern beschäftigten Arzt wichtig sind.

Unspezifisch psychische Wirkung der Arzneitherapie

Bei jeder bewußten Einnahme von Arzneimitteln muß neben deren spezifischer Wirkung auch mit einer psychischen Beeinflussung gerechnet werden. Diese ist unabhängig von einer speziell psychotropen Wirkung besonderer Arzneimittel und hängt vielmehr zusammen mit dem Glauben an die Wirksamkeit des Medikamentes. Bei der engen Beziehung zwischen Psyche und somatischen Funktionen ist es verständlich, wenn das Vertrauen auf die Heilwirkung einer Arznei den Heilungsverlauf nicht unerheblich beeinflußt.

Placebo-Wirkung. Wie stark dieser rein psychische Faktor der Arzneibehandlung am therapeutischen Erfolg beteiligt ist, läßt sich abschätzen, wenn bei einer größeren Patientengruppe eine medikamentöse Scheinbehandlung durchgeführt wird. Darunter versteht man eine Behandlung mit unwirksamen Arzneien, die mit den spezifisch wirkenden außer deren Namen lediglich das Constituens und eventuell das Corrigens gemeinsam haben, denen aber der eigentliche Wirkstoff fehlt (Leertabletten, Injektionen von physiologischer NaCl-Lösung etc.).

Die Wirkung dieser medikamentösen Scheinbehandlung wird als Placebo-Wirkung bezeichnet. Es ist einleuchtend, daß die Placebo-Wirkung bei solchen Krankheitszuständen, die im wesentlichen auf einer Dysfunktion des vegetativen Nervensystems beruhen, größer ist als z. B. bei parasitären Erkrankungen wie der Malaria.

Persönlichkeit des Arztes. Die therapeutische Wirksamkeit einer Scheinbehandlung wie auch der im Einzelfall nicht sicher abzuschätzende Placebo-Effekt eines spezifisch wirkenden Arzneimittels beruht letzten Endes auf dem Vertrauen des Patienten gegenüber dem Arzt. Der Kranke befindet sich in einer Lage, in der er, wenigstens in der Regel, von außen Hilfe erwartet, und zwar von dem, den er dafür als kompetent ansieht und dem er deshalb sein Vertrauen schenkt. Der Glaube an die Wirksamkeit eines Medikamentes bezieht also seine Kraft aus dem Glauben an die Einsicht und die Tüchtigkeit des verordnenden Arztes.

Dem widerspricht es nicht, daß der Erwachsene unter Umständen der Suggestivkraft des Namens eines Arzneimittels unterliegen kann, obwohl er im Einzelfall dem verordnenden Arzt kein besonderes Vertrauen entgegenbringt. Er glaubt dann an die Wirksamkeit des speziellen Medikamentes, weil es von der Ärzteschaft und der medizinischen Wissenschaft anerkannt ist.

Diese Möglichkeit scheidet bei der medikamentösen Behandlung des Kindes aus. Das Kind wird in viel stärkerem Maße als der Erwachsene sein Vertrauen wie umgekehrt auch sein Mißtrauen dem Arzt gegenüber in das von diesem verordnete Arzneimittel hineinprojizieren. Deshalb ist die persönliche Beziehung zwischen Arzt und kindlichem Patienten, die Ausstrahlungskraft des Arztes für die medikamentöse Therapie wie für jede Therapie im Kindesalter von großer Bedeutung.

Ein Arzt, der das Vertrauen des Kindes genießt und der ihm mit väterlicher Autorität die Notwendigkeit einer bitteren Arznei klarmacht, wird einen besseren therapeutischen Erfolg erzielen als ein Arzt, dessen schroffe Art beim Kind auch bei der Einnahme eines süßen Sirups Ablehnung hervorruft. Viele Kinder fürchten unter Umständen die Spritze nur deswegen, weil ihnen ein unerfahrener Arzt unvorbereitet eine Injektion gab oder weil ihnen vor der Injektion versichert wurde: „es tut nicht weh". Freundliches Zureden und absolute Wahrhaftigkeit über Geschmack oder Schmerz müssen daher die Grundlage sein für jede Applikation von Heilmitteln bei Kindern.

Einfluß der Pflegeperson. Wichtig ist ferner die Art, in der die Arznei dem Kind verabfolgt wird. Die Wirkung eines Medikamentes wird beim Kind eine andere sein, wenn dessen Applikation regelmäßig Schmerz auslöst, als wenn das gleiche Heilmittel in Form eines gutschmeckenden Zuckerwassers oder Sirups verabreicht wird. Auch die Ungeschicklichkeit einer noch so liebevollen Pflegeperson kann für die Heilwirkung ungünstig sein.

Besonders wichtig ist in diesem Zusammenhang, die Einstellung der pflegenden Mutter zu berücksichtigen. Auch sie ist bei jeder Medikation eingehend über Geschmack, Dosierung etc. zu unterrichten. Immer wieder macht man die Erfahrung, daß Mütter selbst Heilnahrungen als für ihr Kind unverträglich ablehnen, weil sie z. B. sauer schmecken. Es genügt dann ein zufälliger Schluckauf oder ein Würgreiz des Kindes, um die Mutter annehmen zu lassen, daß auch das Kind diese „ihm unverträgliche" Nahrung ablehnt.

Beratungstherapie. Shirkey und Barba machen wohl nicht zu Unrecht darauf aufmerksam, daß bei Kindern nicht selten unnötigerweise Medikamente nur deswegen verschrieben würden, um die Mutter zu beruhigen. Dabei besteht die Gefahr, daß sich bei der Mutter ein bedingter Reflex bildet, der sie von dem Medikament abhängig werden läßt. So werden z. B. häufig bei Kleinkindern Beruhigungsmittel verordnet, ohne daß eine echte Schlafstörung oder eine pathologische Unruhe vorliegt. Die Verordnung ist dann lediglich im Verhalten der Umwelt des Kindes begründet. Die Eltern haben häufig keine Vorstellung darüber, wie sich ein normales Kind verhält, wie lange es z. B. normalerweise schläft.

Vor allem bei „Unruhe" des Kindes oder bei „Schlafstörungen" ist es deshalb besser, die Mutter über den physiologischen Bewegungsdrang oder die Schlafgewohnheiten der Altersstufe ihres Kindes aufzuklären als ein Medikament zu verordnen. Neben dieser „Beratungstherapie" kann nicht selten auch ein guter therapeutischer Erfolg beim Kinde erzielt werden, wenn man die Mutter beschäftigt, indem man ihr rät, das Kind zu baden, mit ihm bestimmte Übungen zu machen etc.

Individuelle Empfindlichkeit

Mittlere Gebrauchsdosis. Die mittlere *Gebrauchsdosis* (Normdosis) oder mittlere *Effektivdosis* eines Medikamentes ist diejenige Dosis, welche bei 50% der Patienten den gewünschten Erfolg bewirkt. Die bei den einzelnen Patienten erforderlichen Dosen verteilen sich in einem großen Patientengut in der Regel nach einer Verteilungskurve, deren Gipfelpunkt auf der Abszisse der mittleren Effektivdosis entspricht (Abb. 1). Aus dem Kurvenverlauf geht hervor, daß ein Teil der Patienten schon auf eine wesentlich geringere Dosis anspricht, während andere höhere Dosen benötigen.

Dosiswirkungsbeziehung. Trägt man den prozentualen Anteil der Patienten, der bei der jeweiligen Dosis den therapeutischen Effekt zeigt, in einem Koordinatensystem gegen den Logarithmus der Dosis auf der Abszisse auf, so erhält man eine *Dosis-Wirkungskurve* (ausgezogene Kurve in Abb. 2), deren 50%-Wert der mittleren *Effektdosis* entspricht (ED_{50}). Der Gipfelpunkt dieser Kurve, der die Dosis angibt, bei der alle Patienten, also 100%, die gewünschte Wirkung zeigen, ist für die Bestimmung der *therapeutischen Breite* bedeutsam (Abb. 2).

Die **Unterschiede in der Empfindlichkeit** der einzelnen Patienten gegenüber einem Medikament haben verschiedene Ursachen. Einmal können genetische Unterschiede in der Beeinflußbarkeit entsprechender Organfunktionen vorliegen. Beim Kind spielt die Alterskonstitution, also die unterschiedliche morphologische und funktionelle Reife der verschiedenen Organe in den einzelnen Alters- und Entwicklungsstufen bei der Empfindlichkeit gegenüber bestimmten Medikamenten eine dominierende Rolle.

Darüber hinaus kann die Empfindlichkeit bei demselben Kind mit seiner Allgemeindisposition und seinem vegetativen Tonus (tageszeitliche Unterschiede in der Wirkung des gleichen Medikamentes, HALBERG) im Moment der Applikation variieren. Schließlich wird die Wirksamkeit eines Arzneimittels erhöht sein, wenn die Entgiftungsmechanismen noch nicht entwickelt sind oder eine Hemmung der Entgiftungsmechanismen vorliegt. Eine solche kann genetisch bedingt oder aber auch durch Krankheit oder Vergiftung erworben sein.

Eine **Abnahme der Empfindlichkeit** kann sich gegenüber einigen Medikamenten entwickeln, wenn sie entsprechend lange gegeben werden. Man spricht dann von *Gewöhnung* oder *Toleranz*.

Bekannt ist die Abschwächung der analgetischen Wirkung bei häufiger Morphin-Applikation. Für die gleiche analgetische Wirkung sind später immer höhere Morphindosen erforderlich. Man muß annehmen, daß die Entwicklung dieser Toleranz mit einer Veränderung der für die analgetische Morphinwirkung verantwortlichen Zellstrukturen zusammenhängt, nicht jedoch mit

einer beschleunigten Ausscheidung oder Entgiftung des Morphins.

Anders verhält es sich z. B. mit der Gewöhnung an die schlaferzeugende Wirkung von Barbituraten. Barbiturate induzieren die Neubildung unspezifischer Abbaufermente in den Mikrosomen der Leber. Dadurch wird die Geschwindigkeit der Barbituratentgiftung beschleunigt und ihre Wirkungsdauer verkürzt (BRODIE, REMMER).

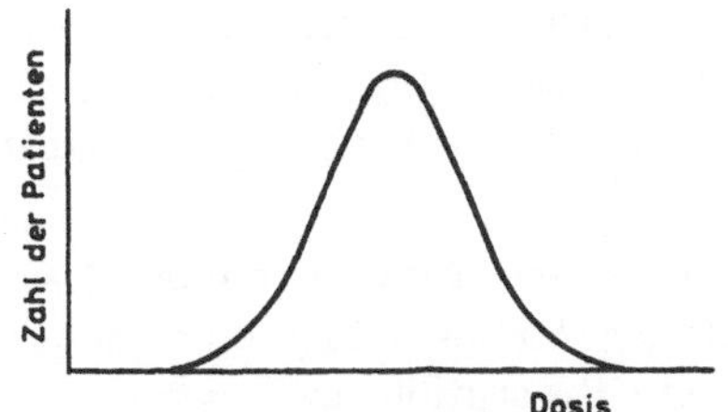

Abb. 1. Verteilungskurve der therapeutischen Wirkdosis

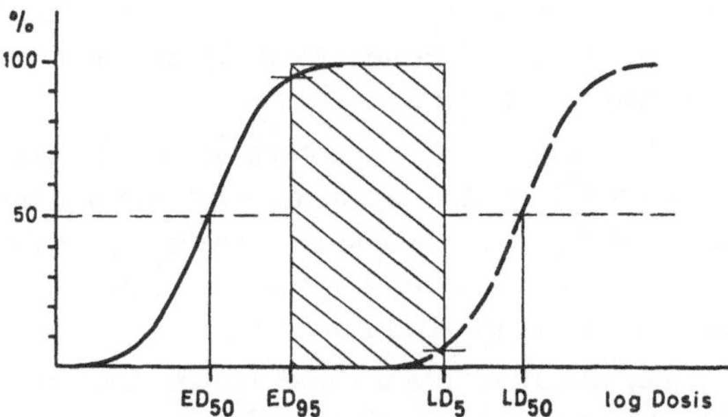

Abb. 2. Dosis-Wirkungsbeziehung. Ausgezogene Kurve entspricht der therapeutischen Wirkung, die gestrichelte Kurve der toxischen bzw. Letalwirkung. Ordinate: reagierende Einzelindividuen in Prozent des Gesamtkollektivs. Abszisse: Logarithmus der Dosis. ED_{50} = halbe maximale Effektivdosis (Dosis, bei der 50% der Patienten mit der gewünschten Wirkung reagieren), ED_{95} = anstelle des weniger genau bestimmbaren Wertes ED_{100}, LD_{50} = halbe maximale Letaldosis. Der gestrichelte Bereich stellt die therapeutische Breite dar

Resorption

Die spezifische Wirkung eines Arzneimittels hängt ab von seiner Konzentration am Wirkungsort, und diese wird in der Regel von der *Konzentration* im Blut bestimmt. Dies gilt auch dann, wenn der Wirkungsort vom Strom des Blutes und der extravasalen Flüssigkeit durch besondere Membranen (Zellmembran, „Blutliquorschranke") getrennt ist. Denn außer den für die Permeation solcher Membranen erforderlichen physikalischen Eigenschaften, wie etwa die Lipoidlöslichkeit, ist für das Eindringen der Medikamente in die entsprechenden Gewebe das Konzentrationsgefälle Blut/Gewebe maßgebend.

Der schnellste Weg, um die erforderliche Konzentration eines Arzneimittels im Blut zu erreichen, ist die *intravenöse Infusion* oder *Injektion*. Von vergleichbarer Geschwindigkeit ist nur die Aufnahme von gasförmigen Arzneimitteln durch die Lunge. Alle anderen Applikationswege bedingen eine mehr oder weniger langsame Resorption ins Blut.

Noch relativ rasch erfolgt die Resorption bei *intramuskulärer Injektion*, da das Capillarnetz der Muskulatur eine große Oberfläche bietet.

Die geringere Blutversorgung des subcutanen Bindegewebes bedingt eine entsprechend langsamere Resorption nach *subcutaner Injektion*. Da hier die hohe Wirkstoffkonzentration lange am Injektionsort erhalten bleibt, werden sich gewebsschädigende Wirkungen von Medikamenten vor allem bei dieser Applikationsart bemerkbar machen.

Die *enterale Resorption* nach oraler Applikation erfolgt relativ langsam. Der Anteil, der über das Pfortadersystem resorbiert wird, passiert die Leber und kann dort unter Umständen teilweise entgiftet werden.

Bei der Resorption *durch die Schleimhäute* von Mund und Nase wird das Pfortadersystem umgangen, die Aufnahme ins Blut ist entsprechend rascher. Dies gilt auch für die Resorption aus dem unteren Teil der Ampulle bei rectaler Applikation.

Verhältnismäßig gut ist die Resorption vor allem fettlöslicher Substanzen *durch die Haut* des jungen Kindes, besonders des Säuglings. Dies zeigen die gelegentlich beobachteten Anilinvergiftungen, die durch die frische Farbe des Klinikstempels auf Windeln verursacht werden (ERBSLÖH, SINIOS).

Entgiftung

Alle Vorgänge, die im Organismus zu einer Abnahme der Konzentration eines gegebenen Arzneimittels führen (das „Gegebene" also verringern), werden unter dem Begriff „Entgiftung" zusammengefaßt.

Ausscheidung. Deren einfachste Form besteht in der Ausscheidung des Wirkstoffes aus dem Organismus. Sie erfolgt bei gasförmigen Arzneimitteln über die Lunge, wobei die Geschwindigkeit der Abgabe von der Löslichkeit des Gases im Blut, dem Druckgefälle zur Außenluft sowie von der Ventilationsgröße,

also von physikalischen Faktoren bestimmt wird.

Für die Elimination nichtgasförmiger Arzneimittel kommt die Sekretion durch die Nieren in Betracht. Hier kann das Arzneimittel ausgeschieden werden, wenn es mit dem Glomerulumfiltrat in die Harnkanälchen gelangt und tubulär nicht rückresorbiert wird, oder aber, wenn es sezerniert wird.

Einige Arzneistoffe werden durch die Leber sezerniert und mit der Galle ausgeschieden. Dabei kann es unter Umständen zu einer enteralen Rückresorption verschiedenen Ausmaßes kommen. Eine aktive Sekretion in das Darmlumen durch die Darmschleimhaut wird für einige Stoffe wie Anthrachinone, Schwermetalle und Calcium angenommen. Die Ausscheidung durch die Haut mit dem Schweiß spielt im allgemeinen nur eine geringe Rolle.

Veränderung durch enzymatische Reaktion. Zu einer Abnahme der Konzentration eines Wirkstoffes kann aber auch die Veränderung seines Moleküls durch enzymatische Reaktionen im Organismus führen. Die Geschwindigkeit dieser Veränderungen hängt ab von der Konzentration und der Spezifität der entsprechenden Fermente. Beispiel für eine sehr rasch erfolgende enzymatische Entgiftung ist die Hydrolyse des Esters Acetylcholin. Außer hydrolytischen Spaltungen entsprechender Moleküle kommen Veränderungen durch Oxydation und Reduktion in Betracht, ferner Desaminierung, Abspaltung von Methylresten, aber auch Methylierungen und Acetylierungen.

„Giftung". Durch die chemische Abwandlung des Arzneistoffes wird seine spezifische Wirksamkeit verändert; in der Regel nimmt sie ab. Es kann aber die enzymatisch erfolgte Umwandlung auch zu einer Zunahme der Wirksamkeit einer Substanz führen. In diesem Fall liegt keine Entgiftung, sondern eine „Giftung" vor.

Ein Beispiel dafür ist die im Organismus erfolgende Methylierung des Codeins zu Morphin. Eine besondere Bedeutung für die Entgiftung haben die enzymatischen Reaktionen, die zur Paarung von Wirkstoffmolekülen mit Glucuronsäure, Schwefelsäure oder Glykokoll führen. Diese Verbindungen sind meist besser harnfähig als die Ausgangsmoleküle, werden also rascher durch die Nieren ausgeschieden. Ort dieser Umwandlungsprozesse ist in erster Linie die Leber, aber auch andere Organe, besonders die Nieren, sind daran beteiligt.

Pseudoentgiftung. Außer diesen Arten der Entgiftung, die zu einer Verminderung der Wirkstoffkonzentration im Organismus entweder durch Ausscheidung oder durch chemische Umwandlung führen, gibt es eine Art Pseudoentgiftung, bei der die Blutkonzentration des Wirkstoffes abnimmt, weil dieser in bestimmten Geweben abgelagert wurde.

So werden z. B. Thiobarbiturate wie auch das Insecticid DDT im Fettgewebe gespeichert und Blei und Strontium in die Knochenstruktur eingebaut. Wenn man von radioaktivem Strontium oder Thorium X absieht, das gerade durch seine Lokalisation im Knochen verheerende Strahlenwirkungen verursacht (SPIESS), führt die depotartige Ablagerung der Substanzen bis zu einem Sistieren ihrer Allgemeinwirkung. Diese kann aber durch eine Mobilisierung aus den Depots jederzeit wieder auftreten.

Unreife Entgiftungsfunktionen. Die Notwendigkeit einer besonderen Beachtung der Entgiftungsreaktionen durch den Pädiater ergibt sich aus dem Mangel der Neugeborenen und Kleinstkinder an bestimmten, für den biochemischen Umbau verschiedener Arzneimittel erforderlichen Enzymen. Die Fähigkeit zu einzelnen enzymatischen Reaktionen wie Kopplung (z. B. die Glucuronidbildung), Methylierung, auch das Reduktionsvermögen in den Erythrocyten entwickelt sich erst in den ersten Lebenswochen und -monaten.

Als Folge davon sind Medikamente, deren Entgiftung vorwiegend enzymatisch verläuft, bei Neugeborenen stärker wirksam als bei älteren Kindern oder bei Erwachsenen. Dies bedeutet aber, daß bei diesen Arzneimitteln mit toxischen Wirkungen zu rechnen ist, wenn bei ihrer Dosierung unter Anwendung der üblichen Faustregeln von der Erwachsenendosis ausgegangen wird.

Tatsächlich ist man auf die funktionelle Unreife des Stoffwechsels Neugeborener erst durch deren erhöhte Empfindlichkeit gegen verschiedene Arzneistoffe wie Morphin, einzelne Sulfonamide und Chloramphenicol, die teilweise zu schweren, auch tödlichen Vergiftungen führte, aufmerksam geworden. Das Studium der funktionellen Entwicklung des Stoffwechsels in den ersten Lebensabschnitten ist deshalb noch ein relativ junges Forschungsgebiet.

Aus den bisher bekannten Zusammenhängen ergibt sich als zwingende Forderung, bei der Erprobung eines jeden neuen Medikamentes an Neugeborenen hinsichtlich der Dosierung äußerst vorsichtig zu sein. Eine ausführliche Darstellung der bekannten Entgiftungsreaktionen, auch im Kindesalter, gibt A. W. FORST. Zur Frage der besonderen Dosierung im Kindesalter siehe das nachfolgende Kapitel von v. HARNACK.

Eliminationsgeschwindigkeit. Die Kenntnis der Entgiftungs- bzw. Eliminationsgeschwindigkeit eines Arzneimittels ist für das zu wählende Dosierungsschema von Bedeutung. Eine Substanz mit hoher Eliminationsgeschwindigkeit muß entsprechend oft appliziert werden, wenn man auch nur annähernd die für die Wirkung notwendige Blutkonzentration aufrecht erhalten will. Wollte man eine längere Wirkungsdauer eines solchen Medikamentes durch Erhöhung der Dosis zu erreichen suchen, so würde man mit der Spitzenkonzentration im Blut möglicherweise in den toxischen Bereich gelangen; dies um so sicherer, je kleiner die therapeutische Breite des Medikamentes ist.

Bei Arzneimitteln mit niedriger Eliminationsgeschwindigkeit ist es leichter, die Schwankungen der Wirkkonzentration auf einem Minimum zu halten. Man kann hier den zeitlichen Abstand zwischen den einzelnen Applikationen so wählen, daß die Konzentration des Medikamentes an seinem Wirkungsort etwa nur um 10% variiert. Selbstverständlich muß dann die Dosierung entsprechend gering sein. Bei jeder neuen Applikation darf nur soviel gegeben werden, wie in der Zwischenzeit eliminiert wurde, in unserem Beispiel also 10% der Dosis, die bei einem bisher unbehandelten Patienten die erforderliche Wirkstoffkonzentration im Organismus erzielen würde.

Erhaltungs- und Sättigungsdosis. Die zur Erhaltung der Wirkung notwendige Dosis, die Erhaltungsdosis, ist also wesentlich geringer als die zunächst zur Erzielung der notwendigen Konzentration erforderliche, die sog. Sättigungsdosis. Wegen der kumulativen Wirkung solcher Arzneimittel wäre es auch möglich, die notwendige Wirkstoffkonzentration (Sättigungsdosis) im Organismus durch kleinere Dosen langsam aufzubauen. Doch vergeht dabei beträchtliche Zeit, während der der Patient nicht ausreichend behandelt wird. Es ist also besser, solche Medikamente im Anfang höher zu dosieren, bis die therapeutische Wirkung erreicht ist, um dann auf die Erhaltungsdosis zurückzugehen.

Erforderlich ist dafür die Kenntnis der Eliminationsgeschwindigkeit des Medikamentes, entweder in Form des prozentualen Anteils der Sättigungsdosis, der in einer gewissen Zeit, etwa pro Tag, eliminiert wird oder als „Halbwertzeit", die Zeit, in der die Konzentration im Blut auf die Hälfte absinkt. Da es sich bei solchen Angaben über die Eliminationsgeschwindigkeit um Mittelwerte handelt, die für den einzelnen zu hoch oder zu niedrig liegen können, muß der Arzt auch die Erhaltungsdosis im Einzelfalle austesten. Die Richtpunkte, nach denen dies zu geschehen hat, sind einmal die therapeutische Wirkung, die erzielt werden soll und ferner toxische Wirkungen, die bei einer zu hohen Erhaltungsdosis wegen der Kumulation im Laufe der Behandlung auftreten können, die es zu vermeiden gilt.

Applikationsarten

Hinsichtlich der verschiedenen Applikationsarten gelten für die pädiatrische Therapie etwa folgende Gesichtspunkte:

Die orale Applikation ist im Kindesalter zu bevorzugen. Ein anderer Weg sollte nur bei Anorexie, Übelkeit oder Erbrechen gewählt werden. Wenn zu Beginn einer Therapie nicht ausgeschlossen werden kann, ob die orale Applikation vertragen wird, können erste Dosis oder erste Dosen parenteral verabfolgt werden, um dann die orale Therapie anzuschließen.

Bei Kindern unter 5 Jahren sind flüssige Medikamente vorzuziehen. Es ist empfehlenswert, das Medikament mit einem wohlschmeckenden Zusatz zu versehen (Schokoladen-, Citronensirup etc.). In der Regel führen die oral gegebenen Zusätze nicht zu Unverträglichkeitserscheinungen. Man mache sich aber keine Illusionen darüber, daß die meisten Kinder auch die orale Applikation ablehnen. Dabei ist es oft nicht einmal der schlechte Geschmack der Arznei, sondern mehr die allen Kindern eigene Scheu vor der Einnahme des Unbekannten, meist nur der Name „Medizin", der sie widerspenstig macht.

Die orale Applikation setzt deshalb zumindest ein liebevolles Zureden voraus, und grundsätzlich sollte die Verbalsuggestion etwa einem Gewaltakt vorgezogen werden. Da manche Kinder aber trotz allem Zureden nicht gewillt sind, selbst eine gutschmeckende Arznei zu schlucken, läßt es sich unter Umständen nicht vermeiden, mit einem Trick die orale Applikation zu erzwingen. „Dabei führt man bei jüngeren Kindern den Löffel tief in den Mund ein und gießt unter leichtem Druck auf den Zungenrücken erst tropfenweise bis ein Schluckakt erfolgt, dann schneller die Arznei ein. Ältere Kinder läßt man beim Eingießen die Nase zuhalten!" (Rominger).

Liegt bei einem Medikament nur eine Tabletten- oder Kapselform vor, dann kann die orale Applikation beim jungen Kind erleichtert werden durch das Zerreiben der Tablette und das Zusammenbringen des Inhalts der Kapsel mit sirupartigen Flüssigkeiten oder mit Obstmus. Diese Mischung hat den weiteren Vorteil, daß Kleinkinder keine Tabletten kennenlernen. Die häufigsten Vergiftungen bei Kindern unter 5 Jahren erfolgen durch Medikamente in Tablettenform. Kinder, denen die orale Zufuhr von Tabletten nicht bekannt ist, werden vermutlich weniger leicht eine ganze Schachtel Tabletten zu sich nehmen.

Die linguale oder buccale Applikation ist im Kindesalter weniger geläufig. Auch ältere Kinder schlucken selbst ein wohlschmeckendes Medikament gleich hinunter. Wenn Kinder z. B. aus Trotz Medikamente überlange im Mund behalten, wird der größte Teil perlingual aufgenommen. Auf diese Weise können aber manche Medikamente eine stärkere Wirkung entfalten, wenn sie unter Umgehung des Pfortadersystems resorbiert werden.

Rectale Applikation. Die therapeutische Wirkung einer rectalen Applikation ist bei Kindern relativ unsicher. Bei gefüllter Ampulle können Zäpfchen und Kapseln mit dem Stuhl ausgeschieden werden, weil zusätzlich bei der rectalen Applikation ein Reiz zum Stuhldrang gesetzt wird. Die Resorption wird günstiger, wenn vor Verabfolgung des Medikamentes ein reinigender Einlauf gegeben wird. Manche Medikamente machen bei rectaler Applikation unangenehme Reizerscheinungen.

Suppositorien, die bei Körpertemperatur schmelzen, sind wirksamer als diejenigen, deren Wirksamkeit von einer Auflösung der Suppositorienmasse abhängig ist. Flüssige Medikamente können auch durch Klysma verabfolgt werden. Bei der Bereitung des Klysmas empfiehlt es sich, dem entsprechenden Medikament 10—30 ml lauwarme Flüssigkeit zuzusetzen. Eine neuartige, relativ angenehme Form der rectalen Applikation bedient sich der sog. „Rectidole".

Bei **parenteraler Applikation** denkt man vor allem an die intravenöse oder intramuskuläre Injektion, ohne die bei Kindern mit großer Vorsicht zu handhabenden Applikationsarten durch die Lunge, die Nasenschleimhaut, die Haut etc. zu berücksichtigen.

Die **pulmonale Applikation,** wie sie durch die Inhalation von Medikamentenzusatz zu Sauerstoffgemischen (Aerosol mit Penicillin etc.) oder durch Wasserdämpfe mit Zusatz von Salzen oder ätherischen Ölen üblich ist, wird hinsichtlich der Gefahr einer schnellen Resorption im allgemeinen unterschätzt. Die Wirkung tritt um so schneller ein, je feiner die Medikamente versprüht und je jünger die Kinder sind. Vergiftungen z. B. durch Naphthalin-Inhalation (HANSSLER), durch Menthol-Inhalation (MOLL), selbst durch Inhalation scheinbar harmloser „Schaumbäder" (v. CLARMANN), ferner die Erfahrungen bei Narkosezwischenfällen zwingen zu der Mahnung, die pulmonale Applikation, besonders die Inhalation bei Säuglingen und Kleinkindern weitgehend zu vermeiden.

Auch die **nasale Applikation** sollte bei jungen Kindern nur mit großer Vorsicht bezüglich der Dosierung gehandhabt werden. Die anatomischen und funktionellen Verhältnisse des Nasen-Rachen-Raumes z. B. bei Säuglingen bieten die erhöhte Gefahr der Auslösung eines reflektorischen Atemstillstandes und ermöglichen eine beschleunigte Resorption. Bei dem unerwünschten Eindringen des Heilmittels in das Luftröhrensystem besteht die Gefahr der Aspiration (Lipoid-Pneumonie, VEENEKLAAS und FANCONI). Deshalb sollte die nasale Applikation z. B. in Salben oder Ölform bei Säuglingen verworfen werden.

Auch eine nasale Applikation in Form des Sprays ist beim jungen Kind ungeeignet. In der Regel werden der Säugling und das Kleinkind bei dieser Applikationsform liegen, so daß die Flasche waagerecht gehalten werden muß. Aus dem Aerosol bilden sich Tropfen, die unter Umständen zu einer Verlegung des Luftröhrensystems führen. Nasen-Spray sollte grundsätzlich nicht vor dem 6. Lebensjahr angewendet werden.

Die **conjunctivale Applikation** hat nicht nur lokale Bedeutung im Bindehautsack. Es sei z. B. erinnert an Atropinvergiftungen (SEDAN), nach conjunctivaler Applikation. Schon eine $^1/_2$%ige Atropin-Lösung mehrfach in den Conjunctivalsack eingeträufelt kann bei jüngeren Kindern Vergiftungserscheinungen hervorrufen. Dies hängt mit der relativ großen Fläche der Bindehaut zusammen, die schon im 7. Lebensjahr ihre endgültige Größe von rund 15 cm² erreicht. Schließlich gelangen über den Tränenkanal Medikamente auch in den Nasen-Rachen-Raum. Beim Histamin-Test z. B. vermag die Inhalation der an einer Platinöse haftenden Menge einer Lösung von 1:5000 eine vasomotorische Rhinitis zu erzeugen (REMKY).

Obwohl die **otogene Applikation** in der Kinderpraxis eine beliebte Applikationsart bei Otitis ist, muß grundsätzlich bedacht werden,

daß das normale Trommelfell für Medikamente nicht durchlässig ist. Erst an die „anbehandelte" Oberfläche (z. B. durch Carbolsäurezusatz zu Lokalanaesthetica vor Paracentese) besteht eine therapeutische Einwirkung auf das Trommelfell. Dagegen ist eine otogene Applikation bei Otitis externa (z. B. infektiösem Ekzem) durchaus sinnvoll, weil sie schmerzlindernd wirken kann. Jede otogene Applikation sollte mit körperwarmen Medien erfolgen, da durch kalte Lösungen unangenehme Reizungen des Nervus vestibularis möglich sind.

Unter **pertympanaler Applikation** versteht man die Injektion durch das Trommelfell, um verschiedene Medikamente in die Paukenhöhle zu applizieren.

Die **intramuskuläre Applikation** ist für jedes Kind die unangenehmste Applikationsart, weil auch nach dem momentanen Stichschmerz eine Weile der Spannungsschmerz innerhalb des Muskelgewebes anhält. Eigentlich ruft jede intramuskuläre, besonders die tief intragluteale Injektion ein mehr oder minder starkes Trauma beim Kind hervor. Daraus resultiert nicht nur die Angst vor der Spritze, sondern meist auch die Angst vor dem Arzt. Man sollte deshalb in der Kinderpraxis mit der intramuskulären Injektion zurückhaltend sein.

Bei der **intravenösen Injektion** spielt praktisch nur der Stichschmerz eine Rolle. Wenn das dem Kind vorher genügend deutlich klargemacht wird, ist diese Applikationsart weniger mit Angst und unangenehmen Gefühlen verbunden. Bei Säuglingen und Kleinkindern stellt der intravenöse Dauertropf in der Klinik ein Routineereignis dar, ohne daß damit dem Kind wesentliche Schmerzen zugefügt würden.

Die **intrasinöse Injektion** ist stets mit Gefahr verbunden, sie sollte nur bei strenger Indikation angewendet werden.

Die **intrakardiale Injektion** von Adrenalin oder Strophantin ist bei Lebensgefahr auch im Kindesalter als Notmaßnahme indiziert. In der pädiatrischen Literatur (ROMINGER) sind eine Reihe erfolgreicher Lebensrettungen beschrieben. Nach eigener Erfahrung sollte man bei intrakardialer Injektion das Adrenalin nicht hoch dosieren, weil schockartige Excitationszustände auftreten können.

Die **intrathecale Applikation** kommt praktisch nur bei Erkrankungen des Zentralnervensystems in Betracht. Sie ist immer mit Vorsicht anzuwenden, und man sollte sich hierbei für jedes Arzneimittel über besondere, mit der Applikationsform verbundene Nebenwirkungen orientieren.

Sehr unangenehm ist die **intracutane Injektion**, wie sie z. B. bei der Tuberkulinprobe nach MENDEL und MANTOUX notwendig wird. Zu dem Injektionsschmerz kommt der Spannungsschmerz der Hautquaddel. Es ist dringend notwendig, das Kind auf diese Sensation genügend vorzubereiten.

Die **percutane Applikation** spielt bei Kindern eine weit größere Rolle als bei Erwachsenen. Praktisch gehört das routinemäßige Pudern oder Salben zum Wesen der modernen Säuglingspflege und -hygiene. Aus diesem Grunde muß der Arzt an die hierbei möglichen Schädigungen denken. Bekannt ist z. B. die Quecksilberresorption über die Haut durch Quecksilbersalben als Ursache der Akrodynie. Bei Säuglingen ist mit Recht vor der percutanen Resorption von Borsäure gewarnt worden. Über Windelerytheme kann selbst harmloses Borwasser durch cutane Resorption zur Borsäurevergiftung führen (KAUFMANN, HELD und SALZBERG bzw. VALDES-DAPENA und AREY).

Die percutane Applikation, bei welcher Arzneimittel auf die Haut gebracht werden, ist zu unterscheiden von der *cutanen* Applikation, wie sie z. B. bei Allergie-Testungen als Strich-, Bohr- oder Ritzteste üblich ist und in der pädiatrischen Praxis als Petruschky-Tuberkulin-Probe Bedeutung hat, außerdem von der *epicutanen* Applikation, wie sie z. B. bei Läppchen-Testen benutzt wird und bei der Moro-Pflaster-Probe in der Pädiatrie häufig angewandt wird.

Nebenwirkungen

Die therapeutisch erwünschte Wirkung eines Medikamentes ist meist nicht seine einzige. Es muß vielmehr damit gerechnet werden, daß mehrere Organe bzw. Organsysteme in ihrer Funktion beeinflußt werden und daß manche dieser Wirkungen im therapeutischen Sinne ungünstig sind. Solche Wirkungen werden allgemein als „Nebenwirkungen" bezeichnet. Der Arzt muß sie kennen und muß wissen, bei welchen Dosierungen sie zu erwarten sind. Je nachdem wie schädlich solche Nebenwirkungen für den Patienten sind, werden sie auch als toxische Wirkungen bezeichnet.

Da die verschiedenartigen Wirkungen und Nebenwirkungen in den einzelnen Entwicklungsstufen bei allen Medikamenten nicht immer gleich sind, ergibt sich bei jeder Therapie im Kindesalter die besondere Verpflichtung, auf Nebenwirkungen zu achten. Dies ist häufig mit großen Schwierigkeiten verbunden, da vor allem jüngere Kinder ihre Beschwerden nicht exakt definieren.

Bei Verdacht auf unangenehme Wirkungen, z. B. eines neueren Medikamentes, sollte man den Rat der

Arzneimittel-Kommission der Deutschen Ärzteschaft, Göttingen, Bunsenweg 5,

einholen und umgekehrt dieser Institution auch alle Beobachtungen von Nebenwirkungen melden. Weiter vermögen die periodisch alle 2 Jahre erscheinenden Zusammenstellungen von MEYLER "Side effects of Drugs" (Excerpta Medica Foundation, Amsterdam, London, New York) den Arzt entsprechend zu orientieren.

Nebenwirkungen und klinisch-therapeutische Breite. Die beim Menschen auftretenden Nebenwirkungen bestimmen wesentlich die für die Klinik zu beachtende klinisch-therapeutische Breite. Wir verstehen darunter die Dosierungsspanne zwischen der erwünschten therapeutischen Wirkung und der toxischen Wirkung, die sich in den Nebenerscheinungen äußert. Die klinisch-therapeutische Breite unterliegt der biologischen Streuung und ist deshalb eine Größe, die von Patient zu Patient verschieden ist.

Die Abhängigkeit der toxischen Wirkung von der Dosis läßt sich in gleicher Weise graphisch darstellen wie die der therapeutischen (s. Abb. 2). Man erhält dann eine zweite Dosiswirkungskurve, die gegenüber der ersten auf der Abszisse nach rechts zu einem höheren Dosisbereich hin verschoben ist. Bei einem hinsichtlich der therapeutischen Breite idealen Arzneimittel würden beide Kurven so weit voneinander entfernt liegen, daß der Fußpunkt der toxischen Wirkungskurve bei einer Dosierung liegt, die höher ist als die des Gipfelpunktes der therapeutischen Wirkungskurve.

Bei manchen Arzneimitteln, wie den herzwirksamen Glykosiden, liegt der Fußpunkt der toxischen Wirkungskurve noch im Bereich der therapeutischen. Dies entspricht der Erfahrung, wonach bei einem gewissen Prozentsatz der Patienten die therapeutische Wirkung (etwa der Glykoside) mit unerwünschten Nebenwirkungen gekoppelt ist. Hier wird der Arzt im Einzelfall abzuwägen haben, ob die Nebenwirkung in Kauf genommen werden kann, wenn anders die Heilung der Krankheit nicht zu erzielen ist.

Pharmakologisch-therapeutische Breite. In der pharmakologischen Literatur wird der Begriff „therapeutische Breite" für die Spanne zwischen der therapeutisch erwünschten und der letalen Wirkung benutzt. Diese Wirkungsspanne ist verständlicherweise größer als die im vorstehenden als „klinisch-therapeutische Breite" definierte. Aus ärztlicher Verantwortung darf auch nicht für einen minimalen Prozentsatz von Patienten das Risiko eines tödlichen Ausgangs einer Therapie bestehen.

Damit ergibt sich das Problem, daß für den bisher üblichen Begriff „Therapeutische Breite" in der Klinik und in der Pharmakologie verschiedenartige Definitionen benutzt werden. Es scheint uns deshalb sinnvoll, zwischen einer „Klinisch-therapeutischen Breite" (gekennzeichnet durch das Auftreten von Nebenwirkungen) und einer „Pharmakologisch-therapeutischen Breite" (gekennzeichnet durch die Letaldosis) zu unterscheiden. Andernfalls lassen sich Definitionsschwierigkeiten zwischen Pharmakologie und Klinik kaum umgehen.

Der Dosierungsabstand zwischen Effektiv-Dosis und Letaldosis ist im Tierexperiment relativ exakt festzustellen. Er wird in der Regel angegeben als der Abstand zwischen der 95%igen Effektiv-Dosis (ED_{95}) und der 5%igen Letaldosis (LD_5), d. h. also nicht genau zwischen Gipfelpunkt und Anfangspunkt der beiden Kurven (s. gestrichelter Bereich in Abb. 2).

Diese lassen sich im Experiment nicht mit annähernd gleicher Genauigkeit ermitteln wie die Werte der Dosis, bei der 95% des Kollektivs die erwünschte Wirkung zeigen bzw. 5% die letale Wirkung (BROCK und GEKS). Die im Tierversuch ermittelte „therapeutische Breite" wird als Quotient LD_5/ED_{95} angegeben. Er ist eine Maßzahl für die relative Ungefährlichkeit eines Medikamentes.

Klinische Prüfung

Die pharmakologische Untersuchung der Arzneimittelwirkung am Tier gibt meist nur Auskunft über die spezifische Organwirkung und über die akute und chronische Toxicität. Diese Ergebnisse lassen sich nicht ohne weiteres auf den Menschen übertragen. Sie stellen lediglich die Voraussetzung dar für die klinische Prüfung eines neuen Medikamentes.

Über den therapeutischen Nutzen eines Medikamentes im Vergleich zu einem anderen entscheidet daher allein das Ergebnis einer klinischen Beobachtung. Genauso wie im Tierexperiment darf hier das Urteil des Arztes nicht auf Eindrücken beruhen, sondern es muß sich auf ein Zahlenmaterial stützen, das einer statistischen Auswertung standhält. Dabei stellen sich dem klinischen Untersucher erhebliche Schwierigkeiten in den Weg, da die wesentlichen Vorbedingungen des pharmakologischen Experimentes — nämlich die Variabilität der Versuchsanordnung und die Wiederholbarkeit des Experimentes — während der Prüfung bei Patienten nicht gegeben sind.

Das Problem liegt darin, wie der klinische Untersucher sein heterogenes Untersuchungsgut so ordnet, daß er vergleichbare Kollektive erhält, die zudem ausreichend groß sind, um eine statistische Aussage über die Wirkung des neuen Medikamentes zu ermöglichen.

Die Gesichtspunkte, die bei der klinischen Prüfung beachtet werden müssen, sind in den vergangenen Jahrzehnten für verschiedene Krankheitsformen ausgearbeitet worden (s. Methodenlehre von MARTINI). Da sie in der Regel nicht Gegenstand des medizinischen Unterrichtes unserer Hochschulen sind, sieht sich der Kliniker in Deutschland der Aufgabe einer sicheren Urteilsbildung bei einem neuen Medikament nicht selten hilflos gegenüber, obwohl er auf Grund seiner klinischen Kenntnis und Erfahrung allein in der Lage ist, das für die Beurteilung der Medikamentenwirkung notwendige Zahlenmaterial zu erheben.

Klinische Pharmakologie. Wegen der besonderen methodischen Anforderungen hat man für den Komplex der klinischen Prüfung die Bezeichnung „klinische Pharmakologie" geprägt. Eigentlich wäre die wissenschaftliche Beurteilung der Medikamentenwirkung nach statistischen Maßstäben ein Teil des Aufgabengebietes eines jeden Klinikers, der über ein entsprechend großes und organisierbares Krankengut verfügt. Für die praktische Durchführung solcher Untersuchungen wird es zweckmäßig sein, wenn sie in Zusammenarbeit zwischen einem Pharmakologen und den entsprechenden Klinikern geschieht. Nur so ist es möglich, ein einheitliches methodisches Vorgehen bei den verschiedenen Kliniken zu gewährleisten und die dabei gewonnenen Erfahrungen allen klinischen Fachrichtungen zukommen zu lassen.

Die **Durchführung der klinischen Prüfung** bei akuten Krankheiten läßt sich dadurch bewerkstelligen, daß die aufgenommenen Patienten der entsprechenden Krankheitsgruppe alternierend nach der bisherigen Therapie und mit dem zu prüfenden Medikament behandelt werden (Eins-zu-Zwei-Versuch). Damit ist in hohem Maße die Zufälligkeit der Auswahl gegeben und damit auch das Maximum an erreichbarer Homogenität der beiden Vergleichsgruppen.

Um die Mitwirkung psychischer Ursachen weitgehend auszuschalten, ist der „doppelte Blindversuch" in der klinischen Erprobung vorzuziehen. Die zu vergleichenden Medikamente (bzw. Placebo und Medikament) müssen die gleiche äußere Form aufweisen und dürfen weder vom Patienten noch von der Schwester oder dem Stationsarzt zu unterscheiden sein, so daß nur der den Versuch planende und später auch auswertende Kliniker erfährt, welcher Patient mit welchem Medikament behandelt wurde.

Anders ist das Verfahren bei der *Prüfung* von Medikamenten *zur Behandlung chronischer Krankheiten*. Hier ist es viel schwerer, vergleichbare Kollektive in genügend großer Zahl zu erhalten, weshalb unter Umständen der Vergleich am gleichen Kranken durchzuführen ist. (Der individuelle Vergleich, "the patient as his own control".)

Das Ziel solcher Untersuchungen besteht darin, physiologische und pathologische Daten z. B. von Temperatur, Blutdruck, Herzfrequenz, Blutzucker, Harnausscheidung etc. zu erhalten, die dann Grundlage einer entsprechenden statistischen Auswertung sein können. Diese besteht nicht nur in der Feststellung der Mittelwerte, sondern erstreckt sich auch auf die Bestimmung der mittleren Fehler der Mittelwerte. Sie ermöglichen eine Aussage darüber, ob die gefundenen Unterschiede in den Versuchsreihen bedeutsam (signifikant) sind oder nicht.

Besondere Schwierigkeiten bereitet die Feststellung der Wirkung von Arzneimitteln bei der Behandlung solcher Krankheitszustände, deren therapeutischer Erfolg sich nur schwer oder gar nicht zahlenmäßig erfassen läßt, wie z. B. die Beeinflussung von Schmerzen. Hier wird man nur eine allgemeine Benotung des Erfolges mit sehr gut, gut, mittel oder gar nicht durchführen können und ist zudem in vielen Fällen auf die subjektive Beurteilung des Patienten angewiesen. Es ist daher nicht verwunderlich, daß selbst in sorgfältig durchgeführten Doppelblindtesten z. B. bei einer analgetischen Behandlung 35—40 % der Patienten nach Placebogaben beschwerdefrei werden.

Arzneimittelnamen

Geschützte Warenzeichen. Bei der Verordnung von Arzneimitteln sollte sich der Arzt darüber im klaren sein, daß Arzneimittel Handelsobjekte sind, deren Verkauf finanziellen Gewinn einbringt. Deshalb wird eine Reihe von Medikamenten unter einer verwirrenden Fülle von Phantasienamen den jeweils geschützten Warenzeichen der einzelnen pharmazeutischen Firmen auf dem Markt angeboten (häufig mit einem ® versehen als Zeichen für „Registriertes Warenzeichen").

Das Ziel einer auf Umsatz bedachten Firma liegt natürlich darin, durch Werbung zu erreichen, daß sich beim Kunden die Vorstellung von der Wirksamkeit eines Medikamentes mit dem jeweils geschützten Warenzeichen, dem Namen der Arzneispezialität, verbindet. Kunden sind hier zunächst die Ärzte, die darüber entscheiden, welche Spezialität von den vielen, die den gleichen Wirkstoff enthalten, verordnet und daher verkauft wird. Kunden sind im weiteren Sinn aber auch die Patienten, die ihr dem Arzt gegebenes Vertrauen auf den Namen des von ihm verordneten Medikamentes übertragen.

Kombinationspräparate. Eine weitere Vermehrung der Zahl der Arzneimittelspezialitäten ergibt sich durch die vielen Kombinationspräparate, in denen verschiedene Wirkstoffe vereinigt sind. Solche Kombinationen werden meist für die Behandlung bestimmter Symptomenkomplexe von den Herstellern empfohlen. Die Anwendung von Kombinationspräparaten wird aber nur in seltenen Fällen wirklich sinnvoll sein.

In der Regel ist es zweckmäßiger, den als notwendig erachteten Wirkstoff einzeln zu verabfolgen und ihn in seiner Auswirkung auf den Krankheitsverlauf zu beobachten. Erweist es sich als nötig, zwei verschiedene Medikamente anzuwenden, so ist es besser, sie einzeln in der erforderlichen Dosierung zu verordnen als sie in Form eines industriellen Kombinationspräparates mit dem darin festliegenden Dosierungsverhältnis zu geben. Nur dadurch ist man bei der individuellen Empfindlichkeit der Patienten in der Lage, unerwünschte Nebenwirkungen möglichst zu vermeiden.

Arzneispezialitäten. Man erhält eine Vorstellung von der Größenordnung der Zahl der industriellen Arzneimittel, wenn man erfährt, daß am 30. 9. 1961 in der Bundesrepublik Deutschland bereits 58 000 Arzneimittelspezialitäten im Handel waren und daß zwischen dem 1. 10. 1961 und 30. 1. 1964, also im Zeitraum von 2 Jahren, weitere 2560 Spezialitäten beim Bundesministerium für Gesundheitswesen neu registriert wurden. Einem einzelnen Arzt ist es unmöglich, diese Unsumme von Präparaten zu übersehen. Er wird nicht einmal sicher beurteilen können, welche dieser Spezialitäten den gleichen Wirkstoff enthalten.

Daraus ergibt sich die Gefahr, daß der Arzt, welcher ausschließlich fertige Arzneispezialitäten verordnet, in die Abhängigkeit der kommerziellen Werbung gerät. Die Schwierigkeit, sich ein von der Werbung unabhängiges Urteil über den Wert eines Arzneimittels zu bilden, wird durch die Verwendung von Spezialitätennamen in therapeutischen Berichten oder Arbeiten noch vergrößert. Dies gilt besonders im internationalen Erfahrungsaustausch. Die mit der Flut von Spezialitätenbezeichnungen verbundenen Probleme sind deshalb keine speziell deutschen Schwierigkeiten; sie bestehen vielmehr auch in anderen Ländern.

Chemische Bezeichnungen. Die einzige Möglichkeit, dieser Schwierigkeiten Herr zu werden und eine international vergleichbare medikamentöse Therapie zu treiben, besteht darin, sich von Spezialitätennamen freizumachen. Die Ärzte sollten sich daran gewöhnen, nicht in Warenzeichen, sondern in allgemein anerkannten Bezeichnungen therapeutischer Wirkstoffe, d. h. also in ihren chemischen Bezeichnungen zu denken.

Die Vollständigkeit in der chemischen Benennung ist dazu weder erforderlich noch praktisch, da sie häufig zu recht langen und komplizierten Namen führen würde. Geeignet wären dazu jedoch die Bezeichnungen der Arzneimittel in den amtlichen nationalen Arzneimittelbüchern (Pharmakopöen), wenn diese die einzelnen Wirkstoffe nicht verschieden benennen würden, was ebenfalls den internationalen Erfahrungsaustausch behindert.

Internationale Pharmakopöe. Diesem Übel sucht die Internationale Pharmakopöe abzuhelfen, deren editio prima von der Weltgesundheitsorganisation 1951 herausgegeben wurde. Die in ihr aufgeführten chemischen Kurzbezeichnungen stellen eine vermittelnde Auswahl aus den Arzneinamen der verschiedenen nationalen Pharmakopöen dar.

Obwohl den einzelnen Mitgliedstaaten der UNO von der Weltgesundheitsorganisation die Übernahme der Internationalen Pharmakopöe empfohlen wurde, hat diese in den meisten Ländern, so auch in Deutschland, noch keinen amtlichen Charakter. Das allgemein empfundene Bedürfnis nach einer international einheitlichen Benennung der Arzneimittel hat aber dazu geführt, daß sich in der medizinischen wissenschaftlichen Literatur die Arzneinamen der Internationalen Pharmakopöe durchgesetzt haben.

Tabelle 1. *Charakteristische Silben in internationalen Freinamen.* Den Richtlinien der WHO (WHO Chronicle 18, 442, 1964) entsprechende Zusammenstellung von Silben, aus denen sich eine Zugehörigkeit zu bestimmten Arzneimittelgruppen bzw. zu chemischen Stoffgruppen (unter dem breiten Strich) erkennen läßt

-andr-, -stan-, **oder -ster-**	androgene Steroide
-arol	Anticoagulantien
-barb-	Barbitursäurederivate
-bol	anabole Steroide
-cain	Lokalanaesthetica
-cillin	Derivate der 6-Amino-penicillansäure
-cort-	Glucocorticoid- und Mineralocorticoid-Steroide (mit Ausnahme von Prednisolon-Derivaten)
-crin	chemotherapeutische Acridin-Derivate
-curin	curareähnliche Stoffe
-cyclin	Tetracyclin-Derivate
-dion	Antiepileptica, Derivate des Oxazolidin-dion
-estr-	oestrogene Stoffe
-gest-	Gestagene
gly-	orale Antidiabetica
io-	jodhaltige Kontrastmittel
-iod oder -io-	jodhaltige Verbindungen (außer Kontrastmitteln)
-mer-	Quecksilber enthaltende Chemotherapeutica und Diuretica
-mycin	Antibiotica von Streptomyces-Stämmen
-nifur-	5-Nitrofuran-Derivate
-quin (deutsch: -chin)	Chinolin-Derivate
-stigmin	Cholinesterasehemmer
sulfa-	Sulfonamid-Chemotherapeutica
-tizid	Thiazid-Diuretica
-toin	antiepileptische Hydantoin-Derivate
-verin	Spasmolytica mit Papaverin ähnlicher Wirkung
-ol	Alkohole und Phenole (—OH-Gruppe)
-al	Aldehyde
-in	Alkaloide und alkalische Basen
-on	Ketone und andere Substanzen, die eine CO-Gruppe enthalten
-onium	quaternäre Amine
-an	gesättigte Kohlenwasserstoffe
-en	ungesättigte Kohlenwasserstoffe

Internationale Freinamen. Für die neueren, noch nicht in der Pharmakopöe aufgenommenen Substanzen werden allgemein die nicht schutzfähigen Bezeichnungen verwendet, welche von der Weltgesundheitsorganisation vorgeschlagen und in dem WHO Chronicle veröffentlicht werden (denominatio communis internationalis proposita [DCI prop.], proposed international non-proprietary name [prop. INN], dénomination commune internationale proposée [DCI prop.]).

Diese Bezeichnungen werden in allen neueren pharmakologischen Lehrbüchern und im pharmakologischen Unterricht verwendet. Es empfiehlt sich, sie auch in der pädiatrischen Literatur zu beachten. Einen Hinweis auf die für die Kinderheilkunde wichtigen internationalen Freinamen gibt das nachfolgende Kapitel von Helwig: „Internationale Freinamen". Auch in dem Abschnitt über die spezielle Arzneitherapie sind in diesem Handbuch bei den einzelnen Spezialitäten die internationalen Freinamen aufgeführt.

Die Freinamen sind durch bestimmte Silben gekennzeichnet. Sie markieren die Zugehörigkeit zu bestimmten Arzneimittelgruppen.

Die vorstehende Tabelle 1 gibt die entsprechende Zusammenstellung der Silben wieder (WHO Chronicle 18, 443, 1964).

Für den verordnenden Arzt ist es möglich, die internationalen Freinamen in der Rezeptur zu verwenden. Der Apotheker wird dann genauso verfahren wie bei der Verwendung der Bezeichnungen des Deutschen Arzneibuches (DAB), er wird bei der Verordnung einer Original-Packung eine entsprechende Spezialität abgeben, und zwar nach den besonderen Bestimmungen der Arzneitaxe bei Rezepten für die gesetzlichen Krankenkassen und Ersatzkassen die preisgünstigste.

Literatur

Arzneimittelverordnungen. Herausgegeben von der Arzneimittelkommission der deutschen Ärzteschaft, 10. Aufl. Stuttgart: S. Hirzel 1956.

Brock, N., u. F. J. Geks: Die Bestimmung der therapeutischen Breite von Arzneimitteln. Arzneimittel-Forsch. 1, 63—72 (1951).

Brodie, B. B.: Drug metabolism-subcellular mechanism. In: Ciba Found. Symp., London 1962, p. 317—340.

Clarmann, M. v.: Vergiftung durch Inhalation bzw. Aspiration eines Schaumbades. Fortschr. Med. 83, 137 (1965).

Deutsches Arzneibuch, 6. Ausgabe 1926. 3. Nachtrag 1959. Berlin: R. v. Deckers Verlag u. G. Schenk G.m.b.H.

Drill, U. A.: Pharmacology in Medicine, 2nd edit. New York-Toronto-London: McGraw-Hill Book Co. 1958.

Erbslöh, J.: Anilin-Vergiftung durch Stempelfarben bei Neugeborenen. Samml. Vergiftungsf., Arch. Toxikol. 14, 321—324 (1952/54).

Forst, A. W.: Kapitel „Entgiftung", in: B. Flaschenträger und E. Lehnartz, Physiologische Chemie. Berlin-Heidelberg-New York: Springer (im Druck).

Goodman, L. S., and A. Gilman: The pharmacological basis of therapeutics, 2nd edit. New York: McMillan Co. 1954.

Hadorn, W.: Lehrbuch der Therapie. Bern: Hans Huber 1963.

Halberg, F.: The 24-hour scale: A time dimension of adaptive functional organization. In: Perspectives in biology and medicine, vol. III, p. 491. Chicago: Chicago University Press 1960.

— Temporal coordination of physiologic function. Cold Spr. Harb. Symp. quant. Biol. 25, 298 (1960).

Hanssler, H.: Lebensbedrohliche Naphthalinvergiftung bei einem Säugling durch Vaporindämpfe. Dtsch. med. Wschr. 89, 38, 1794 (1964).

Hausschild, F.: Pharmakologie und Grundlagen der Toxikologie. Leipzig: Georg Thieme 1961.

Kaufmann, H. J., U. Held u. R. Salzberg: Transkutane Resorption von Borsäure mit tödlichem Ausgang bei einem Säugling. Dtsch. med. Wschr. 87, 2376 (1962).

Martini, P.: Methodenlehre der therapeutisch-klinischen Forschung, 4. Aufl. Berlin-Göttingen-Heidelberg: Springer 1953.

Möller, K. O.: Pharmakologie als theoretische Grundlage einer rationellen Pharmako-Therapie, 4. Aufl. Basel u. Stuttgart: Benno Schwabe & Co. 1961.

Moll, H.: Gefahren mentholhaltiger Präparate im Kindesalter. Fortschr. Med. 82, 861 (1964).

Negwer, M.: Organisch-chemische Arzneimittel und ihre Synonyma, 2. Aufl. Berlin: Akademie-Verlag 1961.

Pharmacopoea Internationalis, editio prima, vol. I. Stuttgart: Wissenschaftliche Verlags-Gesellschaft m.b.H. 1955.

— — editio prima, vol. II. Deutsche Übersetzung. Stuttgart: Wissenschaftliche Verlags-Gesellschaft m.b.H. 1957.

— — editio prima, Suppl. Deutsche Übersetzung. Stuttgart: Wissenschaftliche Verlags-Gesellschaft m.b.H. 1960.

Remky, H.: Die Histaminprobe in der Augapfelbindehaut. In: Diagnose der Herderkrankungen. München: Carl Hanser 1953.

Remmer, H.: Drug tolerance. In: Ciba Found. Symp., London 1962, p. 276—298.

Rominger, E.: Pharmakologisches für den Kinderarzt. In: Pfaundler-Schlossmann, Handbuch für Kinderheilkunde, 3. Aufl., Bd. 1, S. 160. Leipzig: F. C. W. Vogel 1923.

Sedan, J.: Pathologie oculaire d'origine medicamenteuse. Ann. Oculist. (Paris) 197, 1138—1183 (1964).

Shirkey, H. C., and W. P. Barba: Drug therapy. In: W. E. Nelson, Textbook of pediatrics. Philadelphia and London: W. B. Saunders Co. 1959.

Sinios, A.: Anilin-Vergiftung bei Säuglingen. Med. Klin. 44, 114 (1949).

Spiess, H., H. Poppe u. H. Schoen: Strahleninduzierte Knochentumoren nach Thorium-X-Behandlung. Mschr. Kinderheilk. 110, 198 (1962).

Valdes-Dapena, M. A., and J. B. Arey: Boric acid poisoning. J. Pediat. 61, 531—546 (1962).

Veeneklaas, G. M. H., u. G. Fanconi: Die Erkrankungen von Kehlkopf, Trachea, Bronchien, Lunge, Pleura und Mediastinum. In: G. Fanconi u. A. Wallgren, Lehrbuch der Pädiatrie, 5. Aufl. Basel u. Stuttgart: Benno Schwabe & Co. 1958.

Internationale Freinamen*

Von H. Helwig, Heidelberg

Die internationalen Freinamen für therapeutisch verwendete Substanzen werden von der Weltgesundheitsorganisation zur allgemeinen Verwendung vorgeschlagen. Die von dem beratenden Fachausschuß von der Weltgesundheitsorganisation für das internationale Arzneibuch und für pharmazeutische Präparate nach besonderen Richtlinien erarbeiteten Namen werden in WHO Chronicle in

lateinischer (denominatio communis internationalis proposita (DCI prop.), in

englischer (proposed international non-proprietary name (prop. INN) und in

französischer Sprache (dénomination commune internationale proposée (DCI prop.) veröffentlicht. Das Publikationsorgan WHO Chronicle wird in Deutschland vertrieben durch Govi-Verlag, Frankfurt; W. E. Saarbach, Köln; A. Horn, Wiesbaden.

Wird gegen diese vorgeschlagenen internationalen Freinamen kein formeller Einspruch erhoben oder sind erfolgte Einsprüche zurückgezogen, so empfiehlt die Weltgesundheitsorganisation ihre allgemeine Anerkennung und ersucht die Mitgliedstaaten, zu verhindern, daß diese Freinamen als Warenzeichen geschützt werden.

Eine Liste der im Bereich der Kinderheilkunde wichtigsten internationalen Freinamen und eine Reihe nationaler Freinamen ist nachfolgend aufgeführt:

Auf die Einbeziehung allgemein bekannter Bezeichnungen wie Acetylsalicylsäure, Phenacetin, Penicillin, Vitamine etc. wurde aus Raumgründen verzichtet. Gegebenenfalls können diese Namen im Sachregister nachgesucht werden.

Die Angabe der einzelnen Namen erfolgt in der in Deutschland üblichen Schreibweise unter Fortlassung der lateinischen Endigung.

Internationale Freinamen	Als wirksame Bestandteile unter anderem enthalten in folgenden Spezialitäten	Internationale Freinamen	Als wirksame Bestandteile unter anderem enthalten in folgenden Spezialitäten
Acamylophenin	s. Camylofin	Adipiodon	Biligrafin, Endografin
Acenocoumarol	Sintrom	Adrenalin	Epirenan, Glaucosan, Glycirenan, Paranephrin, Suprarenin, Vasotonin, Tonhormon
Acetarsol	Devegan, Spirocid		
Acetazolamid	Diamox		
Acetohexamid	Dimelor		
Acetrizoat	Broncho-Selectan, Tri-Abrodil, Triopac, Vesamin, Opacoron	Adrenalon	Stryphnon
		Äscin	Reparil
		Äthacridin	Rivanol
Acetylcarbromal	Abasin	Äthiazid	Subtoman
Acetylcholin	Acetylcholin „Roche"	Äthinazon	Aolan
Acetyldigitoxin	Acylanid	Äthinylnortestosteron	Primolut-Nor, Anovlar
Acetylpromazin	Soprintin		
Acriflavinium	Trypaflavin	Äthinyloestradiol	Eticyclin, Lynoral, Progynon, Anovlar
Actinomycin C	Sanamycin		
Adenosin-monophosphat	Myoston, Phosaden	Äthisteron	Lutocyclin, Progestoral, Proluton
Adiphenin	Trasentin	Äthoxybenzamid	s. Ethenzamid

* Freinamen (Frn.) der einzelnen Spezialitäten können dem Sachregister entnommen werden.

Internationale Freinamen	Als wirksame Bestandteile unter anderem enthalten in folgenden Spezialitäten	Internationale Freinamen	Als wirksame Bestandteile unter anderem enthalten in folgenden Spezialitäten
Äthyladrianol	Effortil	Benzathin-Penicillin G	Bicillin, Tardocillin 1200
Äthyldicoumarol	Tromexan		
Äthylmorphin	Dionin	Benzhexolchlorid	Pargitan
Äthylnortesto-steron	Nilevar, Nortestosteron	Benzilonium	Minelcin
		Benziodaron	Amplivix
Äthyloestrenol	Durabolin-O	Benzthiazid	Exosalt
Ajmalin	Gilurytmal	Benzylamino-chloräthyl	Dibenamine
Alimemazin	Repeltin, Temaril		
Allobarbital	Dial	Betamethason	Celestan
Allopyrin	Allional	Bibrocathol	Noviform
Allyloestrenol	Gestanon	Biperiden	Akineton
Ambazon	Iversal	Bisacodyl	Dulcolax
Ambenonium-chlorid	Mytelase	Bisdequalinium	Salvizol, Efisol
		Bishydroxy-coumarin	Dicuman, Dicumarol
Amethopterin	s. Methotrexat		
Amidon	s. Methadon	Bismutum sub-gallicum	Dermatol
Amidopyrin	s. Aminophenazon		
Aminometradin	Katapyrin	Bitumol	Ichthyol, Plesiocid
Aminopentamid	Centrine	Brallobarbital	Vesperone
Aminophenazon	Amidopyrin, Aneuxol, Pyra-midon	Bretylium	Bretylan
		Bromazine	Ambodryl
Aminophyllin	Euphyllin	Bromisoval	Bromural
Aminopromazin	Lorusil	Bromovalurea	s. Bromisoval
Aminopterin	Aminopterin „Lederle"	Bromopyramin	Hibernon
Aminosidin	s. Paromomycin	Brompheniramin	Ilvin
Amiphenazol	Daptazole	Buformin	Silubin
Amitriptylin	Laroxyl, Saroten, Tryptizol	Bunamiodyl	Orabilix
Amobarbital	Amytal, Stadadorm	Buphenin	Dilatol
Amoxecain	Lokastin	Busulfan	Myleran, Sulfabutin
Amphetamin	Adiparthrol, Elastonon	Butabarbital	Asturidon
Amphomycin	Ecomytrin	Butacetoluid	Hostacain
Amphotericin B	Amphotericin B	Butalbital	Sandoptal
Ampicillin	Binotal, Penbrock	Butallylonal	Pernocton
Androstanolon	Anaboleen	Butylskopolamin	Buscopan
Androsteron	Proviron	Butyrylperazine	Randolectil
Anetholtrithion	Felviten		
Angiotensin	Hypertensin	Calciferol	s. Vitamin D-Präparate
Antazolin	Antistin	Camylofin	Avacan, Avafortan
Anthrarobin	s. Dioxyanthranol	Captodiamin	Covatix
Apronal	Sedormid	Caramiphenium	Alcopon, Parpanit
Aquocobalamin	Aquo-Cytobion	Carbachol	Doryl
Arsphenamin	Salvarsan	Carbomycin	Magnamycin
Atropinmethyl-nitrat	Eumydrin	Carbromal	Adalin
		Carbutamid	BZ 55, Invenol, Nadisan
Aurothioglukose	Solganal B, Aureotan	Carisoprodol	Sanoma
Axerophthol	Arovit, Vogan	Cetobemidon	Cliradon
Azacyclonol	Frenquel	Centrophenoxin	Helfergin
Azamethonium	Pendiomid	Cetylpyridinium-chlorid	Thrombimed
Azapetin	Ilidar		
Azidoamphenicol	Leukomycin N	Chiniofon	Yatren
		Chlophedianol	Detigon
Bacitracin	Bacitracin, Nebacetin	Chlorambucil	Leukeran
Bamethan	Vasculat	Chloramidobenzol	Haflutan
Bamipine	Soventol	Chloramin	s. Tosylchloramid
Barbital	Medinal	Chloramphenicol	Chloromycetin, Leukomycin, Paraxin
Bemegride	Eukraton		
Benactyzin	Lucidil, Suavitil	Chlorazanil	Orpidan
Bendro-flumethiazid	Benzyl-Rodiuran	Chlorcyclizin	Di-Paralene
		Chlordiazepoxid	Librium
Benzalkonium	Zephirol	Chloräthylamino-uracil	Dopan
Benzamidosalicylat	Benzacyl		

Internationale Freinamen	Als wirksame Bestandteile unter anderem enthalten in folgenden Spezialitäten	Internationale Freinamen	Als wirksame Bestandteile unter anderem enthalten in folgenden Spezialitäten
Chlorhexidin	Rotersept	Cycloserin	D-Cycloserin „Roche", Oxamycin
Chlormadinon-acetat	Gestafortin	Cyproheptadin	Dronactin, Periactin
Chlormerodrin	Katonil		
Chlormethin	Sinalost, Stickstofflost	Danthron	Istizin
Chlormezanon	Trancopal	Deanol	Dimethaen, MAR
Chlormidazol	Polycid	Dehydroandro-steron	Dehydroandrosteron „Schering"
Chlornaphazin	Erysan, Chloronaftine		
Chlorocresol	Parmetol	Dehydrocholsäure	Decholin
Chloroiodoquin	Enterovioform, Vioform	Demecarium	Tosmilen
Chlorophenothan	DDT, Gesarol, Neocid, Trichomon-Ovula	Demecolin	Colcemid
		Demethylchlor-tetracyclin	Ledermycin
Chloropyramin	Synpen		
Chloroquin	Aralen, Resochin	Dequalinium	Evazol, Sorot
Chlorothiazid	Chlotride, Diuril	Desferrioxamin	Desferal
Chlorotrianisen	Merbentul, Tace	Desoxycortico-steron	Cortenil, Cortiron, Doca „Organon", Percorten
Chloroxylenol	Valvanol		
Chlorphenacemid	Comitiadon	Dexamethason	Decadron, Dexa-Scheroson, Fortecortin, Millicorten, Oradexon, Dexa-Cortisyl
Chlorpheniramin	Allergisan		
Chlorphencyclan	Tonoquil, Vesitan		
Chlorphenoxamin	Systral	Dextran	Macrodex
Chlorphentermin	Avicol, Effox	Dextrocain	Psicain
Chlorpromazin	Largactil, Megaphen, Thorazine	Dextromethorphan	Romilar
		Dextromoramid	Errecalma, Jetrium, Palfium
Chlorpropamid	Diabinese	Dextropropo-xyphen	Algaphan, Dolexene, Erantin, Depromic
Chlorprothixen	Taractan, Truxal		
Chlorquinaldol	Gyno-Sterosan, Siogeno, Siosteran, Sterosan	Dextrothyroxin	Dethyrona
		Diacetazotol	Pellidol
Chlortalidon	Hygroton	Diamorphin	Heroine
Chlortestosteron	Steranabol	Diäthylcarbamazin	Hetrazan
Chlortetracyclin	Aureomycin	Diäthylstilboestrol	Cyren, Oestromon, Honvan
Chlorthenoxazin	Valmorin	Diatrizoat	Gastrografin, Urografin
Chlortripilenamin	s. Chloropyramin	Diazepam	Valium
Chlorzoxazon	Paraflex	Dichlorbenz-alkonium	Riseptin
Cinchophen	Atophan		
Cinnarizin	Stutgin, Dimitronal	Dichlorophen	Gingivit, Hyosan
Clemizol	Allercur	Dicycloverin	Atumin, Lenotan
Clemizol-Penicillin	Megacillin, Neopenyl	Dienoestrol	Farmacyrol, Oestroral, Depot-Dienol forte
Clidinium	Librax		
Clopenthixol	Ciatyl	Diethazin	Diparcol, Latibon
Cloquinate	Resotren	Diethylpropion	Regenon
Cloxacillin	Orbenin	Digitoxin	Digilong, Digimerck, Purpurid
Cocarboxylase	Berolase		
Colistin	Colistin „Grünenthal"	Digoxin	Digacin, Lanicor
Corbadrin	Corbasil	Dihydralazin	Nepresol
Corticotrophin	Acethropan, Acortan, ACTH-Schering, Cortiphyson, Cortrophine	Dihydrocodein	Paracodin
		Dihydrocodeinon	Dicodid
		Dihydromorphinon	Dilaudid
Cortison	Adreson, Cortison, Scheroson	Dihydrotachy-sterol	A.T. 10
Crotamiton	Eurax, Euraxil		
Crotarbital	Melidorm	Dihyprylon	Esanin, Nervisal, Antibex
Cyanacetyl-hydrazid	Mackreazid	Dijodotyrosin	Agontan
		Diisopromin	Agofell, Bilagol
Cyanocobalamin	Cytobion, Docigram, Rubivitan	Dimenhydrinat	Dramamine, Epha, Novomina, Vomex A
Cyclandelat	Spasmocyclon	Dimercaprol	BAL, Sulfactin
Cyclobarbital	Phanodorm	Dimethicon	Silicoderm
Cyclopentamin	Clopane, Copyronil	Dimethylpyrinden	Fenistil
Cyclopenthiazid	Navidrex	Dioctylsulfosuc-cinat	Doxinate s. auch Laxantia
Cyclopentobarbital	Cyclopal		
Cyclophosphamid	Endoxan	Diodon	Ioduron, Per-Abrodil

Internationale Freinamen	Als wirksame Bestandteile unter anderem enthalten in folgenden Spezialitäten	Internationale Freinamen	Als wirksame Bestandteile unter anderem enthalten in folgenden Spezialitäten
Dioxyanthranol	Cignolin	Glycobiarsol	Viasept
Diphenhydramin	Benadryl, Dabylen, Fitty	Glyconiazid	Gluronazid
Diphenyl-hydantoin	s. unter Phenytoin	Glycopyrronium-bromid	Robanul
Diphenylpiperidin-propanol	Lyseen	Griseofulvin	Fulcin, Likuden
Diphenylpyraline	s. Piprinhydrinat	Guajakolglycerin-äther	My 301, Reorganin
Diphepanol	Tussukal	Guanethidin	Ismelin
Dipropylin	Sestron		
Dipyridamol	Persantin		
Disulfiram	Antabus, Exhorran	Hämatoporphyrin	Photodyn
Dithiazin	Dilombrin	Haloperidol	Haloperidol „Janssen"
Dithiopropyl-thiamin	Thianeuron	Halothan	Fluothane, Halothan „Hoechst"
Divinyläther	Vinydan	Heptabarbital	Medomin
Dixyrazin	Esucos	Hexachlorocyclo-hexan	s. Gamma-Benzene-hexa-chlorid
Dodecarbonium	Straminol	Hexachlorophen	pHisoHex
Doisynoestrol	Fenocyclin	Hexacyclonat	Gevilon
Doxylamin	Decapryn, Mereprin	Hexazol	Azoman
		Hexacarbacholin	Imbretil
Edathamil-Calcium	Calcium-Hausmann, Calcium-Vitis	Hexobarbital	Evipan
Edrabarbital	Efrodal	Hexoestrol	Hormoestrol
Epioestrol	Ovestin	Hexylresorcin	Gelovermin, Wurm-Agen
Ergotamin	Gynergen	Histamin	Amin-Glaukosan, Imido
Erythromycin	Erycin, Ilotycin	Histapyrrodin	Luvistin
Etamivan	Vandid	Histidin	Larostidin
Ethaverin	Barbonin	Hyaluronidase	Apertase, Hyasmonta, Kine-tin, Luronase, Permease
Ethchlorvynol	Placidyl, Roeridorm		
Ethenzamid	Gompyrid, Minupan	Hydrargaphen	Versotrane
Ethinamat	Valamin	Hydrochloro-thiazid	Dichlotride, Esidrix
Ethionamid	Iridocin		
Ethoheptazin	Zactirin	Hydrocortison	Cortril, Ficortril, Hydro-Adreson, Hydrocortison „Hoechst", Scheroson F
Ethopropazin	Dibutil		
Ethosuximid	Petnidan, Suxinutin, Zarontin		
		Hydroflumethiazid	Rodiuran
Ethotoin	Nirvanol	Hydroxocobal-amin	Axlon, B_{12}-Depot-Siegfried, ∼-Vicotrat, Berubi-long, Depogamma, Depot-B_{12}-Horfervit, Hydrogrisevit
Ethynodiol	Ovulen		
Fludrocortison	Fludrocortone, Scherofluron		
Fluocinolon	Jellin	Hydroxydion	Presuren
Fluorometholon	Delmeson	Hydroxymethyl-testosteron	Oranabol
Fluoxymesteron	Ultandren		
Fluphenazin	Lyogen, Omca	Hydroxyphenyl-äthanolamin	Novadral
Flurandrenolon	Cordrane, Drenison, Sermaka		
		Hydroxyprocain	Oxycain, Oxyprocain
Folsäure	Folsan, Cytofol	Hydroxyprogeste-ron	Proluton-Depot
Framycetin	Soframycin		
Fructose	Laevoral, Laevosan	Hydroxyzin	Atarax, Masmoran
Furazolidon	Furoxon, Trichofuron		
Fursemid	Lasix		
Fusidinsäure	Fucidin	Idoxuridin	Synmiol
		Imipramin	Tofranil
Galanthamin	Nivalin	Inprochon	E 39
Gallamin	Flaxedil, Retensin	Iproniazid	Marsilid
Gamma-Benzene-hexachlorid	Gammexan, Hexaverm, Jacutin	Isoaminil	Peracon
		Isobutylcain	Cycloform
Gitalin	Verodigen	Isocarboxazid	Marplan
Glutethimid	Doriden	Isoniazid	INH, Neoteben, Rimifon
Glybuthiazol	Glipasol	Isoprenalin	Aludrin, Isolevin
Glycinodia-sulfonum	Ciloprin	Isopropamidjodid	Priamide
		Isothipendyl	Andantol

Internationale Freinamen	Als wirksame Bestandteile unter anderem enthalten in folgenden Spezialitäten	Internationale Freinamen	Als wirksame Bestandteile unter anderem enthalten in folgenden Spezialitäten
Jodetryl	Angiopac	Methenamin	Urotropin
Jodopanoinsäure	Telepaque	Methenolon	s. Methylandrostenolon
Jodophthalein	Jod-Tetragnost	Methicillin	Cinopenil, Staphcillin
Jodoxyl	Uroselectan B	Methiodal	Abrodil
Jophendylat	Pantopaque	Methiopromazin	Seda-Repicin
Jodopat	Biloptin, Solubiloptin	Methohexital	Brevimytal
		Methoserpidin	Decaserpil
Kallikrein	Padutin	Methotrexat	Amethopterin
Kanamycin	Kanamytrex, Resistomycin	Methoxamin	Vasosteril
Ketobemidonum	Cliradon	Methoxysalen	Meladinine
		Methsuximid	Celontin, Petinutin
Lanatoside	Digilanid, Lanatosid, Pandigal	Methyclothiazid	Enduron
Lanatosid A	Adigal	Methylandrostenolon	Primobolan
Lanatosid C	Cedilanid, Cedisanol, Celadigal, Cetosanol, Lanimerck	Methylchromon	Tricromyl
Lauralkonium	Fortasept	Methyldopa	Presinol, Aldometil
Leucovorin	Leucovorin „Lederle"	Methylenprednisolon	Decortilen
Levallorphan	Lorfan		
Levarterenol	Arterenol, Nor-Adrenalin	Methylergometrin	Methergin, Partergin
Levomepromazin	Neurocil	Methylhydroxybenzoat	Nipagin
Levorphanol	Dromoran		
Lidocain	Xylocain	Methyloestradiol	Follikosid
Liothyronin	Thybon	Methyloestrenolon	Orgasteron
Lobelin	Lobelin „Boehringer"	Methylpentinol	Allotropal, Atemorin, Atempol, Miramel
l-Propoxyphen	Contratuss		
Lucanthon	Miracil D	Methylphenidat	Ritalin
Lynoestrenol	Orgametril	Methylphenobarbital	s. Mephobarbital
Maphenid	Marfanil	Methylprednisolon	Medrol, Urbason
Mebhydrolin	Omeril	Methylpromazin	Repeltin, Temaril
Mechloräthaminoxyd	Mitomen	Methylrosanilin	Badil, Oxypharmetten, Pyoverm
Meclizin	s. Meclocin	Methyltestosteron	Androteston, Anertan, Metandren, Perandren, Testosid, Testoviron
Meclozin	Bonamine, Itinerol, Postafen		
Mecylamin	Inversine, Mevasine		
Medroxyprogesteron	Farlutal, Provera	Methylthionin	Desmoid
		Methylthiouracil	Methicil, Thyreostat I
Melaminsulfon	Melubrin	Methyprylon	Noludar
Menadiol	Synkavit	Metronidazol	Clont
Menadion	Hemodal	Monobenzon	Depigman
Mepacrin	Atebrin	Monoäthanolamin	Varsyl
Meperidin	s. Pethidin	Morpholinobiguanid	Flumidin, Spenitol
Mephenesin	Byk-M 1, Myanesin		
Mephenytoin	Mesantoin		
Mephobarbital	Prominal	Nafcillin	Unipen
Meprobamat	Aneural, Cirpon, Equanil, Miltown, Restenil, Meprocompren	Nalidixinsäure	Nogram
		Nalorphin	Lethidrone
		Naphazolin	Privin
Mepyramin	Neo-Antergan, Neo-Bridal	Narcobarbital	Eunarcon
Mercaptomerin	Thiomerin	Natriumcyclamat	Assugrin, natrena „diätsüße"
Mercaptopurin	Purinethol		
Methadon	Polamidon	Neoarsphenamin	Neosalvarsan
Methamphetamin	Pervitin	Neocinchophen	Neoatophan
Methandriol	Androteston, Notandron	Neomycin	Myacyne, Neomycin, Nebacetin
Methandrostenolon	Dianabol, TMV 17		
Methaphenilin	Nilhistin	Neostigmin	Prostigmin
Methapyrilen	Thenylene, Copyronilum, Histadyl	Nialamid	Niamid
		Nicethamid	Coramin, Circubiquin
Methaqualon	Dormigoa, Procalmadior, Rebuso, Revonal, Visinal-Neu	Nicotafuryl	Trafuril
		Nicotinamid	Benicot, Nicobion
		Nicotinyl-Alkohol	Ronicol

Internationale Freinamen	Als wirksame Bestandteile unter anderem enthalten in folgenden Spezialitäten	Internationale Freiname	Als wirksame Bestandteile unter anderem enthalten in folgenden Spezialitäten
Nicotinylamido-antipyrin	Nicopyron	Pentamethonium	Penthonium
		Pentapiperid	Lyspafen
Nicotinylmethyl-amid	Bilamid	Pentetrazol	Cardiazol
		Pentobarbital	Nembutal, Neravan, Neo-dorm
Nicotinsäure	Niconacid		
Nitrofural	Furacin	Pentoxyverin	Germapect, Sedotussin
Nitrofurantoin	Furadantin	Perazin	Taxilan
Nitrostigmin	E 605, Folidol, Parathion	Perphenazin	Decentan
Noramidopyrin-methansulfonat-Natrium	Novalgin	Pethidin	Dolantin
		Phanquinon	Entobex, Mexaform S
		Phenacemid	Phenurone
Norethandrolon	s. Äthylnortestosteron	Phenazonsalicylat	Salipyrin
Norethisteron	s. Äthinylnortestosteron	Phenazopyridin	Pyridium, Pyridazil
Norethynodrel	Enovid	Phenbenzamin	Antergan, Bridal
Normethadon	Ticarda	Phencarbamid	Escorpal
Nortestosteron	Nor-Testosteron, Durabolin	Phenelzin	Nardil
Novobiocin	Inamycin	Phenethicillin	Oralopen, Pen 200
Nystatin	Moronal	Phenethylamin	Baldicap, Hicoseen, Neo-Nervisal, Pastrengil
Octamylamin	Octinum D	Phenformin	DBI
Oestradiol	Ovocyclin, Progynon, Depo-femin	Phenglutarimid	Aturbal
		Phenindamin	Thephorin
Oestron	Menformon	Phenindion	Thromasal
Oleandomycin	Romicil, Oleandocyn, Sig-mamycin	Pheniodol	Biliselectan
		Pheniprazin	Catroniazid
Oleandrin	Oleander-Perpurat, Oleandryl	Pheniramin	Avil
		Phenmetrazin	Preludin
Orphenadrin	Mephenamin, Norflex, Phasëin	Phenobarbital	Epidorm, Luminal
		Phenobutiodil	Baygnostil
Oxacillin	Cryptocillin, Stapenor, Bri-stopen, Prostaphlin, Resistopen	Phenolphthalein	Darmol
		Phenopyrazon	Venopyron
		Phenoxethamin	Keithon
Oxeladinium	Dorex-Hustentropfen	Phenoxymethyl-penicillin	Beromycin, Fenoxypen, Immunocillin, Ispenoral, Oratren
Oxethazine	Tepilta		
Oxophenarsin	Haemosept		
Oxyäthyltheo-phyllin	Cordalin	Phenprobamat	Gamaquil
		Phenprocoumon	Marcumar
Oxychinol	Chinosol	Phensuximid	Milontin
Oxycodon	Eukodal, Scophedal	Phentermin	Mirapront
Oxyphenbutazon	Tanderil	Phentolamin	Regitin
Oxyphenecyclimin	Zamanil	Phenylbutazon	Butazolidin, Irgapyrin
Oxyphenonium	Antrenyl	Phenylephrin	Adrianol
Oxyprocain	s. Hydroxyprocain	Phenylisatin	Isacen, Neodrast
Oxytetracyclin	Terramycin	Phenylpseudo-hydantoin	Tradon
Oxytocin	Orasthin, Partocon, Synto-cinon		
		Phenyramidol	Cabral
		Phenytoin	Zentropil, Antisacer, Epanutin
Pamaquin	Plasmochin		
Pantothenol	Bepanthen	Pholedrin	Veritol
Papaveretum	Pantopon	Phthalylsulfa-thiazol	Taleudron
Para-amino-salicylsäure	Aminacyl, Aminox, Bakte-riostat, Pasalon		
		Phytomenadion	Konakion
Paracetamol	ben-u-ron	Picrotoxin	Picrotoxin „Abbott"
Paramethadion	Paradione	Pimetremid	Esanin
Paramethason	Haldrone, Monocortin	Pipamazin	Mornidine
Paraoxon	Mintacol	Pipazetat	Selvigon
Paromomycin	Humatin, Gabbromycin	Piperazin	Eraverm, Paravermin, Tas-non, Uvilon, Vermicom-pren, Vermifug
Pasiniazid	Dipasic, INHA-PAS		
Pecazine	Pacatal		
Penicillamin	Metalcaptase	Piperylon	Pelerol
Penicillinase	Neutrapen	Piprinhydrinat	Kolton

Internationale Freinamen	Als wirksame Bestandteile unter anderem enthalten in folgenden Spezialitäten	Internationale Freinamen	Als wirksame Bestandteile unter anderem enthalten in folgenden Spezialitäten
Pistocain	Thesit	Salazosulfapyridin	Azulfidine
Polymyxin B	Polymyxin B Pfizer, Poly-myxin-B Novo	Secobarbital	Imesonal, Tuisec
		Spiramycin	Selectomycin
Polythiazid	Drenusil, Renese	Spironolactone	Aldactone A
Polyvidon	Periston	Stanazolol	Stromba
Pralidoxim	PAM	Stibogluconat	Solustibosan
Prednisolon	Decortin H, Deltacortril, Di-Adreson F, Hostacortin H, Scherisolon, Ultracorten H	Stibophen	Fuadin
		Stibosamin	Neostibosan
		Streptokinase	Kabikinase, Streptase
Prednison	Decortin, Hostacortin, Keteocort, Ultracorten	Streptokinase-Streptodornase	Bistreptase, Varidase
Prednison-phenyl-butazon	Delta-Butazolidin	Sulfacarbamid	Euvernil
		Sulfacetamid	Albucid
Prenylamin	Segontin	Sulfadiazin	Debenal
Primidon	Mylepsinum, Mysoline	Sulfadicramid	Irgamid
Probenecid	Benemid	Sulfadimethoxin	Madribon
Procainamid	Novocamid	Sulfadimethyl-oxazol	Sulfuno
Procain	Novocain		
Prochlorperazin	Nipodal	Sulfadimetin	s. Sulfisomidin
Procycliden	Osnervan	Sulfadimidin	Diazil
Progesteron	Luteogan, Luteosid, Luto-cyclin, Lutren, Proluton	Sulfaethidol	Globucid, Sulfa-Perlongit
		Sulfafurazol	Gantrisin
Proguanil	Paludrin	Sulfaguanidin	Guanicil, Resulfon, Ruocid
Prolintan	Katovit	Sulfamethazin	s. Sulfadimidine
Promazin	Protactyl, Verophen	Sulfamethoxy-pyridazin	Davosin, Kynex, Lederkyn
Promethazin	Atosil		
Promiben	s. Imipramin	Sulfamethyldiazin	Pallidin
Propallylonal	Noctal	Sulfametoyl	Irgafen
Propanthelin	Pro-Banthine	Sulfamono-methoxin	Durenat
Prophenpyridamin	s. Pheniramin		
Propicillin	Baycillin, Brocillin	Sulfanilamid	Prontalbin
Propylbenzen	Felicur	Sulfaphenazol	Orisul
Propylhexedrin	Eventin	Sulfaproxylin	Dosulfin
Propyliodon	Dionosil	Sulfapyridin	Eubasin
Propyphenazon	Mabutin, Ozubran (Isopro-pylantipyrin)	Sulfapyrimidin	s. Sulfadiazin
		Sulfathiazol	Cibazol, Eleudron
Propylthiouracil	Propycil, Thyreostat II	Sulfathiocarbamid	Badional
Protaminsulfat	Protamin „Nordmark"	Sulfatolamid	Marbadal
Prothipendyl	Dominal	Sulfinpyrazon	Anturan
Protokylol	Atma-sanol	Sulfisomidin	Aristamid, Elkosin
Protoveratrin	Ebrantan, Eleblan	Sulfmerazin	Neo-Iloticin-Sulfa, Methyl-debenal
Proxyphillin	Germakhellin, Spasmolysin		
Pyrazinamid	Eprazin	Sultiam	Ospolot
Pyridostigmin	Mestinon	Suramin	Bayer 205, Germanin
Pyridoxin	Benadon, Hexobion	Suxamethonium	Lysthenon, Pantolax, Succi-nyl Asta
Pyrimethamin	Daraprim		
Pyrithyldion	Persedon	Synephrin	Sympatol
Pyritinol	Bonifen, Encephabol		
Pyrrobutamin	Copyronil, Pyronil	Testosteron	Androstenon, Perandren, Testoviron, Depovirin, Testosid
Pyrvinium	Molevac		
Quinethazon	Aquamox	Tetrabenazin	Nitoman
		Tetracain	Pantocain
Rescinnamin	Rauwopur, Triraupin	Tetrazolin	Tyzine
Reserpin	Rivasin, Sedaraupin, Serpasil	Thebacon	Acedicon
Resorcinäthanol-amin	Alupent	Thenalidine	Sandosten
		Thiabutazid	Modenol, Saltucin
Riboflavin	Beflavin, Lactoflavin	Thiamazol	Favistan
Ristocetin	Spontin	Thiambutosin	Ciba 1906
Rolitetracyclin	Reverin	Thiamin	Benerva, Betabion, Betaxin
Rutosid	Birutan, Rutinion	Thiazinamium	Padisal, Germakellin

Internationale Freinamen	Als wirksame Bestandteile unter anderem enthalten in folgenden Spezialitäten	Internationale Freinamen	Als wirksame Bestandteile unter anderem enthalten in folgenden Spezialitäten
Thioacetazon	Conteben	Triflupromazin	Psyquil
Thiocarbanilid	s. Thiambutosin	Trihexyphenidyl	Artane
Thiopental	Pentothal, Trapanal	Trijodthyronin	s. Liothyronin
Thiopropazat	Dartal	Trimetaphan	Arfonad
Thioridazin	Melleril	Trimeprazin	s. Alimemazin
Thiosemicarbazon	s. Thioacetazon	Trimethadion	Tridione
Thiotepa	Thio-TEPA	Trimethidin	Camphidonium
Thioxolon	Stepin	Tripelennamin	Plimasin, Pyribenzamin
Thymoxyalcyl-amin	Opilon	Triphosadenin	Triadenyl
		Tris	Tham
Thyreotropin	Thyratrop, Thyreostimulin	Tropenzilium	Pelerol
Tolazolin	Priscol	Tropicamid	Mydriaticum „Roche"
Tolbutamid	Artosin, Orinase, Rastinon	Trypsin	Trypure
Tolpropamin	Pragman	Tubocurarin	Curarin
Tosylchloramid	Clorina, Gyneclorina	Tyrothricin	Tyrosolvin
Tranylcypromin	Jatrosom, Parnate		
Triamcinolon	Aristocort, Delphicort, Kena-cort, Ledercort, Volon	Valethamate-bromid	Epidosin
Triamterene	Jatropur	Vancomycin	Vancocin
Tribromäthanol	Avertin	Vasopressin	Pitressin
Trichloräthox-phosphamid	Mitarson	Vinblastin	Velbe
		Viomycin	Viocin, Viomycin, Vion-actane
Trichlormethiazid	Esmarin		
Triclofos	Trichloryl	Virgimycin	Staphylomycin
Tridihexethyl	Claviton		
Trifluoperazin	Jatroneural, Trifluoperazin Bayer	Xylometazolin	Otriven
		Xylopropamin	Esanin

Grundlagen der Dosierung in verschiedenen Altersstufen

Von G.-A. VON HARNACK, Hamburg

Der wachsende Organismus reagiert auf zahlreiche Arzneimittel nicht nur in *quantitativer* Hinsicht anders als der reife; auch *qualitative* Unterschiede in der pharmakologischen Reaktionsweise wurden beobachtet (SOEHRING). Die Arzneimitteltherapie bei Kindern begegnet daher großen Schwierigkeiten. Erforderlich für die Anwendung eines Medikamentes im Kindesalter ist die systematische Prüfung an einer größeren Zahl von Kindern, ob das Mittel bei der weit überwiegenden Zahl der Versuchspersonen *frei von schädlichen Nebenwirkungen* und ob es in der verwendeten Dosis *wirksam* ist.

Die Voraussetzungen für eine solche Prüfung sind allerdings in den seltensten Fällen zu schaffen. Der *Arzneimittelprüfung* an gesunden Kindern stehen ethische Bedenken entgegen und die Arzneimittelanwendung bei kranken Kindern ist selten unter so günstigen Bedingungen möglich, daß vergleichbare Re-sultate erzielt werden können. Meist ist die Zahl der beobachteten Kinder zu klein und eine Vielzahl zusätzlicher Faktoren verschleiert das Bild der Arzneimittelwirkung. Die in den verschiedenen Lehrbüchern der Kinderheilkunde für die einzelnen Altersstufen angegebenen Dosen bzw. Dosisbereiche beruhen daher nur in wenigen Fällen auf systematischen Arzneimittelprüfungen. Sie bezeichnen lediglich den empirisch ermittelten Bereich, in dem die geeignete Dosis liegt.

Diese Dosisangaben haben sich bei der überwiegenden Mehrzahl der vorliegenden Beobachtungen bisher als *gefahrlos* erwiesen. Die individuell *wirksame* Dosis ist in vielen Fällen aber höher. Überschreitet der Kinderarzt bei einer bestimmten therapeutischen Zielsetzung die empfohlenen Dosen, so ruht auf ihm allein die Verantwortung.

Um den genannten Schwierigkeiten zu entgehen, wurden zahlreiche Faustregeln zur Arzneimittelanwendung im Kindesalter ersonnen. Keine von ihnen kann eine Patentlösung darstellen, da für unterschiedliche Medikamente auch unterschiedliche Dosis-Wirkungsbeziehungen in den einzelnen Altersstufen bestehen (s. S. 26).

Physiologische Vorbemerkungen

Als *Maßstab* für die Arzneimitteldosierung im Kindesalter wurden unter anderem empfohlen: Das Lebensalter (z. B. YOUNG[1]), das Körpergewicht (CLARK), die Körperoberfläche (CRAWFORD u. Mitarb., AUGSBERGER 1952[2], v. HARNACK 1956), die Größe des Extracellularraumes (BURMEISTER) u. a. m.

Alle Vorschläge gingen davon aus, daß das Kind nicht als verkleinerter Erwachsener zu betrachten sei und ihm deshalb nicht einfach der entsprechende Bruchteil der Erwachsenendosis verabreicht werden dürfe, wenn man eine vergleichbare Wirkung erzielen wollte.

Bereits 1830 wurde das Problem von HUFELAND[3] klar erkannt, der in seinem „Lehrbuch der allgemeinen Heilkunde" schrieb: „Das, was wir gewöhnlich die absolute Bestimmung der Dosis nennen, ist nur als die mittlere Größe zu betrachten, über und unter welcher es eine Menge Gradationen gibt. Doch lassen sich einige praktische Regeln hierüber festsetzen. Das Alter gibt immer die erste und allgemeinste Bestimmung, die sich ohngefähr in Zahlen so angeben läßt: Zu Ende des 1. Jahres ein, im 5. Jahre zwei, im 15. Jahre drei, im 25. (dem Zeitpunkt des erwachsenen Menschen) vier."

Wie wir noch sehen werden, entspricht dieser aus der Erfahrung entstandene Vorschlag fast genau einer auf die Körperoberfläche bezogenen Dosierung. Die Körperoberfläche eines 1jährigen Kindes beträgt (wie Tabelle 2 zeigt) 25% derjenigen eines Erwachsenen, entspricht also dem von HUFELAND empfohlenen Dosisverhältnis von 1:4. Mit 5 Jahren ist der Zeitpunkt nahezu erreicht, an dem die Körper-

oberfläche die Hälfte des Erwachsenenwertes beträgt.

Die Tabelle 2 bezieht sich auf durchschnittlich entwickelte Kinder; die Gewichte entsprechen dem Durchschnitt von Knaben und Mädchen (um die Übersichtlichkeit zu wahren); die Körperoberfläche wurde nach DUBOIS u. DUBOIS aus den Größen und Gewichten durchschnittlich entwickelter deutscher Kinder errechnet (v. HARNACK 1962)[4]. In der letzten Spalte der Tabelle 2 ist das Verhältnis der prozentualen Oberflächengröße zur prozentualen Gewichtsentwicklung errechnet. Der Quotient gibt also an, um welchen Betrag die Körperoberfläche in den einzelnen Altersstufen der Gewichtsentwicklung voraneilt.

In der Abb. 3 ist das relative Verhältnis von Körperoberfläche zu Körpergewicht graphisch

Tabelle 2. *Durchschnittsgewicht und -körperoberfläche von Kindern, absolut und relativ zum Gewicht und zur Körperoberfläche von Erwachsenen*

Alter (Jahre)	Gewicht (kg)	Prozentuale Gewichtsentwicklung im Vergleich zum Erwachsenen (%)	Körperoberfläche (m²)	Prozentuale Oberflächenentwicklung im Vergleich zum Erwachsenen (%)	Verhältnis der prozentualen Oberflächenentwicklung zur prozentualen Gewichtsentwicklung
$^{2}/_{12}$	5	8	0,27	16	2,0
$^{6}/_{12}$	7,5	11	0,35	20	1,78
1	10	15	0,43	25	1,62
3	14	22	0,59	34	1,58
$7^{1}/_{2}$	24	37	0,9	52	1,43
9	28	43	1,0	58	1,37
12	38	58	1,2	70	1,24
Erwachsener	65	100	1,73	100	1,0

dargestellt. Beim Säugling von 2 Monaten beträgt der Quotient 2, er sinkt rasch ab, erreicht in der Altersstufe der 1—3jährigen einen konstanten Wert und fällt dann langsam ab.

In Abb. 4 sind zusätzlich zum Körpergewicht und zur Körperoberfläche der Grundumsatz und der Wasserumsatz im Laufe der Entwicklung dargestellt. Der Grundumsatz ist nach KESTNER und KNIPPING berechnet; für Erwachsene wurde der mittlere Grundumsatz für Männer und Frauen als 1650 cal = 100% gesetzt. Der Wasserumsatz richtet sich nach den empirisch bestimmten Flüssigkeitsmengen im Säuglingsalter; der Flüssigkeitsbedarf der Erwachsenen wurde mit 2,4 l = 100% angenommen. Es ist ersichtlich, daß in noch stärkerem Maße als die Körperoberfläche Grundumsatz und Wasserumsatz der Körpergewichtsentwicklung voraneilen. Bereits mit 3 Jahren beträgt der Flüssigkeitsbedarf eines

---

[1] Kinderdosis = $\dfrac{\text{Lebensjahre}}{\text{Lebensjahre} + 12} \times$ Erwachsenendosis.

[2] In der vereinfachten Form: Kinderdosis = $(4 \times \text{Lebensjahre} + 20)\%$ der Erwachsenendosis.

[3] Hinweis durch BUTLER.

[4] Die Berechnung nach DUBOIS u. DUBOIS wurde der Einheitlichkeit halber beibehalten, obwohl sich zum Teil erhebliche Abweichungen von den in der Literatur vorliegenden direkten Messungen der Körperoberfläche von Kindern ergeben (PFUHL).

Kindes 50% desjenigen eines Erwachsenen und mit 5 Jahren sind unter Grundumsatzbedingungen 50% der Calorienproduktion eines Erwachsenen erreicht.

Das Schicksal der Arzneimittel im Organismus wird bestimmt durch die Art der Aufnahme, die Verteilung auf die einzelnen Gewebe,

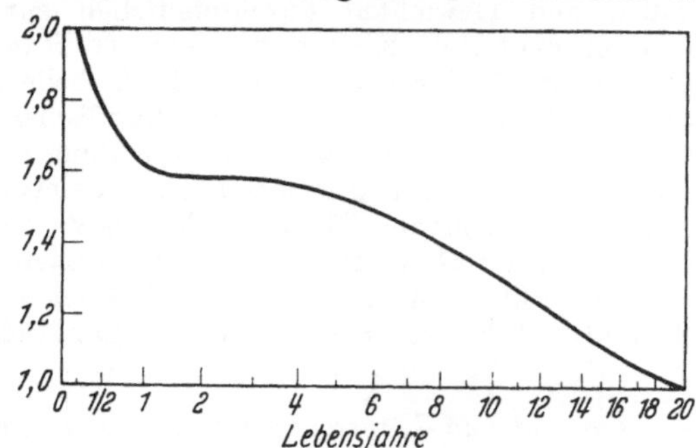

Abb. 3. Verhältnis von Körperoberflächenentwicklung zum Körpergewicht (Körpergewicht jeweils = 1 gesetzt)

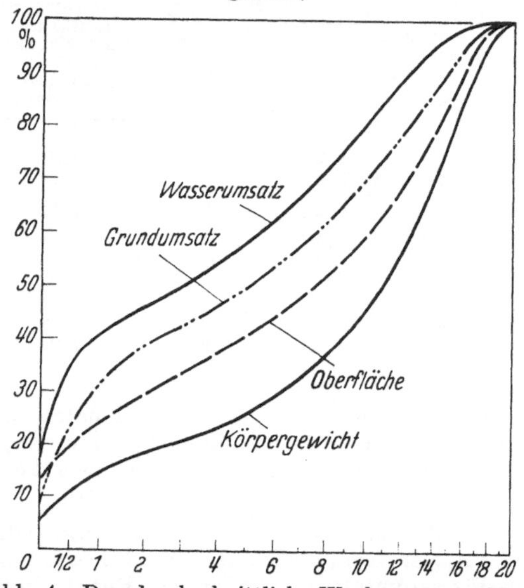

Abb. 4. Das durchschnittliche Wachstum von Körpergewicht, Körperoberfläche, Grundumsatz und Wasserumsatz im Kindesalter, bezogen auf die jeweiligen Werte des Erwachsenen: 65 kg, 1,73 m², 1650 cal bzw. 2,4 Liter Flüssigkeitsaufnahme täglich = 100% gesetzt. (Nach v. Harnack 1960)

webe, die chemischen Umwandlungen und die Art der Ausscheidung. Berücksichtigt man die Tatsache, daß sich ein aufgenommenes Medikament auf den ganzen Organismus verteilt, so ist das *Körpergewicht* für die Dosiszumessung von Bedeutung. Unterschiede ergeben sich jedoch durch die spezifischen Affinitäten der Stoffe z. B. ihre Wasser- oder Lipoidlöslichkeit. Außerdem aber nehmen nicht alle Gewebe in gleichem Maße am Stoffwechsel teil.

Es gilt daher, das Körpergewicht in seiner Energie erzeugenden Wertigkeit zu erfassen, d. h. die jeweilige Menge an stoffwechselaktivem Protoplasma. Als ein Maß dieser Größe kann man den *Grundumsatz* ansehen, der während der Wachstumsperiode einen vom Gewichtswachstum abweichenden Verlauf zeigt. Zwischen diesen beiden Kurven findet sich der Kurvenzug des prozentualen Oberflächenwachstums. Nur in den ersten beiden Lebensmonaten überschreitet die relative Körperoberfläche den relativen Grundumsatz. In diesem Altersabschnitt ist also die pro Flächeneinheit produzierte Wärmemenge geringer als in der Folgezeit. Berücksichtigt man, daß zahlreiche Medikamente durch chemische Veränderungen, z.B. stoffwechselabhängige Oxydations- und Reduktionsvorgänge, eine Wirkungsabschwächung bzw. -verstärkung erfahren, so wird die Bedeutung der altersspezifischen Stoffwechselintensität für die Dosisbestimmung erkennbar.

Die Verteilung der Medikamente und ihre Ausschwemmung sind von der Intensität des *Wasserumsatzes* abhängig. Diese ist, wie wir aus Abb. 4 ersahen, vor allem beim jungen Kinde ungleich größer als beim Erwachsenen. Berücksichtigt man diese Tatsache, so wird deutlich, daß eine auf das Körpergewicht bezogene Dosierung in den meisten Fällen zu einer Unterdosierung führen muß.

Für zahlreiche Medikamente ist die *Niere* das Entgiftungs- und Ausscheidungsorgan (Glykokollkoppelung, Filtration, Sekretion usw.). Ihr Wachstum eilt dem Wachstum des Gesamtorganismus voraus. Auch die Nierenfunktion (gemessen an den Clearencewerten) übertrifft beim Kinde diejenige des Erwachsenen, wenn sie auf die Körpergewichtseinheit bezogen wird. Ebenso ist die *Leber* als zentrales Stoffwechsel- und Entgiftungsorgan beim Kinde relativ größer als beim Erwachsenen (Roessle u. Roulet). Da sich in diesem Organ Sulfurierung, Glucuronsäurebindung und andere Entgiftungsvorgänge abspielen, vermag die relative Lebergröße etwas über die Toleranz gegenüber Medikamenten auszusagen.

Andererseits ist zu berücksichtigen, daß die Gewebe vor allem des jungen Kindes noch *nicht ausgereift* sind. Es muß daher damit gerechnet werden, daß z. B. das Gehirn gegenüber bestimmten Pharmaka empfindlicher und zum Teil qualitativ andersartig als beim Erwachsenen reagiert.

Ergebnisse systematischer Arzneimittelprüfungen bei Kindern

Systematische Arzneimittelprüfungen bei Kindern können durch *Tierversuche* nicht ersetzt werden. Die bisherigen Untersuchungen *an Jungtieren* haben zu widerspruchsvollen Ergebnissen geführt (LASAGNA). Eine größere Reihe von Medikamenten erwies sich bei jungen Tieren weniger toxisch als bei ausgewachsenen Tieren der gleichen Species entsprechend den Verhältnissen beim Menschen, so z. B. Digitalis (Katzen, BLASZO; Mäuse und Kaninchen, CHEN), p-Aminophenol (Hunde, BAADER u. Mitarb.), Histamin (Mäuse, ANGELAKOS) und Thyroxin (Ratten, BODANSKY u. DUFF). Bei einigen Medikamenten standen die Ergebnisse bei verschiedenen Species im Widerspruch zueinander: Zum Beispiel hatten junge Hunde eine höhere Atropintoleranz im Vergleich zu ausgewachsenen Tieren, junge Kaninchen aber zeigten eine verminderte Toleranz im Vergleich zu erwachsenen Kaninchen (UNNA u. Mitarb.) Die im Tierversuch an jungen Ratten gefundene verminderte Morphintoleranz gegenüber älteren entsprach den Verhältnissen beim Menschen (CHESLER u. Mitarb.). Die erhöhte Empfindlichkeit junger Tiere gegenüber Barbituraten stand aber im Gegensatz zu den Verhältnissen beim Menschen: Luminal bei Ratten und Schweinen (DOMEK u. Mitarb., ETSTEN u. Mitarb.), Evipan bei Meerschweinchen, Mäusen und Schweinen (JONDORF u. Mitarb., DONALD u. RAVENTOS). Dagegen fanden VERZÁR u. FARNER junge Ratten gegenüber Evipan weniger empfindlich als alte.

Wir sind daher gezwungen, auf die wenigen in der Literatur niedergelegten systematischen *Arzneimittelprüfungen bei Kindern* zurückzugreifen. Welchen der oben genannten Bezugssysteme folgen die Ergebnisse dieser Untersuchungen am ehesten? In Tabelle 3 und in Abb. 5 ist eine Auswahl aus den experimentellen Untersuchungen bei Kindern getroffen. Zugunsten der Übersichtlichkeit wurden die ermittelten Kinderdosen in Prozent der jeweiligen Erwachsenendosen angegeben[1]. Für die drei Altersstufen: Säuglinge, Kleinkinder und Schulkinder wurde jeweils ein Repräsentant

---

[1] Da in die experimentellen Arbeiten Erwachsene meist nicht mit einbezogen wurden, mußte die Erwachsenendosis nach Mittelwerten aus Lehrbüchern und Rezepttaschenbüchern geschätzt werden.

herausgegriffen, welcher der Mitte des betreffenden Altersabschnittes angehört. Dadurch vermindert sich die Streubreite und die Ergebnisse treten klarer in Erscheinung.

Stark erhöhter Arzneibedarf junger Kinder

Die Ergebnisse der Abb. 5 und der Tabelle 3 lassen sich in zwei Gruppen gliedern:

In der ersten (Nr. 1—5) befinden sich *Schlafmittel* (Luminal und Adalin) sowie die *das autonome Nervensystem beeinflussenden Mit-*

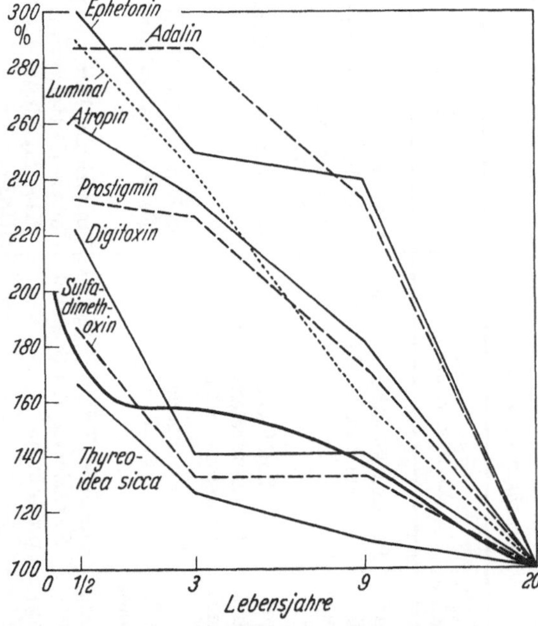

Abb. 5. Mittlere Dosis/kg Körpergewicht in den einzelnen Altersstufen im Vergleich zur mittleren Erwachsenendosis/kg Körpergewicht (= 100% gesetzt)

tel Ephetonin (Sympathicomimeticum), Atropin (Parasympathicolyticum) und Prostigmin (Parasympathicomimeticum). *Der Bedarf an diesen Medikamenten im Kindesalter zur Erzeugung einer gleichartigen Wirkung wie beim ausgereiften Organismus ist um das 2—3fache größer als beim Erwachsenen*, wenn man die *Körpergewichtseinheit* zugrunde legt. Der Medikamentbedarf übertrifft also bei weitem auch die relative *Körperoberflächen*einheit als Dosismaß. Würde man die Dosen der genannten Medikamente auf die Körperoberfläche beziehen, so würde man unterdosieren und den gewünschten Effekt nicht erzielen.

Noch wesentlich höhere Luminaldosen als KRAMÁR u. VARGA gaben ECKSTEIN u. ROMINGER bei ihren Arzneimittelprüfungen an Säuglingen an. Mit Dosen von 10—30 mg/kg Kör-

Tabelle 3. *Mittlere wirksame Dosis pro Kilogramm Körpergewicht in den einzelnen Altersstufen im Vergleich zur Erwachsenendosis (absolut und in Prozent der Erwachsenendosis)*

Medikament	Säugling: $^1\!/_2$ Jahr = 7,5 kg	Kleinkind: 3 Jahre = 14 kg	Schulkind: 9 Jahre = 28 kg	Erwachsener = 65 kg (Gesamtdosis)	Kriterien der Medikamentwirkung	Beobachtungsgut Bewertung	Anwendungsform	Untersucher
1. *Ephetonin*	3,0 mg = 300 %	2,5 mg = 250 %	2,4 mg = 240 %	1,0 mg = 100 % (65 mg)	Blutdruckanstieg um mindestens 20 mm Hg	129 Arzneimittelprüfungen. Die bei jeweils 50 % der Kinder wirksame Dosis (DE_{50})	oral	Bonzanigo
2. *Luminal* (Phenyläthy-barbitursäure)	8,7 mg = 290 %	7,3 mg = 243 %	4,8 mg = 160 %	3,0 mg = 100 % (200 mg)	Ein schnell sich vertiefender, mindestens 1 Std währender Schlaf	441 Arzneimittelprüfungen	oral	Kramár u. Varga
3. *Adalin* (Bromdiäthylacetylharnstoff)	43 mg = 287 %		35 mg = 233 %	15 mg = 100 % (1000 mg)	Schlaferzeugung	60 Kinder. In 70—80 % der Fälle Schlafeintritt	oral	Grüninger
4. *Atropinum sulfuricum*	0,020 mg = 260 %	0,018 mg = 234 %	0,014 mg = 182 %	0,008 mg = 100 % (0,5 mg)	Klinische Kriterien (Unna: Reduzierung der Speichelproduktion	Empirische Durchschnittsdosen (Mittelwerte); Kleinkinddosen nach Unna	oral	Kleinschmidt; Unna, Glaser, Lipton u. Patterson
5. *Prostigmin* (Neostigminmethylsulfat)	0,035 mg = 233 %	0,034 mg = 227 %	0,026 mg = 173 %	0,015 mg = 100 % (1,0 mg)	Verstärkter Speichelfluß; Schwitzen, vor allem an Handtellern und Fußsohlen	45 gesunde Kinder. Mittelwert der wirksamen Kinderdosen	subcutan	Patterson, Lipton, Unna u. Glaser
6. *Digitoxin*	0,049 mg = 223 %	0,031 mg = 141 %		0,022 mg = 100 % (1,4 mg)	Beseitigung der Dekompensationszeichen und Verkürzung der Q-T-Strecke	41 Kinder mit Herzinsuffizienz. Schnellsättigungsdosis innerhalb von 24 bis 36 Std. Verwendet wurde der Median der wirksamen Dosen	oral oder i.v.	Nadas, Rudolph u. Reinhold
7. *Sulfadimethoxin* (Madribon)	28 mg = 187 %	20 mg = 133 %		15 mg = 100 % (1000 mg)	Erzielung eines wirksamen Blutspiegels (> 10 mg-%)	14 Kinder in der Rekonvaleszenz ohne Nieren- oder Lebererkrankungen. Mittlere wirksame Dosis	i.v.	Dost, Gladtke u. Rind
8. *Thyreoidea sicca* (Thyreoid-Dispert)	5,0 mg = 167 %	3,8 mg = 127 %	3,3 mg = 110 %	3,0 mg = 100 % (200 mg)	Die jeweils höchste, ohne psychomotorische Unruhe verträgliche Dosis, die nicht zu einer überstürzten Skeletreifung führt	32 langzeitig beobachtete Kinder mit Hypo- und Athyreose. Median der erforderlichen Dosis in der betreffenden Altersstufe	oral	v. Harnack

pergewicht subcutan konnten sie nur bei 21 von 24 Säuglingen Schlaf erzeugen. Nicht in jedem Falle also kann durch eine Steigerung des Hypnoticums Schlaf erzwungen werden. Ähnliche Erfahrungen machten wir bei Anwendung des Somnifens (Diäthyl- und Allyl-isopropylbarbitursäure zu gleichen Teilen) (v. HARNACK u. Mitarb.). Die Dosis, welche bei 50% der 129 untersuchten Kinder zum Schlaf führte betrug im Durchschnitt 2,6 mg/kg Körpergewicht (0,8—5,5 mg/kg Körpergewicht), bei 10 Erwachsenen 1,75 mg/kg Körpergewicht. In Einzelfällen war selbst bei Steigerung der Dosis auf das Dreifache der Durchschnittsdosis kein Schlaf zu erzielen. Es ist dabei zu berücksichtigen, daß ein Hypnoticum im allgemeinen nicht direkt Schlaf erzeugt, sondern nur die Voraussetzungen zum Schlafeintritt herstellt. Allerdings sind die Übergänge vom medikamentös ausgelösten Schlaf zur Narkose fließend.

In noch höherem Maße als bei den Barbituraten muß die Säuglings- und Kinderdosis beim Urethan (einem anderen Harnstoffderivat) und beim Thalidomid (N-Phthalylglutaminsäure-imid) gesteigert werden, wenn man bei der Mehrzahl der Kinder Schlaf erzeugen will. CZERNY berichtete über seine Versuche mit *Urethan*: „Für Erwachsene galt l g als Dosis für eine Nacht. Vorsichtig begannen wir, unruhigen Säuglingen 0,1 g zu verabreichen. Erst als wir l g gaben, konnten wir eine Schlafwirkung feststellen." Die gleichen Beobachtungen machten wir bei Verwendung von *Thalidomid*, das wir bei schmerzhaften Eingriffen oder bei unruhigen Kindern gaben (bevor es aus dem Handel gezogen werden mußte). Die Dosis von 100 mg, unabhängig vom Alter bei Säuglingen und Kindern angewandt, führte bei 58% aller Kinder zum Schlaf. Die Verdoppelung der Dosis auf 200 mg erhöhte nicht den Prozentsatz der einschlafenden Kinder. Nachteilige Wirkungen bei Kindern wurden in keinem Falle beobachtet, obwohl die Dosis pro Kilogramm Körpergewicht bei Kindern und Säuglingen bis zum 10fachen der mittleren Erwachsenendosis (ebenfalls 100—200 mg) betrug (KREUSLER).

Auch die *das autonome Nervensystem beeinflussenden Mittel Ephetonin, Atropin und Prostigmin* erfordern höhere Dosen, als sie die Körperoberfläche als Dosismaß liefert. Die Relation zur Erwachsenendosis/kg Körpergewicht entspricht eher derjenigen des Grund-umsatzes und des Wasserumsatzes/kg Körpergewicht in diesen Lebensabschnitten (s. Abb. 4). Ephetonin zeigt im Kindesalter nicht nur quantitativ sondern auch qualitativ eine andersartige Wirkung als beim ausgereiften Organismus. Zahlreiche Kinder aus BONZANIGOS Beobachtungsgut schliefen nach Erreichen des Blutdruckmaximums ein — eine Beobachtung, die man bei Erwachsenen nicht gemacht hat.

Mäßig erhöhter Arzneibedarf junger Kinder

Die Abb. 5 läßt eine zweite Gruppe von Medikamenten erkennen (Herzglykoside, Sulfonamide und Schilddrüsenhormonpräparate). *Diese Arzneimittel folgen in ihrer Dosis annähernd der Körperoberfläche als Dosismaß.* In die Abb. 5 wurde aus Abb. 3 der Kurvenzug der relativen Körperoberflächengröße (in ihrem Verhältnis zum jeweiligen Körpergewicht) übernommen. Es zeigt sich, daß die adäquaten Dosen der drei genannten Medikamente in den einzelnen Altersstufen in einem ähnlichen Verhältnis zueinander stehen wie die zugehörige Körperoberfläche; in diesen Fällen kann also die Körperoberfläche als Dosismaß Verwendung finden.

CRAWFORD u. Mitarb. hatten bei ihren Arzneimittelprüfungen eine lineare Beziehung zwischen Blutspiegel und *Sulfadazin*dosis (Sulfanilamidopyrimidin) gefunden, wenn diese auf die Körperoberfläche als Dosismaß bezogen wurde. Die lineare Korrelation galt für den weiten Bereich von 0,5—7,0 g/m² Körperoberfläche/Tag. Das gleiche Ergebnis hatte die *Salicylat*anwendung bei 82 untersuchten Kindern. Auch hier fand sich unabhängig vom Alter der Kinder eine lineare Beziehung zwischen der pro Quadratmeter Körperoberfläche gegebenen Dosis und dem damit erreichten Blutspiegel und die Beziehung galt für den weiten Bereich von 0,5—6,5 Natrium salicylicum/m² Oberfläche/Tag.

DOST u. Mitarb. untersuchten die Beziehung zwischen Dosis und Blutspiegel in den einzelnen Altersklassen am Beispiel des „Langzeitsulfonamids" *Sulfadimethoxin* und kamen zu dem gleichen Ergebnis wie CRAWFORD u. Mitarb. Die Ursache für den unterschiedlichen Medikamentbedarf in den verschiedenen Altersklassen zur Erzielung eines gleich hohen Gewebsspiegels konnte nicht in den unterschiedlichen Eliminationsvorgängen gesucht werden.

Die Sulfonamid-Halbwertszeit betrug in den verschiedenen Altersstufen konstant 23,1 Std. Der Grund für die bei jüngeren Kindern erforderliche höhere Dosis mußte in der unterschiedlichen Verteilung des Sulfonamids im Organismus liegen, das sich vor allem im extravasalen Flüssigkeitsraum ausbreitet. Dieser ist aber beim Säugling relativ größer als bei Kindern im Alter von über 2 Jahren und bei diesen größer als bei Erwachsenen. Ähnliche Verhältnisse wie bei den Sulfonamiden liegen bei

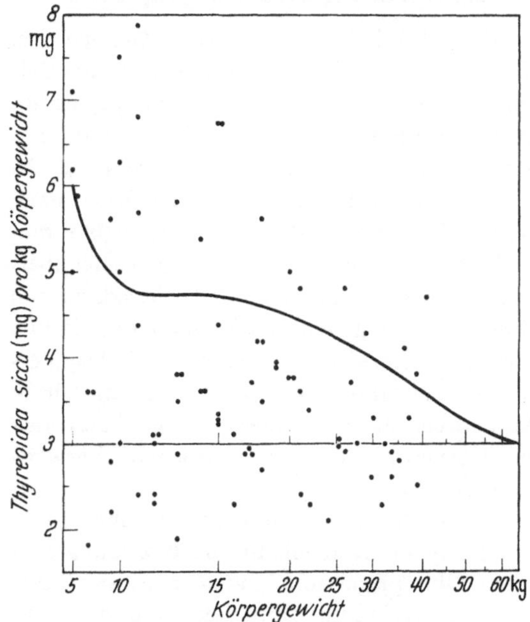

Abb. 6. Die bei 32 Kindern mit Hypo- und Athyreose im Verlaufe der Behandlung empirisch ermittelten Dosen an Thyreoid dispert, bezogen auf das Körpergewicht. Der Kurvenzug gibt wie in Abb. 3 die relative Größe der Körperoberfläche an im Verhältnis zum Körpergewicht (= waagerechte Gerade)

den *Antibiotica* vor. Säuglinge müssen sowohl vom Penicillin (DOST u. WEINGÄRTNER) als auch von den Tetracyclinpräparaten (FRIEDERISZICK u. LINSENICH, GIDION u. MARGET) doppelt so hohe Dosen pro Kilogramm Körpergewicht erhalten wie Erwachsene.

Fast die gleichen Relationen zwischen Säuglings-, Kinder- und Erwachsenendosen an Digitoxin wie NADAS u. Mitarb. fanden BLISS u. Mitarb., obwohl sie als Kriterien der Digitoxinwirkung nicht die Beseitigung der Dekompensationszeichen herzkranker Kinder, sondern die *ersten* Veränderungen der QT-Strecke nach Anwendung von Digitoxin bei herzgesunden Kindern wählten. Gleiche Verhältnisse wird man für die Höhe der Herzglykosid-Erhaltungs-

dosen annehmen dürfen, die in den einzelnen Altersklassen erforderlich sind (AUGSBERGER 1961).

Der individuelle Bedarf an *Schilddrüsenhormon*-Präparaten schwankt bei Kindern mit Hypo- und Athyreose in weiten Grenzen, wie Abb. 6 zeigt. Die Thyreoidindosis wurde in allen Fällen nur so weit gesteigert, daß das Skeletalter das Längenalter in seiner Entwicklung nicht übertraf, damit nicht die Beschleunigung des Längenwachstums durch einen verfrühten Epiphysenschluß erkauft würde. Im Einzelfall kann die Dosis geringer sein als es dem Körpergewicht des Kindes entspricht (Punkte unterhalb der das Körpergewicht bezeichnenden Geraden), in anderen Fällen sind wesentlich höhere Dosen erforderlich, die sogar die relative Körperoberfläche als Dosismaß übertreffen. Bestimmt man in den drei Altersstufen den Median der optimalen Dosis, so ist ersichtlich, daß vor allem beim jungen Kinde größere Dosen pro Kilogramm Körpergewicht erforderlich sind als beim Erwachsenen. Als erster Anhalt der Thyreoidindosierung kann daher die Körperoberfläche des Kindes dienen, wenn auch erst die weitere Beobachtung der dadurch erzielten Wirkungen die individuell erforderliche Dosis erkennen läßt.

Gleicher oder erniedrigter Arzneibedarf junger Kinder

Sind bei den bisher genannten Medikamenten im Kindesalter relativ höhere Dosen pro Kilogramm Körpergewicht erforderlich als im Erwachsenenalter, so gleicht bei einer letzten Gruppe von Arzneimitteln *die Dosis/kg Körpergewicht im Kindesalter derjenigen des Erwachsenen oder unterschreitet sie noch.* Als Repräsentanten dieser Gruppe sei das *Morphinum hydrochloricum* genannt. Die für den Erwachsenen adäquate Dosis wird mit 10—20 mg angegeben. Pro Kilogramm Körpergewicht erhält er also 0,15—0,3 mg Morphin. Der Säugling reagiert auf Morphin besonders empfindlich; andererseits ist bei bestimmten Indikationen (z. B. kongenitale Vitien) das Mittel kaum durch ein anderes gleichwertig zu ersetzen. Von anglo-amerikanischen Autoren werden (unabhängig vom Alter) für das Kindesalter 0,11 bis 0,22 mg/kg Körpergewicht empfohlen (unter anderen NELSON). Von deutschen Autoren warer sehr viel niedrigere Dosen als zulässig erklärt worden (GRÜNINGER u. Mitarb.). Während in Deutschland vor dem Gebrauch des Morphins im Säuglingsalter überhaupt gewarnt wird, gilt in England und den USA lediglich die Neugeborenenperiode als Kontraindikation, in der sich die Atemregulation noch nicht genügend stabilisiert hat.

Gefahren der Arzneimittelwirkung in der Neugeborenenperiode

Frühgeborene und reife Neugeborene reagieren auf *Chloramphenicol* besonders empfindlich. Die toxische Wirkung entsteht dadurch, daß sich die Chloramphenicoldosen beim Neugeborenen wegen der unzureichenden Elimination addieren, so daß der Blutspiegel bei fortlaufender Gabe immer weiter steigt (WEISS u. Mitarb.). Beim Erwachsenen werden in den ersten 24 Std 90% der oralen Dosis mit dem Urin ausgeschieden (GLATZKO u. Mitarb.), beim Neugeborenen weniger als die Hälfte (WEISS u. Mitarb.). Vom Erwachsenen wird der größte Teil als Glucuronid tubulär sezerniert und freies Chloramphenicol nur zu etwa 10% glomerulär filtriert, während der Neugeborene überwiegend freies Chloramphenicol ausscheiden muß.

Bei den sehr hohen Dosen von 100—300 mg Chloramphenicol/kg Körpergewicht, die anfänglich zur Infektionsprophylaxe verabreicht wurden (KENT u. WIDEMAN, SUTHERLAND), kam es zum sog. „*Grey-Syndrom*": Es entwickelte sich eine aschgraue Cyanose, es kam zu Meteorismus und Erbrechen, die Atmung wurde unregelmäßig und die Kinder starben im Vasomotorenkollaps (BURNS u. Mitarb., KENT u. Mitarb., WEISS u. Mitarb., BRETSCHNEIDER u. Mitarb. und LISCHNER u. Mitarb.). Läßt sich die Anwendung von Chloramphenicol beim Neugeborenen nicht umgehen, so muß es vorsichtig dosiert und so kurz wie möglich gegeben werden. Maximaldosen von 25 mg/kg werden offenbar auch von sehr unreifen Frühgeborenen vertragen, und reifen Neugeborenen kann man von der 2. Lebenswoche an Maximaldosen von 50 mg/kg Körpergewicht gefahrlos verabreichen (WEISS u. Mitarb.).

Die Schädigungsmöglichkeiten durch *Sulfonamide* wurden ebenfalls bei Reihenuntersuchungen mit unterschiedlicher Prophylaxe erkannt. Von den mit Sulfisoxazol (Dimethylsulfanilamidoisoxazol = Gantrisin „Roche") behandelten Frühgeborenen starben mehr als doppelt so viel als von den mit Tetracyclin behandelten. Vor allem aber fanden sich in der Sulfonamidgruppe unter 95 Frühgeborenen 19 mit Kernikterus, unter den 97 Tetracyclinkindern nur ein solcher Fall (SILVERMAN u. Mitarb.). Dabei differierten die Bilirubinspiegel in beiden Untersuchungsreihen nicht wesentlich. Die unzureichende Sulfonamid-Acetylierung und die verzögerte Nierenausscheidung allein konnten die Unterschiede nicht erklären (FICHTER u. CURTIS).

Die *Ursache* wurde aufgedeckt, als man die Transportfunktion der Serumeiweißkörper für Bilirubin untersuchte. Das freie, nicht glucuronidgebundene Bilirubin ist im Plasma komplex an Albumin (und in geringerem Maße an die α- und β-Globuline) gebunden. Aus dieser Bindung kann es durch Sulfonamide verdrängt werden. Es diffundiert dann vermehrt in die Gewebe und bewirkt einen Kernikterus, ohne daß das Gesamtbilirubin über die kritische Grenze erhöht sein muß (BLANK u. JOHNSON, ODELL). Der gleiche Effekt kann durch andere um die Eiweißtransportmoleküle rivalisierende Medikamente (z. B. Salicylate, Coffeinum-Natriumbenzoat) oder durch eine pH-Verminderung hervorgerufen werden. Da Frühgeborene eine niedrige Albuminkonzentration haben, sind sie in besonderem Maße gefährdet. Auch bei den modernen „Langzeitsulfonamiden" ist im ersten Trimenon Vorsicht geboten (FRIEDERISZICK u. TOUSSAINT).

Sind bei Neugeborenen Antibiotica erforderlich, wird man also *Tetracyclin* oder *Penicillin* verwenden. Allerdings sind auch sie wegen der unzureichenden Nierenausscheidung vorsichtig zu dosieren. Die Penicillin-Clearance der Frühgeborenen beträgt z. B. nur 17% derjenigen älterer Kinder (BARNETT u. Mitarb.). Nach *Streptomycin* wurde gelegentlich eine toxische, zu Koma führende Wirkung beobachtet, doch handelte es sich dabei um unverhältnismäßig hohe Dosen (150 mg/kg Körpergewicht) bei Verwendung von Streptomycin-Penicillin-Kombination (NYHAN).

Seit 1955 ist bekannt, daß die wasserlöslichen *Vitamin K-Ersatzpräparate* (Naphthohydrochinon-Salze (Menandiol) = Synkavit „Roche") tödliche hämolytische Anämien mit Innenkörperbildung hervorrufen können (ALLISON). Die Pathogenese entspricht derjenigen bei der erblichen „enzymopenischen hämolytischen Anämie". Die Anfälligkeit gegenüber bestimmten Medikamenten beruht auf einer Reduktion der Glucose-6-Phosphat-Dehydrogenase, nur daß es sich beim unreifen Neugeborenen um eine vorübergehende Enzymopenie handelt. Durch das beim Erythrocytenzerfall vermehrt anfallende Bilirubin kommt es zur Hyperbilirubinämie und unter Umständen zum Kernikterus. Im Tierversuch ist eine Einschränkung des Glucuronidbindungsvermögens der Leber nachweisbar (Vest 1958 b). Wiederum war der Anlaß ein prophylaktisches Bemühen mit einem zu hoch dosierten Medi-

indiziert. Selbst die geringe Phenacetindosis von 62 mg, welche z. B. in „Treupel-Suppositorien für Säuglinge" enthalten ist, kann in den ersten Lebenswochen zur Methämoglobinämie, gelegentlich auch zur hämolytischen Innenkörperanämie führen (Schumacher).

Auch der *Sauerstoff* erfordert wie jedes Medikament eine vorsichtige Dosierung. Es steht fest, daß die O_2-Überdosierung der wesentliche Faktor in der Genese der retrolentalen Fibroplasie ist. Die erhöhte Sauerstoffempfindlichkeit der Frühgeborenen ist auf die Unreife der Retina-Vascularisation zurückzuführen. Die im Tierversuch reproduzierten Schäden waren der Höhe und Dauer der übermäßigen O_2-Zufuhr proportional (Platz). Eine Konzentration von 40% sollte daher in Inkubatoren in keinem Falle überschritten werden.

Tabelle 4. *Empirische Dosisangabe nach dem Körpergewicht*

Medikament	Altersstufen		
	I	II	III
Veramon, Persedon, Novalgin, Euphyllin	$^1/_4$ Tablette	$^1/_2$ Tablette	1 Tablette
Digipuratum . . .	$^1/_4$ Ampulle	$^1/_2$ Ampulle	1 Ampulle
Istizin	$^1/_2$ Tablette	1 Tablette	2 Tabletten
Cibalgin	5 Tropfen	10 Tropfen	20 Tropfen
Verhältnis annährend wie	11 :	22 :	43

Tabelle 5. *Empirische Dosisangaben nach der Körperoberfläche*

Medikament	Altersstufen		
	I	II	III
Pyramidon . . .	0,1 g	0,1—0,15 g	0,15—0,3 g
Tonephin	0,2 cm³	0,3—0,4 cm³	0,5 cm³
Sympatol	0,3 cm³	0,5 cm³	0,5—1,0 cm³
Eumydrin	10 Tropfen	15 Tropfen	21 Tropfen
Verhältnis annähernd wie .	20 :	34 :	58

kament. 30 mg waren Frühgeborenen von 2000 g Geburtsgewicht gegeben worden, während schon 1—2 mg eine volle therapeutische Wirkung entfalten (Vest 1958 a). An die Stelle des Synkavit ist das Konakion (Roche) getreten, ein hoch emulgiertes Vitamin K_1-Präparat, das in der Dosis von 1 mg wirksam und gefahrlos ist (Willi).

Vorsicht ist auch bei der Anwendung von *Atropin- und Homatropinaugentropfen* zur Pupillenerweiterung geboten. Hierbei können (über den Tränennasenkanal) so große Mengen aufgenommen werden, daß es zu Erbrechen und cerebraler Erregbarkeitssteigerung kommt (Hoefnagel).

Phenacetinhaltige Medikamente, vor allem Suppositorien sind im ersten Trimenon kontra-

Folgerungen für das praktische Vorgehen bei der Arzneimitteldosierung im Kindesalter

Aus den bisherigen Darlegungen geht hervor, daß es *eine allgemeingültige Dosisregel im Kindesalter nicht geben kann. Dosisangaben für die Neugeborenenperiode* sollten nur für diejenigen Medikamente gemacht werden, welche sich bei ausgedehnter Prüfung an verschiedenartigen Jungtieren, sodann an Neugeborenen als gefahrlos erwiesen haben. Die Dosen sind im einzelnen festzulegen.

Eine *Vereinheitlichung* der pädiatrischen Dosisangaben jenseits der Neugeborenenperiode ist nach Möglichkeit anzustreben. Diese kann nur erreicht werden, wenn die Richtlinien im praktischen Gebrauch leicht zu handhaben sind und keine Nomogramme oder Rechnungen erfordern.

Aus Tabelle 2 hatten wir ersehen, daß sich die prozentuale Gewichtsentwicklung beim $^1/_2$jährigen Säugling, beim 3jährigen Kleinkind und beim 9jährigen Schulkind (die wir als Repräsentanten ihrer Altersstufen gewählt hatten) wie 11:22:43 verhält. Die prozentuale Oberflächenentwicklung aber steht in dem Verhältnis von 20:34:58. Untersucht man die empirisch für die drei Altersstufen angegebenen Daten am Beispiel der Dosisangaben aus dem Lehrbuch von FEER-KLEINSCHMIDT, so ergeben sich zwei Gruppen.

Oberflächenregel

Hat man festgestellt, daß ein bestimmtes Medikament in seiner *Wirksamkeit* in den verschiedenen Altersstufen *nicht von der Oberflächenregel abweicht*, z. B. Herzglykoside, Sulfonamide, Antibiotica, Salicylate, Thyreoidea sicca u. a., so kann man die Dosis pro $1\,m^2$ Körperoberfläche angeben (d. h. für ein durchschnittlich entwickeltes 9jähriges Kind). In dieser Weise wird im Lehrbuch von FANCONI-WALLGREN vorgegangen. Die Dosen für die anderen Altersstufen können mit Hilfe der Tabelle 2 geschätzt werden. Man kann aber auch von der (meist früher bekannten) Erwachsenendosis ausgehen und sich dann nach folgender *Merkregel* richten, die aus der letzten Spalte der Tabelle 2 hervorgeht:

Tabelle 6

Alter (Jahre)	Kinderdosis als Anteil der Erwachsenendosis (nach der Oberflächenregel)
$^1/_2$	$^1/_5$
1	$^1/_4$
3	$^1/_3$
$7^1/_2$	$^1/_2$
12	$^2/_3$

Die Dosisangabe für ein Medikament, von dem der Erwachsene z. B. 3mal 2 Tabletten erhalten soll, würde demnach lauten:

Tabelle 7

Alter (Jahre)	Kinderdosis allgemein	Dosisangabe für das Medikament
$^1/_2$	$^1/_5$	5mal $^1/_4$ Tablette
1	$^1/_4$	3mal $^1/_2$ Tablette
3	$^1/_3$	4mal $^1/_2$ Tablette
$7^1/_2$	$^1/_2$	3mal 1 Tablette
12	$^2/_3$	4mal 1 Tablette
Erwachsener	1	3mal 2 Tabletten

Der praktische Vorschlag für die *Dosisangabe bei Medikamenten, die der Oberflächenregel folgen*, eine größere therapeutische Breite haben und in *Tabletten- oder Kapselform* vorliegen lautet demnach:

Es genügt die *Angabe der Erwachsenendosis* und der Hinweis „*Kinder je nach Oberfläche*". Zur näheren Erläuterung kann hinzugefügt werden: „Säugling ($^1/_2$ Jahr) $^1/_5$, Säugling (1 Jahr) $^1/_4$, Kleinkind (3 Jahre) $^1/_3$, Schulkind ($7^1/_2$ Jahre) $^1/_2$ bzw .(12 Jahre) $^2/_3$ der Erwachsenendosis.

Für Medikamente, die exakter dosiert werden müssen, läßt sich die Angabe pro Kilogramm Körpergewicht nicht umgehen. In Tabelle 1 steht beim $^1/_2$jährigen Kinde die prozentuale Gewichtsentwicklung zur prozentualen Oberflächenentwicklung im Verhältnis 11:20 oder rund 1:2. Die Dosis pro Kilogramm Körpergewicht muß beim Säugling doppelt so groß sein wie beim Erwachsenen, wenn sie der Oberflächenregel folgen soll. Das entspricht auch den Erfahrungen z. B. bei den Sulfonamiden. Wenn es heißt: Dosis 0,1—0,2 g pro kg Körpergewicht, werden vergleichbare Blutspiegel gefunden, wenn das jüngere Kind die größere und das ältere Kind die kleinere Dosis aus dem angegebenen Bereich erhält.

Der praktische Vorschlag für die *Dosisangabe bei hochwirksamen* und exakt dosierbaren Medikamenten lautet daher: *Will man bei der Angabe der Dosis/kg Körpergewicht nach der Oberflächenregel dosieren, so gibt man einen Bereich an, dessen untere Grenze zur oberen im Verhältnis von etwa 1:2 steht. Die relativ größere Dosis/kg gilt für die jüngeren Kinder, die relativ kleinere für die älteren Kinder bzw. Erwachsenen.*

Körpergewichtsregel

Hat es sich erwiesen, daß ein Medikament nicht der Oberflächenregel folgt, sondern daß *in allen Altersstufen unabhängig vom Entwicklungsgrad die gleiche Dosis/kg Körpergewicht* erforderlich ist, so genügt diese Angabe, die eine mühelose Dosisbemessung erlaubt. Die bisherigen Erfahrungen mit den Cytostatica lassen den Schluß zu, daß diese z. B. am ehesten der Körpergewichtsregel folgen.

Einzelangaben

Hat es sich erwiesen, daß für ein bestimmtes Medikament *weder die Körperoberfläche noch das Körpergewicht als Dosismaß Anwendung finden kann*, sei es, daß die Dosen niedriger als beim Erwachsenen liegen müssen (z. B. Morphin), oder sei es, daß die Dosen un-

gleich höher sein müssen (z. B. bestimmte Hypnotica und zahlreiche das autonome Nervensystem beeinflussende Medikamente), so lassen
sich *Einzelangaben* für die verschiedenen Altersstufen nicht umgehen.

Ein Dosismaß ist selbstverständlich bei
denjenigen Medikamenten nicht erforderlich,
deren Wirkung durch *quantitative Kriterien*

erfaßt werden kann, wie z. B. beim Insulin
durch die Blut- oder Urinzuckerbestimmung
oder bei den Anticoagulantien durch das Ausmaß der Gerinnungshemmung.

Nach Abschluß des Manuskripts (1962) wurden die Untersuchungen durch mehrere klinisch-
experimentelle Beiträge erweitert. Diese wurden
in einer Monographie zusammengefaßt (v. Harnack 1965).

Literatur

ALLISON, A. C.: Danger of vitamin K to newborn.
Lancet **1955 I,** 669.

ANGELAKOS, E. T.: Lack of relationship between
body weight and pharmacological effect ex-
emplified by histamine toxicity in mice. Proc.
Soc. exp. Biol. (N.Y.) **103,** 296 (1960).

AUGSBERGER, A.: Dosierung von Arzneimitteln
im Kindesalter. Med. Klin. **47,** 14 (1952).

— Alte und neue Faustregeln für die Arzneidosierung bei Kindern. Triangel (Nürnberg)
5, 200 (1961).

BAADER, H., S. GIRGIS, M. KIESE, H. MENZEL
u. L. SKROBOT: Der Einfluß des Lebensalters
auf Umsetzungen von Phenacetin, p-Phenetidin, N-Acetyl-p-aminophenol, p-Aminophenol
und Anilin im Hunde. Naunyn-Schmiedeberg's Arch. exp. Path. Pharmak. **241,** 317
(1961).

BARNETT, H. L., H. McNAMARA, S. SHULZ and
R. TOMPSETT: Renal clearances of sodium
penicillin G, procaine penicillin G and inulin
in infants and children. Pediatrics **3,** 418
(1949).

BLANC, W. A., and L. JOHNSON: Studies on
kernicterus. J. Neuropath. exp. Neurol. 18,
165 (1959).

BLASZO, S.: Die Digitalis- und Strophantin-
Toleranz des jugendlichen Organismus. Z.
Alternsforsch. 4, 45 (1944).

BLISS, C. I., T. GREINER and H. GOLD: Estimating the dose of a cardiac glycoside for human
subjects. J. Pharmacol. exp. Ther. **109,** 116
(1953).

BODANSKY, M., and V. B. DUFF: Age as a factor
in the resistance of the albino rat to thyroxine.
Endocrinology **20,** 541 (1936).

BONZANIGO, C.: Klinisch-experimentelle Untersuchungen der Ephetoninwirkung im Kindesalter. Arch. Kinderheilk. **94,** 15 (1931).

BRETSCHNEIDER, R., O. STUR u. E. ZWEYMÜL-
LER: Schwere Chloramphenicol-Nebenwirkun-
gen bei reifen Neugeborenen und Frühgeborenen. Dtsch. med. Wschr. **85,** 1444 (1960).

BURMEISTER, W.: Das pädiatrische Dosierungs-
problem. Z. Kinderheilk. **86,** 560 (1962).

BURNS, L. E., J. E. HODGMAN and A. B. CASS:
Fatal circulatory collapse in premature in-
fants receiving chloramphenicol. New Engl.
J. Med. **261,** 1318 (1959).

BUTLER, A. M., and R. H. RICHIE: Simplification
and improvement in estimating drug dosage

and fluid and dietary allowances for patients
of varying sizes. New Engl. J. Med. **262,** 903
(1960).

CHEN, K. K.: Principles of pharmacology as applied to the aged. In E. J. STIEGLITZ, Geria-
tric medicine. Philadelphia: W. B. Saunders
Company 1943.

CHESLER, A., G. C. LaBELLE and H. E. HIM-
WICH: A study of the comparative toxic effects of morphine on the fetal, newborn and
adult rats. J. Pharmacol. exp. Ther. **75,** 363
(1942).

CLARK, A. J.: Zit. nach AUGSBERGER 1961.

CRAWFORD, J. D., M. E. TERRY and G. M. ROUR-
KE: Simplification of drug dosage calculation
by application of the surface area principle.
Pediatrics **5,** 783 (1950).

CZERNY, A.: Beobachtungen über den Schlaf
im Kindesalter unter physiologischen Verhältnissen. Jb. Kinderheilk. **33,** 1 (1892).

DOMEK, N. S., C. F. BARLOW and L. J. ROTH: An
ontogenetic study of phenobarbital-C^{14} in cat
brain. J. Pharmacol. exp. Ther. **130,** 285 (1960).

DONALD, H. P., and J. RAVENTOS: Influence of
age and weight of pigs on response to sodium
evipan. J. Pharmacol. exp. Ther. **65,** 383
(1939).

DOST, F. H., E. GLADTKE u. H. RIND: Untersuchungen zur Frage der altersabhängigen
Beziehung zwischen Dosis und Wirkung am
Beispiel des Chemotherapeuticums Sulfadimethoxin (Madribon). Mschr. Kinderheilk.
110, 259 (1962).

—, u. L. WEINGÄRTNER: Zur Frage der Dosierung
von Penicillin G und wäßrigem Novocain-
Penicillin im Kindesalter. Schweiz. med.
Wschr. **82,** 1310 (1952).

DUBOIS, D., and E. F. DUBOIS: Basal metabolism.
Arch. intern. Med. **15,** 868 (1915).

ECKSTEIN, A., u. E. ROMINGER: Über Schlafmittel im Säuglingsalter und ihre Wirkung
auf die Atmung. Arch. Kinderheilk. **70,** 102
(1962).

ETSTEN, B., F. A. D. ALEXANDER and H. E.
HIMWICH: Comparative toxicity of pentobar-
bital in the newborn and adult rat. J. Lab.
clin. Med. **28,** 706 (1942).

FANCONI, G., u. A. WALLGREN: Mittlere Medi-
kamentendosis pro Quadratmeter Oberfläche
und pro die. Lehrbuch der Pädiatrie, 6. Aufl.
Basel: Benno Schwabe & Co. 1961.

FEER, E., u. H. KLEINSCHMIDT: Verordnung der Arzneimittel. Lehrbuch der Kinderheilkunde, 20. Aufl. Stuttgart: Gustav Fischer 1962.

FICHTER, E. G., and J. A. CURTIS: Sulfonamide administration in newborn and premature infants. Pediatrics 18, 50 (1956).

FRIEDERISZICK, F. K., u. H. LINSENICH: Der Blutspiegel des Pyrrolidino-methyl-tetracyclin. Dtsch. med. Wschr. 84, 38 (1959).

—, u. W. TOUSSAINT: Nebenwirkungen eines modernen „Langzeitsulfonamids" bei therapeutischer Anwendung im Säuglingsalter. Med. Klin. 55, 459 (1960).

GIDION, R., u. W. MARGET: Zur Frage der Dosierung injizierbarer Tetracycline im Säuglingsalter. Münch. med. Wschr. 103, 967 (1961).

GLATZKO, A. J., L. M. WOLF, W. A. DILL and A. C. BRATTON: Biochemical studies on chloramphenicol (Chloromycetin). II. Tissue distribution and excretion studies. J. Pharmacol. exp. Ther. 96, 445 (1949).

GRÜNINGER, U.: Studien über die Schlafmittelwirkung und Schlafmittelverträglichkeit im Kindesalter. 1. Die Grundlagen der Adalinverträglichkeit im Kindesalter. Z. ges. exp. Med. 103, 246 (1938).

— I. GRABY u. A. C. OHLING: Weiterer Beitrag zur Frage der Morphinverträglichkeit im Säuglingsalter. Mschr. Kinderheilk. 79, 169 (1939).

HARNACK, G.-A. V.: Eine einfache Methode zur Bestimmung der Arzneidosis bei Kindern. Mschr. Kinderheilk. 104, 55 (1956).

— Arzneimitteldosierung im Kindesalter. Kinderärztl. Prax. 28, 453 (1960).

— Allgemeine Wachstumsphysiologie. In H. WIESENER, Einführung in die Entwicklungsphysiologie des Kindes. Berlin-Göttingen-Heidelberg: Springer 1964.

— Arzneimitteldosierung im Kindesalter. Voraussetzungen, Methoden und Ergebnisse systematischer Dosisbestimmungen. Stuttgart: Georg Thieme 1965.

—, u. D. ECKART: Klinisch-experimentelle Untersuchungen zur Arzneimitteldosierung im Kindesalter. V. Mitt.: Das Diuretikum Furosemid. (Im Druck.)

—, u. S. O. HOFFMANN: Klinisch-experimentelle Untersuchungen zur Arzneimitteldosierung im Kindesalter. II. Mitt.: Barbitursäurederivate. Arch. Kinderheilk. 170, 213 (1964).

— S.-T. LO u. U. STÜTZNER: Klinisch-experimentelle Untersuchungen zur Arzneimitteldosierung im Kindesalter. IV. Mitt.: Digoxin. Mschr. Kinderheilk. 113, 537 (1965).

— P. NAUMANN, W. BLUNCK, K. MAI u. G. WINTZER: Klinisch-experimentelle Untersuchungen zur Arzneimitteldosierung im Kindesalter. III. Mitt.: Oxacillin. Dtsch. med. Wschr. 89, 2321 (1964).

—, u. S. PAULSEN: Klinisch-experimentelle Untersuchungen zur Arzneimitteldosierung im Kindesalter. I. Mitt.: Ephetonin. Arch. Kinderheilk. 170, 141 (194).

HOEFNAGEL, D.: Toxic effects of atropine and homatropine eyedrops in children. New Engl. J. Med. 264, 168 (1961).

HUFELAND, C. W.: Lehrbuch der allgemeinen Heilkunde, 2. Aufl. Aus dem System der praktischen Heilkunde besonders abgedruckt zum Gebrauch bey Vorlesungen. Jena: F. Frommann 1830.

JONDORF, W. R., R. P. MAICKEL and B. B. BRODIE: Inability of newborn mice and guinea pigs to metabolize drugs. Biochem. Pharmacol. 1, 352 (1959).

KENT, S. P., and G. L. WIDEMAN: Prophylactic antibiotic therapy in infants born after premature rupture of membranes. J. Amer. med. Ass. 171, 1199 (1959).

KESTNER, O., u. H. W. KNIPPING: Die Ernährung des Menschen, 2. Aufl. Berlin 1926.

KLEINSCHMIDT, H.: In: Arzneimittelkommission der deutschen Ärzteschaft. Arzneiverordnungen. 10. Aufl. 1956.

KRAMÁR, E., u. T. VARGA: Untersuchungen zur Pharmakologie und Pharmakodynamie des Kindesalters. Arch. Kinderheilk. 109, 7 (1936).

KREUSLER, F.: Untersuchungen über die altersadäquate Dosis von Schlafmitteln im Kindesalter. Diss. Hamburg 1962.

LASAGNA, L.: Drug effects as modified by aging. Res. Publ. Ass. nerv. ment. Dis. 35, 83 (1956).

LISCHNER, H., S. J. SELIGMAN, A. KRAMMER and A. H. PARMELEE: An outbreak of neonatal deaths among term infants associated with administration of chloramphenicol. J. Pediat. 59, 21 (1961).

NADAS, A. S., A. M. RUDOLPH and J. D. L. REINHOLD: The use of digitalis in infants and children. New Engl. J. Med. 248, 98 (1953).

NELSON, W. E.: Textbook of pediatrics, 6. Aufl. Philadelphia: W. B. Saunders Company 1954.

NYHAN, W. L.: Toxicity of drugs in the neonatal period. J. Pediat. 59, 1 (1961).

ODELL, G. B.: The dissociation of bilirubin from albumin and its clinical implications. J. Pediat. 55, 268 (1959).

PATTERSON, P. R., E. L. LIPTON, K. R. UNNA and K. GLASER: Dosage of drugs in infants and children. III. Neostigmine. Pediatrics 18, 31 (1956).

PATZ, A.: The role of oxygen in retrolental fibroplasia. Pediatrics 19, 504 (1957).

PFUHL, W.: Topographische Anatomie und äußere Gestalt. Wachstum und Proportionen. In Handbuch der Anatomie des Kindes, Bd. 1, S. 191. 1928.

ROESSLE, R., u. F. ROULET: Maß und Zahl in der Pathologie. Berlin 1932.

SCHUMACHER, P.: Zur Antipyrese im Säuglingsalter. Arch. Kinderheilk. 163, 237 (1961).

SILVERMAN, W. A., D. H. ANDERSON, W. A. BLANC and D. N. CROZIER: A difference in mortality rate and incidence of kernicterus among premature infants alloted to two prophylactic antibacterial regimens. Pediatrics 18, 614 (1956).

SOEHRING, K.: Arzneimittelwirkung und Wachstum. In F. LINNEWEH, Die physiologische Entwicklung des Kindes, S. 480. Berlin-Göttingen-Heidelberg: Springer 1959.

SUTHERLAND, J. M.: Fatal cardiovascular collapse of infants receiving large amounts of chloramphenicol. Amer. J. Dis. Child **97**, 761 (1959).

UNNA, K. R., K. GLASER, E. LIPTON and P. R. PATTERSON: Dosage of drugs in infants and children: I. Atropine, Pediatrics **6**, 197 (1950).

VERZÁR, F., u. D. FARNER: Untersuchungen über die Wirkung von Pharmaca auf Tiere verschiedenen Alters. Gerontologia (Basel) **4**, 143 (1960).

VEST, M.: Zur Frage der Einwirkung von Naphthochinonderivaten auf den Serumbilirubingehalt der Frühgeburten. Schweiz. med. Wschr. **88**, 59 (1958a).

VEST, E.: Der Einfluß von Naphthohydrochinonderivaten (wasserlöslichen Vitamin K-Ersatzpräparaten, Synkavit) auf Erythrocytenabbau und Regeneration bei Frühgeburten und auf das Glukuronidbildungsvermögen der Leber in vitro. Schweiz. med. Wschr. **88**, 969 (1958b).

WEISS, C. F., A. J. GLAZKO and J. K. WESTON: Chloramphenicol in the newborn infant. A physiologic explanation of its toxicity when given in excessive doses. New Engl. J. Med. **262**, 787 (1960).

WILLI, H.: Innenkörperbildung durch wasserlösliche Vitamin-K-Präparate. Schweiz. med. Wschr. **86**, 1453 (1956).

YOUNG: Zit. nach AUGSBERGER 1961.

Pharmakotherapie
Zentrales Nervensystem
Analeptica

Von TH. HOCKERTS, Würzburg

Analeptica sind Stoffe mit stimulierender Wirkung auf bestimmte Abschnitte des Zentralnervensystems — Großhirn, Atem- und Kreislaufzentrum.

Die Bedeutung dieser Präparate hat seit Anwendung der künstlichen Beatmung für den Kliniker an Wert verloren. Ohne Zweifel wird man auch heute noch in Notfallsituationen bzw. als Übergangsmaßnahme zu erstgenannten Medikamenten greifen. Der Wert dieser therapeutischen Bemühungen ist, von Ausnahmen abgesehen, jedoch umstritten. Jede fachgerechte Beatmung ist der medikamentösen Behandlung überlegen.

Man wendet Analeptica vorwiegend bei Vergiftungen (z. B. Bakterientoxine, Leuchtgas) an. Eindrucksvolle Ergebnisse sind bei Schlafmittelvergiftungen zu erzielen.

An allgemeinen *Nebenwirkungen* sind in erster Linie die Auslösung von Krämpfen zu nennen. Da bekanntlich bei Kleinkindern die Krampfschwelle wesentlich niedriger liegt als bei älteren oder Erwachsenen, ist in dieser Altersgruppe große Vorsicht geboten. Analeptica sind keine Kardiotonica, wie die Namen Cardiazol oder Coramin vermuten lassen. Der Übergang von der Gruppe der Sympathicomimetica zu der der Analeptica ist fließend. Stoffe mit vorwiegend peripherer Wirkung haben auch eine zentral stimulierende Komponente und umgekehrt. Als typischer Vertreter ist hier das Ephedrin zu nennen. Bei Beseitigung der Hydroxylgruppen aus dem Kern nimmt die periphere vasoconstrictorische Wirkung ab, und die Effekte auf das Zentralnervensystem nehmen zu (s. Sympathicomimetica).

Zentrale Analeptica können in folgende Gruppen eingeteilt werden:

Nikäthamid bzw. Pentazol,

Strychnin,

andere Analeptica.

Nikäthamid oder Nicotinsäure-diäthylamid bzw. das Pentazol oder Pentamethylentetrazol

dürfen gemeinsam abgehandelt werden, da ihr Wirkungsmechanismus nicht sehr verschieden ist. Chemisch sind sie dagegen grundverschieden und haben folgende Strukturformel:

Nikäthamid. Synonyma: Citocor, Coramin, Corvitol, Dinacoryl, Eucoran.

Chemische Bezeichnung: Diäthylamid der Nicotinsäure.

$$CON \begin{cases} C_2H_5 \\ C_2H_5 \end{cases}$$

Pentazol. Synonyma: Cardiazol, Korazol, Leptazol, Metrazol, Pentylentetrazol.

Chemische Bezeichnung:

$$H_2C \begin{cases} CH_2{-}CH_2{-}N{-\!-}N \\ CH_2{-}CH_2{-}C \end{cases} \quad N$$

Das Nikäthamid sowie das Pentazol sind synthetisch hergestellte Präparate. Die *Resorption* erfolgt sehr rasch im Magen-Darm-Trakt. Im Organismus wird das Nikäthamid zum größten Teil zum Trygonellin, einem Alkaloid, umgebaut und im Harn ausgeschieden. Nur ganz geringe Mengen können gespeichert werden. Pentazol wird dagegen unverändert eliminiert.

Beide Präparate wirken auf das Zentralnervensystem stimulierend und bei übertherapeutischen Dosen krampfauslösend.

Die *Krampfdosis* nach intravenöser Injektion liegt bei Kaninchen für Nikäthamid bei 100 mg/kg Körpergewicht und für das Pentazol bei ca. 12 mg/kg. Körpergewicht. Das erste Präparat ist also weniger krampfauslösend als das Pentazol, was ja auch den klinischen Erfahrungen entspricht. Aus der „Cardiazol-Schock"-Behandlung in der Psychiatrie sind die *Krampfdosen* für Erwachsene bekannt, die bei ca. 5 bis 6 mg/kg Körpergewicht liegen. Diese Angaben sind jedoch nicht auf das Kind übertragbar, da die Krampfschwelle in dieser Altersgruppe wesentlich niedriger liegt.

In kleinen Dosen vermögen die zentralen Analeptica die Leistungsfähigkeit bei Ermüdung zu steigern, insbesondere soll beim Nikäthamid speziell die Motorik beeinflußt werden.

Wirkung auf die Atmung. Wird im Tierversuch durch eine Morphinvormedikation der Atemhub gesenkt, so kann Pentazol wie auch das Nikäthamid zu einer Vertiefung der Atemamplitude führen. Da dieser Effekt auch nach Denervierung des Sinus caroticus beobachtet wird, muß der Angriffspunkt also direkt im Atemzentrum liegen. Bei Atemdepressionen, beispielsweise infolge Vergiftung mit Narkotica, kann die verminderte Ventilation auch beim Menschen auf normale Werte gebracht werden. Dabei wird die Atemtiefe stärker beeinflußt als die Atemfrequenz. Es besteht ein direkter Antagonismus gegenüber Narkotica.

Injiziert man Tieren in Barbituratnarkose Pentazol intravenös, so wachen diese augenblicklich auf als Folge der Wirkung dieses Präparates. Nach kurzer Zeit, d. h. wenn der zentral stimulierende Effekt abgeklungen ist, fällt das Tier wieder in tiefen Schlaf.

Kreislaufwirkung. Nikäthamid und Pentazol stimulieren ferner das Vasomotorenzentrum. Eine direkte Wirkung auf die Gefäße und das Herz, wie man ursprünglich annahm, ist nicht vorhanden.

Der Wirkungsmechanismus wird heute so gedeutet, daß die Präparate den Tonus des Vasomotorenzentrums erhöhen. Infolge regulierender Funktion der drucksensiblen Zonen kommt es im geschlossenen Kreislauf zu keiner nennenswerten Blutdrucksteigerung. Bei hypotoner Ausgangslage infolge verminderten Gefäßtonus kann jedoch Nikäthamid sowie Pentazol den Blutdruck anheben. Das Herzminutenvolumen wird durch Zunahme der zirkulierenden Blutmenge und Steigerung des venösen Zustromes zum Herzen erhöht. Da die Frequenz nur unwesentlich verändert wird, muß die Zunahme des Minutenvolumens auf einer Erhöhung des Schlagvolumens beruhen.

Therapeutische Anwendung. Die Effekte von Nikäthamid und Pentazol sind praktisch gleichwertig. Da Pentazol stärker wirkt als Nikäthamid, muß letzteres etwa 5mal höher dosiert werden. Die therapeutische Wirkungsbreite ist bei beiden Präparaten etwa gleich groß, jedoch die Wirkungsdauer bei Nikäthamid eindeutig länger. Man darf damit rechnen, daß der Effekt nach Pentazol etwa 30 min und beim Nikäthamid etwa 1 Std dauert. Pentazol wird subcutan und intramuskulär verabreicht. Eine intravenöse Injektion erübrigt sich, da die Wirkung praktisch unmittelbar eintritt. Nikäthamid kann dagegen intravenös oder intramuskulär verabreicht werden.

Trotz der Einschränkung des Anwendungsbereiches für Analeptica bleibt als wichtige *Indikation* die zentralbedingte Gefäßinsuffizienz. Der Vasomotorentonus kann verstärkt und die hieraus resultierende Kreislaufinsuffizienz behoben werden. Dagegen sind peripher bedingte Gefäßinsuffizienzen durch Analeptica nicht zu beeinflussen.

Ein weiteres — relatives — Indikationsgebiet sind Vergiftungen mit Narkotica. Haben diese eine zentralbedingte Gefäßinsuffizienz zur Folge, so ist die Anwendung eindeutig gegeben. Steht das periphere Geschehen jedoch im Vordergrund, greift man besser zu anderen Maßnahmen. Bei der Kohlenoxydvergiftung sind bisweilen eklatante Erfolge, aber leider nur für eine kurze Zeit, zu beobachten.

Indikationen. Pentazol ist ein Atem- und Kreislaufanalepticum. Es wird bei Vergiftungen usw. eingesetzt. Zur Schocktherapie in der Psychiatrie.

Packungen: 10 Tabl., 10 g Liquidum 10%; 5 Amp. 1,1 cm³ (10%); 2 Amp. 5 cm³ (10%); 10 g Injektionslösung (10%). *Säuglinge:* 10

Trpf. oder $^1/_4$—$^1/_2$ Tabl. oder $^1/_4$—$^1/_2$ Amp.;
Kleinkinder: 10—15 Trpf. oder $^1/_2$—1 Tabl.
oder $^1/_2$ Amp.; *Schulkinder* 20 Trpf. oder 1 Tabl.
oder $^1/_2$—1 Amp. *Anwendung:* per os, s.c., i.m.
oder i.v. *Bemerkung:* Vorsicht bei Kleinkindern wegen Krampfgefahr.

Cardiazol steht ferner als Kombinationspräparat zur Verfügung: Cardiazol-Trauben-
zucker. Indikationen wie Cardiazol, wenn orale
Applikation in Frage kommt. Cardiazol-Chinin
(0,05 Cardiazol + 0,1 g Chinin-hydrochlorid).
Indikationen: Prophylaxe und Therapie grip-
paler Infekte. Cardiazol-Coffein (0,1 g Cardiazol + 0,1 g Coffein). *Indikationen:* wie Cardiazol. Cardiazol-Dicodid (0,1 g Cardiazol +
0,005 g Dicodid-hydrochlorid). *Indikationen:*
Starker Husten, Keuchhusten. *Säuglinge:*
1—3 Trpf; *Kleinkinder:* 2—5 Trpf.; *Schulkinder:* 5—15 Trpf. jeweils 2—3mal täglich.
Cardiazol-Ephedrin (0,1 g Cardiazol + 0,015 g
Ephedrin-hydrochlorid). *Indikationen:* Spast.
bronchitis. *Säuglinge:* 1—2 Trpf.; *Kleinkinder:* 2—5 Trpf.; *Schulkinder:* 10—15 Trpf.

Indikation für Nikäthamid. Zentrales Analepticum, das auf das Vasomotoren- und Atemzentrum einwirkt. Es wird bei Narkosezwischenfällen und bei Ateminsuffizienz im Verlauf von
Infektionskrankheiten eingesetzt, ferner als
Wiederbelebungsmittel bei Unfällen. Packungen: 10 Tabl. 0,4 g, 10 cm³ Trpf. (0,25 g/cm³);
5 Amp. 1,7 cm³ (0,25 g/cm³); 2 Amp. 5 cm³
(0,25 g/cm³). *Säuglinge:* 5—10 Trpf. oder $^1/_4$ Amp.
Kleinkinder: 10—15 Trpf. oder $^1/_2$ Amp.; *Schulkinder:* 20 bis 30 Trpf. oder 1 Amp. Im Notfall
kann auf die doppelte Dosis gesteigert werden.
Anwendung: per os, s.c., i.m., i.v. *Bemerkung:*
Coraminkrämpfe sind bei Kindern seltener als
nach Cardiazol.

Coramin steht ferner als Coramin-Adenosin
bei Angina pectoris, als Coramin-Ephedrin bei
Asthma, Hypotonie und als Coramin-Coffein als
Tonicum zur Verfügung. Diese Kombinationen
haben für die Kinderheilkunde keine Bedeutung.

Strychnin

Strychnin soll der Vollständigkeit halber erwähnt werden, obwohl ihm als Analepticum heute
eigentlich keine Bedeutung mehr zukommt. Es
wird im Magen-Darm-Trakt sehr schnell resorbiert und teils — bis zu 20% — im Harn unverändert ausgeschieden.

Die *Wirkungsweise* des Strychnins beruht
im wesentlichen auf einer Erhöhung der spinalen Reflexe. Größere Dosen führen zu einer
Änderung der Reflexausbreitung. In hohen
Dosen kann Strychnin tetanische Krämpfe, die
spinal bedingt sind, auslösen. Es wirkt ferner
auch auf höher gelegene Abschnitte des Zentralnervensystems, unter anderem auf das
Vasomotoren- und Atemzentrum. Große Dosen können zu einer zentralen Lähmung führen.
Die Wirkung am Menschen ist ausgesprochen
dosisabhängig. Kleine Mengen von ca. 3—4 mg
führen zu einer Steigerung der Patellarreflexe.
Geschmacks- und Geruchssinn sollen verstärkt
werden, ferner ist das Gesichtsfeld erweitert.
Wahrscheinlich beruht diese Wirkung auf einer
Erregung der entsprechenden Ganglienzellen.
Bei mittleren Dosen wird dann der Muskeltonus erhöht, so daß besonders die Musculi
masseteri sowie die Nackenmuskulatur ge-
spannt sind. Diese Tonuserhöhung wird von
dem Patienten als schmerzhafte Starre empfunden.

Bei der *akuten Strychninvergiftung,* die bei
Dosen von 30 mg und darüber eintritt, kommt
es zu einem heftigen Tetanus, wobei alle Muskeln
tonisch kontrahiert werden. Die unteren Extremitäten sind extendiert, der Leib hart, sowie der
auf dem Rücken liegende Körper maximal dorsal-
flektiert. Da auch der Thorax sowie das Zwerchfell völlig unbeweglich sind, hört die Ventilation
auf. Es besteht starke Cyanose. Zumeist ist das
Bewußtsein völlig intakt. Diese Anfälle können
sich mehrmals wiederholen oder sofort zum
Exitus letalis führen. Die Dauer schwankt zwischen 30 sec bis ca. 2 min. Die Ursache für die
durch Strychnin bedingten Krämpfe wird auf
eine erhöhte Erregbarkeit im Reflexbogen zurückgeführt.

Da Strychnin auch die Intensität der Reflexe, die Kreislauf- und Atemfunktion regulieren, erhöht, wurde es früher als Analepticum
eingesetzt.

Therapeutische Anwendung. Als Tonicum
ist Strychnin weit verbreitet in Form einer
bitter schmeckenden Flüssigkeit, die, kurz vor
den Mahlzeiten eingenommen, eine appetitanregende Wirkung erzielt. Sobald Nacken-
schmerz bzw. Schmerzen der Kaumuskulatur
auftreten, muß Strychnin sofort abgesetzt
werden.

Strychningruppe: Movellan (Asta), N-oxyd-
strychninhydrochlorid.

Indikationen. Als Analepticum keine Bedeutung, eventuell bei Schlafmittelvergiftungen. Sonst bei Arrhythmien, Atonie der Mus-

kulatur, Enuresis noct. Tabl. für Erwachsene N-oxyd-strychnin. hydrochl. 7,5 mg; Tabl. für Kinder N-oxyd-strychnin. hydrochl. 1,5 mg; Amp. zu 1 ml = 0,01 g strychninsaures Natrium. *Säuglinge:* keine Bedeutung; *Kleinkinder:* $^1/_2$—1 Tabl. für Kinder; *Schulkinder:* 1 Tabl. für Kinder.

Weitere Analeptica

Lobelin hydrochloricum ist ein Alkaloid aus Lobelia inflata.

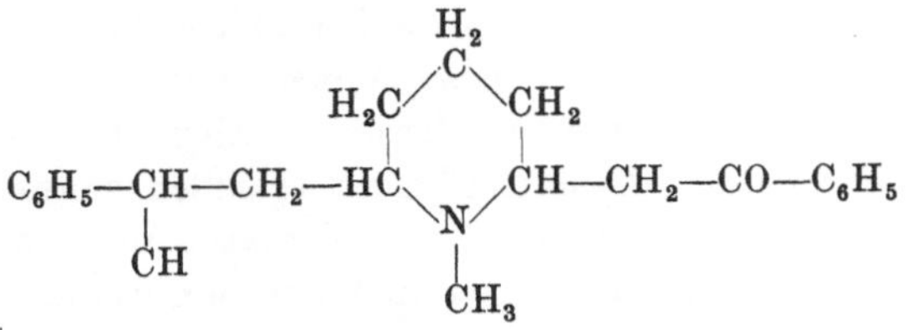

$$C_6H_5-CH-CH_2-HC \underset{\underset{CH_3}{|}}{\overset{H_2C}{\diagdown}} \overset{H_2}{\underset{N}{\diagup}} CH-CH_2-CO-C_6H_5$$

Chemisch ist Lobelin ein N-Methyl-piperidinderivat.

Früher nahm man an, daß Lobelin direkt das Atemzentrum stimuliere. Neuere Ergebnisse zeigten den genannten Effekt jedoch erst nach hohen und toxischen Dosen. Bei therapeutischen Gaben ist die Atemstimulierung reflektorisch über die Chemoreceptoren im Aorten-Carotisgebiet bedingt. Leider ist die Atemanregung nicht immer und nicht sicher zu erzielen. Lobelin wird im Organismus sehr schnell abgebaut, daher ist auch die Wirkdauer entsprechend kurz. Effekte auf das Vasomotorenzentrum sind nicht vorhanden.

Indikationen. Narkosezwischenfälle, Vergiftungen, Asphyxia neonatorum. *Säuglinge:* 0,003 s.c. bzw. i.m.; *Kleinkinder:* 0,005—0,01 s.c. bzw. i.m.; *Schulkinder:* 0,01. *Anwendung:* Lobelin ist oral wirkungslos. Bei s.c. Anwendung Dauer der Wirkung ca. 10 min, kann dann im Bedarfsfall nachgegeben werden, da keine Kumulierung. Keine i.v. Injektionen bei Kindern, da starke Kreislaufreaktionen auftreten können — mit Arrhythmien, Hypotonie, Erbrechen. Packungen: Lobelin hydrochloricum crist. „Ingelheim". 2 Amp. 0,01 g s.c. oder i.m.; 1 Amp. 0,003 g i.v. (Dosen i.v. und i.m. nicht verwechseln!).

Applikationsformen. Eine perorale Medikation ist nicht möglich. Die Wirkdauer nach subcutaner Injektion beträgt ca. 10 min. Da keine Kumulation auftritt, kann die Dosis häufig wiederholt werden. Eine intravenöse Injektion muß sehr vorsichtig erfolgen, da die Gefahr eines Herz- und Atemstillstandes sehr groß ist. Bei übertherapeutischen Dosen kommt es zu Blutdrucksenkung, Arrhythmien, zentralbedingter Übelkeit und Erbrechen. Nach kurzdauernder Atemanregung kann unter Umständen eine länger dauernde Atemdepression auftreten. Lobelin wird häufig bei der Asphyxie des Neugeborenen angewendet. Erfolge sind nicht überzeugend. Eine fachgerechte künstliche Beatmung leistet mehr.

Eukraton, chemisch 4-Methyl-4-äthyl-2,6-dioxopiperidin.

Eukraton (Nordmark-Werke, Hamburg).

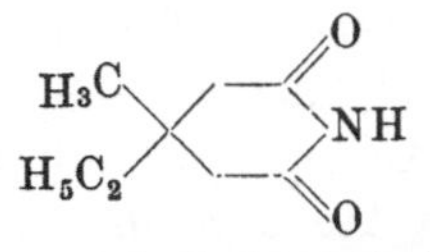

$$\underset{H_5C_2}{\overset{H_3C}{\diagdown}} C \underset{\diagdown}{\overset{\diagup}{}} \underset{O}{\overset{O}{}} NH$$

Chemisch: β,β-Methyl-äthyl-glutarsäureimid = 4-Methyl-4-äthyl-2,6-dioxopiperidin.

Mit diesem Präparat wurde dem Therapeuten das zweifellos stärkste Analepticum bei Barbitursäurevergiftungen in die Hand gegeben. Ursprünglich wurde angenommen, daß Eukraton ein kompetetiver Antagonist der Barbitursäure infolge der strukturellen Ähnlichkeit sei. Dieser Ansicht wurde jedoch neuerdings widersprochen. Die Verbindung hat den Vorteil einer großen therapeutischen Breite, ruft zwar auch bei hohen Dosen Krämpfe hervor, wie beispielsweise beim Pentamethylentetrazol, jedoch lassen sich diese bei fraktionierten Gaben, die nicht bis zum vollen Erwachen führen, vermeiden.

Indikationen. Diese Verbindung ist wohl eines der wirksamsten Analeptica bei Barbituratvergiftungen. Die Dosierung richtet sich nach dem Erfolg. Das Präparat hat eine große therapeutische Breite, kann jedoch auch bei zu hoher Dosierung zu Krämpfen führen.

Bei Schlafmittelvergiftungen zunächst Absaugen des Mageninhaltes, bei Aspirationsgefahr bzw. Atemstillstand ist die Intubation unbedingt erforderlich. Sauerstoffzufuhr, Infusionen von Blut, Zucker- oder Alkalilösungen mit Eukraton-Injektionen in den Infusionsschlauch.

Je nach Schwere der Vergiftung 5—10 ml oder mehr alle 3—5 min. Zumeist genügen 20—30 ml Eukraton bei Kindern, bei Erwachsenen 100—200 ml. Die Injektionen müssen abgesetzt werden bzw. in größeren Abständen erfolgen, wenn Reflexsteigerungen, Muskelzittern, Hyperventilation oder Erbrechen auftreten. Gut ist der Effekt durch das EEG zu beurteilen, durch Auftreten von Krampfpotentialen. Die Injektionen müssen intensiviert werden bei mangelnder Auslösbarkeit der Reflexe, besonders des Corneareflexes. Tritt ruhiger Schlaf ein, ist die Behandlung beendet.

Als Maß für die Dosierung des Präparates hat sich die Prüfung des Corneareflexes bewährt, und zwar in der Weise, daß bei mangelnder Auslösbarkeit die Gaben an Eukraton intensiviert werden sollen. Durch langsame intravenöse Injektion kann die Barbituratnarkose beendet oder zumindest abgeschwächt werden. Hierzu genügen etwa 10—15 ml.

Micoren. *Chemisch:* Dimethylamidum Acidi-N-crotonyl-alpha-äthyl-amino-butyrici. Micoren ist ein Analepticum mit stimulierendem Effekt auf das Atemzentrum. Es bewirkt eine Vergrößerung der Atemamplitude sowie des Atemminutenvolumens ohne nennenswerte Beeinflussung der Atemfrequenz. Es ist indiziert bei allen Formen der Schlafmittelintoxikation und Wiederbelebung, sowie beim Kollaps. In der Pädiatrie hat es Bedeutung bei der blauen sowie weißen Asphyxie des Neugeborenen. Micoren ist bei Herzdekompensation kontraindiziert.

Micoren (Geigy, Basel; Thomae, Biberach a. d. Riss).

$$H_3C—CH_2—CH—CO—N(CH_3)_2$$
$$|$$
$$H_3C—CH_2—N—CO—CH=CH—CH_3$$

Dimethylamidum-Acidi-N-crotonyl-alpha-äthylamino-butyrici 0,025 (0,1125 g) Perlen (Ampullen)

$$H_3C—CH_2—CH—CO—N(CH_3)_2$$
$$|$$
$$H_3C—CH_2—CH_2—N—CO—CH=CH—CH_3$$

Beim Micoren handelt es sich um 2 Alkyl-Iminofettsäuren, die wasser-, äther- und alkohollöslich sind.

Micoren ist ein zentrales Analepticum, dessen Brauchbarkeit insbesondere bei der Asphyxie des Neugeborenen, ferner bei allen anderen Formen der Ateminsuffizienz erwiesen wurde. Bewährt haben sich in der Pädiatrie die Ampullen, während die Perlen mehr beim Erwachsenen zur Anwendung kommen.

Bei lebensbedrohlichen Atemstörungen gibt man *Säuglinge:* 0,37 = $^1/_4$ Amp. in die Nabelvene unter nachfolgendem Auspressen der Nabelschnur, sonst $^1/_2$—1 Amp. i.m.; *Kleinkinder:* 1 Amp. i.m.; *Schulkinder:* 1 Amp. i.m. Als *Nebenwirkungen* können nach i.v. Injektionen Nausea und Parästhesien auftreten.

Literatur

BELLOMO, P.: Esperienze con un farmaco respirotonico intravaglio diparto. Riv. Ostet. Ginec. prat. **41**, 1 (1959).

BINET, L.: Hémorrhafie, Choc, Asphyxie. Paris 1941.

EISENHUT, L., u. J. LINKNER: Klinische Erfahrungen mit dem Respirotonicum Micoren in der operativen Gynäkologie und in der Geburtshilfe. Wien. klin. Wschr. **71**, 616 (1959).

HILDEBRANDT, F.: Coramin. In: Handbuch der experimentellen Pharmakologie, Ergänzungswerk, Bd. 5, S. 128. 1937.

— Cardiazol. In: Handbuch der experimentellen Pharmakologie, Ergänzungswerk, Bd. 5, S. 151. 1937.

MØLLER, KNUD: Pharmakologie als theoretische Grundlage einer rationellen Pharmakotherapie. Basel u. Stuttgart: Benno Schwabe & Co. 1961.

PESCE, A., e G. RUGIERO: Anossia fetale e neonatale. Gazz. int. Med. Chir. **63**, 1699 (1958).

Analgetica

Von **H. Helwig**, Heidelberg

Die zur Schmerzbekämpfung verwendeten Substanzen besitzen durchweg noch weitere erwünschte und unerwünschte Eigenschaften:

Den *Opiumalkaloiden* und synthetischen *Morphin-Derivaten* kommen in analgetisch wirksamen Mengen *euphorisierende, narkotisierende* und atem*depressorische* Wirkungen zu. Die meisten dieser Stoffe führen bei chronischer oder mißbräuchlicher Anwendung zur Sucht und unterstehen daher der Betäubungsmittel-Verschreibungs-Verordnung. Die *antipyretisch* und *antirheumatisch* wirksamen Analgetica haben mit den oben angeführten Substanzen lediglich die schmerzlindernde Wirkung gemeinsam. Von einem echten Analgeticum muß gefordert werden, daß es in therapeutischer Dosierung keine nennenswerten hypnotisierenden oder narkotisierenden Effekte aufweist. Es finden daher vielfach Kombinationspräparate Anwendung, die neben sich z. T. potenzierenden oder ergänzenden Analgetica noch sedierende oder stimulierende Substanzen enthalten.

Die Sedierung im Rahmen der Analgesie und Antipyrese spielt besonders im Säuglings- und Kindesalter eine wesentliche Rolle. Nicht ausreichend ist jedoch eine rein sedierende Behandlung zur Schmerzbekämpfung, da die Sedativa meist erst in höherer Dosierung eine einigermaßen ausreichende Analgesie bewirken.

Bei der Anwendung von Kombinationspräparaten ist besonders auf den Gehalt der Einzel- und Tagesdosis an differenten Wirkstoffen zu achten.

Antipyretisch wirkende Analgetica

Es handelt sich um Pharmaka verschiedener chemischer Stoffklassen. Durch Dämpfung des thalamischen Schmerzzentrums wirken sie analgetisch, während der Angriffspunkt der antipyretischen Wirkung hypothalamisch lokalisiert wird.

Pyrazolon-Derivate. Sie leiten sich vom 5-Pyrazolon ab. Der erste Vertreter, das Antipyrin, wurde bald von dem auch heute noch bedeutendsten Stoff dieser Gruppe, dem Dimethylaminoantipyrin (= Dipyrin, im Handel als Pyramidon) abgelöst.

5-Pyrazolon

Antipyrin

Dipyrin

Pharmakodynamische Wirkung. Durch Beeinflussung der Wärmeregulationszentren und periphere Wirkungen wird über eine Hautgefäßerweiterung eine vermehrte *Wärmeabgabe* verursacht. Die ausgeprägte analgetische Wirkung beruht möglicherweise auf einer *Hemmung der Schmerzperzeption*. Die Erregbarkeit der *glatten Muskulatur* wird herabgesetzt. In höherer Dosierung führen Pyrazolone zu *Konvulsionen* und *Abschwächung der Barbituratwirkung*. Die verschiedenen Derivate besitzen außerdem unterschiedliche *antiphlogistische* und *antirheumatische* Eigenschaften. Der eigentliche Wirkungsmechanismus der genannten Wirkungen konnte bisher nicht endgültig geklärt werden.

Phenazon (2,3-Dimethyl-1-phenyl-5-pyrazolon, Phenyldimethylpyrazolon, Antipyrin) wird aus dem Darm rasch resorbiert und in 16—40 Std wieder ausgeschieden, 5—10% unverändert, ein Teil als 4-Oxyantipyrin an Glucuronsäure gekoppelt. Dabei kann zu dieser Zeit der Harn der Patienten durch kleine Mengen Rubazonsäure rötlich gefärbt sein. Phenazon wird heute nur noch in Kombinationspräparaten verwendet.

Die Anwendung erfolgt oral, rectal und parenteral.

Dosierung: 50—100 mg pro Tag und Lebensjahr.

Nebenwirkungen. Exanthem, Cyanose, Kollaps und selten Agranulocytose wurden beobachtet.

Phenazon ist enthalten in Melubrin, Novalgin, Quadronal und Salipyrin (letzteres mit 58% Antipyrin und 42% Acid. salicyl.).

Dipyrin (Dimethylaminophenyldimethylpyrazolon, Dimethylaminoantipyrin, Dimethylaminophenazon, Aminophenazon, Amidopyrin,
Dimapyrin, *Pyramidon*) wird rasch resorbiert,
im Organismus demethyliert und teils frei,
teils als acetyliertes 4-Aminoantipyrin ausgeschieden.

Der stärkste fiebersenkende Effekt wird bei
einem Blutspiegel von 3—4 mg-% 1—2 Std
nach oraler Einnahme erreicht, hält 2—3 Std
an und klingt nach 5—8 Std wieder ab.

Es wirkt dreimal so stark analgetisch
und antipyretisch wie Antipyrin, an der
glatten Muskulatur bewirkt es eine Spasmolyse. In kleinen Mengen führt es zu einer Verstärkung der Barbituratwirkung, während
größere Mengen als schwaches Weckmittel
wirken. Die Dipyrin-Toxicität wird durch
Barbiturate vermindert (insbesondere die Konvulsionen), jedoch nicht umgekehrt.

Dosierung. 5—10 mg/kg Körpergewicht/die
oder: Säuglinge 20—50 mg täglich, Kleinkinder 100—150 mg, Schulkinder 100—200(—500)
mg in 3 Einzelgaben oral. Bei rheumatischem
Fieber 0,04—0,06 g/kg Körpergewicht/die in
4—6 Einzelgaben, nicht mehr als 2 g pro Tag,
für 6—8 Wochen. (Küster).

Nebenwirkungen. Nach Meyler wird die
Agranulocytose-Häufigkeit bei Dipyrin-behan-
delten Patienten in den angloamerikanischen
Ländern auf etwa 1% geschätzt. Micheels
berichtet über eine Panmyelopathie. Seit es
in Dänemark vor einigen Jahren verboten
wurde, sei dort kein Mensch mehr an einer
Agranulocytose gestorben (Meyler). Weiter
wurden beobachtet Haut- und Schleimhauterscheinungen, Fieber, Kollaps, Asthma, Opti-
cusatrophie.

Bei Herzkranken kann es infolge der Na-
trium- und Flüssigkeitsretention zum Lungenödem kommen.

Der Prothrombingehalt des Blutes wird
gesenkt.

Bei Vergiftungen kommt es zu Krampfanfällen, Hirn- und Lungenödem, der Tod tritt
durch Atemlähmung ein. Dies wurde bei einem
8 Monate alten Säugling schon nach Gabe von
800 mg beobachtet (Hauschild). Tödliche
Dipyrin-Vergiftungen wurden nach Rauschke
und Burger bei vier Säuglingen nach Einnahme von 0,7—1,5 g, bei fünf Kleinkindern
nach 0,25—3,0 g und bei zehn Erwachsenen

nach 5—25 g beschrieben. Eine Wirkungs-
verstärkung durch Chinin wird diskutiert.

Handelspräparate. Dimethylaminophenazon ist offizinell.

Compretten Dimethylaminophenazon zu
0,3 g.

Pyramidon: Tabletten zu 0,1 und 0,3 g.
Von den Tabletten zu 0,1 g erhalten Kleinkinder $^1/_4$, Schulkinder $^1/_2$—1 Tablette bis zu
3× täglich. Rectal erhalten Kleinkinder 0,05,
ältere Kinder 0,1 g 1—3× täglich.

Noramidopyrinmethansulfonat (Phenyldi-
methylpyrazolonmethylaminomethansulfosau-
res Natrium = *Novalgin*) besitzt stärkere analgetische, antipyretische und spasmolytische
Eigenschaften bei besserer Verträglichkeit.
Zudem ist es löslich und kann i.v. injiziert
werden. In der Pädiatrie wird es vornehmlich als Tropfen (40 Tropfen = 1 g) oder
Suppositorien (für Kinder 0,3 g) angewendet,
und zwar 10—20 mg/kg Körpergewicht/die oder
bis zu 3× 50 mg bei Säuglingen, 5× 100 mg
bei Kleinkindern und 5× 300 mg bei älteren
Kindern. Die i.v.-Anwendung soll sehr langsam und im Liegen durchgeführt werden,
und zwar bei starken Koliken anstelle von
Morphium.

Nebenwirkungen und Allergien entsprechen
prinzipiell dem Dipyrin.

Weitere injizierbare Präparate (Brufacon,
Brufalgin, Brufaneuxol) besitzen infolge Umgehung des Abbaues in der Leber eine stärkere
antirheumatische und zentralnervöse Wirkung.
Bei rascher i.v.-Injektion kann es durch Dämpfung bestimmter Hemmungszentren zu Krampfanfällen und zum Schock kommen. In der Pädiatrie werden diese Stoffe kaum angewendet.

Isopropylphenazon soll besser verträglich
sein und wir in neueren Kombinationspräparaten verwendet.

Phenylbutazon

Phenylbutazon (3,5-Dioxo-1,2-diphenyl-4-n-
butylpyrazolidin = *Butazolidin*) besitzt stärkere Wirksamkeit als Dipyrin, ist aber auch
toxischer als dieses. Auf Grund seiner ausge-
zeichneten analgetischen, antipyretischen, antiphlogistischen und histaminabschwächenden

Wirkung hat es in den letzten Jahren eine sehr breite Anwendung gefunden. Da es aber wie fast alle stark wirksamen Pharmaka auch eine Reihe weniger oder unerwünschter Wirkungen besitzt, muß der Indikations- und Dosierungsbereich besonders im Kindesalter scharf und eng begrenzt werden.

Indikationen. Vornehmlich akute Erkrankungen des rheumatischen Formenkreises. Eine Ausweitung auf die große Zahl der Indikationen im Erwachsenenalter ist bei Kindern nicht zu empfehlen.

Kontra-Indikationen. Magen-Darm-Ulcera (auch in der Anamnese), Herz- und Niereninsuffizienz, Hypertonie, Krampfanfälle, gleichzeitige INH-Behandlung (nach v. RECHENBERG basiert diese überall angegebene Kontra-Indikation auf einem einzigen mitgeteilten Todesfall).

Applikation und Dosierung. Am gebräuchlichsten ist die orale Anwendung (Dragées), weniger die i.m. Injektion. Selten finden rectale und intravenöse Verabreichung Verwendung. Der i.m.-Lösung ist zur Abschwächung der schmerzhaften Injektion 1% Xylocain beigegeben, hier kann es außerdem zu lokalen Reizerscheinungen mit Nekrosen und sterilen Abscessen auch bei regelrechter Injektionstechnik kommen. Spritzenlähmungen dagegen sind Folgen fehlerhafter Injektionen, meist in den N. ischiadicus. Es wird die ventroglutäale, langsame i.m. Injektion empfohlen. Nach i.v.-Injektion wurden Thrombophlebitiden und Konvulsionen beobachtet und diese Anwendung ist heute weitgehend verlassen worden.

Als orale oder intramuskuläre Initialdosis werden bei Kindern über 5 Jahre (bei jüngeren ist das Mittel nicht zu geben) 8—12 mg/kg Körpergewicht/Tag, als Erhaltungsdosis täglich 3—4 mg/kg gegeben.

Mit dieser Dosierung werden optimale therapeutisch wirksame Blutspiegel zwischen 7 und 10 mg-% erreicht. Bei Anstieg des Blutgehaltes über 10 mg-% steigt die Quote der Nebenwirkungen auf 85% an (v. RECHENBERG)!

Nebenwirkungen. Allergien (Purpura, Agranulocytose, Urticaria, generalisierende Allergie, anaphylaktischer Schock), die gewöhnlich auf Antihistaminica nicht ansprechen, weswegen gegebenenfalls ein Versuch mit NNR-Hormon angezeigt ist. Dermatitis exfoliativa, Erythema exsudativum multiforme, Stomatitis, Conjunctivitis, die ebenfalls mit NNR-Hormon behandelt werden. Die Wasserretention kann im Einzelfall Gewichtszunahmen bis zu 15 kg bei Erwachsenen verursachen. Diese Antidiurese wird wahrscheinlich zentral ausgelöst. Bei bestehender Nierenschädigung kann es zum akuten Nierenversagen kommen. Auch bei schwer Herzkranken kann es infolge der Antidiurese zum Lungenödem und Herzversagen kommen. Im Verdauungstrakt werden neben lokalen Schleimhautreizungen schmerzarme Ulcerationen, Blutungen und Perforationen beobachtet. Die bisher beschriebenen 12 Ikterus- und Hepatitisfälle lassen sich nicht mit Sicherheit auf Phenylbutazon zurückführen (v. RECHENBERG). Von den bis 1959 beschriebenen 48 Agranulocytosen (10 davon tödlich) betraf keine ein Kind. Bei Kindern wurden nach akuten intoxikationellen Leber- und Nierenschäden, sowie hämorrhagische Diathesen beobachtet. (KOWALEWSKI et al; eigene Beobachtungen).

Der Mechanismus einer fraglichen Strumabildung bei Kindern ist letztlich noch nicht geklärt, hängt aber möglicherweise mit der Hemmung des Jodeinbaues in die Schilddrüse zusammen (SCHMIDT). Nach akuter Überdosierung oder rascher i.v.-Injektion können Krampfanfälle auftreten. Die Dosis letalis liegt nach oraler Einnahme für den Menschen bei 500 bis 1000 mg/kg (v. RECHENBERG).

Von den bisher beschriebenen 52 Todesfällen (davon 41 aus angloamerikanischen Ländern) waren 31 älter als 50 Jahre. Es befinden sich darunter nur 2 Kinder (1 Jahr bzw. 10 Monate alt), die an akuten Intoxikationen starben (KOWALEWSKI et al.; v. RECHENBERG). Ein 2 Jahre altes Kind schlief nach 1700 mg Phenylbutazon 6 Std, erholte sich dann aber wieder rasch (v. RECHENBERG). Bei der verbreiteten Anwendung des Mittels rechnet man mit einer Häufigkeit der Todesfälle von 1:1000000 mit Phenylbutazon behandelter Patienten.

Nach Phenylbutazon-Gabe starb ein gleichzeitig mit INH behandelter Tuberkulosepatient im Rahmen eines Krampfanfalles (v. RECHENBERG). Obwohl kein weiterer derartiger Fall bisher beobachtet wurde, wird seither vor dieser Kombination gewarnt.

Die Kombination von Dipyrin und Phenylbutazon (1:1 = Irgapyrin, 2:1 = Tomanol) ist noch weiter verbreitet als das reine Phenylbutazon. Sie ist insgesamt weniger toxisch als Einzelbestandteile, führt auf Grund des

Dipyrin-Gehaltes aber häufiger zu Agranulocytosen (Huber). Diese Kombination wird vor dem 12. Lebensjahr nur ausnahmsweise verwendet, und zwar nicht mehr als $^1/_2$ Suppositorium (= 0,5 g) täglich.

Als Metabolit des Phenylbutazon wird das als *Tanderil* im Handel befindliche Oxyphenbutazon aufgefaßt. Bei nur noch geringer analgetischer Wirksamkeit soll es starke antipyretische und antirheumatische Eigenschaften haben. Umfangreiche klinische Erfahrungen, insbesondere in der Kinderheilkunde, stehen noch aus.

Anilin-Derivate. Anilin selbst und Acetanilid (Antifebrin) werden wegen zu starker Antipyrese mit Kollaps und wegen Methämoglobinbildung nicht mehr verwendet. p-Acetphenetidin dagegen führt selbst nicht zur Methämoglobinbildung, jedoch das aus ihm intermediär in kleinen Mengen entstehende p-Phenetidin

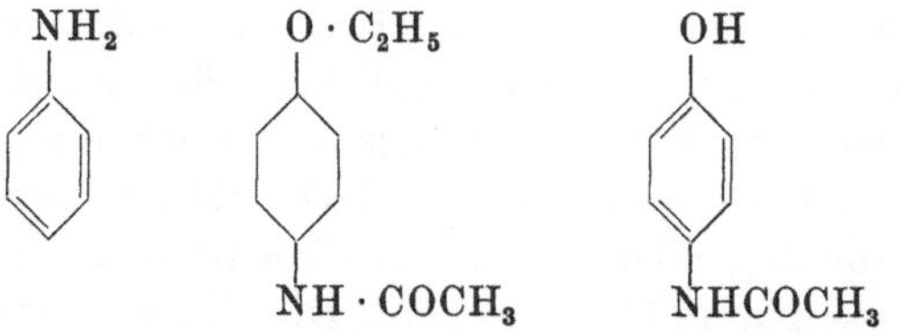

NH$_2$	O · C$_2$H$_5$	OH
	NH · COCH$_3$	NHCOCH$_3$
Anilin	Phenacetin (p-Acetphenetidin)	p-Phenetidin

Phenacetin wirkt zentral analgetisch und sedierend, es besitzt keine meßbaren antirheumatischen Eigenschaften. Die Anwendung erfolgt oral oder rectal in Kombinationspräparaten.

Bei jungen Säuglingen und Leberkranken ist die Gefahr der Methämoglobinbildung infolge Fehlens einer Fermentfunktion besonders groß. Säuglinge im ersten Trimenon und Frühgeborene im ganzen ersten Lebensjahr dürfen daher kein Phenacetin erhalten. In diesem Zusammenhang sei besonders auf den Phenacetin-Gehalt weit verbreiteter Kombinations-Präparate hingewiesen. Treupel-Zäpfchen für Säuglinge enthalten 62,5 mg, Dolviran-Zäpfchen für Säuglinge 50 mg Phenacetin.

Dosierung. 2—3 × täglich 2,5 mg/kg Körpergewicht. Eine Gesamtmenge von 500 mg oder 10 mg/kg Körpergewicht täglich soll nicht überschritten werden.

P-acetaminophenol (= N-acetyl-p-aminophenol oder NAPA) soll besser verträglich sein, da bei seinem Abbau kein p-Phenetidin entsteht und somit die Gefahr der Methämoglobinbildung geringer ist (Vest).

Es findet neuerdings in Kombinationspräparaten (z.B. Lonarid) Verwendung, liegt aber auch rein vor:

Ben-u-ron: Kinder über 3 Jahre 1—3× täglich 1 Kinder-Suppositorium (250 mg), Säuglinge 1—3× täglich 1 Säuglings-Suppositorium (125 mg).

Salicylsäure-Derivate. Freie Salicylsäure wirkt antiseptisch, bactericid und bakteriostatisch, leicht schleimhautätzend und keratolytisch.

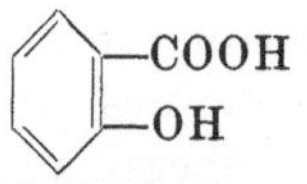

$$\text{Salicylsäure}$$

Salicylsäure-Derivate werden innerlich angewendet und wirken zentral analgetisch und antipyretisch. Die therapeutische Wirksamkeit ist wahrscheinlich von der Fähigkeit zur Chelatbildung abhängig, da Isomere der Salicylsäure, die hierzu nicht befähigt sind, auch nicht die Eigenschaften der Chelatbildner besitzen. Der Vitamin C-Gehalt der NNR wird vermindert, ohne daß die Corticoidausscheidung im Urin ansteigt (Hauschild).

Der spezifische Wirkungsmechanismus beim akuten rheumatischen Fieber ist noch ungeklärt. Durch Gaben von 8—10 g Na-salicylat werden beim Erwachsenen die hier erforderlichen Blutspiegel von etwa 30 mg-% erreicht.

Eine Reihe Fermentsysteme wird blockiert. Intermediär entstehen Gentisinsäure und Resorcylsäure (10fach stärker wirksam als Salicylat). Infolge Prothrombin- und Fibrinogen-Verminderung kann es nach langdauernder Salicylatgabe zu Blutungen kommen. Diese sind mit Vitamin K (1 mg für 1 g Na-salicylat) zu beherrschen (Hauschild). Die BKS wird verlangsamt, die Leukocytenbeweglichkeit gehemmt. Infolge Hemmung der tubulären Rückresorption von Harnsäure wird diese vermehrt — stärker als nach Atophan — ausgeschieden. Ein ungünstiger Effekt auf den Herzmuskel entsteht in therapeutischer Dosierung nicht.

Nach oraler oder rectaler Gabe wird Salicylat gut *resorbiert* und gleichmäßig im Körper *verteilt*. Durch Urin und Schweiß wird innerhalb 24 Std der größte Teil *ausgeschieden*. Die Eisenchloridprobe im Urin wird positiv.

Durch Verabreichung der Einzelgaben zwischen den Mahlzeiten und Antacida-Gaben versucht man die durch vermehrte HCl-Freisetzung verursachten Magenerscheinungen zu dämpfen.

Unerwünschte Wirkungen. Nach Dosen von 8—10 g täglich kann es beim Erwachsenen zu Ohrensausen, Schwindel, Schweißausbruch und Kreislaufstörungen kommen. Durch Coffeingaben können diese Erscheinungen gemildert werden. Die Empfindlichkeit der Kinder schwankt sehr stark, so daß bei Unverträglichkeitserscheinungen von seiten des ZNS und Kreislaufes evtl. die Dosis reduziert werden muß. Die toxische Dosis wird mit 100 bis 259 mg/kg Körpergewicht, die tödliche Dosis beim Erwachsenen mit 10—30 g Acetylsalicylsäure angegeben.

Bei Blutspiegeln um 35 mg-% — obere therapeutische Grenze mit bester Wirksamkeit — tritt Acidoseatmung mit sekundärer Alkalose auf, wahrscheinlich infolge Störung der Pantothensäurebildung in der Leber. Blutspiegel von 50 mg-% und höher führen zu hypoprothrombinämischen Blutungen, Krampfanfällen, Koma, starker Dyspnoe und Lähmung des Atemzentrums. Werden über längere Zeit 8 g/Tag gegeben, so treten zunehmende Verwirrtheitszustände mit Übergang in Bewußtlosigkeit und schließlichem Tod im Kreislaufkollaps auf.

Bei gestörter Nierenfunktion, die laufend zu überwachen ist, muß das Medikament abgesetzt werden. Besondere Vorsicht ist bei Typhus geboten.

Allergische Erscheinungen sind besonders an der Haut möglich. Eine Vorbeugung von Nebenerscheinungen durch gleichzeitige Bicarbonatgabe führt zu einer Abschwächung der therapeutischen Salicylatwirkung und ist nicht sinnvoll. Sie ist nur angezeigt zur Behandlung von Intoxikationserscheinungen.

Natrium salicylicum ist in den Präparaten Attritin und Paban-3 enthalten. *Dosierung:* Säuglinge 50—100 mg, Kleinkinder 200—400 mg, ältere Kinder 500—750 mg oral oder rectal 3× täglich.

Phenylsalicylat ist im Salol enthalten (60% Salicylat + 40% Phenol) und wird mit 10 bis 15 mg/kg Körpergewicht täglich in 3—4 Einzeldosen gegeben. *Dosierung:* Säuglinge 50—100mg, ältere Kinder 400 mg 3—4× täglich oral.

Tetrahydro-1,4-oxazin-Salicyl enthalten im Depot-Salicyl Fischer (1 Dragée zu 0,75 g entspricht 0,45 gä freie Salicylsure) soll nach einmaliger morgendlicher Einnahme einen über 24 Std anhaltenden antirheumatischen Effekt besitzen.

Acetylsalicylsäure.

$$\text{Salicylsäure-Grundgerüst}-\text{COOH}, -\text{O}-\text{CO}-\text{CH}_3$$

Die analgetische und antipyretische Wirksamkeit entspricht der freien Salicylsäure. Die erreichbaren Salicylsäure-Blutspiegel liegen jedoch deutlich niedriger. Beim Erwachsenen werden durch Gabe von 0,6 g maximale Spiegel von 4 mg-% erreicht.

Der Acetylrest wird rasch abgespalten, so daß die analgetische und antipyretische Wirkung, die an das ungespaltene Molekül gebunden ist, nach 1—3 Std nachläßt. Innerhalb von 15—30 Std wird die Substanz vollständig *ausgeschieden.*

Die *Vergiftungs*erscheinungen entsprechen der freien Salicylsäure, doch ist die acetylierte Säure akut weniger toxisch. 2—4 g/kg wirken beim Hund innerhalb 8—30 Std tödlich. Beim erwachsenen Menschen wirkt eine einmalige Einnahme von 20—30 g in der Hälfte der Fälle letal.

Indikationen. In der Pädiatrie findet Acetylsalicylsäure vornehmlich als Analgeticum, Antipyreticum und Antirheumaticum Verwendung.

Dosierung. 65 mg/kg Körpergewicht/die oder 1,5 g/m² Körperoberfläche/die in 4—6 Einzelgaben oral oder rectal. Bei rheumatischem Fieber bis zur doppelten Dosis (nach KÜSTER ¹/₃ g/Lebensjahr/die), maximal 3,6 g täglich.

Am gebräuchlichsten ist Aspirin, das in Tabletten zu 0,5 g im Handel ist, von denen jüngere Säuglinge ¹/₄, ältere Säuglinge und Kleinkinder ¹/₂, ältere Kinder 1 Tablette als fiebersenkende Einzeldosis erhalten.

Handelspräparate. Acid. acetylosalicylicum ist offizinell.

Aspirin: Tabletten zu 0,5 g; Acetylin: Tabletten zu 0,5 g; Iromin: Tabletten zu 0,5 g, Suppositorien zu 1 g.

Salicylamid (H.P.: Salizell, As-55-Artesanum 55, Salopur) zeichnet sich durch bessere Magen- und Nierenverträglichkeit infolge Abbindung der freien Säuregruppe aus. Die antipyretische Wirkung entspricht etwa der Salicylsäure, die analgetische und antirheumatische soll geringer sein, da es nicht zur Chelatbildung befähigt ist.

Die Wirkung tritt rasch ein und klingt nach 2—6 Std ab. Die letale Dosis wird mit 100 bis 250 mg/kg Körpergewicht angenommen.

Äthoxybenzamid (enthalten in Gompyrid, Minupan) ist ein Salicylamid mit stärkerer Wirksamkeit.

Gentisinsäure stellt ein in geringen Mengen beim Salicylsäure-Abbau entstehendes Oxydationsprodukt der Salicylsäure dar. Die gute antirheumatische Wirksamkeit bei besserer Verträglichkeit wird auf die starke Anti-Hyaluronidase-Wirkung zurückgeführt. Wegen rascher Ausscheidung müssen die Einzeldosen alle 2—3 Std wiederholt werden.

Handelspröparat: Gentisin-Resorcylat.

Chinin ist eines der ältesten Fiebermittel, chemisch ein optisch aktives Methylcuprein.

Ursprünglich wurde es aus der Chinarinde isoliert, seit 1945 ist die Totalsynthese möglich.

Chinin ist ein allgemeines Protoplasma- und Fermentgift. Auf die Skeletmuskulatur wirkt es curareähnlich, am Herzen (s. dort) hemmt es Reizbildung, Reizleitung, Erregbarkeit und Contractilität. Höhere Dosen wirken durch Sympathicolyse blutdrucksenkend. Darm- und Uterusmuskulatur werden durch niedrige Dosen angeregt, durch höhere gelähmt. Die Bronchiolen werden verengt. Die Antimalariawirkung beruht auf der Lähmung bestimmter Infektionserreger.

In therapeutischer Dosierung wirkt es antipyretisch und analgetisch. Höhere Dosen haben Ohrensausen, Lichtscheu und Geruchsstörungen zur Folge. Toxische Dosen führen zu Erblindung, Koma und Chininrausch. Injektionen sind sehr schmerzhaft.

Unerwünschte Wirkungen. Auf eine primäre oder erworbene Chininallergie mit Haut-, Schleimhaut-, Blut- und Allgemeinerscheinungen ist zu achten. Besonders häufig sind Thrombocytopenien (Achenbach; Meyler 1960). Das Schwarzwasserfieber bei der Malariabehandlung ist wahrscheinlich Ausdruck einer Chininallergie. Die tödliche Dosis schwankt individuell sehr stark. Tod infolge Herz- und Atemlähmung wurde bei Erwachsenen schon nach einmaliger Einnahme von 5—10 g beobachtet, während andererseits auch 10—20 g überlebt wurden. Bei Kleinkindern können nach Rauschke und Burger 0,8—1,8 g, bei älteren Kindern 2—3 g tödlich wirken.

Indikationen. Reines Chinin wird zur Fieberbehandlung nicht mehr verwendet, ist jedoch in vielen antipyretischen und Grippe-Mitteln enthalten, deren Verwendung im Kindesalter meist vermeidbar ist.

Kombinationspräparate mit analgetischer, antipyretischer und antirheumatischer Wirkung, einschließlich der sog. „Grippe-Mittel".

Diese Präparate spielen in der Praxis eine sehr große Rolle. Für die Pädiatrie von besonderer Bedeutung sind solche Präparate, die sedierende Bestandteile enthalten. Viele Grippe-Mittel enthalten neuerdings statt Chinin ein Antihistaminicum.

Als wirksame Bestandteile werden meist mehrere der im Vorhergehenden erwähnten Substanzen verwendet. Durch Zusätze von Coffein, Codein, Barbiturat oder Spasmolytica erwartet man eine Potenzierung bzw. Komplettierung der Wirkung.

Besonders beliebt sind Pyrazolon-Barbiturat-Kombinationen. Coffeinzusätze sollen hier belebend und durchblutungsfördernd wirken.

Das schwach analgetisch wirkende Codein wird gern mit Acetylsalicylsäure und Phenacetin kombiniert und trägt zu einer Potenzierung der Analgesie bei.

Aconitinhaltige Präparate sollten bei Kindern nicht verwendet werden, da es sich um ein sehr giftiges herz- und nervenlähmendes Alkaloid handelt.

Von den sehr zahlreichen Handelspräparaten seien nur einige erwähnt. Im Einzelfall ist zu empfehlen, sich die in einer bestimmten Zubereitung enthaltenen Mengen der Einzelkomponenten zu vergegenwärtigen. Besondere Vorsicht ist bei solchen Kombinationen angebracht, die keine Spezialzubereitungen für Kinder und Säuglinge besitzen.

Handelspräparate sind unter anderen:

Allional: Pro Tablette und Suppositorium für Kinder 50 mg Allylisopropylbarbitursäure + 110 mg Phenyldimethyl-isopropyl-pyrazolon. — Säuglinge erhalten $^1/_2$, Kleinkinder $^1/_2$—1, Schulkinder 1—1$^1/_2$ Tabletten oder Kinderzäpfchen.

Cafergot: 1 mg Gynergen + 100 mg Coffein pro Dragée, 2 mg Gynergen, 100 mg Coffein, 100 mg Isobutylallylbarbitursäure + 0,25 mg Bellafolin pro Cafergot-PB-Zäpfchen. Die Dosierung muß individuell erfolgen.

Cibalgin: 0,187 g Dipyrin + 0,063 g Dipyrin-Diallylbarbitursäure pro Tablette, Milliliter Lösung und Kinderzäpfchen. — Säuglinge erhalten 1—2 Tropfen oder $^1/_4$ Tablette, Kleinkinder 5—15 Tropfen oder $^1/_2$ Tablette oder $^1/_2$ Kinderzäpfchen, Schulkinder 12—30 Tropfen, 1 Tablette oder 1 Kinderzäpfchen jeweils 1—3mal täglich.

Compretten analgeticum: 0,01 g Codein. phosph., 0,05 g Diäthylbarbitursäure, 0,15 g Dipyrin, 0,25 g Phenacetin pro Tablette.

Compretten antineuralgicum: 0,15 g Phenacetin, 0,05 g Coffein, 0,1 g Dipyrin 0,15 g Salicylamid, Sacch. obduct.

Dolviran: 0,2 g Aspirin, 0,2 g Phenacetin, 0,01 g Codein. phosphor., 0,05 g Coffein. anhydr., 0,025 g Luminal pro Tablette und Erwachsenen-Zäpfchen. Kinderzäpfchen mit halbem Wirkstoffgehalt, nur Luminal auf 0,03 g erhöht. 1 Säuglingszäpfchen = $^1/_2$ Kinderzäpfchen. — Säuglinge im 2. Lebenshalbjahr erhalten 1—3× täglich 1 Säuglings-Suppositorium, Kleinkinder 1—3 Kinderzäpfchen, Schulkinder 2—3× täglich 2 Kinderzäpfchen oder 1 Tablette.

Gelonida antineuralgica: 0,01 g Codein. phosphor., 0,25 g Phenacetin, 0,25 g Acetylsalicylsäure pro Tablette 10 ml Saft, $^1/_2$ Zäpfchen für Erwachsene, 2 Kinder- und 4 Säuglingszäpfchen. Säuglinge im 2. Lebenshalbjahr erhalten 1—3 Säuglingszäpfchen, Klein- und Schulkinder $^1/_2$—1 Tablette, $^1/_2$ bis 1 Kinderzäpfchen oder 2—10 ml Saft 1—3× täglich.

Lonarid: Benzilsäure-β-dimethyl-octylammonium-äthylesterbromid 20 mg pro Tablette und Erwachsenen-Suppositorium, 10 mg pro Kinder- und 5 mg pro Säuglings-Suppositorium, 4-Acetylaminophenol 400 mg pro Tablette und Erwachsenen-Suppositorium, 200 mg pro Kinder- und 60 mg pro Säuglings-Suppositorium, Amobarbital 30 mg pro Tablette, Erwachsenen- und Kinder-Suppositorium, 20 mg pro Säuglings-Suppositorium, Codeinphosphat 10 mg pro Tablette, 20 mg pro Erwachsenen-Suppositorium, 5 mg pro Kinder- und 2,5 mg pro Säuglings-Suppositorium, Coffein 50 mg pro Tablette und Erwachsenen-Suppositorium, 2,5 mg pro Kinder- und 1,25 mg pro Säuglings-Suppositorium. — Säuglinge und Kleinkinder erhalten 2—3× täglich 1 Säuglings- oder Kinderzäpfchen, Schulkinder 2—3× täglich $^1/_2$ Tablette.

Migränin: 500 mg Dipyrin, 48 mg Coffein, 2,8 mg Acid. citr. pro Tablette.

Optalidon: 50 mg Isobutylallylbarbitursäure, 125 mg Dipyrin, 25 mg Coffein pro Dragée und $^1/_3$ Suppositorium. Kleinkinder erhalten 1—2 Dragées oder $^1/_3$—$^1/_2$ Suppositorium, Schulkinder 2—3 Dragées oder $^1/_2$—1 Suppositorium täglich.

Pyra-Rectiole: 0,15 g Dipyrin, 0,15 g Phenyldimethylpyrazolon pro Rectiole.

Meloka-Suppositorien für Kinder: 0,024 g Phenyldimethyl-aldehydpyrazolon, 0,1035 g Phenyldimethylisopropylpyrazolon, 0,1 g Bromdiäthylacetylcarbamid. — Kleinkinder erhalten $^1/_2$—1, Schulkinder bis zu 2 Suppositorien täglich in 2 Gaben.

Saridon: 0,15 g Phenyl-dimethyl-isopropyl-pyrazolon, 0,25 g Phenacetin, 0,03 g Coffein, Amylum ad 0,52 g.

Thomapyrin: Acid. acetylosalicyl. 0,25 g, Phenacetin 0,2 g, Coffein 0,05 g pro Tablette.

Treupel: 0,01 g Codein. phosph., 0,025 g Phenacetin, 0,125 g Acid. acetylosalicyl. pro Tablette, 4 Säuglings- und 2 Kinderzäpfchen. Säuglinge im 2. Lebenshalbjahr erhalten täglich 1—2× 1 Säuglings-, Kleinkinder 1 Kinder-, Schulkinder 1—3× täglich 1—2 Kinderzäpfchen oder 1 Tablette.

Narkotisch wirkende Analgetica

Opiumalkaloide. Aus dem Schlafmohn, Papaver somniferum, wurden bisher über 25 Alkaloide isoliert, die Opiumalkaloide.

Chemisch lassen sich die *Phenantren*abkömmlinge (z.B. Morphin, Codein, Thebain) von den *Isochinolin*derivaten (z.B. Narcëin, Narkotin, Papaverin) trennen.

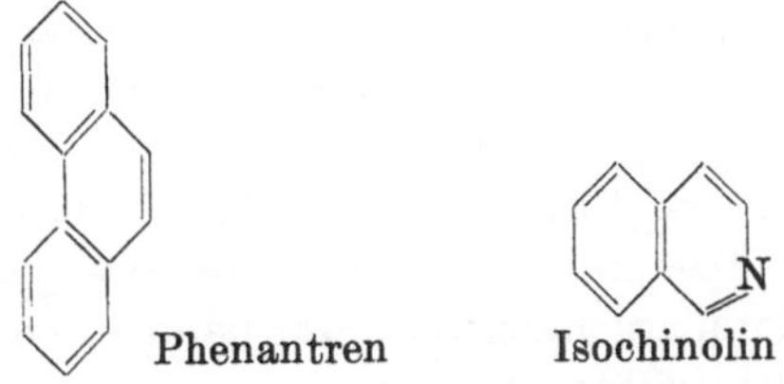

Der Alkaloidgehalt des Opiums (eingetrockneter Saft unreifer Mohnkapseln) schwankt zwischen 20 und 25%, wovon etwa die Hälfte Morphin ist.

Vornehmlich auf Grund seines Morphingehaltes wirkt Opium dämpfend auf die Großhirnrinde, und zwar in erster Linie im Sinne einer Herabsetzung der Schmerzempfindung. Auf den Darm wirkt es infolge seines Papaveringehaltes spasmolytisch, während reines Morphin eher tonisierend wirkt. Die euphorisierende Wirkung des Opiums ist Grundlage des Opiumrausches und der daraus resultierenden Sucht. Mit Ausnahme von Codein und Dionin unterliegen alle vom Phenantren abgeleiteten Opiate der Betäubungsmittel-Verschreibungs-Verordnung (BVV). Die Isochinolinalkaloide hingegen besitzen nur eine geringe analgetische Wirkung und unterstehen nicht der BVV.

Während das Bewußtsein durch Opiumalkaloide in therapeutischer Dosierung nur wenig beeinflußt wird, kommt es schon frühzeitig zu einer Dämpfung des Atemzentrums. Brech- und Hustenzentrum werden ebenfalls beeinflußt, das Vasomotorenzentrum dagegen erst bei höherer Dosierung.

Tct. Opii simplex enthält 10% Opium (entsprechend 1% Morphin) und wird vorwiegend zur Darmstillegung verwendet.

Die *Tagesdosis* von 0,05 g/Lebensjahr sollte nicht überschritten werden. Kleinkinder 1 bis 3 Tropfen, ältere Kinder 2—6 Tropfen 1—3× täglich.

Von Opium-Extrakt erhalten Kleinkinder 1—6 mg, ältere Kinder 15—30 mg 1—2× täglich oral oder rectal.

Pantopon enthält ebenfalls alle Opiumalkaloide, von Ballaststoffen gereinigt, es hat einen Morphingehalt von 50%. Bei Kindern wird es lediglich bei schwerem Reizhusten in Form des 0,05%igen Pantopon-Sirup (125 cm³ enthalten 80 mg Pantopon, entsprechend 40 mg Morphin), $^1/_2$—1 Teelöffel 3× täglich empfohlen, doch auch hier ist die Anwendung meist vermeidbar.

Morphium ist das analgetisch wirksamste *Opiumalkaloid*. Der dämpfenden Wirkung auf Atem- und Hustenzentrum steht eine anregende auf Vagus- und Brechzentrum gegenüber. Die hieraus resultierende Bradykardie und Coronargefäßerweiterung kann durch Atropin ausgeglichen werden.

Durch Cholinesterasehemmung bewirkt Morphin eine Verstärkung cholinergischer Effekte. Die Pupillenverengerung ist wahrscheinlich auf eine Erregung des Oculomotoriuskerngebietes zurückzuführen und läßt sich durch lokale Morphinanwendung am Auge nicht reproduzieren.

Am Darm führt Morphium zu einer peripher bedingten Tonuserhöhung, besonders der Sphincteren, so daß bei hoher Dosierung ein Pylorospasmus auftreten kann. Die obstipierende Wirkung beruht auf einer verminderten Ansprechbarkeit auf Dehnungsreize, so daß der Defäkationsreflex nicht ausgelöst wird. Durch Spasmus des Choledochus oder Sphincter Oddi kann die Gallenabsonderung behindert sein, was durch Amylnitrit, nicht aber durch Atropin verhindert werden kann.

Durch Kontraktion des Blasenschließmuskels kann es zu Miktionsbeschwerden, ja bei Morphinvergiftung sogar zur Blasenruptur kommen. Daneben wird durch vermehrte Ausschüttung von antidiuretischem Hormon die Harnmenge gering vermindert.

Zentral ausgelöster vermehrter Glykogenabbau kann zu Hyperglykämie führen.

Indikationen. Schwere und schwerste Schmerzzustände bei Koliken, Unfällen, Tumoren. Narkosevorbereitung. Wird in der Kinderheilkunde im allgemeinen wenig und ungern verwendet.

Kontra-Indikationen. Wegen des gesicherten diaplacentaren und des fraglichen Übertrittes in die Muttermilch bei besonders morphinempfindlichem Atemzentrum des Neugeborenen ist es bei Gebärenden, stillenden Müttern und Neugeborenen zu vermeiden. Weiterhin darf beim Asthma bronchiale sowie bei gefährdetem Atemzentrum infolge Hirndruck, Pneumonie, Tuberkulose, Meningo-Encephalitis kein Morphin gegeben werden. Dasselbe gilt bei Kohlenoxyd-, Alkohol-, Cocain- und Barbiturat-Vergiftung. Bei Cholera verursachte Morphin eine Verdoppelung der Todesfälle und darf hier ebenfalls nicht gegeben werden.

Vorsicht bei Leberkranken und Patienten mit Myxödem!

Weitere Nebenwirkungen. Neben den oben erwähnten Wirkungen auf Atem- und Vaguszentrum, Blase und Darm kann es nach i.v.-Injektion zu lebensbedrohlicher Morphinallergie kommen mit tödlichem Ausgang durch Bronchospasmus. Weiter kann es einen postoperativen Ileus verursachen. Die akute Morphin-Vergiftung führt zu Übelkeit, Erbrechen, Krämpfen, Narkose, Muskelerschlaffung, oberflächlicher Cheyne-Stokesscher Atmung, Miosis (agonal Mydriasis), maximaler Blasenfüllung, Herabsetzung der Körpertemperatur. Eine differentialdiagnostische Abgrenzung von einer Barbiturat-Vergiftung kann schwierig sein (Miosis!). Eine sichere Morphin-Vergiftung wird am besten mit N-allylmorphin, einem spezifischen Antidot, behandelt. Weiter wird Pervitin i.m., kleine Dosen Atropin und in den ersten 2 Std Magenspülung mit Permanganat von Nutzen sein.

Die chronische Morphin-Vergiftung und der Morphinismus spielen im Kindesalter keine wesentliche Rolle, weswegen hier auf die Erwachsenenmedizin verwiesen sei.

Applikation, Resorption, Ausscheidung. Oral verabreichtes Morphium wird — vorwiegend im Darm — rasch resorbiert, noch schneller bei subcutaner oder intramuskulärer Injektion. Ein Teil wird durch die Nieren nach kurzer Zeit wieder ausgeschieden, ein Teil in der Leber abgebaut. Die im Gewebe gebundenen Mengen sind noch einige Tage nach der Verabreichung nachweisbar.

Dosierung. Nicht mehr als 15 mg pro dosi. Durch 0,15—0,3 mg/kg/Dosis s.c. werden Schmerz- und Unlustempfindungen unterdrückt, Hunger und Müdigkeit beseitigt. Im 1. Lebensjahr werden z.T. noch niedrigere Dosierungen (0,02 mg/kg) verwendet. Zur Narkosevorbereitung Kombination mit Atropin.

Handelspräparat. Morphinum hydrochloricum ist offizinell. Amphiolen Morphinum hydrochloricum (zu 10 und 20 mg) werden bei Kindern von 30 Monaten bis 15 Jahre in einer Dosierung von 2—10 mg gegeben (Erwachsenen EMD 30 mg, TMD 100 mg). Kleinkinder 1—3 mg, ältere Kinder 4—8 mg 1—2× täglich.

Halbsynthetische Morphin-Derivate. Durch Veränderung der phenolischen Hydroxylgruppe wird die analgetische Wirksamkeit vermindert (z.B. Codein, Dionin, Paracodin), durch Veränderungen der alkoholischen Hydroxylgruppe werden analgetischer Effekt und Toxicität verstärkt (z.B. Acedicon, Dicodid, Dilaudid, Eukodal).

Wirkungen und Nebenwirkungen der einzelnen Derivate entsprechen daher prinzipiell dem Morphin, sie unterscheiden sich von diesem nur quantitativ.

Acetyldemethylodihydrothebain-hydrochlorid (Thebacethyl, im Handel als Acedicon, Tabletten zu 5 mg) erhalten Kleinkinder (II) bis zu 0,5—1 mg täglich (entspricht $^1/_8$—$^1/_4$ Tablette zu 5 mg), ältere Kinder (III) 1—5 mg 1—3× täglich (entspricht $^1/_4$—1 Tablette) nur bei schwerstem, codein-resistentem Husten (z.B. bei Hämoptoe) (ZISCHINSKY).

Codein ist ein Methyläther des Morphins (im Handel als Codeinum phosphoricum Compretten zu 0,015, 0,03 und 0,05 g). Es bewirkt Hustenreizstillung mit leichter sedativer und schmerzstillender, geringer obstipierender Wirkung. Durch Kombination mit Antipyretica soll der analgetische Effekt verstärkt werden.

Dosierungshinweis: Säuglinge 1—3, Kleinkinder 3—10, ältere Kinder 10—20 mg 2—3× täglich. Bei Schmerzen 3 mg/kg/24 Std in 6 Einzelgaben oral oder s.c., zur Hustenreizstillung $^1/_2$—$^1/_3$ dieser Dosierung.

Dihydrocodeinon (Hydrocodon, im Handel als Dicodid, Tabletten zu 5 mg, Ampullen 15 mg/1,1 ml) ist ein Isomer des Codein und unterscheidet sich wirkungsmäßig kaum von Morphium.

Bei schwerem Husten erhalten Kleinkinder 1—2,5, ältere Kinder (2,5—5 mg, entsprechend $^1/_4$—$^1/_2$ bzw. $^1/_2$—1 Tablette täglich. Besser jedoch Cardiazol-Dicodid (1 g = 20 Tropfen enthalten 5 mg Dicodid + 100 mg Cardiazol): Säuglinge 1—3, Kleinkinder 2—5, ältere Kinder 6—12 Tropfen 2—3× täglich.

Dihydromorphinon (Hydromorphon, im Handel als Dilaudid, Tabletten und Suppositorien 2,5 mg, Ampullen 2 mg/1,1 ml) besitzt eine etwa 5mal stärkere Wirksamkeit als Morphin, wirkt schneller, kürzer, weniger atemdepressorisch, sedierend. 3 mg entsprechen 12—15 mg Morphin. Wenn überhaupt, dann erhatlen Kleinkinder 0,2—0,4 mg, größere Kinder 0,6 bis 1 mg täglich s.c.

Dilaudid-Atropin „schwach" enthält in 1 Ampulle zu 1 ml 2 mg Dilaudid + 0,3 mg Atropin. Dilaudid-Atropin „stark" ist für Kinder ungeeignet.

Äthylmorphin-Hydrochlorid (Codethyllin im Handel als Dionin, Tabletten 30 mg, Ampullen 50mg) steht wirkungsmäßig zwischen Morphium und Codein. Lokal führt es am Auge zu Hyperämie, Lid- und Conjunctivalödem. Interne Anwendung bei Schmerzen und Reizhusten. — Dosierung: Säuglinge 1—2, Kleinkinder 3—5, ältere Kinder 8—10 mg täglich.

Dihydrooxycodeinonchlorhydrat (Oxycodon, im Handel als Eukodal) besitzt etwas stärkere analgetische und atemdepressorische Eigenschaften als Morphium und soll weniger häufig Erbrechen verursachen. Bei Kindern sollte es wegen seiner starken Wirkung und Überempfindlichkeit der Kinder nicht angewendet werden.

Morphedrin enthält 62,5 mg Äthylmorphin, 250 mg Papaverin und 187,5 mg Ephedrin pro Ampulle, Tablette, Suppositorium.

Dihydrocodein, (Paracodin Tropfen 1%, Sirup 0,2%, Tabletten 10 mg) besitzt neben der hustenreizstillenden Wirkung einen 2—3mal stärkeren analgetischen und sedativen Effekt wie Codein. Die obstipierende Wirkung ist gering, Euphorie und Sucht kommen nicht vor.

Bei Reizhusten erhalten Säuglinge $^1/_4$ Teelöffel Sirup 0,2% oder 5 Tropfen 1%, Kleinkinder 2,5—5 mg ($^1/_4$—$^1/_2$ Teelöffel Sirup oder 5 bis 10 Tropfen oder $^1/_4$—$^1/_2$ Tablette [10 mg]), ältere Kinder 5—10 mg ($^1/_2$—1 Teelöffel Sirup, 10—20 Tropfen oder $^1/_2$—1 Tablette) jeweils 1—3× täglich.

Vollsynthetische, morphinartig wirkende Analgetica (unterstehen alle der BVV).

Meperidin (Pethidin, Dolantin, Demerol) besitzt morphiumähnliche, analgetische sowie spasmolytische Eigenschaften (20 mg entsprechen hier 0,6 mg Atropin), die mit der Wirkung auf das ZNS und einem histaminolytischen Effekt zusammenhängen. Bei oraler Einnahme hält die analgetische Wirkung 2—3 Std an, bei Leberparenchymschaden u. U. wesentlich länger. Führt zu Euphorie und Sucht.

In niedriger Dosierung wirkt es eher erregend. Bei Überdosierung oder Vergiftung kommt es zu Tachykardie, Mydriasis, Temperaturerhöhung, Bewußtlosigkeit, Atemlähmung.

Von den wenigen in der Pädiatrie verwendeten Narkotica ist es das gebräuchlichste.

Indikationen: Schwere, besonders kolikartige Schmerzen, zur Operationsvorbereitung. Vorsicht bei Lebererkrankungen.

Dosierung. 6 mg/kg Körpergewicht/die oder 175 mg/m²/die in 6 Einzelgaben oral, i.m. oder s.c. Nicht mehr als 100 mg pro dosi! Bis zu 30 Monate 5—10 mg, über 30 Monate 10 bis 75 mg s.c. pro dosi. Tropfen 5%: 4 Monate bis 1 Jahr bis zu 3× täglich 2 Tropfen, 1—5 Jahre 4—10 Tropfen täglich, 6—14 Jahre 6—15 Tropfen täglich.

Durch Kombination mit Laevallorphan im Verhältnis 80:1 (100 mg Pethidin + 1,25 mg N-allyl-morphinan-tartrat in Ampullen zu 2 cm³) im Dolantin „Spezial" soll die atemdepressorische Wirkung, ohne wesentliche Abschwächung der analgetischen Wirksamkeit, noch herabgesetzt werden. Größere Erfahrungen in der Pädiatrie fehlen noch, insbesondere ist zu beachten, daß Laevallorphan ein Krampfgift ist.

Hydroxy-N-methyl-morphinan (Levorphanol, im Handel als Dromoran) Tabletten 1,5 mg, Ampullen und Suppositorien zu 2 mg) soll etwa 5mal so stark wirken wie Morphium bei besserer Verträglichkeit und guter Resorption aus dem Damen-Darmkanal.

Alle weiteren synthetischen Verbindungen Cetobemidon (Cliradon), Methadonum (Polamidon) und Dextromoramid (Jetrium, Palfium) sind so stark wirksam, daß sie in der Kinderheilkunde nicht verwendet werden.

Literatur

ACHENBACH, W.: Blut und Blutkrankheiten. Münch. med. Wschr. **104**, 566—570 (1962).

BAMBERGER, PH.: Schmerzsyndrome in der pädiatrischen Praxis. Medizinische **1959**, 1828.

HAUSSCHILD, F.: Pharmakologie und Grundlagen der Toxikologie. Leipzig: Verlag VEB Thieme 1956.

HELWIG, B.: Moderne Arzneimittel, 2. Aufl. Stuttgart: Wissenschaftliche Verlagsgesellschaft 1961.

HUBER, J.: Irgapyrin-Agranulozytosen. Schweiz. med. Wschr. **91**, 905 (1961).

KOWALEWSKI, S., H.-W. ROTTHAUWE u. H. HAUKE: über 3 Fälle von Irgapurin-, Blutazolidin- und Tomanol-Intoxikation im Kindesalter. Ann. paediat. (Basel) **202**, 43—57 (1964).

KÜSTER, F.: Therapie des rheumatischen Fiebers beim Kind. Pädiat. Prax. **2**, 39—44 (1963).

LUST-PFAUNDLER-HUSTLER: Krankheiten des Kindesalters, 21. Aufl. München: Urban & Schwarzenberg 1959.

MEYLER, L.: Schädliche Nebenwirkungen von Arzneimitteln. Wien: Springer 1956.

— Side effects of drugs 1960. Amsterdam: Excerpta Medica Foundation 1960.

MICHEELS, K.: Panmyelopathie mit letalem Ausgang unter der Wirkung von Aminophenazon. Z. ges. inn. Med. **16**, 219 (1961).

NEGWER, M.: Organische chemische Arzneimittel und ihre Synonyma. Berlin: Akademie-Verlag 1958.

RAUSCHKE, J., u. E. BURGER: Todesfall eines Kindes nach Pyramidon. Medizinische **1958**, 1933.

RECHENBERG, H. K. VON: Butazolidin, 2. Aufl. Stuttgart: Georg Thieme 1961.

SCHMIDT, H.: Eine durch Phenylbutazontherapie hervorgerufene Struma im Kindesalter. Kinderärztl. Prax. **30**, 227—229 (1962).

SCHUMACHER, P.: Nil nocere! Akute Phenacetinvergiftung beim jungen Säugling. Münch. med. Wschr. **101**, 1083 (1959).

SHIRKEY, H. R., and W. P. BARBA II: Drug therapy. In: NELSON, Textbook of pediatrics, 7. Aufl., S. 206—222, hrsg von W. E. NELSON. Philadelphia: W. B. Saunders Company 1960.

SMITH, P. K.: Nonnarcotic analgesics and antipyretics. In: DRILL, Pharmacology in medicin, S. 215—235, hrsg. von V. A. DRILL. New York: McGraw Hill 1958.

SPROCKHOFF, O.: Dolantin in der Kinderheilkunde. Dtsch. med. Wschr. **67**, 383 (1941).

VEST, M.: Vergleichende Untersuchungen über die Toxizität von Phenacetin und N-Acetyl-p-aminophenol. Dtsch. med. Wschr. **87**, 2141—2147 (1962).

WOODS, L. A.: Narcotic analgesics. In: V. A. DRILL, Pharmacology in medicine, 2. Aufl., S. 253—284. New York: McGraw Hill 1958.

ZISCHINSKY, H.: Schmerzbekämpfung im Kindesalter. Wien. med. Wschr. **106**, 337—339 (1956).

Psychopharmaka

Von H. HELWIG, Heidelberg

Stoffe, die vornehmlich psychische Funktionen beeinflussen, ohne in therapeutischer Dosierung eine allgemeine Dämpfung des Zentralnervensystems hervorzurufen, finden heute auch in der Kinderheilkunde eine breite Verwendung. Die Psychopharmaka lassen sich in psychisch anregend und dämpfend wirkende trennen. Zu der ersteren Gruppe können die *Psychomimetica* (Lysergid und Mescalin), die noch keine Bedeutung für die Therapie haben, und die *Psychoanaleptica* (= Thymoleptica) gerechnet werden.

Psychisch dämpfende Stoffe sind die *Neuroleptica* und *Tranquillizer*.

Psychoanaleptica

sind Analeptica mit vorwiegender Wirkung auf geistige Funktionen (MÖLLER). Wie Amphetamin und Coffein (s. Analeptica) beheben sie Müdigkeit und Schlaffheit. Ihre klinische Anwendung beschränkt sich im wesentlichen auf endogene Depressionen. In der Pädiatrie finden nur die neueren Monoaminooxydasehemmer bei speziellen Indikationen Verwendung.

Die *Monoaminooxydase-Inhibitoren* bewirken eine Hemmung des Katecholamin- und Serotoninabbaues. Klinisch führen sie zu einer Aufhellung von Depressionen, evtl. begleitet von Euphorie, Affektlabilität, vermehrter Impulsivität, Bewegungsdrang und Verminderung von Angstgefühlen.

Chemisch handelt es sich um *Hydrazin-Derivate*. Die am besten erforschte Substanz, das *Iproniazid* früher (im Handel als Marsilid), ist ein Tuberculostaticum und wird wegen seiner schweren und häufigen Nebenwirkungen (tox. hepatocellulärer Ikterus, Anämie, Kollaps, muskuläre Übererregbarkeit, Krampfanfälle) als Psychoanalepticum nicht mehr verwendet. Die neueren Verbindungen *Phenelzin* (im Handel als Nardil) und *Nialamid* (im Handel als Niamid) besitzen dieselben Nebenwirkungen, jedoch in schwächerer Form. Auch nach Phenelzin- und Nialamid-Gabe wurden vereinzelt Hepatitisfälle beobachtet (HOLDSWORTH u. Mitarb.).

Indikationen. Bei Kindern werden Phenelzin und Nialamid bei Cerebralschäden und Intelligenzdefekten zur Verbesserung der geistigen Leistungsfähigkeit und Anpassungsfähigkeit mit unterschiedlichem Erfolg versuchsweise verwendet[1].

Kontra-Indikationen. Bei Leberschäden oder gleichzeitiger Gabe von Sympathicomimetica sind diese Präparate kontraindiziert.

Unerwünschte Wirkungen sind gelegentliche Urobilinurie, pathologischer Ausfall des Thymol-Testes ohne Ikterus, Mundtrockenheit, Oberbauchschmerzen, Obstipation, seltener Durchfälle, vermehrte Magensaftabsonderung, leichte Blutdruckerniedrigung, Gewichtszunahme, Ödemneigung, Nykturie, Kopfschmerzen. Kombinationen mit anderen Medikamenten sind wegen möglicher Unverträglichkeiten zu vermeiden.

Akute Überdosierungen mit 300 mg bei Kindern blieben ohne nachweisbare Intoxikationserscheinungen (HIPPIUS).

Handelspräparate:

Nardil: Dragée zu 15 mg Phenelzine dihydrogensulfat.

Niamid: Tabletten zu 25 mg Nialamid. — Kleinkinder erhalten 10—20, ältere Kinder 25—75 mg täglich.

Promiben = Imipramin (im Handel als Tofranil) gehört einer ganz anderen chemischen Stoffklasse, den Iminodibenzylderivaten an. Es wird bei Depressionen im Erwachsenenalter angewendet. In der Pädiatrie existieren bisher keine Erfahrungen oder Indikationen. Lediglich akzidentelle Vergiftungen bei Kleinkindern, die mit Krampfanfällen, Bewußtlosigkeit und Kollaps einhergingen, wurden von uns und anderen (BRUGSCH; ALAJEIN u. ALBACH sowie SOMNUCUOGLU) beobachtet.

Methylphenidat (im Handel als Ritalin und *Pipradol* (im Handel als Meratran) sind einander chemisch nahe verwandt. Sie dienen zur Behandlung von Depressionen und Narkolepsie. Bei Kindern wurden sie ebenfalls bisher nicht angewendet.

Neuroleptica

(= Neuroplegica, Psychosedativa) bewirken eine Dämpfung des zentralnervösen Grundtonus im Sinne einer psycho-physiologischen Umstimmung und eine seelische Beruhigung und Entspannung. Chemisch handelt es sich um zwei ganz verschiedene Stoffgruppen: das

---

[1] Die Anwendung von Niamid bei Kindern. Ann. paediat. (Basel), Supp. ad Vol. 201 (1963).

Rauwolfia-Alkaloid Reserpin und die Phenothiazin-Derivate sowie deren Verwandte.

Reserpin ist eines der wirksamsten Alkaloide der in Indien, Afrika und Südamerika heimischen Apocynacee Rauwolfia serpentina Bentham. Ursprünglich wurde es zur Hypertonie-Behandlung in die Therapie eingeführt. Die zentralsedative Wirkung geht mit einer ebenfalls zentral ausgelösten Senkung des Sympathico- bzw. Steigerung des Parasympathicotonus einher: Miosis, gesteigerte Speichelsekretion und Darmmotilität, Gefäßerweiterung, Bradykardie, z.T. mit Blutdruckerniedrigung. Es besitzt jedoch keine wesentliche peripher ganglioplegische oder sympathicolytische Wirksamkeit. Tierexperimentell läßt sich eine hypothalamische Depression und mesodiencephale Stimulation nachweisen. Reserpin wirkt schlaffördernd, aber nicht hypnotisch. Ein Teil der Wirkungen beruht möglicherweise auf einer Serotoninfreisetzung.

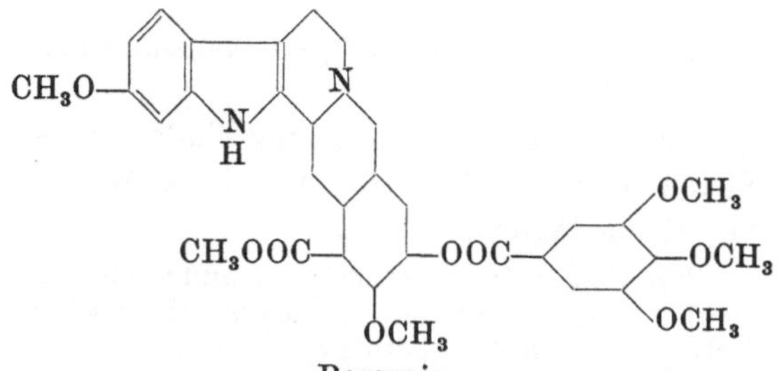

Reserpin

Sowohl nach oraler als auch nach intravenöser *Applikation* setzt die Wirkung erst nach einigen Stunden ein, was möglicherweise dadurch bedingt ist, daß es erst in eine aktive Form umgewandelt oder Serotonin freigesetzt werden muß.

Indikationen. Zur Behandlung der arteriellen Hypertonie ist Reserpin allein nicht genügend wirksam. Es wird daher hier meist in Kombination mit anderen blutdrucksenkenden Stoffen verwendet. Hauptanwendungsgebiete sind Angst- und Spannungszustände, Erregung, Unruhe, Aggressivität, insbesondere zur Ermöglichung einer Psychotherapie. Weiterhin chronische paranoide und katatone Schizophrenien, Stupor, Chorea minor.

Kontra-Indikationen. Ulcus ventriculi und duodeni, Elektroschock, Epilepsie.

Wurde bisher bei Kindern wenig verwendet.

Dosierung. 0,02 mg/kg/die oder 0,6 mg/m² Körperoberfläche/die in 1—2 Einzelgaben oral oder 0,02—0,07 mg/kg/dosi nach KOLTAY u. SZORADY 3—5× täglich.

Wirkungseintritt nach Tagen, Anhalten der Wirkung bis zu 4 Wochen nach Absetzen.

Nebenwirkungen. Unter 151 beim National Clearinghouse for Poison Control Centers der USA von Juli 1959 bis Dezember 1960 registrierten Reserpin-Vergiftungen waren 143 Kinder. Die Erscheinungen waren durchweg milde, nur 24 Kinder mußten klinisch behandelt werden.

Verstopfte Nase (Gefäßerweiterung), Hypersalivation, Appetitsteigerung, Übelkeit, Durchfälle, Albdrücken, Depression, Bradykardie, Atemhemmung, Erhöhung der Magensaftsekretion und -acidität, Schwächegefühl, Muskelschmerzen.

Dosisunabhängig in Einzelfällen oder bei entsprechend hoher Dosierung in allen Fällen kann Parkinsonismus auftreten infolge Erregung des reticulären Apparates im Hirnstamm (SHAW). Er verschwindet nach Absetzen oder läßt sich durch Benztropin oder Antiparkinsonmittel beheben.

Handelspräparate:

Rivasin: Tabletten zu 1 und 2,5 mg.

Sedaraupin: Tabletten zu 0,2 und 1 mg, Liquid. 10 ml zu 0,5 und 2 mg.

Serpasil: Tabletten zu 0,25 und 1 mg, Lösung 10 ml zu 5 mg.

Phenothiazin-Derivate. Die heute gebräuchlichen Phenothiazin-Derivate wurden aus den Antihistaminica entwickelt und besitzen wie diese das Alkylamin-Grundskelet. Die älteste therapeutisch genutzte Phenothiazin-Verbindung ist das Methylenblau, später wurde dann Phenothiazin als Anthelminticum verwendet, was aber wegen der häufigen und schweren Nebenerscheinungen kaum noch üblich ist.

Die hier zu besprechenden Phenothiazin-Derivate unterscheiden sich durch Veränderungen im Phenothiazin-*Ring* (Substitution in 3-Stellung — nach amerikanischer Nomenklatur in 2-Stellung) — was mit *quantitativer* — und in der *Seitenkette* — was mit *qualitativer* Wirkungsänderung einhergeht.

Nach dem Bau der Seitenkette lassen sich die Phenothiazin-Derivate daher auch in verschiedene Untergruppen zusammenfassen:

A. Phenothiazin-Derivate mit einer *Äthyl*-Seitenkette:

Promethazin (im Handel als: Atosil, Phenergan, Thiergan, Vallergin).

Ethopropazin (im Handel als: Dibutil, Parsidol, Radipal).

Thiazinamium (im Handel als: Multergan, Padisal).

B. Phenothiazin-Derivat mit einer *Propyl*seitenkette:

a) *Offene* Seitenkette:

Promazin (im Handel als: Prazin, Protactyl, Sparine, Verophen).

Chlorpromazin (im Handel als: Largactil, Megaphen, Propaphenin, Thorazin).

Triflupromazin (im Handel als: Vesprin, Psyquil).

Levomepromazin (im Handel als: Neurocil, Nozinan).

Trimeprazine (im Handel als: Repeltin; Theralene, Temaril).

b) Propylseitenkette z.T. in *Piperidinring* einbezogen:

Mepazin (im Handel als: Pacatal, Lacumin).

Thioridazin (im Handel als: Melleril).

c) Einbeziehung des endständigen N-Atoms der Propylseitenkette in einen *Piperazinring:*

Perazin (im Handel als: Taxilan).

Prochlorperazin (im Handel als: Nipodal; Compazine, Stemetil).

Fluphenazin (im Handel als: Lyogen, Omca).

Chlorperphenazin (im Handel als: Decentan, Trilafon).

Butyrylperazin (im Handel als: Randolectil).

C. Phenothiazin-ähnliche Verbindungen:

Prothipendyl-HCl (im Handel als Dominal).

Hydroxyäthylpiperazinpropyl - thiophenyl - pyridylamin (im Handel als Pervetral).

Thioxanthenderivate (im Handel als Taractan und Truxal).

Pharmakodynamische Wirkung. Die meisten Phenothiazin-Derivate wirken gleichzeitig *sympathico-, parasympathico-* und *spasmolytisch*, sowie *lokalanaesthetisch* (und z.T. auch ganglioplegisch). Es wird eine Blockierung der jeweiligen Überträgerstoffe des vegetativen Nervensystems angenommen, teilweise auch ein direkter muskulärer Angriff. Adrenalin-, Effortil-, Sympatol-, Pervitin-Wirkungen werden durch Chlorpromazin abgeschwächt oder bei hoher Dosierung sogar umgekehrt. Auch Ephedrin, Veritol und Suprifen bleiben wirkungslos, nur die *Nor-Adrenalin-Wirkung bleibt unbeeinflußt.* Lediglich Diäthazin verstärkt die Adrenalin-Wirkung.

Die *Antihistamin-Wirkung* der einzelnen Phenothiazin-Derivate schwankt sehr stark und ist am stärksten ausgeprägt bei Promethazin, Thiazinamium, Levomepromazin, Trimeprazine und Prothipendyl.

Auf die Ganglien und Zentren des Hirnstammes wirken die Phenothiazin-Derivate ausgesprochen *lytisch* und *sedativ-hypnotisch*, die Spontanmotilität wird gehemmt, bedingte Halte- und Stellreflexe werden unterdrückt, es kommt zu einer allgemeinen Verlangsamung mit erschwertem Reaktionsvermögen, Erlöschen aggressiver Tendenzen. Daneben bestehen antipyretische und *antiemetische* Wirkungen von unterschiedlicher Stärke. Die Fähigkeit zu adäquater Wärmeregulation geht verloren (Körpertemperatur und Sauerstoffverbrauch sinken ab), Narkotica, Hypnotica und Analgetica werden in ihren Wirkungen *potenziert.* Der Serum-Eisenspiegel wird erniedrigt, die Blutgerinnung und die Darmperistaltik gehemmt.

Klinische Wirkungen. Im Vordergrund steht die „*Senkung des zentralnervösen Grundtonus*" mit Affekt- und Antriebshemmung, Ausgleich innerer Spannungen und *Schlafförderung.* Bei höherer Dosierung folgt auf diese initiale Phase u.U. ein Stadium psychomotorischer Erregung mit kataleptischen Symptomen, Denkhemmung, Parkinson-ähnlichen hyperkinetisch-dystonen oder hypokinetisch-hypertonen Syndromen vornehmlich im Zungen-Schlundbereich.

Hierauf folgt die sog. Integrationsphase mit emotioneller und affektiver Gleichgültigkeit, das „totale Dämpfungssyndrom".

Dieser phasenweise Wirkungsverlauf ist möglicherweise die Folge der spezifischen neuropharmakologischen Hemmung und Enthemmung im aufsteigenden reticulären System (ARS) und Zwischenhirn, auch als pharmakologische Leukotomie bezeichnet.

Indikationen. Diese sind besonders in der Pädiatrie sehr zahlreich. Gelang es doch, mit den Phenothiazin-Derivaten erstmals eine wirksame ZNS-Dämpfung ohne nennenswerte hypnotische und atemdepressorische Wirkung zu erzielen. Der Vollständigkeit halber seien hier auch die Anwendungsbereiche erwähnt, bei denen sich die Phenothiazin-Derivate nicht bewährt haben.

a) Gute Erfolge bei: *Pylorospasmus* (Kombination eines zentral und eines peripher wirksamen Phenothiazin-Derivates, z.B. Chlorpromazin + Thiazinamium zusammen 1,5 mg/kg/die, Steigerung auf 2—3 mg/kg/die, jedoch sollen Schluck- und Saugreflex erhalten bleiben und die Kinder erweckbar sein). Es besteht jedoch keine Notwendigkeit, die übliche Belladonna-Papaverin-Behandlung des Pylorospasmus durch Phenothiazin-Derivate zu ersetzen (Arp u. Leuterer).

Habituelles, zentral bedingtes *Erbrechen* älterer Säuglinge spricht gewöhnlich auf Chlorpromazin — Promethazin-Behandlung gut an.

Bei *Toxikosen* bewirken Chlorpromazin + Promethazin — im allgemeinen 2 mg/kg/die, in schwersten Fällen 7—10 mg/kg/die — vielfach eine Temperatursenkung, Besserung des Erbrechens, der Durchfälle, Kreislaufstabilisierung, Verhütung oder Behebung diencephaler oder peripher-regulatorischer Entgleisungen.

Die *Unruhe schwerkranker* Kinder läßt sich durch Chlorpromazin - Promethazin - Gemisch 1mg/kg/die in 3—4 Einzelgaben gut beeinflussen.

Hyperpyrexie mit lebensbedrohlichen „Aggressionen" im Gefolge schwerer septischer Zustände erfordert u.U. hohe Dosen Chlorpromazin-Promethazin-Gemisch.

Bei *Pertussis* lassen sich zwar die Hustenanfälle nicht verhindern, Erbrechen und angeblich auch Encephalopathie können jedoch evtl. gebessert oder verhindert werden. Bei apnoischen Anfällen ist Chlorpromazin kontraindiziert.

Krampfanfälle im Rahmen *akut entzündlicher Erkrankungen* des *ZNS* (Meningitis, Encephalitis) sprechen u.U. auf Chlorpromazin-Promethazin-Kombination gut an. Eine Beeinflussung des Hirnödems konnte bisher nicht nachgewiesen werden.

Bei *spastischer Bronchitis* kann Sedierung ohne Atemdepression erreicht werden, auch die Antihistaminwirkung und Parasympathicolyse können hier erwünscht sein.

Akute Laryngitis (Pseudocroup) kann durch die Antihistamin-Wirkung des Promethazin gebessert werden.

Beim *Status asthmaticus* bewährt sich die Chlorpromazin-Promethazin-Mischung (evtl + Thiazinamium) ebenfalls und führt zu einem Verschwinden des Angstgefühls und einer evtl. vorhandenen allergischen Komponente.

Bei *Pneumonie* können Atemfrequenz und allgemeine Unruhe durch Chlorpromazin günstig beeinflußt werden.

Zur Sedierung *herzkranker Kinder* eignet sich Chlorpromazin-Promethazin-Gemisch u.U. besser als Barbiturate.

Chorea minor spricht auf Chlorpromazin (evtl. + Promethazin) oft gut an.

Bei *acetoanämischem Erbrechen* reicht häufig eine einzige Injektion Chlorpromazin-Promethazin-Gemisch, gewöhnlich wird die Behandlung 2—3 Tage fortgesetzt.

Psychomotorische Unruhe erethischer Kinder spricht u.U. auf eine hochdosierte Langzeitbehandlung mit Chlorpromazin-Promethazin an. Auch Thioridazin — nach Jacobs 30 bis 120 mg täglich — und Thioxanthen werden verwendet.

Zur *Operationsvorbereitung* bzw. vor *diagnostischen Eingriffen* hat sich die Gabe von Prothipendyl + Promethazin am Vorabend bzw. 3—4 Std und 1 Std vorher in einer Dosierung von je 1 mg/kg, bei der letzten Gabe evtl. zusätzlich 1 mg/kg Dolantin, gut bewährt. Die von einzelnen Autoren (Jakobi) angegebene höhere Dosierung (bis zu 6 mg/kg Gemisch) hat sich uns nicht bewährt und führt zu häufigeren Kreislaufdepressionen.

Der *postoperative Schock* soll durch Chlorpromazin-Promethazin-Gabe vermeidbar sein.

Bei *Verbrühungen* wird von vielen Autoren Chlorpromazin + Promethazin (evtl. + Dolantin) mit gutem Erfolg verwendet.

Bei *Commotio cerebri* kann eine Ruhigstellung durch Phenothiazin-Derivate erwünscht sein.

b) Keine überzeugenden Erfolge bei:

Geburtstraumen, Austauschtransfusionen, Tetanus neonatorum (Einzelberichte), Frühgeburtenaufzucht (Unterkühlung, Atmungsstabilisierung, interstitielle Pneumonie), Atemstörungen bei Polio, Kreislaufkollaps, cerebraler Kinderlähmung, Tic.

Kontra-Indikationen. Alkohol- und Barbiturat-Intoxikationen, dekompensierte Herzkranke, alle Formen der Epilepsie (kurzfristige Gabe bei guter antiepileptischer Medikation besonders als Prämedikation möglich), Leberschaden, Phäochromozytom.

Resorption, Ausscheidung, Applikation. 30 min nach intravenöser Gabe von 20 mg/kg Chlorpromazin werden beim Hund Plasmaspiegel von 0,2 mg-% gemessen, da die Phenothiazin-Derivate in bestimmten Organen (Niere, Hirnrinde, Mesencephalon) gespeichert werden. Die Ausscheidung erfolgt nach parenteraler

Gabe über die Niere, nach Abbau in der Leber. Nach oraler Gabe werden 80% mit dem Kot ausgeschieden, d.h. nur 20% werden resorbiert. Theoretisch müßte also oral etwa fünfmal höher dosiert werden als parenteral. Die Wirkung tritt sowohl nach parenteraler als auch nach oraler Gabe rasch ein und hält 3—4 Std an. Eine Kumulation ist daher im allgemeinen nicht zu befürchten. Der Abbaumechanismus ist noch nicht geklärt. Im Harn finden sich Sulfoxyde neben unveränderter Substanz.

Toxikologie. Die DL 50 schwankt für verschiedene Tiere und bei verschiedener Körpertemperatur so stark, daß eine Umrechnung auf den Menschen nicht möglich ist. Sie ist z.B. bei 18⁰ C 30mal so hoch wie bei 25—30⁰ C und schwankt für verschiedene Phenothiazin-Derivate unter gleichen Bedingungen bei der Maus nach intraperitonealer Gabe zwischen 75 und 250 mg/kg. Für die meisten Phenothiazin-Derivate gelten für die Langzeitbehandlung beim Erwachsenen 5,7—7,1 mg/kg als therapeutische Höchstgrenze, die ohne Überdosierungserscheinungen vertragen wird.

Intoxikationserscheinungen beim Tier sind Rausch, Nahrungsverweigerung, Somnolenz, Hypotension, Unterkühlung, Muskelerschlaffung, Krämpfe, Tod durch Atemstillstand (!). Keine histologisch nachweisbaren Organveränderungen, keine Kumulation.

Dosierung. Möglichst individuell, bei schlechtem Ansprechen ist Erhöhung auf das 1$^1/_2$—2fache der Ausgangsdosis möglich.

Für die Breite der therapeutischen Anwendung und die Aufhebung von Nebenwirkungen ist die kombinierte Anwendung verschiedener Phenothiazin-Derivate bedeutungsvoll.

Prochlorperazin: 0,5 mg/kg Körpergewicht/die oder 10 mg/m² Körperoberfläche/die in 3—4 Einzelgaben oral oder rectal, i.m. die Hälfte dieser Dosis.

Promethazin: 0,5 mg/kg/dosi oder 15 mg/m²/dosi oral, rectal, i.m. Wiederholung evtl. nach 4—6 Std.

Chlorpromazin: 2 mg/kg/die oder 0,75 bis 1,5 g/m²/die in 3—4 Einzelgaben oral oder i.m., rectal die doppelte Menge.

Von der gebräuchlichsten *Kombination* von Chlorpromazin bzw. Prothipendyl, mit Promethazin, erhalten oral oder i.m.

Säuglinge und Kleinkinder (bis 12 kg) 1,0—1,5(—2) mg/kg/die,

Kleinkinder (über 12 kg) 1,0(—1,5) mg/kg/die,

Schulkinder ab 8 Jahren 0,5 mg/kg/die, jeweils in 3—4 Einzelgaben alle 6—8 Std. Als Initialdosis kann eine halbe Tagesmenge gegeben werden.

Wegen der exakteren Resorptionsverhältnisse ist die intramuskuläre Injektion in jedem Falle vorzuziehen, oral muß die doppelte, rectal die dreifache Dosis gegeben werden. Intravenöser Dauertropf (z.B. bei Toxikosen) ist nur selten erforderlich. Die subcutane Injektion ist wegen lokaler Reizerscheinungen zu vermeiden.

Zeichen von *Überdosierung* sind Ileus, Harnverhaltung, Unterdrückung des Hustenreflexes; sie werden mit Coffein oder Noradrenalin bzw. Prostigmin behandelt. Nach Prämedikation mit Sedativa oder Morphium-Derivaten sollen Phenothiazin-Derivate erst gegeben werden, wenn die Wirkung der ersteren abgeklungen ist.

Unerwünschte Wirkungen. Tödliche *Vergiftungen* sind extrem selten. Bisher wurden nur im Kindesalter drei derartige Fälle beschrieben, und zwar bei einem 13 Monate alten nach 750 mg unter den Zeichen des Hirnödems (BREHME), bei einem 3 Jahre alten Jungen nach 800 mg (DILWORTH u. Mitarb.) und bei einem 4 Jahre alten Mädchen nach 14 Dragées Chlorpromazin (KAHLER) im Koma und Kollaps. Keine von 378 vom Juli 1959 bis Dezember 1960 beim National Clearinghouse for Poison Control Centers der USA registrierten Phenothiazin-Vergiftungen, die in der Mehrzahl Kinder betrafen, endete tödlich.

Neun, z.T. schwere, akute Vergiftungen mit Koma wurden bei Kleinkindern nach Pipamazine von CANN u. Mitarb. beschrieben.

I.v.-*Injektion* kann zu Thrombophlebitiden führen, daher i.v.-Anwendung nur als Dauertropf.

Agranulocytosen können prinzipiell durch jedes Phenothiazin-Derivat hervorgerufen werden, wurden jedoch noch nicht bei allen beobachtet. Obwohl sich die Granulocyten nur allmählich vermindern und die Agranulocytose erst zwischen der 5.—10. Behandlungswoche und vornehmlich bei Frauen auftritt, muß für die meisten Fälle eine allergische Genese angenommen werden, doch ist auch eine toxische

Wirkung in vielen Fällen diskutiert worden. Bis 1959 wurden 59 Fälle nach Chlorpromazin (davon verliefen 22 tödlich) und 12 nach Promazin (davon 3 tödlich) beschrieben (KORST). Diese Zahlen sind jedoch, gemessen an der weit verbreiteten Anwendung der Phenothiazin-Derivate, gering. Das Erkrankungsalter lag zwischen 26—88 Jahren, Kinder waren nicht darunter.

Unabhängig von der Entwicklung einer Agranulocytose kann es in vielen Fällen während der ersten Tage der Behandlung zu einer vorübergehenden Leukopenie kommen. Bei den hämolytischen Anämien und der Methämoglobinbildung nach Anwendung von Phenothiazin als Anthelminticum handelte es sich dagegen um direkte toxische Wirkungen. Ebenfalls nach verschiedenen Phenothiazin-Derivaten wurde das Auftreten einer intrahepatischen Cholostase mit Ikterus beobachtet, was übrigens in gleicher Weise auch nach Salvarsan, Thiouracil, Methyltestosteron und Chlorpropamid beschrieben wurde. Der *Phenothiazin-Ikterus* tritt ebenfalls dosisunabhängig in der 2.—4. Woche der Behandlung unter dem klinischen Bild eines (intrahepatischen) Verschluß-Ikterus auf. Auch ohne daß es zum Ikterus kommt, läßt sich bei allen Behandelten während der ersten Woche eine Erhöhung der alkalischen Serumphosphatase feststellen (HIPPIUS). Die in der Literatur bis 1958 (KÄHLER) aufgeführten 120 Fälle von Phenothiazin-Ikterus traten vorwiegend nach Chlorpromazin-, aber auch nach Promazin- und Mepazin-Behandlung auf. Einzelne Todesfälle sind beschrieben. RÜTTNER u. Mitarb. berichteten 1962 über 14 eigene Beobachtungen, von denen 4 ad exitum kamen. Nicht selten fanden sich Anhaltspunkte für eine vorgeschädigte Leber. Autoren mit großem Patientenmaterial rechnen mit einer Ikterushäufigkeit unter Phenothiazin-Behandlung zwischen 0,4—1% der Behandelten. Keine Beobachtung bei Kindern.

Urticarielle *Hauterscheinungen* treten ebenfalls in der 2.—4. Behandlungswoche auf, fast ausschließlich nach chlorierten Phenothiazin-Derivaten, in Form scarlatiniformer, morbilliformer, papulöser Exantheme, Petechien, bullöser Erscheinungen, Dermatitiden, Pruritus, allergischer Ödembildung.

Ebenfalls allergisch bedingt kann es zu Temperaturanstieg, Gelenkbeschwerden, Conjunctivitiden, Stomatitiden kommen. Besonders zu erwähnen ist noch eine relativ häufige Photosensibilisierung, vornehmlich nach Chlorpromazin. Die Häufigkeitsangaben übe allergische Hauterscheinungen schwanken zwischen 2,8—18,4% (KLEINSORGE), im Mittel 9,8% (MÖLLER), mit überwiegendem Befall der Frauen. Kontaktallergien beim — vornehmlich weiblichen — Pflegepersonal wurden gehäuft beobachtet, bevor es üblich war, die Präparate zu dragieren.

Hypodyname Kreislaufstörungen mit orthostatischem Kollaps und Tachykardie treten nach hohen Dosen fast aller Phenothiazin-Derivate auf. Sie sind aber auch schon nach niedriger Dosierung möglich, besonders heftig nach intravenöser Applikation. Nach je 75 mg Promazin i.m. wurden 3 Todesfälle bei vorgeschädigtem Kreislauf beschrieben (KÄHLER). Bei der Dauerbehandlung sind die Kreislaufstörungen dagegen unbedeutend, da es zu einer individuellen Anpassung kommt. Abhängig von der Ausgangslage des Behandelten wurden in seltenen Fällen auch Bradykardie und Hypertonie beobachtet. Bei Phäochromocytom-Patienten kann es infolge Adrenalin-Umkehr schon nach 10 mg eines Phenothiazin-Derivates i.m. zum schweren Schock kommen.

Atemdepressionen sind schon nach 25 bis 50 mg Chlorpromazin möglich, es ist daher bei pulmonaler Insuffizienz Vorsicht geboten (KÄHLER). Sie sind auch bei Neugeborenen nachweisbar, deren Mütter unter der Geburt Chlorpromazin erhalten haben.

Nebenerscheinungen *vegetativer* Art sind recht häufig, aber harmlos. Hierher gehören vasomotorische Rhinitis, Flush, Schwitzen, Frösteln, Trockenheit in Mund, Rachen, Kehlkopf, Bronchien (daher Halskratzen, Heiserkeit, Husten), Akkommodationsstörung, bedrohliche Hyperthermien infolge Schweißblockierung an sehr heißen Tagen. Obstipationen sind häufiger zu beobachten als Diarrhoen, Miktionsstörungen können sich bis zur Harnsperre steigern. Wasserretention ist in vielen Fällen, verstärkte Diurese nur selten beschrieben.

Hyperkinetisch-dystone Erscheinungen können dosisunabhängig während der ersten vier Behandlungstage vornehmlich im Bereich der Gesichts-, Hals-, Schlund- und oberen Extremitäten-Muskulatur auftreten. Diese auch als Pseudo-tetanus- oder Cervicolinguomastikatorisches Syndrom bezeichneten

Erscheinungen wurden vornehmlich nach Prochlorperazingabe beobachtet (MEYLER; SHAW u. Mitarb.). Zum Teil verschwinden sie während der Weiterbehandlung spontan oder können mit Antiparkinson-Mitteln behandelt werden. Besonders bei Kindern kann es zu bedrohlicher Atembehinderung kommen, die sofortiges Absetzen der Medikation und entsprechende Gegenmaßnahmen erfordert (SHAW; SHAW u. Mitarb.).

Hypokinetische Syndrome treten dosisabhängig nach der 2. Behandlungswoche auf und klingen erst nach Absetzen des Medikamentes ab. Zur Vermeidung dieser Erscheinungen wurden Kombinationspräparate mit Antiparkinson-Substanzen hergestellt (Megaphen comp., Phasein forte).

Bei Leukotomierten und Epileptikern können dosisunabhängig *Krampfanfälle* provoziert werden. Bei Kindern können auch Schreckhaftigkeit, Unruhe und Albträume auftreten.

Anhang: *Phenothiazin-ähnliche Neuroleptica.*

Das Prothipendyl und seine Derivate entsprechen in ihren Wirkungen prinzipiell den Phenothiazin-Derivaten. Das *Thioxanthen* dagegen weist einige Besonderheiten auf, die hervorgehoben werden sollen:

$$H-C-CH_2-CH_2-N(CH_3)_2$$

Thioxanthen

Stark ausgeprägt sind die zentraldämpfende und kataleptische Wirkung sowie der Benzedrin-Antagonismus. Mehrfach stärker als beim Chlorpromazin sind der anticholinergische und adrenolytische Effekt. Es besitzt antiemetische und Antihistamin-Wirkung. Die Hypothermiewirkung entspricht der des Chlorpromazin.

Auf orthostatische Erscheinungen und Tachykardien ist zu achten, bei hoher Dosierung ist Bettruhe zu empfehlen. Allergien sind selten, Leberschäden wurden bisher nicht beobachtet.

Indikationen. Agitationszustände, Psychosen, Verwirrtheitszustände, Narkosevorbereitung, Potenzierung von Narkotica, Hypnotica, Analgetica.

Kontra-Indikationen. Alkohol-, Barbiturat- und Opiat-Intoxikationen, schwere Herz- und Kreislaufschäden.

Dosierung. Zeichnet sich besonders bei erethischen Kindern durch große therapeutische Breite aus, 1—2 mg/kg können bei kleineren Kindern u. U. 2—3mal täglich gegeben werden. Bei gut eingestellten Epileptikern ist selbst bei hoher Dosierung kein ungünstiger Einfluß auf das Krampfleiden festzustellen.

Im Handel als: Truxal: Dragées zu 15 und 50 mg, Truxaletten zu 5 mg, Truxaletten-Saft zu 2,5 mg/ml, Suppositorien zu 25 mg, Ampullen zu 50 mg/ml.

Taractan: Dragées zu 5, 15 und 50 mg.

Tranquillizer und Ataractica

(Tranquillitas = Wind- und Meeresstille, ataractos = ungestört, unerschrocken). Es handelt sich hier um eine Gruppe von Pharmaka, die bei sonst normalen Menschen übermäßige Angst, Furcht und Situationsspannungen beseitigen und dafür Gleichmut und Ausgeglichenheit herbeiführen sollen. Von den Neuroleptica unterscheiden sie sich dadurch, daß sie den zentralnervösen Grundtonus nicht umstimmen und auch in hoher Dosierung keine Wirkung auf echte Psychosen besitzen. Auch sollen sie keine hypnotische Wirkung entfalten, was aber nicht bei allen Substanzen gewährleistet ist, insbesondere da auch chemische Beziehungen zu den Hypnotica bestehen. Konzentrations- und geistige Leistungsfähigkeit werden u. U. doch beeinträchtigt, was besonders bei Verkehrsteilnehmern zur Verursachung von Unfällen führen kann.

Derivate aliphatischer Alkohole

Meprobamat ist chemisch 2-Methyl-2-n-propyl-1,3-propandiol-dicarbamat und läßt sich von dem Hypnoticum Äthylurethan ableiten, das ebenfalls ein Carbaminsäure-Ester ist.

Meprobamat

Vorgänger des Meprobamat waren die Glycerinäther (im Handel als: Byk-M 1, Reorganin, Myoscain), bei denen teils eine curareartige, muskelerschlaffende, teils eine spasmolytische, angst- und spannungsdämpfende Wirkung im Vordergrund standen. Im Gegensatz zum peripheren Angriffspunkt des Curare greifen diese Verbindungen jedoch an den Schaltneuronen (Interneuronen) des Reflexbogens an.

Meprobamat blockiert wahrscheinlich vornehmlich die Interneuronen (= Interneuronenblocker) in dem Gebiet des Thalamus, das den Wachzustand und die Gemütsbewegung reguliert. Die relativ geringe muskelerschlaffende Wirkung soll ebenfalls zur Entspannung beitragen. Aus dem Wirkungsort erklären sich sowohl die Unterschiede zu den hypothalamisch und am ARS angreifenden Neuroleptica als auch das Fehlen bzw. die schlechte Beeinflussung vegetativer Erscheinungen. Die Wirkungen auf den Nucleus ruber und den Hirnstamm vor allem bei Intoxikationen ähneln sehr der Barbituratwirkung.

Nach oraler Gabe werden die höchsten Blutspiegel nach 2 Std gemessen. Die Ausscheidung im Urin beginnt nach 30 min. Nach 24 Std ist der größte Teil über die Nieren ausgeschieden, im Stuhl erscheinen nur etwa 10% der oral eingenommenen Menge.

Indikationen. Angst- und Spannungszustände, funktionelle Herzbeschwerden, Neuropathie, Muskelspasmen, versuchsweise bei vegetativen Dysregulationen, Kontaktschwäche, Schlafstörungen, Kopfschmerzen, zur Ruhigstellung vor diagnostischen und therapeutischen Eingriffen.

Unerwünschte Wirkungen. Unter 276 vom Juli 1959 bis Dezember 1960 beim National Clearinghouse for Poison Control Centers der USA registrierten Meprobamat-Vergiftungen waren 22% Kinder. In insgesamt 48% kam es zu einer ZNS-Dämpfung, in Einzelfällen bis zu Bewußtlosigkeit und Krampfanfällen.

Legard berichtet über die Vergiftung eines 11,3 kg schweren Kindes mit 4 g Meprobamat, das nach eintägiger Bewußtlosigkeit genas. Das National Clearinghouse for Poison Control Centers der USA berichtete 1959 über zwei tödliche Vergiftungen von Erwachsenen nach Einnahme von 240 und 350 mg/kg Körpergewicht.

Schläfrigkeit, Benommenheit, Schwindel, Anorexie, Hitzegefühl, gastro-intestinale Symptome, Sehstörungen, verstopfte Nase, Bronchospasmus, Arrhythmie, Blutdruckerniedri-

gung (besonders bei Überdosierung), Ödeme wurden beobachtet. Schon nach der ersten Gabe kann es zu allergischen Erscheinungen, vornehmlich an der Haut, aber auch an Gelenken, Gefäßen und Nieren kommen, so daß hier eine Histamin-Freisetzung diskutiert wird. Psychische Störungen verschiedener Art kommen vor.

Unter 6500 mit Meprobamat behandelten Patienten kam es in 113 Fällen zu anaphylaktoiden Reaktionen (Meyler).

In den USA, wo die sog. „happiness pills" eine enorme Verbreitung gefunden haben, wird auch die Suchtgefahr erörtert. Im doppelten Blindversuch konnten beim Absetzen einer hochdosierten Meprobamatbehandlung schwere Entziehungserscheinungen registriert werden.

Patienten, die unter Tranquillizer-Behandlung stehen, benötigen u. U. größere Antibiotica-Dosen, Herzkranke dekompensieren leichter, Diabetiker entwickeln leichter ein tieferes Koma.

Kontra-Indikationen. Myasthenia gravis.

Dosierung. Die therapeutische Breite ist sehr groß (DL 50 bei oraler Gabe bei Mäusen 1100 mg/kg, bei Ratten 1600 mg/kg, bei intraperitonealer Applikation bei Mäusen 800 und bei Ratten 545 mg/kg, auch nach monatelanger Überdosierung sind beim Tier keine Organschäden nachweisbar).

Koltay u. Szorady gaben 3—5mal täglich 10—20 mg/kg Körpergewicht oral.

Als mittlere Tagesdosis werden 25 mg/kg Körpergewicht oder 0,7 g/m² Körperoberfläche in 2—3 Einzelgaben gegeben.

Kinder bis zu 6 Jahren erhalten 3mal täglich, über 6 Jahre 4—5mal täglich 200 mg, wobei jeweils individuell nach dem — meist schwer beurteilbaren — Erfolg dosiert werden kann.

Im Handel als: Cyrpon: Dragée zu 200 und 400 mg, Suppositorien für Kinder zu 200 mg.

Aneural: Dragée zu 200 mg, Tabletten zu 400 mg.

Miltaun: Dragée zu 400 mg, Miltaunetten zu 200 mg.

Methylpentinolhaltige Mittel. Das Methylpentinol — auch Methylparafynol genannt — ist chemisch 2-Äthinyl-2-oxybutan und kann vom Amylenhydrat, einem der ältesten Schlafmittel, abgeleitet werden. Es dient als *Tagessedativum* und bei *Einschlafstörungen.* Soll auch in hoher Dosierung die Atmung nicht beeinflussen. Aus dem Magen wird es rasch *resoerbiert* und nach Abbau in Leber, Nieren und Gehirn schnell eliminiert.

$$H_3C\diagdown\quad\diagup C_2H_5$$
$$C$$
$$H_3C\diagup\quad\diagdown OH$$
Amylenhydrat

$$H_3C\diagdown\quad\diagup C_2H_5$$
$$C$$
$$C\equiv C\diagup\quad\diagdown OH$$
Methylpentinol

30 min nach i.v. Injektion ist im Blut nur noch $1/7$, nach 2 Std nichts mehr nachweisbar. Die DL 50 beträgt bei der Maus nach oraler Gabe 800 mg/kg (HAUSCHILD). Von den Pharmakologen (z. B. SHIDEMAN, HAUSCHIELD) wird die Substanz zu den Sedativa und Hypnotica gerechnet, wenngleich die Angaben über die hypnotische Wirksamkeit im doppelten Blindversuch zwischen 0 und 90% schwanken (SHIDEMAN). Im Tierversuch ist eine mäßige antikonvulsive Wirkung nachweisbar.

Indikationen. Einschlafstörungen, Erethismus, zur Sedierung vor EEG- (MATTHES u. BAUNACH) und EKG-Untersuchungen.

Unerwünschte Wirkungen. Akute Intoxikationen sind selten und ähneln der Alkohol- und Barbiturat-Vergiftung. Ein Todesfall bei einer 45 Jahre alten Frau nach Einnahme von etwa 6 g wird beschrieben (SHIDEMAN) (CARES et al., zit. nach DRILL), wahrscheinlich unter dem Bilde des Herzversagens (SHIDEMAN), während Einnahme von 10 und 30 g überlebt wurde.

Bei therapeutischer Dosierung wurden Magenbeschwerden, Übelkeit, Verwirrtheit, Sprachstörungen und Dermatitis exfoliativa (SHIDEMAN) beobachtet. Auch paradoxe Reaktionen mit Aktivitätssteigerung sind möglich.

Applikation und Dosierung. Wegen des unangenehmen Geschmacks, der dem Amylenhydrat ähnlich ist, wird die Substanz meist in Gelatinekapseln genommen. Neuerdings sind auch Tropfen und Honig mit verbessertem Geschmack hergestellt worden. Kinder erhalten 150—200 mg (Erwachsene 250—750 mg) bis zu 4mal täglich oder 3—5mal täglich 1—2 mg/kg Körpergewicht.

Im Handel als:

Allotropal: 150 mg/ml Lösung, 250 mg/ Kapsel.

Atempol: 250 mg/Kapsel.

Miramel: 80 mg/Kapsel, 250 mg/Kapsel, 400 mg/ml forte Tropfen.

Valamin (Tabletten zu 0,5 g) enthält Äthinyl-cyclohexyl-karbamat, einen Methylpentinolabkömmling (s. Sedativa). Kinder erhalten $1/4$—1 Tablette.

Benzhydrol-Derivate

Hydroxyzin (im Handel als Atarax, Masmoran) ist chemisch 1-p-Chlorbenzhydryl-4(2-(2 - hydroxyäthoxy) - äthyl) - diäthylendiamin-dihydrochlorid und dem Cyclizin und Meclizin verwandt.

Es wirkt in erster Linie sedierend ohne wesentliche Beeinträchtigung des Bewußtseins. Daneben werden ihm gewisse antiemetische, antiallergische, analgetische, antikonvulsive, anaesthetische, adrenolytische, spasmolytische, antiphlogistische, antipyretische, Analgetica- und Barbiturat-potenzierende Eigenschaften zugeschrieben.

Aus dem Magen-Darmkanal wird es rasch *resorbiert*. Die Wirkung setzt 15—30 min nach oraler Gabe ein, erreicht nach 1—2 Std ein Maximum und klingt nach 6—20 Std wieder ab.

Indikationen. Angst- und Spannungszustände, Asthma bronchiale, Magen-Darmerkrankungen (Ulcus, Colica mucosa), juckende Dermatosen, vor therapeutischen und diagnostischen Eingriffen, Verhaltensstörungen (Schul- und Erziehungsschwierigkeiten, Angstzustände, Erethismus), Schlafstörungen.

Dosierung. Kinder bis zu 6 Jahren 50 mg täglich, von 6—14 Jahren 50—100 mg täglich in 3—4 Einzelgaben. 3—5mal täglich 1 mg/kg Körpergewicht.

Unerwünschte Wirkungen sind bei therapeutischer Dosierung sehr selten. Die DL_{50} liegt für Ratten und Mäuse bei etwa 2 g/kg Körpergewicht. Müdigkeit und Mundtrockenheit treten meist erst nach höheren Dosen auf. Bei einer gleichzeitigen Antikoagulantien-Behandlung kann deren Bedarf bis auf die Hälfte reduziert werden.

Im Handel als:

Atarax: Dragée zu 10 und 25 mg, Tabletten zu 100 mg, Suppositorien zu 50 mg, Ampullen zu 100 und 200 mg.

Masmoran: Tabletten zu 25 mg.

Captodiamin (im Handel als Covatix Dragées zu 50 mg. — Covatin, Suvren) ist chemisch p-Butylmercaptodiphenylmethyl-β-dimethylaminoäthylsulfid - hydrochlorid und unterscheidet sich vom Diphenhydramin durch den Besitz der Butylmercaptogruppe und durch das S-Atom an Stelle eines O-Atoms. Es besitzt eine erhöhte sedative und spasmolytische, jedoch keine hypnotische und Anti-

Tabelle 8. *Phenothiazin-Derivate*

Kurzbezeichnung	Handelspräparate (mg/Zubereitung)	Stammhirn-dämpfung	ARS-Hemmnug	Sympa-thicolyse	Parasympa-thicolyse	Antihist-amin-W.	Lokal-anaesthesie	vorwiegend verwendet als
Promethazin	Atosil 50/Ampulle 25/Dragée, 50/Supp. 1/Tropfen und ml Sirup	++	++	+	++	+++	+++	Antihistaminicum, Sedativum
Thiazinamium	Padisal 100/Dragée	+	—	+	+++	++	++	Spasmolyticum Säuglinge: 1 bis 2, Kleinkinder: 2—4, Schulkinder: 6—12 Dragée täglich
Promazin	Protactyl 50/Ampulle und Teelöffel Sirup 25/Dragée Verophen 25/Dragée, 1/Tropfen, 20/Ampulle, 50/Ampulle forte, 100/Suppositorium	+++	+++	+++	++	+	++	Sedativum ($^1/_2$ so stark wirksam wie Chlorpromazin) Antiemeticum
Chlorpromazin	Megaphen 50/Ampulle, 25/Dragée 1/Tropfen	+++	+++	+++	++	+	++	Neurolegicum, Antiemeticum
Triflupromazin	Psyquil 10, 25, 50/Dragée 10/ml Emulsion, 10, 20/Ampulle	+++	+++	+	+	+	+	Sedativum, Antiemeticum
Levomepromazin	Neurocil 25/Tablette	++++	++++	++	—	+++	++	Neuroplegicum (2—3 mal so stark wirksam wie Chlorpromazin)
Alimemazine (Trimeprazine)	Repeltin 5/Tablette	++	++	+	++	+++	++	Antipruriginosum (1—2 mg/kg/die)
Mepazin	Pacatal 12,5, 25, 50/Dragée 50/Tablette und Ampulle	++	++	++	++	++	++	Sedativum, Neuroplegicum
Thioridazin	Melleril 25, 100/Dragée, Melleretten: 10/Drageé, 10 Tropfen u. 1 Teel. Saft	++	++	++	++	+	+	Neurolepticum, „Psychorelaxans"

Wirkstoff	Handelspräparat							Wirkungstyp
Perazin	Taxilan 25/Dragée	++	++	++	+	++	+	Psychoregulans
Prochlorperazin	Nipodal 10/Tablette und Suppositorium 0,25/Tropfen	+++	+++	+	+	+	+	Antiemeticum
Fluphenazin	Lyogen 0,25/Tablette Omca 0,1/Tablette	+++	+++	+	+	+	+	Neurolepticum
Chlor-Perphenazin	Decentan 8/Tablette, 4/Dragée, 1/Tropfen	+++	+++	+	+	+	+	Psychosedativum, Antiemeticum
Butyrylperazin	Randolectil 2,5, 10/Tablette, 1/10 Tropfen	+++	+++	?	+	+	+	Neurolepticum
Pipamazine	(Mornidine)							Antiemeticum
Anhang: Prothipendyl	Dominal 20/Dragée und Suppositorium für Kinder, 2/Tropfen	+++	+++		++	++	++	Psychosedativum, Antiemeticum
Chlordimethyl- aminopropylidin- thioxanthen	Truxal 15, 50/Dragée, 20/ml Saft, 50/ml Ampulle, 25/Suppositorium Truxaletten 5/Dragée u. 2 ml-Saft Taractan 5, 15, 50/Dragée	++	+++	++	+++	++	+	Psychosedativum

histamin-Wirkung. Der Angriffspunkt liegt wahrscheinlich in der Hirnrinde, toxische Dosen führen beim Tier zu Exzitation und Krämpfen.

Indikationen. Psychoneurosen, Angst, Spannung, Unruhe.

Dosierung. Etwa 2 mg/kg/ dosi 3—5mal täglich (KOLTAY u. SZORADY).

Azacyclonol (im Handel als Frenquel) ist chemisch α-(4-Piperidyl) - benzhydrol - hydrochlorid und ein Isomer des Pipradol (im Handel als: Meratran). Es wirkt zentral dämpfend und gegen Pipradol, Amphetamin und Lysergsäurediäthylamid antagonistisch.

Indikationen. Akute Schizophrenien, toxische Psychosen.

Dosierung. 3—5mal täglich 0,25—1 mg/kg Körpergewicht.

Benactyzine (im Handel als Suavitil, Tabletten zu 1 mg. — Lucidil, Nutinal, Parasan) ist chemisch Benzilsäurediäthylaminoäthylester - hydrochlorid und dem Trasentin verwandt. Es besitzt eine antiacetylcholin-spasmolytische, anaesthesierende und chinidinartige Wirkung. Es bewirkt Gleichgültigkeit gegenüber äußeren Eindrücken und Ereignissen.

Indikationen. Psychoneurosen, Angst, Einschlafstörungen.

Unerwünschte Wirkungen. Schläfrigkeit, Schwindel, Herzklopfen, Mundtrockenheit, Akkommodationsstörungen, bei höherer Dosierung Blockierung des Gedankenablaufes.

Dosierung. 3—5mal täglich 0,03—0,05mg/kgKörpergewicht.

Chlordiazepoxyd (im Handel als: Librium, Kapseln zu 10 mg, Dragée zu 5 mg). Das 7-chlor-2-methylamino - 5 - phenyl - 3 H-1,4-benzodiazepin-4-oxyd wirkt beruhigend, dämpft äußere Reizeinwirkung, löst Angst und Spannung, wirkt muskelerschlaffend. Körperliche und geistige Aktivität sollen eher angeregt als gehemmt werden. Es wird eine besondere Dämpfung des limbischen Systems angenommen (N. amygdale, Hippocampus). DL_{50} für Mäuse 720, für Ratten 2000 mg/kg Körpergewicht.

Indikationen. Angst, Spannung, Unruhe, Enuresis, Schulversager, Eingewöhnungs-schwierigkeiten, Heimwehsituationen. Ein günstiger Effekt bei Epilepsie konnte von Livingston nicht bestätigt werden.

Kontra-Indikation. Myasthenia gravis.

Nebenwirkungen. Müdigkeit, Ataxie, paradoxe Reaktionen.

Dosierung. Bei Kindern anfangs 5—10 mg und allmähliche Steigerung auf eine individuelle Optimaldosis von etwa 10—30 mg täglich oder 0,2—1,5 mg/kg Körpergewicht/die.

Literatur

Alajein, N., and Ch. Albagli: Severe imipramine poisoning in an infant. Amer. J. Dis. Child. 103, 108 (1962).

Arp, L., u. W. Leuterer: Die Behandlung der spastisch-hypertrophischen Pylorusstenose mit Phenothiazingemischen. Mschr. Kinderheilk. 104, 64—66 (1956).

Brehme, Th.: Phenothiazin-Derivate in der Pädiatrie. In: H. Kleinsorge u. K. Rösner, Phenothiazin-Derivate in der Medizin. Jena 1958.

Brugsch, H.: Akute Tofranil-Vergiftung im Kindesalter. Pädiat. Prax. 3, 101—103 (1964).

Cann, H. M., and H. L. Verhulst: Accidental ingestion of pipamazine in young children. Amer. J. Dis. Child. 99, 534 (1960).

Dews, P. B.: Tranquilizing agents. In: V. A. Drill, Pharmacology in medicine, 2. Aufl., S. 309ff. New York: McGraw-Hill 1958.

Dilworth, N. M., A. E. Dugdale, and H. B. Hilton: Acute poisoning with chlorpromazine. Lancet 1963 I, 137—138 (1963).

Frey, R.: Posology in infancy and childhood. Docum. Geigy, Scientific Tables, 5. Aufl. Basel 1959.

Geratz, H. J.: Die klinische Anwendung von Meprobamat bei Säuglingen. Kinderärztl. Prax. 27, 67 (1959).

— Erfahrungen mit Meprobamat im Kindesalter. Ther. d. Gegenw. 99, 534 (1960).

Hauschild, F.: Pharmakologie und Grundlagen der Toxikologie. Leipzig: VEB Georg Thieme 1956.

Helwig, B.: Moderne Arzneimittel, 2. Aufl. Stuttgart: Wissenschaftliche Verlagsgesellschaft 1961.

Hippius, H.: Therapeutisch unerwünschte Wirkungen der modernen Psychopharmaka. I. Mitt. Internist (Berl.) 1, 453—460 (1960).

—, u. H. O. Korenke: Therapeutisch unerwünschte Wirkungen der modernen Psychopharmaka. II. Mitt. Internist (Berl.) 1, 461—465 (1960).

Holdsworth, C. D., D. Matkinson and W. Loldie: Hepatitis caused by the newer aminooxydase inhibiting drugs. Lancet 1961 I, 621, 1459.

Horstmann, W.: Erfahrungen mit einem barbituratfreien Schlaf- und Beruhigungsmittel bei jungen Kindern. Münch. med. Wschr. 104, 603 (1962).

Jacobs, R.: Zur Therapie mit Melleretten in einem Pädopsychiatrischen Krankenhaus. Medizinische 1962, 1427.

Jakobi, Th.: Kreislaufwirksamkeit und Prämedikation von Phenothiazinderivaten im Kindesalter. Mschr. Kinderheilk. 108, 530 (1960).

Kähler, H. J.: Neuroleptica und Antihistaminica. Ergebn. inn. Med. Kinderheilk., N.F. 13, 44—142 (1960).

Koltay, M., u. I. Szorady: Über die klinische Bedeutung der Ataraktika unter besonderer Berücksichtigung ihrer Anwendung in der Kinderheilkunde. Mschr. Kinderheilk. 106, 493—498 (1958).

Korst, D. R.: Agranulocytosis caused by phenothiazin derivates. J. Amer. med. Ass. 170, 2076 (1959).

Legard, E.: Ein Meprobamatzwischenfall (Cyrpon) bei einem 13 Monate alten Kleinkind. Berl. Med. 10, 377 (1959).

Linke, H.: Kritik der Therapie: Nebenwirkungen und Gefahren der Anwendung psychotroper und schmerzstillender Pharmaka. Pharmazie 17, 379 (1962).

Livingston, S., L. Pauli and J. B. Murphy: Ineffectiveness of chlordiazepoxide in epilepsy. J. Amer. med. Ass. 174, 243 (1961).

Meyler, L.: Schädliche Nebenwirkungen von Arzneimitteln. Wien: Springer 1956.

— Side effects of drugs 1960. Amsterdam: Excerpta Medica Foundation 1960.

Møller, K. O.: Pharmakologie, 4. Aufl. Stuttgart: Schwabe 1961.

Negwer, M.: Organisch-chemische Arzneimittel und ihre Synonyma. Berlin: Akademie-Verlag 1959.

Pharmacopoea Internationalis, vol. II: Usual daily doses for children, S. 290—307. Genf, World Health Organisation 1955.

Pharmacopoea Internationalis: Bd. II, S. 329—346 u. Suppl.-Band, S. 175—178. Stuttgart: Wissenschaftliche Verlagsgesellschaft 1961.

Rüttner, J. R., R. Rondez u. C. Maier: Chlorpromazin-Ikterus. Dtsch. med. Wschr. 87, 1107—1110 (1962).

Shaw, E. B.: Side reactions from tranquilizing drugs. Pediat. Clin. N. Amer. 7, 257—267 (1960)
— R. V. Dermott, R. Lee and T. N. Burbridge: Phenothiazine tranquilizers as a cause of severe seizures. Pediatrics 23, 485 (1959).
Shideman, F. E.: Sedatives and hypnotics. In: V. A. Drill, Pharmacology in medicine, 2. Aufl., S. 137—179. New York: McGraw Hill 1958.

Shirkey, H. C., and W. P. Barba II: Drug therapy. In: W. E. Nelson, Textbook of pediatrics, 7. Aufl., S. 205—226. Philadelphia: W. B. Saunders Company 1960.
Somnucuoglu, S.: Tofranil-Intoxikation beim Kleinkind. Medizinische 1960, 2509.
Waletko, W.: Zur Pathophysiologie des Erbrechens. Erfahrungen mit Pervetral, einem neuen Körper der Thipendylgruppe. Münch. med. Wschr. 104, 688 (1962).

Sedativa und Hypnotica

Von H. Helwig, Heidelberg

Zentral angreifende *Beruhigungsmittel* (Sedativa) bewirken eine Hirnrindendämpfung und Verminderung der Erregbarkeit des Zentralnervensystems ohne dessen normale Funktion nennenswert zu beeinträchtigen.

Schlafmittel (Hypnotica) haben Müdigkeit, Einschlafförderung oder in entsprechender Dosierung einen schlafähnlichen Zustand zur Folge.

Eine streng pharmakologische Trennung in Sedativa und Hypnotica ist generell nicht möglich, da die meisten Sedativa in höherer Dosierung auch hypnotische Wirksamkeit besitzen. Eine Ausnahme machen hier lediglich viele Psychosedativa (s. Psychopharmaka). Die ausgesprochenen Hypnotica wirken zwar in niedriger Dosierung auch sedierend, doch ist meist die Differenz zwischen sedativer und hypnotischer Dosis so gering, daß sie nur als Hypnotica verwendet werden. Nach klinischen Gesichtspunkten ist eine Unterteilung in Sedativa und Hypnotica jedoch gebräuchlich.

Sedativa

Bromide dämpfen vorwiegend die motorische, weniger die sensorische Erregung. Die Wirkung ist an das Bromion gebunden. Präparate, die Brom in fester organischer Bindung enthalten (Abasin, Adalin, Bromural usw.), besitzen keine Bromwirkung. Verwendet werden hauptsächlich Calcium- und Natriumbromid.

Pharmakodynamische Wirkung. Der Wirkungsmechanismus ist nicht endgültig geklärt. Cl-Ionen werden durch Br ersetzt oder verdrängt. Es konnte bisher aber nicht nachgewiesen werden, ob die Wirkung auf das Zentralnervensystem hiermit zusammenhängt. Auf Grund neuerer Isotopenversuche wird ein Eindringen des Br in die Nervenzelle diskutiert (Shideman). Während übliche Dosierungen Beruhigung und Schläfrigkeit bewirken, können größere Mengen oder langdauernde Behandlung zu wesentlich stärkerer Bewußtseinsdämpfung oder zum Koma führen. Der „Bromschlaf" ist unruhig, voller Albträume und nicht erfrischend.

Applikation, Resorption, Ausscheidung. Nach der allein üblichen oralen Gabe, die am besten nach der Mahlzeit mit reichlich Flüssigkeit erfolgt, werden Bromide rasch resorbiert. Die Verteilung im Organismus entspricht den Chloriden. Sie dringen lediglich in die Erythrocyten und möglicherweise auch in die Nervenzellen ein, bleiben im übrigen aber extracellulär. Die Ausscheidung durch die Nieren geht — wahrscheinlich infolge starker Rückresorption — so langsam vor sich, daß noch 20 Tage nach einer Einzelgabe Bromspuren im Urin nachweisbar sind.

Toxicität. Akute Vergiftungen sind nach oraler Gabe nicht möglich, da die erforderlichen Mengen zwangsläufig zum Erbrechen führen. Die chronische Bromvergiftung — Bromismus — war früher wesentlich häufiger. Sie tritt bei Blutspiegeln um 200 mg-%, wenn 25—30% des Serumhalogens aus Brom bestehen, auf unter dem Bild der „Brompsychose". Vermehrte Unruhe ist das erste Zeichen. Da sie sich nicht von Psychosen anderer Genese unterscheidet, ist eine Klärung bei Fehlen anamnestischer

Angaben nur durch Bestimmung des Serum-
bromgehaltes möglich.

Die Haut ist trocken, die acneforme Brom-
dermatitis tritt nur in etwa 20% auf. Häufiger
sind Magen-Darmerscheinungen (Anorexie,
Foetor ex ore, Verdauungsstörungen, Obstipation), Infekte der oberen Luftwege, Leukocytosen, Tachykardie. Ein Zusammenhang
zwischen der Höhe des Serum-Bromspiegels
und der Schwere der Psychose konnte bisher
nicht nachgewiesen werden.

Gewöhnung ist die Regel, Sucht tritt nicht
auf.

Die Behandlung der Intoxikation besteht
in NaCl- oder NH₄Cl-Zufuhr.

Indikationen. Als Sedativum nur noch
selten verwendet. Gelegentlich als Antiepilepticum (s. dort).

Kontraindikationen. Ungeklärte neurologische oder psychische Syndrome, Hypochlorämie, Hauterscheinungen, Elektroschock.

Dosierung. 60 mg/kg Körpergewicht/die in
drei Einzelgaben. CaBr₂: Säuglinge 0,1—0,3 g,
Kleinkinder 0,5—1,0, ältere Kinder 1—1,5 g
1—3mal täglich.

KBr und NaBr: Säuglinge 0,1—0,25 g,
Kleinkinder 0,3—0,5 g, ältere Kinder 1,0 g
1—3mal täglich.

Handelspräparate. Brosedan (16,6% NaBr,
11,7% Hefeextrakt) 3mal täglich ½ Teelöffel.

Calcibronat (CaBr-Lactobinat 1 Eßlöffel.
Granulat oder Sirup = 0,45 g Br) 1—2 Eßlöffel täglich.

Sedocalcium (0,5 g Calcium bromobilacti-
cum pro Dragée).

Sedativa pflanzlicher Herkunft. Die getrocknete Wurzel (Radix Val.) und die hieraus
gewonnenen Extrakte, Tinkturen (Tct. Val.),
wäßrigen Auszüge und Wurzelpulver des großen *Baldrian* (Valeriana officinalis) werden
seit langem als Sedativum und bei nervösen
Herzstörungen angewendet ohne daß sich diese
Wirkungen in den angewandten Dosen *experimentell* nachweisen ließen. Beispielsweise entspricht die Menge des in einer Erwachsenendosis
Rad. Val. enthaltenen ätherischen Öls, der minimal sedativ wirkenden Menge für 200 g Maus
(HAUSCHILD)! Auch durch den minimalen Alkaloidgehalt (Chatinin, Valerin, Methylpyrrylke-
ton) läßt sich keine Sedierung erzielen. Die gelegentlich gute *klinische* Wirksamkeit des Baldrian wie auch von *Asa foetida* (Gummiharz

bestimmter tropischer Ferulaarten) und *ätherischer Öle* (z. B. Melissenöl, Lavendelöl, Pfeffer-
minzöl) beruht möglicherweise zum großen
Teil auf einer durch den starken Geruch ausgelösten Suggestions- oder Reflexwirkung.

Eine sedativ-hypnotische Wirkung des *Hop-
fens* (Humulus Lupulus), der die Hopfenbitter-
säuren Humulon und Lupulon sowie ätherische
Öle und Cholin enthält, läßt sich experimentell
nur bei niederen Tieren nachweisen.

Weiter werden dem Pellotin, Bulbocapnin
und Harmin sedative Eigenschaften zugeschrieben. Bezüglich *Reserpin* siehe Psychopharmaka.

Handelspräparate, die meist Kombinationen
mehrerer Drogen darstellen sind unter anderen

Hovaletten: 0,03 g Humuli Lupul. sicc. und
0,03 g Extr. Valerian. sicc. pro Dragée.

Recvalysat: Ysat aus Rad. recentis Valerian. als Liquidum.

Valdispert: Trockenkonzentrat aus Rad.
Valerian (3 Dragée = 100 Baldrian-ME).

Valomenth: Perkolat aus Valeriana und
Menth. pip. 2:1.

Harnstoffabkömmlinge enthaltende Sedativa dienen auch als Einschlafmittel und werden unter den Hypnotica aufgeführt.

Barbiturate, insbesondere Mepho- und
Phenobarbital (im Handel als Prominaletten
bzw. Luminaletten), eignen sich ebenfalls, vornehmlich bei Säuglingen, zur Sedierung (Näheres s. Hypnotica).

Magnesiumhaltige Sedativa. Magnesium-
ionen besitzen unter anderem eine zentraldämpfende Wirkung auf das Großhirn. An
den Nervenendplatten kommt es zu einer
curareähnlichen Blockierung der Erregungs-
übertragung. Die Anwendung erfolgt intravenös und intramuskulär, bei oraler Verabreichung ist die Wirkung nicht so ausgeprägt.

Handelspräparate. Cirtonal, Magnesium-
Diasporal, Magnesium-Glutamat, Magnesium-
Verla, Magnorbin, Magnosulf.

Kombinierte Sedativa. Meist werden Barbiturate mit Pflanzenauszügen, Bromverbin-
dungen, Pyrazolonen, Secale, Belladonna-Alka-
loiden oder Tranquillizern kombiniert. Nur
wenige der zahlreichen Handelspräparate weisen Kinderzubereitungen oder Kinderdosie-
rungen auf. Bei Anwendung eines solchen
Handelspräparats ist daher stets die Eignung
für Kinder anhand der Zusammensetzung zu
prüfen.

Handelspräparate sind unter anderen:

Baldrinorm: Extrakt aus 0,8 g Rad. Valerian und 0,1 g NaBr in 1 ml, 2 Dragée und 1 Zäpfchen.

Bellergal: 0,1 mg Gesamtalkaloide der Folia Belladonna (Bellafolin), 0,3 mg Ergotamintartrat (Gynergen) und 20 mg Phenobarbital pro Dragée. — Klein- und Schulkinder erhalten 1—3 Dragée täglich.

Esanin: 40 mg Pimetrid-hydrobromid (Spasmolyticum), 2, 5 mg Xylopropaminsulfat (Sympathicomimeticum) und 60 mg Dihyprylon (Sedativum) pro Dragée. — Kleinkinder erhalten $^1/_2$—1, Schulkinder 1—2 Dragée jeweils 1—3mal täglich.

Sedapon: 150 mg Meprobamat, 2 mg Yohimboasäure, 0,13 mg Belladonna-Reinalkaloide pro Tablette. — Schulkinder erhalten bis zu 3mal 1 Tablette täglich.

Sekundal-Zäpfchen für Kinder: 0,2 g Bromvalurea, 0,08 g Carbromal, 0,075 g Isopropylphenazon pro Zäpfchen. Säuglinge $^1/_2$—1, Kleinkinder 1 und Schulkinder 1—2 Zäpfchen 1—3 mal täglich.

Uzaril: 10 Tropfen und 1 Tablette enthalten 0,0175 g Uzaron, 0,008 g Extr. Bellad. und 0,04 g Phenobarbital. — Schulkinder erhalten 2—3mal täglich 2—3 Tropfen oder $^1/_4$ Tablette.

Hypnotica

führen in entsprechender Dosierung beim Menschen zum Schlaf von unterschiedlicher Dauer (Ein- und Durchschlafmittel). Nach der chemischen Struktur werden Alkohole, Aldehyde, Ketone, Säureamide, Carbaminsäureester (Urethane), Harnstoffabkömmlinge (Ureide) und Barbiturate unterschieden. Neben den Barbituraten haben nur noch einzelne Verbindungen eine größere Bedeutung als Hypnotica beim Menschen erlangt oder behalten.

Alkohole und Aldehyde

Amylenhydrat

Amylenhydrat, tertiärer Amylakohol, wird rasch resorbiert, wirkt schnell, aber kurz und wurde früher als Einschlafmittel verwendet. Wegen seines sehr unangenehmen Geruchs und Geschmacks und lokaler Reizwirkung wird es heute nicht mehr angewendet.

Paraldehyd

Paraldehyd entsteht durch Polymerisation von drei Molekülen Acetaldehyd und oxydiert unter Licht- und Lufteinfluß zu Essigsäure. Er besitzt zwar eine gute, rasch einsetzende und 4—8 Std anhaltende Schlafwirkung, kann wegen seines sehr schlechten Geruchs und Geschmacks jedoch nur in Ausnahmefällen bei stationären Patienten angewendet werden. Nach oraler Einnahme wird er rasch resorbiert und schon nach wenigen Minuten ist der charakteristische Geruch der Ausatmungsluft feststellbar (beim Hund werden 11—28% durch die Lunge ausgeschieden).

Die Toxicität ist gering, große individuelle Verträglichkeitsschwankungen kommen vor Das Vergiftungsbild ist charakterisiert durch starke Zentralnervensystemdämpfung.

Indikationen und Dosierung. Zur Sedierung bei chronischer Bromvergiftung und bei Krampfanfällen im Rahmen einer Vergiftung: 0,15 ml/kg Körpergewicht/Dosis oder 6,0 ml/m² Körperoberfläche/Dosis oral, rectal, intramuskulär oder langsam intravenös.

Bei Status epilepticus und Tetanus rectal (10—40 g 10%ige Lösung und Stärkezusatz alle 3 Std) oder intravenös (1—4 cm³ der 10%igen Lösung in physiologischer NaCl-Lösung langsam intravenös).

Kontraindikationen. Leber- und Lungenerkrankungen. Vorsicht bei entzündlichen Erkrankungen des Magen-Darmkanals.

Chloralhydrat

Chloralhydrat ist ebenfalls durch unangenehmen Geruch und Geschmack gekennzeichnet. Es bewirkt eine Dämpfung des Zentralnervensystems und in hoher Dosierung Narkose, für die es aber wegen seiner geringen therapeutischen Breite nicht verwendet wird. Nach oraler Gabe von 1—2 g kommt es beim Erwachsenen nach 10—15 min zu Benommenheit und nach 1 Std zum Schlaf für etwa 5 Std. In narkotisch wirksamer Dosierung bewirkt es eine deutliche Dämpfung des Atem- und Vasomotorenzentrums, Blutdruckabfall, geringe Hemmung der Gewebscholinesterase, chloroformähnliche Effekte am Herzen. Möglicherweise beruht die Wirkung auf der seines Metaboliten, des Trichloräthanols.

Applikation und Resorption. Wirkt lokal stark reizend. Üblich ist die orale Einnahme in Kapseln oder Sirup (um den schlechten Geschmack zu überdecken). Bei Einnahme auf leeren Magen oder unzureichend gelöster Substanz kann es zu Übelkeit und Erbrechen kommen.

Von allen Schleimhäuten wird es rasch resorbiert, Ausscheidung und Abbau erfolgen über Leber und Niere.

Indikationen. Gelegentlich noch bei Schlafstörungen, psychischer Erregung, Tetanus, Strychninvergiftung, status epilepticus.

Kontraindikationen. Herz-, Leber- und Nierenerkrankungen. Bei Gastritis nur rectal.

Handelspräparate. Chloraldurat, Chloralhydrat-Rectiole (0,6/3 ml).

Dosierung. 50 mg/kg Körpergewicht/die in 3—4 Einzelgaben oral oder rectal. Säuglinge 0,2—0,5, Kleinkinder 0,5—1 g, ältere Kinder 1—2 g als rectale Tagesdosis.

Unerwünschte Wirkungen. Hautallergien können gewöhnlich 4—6 Tage nach Behandlungsbeginn auftreten. Die akut letale Dosis schwankt individuell sehr stark und liegt bei 6—10 g, doch wurden auch 30 g überlebt, während andererseits Todesfälle nach 1—3 g beschrieben sind (Shideman). Der Tod tritt sofort, spätestens aber nach 5 Std ein, besonders gefährdet sind Schwangere. Vergiftungserscheinungen sind Stupor, Koma, Hypotonie (Vasodilatation), Atemstörungen, Cyanose, initiales Erbrechen. Sehr große Dosen führen sofort zum Kollaps. Bei Überlebenden stellen sich Leber- (Ikterus) und Nieren-(Albuminurie) Schädigungen ein. — Chronische Intoxikationen kommen heute kaum noch vor und ähneln dem Alkoholismus.

Als *Amylenhydrat-Abkömmlinge* müssen Methylpentinol (s. Psychopharmaka), Ethchlorvynol (im Handel als Roeridorm und Ethinamat (in den USA im Handel als Valmid) angesehen werden. Die beiden letzteren sind milde Hypnotica, die besonders bei Barbiturat-Kontraindikationen empfohlen werden. Die Einzeldosis für Erwachsene liegt bei 0,5 g. Größere Erfahrungen stehen noch aus.

Harnstoff-Derivate werden heute noch als milde Hypnotica und Sedativa angewendet.

$$C\!\!\begin{cases}NH_2\\O\\NH_2\end{cases}$$

Harnstoff

Urethan ist Carbaminsäureäthylester und wird wegen seiner milden Wirkung und geringen Toxicität noch gelegentlich bei Kindern angewendet. Oral oder bei Spasmophilie auch rectal erhalten Säuglinge und Kleinkinder 0,5—1,0 g, Kleinkinder 1—2 g, größere Kinder 2—3 g 1—2mal täglich.

$$C\!\!\begin{cases}NH_2\\O\\O \cdot C_2H_5\end{cases}$$

Urethan

Daneben findet Urethan als Cytostaticum bei Leukämien Verwendung.

Ureide sind Harnstoffderivate, bei denen ein oder beide H-Atome einer NH_2-Gruppe durch einen Alkylrest ersetzt sind. Die Wirkung ist meist sedativ oder leicht hypnotisch. Die ältesten noch heute gebräuchlichen Vertreter sind

$$C\!\!\begin{cases}NH\!-\!R_1\\O\\NH\!-\!R_2\end{cases}$$

Ureide

Acetcarbromal (Acetylbromdiäthylacetylcarbamid) im Handel als Abasin, Tabletten zu 0,25 g. — Schulkinder erhalten $^1/_2$—1 Tablette täglich.

Carbromal ist Bromdiäthylacetylcarbamid, im Handel als Adalin, Tabletten zu 0,5 g, Saft 0,1 %. Dosierung: 35—45 mg/kg Körpergewicht/die oral oder Kleinkinder $^1/_4$, Schulkinder $^1/_2$ Tablette jeweils 2—3mal täglich. — Ferner enthalten in Lagunal-Schlafsaft (neben Tct. Hum. Lup. und Extr. Valer.).

Bromvalurea ist Alpha-Bromisovalerianylharnstoff, im Handel als Bromural, 0,3 g pro Tablette. Klein- und Schulkinder erhalten 1—2mal täglich $^1/_2$—2 Tabletten.

Neuere hierher gehörige Verbindungen sind:

Äthinamat (= 1-Äthinyl-cyclohexyl-carbamat) im Handel als Valamin, Tabletten zu 0,5 g (Dosierung: Schulkinder $^1/_4$—1 Tablette). Bei Überdosierungen können Psychosen und Krampfanfälle auftreten.

Pyrithyldion (=3,3-Diäthyl-2,4-dioxo-tetrahydropyridin) im Handel als Persedon, 0,2 g pro Tablette. Wegen Hervorrufung von Agranulocytosen wird die Verbindung in den USA nicht mehr verwendet.

Methyprylon(2,4-Dioxo-3,3-diäthyl-5-methyl-piperidin), im Handel als Noludar, 200 mg pro Tablette, 50 mg pro Noludarette, 250 mg/ml Tropfen. — Dosierung: Säuglinge und Kleinkinder 10—30 mg/kg Körpergewicht/Dosis, Schulkinder 10 mg/kg Körpergewicht/Dosis (Horstmann). Wirkungseintritt nach 15 bis 20 min.

Noludar und Persedon stellen Übergänge zu den Barbituraten dar.

Sedormid (Isopropylallylacetylcarbamid) wird wegen der häufig beobachteten allergischen Purpura haemorrhagica *nicht* mehr verwendet.

Auch die *Hydantoine* stehen den Harnstoffderivaten und Barbituraten nahe. Nirvanol wird wegen seiner schweren Nebenwirkungen nicht mehr verwendet, bei allen übrigen Hydantoinen steht die antikonvulsive Wirkung im Vordergrund (s. dort).

Gluthaethimid (= *Phenyläthylglutarsäureimid*, im Handel als Doriden) und *Thalidomid* (= N-Phthalyl-glutaminsäureimid, früher im Handel als Contergan) stehen den Barbituraten nahe.

Gluthaethimid wirkt schwächer hypnotisch als Phenobarbital, aber deutlich stärker als Methylpentinol. Die Wirkung beginnt nach $^1/_4$—1 Std und hält etwa 6 Std an.

Nach oraler Gabe wird es rasch resorbiert und zum größeren Teil über die Galle, zu 35 % über die Niere ausgeschieden.

Indikationen. Vornehmlich als Hypnoticum bei Barbiturat-Kontraindikationen.

Unerwünschte Wirkungen. Akute Überdosierung (10—20 g bei Erwachsenen) führt zu einer geringeren Atemdepression als durch Barbiturate, toxische Mengen haben evtl. Krampfanfälle, Narkose und Tod zur Folge (Meyler 1960, Matiar-Vahar u. Schilde). Hyperpyrexie, Austrocknung der Schleimhäute, Leuko- und Thrombocytopenien wurden beobachtet.

Thalidomid hatte sich besonders bei Kindern sehr gut eingeführt. Vergiftungen auch mit relativ großen Mengen verliefen nie akut bedrohlich. Nachdem Lenz jedoch als erster zu dem Ergebnis kam, daß die Einnahme thalidomidhaltiger Medikamente in der Frühschwangerschaft für das gehäufte Auftreten von Mißbildungen, insbesondere der Extremitäten, in den Jahren 1959—1962 verantwortlich gemacht werden muß, wurde diese Substanz wieder aus dem Handel gezogen. Außerdem wurden bei Erwachsenen nach langdauernder Thalidomid-Einnahme Polyneuritiden beobachtet. Einzelheiten über diese Mißbildungen s. unter Dysmelie- oder Thalidomid-Syndrom.

Sulfone, Säureamide, Chlorbutanol, Butylchloralhydrat, Chloralose werden nicht mehr verwendet.

Anhang. *Meclizin* (s. Antiallergica) wird neuerdings in höherer Dosierung (Uher) als Hypnoticum und als Tagessedativum verwendet.

Uher gab Säuglingen im 1. Lebensjahr mit 75 mg die halbe Erwachsenendosis, älteren Kindern die volle Erwachsenendosis.

Calmonal: 150 mg Meclizin pro Tablette, Suppositorium und 5 ml Saft. — Klein- und Schulkinder erhalten 2—3 Std vor dem Einschlafen auf leeren Magen 1 Tablette oder 5 ml Saft. Zur Tagessedierung und bei Säuglingen wird die halbe Dosis empfohlen.

Barbitursäure-Derivate. Barbitursäure ist 2,4,6-Trioxypyrimidin und entsteht durch Kondensation von Malonsäure und Harnstoff (Malonylharnstoff).

$$\text{COOH} \qquad \text{NH}_2$$
$$|\qquad\qquad\ |$$
$$\text{CH}_2 \ + \ \text{C—O} \rightarrow$$
$$|\qquad\qquad\ |$$
$$\text{COOH} \qquad \text{NH}_2$$

Malonsäure + Harnstoff → Barbitursäure

Hypnotische Wirksamkeit besitzen nur Barbitursäurederivate mit Substitution in 5,5-Stellung (z. B. mit Alkyl- oder Arylresten), oder eines H-Atoms einer NH-Gruppe. Ersatz des Sauerstoffatoms an C_2 durch Schwefel führt zu den Thiobarbitursäuren.

Pharmakodynamische Wirkung. Der Grad der hypnotischen Wirkung (Schlaftiefe und -dauer, Verträglichkeit usw.) hängt vom Bau der lipotropen Seitenkette an C_5 und der hydrotropen polaren Gruppe ab. Der Wirkungsmechanismus ist noch nicht endgültig geklärt. Eine Antimetabolitwirkung wird diskutiert.

Barbiturate bewirken eine Erhöhung der Reizschwelle der Neuronen, Stabilisierung der Zellmembranen, sowie eine Verlängerung der Erholungszeit nach einer Reizung. Zwar gelten die Barbiturate auch als Hirnstammnarkotica, d. h. auch die subcorticalen Wachzentren werden gelähmt, doch werden phylogenetisch jüngere Bezirke wie das Großhirn schon durch wesentlich geringere Mengen gelähmt. Sie wirken zuerst sensorisch dämpfend, der Schlaf kann in diesem Stadium auch bedingt reflektorisch ausgelöst werden.

Wirkungseintritt und -dauer variieren bei den einzelnen Verbindungen, doch werden bevorzugt solche verwendet, die 6—8 Std wirken. Von diesen länger wirkenden Barbituraten wirkt $^1/_5$—$^1/_3$ der hypnotischen Dosis sedativ. Einige Verbindungen besitzen ausgesprochen antikonvulsive Eigenschaften (s. Antiepileptica).

Die Barbituratwirkung wird durch zentrale Stimulantien (Cardiazol und Megemid) abgeschwächt, durch zentral dämpfende Mittel (z. B. Psychopharmaka) verstärkt.

In geeigneter Dosierung sind die meisten Barbiturate zuverlässige und starke Schlafmittel, höhere Dosierungen führen, besonders nach intravenöser Gabe, zur Narkose. Der Kreislauf wird erst durch narkotisch wirkende Mengen beeinträchtigt (Blutdruckabfall, Verminderung des Minuten- und Schlagvolumens, Erhöhung des peripheren Widerstandes). Die Atmung wird schon etwas früher als der Kreislauf gedämpft, durch vagale Gegensteuerung kann sie vorübergehend angeregt werden. Die CO_2-Ansprechbarkeit des Atemzentrums wird vermindert und bei Intoxikationen aufgehoben.

Schon in niedriger Dosierung kann es zu einer Dämpfung der glatten Muskulatur des Verdauungstraktes kommen, während die Bronchialmuskulatur eher kontrahiert wird.

Nach der *klinischen Wirkung* lassen sich die Barbiturate unterteilen in

1. Einschlafmittel mit rasch einsetzender, kurz dauernder Wirkung (z. B. Evipan, Imesonal, Cyclopal).

2. Durchschlafmittel mit langsam einsetzender, mittellang anhaltender Wirkung (z. B. Phanodorm, Neravan, Medomin, Nembutal).

3. Verbindungen mit länger anhaltendem sedativ-hypnotischem Effekt und zum Teil spasmolytischer Wirkung (z. B. Luminal).

Indikationen. Zur Sedierung und Schlafförderung unruhiger Kinder, besonders im Rahmen akuter Erkrankungen wird vornehmlich Pheno- und Methylphenobarbital angewendet und bei altersgemäßer Dosierung und Beachtung der Kontraindikationen gut vertragen. Prinzipiell können jedoch auch alle anderen Barbiturate je nach dem Grad und der Dauer des erwünschten sedativ-hypnotischen Effektes angewendet werden. Diäthylbarbitursäure — früher als Veronal, heute als Medinal und in Kombinationspräparaten im Handel — wirkt sehr lange und soll bei Kindern nicht verwendet werden, worauf auch Soehring und Schmidt hinweisen.

Zur Ruhigstellung vor diagnostischen oder therapeutischen Eingriffen werden sie allein oder in Verbindung mit Psychopharmaka, letzteres gewöhnlich in zeitlichem Abstand, angewendet.

Kontraindikationen. Lebererkrankungen, Atemdepressionen — besonders zentraler Genese. Vorsicht bei Herz- und Nierenerkrankungen. Ausgesprochene Durchschlafmittel werden bei Kindern wegen Kumulationsgefahr und schlechter Voraussage des individuellen Ansprechens nicht verwendet.

Applikation, Resorption, Ausscheidung. Nach oraler Gabe werden die meisten Barbiturate rasch — nach 15—30 min — resorbiert. Einige — Diäthyl- und Phenyläthyl-barbitursäure — aber erst nach 1—2 Std. Auch die intramuskuläre Anwendung ist möglich, intravenös nur zur Narkose, subcutan nicht, da es sich um alkalische Lösungen handelt.

N-methylierte und Thio-barbitursäuren besitzen eine spezifische Affinität zu den Fettdepots, die übrigen werden zum überwiegenden Teil an Plasmaproteine gebunden. Diäthylbarbitursäure wird zu 90%, Phenyläthylbarbitursäure zu 25%, die übrigen zu 10—15% mit dem Harn ausgeschieden, zum Teil sehr langsam. Barbital und Phenobarbital sind noch viele Tage nach der letzten Einnahme im Harn nachweisbar. Der Rest wird hauptsächlich in der Leber abgebaut. Rasch eliminiert werden Barbiturate mit ungesättigten oder verzweigten Seitenketten. N-methylierte und Thiobarbitursäuren werden vollständig in der Leber abgebaut und erscheinen nicht im Harn.

Unerwünschte Wirkungen. Akute Intoxikationen kommen bei Kindern, meist akzidentell, relativ häufig vor und sind immer bedrohlich. Unter den Zeichen der Atem- und Kreislauflähmung tritt nach entsprechenden Mengen der Tod ein. Einzelheiten siehe unter Vergiftungen.

Die mißbräuchliche Anwendung, die zur Sucht und durch Kumulation zur chronischen Vergiftung führt, deren Erscheinungen derprogressiven Paralyse ähneln, hat bei Kindern praktisch keine Bedeutung.

An weiteren, teils allergischen Erscheinungen können in seltenen Fällen nach therapeutischen Dosen Erregungszustände, Anämie, thrombopenische Purpura, Agranulocytose, Pancytopenie, Leukocytose, Gelenkaffektionen, Eosinophilie, Erbrechen, Obstipation, Diarrhoe, Hepatitis, Nephrose, Prophyrinurie, Exantheme und Diuresehemmung auftreten. Nach

Tabelle 9. *Barbitursäure-Derivate*

$$R_1 = H, \text{ nur bei Hexo- und Mephobarbital} = CH_3$$

Wirkungsunterschiede beruhen im wesentlichen auf unterschiedlicher Substitution R_5 und R_5'.

Kurzbezeichnung Chemische Bezeichnung	Wirkungsdauer: + = kurz + + = mittel + + + = lang	Handelspräparate g/Applikationsform	Hypnotisch wirksame oder Tagesdosis I: für 3—12 Monate II: für 1—6 Jahre III: für 6—14 Jahre
Barbital: Diäthylbarbitursäure	+ + +	Medinal 0,5/Tablette (Veronal: nicht mehr im Handel)	für Kinder nicht zu empfehlen
Phenobarbital: Äthylphenylbarbitursäure	+ + +	Luminal, Phenaemal 0,1 und 0,3/Tablette 0,015/Luminalette Phenaemalette Injektionslösung 20% Luminal	5—8 mg/kg Körpergewicht/ dosi oral; I: 0,02—0,06 g, II: 0,05—0,1 g, III: 0,1 bis 0,2 g täglich oral I: 0,3 ml, II: 0,5 ml, III: 0,7—1 ml i.m. pro dosi
Amobarbital: Äthylisoamylbarbitursäure	+ +	Stadadorm, Amytal 0,12/Tablette	
Secobarbital: Allylmethylbutylbarbitursäure	+	Imesonal 0,1/Tablette	II: $^1/_4$, III: $^1/_2$—1 Tablette
Heptabarbital: Äthylcycloheptenylbarbitursäure	+ +	Medomin 0,2/Tablette	II: $^1/_4$, III: $^1/_2$ Tablette
Pentobarbital: Äthylmethylbutylbarbitursäure	+ +	Nembutal 0,03, 0,05 und 0,1/Kps. 0,015/Teelöffel Elixier Neodorm 0,1/Tablette	II, III: $^1/_4$—$^1/_2$ Tabl./dosi
Butabarbital: Äthylbutylbarbitursäure	+ +	Asturidon 0,015/Tablette Butisol 0,1/Tablette Neravan 0,03/Tablette	III: bis 3× täglich $^1/_2$ Tablette
Propallylonal: Bromallylisopropylbarbitursäure	+ +	Noctal 0,2/Tablette	I: $^1/_4$—$^1/_2$, II: $^1/_2$—1, III: 1 Tablette
Butallylonal: Bromallylisobutylbarbitursäure	+ +	Pernocton 0,2/Tablette	III: $^1/_4$—$^1/_2$ Tablette
Cyclobarbital: Äthylcyclohexenylbarbitursäure	+ +	Phanodorm 0,2/Tablette	II: $^1/_4$—$^1/_2$, III: $^1/_2$—1 Tablette
Hexobarbital: N-methyl-methylcyclohexenylbarbitursäure	+	Evipan 0,25/Tablette	II: $^1/_4$—$^1/_2$, III: $^1/_2$—1 Tablette
Mephobarbital: N-methyl-äthylphenylbarbitursäure	+ +	Prominal 0,2 Tablette, 0,03/Prominalette	I: $^1/_4$—$^1/_2$, II, III: $^1/_2$ bis 1 Tablette 2× täglich — Prominaletten: I: 1—2, II, III: 2—3, jeweils 2 bis 3× täglich

Mittel zur Barbiturat-Narkose s. unter Narkosemittel.

größeren Mengen auch Albuminurie und Hämaturie. Die allergischen Hauterscheinungen sind überaus variabel, sie erstrecken sich von flüchtigen Erythemen bis zum Stevens-Johnson-Syndrom. Die Häufigkeit wird mit 1—2% angegeben. Die Medikation ist dabei sofort abzubrechen.

Einnahme von Amobarbitalkapseln ohne Wasser kann zu Oesophagitis führen. Nach Luminaleinnahme von Gebärenden können beim Neugeborenen Vergiftungserscheinungen auftreten.

Dosierung. Einzelheiten siehe unter Handelspräparaten. Von Amo-, Mepho- und Pheno-, Pento- und Secobarbital werden oral, rectal oder intramuskulär 6 mg/kg/24 Std bzw. 180 mg/m² Körperoberfläche/24 Std in drei Einzelgaben gegeben. Antiepileptische Dosierung siehe dort.

Kombinationspräparate. Durch Addition verschiedener Barbitursäurederivate soll eine schnell eintretende und lang genug anhaltende Schlafwirkung bei niedriger Dosierung und verminderten Nebenwirkungen erreicht werden. Durch Zugabe von Analgetica (und Antipyretica) werden schlafstörende Schmerzen ausgeschaltet. Aus der Vielzahl der Handelspräparate kann nur eine kleine Auswahl angeführt werden. Auch hier ist bei jedem Präparat zu überprüfen, ob die jeweils verwendete Darreichungsform in ihrer Zusammensetzung für Kinder geeignet ist.

Allional (50 mg Allylisopropylbarbiturs. und 110 mg Isopropylphenazon pro Tablette bzw. Suppositorium für Kinder. — Dosierung: Säuglinge 1—3mal täglich ¹/₂—1 Suppositorium für Kinder, Klein- und Schulkinder 1—3mal täglich ¹/₂—1 Tablette oder 1 Suppositorium für Kinder.

Basiron (0,1 g Aminophenazon und Isopropylallylbarbiturs. 0,005 g und deren Ca-Salz 0,06 g. — Kinder: ¹/₂ Tablette).

Itridal (20 mg Prothipendyl und 100 mg Cyclobarbital-Calcium pro Tablette und ¹/₂ Suppositorium. — Kleinkinder erhalten ¹/₄—¹/₂, Schulkinder ¹/₂—1 Tablette).

Rectidon-Kinderzäpfchen (0,075 g Bromallyl-amyl-barbiturs. und 0,1 g Dimethylaminophenazon und 0,075 g Isopropylphenazon.

Somnifen (100 mg Barbital und 100 mg Allylisopropylbarbiturs. pro ml Ampulleninhalt oder 40 Tropfen. — Säuglinge 5—10 Tropfen, Kleinkinder 10—15 Tropfen, Schulkinder 15 bis 20 Tropfen pro dosi, intramuskulär 0,2—0,5 ml/dosi. — Die erforderliche Dosis schwankt je nach Alter zwischen 2 und 3 mg/kg Körpergewicht nach Angaben von v. Harnack sowie v. Harnack u. Hoffmann. Beim status epilepticus 2 ml in 20 ml 40% Glukose langsam i. v. bis zum sistieren der Krämpfe.

Tempidorm Supp. pro inf. (125 mg Amylbromallylbarbiturs. Na. und 25 mg Amyl-β-bromallylbarbiturs. und 5 mg Theophyll. und 145 mg Aminophenazon).

Anhang. *Scopolaminum hydrobromicum* ist ein Ester der Tropasäure und des Scopolin und somit dem Atropin chemisch verwandt. Gewonnen wird es aus verschiedenen Solanaceen (Hyoscyamus und Scopolia). Es besitzt sehr starke narkotische und motorisch dämpfende Eigenschaften durch Lähmung der tieferen motorischen Zentren im Hirnstamm, außerdem wirkt es antiemetisch. Neben Eukodal und Ephetonin ist es in dem Präparat Scophedal (früher: S.E.E.) enthalten, das wegen seiner starken zentralen, insbesondere atemdepressorischen Wirkung bei Kindern *nicht* angewendet wird.

Literatur

Frey, R.: Posology in infancy and childhood. Docum. Geigy, Scientific Tables, Basel 1959.

Harnack, G.-A. v.: Grundlagen der Dosierung in verschiedenen Altersstufen. In: Handbuch der Kinderheilkunde, IV. Aufl., Bd. II. Berlin-Göttingen-Heidelberg: Springer 1963.

—, u. S. O. Hoffmann: Klinisch-experimentelle Untersuchungen zur Arzneimitteldosierung im Kindesalter. II. Barbitursäurederivate. Arch. Kinderheilk. 170, 213—221 (1964).

Hauschild F.: Pharmakologie und Grundlagen der Toxikologie. Leipzig: VEB Georg Thieme 1956.

Helwig, B.: Moderne Arzneimittel, 2. Aufl. Stuttgart: Wissenschaftliche Verlagsgesellschaft 1961.

Lenz, W.: Das Thalidomid-Syndrom. Fortschr. Med. 81, 148—156 (1963).

Lust-Pfaundler-Husler: Krankheiten des Kindesalters, 21. Aufl., hrsg. v. J. Husler. München: Urban & Schwarzenberg 1959.

Matiar-Vahar, H., u. P. Schilde: Zerebrale Krampfanfälle bei Glutethimid-Abusus. Dtsch. med. Wschr. 87, 406—407 (1962).

Meyler, L.: Schädliche Nebenwirkungen von Arzneimitteln. Wien: Springer 1956.

Meyler, L.: Side effects of drugs 1960. Amsterdam: Excerpta Medica Foundation 1960.

Møller, K. O.: Pharmakologie, 4. Aufl. Stuttgart: Schwabe 1961.

Negwer, M.: Organisch-chemische Arzneimittel und ihre Synonyma. Berlin: Akademie-Verlag 1959.

Pharmacopoea Internationalis, Bd. II, S. 329—346, Erg.-Bd. S. 175—178. Stuttgart: Wissenschaftliche Verlagsgesellschaft 1957 bzw. 1961.

Shideman, F. E.: Sedatives and hypnotics. In: V. A. Drill, Pharmacology in Medicine, 2. Aufl., S. 137—179. New York: McGraw Hill 1958.

Shirkey, H. C., and W. P. Barba II: Drug Therapy. In: W. E. Nelson, Textbook of Pediatrics, 7. Aufl., S. 205—226. Philadelphia: W. B. Saunders Company 1960.

Soehring, K., u. G. Schmidt: Diäthylbarbitursäure. Münch. med. Wschr. 104, 1939 (1962).

Uher, W.: Klinische Erfahrungen mit einem neuen Durchschlafmittel. Med. Klin. 57, 274—276 (1962).

Antiepileptica

Von A. Matthes, Heidelberg

Allgemeine Behandlungsregeln

1. Ziel der Therapie ist völlige Anfallsfreiheit mit einem gut verträglichen Medikament. Dieses Ziel ist heute bei optimaler Behandlung in etwa 40% aller Fälle erreichbar, in 40—50% der Fälle muß man sich mit einer Milderung der Anfälle oder einer Frequenzreduktion bescheiden, der Rest ist therapieresistent. Der Therapieerfolg läßt sich am sichersten mit Hilfe eines Anfallskalenders überprüfen.

2. Wahl des Medikaments. Ein gegen alle Epilepsieformen wirksames Mittel existiert bisher nicht. Es muß daher eine gezielte Therapie einzelner Anfallsformen durchgeführt werden. Man beginnt in der Regel mit „reinen" Präparaten und kombiniert erst bei Versagen. Der therapeutische Schwerpunkt liegt auf der Bekämpfung der großen Anfälle (Grand mal und fokale Anfälle).

3. Dosierung. Jeder Epileptiker braucht seine individuelle Dosis. In der Verträglichkeit der einzelnen Mittel bestehen erhebliche Schwankungsbreiten. Die Minimal- und Maximaldosen sind bei den einzelnen Präparaten angegeben. Die für den speziellen Fall optimale Dosis muß durch Probieren (Steigerung bis zum Auftreten von Überdosierungserscheinungen bzw. zum Verschwinden der Anfälle) ermittelt werden. Bei allen Antiepileptica ist eine einschleichende Behandlung zu empfehlen, d. h. alle 3—5 Tage Steigerung um $^{1}/_{2}$ Tablette.

4. Regelmäßigkeit der Tabletteneinnahme. Die antiepileptische Behandlung muß konsequent und regelmäßig durchgeführt werden. Plötzliches Abbrechen der Behandlung kann zu einem Status epilepticus führen.

5. Ende der Therapie. Prinzipiell ist eine Ausheilung der Epilepsie möglich. Nach einer anfallsfreien Zeit von mindestens 2 Jahren können die Antiepileptica schrittweise unter ständiger EEG-Kontrolle reduziert und schließlich versuchsweise ganz abgesetzt werden. Zurückhaltung mit dem Absetzen der antiepileptischen Therapie — auch nach 2jähriger Anfallsfreiheit — ist ratsam 1. bei seltenen Anfällen 2. bei Fortbestehen von Krampfpotentialen im EEG 3. im Pubertätsalter.

Bromide

Von der antiepileptischen Wirkung der Bromsalze wird heute besonders in Kombinationspräparaten Gebrauch gemacht; reine Präparate werden nur selten allein verwandt.

Da Chlor- und Bromionen sich im Organismus weitgehend ersetzen können und die Niere Brom mit den Chloriden im gleichen Mengenverhältnis ausscheidet, in dem es im Blut vorliegt, verlangt die Bromtherapie eine niedrige, möglichst konstante Kochsalzaufnahme. Die tägliche NaCl-Menge soll nach Dreyer die Bromdosis um das 3fache übersteigen.

Die mit der antiepileptischen Wirkung des Brom gekoppelte Dämpfung der motorischen Zentren ist bei der häufig vorhandenen, triebhaften motorischen Unruhe epileptischer Kinder nicht unerwünscht (Bamberger u. Matthes).

Indikationen. Grand mal und fokale Anfälle. Wirkungslos bei psychomotorischen Anfällen und der Petit-Mal-Gruppe.

Nebenwirkungen. Mit einer Bromacne ist nach Dreyer in etwa 25% der Fälle zu rechnen, besonders bei hierzu disponierter Haut.

Überdosierung (Kumulationstendenz!) führt zu Müdigkeit, Abgestumpftheit, Inappetenz und Ataxie.

Präparate.

Brosedan. Vitamin B-komplexhaltiges Bromhefepräparat mit 16,6% NaBr unter Zusatz pflanzlicher Würzstoffe.

Handelsform: Saft mit 0,5 g NaBr in einem Teelöffel.

Dosierung: Säuglinge 1—2; Kleinkinder 2—4; Schulkinder 4—6 Teelöffel.

Calcibronat. Calciumbromid-Lactobionat.

Handelsformen: Granulat und Sirup. Pro Eßlöffel 0,45 g Brom.

Dosierung: Säuglinge $^1/_2$—1; Kleinkinder 1—2; Schulkinder 2—4 Eßlöffel.

Barbiturate

Infolge der guten Verträglichkeit und dem relativ großen Indikationsspektrum sind die Barbiturate auch heute noch besonders im Säuglings- und Kleinkindesalter unersetzliche Antiepileptica. Die meisten Kombinationspräparate sind barbiturathaltig.

Chemische Struktur:

$$\begin{array}{c} O\!=\!C\!-\!N\!-\!H \\ R_1\!\diagdown\!C \quad C\!=\!O \\ R_2\!\diagup \quad | \\ O\!=\!C\!-\!N\!-\!R_3 \end{array}$$

Barbiturate

Indikationen. Mittel der Wahl bei Neugeborenenkrämpfen; ferner bei Grand-Mal und fokalen Anfällen des Säuglings- und Kleinkindesalters, besonders bei Anfällen nach dem Erwachen bzw. vor dem Einschlafen (sog. Aufwachepilepsien) und bei diffuser Anfallsverteilung. Geringe Wirksamkeit gegenüber der Petit-Mal-Gruppe und den psychomotorischen Anfällen. Absencen können sogar verstärkt auftreten.

Nebenwirkungen. In höherer Dosierung hypnotischer Effekt (Kumulationstendenz) mit eventueller Verstärkung der Wesensänderung. Bei einem Teil der Kinder (nach Livingston 15%) bewirken die Barbiturate eine Verstärkung der motorischen Unruhe und Reizbarkeit. Zu beachten ist die Obstipationsneigung unter Barbituratbehandlung. Allergische Reaktionen oder toxische Leberschäden sind extrem selten.

Präparate.

Luminal bzw. *Phenämal.* Acid.-Phenyläthylbarbituric.

Handelsformen: Tablette 0,1 und 0,3.

Dosierung: Kleinkinder 1—2; Schulkinder 1—3 Tabletten zu 0,1.

Luminaletten bzw. *Phenämaletten.* Chemisch wie Luminal.

Handelsform: Tablette 0,015.

Dosierung: Säuglinge 3—10; Kleinkinder 3—12 Tabletten.

Prominal. 3-Methyl-5-phenyl-5-äthylbarbitursäure.

Handelsform: Tabletten 0,2.

Prominaletten. Chemisch wie Prominal.

Handelsform: Tabletten 0,03.

Dosierung von Prominal und Prominaletten wie Luminal und Luminaletten.

Gemonil. 5,5-Diäthyl-1-methylbarbitursäure.

Handelsform: Tabletten 0,1.

Dosierung: Säuglinge $^1/_4$—1; Kleinkinder $^1/_2$—2; Schulkinder 1—3 Tabletten.

Eine den Barbituraten strukturell nahestehende Substanz ist das Primidone.

$$\begin{array}{c} O\!=\!C\!-\!N\!-\!H \\ C_2H_5\!-\!C \quad C\!-\!H_2 \\ | \quad | \\ O\!=\!C\!-\!N\!-\!H \end{array}$$

5-Phenyl-5-äthyl-4,6-dion-hexahydropyrimidin = Mylepsin (Mysoline)

Indikationen. Grand mal, fokale Anfälle, psychomotorische Anfälle, Impulsiv-Petit-Mal. Wirkungslos bei Absencen.

Nebenwirkungen. Bei etwa 20% kindlicher Epileptiker (Matthes) kommt es bereits nach Einnahme $^1/_4$—$^1/_2$ Tablette zu heftigen Schwindelerscheinungen, Erbrechen und Schläfrigkeit. Meist verlieren sich diese Symptome bei Weitergabe des Medikamentes nach 8—10 Tagen spontan. Überdosierung führt zu hypnotischem Effekt. Allergische Reaktionen sind in etwa 1—2% zu erwarten. Besonders bei psychomotorischen Epilepsien kann die epileptische Wesensänderung verstärkt werden.

Präparat

Mylepsinum. Phenyläthylhexahydropyrimidin-dione.

Handelsform: Tabletten 0,25 g.

Dosierung: Mit $^1/_4$—$^1/_8$ Tablette einschleichen und langsam steigern. Säuglinge 1—2; Kleinkinder 1—3; Schulkinder 1—4 Tabletten.

Hydantoine

Der pharmakologische Hauptgewinn der Hydantoine liegt in dem geringen hypnotischen Effekt. Sie beschränken besonders die Erregungsausbreitung im ZNS, während der Effekt auf die Krampfschwelle geringer ist. Der volle Wirkungseintritt ist nach 2—3 Wochen zu erwarten.

Chemische Struktur:

$$R_1R_2C \quad \overset{H}{N} \quad C=O \quad O=C \quad NH$$

Hydantoine

Indikationen. Grand mal und fokale Anfälle, besonders im Schlaf auftretende Anfälle (JANZ). Psychomotorische Anfälle, Impulsiv-Petit-Mal. Wirkungslos bei Absencen und Propulsiv-Petit-Mal.

Nebenwirkungen. Allergische Reaktionen innerhalb der ersten 4 Wochen sind in etwa 5% der Fälle zu erwarten und zwingen zum Absetzen. Erscheinungen wie Benommenheit, Schwindel, Ataxie, Dysarthrie, Nystagmus, Doppelbilder, Erbrechen und Schläfrigkeit zeigen eine Überdosierung an und verschwinden nach Reduktion der Dosis. Wegen toxischer Knochenmarksschäden, die über eine Panmyelopathie zum Exitus führen können (DREYER), sind regelmäßige (8—12wöchentliche) Kontrollen des weißen Blutbildes erforderlich. Bei Mesantoin sind selten Leberschäden beschrieben. Harmlose, jedoch kosmetisch oft sehr störende Nebenerscheinungen des Diphenylhydantoin sind Gingivahyperplasien und Hypertrichose; sie klingen nach Beendigung der Therapie wieder ab.

Präparate

Zentropil. Na-5,5-Diphenylhydantoin.
Handelsform: Tabletten 0,1.
Dosierung: Säuglinge $^1/_2$—1; Kleinkinder 1—2; Schulkinder 1—4 Tabletten täglich.

Epanutin. Chem identisch mit Zentropil.
Handelsformen: Kapseln 0,05 und 0,1.
Saft 1 Teelöffel = 0,1.
Dosierung wie Zentropil.

Mesantoin. 3-Methyl-5,5-phenyläthylhydantoin.
Handelsform: Tabletten 0,1
Dosierung: Kleinkinder 2—4; Schulkinder 3—6 Tabletten.

Oxazolidin-dione

Pharmakologisch wirken Oxazolidin-dione antagonistisch gegen Cardiazokrämpfe und Elektroschock. Klinisch haben sie gegenüber großen Anfällen keinen Effekt, dagegen wirken sie vorzüglich gegen pyknoleptische Absencen und manchmal gegen myoklonisch-astatische Anfälle und Impulsiv-Petit-Mal.

Chemische Struktur:

$$R_1R_2C \quad \overset{O}{} \quad C=O \quad O=C \quad N—R_3$$

Oxazolidin-dione

Indikationen. Pyknoleptische Absencen; Impulsiv-Petit-Mal, myoklonisch-astatische Anfälle.

Nebenwirkungen. Allergische Reaktionen, zum Teil auch schwerer Natur (Stevens-Johnson-Syndrom) in etwa 10% der Fälle innerhalb der ersten 4 Behandlungswochen zwingen zum Absetzen.

Relativ häufig kommt es zu toxischen Knochenmarksschäden; mehrere Todesfälle sind beschrieben. Weitere toxische Erscheinungen manifestieren sich an den Nieren (Nephrose). Überdosierung führt zu Übelkeit, Erbrechen, Singultus und Benommenheit. Eine harmlose Nebenwirkung ist die ebenfalls meist dosisabhängige Photophobie.

Präparate

Tridione. 3,5-5-Trimethyloxazolidin-2,4-dion.
Handelsformen: Kapseln 0,3; Würfel 0,15.
Dosierung: Kleinkinder 2—4; Schulkinder 3—8 Kapseln.

Paradione. 3,5-Dimethyl-5-äthyloxazolidin2-,4-dion.
Handelsform: Kapseln 0,15.
Dosierung: Kleinkinder 2—4; Schulkinder 3—8 Kapseln.

Petidiol. 3-Äthyl-5,5-dimethyloxazolidin-2,4-dion.
Handelsform: Dragées 0,25.
Dosierung: Kleinkinder 2—4; Schulkinder 4—8 Dragées.

Succinimide

Durch die Entdeckung der antiepileptischen Wirkung der Succinimide gegenüber kleinen epileptischen Anfällen wurden die Oxazolidine weitgehend verdrängt, da die Nebenwirkungen der Succinimide besonders des Methyläthylsuccinimids äußerst gering sind.

Chemische Struktur:

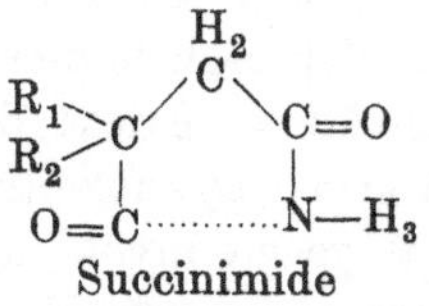

$$R_1R_2C - C(CH_2) - C=O,\ \ O=C \cdots N-H_3$$

Succinimide

Indikationen. Aus der Petit-Mal-Gruppe in erster Linie pyknoleptische Absencen, weniger gut, jedoch eines Versuches wert, myoklonisch-astatische Anfälle und Impulsiv-Petit-Mal (SPINNER; MATTHES u. MALLMANN-MÜHLBERGER). Bei Grand-Mal und psychomotorischen Anfällen hat manchmal Petinutin einen Erfolg.

Nebenwirkungen. Nur selten kommt es bei Suxinutin bzw. Petnidan zu Nebenwirkungen. In erster Linie sind es gastrische Störungen, die bei Fortsetzung der Behandlung meist spontan verschwinden. Störungen des hämatopoetischen Systems wurden verschiedentlich beobachtet (Leukopenie; Agranulocytose). Bei Petinutin kommt es in etwa 15% der Fälle zu allergotoxischen Erscheinungen, auch Nierenschäden sind beschrieben.

Präparate

Suxinutin bzw. *Petnidan.* α-Methyl-α-äthylsuccinimid.

Handelsformen: Kapseln 0,25; Saft mit 0,25 g pro Teelöffel.

Handelsformen: Kapseln 0,25; Saft mit 0,25 g pro Teelöffel.

Dosierung: Kleinkinder 2—4; Schulkinder 2—8 Kapseln bzw. Teelöffel.

Petinutin. N-Methyl-α,α-methylphenylsuccinimid.

Handelsform: Kapseln 0,3.

Dosierung: Kleinkinder 1—2; Schulkinder 2—4 Kapseln.

Sulfonamide und Sulfonamidderivate

Der antiepileptische Effekt des Sulfonamids Acetazolamid (Diamox) beruht wahrscheinlich auf der Carboanhydraseblockierung im ZNS.

Chemische Struktur s. Diuretica, S. 211 ff.

Ein ringgeschlossenes Sulfonamidderivat stellt das Sulfamylphenylbutamsulfat dar. Der antiepileptische Effekt dieser Verbindung soll auf dem Butansultamring beruhen, während die freie Sulfonamidgruppe den antikonvulsiven Effekt verstärkt.

Chemische Struktur:

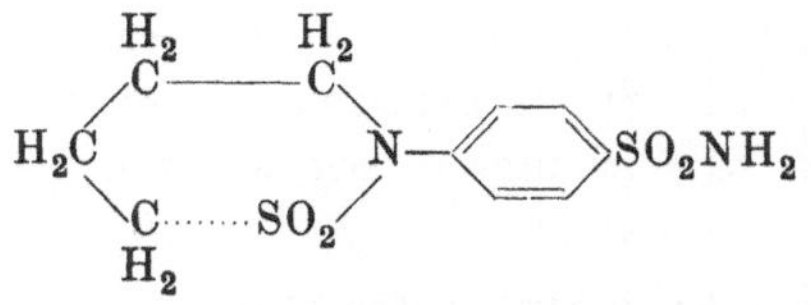

$$N-(4'-Sulfamylphenyl)butansultam(1\text{-}4) = Ospolot$$

Indikationen. Während Diamox bei therapieresistenten Petit-Mal-Anfällen (außer Propulsiv-Petit-Mal) versucht werden kann (LOMBROSO), ist Ospolot besonders bei psychomotorischen Anfällen angezeigt. Auch fokale Anfälle lassen sich günstig beeinflussen, sofern man Ospolot mit anderen Antiepileptica kombiniert (ENGELMEIER; RABE u. Mitarb.).

Nebenwirkungen. Diamox führt auch in hoher Dosierung nur selten zu Nebenerscheinungen wie Appetitlosigkeit, Erbrechen oder allergischen Symptomen. Dagegen sind bei Ospolot in einem hohen Prozentsatz Nebenwirkungen beschrieben. Im Vordergrund steht eine besonders bei Kindern ausgeprägte Dyspnoe (Hyperpnoe bzw. Tachypnoe), die schon in Ruhe nachweisbar sein kann, sich jedoch bei körperlicher Belastung erheblich verstärkt. Nach MATTHES ist diese Störung dosisabhängig und geht mit einem Absinken der Alkalireserve einher, wahrscheinlich auf dem Boden einer respiratorischen kompensierten Alkalose (SCHWAB). Auch Parästhesien an Händen, Füßen und im Mundbereich werden häufig angegeben. Schwere Nierenschäden wurden bisher nur im Tierversuch beobachtet.

Präparate

Diamox. Acetylaminothiadiazolamid.
Handelsform: Tabletten 0,25.
Dosierung: Kleinkinder 1—2; Schulkinder 1—3 Tabletten.

Ospolot. N-(4-Sulfamylphenyl)-butansultam (1—4).
Handelsform: Tabletten 0,2.
Dosierung: Kleinkinder $^1/_2$—2; Schulkinder 1—3 Tabletten.

Iminostilbene

Mit dem 5-Carbamyl-5 H-dibenzo(b,f)azepin wurde 1964 eine neue Substanz in die Reihe der antikonvulsiv wirksamen Mittel eingeführt. In seiner chemischen Struktur ist das Mittel mit den Psychopharmaka *Tofranil* und *Insidon* verwandt.

Chemische Struktur:

5-Carbamyl-5 H-, dibenzo (b, f) azepin = Tegvetal

Indikationen. Wirksam bei psychomotorischen Anfällen, fokalen Anfällen und Grand Mal bzw. bei Kombinationen dieser Anfallstypen. Wirkungslos bei den kleinen Anfällen der Petit-Mal-Gruppe. Günstiger psychotroper Effekt bei Erwachsenen und älteren Kindern im Sinne einer Antriebssteigerung, Auflockerung und Harmonisierung (LORGÉ; KRÜGER; KETZ; RETT).

Nebenwirkungen. Allergien in 1—2% der Fälle. Bei rascher Steigerung oder Überdosierung Übelkeit, Erbrechen, Schwindel, Akkomodationsstörungen, Ataxie, Somnolenz. Regelmäßige Blutbildkontrollen sind zur rechtzeitigen Erfassung einer Leukopenie angezeigt.

Präparat

Tegretal. 5-Carbamyl-5 H-,dibenzo(b,f)azepin.

Handelsform: Tabletten 0,2.

Dosierung: Kleinkinder 1—3; Schulkinder 2—6 Tabletten täglich.

ACTH und NNR-Hormone

Der ausgezeichnete Effekt dieser Hormone gegenüber den bis dahin weitgehend therapieresistenten Propulsiv-Petit-Mal-Anfällen mit korrelierter Hypsarhythmie im EEG wurde 1958 von SOREL entdeckt. Die besten Erfolge werden mit ACTH oder Dexamethason erzielt; der Wirkungsmechanismus ist vorläufig hypothetisch (PACHE u. STOLEKE; DUMERMUTH, SCHEFFNER u. DOOSE).

Pharmakologie, Chemie und Präparate s. S. 274 bzw. 282.

Die *Dosierung und Durchführung der Behandlung* kann nach folgendem, von MATTHES u. MALLMANN-MÜHLBERGER angegebenen Schema erfolgen:

1. Nach Sicherung der Diagnose durch Anfallstyp und EEG-Befund (Hypsarhythmie) täglich 80—200 IE Depot-ACTH i.m. oder 1 mg/kg Dexamethason peroral bis zur „Normalisierung" des EEG und/oder Verschwinden der Anfälle. Wenn nach 3 Behandlungswochen kein Effekt auf Anfälle und/oder EEG erzielt wird, ist die Weiterbehandlung mit Hormonen aussichtslos.

2. Gleichzeitig mit der Hormontherapie sollte ein Grand-Mal-Schutz mit Luminal oder Mylepsin und wegen der verringerten Infektabwehr eine antibiotische Behandlung durchgeführt werden.

3. Schwerere Mineralstoffwechselstörungen während der Therapie zwingen zum Absetzen der Hormone.

4. Nach Eintreten des Therapieeffektes intermittierende Weiterbehandlung mit Hormonen unter Beibehaltung des Grand-Mal-Schutzes, und zwar alle 10 Tage 4 Tage lang 40—80 E Depot-ACTH oder $^{1}/_{2}$—1 mg/kg Dexamethason.

5. Bei Anhalten des Therapieerfolgs, nach 3 Monaten Verlängerung des hormonfreien Intervalls auf 20 Tage für weitere 3 Monate, dann versuchsweise Beendigung der Hormontherapie unter ständiger EEG-Kontrolle.

Kombinationspräparate

Durch Kombination mehrerer Präparate kann in manchen Fällen der antiepileptische Effekt erhöht werden. Die Fertigpräparate haben den Vorteil der einfacheren Handhabung, den Nachteil der Starre des Kombinationsverhältnisses. In den Kombinationspräparaten kehren im wesentlichen die bereits besprochenen Antiepileptica wieder.

Indikationen. In erster Linie Grand-Mal; fokale Anfälle und psychomotorische Anfälle.

Nebenwirkungen. Die Nebenwirkungen der Kombinationspräparate richten sich jeweils nach den darin verwandten Grundsubstanzen.

Präparate

Anirrit. 5-Methyl-5-(1,2-dibrom-2-phenyl)-äthyl-hydantoin 0,18 + Ac. phenyläthylbarbit. 0,02 Tabletten.

Dosierung: Kleinkinder 2—4; Schulkinder 3—6 Tabletten.

Bemerkung: Wegen der appetitbremsenden Wirkung besonders für fette Epileptiker geeignet.

Antiepilepticum nach Prof. Kihn. Acid. phenyläthylbarbit. 0,058 + Aminophenazon + Coffein + p-Oxyphenylmethylaminoäthanol. tartaric.+Calc. lact.+Natr. tetraborat. Pulver.

Dosierung: Kleinkinder 1—2; Schulkinder 1—3 Pulver.

Antisacer comp. (pro infant.). Na-5,5-Diphenylhydantoin 0,05 + Acid. phenyläthylbarbit. 0,025 + Kal. bromat. 0,2 + Coffein. citr. 0,01 + Atrop. sulf. 0,0002 Dragées.

Dosierung: Säuglinge 1—2; Kleinkinder 1—3 Dragées.

Antisacer comp. Na-5,5-Diphenylhydantoin 0,1 + Acid. phenyl-äthylbarbit. 0,025 + Kal. bromat. 0,4 + Coffein. Citric. 0,025 + Atropin sulfuric. 0,00025. Dragées.

Dosierung: Schulkinder 1—3 Dragées.

Apydan. Na-5,5-Diphenylhydantoin 0,07 + Acid. phenyläthylbarbituric. 0,035 + NaBr 0,2 + Ammonium-Br 0,05 + Coffein 0,075. Tabletten.

Dosierung: Kleinkinder 1—2; Schulkinder 2—4 Tabletten.

Comital. Prominal 0,1 (s. dort) + 5,5-Diphenylhydantoin 0,05.

Dosierung: Kleinkinder 1—3; Schulkinder 2—4 Tabletten.

Comital-L. Prominal 0,05 (s. dort) + 5,5-Diphenylhadantoin 0,05 + Luminal 0,05 (s. dort).

Dosierung: Kleinkinder 1—2; Schulkinder 1—3 Tabletten.

Glyboral mite. Bor-Calcium 0,4 + 5,5-Diphenylhydantoin 0,04.

Dosierung: Kleinkinder 1—3; Schulkinder 2—6 Tabletten.

Glyboral forte. Bor-Calcium 0,4 + 5,5-Diphenylhydantoin 0,04 + Kal. bromat. 0,2 + Acid. phenyläthylbarbit. 0,03.

Dosierung: Kleinkinder 1—3; Schulkinder 2—4 Tabletten.

Ticodolor 1. 3-Methyl-5-phenyläthylbarbit. 0,1 + 5,5-Diphenylhydantoin 0,1 + Natriumtetraborat (Borax) 0,5 + Natriumhydrocarbonat 0,2.

Dosierung: Kleinkinder 1—2; Schulkinder 2—4 Tabletten.

Ticodolor 2. 3-Methyl-5-phenyl-äthylbarbit. 0,2 + 5,5-Diphenylhydantoin 0,1 + Natriumtetraborat 0,5 + Natriumhydrocarbonat 0,2.

Dosierung: Kleinkinder 1—2; Schulkinder 2—3 Tabletten.

Ticodolor 3. Acid. phenyläthylbarbit. 0,1 + 5,5-Diphenylhydantoin 0,1 + Natriumtetraborat 0,5 + Natriumhydrocarbonat 0,2.

Dosierung: Kleinkinder 1—1$^1/_2$; Schulkinder 1—2 Tabletten.

Zentronal. Na-5,5-Diphenylhydantoin 0,1 + Acid. phenyläthylbarbit. 0,015.

Dosierung: Kleinkinder 1—2; Schulkinder 1—3 Tabletten.

Zentronal comp. Na-5,5-Diphenylhydantoin 0,1 + Acid. phenyläthylbarbit. 0,03 + Coffein. prum 0,015 + Aminophenazon 0,05 + Hämatoporphyrin-Nencki 0,003.

Dosierung: Kleinkinder 1—2; Schulkinder 1—3 Tabletten.

Literatur

Bamberger, Ph., u. A. Matthes: Anfälle im Kindesalter. Basel u. New York: S. Karger 1959.

Dreyer, R.: Die Behandlung der Epilepsien. In: Psychiatrie der Gegenwart, Bd. II. Berlin-Göttingen-Heidelberg: Springer 1960.

Dumermuth, G.: Über die Blitz-, Nick-, Salaamkrämpfe und ihre Behandlung mit ACTH und Hydrocortison. Helv. paediat. Acta 14, 250 (1959).

Engelmeier, M. P.: Über die klinische Erprobung antiepileptischer Medikamente unter besonderer Berücksichtigung des Ospolot. Dtsch. med. Wschr. 85, 2207 (1960).

Janz, D.: Wegweisung zu einer differenzierten medikamentösen Behandlung der Epilepsien. Herausgeg. von der Deutschen Sektion der Internationalen Liga gegen Epilepsie.

Ketz, E.: Tegretal — ein neues Antiepileptikum. Praxis 53, 264 (1964).

Krüger, H. J.: Klinischer Beitrag zur Therapie der Epilepsie mit einem Azepinderivat. Med. Welt 26, 1407 (1964).

Lennox, W. G.: Petit mal epilepsies: Their treatment with tridione. J. Amer. med. Ass. 129, 1069 (1945).

Livingston, S.: Drug therapy for childhood epilepsy. J. chron. Dis. 6, 46 (1957).

Lorgé, M.: Klinische Erfahrungen mit einem neuen Antiepileptikum, Tegretal (G 32883), mit besonderer Wirkung auf die epileptische Wesensänderung. Schweiz. med. Wschr. 113, 794 (1963).

Matthes, A., u. E. Mallmann-Mühlberger: Erfahrungen bei der Behandlung kleiner epileptischer Anfälle im Kindesalter mit Methylaethylsuccinimid (MAS). Münch. med. Wschr. 104, 1095 (1962).

— — Die Propulsiv-Petit Mal-Epilepsie und ihre Behandlung mit Hormonen. Dtsch. med. Wschr. 88, 426 (1963).

Rabe, F., H. Penin u. A. Matthes: Erfahrungen mit Ospolot in der Epilepsiebehandlung. Dtsch. med. Wschr. 87, 953 (1962).

Rett, A.: Zur Beurteilung der Wirkung von Antikonvulsiva im Kindesalter — ein klinisches und entwicklungsphysiologisches Problem. N. Oester. Z. Kinderheilk. 7, 178 (1962/63).

Scheffner, D., u. H. Doose: Zur Hormonbehandlung bösartiger Petit Mal-Formen. Med. Welt 37, 1872 (1961).

Schwab, V. M.: Einfluß auf den Stoffwechsel im Beginn und im Verlauf der Ospolottherapie. Ospolot - Kolloquium Bergisch - Gladbach 1962.

Spinner, A.: Indikation und Wirkung von Suxinutin bei Petit Mal-Epilepsien. Münch. med. Wschr. 103, 1110 (1961).

Stolecke, H., u. H. D. Pache: Zur Behandlung der BNS-Krämpfe mit ACTH. Mschr. Kinderheilk. 110, 105 (1962).

Anaesthesie

Von D. Helbig, Köln

Inhalationsnarkotica

Eine *Inhalationsnarkose* kommt dadurch zustande, daß die eingeatmeten Narkosegase oder -dämpfe, abhängig von ihrem Partialdruck und ihrer Konzentration, durch die Wände der Lungenalveolen diffundieren, in das vorbeiströmende Blut und schließlich zu den einzelnen Körperzellen gelangen. Da die Anaesthetica eine besondere Affinität zu lipoidhaltigen Zellen besitzen, steht ihre Wirkung an den Nervenzellen, insbesondere an denen des Gehirns, im Vordergrund.

Die Größe der Affinität zum Lipoidgewebe, die für die Wirkungsstärke und -geschwindigkeit des Inhalationsanaestheticum ausschlaggebend ist, wird durch den Öl-Plasma- oder durch den Öl-Wasser-Koeffizienten gemessen, das ist der Vergleich der Löslichkeit in Olivenöl mit jener in Blutplasma bzw. Wasser.

Chemisch bleiben die Inhalationsanaesthetica während ihres Verweilens im Organismus unverändert.

Flüssige Inhalationsanaesthetica

Es handelt sich ausnahmslos um Kohlenwasserstoff-Verbindungen, die bekanntesten sind: Diäthyl- oder Schwefeläther, Chloroform, Chloräthyl, Divinyläther („Vinydan"), Trichloräthylen („Trilen") und Halothan.

Wegen ihres niedrigern Siedepunktes verdampfen sie im allgemeinen schon bei gewöhnlicher Zimmertemperatur; auf die Gesichtsmaske getropft, werden die entstehenden Dämpfe gleich Narkosegasen eingeatmet.

Äther (Diäthyläther C_2H_5—O—C_2H_5). Kommerziell wird Äther aus Äthylalkohol unter Einwirkung von Schwefelsäure erzeugt. Die Temperatur muß unter 130° bleiben, weil sich sonst Äthylen bildet.

Handelsform. Wegen der Gefahr der Zersetzung durch Licht wird Äther in dunklen Glasflaschen aufbewahrt oder in Behältern, die mit Kupfer ausgekleidet sind, da dieses eine sehr große Affinität zu Sauerstoff besitzt und dadurch eine Oxydation des Äthers verhindert. Kühle Lagerung ist erforderlich.

Als Beiprodukte entstehen zunächst Peroxyde, später Aldehyde. Schüttelt man 10,0 ml Äther mit 3,0 ml Nesslers Reagens, tritt bei Anwesenheit von Aldehyden Rotfärbung ein. Nach Schütteln von 10,0 ml Äther mit 1,0 ml neutralem Kaliumjodid und Stehenlassen in einem dunklen verschlossenen Behälter für etwa 30 min, zeigt sich Gelbfärbung, wenn Peroxyde vorhanden sind, weil sie aus der KJ-Lösung Jod freigesetzt haben. Nach Zusatz von wäßriger Stärkelösung tritt Blaufärbung ein.

Eigenschaften. Farblose flüchtige Flüssigkeit mit charakteristischem Geruch. Molekulargewicht 74, Siedepunkt 34,5° C, spezifisches Gewicht der Flüssigkeit (Wasser = 1): 0,718, spezifisches Gewicht der Dämpfe (Luft = 1): 2,6, Löslichkeit in Wasser: 1546 ml in 100 ml, in Öl: 5000 ml in 100 ml (bezogen auf Ätherdämpfe bei 37° C). Der Öl-Wasser-Löslichkeits-Koeffizient ist 3,2. *Äther ist in Gemischen von 1,83—36,5% in Luft und von 2—82% in Sauerstoff brennbar und explosiv.*

Wirkung und Nebenwirkung. Der niedrige Öl-Wasser-Koeffizient von 3,2 bedingt langsames An- und Abfluten der Äthernarkose. 90 mg-% im Blut führen zu einer oberflächlichen Narkose, 130 mg-%, das entspricht einer Konzentration von etwa 3,5—4,5% im eingeatmeten Narkosegemisch, zum Toleranzstadium mit Muskelentspannung; bei einem Blutspiegel von 187 mg-%, das sind 6,7—8% Ätherdämpfe, tritt Atemstillstand ein. Die Ausscheidung erfolgt unverändert über die Lungen. — Äther steigert die Leistung des Herzens (Hoffmanns Tropfen enthalten Äther), regt infolge lokaler Reizung der Bronchialschleimhaut die Atmung an und erhöht die Schleimsekretion des Respirationstraktes. Er bewirkt Erschlaffung der Bronchialmuskulatur (sympathicomimetischer Effekt), eine Erhöhung des Blutzuckerspiegels um 100—200% durch Adrenalin-Ausschüttung infolge Stimulierung der Nebennieren und Verminderung der Insulinproduktion. Äther führt ferner zu einer Ausschüttung der Blutdepots (sympathicomimetischer Effekt) und so zu einer relativen Vermehrung der zirkulierenden roten und weißen Blutkörperchen, der Blutplättchen und des Hämoglobingehaltes, woraus eine Steigerung der Sauerstoffkapazität des Blutes resultiert.

Die Funktion der parenchymatösen Organe (Leber, Niere) wird eingeschränkt, was eine Erhöhung der harnpflichtigen Substanzen und Acidosegefahr besonders bei Niereninsuffizienz bedeutet. Infolge Erweiterung der Hirngefäße steigt der intrakranielle Druck an.

Indikation und Gegenindikation der Äthernarkose. Sie ist besonders empfehlenswert bei Bronchialasthma und Splenektomien durch den „Effekt der inneren Bluttransfusion", kontraindiziert bei acidotischen Zuständen, Hirndruck, chronischen Lungenaffektionen, Lungentuberkulose, Myasthenia gravis und akuter Tracheitis, sie bedeutet eine Gefahr bei Diabetes mellitus und Schädelverletzten mit zentraler Hyperglykämie und bei Patienten mit akutem Glaukom. Bei starker Adipositas ist Äther wegen seiner trägen Anflutung nicht unbedingt ratsam. Eine weitere Kontraindikation zur Äthernarkose stellen hochfieberhafte Infekte im Kindesalter dar. Die Erfahrung hat gelehrt, daß Äther bei Hyperthermie zu Krämpfen führt. Das EEG weist auf Veränderungen im Cerebellum hin, später treten solche in den corticalen Bezirken hinzu. Histologisch finden sich Schädigungen im Kleinhirn mit Verlust der Purkinjeschen Zellen.

Dosierung. Zunächst stufenweise Steigerung der Ätherkonzentration unter genauer Beachtung der individuellen Toleranz. Nach Erreichen der gewünschten Narkosetiefe genügt zu ihrer Aufrechterhaltung etwa die Hälfte der initial verabreichten Menge. Eine genaue Dosierungsangabe kann nicht gemacht werden, im Vordergrund muß die Beobachtung des Patienten stehen. Eine Prämedikation mit Atropin, Atosil oder ähnlichem ist in jedem Lebensalter notwendig. Säuglinge vertragen eine Äthernarkose im allgemeinen sehr gut.

Chloroform (Trichlormethan $CHCl_3$) wird heute wegen seiner geringen therapeutischen Breite (1,35—2% in der Atemluft) in der Pädiatrie wie auch beim Erwachsenen kaum noch angewandt. Eine Verringerung der Herzleistung, eine gesteigerte kardiale Reflexbereitschaft und vermehrtes Auftreten von Arrhythmien machen einen primären

Herztod möglich, weil bei ängstlichen Patienten infolge zusätzlicher Adrenalinausschüttung sehr leicht Ventrikelflimmern entsteht. Die oft zitierte Parenchymschädigung, insbesondere der Leber in Form einer Hepatitis und zentraler Nekrosen, tritt dagegen nur bei Überdosierung mit konsekutiver Atemlähmung und Hypoxie auf.

Chloräthyl (Äthylchlorid, Monochloräthan C_2H_5Cl). Die Herstellung erfolgt aus Äthylalkohol und Salzsäure oder aus Äthylen und Salzsäure.

Eigenschaften. Farblose, flüchtige Flüssigkeit, die durch Licht und Hitze leicht zersetzt wird. Molekulargewicht 64,5, Siedepunkt 12,5° C, spezifisches Gewicht der Flüssigkeit bei 20° C 0,921, das der Dämpfe 2,7. Die Löslichkeit im Blut ist sehr gut, nämlich 4 Teile in 1 Teil. Chloräthyl ist mit Luft in Mischungen von 5—15% explosibel. Die hierbei entstehende Salzsäure führt zu schweren Zellschädigungen.

Wirkung und Nebenwirkungen. Chloräthyl wird im Körper sehr rasch aufgenommen, 3,6 bis 4,5% in der Atemluft, das sind etwa 20 bis 30 mg-% im Blut, erzeugen das Toleranzstadium.

Die Ausscheidung erfolgt binnen 1—3 min durch die Lunge.

Die schnelle Verdunstung und die hohe Lipoidlöslichkeit führen rasch zu einer Überdosierung. Chloräthyl darf daher nur sehr langsam getropft werden und die Atmung ist genauestens zu überwachen. Auch kurze Hypoxien führen, ähnlich dem Chloroform, zu akuten Komplikationen seitens des Herzens und des Kreislaufs und zu chronischen Spätfolgen an parenchymatösen Organen. Das Einatmen konzentrierter Dämpfe kann initial zu einem reflektorischen Herzstillstand führen.

Indikation. Chloräthyl ist für Kurznarkosen geeignet oder zur Einleitung einer Äthernarkose.

Handelsform. In Glasbehältern mit einem Sprayverschluß, kühles Aufbewahren ist notwendig.

Dosierung. Die Anwendung von Chloräthyl ist nur bis zur Erreichung des ersten Narkosestadium zulässig, die Tropfgeschwindigkeit darf 60/min nicht überschreiten und muß bei Säuglingen unter 40/min bleiben. Im allgemeinen genügt 1 Tropfen alle 3—4 sec bis schließlich 1 Tropfen alle 2—3 sec. Ein Chloräthylrausch darf insgesamt nicht über 5 min ausgedehnt werden.

Divinyläther „Vinydan"

$$(C_2H_3)_2 \cdot O \text{ bzw. } H_2C=\overset{H}{C}-O-\overset{H}{C}=CH_2)$$

eignet sich besonders zu Kurznarkosen in der Geburtshilfe, weil die Spannung der Bauchdeckenmuskulatur auch im Toleranzstadium erhalten bleibt. Auf Details sei verzichtet, da Vinydan infolge seiner raschen Wirkung und dadurch leichten Überdosierbarkeit in der Pädiatrie praktisch keine Verwendung findet.

Das gleiche gilt für **Trichloräthylen** „Trilen" (C_2HCl_3) mit der Strukturformel:

$$H-\underset{\underset{Cl}{|}}{C}=\underset{\underset{Cl}{|}}{C}-Cl$$

obwohl es große Stabilität besitzt, nicht brennbar ist und bei sehr guter analgetischer Wirkung nur zu einer mäßigen Beeinträchtigung der inneren Organe und des Herzens führt. Die Anwendung verlangt aber wegen der starken Flüchtigkeit besonders konstruierte Narkosegeräte.

Halothan (2-Brom-2 Chlor-1,1,1-Trichloräthan). Seine Strukturformel:

$$F-\underset{\underset{F}{|}}{\overset{\overset{F}{|}}{C}}-\underset{\underset{Cl}{|}}{\overset{\overset{H}{|}}{C}}-Br$$

Die kommerzielle Herstellung erfolgt aus Trifluorchloräthylen.

Eigenschaften. Farblose Flüssigkeit mit etwas süßlichem, nicht unangenehmen Geruch. Es ist weder in Luft, noch in Sauerstoff oder Lachgas-Sauerstoff explosiv oder brennbar. Aluminium oder Zinn wird arrodiert, was bei der Wahl der Narkoseapparate zu beachten ist. Molekulargewicht 197,39, Siedepunkt 50,2° C; spezifisches Gewicht 1,869 und Dampfdruck 241,5 mg/Hg bei 20° C, die Verdampfungswärme beträgt 36,3 Calorien/kg. Eine chemische Aktivität gegenüber dem Atemkalk fehlt.

Wirkung und Nebenwirkungen. Halothan wird rasch vom Blut aufgenommen. Der Löslichkeits-Koeffizient Blut/Gas beträgt 3,60. Der Fett-Wasser-Verteilungs-Koeffizient ist 330 und liegt etwa hundertfach höher als der von Äther. Die für die Einleitung der Narkose benötigte Konzentration beträgt meist 2,0—2,5 Vol.-%. Im allgemeinen werden 5—10 min zur Erreichung des chirurgischen Stadiums benötigt. Um die erreichte Narkosetiefe aufrechtzuerhalten, genügen 0,5—1,5 Vol.-%. In Geweben mit hohem Lipoidgehalt wird Halothan lange Zeit festgehalten. Im arteriellen Blut verringert sich die Konzentration nach Beendigung der Narkose innerhalb von 10—15 min. Die *Ausscheidung* erfolgt unverändert durch die Lungen.

Halothan-Dämpfe reizen die Schleimhäute der Atemwege nicht. Die Salivation und Bronchialsekretion wird eingeschränkt (sympathicomimetischer und parasympathicolytischer Effekt). Die laryngealen und pharyngealen Reflexe verschwinden sehr bald, ein Laryngospasmus ist sehr selten. Die Bronchien werden dilatiert, die zentralen Atemimpulse abgeschwächt und die Atmung frequent und oberflächlich. Bei 1—2 Vol.-% sinkt der Blutdruck um etwa 20 bis 30 mm Hg, Bradykardie und Vasodilation treten bereits bei Konzentrationen von 3 Vol.-% deutlich in Erscheinung. Letzteres macht die Patienten gegen Blutverluste intra operationem sehr empfindlich, da die normale Kompensation durch Gefäßkontraktion fehlt. Auf Grund der Hypotonie ist die Blutungsneigung als solche herabgesetzt. Manche Autoren beschreiben elektrokardiographisch Reizleitungsstörungen, vorwiegend ventrikuläre Extrasystolen, aber auch eine Myokarddepression. Eine Schädigung der parenchymatösen Organe fehlt; das Ansteigen der anorganischen Phosphate im Blut und die Erhöhung des Blutzuckerspiegels bringt man mit einer Hemmung der Zucker-Phosphorylierung in Zusammenhang.

Indikation und Gegenindikation. Das Fehlen jeder Explosivität, die angenehme Anwendung, der rasch reversible Effekt, die relativ geringen toxischen Nebenwirkungen, so auch das Fehlen von postoperativem Erbrechen und Brechreiz, begründen das weite Anwendungsgebiet von Halothan. Die durch Halothan bedingte Hypotonie bleibt gut steuerbar, eine Kombination mit Ganglienblockern, ausgenommen eventuell Arfonad, ist allerdings kontraindiziert, ebenso wegen der blutdrucksenkenden Wirkung die Kombination mit Curare und Prostigmin. Die etwas unvollkommene Relaxation läßt sich durch Zugabe von Relaxantien vom Dekamethoniumtyp ausgleichen.

Halothan eignet sich durch seine bronchodilatorische Wirkung und Verminderung der Schleimsekretion sehr gut für Operationen bei Emphysematikern, bei Patienten mit Asthma, chronischen Bronchitiden und ähnlichem. Die begleitende Hypotonie wirkt sich bei Operationen an vasculären Tumoren, Strumektomien und in der plastischen Chirurgie vorteilhaft aus.

Faßt man auf Grund der Nebenwirkung des Halothan seine Kontraindikation zusammen, so ergibt sich die Ablehnung bei Patienten mit Herz- und Kreislaufstörungen sowie bei gleichzeitiger Anwendung von adrenalinartigen Medikamenten und Ganglienblockern.

Handelsform. Flüssig in dunkelbraunen Glasflaschen zu 50 und 250 ml mit einem Zusatz von 0,01% Thymol als Stabilisator, weil unter Lichteinwirkung eine Zersetzung stattfindet, bei der Phosgen- und Halogensäure entsteht.

Obwohl die Durchführung einer Kurznarkose durch Auftropfen auf eine einfache Gesichtsmarke durchführbar wäre, empfiehlt sich in jedem Fall die Verwendung von Spezialverdampfern, um eine genaue Verabreichung zu gewährleisten.

Dosierung. Die Narkoseeinleitung erfolgt bei schneller Konzentrationssteigerung von 0,5 bis zu 2—2,5%, ganz selten sind 3% erforderlich. Nach Erreichen der gewünschten Narkosetiefe wird dem individuellen Bedarf entsprechend 0,5—1% Halothan weitergegeben. Da es leicht zu einer Überdosierung mit konsekutivem Herzstillstand kommen kann, ist laufende Kontrolle von Blutdruck und Pulsfrequenz dringend erforderlich.

Säuglinge, bosonders Neugeborene, benötigen zur Unterhaltung der Narkose sehr oft weniger als 0,5%. Die zeitweilige Reduktion auf 0% Halothan ist daher in diesem Lebensabschnitt bei länger dauernden Narkosen anzuraten.

Gasförmige Inhalationsanaesthetica

Sie sind bei gewöhnlicher Zimmertemperatur und atmosphärischem Druck gasförmig und teils anorganischer, teils organischer Herkunft.

Von der *anorganischen* Gruppe hat nur das Stickoxydul oder Lachgas klinische Bedeutung, von der *organischen* Äthylen und Cyclopropan.

Lachgas „Stickoxydul" (N_2O). Die Herstellung gelingt durch stufenförmige Erwärmung von kristallinischem Ammoniumnitrat auf 240° C.

Verunreinigungen mit NO und NO_2 können festgestellt werden, wenn man das Gas durch eine 15-molare Lösung von K-Jodid mit einem Zusatz von Eisessig leitet. Durch die Oxydationswirkung der höherwertigen Stickoxyde wird Jod frei und die Lösung färbt sich blau.

Eigenschaften. Farbloses, praktisch geruchloses Gas. Molekulargewicht 44,2, spezifisches Gewicht 1,527, Siedepunkt des flüssigen N_2O: —89° C, Löslichkeit (bei 37° C) in Wasser 44 Vol.-%, in Plasma 47 Vol.-%, in Öl 140 Vol.-%. Der Öl-Wasser-Verteilungs-Koeffizient beträgt 3,2. Lachgas ist nicht brennbar und nicht explosibel. Die Verbrennung brennender Substanzen wird jedoch gefördert, wobei Stickoxyl in N_2 und O_2 zerfällt.

Wirkung und Nebenwirkungen. 40% Lachgas in Luft bewirken Analgesie, 40—70% Bewußtlosigkeit, 85—90% Lachgas in *Sauerstoff* führen zu einer Anaesthesie, wobei allerdings die anaesthetische Wirkung der Hypoxie zu der des Lachgases hinzukommt. Bei physio-logischer Sauerstoffkonzentration läßt sich mit Lachgas nur das erste Stadium der Narkose erreichen, zur Vertiefung der Narkose ohne hypoxische Konzentrationen müssen andere Anaesthetica hinzugegeben oder der Partialdruck mittels Überdruckverfahren gesteigert werden.

Lachgas erfährt im Organismus keine chemische Umwandlung, die *Ausscheidung* erfolgt durch die Lunge, zum Teil auch durch die Haut und die Exkremente.

Ohne die Schleimhäute der Atemwege zu reizen, läßt sich Lachgas angenehm einatmen.

In der gebräuchlichen Konzentration beeinträchtigt es die inneren Organe nicht. Funktionsstörungen treten nur bei gleichzeitiger Anoxie oder Hypoxie auf, d. h., wenn der Sauerstoffgehalt im Narkosegemisch längere Zeit unter 20 Vol.-% liegt oder wenn bei gleichzeitiger Anwendung von Muskelrelaxantien eine ungenügende Atmung außer acht gelassen wird.

Handelsform. Flüssig in Gaszylindern unter einem Druck von 51 Atm.

Indikation. Lachgas, das im geschlossenen System oder halbgeschlossenem System, aber auch mittels Insufflation oder einen halboffenen System verabreicht wird, stellt das ideale Anaestheticum für kurze Eingriffe dar. Zur Erreichung des Stadium analgeticum genügt als Applikationsgerät eine Maske mit einem Atembeutel.

Dosierung. Lachgas mit 20 Vol.-% Sauerstoff wird in verhältnismäßig hohem Gasstrom verabfolgt, etwa 6—10 l/min. Dann tritt bereits nach 1 min Analgesie ein. Bei einer gleichzeitigen Sauerstoffabgabe von mindestens 20%, besser 25—30%, ist eine beliebig lange Applikation zulässig.

Äthylen $(C_2H_4)H_2C{=}CH_2$ ist pharmakodynamisch mit Lachgas zu vergleichen, die erzielte Anaesthesie sogar etwas tiefer. Wegen seiner hohen Explosivität und wegen des unangenehmen, knoblauchähnlichen Geruches wird es im Kindesalter nicht angewendet.

Cyclopropan (C_3H_6) $H_2C\overset{CH_2}{\diagdown\text{------}\diagup}CH_2$. Die Herstellung erfolgt a) aus 1,3-Dibrom-Propan unter Einwirkung von Na oder Zn oder b) aus Propangas, was wesentlich billiger ist.

Eigenschaften. Cyclopropan ist ein farbloses, schwach süßlich riechendes Gas. Molekulargewicht 42,5, Siedepunkt der Flüssigkeit —34° C, spezifisches Gewicht des Gases 1,42, Löslichkeit (bei 37⁰ C) in Wasser 20,4 Vol.-%, in Plasma 45,7 Vol.-%, in Öl 799 Vol.-%. Der Öl-Wasser-Löslichkeits-Koeffizient beträgt 34,43; der Öl-Plasma-Koeffizient 15,3. In Luft ist Cyclopropan in Konzentrationen von 2,4—10,3%, in Sauerstoff in Konzentrationen von 2,45—63,1% brennbar, die Explosionsbreite ist geringer als bei Äther.

Wirkung und Nebenwirkungen. Cyclopropan ist ein sehr rasch und kräftig wirkendes Anaestheticum. 3—5% verursachen beim Kind wie beim Erwachsenen Analgesie, 20—25% führen zum Toleranzstadium, 35—40% zum Atemstillstand. Zur Beurteilung der Narkosetiefe ist der Zustand der Pupillen unverläßlich, die Fixierung der Bulbi als Zeichen der Muskelerschlaffung gibt besseren Aufschluß. Zu Beginn der Narkose kann, vor allem wenn überdosiert wird, ein reflektorischer Herzstillstand auftreten.

Cyclopropan wirkt parasympathicomimetisch. In klinischer Konzentration reizt es die Schleimhäute nicht, die Leberfunktion bleibt im allgemeinen ungestört.

Während der Narkose erfährt der Blutzucker eine Erhöhung um 20—30%, die Nierensekretion ist zunächst reduziert, steigt anschließend jedoch kompensatorisch, gleichsinnig verhält sich die Darmperistaltik. Brechreiz oder Erbrechen tritt selten auf. Cyclopropan erweitert die Capillaren, weshalb Sickerblutungen im Wundgebiet auftreten können. Das Reizleitungssystem des Herzens wird sensibilisiert. Eine Erhöhung des Adrenalinspiegels (Angst des Patienten, heftiges Exzitationsstadium oder als Kunstfehler die Verwendung eines Lokalanaestheticum mit Adrenalinzusatz) kann als zusätzlicher Reiz kardiale Arrythmien zur Folge haben. So sind als Komplikationen auch ventrikuläre Tachykardien und Ventrikelflimmern mit konsekutivem Herzstillstand bekannt.

Die *Ausscheidung* erfolgt unverändert binnen 5—10 min durch die Lungen, zum Teil auch mit den Körpersäften.

Indikation und Gegenindikation. Wegen der Explosionsgefahr wird Cyclopropan im allgemeinen nur zur Einleitung einer Narkose im geschlossenen System benutzt. Nach Erreichung des Stadium analgeticum ist es zweckmäßig, etwas *Äther* zuzugeben. Äther wirkt vorbeugend gegen die Entstehung von kardialen Arrhythmien und regt die Atmung an.

Bei *herzgeschädigten Patienten,* vor allem bei solchen mit Dekompensationserscheinungen, unterbleibt Cyclopropan zweckmäßig, ebenso beim *Phäochromocytom.*

Literatur

ADRIANI, J.: The chemistry of anesthesia. Springfield: Ch. C. Thomas 1947.
— Techniques and procedures of anesthesia. Springfield: Ch. C. Thomas 1947.
— The pharmacology of anesthetic drugs. Springfield: Ch. C. Thomas 1950.
AYRE, P.: Endotracheal anesthesia for Babies with special reference to harelip and cleft palate operations. Anesth. Analg. Curr. Res. 16, 330—333 (1937).
BERGMANN, H.: Zur Anaesthesie bei Operationen von Lippen-Kiefer-Gaumenspalten. Anaesthesist 2, 113—116 (1953).
BRAUER, R. W., G. F. LEONG, and R. J. HOLLOWAY: Liver injury in isolated perfused rat liver preparation exposed to chloroform. Amer. J. Physiol. 200, 548—550 (1961).
CLEMENT, F. W.: Nitrous oxide-oxygen anesthesia. Philadelphia: Lea & Febiger 1951.
CULLEN, ST.: Anesthesia in general practice. Chicago: Year Book Publishers 1951.
DUNCUM, B.: Development of inhalation anaesthesia. Oxford: University Press 1947.
FAULCONER, A., and K. E. LATTERELL: Tensions of oxygen and ether vapor durin use of the semi-open, airether method of anesthesia. Anesthesiology 10, 247—259 (1949).
FORGACS, J.: Über Erfahrungen mit Halothan. Anaesthesist 9, 228—230 (1960).
FREY, R., W. HÜGIN u. O. MAYRHOFER: Lehrbuch der Anaesthesiologie. Berlin-Göttingen-Heidelberg: Springer 1955.
GOODMAN, L., and A. GILMAN: The pharmacological basis of therapeutics. New York: MacMillan 1949.
GUEDEL, A.: Inhalation anesthesia. New York: MacMillan Co. 1949.
HAID, B.: Cyclopropannarkose. Anaesthesist 2, 28—31 (1953).
HÜGIN, W.: Die Grundlagen der Inhalationsnarkose. Basel: Benno Schwabe & Co. 1951.
KEMP, W.: Elementary anesthesia. Baltimore: William & Wilkins Co. 1948.
KUCHER, R., E. MERSICH u. K. STEINBEREITHNER: Narkoseproblem bei Kindern in der Kieferchirurgie. Anaesthesist 9, 96—100 (1960).
LEIGH, M. D., and K. BELTON: Pediatric anesthesia. New York: MacMillan Co. 1948.
LOSKANT, G., u. W. HÜGIN: Der heutige Stand der Halothan-Narkose. Anaesthesist 9, 273—277 (1960).
LULL, C., and R. HINGSON: Control of pain in childbirth. Philadelphia: J. B. Lippincott Co. 1948.
MAGGIO, G.: Beatmungsbronchoskopie in Halothan-Äther-Luft-Narkose. Anaesthesist 10, 175—181 (1961).
MARRETT, H. R.: Technik der Halothan-Anwendung. Anaesthesist 10, 37—38 (1961).

Ressel, G. J.: Die Anaesthesie im Säuglings- und Kleinkindesalter. In: A. Oberniedermayr, Lehrbuch der Chirurgie und Orthopädie des Kindesalters. Berlin-Göttingen-Heidelberg: Springer 1959.

Schmitz, Th.: Die Anaesthesie bei Neugeborenen und Säuglingen. Anaesthesist 9, 91—96 (1960).

Smith, R. M.: Anesthesia for infants and children. St. Louis: C. V. Mosby Co. 1959.

Stephen, C. R.: Elements of pediatric anaesthesia. Springfield: Ch. C. Thomas 1954.

Waters, R. M.: Chloroform, study after 100 years. University of Wisconsin Press 1951.

Injektionsnarkotica

Zwei Gruppen von Medikamenten eignen sich zur Durchführung einer Kurznarkose mittels intravenöser Injektion:

1. die N-alkylierten Barbiturate, die zusätzlich der Substitution am C_5 auch am N_1 alkyliert sind und

2. die Thiobarbiturate.

Der Barbitursäurering entsteht durch doppelte Veresterung der Malonsäure mit Harnstoff:

$$O=C\begin{smallmatrix} NH_2-HOOC \\ \\ NH_2-HOOC \end{smallmatrix}CH_2 \rightarrow O=C\begin{smallmatrix} H \\ N-C \\ \\ N-C \\ H \end{smallmatrix}CH_2$$

Bei den gebräuchlichsten Barbituraten sind die beiden H-Atome in der Position 5 durch Alkylreste substituiert.

Wirkungsweise. Der Effekt der ultrakurzwirkenden Barbitursäurenarkotica beruht auf ihrem physikalisch bedingten Verteilungs- und Speicherungsmechanismus. Sie besitzen eine gute Lipoidlöslichkeit, im Verhältnis zu der in Wasser 3:1; sie vermindern die Oberflächenspannung des Wassers und werden von den Grenzflächen leicht resorbiert; ihr Diffusionsvermögen ist daher sehr hoch. 30 sec nach intravenöser Injektion einer mittleren Dosis haben die ultrakurzwirkenden Barbitursäurederivate die Blutbahn zum größten Teil wieder verlassen und sind gleichmäßig auf alle Organe verteilt.

Die Verschiebung der Barbiturate zum Fettgewebe geht wesentlich langsamer vor sich. Ihre rasche Wirkung beruht auf der günstigen zentralen Blutversorgung, welche die für die Narkosewirkung kritische Grenzkonzentration schnell herbeiführt. Unterbleibt die weitere Zufuhr des Narkoticum, so flutet es aus dem relativ übersättigten zentralen Nervensystem teilweise ab und verteilt sich gleichmäßig. Die zentrale Barbiturkonzentration sinkt dadurch unter die kritische Narkosegrenze ab, was klinisch dem Erwachen entspricht. Wird mehr Barbiturat injiziert, so wacht der Patient erst dann auf, wenn durch die gleichmäßige Barbituratverteilung im Fettgewebe die Plasmakonzentration so gering geworden ist, daß die zur Narkose notwendige zentrale Barbituratanreicherung nicht aufrechterhalten bleibt.

Bei *Überschreitung der therapeutischen Gesamtdosis* oder nach wiederholter Nachinjektion zur Aufrechterhaltung der Narkose über längere Zeit kann das Erwachen erst nach chemischem Abbau der Medikamente erfolgen, weil trotz gleichmäßiger Verteilung im Fettgewebe die Plasmakonzentration genügend hoch bleibt, um auch die zentrale Barbituratanreicherung aufrechtzuerhalten. Klinisch findet dieser Vorgang in einem stundenlangen Nachschlaf seinen Ausdruck.

Nach Ansicht der meisten Autoren steht die Leber im Mittelpunkt des Barbitur*atabbaues,* der unter aeroben Bedingungen vonstatten geht. Sauerstoffmangel bzw. die Gegenwart von Sauerstoff-Übertragungshemmstoffen (Cyanide u. a.) hemmt oder unterbricht den Abbau. Die Abbaugeschwindigkeit beträgt normalerweise 10—15% pro Stunde, nach 12 Std sind ungefähr 90% des Narkoticum unwirksam geworden. Die Ausscheidung erfolgt zum größten Teil durch die Nieren.

Die ultrakurzwirkenden Barbiturate unterscheiden sich von den gewöhnlichen Barbitursäureschlafmitteln praktisch nur durch ihre Wirkungsdauer und ihre Wirkungsstärke. Sie sind in erster Linie Sedativa und Hypnotica, erst in hohen Konzentrationen besitzen sie narkotische und analgetische Eigenschaften mit Hauptangriffspunkten in den hypothalamischen-subcorticalen Regionen.

Von den Inhalationsnarkotica unterscheiden sich die ultrakurzwirkenden Barbitursäurepräparate in zwei wichtigen Punkten:

1. Die Anflutung des Inhalationsnarkoticum ist von einer organischen und physikalischen Schranke abhängig, nämlich von dem Ventilationsvolumen und der Durchblutungsgröße der Lungen, von der Permeabilität der Alveolen und dem Partialdruck. Eine initiale Überdosierung führt oft zu einem Glottisschluß oder reflektorischem Atemstillstand. Die Anflutung der intravenösen Narkotica ist dagegen von der Geschwindigkeit ihrer Applikation bestimmt, d. h., es fehlt ein natürlicher Schutzmechanismus gegen ein initiales Überfluten.

2. Die Elimination der Inhalationsnarkotica unterliegt physikalischen Gesetzen, die Ausscheidung der intravenösen Narkotica erfolgt auf chemischem Weg, was klinisch die Einschaltung eines Unsicherheitsfaktors bedeutet.

Nebenwirkungen. Durch einen zentraldepressorischen Effekt wird die Reizschwelle des Atemzentrums für die Kohlensäurespannung des Blutes um ein Vielfaches der physiologischen Erhöhung im Schlaf hinaufgesetzt. Die resultierende Abnahme der Atemfrequenz und Verminderung der Atemtiefe führen zu einer Reduktion des Respirationsvolumens um 50 bis 80%. Schon eine relativ geringe Überdosierung des Narkoticums führt zu einem allerdings reversiblen Ausfall des Atemzentrums. Der Kohlensäurepartialdruck der Alveolarluft erreicht Werte von 8—9 mm Hg. CO_2-Zufuhr zu atmungsanaleptischen Zwecken bleibt erfolglos bzw. verstärkt die zentrale Depression. Während einer Barbituratnarkose scheint die Atmung vorwiegend von untergeordneten Zentren gesteuert zu sein.

Die Beobachtung der Atmung ist für die Narkosetoleranz und -tiefe ausschlaggebend.

Das *Herz- und Kreislaufsystem* bleibt auf Grund autonomer Regulationen von der depressorischen Wirkung ausgeschlossen, der Herzmuskel selbst wird in negativ ionotropen Sinne beeinflußt; bei mäßiger Pulsfrequenzzunahme sinkt der Blutdruck in der Regel zu Narkosebeginn durch eine Verminderung des Gesamtwiderstandes in der Peripherie um 10 bis 30 mm Hg, wie hämodynamische Analysen zeigen konnten. Das periphere Gefäßsystem wird sowohl durch Dämpfung des Vasomotorentonus als auch durch eine direkte Wirkung an der Muscularis erweitert. Im Laufe der Narkose erreicht der Blutdruck seinen Ausgangswert wieder. Je langsamer das Barbiturat injiziert wird, um so geringer sind die Kreislaufreaktionen, wenn man gleichzeitig auf volle Sauerstoffsättigung achtet.

Die Beeinflussung des *vegetativen Nervensystems* ist noch nicht vollständig abgeklärt. Tierexperimentell konnte eine Dämpfung der vegetativen Reaktionsbereitschaft festgestellt werden, die den Ganglienapparat, die postganglionären Fasern und auch die Freisetzung humoraler Übertragungsstoffe betrifft. Die Thiopräparate scheinen dagegen eine Erregbarkeitssteigerung des N. vagus zu verursachen.

Die *parenchymatösen Organe* bleiben bei einwandfreier Dosierung frei von Schädigungen. Das Leberparenchym zeigt keine bemerkenswerten pathologischen Veränderungen, auch bestehende Läsionen erfahren keine Verschlechterung. Begleitende Hypoxien dagegen führen zu Degenerationserscheinungen. Ein geringer antidiuretischer Effekt durch die zentrale Depression bleibt ohne klinische Bedeutung.

Die maximale Zuckung der *quergestreiften Muskulatur* ist verstärkt, die muskuläre Entspannung während der Narkose unzureichend. Die Barbiturate zeigen ferner neben einer arteigenen geringen Blockerwirkung einen unspezifischen antagonistischen Effekt auf die Endplattenstoffe.

Bei einwandfreier Durchführung der Narkose sind die genannten Nebenwirkungen bedeutungslos.

Indikation und Gegenindikation. Die Barbituratnarkose erfreut sich dank ihrer Annehmlichkeiten für den Patienten, und weil Nachwirkungen fehlen, allgemeiner Beliebtheit. Bei längeren und größeren Eingriffen ist allerdings die Kombination mit echten Anaestheticis angezeigt.

Eine absolute **Kontraindikation** bilden Patienten mit dyspnoischen Zuständen an der Grenze einer noch erträglichen Hypoxämie. Eine weitere Einschränkung der Ventilation durch das Barbiturat kann letale Folgen haben. Eine Barbituratnarkose unterbleibt zweckmäßig auch bei *Leberparenchymschäden*, beim Ileus mit der Möglichkeit einer toxischen Leberschädigung und der gleichzeitigen Störung im Eiweiß-Flüssigkeitshaushalt, bei einer *Insuffizienz des Herzens* und des Kreislaufs wegen des resultierenden Sauerstoffmangels, bei der *Verminderung der zirkulierenden Blut-Plasmamenge* durch akute Blutungen oder einen Schock, da die Empfindlichkeit des Organismus für die Kreislaufnebenwirkungen der Barbiturate gesteigert ist und andererseits Kompensationsmöglichkeiten der Kreislauffunktion meist fehlen; bei *Hämoglobin-* bzw. *Erythrocytenmangel*, da sie durch Abnahme der Sauerstoffkapazität des Blutes schon primär eine relative Hypoxämie bedingen; bei *allergischen Erkrankungen*, weil das Thiobarbiturat auf Grund seiner parasympathicomimetischen Wirkung einen Bronchospasmus auslösen kann, auch nach vorbeugender Prämedikation mit Antihistamin und bei Porphyrie.

Dosierung. Die Gültigkeit einer Dosierungsvorschrift auf der Basis kg/Körpergewicht ist insofern einzuschränken, als die individuelle Ansprechbarkeit des Organismus von vielen Faktoren abhängig ist, so z. B. vom Alter, vom Allgemeinzustand, dem Eiweiß- und Elektrolythaushalt, der Herz- und Kreislauffunktion, der Sauerstoffsättigung und anderem mehr. Die Dosierung muß von der Wirkung kleiner, langsam verabreichter Injektionsmengen abhängig bleiben.

Entscheidend für die *Narkosewirkung* ist die jeweils verabfolgte Menge des Narkoticum pro Zeiteinheit, nicht die absolute Gesamtmenge. N-alkylierte Barbiturate sind im allgemeinen langsamer zu injizieren als Thiobarbiturate (1—2 ml/min beim älteren Kind). Von den

Thiobarbituraten wird während der ersten 30 sec eine höhere Anfangsdosis gegeben und dann die Wirkung abgewartet, deren Eintritt letztlich von der Kreislaufzeit abhängt. Die therapeutische Breite der einzelnen Barbiturate ist im allgemeinen fast umgekehrt proportional ihrer Wirkungsstärke.

Auch absolute *Höchstdosen* können für die einzelnen Substanzen nicht angegeben werden, weil sie wiederum von der Zeitdauer, in der die Gesamtmenge verabreicht wird, abhängen und von der Ansprechbarkeit des Patienten. Bei einem Kind darf man jedoch in keinem Fall die 1,0 g-Grenze überschreiten. Wegen der schweren Dosierbarkeit umgeht man die intravenösen Narkotica bei Kindern unter 6 Jahren nach Möglichkeit. Einzelheiten siehe weiter unten.

N-alkylierte Barbiturate

Zur intravenösen Verabreichung eignen sich vornehmlich die Natriumsalze, da sie gut wasserlöslich sind.

Evipan-Natrium (Hexobarbital, Hexabarbitone) ist das Natrium der N-methyl-cyclohexenyl-methyl-barbitursäure. Molekulargewicht: 258 (Na-Salz), 236 (Säure). Es handelt sich um ein kristallisches Pulver (Bayer, Leverkusen), das in Trockenampullen zu 0,5 und 1,0 g in den Handel kommt. Die zu Narkosezwecken verwendete 10%ige Lösung (5,0 bzw. 10,0 ml Aqua redest. steril. sind den Trockenampullen beigegeben) ist sehr unbeständig und muß selbst bereitet werden. Evipan-Natrium ist gut gewebsverträglich, eine paravenöse Injektion bleibt ohne Reaktion. Auch Venenthrombosen sind extrem selten. Leichte Excitationserscheinungen, wie feinschlägiger Tremor und postnarkotische Erregungszustände, kommen manchmal vor. Die Toxicität ist gering. Hexobarbital und Hexobarbitone sind ausländische Präparate.

Dosierung. Intravenös: 2 mg/kg als Einschlafdosis, 1 mg/kg bei Nachinjektionen, insgesamt sollten 5 mg/kg nicht überschritten werden, da sonst ein langer Nachschlaf zu erwarten ist.

Intramuskulär: 3—4 mg/kg (nur in Verbindung mit Hyaluronidase).

Eunarcon und das dänische **Narcodorm** sind Natriumsalze der Brom-allyl-isopropyl-N-methyl-barbitursäure. Ausreichende Erfahrungen über Narkosen im Kindesalter liegen nicht vor, das gleiche gilt von Narconumal, das Natriumsalz der Allyl-isopropyl-N-methyl-barbitursäure.

Thiobarbiturate

Sie sind meist gelblich, auch in Lösung, und haben einen leicht schweflig-aromatischen Geruch.

Pentothalnatrium (Trapanal, Thiopenthal, Nesdonal) ist das Natriumsalz der Äthyl-methyl-butyl-thiobarbitursäure. Molekulargewicht: 243 (Säure), 265 (Na-Salz). Hersteller: Abbott-Laboratories North, Chicago, USA; Chemische Fabrik Promonta GmbH, Hamburg; Sanabo, Wien. Die Originalpackungen sind zu 0,5, 1,0 und 5,0 g mit der entsprechenden Menge Aqua bidest. als Lösungsmittel erhältlich. Das gelbliche amorphe Pulver hat einen charakteristischen Geruch nach Schwefelwasserstoff. Um in der wäßrigen Lösung freie Säurebildung zu vermeiden, ist der Trockensubstanz 6% Natriumcarbonat zugefügt, wodurch die Lösung stark alkalisch wird. Das Präparat wird in 5%iger Lösung angewandt, in England und USA nur 2,5%ig, da sich lokal leicht Thrombosen bilden und bei paravenöser Injektion Entzündungen, sogar Nekrosen. Pentothal ist 30% stärker wirksam und auch toxischer als die N-alkylierten Barbiturate. Die 2,5%ige Lösung läßt sich wesentlich leichter dosieren. Unter Licht- und Luftabschluß bleiben die fertiggestellten Lösungen bis zu 48 Std verwendungsfähig. Die Vorteile dieser Medikamentengruppe bestehen in dem Fehlen muskulärer Übererregungsphänomene und einem ruhigen, angenehmen Erwachen. Als Nachteil muß der starke depressorische Effekt angesehen werden.

Dosierung. Intravenös: 2 mg/kg als Einschlafdosis, 1 mg/kg bei Nachinjektionen, insgesamt nicht über 5 mg/kg, da sonst mit einem langen Nachschlaf zu rechnen ist.

Die intravenöse Injektion von Thiobarbituraten sollte im Kindesalter nur bei vorhandener Möglichkeit einer künstlichen Beatmung vorgenommen werden.

Präparate, dem Pentothalnatrium in Wirkung und Nebenwirkung praktisch gleich, die auch in der Dosierung ähnlich gehandhabt werden, aber in der Pädiatrie geringere praktische Bedeutung besitzen, sind: *Hemithalnatrium*, Thiobarbiton, Thiobarbital, das Natriumsalz der Cyclohexenyl-allyl-thiobarbitursäure, ein englisches Präparat; *Inactin*, Narcothion, das Natriumsalz der Allyl-(methyl-propyl)-thiobarbitursäure der Firma Promonta, Hamburg, und Sanoba, Wien; *Thiogenol*, das Natriumsalz der Methyl-thioäthyl-2-pentyl-thiobarbitursäure von Merck, Darmstadt und *Baytinal*, Narcogen-Natrium, das Natriumsalz der Allyl-propyl-thiobarbitursäure, Bayer, Leverkusen.

Literatur

Adriani, J.: The chemistry of anesthesia. Oxfort: Blackwell Sci. Publ. 1946.
Brodin, B. B., J. J. Bruns, P. A. Lief, and E. M.

Papper: Intravenous anesthetics, new concepts. Curr. Res. Anesth. **31**, 145—150 (1952).

BUCHHOLZ, R., u. G. LÖSCHKE: Unsere Erfahrungen mit Isopropylchlorid als Kurznarkotikum und Geburtsanalgetikum. Geburtsh. u. Frauenheilk. 12, 352—357 (1952).

BUMM, R.: Narkoseversuche mit intravenöser Darreichung von Barbitursäurederivaten. Dtsch. Z. Chir. 202, 289—303 (1927).

— Intravenöse Narkosen mit Barbitursäurederivaten. Ergebn. Chir. Orthop. 29, 372—414 (1939).

EGAN, C. F.: Pentothal-curare-uitrous oxide anesthesia for children and infants. Canad. Anaesth. Soc. J. 2, 41—63 (1955).

ETSTEN, B., and H. E. HIMWICH: Stages and signs of pentothal anesthesia: Physiologic basis. Anesthesiology 7, 536—548 (1946).

FREY, R., W. HÜGIN u. O. MAYRHOFER: Lehrbuch der Anaesthesiologie. Berlin-Göttingen-Heidelberg: Springer 1955.

GIARMANN, N. J., R. P. ROWE, and J. F. YOUNG: The effect of sodium succinate and some of its derivatives on thiopental anesthesia. Anesthesiology 15, 122—125 (1954).

GOODMAN, L. S., and A. GILMAN: The Pharmacological basis of therapeutics. New York: MacMillan Co. 1955.

HELBIG, D.: Glutathion und Narkose. Anaesthesist 3, 82—89 (1954).

KRAUSE, H. G.: Eine neue intravenöse Kurznarkose. Ärztl. Wschr. 2, 43—44 (1954).

LEIGH, M. D., and M. K. BELTON: Pediatric anesthesia. New York: MacMillan Co. 1948.

MAYRHOFER, O., u. P. KURKA: Narkoseerfahrungen mit Kemithal. Anaesthesist 2, 15—16 (1953).

NISSEN, TH.: Die Isopropylchlorid-Kurznarkose. Ther. Umsch. 9, 49—53 (1952).

RESSEL, G. J.: Die Anaesthesie im Säuglings- und Kleinkindesalter in A. OBERNIEDERMAYR: Lehrbuch der Chirurgie und Orthopädie des Kindesalters. Berlin-Göttingen-Heidelberg: Springer 1959.

SCHRANK, H., u. L. DAHLHEIM: Erfahrungen mit dem Kurznarkotikum Eunarcon. Dtsch. med. Wschr. 1936, 311—313.

SCHURICH, O., u. E. BRETSCHGER: Die intravenöse Narkose mit Narconumal-Roche. Schweiz. med. Wschr. 1937, 121—124.

SMITH, C.: Methitural sodium for the induction of paediatric anaesthesia. Canad. Anaesth. Soc. J. 4, 378—384 (1957).

SMITH, R. M.: Anesthesia for infants and children. St. Louis: C. V. Mosby Co. 1959.

— L. BACHMAN, and T. BOUGAS: Shivering following thiopental sodium and other anesthetic agents. Anesthesiology 16, 655—664 (1955).

STEPHEN, C. R.: Elements of pediatric anaesthesia. Springfield: Ch. C. Thomas 1954.

WASMUTH, C. E., and D. E. HALE: Thiopental sodium anesthesia in infants and children. J. Amer. med. Ass. 156, 1321—1323 (1954).

WEBSTER, C. F., and F. H. VAN BERGEN: Pentothal-curare mixture with endotracheal N$_2$O in infants. Bull. Univ. Minnesota Hosp. and Minnesota M. Found. 20, 525—533 (1949).

WEESE, H.: Pharmakologie des intravenösen Kurznarkotikum Evipan. Dtsch. med. Wschr. 1933, 47—48.

Rectale Narkotica

Zur rectalen Applikation eignen sich Narkotica, die, ohne die Darmschleimhaut zu reizen, gut resorbierbar sind. Der verschiedenen chemischen Zusammensetzung entsprechend, ist die pharmakodynamische Wirkung und die Wirkungsdauer der einzelnen Mittel innerhalb dieser Gruppe unterschiedlich. Einige dieser Narkotica können gleichzeitig auch intravenös verabreicht werden, ihre ausführliche Abhandlung erfolgte in dem entsprechenden Abschnitt.

Chloralhydrat (CCl$_3$CH(OH$_2$)), ein synthetisches Schlafmittel (s. auch das entsprechende Kapitel), ist eine kristalline Substanz von scharfem aromatischen Geruch, bitterem Geschmack und guter Wasserlöslichkeit.

Bei Überdosierung kommen Atemstörungen, Lähmung des Vasomotorenzentrum und Herzmuskelschäden zur Beobachtung. Häufig wiederholte Gaben führen zu degenerativen Veränderungen an Leber, Niere und Herzen.

Indikation und Gegenindikation. Chloralhydrat eignet sich vornehmlich zur Erzielung eines länger anhaltenden Dämmerschlafes und findet Anwendung zur Dämpfung zentraler Krampfzustände und motorische Unruhe (z. B. bei Chorea, Eklampsien u. a. m.). In therapeutischen Mengen verabreicht, ist Chloralhydrat ein gut verträgliches Hypnoticum, eine Vollnarkose wäre nur durch eine letale Dosis möglich. Die *Ausscheidung* erfolgt nach Koppelung an Glucoronsäure durch die Nieren.

Dosierung. Da im Kindesalter die ungünstigen Nebenwirkungen auf Herz, Gefäße, Blutdruck und Atmung weniger zu befürchten sind, können *außerhalb von infektiös-toxischen Zuständen* relativ große Dosen gegeben werden. Als Richtlinie kann gelten für:

Säuglinge 0,25—0,5 g.
Kleinkinder 0,5—1,5 g.
Schulkinder 1,0—2,0 g.

Die Maximaldosis beim Erwachsenen beträgt 3,0 g, die Dosis letalis 10,0 g.

Zeichen einer Überdosierung. Rötung der Konjunktiven und der Gesichtshaut, Verlangsamung des Pulses und der Atmung, Sinken der Temperatur und Cyanose; der Exitus letalis tritt im Koma und an Herzlähmung ein. Da Chloralhydrat die Darmschleimhaut reizt, verdünnt man es mit etwa 50,0 ml Haferschleim.

Paraldehyd $(CH_3CHO)_3$ bzw.

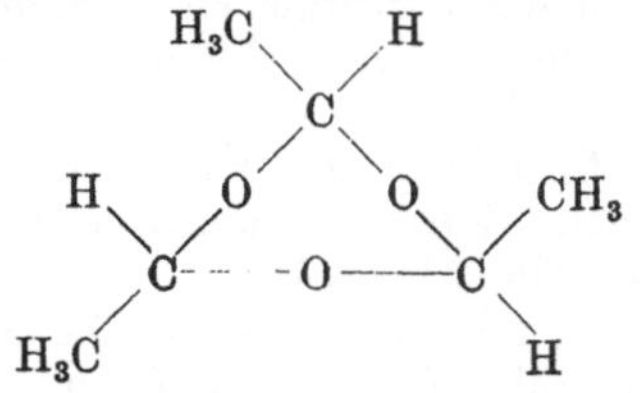

$$\begin{array}{c}
H_3C \qquad\qquad H \\
\diagdown \quad / \\
C \\
H \quad O \qquad\quad O \quad CH_3 \\
\diagdown \quad | \qquad\quad | \quad / \\
C \text{---} O \text{----} C \\
/ \qquad\qquad\qquad \diagdown \\
H_3C \qquad\qquad\qquad H
\end{array}$$

Streng genommen liegt ein Polyäther vor, da keine Aldehydgruppe frei ist.

Die Herstellung erfolgt aus Acetaldehyd unter Einwirkung von konzentrierter Schwefelsäure.

Eigenschaften. Paraldehyd ist eine flüchtige, brennbare, stechend riechende und unangenehm schmeckende Flüssigkeit, die bei Zutritt von Licht und Luft wieder in Acetaldehyd übergeht. Spezifisches Gewicht bei 25^0 C: 0,994; Siedepunkt: 124^0 C. Die Wasserlöslichkeit beträgt bei 25^0 C: 1:8, der Öl-Wasserlöslichkeitskoeffizient bei $37,5^0$ C: 3,87.

Wirkungsweise und Indikation. Paraldehyd ist ein nahezu unschädliches Rectalhypnoticum. Die Resorption im Darm vollzieht sich sehr rasch, eine Depression der medullären Zentren fehlt. Die Indikation gleicht der von Chloralhydrat; es entsteht ein anhaltender Dämmerschlaf.

Handelsform. Paraldehyd wird in dunklen Flaschen abgegeben und muß vor Licht, Luft und Hitze geschützt werden.

Dosierung. 0,5 g/kg/Körpergewicht in 10%iger Verdünnung mit physiologischer Kochsalzlösung.

Theoretisch wäre auch die orale Verabreichung möglich. Wegen des schlechten Geschmacks trotz entsprechender Korrigentien und lokaler Reizerscheinungen im Magen-Darmkanal unterbleibt sie in der Regel.

Magnesiumsulfat. *Rectal* verabreicht, geht die Resorption so langsam vonstatten und die Ausscheidung durch die Nieren andererseits so rasch, daß nicht einmal der für die narkotische Wirkung erforderliche Blutspiegel erreicht wird, weshalb die rectale Medikation von Magnesiumsulfat beschränkt bleibt. Siehe auch Kapitel Muskelrelaxantien S. 89.

Barbiturate. Auch *rectal* eignen sich die Barbiturate zur Basisnarkose, und sie bieten in dieser Form eine sehr schonende Möglichkeit zur Operationsvorbereitung, deren man sich gern in der Pädiatrie bedient. Noch auf der Station verabreicht, erspart der Rectaleinlauf den kleinen Patienten jede psychische Trauma-

tisierung. Wenn die Basisnarkose ihren Höhepunkt erreicht hat, das ist nach 10—20 min, kann mit der Allgemeinnarkose begonnen werden.

Evipan, Eunarcon und Rectidon wurden in letzter Zeit durch die ultrakurzwirkenden *Thiobarbiturate Pentothal, Trapanal* und *Inactin* praktisch verdrängt, da sich letztere durch schnelle Resorption und raschen Abbau auszeichnen und überdies funktionelle Leberschäden vermissen lassen. Bei Beachtung der Dosierungsvorschrift ist ihre Anwendung praktisch gefahrlos.

Dosierung:

Evipan-Natrium in 10%iger Lösung 0,04 g/kg/Körpergewicht. Höchstmenge 1,0 g.

Eunarcon in 10%iger Lösung 0,025 g/kg/Körpergewicht. Höchstmenge 1,0 g.

Rectidon in 10%iger Lösung:
im Alter von 1— 3 Jahren 0,1—0,2 g,
im Alter von 3— 6 Jahren 0,2—0,3 g
im Alter von 6—10 Jahren 0,3—0,4 g,
im Alter von 10—14 Jahren 0,4—0,5.
Im Handel sind auch Suppositorien für Kinder zu 0,075 g erhältlich.

Rectidon, das Natriumsalz des sekundären Amyl-β-bromallyl-malonyl ureids, ist *nur* für die Rectalapplikation geeignet und zur Zeit das gebräuchlichste der länger wirkenden Barbiturate.

Pentothal, Trapanal und *Inactin* in 5%iger Lösung 0,025—0,04 g/kg/Körpergewicht, Höchstmenge 1,00 g.

Die zum Einlauf verwandte Flüssigkeitsmenge sollte 10 ml nicht überschreiten. Darüber hinaus ist der Unsicherheitsfaktor bei der Resorption zu groß.

Avertin (Tribromäthanol) von der allgemeinen Formel $C_2Br_3H_2OH$ und der Strukturformel:

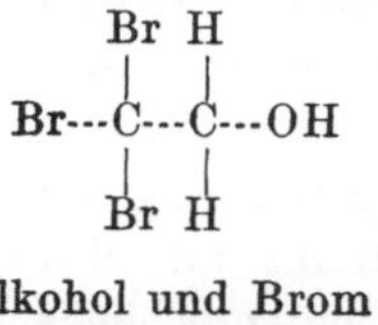

$$\begin{array}{c}
Br \quad H \\
| \qquad | \\
Br \text{---} C \text{---} C \text{---} OH \\
| \qquad | \\
Br \quad H
\end{array}$$

wird aus Äthylalkohol und Brom hergestellt.

Zunächst entsteht Tribromacetaldehyd, aus ihm durch Reduktion bei Behandlung mit Aluminium Tribromäthanol.

Eigenschaften. Avertin ist ein weißes, kristallinisches Pulver von ätherischem Geruch, der Schmelzpunkt liegt bei 79^0 C. In Wasser schwer löslich (bis zu $3^1/_2$% bei 40^0), löst es sich gut in organischen Lösungsmitteln. Das spezifische Gewicht der Avertinlösung (verglichen mit Wasser) beträgt 1,4. Die Lösungen sind nur beschränkt haltbar, bei Wärmeeinwirkung über 40^0 bilden sich die Zerfallsprodukte Dibromvinylalkohol und Tribromacetaldehyd:

$$CBr_3\text{---}CH_2OH \rightarrow Br_2C = CHOH + HBr$$
oder
$$CBr_3\text{---}CH_2OH + O_2 \rightarrow CBr_3\text{---}CHO + H_2O.$$

HBr läßt sich durch 1 Tropfen 0,01 %ige Kongorotlösung nachweisen. Der wäßrigen Avertinlösung zugesetzt, wechselt die Farbe bei Anwesenheit von HBr von rosa nach blaurot um.

Wirkungsweise. Avertin besitzt bei einen Blutspiegel von 6—8 mg-% sehr gute narkotische Eigenschaften. Es führt zu einem ruhigen Schlaf ohne jede motorische Unruhe, die Reflexerregbarkeit des Respirationstraktes ist herabgesetzt, der Blutdruck wird nur gering beeinflußt.

Nebenwirkungen. Der deutlich depressorische Effekt auf das Atemzentrum ist sehr nachteilig. Asphyxie mit konsekutiver Hypoxie kann als Frühstörung im Verlauf der Narkose einsetzen, aber auch viele Stunden nach der Narkose als Spätstörung und dann dieselbe Intensität zeigen. Ein spezifisches Antidot gibt es nicht, in der Regel gelingt es, die Atemstörungen durch Coramin zu beheben.

Eine direkte Herzwirkung des Avertin führt zur Abschwächung der Herzkontraktionen und Verlangsamung des Herzschlages. Die Coronargefäße bleiben unbeteiligt. Die Nierenausscheidung ist zunächst verzögert, später etwas gesteigert. Die Alkalireserve erfährt eine starke Verminderung, die nur noch bei der Chloroformnarkose ausgeprägter ist. Wir finden ferner eine deutliche Hyperglykämie und Einschränkung der Gallenproduktion. Praktisch jede Avertinnarkose führt zu einer Leberschädigung, die erst nach 14 Tagen abklingt. Eine primär geschädigte Leberfunktion erfährt eine deutliche Verschlechterung. Auch Nierenparenchymschäden sind be-

kannt und bei längerer Avertineinwirkung eine Hämolyse.

Ausscheidung. Avertin wird vorwiegend durch die Leber entgiftet und erscheint zum Großteil unverändert an Glucoronsäure gekoppelt im Harn. Die Ausscheidung geht sehr langsam vor sich. Die Entgiftung ist nicht organgebunden und kann ubiquitär erfolgen. Ein geringer Teil wird im Körper aufgespalten, kleine Brommengen sind im Schweiß und in der Galle nachweisbar.

Indikation. Die Vielzahl und Art der Nebenwirkungen macht die Ablehnung von Avertin verständlich. Dazu kommt seine schwere Dosierbarkeit und bei etwaiger Zersetzung der Lösung die Gefahr schwerer Reizerscheinungen bis zur Nekrosenbildung an der Darmschleimhaut. Wenn dessenungeachtet heute noch Avertin Verwendung findet (zur Zeit noch vorwiegend in der Neurochirurgie), so ist zumindest eine wesentlich geringere Dosierung als früher angezeigt (s. unten).

Handelsform. Avertin ist als Substanz und in Lösung erhältlich. Da die Herstellung der Lösung aus dem kristallinen Pulver umständlich ist, wird Avertin praktisch nur „flüssig" benützt. 1 ml enthält einen Zusatz von 0,5 g Amylenhydrat und entspricht 1 g Avertinsubstanz. Die mögliche Anwesenheit der bereits erwähnten Zersetzungsprodukte erfordert gewissenhafteste Handhabung.

Dosierung. In $2^1/_2$ %iger Lösung (verdünnt mit physiologischer Kochsalzlösung) 0,06—0,08 g/kg/Körpergewicht, als Maximalmenge darf 0,1 g/kg/Körpergewicht nicht überschritten werden (früher 0,1—0,18 g/kg/Körpergewicht).

Literatur

ADRIANI, J.: The chemistry of anesthesia. Oxford: Blackwell Sci. Publ. 1946.

ANDERSEN, D. H.: Avertin poisoning with acute atrophy of liver and toxic nephrosis. Anesthesiology 6, 284—310 (1945).

ASWORTH, P.: The use of avertin for the production of basal narcosis in children. Arch. Dis. Childh. 11, 157—163 (1936).

BECKMANN, A.: Ein Todesfall in Urämie nach Avertinnarkose. Zbl. Chir. 1933, 1958 bis 1962.

BURNAP, C., J. GAIN, and J. B. WATTS: Basal anesthesia in children using sodium pentothal by rectum. Anesthesiology 9, 525—528 (1949).

DODEK, S. M., and S. KATZMANN: Pentothal sodium as a rectal analgesic during labor. Med. Ann. D. C. 13, 325—328 (1944).

EICHHOLTZ, B.: Lehrbuch der Pharmakologie. Berlin-Göttingen-Heidelberg: Springer 1951.
— Die Rektalnarkose mit E 107. Langenbecks Arch. klin. Chir. 148, 94—95 (1927).

ELDERING, S., u. H. SAMUEL: Über Avertinnarkose in Klinik und Praxis. Münch. med. Wschr. 1928, 1414—1418.

FISCHMANN, G.: Erfahrungen mit Coramin bei Avertinnarkose. Dtsch. Z. Chir. 233, 88—91 (1931).

FRANMOLT, G.: Über Rektidonbasisnarkose. Medizinische 1952, 1503—1505.

FREY, E. K.: Über Schmerzverhütung und Basisnarkose. Naunyn-Schmiedebergs Arch. exp. Path. Pharmak. 81, 79—84 (1936).

FREY, R.: Vergleichende Untersuchungen der ultrakurzwirkenden Barbiturate. Anaesthesist 2, 212—216 (1953).
— Avertinbasisnarkose. Dtsch. med. Wschr. 1953, 1669—1673.
— W. HÜGIN u. O. MAYRHOFER: Lehrbuch der Anaesthesiologie. Berlin-Göttingen-Heidelberg: Springer 1955.

GRASSMÜCK, F.: Rectale Anwendung des Evipannatriums. Zbl. Chir. 1940, 1138—1142.

LEIGH, M. D., and K. BELTON: Pediatric anesthesia. New York: MacMillan 1948.

MARBURY, B. E.: A study of the blood-oxygen saturation in children under rectal pentothal anesthesia. Anesthesiology 11, 559—565 (1950).

RESSEL, G. J.: Die Anaesthesie im Säuglings- und Kleinkindesalter in A. OBERNIEDERMAYR: Lehrbuch der Chirurgie und Orthopädie des Kindesalters. Berlin-Göttingen-Heidelberg: Springer 1958.

SMITH, R. M.: Anesthesia for infants and children. St. Louis: C. V. Nosby Co. 1959.

STEPHEN, C. R.: Elements of pediatric anaesthesia. Springfield: Ch. C. Thomas 1954.

TONN, G. R.: Experience with rectal „pentothal" sodium in obstrics. Sth. med. J. (Bgham, Ala.) 39, 154—160 (1946).

Peripheres Nervensystem (sensible und motorische Nerven)

Von **D. Helbig**, Köln

Lokalanaesthetica

Zur örtlichen Betäubung eignen sich einige alicyclische und heterocyclische Alkohole, Cocain sowie weitere Derivate der Cocapflanze und eine Reihe synthetischer, teils aromatischer, teils heterocyclischer Stickstoffverbindungen. Diese Stickstoffverbindungen setzen sich aus einem primären, sekundären oder tertiären Amin zusammen und einem aromatischen Kern (gewöhnlich eine Säure), getrennt durch eine dazwischentretende Seitenkette.

$$R \left\langle\bigcirc\right\rangle C_nH_{2n}-N\left\langle{R_1 \atop R_2}\right.$$

An den verschiedenen Stellen des Kernes können Radikale substituiert werden.

Wirkungsweise. Jede Lokalanaesthesie, die durch chemische Mittel hervorgerufen wird, ist eine „Narkose" peripherer nervöser Elemente. Die Lokalanesthetica sind sowohl wasser- als auch fettlöslich. Ihr Verteilungsquotient $\frac{\text{Fettlöslichkeit}}{\text{Wasserlöslichkeit}}$ ist > 1, d. h. die Affinität zur lipoiden Phase ist größer als zur wäßrigen. Die Lokalanesthetica sammeln sich daher zunächst an der Oberfläche der wäßrigen Phase an, setzen deren Oberflächenspannung herab und blockieren den Ionenaustausch, wodurch eine Unempfindlichkeit der sensiblen Nervenendigungen erreicht wird.

Die Dauer und die Stärke der Wirkung hängen von verschiedenen Faktoren ab. Höhere Konzentrationen und Temperaturen beschleunigen den *Wirkungseintritt,* die *Wirkungsdauer* dagegen ist unabhängig von der Konzentration, sie wird maßgeblich von der Ausscheidungsgeschwindigkeit bestimmt. Für den Abtransport des Lokalanestheticum sind die Durchblutung, die Temperatur und die Herzkraft von Bedeutung. Suprarenin, Noradrenalin oder Regitin verzögern ihn.

Nach der Art der Applikation unterscheiden wir die Schleimhaut- oder Oberflächenanaesthesie, die Infiltrations-, Leitungs-, Plexus- und Paravertebralanaesthesie.

Nebenwirkungen. Lokalanaesthetica verursachen in größerer Dosis eine Reizung der Hirnrinde, später auch der tiefer gelegenen Zentren. Es besteht gesteigerte Aufmerksamkeit und schließlich Erregung, es kommt zu Gemütsreaktionen und zu erhöhter motorischer Aktivität, bei starker Ausprägung bis zur Krampfmanifestation. Die Augen zeigen erst als Ausdruck toxischer Dosen weite Pupillen.

Bei örtlicher Anwendung bleibt das Temperaturzentrum unbeeinflußt, intravenös führen kleinere Mengen zu einer Reizung, größere dagegen zu einer Depression. Ähnlich verhalten sich die medullären Zentren: bei intravenöser Verabreichung zunächst Reizung, dann Depression und schließlich Lähmung, wobei Atemzentrum und Brechzentrum erst auf große Dosen reagieren. — Intravenöse Gaben deprimieren das Myokard direkt und führen zur Bradykardie. Letztere verstärkt sich bei größeren Dosen noch durch die hinzukommende Vagusreizung. Anschließend tritt gelegentlich eine Tachykardie auf. Der Blutdruck bleibt im allgemeinen unbeeinflußt, bei höherer Dosierung steigt er durch die Reizung des Vasomotorenzentrums, eine weitere Erhöhung der Blutkonzentration führt zu einem Blutdruckabfall infolge direkter Einwirkung auf die Herzaktion und durch Lähmung des Vasomotorenzentrums. Der Stoffwechsel erfährt in toxischen Dosen eine Erhöhung. Die Funktion von Leber und Nieren bleibt unbeeinflußt. Eine *Überdosierung* auch ohne Überschreitung der zulässigen Menge kann durch beschleunigte Resorption am Applikationsort zustande kommen, sei es auf Grund entzündlicher Veränderungen, durch das Fehlen eines zusätzlichen Vasokonstrigens oder durch versehentliche intravenöse Injektion. Es gibt aber auch echte Überempfindlichkeitsreaktionen. Klinische Zeichen einer Vergiftung leichten Grades sind Blässe, Übelkeit, Brechreiz und eventuell epileptiforme Absencen, bei schweren

Vergiftungen kommen Krämpfe hinzu, der Exitus letalis tritt durch Herz- und Kreislaufversagen und Versagen des Atemzentrums ein.

Ausscheidung. Fast alle Lokalanaesthetica werden von der Leber abgebaut, die nicht hydrolysierbaren erscheinen unverändert im Harn.

Indikation und Gegenindikation. Oberflächenanaesthetica finden vor allem in der Ophthalmologie und Rhinolaryngologie Verwendung, ebenso zur Schmerzlinderung bei Stomatitiden, bei stark juckenden Ekzemen oder Urticaria. *Infiltrationsanaesthetica* sind bei Punktionen, Venae sectio und anderen kleineren Eingriffen im Kindesalter zulässig, aber nur bei solchen. Größere Eingriffe, die noch in Infiltrationsanaesthesie ausführbar wären, sind beim Kind aus psychischen Gründen unzweckmäßig und verlangen eine Allgemeinnarkose.

Medikamente

Alkohole (Nichtstickstoffverbindungen) eignen sich nur bis zu einem gewissen Grade zur Oberflächenanaesthesie, ohne jedoch größere praktische Bedeutung zu besitzen. Sie wirken als Protoplasmagift. Am gebräuchlichsten ist der Benzylalkohol. Auch Phenol, Kresol, Saligenin, Bromsalizol, Zimtalkohol und Menthol gehören in diese Gruppe.

Stickstoffverbindungen. Es handelt sich um Ester (s. auch vorher). Sie reagieren basisch. Ihre Unterteilung erfolgt nach den Säuren, aus denen sie gebildet werden.

Benzoesäureester. Cocain, Stovain, Methycain. *Cocain* (Methyl-benzoyl-ecgonin)

$$H_2C-CH———CH-COOCH_3$$
$$| \quad | \quad |$$
$$N-CH_3 \quad CH-O-C\langle\bigcirc\rangle$$
$$| \quad |$$
$$H_2C-CH———CH_2$$

ist das aus den Blättern der südamerikanischen Cocapflanze gewonnene Alkaloid. Medizinische Verwendung findet das salzsaure Salz, das in Wasser, Alkohol und Glycerin gut löslich ist und durch Hitze, Säuren und Alkalien zerstört wird. Das Hauptverwendungsgebiet des Cocains ist die Ophthalmologie, die Rhinolaryngologie, die Stomatologie und die Urologie. Cocain ist sehr toxisch und besitzt nur eine sehr geringe therapeutische Breite. Es durchdringt die intakte Schleimhaut leicht, nicht aber das verhornende Plattenepithel der Haut. Als einziges Lokalanaestheticum bewirkt es Vaso-

constriction. Es setzt die Erregbarkeit des Sympathicus herab, nur am Auge wirkt es sympathicomimetisch. Der Abbau erfolgt zu 50% durch Hydrolyse in der Leber, der Rest wird unverdünnt ausgeschieden.

Die *Dosierung.* In der Ophthalmologie als 2—5%ige Lösung, in der Rhinolaryngologie bis zu 10%ig. Die Wirkung tritt sofort ein und dauert etwa 1 Std.

Wenn man beim Kind 1—2 Tropfen pro die nicht überschreitet, besteht keine Gefahr der Überdosierung.

Die für das Erwachsenenalter angegebene Maximaldosis beträgt 0,03 g, die toxische Dosis liegt zwischen 0,04—0,08 g.

Paraaminobenzoesäureester. Wir unterscheiden hier *schwachlösliche* Verbindungen, die einfache aliphatische Alkohole enthalten, sich nur als Oberflächenanaesthetica eignen und eine geringe Toxicität besitzen — die typischen Vertreter sind Anaesthesin, Propeasin und Butesin — und *gutlösliche* Verbindungen, entstanden aus komplexen aliphatischen Aminoalkoholen. Hierher gehören: Novocain = Procain, Butyn, Pantocain, Larocain, Tulocain, Isocain u. a. m.

Anaesthesin. Form der Applikation und Dosierung: Bei Zusatz bis zu 5% in Lösungen, Salben und Streupuder sind Nebenwirkungen nicht zu befürchten.

Novocain ist ein p-Aminobenzoyl-diäthylamino-äthanol. Andere Firmennamen sind Allocain, Atocain, Ethocain, Kerocaine, Merocain, Neocaine, Sevicaine, Syncaine. Die internationale Bezeichnung lautet: Procaine. Die Strukturformel:

$$NH_2-\bigcirc-\underset{\underset{O}{\|}}{C}-O-CH_2-CH_2-N\Big\langle\begin{matrix}C_2H_5\\C_2H_5\end{matrix}$$

Novocain ist leicht in Wasser löslich, löslich auch in Alkohol und Chloroform. Erhitzen bis 120° ist ohne Zersetzung möglich. Es ist zur Infiltrations-, Leitungs-, Plexus- und Lumbalanaesthesie geeignet, dagegen nicht zur Oberflächenanaesthesie, da es das intakte Epithel nicht durchdringt. Wegen seines vasodilatorischen Effektes ist die Kombination mit Vasokonstrigentien notwendig.

Form der Applikation und Dosierung. Zur Infiltrationsanaesthesie sind $^1/_4$—1%ige Lösungen gebräuchlich (400 bzw. 100 ml = 1,0 g), für die Leitungs- und Plexusanaesthesie 2 bis 4%ige Lösungen (50 bzw. 25 ml = 1,0 g).

Die Wirkung tritt sofort bis spätestens nach 5 min ein. Die Entgiftung durch Hydrolyse erfolgt sehr rasch. Zur Versorgung kleinerer Wunden im Schulalter benötigt man 10,0 bis 20,0 ml der $1/2$%igen Lösung, für eine Plexusanaesthesie genügen 1,0—3,0 ml. Eine Überdosierung ist dann nicht zu befürchten.

Die toxische Dosis für ältere Kinder beträgt je nach der Applikationsgeschwindigkeit 0,2—2,0 g. Intravenös wird 1,0 g innerhalb 1 Std ohne Störung vertragen. Die Lokalanaesthesie zur Durchführung größerer Eingriffe unterbleibt aber, wie bereits erwähnt, beim Kind jeder Altersstufe zweckmäßig schon aus psychischen Gründen.

Pantocain (p-Butylamino-benzoyl-dimethyl-amino-äthanol)

$$C_4H_9-\!\!\!\bigcirc\!\!\!-\!\!\underset{O}{C}-O-CH_2-CH_2-N\!\!<\!\!\begin{array}{c}CH_3\\CH_3\end{array}$$

ist gut wasserlöslich und noch stabiler als Novocain; auch mehrfaches Kochen beeinträchtigt die Wirksamkeit nicht. Da es die intakte Schleimhaut zu durchdringen vermag, eignet es sich zur Schleimhautanaesthesie. Die Toxicität ist 2—3mal stärker als die des Cocains, weshalb Vorsicht bei der Anwendung an erodierter Schleimhaut geboten ist. Subcutan wirkt es 20mal toxischer als Novocain, es ist daher als *Infiltrationsanaestheticum im Kindesalter kontraindiziert*. Der Wirkungseintritt erfolgt nach 5—10 min, die Wirkungsdauer beträgt etwa 2 Std. Der Abbau vollzieht sich in der Leber über Hydrolyse.

Form der Applikation und Dosierung. Als Oberflächenanaestheticum, vor allem bei Intubationen und Bronchoskopien, wird Pantocain als Spray in $1/4$%iger Lösung verwendet. Vorsicht ist insofern geboten, weil die Resorption von den Lungenalveolen aus einer intravenösen Injektion gleichkommt. Die Maximaldosis bei Erwachsenen beträgt 20 mg = 40 Tropfen einer 1%igen Lösung. Sie liegt beim Kind entsprechend niedriger, ohne daß eine Begrenzung für die einzelnen Lebensalter bekannt wäre. Beim Säugling unterbleibt die Anwendung besser; wenn überhaupt, ist nur eine ganz kurzfristige Verstäubung des $1/4$%igen Sprays zulässig. Im Schulalter kann man zur Schleimhautanaesthesie auch die 1%ige Lösung benutzen, darf jedoch nicht mehr als 0,5—1,0 ml verbrauchen.

Anhangsweise seien der Vollständigkeit halber weitere Estergruppen erwähnt, die aber nur geringe klinische Bedeutung besitzen. Das sind

Zimtsäure-Ester (Apothesin),
Para-Äthoxy-Benzoesäure-Eester (Intracain),
Carbaminsäure-Ester (Apothesin),
Orthoamino-Benzoesäure-Ester (Lucain) und
Paraamino-Salicylsäure-Ester (Salicain, welches sich einer gewissen Beliebtheit erfreut; spezielle Erfahrungen über die Anwendung bei Kindern liegen aber nicht vor).

Esterfreie Verbindungen von verschiedener Zusammensetzung. Zur dieser Gruppe gehören: Cholin-Derivate (Nupercain), Para-Äthoxy-Anilin-Derivate (Holocain), Chinin-Derivate (Eucipin) und Diäthylamino-2,6-dimethylacet-Anilid (Xylocain). Letzteres stellt eine sehr stabile und zu jeder Art von Lokalanaesthesie geeignete Verbindung dar. Über die Anwendung im Kindesalter existieren aber bisher ebenfalls noch keine ausreichenden Erfahrungen. Die Dosierung beim Erwachsenen: $1/4$%ig zur Infiltrationsanaesthesie, 5—10%ig zur Schleimhautanaesthesie und 2- bis 5%ig zur Anaesthesie am Auge.

Literatur

ADRIANI, J.: The pharmacology of anesthetic drugs. Springfield: Ch. C. Thomas 1952.

AMSTER, J. L.: Spinal anesthesia for poor pediatric surgical risks. Med. Rec. (Houston) 144, 213—216 (1956).

BERKOWITZ, S., and B. A. GREENE: Spinal anesthesia in children, report based on 350 patients under 13 years of age. Anesthesiology 12, 376—387 (1951).

BRAUN, H., u. A. LÄWEN: Die örtliche Betäubung. Leipzig: Johann Ambrosius Barth 1953.

FREY, R., W. HÜGIN u. O. MAYRHOFER: Lehrbuch der Anaesthesiologie. Berlin-Göttingen-Heidelberg: Springer 1955.

GRAY, I.: Study of spinal anesthesia in infants and children. Lancet 1909 II, 913—917.

HERTZLER, A. E.: The technic of local-anesthesia. St. Louis: C. V. Mosby C. 1941.

JUNKIN, C. J.: Spinal anesthesia in children. Canad. med. Ass. J. 28, 51—53 (1953).

LEIGH, M. D., and M. K. BELTON: Pediatric anesthesia. New York: MacMillan Co. 1948.

MOORE, D. C., and J. F. TOLAN: Anesthesia for surgery of the nose, pharynx, larynx and trachea. Arch. Otolaryng. 63, 275—288 (1956).

RESSEL, G. J.: Die Anaesthesie im Säuglings- und Kleinkindesalter. In: A. OBERNIEDERMAYR, Lehrbuch der Chirurgie und Orthopädie des Kindesalters. Berlin-Göttingen-Heidelberg: Springer 1959.

ROBSON, C. H.: Anesthesia in children. Amer. J. Surg. 34, 468—473 (1936).

RUSTON, F. G.: Epidural anesthesia in pediatric surg. Anesth. Analg. Curr. Res. 36, 76—82 (1957).

SCHMUZIGER, P.: Die lokale und allgemeine Anaesthesie in der Zahn-, Mund- und Kieferheilkunde. Bern u. Stuttgart: Hans Huber 1955.
SEIFERT, E.: Leitfaden der örtlichen Betäubung. München: J. F. Lehmann 1955.

SMALL, G. A.: Brachial plexus block anesthesia in children. J. Amer. med. Ass. **147**, 1648—1651 (1951).
SMITH, R. M.: Anesthesia for infants and children. St. Louis: C. V. Mosby Co. 1959.

Muskelrelaxantien

Anorganische Muskelrelaxantien

Hierher gehören *Magnesium*sulfat und *Calcium*chlorid oder -gluconat, also Salze, die als Substratkonkurrenten das Kaliumionengleichgewicht an der Nervenendplatte stören.

Magnesiumsulfat

Wirkungsweise. Es erhöht bei Kalt- und Warmblütern die Reizschwelle, in genügend hoher Dosis führt es zur Muskelerschlaffung und Bewußtlosigkeit. Wenn die Magnesiumsulfat-Konzentration im Blut 15 mg-% erreicht, bleibt die Reaktion auf eine Hautincision aus, 23 mg-% führen zu einer chirurgischen Anaesthesie und zu so weitgehender Erschlaffung, daß eine Laparatomie möglich wird. Bei einem Blutspiegel von 33 mg-% tritt Atemlähmung ein.

Die Ausscheidung erfolgt bei parenteraler Zufuhr durch die Niere. Per os eingenommen, wird Magnesiumsulfat nur in geringem Grade (bis zu 40%) und sehr langsam resorbiert, es wirkt auf Grund physikalisch-chemischer Vorgänge als Laxans.

Indikation und Gegenindikation. Magnesiumsulfat intravenös oder intramuskulär ist in Kombination mit Barbituraten als Narkosemittel brauchbar. Es fand lange Zeit als Ersatz für Curare Verwendung. Heute spielt es wegen der Gefahr der Atemlähmung und weil bessere Narkotica und Relaxantien zur Verfügung stehen, in der Pädiatrie kaum noch eine Rolle, obwohl seine Wirkung durch die antagonistischen Calciumionen augenblicklich unterbrochen werden kann. In manchen Kliniken gibt man Magnesiumsulfat auch heute noch bei Krämpfen verschiedener Genese.

Handelspräparate und ihre Dosierung. Magnesiumsulfat in 10%iger Lösung von Nordmark (10,0 ml enthalten 178 mg = 14,6 mäq Mg^{++}) und ascorbinsaures Magnesium in 10- und 20%iger Lösung von Merck (5,0 ml enthalten 0,5 bzw. 1,0 g Magnesium ascorbicum = 32,5 bzw. 65 mg Magnesium).

Man injiziert intravenös sehr langsam bei vorbereitetem 10%igem Calciumgluconat als Antidot etwa 0,03 g/kg und unterbricht zweckmäßig die Injektion sofort, wenn schon mit einer geringeren Dosis Sistieren der Krämpfe erreicht wurde.

Bei Atemstörungen darf nur die liegende Nadel zur Calciuminjektion verwandt werden, aber nicht dieselbe Spritze, da bekanntlich Calciumsulfat ausfällt.

Beide Handelspräparate können auch intramuskulär gespritzt werden, und zwar 1,0 ml der 10%igen Lösung pro kg Körpergewicht, bei größeren Kindern empfiehlt sich die Anwendung einer 50%igen Lösung. Lokale Reizerscheinungen sind möglich. Die Wirkung tritt auch nach intramuskulärer Injektion prompt ein.

Calciumchlorid oder -gluconat

Wirkungsweise. Calciumsalze bessern tetanische Krämpfe, also solche, die auf eine Verminderung der freien Calciumionen und damit auf einen Überschuß an Kaliumionen im Plasma zurückzuführen sind. Calciumionen setzen außerdem die Irritabilität des Nervensystems herab, sie erhöhen die Förderleistung des Herzens, tonisieren die peripheren Gefäße und haben dadurch sekundär einen blutdruckssteigernden Effekt.

Indikation. Als Muskelrelaxans bei rachitogener Tetanie, parathyreotroper Tetanie und Hyperventilationstetanie. Bedenken gegen die genannte Calciumverbindung bestehen insofern, als die Zufuhr anorganischer Salze einen Eingriff in die Isoionie der Körperflüssigkeit bedeutet. Aus diesem Grunde bevorzugt man heute bei der Tetanie das AT 10, ebenso wie organische Relaxantien anstelle des Magnesiumsulfats (s. unten).

Handelspräparate und ihre Dosierung. Es stehen uns eine große Anzahl injizierbarer Calciumgluconat-Präparate zur Verfügung, praktisch alle in 10%iger Lösung, die, wenn sie nicht intravenös verabreicht werden, für die intramuskuläre Injektion zweckmäßig wegen der Gefahr lokaler Reizerscheinungen auf die Hälfte mit Kochsalzlösung zu verdünnen sind. Als Einzeldosis überschreitet man bei intravenöser Injektion 10,0 ml nicht, beim Neugeborenen oder jungen Säugling begnügt man sich in der Regel mit 2,0—3,0 ml. Calciumsalze können auch per oral verabreicht werden.

Organische Muskelrelaxantien

Curare-Gruppe aus pflanzlichen Alkaloiden und synthetischen Alkaloiden.

Wirkungsweise. Die Mittel der Curare-Gruppe unterbrechen die neuromuskulären Synapsen, indem sie die Einwirkung des Acetylcholin auf die Muskelendplatten verhindern.

Sie gehören zu den repolarisierenden Relaxantien. Nur die Injektion ist wirksam, per oral wird Curare als quartanäre Base im Magen-Darmkanal nicht resorbiert, da es zwar endotheliale Barrieren, jedoch nicht celluläre passieren kann. Antidote sind Prostigmin, Pyridostigmin und Tensilon.

Wenn man die Curarewirkung nicht durch die Verabreichung eines der ebengenannten Antidote coupiert, klingt die Wirkung nach etwa 20 min ab, da das physiologisch vorhandene Acetylcholin die Receptoren inzwischen erneut besetzt hat; das Curare verteilt sich im Gewebe und wird später fast ausschließlich durch die Nieren ausgeschieden.

Indikation. Sie ist überall dort gegeben, wo eine Erschlaffung der Muskulatur angezeigt ist, z. B. bei einer Intubationsnarkose, beim Elektroschock, bei Spastizität, Parkinsonismus des Erwachsenen, Muskelrheumatismus und beim Tetanus, was aber eine Dauerbeatmung voraussetzt.

Nebenwirkungen. Hypoxie durch die periphere Beeinträchtigung der Atmung und Störungen, die durch das unter Curareeinwirkung frei werdende Histamin bedingt sind. Wir finden Bronchokonstriktion, vermehrten Tränenfluß und vermehrte Schleimsekretion im Bereich der Atemwege bis zur Ödemneigung, Blutdruckabfall und in etwa 5% flüchtige, fleckförmige Hauterytheme. Diese Erscheinungen pflegen binnen weniger Minuten abzuklingen, sie lassen sich durch eine Prämedikation mit Antihistaminen meist vollständig verhindern. Die nach Mitteln der Curare-Gruppe auftretenden Atemdepressionen (Myastheniewirkung) sind bisweilen langdauernd. Die meisten Autoren scheuen daher die Anwendung bei Säuglingen.

Pflanzliche Alkaloide der Curare-Gruppe. Rohcurare, eine feste braune Masse, wird aus der Rinde, den Blättern und den Ranken des Curarestrauches gewonnen, das Reinalkaloid mittels fraktionierter Destillation isoliert.

Handelspräparate und ihre Dosierung. Im klinischen Gebrauch sind heute noch das d-Tubocurarinchlorid (d-Tubocurarin) und das Dimethyl-äther-d-tubocurarin-chlorid (Dimethyl-äther-d-Tubocurarin). Die zahlreichen weiteren aus Rohcurare noch isolierbaren Alkaloide haben keine klinische Bedeutung. Die Sammel für Tubocurarin lautet: $C_{38}H_{44}O_6N_2Cl_2$. Nachstehend die Strukturformel:

Die therapeutische Dosis für das d-Tubocurarin beträgt 1 mg auf 7,5 kg als Initialdosis. Bei Nachinjektionen darf nur $^1/_4$—$^1/_3$ der Initialdosis gegeben werden, während der ersten Narkosestunde insgesamt nicht über 0,5 mg/kg, während der zweiten Narkosestunde insgesamt nicht über 0,25 mg/kg. Bei gleichzeitiger Anwendung von Äther ist die Menge auf ein Drittel zu reduzieren. Neugeborene und Säuglinge unter 6 Wochen dürfen keine Curarepräparate erhalten.

Das **Methyl-d-Tubocurarin** hat auf Grund seiner Methylierung gegenüber dem einfachen d-Tubocurarin die 2—3fache muskelerschlaffende Wirkung, andererseits wird die Atmung weniger beeinträchtigt und dadurch die therapeutische Breite größer. Eine statistische Sicherung dieser Feststellungen gelang Lundy und Cullen (1951) allerdings nicht.

Die therapeutische Dosis von Methyl-d-Tubocurarin liegt bei 1 mg auf 14,0 kg/Körpergewicht, es ist im Verbrauch wesentlich sparsamer und daher wirtschaftlich.

Synthetische Alkaloide der Curare-Gruppe. Klinisch erprobt sind nur Flaxedil, Mytolon und Dioxyhexadekaniumbromid.

Die synthetische Herstellung geeigneter Stoffe wurde immer wieder, meist allerdings nur, mit geringem praktischen Erfolg versucht, da Rohcurare eingeführt werden muß und die Reindarstellung der klinisch verwandten Alkaloide aus Pflanzenextrakt ein mühsamer Vorgang bleibt.

Flaxedil, mit dem chemischen Kurznamen *Gallamin,* ist das Trijodäthylat des Tri-(β-diäthyläthoxy)-1,2,3-Benzols mit folgender Strukturformel:

Gallamin ist ein weißes, in Wasser leicht lösliches Pulver, löslich auch in Alkohol, Aceton, Äther, Benzol und Chloroform. Es ist mit Barbituraten mischbar. Paravenöse Injektionen bleiben ohne lokale Reaktion, Tachykardien können auftreten.

Die *Wirkung* von Gallamin klingt rascher ab als die von Curarin, wodurch es für kurze Eingriffe besonders geeignet wird. Sein Histamineffekt ist wesentlich schwächer, aber auch seine Wirkungsstärke deutlich geringer, so daß zur Erzielung des gleichen Effekts eine etwa 7mal größere Menge notwendig wird.

Dosierung. 1—1,5 mg/kg als Initialdosis, für Nachinjektionen bei Kindern bis zu 15 kg $^1/_2$ der Initialdosis, bei Kindern über 15 kg $^1/_4$—$^1/_3$ der Initialdosis. Flaxedil ist bei Neugeborenen und Säuglingen unter 6 Wochen kontraindiziert.

Mytolon (Winthrop-Stearns Inc. Boston) ist ein 2,5-Bis-(3-diäthyl-amino-propylamino)-benzochinon-Bis-benzylchlorid. Die handelsübliche Lösung enthält 3 mg/ml. Der Wirkungsgrad und die Toxicität kommen denen des Curare gleich. Puls und Blutdruck werden durch die lähmende Dosis nicht beeinflußt, eine direkte Herzwirkung fehlt, die Vasopressorenreflexe werden nicht aufgehoben. Mytolon ist *oral*, subcutan und intravenös wirksam. Es bestehen noch keine Dosierungserfahrungen für das Kindesalter. Als Erwachsenendosis gilt die für Curare angegebene.

Dioxyhexadekaniumbromid mit dem Handelsnamen *Prestonal* (Geigy) zeigt dieselben Histaminnebenwirkungen wie das Curarin, seine Kreislaufwirkung entspricht der des Gallamin.

Prestonal ist in 10%iger Lösung in 10 ml-Ampullen im Handel, es ist mit Barbituraten nicht mischbar, eine paravenöse Injektion bleibt ohne Komplikationen. Auch hier kann mangels Erfahrung eine Dosierungsvorschrift für das Kindesalter nicht gegeben werden. Beim Erwachsenen führt 1 mg/kg zu einer kompletten Lähmung von nur 5 min Dauer, Prestonal ist also besonders als *kurzwirkendes Relaxans* geeignet.

Die Dekamethonium-Gruppe

Die Wirksamkeit dieser synthetischen Präparate beruht auf zwei quartanären Ammoniumgruppen, die durch Zwischenschaltung von 10 C-Atomen denselben Abstand erhalten wie diejenigen im d-Tubocurarin (14 Å).

Wirkungsweise. Die Dekamethonium-Gruppe unterscheidet sich in ihrem Wirkungsmechanismus wesentlich vom Curare. Während letzteres nicht selbst depolarisiert, sondern die Einwirkung des Acetylcholins auf die Muskelendplatte verhindert, depolarisieren die Mittel der Dekamethonium-Gruppe spezifisch ebenso wie das Acetylcholin die Muskelmembranen gegenüber der motorischen Endplatte, so daß sie ankommenden Reizen gegenüber refraktär wirkt. Durch Depolarisierung des der Endplatte gegenüberliegenden Muskelabschnittes wird zunächst eine Kontraktion ausgelöst (initiale Muskelzuckung). Die Muskelfaser bleibt dann einige Minuten depolarisiert und damit unerregbar, da die Acetylcholinesterase das Dekamethonium gegensätzlich zum Acetylcholin nicht abzubauen vermag.

Indikationen. Da die Präparate der Dekamethonium-Gruppe in ihrer Wirkung rascher abklingen als Curare, werden sie überall dort bevorzugt, wo nur eine kurzfristige Muskelerschlaffung erforderlich ist. In 25% treten initiale Muskelzuckungen auf, besonders im Bereich von Muskeln, die stärkeren Anstrengungen ausgesetzt waren, und um so deutlicher, je rascher injiziert wurde.

Dekamethonium ist ein Bis-trimethylammonium-dekan, als Halogensalz (Chlorid) gebräuchlich, mit der Strukturformel:

$$CH_3\text{-}CH_3\text{-}CH_3\text{-}N\text{-}(CH_2)_{10}\text{-}N\text{-}CH_3\text{-}CH_3\text{-}CH_3,\ Cl\ Cl$$

Dekamethonium ist ein weißes, kristallinisches, leicht wasserlösliches Pulver, durch Hitze sterilisierbar, mit Barbituraten und Alkaloiden mischbar. Es verursacht keine Gewebsreaktionen. Seine Herstellung ist billig.

Handelspräparate heißen: C_{10}, Syncurine, Eulissin, Curalysin.

Dosierung. 0,05 mg/kg (—0,08 mg/kg). Bei Säuglingen bis zu 3 Monaten ist Succinyl vorzuziehen (s. unten).

Succinylcholin ist der Bis-cholin-ester der Bernsteinsäure. Gebräuchlich ist sowohl das Chlorid, Jodid als auch das Bromid. Die Strukturformel:

$$CH_2\text{-}COO\text{-}CH_2\text{-}CH_2\text{-}N\text{-}CH_3\text{-}CH_3\text{-}CH_3,\ Cl$$
$$CH_2\text{-}COO\text{-}CH_2\text{-}CH_2\text{-}N\text{-}CH_3\text{-}CH_3\text{-}CH_3,\ Cl$$

Succinylcholin ist ein weißes oder zartgelbliches kristallines Pulver, das sich leicht in Wasser löst. Die Chloridverbindung ist am stabilsten. Seine kurze Wirkungsdauer beruht auf der raschen Aufspaltung zu Bernsteinsäure und Cholin.

Handelsüblich ist eine 1%ige, 2%ige und 5%ige Lösung in Ampullen zu 2,0 bzw. 5,0 ml und Einstichfläschchen zu 10 ml.

Dosierung. Intravenös 1 (—2) mg/kg Körpergewicht. Die Nachinjektionen erfolgen alle 5—10 min, zunächst $^1/_1$ der Initialdosis, später $^2/_3$ und schließlich $^1/_2$, da nur geringe Kumulation stattfindet. Bei Säuglingen bis zu 3 Monaten klingt die Wirkung viel rascher ab als bei älteren Kindern oder Erwachsenen. Die Dosierung bei intramuskulärer Anwendung: 2—3 mg/kg Körpergewicht.

Die Myanesin-Gruppe

Wirkungsweise. Der Angriffspunkt ist das Rückenmark, der eigentliche Wirkungsmechanismus ist unbekannt. Geringe histaminbedingte Nebenwirkungen können auch hier auftreten.

Indikation und Gegenindikation. Da bei intravenöser Anwendung Hämolyse und lokale Thrombosen zur Beobachtung kommen, bei oraler Zufuhr dagegen keine Nebenwirkungen bekannt sind, ist Myanesin nur per oral, dann als protahiert wirkendes muskelerschlaffendes Mittel angezeigt, also beim Tetanus, bei Dys- und Hyperkinesen, beim Parkinsonismus und bei motorischen Erregungszuständen und Spasmen.

Das Handelspräparat My 301 fand im Kindesalter bisher kaum Anwendung.

Literatur

ADRIANI, J.: The chemistry of anesthesia. Blackwell Sci. Publ. 1946.

ALAM, M.: Liberation of histamine from selectal muscle by curare. J. Physiol. (Lond.) **95**, 148—153 (1939).

ANDERSON, S. M.: Use of depressant and relaxant drugs in infants and children. Lancet **1951 II**, 965—966.

BINDA, B., e A. ROLLINO: L'anesthesia al kemithal sodium osservatione chliniche e ricerche sperimentali. G. ital. Anest. **17**, 202—204 (1951).

BOVET, D., et F. BOVET-NITTI: La succinylcholine et les agents curarisants à duree d'action breve. Schweiz. med. Wschr. **1952**, 1009—1012.

CULLEN, S.: The clinical use of curare. Meeting of Amer. Soc. of Anesth., Washington, Nov. 1951.

FREY, R.: Vergleichende Untersuchungen der muskelerschlaffenden Mittel. Ergebn. Chir. Orthop. **38**, 286—367 (1953).

— W. HÜGIN u. O. MAYRHOFER: Lehrbuch der Anaesthesiologie. Berlin-Göttingen-Heidelberg: Springer 1955.

GRAY, P. W. S., H. LEHMANN, and E. SILK: Sensitivity to succinylcholine in relation to serumcholinesterase. Lancet **1952 I**, 1229—1230.

LEIGH, M. D., and K. BELTON: Pediatric anesthesia. New York: MacMillan Co. 1948.

— D. D. McCOY, M. K. BELTON, and G. B. LEWIS jr.: Bradycardia following intravenous administration of succinylcholine chloride to infants and children. Anesthesiology **18**, 698—702 (1957).

LI, T. H., B. R. JACOBS, D. M. AVIADO, and C. F. SCHMIDT: Early respiratory depression by curare and curarepotassium antagonism. J. Pharmacol. (Bost.) **104**, 149—161 (1952).

LOVE, S. H. S., and W. F. K. MORROW: Anaesthesia for bronchography in children. Anaesthesia **9**, 74—76 (1954).

RESSEL, G. J.: Die Anaesthesie im Säuglings- und Kleinkindesalter. In: A. OBERNIEDERMAYR, Lehrbuch der Chirurgie und Orthopädie des Kindesalters. Berlin-Göttingen-Heidelberg: Springer 1959.

SMITH, R. M.: The use of curare in infants and children. Anesthesiology **8**, 176—180 (1947).

SMITH, R. M.: Anesthesia for infants and children. St. Louis: C. V. Mosby Co. 1959.

STEAD, A. L.: The reponse of the newborn infant to muscle relaxants. Brit. J. Anaesth. **27**, 124—130 (1955).

STEPHEN, C. R.: Elements of pediatric anesthesia. Springfield: CH. T. Thomas 1954.

TELFORD, J., and A. S. KEATS: Succinylcholine in cardiovascular surgery of infants and children. Anesthesiology **18**, 841—848 (1957).

WEBSTER, C. F., and F. H. VAN BERGEN: Pentothal-curare mixture with endotracheal N_2O and O_2 in infants. Bull. Univ. Minnesota Hosp. and Minnesota M. Found **20**, 525—533 (1949).

Vegetatives Nervensystem

Das autonome Nervensystem beeinflussende Pharmaka

Von H. HELWIG, Heidelberg

Bei den meisten autonom innervierten Organen befinden sich Sympathico- und Parasympathicotonus in einem physiologischen Gleichgewicht, das jeweils den Erfordernissen entsprechend abgeändert wird. Während bei der Reizung parasympathischer Nerven Acetylcholin aktiviert wird bzw. als Überträgerstoff fungiert, gilt nach den heutigen Vorstellungen als Überträgerstoff der meisten sympathischen Nerven Nor-Adrenalin. Bezüglich näherer Einzelheiten sei auf die physiologischen und pharmakologischen Lehr- und Handbücher verwiesen.

Hier soll nur die klinisch-pädiatrische Bedeutung der Sympathicus- und Parasympathicusreizstoffe — *Sympathico-* und *Parasympathicomimetica* — und -hemmstoffe — *Sympathico-* und *Parasympathicolytica* — sowie *Ganglienblocker* aufgeführt werden. Entsprechend der vielfachen Wirkungen autonomer Nerven sind auch die Anwendungsgebiete der o.a. Pharmaka sehr uneinheitlich.

Parasympathicomimetica

Cholinester

Acetylcholin (H.P.: Acetylcholin „Roche"), ein quaternäres Ammoniumion,

$$(CH_3)_3\overset{+}{N}-CH_2-CH_2-O-\overset{\overset{\displaystyle O}{\|}}{C}-CH_3$$

hat nur geringe therapeutische Bedeutung, da seine Wirkung infolge des raschen Abbaues durch die Cholinesterasen sehr flüchtig ist. In der Pädiatrie wird es lediglich bei M. FEER empfohlen (300 mg = 1 Supp. rectal oder 50 mg = $^1/_2$ Amp. s.c. oder i.m.), ohne daß jedoch größere Erfahrungen hierüber vorliegen (LUST-PFAUNDLER-HUSLER).

Carbocholin, Carbaminoylcholinchlorid, wirkt stärker als Acetylcholin. Die Wirkung setzt langsam ein und hält einige Stunden an. In erster Linie werden Harnblase und Darm beeinflußt. 0,05—0,1 mg bewirken subcutan injiziert beim Schulkind Gesichtsrötung, Schweiß- und Speichelfluß, deutliche Zunahme der Darmperistaltik (nach 10—20 min), Bauchschmerzen und Harndrang (infolge Kontraktion des Blasendetrusors und Erschlaffung des Blasensphincters). Nach oraler Gabe setzt die Wirkung nach etwa einer Stunde ein und hält mehrere Stunden an. Kumulationsgefahr besteht nur bei kurzfristiger Wiederholung der Einzelgaben.

Indikationen. Blasen- und Darmatonie, vornehmlich postoperativ (OHR; Voss).

Unerwünschte Wirkungen. Gelegentlich starke Kreislauferscheinungen, Schweißausbruch, Übelkeit, Erbrechen.

Dosierungshinweis. Kleinkinder über 3 Jahre $^1/_4$ Tablette, Schulkinder $^1/_4$—1 Tablette zu 2 mg oder 0,25—0,5 ml (1 ml = 0,25 mg) je 1—3× täglich.

Handelspräparat. Doryl: 1 Tablette 2 mg; Ampullen 0,25 mg/ml.

Pilocarpin, ein Imidazolderivat, ist stabiler als Acetylcholin, wirkt qualitativ wie dieses, aber länger. Geringe Mengen (10 mg beim Erwachsenen) subcutan injiziert bewirken starken Schweiß- und Speichelfluß, Hautrötung und vermehrte Darmperistaltik. Am Auge tritt 10—15 min nach lokaler Anwendung eine intensive Pupillenverengerung ein.

Die therapeutische Anwendung beschränkt sich auf die Pupillenverengerung bei Glaukom, Ulcus corneae und Verklebungen der Iris mit der Linse. Von der 2 %igen Lösung wird 2—3× täglich ein Tropfen in den Conjunctivalsack geträufelt.

Cholinesterasehemmstoffe. Hemmung der den Acetylcholinabbau bewirkenden Cholinesterasen führt zu der klinisch wirksamsten Parasympathicusreizung. Bestimmte Alkyl- und Aryl-Carbamate, Alkyl-, Aryl- und Alkylfluorphosphate sowie quaternäre Ammoniumionen vermögen durch kompetitive Hemmung die entsprechenden Apoenzyme zu blockieren, so daß es zur Bildung fermentativ unwirksamer Verbindungen kommt. Dieser Mechanismus kann reversibel (Physostigmin, Neostigmin) und irreversibel (DFP) sein. Größere Mengen führen beim Tier zu tetanischer Darmkontraktion, heftigem Erbrechen, Stuhlabgang und fasciculären Zuckungen der quergestreiften Muskulatur, die auch nach Durchschneidung der motorischen Nerven andauern. Die Wirkung auf die Muskulatur kann durch Curare abgeschwächt oder aufgehoben werden.

Auch beim Menschen zeigt sich eine akute Intoxikation mit Cholinesterasehemmstoffen in Darmspasmen und fibrillären Muskelzuckungen.

Physostigmin, ein tertiäres Amin, ist ein Alkaloid, das aus den weichen Kalabarbohnen einer afrikanischen Schlingpflanze gewonnen wird und auch als *Eserin* bekannt ist. Es wirkt sowohl an autonom innervierten Organen als auch an der quergestreiften Muskulatur, indem es den Acetylcholinabbau hemmt und die Zellen für Acetylcholin empfindlicher macht. Herz und Drüsensekretion werden nur wenig, die Muskulatur des Verdauungstraktes dagegen sehr stark beeinflußt. Die Wirkung am Auge entspricht dem Pilocarpin. Am denervierten Organ bleibt es wirkungslos. Therapeutisch wird es heute nur noch in der Augenheilkunde als 0,1—1,0%ige Lösung bei Glaukom angewendet. Doch läßt auch hier die Wirkung bei längerem Gebrauch nach.

Neostigmin (H.P.: Prostigmin) ist sowohl ein trimethyliertes quaternäres Ammoniumion, als auch ein substituierter Carbaminsäureester:

$$(CH_3)_3\overset{+}{N}-\!\!\!\underset{}{\bigcirc}\!\!\!-O-\overset{\overset{\displaystyle O}{\|}}{C}-N(CH_3)_2$$

Es bewirkt eine reversible Cholinesteraseblockierung und eine direkte Erregung der Receptorzelle, insbesondere an der motorischen Endplatte der Skeletmuskulatur, im Sinne einer eigenen Acetylcholinwirkung. So kommt es neben der Erhöhung des Parasympathicotonus nach höheren Dosen zu einer neuromuskulären Erregung, die nach parenteralen Gaben sehr rasch einsetzt. Herztätigkeit und Blutdruck werden wesentlich weniger als durch Physostigmin beeinflußt.

Indikationen. Darmatonie, insbesondere postoperativ und bei Megacolon (JANSA). *Myasthenia gravis,* besonders bei myasthenischen Krisen (COSTENBADER; GROB). Beendigung oder Unterbrechung der Curarewirkung. Lokal als 5%ige Lösung bei Glaukom.

Applikation, Resorption, Ausscheidung. Am sichersten ist die parenterale — s.c. oder i.m. — Anwendung. Da quaternäre Ammoniumverbindungen aus dem Verdauungskanal schlecht resorbiert werden, muß oral u.U. mehrfach höher dosiert werden, ohne daß der therapeutische Effekt exakt vorausgesagt werden kann. Das Schicksal im Organismus ist nicht näher bekannt, nur ein Teil wird unverändert mit dem Urin ausgeschieden.

Unerwünschte Wirkungen beschränken sich im wesentlichen auf eine evtl. zu starke Vagusreizung. Schwere Zwischenfälle mit vagotonem Schock sind extrem selten (MEYLER 1956). Bei der Behandlung der Myasthenia gravis kann es nach langdauernder, u.U. überdosierter Behandlung zur Gewöhnung kommen. Eine durch Überdosierung hervorgerufene cholinergische Krise kann von einer myasthenischen schwer abgrenzbar sein. Streng individuell nach den Erfordernissen des Augenblickes — etwa mit der Insulin-Behandlung des Diabetes mellitus vergleichbar — zu variierende Dosierung mit möglichst seltenen, am besten parenteralen Gaben ist erforderlich. Für die Dauerbehandlung ist jedoch meist Pyridostigmin (s. unten) besser geeignet. Dabei wird Neostigmin lediglich zusätzlich bei etwaigen myasthenischen Krisen gegeben. Die Patienten bzw. Angehörigen müssen in der Lage sein, die Injektion selbst durchzuführen.

Dosierungshinweise. Bei Darmatonie erhalten Neugeborene und Säuglinge 0,2—0,3 ml, Kleinkinder 0,3—0,5 ml, Schulkinder 0,3 bis 1,0 ml (1 ml = 0,5 mg) bzw. 0,04 mg/kg/Dosis oder 1,0 mg/m² Körperoberfläche/Dosis s.c. oder i.m., bei Bedarf alle 2—4 Std zu wiederholen.

Von den Prostigmin forte-Tabletten zu 15 mg erhalten Kleinkinder ¹/₄, Schulkinder ¹/₄—¹/₂ 3× täglich oder 1—2 mg/kg Körpergewicht/die oder 30—50 mg/m² Körperoberfläche/24 Std in 3—6 Einzelgaben. Bei Myasthenie individuell 15—50 mg täglich.

ZurDiagnose derMyasthenia gravis0,5—0,75 mg s.c., zur Behandlung derselben individuell.

Pyridostigmin (H.P.: Mestinon) zeichnet sich durch allmählich einsetzende, einige Stunden anhaltende Wirkung bei relativ großer therapeutischer Breite aus und wird vornehmlich zur Behandlung der Myasthenia gravis verwendet. Die Wirkung entspricht im übrigen dem Neostigmin.

Die *Dosierung* richtet sich nach der Schwere des Krankheitsbildes. So können bei einem 9 Jahre alten Mädchen u.U. bis zu 5 × täglich 2 Dragées zu 60 mg und morgens zusätzlich 0,5 mg Neostigmin s.c. erforderlich sein (eigene Beobachtung).

WEINGÄRTNER gab Pyridostigmin auch bei Ileus-Erscheinungen, und zwar bei Säuglingen vierstündlich 0,5 mg (= $^1/_2$ Ampulle) i.m. oder 1 Tablette zu 10 mg, bei älteren Kindern die doppelte Menge.

Eine molekulare Verbindung von Neo- und Pyridostigmin liegt in dem Präparat *Ubretid* vor. Erfahrungen bei Kindern fehlen hier ebenso wie bei dem zu den sehr giftigen Polyalkylphosphaten (zu denen unter anderen das Pflanzenschutzmittel E 605 gehört) gehörigen *Tetraisopropylpyrophosphat* (H.P.: Myastenol) und der quaternären Ammoniumverbindung *Ambenoniumchlorid* (H.P.: Mytelase). *Di-Isopropylfluorphosphat* (DFP) führt zu irreversibler Cholinesteraseblockierung und wird lediglich bei Glaukom angewendet (Wirkungsdauer 3 Wochen).

Parasympathicolytica

Durch Verhinderung der Acetylcholinwirkung auf die Receptorzelle des parasympathisch innervierten Erfolgsorganes läßt sich eine Parasympathicusdämpfung erzielen. Durch kompetitive Verdrängung des Acetylcholins von seinem spezifischen Receptor kommt es an den autonom innervierten Organen zu einem Überwiegen des Sympathicotonus.

Zur Erreichung dieser Wirkung bedient man sich in erster Linie der *Belladonna-Alkaloide*, von denen das *Atropin* das günstigste Wirkungsspektrum hat. Es besteht aus gleichen Teilen l- und d-Hyoscyamin, ist ein optisch inaktives Racemat und entsteht nach der Ernte und durch spontane Racemierung aus l-Hyoscyamin. In der Belladonna-Wurzel ist es reichlich enthalten.

Atropinähnliche Alkaloide sind enthalten in der Tollkirsche (Atropa Belladonna), im schwarzen Bilsenkraut (Hyoscyamus niger), im Stechapfel (Datura stramonium), in der Alraune (Manchagora atropa) und anderen Nachtschattengewächsen (Solanaceen). Sie finden in Kombinationspräparaten vielfach Verwendung.

Von den übrigen Solanaceen-Alkaloiden besitzen *Skopolamin* (= l-Hyoscin) und Belladonnin noch therapeutisch genutzte parasympathicolytische Eigenschaften.

Zur *pharmakodynamischen Wirkung* des Atropins:

Der pathologisch erhöhte Tonus der Muskulatur des Magen-Darmkanals wird vermindert. Ob der Pylorospasmus durch Atropin direkt gelöst werden kann oder ob es nur indirekt über eine Hemmung der Magenmotilität zu einer verminderten Spastik des Pylorus

kommt, ist letztlich noch nicht geklärt. Die kleinen Blutgefäße, insbesondere die Hautcapillaren und möglicherweise auch die Coronargefäße, werden erweitert. Der Blutdruck wird durch therapeutische Dosen gewöhnlich nicht beeinflußt, durch höhere erhöht, durch toxische gesenkt. Die Atmung wird durch übliche Dosen ebenfalls nicht nennenswert verändert, eher angeregt, durch größere Mengen gelähmt.

Durch teilweise Lähmung sensibler Nervenendigungen kann es zu einer lokalanaesthetischen Wirkung kommen. Bronchospasmus kann verhindert werden.

Speichel- und Magensaftsekretion werden gehemmt. Während früher auch eine Hemmung der Salzsäureproduktion angenommen wurde, ist dies nach neueren Arbeiten nicht der Fall. Möglicherweise trifft die Hemmung nur für einen Teil der Patienten zu. Weiter werden antiemetische und Antiparkinson-Effekte, letztere besonders bei Muskelstarre, erzielt.

Die Ansprechbarkeit parasympathisch innervierter Organe auf nervale, durch Acetylcholin vermittelte Impulse wird durch Atropin abgeschwächt.

Therapeutische Dosen besitzen keine nennenswerte zentrale Wirksamkeit, toxische führen zu Halluzination und Verwirrung.

Resorption und Elimination. Nach oraler oder parenteraler Gabe wird Atropin rasch resorbiert. Aus dem Blut verschwindet es innerhalb einer Stunde und wird in den reagierenden Zellen fixiert. Ein Teil wird in der Leber abgebaut, ein kleiner Teil wird unverändert mit dem Urin ausgeschieden. Die lokale Wirkung am Auge kann 10—12 Tage anhalten.

Indikationen. In der Kinderheilkunde wird Atropin vornehmlich zur Behandlung der hypertrophischen Pylorusstenose, zur Milderung bzw. Verhinderung postoperativer Komplikationen (Erbrechen, verstärkte Sekretion, Vagusreflex mit Herzstillstand) und bei spastischer Bronchitis verwendet. Weitere Indikationen sind Spasmen der glatten Muskulatur, Dämpfung oder Aufhebung unerwünschter spasmenerzeugender Wirkung von Laxantien sowie Erbrechen und Sphincteren-Spasmus bei Morphin-Medikation. Bezüglich der Verwendung zur Pupillenerweiterung und Akkomodationslähmung sei auf die Ophthalmologie verwiesen.

Kontraindikationen. Glaukom, primäre Idiosynkrasie, besondere Vorsicht bei Säuglingen (s. unten).

Unerwünschte Wirkungen. Diese hängen von der individuellen Ansprechbarkeit und Ausscheidungsgeschwindigkeit ab. Während Säuglinge und Kleinkinder auf der einen Seite relativ höhere Dosierungen als Erwachsene vertragen, kann es infolge primärer Idiosynkrasie bei der ersten Gabe gelegentlich aber auch nach schon längere Zeit durchgeführter Atropinisierung oder in Abhängigkeit von der Außentemperatur zu unvermittelten, dosisunabhängigen Zwischenfällen mit u. U. letalem Ausgang durch Atem- und Herzstillstand kommen. So berichtet Meyler (1956) über einen tödlichen Zwischenfall bei einem Säugling nach Einträufeln von Atropin-Augentropfen und Ritte von einer tödlichen Reaktion auf Gabe von 0,17 mg Atropin bei einem $6^1/_2$ Monate alten Säugling, der zuvor schon mehrfach 0,1—0,2 mg anstandslos vertragen hatte.

Zeichen der akuten Intoxikation, Überdosierung oder Idiosynkrasie sind Gesichtsrötung, „Atropinfieber", das 3—4 Std nach Atropingabe beginnt, nach 6—8 Std seinen Höhepunkt hat und nach weiteren 3—4 Std abklingt, trockene Schleimhäute, Tachykardie, Mydriasis, Seh- und Schluckstörungen, Blutdruckerhöhung, Erregung, Halluzinationen, Delirium, Schock, Atemstillstand, Anurie.

Gelegentlich wurden auch allergische Erscheinungen (Conjunctivitis, Dermatitis, Purpura) beobachtet (Meyler 1956). Durch Lähmung des Sphincter pupillae und des Ciliar-

muskels kann es beim Glaukom zum bedrohlichen Anstieg des intraocularen Druckes kommen.

Bei Erwachsenen bewirken in der Regel 0,5 mg Bradykardie und Hauttrockenheit, 0,5—1 mg Durst und Mundtrockenheit, 1—2 mg Pupillenerweiterung und Tachykardie, 3—5 mg Unruhe, Muskelschwäche, Schluckbeschwerden und Kopfschmerzen, 7 mg Sehstörungen und maximale Mydriasis, 8 mg Erregung und muskuläre Inkoordination, 10 mg Apathie, Halluzinationen, Delirium und Bewußtlosigkeit.

Dosierung. Für Atropin. sulf.: 0,01—0,02 (auch 0,025—0,05 werden vertragen) mg/kg/dosi bzw. 0,3 mg/m²/dosi evtl. alle 4—6 Std oral (als Tabletten, Tropfen 1%, 1⁰/₀₀, 0,5⁰/₀₀) oder s.c.

Als Einzelmaximaldosis werden für Säuglinge 0,25 mg, als Tagesmaximaldosis 0,5 mg angegeben (Benzing). Die individuelle Ansprechbarkeit ist jedoch sehr variabel und die Werte können nur als Anhaltspunkte dienen. Während u. U. vom Säugling 50 Tropfen 1⁰/₀₀-Lösung vertragen werden, kann es bei Überempfindlichkeit, konzentrierter Ernährung (Pylorusspasmus) schon nach kleinsten Dosen zu Unverträglichkeitserscheinungen kommen. Bei allmählicher Steigerung kann es infolge Gewöhnung zu Toleranzsteigerung kommen. Bei der Behandluug der hypertrophischen Pylorusstenose beginnt man daher mit kleinen Dosen oral 3× 1 Tropfen der 1⁰/₀₀igen Lösung oder s.c. 1× 0,05 mg und steigert von Tag zu Tag bis zur Wirksamkeit bis zu 3× 15 Tropfen 1⁰/₀₀ (= 0,75 mg) bzw. 6—8× 0,05 mg s.c.

Als Fertigpräparate sind Amphiolen bzw. Compretten Atropinum sulf. zu je 0,5 mg im Handel.

Lokale Anwendung am Auge als 0,5%ige Lösung.

Tct. Belladonnae (1 ml = 0,3 mg Atropin) wird mit 0,1 ml/kg Körpergewicht/die oder 2,5 ml/m² Körperoberfläche/die (maximal 3,5 ml/die) in 3—4 Einzelgaben dosiert

Extr. Belladonnae (enthält 1,5% l-Hyoscyamin) erhalten Säuglinge vom 3.—12. Lebensmonat 2—3, Kleinkinder 3—5, Schulkinder 7—30 mg 2—3× täglich oral oder rectal.

Skopolamin (= l-Hyoscin) wirkt peripher schwächer und flüchtiger als Atropin. Verstärkt ist die Wirkung auf Pupille und Schweißsekretion, außerdem steht eine starke zentraldämpfende Wirkung im Vordergrund. 0,1—1 mg/kg wirken zentral lähmend, 30 mg/kg toxisch, 50 mg/kg letal. Angriffspunkte sind das Mittelhirn und möglicherweise auch das Schlaf-Wach-Zentrum. In Kombination mit Morphin (s. dort) wirkt es besonders stark narkotisch, atem- und kreislaufdepressorisch und wird bei Kindern kaum angewendet.

Methylatropin (im Handel als Eumydrin-Substanz) ist ein quaterniertes Atropin mit verstärkter peripherer und schwächerer zentraler Wirksamkeit. Am Auge wirkt es kürzer als Atropin. Von einigen Kliniken wird es noch zur Behandlung der hypertrophischen Pylorusstenose verwendet. DITTRICH gibt hierbei 8—12× täglich 3 Tropfen der 0,1%igen Lösung und erhöht täglich um 1—2 Tropfen/dosi bis zum Wirkungseintritt. HOFMANN verwendet die 1%ige alkoholische Lösung, beginnend mit 1 Tropfen/dosi und Steigerung nach Bedarf bis zu 8× 3 Tropfen täglich. Im übrigen erhalten Säuglinge 0,2—0,4, Kleinkinder 0,4—0,6 und Schulkinder 0,1—1 mg bis zu 3× täglich.

Homatropin-Hydrobromid (2%) ist ein Mandelsäure-Tropinester mit intensiver, 24 Std anhaltender Wirkung am Auge.

Butylskopolamin (im Handel als Buscopan) ist streng genommen ein Ganglienblocker und wird als Spasmolyticum verwendet.

Belladenal (enthält pro Tablette 0,25 mg Bellafolin + 50 mg Phenyläthylbarbitursäure, pro Suppositorium 0,5 mg Bellafolin + 100 mg Phenyläthylbarbitursäure) wird in der Pädiatrie als Spasmolyticum viel verwendet. Bei hypertropher Pylorusstenose wird anfangs $^1/_4$ Tablette gegeben und allmählich gesteigert bis zum Wirkungseintritt bzw. bis zu $1^1/_2$ Tabletten jeweils in 8 Portionen (unter anderen GÖRING). Im übrigen erhalten Kleinkinder $^1/_4$—$^1/_2$ Tablette täglich, Schulkinder $^1/_2$—3 Tabletten oder $^1/_4$—1 Suppositorium täglich.

Bellafolin enthält die Gesamtalkaloide der Fol. Belladonnae, und zwar 0,25 mg/Tablette, 0,5 mg/Ampulle, Suppositorien oder Tropflösung 1:2000. — Dosierung: Säuglinge 1 bis 2 Tropfen oder $^1/_{10}$—$^1/_5$ Tablette, Kleinkinder 3—5 Tropfen oder $^1/_4$—$^1/_2$ Tablette, Schulkinder 5—10 Tropfen oder $^1/_2$—1 Tablette jeweils 1—3× täglich.

Belladonna-Dispert ist ein Trockenkonzentrat aus Fol. Belladonnae und enthält in 1 Tablette 0,25 mg, in 1 Suppositorium 0,3 mg, in 1 ml 0,5 mg Gesamtalkaloide.

Sympathicolytica

Durch Blockierung der Adrenalin-Receptoren in der Zelle des Erfolgsorganes bewirken verschiedene Pharmaka eine Sympathicusdämpfung. Dabei steht gewöhnlich die Wirkung auf Herz- und Kreislauf im Vordergrund: es kommt zu Gefäßerweiterung, Blutdrucksenkung und Herabsetzung der Herzfrequenz. Weiter bewirken diese Stoffe eine Tonisierung des Magen-Darmkanals. Pharmaka, bei denen die Gefäßwirkung im Vordergrund steht, werden unter den Kreislaufpräparaten aufgeführt (s. dort). Es sind dies Phenoxyäthylaminderivate (Handelspräparate: Apresolin, Ilidar, Nepresol), Chloräthylaminderivate (Dibenamin), Imidazoline (Handelspräparate: Priscol, Regitin).

Sympathicolytische Effekte werden unter anderem durch Reserpin und durch eine ganze Reihe Alkaloide, z.T. als Begleiteffekt bei hohen oder toxischen Dosen sowie durch bestimmte Phenothiazin-Derivate erzielt (s. dort).

Therapeutische Bedeutung als Sympathicolytica haben in der Pädiatrie in erster Linie die *Secalealkaloide*.

Secale cornutum ist das vornehmlich auf Roggen gebildete Dauermycel des Mutterkornpilzes (Roter Keulenkopf, Claviceps purpurea). Seine Hauptwirkstoffe sind peptidartige Verbindungen von Lysergsäure mit verschiedenen Aminosäuren (L-Phenylalanin, L-Leucin, L-Valin). Daneben enthält Mutterkorn unter anderem Acetylcholin, Cholin und Histamin.

Durch längere Lagerung verliert Secale seinen Alkaloidgehalt, da die Stoffwechselvorgänge auch nach der Ernte fortschreiten. Die Alkaloide lassen sich in die wasserunlösliche Ergotamin- und Ergotoxin-Gruppe sowie die wasserlösliche Ergometrin-Gruppe trennen, wobei nur die linksdrehenden Formen wirksam sind.

Pharmakodynamische Wirkung. Die Vertreter der Ergobasin-Gruppe besitzen nur geringe sympathicolytische Eigenschaften, sie wirken in erster Linie auf den Uterus wehenanregend.

Die sympathicolytische Wirkung der Ergotoxin-Gruppe (Ergocristin, Ergocornin, Ergokryptin) ist viermal stärker als die der Ergotamingruppe (Ergotamin und Ergosin), die der hydrierten Ergotoxin-Alkaloide bei 20fach geringerer Toxicität nur drei- bis viermal niedriger.

Die nicht hydrierten Alkaloide können schon in therapeutischer Dosierung langanhaltende Blutdruckerhöhung und Gefäßverengerung zur Folge haben, während die hydrierten eher gefäßerweiternd wirken. Der Magen-Darmkanal wird tonisiert. Über die zentralen Wirkungen besteht noch keine einheitliche Auffassung, im Vordergrund steht jedoch eine stimulierende Wirkung. Die günstige Wirkung bei Migräne wird mit einer Verringerung der Pulsamplitude erklärt.

Resorption und Elimination. Aus dem Darm werden Secalealkaloide rasch — am schnellsten Ergometrin — resorbiert. 20 bis 30 min nach intravenöser Injektion sind sie aus dem Blut verschwunden. Nach vorübergehender Anreicherung in Leber und Niere sind sie 12—15 Std später auch im Gewebe nicht mehr nachweisbar. Der Abbaumechanismus ist unbekannt, sie erscheinen nicht im Harn.

Die *akute Toxicität* schwankt sehr stark für die einzelnen Alkaloide. Die DL_{50} liegt etwa um das 250—2500fache über der therapeutischen Dosierung.

Chronische Secalevergiftung trat früher in Epidemien durch verseuchtes Getreide auf und äußerte sich als Ergotismus gangraenosus sive convulsivus (Ignis sacer). Während ersterer mit Parästhesien in den Fingern beginnt, gefolgt von Blasenbildung und trockener Gangrän mit Abfall ganzer Gliedmaßen, tritt letzterer besonders bei gleichzeitigem Vitamin A-Mangel auf und äußert sich in tonisch-klonischen Krampfanfällen mit schmerzhafter Dauerkontraktur der Beugemuskeln. Psychosen mit Ausgang in Verblödung wurden beobachtet. Bei Schwangeren kann es zum Abort kommen.

Nach Einnahme von 5—10 g Mutterkorn kommt es beim Erwachsenen zu Übelkeit, Kopfschmerzen, Krampfanfällen, Parästhesien, Gangrän, Tod durch zentrale Atemlähmung oder Kreislaufversagen.

Auch allergische Hauterscheinungen und Thrombopenien können selten einmal auftreten.

Indikationen. Ergotamin und Ergotoxin sowie deren hydrierte Derivate werden bei Migräne — besonders zur Anfallskupierung — und bei vasomotorischen Kopfschmerzen erfolgreich verwendet. Hauptanwendungsgebiet bei Kindern sind Magen-Darm-Atonien, insbesondere atonische Obstipation bei Megacolon. Kaloud berichtet über gute Erfolge mit Hydergin bei interstitieller, plasmacellulärer Pneumonie.

Handelspräparate und Dosierungshinweise:

Dihydergot (Dihydroergotamin: 1 mg enthalten in 1 Tablette, 10 Tropfen oder 1 Ampulle zu 1 ml) wird je nach Bedarf vom Kleinkindesalter ab mit $2—3 \times$ täglich 5—10—15 Tropfen (Berger; Siegl) oder 1—3 ml s.c. oder i.m. dosiert.

Gynergen (Ergotamintartrat: Dragée 1 mg, Tropflösung 1:1000, Ampulle 1 ml zu 0,5 mg) wurde bei Kindern wenig verwendet.

Hydergin (Mischung aus gleichen Teilen Dihydroergocornin, -cristin und -kryptin: 1 ml Tropflösung 1 mg, 1 Sublingualtablette 0,25 mg, 1 Ampulle 1 ml mit 0,3 mg) erhalten Kleinkinder $2 \times$ täglich 3—5 Tropfen, Schulkinder $2—3 \times$ täglich 5 Tropfen.

Literatur

zu Sympathicolytica (Sl), Parasympathicolytica (Pl) und Parasympathicomimetica (Pm)

Benzing, R.: Über Atropinfieber bei Säuglingen. Mschr. Kinderheilk. **24**, 509 (1923) (Pl).

Berger, H.: Ann. paediat. (Basel) **178**, 187 (1952) (Sl).

Costenbader, F. D.: Myasthenia gravis in childhood. Med. Ann. D.C. **27**, 227—230 (1958) (Pm).

Cullumbine, H.: Cholinergic blocking drugs. In: Drill, Pharmacology in medicine, S. 408ff. New York: McGraw-Hill 1958 (Pl).

Dittrich, J. K.: Therapie der hypertrophischen Pylorusstenose. Pädiat. Prax. **1**, 193—194 (1962). (Pl).

Göring, P.: Kinderärztl. Prax. **14**, 188 (1943) (Pl).

Green, H. D.: Adrenergic blocking drugs. In: Drill, Pharmacology in medicine, S. 419ff. New York: McGraw-Hill 1958 (Sl).

Grob, D.: Myasthenia gravis. Arch. int. Med. **108**, 615—638 (1961).

Hauschild, F.: Pharmakologie und Grundlagen der Toxikologie. Leipzig: VEB Thieme 1956 (Sl, Pl, Pm).

Helwig, B.: Moderne Arzneimittel, 2. Aufl. Stuttgart: Wiss. Verlagsges. 1961 (Sl, Pl, Pm).

Hofmann, V.: Behandlung der spastisch-hypertrophischen Pylorusstenose mit Promazin und Eumydrin. Münch. med. Wschr. **105**, 463—465 (1962) (Pl).

Husler, J.: Lust-Pfaundler-Husler-Krankheiten des Kindesalters, 21. Aufl. München: J. F. Bergmann 1959 (Sl, Pl, Pm).

Jansa, M. A.: L'atonie intestinale du nourisson son traitement par la prostigmine. These No 2069, 1951, Université de Genève (Sl).

Kaloud, H.: Zur Behandlung der interstitiellen plasmazellulären Pneumonie mit hydrierten Mutterkornalkaloiden. Mschr. Kinderheilk. 108, 161 (1960) (Sl).

Meyler, L.: Schädliche Nebenwirkungen von Arzneimitteln. Wien: Springer 1956 (Sl,Pl,Pm).
— Side effects of drugs 1960. Amsterdam: Excerpta Medica Foundation 1960 (Sl, Pl, Pm).

Møller, K.: Pharmakologie, 4. Aufl. Stuttgart 1961 (Sl, Pl, Pm).

Ohr, A.: Die Behandlung der toxischen Darmatonie im Säuglingsalter mit Doryl. Kinderärztl. Prax. 12, 300 (1941) (Pm).

Riker jr., W. F.: Cholinergic drugs. In: V. A. Drill, Pharmacology in medicine, S. 349ff. New York: McGraw-Hill 1958 (Pm).

Ritte, F.: Arch. Kinderheilk. 79, 89 (1926) (Pl).

Shirkey, H. R., u. W. P. Barba II.: In: W. E. Nelson, Textbook of Pediatrics, 7. Aufl., S. 206ff. Philadelphia: W. B. Saunders Company 1960 (Sl, Pl, Pm).

Voss, E. A.: Enterale Grippe, Paralytischer Ileus und Invagination. Kinderärztl. Prax. 12, 129 (1941) (Pm).

Weingärtner, L.: Kinderärztl. Prax. 27, 462—470 (1959) (Pl).

Sympathicomimetica

Von Th. Hockerts, Würzburg

In die Gruppe der Sympathicomimetica werden Stoffe mit Wirkungen im autonomen Nervensystem eingereiht, deren Einflußnahme der des Adrenalins und Noradrenalins sehr ähnlich ist. Wegen dieser Eigenschaften nennt man sie auch Adrenergica. Zu diesen rechnet man eine große Zahl synthetisch hergestellter Substanzen mit gleicher oder zumindest ähnlicher therapeutischer Charakteristik. Alle Sympathicomimetica greifen vorwiegend peripher an, eine kleine Gruppe hat eine zusätzliche zentral erregende Komponente. Im Wirkmechanismus nehmen die sog. Weckamine eine Sonderstellung ein mit Dominieren der zentralen vor den peripheren Effekten.

Alle Sympathicomimetica weisen eine chemische Verwandtschaft auf. Man darf sie als Derivate des β-Phenyläthylamins mit folgender Strukturformel auffassen:

$$\overset{\alpha}{C_6 H_5 - CH_2} - \overset{\beta}{CH_2} - NH_2$$

Die Anordnung von zwei phenolischen OH-Gruppen in 3,4-Stellung scheint für die optimale Wirkung von großer Bedeutung zu sein. Stoffe nämlich, die diese Hydroxylgruppen nicht enthalten, sind vergleichsweise weniger wirksam, z. B. das Ephedrin. Dagegen hält ihre Wirkung wesentlich länger an, weil ihre Haltbarkeit größer ist. Demzufolge ist Ephedrin auch bei oraler Gabe wirksam.

Nach der Zahl bzw. dem Fehlen phenolischer Hydroxylgruppen ist eine grobe Einteilung möglich.

1. Die Dihydroxyphenylamine = Adrenalin-Noradrenalingruppe.

2. Die Monohydroxyphenylamine = Sympatol-Veritol-Effortilgruppe.

3. Phenylamine = Ephedrin-Nor-Ephedringruppe bzw. die Weckamine.

Dihydroxyphenylamine

Adrenalin

Synonyma: Adnephrin, Epinephrin, Supranephrin, Suprarenin.

$$CHOH - CH_2 - NHCH_2$$

1-(3′,4′-Dihydroxyphenyl)-2-Methylaminoäthanol

Vorkommen und Wirkung

Adrenalin kommt zusammen mit Noradrenalin im Nebennierenmark vor, wobei der Noradrenalinanteil beim Menschen etwa 16% ausmacht. Es wird durch Methylierung von Noradrenalin im Nebennierenmark gebildet (Bülbring und Burn). Adrenalin wird auch das Katastrophenhormon genannt, da es im ruhenden Organismus nur in kleinsten Mengen vorliegt, unter akuter Belastung jedoch in hoher Konzentration in die Blutbahn ausgeschwemmt wird.

Reizung sympathischer (= adrenergischer) Nerven bewirkt Freisetzung geringer Mengen des sog. „Sympathins" an den Nervenendigungen. Es wurde früher als Gemisch aus Adrenalin und Noradrenalin aufgefaßt, jedoch durch U. von Euler (1948) als identisch mit L-*Noradrenalin* erkannt. Es bewirkt Übertragung der Nervimpulse auf das umliegende Gewebe.

Nach peroraler Gabe tritt eine nahezu völlige Zerstörung des Hormons im Magen-Darmkanal ein. Einnahme von etwa 4—6 mg lassen eine Wirkung auf den Blutdruck gerade erkennen. Nach subcutaner Injektion wird durch Gefäßkontraktion die Resorption erheblich verzögert, so daß eine sichere Dosierung nur durch intravenöse Gaben möglich ist.

Der Abbau von Adrenalin war in den letzten Jahren Gegenstand zahlreicher Diskussionen. Tatsächlich ist das Hormon im nichtströmenden Blut im Gegensatz zum fließenden relativ stabil. Diese Stabilität wird wahrscheinlich durch reduzierende Stoffe — Ascorbinsäure u. a. — erreicht, die die Oxydation des Adrenalins zu Adrenochrom verhindern können. Beim Menschen liegt die Konzentration im peripheren Blut unter $0.01\,\mu g/ml$.

An Möglichkeiten der Eliminierung des Adrenalins werden die O-Methylierung durch die O-Methyl-Transferase, ferner die Desaminirung durch die Monoaminooxydase diskutiert (Axelrod u. Mitarb., Kirshner u. Mitarb.). Man denkt ferner an Bildung von Adrenochrom, Bindung an Glucuron bzw. Schwefelsäure als Weg der Adrenalininaktivierung. Gaddum deutet die Wirkung der Sympathicomimetica allgemein als kompetitive Hemmung der Monoaminooxydase. Dieser Interpretation folgend müßte diese Präparatengruppe nach einer Prämedikation mit einem Monoaminooxydasehemmer eine Steigerung und Verlängerung der Kreislaufwirkung zur Folge haben, was auch für die meisten Sympathicomimetica zutrifft, jedoch nicht für Adrenalin und Noradrenalin. Danach käme der Monoaminooxydase beim Abbau des Adrenalins sicher keine wesentliche Rolle zu.

Die Wirkung des Adrenalins auf Herz und Kreislauf ist durch starke Vasoconstriction, die sowohl Arterien-Capillaren wie auch Venen betrifft, charakterisiert. Es besteht ein Unterschied in der Empfindlichkeit der verschiedenen Gefäßgebiete. Die stärkste Wirkung zeigt sich an Gefäßen des Splanchnicusgebietes und der Haut. Die spezifische Wirkung des Adrenalins auf das Herz läßt sich am besten am *Herz-Lungenpräparat* studieren. Es wird eine charakteristische Leistungszunahme des Herzmuskels bei Erhöhung des Herzminutenvolumens und der Frequenz gefunden. Der arterielle Widerstand bleibt hierbei konstant. Das Durchflußvolumen der Herzkranzgefäße nimmt zu, jedoch bei gleichzeitig erhöher Sauerstoffentnahme! Eine experimentelle Herzinsuffizienz kann im Herz-Lungenpräparat durch Adrenalingaben beseitigt werden.

Diese positiven Eigenschaften des Adrenalins können im geschlossenen Kreislauf nicht alle nachgewiesen werden und stehen den therapeutischen Bemühungen teils erheblich entgegen. Hier ist besonders die Zunahme der O_2-Extraktion zu nennen, die durch den erhöhten Coronardurchfluß nur teilweise kompensiert werden kann. Die verminderte Sauerstoffkonzentration im venösen Coronarblut nach Adrenalingaben ist hierfür beweisend. Der dosisabhängige Effekt ist im übrigen auch bei allen anderen Sympathicomimetica, wenn auch im unterschiedlichen Maße, nachzuweisen.

Nach intravenöser Gabe von Adrenalin wird der Blutdruck kurzdauernd — etwa 1 bis 2 min — erhöht. Größere Dosen führen zu Werten bis auf das Doppelte, ja Dreifache der Ausgangskonzentration.

Im Gegensatz zum Herz-Lungenpräparat wird die Frequenz, bedingt durch Vagusreizung in den presso-sensiblen Zonen des Sinus caroticus und Aortenbogens, gesenkt.

Die Anwendung intravenöser Adrenalininjektionen sollte den Notfallsituationen vorbehalten bleiben. Überkritische Dosen können zu einer akuten Herzinsuffizienz führen, einmal wegen der genannten Hypoxie, zum anderen kann der periphere Strömungswiderstand so groß werden, daß die Kraft der Arbeitsmuskulatur nicht ausreicht, diesen zu überwinden. Daraus resultiert eine Zunahme der Drucke in den zentralen Venen und eine Abnahme des Herzminutenvolumens. Da wegen der unterschiedlichen Sensibilisierung des Herzens exakte Dosierungsangaben nicht möglich sind, kann sehr schwer entschieden werden, wann übertherapeutische Dosen erreicht werden.

An weiteren Wirkungen des Adrenalins auf das Herz sind die Erhöhung der Erregbarkeit der Kammern und der sekundären Impulszentren mit daraus resultierender Häufung von

Extrasystolen zu nennen. Narkosen können diese Eigenschaften potenzieren, so daß letales Kammerflimmern auftreten kann. Aus diesem Grunde sollte auch Adrenalin nicht zusammen mit Digitalisglykosiden oder Calcium gegeben werden.

Wirkung auf die Atemwege. Nach Gabe von Adrenalin erschlafft die glatte Muskulatur der Bronchien. Die Wirkung ist besonders dann ausgeprägt, wenn ein Bronchospasmus vorliegt. Eine einzige Injektion von Adrenalin kann beim Asthma bronchiale, der spastischen Bronchitis usw. eine unmittelbare Besserung herbeiführen, allerdings mit dem Nachteil einer kurzen Wirkungsdauer. Wegen der starken Kreislaufbeeinflussung sowie der schwierigen Dosierung des Präparates ist die Inhalationsbehandlung mit einer 1—10%igen Lösung trotz sicherer Wirkung weitgehend aufgegeben worden, da zudem geeignetere Präparate verfügbar sind. Adrenalin wirkt auch auf die glatte Muskulatur anderer Organe, jedoch ist dieser Effekt ohne große therapeutische Bedeutung.

Adrenalin erzeugt durch Förderung der Glykolyse eine Hyperglykämie. Subcutane Injektionen von 0,2—0,5 ml Adrenalin erhöhen bereits den Grundumsatz um rund 40%.

Therapeutische Anwendung von Adrenalin. Obwohl manche Bedenken gegen die intravenöse Anwendung von Adrenalin erhoben werden können (plötzlicher Herztod bei hohen Dosen), hat sich ein festumrissenes Indikationsgebiet erarbeiten lassen.

1. *Herzstillstand.* Bei plötzlicher Asystolie kann manchmal die Herztätigkeit durch große intracardiale Dosen an Adrenalin wieder in Gang gesetzt werden. Es werden empfohlen für Säuglinge 0,1—0,3 mg, Kleinkinder 0,3 bis 0,5 mg, Schulkinder 0,5—1 mg.

Manchmal genügt der Einstich der Nadel ins Myokard, um die Spontanaktion wieder in Gang zu setzen. Die Injektion soll mit einer langen, jedoch dünnen Kanüle im linken 4. Intercostalraum, direkt neben dem Sternum vorgenommen werden.

2. Beim *Kreislaufkollaps* wurden früher Tropfinfusionen mit Adrenalin (hohe Toxicität!) vorgenommen, jetzt bevorzugt man jedoch Noradrenalin oder andere Präparate.

3. *Capillarblutungen.* Lösungen einer Konzentration von 0,02—0,1%ig, lokal auf blutende Flächen gebracht (z. B. in die Nase, in die Mundhöhle nach Zahnextraktion usw.) vermögen durch Kontraktion der Gefäße eine schnelle Blutstillung zu erreichen. Es muß jedoch daran erinnert werden, daß Nachblutungen infolge sekundärer Gefäßdilatationen leider sehr häufig sind.

4. Zusatz zur Lokalanaesthesie.

Noradrenalin

Synonyma: Aktamin, Arterenol, Levophed, Norepinephrin.

Chemie. Das Noradrenalin ist in seiner Wirkung qualitativ dem Adrenalin sehr ähnlich. In einigen Punkten jedoch ist der Wirkmechanismus grundsätzlich verschieden. Adrenalin vermehrt in adäquaten Dosen, wie ausgeführt, das Herzminutenvolumen ohne Erhöhung des mittleren Blutdruckes, indem der gesamte periphere Widerstand gesenkt wird. Noradrenalin dagegen bewirkt in gleichen Dosen eine Blutdrucksteigerung, ohne jedoch das Herzminutenvolumen zu steigern, weil der gesamte periphere Widerstand erhöht wird (GOLDENBERG u. Mitarb., BARCROFT und SWAN). Alle Gefäßgebiete mit Ausnahme der Kranzgefäße werden kontrahiert. Auch bewirkt Noradrenalin im Gegensatz zum Adrenalin eine Bradykardie. Dieser Effekt ist reflektorisch über die Pressoreceptoren bedingt. Der sehr störende Effekt des Adrenalins, der erhöhte O_2-Verbrauch, ist beim Noradrenalin wesentlich geringer, jedoch ebenfalls vorhanden. Die blutzuckersteigernde Wirkung ist geringer als beim Adrenalin.

Noradrenalin hat das Adrenalin in der Therapie weitgehend verdrängt. Die Nebenwirkungen sind im Prinzip gleich, jedoch hier schwächer und insbesondere weniger zahlreich. Bei bestimmten Formen des Kreislaufkollapses ist es nach wie vor das Mittel der Wahl, so bei Operationen, bei schwerer arterieller Hypertonie mit bisweilen auftretender akuter Hypotonie, bei Eingriffen an sympathischen Ganglien, Nebennieren usw., ferner beim Phäochromocytom. Nach EULER, MILLER und BAKER sowie NORLANDER soll es auch beim Blutungskollaps indiziert sein. Es ist noch nicht sicher entschieden, ob es als Zusatz zu Lokalanaesthetica das Adrenalin zu ersetzen vermag, da es hierbei nur etwa 50% der Wirkung des Adrenalins entfaltet, jedoch auch bei gleicher Reduzierung der Nebenerscheinungen.

Isopropydin, Isoprenalin

Chemisch unterscheidet sich die Verbindung nur durch Ersatz der Methylgruppe des Adrenalins durch aliphatische Radikale. Es werden dadurch Substanzen gewonnen, deren therapeutische Charakteristik der broncholytische Effekt ist. Bekanntester Vertreter ist das Aleudrin.

Es wirkt insbesondere auf die peripheren Gefäße im Sinne einer Dilatation. Günstig wird der starke gefäßdilatatorische Effekt beurteilt. Trotz dieses Effektes sinkt der Blutdruck zumeist nicht nennenswert, weil das Herzminutenvolumen stark erhöht wird. Das Präparat hat eine stimulierende Wirkung auf das Herz und ist besonders dadurch interessant, daß der Sinusknoten und nicht die ventrikulären Impulszentren — wie beim Adrenalin — gereizt werden. Als unangenehme Nebenerscheinung ist die Tachykardie zu nennen, die einer breiten Anwendung zumeist Grenzen setzt. Bei Kindern fehlt dieser Effekt jedoch häufig.

Monohydroxyphenylamine

In dem Bemühen, kreislaufaktive Substanzen auf den Markt zu bringen, die zudem noch auf peroralem Wege eine sichere Wirkung entfalten und das Herz nicht zu sehr belasten, kam man zu der Gruppe der Monohydroxyphenylamine. Bekannteste Präparate sind das Sympatol, Veritol und Effortil.

Sympatol. Das Wirkungsspektrum gleicht dem des Adrenalins, ist jedoch etwa 100mal schwächer. Der Effekt tritt langsamer ein und hält länger an. Es erhöht das Herzminutenvolumen. Die Wirkung nach peroraler Gabe ist sehr unsicher, und diese sollte daher besser unterbleiben. Die Blutdepots werden entleert und die arterielle Strombahn verengt. Das Herz wird nicht akut überlastet, weil die Gefäßkontraktion weniger schnell eintritt. Auch Sympatol erhöht den Sauerstoffverbrauch des Herzens, jedoch erst in etwa 1000fach höheren Dosen als beim Adrenalin.

Im Gegensatz zu Adrenalin löst es keine Extrasystolen oder Arrhythmien aus.

Therapeutische Anwendung. Es ist indiziert bei allen Formen der Hypotonie bzw. Gefäßinsuffizienz. Man gibt subcutan bzw. intramuskulär 40—60 mg und erreicht damit eine Steigerung des Herzminutenvolumens um etwa 20—30% ohne wesentliche Änderung des mittleren Druckes. Die Wirkung dauert nach intravenöser Gabe etwa 20 min und nach subcutaner etwa 45 min.

Veritol. In seiner Wirkcharakteristik steht es etwa zwischen Adrenalin und Ephedrin, und in seinem Kreislaufeffekt ähnelt es dem Sympatol, jedoch mit wesentlich längerer Wirkdauer. Der periphere Widerstand wird nicht wesentlich geändert und das Herzminutenvolumen erhöht. Es wirkt tonisierend vorwiegend auf die Blutspeicher. Veritol kann per os gegeben werden, die Wirkung tritt dann nach etwa 15 min ein.

Therapeutische Anwendung. Wie beim Sympatol.

Veriazol. Veriazol ist ein Kombinationspräparat aus Cardiazol und Veritol (1 Tablette = 1 ml Liquidum = 1 ml Ampulle. — Lösung enthält 0,1 g Cardiazol + 0,01 g Veritolsulfat).

Therapeutische Anwendung. Bei hypotoner Kreislaufregulationsstörung nach Infektionskrankheit, Erschöpfungszuständen usw.

Effortil. Effortil ist ein langwirkendes Kreislaufmittel mit deutlich positiv inotroper Herzwirkung, die in günstiger Relation zur Gefäßwirkung steht. Die Erhöhung des Blutdrucks erfolgt ohne nennenswerte Steigerung des peripheren Widerstandes, der sogar bisweilen vermindert wird. Die quantitative Wirkung auf den Blutdruck im Vergleich zum Sympatol verhält sich etwa wie 5:1, die qualitative wie beim Sympatol, jedoch bei doppelter Wirkungsdauer. Die zirkulierende Blutmenge ist erhöht bei geringer Steigerung der Pulsfrequenz. Der große Vorteil dieses Präparates liegt in der Zuverlässigkeit auch bei oraler Applikation.

Therapeutische Anwendung. Alle Formen der Hypotonie u. a. nach Operationen, Infektionskrankheiten usw.

Novadral. Die Wirkung entspricht quantitativ im wesentlichen der des Noradrenalins. Durch das Fehlen der phenolischen Hydroxylgruppe konnte eine wesentlich stabilere Verbindung mit längerer Wirkdauer geschaffen werden. Diese längere Wirkdauer mußte mit einer etwa 25mal schwächeren Wirkung erkauft werden. Novadral steigert den systolischen und diastolischen Blutdruck und senkt die Pulsfrequenz, wobei eine größere Schonung des Herzmuskels erreicht wird. Bei praktisch fehlender Änderung des Grundumsatzes und des Blutzuckers wird ein leichter zentral erregender Effekt erreicht. Wirkungseintritt nach intravenöser Gabe nach etwa 50 sec, intramuskulär nach 1—3 min, subcutan nach etwa 5 min. Indikationen: periphere Kreislaufschwäche, Kreislaufkollaps, Schockzustände, orthostatische Hypotonie.

Es steht ferner Depot-Novadral zur Verfügung, das jedoch nur intramuskulär gegeben werden kann.

Phenylamine ohne phenolische Hydroxylgruppe

Ephedrinkörper. Im Gegensatz zu den vorgenannten Präparaten fehlen beim Ephedrin die Hydroxylgruppen. Es ist dadurch wesentlich stabiler als Adrenalin und oral wirksam. Auf das Gefäßsystem wie Adrenalin, jedoch schwächer und anhaltender angreifend, steigert es das Herzminutenvolumen und senkt damit den erhöhten Druck im rechten Vorhof. Ephedrin verbessert die Herzarbeit und erhöht die Herzmuskeldurchblutung. Es sollen die Blutdepots entleert werden.

Ephedrin hat ferner eine zentral erregende Wirkung. Kleine Dosen vertiefen die Atmung bei bleibender oder zunehmender Frequenz, große Dosen führen zur Verlangsamung der Atmung, Überdosen zu Atemlähmung. Bei wiederholter parenteraler Verabreichung sind die späteren Gaben infolge von Tachyphylaxie weniger wirksam. An Nebenwirkungen sind Herzklopfen, Schweißausbrüche und Unruhe zu nennen. Das Hauptanwendungsgebiet sind die allergischen Erkrankungen, insbesondere das Asthma bronchiale. Auf den Kreislauf ist dieses Präparat zwar wirksam, jedoch stehen bessere Mittel zur Verfügung (s. oben).

Weckamine. Die Weckamine sollen nur der Vollständigkeit halber abgehandelt werden, da sie auch zu den Sympathicomimetica gehören. Eine praktische Bedeutung für die Pädiatrie haben sie jedoch nicht. Sie besitzen wie das Ephedrin keine phenolischen Hydroxylgruppen und sind damit den Ephedrinkörpern chemisch nahe verwandt. In der Wirkung kommen sie den letzteren auch nahe, da diese auch eine zentral angreifende Komponente besitzen.

Die Weckamine verengen die Gefäße und entleeren die Blutspeicher. Der Blutdruck wird erhöht, und die Coronargefäße werden erweitert. Sie werden jedoch vorwiegend wegen ihrer starken zentralen Wirkung eingesetzt, wobei die erstgenannten Effekte oft unerwünscht und bei höheren Dosen, insbesondere bei Gefäßlabilen, gefährlich sein können.

Die Weckamine werden von Gesunden genommen, wenn trotz starker Ermüdung erhöhte Leistungen gefordert werden. Sie vermögen das Müdigkeitsgefühl zu beheben und die Spannkraft neu zu beleben. Sie wirken psychisch stark stimulierend. An Nebenwirkungen sind zu nennen: Schlaflosigkeit, Herzklopfen, erhöhter Blutdruck sowie bei längerem Gebrauch die Sucht.

Eine Indikation der Präparatengruppe gibt es, streng genommen, für das Kindesalter nicht. Vorsichtigst dosiert kommen sie eventuell in Frage zur Behandlung der Narkolepsie, des postencephalitischen Parkinsonismus, bei starker Antriebshemmung sowie bei Schlafmittelvergiftungen.

Zusammenstellung in der Kinderheilkunde gebräuchlicher Sympathicomimetica

Dihydroxyphenylamine

l-Adrenalin (Hoechst).

Suprarenin (Hoechst).

$$\left[\text{HO} - \underset{}{\underset{}{\bigcirc}} - \underset{\underset{\text{OH}}{|}}{\overset{\overset{\text{OH}}{|}}{\text{CH}}} - \underset{\underset{\text{NH}-\text{CH}_2}{|}}{\text{CH}_2} \right] \text{Cl}^-$$

1-1-(3,4-Dihydroxyphenyl)-2-methylamino-äthanol-hydrochlorid

Indikationen. Herzstillstand: Intrakardiale Injektion. Säuglinge 0,2—0,3 mg, Kleinkinder 0,3—0,5 mg, Schulkinder 0,5—1 mg, Erwachsene 0,75—1,0 mg.

Capillarblutungen: Lokale Applikation in 0,2—1,0$^0/_{00}$iger Lösung.

Dauerinfusion: 0,2—0,7 γ/kg/min.

Bronchialasthma: Subcutane Injektion (0,2 bis 0,6 mg).

Inhalation von 1 mg aus 1%iger Lösung.

Abschwellung der Schleimhäute: 0,01 bis 0,1$^0/_{00}$ wäßrige oder 1$^0/_{00}$ ölige Lösung.

Zusatz zur Lokalanaesthesie: 0,01—0,1$^0/_{00}$ in der Lösung des Lokalanaestheticums.

Nebenwirkungen. Unruhe, Herzklopfen, Angstgefühl, bei intravenöser Überdosierung Kammerflimmern!

Noradrenalin.

l-Arterenol (Hoechst); Levarterenolum (DCJ); Levophed (Winthrop-Stearns).

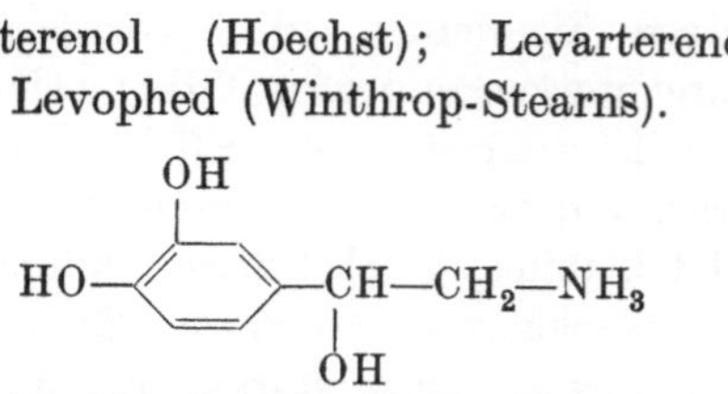

$$HO-C_6H_3(OH)-CH-CH_2-NH_3,\ OH$$

l-1-(3,4-Dihydroxyphenyl)-2-amino-äthanol-
bitartrat

Indikationen. Hypotensive Zustände: subcutan, intramuskulär, intravenös als Dauertropfinfusion. Dosierung: 0,2—0,7 γ/kg/min (Dauertropf), subcutan 0,2—0,6 mg.

Als Zusatz zur Lokalanaesthesie: 1—2 Tropfen auf 10 ml einer 1⁰/₀₀igen Lösung.

Nebenwirkungen. Wie beim Adrenalin, jedoch wesentlich geringer.

Aleudrin (Boehringer).

Aludrin (Lilly); Isuprel (Winthrop-Stearns; Neo-Epinine (Burroughs-Wellcome); Norisodrine (Abbott).

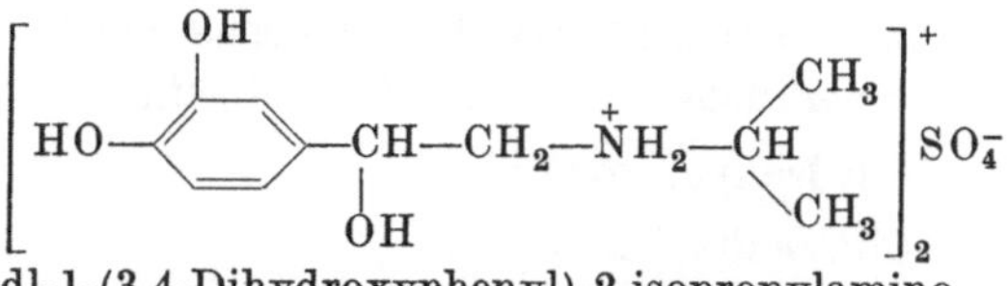

$$\left[HO-C_6H_3(OH)-CH-CH_2-\overset{+}{N}H_2-CH(CH_3)(CH_3),\ OH\right]_2 SO_4^=$$

dl-1-(3,4-Dihydroxyphenyl)-2-isopropylamino-
äthanol-sulfat

Indikationen. Bronchialasthma, spastische Bronchitis, Bronchospasmus bei Tuberkulose (nach Herzoperationen, s. Text!). Inhalationen einer 0,5—1%igen Lösung. Taschenvernebler „Ingelheim“. Aleudrin wird von Kindern sehr gut vertragen.

Tabletten zu 0,02 g zur perlingualen Anwendung. Tabletten langsam lutschen lassen.

Säuglinge, Kleinkinder 0,01, bei Besserung 0,005.

Inhalation: Schulkinder 0,02, bei Besserung 0,01.

Nebenerscheinung. Tachykardie, bei Kindern jedoch nicht sehr häufig.

Monohydroxyphenylamine

Sympatol (Boehringer, Ingelheim).

Synephrin tartrate (Winthrop-Stearns).

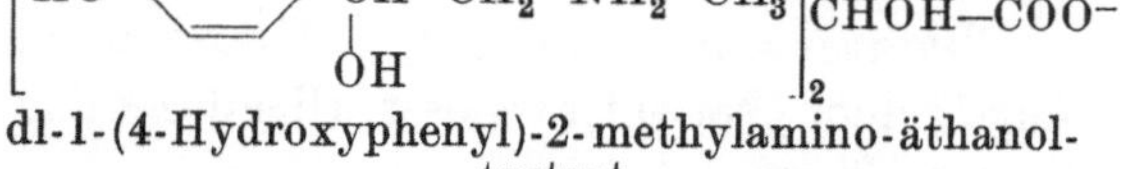

$$\left[HO-C_6H_4-CH-CH_2-\overset{+}{N}H_2-CH_3,\ OH\right]_2\ \begin{array}{l}CHOH-COO^-\\CHOH-COO^-\end{array}$$

dl-1-(4-Hydroxyphenyl)-2-methylamino-äthanol-
tartrat

Indikationen. Kreislaufschwäche und hypotone Zustände bei Infektionskrankheiten, in der Rekonvaleszenz, orthostatische Dysregulation. Symp. liqu. = Flaschen zu 10,0 bzw. 25,0 ml (10%ig). Ampullen zu 1 ml = 0,06 S. Säuglinge 5—10 gtt. oder 0,2—0,5 ml, Kleinkinder 10—20 gtt. oder 0,5—1,0 ml, Schulkinder 20—30 gtt. oder 1,0 ml.

Anwendung. Peroral, subcutan oder intramuskulär. Bemerkung: Wirkung peroral unsicher, daher besser zu unterlassen.

Nebenwirkungen. Wie beim Adrenalin, jedoch wesentlich geringer.

Suprifen (Hoechst).

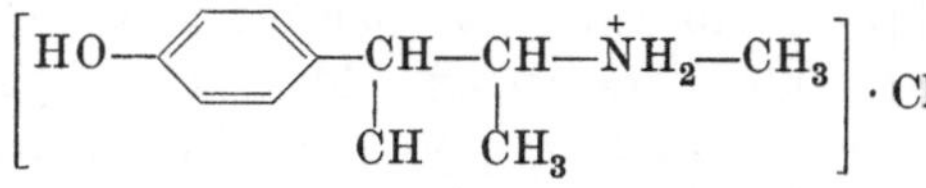

$$\left[HO-C_6H_4-CH-CH-\overset{+}{N}H_2-CH_3,\ CH\ CH_3\right]\cdot Cl^-$$

dl-1-(4-Hydroxyphenyl-2-methylamino-propanol-
hydrochlorid

Indikationen. Wie beim Sympatol, wirkt jedoch etwas stärker. Säuglinge, Kleinkinder 3mal täglich 5—10 Tropfen (2%ig), Schulkinder 3mal täglich 10—15 Tropfen.

Veritol (Knoll).

Pholetone (Boots).

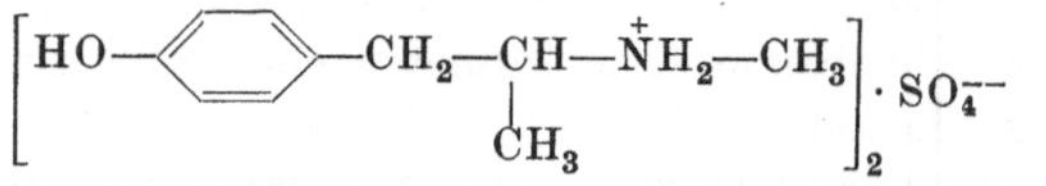

$$\left[HO-C_6H_4-CH_2-CH-\overset{+}{N}H_2-CH_3,\ CH_3\right]_2\cdot SO_4^=$$

dl-1-(4-Hydroxyphenyl)-2-methylamino-propan-
sulfat (resp.-oleat)

Indikationen. Hypotonie, Kreislaufschwäche, Kollaps. Säuglinge, Kleinkinder oral mehrmals täglich 5—8 Tropfen (1 ml = 0,01 g), Schulkinder oral mehrmals täglich 10—15 Tropfen, Schulkinder rectal mehrmals $^1/_2$—1 Supp. (0,04 g Veritol Oleat).

Säuglinge, Kleinkinder subcutan oder intramuskulär 0,2—0,3 ml (Ampullen mit 0,02 g/ml), Schulkinder subcutan oder intramuskulär 0,5—1,0 ml. (Ampullen mit 0,02 g/ml).

Bei schwerem Kollaps eventuell $^1/_3$—1 Ampulle intravenös.

Mydriaticum ohne Steigerung des intraocularen Druckes: 1—2 Tropfen (5%ige Augentropfen mit Veritol-Formiat) in den Bindehautsack.

Ferner als Veritoltest zur Feststellung der Kreislaufgefährdung vor operativen Eingriffen (Test bei Kindern nicht üblich).

Kontraindikation: Organische Herzschäden.

Veriazol (Knoll).

Mischpräparat aus Veritol und Cardiazol.
1 Tablette = 1 ml Liquidum = 1 ml Ampulle.
Lösung enthält 0,1 g Cardiazol + 0,01 g Veritol-Sulfat.

Indikationen. Wie Veritol, jedoch etwas schwächer wirkend. Da Cardiazol enthaltend, bei Säuglingen und Kleinkindern nicht indiziert, eventuell bei Schulkindern 10—15 Tropfen oder $^1/_2$—1 Tablette mehrmals täglich.

Effortil (Boehringer).

$$\left[\begin{array}{c} OH \\ \\ \end{array} \quad CH-CH_2-\overset{+}{N}H_2-C_2H_5 \atop OH \right] Cl^-$$

dl-1-(3-Hydroxyphenyl)-2-äthylamino-äthanol-hydrochlorid

Indikationen. Bei allen Formen der Hypotonie; Prophylaxe und Therapie des Kollaps. Wegen seines therapeutischen Spektrums (positiv inotrope Herzwirkung in günstiger Relation zur Gefäßwirkung) und Langzeitwirkung wohl bestes Kreislaufmittel in der Kinderheilkunde. Oral ebenso zuverlässig wirkend wie parenteral.

Anwendung. Peroral, subcutan, intramuskulär sowie in schweren Fällen intravenös. Säuglinge 3 oder auch mehrmals täglich 3—5 Tropfen, Kleinkinder 3 oder auch mehrmals täglich 5—10 Tropfen, Schulkinder 3 oder auch mehrmals täglich 10—15 Tropfen.

Injektion. Säuglinge 3—5 Teilstriche der Ampulle subcutan, intramuskulär, notfalls auch intravenös bzw. entsprechend der Tropflösung beigeben, Kleinkinder $^1/_2$—1 Ampulle subcutan, intramuskulär usw., Schulkinder 1 Ampulle.

10 Tropfen = 5 mg = 1 Tablette, Ampullen = 10 mg.

Nebenwirkung. Keine.

Novadral (Diwag).

$$\left[\begin{array}{c} OH \\ \\ \end{array} \quad CH-CH_2-\overset{+}{N}H_3 \atop OH \right] Cl^-$$

dl-1-(3-Hydroxyphenyl)-2-aminoäthanol-hydrochlorid

Indikationen. Periphere Kreislaufschwäche, Kreislaufkollaps, Schockzustände, orthostatische Hypotonie. Tropfflasche enthält

10 ml, 0,006 g/ml, Dragée enthalten 0,003 g, Ampullen enthalten 0,01 g/ml.

Langwirkendes Kreislaufmittel.

Bei schwerem Kreislaufkollaps Säuglinge Ampulle 2—3 Teilstriche intramuskulär oder subcutan, Kleinkinder Ampulle 5—7 Teilstriche intramuskulär oder subcutan, Schulkinder 1 Ampulle. Bei Bedarf 3—4mal täglich.

Ferner steht Depot-Novadral (mit wirkungsverzögerndem Zusatz) zur lang anhaltenden Kreislaufstabilisierung zur Verfügung. Ampullen zu 10 mg nur intramuskulär anwendbar.

Phenylamine ohne phenolische Hydroxylgruppe

Ephedrin (Knoll); *Ephedrin* (Merck).

$$\left[\begin{array}{c} \\ \\ \end{array} \quad CH-CH-\overset{+}{N}H_2-CH_3 \atop OH \quad CH_3 \right] \cdot Cl^-$$

1-phenyl-2-methylamino-propanol-hydrochlorid

Indikationen. Bronchialasthma und allergische Erkrankungen, hauptsächlich Heufieber, Kreislaufschwäche, Stimulans des Atemzentrums.

Nebenwirkungen. Unruhe, Schweißausbrüche, Herzklopfen.

Dosierung. Säuglinge, Kleinkinder 2 bis 3mal täglich $^1/_4$—$^1/_2$ Tablette, Schulkinder 2 bis 3mal täglich $^1/_2$—1 Tablette. 1 Tablette enthält 0,05 g.

Ephetonin (Merck).

Racedrin (Hoechst); Racedrine hydrochloride; synthetisches racemisches Ephedrin.

Indikationen. Wie Ephedrin.

Dosierung. Wie Ephedrin, dazu Ampullen (50 mg) eventuell, Kleinkinder $^1/_3$—$^1/_2$ Ampulle; Schulkinder $^1/_2$—1 Ampulle subcutan oder intravenös.

Ferner stehen Ephetonin-Nasensalbe 3% und Ephetonin-Hustensaft zur Verfügung.

Zusammengesetzte Präparate.

Ephecor (Merck). Eine für die orale Anwendung bestimmte Lösung aus 2% Ephetonin und Acetyl-Pyrazincarbansäure-Hydrazid. 1 ml = 15 Tropfen.

Indikationen. Orthostatische Kreislaufstörung; zur Anregung von Herz und Kreislauf, da es peripher sowie zentral angreift. Bei niedrigen Gaben steht die Herzwirkung, bei höheren die Gefäßwirkung im Vordergrund.

Dosierung. 3mal täglich 5—15 Tropfen oder auch mehr bei Klein- und Schulkindern. Es muß individuell dosiert werden.

Weckamine.

Pervitin (Temmler).

Isophen (Knoll); d-Desoxy-ephedrin; Desoxyne (Abbott).

$$\left[\langle\!\!\!\bigcirc\!\!\!\rangle\text{—CH}_2\text{—CH—}\overset{+}{\text{N}}\text{H}_2\text{—CH}_3 \atop \text{CH}_3 \right] \cdot \text{Cl}^-$$

1-Phenyl-2-methylamino-propan-hydrochlorid

Indikation. Postencephalitischer Parkinsonismus, Kollapsneigung, anaphylaktischer Schock, Schlafmittelvergiftung, Narkolepsie.

Säuglinge, Kleinkinder $^1/_4$—$^1/_2$ Tablette (zu 3 mg) täglich. Ampulle entsprechend (Ampulle zu 15 mg/ml) subcutan oder intramuskulär.

Bei Kindern ist nur selten eine Indikation für Pervitin gegeben!

Preludin (Boehringer).

$$\left[\cdots\overset{\text{O}}{}\cdots\text{CH}_3 \atop \underset{\oplus}{\text{N}}\text{H}_2 \right] \cdot \text{Cl}^-$$

2-Phenyl-3-methyl-morpholin-hydrochlorid

Indikationen. Als Appetitzügler und Stimulans.

Nur eventuell bei Schulkindern indiziert. 2mal $^1/_2$—1 Tablette (zu 25 mg) morgens und mittags verabreichen. Nicht nach 17 Uhr einnehmen.

Literatur

Axelrod, J.: Metabolism of adrenaline and other sympathomimetic amines. Physiol. Rev. **39**, 751—776 (1959).

— S. Senoh, and B. Witkop: O-methyl action of catechol amines. J. biol. Chem. **233**, 697 (1958).

Barcroft, H., and H. J. C. Swan: Sympathetic control of human blood vessels. London 1953.

Barger, G., and H. H. Dale: Adrenalin. J. Physiol. (Lond.) **41**, 19 (1910).

Bülbring, E., and J. H. Burn: Liberation of noradrenaline from the suprarenal gland. Brit. J. Pharmacol. **4**, 197 (1949).

— Formation of adrenaline from noradrenaline in the perfused suprarenal gland. Brit. J. Pharmacol. **4**, 245 (1949).

Euler, U. S. v.: Hormone des sympathischen Nervensystems und Nebennierenmark. Acta physiol. scand. **16**, 63 (1948).

Gaddum, J. H.: Zit. nach E. A. Zeller: Oxidation of amines. In: J. B. Sumer and Karl Myrbäck, The Enzymes, vol. II/1, p. 536. New York 1951.

Goldenberg, M., K. L. Pines, F. E. de Baldwin, D. G. Greene and C. E. Roh: Noradrenalin. Zit. nach K. Möller, Pharmakologie. Basel u. Stuttgart: Benno Schwabe & Co. 1961.

Jowet, J.: Adrenaline. J. chem. Soc. **85**, 192 (1904).

Kirshner, U.: Formation of adrenaline and noradrenaline. In: A Ciba Foundation Symposion on Adrenergic Mechanism, London 1960.

Kirshner, U., Goodall, Mc. C., and M. Long: Effect of whole-body irradition on the adrenal medulla and the hormones adrenaline and noradrenaline. Amer. J. Physiol. **197**, 1265—1270 (1959).

Moller, K. O.: Pharmakologie. Basel u. Stuttgart: Benno Schwabe & Co. 1961.

Norlander, O.: Noradrenalin. Zit. nach K. O. Moller: Pharmakologie. Basel u. Stuttgart: Benno Schwabe & Co. 1961.

Oliver, G., and E. A. Schäfer: Zit. nach K. O. Moller. Basel u. Stuttgart: Benno Schwabe & Co. 1961.

Schaepdryver, A. F. de, and U. Kirshner: Metabolism of adrenaline after blockade of monoamine oxidase and Catechol-O-methyltransferase. Science **133**, 586 (1961).

Schayer, R. W., R. L. Smiley, K. J. Davis, and Y. Kobayashi: Zit. nach W. Schoner u. H. Spitzbarth, Veränderung der Blutdruckwirkung sympathomimetischer Amine nach Vorbehandlung mit einem Monoamino-Oxydasehemmer. Z. Kreisl.-Forsch. **51**, 21/22 (1962).

Schoner, W., u. H. Spitzbarth: Veränderung der Blutdruckwirkung sympathomimetischer Amine nach Vorbehandlung mit einem Monoamino-Oxydasehemmer. Z. Kreisl.-Forsch. **51**, 21/22 (1962).

Stolz, F.: Adrenalin. Ber. dtsch. chem. Ges. **37**, 4149 (1904).

Takamine, J.: Adrenaline. Amer. J. Pharm. **73**, 523 (1901).

Ganglioplegica

Von **D. Helbig**, Köln

Methoniumsalze von der allgemeinen Formel: $(CH_3)_3N\text{-}(CH_2)_n\text{-}N(CH_3)_3 \cdot 2x$, wobei „$n$" die Zahl der CH_2-Gruppen und „x" das Säureradikal der Salze darstellt, sind aus zwei quartanären Ammoniumgruppen, verbunden durch eine Polymethylenkette, aufgebaut und haben eine selektive neurovegetative Wirkung. Es handelt sich um Ganglienhemmstoffe. Ihr Angriffspunkt liegt in den Synapsen der peripheren autonomen Nerven.

Besonders geeignet sind das Penta-$(CH_2)_5$- bzw. Hexa-$(CH_2)_6$-methonium, und zwar die Halogensalze.

Wirkungsweise. Es werden sowohl die sympathischen als auch die parasympathischen zentripetal und wahrscheinlich auch zentrifugal ablaufenden Erregungen in den ganglionären Synapsen unterbrochen.

Da die sympathicolytische Wirkung wesentlich stärker ist als die parasympathicolytische, resultiert eine Blockierung des Sympathicus und durch Hemmung der Vasomotoren insbesondere der Vasoconstrictoren eine Gefäßerweiterung, vorwiegend der Arteriolen.

Die Verminderung des peripheren Widerstandes, die weitgehend von der injizierten Dosis abhängt, hat einen steuerbaren Blutdruckabfall zur Folge, womit uns ein Verfahren der „kontrollierten beabsichtigten Blutdrucksenkung" gegeben ist.

Indikationen und Gegenindikation. Entsprechend ihrer Wirkung finden die Ganglienblocker vor allem bei Operationen gefäßreicher Tumoren, besonders des Gehirns, aber auch bei akuten Hirndrucksteigerungen Verwendung, desgleichen bei der Pseudourämie. Bei dekompensierten Vitien, bei Hypotonien anderer Genese und bei Zeichen von Niereninsuffizienz sind Ganglienblocker *kontraindiziert.*

Die zur Zeit bewährtesten *Präparate* sind *Antilusin* (Allen & Hamburg, London), ein Pentamethoniumjodid; *Penthonium* (Boehringer, Ingelheim), ein Pentamethoniumbromid; *Hexathide* (Allen & Hamburg, London), ein Hexamethoniumjodid; *Vegolysen* (May & Baker, London), ein Hexamethoniumbromid, und *Depressin* (Österreichische Stickstoffwerke, Linz), ein Hexamethoniumchlorid.

Die Methoniumsalze sind weiße kristalline, in Wasser leicht lösliche Pulver von schwach bitterem Geschmack. Die Lösungen sind sehr stabil und reagieren neutral. Im Handel befinden sich 1 und 2 ml-Ampullen, die 100 mg Substanz beinhalten, auch Tabletten, die jedoch für die klinische Anaesthesie bedeutungslos sind. Sie finden bei der internen Behandlung des Hochdrucks Verwendung.

Neben den Methoniumsalzen zeigen die gleiche sympathicusblockierende und blutdrucksenkende Wirkung das

Pendiomid (Ciba, Basel), ein Derivat des Diäthylentriamin (N,N,N',N'-3-Pentamethyl-N,N'-diäthyl-3-azapentylen-1,5-diammoniumdibromid), ein weißes, kristallinisches, gut wasserslösliches Pulver, und

Arfonad (Hofmann-La Roche), ein Thiophaniumderivat, ebenfalls ein wasserlösliches weißes Pulver, in Lösung neutral reagierend. Pendiomid kommt in Ampullen zu 2,0 ml (100 mg) in den Handel, Arfonad in Trockenampullen zu 100 mg und in Ampullen zu 5 ml (250 mg). Die Wirkungsdauer von Arfonad ist nur kurz, sie beträgt 5—10 min, wodurch eine gute Steuerbarkeit gegeben ist.

Dosierung:

Hexamethonium 0,3 mg/kg Körpergewicht.

Pendiomid 1,0 mg/kg Körpergewicht (0,5 bis 1,5 mg/kg Körpergewicht).

Arfonad 0,3—0,5 mg/kg Körpergewicht.

Die Applikation der genannten Präparate erfolgt vorwiegend intramuskulär.

Die *Wirkungsdauer* beträgt je nach Präparat etwa 2—3 Std. Über den Abbau bzw. die Ausscheidung der Methoniumsalze ist bis heute nichts Sicheres bekannt.

Im Kindesalter sollte eine Blutdrucksenkung nur selten und dann nur streng indiziert ausgeführt werden. Bei laufender Blutdruckkontrolle darf die Senkung nur kurzfristig sein, bei *Säuglingen unter 6 Monaten sind Ganglienblocker überhaupt kontraindiziert* (Nierenfunktion!).

Im Anhang sei der *Ganglienblocker „M 134",* eine Bis-tri-äthylammonium-Verbindung (Stickstoffwerke Linz), erwähnt. Dieses Präparat hat eine besonders ausgeprägte vasoplegische Wirkung und wurde ausgehend von der Überlegung entwickelt, daß eine Blutungsverminderung intra operationem weniger von einer Blutdrucksenkung bestimmt wird als von dem Grad der erzielten Vasoplegie. Durch M 134 erreicht man auf Grund seines vasoplegischen Effektes bei einem systolischen Blutdruck von etwa 90 bis 100 mm jenen Grad von Blutleere, den man sonst bei 40—60 mm Hg erzielen würde.

Literatur

ANDERSON, S., and W. McKissock: Controlled hypotension with Arfonad in neurosurgery. Lancet **1953 II**, 754—781.

ANDERSON, S. M: Controlled hypotension with Arfonad in paediatric surgery. Brit. med. J. **1955 II**, 103—104.

GLENN, W., W. L. HAMPTON, and A. V. GOODYER: The use of controlled hypotension in large blood vessels surgery. Arch. Surg. **68**, 1—6 (1954).

HALE, D. E.: Controlled hypotension. Anesthesiology **16**, 1—10 (1955).

HAMPTON, L. J., and D. M. LITTLE jr.: Complications associated with the use of „controlled hypotension" in anesthesia. Arch. Surg. **67**, 549—556 (1953).

LABORIT, H., et P. HUGUENARD: L'hibernation artificielle par moyens pharmacodynamiques et physiques en chirurgie. J. Chir. (Paris) **67**, 631—644 (1951).

MAGILL, I. W., C. F. SCURR, and J. B. WYMAN: Controlled hypotension by a thiophanium derivative. Lancet **1953 I**, 219—220.

NICHOLSON, M. J., S. J. SARNOFF, and J. P. CREHAM: Intravenous use of a thiophanium derivative for production of flexible and rapidly reversible hypotension during surgery. Anesthesiology **14**, 215—225 (1953).

SADOVE, M. S., G. M. WYANT, and G. GLEAVE: Controlled hypotension. A study on Arfonad. Anesthesia **8**, 175—181 (1953).

Herz und Kreislauf

Von Th. Hockerts, Würzburg

Herzwirksame Glykoside

Einleitung. Schon lange vor Withering waren glykosidhaltige Pflanzenextrakte als Therapeutica bekannt und insbesondere als Gifte verwendet worden. Die eigentliche wissenschaftliche Entdeckung des Fingerhuts verdanken wir jedoch diesem schottischen Arzt, der 1785 in seinem berühmt gewordenen Buch „An account of the Foxglove, and some of its Medical Uses: with practical Remarks on Dropsy and other Diseases" Richtlinien für die therapeutische Anwendung der Digitalisglykoside aufstellte, die bis zum heutigen Tage im wesentlichen beibehalten wurden. Sir Thomas Frazer entdeckte die Strophanthus-Wirkung. Die Meerzwiebel war bereits den Ägyptern bekannt.

In der Digitalisgruppe haben zwei Arten größere praktische Bedeutung gewonnen:

Die *Digitalis purpurea — roter Fingerhut —*, die seit Withering ausschließlich Verwendung fand, und

die *Digitalis lanata — weißer Fingerhut —*, seit etwa 1930 bekannt. Der weiße Fingerhut gewinnt seitdem an Bedeutung, da der Wirkstoffinhalt etwa 3—5mal größer ist als beim roten Fingerhut, und es lassen sich auch Wirkkomponenten in reinem — *genuinem* — Zustand leichter gewinnen als aus Digitalis purpurea.

Außer der Digitalisgruppe enthalten andere Pflanzen noch Stoffe mit im Prinzip ähnlicher Wirkung:

Strophanthusarten, Scilla maritima, Convallaria majalis und Adonis vernalis. Die herzwirksamen Stoffe aller dieser Drogen sind Glykoside. Wir verstehen darunter Substanzen, die mit Zuckern allgemein verknüpft sind, Glucoside sind dagegen speziell mit Glucose verbunden. Die in Digitalisarten selbst enthaltenen wirksamen Glykoside nennt man *Digitalisglykoside*, die in anderen Pflanzen enthaltenen *Digitaloide*.

Die Frage nach dem *therapeutisch wirksamsten Prinzip*, ob also mit Digitalis oder mit Digitaloiden zu behandeln sei, hat bei uns zu lebhaften Diskussionen geführt. In Deutschland wurde die intravenöse Strophanthinbehandlung durch Fraenkel (1906) und Edens (1916 und später)

besonders empfohlen. Sie fand vielfache Verbreitung auf einem uns wenig geeignet erscheinenden Gebiet, nämlich der Erhaltungstherapie der chronischen Herzinsuffizienz. In Frankreich dagegen war es seit Nativelle (1864) üblich, das langwirksame Digitoxin anzuwenden, das über Amerika nach dem zweiten Weltkrieg zu uns kam. Es sei bereits hier festgestellt, daß es grundsätzliche Vorteile einzelner Herzglykoside nicht gibt. Unterschiede liegen ausschließlich in der Resorption, Kumulation usw. vor. In der „Elementarwirkung" der Digitalisglykoside bzw. der Digitaloide besteht kein Unterschied.

Chemie der Digitalisglykoside

Digitalis purpurea. Durch ein Extraktionsverfahren können drei Glykoside, die alle in Wasser unlöslich sind, gewonnen werden: Das Digitoxin, Gitoxin und Gitalin. Ihre Löslichkeit wird durch Anwesenheit von Ballaststoffen erreicht. Darum ist auch im Blattinfus praktisch die gesamte Glykosidmenge enthalten. Durch hydrolytische Spaltung erhält man die *Genine* oder *Aglykone Digitoxigenin, Gitoxigenin* sowie *Digitoxose*, einen Zucker, der allen drei Glykosiden gemeinsam ist. Die Genine haben ebenfalls eine Herzwirkung, jedoch schwächer als die der Glykoside. Der Zucker *Digitoxose* wird vermutlich für die Haftung der Aglykone im Herzen verantwortlich sein.

Digitalis lanata. Aus Digitalis lanata haben Stoll u. Mitarb. drei genuine Glykoside isoliert, und zwar *Lanatoside A, B und C*. Es gelang ihnen auch der Nachweis, daß die Lanatoside A und B sich von den Purpurea-Glykosiden A und B (= Digitoxin + Glucose und Gitoxin + Glucose) nur durch eine Acetylgruppe unterscheiden. Das *Lanatosid C (Cedilanid)* kommt dagegen nur im weißen Fingerhut vor. Aus Lanatosid C entsteht durch Abspaltung von Glucose und Essigsäure das Glykosid *Digoxin*, das in den letzten Jahren in der Therapie erheblich an Bedeutung gewonnen hat.

Digitaloide. Man kann aus dem Samen von Strophanthusarten eine Reihe wirksamer Herzglykoside gewinnen, und zwar aus Strophanthus gratus das *g-Strophanthin oder Ouabain*, sowie aus Strophanthus kombé das bei uns bekannte *k-Strophanthin.* Aus Strophanthus kombé wird ein Gemisch von Glykosiden isoliert, jedoch macht mit ca. 75 % das k-Strophantosid den Hauptanteil aus.

Auch aus der Scilla maritima (Meerzwiebel) konnten zahlreiche Glykoside isoliert werden. Das unter dem Namen *Scillaren* bekannt gewordene Therapeuticum ist ein Gemisch, in dem das Scillaren A überwiegt. Aus Maiglöckchen (Convallaria majalis) gewinnt man das *Convallatoxin.*

Standardisierung. Alle Herzglykoside werden aus Arzneipflanzen gewonnen, die durch Witterungseinflüsse, Lagerung usw. an Wirkung verlieren können. Darum ist eine Standardisierung eine absolute Notwendigkeit. Sie wird mittels biologischer Testungen — und entsprechenden Fehlern — durchgeführt. Die Reinglykoside vereinfachen das Verfahren erheblich. Nachdem ihre biologische Wirkungsstärke bekannt ist, kann mittels chemischer Analysen die Wirkungsstärke quantitativ exakt bestimmt werden.

In allen diesen biologischen Wertbestimmungen verwendet man als Kriterium toxische und nicht die therapeutische Herzwirkung, da ein adäquates Modell der menschlichen Herzinsuffizienz im Reihenversuch nicht existiert. Ein solches Vorgehen ist eine Notlösung, da beide Effekte nicht unbedingt parallel gehen müssen. Darum darf die im Test vorgefundene Wirkungsintensität nicht ohne weiteres als auf den Menschen übertragbar angesehen werden. Es darf vermerkt werden, daß für obige Testungen die Froschmethode, der Versuch an der Katze oder an der Taube durchgeführt werden. Eine Katzendosis entspricht etwa 200 Froschdosen oder 0,1 g Pulvis Folia Digitalis oder 0,1 mg Digitoxin.

Resorption. Bei peroraler Gabe der Digitalisglykoside spielen die Resorptionsverhältnisse eine bedeutende Rolle. Wichtig ist nicht nur der prozentuale Anteil, sondern auch inwieweit diese Quote unter unterschiedlichen Bedingungen beibehalten wird. Es gilt die Faustregel, daß, je *geringer die Resorption* ist, diese auch um so *unregelmäßiger* zu sein pflegt. Etwa bei einer Resorptionsquote von 20 % und mehr kann mit ausreichender Regelmäßigkeit gerechnet werden. Das vereinfacht das Vorgehen beispielsweise bei intravenöser und oraler Medikation, da nur der entsprechende Dosisunterschied berücksichtigt werden muß.

Es besteht eine direkte Beziehung zwischen enteraler Resorption und Geschwindigkeit sowie der Wasser- bzw. Lipoidlöslichkeit des Präparates. Die *enterale Resorption ist um so größer,* je *geringer die Wasserlöslichkeit des Herzglykosides ist.* So steht an der Spitze der Resorptionsquote das Digitoxin, und zuunterst findet man die Strophanthusglykoside.

Zum Wirkungsmechanismus der Digitalisglykoside

Verbesserung der Myokardfunktion. Die wichtigste Eigenschaft der herzwirksamen Glykoside liegt in der Fähigkeit, die *Kontraktionskraft des* *geschädigten Herzmuskels zu steigern.* Dabei wird die isometrische Anspannung verkürzt und die Austreibung verbessert. Diese Elementarwirkung läßt sich in verschiedenen Versuchsanordnungen sowie unter Benutzung verschiedener Tierarten immer wieder zur Darstellung bringen, vorausgesetzt, daß eine genügende aerobe Energieversorgung gewährleistet ist. Untersuchungen am Menschen haben ergeben, daß dieser *positivinotrope* Effekt unabhängig von der Herzfrequenz oder vom venösen Druck abläuft. Eine Besserung der Kontraktionskraft kann selbstverständlich nur dann erzielt werden, wenn eine Minderung — also eine *Herzinsuffizienz* — vorlag und wenn *therapeutisch wirksame Dosen* gegeben worden sind. Eine diastolische Wirkung der Herzglykoside wird neuerdings wieder von WEZLER diskutiert. Er vermutet Änderungen des „Herztonus" nach Digitalis, während die meisten Autoren eine diastolische Wirkung ablehnen.

Einfluß auf die Herzfrequenz. Zu den positivinotropen Effekten der Digitalisglykoside kommen weitere Grundeigenschaften, so die *bradykarde Wirkung.* Sicher ist die Bedeutung der Herzfrequenzsenkung jahrelang überschätzt worden, da diese bei gesteigertem Herzminutenvolumen durchaus fehlen kann. Im therapeutischen Bereich wird der Frequenzrückgang durch den Wegfall der zur Insuffizienztachykardie führenden Reize aufgefaßt. Mit der verbesserten Förderleistung des Herzmuskels tritt auch eine Verlangsamung der Schlagfolge ein. Eine direkte Wirkung der Glykoside auf die Herzfrequnz besteht jedoch nur im toxischen Bereich (LENDLE, ZERLETTI).

Selbstverständlich sind Digitalisglykoside mit stärkerer Frequenzsenkung dann erfolgreicher als andere ohne diese Eigenschaft, wenn die Tachykardie die Ökonomie des Herzens, die Coronardurchblutung, stört oder infolge hoher Strömungsgeschwindigkeit die Kontaktzeit beim Gasaustausch so vermindert, daß eine optimale Oxygenierung nicht mehr gewährleistet ist. Bei Kindern kann man in diesen kritischen Bereich bisweilen bei tachykarden Formen der Herzinsuffizienz kommen. Dann ist eine *Senkung der Frequenz* als *Anhalt für die Dosierung zu gebrauchen,* während sie bei anderen Formen nur mit größten Vorbehalten anwendbar ist.

Wirkung auf Reizleitung und Reizbildung. Eine weitere Elementarwirkung der Digitalisglykoside ist der *negativ-dromotrope Effekt.* Das Ausmaß der P Q-Verlängerung als Zeichen der Leitungsverzögerung steht in direkter Beziehung zum angewandten Glykosid und zur Dosierung des gegebenen Präparates. Diese Eigenschaft der Herzglykoside wird beim Vorhofflimmern und -flattern therapeutisch ausgenutzt. Sie eignet sich jedoch für eine quantitative Beurteilung der Glykosidwirkung weniger. Bei höheren — nichttoxischen — Digitalisdosen ist die Zunahme der Erregbarkeit untergeordneter Reizbildungszentren obligatorisch; sie führt dann zum Auftreten von Rhythmusstörungen bzw. ventrikulären Extrasystolen. Alle herzwirksamen Digitalisglykoside haben eine konstante Beziehung zwischen der *kardioton effektiven und Asystolie induzierenden Dosis*. Die relativ kleine sog. therapeutische Breite ist typisch für alle Digitalisglykoside und in den verschiedenen Präparaten etwa gleich groß. Das erschwert einerseits die Therapie erheblich, läßt aber auf der anderen Seite die Empfehlung eines Glykosids bzw. einer Gruppe nicht zu.

Die Überlegenheit eines Herzglykosids gegenüber einem anderen, besonders in bezug auf eine Erweiterung der therapeutisch-toxischen Breite, gibt es nicht.

Extrakardiale Wirkung. Neben der eigentlichen Herzwirkung kommen bei den Digitalisglykosiden noch extrakardiale Effekte hinzu, die man teilweise praktisch therapeutisch ausnutzt oder auch als unangenehme Nebenwirkung in Kauf nimmt. Wie weit sie über Elementarwirkung hinaus für die Wirkung der Herzglykoside herangezogen werden können — da auch bei Herzgesunden zu beobachten, aber zumeist erst nach toxischen Dosen effektiv — ist noch eines der strittigen Digitalisprobleme. Eine Analyse der einzelnen extrakardialen Wirkungen würde über den Rahmen dieser Abhandlung weit hinausgehen. Eine zusammenfassende Darstellung ist durch LENDLE vorgenommen worden. Er schreibt wörtlich: „Insgesamt wird man für die klinisch-therapeutischen Verwendungsmöglichkeiten der Digitalisglykoside wohl keine speziellen extrakardialen Wirkungen und Sonderindikationen anerkennen können."

Wirkung auf die Herzgröße. Es ist eine allgemeine Erfahrung, daß die Herzgröße im Experiment wie auch in der Klinik unter Digitalisglykosiden kleiner wird. Pathogenetisch ist eine Herzvergrößerung beispielsweise bei einer Stauungsinsuffizienz Folge einer vergrößerten Restblutmenge mit Verlängerung und Hypertrophie der Muskelfasern. Dieser Kompensationsmechanismus des überlasteten und ermüdeten Herzens ist notwendig, um eine ausreichende Auswurfleistung aufrecht zu erhalten. Die Wirkung der Digitalis kann jedoch nun eine direkte, wahrscheinlich aber eine indirekte sein, indem eben die Auswurfleistung erhöht wird und damit der Kompensationsmechanismus überflüssig geworden ist.

Wirkung der Digitalisglykoside auf den Stoffwechsel. Während der Einfluß der Digitalisglykoside auf die Kontraktionskraft des Herzmuskels unbestritten ist, werden die Effekte auf den Stoffwechsel noch lebhaft diskutiert. Trotz umfangreicher Forschungsergebnisse mit verbesserter Versuchstechnik bleibt hier noch vieles zu klären. Im Rahmen dieser Abhandlung kann auf Einzelprobleme nicht eingegangen, sondern es soll vielmehr der sehr komplexe Mechanismus summarisch dargestellt werden.

In der Diskussion stehen zur Zeit vor allem folgende *Wirkungsmöglichkeiten:* Die Einflußnahme auf den Ionentransport sowie die Wirkung auf die energieproduzierenden sowie -verbrau-

chenden Prozesse. Bei der Besprechung dieser höchst komplizierten und im einzelnen noch ungeklärten Stoffwechselreaktionen muß davon ausgegangen werden, daß die Vorgänge während der Kontraktion des gesunden Herzmuskels noch im Stadium der Hypothesen liegen und es daher verfrüht erscheint, das Geschehen am kranken und durch Digitalis kompensierten Muskel endgültig zu deuten. Wir müssen uns ferner darüber im klaren sein, daß die Wirkung von Digitalisglykosiden sehr komplexer Natur ist, und daß ein definitiver Unterschied dieses Pharmakons gegenüber anderen in Einzelbefunden, die die eklatanten Erfolge beim versagenden Herzmuskel erklären könnten, nicht existiert. So soll einleitend darauf hingewiesen werden, daß die nun zu erläuternden Ergebnisse für die Erklärung des Wirkungsmechanismus nur als vorläufig, dem augenblicklichen Stand der Forschung entsprechend, und nicht als endgültig zu interpretieren sind.

Wirkung auf den Ionentransport. In den vergangenen Jahren wurden zahlreiche Beobachtungen gemacht, in denen eine Hemmung der Transporte von Kalium und Natrium durch die Zellmembran nachgewiesen wurde. Diese Wirkung konnte an praktisch allen Zellarten, also nicht nur am Herzen, beobachtet werden. Das ungleiche Verhältnis der Natrium- und Kaliumkonzentration außerhalb und innerhalb der Zelle (viel Kalium und wenig Natrium innen, viel Natrium und wenig Kalium außen) wird durch sog. Pumpen, die fortlaufend den Ausgleich verhindern, aufrecht erhalten. Die Pumpwirkung soll durch Digitalisglykoside gebremst und eine für die Kontraktion optimale K^+-**Konzentration** erreicht werden.

Die Hemmung des transmembranen Ionentransportes durch Digitalisglykoside mit entsprechenden Änderungen der intracellulären K- und Na-Konzentration, ferner die Beobachtung von HAJDU und SZENT-GYÖRGYI über die Verstärkung der Actomyosinkontraktion in einem K-armen Milieu, sowie die Übertragung dieser Ergebnisse auf die in vivo-Verhältnisse — Verbesserung der Herzkraft bei geringer Abnahme des intracellulären Kaliums — führten zu der Auffassung einer grundsätzlichen Bedeutung des Kationenhaushalts für die positiv-inotropen Effekte der Digitalisglykoside. Eine Überprüfung der Ergebnisse mit therapeutischen Dosen ließ jedoch die vorgenannten Befunde nicht nur vermissen, sondern es wurde sogar eine leichte Stimulierung des K-Transportes gesehen. Ein Kausalzusammenhang zwischen Verminderung der intracellulären K-Konzentration bzw. K-Influx durch Digitalisglykoside mußte auf Grund dieser Ergebnisse ausgeschlossen werden.

Dieses Beispiel zeigt erneut, wie wichtig die Dosierung bei Fragen über den Wirkungsmechanismus der Digitalisglykoside ist. Nur dann können Tierexperimente als repräsentativ für den Menschen angesehen werden, wenn Dosen Verwendung finden, die bei $1—2 \times 10^{-7}$ g/ml und darunter liegen. Bei 4×10^{-7} g/ml Strophanthin sehen Klauss u. Mitarb. bereits die ersten Intoxikationserscheinungen. Toxische Digitalisdosen hemmen den K-Influx und steigern den K-Efflux. Die daraus resultierende Verminderung der intracellulären K-Konzentration wird durch einen Anstieg des Na-Gehaltes kompensiert. Diese Befunde sind ausschließlich nach *Digitalisintoxikationen zu erheben.*

Den Kliniker werden Befunde über den Calcium-Transport mehr überzeugen. Findet er hier doch seine Beobachtungen am Krankenbett über die synergistische Wirkung von Digitalis und **Calcium** bestätigt. Im einzelnen konnten folgende Befunde erhoben werden:

Durch Calcium-Entzug kann eine Kontraktionsinsuffizienz einerseits erzeugt (Calcium-Entzugsinsuffizienz) und durch Zusatz eine Zunahme der Kontraktionsamplitude erreicht werden. Es wird angenommen, daß diese durch Aktivierung mechanischer Faktoren (wahrscheinlich durch ATPase-Aktivierung am Actin) erreicht wird. Während der Erregung dringt Calcium in die Zelle ein. Digitalis bewirkt nun eine Steigerung des intracellulären Calciums, und zwar entweder durch Beeinflussung des Calcium-Transportes an der Zelle, oder, was wahrscheinlicher ist, durch Verschiebung des Gleichgewichtes ionisiertes Ca^{++} zu gebundenem Ca^{++} zugunsten des ionisierten.

Diese Effekte sind auch bei Digitaliskonzentrationen von 10^{-8} g/ml nachzuweisen, also therapeutischen Dosen, während die Kalium-Natrium-Effekte nur in toxischen Bereichen beobachtet werden konnten. So darf die Natrium-Kalium-Hemmwirkung mehr auf übertherapeutische Dosen zurückgeführt werden, während die calciumstimulierende Aktivierung mechanischer Faktoren als therapeutisches Prinzip gesehen werden kann. Erschwerend für die Deutung dieses Effektes fällt jedoch die Tatsache ins Gewicht, daß die Calciumwirkung grundsätzlich an allen Zellen beobachtet wird, während wir doch im therapeutischen Bereich praktisch ausschließlich oder so gut wie ausschließlich eine Herzwirkung sehen.

Die Änderungen des Ionentransportes stehen in engem Zusammenhang mit der *Energietransformation,* also der Umwandlung chemischer Energie in mechanische Arbeit. Auswirkungen der Digitalisglykoside auf die Kontraktilität verschiedener Versuchsmodelle — wie Herz-Lungen-Präparat oder ähnliche Versuchsanordnungen — muß man in diesem Zusammenhang sehen. Außerdem konnten Beobachtungen an glycerinextrahierten Muskelfasern und Actomyosinfäden gemacht werden, die auf eine direkte Wechselwirkung der Digitalisglykoside auf das Kontraktionssystem schließen lassen.

Aus klinischen Beobachtungen geht unbestritten hervor, daß der *mechanische Wirkungsgrad* (Herzleistung bezogen auf den O_2-Verbrauch) nach Digitalis verbessert wird. Dies könnte gedeutet werden: 1. Durch eine Verbesserung der ATP-Ausbeute beim oxydativen Stoffwechsel. 2. Durch eine Verbesserung des Nutzeffektes bei der Umwandlung der chemischen Energie des ATP in mechanische Arbeit.

Die Ausbeute an ATP bei gleichbleibendem O_2-Verbrauch ist bei der experimentellen Insuffizienz tatsächlich erniedrigt. Das geht aus erniedrigten P/O-Quotienten hervor. Änderungen des P/O-Quotienten beim insuffizienten Herzen unter Digitalis werden nicht einheitlich gefunden. Schwarz und Lee sehen keine Digitaliseffekte bei der oxydativen Phosphorylierung, während Lamprecht und Hockerts ein weiteres Absinken finden, wobei die ATP-Bildung jedoch normalisiert wird.

Eine überwiegende Mehrheit der Untersucher glaubt, den Digitaliseffekt bei der Energietransformation, also ATP→mechanische Arbeit, zu sehen. Im übrigen muß auf die einschlägige Literatur hingewiesen werden.

Indikation der Digitalisglykoside. Digitalisglykoside sind bei jeder Form der akuten oder chronischen Herzinsuffizienz, ferner bei Vorhofflimmern oder -flattern mit schneller Kammerfrequenz indiziert. Eine relative Indikation besteht bei supraventrikulärer paroxysmaler Tachykardie. Hier sind zunächst andere Mittel angezeigt — siehe Antiarrhythmica. Bei Wirkungslosigkeit bzw. zunehmender Herzinsuffizienz sind Glykoside indiziert. Bei der ventrikulären Tachykardie sind andere Präparate zu bevorzugen — siehe Antiarrhythmica. Sollten sie aber im Ausnahmefall gegeben werden, so ist äußerste Vorsicht — pathologische Reizbildung — geboten.

Kontraindikationen gegen Herzglykoside. Die einzige wirkliche Kontraindikation ist die Glykosidintoxikation. Das Präparat muß so lange abgesetzt werden, bis der Wirkspiegel auf ca. 50% abgesunken ist. Das ist beim Strophanthin nach einem Tag, beim Cedilanid nach 3 Tagen und nach Digitoxin nach 10 bis 12 Tagen der Fall.

Therapie mit Digitalisglykosiden

Die **Verträglichkeit** eines Medikamentes wird allgemein durch das Verhältnis von toxischer zu therapeutischer Dosis definiert. Bei den Herzglykosiden sind dagegen die Angaben über die therapeutische Dosis als Prozentsatz der toxischen üblich. Die Erfahrung lehrt nun, daß für eine Sättigungsbehandlung ca. $^1/_2$—$^2/_3$ der toxischen Dosis erforderlich sind, um eine volle Wirkung zu erzielen. Damit ist die therapeutische Breite der Digitalisglykoside sehr eng und logischerweise die Dosierung der Herzglykoside besonders kritisch. Wie bereits betont, bestehen in dieser Beziehung, also in der Verträglichkeit der einzelnen Glykoside, keinerlei Unterschiede.

Dosierung. Die Behandlung der Herzinsuffizienz bei Kindern ist besonders schwierig und verantwortungsvoll. In diesem Altersabschnitt werden Dekompensationen selten gesehen, und wenn sie auftreten, so sind diese häufig die letzte Phase eines schweren angeborenen Herzfehlers oder einer rheumatischen Kardiopathie. Darum sind die Erfahrungen der Pädiater relativ klein und beziehen sich dazu auf engumrissene Krankheitsbilder mit häufig negativer Auslese. Die Dosierung mit Digitalisglykosiden darf niemals, und besonders nicht bei Kindern, schematisch erfolgen, sie muß vielmehr dem jeweiligen Krankheitsbild angepaßt sein. Eine einfache Übertragung der Erwachsenendosis mit der üblichen Reduzierung im Verhältnis zum Gewicht ist nicht ausreichend, da der Bedarf des insuffizienten kindlichen Herzens pro kg Körpergewicht größer ist. Ferner sind die Ursachen, die zur Dekompensation führen, häufig andere als in der Erwachsenenmedizin. JEZER und SCHWARZ glauben, daß Digitalis bei der Insuffizienz des Kindes wertlos sei. Diese Erfahrungen beruhten allein auf der nicht adäquaten Dosierung, nämlich der reduzierten Erwachsenendosis.

Die *Erfolge* der Digitalistherapie sind bei den Myokardaffektionen verschiedener Ätiologie sowie bei der paroxysmalen Tachykardie am besten, bei der Insuffizienz auf der Basis eines angeborenen Vitiums mit Cyanose am schlechtesten. Die rheumatische Kardiopathie nimmt im Erfolg eine Mittelstellung ein. Wenn man auch allgemein eine Schematisierung der Digitalistherapie ablehnen muß, so sind doch *grobe Richtlinien* unumgänglich.

McCULLUCH und RUPE glauben auf Grund ihrer Ergebnisse, daß Kinder mindestens 50% mehr Digitalis, bezogen auf das Körpergewicht, benötigen als Erwachsene. JACOBSEN und DAVISON, ferner MATHES u. Mitarb., sowie NADAS kommen zu ähnlichen Resultaten.

Ein gut zu benutzender Anhalt ist das Vorgehen von AUGSBERGER, das auf der Oberflächenformel von CLARKS beruht: 4mal Alter in Jahren + 20 ergibt den Prozentsatz der Erwachsenendosis. Weiter modifizierte Dosisangaben liegen von FRIEDBERG, TAUSSIG, ROSENBAUM vor. FRIEDBERG gibt bei Kindern von 20—40 kg die Hälfte und unter 20 kg $^1/_4$—$^1/_6$ der Erwachsenendosis. TAUSSIG empfiehlt 0,1 g Folia digitalis 3mal täglich bis zur Erzielung eines optimalen Effektes oder Auftreten von toxischen Erscheinungen, anschließend 0,05—0,1 g täglich mit Aussetzen von 1—2 Tagen in der Woche. ROSENBAUM u. Mitarb. bevorzugen Digitoxin 0,01 bis

0,015 mg Digitoxin pro kg Körpergewicht über 2 Jahre, und darunter 0,005—0,01 mg. $^1/_{10}$ der Gesamtdosis wird täglich oral gegeben, um den Wirkungsverlust auszugleichen.

Dosierungsrichtlinien. Folgende äquivalente Dosen dürfen als Richtlinie dienen: 0,1 g folia digitalis entspricht 0,1 mg Digitoxin oder 0,25 mg Digoxin. Das Vorgehen nach AUGSBERGER mit der nach seiner Formel errechneten Dosis erfordert Grundvorstellungen der Digitalisbehandlung auch des Erwachsenen. Die Behandlung umfaßt grundsätzlich folgende Punkte:

1. Man unterscheidet prinzipiell ein schnelles oder langsames Vorgehen bis zum therapeutischen Erfolg, und zwar ohne Überdosierung.

2. Danach gibt man eine Erhaltungsdosis, um den Wirkungsverlust auszugleichen.

Eine **Volldigitalisierung** kann schnell, d. h. innerhalb von ca. 12 Std oder mittelschnell in 1—2 Tagen erreicht werden. Nach EGGLESTON lassen sich ungefähre Angaben nach dem Gewicht des Patienten errechnen. In praxi ist die ungefähre perorale Dosis für Glykoside folgende, die in einmaliger oder geteilter Dosis verabreicht wird. (Nach FRIEDBERG.)

Peroral	Durchschnittliche Dosis	Übliche therapeutische Breite
Digitalisblatt . . .	1,8 g	1,2— 2,0 g
Digitoxin	1,8 mg	1,2— 2,0 mg
Digoxin	3,75 mg	2,0— 5,0 mg
Gitalin	5,50 mg	3,0—10,5 mg
Lanatosid C	7,50 mg	5,0—10,0 mg

Diese Dosisangaben können je nach Schwere des Krankheitsbildes nach oben oder unten variieren. Es werden ca. 2 Wochen benötigt, bevor die Digitalisglykoside voll aus dem Körper ausgeschieden sind. Bei eventuell auftretenden Intoxikationserscheinungen, die ein Absetzen erfordern, weitere Digitalisgaben jedoch notwendig sind, gibt FRIEDBERG dann Folia Digitalis 3mal täglich 0,1 g oder Cedilanid 1 mg bzw. Digoxin 0,5 mg.

Die *Geschwindigkeit der Digitalisierung* hängt ausschließlich vom Zustand des Patienten und damit von der Dringlichkeit der Digitalisierung ab. Sollte die Notwendigkeit einer Volldigitalisierung innerhalb von 2—3 Std bestehen, so ist der intravenösen Therapie der Vorzug zu geben (s. dort). Nur in diesen Fällen — akute Stauungsinsuffizienz mit schneller

Kammerfrequenz und ähnliche — ist die intravenöse Behandlung überlegen. In allen anderen Fällen ist der peroralen Digitalisierung der Vorzug zu geben. Folgende Dosen mit verschiedenen Digitalispräparaten können als Richtlinie für eine schnelle Digitalisierung dienen:

Peroral	Anfangs-dosis	Nach Anfangsdosis alle 8 Std bis zur vollen Digitalisierung
Digitoxin	0,8 mg	0,2 mg
Digoxin	1,5 mg	0,5 mg
Gitalin	2,5 mg	0,75 mg
Lanatosid C	3,0 mg	1,00 mg

Eine *schnelle Digitalisierung* bedarf einer strengen Indikation, da die Gefahr der Intoxikation hierbei naturgemäß groß ist.

Bei den meisten Dekompensationen hat sich die *langsamere Digitalisierung* besonders bewährt. Es werden Dosen von 0,2 mg Digitoxin, 0,5 mg Digoxin oder 0,75 mg Gitalin 3mal täglich über 2—3 Tage gegeben. Beim Digoxin oder Lanatosid C darf die gesamte Menge morgens einmal gegeben werden.

Ein weiteres Vorgehen besteht darin, die Vollwirkdosis noch langsamer — innerhalb von 5—7 Tagen — zu erreichen. Hier hat sich als durchschnittliche Dosis 0,3 mg Digitoxin, 0,75 mg Digoxin, 1,0 mg Gitalin bzw. 1,5 mg Lanatosid C einmal täglich, und zwar morgens, bewährt. Das klinische Bild entscheidet dann über das weitere Vorgehen.

Effekte der Volldigitalisierung. Wurden oben angegebene Digitalisdosen verabreicht, so muß im weiteren entschieden werden, ob eine ausreichende Digitalisierung tatsächlich erreicht worden ist oder nicht.

Die korrekte Beantwortung dieser Frage ist von grundsätzlicher Bedeutung für den Patienten, aber äußerst schwierig, da die meßbaren Kriterien doch unvollkommen sind. Es gehören große Erfahrungen dazu, den optimalen therapeutischen Effekt zu erzielen. Diese sind in Anbetracht des seltenen Auftretens einer Dekompensation insbesondere im Kindesalter schwer zu erwerben. Hiervon ausgehend kann die Empfehlung, bis zum Auftreten von toxischen Symptomen zu digitalisieren, nur als Notlösung angesehen werden. Ein zweifellos größerer und bei uns häufigerer Fehler ist jedoch die *Unterdosierung*, da hierbei die großen therapeutischen Möglichkeiten nicht ausgenutzt werden.

Relativ einfach ist der therapeutische Effekt dann zu kontrollieren, wenn eine hohe

Kammerfrequenz bzw. Vorhofflimmern oder -flattern vorliegt. Die Einstellung auf die dem Alter entsprechende Schlagfolge zeigt im allgemeinen die richtige Digitalisierung an. Wie im Erwachsenenalter so auch beim Kind können aber auch oberhalb der normalen Herzfrequenz bereits Intoxikationssymptome vorliegen, so daß eine Tachykardie eine Überdosierung nicht unbedingt ausschließt.

Wesentlich schwieriger ist die Einstellung dann, wenn eine normale oder selbst unternormale Frequenz mit regelmäßigem Rhythmus vorliegt. Das wird zuweilen bei der Myokarditis verschiedener Ätiologie gesehen. Hier ist die volle Wirksamkeit nur aus dem klinischen Bild, der Besserung der Dyspnoe oder Orthopnoe, dem Verschwinden der Rasselgeräusche über der Lungenbasis, Ingangkommen der Diurese usw., zu erkennen. Schließlich ergibt die Abnahme des Venendruckes sowie der **Atemfrequenz** wertvolle Hinweise.

Häufig wird das **EKG** zur Beurteilung herangezogen.

Für den Erfahrenen zweifellos ein praktikabler Weg, wenn die Grenzen dieses Vorgehens bekannt sind. Die grundsätzliche Schwierigkeit liegt im Prinzip darin, daß auch das gesunde Herz auf Digitalis Veränderungen zeigt, die denen am kranken digitalisierten Herzen sehr ähnlich sind bzw. Änderungen des Spannungsverlaufes auftreten, die der veränderten Myokardfunktion zuzuordnen sind, aber nichts mit Digitaliswirkung zu tun haben.

Änderungen des ST-Verlaufes und der T-Welle sind die ersten typischen Digitaliszeichen, aber nur dann zu verwerten, wenn keine krankheitsbedingte Senkung der Strecke bzw. Negativierung der T-Zacke vorgelegen hat. Das bedeutet aber für die Praxis die Notwendigkeit einer laufenden elektrokardiographischen Überwachung. Folgende Richtlinien dürfen als Anhalt dienen:

1. *Muldenförmige ST-Senkung* ist häufig jedoch als Anhalt für die Dosierung nicht verwertbar. Solche Veränderungen sind keine Indikation, die Digitalisglykoside abzusetzen oder zu reduzieren.

2. Sehr gut verwertbar ist eine *Verkürzung der QT-Dauer* dann, wenn aus der Erkrankung eine Veränderung resultierte.

3. *Rhythmus*- und starke *Leitungsstörungen* sind im allgemeinen durch Digitalis-Überdosierung bedingt, kommen jedoch auch bei schweren Myokardveränderungen vor, zumeist

auf arteriosklerotischer Basis und sind darum beim Kind im allgemeinen nicht anzutreffen.

Zusammenfassende Darstellungen über Digitalis und EKG-Veränderungen liegen bei SCHWIEGK u. JAHRMÄRKER, FRIEDBERG u. a. (s. Literaturverzeichnis) vor.

Erhaltungsdosis. Ist der Patient mit Digitalis eingestellt, so muß man, um den therapeutischen Erfolg zu erhalten, die Abklingquote ersetzen. Man kann so vorgehen, daß man etwa 10% der Digitalisdosis, die zum therapeutischen Erfolg geführt hat, an 5—7 Tagen der Woche gibt oder unter Zugrundelegung der Augsberger-Formel (s. dort) den prozentualen Anteil der Erwachsenen-Erhaltungsdosis verabreicht. Diese beträgt im Durchschnitt für

Fol. Digitalis 0,1 g   (0,05 —0,15 g)
Digitoxin . . 0,1 mg (0,05 —0,20 mg)
Digoxin. . . 0,25 mg (0,125—0,75 mg)
Gitalin . . . 0,50 mg (0,25 —1,00 mg)
Lanatosid C . 1,00 mg (0,5   —1,5 mg)

Sämtliche vorgenannten Bedenken gegen eine schematisierte Digitalisierung gelten auch für die Erhaltungsdosierung vollauf.

Intravenöse Digitalis- bzw. Strophanthinbehandlung

Die Strophantinbehandlung wird bei uns zur Zeit noch lebhaft diskutiert. Uns, den Pädiatern, fehlen die Voraussetzungen, in diese Diskussion einzugreifen. Trotzdem müssen wir uns fragen, wo die möglichen Vorteile liegen und welche Nachteile bei der Behandlung unseres Krankenmaterials erwachsen können. Ein Vorteil dieses Vorgehens ist das schnelle Einsetzen der Wirkung. Der maximale Effekt wird bereits nach ca. 1 Std erreicht. Als Nachteil steht die hohe Abklingquote gegenüber, die ein laufendes Nachinjizieren erfordert. Von Fall zu Fall muß entschieden werden, ob die etwas größere Latenzzeit bis zum Wirkungsmaximum von Digitalisglykosiden in Kauf genommen werden kann oder nicht (Wirkungseintritt verschiedener Präparate s. Zusammenstellung). Im übrigen darf die Behandlung ohne Schwierigkeiten mit Strophanthin eingeleitet werden, um dann Digitalis oral oder auch intramuskulär weiterzugeben. Ist bereits Digitalis gegeben worden, so darf im Falle eines höheren Bedarfs auf keinen Fall Strophanthin zugelegt werden, da dann die Gefahr der Intoxikation besonders groß ist.

Da im Kindesalter die hochakuten Fälle mit der Notwendigkeit einer praktisch sofortigen Glykosidwirkung nur äußerst selten vorkommen, wird die Indikation für die intravenöse Strophanthinbehandlung wohl mehr bei Unverträglichkeitsreaktionen des Magen-Darmtraktes gestellt. In solchen Fällen ist es unseres Erachtens jedoch vorteilhafter, ein Digitalispräparat intramuskulär zu geben. Solche Unverträglichkeitsreaktionen werden im übrigen auch nach intravenösen Gaben und therapeutischen Dosen gesehen. Die durchschnittliche Strophanthingabe beträgt $^1/_8$ bis $^1/_{16}$ mg/Tag (s. Zusammenstellung).

Digitalisintoxikation

Es besteht eine direkte Korrelation zwischen der Digitalisintoxikation und der Myokardveränderung. Die Empfindlichkeit für Digitalis ist um so größer, je schwerer der Herzmuskelschaden ist. Das ergibt sich folgerichtig aus der Einengung der therapeutischen Breite von Herzglykosiden in Abhängigkeit vom Schweregrad der Herzinsuffizienz.

Der *pathogenetische Mechanismus* kardiotoxischer Effekte ist nicht geklärt. Er hängt nicht unbedingt mit Veränderungen des Myokards zusammen, da auch Digitalisintoxikationen bei gesunden Herzen auftreten, jedoch nach unverhältnismäßig größeren Dosen. Vergiftungen durch über 50 mg Digitoxin sind beschrieben worden ohne tödlichen Ausgang.

Klinische Erscheinungen sind durch Symptome des Magen-Darmtraktes mit Erbrechen, Übelkeit, Appetitlosigkeit sowie Leibschmerzen und Rhythmusstörungen charakterisiert. Gerade die Symptome des Magen-Darmtraktes, als Früherscheinungen einer beginnenden Intoxikation gut verwertbar, sind differentialdiagnostisch gegenüber Stauungszeichen dieser Regionen oft schwer abzugrenzen. Übelkeit und Erbrechen sind keineswegs an die orale Applikationsart der Glykoside gebunden.

Die *Rhythmusstörungen* sind wichtige Zeichen der Überdosierung. Auf die Schwierigkeiten, die elektrokardiographischen Bilder im Sinne einer Intoxikation oder einer schweren Myokardveränderung zu analysieren, wurde bereits hingewiesen. Sicher ist der Pädiater hier einmal in einer besseren Ausgangssituation, da herzmuskelbedingte Rhythmusstörungen im allgemeinen nur bei der schweren Myodegeneratio cordis auftreten, als Folge diffuser Coronarsklerosen, die ja im Kindesalter nicht gesehen werden.

Im Prinzip können alle Formen der Rhythmusstörung auftreten, vor allem aber die ventrikuläre Extrasystolie vom Typ des *Bigeminus*. Diese Veränderung des elektrokardiographischen

8*

Bildes, ferner gehäufte ventrikuläre Extrasystolen oder Kammertachykardien sind sichere Zeichen der Digitalis-Überdosierung und haben unmittelbare therapeutische Konsequenzen.

Therapie. Zunächst wird man das Digitalispräparat so lange absetzen, bis der Wirkspiegel auf ca. 50—25% abgesunken ist. Diese Zeit ist von Präparat zu Präparat verschieden (s. Anlage, Toxicitätsdauer verschiedener Präparate). Dann beginnt man am besten mit niedrigerer Dosierung, falls ein Glykosid weiterhin erforderlich sein sollte.

An weiteren Maßnahmen ist eventuell eine *Kaliumtherapie* zu überlegen. Es ist heute unbestritten, daß eine Digitalisintoxikation mit dem Kaliumstoffwechsel korreliert. Bei der

Tabelle 10. *Durchschnittliche Latenzzeit gebräuchlicher Herzglykoside*

Glykosid	Latenz	Oral
Strophantin		
beginnende Wirkung	10 min	
volle Wirkung . . .	1 Std	
Lanatosid C u. Digoxin		
beginnende Wirkung	15—30 min	2 Std
volle Wirkung . . .	2 Std	6 Std
Digitoxin		
beginnende Wirkung	30 min	2—4 Std
volle Wirkung . . .	4—6 Std	8—10 Std

klinischen wie auch der experimentellen Herzinsuffizienz wird häufig eine Hypokaliämie beobachtet.

Die Erfahrung am Krankenbett lehrt, daß eine enge Beziehung zwischen Kaliummangel und Digitalistoleranz besteht. Bei digitalisbedingten Rhythmusstörungen hat sich die Substitution gut bewährt. Es darf heute als gesichert gelten, daß nicht das freie Blutkalium entscheidend ist, sondern vielmehr der intra-extracelluläre Gradient. Diese Erfahrungen schränken den Wert des Blutkaliumspiegels ein. In Fällen von Hypokaliämien sollte nicht zu schnell substituiert werden, weil dann das Mißverhältnis zwischen intra- und extracellulärem Kalium vergrößert wird und Folgen auf die Kontraktionskraft resultieren können.

Das *elektrokardiographische Bild* ist dagegen ein sehr verläßlicher Helfer, da der Spannungsverlauf — mit den typischen Zeichen einer Hypo- bzw. Hyperkaliämie — mehr aussagt als die Bestimmung im Serum. Zeigt das EKG eine zunehmende Abflachung von T oder Nega-

tivierung mit gegensinnigem Anwachsen von U, so kann vorsichtig Kalium gegeben werden, selbst wenn das Serumkalium kein Defizit zeigen sollte.

Die bekannten *Kontraindikationen für Kalium*, wie Niereninsuffizienz, postoperativer Zustand, Coma diabeticum usw. schließen dieses Vorgehen selbstverständlich aus.

Eine Kaliumtherapie sollte möglichst oral in Mengen von 200—400 mg/kg bei Kindern erfolgen. Nur im Ausnahmefall und bei ständiger elektrokardiographischer Kontrolle kann Kalium in Dosen von 1—3 mg/kg Körpergewicht auf ca. 500 ml Verdünnungsflüssigkeit im Dauertropf verabreicht werden. Keinesfalls darf Kalium intravenös gegeben werden.

Zusammenstellung in der Kinderheilkunde gebräuchlicher Herzglykoside mit für die Therapie wichtigen Daten

(In Anlehnung an SCHWIEGK u. JAHRMÄRKER)

Bei der Behandlung mit Herzglykosiden haben sich einige termini technici eingebürgert, deren Erläuterung der Präparatenzusammenstellung vorangestellt werden soll.

Latenz. Unter Latenz wird die Zeit von der Applikation des Präparates bis zur *maximalen Herzwirkung* verstanden.

Die angegebenen Werte stellen durchschnittliche Latenzzeiten dar. Einzeleffekte können früher auftreten.

Vollwirkdosis und Erhaltungsdosis. Unter Vollwirkdosis wird jene Menge Glykosid verstanden, die eine maximale Wirkung auf das insuffiziente Herz entfaltet. Sie wird — je nach Vorgehen — innerhalb von Stunden bis Tagen erreicht (s. unter Dosierung). Die Erhaltungsdosis ist jene Menge Glykosid, die nach der Vollwirkdosis erforderlich ist, um das Herz im Kompensationsstadium zu erhalten.

Abklingquote. Die Erhaltungsdosis resultiert aus der Abklingquote. Der Quotient umfaßt den Teil der Glykosidmenge, der täglich verloren geht und der, um das Herz kompensiert zu halten, nachgegeben werden muß (Erhaltungsdosis). Die Persistenzquote ist der Wirkungsrest nach einem Tag.

Kumulation. Kliniker und Pharmakologen interpretieren den Begriff unterschiedlich. Der Pharmakologe sieht in der Kumulation eine Summierung toxischer Effekte, während der Therapeut darunter einen durchaus nützlichen und willkommenen Effekt versteht. Es ist die zusätzliche Menge Glykosid, die nach einer ersten Gabe zum Wirkungsrest hinzukommt.

Die **Wirkdauer** wird durch Frequenzsenkung bei der absoluten Arrhythmie getestet, in der Annahme, daß andere kardiale Erkrankungen die gleichen Abweichungen zeigen. Nach SCHWIEGK u. JAHRMÄRKER sollen die so ermittelten Daten gut mit der Klinik übereinstimmen. Die Wirkdauer nimmt in folgender Reihenfolge zu:

Scilla und Strophanthin > Lanatosid (A, C-Digoxin, Digilanid) > Acetyldigitoxin, Gitalin > Digitoxin.

Tabelle 11. *Abkling- und Persistenzquote gebräuchlicher Herzglykoside* (modifiziert nach ROTHLIN u. BIRCHER)

Glykosid	Intravenöse Erhaltungsdosis in mg	Intravenöse Vollwirkdosis in mg	Quotient	Tägliche Abklingquote in %	Tägliche Persistenzquote in %
1. Strophanthin	0,25	0,5—0,6	$\cong 1:2,4$	40	60
2. Cedilanid .	0,40	2,0	1:5	20	80
3. Digoxin . .	0,40	2,0	1:5	20	80
4. Digilanid .	0,30	2,0	1:6—7	$\cong 15$	$\cong 85$
5. Digitoxin .	0,14	2,0	1:14	7	93

Erhaltungs- und Volldosis sind Gaben des Erwachsenenalters. Die Dosen für das Kindesalter müssen entsprechend (s. vorne) reduziert werden. Die Abkling- und Persistenzquote ist übertragbar.

Glykosidpräparate

Digitoxin. Präparate: Digitoxin, Digimerck Tabl. zu 0,1 mg, Amp. zu 0,25 mg. *Vollwirkspiegel Erwachsener:* Intravenös und oral 2,0 mg. Kinder: Reduzierte Dosis nach der Formel von AUGSBERGER oder über 2 Jahre 0,01—0,02 mg/kg, unter 2 Jahre 0,04—0,07 mg/kg. Die Gesamtdosis soll, nach Schwere des Falles, innerhalb von 24—48 Std erreicht werden. Die *Digitalistoleranz* ist bei der *Myokarditis* häufig reduziert. *Erhaltungsdosis:* Erwachsene ca. 0,14 mg/Tag; Kinder ca. $^{1}/_{15}$ der Vollwirkdosis/Tag. *Latenz:* Bei i.v. Injektion nach ca. 30 min, oral 2 bis 4 Std, Vollwirkung nach i.v. Gabe 4—6 Std, oral 8—10 Std. *Wirkdauer:* Nach ca. 10 Tagen Nachlassen der Wirkung; nach 21 Tagen keine klinische Wirkung mehr. *Abklingquote:* 7% pro Tag. *Resorption:* vollständig.

Bemerkungen: Digitoxin ist bestens für Kinder geeignet. Es ist oral, intramuskulär, sowie intravenös gleich wirksam. Die orale Anwendung sollte jedoch bevorzugt werden.

Digoxin. Präparate: Lanicor, Dragees zu 0,25 mg, Amp. zu 1 ml = 0,25 mg, Tropfen (1 ml = 0,75 mg). *Vollwirkspiegel:* Erwachsene i.v. 2,0 mg, oral 3,0 mg; Kinder: Reduzierte Dosis nach der Formel von AUGSBERGER oder über 2 Jahre 0,03—0,06 mg/kg, unter 2 Jahre 0,06—0,08 mg/kg. Die Gesamtdosis soll, nach Schwere des Falles, innerhalb von 24—48 Std erreicht werden. Die *Digitalistoleranz* ist bei der *Myokarditis* häufig reduziert. *Erhaltungsdosis:* Erwachsene i.v. 0,25—0,5 mg, oral 0,5—0,75 mg; Kinder ca. 0,005 mg/kg/Tag oder ca. $^{1}/_{5}$ pro Tag der Vollwirkdosis. *Latenz:* Beginnende Wirkung i.v. 15 bis 30 min, oral 2 Std; volle Wirkung i.v. 2 Std, oral 6 Std. *Wirkdauer:* Nach ca. 3 Tagen die Hälfte der Vollwirkung. *Toxicitätsdauer:* 1—2 Tage. *Abklingquote:* 20% pro Tag. *Enterale Resorption:* ca. 60%.

Bemerkungen: Digoxin ist in der Wirkung dem Lanatosid C sehr ähnlich. Die Resorption ist besser. Für Kinder sehr gut geeignet. Oral und intravenös anwendbar.

Lanata-Glykoside. Digilanid und Pandigal sind Gemische natürlicher Lanata-Glykoside. Digilanid enthält 47% Lanatosid A, 16% Lanatosid B und 37% Lanatosid C. Lanatosid B ist praktisch unwirksam. Pandigal enthält 40% Lanatosid A, 10% B und 50% C.

Präparate sind Pandigal und Digilanid. *Vollwirkspiegel:* Erwachsene i.v. 2,0 mg, oral 3,5 mg. Kinder: Reduzierte Erwachsenendosis nach Augsberger-Formel, keine speziellen Erfahrungen. *Erhaltungsdosis* pro Tag: Erwachsene i.v. 0,3 mg, oral 0,5—0,75 mg; Kinder entsprechend weniger. *Wirkungsverlust:* ca. 15% pro Tag.

Lanatosid A. *Präparat:* Adigal hat in der Kinderheilkunde keine Bedeutung. Die verschiedentlich betonten Vorzüge gegenüber anderen Glykosiden, insbesondere in bezug auf Verträglichkeit, sind nicht bewiesen.

Lanatosid C. *Präparate:* Cedilanid-Dragées zu 0,25 mg, Amp. zu 0,4 mg, Tropfen: 1 ml = 30 gtt = 1 mg. *Vollwirkspiegel:* Erwachsene i.v. 2 mg, oral 5 mg; Kinder: Reduzierte Erwachsenendosis nach der Formel von AUGS-

BERGER oder 0,03 mg/kg/Tag über 2 Jahre, unter 2 Jahren 0,04 mg/kg/Tag. *Erhaltungsdosis* pro Tag: Erwachsene i.v. 0,4 mg, oral 1,0 mg; Kinder ca. 0,006 mg/kg/Tag. *Latenz:* Beginnende Wirkung i.v. nach 30 min, oral nach 2 Std; volle Herzwirkung i.v. nach 2 Std, oral nach 6 Std. *Wirkdauer:* Wirkungsverlust um 50% nach 3 Tagen. *Toxicitätsdauer:* ca. 36 Std. *Resorption:* 40%.

Bei Kindern wird Lanatosid C bevorzugt. Zur Schnellsättigung i.v. geeignet: Man gibt 0,01 mg/kg/Tag.

Strophanthin. *Präparate:* Kombetin, Strophosid. Kombetin Amp. 1 ml = 0,125 mg, 1 ml = 0,25 mg, 1 ml = 0,5 mg. Strophosid Amp. 1 ml = 0,25 mg, 1 ml = 0,5 mg. Voll-

wirkspiegel: Erwachsene bei Schnellsättigung 0,6 mg i.v.; Kinder: nur im Ausnahmefall zur Einleitung $^1/_8$—$^1/_{16}$ mg, dann auf orale bzw. i.m. Gabe mit einem Digitalisglykosid übergehen. *Erhaltungsdosis:* Erwachsene 0,25 mg/Tag; Kinder ca. 50% der Volldosis. *Latenz:* Beginnende Wirkung nach 15 min, volle Wirkung nach 1 Std. *Wirkdauer:* Wirkspiegelabfall auf die Hälfte nach 36 Std. Aufhören der Wirkung — entsprechend einem Abfall auf 25% des Wirkspiegels — nach 60 Std. *Toxicitätsdauer:* Wirkspiegelabfall auf 25% etwa 12 Std. *Resorption:* Völlig ungenügend bei etwa 3%.

Bemerkungen: Nur zur Schnellsättigung praktisch geeignet. Bei Kindern nur in ganz akuten Fällen.

Literatur

Zusammenfassende Darstellungen über die Therapie mit herzwirksamen Glykosiden mit ausführlicher Literatur

BOGATZKI, M.: Koppelungsvorgänge des Stoffwechsels unter Digitalis. In: Herzinsuffizienz und Digitaliswirkungen, Bad Oeynhausener Gespräche III. Berlin-Göttingen-Heidelberg: Springer 1959.

FRIEDBERG, CH. K.: Erkrankungen des Herzens. Deutsche Übersetzung von E. GILL, Heidelberg. Stuttgart: Georg Thieme 1959.

GREEFF, K.: Zur Pharmakologie der herzwirksamen Glykoside. In: MÜLLER, Klinische Physiologie, Bd. 1, S. 340—370 (1963).

HAJDU, S., and E. LEONHARD: The cellular basis of cardiac glycoside action. Pharmacol. Rev. **11**, 173 (1959).

HOCKERTS, TH., u. S. NÄGLE: Der Stoffwechsel des überlasteten und insuffizienten Herzens. Referat Nauheim, 27. Tagg. Darmstadt: Dr. Dietrich Steinkopff 1961.

LAMPRECHT, W., u. TH. HOCKERTS: Die Energieverhältnisse des suffizienten und insuffizienten Herzens in „Struktur und Stoffwechsel des Herzmuskels". Stuttgart: Georg Thieme 1958.

LENDLE, L., u. H. MERCKER: Extrakardiale Digitaliswirkungen. Ergebn. Physiol. **51**, 199—298 (1961).

ROTHLIN, E., u. R. BIRCHER: Pharmakodynamische Grundlagen der Therapie mit herzwirksamen Glykosiden. In: Ergebnisse der inneren Medizin und Kinderheilkunde. Berlin-Göttingen-Heidelberg: Springer 1954.

— — Herzinsuffizienz und Digitaliswirkungen. Bad Oeynhausener Gespräche III. 31. 10. u. 1. 11. 1958. Berlin-Göttingen-Heidelberg: Springer 1959 (mit Beiträgen).

—, u. M. TAESCHLER: Zur Wirkung der herzwirksamen Glykoside auf den Myokardstoffwechsel. Fortschr. Kardiol. 1 (1956).

SCHWIEGK, H., u. H. JAHRMÄRKER: Therapie mit herzwirksamen Glykosiden. In: Handbuch der inneren Medizin, Bd. IX, Teil 1. Berlin-Göttingen-Heidelberg: Springer 1960.

TRAUTWEIN, W.: Elektrophysiologische Befunde unter Digitalis. In: Herzinsuffizienz und Digitaliswirkungen. Bad Oeynhausener Gespräche III. Berlin-Göttingen-Heidelberg: Springer 1959.

WILBRANDT, W.: Digitalis und Ionentransport. In: Herzinsuffizienz und Digitaliswirkungen. Bad Oeynhausener Gespräche III. Berlin-Göttingen-Heidelberg: Springer 1959.

WOLLENBERGER, A.: Herzglykoside und oxydativer Myocardstoffwechsel. In: Herzinsuffizienz und Digitaliswirkungen. Bad Oeynhausener Gespräche III. Berlin-Göttingen-Heidelberg: Springer 1959.

Einzeldarstellungen

Anonym: Digitalization in children. Heart Bull. **6**, 58—60 (1957).

AUGSBERGER, A.: Quantitatives zur Therapie mit Herzglykosiden. I. Mitt. Die Variabilität von Glykosidbedarf und -toleranz. Med. Welt **20**, 1471 (1951).

— Faustregel für die Arzneidosierung bei Kindern. Med. Klin. **1**, 14—17 (1952).

— Quantitatives zur Therapie mit Herzglykosiden. II. Mitt. Kumulation und Abklingen der Wirkung. Klin. Wschr. **39/40**, 945—951 (1954).

CERLETTI, A.: Pharmakologie der Herzglykoside. Ref. Dtsch. Ges. für Kreislauff. 26. Tagg 1960 Bad Nauheim.

GRASER, F.: Die hämodynamischen Grundlagen der Kreislaufpathologie und -therapie im frühen Kindesalters. Ann. paediat. (Basel) **184**, 65—88 (1955).

HAJDU, S.: Mechanism of staircase and contracture in ventricular muscle. Amer. J. Physiol. **174**, 371 (1953).

—, and A. SZENT-GYÖRGYI: Action of digitalis glycosides on isolated frog heart. Amer. J. Physiol. **168**, 171 (1952).

HOCKERTS, TH.: Die Wirkung von Digitoxin „Merck" auf den Kreislauf. Cardiologia (Basel) **22**, 4 (1953).

— Die Behandlung der Herzinsuffizienz bei Kindern mit Digitoxin „Merck". Z. Kinderheilk. **73**, 1 (1953).

JACOBSEN, A. W., and W. C. DAVISON: Digitalis therapy in cardiac decompensation in children. Amer. J. Dis. Child. **32**, 373—383 (1926).

JEZER, A., and S. P. SCHWARTZ: Auricular fibrillation as early toxic digitalis manifestation. Further observations on this drug in children with congestive heart failure. J. Pediat. **5**, 811 (1934).

JOOS, H. A., and J. L. JOHNSON: Digitalis intoxication in infancy and childhood. Pediatrics **20**, 866—876 (1957).

KLAUSS, W., G. KUSCHINSKY, and H. LÜLLMANN: The influence of therapeutic and toxic concentrations of digitoxigenin on the K-flux and the ion concentrations in isolated guinea pig atria. Biochem. Pharmacol. **8**, 1 (1961).

— — — Über die Wirkung therapeutischer und toxischer Strophanthinkonzentrationen auf den Kalium-Flux und den Kalium- und Natriumgehalt von Herzmuskulatur. Klin. Wschr. **16**, 823—824 (1962).

LÜLLMANN, H., and W. HOLLAND: Influence of oubain on an exchangeable calcium fraction, contractile force, and resting tension of Guinea-Pig atria. J. Pharmacol. exp. Ther. **137**, 2 (1962).

LÜLLMANN, H., u. W. C. HOLLAND: Über den Zusammenhang zwischen Calciumgehalt, „austauschbarer" Calcium-Fraktion und Kontraktionskraft des Herzmuskels unter dem Einfluß von Strophanthin. Naunyn-Schmiedebergs Arch. exp. Path. Pharmak. **243**, 4 (1962).

MATHES, S.: Comparison of the tolerance of adults and children to digitoxin. J. Amer. med. Ass. **150**, 191 (1952).

McCULLOCH, H., and W. RUPE: Studies of dosage of digitalis in children. Amer. J. med. Sci. **162**, 231 (1921).

— — Tolerance of children for digitalis. Sth. med. J. (Bgham, Ala.) **15**, 381—385 (1922).

MÜLLER-BRUNOTTE, P., u. E. MANNHEIMER: Digitalisbehandlung im Kindesalter, unter Berücksichtigung des Acetyl-Digitoxin (Acylanid). Cardiologia (Basel) **33**, 371—383 (1958).

NADAS, A. S., A. M. RUDOLPH, and J. REINHOLD: The use of digitalis in infants and children. New Engl. J. Med. **248**, 98 (1953).

ROBINSON, S. J.: Digitalis therapy in infants and children. J. Pediat. **56**, 536—543 (1960).

SAPIN, S. O.: Digitalis therapy in pediatrics. Qaurt. Rev. Pediat. **15**, 41—46 (1960).

—, u. E. DONOSO: Digoxin dosage in infants. Pediatrics **18**, 730—738 (1956).

SUTTON, L. P., and J. WYCKHOFF: Digitalis: Its value in treatment of children with rheumatic heart disease. Amer. J. Dis. Child. **41**, 801 (1931).

TAUSSIG, H. B.: Congenital malformations of the heart. Commonwealth Fund 1947.

WALSH, B. J., and H. B. SPRAGUE: Treatment of congestive failure in children with active rheumatic fever. J. Amer. med. Ass. **116**, 550—562 (1941).

Arrhythmiebeeinflussende Medikamente
unter Mitarbeit von J. PECHSTEIN, München

Im Prinzip werden zwei Arten von Herzrhythmusstörungen unterschieden, die auch einer unterschiedlichen Behandlung bedürfen: die Reizbildungs- und die Überleitungsstörung. Unter Reizbildungsstörung fassen wir die Extrasystolen, das Vorhofflattern oder -flimmern mit absoluter Arrhythmie und die paroxysmale Tachykardie zusammen. Bei den Überleitungsstörungen handelt es sich um einen Komplex von Leitungsverzögerungen unterschiedlichen Grades und verschiedener Schwere zwischen Vorhof und Kammer, der zu regelmäßigem wie auch unregelmäßigem Ausfall der Kammerkontraktion oder beim totalen Block zu einem Eigenrhythmus führen kann. Es sei vermerkt, daß beide Arten von Herzrhythmusstörungen nicht unbedingt medikamentös behandelt werden müssen, sondern in Abhängigkeit von der Schwere therapiert werden oder nicht. An Medikamenten stehen uns folgende Präparatengruppen zur Verfügung:

Digitalis und Digitaloide sind immer dann indiziert, wenn die Herzrhythmusstörung Ausdruck oder Folge einer Herzinsuffizienz ist. Kombination mit anderen arrhythmiebeeinflussenden Medikamenten — Chinidin — ist möglich. Im übrigen siehe Digitaliskapitel.

Chinidin hat sich bei der Behandlung von Vorhofflimmern und der Kammertachykardie besonders bewährt.

Chinin wird bei Rhythmusstörungen nur noch selten eingesetzt, soll jedoch hin und wieder noch wirksam sein, wenn Chinidin versagt (SPANG).

Die Verträglichkeit von Chinidin ist gut. Hohe Dosen von 2,0—3,0 g beim Erwachsenen haben selten nachteilige Wirkung, abgesehen von primärer Überempfindlichkeit, die selbstverständlich sofortiges Absetzen erfordert. Eine Standard*dosierung* anzugeben ist ebensowenig wie bei Digitalis möglich. Um eine Beseitigung der Rhythmusstörung zu erreichen, sind häufige Gaben, etwa im Abstand von 2—3 Std, erforderlich, da Chinidin sehr schnell ausgeschieden wird.

Bei der Einstellung des Patienten auf Chinidin sollte Bettruhe verordnet und der Blutdruck häufig kontrolliert werden, um so den gefährlichen Abfall erkennen und wirksam bekämpfen zu können. Ferner ist die laufende Kontrolle des EKG anzuraten, da außer der Frequenz und Regularisierung die Breite des Kammerkomplexes beurteilt werden kann. Tritt eine Zunahme von QRS um 25% gegenüber der Ausgangslage auf, so ist Gefahr im Verzug (SPANG). Dann muß entschieden werden, ob man lieber die Rhythmusstörung in Kauf nimmt oder eventuell eine Chinidinintoxikation provoziert. Allzu ängstlich darf nicht vorgegangen werden, um die therapeutischen Möglichkeiten der Chinidinbehandlung voll auszunutzen. Bei Ohnmachtsanfällen, Krämpfen usw. muß das Präparat sofort abgesetzt werden.

Novocain und besonders das **Novocainamid** — identisch mit Procain und Procainamid der anglo-amerikanischen Nomenklatur — ist seit einigen Jahren in Konkurrenz mit Chinidin bei der Behandlung von Rhythmusstörungen getreten. Der anfänglich große Optimismus hat jedoch einer gewissen Zurückhaltung Platz gemacht.

Die Empfehlung für Novocain basiert auf der Beobachtung im Experiment, daß Novocain, in den Herzbeutel verbracht, das sonst sehr häufige Kammerflimmern nach Adrenalin restlos unterdrückt. BECK und MAUTZ empfahlen 1937, bei Herzoperationen grundsätzlich Novocain prophylaktisch zu verabreichen. Diesen Erfahrungen standen klinische Beobachtungen mit teils direkt entgegengesetzten Befunden gegenüber. Da Novocain sehr schnell enzymatisch hydrolisiert wird, ist eine laufende Nachgabe notwendig, die dann toxisch wirken kann. Im Bemühen um ein Präparat mit der antiarrhythmischen Wirkung des Novocains ohne dessen toxische Eigenschaften wurde dann das Novocainamid gefunden, das chemisch mit dem ersteren weitgehend identisch ist.

Es darf als gesichert angesehen werden, daß Novocain wie auch Novocainamid die Refraktärzeit verlängert — jedoch geringer als Chinidin — und die Leitungsgeschwindigkeit erniedrigt. Isolierte Organe verhalten sich hier nicht anders als in situ befindliche.

LENDLE und WIENKE sehen eine Chronaxieverlängerung als Zeichen der Verlangsamung der Erregungsleitung der Kammern an. Hierbei kommt es dann zu einer Verbreiterung von QRS. Die Sinusfrequenz wird herabgesetzt. Wird direkt auf die Sinusregion appliziert, so kann der Schrittmacher ausgeschaltet werden.

Beim Menschen scheint das Novocainamid die besten Ergebnisse bei der Kammertachykardie bzw. Kammerextrasystolie zu bringen, also letzlich die Indikationen wie auch für Chinidin. Es wird angeraten, Chinidin als Protoplasmagift nur bei Reizbildungsstörungen, nicht aber bei Reizleitungsstörungen, auf keinen Fall bei der Herzinsuffizienz zu verabreichen, da Chinidin eine negativ inotrope Wirkung hat.

In dieser Konsequenz sind die Ergebnisse wohl nicht auf Novocainamid übertragbar. Nach den experimentellen Ergebnissen soll Novocainamid im Gegensatz zum Chinidin die Contractilität nicht beeinflussen. Diese Ansicht ist noch vorherrschend, wenn auch schwer zu erklären. Im übrigen sind die Auswirkungen von Novocainamid auf das EKG und den Blutdruck weitgehend mit den Veränderungen nach Chinidin identisch.

Die Vorhofarrhythmien werden nach Novocainamid weniger gut beeinflußt als die der Kammer.

Die Frage, ob eine **Kombination von Digitalis und Novocainamid** anzuraten ist oder nicht, ist nicht eindeutig zu entscheiden. Es sollte eine intravenöse Behandlung mit Novocainamid tunlichst unterbleiben und — wenn nicht zu vermeiden — dann nur unter genauester Kontrolle des Blutdrucks — starke Blutdrucksenkung — und des EKG.

Die Eigenschaft des Präparates, pathologische Rhythmen einerseits zu beseitigen, andererseits aber auch zu induzieren, erfordert bei der Kombination mit Digitalis besondere Beachtung. Die Glykoside fördern bekanntlich die Entwicklung ektopischer Reize, und es kann dann bei Nichtbeachtung der Novocainamideigenschaften bei gleichzeitiger Verabreichung zum tödlichen Kammerflimmern kommen. Umgangen werden diese Schwierigkeiten, indem man auf die intravenöse Gabe verzichtet und Novocainamid per os oder intramuskulär verabreicht. Das Wirkungsoptimum nach oraler Gabe liegt bei $^1/_2$—1 Std, nach intramuskulärer Injektion etwa nach 5—10 min.

Auf keinen Fall dürfen Chinidin und Novocainamid gleichzeitig gegeben werden, da sich dann die toxischen Effekte addieren.

Ajmalin. Ein weiteres arrhythmiebeeinflussendes Medikament liegt mit Ajmalin — ein Alkaloid der Rauwolfia serpentina — vor.

Es wurde erstmalig von S. SIDDIQUI und R. H. SIDDIQUI isoliert und beschrieben. Nach WOODWARD handelt es sich um eine Verbindung mit den Grundkörpern Carbolin und Chinolicidin. Bereits 1935 war durch HARTOG und 1936 durch VAN DONGEN auf die antiarrhythmischen und antifibrillären Eigenschaften der Rauwolfia-Alkaloide hingewiesen worden, und man erkannte bald, daß dem Ajmalin diese Effekte zukamen.

Die antiarrhythmische und antifibrilläre Wirkung wird ähnlich der des Chinidin und Novocainamid in einer Verlängerung der Refraktärzeit und Abnahme der Leitungsgeschwindigkeit gesehen, deren Relation beim Ajmalin nach BENTHE besonders günstig sein soll. Interessant an dieser Substanz ist, im Gegensatz zu Chinidin und Novocainamid, der positiv-inotrope Effekt, der von vielen Untersuchern hervorgehoben, von anderen allerdings bestritten wird.

Auch gehen die Meinungen über die Blutdruckwirkung auseinander. Trotz der adrenolytischen Effekte herrscht die Meinung vor, daß keine nennenswerten Senkungen beobachtet werden. ZIPF sowie KOVACH u. Mitarb. heben die coronarerweiternden und hirndurchblutungsfördernden Effekte hervor, die jedoch ohne Messung der Leistung und des Energieverbrauchs dieser Organe an Aussagewert verlieren.

Das Medikament wird peroral sowie intravenös bzw. intramuskulär gegeben. Kumulationen kommen wegen der raschen Ausscheidung nicht vor. Man gibt beim Erwachsenen maximal 50 mg intravenös bzw. intramuskulär und peroral 500—700 mg. Beim Kind liegen die Dosen entsprechend niedriger.

Das *Hauptindikationsgebiet* sind paroxysmale Tachykardien und alle, auch digitalisbedingten, ventrikulären Extrasystolen. Man kann im Bedarfsfall unter Ajmalinschutz eine ausreichende Digitalisierung durchführen. Auch wird über gute Erfahrungen bei der prophylaktischen Ajmalinanwendung bei der Herzkatheteruntersuchung berichtet, die wir bei Kindern nicht bestätigen können. Die anfangs mit großer Begeisterung vorgetragenen Ergebnisse mit Ajmalin sind in letzter Zeit mehr kritisch betrachtet worden. Der auf diesem Gebiet erfahrene Pharmakologe BRÜCKE zweifelt an der guten Wirkung des Präparates.

Andere Maßnahmen. Außer nach den vorgenannten Pharmaka besteht noch eine Einflußnahme auf die Arrhythmie durch *Vaguserregung*, entweder durch Medikamente oder auch reflektorisch. In manchen Fällen kann auf diesem Wege eine pathologische Reizbildung unterdrückt werden. Ohne Zweifel ist es nicht gleichgültig, ob der Vagus direkt, reflektorisch oder medikamentös angegangen wird. Nach den bisherigen Vorstellungen sind der Vagusstoff und das Acetylcholin identisch, aber diese Substanz wird an bestimmten Stellen im Herzen — Sinus und A.V.-Knoten auf Grund der Nervenverteilung (GOLDENBERG, SPANG u. a.) — in hoher Konzentration angeliefert, und nicht, wie nach intravenöser Injektion von Acetylcholin oder verwandten Stoffe, gleichermaßen über das ganze Herz verteilt.

An *reflektorischen Maßnahmen* sind der Carotissinusreflex (PARRY 1799), der okulokardiale Reflex (ASCHNER 1908) sowie der Valsalva- und Müllersche Versuch bekannt. Ferner versuchte man durch thermische Lageeinflüsse oder durch Brechwirkung die Tachykardie zu beeinflussen. Der okulokardiale Reflex muß bei Kindern sehr vorsichtig und zunächst nur durch Druck auf ein Auge ausgelöst werden, da die Kinder bisweilen sehr stark reagieren.

Elektroschock. Das Thema antiarrhythmische Behandlung wäre unvollständig ohne kurzes Eingehen auf den Elektroschock. Ohne Zweifel wird man solche Verfahren, die für internistische Zwecke noch im Versuchsstadium sind, nur dann in Betracht ziehen, wenn eine medikamentöse Behandlung ohne Erfolg geblieben ist oder aber so hohe Dosen benötigt werden, daß eine erhebliche Senkung des Blutdruckes resultiert und damit eine ausreichende Blutversorgung der Gewebe in Frage gestellt ist. Hier muß auch zusätzlich mit einer Beeinträchtigung der Contractilität der Herzmuskelfasern gerechnet werden. Diese Fälle sind im Kindesalter äußerst selten und kommen mehr im Erwachsenenalter als Folge schwerer Coronarsklerose oder Myodegeneratio cordis vor.

Im Prinzip beruht die Methode des Elektroschocks darauf, daß durch kurze Spannungsstöße eine Depolarisation von Myokardfasern erreicht werden soll. Danach kann der Schrittmacher wieder seine Funktion übernehmen, und zwar ohne die Gefahr des Kammerflimmerns.

Für die internistische Elektroschockbehandlung — also ohne Eröffnung des Thorax — sind erforderlich: Ein Kondensator mit ausreichender Kapazität für den Impuls durch die Brustwand und ein Zeitregulator, der durch die R-Welle des EKGs gesteuert wird. Dieser Phasenschalter sorgt für die Entladung nur zu einem bestimmten Zeitpunkt der Herzperiode.

Soweit bis heute überschaubar, liegt der einzige Nachteil in diesem neuen „Counterschock"-Verfahren in der Notwendigkeit, den Patienten zu anaesthesieren. Die Vorteile sollen jedoch diesen Nachteil bei weitem aufwiegen (s. LOWN u. Mitarb., ALEXANDER u. Mitarb.).

Kurze Zusammenstellung von antiarrhythmischen Medikamenten

Vorbemerkung. Eine Behandlung der Arrhythmien ist im Kindesalter zumeist nicht erforderlich, da es sich vorwiegend um paroxysmale Tachykardien handelt, die nur selten behandlungsbedürftig sind.

Aludrin (Boehringer, Ingelheim), chemisch: N-Isopropyl-nor-adrenalinsulfat. *Indikation:* Bei Überleitungsstörungen ausgezeichnete Wirkung. *Packung:* Flasche mit 10 g (1%), 20 Tabl. 0,02 g. *Dosierung:* Muß individuell erfolgen. Beginn mit $^1/_4$ Tabl., dann steigern $^1/_2$ Tabl. Wirkungseintritt nach 3—5 min. Abstand zwischen den Dosen etwa 2 Std. Bei vitaler Indikation kommt intravenöse Dauerinfusion von 0,1 cm³ der 1%igen Lösung auf 200 ml Glucoselösung in Frage (10—20 Trpf./min).

Alupent (Boehringer, Ingelheim), chemisch: 1-(3,5-Dihydroxyphenyl)-2-isopropylamino äthanolsulfat. *Indikation:* wie Aludrin. *Pakkung:* 20 Tabl. zu 0,01 g, Amp. zu 1 ml 0,5 g. *Dosierung:* Muß individuell erfolgen. In Notfällen $^1/_2$ Amp. i.m. oder nur in Ausnahmefällen langsam i.v. $^1/_4$—$^1/_2$ Amp.

Chinidinum sulfuricum (Boehringer, Mannheim), chemisch: Chinidinum sulfuricum 0,1 g/ Tabl. *Indikation:* Vorhofflimmern, Extrasystolien, Tachykardie. *Packung:* 10 Tabl. zu 0,1 g. *Dosierung:* Individuell dosieren, Beginn mit 1 Tabl., eventuell steigern bis zu 500 mg und mehr.

Chinidinum purum (Büchler, Braunschweig), chemisch: Chinidinum basicum. *Indikation:* wie Chinidinum sulfuricum. *Packung:* 10 Tabl. zu 0,1 g. *Dosierung:* wie Chinidinum sulfuricum.

Gilurytmal (Giulini, Ludwigshafen). Ajmalin ist ein Reinalkaloid aus der Rauwolfia serpentina. *Indikation:* Vorhof- und ventrikuläre Extrasystolien, prophylaktische Anwendung beim Herzkatheter, tachykarde Arrhythmien, WPW-Syndrom, paroxysmale Tachykardie. *Packung:* 20 und 40 Dragée, 5 Amp. zu 2 ml/ i.m., 3 Amp. zu 10 ml/i.v., enthalten je 50 mg Ajmalin, 20 Kapsel-Zäpfchen. *Dosierung:* Bei funktionell bedingten Arrhythmien $^1/_2$—1 Amp. zu 2 ml i.m. Bei älteren Kindern eventuell 1 Amp. 10 ml/i.v. für sonst nicht beeinflußbare tachykarde Heterotopien.

Novocamid (Hoechst), chemisch: p-Amino-N(2-diäthylaminoäthyl)-benzamid-hydrochlorid

$$\text{CO—NH—CH}_2\text{—CH}_2\text{—N}\diagup^{\text{C}_2\text{H}_5}_{\diagdown\text{C}_2\text{H}_5}$$

$$\text{NH}_3$$

Indikation: Ventrikuläre Arrhythmie, Extrasystolie, paroxysmale Tachykardie, Vorhofflimmern und -flattern, ferner eventuell als Prophylakticum beim Herzkatheter sowie intrathorakalen Operationen. *Packung:* 10%ige Injektionslösung, Flasche zu 10 cm³, 20 Dragée zu 0,25 g. *Dosierung:* Nur in Notfällen 1 bis 5 cm³ langsam i.v. injizieren, maximal 1 cm³/ min und nur am liegenden Patienten. Weniger gefährlich ist die i.m. Injektion 1—5 cm³. Für Daueranwendung alle 6 Std 1—2 Dragée (0,25—0,5 g), Wiederholung nicht vor 6 Std. Beim Herzkatheter eventuell 0,5—1 cm³ ganz langsam injizieren. Cave Blutdruckabfall!

Rhythmochin I (sine sedativo), Helfenberg, Wevelinghoven, Rhythmochin II (cum sedativo), chemisch: I Chinidinum 0,1, p-Amino-N-(2-Diäthylamino-äthyl) benzamid. hydrochl. 0,05 (Procainamidum). Extr. crataegi oxyacanthae e fructibus 0,03 g. II. enthält außerdem 0,015 g Acidum phenyläthylbarbituricum pro Dragée. *Indikation:* Extrasystolische Herzrhythmusstörungen organischer und funktioneller Genese, paroxysmale Tachykardie, Flimmerbereitschaft. *Packung:* 20 Dragée. *Dosierung:* Nur bei älteren Kindern 1—3mal täglich 1 Dragée.

Arrhythmiebehandlung durch Calciumfänger. Ein neues Prinzip der Arrhythmiebehandlung ist durch die Anwendung von ENDRATE (disodium edetate, ABBOTT) gegeben. Es handelt sich bei diesem Präparat um das Di-Natriumsalz der Äthylendiamintetraessigsäure, das mit zweiwertigen Metall-Ionen Komplexe bildet und bei intravenöser Zufuhr zu einer verstärkten Bindung von Calcium und zu dessen Ausscheidung durch die Nieren führt.

$$\begin{array}{c} NaOOC \cdot CH_2 \\ \\ HOOC \cdot CH_2 \end{array} \Big\rangle NCH_2 \cdot CH_2 N \Big\langle \begin{array}{c} CH_2 \cdot COONa \\ \\ CH_2 \cdot COOH \end{array}$$

In der Arrhythmiebehandlung wurde das Präparat zunächst bei Digitalis-Intoxikationen eingesetzt (GUBNER und KALLMAN, SURAWICZ et al.), zeigte jedoch auch bei anderen Arrhythmieformen, unter anderem bei Extrasystolie, mit Ausnahme supraventrikulärer Arrhythmien, deutliche Wirksamkeit (COHEN et al.).

Als *Dosierung* werden 50 mg/kg/die angegeben, jeweils als intravenöse Infusion unter Verdünnung mit 500,0 ml 5%iger Glucose-Lösung, fünfmal wöchentlich, 3—4 Wochen lang.

Aufgrund seiner Kalkfängereigenschaft gelangte das Präparat bei verschiedenen Krankheitszuständen zur Anwendung, die mit verstärkter Ablagerung von Calcium in den Geweben einhergehen (Übersichten bei COOPER und BERRYMAN). Zu nennen sind hier Gefäßverschlußkrankheiten, Otosklerose, Nephrosklerose, verkalkte Mitralklappenstenosen, aber auch generalisierte oder lokalisierte Sklerodermien sowie die Calcinosis universalis im Kindesalter (DAVIS und MOE). Bei einem in der Kinderpoliklinik München beobachteten Fall (6jähriges Mädchen) führte eine viermalige Kur in der oben angegebenen Dosierung ohne wesentliche Nebenerscheinungen zu einer deutlichen klinischen Besserung.

Nebenwirkungen. Thrombophlebitis, besonders bei zu geringer Verdünnung bzw. paravenöser Infusion; Darm-Tenesmen, leichte Diarrhoe, Schwindelgefühl, Hypocalcämie.

Kontraindikationen. Nierenerkrankungen, verkalkte Tuberkulose.

Literatur

ALEXANDER, S., R. KLEIGER, and B. LOWN: Use of external electric countershock in treatment of ventricular tachycardia. J. Amer. med. Ass. **177**, 916 (1961).

ASCHNER, B.: Über einen bisher noch nicht beschriebenen Reflex vom Auge auf Kreislauf und Atmung. Verschwinden des Radialispulses bei Druck auf das Auge. Wien. klin. Wschr. **44**, 1529 (1908).

BECK, C. S., and F. R. MAUTZ: The control of the heart beat by the surgeon, with special reference to ventricular fibrillation occuring during operation. Ann. Surg. **106**, 525 (1937).

BENTHE, H. F.: Ajmalin. Naunyn-Schmiedebergs Arch. exp. Path. Pharmak. **229**, 82 (1956).

BERRYMAN, G. H.: Chelation, trace metals and disease. What's New 205, 10 (1958) und 206, 17.

BRUCKE, F.: Schlußwort zu Referat: Über herzwirksame Heilmittel. Verh. Dtsch. Ges. Kreislaufforsch. 1960.

COHEN, B. D., N. SPRITZ, G. D. LUBASH, and A. L. RUBIN: Use of a calcium chelating agent (NaEDTA) in cardiac arrhythmias. Circulation 19, 918 (1959).

COOPER, P.: Ethylendiamine tetra-acetic acid (EDTA). Pharm. J. **175**, 376 (1955).

DAVIS, H., and P. J. MOE: Favorable response of calcinosis universalis to edathamil disodium. Pediatrics **24**, 780 (1959).

DONGEN, V.: Zit. nach GEORGIEW usw.

GOLDENBERG, M., u. C. J. ROTHBERGER: Über die Wirkung von Acetylcholin auf das Warmblüterherz. Z. ges. exp. Med. **94**, 151 (1934).

GUBNER, R. S., and H. KALLMAN: Treatment of digitalis toxicity by chelation of serum calcium. Amer. J. med. Sci. **234**, 136 (1957).

HARTOG: Zit. nach GEORGIEW usw.

KOVACH, A. G. B., M. FÖLDI, H. KLEINSORGE, M. PAPP u. E. KOLTAY: Ajmalin. Naunyn-Schmiedebergs Arch. exp. Path. Pharmak. **235**, 301 (1959).

PARRY, C. H.: An inquiry into the symptoms and cases of the syncope anginosa, commonly called angina pectoris 1799. Aus dem Englischen übertragen von F. G. FRIESE, Breslau 1801, S. 98. Zit. nach L. BRAUN u. B. SAMET, Vagusdruck und Koronargefäß. Dtsch. Arch. klin. Med. **161**, 257 (1928).

LENDLE, L., u. R. WIENKE: Zur Frage der Sensibilisierung von Vaguswirkungen auf die Herzfrequenz durch Digitalis. Naunyn-Schmiedebergs Arch. exp. Path. Pharmak. **213**, 373 (1951).

LOWN, B., R. AMARASINGHAM, and J. NEUMAN: New methodes for terminating cardiac arrhythmias. J. Amer. med. Ass. **182**, 548 (1962).

SCHWEISHEIMER, W.: Eine neue Methode zur Behandlung von Herzarrhythmien: Verwendung des elektrischen Stromes. Materia Medica Nordmark **15**, 13 (1963).

SIDDIQUI, S., u. R. H. SIDDIQUI: Zit. nach GEORGIEW u. W. URBASZEK, Die Beeinflußbarkeit des WPW-Syndroms mit Ajmalin und daraus mögliche Schlußfolgerungen. Z. Kreisl.-Forsch. **50**, 956 (1961).

SPANG, K.: Rhythmusstörungen des Herzens. Stuttgart: Georg Thieme 1957.

SURAWICZ, B., M. G. MacDONALD, V. KALJOT, and J. C. BETTINGER: Treatment of cardiac arrhythmias with salts of ethylendiamine tetraacetic acid. Amer. Heart J. **58**, 493 (1959).

WOODWARD: Zit. nach GEORGIEW usw.

ZIPF, K.: Rauwolfia-Symposion 1958.

Atmungsorgane

Asphyxiebehandlung

Von U. KEUTH, Köln

Definition und Einteilung. Unter *Asphyxie* verstehen wir das primäre *Ausbleiben* des postnatalen Atembeginnes oder das sekundäre *Aussetzen* der Atmung *einschließlich* des dazugehörigen typischen klinischen Gesamtbildes und der typischen blutchemischen Veränderungen, wobei erhaltener Herzschlag vorausgesetzt wird. Mit *Apnoe* ist nur die Tatsache des Nichtatmens bezeichnet ohne Miterfassen des klinischen Gesamtbildes, aus der Apnoe (d. h. der Dysapnoe im Gegensatz zur harmlosen Euapnoe — s. WULF) kann sich eine Asphyxie entwickeln.

Die *Einteilung* nach ätiologischen oder zeitlichen Gesichtspunkten ist unproblematisch. Von klinischem und prognostischem Interesse ist die Einteilung nach Schweregraden. Die alte Unterteilung in blaue und weiße Asphyxie ist heute noch brauchbar. Wesentlich dabei ist, daß bei ersterer noch Kreislaufregulation, Tonus und Reflexe erhalten sind, während sie bei letzterer im Gefolge der schwereren und längeren Schädigung bereits weitgehend fehlen. Da aber die Hautfarbe irreführen kann, ist es vielleicht besser, mit WENDL (1957a) von *leichter oder schwerer Asphyxie* zu sprechen. Die Dreiteilung nach FLAGG bringt demgegenüber keine Vorzüge.

JAMES u. BURNARD definieren die Asphyxie blutchemisch als Kombination von Anoxie, Hyperkapnie und Acidose. Eine absolute Apnoe ist damit nicht vorausgesetzt, ebenso nicht bei den Einteilungen nach FLAGG und BERLIN-HEIMENDAHL. Folgerichtig kann dann neben einer *akuten* eine *chronische Asphyxie* benannt werden, womit USHER (1961a) die protrahierte Hypoxie und Acidose insbesondere beim Membransyndrom bezeichnet.

Hier soll nur die Therapie der akuten und (im letzten Abschnitt) chronischen Asphyxie des Neugeborenen und jungen Säuglings behandelt werden. Hinsichtlich der subpartalen Asphyxieprophylaxe sei auf das geburtshilfliche Schrifttum verwiesen, hinsichtlich der Asphyxie jenseits der ersten Zeit auf die entsprechenden Kapitel dieses Handbuches.

Ursachen, Dringlichkeit der Arterialisierung. Für die definitive Behandlung der Asphyxie ist es wichtig, die jeweiligen *Ursachen* zu kennen. Die Asphyxie kann *zentral* oder (und) *peripher* (Atemwege, Lunge, Muskulatur) oder (und) *circulatorisch* oder (und) *anämisch* bedingt bzw. kompli-

ziert sein. Für nähere Aufgliederung siehe BERLIN-HEIMENDAHL, KEUTH (1961, 1964), MCKAY u. SMITH. Nähere Beschreibungen speziell der Atemwegshindernisse finden sich bei EWERBECK, HOLINGER, LANDING, MICHELSON, der frühe Pneumothorax ist bei MARTIN u. CASEDEVANT besprochen, die sog. cyanotischen Attacken des Frühgeborenen bei ILLINGWORTH sowie YLPPÖ (1919). Die *häufigste Ursache* ist eine Lähmung des Atemzentrums durch subpartale Anoxie (plus Hyperkapnie) oder durch Trauma (und Traumafolgen) bzw. diaplacentar übergegangene Narkotica und Analgetica.

Alle Formen von Atemstillstand, soweit nicht schon primär durch Anoxie (und Hyperkapnie) bedingt, *münden sekundär in die Anoxie-Hyperkapnieform* ein. Die *schnellste* Wiederherstellung insbesondere genügender *O_2-Einfuhr* ist daher nicht nur Überbrückungshilfe, sondern *immer auch* (anteilige oder alleinige) *kausale Therapie*. Dabei darf keine Zeit verloren werden.

Zwar ist die erhöhte *Anoxietoleranz* des Neugeborenen tierexperimentell (Lit. s. OPITZ u. SCHNEIDER, STAVE) und klinisch (KEUTH 1961, MABRY, PETERSEN, WENNER 1961) erwiesen. Im Einzelfall, insbesondere bei der Neugeborenenasphyxie, sind aber Ausmaß und Dauer der Anoxie oft nicht sicher abzuschätzen, während an der Abhängigkeit eventueller Schädigungen (besonders des Gehirns) von Schwere und Dauer der Anoxie kein Zweifel besteht (GRAHAM et al., HÜTER, KABAT et al., MINKOWSKI, WINDLE u. a.). Alle neueren Autoren sind sich daher einig, daß bei Wahl und Zeitpunkt der Therapie der *Gesichtspunkt Anoxietoleranz keine Rolle spielen darf*. Sicher wird der kritische Zeitpunkt für eine defektfreie Wiederbelebung nicht selten durch ausschließliche oder anfängliche Anwendung unzureichender Methoden überschritten. Die Kinder müssen daher *sofort optimal behandelt* werden. Die Methoden sind in erster Linie zu werten an der Geschwindigkeit und dem Ausmaß, womit das kindliche Blut *rearterialisiert* wird.

Wärme. Die Wiederbelebungsmanipulationen sind mit stärkerem Wärmeverlust verbunden, wenn nicht Maßnahmen gegen die Auskühlung ergriffen werden. Die Diskussion um die Frage der Warm- oder Kühlhaltung stehe daher am Anfang. Asphyktische Kinder haben durchschnittlich eine verminderte Körpertemperatur gegenüber normalen Vergleichskindern. Man hat versucht, hierin eine sinnvolle Drosselung zu sehen (BURNARD u. CROSS), wofür auch Beobachtungen an menschlichen Feten (WESTIN u. ENHÖRNING) und neugeborenen Tieren (GELINEO) sprechen. Folgerichtig treten einige Autoren für eine absichtliche Abkühlung der Asphyxiekinder ein (BACH, WESTIN et al.). Umsatzdrosselung tritt jedoch frühestens bei Körpertemperaturen unter 32° C ein (BRÜCK), es sei denn bei Zugabe von Phenothiazinen. *Weder Eiswasser noch Phenothiazine schaffen aber neuen Sauerstoff*, können also gefährliche Zeitvergeudung bedeuten. Unterhalb einer Umgebungstemperatur von 32—34° C. (BRÜCK et al.) bis hinab zu einer Körpertemperatur von 32° C dagegen kommt es zu regulativen Umsatzsteigerungen. Dementsprechend eine höhere Sterblichkeit von Früh- und Neugeborenen je tiefer ihre Umgebungstemperatur (SILVERMAN et al.) und je tiefer ihre Körpertemperatur (GLEISS 1953, USHER 1961b u.a.).

Wir können vorläufig dahin schließen, daß im akuten Notfall die Wärmeversorgung zweitrangig ist (SILVERMAN 1961) gegenüber der sofortigen Durchführung wirkungsvoller Wiederbelebungsmaßnahmen, daß aber in Übereinstimmung mit fast allen Autoren dort, wo Vorbereitungen möglich sind sowie auch in der Nachbehandlung die Temperaturerhaltung beachtet werden sollte (warme Tücher, Wärmelampe, Wärmebett, Inkubator).

Lagerung und Absaugen. Bei Asphyxie sind häufig die Atemwege verlegt (subpartale Aspiration, Fruchtwasserfülle mangels physiologischer Exprimierung bei Sectio, Auslaufen des Magens in der Asphyxieatonie, Mißbildungen). *Freie Luftwege* sind aber eine *Voraussetzung* der Wiederbelebung.

Grobe Maßnahmen wie Beinhang, Klopfen, Auswischen von Mund und Rachen usw. sind verlassen. Auch Notwendigkeit und Nützlichkeit tieferen Absaugens sind umstritten (COOK et al., SANFORD u. GRULEE). Bei intaktem Kreislauf können große Mengen Fruchtwasser in wenigen Minuten pulmonal resorbiert werden (DAVIS u. POTTER, ZSEBÖK). Muß ein Kind aber sowieso intubiert werden, so bedeutet das Absaugen von Kehlkopf und Luftröhre unter Sicht des Auges keine nennenswerte zusätzliche Belastung. Abgesaugt wird dabei per zweiäugigem Gummikatheter oder Demming-A-Katheter (SALING 1957) oder Cole-Tubus (H. BECK) oder mit einer zweiäugigen Kunststoffsonde durch den bereits liegenden Loennecken-Tubus hindurch (KEUTH 1958). Die Bifurkation liegt beim Neugeborenen in etwa 12 cm Tiefe vom Mund (WENDL 1957a).

Steriles, zartes und rasches Arbeiten bei nur geringem Sog (Schleimhautverletzungen) ist selbstverständlich. Das Absaugen der Bronchien ist ebenfalls leicht, aber oft überflüssig. Gebrauch eines Metallkatheters (MANN) oder blindes Intubieren mit dem stark gekrümmten Wendl-Katheter (FREY u. STOFFREGEN, WENDL 1957a) sind wohl nicht optimal. Bronchoskopie (BEATTIE u. ZWERLING, CANON et al., JACKSON) ist sicher fast immer überflüssig, zeitraubend und schon damit gefährlich, kann überdies zu bedrohlichen Schleimhautschwellungen (ZETTERSTRÖM) führen. Häufig wird auch prophylaktisches Absaugen des Magens empfohlen. Der Nutzen dieser harmlosen Maßnahme ist aber nicht bewiesen, auch ist der Mageninhalt asphyktischer Kinder gegenüber normalen Neugeborenen nicht vermehrt (WESTIN).

Anzuraten sind leichte Kopftieflage (Winkel bis 15°), sanftes Ausstreichen (Melken) der Trachea nach oben, zartes Absaugen von Nase, Rachen und Mundhöhle mit zweiäugigem, sterilem Gummikatheter (Pumpe oder Mundkugel), Einlegen eines Oropharyngealtubus gegen das Zurücksinken der Zunge (sympathischer als die Zungenklemme). Muß das Kind aber sowieso intubiert werden, so entfallen diese Maßnahmen, stattdessen werden unter direkter Sicht (Laryngoskop) Larynx und eventuell Trachea rasch und vorsichtig abgesaugt.

Kreislauf und Herz. Der Kreislaufkollaps (Schock) gehört zum Bild der blassen Asphyxie. GRUENWALD (1950) schließt aus pathologisch-anatomischen Befunden sogar, daß viele Asphyxiekinder eigentlich am *Kreislaufschock* sterben. Umgekehrt bestehen Übergänge vom primären (posthämorrhagischen) Schock zur Asphyxie (OEHLERT u. MICHEL u.a.). Überdies ist nach Experimenten von JÄYKKÄ sowie PELTONEN u. KREINER eine Erschwerung der Lungenentfaltung im Stadium des Kreislaufkollapses denkbar (wenn auch umstritten).

Von zahlreichen Autoren (s. unter anderen BICKENBACH, LÖNNE, MARTIUS) wird versucht, dem Kollaps durch routinemäßiges Tiefhalten des Neugeborenen, Ausstreichen der Nabelschnur und Spätabnabelung zu begegnen. Nach LIND ist Ausstreichen der Nabelschnur ohne Effekt. Er fand bei Spätabnabelung zusätzlichen Übertritt placentaren Blutes bis zu 170 cm³, davon die Hälfte schon innerhalb der ersten Minute. HEPPNER hingegen vermißte gerade bei schwerer Asphyxie diesen Blutübertritt. TAYLOR et al. fanden bei Frühgeborenen eher eine Beeinträchtigung durch die Autotransfusion.

Einige Autoren berichten von Transfusionen heparinisierten Blutes in die Nabelvene Gutes, zum Teil mit (WESTIN u. ENHÖRNING), zum Teil ohne (VALLE) vorherige Arterialisierung. PERSIANINOR gibt das Blut intraarteriell unter rhythmischen Druckschwankungen. BRANDT et al. konnten jedoch tierexperimentell zeigen, daß die

Fremdtransfusion im Gegensatz zur trachealen Beatmung bei schwerer Asphyxie keine lebensrettende Wirkung besitzt.

Bei reiner Anoxieschädigung von Atemzentrum und Herz ist nicht die Wiederbelebungszeit der Zentren, sondern die *postanoxische Herzinsuffizienz* der die Wiederbelebungschancen limitierende Faktor (HIRSCH, SCHNEIDER). Solange die Herzaktion gut ist, sind die Wiederbelebungsaussichten meist gut (TOVELL et al.). Deshalb sollte nicht nur bei Herzstillstand, sondern auch schon bei stark verminderter Herzaktion zusätzliche Herzmassage, im Rhythmus 15:3 alternierend mit der Druckbeatmung, eingesetzt werden. Methode der Wahl ist die *extrathorakale Herzmassage* (FREY et al., JUDE et al. u. a.): harte Körperunterlage, 2 Finger schützend aufgelegt auf das untere Sternumende, 2 Finger der anderen Hand drücken rhythmisch auf diese Fingerunterlage in Richtung Wirbelsäule, Exkursion mehrere cm, Frequenz ca. 90—100/min, unterstützend evtl. Adrenalin oder Noradrenalin i.v. oder intrakardial. Massageversuch über die epigastrischen Weichteile (McILROY) sicher weniger gut, blutige Methode (s. REILLY u. MELVILLE) meist zu umgehen.

Physikalische Reize. Im Anschluß an das Absaugen kann die Atmung in Gang gebracht werden. Mit vielen anderen Autoren sind wir der Meinung, daß dies bei der *schweren Asphyxie* nicht durch Haut- und Schleimhautreize versucht werden sollte, es wird nur kostbare Zeit vertan. Bei den *leichteren* Formen (besonders bei Apnoeanfällen) reicht der Reiz der Absaugemanipulationen manchmal schon aus, zusätzlich kann noch kurz ein Kneifen der Füße versucht werden. Bei Versagen muß sofort beatmet werden. Wobei Maskendruck und Sauerstoffstrom auch noch einen Reiz darstellen.

Alle anderen Manipulationen *sind zu unterlassen*. Zwar spielen nach BARCROFT äußere physikalische Reize eine Rolle auch bei der physiologischen Auslösung der Atmung, eine Vermehrung der Reizsumme erscheint also sinnvoll dort, wo nicht schon — wie bei der schweren Asphyxie — eine absolute Lähmung des Atemzentrums vorliegt. Jedoch sind die meisten Maßnahmen entweder obskur oder roh und schädlich (Möglichkeit zusätzlicher Blutungen) oder wie das an sich harmlose heiße Bad mit kalter Nackendusche umständlich und zeitraubend und dadurch gefährlich.

Medikamente. Das total gelähmte Atemzentrum der *schweren Asphyxie* spricht auf Stimulantien nicht mehr an (EASTMAN u. KREISELMAN, LIM u. SNYDER, SALING 1960, WENDL 1957b), es wird dabei lediglich kostbare Zeit vergeudet. Schon deshalb sind Stimulantien bei schwerer Asphyxie *kontraindi-*

ziert. Bei *leichteren* Formen werden die Mittel zum Teil noch angewandt. Bei allen ist die therapeutische Breite recht gering. *Umsatzerhöhung* mit vermehrtem Sauerstoffverbrauch ist fast immer zu erwarten, man hat den verbreiteten Abusus der Stimulantien sogar als Beweis für die starke Anoxieresistenz des Neugeborenen angeführt (KABAT et al.). Nicht selten kommt es zu *Krämpfen*, zumal wegen der Dringlichkeit intravenös oder tief intramuskulär injiziert werden muß (prompte subcutane Wirkung ist auf den Stich der Kanüle zurückzuführen, intrakardiale Injektion kann zu Herzstillstand oder Spannungspneu — JÜNGLING 1957a — führen). Auch andere ungünstige Effekte sind häufig. Wir sind mit vielen Autoren (unter anderen Special Committee New York 1956, BACH, BUCHER, CROSSE, EASTMAN u. KREISELMAN, FREY u. STOFFREGEN, KABAT et al., LIM u. SNYDER, LUCAS, SALING 1960, SILVERMAN 1961, TOVELL et al., WENDL 1957a, ZETTERSTRÖM) der Meinung, daß Stimulantien *auch bei der leichten akuten Asphyxie nicht gegeben* werden sollten.

Andere Autoren nehmen *Lobelin* von dem Verbot aus (CANON et al., MARTIUS, PHILIPP, SEWARD, WILLI), jedoch wurden außer Krämpfen auch schwere Kreislaufdepressionen (BURKE, CURTIS u. WRIGHT) gesehen. COOK et al., SCHAFFER und das Special Committee New York 1956 räumen dem *Coffein* eine Sonderstellung ein, die aber SILVERMAN (1961) bestreitet. KEERISZANTO et al. haben inverse Coffeinreaktionen bei Frühgeborenen gesehen, die mit Stimulation von Hemmzentren (BUCHER) gedeutet werden. Nach KÖNIG könnte Coffein Kernikterus provozieren.

Vom *Coramin* sind schwere Gefäßkomplikationen beschrieben worden (MILLS), allerdings nach Injektion in Nabelgefäße, mit welcher Methode SAN AGUSTIN et al. schon nach hochkonzentrierter Glucoseinjektion Gefäßkomplikationen sahen. *Micoren* scheint zur akuten Therapie ebenfalls ungeeignet, wir sahen Krämpfe, ferner kann die Umsatzsteigerung nach eigenen Messungen bei 15 mg/kg bis zu $+60\%$ betragen. SALING (1961) fand nach Micoren eine Erniedrigung der arteriellen O_2-Sättigung, was jedoch angesichts der pulmonalen arteriovenösen Anastomosen des Neugeborenen (JÄYKKÄ u.a.) und ohne Messung der O_2-Aufnahme nichts besagt. Cardiazol, Veriazol, Lobesym u. ä. sind ziemlich außer Gebrauch gekommen. An selteneren Mitteln werden empfohlen 50%ige Glucose (SCHAFFER), 10%iges Calciumchlorid (MOSLER, RICHTER), Eukraton (SZÓRÁDY et al.).

Luminal, das gelegentlich bei Krampfneigung gegeben werden muß (10 mg/kg), zumal Krämpfe Ursache einer Asphyxie sein und den Effekt therapeutischer Beatmung mindern können (tonische Starre der Atemmuskulatur), soll (KEERI-SZANTO et al.) bei Frühgeborenen durch Lähmung von Hemmzentren eine inverse atemstimulierende Wirkung haben können. Die Krampfschwelle für die meisten Stimulantien wird im Tierversuch durch Luminal erniedrigt (DOMENJOZ).

Die *Morphinantagonisten* (zugleich Antagonisten von Pethidin-Dolantin und Verwandten) haben einen festen Platz in der Therapie (BARR, COOK et al., ECKENHOFF et al., KEUTH 1961, MCKAY u. SMITH, ROBERTS et al., SANFORD u. GRULEE, SCHAFFER u. a.). Bei begründetem Verdacht auf Depression durch diaplacentaren Übergang derartiger Medikamente wird — neben der überbrückenden Druckbeatmung — Lorfan (0,1—0,25 mg) oder Nalline (0,1 bis 0,4 mg) oder Lethidrone (0,25—1,0 mg) intravenös oder intramuskulär injiziert (notfalls wiederholt). Die Antagonisten sollen für sich allein einen leichten atemdepressorischen Effekt haben, ihre günstige Wirkung bei Indikation steht aber außer Zweifel.

Bei gleicher Situation für Barbiturate kann neben der Beatmung Coffein (25—50 mg intramuskulär) oder Eukraton versucht werden. Bei peripherer Atemlähmung durch Übergang von Muskelrelaxantien (BECK u. NOLD, JÜNGLING 1957b) und bei den sehr seltenen Fällen drohender Asphyxie von Neugeborenen myasthenischer Mütter (KIBRICK, SHANK) Tensilon oder Mestinon und notfalls Überbrückungsbeatmung.

Beatmungs- und Arterialisierungsmethoden. Die Schwingungen wurden bereits von AHLFELD abgelehnt. Ebenso sind die aus der Erwachsenenmedizin übernommenen sog. klassischen *manuellen Methoden* sowie Schnupftuchmethode, Manschettenkompression usw. *sämtlich zu verwerfen* (Special Committee New York 1956, COOK et al., CROSSE, MCKAY u. SMITH, MERDLER-PALTIN, SILVERMAN 1961, YLPPÖ 1919 u. v. a.). Sie sind gefährlich durch Traumen und Zeitverlust. Gelegentliche Wirkung ist meist als Reizeffekt zu deuten, denn der Entfaltungseffekt an der primär-atelektatischen Lunge ist Null, der Ventilationseffekt an der entfaltet gewesenen Lunge gering (KILLIAN, MICHEL, SAFAR, ULMER et al.).

Zur Vermeidung der manuellen Methoden empfahl YLPPÖ (1919) die *gastrale O_2-Insufflation*, wobei durch intestinale Resorption eine Arterialisierung erzeugt werden soll, die zur Aufhebung der anoxischen Lähmung des Atemzentrums ausreicht. Besonders für kleine Frühgeborene ist die Methode empfohlen worden (AKERREN, CROSSE, HOLMDAHL, LORD et al., TOAFF u. ECKERLING, WALLER u. MORRIS, YLPPÖ 1935). Ein zweiter Magenkatheter soll für Abfluß sorgen, so daß auch eine gewisse CO_2-Ausfuhr erfolgen mag (Durchfluß 1—4 Liter O_2/min). Die *Ablehnung* überwiegt. Die intestinal resorbierten Mengen können nach Berechnung von WENNER (1958) und Tier-

versuchen von APGAR u. HOLADAY u. a. keine Rolle spielen. Treten trotzdem Effekte auf, so mehr durch Hochsteigen in den Pharynx und anschließende *alveoläre Diffusionsatmung* (sog. „Hämoglobinpumpe", s. FREY u. STOFFREGEN, WENNER 1958). Der wichtigste Einwand: die weit überlegene Druckbeatmung ist auch bei kleinsten Frühgeborenen technisch möglich und unschädlich. Die jüngst empfohlene *O_2-Überdruckkammer* stößt bislang auf begründete Ablehnung (WENNER 1964).

Die am Zwerchfell ansetzenden Verfahren sind nicht oder nicht voll wirksam. So ist es um die elektrische *Phrenicusreizung* (CROSS u. ROBERTS, DAY u. SANFORD, ISRAEL, SARNOFF) und die abdominelle *Saugglockenbeatmung* (RICHTER) wieder still geworden. Ein Effekt der *Druckschwankungskammer* (BLOXSOM, TOWNSEND) ist theoretisch und nach tierexperimentellen Untersuchungen (APGAR u. KREISELMAN) nicht zu erwarten. Die *Schaukelmethoden*, seien sie manuell (FORSYTH, RICKARD) oder maschinell (ARESIN, BEUTL, HANDLEY, LEE, O'BRIEN u. ROBERTS, PEDDIE, RUSSELL), deren Wirksamkeit hinsichtlich Belüftung und Kreislauf auch experimentell unterbaut ist (STEIN), sind nach Erfahrung der meisten Autoren bei der akuten Asphyxie der Druckbeatmung *weit unterlegen*. Vielleicht haben sie einen Platz bei der Unterstützungsbeatmung der protrahierten Hypopnoe (s. unten).

Druckbeatmung. Sie ist die *wirksamste und zugleich physiologischste* Methode. Es ist im Prinzip gleichgültig, ob die insufflatorische Druckdifferenz durch *äußerlich* an Thorax und Abdomen ansetzenden *Unterdruck* (Tankverfahren) oder *innerlich* an Mund oder Trachea ansetzenden *Überdruck* erzeugt wird: bei beiden Verfahren ebenso wie bei der Spontanatmung liegt eine Überdruckinspiration vor. Aus technischen Gründen ist jedoch beim Neugeborenen die *Tankbeatmung* der oral-trachealen Methode bislang unterlegen (COOK et al., DRINKER et al., KEUTH 1961, WACHENFELDT).

Die einfachste und älteste Druckbeatmungsmethode ist die *Mund-zu-Mund-Beatmung*. Sie ist prompt wirksam (SAFAR et al.) und in Notfällen ohne apparative Ausrüstung die Methode der Wahl (Special Committee New York 1956, CROSSE, MICHEL, SILVERMAN 1961 u. a.).

Zur Wirkung kommt dabei nicht die CO_2, sondern der (hyperventilatorisch hohe) O_2-Gehalt der Exspirationsluft des Arztes, der durch einen in den Mund des Arztes führenden O_2-Schlauch noch verbessert werden kann. Der Kehlkopf des Kindes muß freigehalten (Retroflexion des Kopfes, Vorziehen des Unterkiefers), Nase und Mundwinkel zugehalten werden. Bei Mund-Oropharyngealtubus- (SAFAR u. MCMAHON) oder Mund-Katheter-Beatmung (FREY u. STOFFREGEN) ist der Kehlkopfzugang noch besser gesichert. Gefahren sind Lungeninfektion des Kindes (Penner u. McInnis), Alveolarruptur sowie Magenüberblähung. Aufgelegte Gazelagen, Antibiotica, kleine, kurze Atemstöße (mit etwa 2 sec Intervall), Übung am Manometer mit Beachtung der erlaubten Druckwerte (s. unten), Lagerung (s. oben) und leichte Kompression der Magengegend verhüten diese Komplikationen. Auch Zwischenschaltung eines improvisierten Wassersäulenventils oder des Filterventils von Liebau ist möglich. Man muß sich klarmachen, daß das normale Atemvolumen des Neugeborenen um 15 cm³ liegt, daß also mehr mit dem Luftvolumen des Mundes und mit der Wangenmuskulatur beatmet werden sollte als mit der ganzen Lunge bzw. Atemmuskulatur. Statt Mund-zu-Mund- kommt auch Mund-zu-Nase-Beatmung in Frage.

Die *apparative Beatmung mit intermittierendem Überdruck* ist im Prinzip das gleiche. Von einfachen Anordnungen wie O_2-Schlauch mit Y-Stück für Fingerschluß zwecks Aufbau und Unterbrechung des Druckes (Lord et al., O'Brien u. Roberts) oder mit Gummiballon (schon Zangemeister, neuerdings L. Beck, Niggeli, Sas), vom einfachen Balggerät (Jüngling 1957a) bis zu kostspieligeren Apparaten (Kreiselman, weitere s. Special Committee New York 1956) gibt es viele Variationen.

Schonender sind die *Wechseldruckgeräte*. Bei intermittierender positiver Überdruckbeatmung erfolgt die Exspiration passiv. Die Wechseldruckbeatmung sichert und beschleunigt die Exspiration durch Unterdruck. Sie erlaubt bei gleicher Ventilation niedrigere (ungefährlichere) Drucke, bei gleichen positiven Drucken größere Atemvolumina. Auch die intrathorakale Kreislaufbeeinträchtigung ist bei Wechseldruck am geringsten (Hörnicke u. Stoffregen, Rost).

Klinische und methodische *Mitteilungen* u.a. bei Bunka, Dietel, Keuth 1958, Lindner et al., Mann, Marmer, Michel, Mosler, Peddie, Peters, Philipp, Saling, Seidenschnur, Vanura. Bei uns kommen besonders die verschiedenen Dräger-Apparate sowie das Gerät nach Saling in Betracht, daneben auch Handy-, Bird-, Engström-Respirator. Über weitere Modelle gibt die Liste des Special Committee New York 1956 Aufschluß. Zweischlauchsystem zur Geringhaltung der *Pendelluft* ist wichtig.

Die *Steuerung des Rhythmus* erfolgt je nach Anordnung durch *Hand*, automatisch oder durch das Kind selbst. Die *Automatik* ist meist druckorientiert, bei einigen Geräten volumorientiert. Beides hat Vor- und Nachteile. In beiden Fällen ist dauernde Überwachung nötig, besonders hinsichtlich Undichtigkeiten oder Verlegungen. Bei

druckgesteuerten Geräten ist zu beachten, daß bei hohem Widerstand in den Atemwegen (Stenosen u. ä., kleine Frühgeborene) unter Umständen der Umschlagdruck erreicht ist, bevor es überhaupt zur Alveolenbelüftung gekommen ist. Abhilfe durch Druckerhöhung oder wohl noch besser durch Einschaltung einer „Nebenlunge" (kleiner Atembeutel; beim Handy-Respirator serienmäßig vorgesehen) in den inspiratorischen Druckschlauch zwecks Strömungsverlangsamung. *Patientensteuerung* hat theoretisch Sinn in der Unterstützungsbeatmung bei erhaltener Restatmung (s. unten). Der inspiratorische Sog des Kindes löst den inspiratorischen Akt der Maschine aus (Canon et al., Donald, Donald u. Lord). Eine Sicherheitsvorkehrung für automatisches Weiterarbeiten bei Apnoe ist nötig.

Zu hohe *Drucke* können Alveolarrupturen usw. verursachen. Nach Modellversuchen liegt die Sicherheitsgrenze etwa bei +20 cm WS (Aresin, Day et al., Gruenwald 1947, Wilson u. Farber u. a.). Zur Entfaltung primäratelektatischer und besonders auch unreifer Lungen sind jedoch anfangs eventuell Drucke bis +50 cm WS nötig. Sie können schadlos appliziert werden, da die Modellversuche an Leichenlungen und ohne den schützenden Thorax ausgeführt wurden, da auch bei Spontanentfaltung Druckdifferenzen bis +100 cm WS auftreten können (Adams et al., Karlberg et al. 1956), und da für den Grad der Alveolendehnung neben dem Systemdruck auch die *Druckdauer* (Day et al.) und das Ausmaß restlicher Atelektasen (Wilson) maßgebend sind. Kurze Stöße bis 0,2 sec Dauer sind trotz (falls nötig) Druckes bis +50 cm WS unschädlich (Cherniack u. Boyd, Cook et al., Day, Karlberg, Keuth 1958, Smith 1958a). Kurze Stöße ermöglichen zudem eine gleichmäßigere Entfaltung (Day). Die *Druckbegrenzung der Geräte* (erstmals bei Engelmann) sollte bei +20 cm WS liegen, jedoch muß für die ersten 5—10 Stöße höhere Druckeinstellung möglich sein. Auch bei Ballon- oder Mundbeatmung muß das Druckproblem beachtet werden (kleines Volumen, Nebenschaltung von Manometer oder Wassersäulenventil, Übungen). Nach Bach soll der Entfaltungswiderstand wenige Minuten nach Phenothiazininjektion sinken.

Druckapplikation am einfachsten per *Maske*. Sie muß klein und flach sein (schädlicher Totraum). Exakte Kopf- und Kieferhaltung wichtig, Aufblähung des Magens dann gering (Keuth 1958, Rossier u. Sarrut, Sas, Vanura). Ähnlich einfach aber nicht so sicher Beatmung per *Oropharyngealtubus* (Beattie u. Zwerling).

Intubation meist dort anzuraten, wo tiefes Absaugen und voraussichtlich längere Beatmungsdauer nötig. Verletzungen (HIGGINS) nur bei blindem Intubieren zu erwarten. Nach Übungen an der Leiche gelingt der Eingriff selbst an kleinsten Frühgeborenen schonend und in wenigen Sekunden (BECK 1957, COOK et al., JÜNGLING 1957a, KEUTH 1958, MOSLER, SALING 1957, SILVERMAN 1961). Außer gelegentlicher geringer Heiserkeit (flüchtig) haben wir nie Nachwirkungen gesehen.

Die gute Ansprechbarkeit schon des Neugeborenenatemzentrums auf CO_2 ist erwiesen (CROSS et al. 1953, MILLER 1954). Trotzdem ist es unsinnig, für Beatmung der Neugeborenenasphyxie ein CO_2-Gemisch zu verwenden, da der CO_2-Druck ohnehin stark erhöht ist (EASTMAN, KANE u. KREISELMAN). CO_2-Zusatz ist sogar gefährlich (EASTMAN et al.). Meist dient zur akuten Beatmung *reiner Sauerstoff*, der die beste und schnellste (Plasmaschranke) Arterialisierung sichert. Nach Eintritt der Hautrötung schalten SALING (1958) und MOSLER vorsichtigerweise auf *Luft* um, was aber bei sehr langer Beatmung die Gefahr der larvierten Gewebshypoxie durch Hyperventilationshypokapnie in sich birgt. Vom *Heliumzusatz*, der den Turbulenzwiderstand verringern soll, ist man abgekommen.

Die *Beatmungsdauer* ist sehr verschieden. In leichteren Fällen setzt schon nach wenigen Stößen die Spontanatmung wieder ein. Bei schweren Fällen normalisiert sich die Herzfrequenz relativ rasch, die Erholung des Kreislaufs folgt wesentlich später, ausreichende Spontanatmung setzt unter Umständen erst nach 30 min oder mehr ein. Wir sahen noch nach 90 min ein Kind wiedererwachen, WENDL (1957a) nach 3 Std. Es hängt vom jeweiligen Gesamtbild (besonders Herz, Kreislauf, Lungenbefund, Anamnse) ab, ob und wann man die Beatmung als erfolglos abbricht. Auf Grund von EEG-Nachuntersuchungen raten DUCAS et al. allerdings dazu, schon nach 30 min erfolgloser Beatmung abzubrechen. Stundenlange *Überbrückungsbeatmung* (s. RAU) bei Hirnödem oder -blutung ist problematisch (Details s. TÖNNIS u. FROWEIN).

Gelegentlich sieht man Kinder (besonders Frühgeborene), die zunächst auf Beatmung gut anzusprechen scheinen. Der Herzschlag renormalisiert sich, sie werden rot (bedeutsamerweise nicht rosig), eine noch unzureichende spontane Gegenatmung setzt ein. Bei weiterer Beatmung jedoch plötzlicher Wiederverfall, graue Cyanose, schließlich Herzstillstand. Soweit Verlegungen der großen Atemwege und besonders des etwa gebrauchten Tubus auszuschließen sind, kann unter anderem gedacht werden an postasphyktische Herzinsuffizienz, an posthyperkapnische Elektrolytverschiebungen (s. BÜCHERL), oder an

Manifestwerden irreparabler Mikrozirkulations- (sog. sludge-Phänomen) und Capillarschäden.

Erfolgsstatistik. Es wurden sehr unterschiedliche Ergebnisse veröffentlicht, worauf im einzelnen nicht eingegangen sei. Die Zahlen sind nicht vergleichbar und damit nicht beweiskräftig, weil uns zuverlässige Kriterien für Stärke und Dauer des vorangegangenen Anoxieschadens fehlen (auch pO_2 unzuverlässig) und Bezug und Methodik der Nachuntersuchungen differieren (s. MINKOWSKI). Jede Methode und Klinik hat einzelne Paradefälle, die aber, weil Einzelfälle, ebenfalls die Überlegenheit der jeweiligen Methode nicht beweisen. Die beste Methode muß den *niedrigsten Prozentsatz Nichtwiederbelebter und den höchsten Satz ohne jeden Dauerschaden Überlebender* aufweisen. Wie bereits dargelegt, muß die beste Methode diejenige sein, welche den *frühesten und steilsten Arterialisierungseffekt* gewährleistet. SALING (1960) bewies, daß dies die *Druckbeatmung mit reinem Sauerstoff* ist.

Praxis. Bei eindeutiger Asphyxie sofort handeln, bei fraglicher dann, wenn nach 1 min die Atmung nicht bzw. nicht wieder einsetzt. *Keine Sekunde verlieren.* Innere Blutungen können sowohl Ursache als auch Folge der Asphyxie sein, jedes Kind so *zart behandeln*, als ob es eine Blutung hätte. Bei Maßnahmen über 2—3 min Wärmeschutz beachten.

Bei leichten und mittleren Asphyxie-Fällen: leichte Kopftieflage, kurzes Ausstreichen der Trachea, dann Absaugen (steriler, zweiäugiger Katheter, Nase, Epipharynx, Mundhöhle, Mesopharynx inklusive Larynxeingang, dabei Vorhalten der Zunge durch Fingerdruck). Setzt hiernach und eventuell nach kurzem Kneifen der Füße Atmung ein, dann Oropharyngealtubus und Sauerstoff. Setzt sie nicht ein, dann sofort Druckbeatmung per Mund (Gaze) oder Maske (Abb. 7) bis zu ausreichender Spontanatmung. Weiche, flache, sterile Gummimaske, die gerade Mund und Nase deckt, rund oder birnenförmig, 4—6 cm Durchmesser, bis 2 cm Höhe (z. B. Dräger-Lübeck).

Bei Aspirationsverdacht oder *schwerer Asphyxie* möglichst sofort Laryngoskopie (Modell Wis-Foregger, Spatellänge 5/7,5 cm, oder Modell Saling). Kind in Rückenlage fast in Augenhöhe, leichte Retroflexion des Kopfes, Einführen des Leuchtspatels vom rechten Mundwinkel, Abdrängen der Zunge nach links, Spitze des Spatels gleitet unter Sicht zwischen Zungenwurzel und Vorderseite der Epiglottis, durch Zug in Kinnrichtung Aufstellen der Epiglottis und Vorkippen des Larynx in die Sehlinie, wobei eventuell leichter Druck des Kleinfingers auf das untere Larynxende nachhilft, Stimmbänder müssen voll zu übersehen sein (Abb. 8). Dauernd freisaugen (Rachen, Kehl-

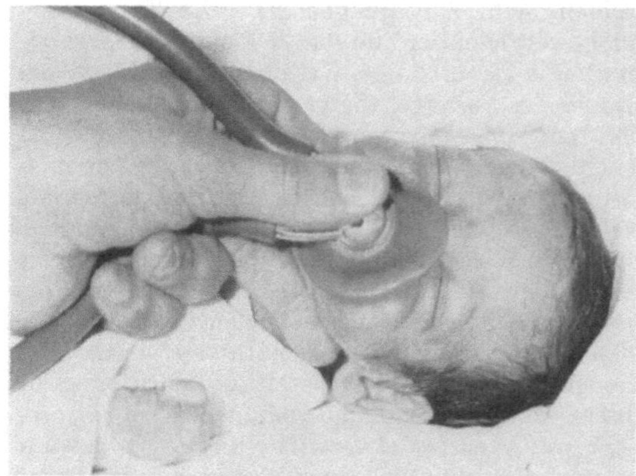

Abb. 7. Beatmung über die fest angedrückte Gummimaske. Zeige- und Mittelfinger (oder beide Zeigefinger) schieben im Gegendruck den Unterkiefer nach vorn, Kopf in Retroflexion. Druckerzeugung hier mit einem Wechseldruckgerät (Zweischlauchsystem), aber auch mit Ballon oder Mund möglich

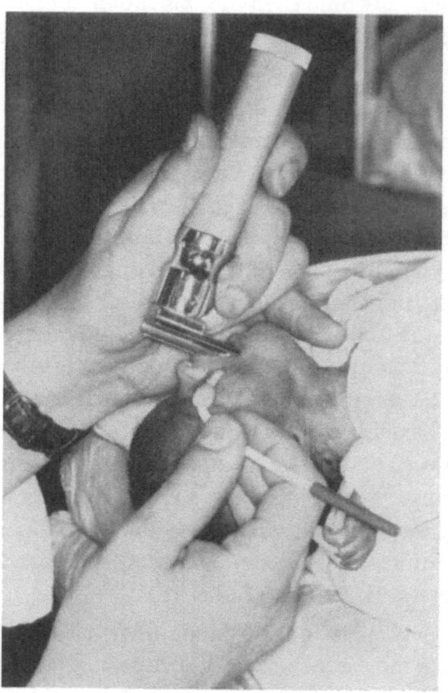

Abb. 8. Laryngoskopische Einstellung (Gerät nach Wis-Foregger) des Kehlkopfs bei einem Frühgeborenen. Der mit Mandrin verstärkte Loennecken-Tubus bereit zur Einführung

kopf, Trachea, Charr. 8—10). Sterilen, eventuell mit Mandrin versteiften Tubus (Loennecken besser als Cole, beide Charr. 12—16 je nach Kind, neuerdings auch U-Katheter nach Schönthal et al.) vom rechten Mundwinkel

her unter Sicht zart aber dicht in den Kehlkopf einsetzen. Lage durch Probebeatmung (Auskultation) prüfen, Pflasterfixation, Beatmung bis zu Erholung oder Tod bzw. Abbruch.

Wesentlicher *Nachteil der Tubusbeatmung* ist die unter Umständen unbemerkte Verlegung (zum Teil ventilartig) bei längerer Beatmung. Fachgerechte Maskenbeatmung ist bei schwerer Asphyxie genauso wirksam wie Tubusbeatmung, nur bei langer Beatmungsdauer sehr mühsam.

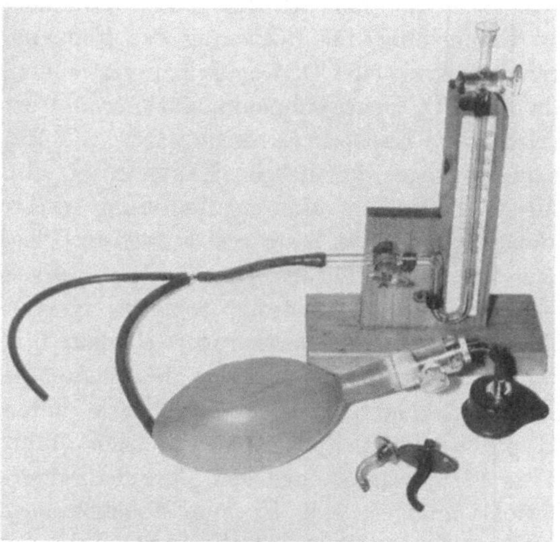

Abb. 9. Beispiel einer behelfsmäßigen Beatmungsvorrichtung für Früh- und Neugeborene mit Gummiballon und Flatterventil. Das freie Schlauchende links wird an eine O_2-Flasche angeschlossen. Anschluß an das Kind erfolgt per Maske (wie hier) oder per Trachealtubus. Bei jeder Inspiration (Druck auf Ballon, Fingerschluß des Ventils) ist Druckkontrolle durch LP-Manometer möglich. Zur passiven Exspiration Ventil freigeben. — Oropharyngealtubus in zwei verschiedenen Ausführungen mitabgebildet

Die Masken- oder Tubusbeatmung kann erfolgen (in der Reihenfolge steigender Kosten) per Mund-Wattefilter-Schlauch, per O_2-Beutel (besser noch mit Flatterventil nach Stephan-Slater bzw. Digby-Leigh und nebengeschaltetem Manometer, Abb. 9), per Filterventil nach Liebau (Medap-Bad Homburg), per O_2-Wechseldruckgerät nach Saling (Auer-Berlin), Handy-Respirator oder Baby-Pulmotor. Frequenz 20—45/min. Wo Exspiration nicht durch Ventil oder Sog gesichert, muß exspiratorisch ein Maskenloch oder Y-Stück geöffnet oder die Maske gelüftet werden.

Bei hartnäckigen Atelektasen zweifelhafter Versuch mit 5—10 kurzen Stößen bis $+30$ oder

+50 cm WS, sonst +15 bis +20 cm WS, negative Drucke —12 bis —15 cm WS.

Dauernde *Überwachung* (Kopfhaltung, Maskensitz, Durchgängigkeit und Sitz des Tubus, Frequenz, Druck, auskultatorischer Effekt, Herz, Kreislauf). Hautrötung setzt meist vor Spontanatmung wieder ein. Bleibt sie aus, so ist an Anämie, Gefäßparalyse, Herzinsuffizienz, schwere Mißbildungen oder Atelektasen, Diffusionsstörung oder Shunt u. a. zu denken. Überhaupt unter der Beatmung anhand von Anamnese und Lungen- sowie sonstigem Befund die jeweilige *Grundursache der Asphyxie klären* zwecks (falls möglich) spezieller zusätzlicher Therapie.

Zusätzlich Medikamente (s. oben) nur bei Nachwirkung von Morphin- oder Dolantin-Verwandten, Barbituraten oder Relaxantien, sowie bei Krämpfen (Luminal); bei Krämpfen von Kindern eklamptischer oder präeklamptischer Mütter Versuch mit Glucosetropf i.v.

Nachbehandlung. Unbekleidet im *Inkubator* (unbehinderte Atmung, gut zu beobachten), Inkubatortemperatur über 32° C mit zügiger Aufwärmung des Kindes über Stunden, Sauerstoffgehalt selten über 40 Vol.-% (s. unten), Feuchtigkeit ca. 90%. Bei anhaltendem Hochfördern von Fruchtwasser usw. leichte schräge Kopftieflage (MATHESIUS, ROSSIER u. SARRUT, SMITH 1958b) und häufiges Absaugen (Nase, Rachen), sonst bzw. anschließend schräge Kopfhochlage und dadurch Verbesserung der Atmung (SILVERMAN 1958). Prophylaktisch ein erlaubtes *Antibioticum* (5 bis 7 Tage) und 1—3mal 1 mg *Konakion*, eventuell zusätzliche gerinnungsfördernde und gefäßdichtende Mittel. Cortison und Verwandte sowie Phenothiazine umstritten, Luminal usw. siehe oben, spezifisches Antidot wie oben eventuell wiederholen.

Hauptgefahren nach zunächst wirksam bekämpfter akuter Asphyxie sind die Rezidive *(Apnoeanfälle)* sowie die *prolongierte Hypopnoe* mit Hypoxie und Acidose („chronische Asphyxie", USHER 1961a) und Übergang in *Membransyndrom* (KEUTH 1965a). Apnoeanfälle können durch zu frühe *Fütterung* provoziert werden (GLEISS 1955, KEUTH 1965b, u.a.). Andererseits werden durch lange Karenz unter Umständen schädliche Stoffwechselveränderungen gesetzt bzw. verstärkt (SMITH 1957, YLPPÖ 1954 u.a., ausführlich s. KEUTH 1965b), es sollte doch nach 12—24 Std Glucoselösung

per Sonde oder i.v. Tropf gegeben werden. Für schwere Fälle protrahierter Acidose erwies sich die i.v. *Natriumbicarbonat-* (oder Tham-)Glucose-Dauerinfusion als großer Fortschritt (USHER 1961a, u.a., s. KEUTH 1965a).

Man hat versucht, die Periode der Hypopnoe- bzw. Apnoeneigung durch tracheale Druckbeatmung (BUCCI, DONALD, GODDARD et al.) oder Phrenicusreizung (DAY u. SANFORD) zu überbrücken. Wir sahen keine eindeutigen Erfolge, eher noch gelegentlich durch wiederholte Gaben von Micoren oder Coffein (Reaktion des Kindes beachten) i.m. oder im Venentropf. Vielleicht (COOK et al., MILLEN et al., SCHAFFER) liegt hier ein Anwendungsgebiet für die Schaukelbehandlung (Isolette-Rocker) oder den Emerson-Hemdrespirator (o. ä.) mit Patientensteuerung. Von beiden sahen wir allerdings bisher keine eindeutigen Erfolge. Auch ein einfacher *Atemmonitor* hat Berechtigung, er sichert rechtzeitige Entdeckung von Apnoeanfällen und verkürzt so die Anoxieperioden.

Sauerstoffanreicherung. Das Problem der protrahierten Hypoventilation des Früh- und Neugeborenen scheint vor allem das Problem der protrahierten Hypoxie und metabolischen Acidose und, infolge der günstigeren CO_2-Diffusionskonstante, danach erst auch der respiratorischen Acidose (s. KEUTH 1965a). Deshalb erscheint neben den genannten Versuchen der mechanischen und medikamentösen Ventilationsverbesserung auch eine Erhöhung des O_2-Partialdrucks sinnvoll. Dies sowohl bei *erhöhter Totraumatmung* (Hypopnoe, pulmonale Atelektasen, Perfusionsstörungen oder Mißbildungen), als auch bei *alveocapillären Diffusionsstörungen*. Praktisch wird Sauerstoff zugesetzt dort, wo eine *Cyanose* oder *Dyspnoe* vorliegt (MILLER 1957). Dabei werden allerdings die Shuntcyanosen miterfaßt, denen Sauerstoff oft nicht hilft, während umgekehrt bei den seltenen extremen Neugeborenenanämien trotz Sauerstoffmangels die Cyanose fehlen kann (WENNER 1958). Ferner gibt man zweckmäßigerweise bei *Apnoeneigung* Sauerstoff. Die Zahl der cyanotischen Anfälle wird dadurch nicht sicher vermindert (MILLER et al., SILVERMAN 1961), jedoch wächst durch den Mechanismus der Diffusionsatmung bei erhöhtem O_2-Angebot die Chance, die Apnoen schadlos bzw. länger durchzustehen.

Am besten gibt man den Sauerstoff zur Inkubatorluft. Sonst sind auch Trichter, Nasenrachensonde (YLPPÖ 1919) oder Oropharyngealtubus geeignet, dagegen kaum (GUNN et al.) das Zelt. Anfeuchtung. Grundsätzlich *kleinste nötige Dosis* über die *kürzeste nötige Zeit*. Wegen der Gefahr der retrolentalen Fibroplasie sollen

40 Vol.-% möglichst nicht überschritten werden, wobei selbst diese Grenze keine absolute Sicherheit gibt (SMITH 1958b), weshalb bei längeren Gaben um 40 Vol.-% intermittierende Zufuhr (Unterbrechung des Retinagefäßspasmus) empfohlen wurde (SILVERMAN 1958, WILLI). Messung mit *Analysengerät* 3mal täglich unerläßlich, die in die Inkubatoren eingebauten Begrenzungsvorrichtungen genügen nicht. Bei Nasenrachensonde Messung im Mesopharynx.

Die Begrenzungsregel von 40 Vol.-% ist nicht ohne Ausnahmen. WARLEY u. GAIRDNER wiesen durch O_2-Messungen im Blut nach, daß es Fälle respiratorischer Insuffizienz gibt, die erst bei höchstem O_2-Angebot normale O_2-Sättigungen erreichen, also durch derartige O_2-Gaben auch nicht zu Schaden kommen. Man wird sich in praxi bei der Dosierung an die Grenze des *Umschlagpunktes der Lippencyanose* halten können.

Man hat dem Sauerstoff noch weitere Schädigungen zugeschrieben. Zwar werden beschleunigte Hämolyse, Provokation von Kernikterus sowie direkte Erzeugung von hyalinen Membranen für die Praxis nicht mehr ernsthaft diskutiert. Wohl aber wird zum Teil noch befürchtet, therapeutische Dosen O_2 riefen ebenso wie bei der chronischen respiratorischen Acidose des Erwachsenen auch beim ateminsuffizienten Früh- und Neugeborenen eine *Atemdepression* und damit vermehrte Acidose, Membransyndrom, Apnoen und Tod hervor.

Das Gegenteil ist richtig. Spontanatmende gesunde (MILLER 1954, WOLVIUS et al.) oder ateminsuffiziente (KARLBERG et al. 1954) Früh- und Neugeborene zeigen in den ersten Tagen unter mäßig erhöhtem O_2-Angebot im allgemeinen nach ganz flüchtiger Depression eine andauernde Atemverbesserung. Umgekehrt kommt es unter vermindertem O_2-Angebot nach angedeuteter Zunahme meist zur definitiven Depression der Atmung (BEHRLE u. SMULL, CROSS u. OPPÉ, JAMES u. ROWE, MILLER u. BEHRLE). Neben den prompt arbeitenden CO_2-Receptoren sind auch beim Neugeborenen schon O_2-Receptoren nachweisbar, deren übliche atemsteuernde Wirkung jedoch zumindest in einem bestimmten Bereich überlagert scheint durch depressive Wirkung der Hypoxie auf ein übergeordnetes Zentrum (CROSS 1961a).

CROSS et al. (1958) fanden an Neugeborenen bei vermindertem O_2-Angebot eine Drosselung des O_2-Verbrauchs. Daraus wurde zunächst geschlossen, exogene Hypoxie verbessere die Überlebenschancen gestörter Kinder (SJÖSTEDT u. ROOTH). Abgesehen von den eventuell gefährlichen Komplikationen solcher Therapieversuche sind aber inzwischen begründete Zweifel an der Stichhaltigkeit der Beobachtungen aufgetaucht (CROSS 1961b).

Literatur

ADAMS, F. H., P. KARLBERG and J. LIND: Adaptations of the newborn infant's cardiovascular and pulmonary systems to extrauterine life. Amer. J. Dis. Child. **96**, 603 (1958).

AHLFELD, F.: Die Behandlung des Scheintods Neugeborener. Z. Geburtsh. Gynäk. **68**, 131 (1911).

AKERREN, Y.: Which method should be chosen for the treatment of asphyxia? Acta paediat. (Uppsala) **44**, Suppl. 103, 81 (1955).

APGAR, V., and D. HOLADAY: Unpublished but cit. by COOK et al.

—, and J. KREISELMAN: Studies on resuscitation: experimental evaluation of Bloxsom air lock. Amer. J. Obstet. Gynec. **65**, 45 (1953).

ARESIN, N.: Physiologische Möglichkeiten der Wiederbelebung asphyktischer Neugeborener. Z. ärztl. Fortbild. **43**, 85 (1949).

BACH, H.: Zur Asphyxie des Neugeborenen. Anaesthesist **6**, 25 (1957).

BARCROFT, J.: Researches on pre-natal life. Springfield (Ill.): Ch. C. Thomas 1948.

BARR, W., and G. T. D. BARR: N-allylmorphine in the treatment of neonatal asphyxia. J. Obstet. Gynaec. Brit. Emp. **63**, 216 (1956).

BEATTIE, J. L., and M. H. ZWERLING: Resuscitation of the asphyxiated newborn infant. J. Amer. med. Ass. **152**, 216 (1953).

BECK, H.: Die endotracheale Sauerstoffbeatmung des asphyktischen Neugeborenen. Zbl. Gynäk. **79**, 48 (1957).

BECK, H., u. B. NOLD: Ist die Placenta für Muskelrelaxantien durchlässig? Anaesthesist **6**, 93 (1957).

BECK, L.: Über die Asphyxie der Neugeborenen und deren Behandlung. Geburtsh. u. Frauenheilk. **15**, 1102 (1955).

BEHRLE, F. C., and N. W. SMULL: Differences of somatic and respiratory response to hypoxia in newly born and older infants. Pediatrics **20**, 601 (1957).

BERLIN-HEIMENDAHL, S. v.: Die Krankheiten des Neugeborenen und Frühgeborenen, ihre Erkennung und Behandlung in der Praxis. Stuttgart: Ferdinand Enke 1960.

BEUTL, W.: Erfahrungen mit der Schaukelwiege bei der Reanimation asphyktischer Neugeborener. Gynaecologia (Basel) **141**, 238 (1956).

BICKENBACH, W.: Neue Methoden in der Behandlung asphyktischer Neugeborener. Dtsch. med. Wschr. **1947**, 434.

BLOXSOM, A.: Resuscitation of newborn infant. J. Pediat. **37**, 311 (1950).

BRANDT, I. K., P. CUNNINGHAM and H. S. HARNED: Intra-aortic transfusion and endotracheal insufflation in the resuscitation of severely anoxic newborn lambs. Amer. J. Dis. Child. **98**, 568 (1959).

BRÜCK, K.: Die Entwicklung der Temperaturregulation beim Menschen. Biol. neonat. **3**, 65 (1961).

Bbück, K., A. H. Parmelee and M. Brück: Neutraltemperatur und Behaglichkeitstemperatur bei Frühgeborenen. Biol. neonat. 4, 32 (1962).

Bucci, G.: Behandlungsversuche der apnoischen Anfälle des Frühgeborenen durch mechanische Atmung mit abwechselnd positivem und negativem endotrachealem Druck. Zbl. Kinderheilk. 77, 18 (1961).

Bucher, K.: Zur Atmungsanregung beim Neugeborenen. Moderne Probleme der Pädiatrie, Bd. 1, S. 151. Basel: S. Karger 1954.

Bücherl, E. S.: Säure-, Basen- und Elektrolytstoffwechsel, Kreislauf und Ventilation während „Kohlensäureatmung". Anaesthesist 9, 67 (1960).

Bunka, H.: Theorie und Praxis der Asphyxiebehandlung mit dem Baby-Pulmotor. Geburtsh. u. Frauenheilk. 11, 177 (1951).

Burke, F. G.: Causes of neonatal distress with reference to the chemo-receptivity factors in neonatal respiration. Med. Ann. D.C. 27, 176 (1958).

Burnard, E. D., and K. W. Cross: Rectal temperature in the newborn after birth asphyxia. Brit. med. J. 1958 II, 1197.

Canon, R., P. Guilhem et M. Mayer: L'anoxie foetale. Bull. Féd. Soc. Gynéc. Obstét. franç. 4, Suppl., 145 (1952).

Cherniack, R. M., and A. Boyd: Resuscitation of newborn infant. Pediatrics 14, 49 (1954).

Cook, C. D., J. F. Lucey, J. E. Drorbaugh, S. Segal, J. M. Sutherland and C. A. Smith: Apnea and respiratory distress in the newborn infant. New Engl. J. Med. 254, 562, 604, 651 (1956).

Cross, K. W.: Respiration in the new-born baby. Brit. med. Bull. 17, 160 (1961a).

— Disk. zu G. S. Dawes in Ciba Found. Sympos. on somatic stability in the newly born. London: Churchill 1961b.

— J. M. D. Hooper and T. E. Oppé: The effect of inhalation of carbon dioxide in air on the respiration of the full-term and premature infant. J. Physiol. (Lond.) 122, 264 (1953).

—, and T. E. Oppé: Effect of inhalation of high and low concentrations of oxygen on respiration of premature infants. J. Physiol. (Lond.) 117, 38 (1952).

—, and P. W. Roberts: Asphyxia neonatorum treated by electrical stimulation of the phrenic nerve. Brit. med. J. 1951 I, 1043.

— J. P. M. Tizard and D. A. H. Trythall: The gaseous metabolism of the newborn infant breathing 15% oxygen. Acta paediat. (Uppsala) 47, 217 (1958).

Crosse, V. M.: The premature baby, 5th ed. London: Churchill 1957.

Curtis, F. R., and S. Wright: Oberservations on the action of lobeline. Lancet 1926 II, 1255.

Davis, M. E., and E. L. Potter: Intrauterine respiration of the human fetus. J. Amer. med. Ass. 131, 1194 (1946).

Day, R. L.: Expansion of the lungs of newborn infants. J. Amer. med. Ass. 159, 1340 (1955).

— A. M. Goodfellow, V. Apgar and G. J. Beck: Pressure-time relations in safe correction of atelectasis in animal lungs. Pediatrics 10, 593 (1952).

—, and H. N. Sanford: Electrophrenic artificial respiration. Amer. J. Dis. Child. 89, 553 (1955).

Dietel, H.: Die Behandlung der Asphyxie Neugeborener mit Überdruckbeatmung. Zbl. Gynäk. 62, 1074 (1938).

Domenjoz, R.: Zur Pharmakologie des Analepticums Prethcamid. Anaesthesist 8, 16 (1959).

Donald, I.: Augmented respiration: emergency positive-pressure patient-cycled respirator. Lancet 1954 I, 895.

—, and J. Lord: Augmented respiration. Lancet 1953 I, 9.

Drinker, P., T. J. Shaughnessy and D. P. Murphy: The Drinker respirator. Analysis of case reports of patients with respiratory failure treated from oct., 1928, to june, 1930. J. Amer. med. Ass. 95, 1249 (1930).

Ducas, P., N. Monod, N. Pajot et M. Mayer: Etude clinique et électroencéphalographique prolongée de 32 enfants réanimés plus de 15 minutes. Cah. Coll. Méd. Hôp. Paris 3, 736 (1962).

Eastman, N. J.: Foetal blood studies. The chemical nature of asphyxia neonatorum. Bull. Johns Hopk. Hosp. 50, 39 (1932).

— R. B. Dunn and J. Kreiselman: The relative value of pure oxygen and of carbon dioxide mixtures in experimental resuscitation. Amer. J. Obstet. Gynec. 36, 571 (1938).

—, and J. Kreiselman: Treatment of experimental anoxia with certain respiratory and cardiac stimulants. Amer. J. Obstet. Gynec. 41, 260 (1941).

Eckenhoff, J. E., G. L. Hoffman and L. W. Funderburg: N-allylnormorphine: An antagonist to neonatal narcosis produced by sedation of the parturient. Amer. J. Obstet. Gynec. 65, 1269 (1953).

Engelmann, F.: Die Sauerstoffdruckatmung zur Bekämpfung des Scheintodes Neugeborener. Zbl. Gynäk. 35, 7 (1911).

Ewerbeck, H.: Der Säugling. Berlin-Göttingen-Heidelberg: Springer 1962.

Flagg, P. J.: The art of resuscitation. New York: Reinhold 1944.

Forsyth, N. C.: Resuscitation at birth by Eve's rocking method. Brit. med. J. 1934 I, 619.

Frey, J. Jude u. P. Safar: Die äußere Herzwiederbelebung. Dtsch. med. Wschr. 1962, 857.

—, R., u. J. Stoffregen: Atemstillstand. Dtsch. med. Wschr. 1957, 1442.

Gelineo, S.: Disk. zu G. S. Dawes in Ciba Found. Sympos on somatic stability in the newly born. London: Churchill 1961.

Gleiss, J.: Beiträge zum Frühgeburtenproblem der Gegenwart. Die iatrogene Komponente des Kältetodes der Frühgeburt. Z. Kinderheilk. 73, 146 (1953).

134   U. KEUTH:

GLEISS, J.: Zum Frühgeburtenproblem der Gegenwart. Über fütterungs- und umweltbedingte Atemstörungen bei Frühgeborenen. Z. Kinderheilk. 76, 261 (1955).

GODDARD, R. F., J. CLARK and V. R. BENNETT: Newer concepts of infant resuscitation and positive-pressure therapy in pediatrics. Amer. J. Dis. Child. 89, 70 (1955).

GRAHAM, F. K., C. B. ERNHART and D. THURSTON: The relationship of neonatal apnea to development at three years. Res. Publ. Ass. nerv. ment. Dis. 39, 159 (1962).

GRUENWALD, P.: Surface tension as a factor in the resistance of neonatal lungs to aeration. Amer. J. Obstet. Gynec. 53, 996 (1947).

— Asphyxia, trauma and shock at birth. Arch. Pediat. 67, 103 (1950).

GUNN, A. L., W. K. SUTTON and M. ULUSOY: Control of the concentration of oxygen in tents for premature babies. Brit. med. J. 1952 II, 1338.

HANDLEY, D. B., and D. HANDLEY: Rocker for asphyxia neonatorum. Brit. med. J. 1951 II, 1282.

HEPPNER, W. R.: Disk. zu T. R. C. SISSON and C. J. LUND: Amer. J. Dis. Child. 94, 526 (1957).

HIGGINS, L. G.: Resuscitation of the newborn. J. Obstet. et Gynaec. Brit. Emp. 58, 190 (1951).

HIRSCH, H.: Über die Bedeutung einer asphyktischen Herzschädigung für die Wiederbelebungszeit bei Normo- und Hypothermie. Verh. dtsch. Ges. Kreisl.-Forsch. 23, 148 (1957).

HÖRNICKE, H., u. J. STOFFREGEN: Vergleich von Überdruckbeatmung und Wechseldruckbeatmung im Tierexperiment. Langenbecks Arch. klin. Chir. 283, 185 (1956).

HOLINGER, P. H.: Role of the laryngologist in resuscitation of the newborn infant. J. Amer. med. Ass. 159, 1338 (1955).

HOLMDAHL, K.: The practical organization for the care of asphyxiated infants in the maternity clinics in Gothenburg. Acta paediat. (Uppsala) 44, Suppl. 103, 82 (1955).

HÜTER, K. A.: Über Beziehungen zwischen intra- und postpartaler Hypoxie sowie zerebralen Spätschäden beim Kind. Geburtsh. u. Frauenheilk. 22, 846 (1962).

ILLINGWORTH, R. S.: Cyanotic attacks in newborn infants. Arch. Dis. Childh. 32, 328 (1957).

ISRAEL, F.: Über die Wiederbelebung scheintoter Neugeborener mit Hilfe des elektrischen Stromes. Z. Geburtsh. Gynäk. 91, 602 (1927).

JACKSON, C., and C. L. JACKSON: Bronchoesophagology. Philadelphia u. London: W. B. Saunders Company 1950.

JÄYKKÄ, S.: Capillary erection and the structural appearance of the fetal and neonatal lungs. Acta paediat. (Uppsala) 47, 484 (1958).

JAMES, L. S., and E. D. BURNARD: Biochemical changes occuring during asphyxia at birth and some effect on the heart. In Ciba Found. Sympos. on somatic stability in the newly born. London: Churchill 1961.

JAMES, L. S., and R. D. ROWE: The pattern of response of pulmonary and systemic arterial pressures in newborn and older infants to short periods of hypoxia. J. Pediat. 51, 5 (1957).

JUDE, J. R., W. B. KOUWENHOVEN and G. G. KNICKERBOCKER: Cardiac arrest. Report of application of external cardiac massage on 118 patients. J. Amer. med. Ass. 178, 1063 (1961).

JÜNGLING, O.: Die Asphyxiebehandlung Neugeborener. Anaesthesist 6, 24 (1957a).

— Zwei Fälle von Neugeborenenasphyxie nach Verwendung von Succinylcholin bei der Narkose zum Kaiserschnitt. Anaesthesist 6, 92 (1957b).

KABAT, H., C. DENNIS and A. B. BAKER: Recovery of function following arrest of the brain circulation. Amer. J. Physiol. 132, 737 (1941).

KANE, H. F., and J. KREISELMAN: The carbon dioxide content of the blood in the newborn. Amer. J. Obstet. Gynec. 20, 826 (1930).

KARLBERG, P.: Disk. zu K. HOLMDAHL. Acta paediat. (Uppsala) 44, Suppl. 103, 89 (1955).

— R. B. CHERRY, F. ESCARDÓ, J. LIND and C. WEGELIUS: Studies of respiration of the newborn infant in the first minutes of life. Exhib. VIII. Internat. Congr. Paediatr. Copenhagen 1956.

— C. D. COOK, D. O'BRIEN, R. B. CHERRY and C. A. SMITH: Studies of respiratory physiology in the newborn infant. Acta paediat. (Uppsala) 43, Suppl. 100, 397 (1954).

KEERI-SZANTO, M., A. HUSZAR, B. KEPES-RUDAS and G. CIRAKY: Respiratory patterns and functional development of respiratory centers in premature infants. Amer. J. Dis. Child. 80, 268 (1950).

KEUTH, U.: Trachealintubation und Wechseldruckbeatmung bei atemgestörten Frühgeborenen. Z. Kinderheilk. 81, 660 (1958).

— Klinik und Therapie der perinatalen Hypoxie. In: Probleme der ersten Lebenstage, hrsg. v. K. KLINKE. Stuttgart: Schattauer 1961.

— Atemstörungen des Neugeborenen. Pädiatr. Prax. 3, 555 (1964).

— Das Membransyndrom der Früh- und Neugeborenen. Berlin - Heidelberg - New York: Springer 1965a.

— Die Frage des Fütterungsbeginnes und überbrückender Maßnahmen beim Frühgeborenen. In: Ernährung der Frühgeborenen, hrsg. v. H. WILLI. Basel u. New York: S. Karger 1965b.

KIBRICK, S.: Myasthenia gravis in the newborn. Pediatrics 14, 365 (1954).

KILLIAN, H.: Über die Grenzen der Leistungsfähigkeit manueller Beatmungsmethoden. Dtsch. med. Wschr. 1960, 53.

KÖNIG, H.: Untersuchungen über Bilirubintransportstörungen. Z. Kinderheilk. 85, 387 (1961).

KREISELMAN, J.: Improved apparatus for treating asphyxia of the newborn infant. Amer. J. Obst. et Gynec. 39, 888 (1940).

LANDING, B. H.: Anomalies of the respiratory tract. In Sympos. on respiratory disorders. Pediat. Clin. N. Amer., Febr. 1957.

LEE, H. F.: Rocking bed respirator for use with premature infants in incubators. J. Pediat. 44, 570 (1954).

LIEBAU, H.: Die Behandlung der schweren Neugeborenenasphyxie mit einem kleinen Insufflator. Dtsch. med. Wschr. 1956, 169.

LIM, K. T., and F. F. SNYDER: Effect of respiratory stimulants in newborn infant. Amer. J. Obstet. Gynec. 50, 146 (1945).

LIND, J.: Blutmenge und Schock beim Neugeborenen. 4. Pädiatr. Kreislaufkolloqu., Mainz 22./23. 4. 1963.

LINDNER, E., K. FIBICH u. J. STEHLIKOVA: Die Resuszitation des asphyktischen Neugeborenen. Zbl. Gynäk. 77, 656 (1955).

LÖNNE, F.: Methode zur Behandlung asphyktischer Neugeborener. Zbl. Gynäk. 67, 1690 (1943).

LORD, J. M., B. W. POWELL and H. ROBERTS: Treatment of asphyxia neonatorum. Lancet 1953 II, 1001.

LUCAS, B. G. B.: Discussion on resuscitation of the newborn. Proc. roy. Soc. Med. 43, 449 (1950).

MABRY, C. C.: Prolonged neonatal anoxia without apparent adverse sequelae. J. Pediat. 55, 211 (1959).

MANN, J.: Resuscitation of the newborn. Curr. Res. Anesth. 33, 289 (1954).

MARMER, M. J.: Panel discussion. Calif. Med. 92, 4 (1960).

MARTIN, C., u. P. CASEDEVANT: Die intrathorakalen Luftansammlungen beim Neugeborenen. Zbl. Kinderheilk. 81, 152 (1961).

MARTIUS, G.: Asphyxie des Neugeborenen. Dtsch. med. Wschr. 1957, 1387.

MATHESIUS, V. J.: Prolonged drainage as therapeutic measure in anoxic newborns. Ann. paediat. (Basel) 186, 315 (1956).

McILROY, L.: Discussion on resuscitation of the newborn. Proc. roy. Soc. Med. 43, 446 (1950).

McKAY, R. J., and C. A. SMITH: Diseases of the newborn infant. In: Textbook of pediatrics, 7th ed. by W. E. NELSON. Philadelphia u. London: W. B. Saunders Company 1959.

MERDLER-PALTIN, K.: Zur Frage der Pathogenese, Klassifizierung, Pathologie und Behandlung des Scheintodes der Neugeborenen. Zbl. Gynäk. 77, 302 (1955).

MICHEL, C. F.: Der Wert verschiedener Beatmungsmethoden bei der Behandlung der Neugeborenenasphyxie. Zbl. Gynäk. 82, 625 (1960).

MICHELSON, R. P.: Respiratory disturbances in the newborn and young infant. Laryngoscope (St. Louis) 65, 786 (1955).

MILLEN, R. S., A. F. ROWSOM and H. W. MAYBERGER: Prevention of neonatal asphyxia with use of rocking resuscitator. Amer. J. Obstet. Gynec. 70, 1087 (1955).

MILLER, H. C.: Effect of high concentrations of carbon dioxide and oxygen on respiration of full term infants. Pediatrics 14, 104 (1954).

— Clinical evaluation of respiratory function in the newborn. In Sympos. on respiratory disorders. Pediat. Clin. N. Amer., Febr. 1957.

—, and F. C. BEHRLE: The effects of hypoxia on the respiration of newborn infants. Pediatrics 14, 93 (1954).

— — and N. W. SMULL: Severe apnea and irregular respiratory rhythms among premature infants. Pediatrics 23, 676 (1959).

MILLS, W. G.: A new neonatal syndrome. Brit. med. J. 1949 II, 464.

MINKOWSKI, A.: Asphyxia of full term and premature neonates. In: Die Prognose chronischer Erkrankungen, hrsg. v. F. LINNEWEH. Berlin-Göttingen-Heidelberg: Springer 1960.

MOSLER, W.: Die Methoden zur Wiederbelebung asphyktischer Neugeborener. Dtsch. Gesund.-Wes. 14, 1232 (1959).

NIGGELI, G.: Ein einfaches Gerät zur Wiederbelebung asphyktischer Neugeborener. Gynaecologia (Basel) 137, 260 (1954).

O'BRIEN, D., and H. ROBERTS: Endotracheal insufflation with oxygen in the treatment of asphyxia neonatorum. Brit. med. J. 1952 II, 963.

OEHLERT, G., u. C. F. MICHEL: Ursachen und Erkennung des posthämorrhagischen Schocks Neugeborener. Geburtsh. u. Frauenheilk. 20, 1331 (1960).

OPITZ, E., u. M. SCHNEIDER: Über die Sauerstoffversorgung des Gehirns und den Mechanismus von Mangelwirkungen. Ergebn. Physiol. 46, 126 (1950).

PEDDIE, S. C.: Resuscitation of the newborn. N. Z. med. J. 56, 404 (1957).

PELTONEN, T., u. E. KREINER: Untersuchungen über die in vitro zur Entfaltung von Neugeborenenlungen nötigen Druckwerte. Z. Kinderheilk. 86, 198 (1961).

PENNER, O. W., and A. C. McINNIS: Intrauterine and neonatal pneumonia. Amer. J. Obstet. Gynec. 69, 147 (1955).

PERSIANINOR, L. S.: Zit. nach H. RICHTER.

PETERS, F.: Die klinische Behandlung der Asphyxia neonatorum mit einem neuen stationären Pulmotor-Automaten und einer endotrachealen Schnellschlußmaske. Z. Geburtsh. Gynäk. 138, 261 (1953).

PETERSEN, J.: Intrauterine Lebensdauer der Kinder post mortem matris. Diss. Kiel 1947.

PHILIPP, E.: Die Anoxie des Neugeborenen. Dtsch. med. Wschr. 1956, 1530.

RAU, G.: Die Wiederbelebung des Neugeborenen. Dtsch. med. Wschr. 1957, 523.

REILLY, R. J. R., and H. A. H. MELVILLE: Cardiac massage in the resuscitation of a stillborn infant. Brit. med. J. 1962 I, 91.

RICHTER, H.: Mechanische Hilfe bei Asphyxia neonatorum und bei Atemstörungen der Frühgeburten und Säuglinge. Zbl. Gynäk. 79, 219 (1957).

RICKARD, H. J.: A new method of manual artifical respiration for infants and small children. J. Amer. med. Ass. **159**, 754 (1955).

ROBERTS, H., K. M. KANE, K. PERCIVAL, P. SNOW and N. W. PLEASE: Effects of some analgesic drugs used in childbirth. Lancet **1957 I**, 128.

ROSSIER, A., et S. SARRUT: Le syndrome de défaillance respiratoire aigue du nouveau-né. In: Actualités pédiatriques, Sér. 1, ed. M. LELONG. Paris: Doin 1959.

ROST, E.: Beitrag zur Kenntnis der Kreislaufverhältnisse bei Wiederbelebung durch Veränderung des intrapulmonalen Druckes. Z. ges. exp. Med. **82**, 255 (1932).

RUSSELL, P. M. G.: Discussion on resuscitation of the newborn. Proc. roy. Soc. Med. **43**, 452 (1950).

SAFAR, P.: Wiederbelebung. Unwirksamkeit der manuellen Beatmung wegen Obstruktion der oberen Luftwege. Anaesthesist **8**, 228 (1959).

— L. AGUTO-ESCARRAGA, L. DRAWDY, M. McMAHON, A. NORRIS u. J. REDDING: Wiederbelebung. Methoden der Mund-zu-Mund-Beatmung. Anaesthesist **8**, 231 (1959).

—, and M. McMAHON: Mouth-to-airway emergency artificial respiration. J. Amer. med. Ass. **166**, 1459 (1958).

SALING, E.: Zum Trachealkatheterismus beim Neugeborenen. Med. Klin. **52**, 1364 (1957).

— Zur Frage der optimalen Behandlung des scheintoten Neugeborenen. Geburtsh. u. Frauenheilk. **18**, 128 (1958).

— Über die Wirksamkeit von älteren und neuen Asphyxiebehandlungsmethoden. Geburtsh. u. Frauenheilk. **20**, 325 (1960).

— Neue Untersuchungsergebnisse über die Wirkung atmungsanregender Medikamente auf das Neugeborene. Geburtsh. u. Frauenheilk. **21**, 237 (1961).

SAN AGUSTIN, M., H. M. NITOWSKY and J. N. BORDEN: Neonatal sciatic palsy after umbilical vessel injection. J. Pediat. **60**, 408 (1962).

SANFORD, H. N., and C. G. GRULEE: The newborn. In: BRENNEMANN-McQUARRIE-KELLEY, Practice of pediatrics, vol I. Hagerstown (Maryland): Prior 1960.

SARNOFF, S. J.: Electrophrenic respiration in asphyxia neonatorum. Brit. med. J. **1951 I**, 1515.

SAS, M.: Über einen neuen einfachen Apparat zur Wiederbelebung asphyktischer Neugeborener. Zbl. Gynäk. **79**, 1758 (1957).

SCHAFFER, A. J.: Diseases of the newborn. Philadelphia u. London: W. B. Saunders Company 1960.

SCHNEIDER, M.: Über die Wiederbelebung nach Kreislaufunterbrechung. Anaesthesist **8**, 30 (1959).

SCHÖNTHAL, H., N. HAHN, K. DUMM u. H. PFEIFER: Experimenteller Beitrag zur Stenoseatmung bei Säuglingen. Anaesthesist **11**, 235 (1962).

SEIDENSCHNUR, G.: Die Bedeutung der endotrachealen Beatmung bei der Behandlung der kindlichen Asphyxie. Dtsch. Gesundh.-Wes. **13**, 1435 (1958).

SEWARD, E. H.: Respiratory failure of the newborn. Anaesthesia **5**, 187 (1950).

SHANK, R. E.: Myasthenia gravis. In Textbook of pediatrics, 7th ed. by W. E. NELSON. Philadelphia u. London: W. B. Saunders Company 1959.

SILVERMAN, W. A.: Care of the premature infant. Pediatrics **21**, 857 (1958).

— Dunham's premature infants, 3rd ed. New York: Hoeber 1961.

— J. W. FERTIG and A. P. BERGER: The influence of the thermal environment upon the survival of newly born premature infants. Pediatrics **22**, 876 (1958).

SJÖSTEDT, S., and G. ROOTH: Low oxygen tension in the management of newborn infants. Arch. Dis. Childh. **32**, 397 (1957).

SMITH, C. A.: Reasons for delaying the feeding of premature infants. Ann. Paediat. Fenn. **3**, 261 (1957).

— Resuscitation and respiration in newborn infants. Ann. Paediat. Fenn. **4**, 129 (1958a).

— How we take care of newborn infants. Ann. Paediat. Fenn. **4**, 147 (1958b).

Special Committee on Infant Mortality of the Medical Society of the County of New York: Resuscitation of newborn infants. Obstet. and Gynec. **8**, 336 (1956).

STAVE, U.: Über den perinatalen Sauerstoffmangel. In: Die physiologische Entwicklung des Kindes, hrsgeg. von LINNEWEH. Berlin-Göttingen-Heidelberg: Springer 1959.

STEIN, W. W.: Some effects of rocking on puppies suffering from severe asphyxia. Amer. J. Obstet. Gynec. **77**, 589 (1959).

SZÓRÁDY, J., G. TÓTH u. Ö. TAKÁCS: Bemegrid-Behandlung der Neugeborenenasphyxie. Mschr. Kinderheilk. **108**, 496 (1960).

TAYLOR, P. M., N. H. BRIGHT and E. L. BIRCHARD: The effect of immediate versus delayed clamping of the umbilical cord. Amer. J. Dis. Child. **98**, 649 (1959).

TOAFF, R., and B. ECKERLING: Gastrointestinal administration of oxygen in treatment of asphyxia of newborn. Obstet. and Gynec. **3**, 366 (1954).

TÖNNIS, W., u. R. A. FROWEIN: Wie lange ist Wiederbelebung bei schweren Hirnverletzungen möglich? Mschr. Unfallheilk. **66**, 167 (1963).

TOVELL, R. M., W. K. BANNISTER and D. M. LITTLE: Resuscitation of the newborn infant. J. Amer. med. Ass. **159**, 1337 (1955).

TOWNSEND, E. H.: Oxygen air pressure lock. Obstet. and Gynec. **4**, 184 (1954).

ULMER, W. T., W. EY, D. HERBERG, G. REICHEL u. W. SCHWAB: Untersuchungen über die Wirksamkeit manueller Beatmungsmethoden und der Mund-zu-Mund-Beatmung. Dtsch. med. Wschr. **1960**, 58, 63.

USHER, R. H.: The metabolic changes in respiratory distress syndrome of prematurity. In Ciba Found. Sympos. on somatic stability in the newly born. London: Churchill 1961a.
— Disk. zu G. S. DAWES. In: Ciba Found. Sympos. on somatic stability in the newly born. London: Churchill 1961b.
VALLE, G.: Die intrafunikuläre Bluttransfusion für die Wiederbelebung des asphyktischen Neugeborenen. Zbl. Gynäk. 79, 48 (1957).
VANURA, H.: Erfahrungen mit dem Baby-Pulmotor. Kinderärztl. Prax. 29, 351 (1961).
WACHENFELDT, S. v.: Von der Wiederbelebung neugeborener, scheintoter Kinder. Acta obstet. gynaec. scand. 9, 600 (1930).
WALLER, H., and D. MORRIS: Resuscitation of the newborn with intragastric oxygen. Lancet 1953 II, 951.
WARLEY, M. A., and D. GAIRDNER: Respiratory distress syndrome of the newborn. Principles in treatment. Arch. Dis. Childh. 37, 455 (1962).
WENDL, H. K.: Die Asphyxie der Neugeborenen. Anaesthesist 6, 19 (1957a).
— Gefährdung anoxämischer Neugeborener durch zentrale Analeptika. Zbl. Gynäk. 79, 49 (1957b).
WENNER, J.: Über die O_2-Therapie im Kindesalter. Klin. Wschr. 1958, 474.
— Zur Pathophysiologie der perinatalen Hypoxie. In: Probleme der ersten Lebenstage, hrsgeg. von K. KLINKE. Stuttgart: Schattauer 1961.
— Sauerstoffüberdruckkammer für Neugeborene. Dtsch. med. Wschr. 1964, 1757.
WESTIN, B.: On the amount of gastric contents in the normal and the asphyxiated newborn infant. Acta paediat. (Uppsala) 47, 354 (1958).
—, and G. ENHÖRNING: An experimental study of the human fetus with special reference to asphyxia neonatorum. Acta paediat. (Uppsala) 44, Suppl. 103, 79 (1955).
— J. A. MILLER, R. NYBERG and E. WEDENBERG: Neonatal asphyxia pallida treated with hypothermia alone or with hypothermia and transfusion of oxygenated blood. Surgery 45, 868 (1959).
WILLI, H.: Die medikamentöse Behandlung der Frühgeborenen und ihre Gefahren. Berl. Med. 1958, 319.
WILSON, J. L.: Factors involved in the production of alveolar rupture with mechanical aids to respiration. Pediatrics 13, 146 (1954).
—, and S. FARBER: Pathogenesis of atelectasis of the newborn. Amer. J. Dis. Child. 46, 590 (1933).
WINDLE, F. W.: Asphyxia neonatorum. Springfield (Ill.): Ch. C. Thomas 1950.
— Neurological and psychological deficits of asphyxia neonatorum. Springfield (Ill.): Ch. C. Thomas 1958.
WOLVIUS, G. G., G. J. VAN WEERDEN u. J. ENGELHARDT: Lungenerektion und Sauerstoffatmung. Zbl. Kinderheilk. 80, 14 (1961).
WULF, H.: Respirationsstörungen bei Neugeborenen. In: Probleme der ersten Lebenstage, hrsgeg. von K. KLINKE. Stuttgart: Schattauer 1961.
YLPPÖ, A.: Zur Physiologie, Klinik und zum Schicksal der Frühgeborenen. Z. Kinderheilk. 24, 1 (1919).
— Über die Behandlung der Atemstörungen bei Frühgeburten durch direkte Zufuhr von Sauerstoff in den Magen. Acta paediat. (Uppsala) 17, 122 (1935).
— Premature children-should they fast or be fed in the first days of life? Ann. Paed. Fenn. 1, 99 (1954).
ZANGEMEISTER, W.: Über die Behandlung des Scheintodes Neugeborener. Zbl. Gynäk. 27, 1162 (1903).
ZETTERSTRÖM, R.: Asphyxia neonatorum. Its clinical features and treatment. Acta paediat. (Uppsala) 44, Suppl. 103, 72 (1955).
ZSEBÖK, Z.: Röntgenanatomie der Neugeborenen- und Säuglingslunge. Stuttgart: Georg Thieme 1958.

Antiasthmatica und Broncholytica

Von P. CH. SCHMID, Gaißach

Es ist beinahe unmöglich, sich in der unübersehbaren Zahl von Heilmitteln und Behandlungsmethoden, die beim Bronchialasthma empfohlen werden, zurechtzufinden. Neben zahlreichen Bronchospasmolytica werden Antihistaminica, Cortisone und Corticotropine, Antibiotica, Ausschaltung der Allergene, Desensibilisierungsverfahren, Psychotherapie, autogenes Training, Heil- und Atemgymnastik, Bindegewebsmassagen, Diät- und Klimakuren, Röntgenbestrahlungen, Fieberkuren, Elektroschock, Neuraltherapie, Lumbalpunktionen sowie Operationen am Vagus und Sympathicus empfohlen.

Es gibt nicht nur ein allergisches, sondern auch ein infektiöses, ein „chemisches" (BERGER und HANSEN) und ein psychisches Asthma (v. BAMBERGER, BIERMANN).

Jede Asthmabehandlung muß zum Ziel haben:

1. die sofortige Lösung des Bronchialkrampfes,

2. die Ausschaltung der Antigen-Antikörper-Reaktion

durch Beseitigung der Allergene,

durch spezifische und unspezifische Desensibilisierung.

Selten mißlingt es, einen asthmatischen Anfall beim Kind medikamentös zu lösen oder mindestens zu lindern. Hierfür steht eine große Zahl bewährter Bronchospasmolytica zur Verfügung. Daneben besitzen wir viele Adjuvantien, die eine Verflüssigung und Beseitigung des zähen und vermehrten Bronchialsekrets bewirken. Andere dienen zur Erweiterung der Lungengefäße, zur Anregung der Atmung, Vermehrung der Alveolarbelüftung und Steigerung der Sauerstoffspannung, zur Unterstützung des Kreislaufs und zur Beruhigung des Patienten, ferner zur Infektbekämpfung, zur Herabsetzung der Sensibilität und der Entzündungsbereitschaft.

Die ärztliche Aufgabe ist jedoch nicht damit erfüllt, daß ein Asthmaanfall behoben ist. Wenn sich der Patient auch erleichtert fühlt, so ist er von seinem *Leiden* noch nicht geheilt. Jede Asthmabehandlung ist nur dann sinnvoll und erfolgversprechend, wenn gleichzeitig die *Ursachen* des Leidens bekämpft werden.

Die medikamentöse Behandlung eines Asthmaanfalles muß deshalb im Vergleich zur Ursachenbekämpfung des Asthmaleidens als zweitrangig erscheinen.

Die Erforschung der ursächlichen Zusammenhänge des komplexen Geschehens beim Asthma ist oft sehr schwierig. Hierbei spielen Konstitution und Disposition des Patienten eine große Rolle. Häufig besteht eine Neigung zu rezidivierenden Infekten der Luftwege. Eine chronische Tonsillitis, Adenoiditis oder Sinusitis können die tieferen Luftwege sensibilisieren, so daß oft ein nur geringer Anlaß den allergischen Zustand auslöst und zum Asthmaanfall führt. Solche Anlässe können akute fieberhafte Infekte, gewisse Nahrungsmittel, Staub von Blüten oder animalischer Herkunft, aber auch Witterungseinflüsse, Überanstrengung und psychische Momente sein. Letztere können sich zu einer regelrechten Asthmaneurose entwickeln.

Das Auffinden der krampferzeugenden Allergene wäre also die wichtigste Aufgabe. Leider führt sie aber nur in den seltenen Fällen von Mono- oder Oligoallergie zum Erfolg (Wyss). Der Asthmatiker ist meistens auf mehrere oder viele Substanzen zugleich überempfindlich. Die Möglichkeiten einer ätiologischen Behandlung durch Ausschalten der Allergene oder durch Desensibilisierung sind also beschränkt, so daß wir bei der weitaus größeren Zahl von Asthmakranken auf die symptomatische Behandlung angewiesen sind. Die klassischen Antiasthmatica, mit denen die *Folgen* der allergischen Reaktion, nämlich Bronchospasmus und Hypersekretion, bekämpft werden können, spielen daher in der Asthmabehandlung noch immer die wichtigste Rolle (Wyss).

Folgende Arzneigruppen haben sich allein oder in Kombination vielfach bewährt:

Sympathicomimetica,

Spasmolytica,

Calcium,

Antihistaminica und *Antiallergica,*

Cortisone und *Corticotropine,*

Phenothiacine,

Neuraltherapeutica.

Sympathicomimetica. Die Sympathicomimetica wirken auf alle Organe wie eine Reizung der zugehörigen sympathischen Nerven, das bedeutet für das Asthma eine Erschlaffung der glatten Muskulatur und damit eine Erweiterung der Bronchien. Zu den Sympathicus anregenden Substanzen gehören einmal die Hormone des Nebennierenmarkes — das Adrenalin und Noradrenalin — zum anderen eine Anzahl synthetisch entwickelter Körper mit ähnlicher Wirkung sowie die Derivate der Ephedrinreihe.

Adrenalin hat sich bei der Behandlung des Asthma bronchiale besonders in Kombination mit Hypophysenhinterlappenhormon bewährt. Es wird injiziert als Solut. suprarenin. hydrochloric. 1:1000 s.c. oder i.m. *Dos.:* Säugl. 0,1—0,3 ml, Kleink. 0,3—0,5 ml, Schulk. 0,5 bis 0,75 ml der Lösung 1:1000. Es kann auch als Spray inhaliert werden.

Noradrenalin (= Arterenol) hat eine schwächere Wirkung auf die Bronchialmuskulatur, ist jedoch verträglicher als Adrenalin. Aludrin, ein N-Isopropyl-noradrenalinsulfat, mit zehnfach verstärkter, jedoch stark protrahierter bronchospasmolytischer Wirkung. *Anwendung und Dos.:* Inhalation mittels Handvernebler; bei Verwendung eines Aerosolgerätes: 1%ige Lösung 5—10fach mit Aqua dest. verdünnen; meist genügen wenige Atemzüge; Tbl. zu 0,02 g zur Nachbehandlung und Herabsetzung der Anfallsbereitschaft: 3mal tgl. $^1/_4$—$^1/_2$ Tbl. für Schulk.; Aludrin-Elixier: Schulk. 3mal tgl. $^1/_2$—1 Teelöffel, Kleink. 3mal tgl. $^1/_4$—$^1/_2$ Teelöffel; Aludrin-Dosier-Aerosol als 2%ige Suspension; die wirksame Dosis liegt bei etwa 10% der beim Vernebeln üblichen Inhalatmenge.

Alupent, Isopropylamino-aethanol-sulfat, wirkt broncholytisch und antiallergisch. *Dos.:* Tbl. zu 0,01 g, Kleink. 3—5mal tgl. $^1/_4$—$^1/_2$ Tbl., Schulk. 3—5mal tgl. $^1/_2$—1 Tbl.; Injektion i.m. oder s.c.: Säugl. 0,2—0,3 ml, Kleink. 0,4 bis 0,8 ml, Schulk. 0,5—1,0 ml; Inhalation mit Aerosolgerät, 2%ige Lösung: 5—10 Atemzüge mehrmals tgl.; 5%ige Lösung: 4—5 Atemzüge; Alupent-Dosier-Aerosol: ein paar Atemzüge.

Ephedrin, ein Alkaloid aus Ephedra vulgaris, wird in China seit 5000 Jahren gebraucht (DERBES). Chemisch ist es ein Phenylmethylaminopropanol oder Oxy-β-N-methyl-aminopropyl-benzol. Die bronchospasmolytische Wirkung ist schwächer und protrahierter als beim Adrenalin, darum dient es beim Asthma bronchiale vor allem zur Anfallsverhütung, besonders in Kombinationspräparaten. Es hat den Vorteil der oralen Verabreichung. *Dos.:* Tbl. zu 0,05 g (Ephedrin „Knoll" und Ephedrin „Merck"): Säugl. 3mal tgl. $^1/_4$ Tbl., Kleink. 3mal tgl. $^1/_2$ Tabl., Schulk. 3mal tgl. $^1/_2$—1 Tbl.; Injektion zu 0,05 g in 1 ml s.c.: Kleink. 0,3 bis 0,5 ml, Schulk. ebenso, evtl. wiederholt.

Ephetonin ist ein racemisches Ephedrin, chemisch ein Phenylmethylaminopropanol-Chlorhydrat mit ähnlicher Wirkung. *Dos.:* Tbl. zu 0,05 g: Säugl. 3mal tgl. $^1/_4$ Tbl., Kleink. 3mal tgl. $^1/_2$ Tbl., Schulk. 3mal tgl. $^1/_2$—1 Tbl., Perlen zu 0,01 g bei längerem Gebrauch kleinerer Dosen in entsprechend größerer Zahl; Injektion zu 0,05 g in 1 ml s.c.: Kleink. 0,3 bis 0,5 ml tgl., Schulk. 0,5—0,8 ml 3mal tgl.

Näheres siehe im Kapitel „Sympathicomimetica" (HOCKERTS).

Bei schwerem chronischem Asthma und bei Status asthmaticus versagen die Sympathicomimetica oft vollständig. Sie haben manchmal sogar eine paradoxe Wirkung mit Übergang in eine lebensgefährliche Dyskrinie mit vollständiger Verlegung des Bronchialbaumes mit Sekretmassen (RIVA u. PROBST, WYSS).

Spasmolytica, meist Parasympathicolytica mit hemmender Wirkung auf die parasympathischen Endorgane.

Bei Atropin und Scopolamin handelt es sich um chemisch nahe verwandte Alkaloide der Atropa Belladonna. Entsprechende Alkaloide finden sich noch in einigen Pflanzen, z. B. im Bilsenkraut (Hyoscyamus niger) und im Stechapfel (Datura stramonium). Näheres s. Kapitel „Das autonome Nervensystem beeinflussende Pharmaka" (HELWIG). Atropinum sulfuricum: Kompretten „MBK" oder Tbl. „Woelm" zu 0,0005 g; in alkoholischer oder wäßriger Lösung (Rp. Atropin, sulfur. 0,01, Aqua dest. ad 10,0); *Dos.:* Säugl. 2—3mal tgl. 2—3 gtt., Kleink. 2—3mal tgl. 4—6 gtt., Schulk. 2 bis 3mal tgl. 10 gtt.; Injektion: eine 0,1%ige Lösung s.c., Säugl. 1—3mal tgl. 0,1—0,2 ml,

Kleink. 1—3mal tgl. 0,2—0,3 ml, Schulk. 1 bis 3mal tgl. 0,3—0,5 ml.

Es wurden nicht selten Versager bei der Atropinbehandlung des Asthmas beobachtet. Der Grund liegt wohl darin, daß Atropin wohl ein Antagonist des Acetylcholins, nicht aber ein Antagonist des Histamins ist (BAKEY). Ferner bewirkt Atropin eine Eindickung des ohnehin schon sehr viscösen Bronchialsekrets und erschwert damit die Expektoration (WYSS).

Papaverin und *Khellin* siehe Kapitel „Spasmolytica" (HELWIG). *Dos.* beim Asthmaanfall: Eupaverin „Merck", Tbl. und Amp. zu je 0,03 g; Kleink. 3mal tgl. $^1/_2$ Tbl., Schulk. 3mal tgl. 1 Tbl. oder $^1/_2$ Amp. i.m. oder i.v. Eupaco Suppos. für Kinder (Zus. 1 Supp.: Eupaverin 0,03 g, Pseudotropinbenzilsäureesterhydrochlorid 0,00015 g, Dimethylamino-phenyldimethylpyrazolon 0,075 g, Luminal 0,0075 g), je nach Alter 1—2 Zäpfchen tgl. Papaverin „Knoll" Tbl. zu 0,04 g Papav. hydrochl. und Amp. zu 0,04 g Papav. sulf. in 1,1 ml; Kleink. 3mal tgl. 0,005—0,02 g oral; Kinder über 10 Jahre 3mal tgl. 0,02—0,03 g oral oder 0,001—0,01 g s.c. oder eine Rectiole „Papav. comp. pro inf." (Zus.: 0,02 + Atrop. methylnitr. 0,2 mg).

Kombinationspräparat: Parinokhellin (= Komb. aus Khellin und Papaverin im Verhältnis 2:1); *Dos.:* Drag. und Supp.: Säugl. und Kinder tgl. 2 Drag. oder 2 Supp.; Injektion: bei kleinen Säugl. 2—3mal tgl. 0,3 ml i.m., bei größeren Säugl. und Kindern 2—3mal tgl. 0,5 ml i.m.; zur Inhalation mehrmals tgl. 1 ml einer Verdünnung 1:1 mit Aqua dest.

Die Purinderivate Theophyllin, Euphyllin, Theobromin und Coffein besitzen neben ihrer Kreislaufwirkung auch bronchospasmolytische Eigenschaften. Sie finden in vielen Kombinationspräparaten Verwendung (siehe bei den entsprechenden Abschnitten).

Auch verschiedene ätherische Öle haben eine spasmolytische Wirkung auf die glatte Muskulatur, z. B. Ol. Camphor., Eucalyptol und Menthol (Ol. Menth. pip.).

Nitrite und verwandte Verbindungen wirken nicht nur spasmolytisch auf die Gefäßmuskulatur, sondern auch auf die Bronchialmuskulatur. Sie finden deshalb in der Asthmabehandlung, meist in Kombinationspräparaten, Verwendung.

Calcium. Calcium spielt beim Asthma als Antiallergicum eine Rolle. Außerdem reguliert es die Erregbarkeit des vegetativen Nervensystems, und zwar im Sinne einer Dämpfung. Bei einer Verschiebung des Ionengleichgewichtes zuungunsten des Blutkalkspiegels, wie wir es beim Asthma haben, kommt es zur Steigerung der Erregbarkeit des vegetativen Nervensystems, so daß Calcium zugeführt werden muß.

Antihistaminica und Antiallergica. Bei rein allergisch bedingtem Asthma sind zusätzlich Antihistaminica von Wert, besonders diejenigen, die gleichzeitig vagolytisch und antispastisch wirken (siehe Kapitel „Antihistaminica" S. 409 ff.).

Cortisone und Corticotropine

Beim Asthma bronchiale ist eine Behandlung mit Glucocorticoiden und Corticotropinen (ACTH) unter Umständen allen anderen Behandlungsmöglichkeiten überlegen, indem sie zwar nicht die Allergie, aber doch deren Folge, die allergische Entzündung, blockiert. Wenn mit den bewährten Bronchodilatatoren aus der Reihe der Sympathicomimetica oder der Spasmolytica kein Erfolg erzielt wird, ist die Anwendung von Steroiden und ACTH anzuraten. Die Einführung der beiden Stoffe ist das Sensationellste, was sich in den letzten 30 Jahren in der Behandlung des Bronchialasthmas ereignet hat (Wyss). Mit ihrer Hilfe soll der Bronchospasmus so schnell und so vollständig als möglich beseitigt werden. Eine *Dauermedikation* ist in den meisten Fällen zwecklos und unnötig. Vor ihrer Anwendung, besonders bei protrahierter Behandlung, muß eine aktive Tuberkulose ausgeschlossen werden (Debes u. Engelhardt).

Dosierung beim Status asthmaticus. Meist genügt bei *Schulkindern* eine einmalige Gabe von 25—50 mg Prednisolon i.v. Notfalls kann diese Dosis im Laufe mehrerer Stunden 1- bis 2mal wiederholt werden. In ernsten Fällen, bei welchen der Status asthmaticus schon 24 Std oder länger besteht, sollen sofort 100 mg gegeben und in 2—4 Std wiederholt werden, bis der Anfall nachläßt. Eine orale Dosis von tgl. 60 mg Prednison (6mal 10 mg) soll für höchstens 3 Tage angeschlossen werden. Bei *Säugl.* genügt $^1/_4$ (bis $^1/_2$) dieser Dosierung, bei *Kleink.* $^1/_2$ (bis $^2/_3$). Gleichzeitig wird Behandlung mit anderen Antiasthmatica (z. B. Euphyllin, Alupent-Aerosol o. a.) durchgeführt. Dann tägliche Reduzierung des Prednisons um 10 mg.

Eine *Dauertherapie* ist nur gerechtfertigt, wenn ohne dieselbe lebensbedrohliche Zustände auftreten. Dabei genügen im allgemeinen bei

größeren Kindern 5—10 mg Prednison täglich, bei Kleinkindern etwa die Hälfte. Bestehen Anzeichen einer Infektion, soll außerdem eine möglichst gezielte Chemo- oder Antibioticatherapie durchgeführt werden.

Mit diesem Therapieplan sollte es in der Mehrzahl der Fälle möglich sein, die anfänglich hohe Dosierung von Prednison vom 4. Tag an rasch zu reduzieren. Nur in hartnäckigen Fällen ist eine protrahierte Gabe und ein *langsames Ausschleichen* angezeigt. Dabei ist eine tägliche Dosierung von etwa 40 mg für weitere 4—7 Tage erforderlich; dann reduzieren auf 30 mg für 3 Tage, dann auf 20 und 15 mg für jeweils 3 Tage. Wenn kein Rückschlag auftritt, kann eine Erhaltungsdosis von 10 mg (tgl. 2mal 5 mg) vorsichtigt versucht werden. In manchen Fällen von Status asthmaticus ist eine kontinuierliche Steroidtherapie bis zu 4 Wochen erforderlich (Debes u. Engelhardt).

Dosierung bei einem akuten asthmatischen Anfall. Hierbei haben sich zwei Methoden bewährt:

Man gibt bei *größeren Kindern* eine orale Anfangsdosis von 15 mg Prednison, dann stündlich je 5 mg bis der Krampf aufhört. Dann genügen meist 10 mg alle 4 Std. Weitere Reduzierung auf alle 6 Std, wenn der Anfall als beendet angesehen werden kann. Bei dieser Methode können 60—120 mg Prednison in den ersten 24 Std verabfolgt werden. Bei *kleineren Kindern* etwa $^1/_2$—$^2/_3$ dieser Dosierung. In schweren Fällen ist die parenterale Applikation vorzuziehen.

Beim akuten Asthmaschub empfiehlt sich auch eine *Stoßtherapie,* beginnend mit 40 mg Prednison per os und pro die bei *größeren Kindern* und tägliche Reduzierung um 5 mg mit allmählichem Ausschleichen. Bei *kleineren Kindern* etwa $^1/_2$—$^2/_3$ dieser Dosierung.

Dosierung bei rezidivierenden schweren asthmatischen Anfällen, die nicht den Status asthmaticus erreichen.

Bei manchen Patienten, die an intermittierenden asthmatischen Anfällen leiden, kann man feststellen, daß diese Anfälle durch kontinuierliche niedrige Dosen der üblichen Medikamente nicht verhindert werden können. Es handelt sich dabei meist um ältere Kinder. Solche Patienten zeigen oft ein dauerndes Schnaufen und Keuchen, besonders bei und nach Infekten des Respirationstraktes. In solchen Fällen kann meist eine stoßweise Behandlung mit Steroiden oder ACTH die Attacke beenden. Dabei kann man nach folgendem Schema vorgehen, wobei im Einzelfall entsprechend modifiziert wird:

1. und 2. Tag:
    5 mg Prednison 4mal tgl. (= 20 mg p.d.)
3. und 4. Tag:
    5 mg Prednison 3mal tgl. (= 15 mg p.d.)
5. und 6. Tag:
    5 mg Prednison morgens und abends
        (= 10 mg p.d.)
7. und 8. Tag:
    5 mg Prednison abends (= 5 mg p.d.)

Behandlung mit Corticotropinen (ACTH). Wir wenden ACTH beim Asthma bronchiale nur in schweren Fällen und im Wechsel mit Cortison an. Es hat sich auch zur *Dauertherapie* bei Kindern mit schwerem chronischem und sonst unbeeinflußbarem Asthma bewährt (ARNOLDSON u. PIPKORN, WYSS).

Wahrscheinlich verdanken gewisse heroische Behandlungsmethoden des Bronchialasthmas, wie Elektro- und Insulinschock, Fieberkuren und Röntgenbestrahlungen, ihren Erfolg dem „Stress" mit nachfolgender Ausschüttung von ACTH und Cortison (WYSS).

Näheres siehe Kapitel „Hormone" (HELWIG) und „Bewährte Antiasthmatica".

Phenothiacine. Aus einer Reihe verwandter Stoffe mit ausgeprägter Antihistaminwirkung haben sich bei der Behandlung des Asthma bronchiale im Kindesalter Promethacin (Atosil, Phenergan), Chlorpromacin (Megaphen) und Promacin (Verophen) bewährt. Diese Mittel wirken psychisch dämpfend, spasmolytisch und antiallergisch. Sie werden sowohl beim Status asthmaticus als auch bei der chronischen Form des Asthma bronchiale mit Erfolg angewandt.

Gute Erfahrungen haben wir bei Kindern mit der Kombination Atosil + Megaphen oder Atosil + Verophen gemacht.

Atosil (Zus.: N-phenothiacinhydrochlor.). *Dos.:* Tagesdosis etwa 4 mg/kg Körpergewicht in 3—4 Einzelgaben. Atosiltropfen (1 Tr. = 1 mg), Atosil-Sirup (1 Teelöffel = 5 mg), Drag. zu 25 mg, Amp. zu 50 mg.

Chlorpromacin (Megaphen) und Promazin (Verophen). *Dos.* bei Asthma: Tagesdosis etwa 2—3 mg/kg Körpergewicht in 3—4 Einzelgaben. Tropfen (1 Tr. = 1 mg), Amp., Drag und Supp. Näheres siehe „Psychopharmaka" (HELWIG).

Neuraltherapeutica

Die neuraltherapeutischen Anschauungen (RICKER, VEIL, STURM, RATSCHOW u. a.) und die Lokalanaesthesie (SCHLEICH) führten zur Begründung der „Heilanaesthesie" und im erweiterten Sinne zur Einführung der „Neuraltherapie" (F. u. W. HUNEKE).

In manchen Fällen von therapieresistentem Asthma hat sich eine vorübergehende Ausschaltung der Erregbarkeit und Leitfähigkeit der Nerven durch Procain oder Impletol bewährt.

Neben der lokalen Anwendung des Impletols bedeutet die Einführung der intravenösen Applikation (HUNEKE) und der Grenzstrangblockade einen Fortschritt der Neuraltherapie. Diese Behandlungsart kommt jedoch nur gelegentlich bei größeren Kindern in Frage, bei welchen die üblichen Antiasthmatica nicht zum Erfolg geführt haben. Erfahrungen bei Kindern sind wenig bekannt.

Präparate: Impletol, äquimolekularer Wirkstoffkomplex aus Procain und Coffein in wäßriger Lösung. Gehalt an Procain 0,02 g in 1 ml, Gehalt an Coffein 0,014.
Dos.: Oberflächenbehandlung als intracutane (Quaddel) oder subcutane Injektionen mit 0,5 bis 2 ml eventuell in Verbindung mit intravenösen Injektionen; Injektionen an Ganglien und an den Grenzstrang in individueller Dosierung.
Depot-Impletol, äquimolekularer Wirkstoffkomplex aus Procain und Coffein in 3,42%iger viscöser Lösung. Protrahierte Wirkung. Lokale Anwendung, zur paravertebralen Injektion und zur Grenzstrangblockade.
Dos.: Lokal 0,5—2 ml, paravertebral 2—5 ml, zur Grenzstrangblockade 2—8 ml. Näheres siehe Gebrauchsvorschrift.

Sekretolytica und Expectorantia. Zur Verflüssigung des zähen Bronchialsekrets dienen besonders Kalium jodatum, Guajakol (Monomethyläther des Brenzkatechins) und Ammoniumchlorid. Sie finden in vielen Kombinationspräparaten Verwendung.

Günstig wirkt auch Tacholiquin mittels Aerosol-Inhalation.

Als einfaches und doch gut wirksames Mittel bei zäher Bronchitis im Kleinkindes- und Säuglingsalter hat sich *Atumin* als Suppositorium erwiesen. *Dos.:* Bei jüngeren Säugl. 2mal 1 Supp. pro inf., bei älteren Säugl. und Kleink. 3mal 1 Supp., einige Zeit vor den Mahlzeiten; hält 3—5 Std an.

Auch leistet das Kombinationsmittel Felsolyn als Suppositorium gute Dienste.

Injektionen etwa von Latibon sind in seltenen Fällen notwendig. *Dos.:* 2mal tgl. 0,5 ml, bei jungen Säugl. 2mal 0,3 ml intraglutäal oder als Zusatz zur i.v. Dauerinfusion.

Antipyretica, Analgetica, Sedativa und Hypnotica sind als Adjuvantien in vielen Asthmamitteln enthalten.

Desensibilisierende und umstimmende Methoden. Ist das auslösende Allergen bekannt, läßt sich aber nicht dauernd ausschalten, so kann eine spezifische Desensibilisierung durch subcutane Injektionen des Allergens in kleinsten Dosen versucht werden.

In den meisten Fällen besteht jedoch eine Überempfindlichkeit gegen multiple Antigene. Hierbei kann gelegentlich eine *unspezifische* Desensibilisierung zum Erfolg führen. Zur Anwendung kommen wiederholte Injektionskuren mit Eigenblut, Schwefelöl, Milch und Proteinkörpern.

Ein vielfach auch bei älteren Kindern bewährtes Mittel dieser Gruppe ist Paspat, eine Antigenmischung aus verschiedenen Extraktstoffen abgetöteter Bacillen, auch Tuberkelbakterien, mit Ephedrin. Zwei Anwendungsformen: zur intracutanen Injektion und zur Scarifikation. Eine Kur umfaßt 5—10 Einzelbehandlungen. Sie ist kontraindiziert bei tuberkulösen Erkrankungen und bei tuberkulinpositiven Kindern vor dem 8. Lebensjahr.

Bewährte Antiasthmatica

Präparate, die vorwiegend Sympathicomimetica und Spasmolytica enthalten

Asthma-6-Anfallstabletten (Zus. 1 Tbl.: Ephedrin 0,02 g, Aminophenazon 0,08 g, Theophyllin 0,05 g, Äthylpapaverin 0,01 g, Belladonnaextrakt 0,01 g, Khellin 0,002 g, Coffein 0,03 g). *Dos.:* Schulk. $^1/_2$—1 ($1^1/_2$) Tbl., Kleink. Asthma-6 flüssig sine Coffein: 3mal tgl. $^1/_2$ Teelöffel. Nicht für Säugl.

Asthma-Frenon-Tropfen (Zus. in 1 g: Coffein-Guajacolglycerinat 105,5 mg, Monobenzylophthalat 70,5 mg, Phenyl-dimethylpyrazolon 200 mg, Kal. rhodan. 25 mg, Ephedrin. hydrochl. 15 mg, Ol. äth.). *Dos.:* Schulk. 3—4mal tgl. 10 Tropfen auf Würfelzucker, langsam im Mund zergehen lassen, Kleink. 3—4mal 5—6 Tropfen. Nicht für Säugl.

Asthmaspirol (Zus.: Nor-Adrenalin 0,004 g, Phenyläthylessigsäurediäthylaminoäthylester-HCl 2g, Oxypropyl-theophyllin 5g, Ephedrinhydrochlorid 0,5 g, Inspirol 2 g, wäßriges Lösungsmittel ad 100 g). *Dos.:* Schulk. mehrmals tgl. 5—10 min inhalieren mit Handinhalator, 1—2mal tgl. 1 bis 2 ml inhalieren mit Aerosolgerät. Für Kleink. und Säugl. *nicht* geeignet.

Asthmolysin-Tabletten (Zus.: Ephedrinhydrochlor. 0,012 g, Dihydroxypropyltheophyllin 0,024 g, Coffein 0,05 g, Acid. phenyläthylbarbituricum 0,03 g). *Dos.:* Schulk. 3mal tgl. $^1/_2$ Tbl., Kleink. 3mal $^1/_4$ Tbl. nach den Mahlzeiten.

Asthmolysin-Supp. für Kinder (Dihydroxypropyltheophyllin 0,2 g). *Dos.:* Säugl. 1—2mal tgl. $^1/_2$, Kleink. 2—3 Zäpfchen tgl.

Asthmolysine-Kapseln (Zus.: Hydroxypropyltheophyllin 150 mg, Ephedrinhydrochlorid 20 mg, Phenyläthylbarbitursäure 20 mg, Dimethyl-aminophenazon 50 mg und Phenazetin 50 mg). Für Kinder vom 12. Lebensjahr an geeignet. Im Anfall 1 Kapsel mit etwas Flüssigkeit.

Frenon-Elixir (Coffeinguajacolglycerinat, Phenyldimethylpyrazolon, Kal. rhodan., Ephedrin. hydrochlor., Monobenzylophthal. sol., Ol. aetherea, Sir. pect. spec.). *Dos.:* Kinder je nach Alter 3—6mal tgl. $^1/_2$—1 Teelöffel.

Taumasthman (Zus. 1 Tbl.: Dimethylaminophenazon 100 mg, Theophyllin 25 mg, Coffein 50 mg, Ephedrin 25 mg, Atrop. methylobrom. 0,085 mg, Acid. agaric. 0,05 mg). *Dos.:* Schulk. bei Auftreten eines Anfalls 1 Tbl., zur Vorbeugung $^1/_2$ Tbl. tgl. Supp. für Kinder (Zus.: Dimethylaminophenazon 15 mg, Theophyllin 15 mg, Coffein 25 mg, Ephedrin 15 mg, Atropin 0,05 mg). Bei Auftreten eines Anfalls 1 Zäpfchen für größere Kinder, $^1/_2$ Zäpfchen für Kleink.

Präparate ohne Sympathicomimetica

Brondilat (Zus.: Dimethylamino-diphenyläthan-hydrochlorid 0,02 g, Dimethylamino-phenyl-tolyl-propan-hydrochlorid 0,02 g, Calcium gluconicum 1 g, Aqua bidest. ad 10 ml). *Dos.:* bei größeren Kindern tgl. 1 Amp. langsam i.v. über 2—4 Wochen. Brondiletten. *Dos.:* Kleink. tgl. 3mal 1, Kinder bis zu 8 Jahren 4mal 1, über 8 Jahre 5—6mal 1 Br.

Perphyllon. Amp. mit 2 ml (Zus.: Oxyäthyltheophyllin 110 mg, Papaverinhydrochlorid 30 mg, Atropinmethylnitrat 0,3 mg, Phenyläthylbarbitursäure 7,5 mg, Phenyldimethylpyrazolon 240 mg). *Dos.:* Schulk. 2—3 ml pro dosi, maximal 6 ml pro die, i.v. langsam injizieren (1 ml pro min) oder i.m. (nicht s.c.), Kleink. 1—2 ml pro dosi, maximal 4 ml pro die. Kinderzäpfchen (Zus.: Oxyäthyltheophyllin 22 mg, Papaverin-HCl 20 mg, Atropinmethylnitrat 0,15 mg, Phenyläthylbarbitursäure 20 mg). *Dos.:* Säugl. 1—2mal, Kleink. 2—3mal tgl. 1 Zäpfchen. Tbl., *Dos.:* Schulk. 1—2 Tbl. tgl., Kleink. 3mal $^1/_2$ Tbl. tgl.

Eupaco-Supp. für Kinder (Zus.: Eupaverin 0,03 g, Pseudotropinbenzylsäureester-HCl 0,00025 g, Dimethylaminophenazon 0,15 g, Luminal 0,015 g. *Dos.:* Je nach Alter 1—3 Zäpfchen tgl.

Trisan-Hommel (Zus.: Kalium jod. 0,351 g, Chloral. hydr. 0,41 g, Natr. diäthylbarbitur. 0,0121 g, Extr. Condurango fld. 0,049 g, Extr. Succ. liquiritiae dep. 0,049 g im Kaffeelöffel. *Dos.:* Schulk. 1—2 Kaffeelöffel, Kleink. 2mal $^1/_2$ Kaffeelöffel in Milch, Wasser oder Tee pro die.

*Präparate mit Adrenalin
und Hypophysenhinterlappenhormon*

Asthmolysin zur Injektion (Zus.: wäßrige Lösung von 0,8 mg Adrenalin und 0,03 IE Hypophysenhinterlappen-Extrakt in 1 ml. *Dos.:* Kinder von 3 Monaten bis 3 Jahren ¹/₄ Amp., im Alter von 3—8 Jahren ¹/₂ Amp., im Alter von 8 bis 14 Jahren ³/₄ Amp. je Injektion.

Asthmolysin zum Inhalieren [Lösung von Adrenalin (4 mg) und Hypophysenhinterlappen-Extrakt (0,03 iE) in glycerinhaltigem Wasser]; *Dos.:* Bei den ersten Anzeichen des drohenden Anfalles inhalieren bis die Atmung frei ist. Als Aerosol genügen 4—5 Tropfen auf 1 ml Wasser.

Depot-Asthmolysin (ölige Lösung von 1 mg Adrenalin und 0,04 IE Hypophysenhinterlappen-Extrakt in 1 ml). *Dos.:* Im Stat. asthmaticus wird bei Kindern zunächst der Anfall durch eine s.c. Injektion (¹/₂ Amp.) des wäßrigen Asthmolysin kupiert und durch eine zusätzliche i.m. Injektion einer ¹/₂ Amp. Depot-Asthmolysin eine erhebliche Ausdehnung der anfallfreien Intervalle erzielt.

Nor-Asthmolysin (wäßrige Lösung von 0,8 mg Nor-Adrenalin und 0,03 IE Hypophysenhinterlappen-Extrakt).

Depot-Nor-Asthmolysin (ölige Lösung von 3 mg Nor-Adrenalin und 0,06 IE Hypophysenhinterlappen-Extrakt in 1 ml).

Prednisonhaltige Präparate

Afran (Zus.: Prednison 1,5 mg, Diphenylpiperidinopropan-HCl 10 mg, Suprifen 5 mg, Pyramidon 100 g, Coffein 50 mg in 1 Drag.). *Dos.:* Schulk. 2mal tgl. 2 Drag., Erhaltungsdosis 1 bis 2 Drag. tgl., Kleink. 3mal tgl. 1 Drag., Erhaltungsdosis 1 Drag. tgl.

Asthma-Frenon c. Prednisolon zur i.v. Injektion (Zus.: Prednisolon 10 mg, Aethanolamin. khellinocarbonic. 56 mg, β-Oxypropyltheophyllin 120 mg, Papaverin. hydrochlor. 2,5 mg, Pentamethylentetrazol 10 mg, Guajacolglycerinäthercarbamat 20 mg, Calc. cyclohexenylaethylbarbitur. 6 mg in 5 ml). *Dos.:* je nach Schwere des Falles und nach Alter des Kindes individuell zu dosieren. Im Stat. und Substat. asthmaticus: Kleink. 1—3mal tgl. ¹/₃ Amp. langsam i.v., Schulk. 1—3mal tgl. ¹/₂—³/₄ Amp.

Asthma-Frenon c. Prednisolon-Tropfen (Zus.: Coffein-Guajacolglycerinat. 105,5 mg, Diaethanolamin. monobenzylophthalat. 70,5 mg, Phenyldimethylpyrazolon. 200 mg, Kal. rhodanat. 25 mg, Ephedrin. hydrochlor. 15 mg, Khellin 10 mg, Papaverin. hydrochlor. 5 mg, Prednisolon 2,5 mg, Dioxypropyltheophyllin 3 mg, Camphora 2 mg, Eucalyptol. 4 mg, Menthol 4 mg in 1 g. *Dos.:* Kinder pro Lebensjahr 1 Tropfen auf Würfelzucker 3—4mal tgl.

Asthma-Frenon c. Prednisolon-Suppositorien (Zus.: Prednisolon 5 mg, Khellin 40 mg, β-Oxypropyltheophyllin 120 mg, Pentamethylentetrazol 20 mg, Papaverin. 10 mg, Guajacolglycerinäthercarbamat 50 mg, Calc. cyclohexenylaethyl-

barbitur. 25 mg in 1 Supp.). *Dos.:* Säugl. 3mal ¹/₄—¹/₃ Supp., Kleink. 3mal ¹/₂ Supp., Schulk. 2mal 1 Supp.

Cortidasmyl (Zus.: Prednison 1,5 mg, Ephedrin 10 mg, Theophyllin 80 mg, Phenyläthylbarbitursäure 10 mg in 1 Tbl.).

Corti-Vitenur (Prednison, Theophyllin, Ephedrin, Phenobarbit.).

Predasmal (Zus.: Prednison 1 mg, Theophyllin 100 mg, Ephedrin 20 mg, Barbiturate 15 mg, Androstendiol 5 mg in 1 Tbl.).

Präparate mit Antihistaminica

Benadryl-Expectorans (Zus.: Benadrylhydrochlorid (= Diphenhydraminhydrochlorid), Ammoniumchlorid, Natriumcitrat, Chloroform, Menthol, Benzolsäuresulfimid-Natr., Alkohol, Sirup). *Dos.:* Vorzugsweise bei spastischer und asthmatiformer Bronchitis: Kleinkinder tgl. 4mal ¹/₂ Teelöffel, Schulkinder tgl. 4mal 1 Teelöffel.

Dabylen-Asthma-Tabletten-Pulver (Zus.: 1 Tablette/1 Pulver: Dabylen (= Benadryl) 25 mg, Ephedrin 25 mg, Coffein 20 mg, Aminophenazon 200 mg). *Dos.:* Kleinkinder tgl. 3mal ¹/₂ Tbl./Pulver, Schulkinder tgl. 3mal 1 Tbl./Pulver.

Gambaran (Zus.: 1 Drag., 1 Kapsel, 1 Amp.: Ephedrin hydrochlor. 0,015 g, Diäthylaminoäthyl-Theophyll. 0,1 g, Avacan 0,02 g, Systral 0,02, Dimethylaminphenazon 0,1 g). *Dos.:* Für Schulkinder 2—3 mal tgl. 1 Drag. oder 1 Amp. i.m.; in schweren Fällen ¹/₂—1 Amp. langsam i.v.

Sandosten + Calcium-Sandoz. (Zus.: 1 Amp. zu 10 ml: Ca-gluconolactobionat 1,375 g, Sandosten (= Thenalidin = Methylamino-N-phenyl-N-thenyl-piperidin als Tartrat) 0,050 g; 1 Tbl.: Ca-Lactatgluconat 0,850 g, Sandosten 0,025 g). *Dos.:* Im akuten Asthmaanfall Schulkinder 1- bis 3mal tgl. 5 ml i.v. für 3—5 Tage. Protrahierte Therapie: Kleinkinder tgl. 3mal ¹/₂ Tbl., Kinder von 5—10 Jahren tgl. 3mal 1 Tbl., ab 11 Jahren 3mal 2 Tbl. tgl., eventuell kombiniert mit Injektionen.

Präparate mit pflanzlichen Extrakten

Antiasthmaticum vegetabile Nattermann (Zus.: Cort. Quebracho 4 g, Herb. Ephedr. 9 g, Herb. Grindel. 4 g, Herb. Spart. scopar. 10 g, Herb. Thymi 18 g, Herb. Equiseti 7 g, Fol. Farfar 13 g, Fol. Menth. 6 g, Fol. Eucalypt. 4 g, Fruct. Anisi 7 g, Fruct. Foeniculi 4 g, Rad. Liquirit. 13 g, Saponin. 0,3 g, Ephedrin. hydrochloric. 0,3 g, Menthol. 0,25 g, Eucalyptol. 0,5 g, Extr. Cimicifugae sicc. 0,05 g, Extr. Primulae sicc. 0,05 g, Extr. Grindeliae sicc. 0,15 g, Extr. Quebracho sicc. 0,15 g). Standardisierter Ephedringehalt 0,4 g. *Dos.:* Kleink. 2—3mal tgl. 1 Teelöffel auf eine Tasse heißen Wassers.

Michalon, Tropfen und Drag. (Zus.: Curare 2 mg, Extr. Ammi visnagae 20 g, Extr. Ignatiae 10 mg, Extr. Scillae 3,3 g, Extr. Ephedrae 0,1 g in 1 Drag. oder 10 Tropfen). *Dos.:* Kinder pro Lebensjahr 1 Tropfen 2mal tgl.

Literatur

ARNOLDSON, H., u. U. PIPKORN: Therapeutisch-klinische Erfahrungen mit ACTH bei verschiedenen allergischen Krankheitsbildern. Schweiz. med. Wschr. **83**, 10 (1953).

BAMBERGER, H. v.: Über Asthma nervosum. Würzburg. med. Z. **6**, 113 (1865).

BEAKEY, J. F., E. BRESNICK, L. LEVINSON and M. S. SEGAL: Evaluation of therapeutic substances employed for the relief of bronchospasm. III. Anticholinergic Agents. Ann. Allergy **7**, 113 (1949).

BERGER, W., u. K. HANSEN: Allergie. Leipzig: Georg Thieme 1940.

BIERMANN, G.: Beitrag zum Asthmaproblem. Medizinische **1953**, 37, 39.

BULBRING, E., and J. H. BURN: Brit. J. Pharmacol. **4**, 245 (1949).

DERBES, V. J., and H. T. ENGELHARDT: The treatment of bronchial asthma. London: J. B. Lippincott Company 1946.

FANCONI, G., u. A. WALLGREN: Lehrbuch der Pädiatrie, 6. Aufl. Basel: Benno Schwabe & Co. 1961.

FEER, E., u. H. KLEINSCHMIDT: Lehrbuch der Kinderheilkunde, 20. Aufl. Stuttgart: Gustav Fischer 1962.

GEBHARDT, H.: Grundriß der Pharmakologie und Toxikologie. München: Müller & Steinicke 1951.

HAYEK, H. v.: Über flimmertragendes und sezernierendes Bronchialepithel und die Einwirkung von Aleudrin. Naunyn-Schmiedeberg's Arch. exp. Path. Pharmak. **214**, 269 (1952).

— Die menschliche Lunge. Berlin-Göttingen-Heidelberg: Springer 1953.

HELWIG, B.: Moderne Arzneimittel. Stuttgart: Wiss. Verlagsges. 1961.

HUSLER, J.: LUST-PFAUNDLER-HUSLER, Krankheiten des Kindesalters, 21. Aufl. München u. Berlin: Urban & Schwarzenberg 1959.

KIRSCHNER, U., C. McGOODALL and S. ROSEN: J. Pharmacol. exp. Ther. **127**, 1 (1959).

KUSCHINSKY, G.: Taschenbuch der modernen Arzneibehandlung. Stuttgart: Georg Thieme 1956.

LAUTENSCHLÄGER, C. L.: 50 Jahre Arzneimittelforschung. Stuttgart: Georg Thieme 1955.

MAI, H.: Therapie des Bronchial-Asthma im Kindesalter. Pädiat. Prax. **1**, 528 (1962).

RAMSER, O.: Über den Wirkungsgrad verschiedener Broncholytika bei Asthma bronchiale. Helv. med. Acta **20**, 86 (1953).

RIVA, G., u. R. PROBST: Der Tod an Asthma bronchiale. Schweiz. med. Wschr. **80**, 1325 (1950).

SIEGL, J.: Therapie der Kinderkrankheiten. Wien: Wilhelm Maudrich 1953.

SOULAS, A., u. P. MOUNIER-KUHN: Bronchologie. Paris: Masson & Cie. 1949.

STUCKI, H.: Die Bedeutung des Aleudrintestes in der Diagnose des Asthma bronchiale. Diss. Bern 1950.

WALDBOTT, G. L.: Results of bronchoscopic therapy in asthma. Progress in allergy. Basel and New York: S. Karger 1949.

WYSS, F.: Asthma bronchiale. Stuttgart: Georg Thieme 1955. Ausführliche Literatur.

— E. LOPEZ-BOTET u. F. SCHMID: Untersuchungen über die Ursache der asthmatischen Dyspnoe. Helv. med. Acta **18**, 537 (1951).

— u. F. SCHMID: Beruht die bronchialasthmatische Dyspnoe auf einer Bronchialstenose? Schweiz. med. Wschr. **81**, 916 (1951).

—, u. H. STUCKI: Die Bedeutung des Aleudrintestes in der Diagnose des Asthma bronchiale. Helv. med. Acta **16**, 138 (1949).

—, u. W. WILBRANDT: Die quantitative pneumometrische Beurteilung asthmatischer Zustände und ihre pharmako-therapeutische Beeinflussung. Helv. med. Acta **12**, 819 (1945).

Expektorantien

Von **H. Gött**, Bad Kreuznach

Im Kindesalter sind die perakuten und chronischen Entzündungszustände der tieferen Atemwege die häufigste Ursache für gestörte und mangelhafte Selbstreinigung der Lunge und damit die Indikation für expektorationsfördernde Maßnahmen.

Man kann die unzureichende Bronchialdrainage auf mechanischem, physikalischem und chemischem Wege fördern und wiederherstellen. Die mechanischen Methoden wie Lagerung, Absaugung und künstliche Beatmung werden an anderer Stelle besprochen. Die vorwiegend physikalisch wirkenden Mittel und Maßnahmen stellen ein mindestens ebenso

wirksames Prinzip dar wie die vermutlich chemisch und pharmakodynamisch wirkenden „klassischen" Expektorantien.

Expectorantia sind Pharmaka, die innerhalb des Bronchialsystemes die Schleimsekretion und -verflüssigung anregen und zugleich den Sekretabtransport erleichtern. Die mangelhafte Bronchialdrainage kann nach FRIEBEL theoretisch durch verschiedene Wirkungsmechanismen gebessert werden:

1. Förderung der Transportleistung (Husten, Flimmerepithel, Bronchiallumen).

2. Vermehrte Produktion dünnflüssigen Bronchialsekretes, wodurch zähe oder ein-

getrocknete Sekretrückstände aufgeweicht, abgehoben und abtransportiert werden können.

3. Anregung zur Flüssigkeitssekretion aus anderen Quellen, z. B. aus dem Alveolarbereich oder drüsenlosen kleinsten Bronchien.

4. Aufweichende Verflüssigung oder enzymatische Lyse des zähen Sekretes mittels oberflächenaktiver oder sekretverdauender Substanzen.

Die lebenswichtige Bedeutung des *Sekrettransportes* wird bei allen Zuständen evident, wo die Hustenreflexe ausgeschaltet sind oder das Husten unmöglich ist. Ersteres z. B. bei tiefer Bewußtlosigkeit und Narkose, bei der lebensschwachen Mangelgeburt, bei zentralen Atemstörungen; letzteres bei Lähmung der peripheren Atemmuskulatur, der Bauch- und Kehlkopfmuskeln, bei Adynamie z. B. infolge einer Hypokaliämie.

Über die Art des Sekrettransportes bestehen noch Unklarheiten, insbesondere über den Anteil aktiver (rhythmische Bewegungen der Cilien; fragliche „Bronchialperistaltik") und passiver (pumpenähnlicher Effekt der Atmung auf das Bronchiallumen) Mechanismen. Nach FRIEBEL u. a. wird die oralwärts gerichtete Sekretströmung hauptsächlich vom Flimmerepithel bewirkt, sofern nicht pathologische Viscositätssteigerung die Cilientätigkeit erfolglos macht; es soll sich dabei um zellständige, nicht nerval organisierte Kinesen handeln, die nach GORDONOFF medikamentös nicht aktiviert werden können, durch Cocain nicht gelähmt werden (LOMMEL; KORDIK, BÜLBRING und BURN). Der den Cilien aufgelagerte Schleimteppich erneuert sich kontinuierlich alle 1—2 Std (BARCLAY, FRANKLIN und BACBETH). OSWALD sowie BICKERMAN schätzen, daß unter normalen Verhältnissen in 24 Std etwa 150—600 ml Bronchialsekret zur Trachea und von dort in den Oesophagus geschafft werden.

Die zuverlässige Bestimmung der Menge, chemischen Zusammensetzung und physikalischen Struktur der *Bronchialsekrete* ist deshalb so problematisch, weil jeder diagnostische Eingriff örtliche und allgemeine Irritationen und Veränderungen setzt und weil auf das in Trachea und Larynx gewonnene Endprodukt Rückresorption und Verdunstung eingewirkt haben können! Die schützende und infektionsabwehrende Wirkung der Sekretdecke dürfte im wesentlichen darauf beruhen, daß sie kontinuierlich die Luftwege von Zelldetritus, eingeatmeten Staubteilchen, Bakterien und anderen Bestandteilen des Luftplanktons[1] reinigt. Antibakterielle Eigenschaften des

---

[1] Das Ausmaß dieser Eliminationsleistung ist daran zu ermessen, daß der erwachsene Mensch in 24 Std etwa 10 m³ Luft ein- und ausatmet. „Diese Luft wiegt 13 kg. Mengenmäßig übertrifft also die dem Körper zugeführte Luft bei weitem das Gewicht der mit der Nahrung aufgenommenen festen und flüssigen Substanzen" (NÜCKEL).

Bronchialsekretes konnten von LINTON nicht nachgewiesen werden.

Eine pathologische Veränderung des Bronchialsekretes, *Dyskrinie*, ist nach unserem derzeitigen Wissen nicht durch chemische Änderung der Mucopolysaccharide bedingt, sondern durch deren physikalischen Strukturwandel, der sich auf die Viscosität auswirkt. Die Frage, ob bei der Dyskrinie außerdem auch spezifische Stoffe neu hinzukommen, kann wegen der oben erwähnten methodischen Problematik nur schwer beantwortet werden (FRIEBEL).

Nach diesen kurzen Vorbemerkungen zu Bronchialsekretion und Sekrettransport wird verständlich, daß Pharmakologe und Arzt erhebliche Schwierigkeiten bei der exakten und kritischen Beurteilung der „Hustenmittel" im allgemeinen und der „Expektorantien" im besonderen haben. Im empirischen und klinischen Bereich wird meist ungenügend unterschieden zwischen den

1. zentral wirkenden *Antitussiva*,

2. den Lumen erweiternden *Bronchospasmolytica* und

3. den sehr komplexen sekretmobilisierenden *Expectorantia*.

Die große Zahl der in Vergessenheit geratenen, der gängigen und der als Novitäten angepriesenen Kombinationspräparate beweist dies hinlänglich!

Schätzungsweise bei vier Fünftel aller hustenden Kinder ist indessen die auslösende Störung nicht im Lungen- und Bronchialbereich, sondern im Rachen-, Ohr- und Larynxbereich lokalisiert.

Diese weitaus häufigste Gruppe des „*Rachenreizhustens*" ist dadurch gekennzeichnet, daß Dyspnoe, Tachypnoe und andere Veränderungen der Atmung ebenso fehlen wie die typischen pathologischen Auskultationsphänomene. Die große Beliebtheit der Sirup und Pflanzenschleim enthaltenden Mittel dürfte ausschließlich auf ihrer reizmildernden schleimhautfreundlichen Beschaffenheit beruhen.

Schließlich spielen beim Kind wie beim Erwachsenen „Magie und Zauber" (JORES) eine große Rolle, die auch den Hustenmitteln seit jeher zugute kommt: Der aparte Geruch und Geschmack der ätherischen Öle und der Teerprodukte, die Herkunft aus fernen Ländern oder obskuren Drogen, die Farbe und bilderreiche Verpackung der Mixturen wirken vornehmlich auf den Laien, die Verbalsuggestion wohlklingender antikisierter Präparatentitel wirkt zusätzlich auch auf den Arzt. Schließlich vermitteln Rezeptur, Gang zur Apotheke und „Einreibungen über den Bronchien" dem Patienten und dem Therapeuten das erleichternde Bewußtsein, aktiv geworden zu

sein, indem „etwas dagegen unternommen"
wurde! So ist eine gewisse Skepsis gegenüber der
pharmakodynamischen Wirksamkeit aller Hustenmittel durchaus berechtigt und angezeigt.
Auch aus der Sicht des Pharmakologen kommen
FRIEBEL sowie SIMON und HARMON zu dem Ergebnis: „Im ganzen ist die wissenschaftliche
Basis der expektorationsfördernden Arzneitherapie noch schmal."

Weil schon beim physiologischen Expektorationsvorgang verschiedene Mechanismen zu-
sammenspielen, die bei den differierenden pathologischen Gegebenheiten möglicherweise
eine ganz andere, zur Zeit noch nicht bekannte
Akzentuierung erhalten, ist eine ätiotrope Einteilung der Expektorantien heute noch nicht
möglich. EICHHOLTZ unterscheidet *schleim-
treibende* und *entzündungserregende* Expektorantien.

Zu den schleimtreibenden rechnet er Salmiak, die alkaloid- und saponinhaltigen Drogen
sowie die peroral aufgenommenen bicarbonat-
haltigen Quellsalze;

unter die entzündungserregenden Mittel
reiht er die Kreosotgruppe, Terpentine und
andere ätherische Öle sowie inhalierte Mineralsalze ein.

Diese Einteilung entspricht der allgemeinen
Erfahrung, die den *schleimlösenden* Mitteln die
sekretionsvermindernden gegenüberstellt, wobei
letztere zum Teil durch „heilsame Entzündung" die chronifizierte Dyskrinie beheben
sollen. So weist auch HOFF mit Recht darauf
hin, daß die Anwendung entzündungserregen-
der Stoffe wie auch Inhalationen mit ätherischen Ölen bei akuten bronchitischen Zuständen oder Trachealkatarrhen als zusätzlicher
Reiz schädlich sein können.

Unsere anschließende Besprechung der einzelnen Expektorantien folgt diesem Ordnungsprinzip, ohne seine Gültigkeit uneingeschränkt
anzuerkennen; ebensowenig kann die Aufstellung
Anspruch auf Vollständigkeit erheben, sondern
nur den heute gebräuchlichen Arzneischatz[1]
wiedergeben.

Mineralsalze

Das *Ammonium chloratum* (Ammoniumchlorid, Salmiak, NH_4Cl) ist auch heute noch
beliebt. EICHHOLTZ erklärt seine expektorationsfördernde Wirkung mit der Reizung der
Magenschleimhaut, mit der Ausscheidung durch

___
[1] Rezepturen oder Präparate, die anerkannte
Antitussiva oder Bronchospasmolytica in wirksamen Mengen enthalten, sind hier nicht aufgeführt.

die Bronchialschleimhaut und mit der Verschiebung zur acidotischen Stoffwechsellage.
Jedoch können neuerdings manche Autoren
keine gesicherten Erfolge bei diesem Stoff nachweisen (ALSTEAD; ROSE; ELMES).

Nebenwirkungen. Bei längerer Verabreichung besteht Gefahr der Säurevergiftung.

Kontraindikation. In allen Fällen von
Cyanose, Schock, Dehydration oder Acidose.

Unter weiteren Mineralsalzen wie Carbona-
ten, Citraten, Tartraten und Acetaten finden besonders die Jodide Verwendung; in der Pädiatrie sind alle, auch das Kaliumjodid, entbehrlich, zumal die *Jodverbindungen* zu unangenehmen Nebenwirkungen (Rhinitis, Pseudokrupp)
und allergischen Reaktionen führen können.

Präparate. *Liquor Ammonii anisatus* (DAB 6)
besteht aus 5 Teilen Ammoniakflüssigkeit (enthält 10% Ammoniak), 1 Teil Anisöl und 24 Teilen Weingeist. Verwendung: Häufig in Kombinationspräparaten, aber auch allein als Tropfen. Dosierung: 3—4stündlich in Milch, Säuglinge 2—3, Kleinkinder 4—7, Schulkinder
8—15 gtt.

Mixtura solvens DRF (Ammonii chlorati,
Succi Liquiritiae depur. ãã 5,0, Aquae destill.
ad 200,0). Dosierung: 3stündlich in Tee oder
Milch, Kleinkinder 1, Schulkinder 2 Teelöffel.

Fertigpräparate: *Compretten Mixtura solvens*
„MBK". Z: Ammon. chlorat. 0,18, Succ. Liqui-
rit. 0,12, Acid. benz. 0,008, Camphora 0,004, Ol.
Anisi 0,002.

Unter den sirupösen Hustenmitteln enthält
Benadryl-Expectorans 2,0 Ammoniumchlorid auf
100,0 also eine der Mixtura solvens nahekom-
mende Konzentration.

Von den *mineralhaltigen Quellwässern* haben
besonders die *Natrium-Chlorid*, *Natrium-Hydro-
gencarbonat* und *Schwefel* enthaltenden Brun-
nen eine günstige Wirkung auf die Expektora-
tionsvorgänge. Einen erschöpfenden Überblick
über die vielfältigen physikochemischen Faktoren und balneologischen Fragestellungen im
Zusammenhang mit der Anwendung mineral-
salzhaltiger Lösungen vermittelt das von AME-
LUNG und Evers herausgegebene Handbuch der
Bäder- und Klimaheilkunde. — Während die
natürliche oder künstliche Inhalationsbehandlung vorwiegend bei hartnäckigen und chronischen Bronchialerkrankungen unbestrittene
Erfolge zeigt, ist die perorale Verabfolgung der
anorganischen Salzverbindungen mehr bei den
akuten Katarrhen der oberen Luftwege gebräuchlich.

Präparate. *Emser Kränchen* (natürlicher Natrium-Hydrogencarbonat-Chlorid-Säuerling). Dosierung: Je nach Alter 50—150 ml mehrmals täglich zwischen den Mahlzeiten.

Emser Salz echt (durch Eindampfen des Emser Wassers hergestellt). Dosierung: $^1/_2$—1 Teelöffel in Sirup, Honig oder Milch mehrmals täglich.

Emser Pastillen echt (mit/ohne Mentholzusatz). Enthalten 0,14 Emser Salz und Zucker. Dosierung: Mehrmals täglich 1 Pastille langsam im Mund zergehen lassen oder 5—10 in heißem Wasser aufgelöste Pastillen schluckweise trinken.

Künstliches Emser Salz STADA (Zusammensetzung: Kal. jodat. 0,0006%, Natr. bromat. 0,0104%, Natr. phosph. 0,048%, Lithium carb. 0,087%, Natr. sulf. 0,9%, Kalium sulf. 1,32%, Natr. chlorat. 27,0%, Natr. bicarb. 70,634%). Dosierung: wie Emser Salz echt.

Sodener Quellsalz, natürlich (durch Eindampfen gewonnen). Dosierung: wie Emser Salz echt.

Sodener Mineralpastillen, echte. Enthalten 0,082 Sodener Quellsalz und 0,994 Zucker. Dosierung: wie Emser Pastillen.

Künstliches Sodener Salz (DAB 6, Ergänzungsband). Zusammensetzung in Teilen: Natriumbromid 0,1, Lithiumchlorid 1, Kaliumsulfat 4, Kaliumchlorid 12, Natriumbicarbonat 20, Natriumchlorid 342. Dosierung: wie Emser Salz echt.

Alkaloidhaltige Drogen

Radix Ipecacuanhae, die Droge der brasilianischen Pflanze, enthält etwa 0,5—1,5% Emetin und 0,5% Cephaelin. Die Brechwurzel war ursprünglich ein Antidot gegen Ruhr. Die expektorationsfördernde und viscositätsmindernde Wirkung des Emetins ist umstritten (FRIEBEL).

Nebenwirkung. Bei empfindlichen Kindern kann die brechreizerregende Hauptwirkung sehr unangenehm werden. Ferner besteht infolge der langsamen Ausscheidung die Gefahr der Kumulation (POULSSON; EICHHOLTZ).

Kontraindikation. Säuglings- und Kleinkindalter. Bei älteren Kindern: Pertussis und andere brechreizsteigernde Zustände; Dehydration; Nierenerkrankungen; Ausscheidungsinsuffizienz. — *Wir halten die Droge und die entsprechenden Fertigpräparate in der Kinderpraxis für entbehrlich!*

Präparate. *Tinctura Ipecacuanhae* (DAB 6. P.I.) enthält: Grob gepulverte Brechwurzel 1 Teil, verdünnter Weingeist 10 Teile. Infus. Rad. Ipecacuanhae zersetzt sich leicht.

Mixt. Ipec. DRF (Tinct. Ipecacuanhae 5,0, Sir. Foeniculi 50,0, Aquae dest. ad 200,0). Vor dem Gebrauch zu schütteln. Dosierung: Ältere Kinder 2—3stündlich 5—10 ml in Milch oder Saft.

Fertigpräparate: *Ipecysat Bürger* (Frischpflanzenzellsaft aus Radix Ipec. 1 ml enthält 0,001 Emetin). Dosierung: Ältere Kinder 3 bis 4mal 10—20 Tropfen. *Ipesum* (Infus. Ipecac. conc., Alkaloidgehalt (Emetin + Cephaelin) 0,01, Liqu. Amm. anis. ad 10,0). Dosierung: wie bei Ipecysat Bürger.

Die übrigen Emetin enthaltenden Handelspräparate kombinieren diese Droge unter anderem noch mit Codein (Compretten Expectorans compositum „MBK"), mit Ephedrin (Ipalat-Sirup, Tussedat-Pastillen und -Tropfen), mit Ephedrin, Narcotin und Papaverin (Dicton-Sirup) oder schließlich mit Ephedrin, Narcotin, Papaverin und Codein (Ipesandrin „Sandoz").

Glykosid- und saponinhaltige Drogen

Radix Senegae, Rad. Liquiritiae, Rad. Primulae und *Cortex Quillaiae* u. a. Drogen bewirken vermutlich ähnlich wie das Emetin primär vorwiegend eine Reizung der Schleimhäute im Verdauungstrakt und erst reflektorisch eine gewisse Anregung der Bronchialsekretion. Unverträglichkeiten oder Vergiftungen sind weniger zu befürchten. Sie finden daher seit langem Verwendung in allen naturheilkundig komponierten Hustenmitteln. Die Drogen werden zu Dekokten, Extrakten, Fluidextrakten oder Sirupen aufbereitet.

Präparate. *Succus Liquiritiae depuratus* (DAB 6), der aus den Wurzeln der Glycyrrhiza glabra (Süßholz) gewonnene Lakritzenextrakt, findet rein (3—5%) oder in Mixturen und Pillen weite Verwendung.

Elixir e Succo Liquiritiae (DAB 6). 200,0 enthalten 40,0 gereinigten Süßholzsaft, 6,0 Ammoniakflüssigkeit, 1,0 Anisöl, 1,0 Fenchelöl, 32,0 Weingeist und 120,0 Wasser. Dosierung: Kleinkinder und Schulkinder mehrmals täglich $^1/_2$—$1^1/_2$ Teelöffel.

Mixtura solvens DRF (s. oben).

Rp. Decoct. Rad. Senegae 10,0:100,0, Sirupi simpl. ad 150,0. Dosierung: Kleinkinder 1 Teelöffel, Schulkinder 2 Teelöffel mehrmals täglich.

Extract. fluid. Rad. Senegae (DAB 6), Dosierung nach LUST-PFAUNDLER: Ältere Säuglinge 2—4 gtt., Kleinkinder 4—7 gtt., Schulkinder 8—12 gtt. alle 2—3 Std in Milch geben.

Decoct. Primulae DRF. (Dec. Radicis Primul. 6,0:180,0, Elix. e Succo Liquirit. ad 200,0). Dosierung: Ältere Säuglinge $^1/_2$, Kleinkinder 1, ältere Kinder 2—3 Teelöffel mehrmals täglich.

Fertigpräparate: Der Vielzahl von kombinierten Hustenmitteln, die unter anderem auch Glykoside und Saponine enthalten, stehen nur wenige Handelspräparate gegenüber, die ausschließlich diese Gruppe von Wirkstoffen führen: *Rheila* (Succus Liquirit. 60 %, Sacchar. alb. 30 %, Menthol 0,8 %, Gummi Cordof.). *Wybert-Tabletten* (Succus Liquirit., Ol. Menth. pip., Gummi arab., Sacchar. alb.).

Ätherische Öle

Ätherische Öle aus Anis, Eucalyptus, Fenchel, Kamille, Minze und Thymian oder aus Harzen der Styraxarten (Benzoe) und Pinusarten (Terpentin) sind einzeln oder gemischt in vielen innerlichen oder percutanen Hustenmitteln und Inhalationspräparaten enthalten. Sie erweisen sich nach BOYD and PEARSON im Tierversuch nur in solchen Konzentrationen als wirksam, die das 10—100fache der beim Menschen üblichen Dosen betragen. Über den therapeutischen Wert der ätherischen Öle und Harze beim Menschen gehen die Meinungen auseinander; BICKERMAN mißt ihnen lediglich einen geschmackskorrigierenden Effekt bei, während ROSE ihnen schleimlösende Wirkung zuerkennt. Besonders Menthol und Thymianextrakte sollen desinfizierende und spasmolytische Wirkstoffe enthalten.

Kontraindikationen. Bei allen akut-entzündlichen Zuständen im Bereich des gesamten Respirationstraktes bringen Inhalationen, innere und äußere Applikationen der ätherischen Öle die Gefahr reaktiver Entzündung und Schwellung mit sich.

Präparate. *Extractum Thymi fluidum* (DAB 6). Zusammensetzung in Teilen: Mittelfein gepulverter Thymian 1000, Glycerin 100, Wasser 125, Weingeist 75. Dosierung: Säuglinge 3—5, Kleinkinder 5—10, Schulkinder 10—15 gtt mehrmals täglich.

Inhal. bronch. spirit. DRF (Mentholi 0,5, Olei Pini Pumilion. 2,0, Olei Eucalypti 5,0, Spirit. 10,0). MDS zur Inhalation 10—15 gtt auf 100,0 Wasser.

Fertigpräparate. Innerlich: *Drosithym Bürger* (Frischpflanzenzellsaft aus Drosera rotundifolia und Thymus serpyllum 1:1). Dosierung: Mehrmals täglich 2—5—10 gtt.

Ipalat-Pastillen (Ol. Anisi, Ol. Foeniculi, Menthol., Extr. Primul.).

Menthymin (Extr. Thymi fluid. 12 %, Extr. Menthae pip. 4 %, Menthol. 0,015 %, Thymol. 0,015 %, Bals. tolut. 0,005 %). Dosierung: Kleinkinder 4—5mal täglich ¹/₂ Teelöffel, Schulkinder das Doppelte.

Menthol-Compretten „MBK" (Borax 0,12 %, Menthol 0,35 %, Sacch. obduct.).

Pertussin (Extr. Thymi 15 %, Extr. Droserae rot. 0,12 %, Spir. Vini 5,5 %, Sir. Sacch. ad 100,0). Dosierung: Wie bei Menthymin.

Thymipin. In 1 ml = etwa 20 gtt: Extr. Thymi fluid. 0,1, Extr. Droserae 0,035). Dosierung: Säuglinge 2—5, Kleinkinder 5—10, Schulkinder 10—15 gtt mehrmals täglich.

Thymipin-Zäpfchen (Zusammensetzung ähnlich wie oben). Dosierung: Säuglinge und Kleinkinder 1—2, Schulkinder 3—4 Suppositorien täglich.

Zum Inhalieren. *Aquasol* (enthält 25 % ätherische Öle je nach Wahl: Coniferen, Cypressen, Eucalyptus, Fichtennadel, Latschenkiefer, Terpentin, Menthol, Perubalsam[1] in einem organischen Lösungsvermittler). Dosierung: 5—15 gtt auf 250 ml Wasser zur Feuchtinhalation.

Inhalol (enthält 10 % ätherische Öle je nach Wahl wie oben). Dosierung: 0,5—1,5 ml unverdünnt vernebeln im Aerosolgerät (Inspirol-Inhalat enthält unter anderem Cresol und Perubalsam[1]).

Pumilen (Ol. Pini pum., Ol. Pin. silv., Ol. Menth. pip., Ol. Eucal. zusammen 5,25 %, Thymol 0,03 %, Azulen 0,02 %, Lecithin in pflanzlichem Öl). Dosierung: 5—15 gtt zur Feucht- oder Trockeninhalation.

Terpestrol-Inhalat (10 ml enthalten: Ol. Tereb. rect. 8,2, Ol. Abietes templ. 0,5, Ol. Menth. pip. 0,8, Ol. Pini pum. 0,5). Dosierung: 3—5 gtt auf 100 ml Wasser zur Feuchtinhalation.

Zum Einreiben[2]. Bronchex. Bronchialbalsam Divinal. Bronch-Ilon Balsam. Droserin-Liniment. Tussipect-Balsam. Erycutan. Eubalsol. Expectussin-Balsam. Hastolettan Bronchicum percutan. Lakriment-Balsam. Makatussin-Balsam. Pertussin-Balsam. Pinimenthol. Pumilen-Balsam. Stas. Thymipin-Balsam. Transpulmin-Balsam. Tumarol-Balsam. Tussedat-Balsam. Wick-Vapo-Rup.

Kreosot- und Guajacolverbindungen

Das aus Buchen- und Birkenholzteer gewonnene Destillat *Kreosot* enthält unter anderen Phenolderivaten *Kresol* und *Guajacol* (Brenzcatechinmethyläther), letzteres zu 60 bis 90 %. Diese Stoffe haben desinfizierenden und schleimhautreizenden Charakter. Sie sollen zu einem kleinen Teil durch die Bronchialschleimhaut ausgeschieden werden und dabei eine

---

[1] Cave allergische Reaktionen.

[2] Die zahlreich angebotenen „Balsame" enthalten neben ätherischen Ölen häufig Campher-, Chinin- und Teerverbindungen und ungenannte Vehikel. Ihre Verbreitung verdanken sie vornehmlich dem menschlichen Bedürfnis „ut aliquid fieri videatur", welches nicht selten durch örtliche dermatitische Reaktionen befriedigt wird. Die von manchen Herstellern empfohlene Verwendung als Inhalat muß abgelehnt werden wegen der Möglichkeit einer irreversiblen „Öl"-Aspiration!

sekretlösende und sekretionsvermindernde Wirkung entfalten. Früher galten die Stoffe der Kreosotgruppe als Specificum gegen Lungentuberkulose und putride Bronchitis. Um ihre Magenverträglichkeit zu bessern, werden sie in solche Verbindungen überführt, die erst in der Alkalescenz des Darmes ihre Wirkstoffe freigeben (Eichholtz); die gebräuchlichsten sind:

Guajacol carbonicum (DAB 6),
Kalium sulfoguajacolicum (Thiocol),
Kresolsulfosaures Calcium (Kresival),
Guajacolglycerinäther (Sirotol).

Letzteres ist wasserlöslich, wird ungespalten resorbiert und hat keine Nebenwirkungen auf die Verdauungsorgane (Helwig). Über den Nutzen dieser Mittel wird diskutiert: Bickerman gesteht ihnen expektorierende Wirkungen zu, Rose spricht ihnen jeden therapeutischen Einfluß ab. Auch Pfeifer kommt hinsichtlich Kalium sulfoguajacolicum zu einem ähnlich skeptischen Ergebnis.

Präparate. *Sirupus Kalii sulfoguajacolici* DAB 6 (enthält 6,0 Kal. sulfog. auf 100,0). Dosierung: Kleinkinder 1 Teelöffel, ältere Kinder 2 Teelöffel mehrmals täglich in Saft oder Milch.

Fertigpräparate: *Anastil-Ampullen* (1 Ampulle = 1,0 ml enthält 0,05 freies, in Wasser gelöstes Guajakol). Dosierung: Säuglinge $^{1}/_{4}$ Ampulle, Kleinkinder $^{1}/_{2}$ Ampulle, Schulkinder 1 Ampulle, aufgefüllt mit etwa der 3fachen Menge Aqua dest. tief intramuskulär jeden 2. Tag.

Anastil-Hustentropfen (in 1,0 ml = 25 gtt. 0,02 freies Guajakol, 0,03 Äther guajacol-glycerin., 0,06 Kalium sulfoguajac., 0,2 Extr. Thymi, 0,075 Natr. salicyl.). Dosierung: Ältere Säuglinge 3—4, Kleinkinder 5—8, ältere Kinder 8—10 gtt täglich 3—4mal.

Anastil-Hustensaft (in 1 Teelöffel = 5 ml 0,006 freies Guajakol, 0,015 Äther guajacol-glycerin., 0,22 Kal. sulfoguajac., 0,22 Extr. Thymi, 0,35 Natr. salicyl., Chlorophyllin, Sirup. simpl.). Dosierung: Kleinkinder $^{1}/_{2}$, Schulkinder 1 Teelöffel 4—5mal täglich.

Anastil-Suppositorien (pro infant. = 0,00375 freies Guajakol). Dosierung: Säuglinge $^{1}/_{2}$, Kleinkinder 1 Suppositorium täglich, Schulkinder 2mal 1 Suppositorium.

Anastil-Inhalat (in 1,0 ml 0,075 freies wasserlösliches Guajakol, 0,005 Calc. lact. sol., Ol. Foeniculi und Ol. Lavandulae als Geruchkorrigens). Zur Trockeninhalation. Dosierung: 0,5 bis 1,0 ml mehrmals täglich unverdünnt vernebeln in Arosolgerät.

Cobed (Suppositorien für Kinder über 3 Jahre: Guajakol 0,02, Guajakoläthylglykolat 0,08, Campher 0,04, Eucalyptol 0,06. Suppositorien für Säuglinge und Kleinkinder entsprechend 0,002, 0,03, 0,02, 0,03). Dosierung: 2—3mal täglich 1 Suppositorium.

Expectysat Bürger (Frischpflanzenzellsaft aus Radix Primul., Rad. Viol., Herba Thymi 1:1:2, Kalium sulfoguajacol. 7%). Dosierung: Säuglinge 3—5, Kleinkinder 5—10, Schulkinder 10 bis 15 gtt. bzw. Kleinkinder $^{1}/_{2}$, Schulkinder 1 Teelöffel mehrmals täglich.

Guakalin Stada (Sirotol 1%, Stadatrat Primulae comp. 3%, Stadatr. Thymi comp. 3%, Aristarom Cacao 0,5%, Sir. simpl. 92,5%. Dosierung: Kleinkinder $^{1}/_{2}$, Schulkinder 1 Teelöffel mehrmals täglich.

Gujaphenyl (1 Ampulle = 2 ml enthält 0,2 Guajacolum phenylaceticum; 1 Suppositorium pro inf. enthält 0,1 Guajac. phenylacet.). Dosierung: Kleinkinder $^{1}/_{4}$ Ampulle, Schulkinder $^{1}/_{2}$ Ampulle tief intramuskulär 1mal täglich; Suppositorium entsprechend $^{1}/_{2}$ bzw. 1.

Mucostop (1 Ampulle = 2,2 ml enthält 0,11 Guajacolum in wäßriger Lösung). Dosierung: wie Gujaphenyl.

Kresival (aromatisierte sirupöse Lösung mit 3% kresolsulfosaurem Calcium). Dosierung: Kleinkinder 1 Teelöffel, Schulkinder 2 Teelöffel täglich 4—5mal.

Resyl (Guajakolglycerinäther, in Sirup 2%, in Tropfen 10%. Dosierung: Kleinkinder 1 Teelöffel bzw. 5—8 gtt., Schulkinder 2 Teelöffel bzw. 10—15 gtt täglich 4—5mal.

Ribbeck-Syrup (Kalium sulfoguajacolicum 0,7%, Extr. Thymi 1%, Calcium hypophosphor. 0,14%, Sacch. 52%). Dosierung: Kleinkinder $^{1}/_{2}$, Schulkinder 1 Teelöffel täglich 3—5mal.

Sagitta-Syrup (Kalium sulfoguajacol. 3,5%, Thymian-, Primul.- und andere Pflanzenextrakte, Sirup. aromat.). Dosierung: wie Ribbeck-Syrup.

Siran (Sirup 185,0 enthält: Kal. sulfoguajacol. 6,0, Ol. Menth. pip. et Menthol. 0,05, Thymol 0,005, Rest Sir. Thymi comp.). Dosierung: wie vorstehend.

Kalium sulfoguajacolicum und Ephedrin enthalten folgende Handelspräparate: Expectussin-Hustensaft. Lakriment-Hustensaft und -Tropfen. Mirfusot-Hustensirup. Sirup Heinen sine codeino. Solgen-Sirup. Thymosirol.

Kal. sulfog. und Codein enthalten: Expectal-Sirup und -Tropfen.

Kal. sulfog. und Bromate enthält: Guabronchin.

Kreosot und Codein enthält: Sirup Heinen.

Mucilaginosa finden sich in Sirupform oder als Teebestandteile in der Mehrzahl aller „Expektorantien", wirken aber wohl ausschließlich im Bereich der Rachenorgane, deren Schleimhaut und nervösen Elemente sie vorübergehend ruhigstellen. Die breite Anwendung der sirupösen Pflanzenschleime erklärt sich daraus, daß sie

1. angenehm schmecken,

2. die Applikation des Medikamentes erleichtern (Vehikelfunktion),

3. gefahrlos und ohne Nebenwirkungen sind,

4. bei der weitaus häufigsten Form des Kinderhustens, dem „Rachenreizhusten", wirklich helfen und indiziert sind. — Sie werden in dem Kapitel „Antitussiva" zu besprechen sein.

Die große Auswahl an zusammengesetzten Hustenmitteln erschwert dem Therapeuten die kritische Orientierung und gezielte Anwendung, sie läßt aber auch darauf schließen, daß in Ermangelung exakter Prüfmethoden und Indikationen mehr „komponiert" als differenziert wird. Die Angaben von WATT, wonach 1958 im britischen Health Service sich 11% aller Rezepturen auf Hustenmittel bezogen, was 4,6% der gesamten Arzneikosten ausmachte, lassen sich durch einen Blick in deutsche Hausapotheken bestätigen. Die Hauptkonsumenten dürften Kleinkinder und ältere Menschen sein. Die Pädiatrie kann hierzu mit gutem Gewissen feststellen, dem offensichtlichen Abusus nicht Vorschub geleistet zu haben, denn die betreffenden Kapitel in den Lehrbüchern unseres Faches warnen vor einer medikamentösen Polypragmasie ebenso wie die Fachkollegen in der Praxis. Anscheinend wird der Nicht-Pädiater leichter dazu verleitet, allzu schnell und ohne Anamneseerhebung, Thoraxauskultation und Racheninspektion die Behandlung mit der Rezeptur eines „polyvalenten" Mittels zu eröffnen oder abzuschließen!

Will man weder Schädliches noch Überflüssiges verordnen, dann wird man sich auf eine kleine Auswahl der hier besprochenen Präparate beschränken, um Überblick und notwendige eigene Erfahrungen gewinnen zu können. Man sollte außerdem bedenken, daß nicht jeder Husten, nicht jede Bronchitis medikamentös behandelt werden muß!

Vorwiegend physikalisch wirkende Expektorantien

Hier ist zunächst das **Wasser** zu nennen. Wiederherstellung der Nasenatmung und Anfeuchtung der Raumluft sollten die ersten Maßnahmen bei allen akuten und chronischen Entzündungen der tieferen Atemwege sein bzw. ihrer Vorbeugung dienen. Dabei ist zu berücksichtigen, daß der Anfeuchtungseffekt der eingeatmeten Luft von ihrer Temperatur abhängt und daß z. B. mit steigender Temperatur die relative Luftfeuchtigkeit abnimmt. Kühlere Raumtemperaturen um 15° C werden vom bettlägerigen Kind am besten toleriert.

Die bewährte **Freiluftbehandlung** der Bronchitiden und Pneumonien im Säuglings- und Kleinkindalter wirkt hustenreizmindernd und expektorationsfördernd unter anderem deshalb, weil die Frischluft kühler, feuchter, staubärmer und fluktuierender ist als die Krankenzimmerluft. Die Anfeuchtung der Zimmerluft mit einer Dampfquelle, die nicht unbedingt ein Bronchitiskessel zu sein braucht, bringt sowohl bei akuten Katarrhen als auch bei schwer löslicher Bronchopneumonie und Bronchiolitis sichtliche Erleichterung. *Dagegen führt das besonders bei Croup und Tracheitis beliebte Dampfbett nicht selten zu Verschlechterung, Not und Unruhe* des kleinen Patienten, die offenbar nicht psychisch bedingt sind, sondern durch die atembehindernde Anschoppung des überfeuchteten und grobdispersen Nebelinhalates!

Ein symptomatisch ähnlicher unerwünschter Effekt kann durch zu intensive Inhalation ätherischer Öle provoziert werden. In akuten Fällen sollte deshalb lediglich der indifferente Wasserdampf zur Luftanfeuchtung und Inhalation benutzt werden.

Aerosoltherapie. Die gezielte, mit physikalisch wirkenden Medikamenten durchgeführte Expektorationsbehandlung ist gebunden an die wissenschaftlichen und technischen Voraussetzungen der *Aerosoltherapie* (HEUBNER; DIRNAGL; NÜCKEL; MARTINI; BÖHLAU; STIEVE; WIESNER und AMELUNG u. a.). Ihr Wert beruht unter anderem auf der Möglichkeit, durch exakte technische Bedingungen wie z. B. die Dichte und Teilchengröße des erzeugten Inhalates, den Wirkungsort und die Intensität der inhalierten Substanzen zu bestimmen und zu variieren. So wird man im allgemeinen für die Benetzung der Nasen- und Rachenschleimhäute mit Inhalationsnebeln („Feuchtinhalation") einer Tröpfchengröße zwischen 10 und 50 μ auskommen, während man für die „Trockeninhalation" der tieferen Luftwege Teilchengrößen um 5 μ und für die alveolären Inhalate solche von 0,5—2 μ wählen muß.

Sekretolytisch und damit expektorationsfördernd wirkt sich besonders das neue Prinzip der **Netzmittel** *(„detergent Aerosols")* aus, welche durch Verminderung der Oberflächenspannung die Viscosität der Bronchialsekrete herabsetzen. In ihrem sekretolytischen Effekt den Detergentien verwandt sind die muco- und fibrinolytisch wirkenden Fermente Trypsin und Desoxyribonuclease, ferner die permeabilitätssteigernde Hyaluronidase. Die Anwendung dieser Enzyme sollte nur mit größter Zurückhaltung erfolgen, da ihr Nutzen nicht über den der physikalisch wirkenden, biologisch inaktiven Mittel hinausgeht, ihre Nebenwirkungen (allergische Reaktionen, Infektionsausbreitung) aber ungleich gefährlicher sind (MARTINI; ELMES). Darüber hinaus ist die Dosierung der trypsinhaltigen Aerosole ungenau, weil sie in gelöstem Zustand schnell der Selbstandauung verfallen.

Tacholiquin hat sich während tagelanger Dauerinhalationen beim Kind als unschädlich erwiesen (FRIEDERISZICK; KOLB; MARTINI; eigene Beobachtungen).

Auch *Nephulon*, kombiniert mit endotrachealen Instillationen einer Bepanthenlösung, hat sich uns in einigen Fällen der malignen akuten LTB hervorragend bewährt (SCHUBERT). BIESALSKI und MAASS empfehlen bei demselben Krankheitsbild Inhalationen einer Kombination von Tacholiquin, Panthenolsäure und Nebacetin.

Beachtung verdient die *mucolytische Wirkung* des N-Acetyl-L-Cysteins (L-α-acetamido-β-mercaptopropionsäure):

$$HS-CH_2-CH-COOH$$
$$\underset{\underset{HN-\overset{\overset{O}{\|}}{C}-CH_3}{|}}{}$$

Dieses Aminosäurenderivat entfaltet nach neuesten Untersuchungen in vitro (SHEFFNER) und in vivo (WEBB, REAS, STEPHAN) außerordentliche viscositätsmindernde und sekretolytische Effekte, die sich auch auf die putriden Komponenten der Bronchialsekrete erstrecken, ohne die Bronchialschleimhaut anzugreifen. Es sind nur Nebenwirkungen harmloser Art bekannt: Vorübergehende Rhinorrhoe und conjunctivale Reizung, außerdem Klagen über Geruchsbelästigung. Auf die Gefahr einer zu stürmischen Sekretolyse („maulvolle Expektoration") mit Aspirationsgefahr wird hingewiesen; Lagerungsdrainage und die Möglichkeit zu aktiver Bronchialtoilette müssen gegeben sein (s. Spezialprospekt).

In der Pädiatrie kommen hauptsächlich drei bedrohliche Krankheitsbilder für die **sekretolytische Aerosoltherapie** in Frage:

Dystelektatische Prozesse,

Mucoviscidosis,

akute, maligne, stenosierende Laryngotracheobronchitis.

Ohne Zweifel bedeutet die Einführung der oberflächenaktiven und der mucolytischen Aerosole einen echten therapeutischen Fortschritt in der Behandlung der akuten wie auch chronischen schweren Dyskrinien im Bereich der Atemwege. Demgegenüber ist die Aerosolapplikation der gebräuchlichen internen Expektorantien bei akuten Zuständen entweder nicht ungefährlich (Ammoniak, ätherische Öle) oder zu mindest unwirksamer als die physikalischen Maßnahmen; ob diese Therapie bei chronischen Erkrankungen der Atemwege einer sinnvoll angewandten Abhärtungs- und Klimatherapie überlegen ist, kann zur Zeit noch nicht entschieden werden.

Präparate. *Fugin* (Netzmittel: polyoxyäthyl. Ricinusöl 4,0, emul. Ol. Pini pumil., Ol. Menthae pip., Eucalyptol, 2-Äthoxy-6,9-diaminoakridinlactat (1:50) 0,2, Phenyläthylessigsäurediäthylaminäthylester HCl 0,2, Lösungsmittel ad 100,0). Aerosolgerät 2—3mal täglich 0,5—1,0 ml (1:1 bis 1:5 verdünnt).

Mucolyticum Lappe, identisch mit *Mucomyst* (N-Acetyl-L-Cystein), in 20% steriler Lösung zu 10 ml. Kann nativ oder verdünnt (Aqua destill. bzw. Kochsalzlösung) in die Luftwege instilliert oder feinstvernebelt (um 5 µ) mittels Maske, Tubus, Zelt oder in geschlossener Couveuse inhaliert werden. Dosierung: Richtet sich nach dem sekretolytischen Effekt; im Mittel 2—5mal täglich je 3 ml. Zu beachten: 1. Unverträglichkeit mit einigen lokalwirksamen Antibiotica (Erythromycin, Tetracyclin, Oxytetracyclin, Oleandomycin) bei gleichzeitiger Aerosolapplikation, 2. Berührung mit Eisen, Kupfer und Gummi vermindert die Wirksamkeit des Inhalates.

Nephulon E-Aerosol (Natriumlaurylsulfat 0,1%, Guajakolglycerinäther 0,67%, Ammonrhodanid 1,0%, Ammonglycyrrhizinat 0,67%, Kamillenfluidextrakt 0,5%, Menthol 0,05%, Bergamotte-Öl 0,13%. Dosierung: 2—3mal täglich 0,5—1,0 inhalieren (Aerosolgerät).

Tacholiquin. Polymere homöopolare Verbindung des Äthyloxydäthers eines Octylphenolformaldehyd-Kondensationsproduktes (Triton WR 1339) in steriler wäßriger Lösung mit einem Zusatz von Glycerin 5% und Natriumbicarbonat 2%. Dosierung: Als intermittierende Kurzinhalation von der 1%igen Lösung mehrmals 1—4 ml; als Dauerinhalation 0,1% Lösung (Aerosolgerät).

Literatur

ALSTEAD, S.: Ammonium chloride and ammonium carbonate in chronic bronchitis. Lancet **1941 I**, 308.

AMELUNG, W., u. A. EVERS: Handbuch der Bäder- und Klimaheilkunde. Stuttgart: Schattauer 1962.

BARCLAY, A. E., K. J. FRANKLIN, and R. E. BACBETH: Roentgenographic studies of the excretion dusts, from the lungs. Amer. J. Roentgenol. **39**, 673 (1938).

BICKERMAN, H. A.: The choice of antitussive agents. In: W. MODELL, Drugs of choice 1960—1961. St. Louis: C. V. Mosby Co. 1960.

BIESALSKI, P., u. D. MAASS: Die Behandlung der stenosierenden Laryngotracheitis im Kindesalter. Med. Welt **1958**, 1707—1710.

BÖHLAU, V., u. E. BÖHLAU: Die Inhalationsbehandlung mit Aerosolen. Leipzig: Thieme 1958.

BOYD, E. M., and G. L. PEARSON: On the expectorant action of volatile oils. Amer. J. med. Sci. **211**, 602 (1946).

DIRNAGL, K.: Inhalationstechnik. In: AMELUNG u. EVERS, Handbuch der Bäder- und Klimaheilkunde. Stuttgart: Schattauer 1962.

EICHHOLTZ, F.: Lehrbuch der Pharmakologie, 9. Aufl. Berlin-Göttingen-Heidelberg: Springer 1957.

ELMES, P. C.: The treatment of chronic bronchitis. Prescribers J. **1961**, 35—39.

FRIEBEL, H.: Über den Hustenreflex und seine Dämpfung durch zentral wirkende Pharmaka. Klin. Wschr. **38**, 621 (1960).

— Physiologie, Pathologie und Pharmakologie der Bronchialsekretion und des Hustens. Klinische Physiologie, Bd. 1. Stuttgart: Georg Thieme (im Druck).

FRIEDERISZICK, F. K.: Benetzungsmittel in der Behandlung von Erkrankungen der Atemwege bei Kindern. Med. Klin. **52**, 96—99 (1957).

GORDONOFF, T.: Physiologie und Pharmakologie des Expektorationsvorganges. Ergebn. Physiol. **40**, 53 (1938).

GORDONOFF, T.: Der Expektorationsvorgang und seine pharmakologische Beeinflussung. Wien. klin. Wschr. **51**, 289 (1938).

HELWIG, B.: Moderne Arzneimittel, 2. Aufl. Stuttgart: Wissenschaftliche Verlagsgesellschaft 1961.

HEUBNER, W.: Experimentelles und Theoretisches zur Inhalationstherapie. Dtsch. med. Wschr. **45**, 982 (1919).

— Grenzen der Aerosol-Therapie. Z. Aerosol-Forsch. **2**, 553 (1953).

HOFF, F.: Behandlung innerer Krankheiten, 10. Aufl. Stuttgart: Georg Thieme 1962.

JORES, A.: Magie und Zauber in der modernen Medizin. Dtsch. med. Wschr. **80**, 915 (1955).

KOLB, E.: Tacholiquin bei Tetanus. Diskuss.-Beitrag. Int. Anaesthesie-Kongr. Zürich 1956.

KORDIK, P., E. BÜLBRING, and I. H. BURN: Ciliary movement and acetylcholine. Brit. J. Pharmacol. **7**, 67 (1952).

LINTON, C. S.: Resistance of the upper respiratory mucosa to infection. Ann. Otol. (S. Louis) **42**, 64 (1931).

LOMMEL, F.: Zur Physiologie und Pathologie des Flimmerepithels der Atmungsorgane. Dtsch. Arch. klin. Med. **94**, 365 (1908).

MARTINI, H.: Richtlinien zur Aerosolbehandlung. Dtsch. med. Wschr. **78**, 1543 (1953).

— Klinik der Einzelinhalation. In: Aerosol-Therapie, Grundlagen und Anwendung. Stuttgart: Schattauer 1957.

NÜCKEL, H.: Einführung/Allgemeines über Aerosole. In: Aerosol-Therapie. Stuttgart: Schattauer 1957.

OSWALD, N. C.: Chronic bronchitis. Factors in pathogenesis and their clinical application. Lancet **1954 I**, 271.

PFEIFER, S.: Ein Beitrag zur Untersuchung von Kalium sulfoguajacolicum. Pharmazie **13**, 12 (1958).

POULSSON, E., u. G. LILJESTRAND: Lehrbuch der Pharmakologie, 14. Aufl. Leipzig: Hirzel 1944.

REAS, H. W.: The effect of N-acetylcysteine on the viscosity of tracheobronchial secretions in cystic fibrosis of the pancreas. J. Pediatrics (St. Louis) **62**, 31—35 (1963).

— The use of N-acetylcysteine in the treatment of cystic fibrosis. J. Pediatrics (St. Louis) **65**, 542—557 (1964).

ROSE, I.: The ineffectiveness of expectorants. Canad. med. Ass. J. **69**, 494 (1953).

SCHUBERT, K.: Zur akuten fibrinösen Laryngo-Tracheo-Bronchitis. HNO (Berl.) **5**, 161 (1955).

SHEFFNER, A. L.: The reduction in vitro in viscosity of mucoprotein solutions by a new mucolytic agent, N-acetyl-l-cysteine. Ann. New York Acad. Sc. **106**, 298—310 (1963).

SIMON, S. W., and G. A. HARMON: A comparison of the various expectorant drugs employing a new method for determining sputum viscosity. J. Allergy **32**, 493 (1961).

STEPHAN, U.: Zur Therapie der Mucoviscidosis. Vortrag Tagung Südd. Kinderärzte. Regensburg 12./13. 6. 1965.

—, u. C. F. SITZMANN: Über eine Möglichkeit zur Behandlung pulmonaler Komplikationen der Mucoviscidose. (Im Druck.)

STIEVE, F. E.: Netzmittel in der Aerosoltherapie. Z. Aerosol-Forsch. **6**, 215 (1957).

WATT, J.: Streiflichter aus dem Commonwealth. Pharmaz. Industrie **21**, 386 (1959).

WEBB, W. R.: Clinical evaluation of a new mucolytic agent, acetylcysteine. J. Thorac. Card. Surg. (St. Louis) **44**, 330—343 (1962).

WIESNER, J., u. W. AMELUNG: Unspezifische und allergische Erkrankungen der Atemwege. In: AMELUNG u. EVERS, Handbuch der Bäder- und Klimaheilkunde. Stuttgart: Schattauer 1962.

Verdauungsorgane

Spasmolytica

Von H. Helwig, Heidelberg

Eine Erschlaffung der glatten Muskulatur kann sowohl durch Parasympathicolyse als auch durch direkte Lähmung der betreffenden Muskulatur erreicht werden. Während die *neural angreifenden Belladonna-Alkaloide* bei den Parasympathicolytica (s. dort) im einzelnen behandelt werden, sind hier die in erster Linie *muskulär wirksamen Substanzen* sowie die neural *und* muskulär angreifenden, zum großen Teil kombiniert zusammengesetzten Präparate aufgeführt.

Muskulär wirksame Spasmolytica

Der spasmolytische Effekt dieser Substanzen ist im allgemeinen geringer als der der neural angreifenden. Infolge der fehlenden oder geringen Beeinflussung des vegetativen Nervensystems sind auch die unerwünschten und Neben-Wirkungen schwächer. Therapeutische Verwendung findet hier vor allem das *Papaverin* und seine synthetischen Derivate.

Papaverin ist chemisch Tetramethoxybenzylisochinolin, also ein Benzylisochinolin-Derivat und gehört zu den Opium-Alkaloiden. Es ist synthetisierbar. Das Hydrochlorid ist wasserlöslich, aber nur begrenzt haltbar. Da die Isochinolin-Derivate nur eine geringe analgetische und keine euphorisierende, narkotische und suchterzeugende Wirkung besitzen, unterstehen sie nicht der Betäubungsmittel-Verschreibungs-Verordnung.

Pharmakodynamische Wirkung. Papaverin bewirkt eine Lähmung der glatten Muskulatur, insbesondere im Magen-Darmkanal. Es ist letztlich noch nicht entschieden, ob es nur direkt muskulär oder auch neural angreift. Jedenfalls sind die Wirkung und die Nebenwirkungen wesentlich geringer als die der neural wirksamen Spasmolytica der Atropin-Gruppe.

Am Herzen können Extrasystolen beseitigt, die Reizleitung gehemmt und die Coronargefäße erweitert werden. Durch Erweiterung der Splanchnicusgefäße kommt es zum Blutdruckabfall und besonders bei rascher intravenöser Injektion zur Kollapsgefahr.

Applikation, Resorption, Ausscheidung. Aus dem Magen-Darmkanal wird Papaverin nur unzureichend und langsam resorbiert. Auch bei parenteraler Applikation ist die Resorption uneinheitlich, da durch die Gewebsflüssigkeit die langsam resorbierbare Base ausgefällt wird. Die Wirkungsdauer ist kurz, da es im Körper rasch abgebaut wird.

Von den synthetischen *Papaverin-Derivaten*, bei denen man durch Molekülveränderungen, insbesondere Ersetzung des Methoxy-Restes, versucht hat, Haltbarkeit, Resorption, Wirksamkeit und Toxicität zu verbessern, hat sich das *Eupaverin* (s. unten) am besten bewährt. Es ist bei 2,5fach stärkerer spasmolytischer Wirkung haltbarer und besser verträglich als Papaverin. Es kann auch oral appliziert werden, die intramuskuläre Injektion ist schmerzlos, die intravenöse Injektion besser verträglich, die Resorption rascher.

Chelidonin aus Chelidonium majus (Schöllkraut) enthält ebenfalls einen Benzylisochinolinring und wirkt spasmolytisch. Es findet in Kombinationspräparaten Verwendung.

Khellin, das aus den Früchten von Amni visnaga gewonnen wird, wirkt ebenfalls spasmolytisch auf die glatte Muskulatur von Darm und Bronchien sowie coronargefäßerweiternd.

Indikationen. Muskulär wirksame Spasmolytica finden in der Pädiatrie besonders bei hypertrophischer Pylorusstenose (Einzelheiten s. dort) und spastischer Bronchitis Verwendung.

Dosierung. Man beginnt im allgemeinen mit kleinen Dosen, die je nach Verträglichkeit und Wirkung allmählich erheblich gesteigert werden können. Als grobe Richtlinie gilt, daß durchschnittlich 2,5 mg/kg/dosi bzw. 6 mg/kg/die Papaver. hydrochl., das als Tabletten und Ampullen zu 40 mg vorliegt, oral oder s.c. gegeben werden können.

Unerwünschte, meist dosisabhängige, *Nebenerscheinungen* sind Magen-Darm-Atonie und Harnwegsatonie mit sekundärer Pyurie.

Handelspräparate. Eupaverin: 1-Benzyl-3-äthyl - 6,7 - dimethoxy - isochinolinhydrochlorid bzw. -sulfat: Tabletten + Ampullen zu 0,03 g, Ampulle forte 0,15 g. Dosierung: Kleinkinder bis zu 3× täglich $^1/_4$, ältere Kinder bis zu 3× täglich $^1/_2$ Tablette. — Parenterale Anwendung s. Kreislaufmittel.

Papaverin „Knoll": 0,04 g Papaverin-hydrochlorid/Tablette, 0,04 g Papaverin-sulfat/1 ml Ampullenlösung. — Dosierung: Kleinkinder 0,005—0,02 g, Kinder über 10 Jahre 0,02—0,03 g jeweils 3× täglich oral; s.c. 0,001 bis 0,01 g täglich.

Präparate mit neuraler und muskulärer Wirksamkeit

Eine Vielzahl kombiniert zusammengesetzter Spezialitäten enthält neural und muskulär wirksame Bestandteile. Es ist hier besonders auf den mengenmäßigen Gehalt an den einzelnen Komponenten in der jeweiligen Zubereitung zu achten. Daneben sind einige synthetische Substanzen im Handel, die sowohl neural als auch muskulär angreifen.

Handelspräparate sind unter anderen: Baralgin: 1 Kinder-Suppositorium enthält 0,3 g Novalgin, 3 mg p'-Piperidino-äthoxy-o-carbmethoxybenzophenon-HCl, 0,03 mg Diphenylpiperidinoäthyl-acetamid-brommethylat. Daneben sind Ampullen, Tabletten und Suppositorien für Erwachsene mit entsprechend höherem Wirkstoffgehalt im Handel. — Es handelt sich um ein durch einen papaverinähnlichen und einen parasympathicolytischen Bestandteil verstärktes Novalgin. — Dosierung: Säuglinge 1—2, Kleinkinder 1—3 Suppositorien für Kinder täglich, ältere Kinder 1—2× täglich $^1/_2$—1 Suppositorium für Erwachsene.

Eupaco: 1 Ampulle: 0,03 g Eupaverin, 0,0005 g Atropin. sulfur.; 1 Suppositorium für Kinder: 0,03 g Eupaverin, 0,00015 g Pseudotropinbenzilsäureester-HCl, 0,075 g Dimethylaminophenazon, 0,0075 g Luminal.

Daneben sind Tabletten und Suppositorien für Erwachsene mit höherem Wirkstoffgehalt im Handel.

Dosierung: Säuglinge und Kinder erhalten je nach Alter und Indikation bis zu 8 Suppositorien für Kinder in 3—8 Einzelgaben bzw. 3 Ampullen täglich (Einzelheiten s. unter Pylorospasmus und spastische Bronchitis).

Spasmo - Cibalgin - Kinderzäpfchen: 0,25 g Cibalgin + 0,01 g Trasentin-H. — Dosierung: Säuglinge $^1/_2$, ältere Kinder 1 Suppositorium 1—3× täglich. — Daneben sind Dragées und Suppositorien für Erwachsene mit entsprechend höherem Wirkstoffgehalt im Handel. — Spasmo-Cibalgin *compositum*-Dragées und Suppositorien sind für Kinder *nicht* geeignet!

Literatur

Ewerbeck, Hans: Der Säugling. Berlin-Göttingen-Heidelberg: Springer 1962.

Hauschild, F.: Pharmakologie und Grundlage der Toxikologie. Leipzig: VEB Thieme 1956.

Helwig, B.: Moderne Arzneimittel, 2. Aufl. Stuttgart: Wiss. Verlagsges. 1961.

Møller, K.: Pharmakologie, 4. Aufl. Stuttgart 1961.

Shirkey, H. R., and W. P. Barba II: Drug therapy. In: Textbook of pediatrics, edit. by W. E. Nelson, 7. Aufl., S. 206ff. Philadelphia: W. B. Saunders Company 1960.

Stomachica

Von **K. Nitsch**, Hannover

Allgemeines. Wegen der relativen Harmlosigkeit der meisten hier zu nennenden Medikamente werden sie recht freigiebig verordnet, nicht selten ohne kritische Stellungnahme zu ihrer Wirkung im Einzelfalle.

Schlechte Nahrungsaufnahme, unbefriedigendes Gedeihen und blasses Aussehen, oft genug auch irgendwelche Auffälligkeit des Stuhles geben gelegentlich Anlaß zu der Verordnung von Stomachica, ohne daß eine exakte Diagnose gestellt wird. Nicht selten werden beobachtete Erfolge unter dem Gesichtspunkt einer gewissen psychotherapeutischen Einwirkung gesehen werden müssen.

Als Stomachica verordnete Medikamente
(gruppiert nach ihrer Wirkung)

Sekretionsfördernde Mittel und Appetentia. Ihre Verordnung erfolgt meistens mit dem Gedanken, zur Appetitanregung beizutragen. Das komplexe Geschehen, das der kindlichen Anorexie zugrunde liegt, sollte vor der sehr fragwürdigen Verordnung von Medikamenten bedacht werden. Die exakte Aufdeckung der Gründe, die zu einer Anorexie führten, bewahrt meistens vor ihrer Verordnung.

Eine fraktionierte Ausheberung oder Fermentdiagnostik muß in der Regel als Grundlage der Verordnung sekretionsfördernder Präparate verlangt werden. Oft leistet die Korrektur des Speiseplans mehr als eine medikamentöse Behandlung.

Organisch bedingte Herabsetzung der Leistung in den Magendrüsen ist beim Kinde sicher seltener als reflektorische Hemmung der Sekretion. Mit sekretionsfördernden Medikamenten gelingt es nicht, die durch extragastriale Ursachen gehemmte Sekretion auszugleichen.

Acida, die unter dieser Indikation gegeben werden. *Chemisch* handelt es sich bei den in Frage kommenden Präparaten um Salzsäure oder andere Säuren, eventuell in Kombination mit Pepsin. *Pharmakodynamisch.* Reine Substitutionstherapie, die also wertlos ist, falls eine normale körpereigene Sekretion vorliegt.

Gegenindikationen und *Nebenwirkungen* sind bei üblichen Dosierungen nicht zu erwarten. Überdosierung kann zu beim Kinde schwer erkennbaren Übersäuerungsbeschwerden führen.

Präparate. Acidum hydrochlor. dil. Dosierung: zur Mahlzeit $^1/_2$—1 Tropfen pro kg Körpergewicht (junge Kinder erhalten die größere Dosis, ältere die relativ kleinere) in Zuckerwasser oder Limonade, schluckweise während des Beginns der Mahlzeit zu trinken.

Acidol-Pepsin-Pastillen. Dosierung: Bei Kindern bis zu 6 Jahren eine Pastille in etwas Wasser während oder nach jeder Mahlzeit, bei älteren Kindern 1—3 Pastillen.

Stomachica im eigentlichen Sinne sind die Bitterstoffe (Amara). Bei gesunden Tieren und bei Menschen mit normalem Appetit wird die Magensekretion durch Bitterstoffe nicht erhöht, wohl dagegen bei Appetitmangel und verminderter Magensekretion. Es ist unzweckmäßig, Bittermittel in Form von Pillen oder Tabletten zu geben, denn ihre Wirkung hängt weitgehend vom Geschmack ab.

In Frage kommende Präparate. Extrakte der Chinarinde, Tinct. rhei vinos., Tinct. aurant., Cortex cascarillae, Radix Gentianae, Cortex Condurango, Tinct. amara.

Kombinationen, Tonica, Fermentpräparate. Außerdem werden Kombinationen von Bitterstoffen mit Gerbsäure und die verschiedenen Tonica der pharmazeutischen Industrie verordnet. Letztere werden meistens in Kombination mit Vitaminen, oft mit einem Zusatz von Mineralien, Leberextrakten und leicht verwertbaren Kohlenhydraten angeboten. Aus der Fülle der Tonica, die in der Pädiatrie bekannt sind, seien genannt:

Aktivanad, Omnival, Rekresal, Pernexin, Optonicum.

Aus der Vielfalt der Rezepturen, die Bittermittel enthalten, sei die bewährte „*Tinct. chinae. comp.*" besonders erwähnt. *Dosierung:* Säuglinge: 3mal 5 Tropfen; Kleinkinder: 3mal 15 Tropfen; ältere Kinder: bis 3mal 50 Tropfen bzw. einen halben Teelöffel, verdünnt vor den Mahlzeiten trinken lassen.

Rezeptbeispiel für die Kompination von Säure mit einem Bittermittel: Rp. Acid. hydrochlor. 5,0; Tinct. amara 25,0; MDS 3mal täglich 10 bis 15 Tropfen in Wasser nehmen.

Ferner kommen zur *Sekretionsförderung* in Frage: Vagusreize, Histamin, Sympathicolytica. Sie werden als Stomachica kaum einmal beim Kinde verordnet. Gegenindikationen und

Nebenwirkungen sind bei den angegebenen Dosierungen nicht zu erwarten.

Ohne eigentlich Stomachica zu sein, werden besonders in der Praxis vielerlei *Fermentpräparate* der pharmazeutischen Industrie mit der Indikation der Amara oder der Acida verordnet, z. B. Combizym, Luizym, Pankreon u. a. m. Obwohl eine chte Indikation oft nicht vorliegt und eine Wirkung auch nur zu erwarten ist, wenn ein Fermentmangel besteht, bleibt doch gelegentlich eine befriedigende Wirkung nicht aus. Psychische Einflüsse und der Effekt oft gleichzeitig einsetzender Nahrungsänderung oder Änderung der Eßgewohnheiten, die der ärztliche Rat bewirkt, sind dabei nie ganz auszuschließen.

Auch Rezeptkombinationen zwischen solchen Fermentpräparaten und Acida oder Amara sind beliebt.

Acida. Neben der schon erwähnten, fragwürdigen Verabfolgung bei Appetitlosigkeit kommen Acida vor allem in Form von Acidum hydrochloricum dilutum und daraus hergeleiteten Fabrik- und Kombinationspräparaten (s. oben) als *echte Substitutionstherapie* bei nachgewiesenem Mangel an Salzsäure mit Recht zur Verordnung. Bei entsprechendem Ausfall der Fermentdiagnostik ist auch die Kombination mit Fermentpräparaten berechtigt und die Kombination mit Präparaten des Vitamin B-Komplexes beliebt.

Wichtige Präparate: Acidum hydrochlor. dil., Acidol-Pepsin (s. oben). *Pepsaldra:* Kombinationspräparat von Pepsin, Amara, Alumin. chlorat. sicc. und Acid. citric. *Dosierung:* 3mal täglich 1 Dragée vor den Mahlzeiten. *Enzynorm:* Standardisierter Magenextrakt und mucingebundene Salzsäure. *Dosierung:* Zu jeder Mahlzeit eine Bohne oder einen Teelöffel Pulver oder einen Kinderlöffel Liquidum.

Pharmakodynamisch handelt es sich auch hier um reine Substitutionswirkung. Die *Indikationen* sind damit eindeutig. Wenn auch *Gegenindikationen* und *Nebenwirkungen* nicht in Betracht zu ziehen sind, ist doch ärztlichkritische Einstellung bei der Verordnung solcher Präparate als Maßstab zugrunde zu legen.

Antacida. Die schädigende Einwirkung des Magensaftes auf die Speiseröhre bei konstanter oder häufiger Rückflußneigung erfordert bei Kindern häufiger die Verordnung von säurebindenden Mitteln als bei echter Hyperacidität. Echte Hyperacidität sollte in jedem Falle durch die fraktionierte Ausheberung bewiesen sein, ehe Antacida verordnet werden.

Medikamentengruppen: Natriumbicarbonat, Calciumcarbonat, Magnesiumsalze, Calciumsilicat, Magnesiumtrisilicat, Aluminiumhydroxyd.

Pharmakodynamisch ist das Säurebindungsvermögen ausschlaggebend. Eine neutralisierende Wirkung allein genügt aber nicht, sondern die Präparate müssen in ihrer Wirkung ohne eine sekundäre Hypersekretion abklingen und dürfen keine allgemeine Alkalose auslösen.

Auch Wirkungen auf den Darm oder lokale Reizung dürfen nicht eintreten. Deshalb sind Natriumbicarbonat und Magnesiumoxyd weniger brauchbar. Calciumsilicat und vor allem Magnesiumtrisilicat sowie Aluminiumhydroxyd bewirken eine säureneutralisierende Wirkung ohne unerwünschte Neben- oder Nachwirkungen.

Wirkung: Auch die Neutralisierung normaciden Magensaftes kann nötig sein, wenn starke Rückflußneigung in die Speiseröhre besteht. *Indikationen:* Oesophagitis infolge Reflux, besonders bei konservativer Behandlung von Hiatushernien. Unterstützende Therapie bei der Begleitgastritis der hypertrophischen Pylorusstenose. Hyperacidität bei Gastritis und Ulcus ventriculi et duodeni. *Gegenindikationen:* Bei kritischer Verordnung entsprechend der Diagnose und bei richtiger Dosierung keine.

Nebenwirkungen sind nur bei fehlerhafter Anwendung und Überdosierung zu befürchten.

Dosierungsrichtlinien. Bei konstanter oder häufiger Rückflußneigung ist die häufige Verabfolgung kleiner Mahlzeiten und kleiner Mengen von antaciden Medikamenten sinnvoller als seltene größere Gaben.

Bei Säurebeschwerden im Sinne des Sodbrennens (Pyrosis), die bei älteren Kindern selten vorkommen und an Gastritis oder Ulcus denken lassen müssen, bleibt antacide Therapie fast immer überflüssig, wenn nach richtiger Diagnose gezielte Therapie betrieben wird (s. Ulcus- und Gastritisbehandlung).

Rezepturbeispiele:
Natr. bicarbonici;
Calc. carbonic. āā 20,0;
Magnes. ust. 10,0;
m. f. pulv.
D.S. mehrmals täglich 1 Messerspitze voll zu nehmen.

Magnes. peroxyd. 20,0;
Natr. bicarbon.
Calc. carbon. āā 10,0;
m. v. pulv.
D.S. mehrmals täglich einen Teelöffel voll.

In der Regel werden heute Fabrikpräparate vorgezogen, von denen wir Gelusil-Lac-Gödecke, eine Milchzubereitung mit 15,6% Magnesium-Aluminium-Silicathydrat als für junge Kinder besonders geeignet nennen möchten. Man verteilt 1—2 Beutel von 6,5 g auf die Mahlzeiten eines Tages.

Für ältere Kinder kommt neben der Verordnung von einem der oben genannten Salze in Pulverform oder Rezepturen eine Fülle von Fabrikpräparaten in Frage, z. B. Aludrox, Magnesium-Perhydrol, Neutralon, Adsorgan, Palliacol u. a. m.

Adstringentia, Adsorbentia. Adstringentien bewirken in hoher Konzentration Ätzung.

Medikamentengruppen: Gerbsäuren; Aluminiumsalze; Schwermetallsalze, vor allem Silber.

In der Kinderheilkunde haben diese Mittel sehr an Bedeutung verloren. Lediglich die Silbersalze werden hier und da noch angewendet, vor allem als Rollkur wurden sie empfohlen (s. Ulcus und Gastritis-Therapie).

Silberpräparate. Einfache Salze, z. B. Silbernitrat; Argento-Proteine. Targesin ist ein Diacetyltannin-Silbereiweiß. Es wird in $^1/_2$%-iger Lösung als Lactose-Granulat mit 13,5% Targesin unter dem Namen „Rollkur-Gödecke" angeboten. *Nebenwirkungen:* Auftreten von Argyrie nach länger dauernder Anwendung.

Dosierungsrichtlinien und Indikationen. „Rollkur Gödecke" kann zu dieser Indikation für etwa eine Woche Verwendung finden (siehe Ulcus- und Gastritistherapie). Abpackung in Briefchen zu 0,3 g Targesin, Verabfolgung einer Dosis unter Umrühren in lauwarmem Wasser, etwa 100 cm³ morgens nüchtern für Kinder ab 10 Jahre.

Adsorbentien. Die Verwendung bei Diarrhoen ist auch heute noch üblich (s. Antidiarrhoica). Weiter kommt die Anwendung bei Vergiftungen besonders nach Magenspülung in Frage (Präparate s. unter Antidiarrhoica).

Literatur

Eichholz, F.: Lehrbuch der Pharmakologie, 9. verb. Aufl. Berlin-Göttingen-Heidelberg: Springer 1957.

Helwig, B.: Moderne Arzneimittel, 2. Aufl. Stuttgart: Wissenschaftl. Verlagsges. 1961.

Linneweh, F.: Pädiatrie in der Praxis. München: Urban & Schwarzenberg 1962.

Lust-Pfaundler-Husler: Krankheiten des Kindesalters. 22. Aufl., neu bearbeitet von H. Müller. München: Urban & Schwarzenberg 1962.

Møller, Knud, O.: Pharmakologie, 4. Aufl. Basel u. Stuttgart: Benno Schwabe & Co. 1961.

Fermentpräparate

Von H. Helwig, Heidelberg

Eine substituierende Zufuhr von Verdauungsfermenten ist bei der Pankreasfibrose (s. dort) erforderlich. In allen übrigen Fällen von Verdauungsstörungen sind Bedarf und Wirksamkeit von Fermentpräparaten nicht gesichert. Die Gabe von Pepsin bei Erkrankungen der Magenschleimhaut ist umstritten. Die meist mit Salzsäure kombinierten Zubereitungen werden bei den Acida aufgeführt. Versuchsweise werden Verdauungsfermente bei chronischen Ernährungsstörungen, Meteorismus, Obstipation und Appetitlosigkeit gegeben.

Der Bedarf an Pankreasfermenten ist individuell sehr verschieden und hängt sowohl von der Schwere der Dysfunktion als auch von der Zusammensetzung der Ernährung ab. Die erforderliche Dosis muß bei der Pankreasfibrose im Einzelfall in klinischer Testung festgelegt werden. Da die oral zugeführten Fermente zum größten Teil im Magen zerstört werden, ist eine magenunlösliche Zubereitung erforderlich.

Handelspräparate, die besonders bei Kindern verwendet werden, sind unter anderen: Luizym: Verdauungsfermentpräparat mit gleichbleibendem Gehalt an Cellulase, Hemicellulasen, Amylase, Proteasen standardisiert nach Willstätter und Grassmann als Dragées und Tabletten. — Säuglinge erhalten auf 100 g Gemüse 1 Tablette fein zerrieben.

Pankreon: Pankreasferment-Präparat standardisiert auf 32 Lipase-, 72 Amylase- und 120 Trypsin-Einheiten nach Willstätter in 4 Tabletten und 1 g Pulver. Bei der Pankreasfibrose benötigen Säuglinge und Kleinkinder 1—2 Messerspitzen voll, Schulkinder 1 Tablette oder $\frac{1}{2}$ Teelöffel Pulver zu jeder Mahlzeit. — *Pankreon für Kinder* enthält in 2,5 g 250 mg Pankreon, 1000 i.E. Vitamin A, 0,5 γ Vitamin B_{12} und 0,2 mg Folsäure; der hier angegebene Fermentgehalt reicht zur Mucoviscidose-Behandlung auch beim Säugling nicht aus.

Anhang. Ein aus tierischen Drüsen gewonnener Trypsin-Kallikrein-Aktivator hat sich zur Behandlung der akuten Pankreatitis in neuerer Zeit bewährt.

Im Handel als Trasylol: 5000 Kallikrein-Inaktivator-Einheiten pro Ampulle zu 5 ml. Die Anwendung erfolgt im intravenösen Dauertropf unter laufender Kontrolle der Serumdiastase.

Literatur

Ewerbeck, H.: Der Säugling. Berlin-Göttingen-Heidelberg: Springer 1962.

Helwig, B.: Moderne Arzneimittel, 2. Aufl., S. 563ff. Stuttgart: Wiss. Verlagsges. 1961.

Laxantien

Von H. Helwig, Heidelberg

Bei der Behandlung der Obstipation stehen nach wie vor das Stuhltraining und diätetische Maßnahmen (s. d.) an erster Stelle. Die Anwendung von Abführmitteln bleibt insbesondere im Kindesalter nur besonderen Situationen vorbehalten und soll nie dauernd durchgeführt werden. Vor jeder Anwendung von Laxantien muß die Ursache einer etwaigen Stuhlverhaltung oder -trägheit geklärt werden. Gelegentlich ist eine medikamentöse Darmentleerung z. B. vor diagnostischen Maßnahmen oder bei Vergiftungen angezeigt.

Die meisten laxierenden Substanzen, die über eine Peristaltikanregung die Stuhlentleerung beschleunigen, sind nur bei atonischer Obstipation indiziert. Bei spastischer Obstipation sind sie kontraindiziert, hier finden Spasmolytica (s. d.) und Secalepräparate (s. dort) Verwendung. Chronischer Laxantienabusus führt zu chronischen Schleimhautschäden und Störungen der Elektrolythaushaltes.

Eine Beschleunigung der Darmentleerung kann erzielt werden durch Vermehrung, Emulgierung und Verflüssigung des Darminhaltes durch Quellkörper, Gleitmittel und osmotisch wirksame hydrophile Salze oder durch Peristaltikanregung vermittels nervöser oder Schleimhautreizung. Laxantien werden, bei Beachtung der oben angeführten Kontraindikationen und Vorsichtsmaßnahmen verwendet:

1. Zur Entfernung unerwünschten Darminhaltes, z. B. bei Vergiftungen, toxischen Enteritiden, Wurmkuren und vor diagnostischen Eingriffen. Hierzu dienen gewöhnlich salinische Abführmittel und Ricinusöl;

2. Zur Erzielung eines weichen Stuhles bei Analleiden, Hernien, cerebralen Gefäßprozessen. Gleitmittel und salinische Abführmittel werden hier in niedriger Dosierung angewendet;

3. Bei chronischer nichtspastischer Obstipation gelegentlich, wenn alle anderen Maßnahmen versagen.

Bei akuter, insbesondere postoperativer, Darmatonie werden Klysmen, Doryl und Prostigmin gegeben.

Von der oralen Einnahme bis zur Stuhlentleerung vergehen bei Drastica etwa 1—2, Ricinusöl und salinischen Abführmitteln 2—4, Phenolphthalein und seinen Derivaten 5—8, Anthrachinon und dessen Derivaten 8—12 und Podophyllin 12—24 Std. Diese Zeiten sind bei der Zeitwahl der Einnahme zu berücksichtigen.

Nur dünndarmwirksame Substanzen sind zur Laxierung ungeeignet. Die üblichen Abführmittel werden daher am besten in dünn- und dickdarmwirksame und nur dickdarmwirksame eingeteilt.

Dünn- und dickdarmwirksame Laxantien

Oleum Ricini wird durch Kaltpressung aus den Samen der Ricinuspflanze gewonnen. Es besteht aus Triglyceriden der Ricinolsäure, einer ungesättigten Fettsäure mit 18 C-Atomen. Speichel, Galle und Pankreaslipase bewirken eine Verseifung zu Ricinolseife. Diese reizt durch Lecithinzersetzung die Darmschleimhaut, was vermittels Peristaltikanregung nach 2—4 Std zur Stuhlentleerung führt. Bei längerer Verweildauer werden aus dem Dünndarm größere Mengen Ricinolsäure bzw. Ricinusöl resorbiert, was zu Bauchgrimmen und Hyperämie der Beckenorgane führt.

Da die Wirkung bereits und vornehmlich im Dünndarm entfaltet wird, eignet sich Ricinusöl besonders zur akuten Darmentleerung vor diagnostischen und operativen Eingriffen, bei Vergiftungen (im Anschluß an eine etwaige Magenspülung), toxischen Enteritiden und Obstipationen im Rahmen akuter Erkrankungen.

Der unangenehme Geschmack kann durch Einnahme in saurer Flüssigkeit übertönt werden.

Dosierung: Kleinkinder erhalten etwa 10 bis 15, ältere Kinder 15—20 g/dosi.

Handelspräparat (Ol. Ricini ist offizinell). Ricinuskapseln „Pohl" zu 0,5; 1 und 2 g.

Salinische Abführmittel. Sulfat-, Tartrat-, Lactat- und sekundäre Phosphatanionen, sowie das Mg-Kation verhindern durch osmotische Kraft die Wasserresorption aus dem Dickdarm. Die hierdurch bedingte Vermehrung des Darminhaltes führt zu Peristaltikanregung und Auslösung des Defäkationsreflexes. Diese Ionen werden praktisch nicht resorbiert und nach oraler Zufuhr rasch und nahezu vollständig wieder mit dem Stuhl ausgeschieden. Die Einnahme muß möglichst nüchtern erfolgen, da sonst nur jeweils kleine, wenig wirksame Portionen in das Duodenum übertreten. Es ist ferner zu beachten, daß nur isotone Lösungen verwendet werden. Hypertone Lösungen können Bluteindickung und Pylorusschluß, hypotone vermehrte Wasserresorption aus dem Dickdarm bewirken.

Therapeutisch werden in erster Linie verwendet:

Künstliches Karlsbader Salz (Sal Carolinum factitium ist offizinell): Na_2SO_4 22,0, K_2SO_4 1,0, NaCl 9,0, $NaHCO_3$ 18,0 isoton in 0,6%iger Lösung, 1 Teelöffel auf 1 Glas oder 6 g auf 1 Liter lauwarmes Wasser.

Glaubersalz: $Na_2SO_4 + 10\ H_2O$, isoton 4,2%ig, 15—20 g auf 1 Glas Wasser.

Indikationen: Zur raschen Entleerung des gesamten Darmes bei Vergiftungen, nach Wurmkuren, bei Enteritiden und Hepatitis.

Nebenwirkungen: Mg-Salze können resorbiert werden und dann zu ZNS- und Kreislaufdepressionen führen. Sie sind bei Wurmkuren mit Acranil oder Atebrin kontraindiziert, da sie hier schwere Zwischenfälle verursachen können (SCHUMANN 1961, 1962).

Quellkörper. Diese gewöhnlich unverdaulichen Substanzen wie *Cellulose*, *Agar* — ein mucilaginöser, vornehmlich aus Hemicellulose bestehender Algenextrakt —, *Kleie* und *Tragacanthschleim* quellen in Gegenwart von Wasser. Die hierdurch bedingte vermehrte Darmfülle führt zur Peristaltikanregung. Zum Teil wirken sie auch zusätzlich als Gleitmittel. Die indirekte laxierende Wirkung ist relativ gering. Da ziemlich große Mengen eingenommen werden müssen, enthalten viele Handelspräparate noch schleimhautreizende Bestandteile anderer Stoffklassen. Bei der Anwendung von Quellstoffen ist auf reichliche Flüssigkeitszufuhr zu achten, da es sonst zu Darmverklebungen mit Ileusgefahr kommen kann (s. unter anderen MEYLER 1956). Die Einnahme muß nach den Mahlzeiten erfolgen.

Handelspräparate.

Agarol — s. Gleitmittel.

Cellolax: 75 g Na-carboxymethylcellulose, Corr. ad 100,0 g. Dos.: 1—2 Teelöffel Granulat täglich.

Cristolax — s. Gleitmittel.

Normacol: Pflanzenschleim der Bassorinreihe + 8,3% Cort. Frangulae. — Dos.: Schulkinder morgens und abends je 1 Teelöffel nach dem Essen.

Lecicarbon-Supp. (pro infant.): Kohlensäureentwicklung unter Verwendung von 0,62 g Na-bicarbon. + 1,01 g Tart. dep. hergestellt, entwickeln 120 (inf.: 60) ml CO_2. Vor Gebrauch sind die Supp. gut anzufeuchten.

Gleitmittel enthalten als wirksame Substanz meist Paraffinum liquidum, ein Gemisch aliphatischer Kohlenwasserstoffe, mit und ohne Zusätze. Paraffinöl wirkt daneben erweichend und unter Umständen peristaltikanregend. Die Abführwirkung ist schwach und tritt mitunter erst nach Tagen ein.

Entgegen früheren Anschauungen kann emulgiertes Paraffin in beträchtlichen Mengen aus dem Darm resorbiert werden (MØLLER). Die

Resorption von fettlöslichen Vitaminen, Calcium und Phosphor wird gehemmt. Vitamin A wird mit dem Paraffin ausgeschieden, was bei chronischer Anwendung zur Hypovitaminose führen kann (Meyler 1956). Wird Paraffin aspiriert, was insbesondere bei Säuglingen und Kleinkindern Bewußtseinsgetrübten und im Anschluß an eine Magenspülung möglich ist, kann sich eine Ölpneumonie ausbilden.

Indikationen: Gleitmittel werden besonders verwendet, wenn eine starke Bauchpresse vermieden oder die Analschleimhaut geschont werden soll.

Dosierung: Kinder erhalten je nach Alter morgens nüchtern $^1/_2$—2 Eßlöffel oder mehrmals täglich $^1/_2$—1 Teelöffel Paraff. liquid.

Handelspräparate (Paraffinum liquidum ist offizinell).

Agarol: Emulsio Ol. Paraffini c. Agar-Agar praep., Phenolphthalein 1,3%. — Dos.: Klein- und Schulkinder erhalten abends $^1/_2$ bis 1 Teelöffel.

Cristolax: Paraffin. liq. 47,5%, Extr. Malti 48%, Agar-Agar 4,5%.

Emulsio Paraffini Stada: Paraffin. subliqu. 40%, Diacetyldioxyphenylisatin 0,2%, Ol. Citri naphthenfrei 0,02%, Saccharin. sol. 0,005%, Adulsion O 1,5%. — Dos.: Klein- und Schulkinder erhalten abends 1—2 Teelöffel.

Mitilax: Paraff. liq. Emulsion mit Vanillegeschmack. — Dos.: Klein- und Schulkinder erhalten abends $^1/_2$—1 Teelöffel.

Obstinol: 35% Emulsio Paraff. liquid. aromat. + 1% Phenolphthalein. — Dos.: Klein- und Schulkinder abends $^1/_2$—1 Teelöffel. Obstinol mild: ohne Phenolphthalein, besonders für Säuglinge.

Glycerin bewirkt rectal als Suppositorien oder Klistier angewendet durch lokalen Schleimhaut- und Volumenreiz infolge Wasseranziehung Auslösung des Defäkationsreflexes mit rascher Entleerung des Enddarmes. Säuglinge erhalten 2 Teelöffel, ältere Kinder bis zu 2 Eßlöffel rectal.

Gewöhnlichen Wassereinläufen werden gelegentlich Seife, Zucker oder Essig zugegeben, um durch lokale Schleimhautreizung und verbesserte Gleitwirkung die Stuhlentleerung zu fördern.

Auf dem Seifenprinzip beruht auch die rectale Anwendung von Sorbitol (Tween), einem Netzmittel (enthalten unter anderem in Microklist). Vermittels Erweichung und Wasser-

freisetzung soll es 5—15 min nach der rectalen Einführung zur Enddarmentleerung führen.

Als Anfeuchter wird Dioctyl-Na-sulfosuccinat bezeichnet. Es soll durch Verminderung der Oberflächenspannung eine starke Wasserdurchtränkung des Darminhaltes ermöglichen. In der Pädiatrie wurde es besonders bei Megacolon verwendet. Toxische Nebenerscheinungen wurden nicht beobachtet.

Dos.: 1—2 ml der 1%igen wäßrigen Lösung 1—3mal täglich mit Milch oder Fruchtsaft einzunehmen; rectal 5 ml 1%ig in etwas Öl.

Handelspräparate. Reines Doxinate ist in Deutschland nicht im Handel. Es ist daher bei den Fertigpräparaten auf Art und Menge anderer Substanzen zu achten.

Axa: 75 mg Dioctyl-Na-sulfosuccinat + 5 mg 4′,4″-Diacetyl-dioxydiphenyl-(3,3)indolinon-(2), 90 mg Extr. Casc. sagr. sicc. pro Dragée.

Laxans Heyden: Dioctyl-Na-sulfosuccinat 50 mg, Diacetyl-bis-oxyphenylisatin 10 mg, Mandelsäurebenzylester (= Spasmolyticum) 4 mg pro Dragée.

Neoxol: Dioctyl-K-sulfosuccinat (70%) 14 mg, Diacetyldiphenolisatin 3 mg, C-Phenylglycerin-n-heptylesterhydrochl. 1 mg, Alginat 10 mg pro Dragée.

Stadalax: 20 mg Dioctyl-Na-sulfosuccinat, 6 mg Diacetyldioxyphenylisatin, 19 mg Extr. Frang., 18 mg Rhizoma Curcumae xanth., 7 mg Benzylium phenylglycolicum, 0,6 g Ol. Menth., 0,6 mg Ol. Carv., 0,6 mg Ol. Foenicul. pro Kern.— Dos.: Schulkinder abends 1 Kern unzerkaut mit Flüssigkeit.

Parasympathicomimetica (s. d.), insbesondere Doryl und Prostigmin wirken auf nervalem Wege peristaltikanregend.

Sulfur depuratum, Calomel, Crotonöl und die drastisch wirksamen *Drogenharze* (unter anderem Podophyllum) besitzen ebenfalls Dünn- und Dickdarmwirkung. Wegen ihrer relativ hohen Toxicität ist ihre Anwendung insbesondere bei Kindern heute nicht mehr gerechtfertigt.

Vorwiegend dickdarmwirksame Laxantien

In diese Gruppe gehören die Anthrachinon-Derivate sowie eine Reihe synthetischer Verbindungen. Die Wirkung besteht einmal in einer Verhinderung bzw. Hemmung der Wasserresorption aus dem Dickdarm zum anderen in einer Peristaltikanregung durch Schleimhautreizung.

Die pflanzlichen **Anthrachinon-Derivate** bewirken eine Peristaltikanregung im Dickdarm, der Dünndarm bleibt im wesentlichen unbeeinflußt. Die Dickdarmpassage wird auf

8—10 Std abgekürzt, was zu einer dünnflüssigen Stuhlentleerung 8—10 Std nach der Einnahme führt.

Anthrachinon-Derivate sind enthalten in:

1. Faulbaumrinde (Cortex Frangulae), Cortex Rhamni Purshianae, Cascara sagrada), deren Wirkung milde ist.

2. Sennesblätter (Folia Sennae), die stärker wirksam sind und das Aloe-Emodin Rhein enthalten. In Brustpulver (Plv. Liquiritiae compos.) sind unter anderem Sennesblätter enthalten.

3. Rhabarber (Rhizoma Rhei) wirkt nur schwach laxierend, in niedriger Dosierung kann infolge des Gerbstoffgehaltes eine obstipierende Wirkung eintreten.

4. Aloe, als getrockneter Saft verschiedener Aloearten, ist aloinhaltig und der wirksamste Vertreter dieser Gruppe.

Anthrachinon   Istizin   Cignolin

Der eigentliche wirksame Bestandteil dieser Drogen ist unbekannt. Aus den Anthraglykosiden entstehen im Darm nach Zuckerabspaltung die Emodine (= Aglykone). Es wurde bisher angenommen, daß die eigentlichen Wirkstoffe durch partielle Oxydation der Emodine im Darm oder nach der Resorption im Blut entstehen. Anhand des nach Anwendung des synthetischen Anthrachinon-Derivates Istizin bei Kindern vorkommenden sog. perianalen Istizinexanthems konnte IPPEN feststellen, daß die Anthrachinone im Darm reduziert werden. So entsteht aus Istizin das stark haut- und schleimhautreizende Antipsoriaticum Cignolin. Ähnlich verhält es sich z. B. mit der im Rhabarber enthaltenen Chrysophansäure, die zu Chrysarobin reduziert wird.

Applikation, Resorption, Ausscheidung: Nach oraler Einnahme erreichen die Anthrachinone unverändert den Dickdarm. Hier werden mit Hilfe von Bakterien die Zucker hydrolytisch abgespalten. Die Aglykone werden zumindest teilweise resorbiert und in die Körperflüssigkeiten ausgeschieden. Nach Einnahme von Fol. Sennae oder Rhabarber färbt sich der Urin durch Chrysophansäure. Nach Istizin

wird saurer Urin gelb-braun, alkalischer rot gefärbt.

Indikationen: Anthrachinon-Derivate sollten nur bei älteren Kindern und nur zur akuten Obstipationsbehandlung verwendet werden.

Unerwünschte Wirkungen: Nach chronischer Anwendung kommt es rasch zur Gewöhnung und unter Umständen zu Darmschleimhaut-, Leber- und Nierenschädigung. Im Darm, insbesondere im Coecum (längere Verweildauer?) können braun-schwarze, auch rectoskopisch nachweisbare Flecken, die sog. Melanosis coli, auftreten. Bei nicht bettreinen Patienten, also insbesondere bei Säuglingen und Kleinkindern, kann es nach Istizin zu dem oben angeführten Istizinexanthem an den Hautpartien kommen, an denen der cignolinhaltige Stuhl längere Zeit einwirken kann (IPPEN). Besondere Vorsicht ist bei Nierenerkrankungen und schmerzhaften Analleiden geboten.

Dosierung: Richtet sich nach der Zusammensetzung der einzelnen Handelspräparate (s. unten). Nach abendlicher Gabe kommt es gewöhnlich am folgenden Morgen zur Stuhlentleerung. Zur Abschwächung der häufig auftretenden kolikartigen Leibschmerzen können Spasmolytica beigegeben werden.

Handelspräparate.

Daluwal: Extr. Rhei comp. 0,14 g, Extr. Aloes 0,03 g, Extr. Casc. sagr. 0,03 g, Ol. Menth. pip. q. s., Sacch. obduct. pro Dragée. Dos.: Ältere Kinder erhalten 1—2 Compretten abends.

Lax-Arbuz: Aktiviertes Papain 0,01 g, Anthrachinone aus Rhiz. Rhei 0,055 g, Fol. Sennae 0,055 g, Cort. Frangulae 0,142 g, Natr. choleinic. 0,04 g. — Dos.: Schulkinder erhalten 1—2 Dragée.

Pastapalm-Würfel: Fruct. Caricae, Fruct. Passulae 50%, Pulpa Tamarindorum depur. 20%, Folia et Folliculi Sennae 10%, Quellstoffe und Paraffin. liqu. ad 100%. — Dos.: Schulkinder erhalten $^1/_4$—$^1/_2$ Würfel zu 9 g.

Pursennid: 1 Dragée enthält 12 mg Sennoside A und B als Calciumsalze. — Dos.: Schulkinder erhalten abends 1—2 Dragée.

Istizin: Synthetisches 1,8-Dioxyanthrachinon 0,15 g/Tbl. Dos.: Säuglinge $^1/_2$, Kleinkinder 1, Schulkinder 1—2 Tabletten etwa $^3/_4$ Std nach dem Abendessen.

Synthetische Verbindungen. Hier sind in erster Linie das Phenolphthalein und seine Derivate aufzuführen. Die Wirkung spielt sich vornehmlich am Dickdarm ab, der Mechanismus ist noch unbekannt. Es wird eine direkte Beeinflussung der Darmmuskulatur diskutiert.

1. Phenolphthalein ist ein geruch- und geschmackloses, gelblich-weißes, wasserunlösliches Pulver. Seine alkalischen Salze sind wasserlöslich. Die Wirksamkeit hängt daher vom alkalischen Darmmilieu ab.

Nach oraler Einnahme werden etwa 15% resorbiert und zum Teil mit dem Urin, der, sofern er alkalisch ist, rot gefärbt wird, ausgeschieden. Ein Teil wird über die Galle wieder in den Darm ausgeschieden. Etwa 85% werden unverändert mit dem Stuhl wieder ausgeschieden. 4—8 Std nach der Einnahme kommt es zur Stuhlentleerung ohne stärkere Koliken.

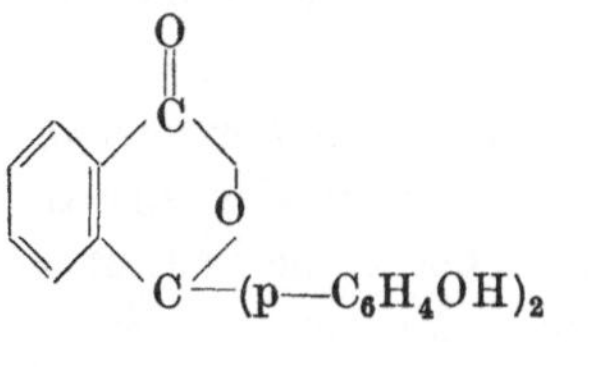

Phenolphthalein

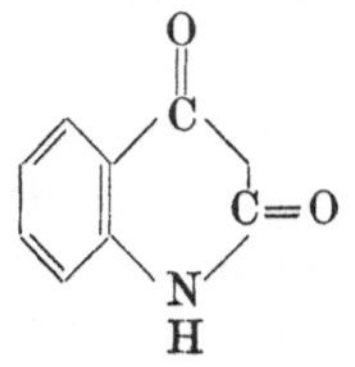

Isatin

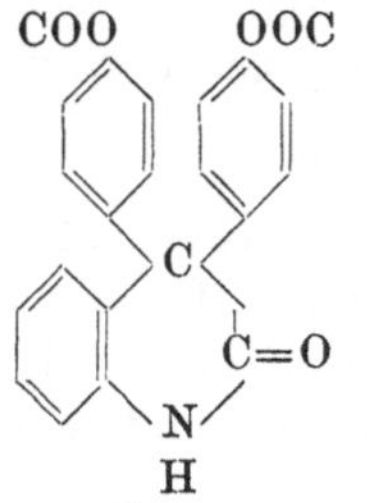

Isacen

Überdosierungen oder akzidentelle Vergiftungen können bei Kindern zu Koliken, Durchfällen, Atemstörungen, Kollaps, Blutungen, Leberschäden, Nierenreizung mit Albuminurie oder Gallenkoliken führen. Andererseits sind auch Fälle bekannt, in denen relativ hohe Dosen erscheinungslos und ohne Stuhlentleerung vertragen wurden. Möglicherweise handelt es sich in diesen Fällen aber auch um Erfolge frühzeitiger Magenspülungen. Vom Hund werden 1,5 g/kg Körpergewicht noch vertragen.

Indikationen: Zur akuten Darmentleerung, nicht zum Dauergebrauch.

Dosierung: Schulkinder erhalten 10—40 mg/dosis.

Handelspräparate. Vornehmlich in Kombinationspräparaten mit anderen Wirkstoffen (s. d,).

Darmol: 0,08 g Phenolphthalein, 0,01 g Dioxyphenylmethylenbenzylalkohol in Schokolade pro ¹/₄ Täfelchen.

2. Diacetoxy-diphenyl-isatin ist 17mal wirksamer als Phenolphthalein und soll weniger resorbierbar sein. Schwere Vergiftungen beim Menschen sind nicht bekannt.

Handelspräparat. Isacen: 5 mg Diacetyl-bis-hydroxy-phenyl-isatin pro Korn. — Dos.: Kinder erhalten 1 Korn und mehr pro dosi.

3. Triacetyl-diphenyl-isatin (enthalten in Laxagetten 10 mg/Stück) entspricht in der Wirkungsstärke dem Isacen.

4. Diacetoxy-diphenyl-pyridyl-2-methan ist ebenfalls ein Phenolphthaleinabkömmling und soll durch direkten Kontakt mit der Darmwand eine gründliche Darmentleerung bewirken. Insgesamt kommt es nach oraler Einnahme zu etwa 2—3 Entleerungen, die erste nach 8 Std.

Handelspräparat. Dulcolax: 5 mg pro Dragée, 10 mg pro Supp. — Dos.: Kleinkinder erhalten ¹/₂—1 Supp./dosi, Schulkinder 1 Supp. oder 1 Dragée/dosi.

Anhang

Carminativa

Eine therapeutische Beeinflussung von Blähungen kann, sofern dies diätetisch nicht möglich ist, insbesondere bei Säuglingen, durch Spasmolytica (s. d.) oder Fermentpräparate (s. d.) erfolgen. Eine ähnliche, aber schwächere Wirkung besitzen verschiedene Drogen wie Pfefferminze, Fenchel, Kümmel, Anis und Kamille auf Grund ihres Gehaltes an ätherischen Ölen. Das Azulen der Kamille wirkt darüber hinaus noch antiphlogistisch.

Auf physikalischem Wege kann durch Methylpolysiloxan (H.P.: Lefax) versucht werden, die Gasblasen im Darm zum Zerfallen zu bringen.

Handelspräparate sind unter anderen

Carminativum „Dr. Hetterich": Plenocolat. carminativ. = Fruct. Foenic. 8%, — Carvi 12%, — Coriand. 6%, Flor. Chamom. 12%, Herb. Menthae pip. 12%, — Basilici 18%, Rhiz. Calami 20%, Cort. Aurant. 12%. — Dos.: Säuglinge 1—3 Tropfen pro Mahlzeit, ältere Kinder und Erwachsene je nach Alter bis zu 3mal täglich 30 Tropfen.

Enterosanol-Saft: Pro 5 ml: Extr. Cort. Querc. fluid., — Cort. Salicis fluid., — Fol. Juglandis fluid., — Fol. Salviae fluid., — Herb.

Absinthii fluid. āā 50 mg, Extr. Rhiz. Calami fluid. 25 mg, Extr. Herb. Chelidonii fluid. 10 mg. Dosierung: Kinder erhalten je nach Alter 3mal täglich $^1/_2$—1 Kaffeelöffel.

Kamillosan: Standardisierter Kamillenextrakt mit 0,1% ätherischem Öl und 0,0015% Azulen.

Lefax: 40 mg Methylpolysiloxan, SiO_2, Emulgator, äther. Öle pro Tablette.

Stullmaton: Pflanzensaponin-Extr. Centani 0,05 g, Extr. Arnicae 0,05 g, — Melissae 0,5 g, — Chamomillae 0,5 g, — Absinthii 0,05 g, — Coniferae 3,5 g, Spurenelemente (0,1 mg Mn, 0,05 mg Co, 0,05 mg Cu) in 200 ml. — Dos.: Säuglinge 2mal täglich $^1/_2$ Teelöffel in der Flaschennahrung; ältere Kinder und Erwachsene bis zu 3mal täglich 1 Teelöffel.

Literatur

Bonnycastle, D. D.: Cathartics and Laxatives, p. 672—683. In: Pharmacology in medicine, edit. by V. A. Drill. New York: McGraw-Hill 1958.

Hauschild, F.: Pharmakologie und Grundlagen der Toxikologie, S. 476—488. Leipzig: VEB Thieme 1956.

Helwig, B.: Moderne Arzneimittel, 2. Aufl., S. 539—554, Stuttgart: Wiss. Verlagsges. 1961.

Ippen, H.: Ätiologie und Pathogenese des sogenannten Istizin-Exanthems. Dtsch. med. Wschr. 84, 1062—1063 (1959).

Lust-Pfaundler-Husler: Krankheiten des Kindesalters, 21. Aufl., hrsg. von J. Husler. München: J. F. Bergmann 1959.

Meyler, L.: Schädliche Nebenwirkungen von Arzneimitteln. Wien: Springer 1956.

Schmidt, L.: Laxantien. Dtsch. med. Wschr. 87, 621—624 (1962).

Schumann, H.-J.: Nil nocere! Tödliche Magnesiumvergiftung bei regelrecht durchgeführter Bandwurmkur. Münch. med. Wschr. 1. Mitt. 103, 1865 (1961) u. 2. Mitt. 104, 2463 (1962).

Antidiarrhoica

Von H. Helwig, Heidelberg

Diarrhoen werden im Kindesalter in erster Linie diätetisch behandelt. Daneben steht unterstützend eine ganze Reihe symptomatisch wirksamer Pharmaka zur Verfügung. Eine gezielte Beeinflussung der Stuhlqualität gelingt in entsprechenden Fällen mit bekannter Ätiologie durch Acida, Amara, Carminativa, Fermentpräparate und antibakteriellen Wirkstoffen. Spasmolytica und Opiumtinktur werden zur Behebung von Tenesmen und zur Ruhigstellung des Darms vor und nach diagnostischen und therapeutischen Eingriffen verwendet.

Die medikamentöse Behandlung komplexer mit Durchfällen einhergehender Erkrankungen wie Sprue, Colitis ulcerosa und Enteritis regionalis wird in den klinischen Abschnitten im einzelnen angegeben.

Im vorliegenden Kapitel werden Adsorbentien, Adstringentien, Darmdesinfizientia und Mittel zur Normalisierung der Darmflora aufgeführt. Alle anderen Stoffgruppen werden an anderen Stellen dieses Bandes behandelt.

Adsorbentia

Fein verteilte Substanzen mit einer großen Oberfläche vermögen aus einer umgebenden Lösung bestimmte Stoffe vermittels physikalischer Adsorptionsfähigkeit an ihren Grenzflächen zu fixieren. Nicht dissoziierte Verbindungen werden besser adsorbiert als ionisierte. Das Ausmaß der Adsorption ist daher weitgehend abhängig vom p_H des Darminhaltes. 90% des maximal von einem Adsorbens fixierbaren Adsorbats werden innerhalb 1 min gebunden. Sinkt die Konzentration des Adsorbats in der umgebenden Lösung auf Null, wird dieses allmählich wieder gelöst bis sich ein Gleichgewichtszustand zwischen beiden einstellt. Da durch die Adsorption schädlicher Stoffe aus dem Magen-Darmkanal deren Resorption verhindert werden soll, gibt man bei Vergiftungen ein schnell wirkendes Laxans zu. Durch die beschleunigte Darmpassage wird dann eine Wiederabgabe und Resorption der im Magen und oberen Dünndarm bereits adsorbierten Stoffe weitgehend verhindert.

Das wirksamste und verbreitetste Adsorbens stellt die Carbo medicinalis dar, von der 1 g eine Oberfläche von 200 m² hat. Sie vermag sowohl positiv als auch negativ geladene Teilchen zu adsorbieren. Frisch erhitzte Medizinalkohle bindet reichliche Mengen von Darmgasen. Daneben werden Pektinstoffe (unter anderem in Bananen, Äpfeln, Karotten, Johannisbrotmehl enthalten) mit gleichzeitig antiphlogistischer und antibakterieller Wirksamkeit, Aluminium-, Silicium- und Wismutverbindungen verwendet.

Indikationen. Durchfallserkrankungen, Meteorismus, Vergiftungen.

Dosierung. Da die Adsorbentien gewöhnlich nicht oder kaum resorbiert werden, können sie nach Bedarf dosiert werden. Eine Dauerbehandlung ist zudem nicht angezeigt. Kohle erhalten Säuglinge 2—3 g, Kleinkinder 3—5 g, Schulkinder 5—10 g 1—3mal täglich, meist als Granulat, bei Vergiftungen im Anschluß an die Magenspülung bis zu 10—20 g.

Handelspräparate (Carbo medicinalis ist offizinell).

Adsorgan: 40% Chlorsilberkieselsäuregel, 10% Silberkohle, mit 0,5% Ag, 50% gesüßte Kakaomasse. — Dos.: 3—5mal täglich $^1/_2$ bis 1 Teelöffel.

Aplona: Apfelpräparat, 10 g entsprechen 100 g Frischäpfel. — Dos.: 10—30 g täglich als 4—8%ige Aufschwemmung.

Aplona-S.: Kautabletten zu 5 g mit zusätzlich 0,5 g Sulfaguanidin. — Dos.· Säuglinge 1—3 Tabletten täglich, ältere Kinder 1 Tag 6, dann für 2 Tage je 4 Tabletten.

Arobon: s. III.

Compretten Kohle „MBK": Mehrmals täglich 1 Comprette zu 0,25 g Kohle.

Kohle-Tabletten „Wülfing": Aktive Pflanzenkohle.

Neocarbon: Carbo adsorbens 0,2 g, Ilentazol 0,025 g, Magn. carb. 0,04 g, Pectinum 0,035 g. — Dos.: Kinder 3—6 Tabletten täglich.

Sulfa-Adsorgan: Silargel 0,2 g, Pektin 0,1 g, Formophthalyl-Sulfacarbamid (= Intestin-Euvernil) 0,3 g. — Dos.: Kinder erhalten je nach Alter 3mal täglich $^1/_2$—1 Tablette.

Adstringentia

Gerbsäuren, verschiedene Schwermetallsalze, Säuren in geeigneter Konzentration und Oxydationsmittel besitzen adstringierende Eigenschaften. Sie bewirken durch Eiweißfällung eine Präcipitat-Membranbildung der obersten Schleimhautschichten die etwa 5—30 min später abgestoßen werden. In den tieferen Schleimhautschichten kommt es infolge der Kompression durch die Membran zu einer Verminderung der Durchblutung. Durch die Eiweißfällung werden auch der Schleimhaut anhaftende Bakterien, Toxine und sonstige Schädlichkeiten in die Membranbildung mit einbezogen und unschädlich gemacht. Der Heilungsprozeß eines entzündlich veränderten Schleimhautepithels, der in wiederholter Abstoßung und Neubildung besteht, wird somit durch die Adstringentien beschleunigt. Im akuten Stadium eines Schleimhautkatarrhs sind sie nicht indiziert, da sie eine zu starke lokale Reizung verursachen.

Therapeutisch wird in erster Linie die adstringierende Wirkung der *Gerbsäuren* genutzt. Es sind stickstofffreie, pflanzliche Verbindungen, die durch Kollagen- und Proteinfällung eine Gerbung bewirken. Mit Eisensalzen bilden sie blaue und grüne Verbindungen, die Tinten.

Die *Gallusgerbsäure* aus Gallusäpfeln, ein Glykosid aus Gallussäure und Glucose, ist als Tannin weitverbreitet und als Acid. tannicum offizinell. Sie reagiert schon in den obersten Abschnitten des Magen-Darmkanals mit Protein und wird im Dünndarm durch Spaltung unwirksam. Im unteren Dünn- und im Dickdarm übt sie daher keine adstringierende Wirkung mehr aus. Im Stuhl ist nach oraler Zufuhr kein unverändertes Tannin mehr nachweisbar. Ein kleiner Teil wird wahrscheinlich aus dem Darm resorbiert und erscheint als Gallussäure im Harn.

Zur oralen Behandlung von Darmschleimhautentzündungen wird vornehmlich Tanninalbuminat verwendet, aus dem erst im Darm allmählich wirksame Tanninmengen freigesetzt werden. Im Stuhl ist dann auch unverändertes Tannin nachweisbar.

Kleinkinder erhalten 0,25—0,5 g in Schleimsuppe verrührt 3—4mal täglich. Bei Dickdarmentzündungen werden rectale 0,25 bis 0,5%ige Tanninklysmen verwendet.

Daneben wird noch gelegentlich Eichelkakao aus leicht geröstetem Eichelsamen (Semen Quercus) verwendet, der Eichelgerbsäure enthält.

Auch Radix Ratanhiae, Fol. Salviae, Fol. Juglandis, Fruct. Myrtilli, Rad. Tormentillae, Catechu, Extr. Hamamelidis und chinesischer Tee enthalten Gerbstoffe.

Adstringierend wirken ferner viele Zink-, Silber-, Aluminium- und Wismutverbindungen.

Handelspräparate.

Eldoform: Hefeverbindung der Gerbsäure in Tabletten zu 0,5 g. — Kinder erhalten 3—4mal täglich $^1/_2$—1 Tablette.

Tannalbin: Gehärtete Eiweißverbindung der Gerbsäure in Tabletten zu 0,5 g. — Säuglinge erhalten $^1/_4$—$^1/_2$, ältere Kinder $^1/_2$—1 Tablette 3—4mal täglich mit der Nahrung.

Weitere antidiarrhoisch wirksame Pflanzenpräparate

Das Fruchtfleisch des Johannisbrotes (Ceratonia siliqua) ist reich an Lignin, Hemicellulose, Kohlenhydraten und Elektrolyten. Seine antidiarrhoische Wirkung hängt in erster Linie mit der adstringierenden Wirkung der Gerbsäure zusammen (BRAUN u. GELDMACHER). Daneben wirken die Pektine und Cellulosen aber auch adsorbierend (ROMINGER).

Die Gesamtglykoside der Uzarawurzel, einer Gomphocarpusart sind als *Uzaron* bekannt. Über die Nervi splanchnici wirken sie durch Hemmung der Darmmotilität und Verengung der Blutgefäße antidiarrhoisch, spasmolytisch und durchblutungsvermindernd. Es kommt jedoch nicht zur Obstipation wie durch Opium, da der Darm nicht gelähmt, sondern durch Sensibilisierung der Sympathicusendigungen der physiologische Hemmechanismus gesteigert wird. Auch am Uterus ist ein spasmolytischer Effekt nachweisbar. In Dosen von 1,5—9 mg — beim Erwachsenen — verursachen die Uzaraglykoside einen digitalisähnlichen Effekt (GESSNER).

Handelspräparate.

Arobon: Hergestellt aus dem Fruchtfleisch des Johannisbrotes unter Zusatz von Kakao und Edelstärke. Enthält unter anderem 47,5% lösliche Kohlenhydrate, 21% Lignin und Hemicellulose). 100 g = 285 Calorien. 1 Tablette = 4 g Arobon + 1 g Saccharose.— Dosierung: Prophylaktisch erhalten Säuglinge 2%, Frühgeborene 1% zur Normalkost. Therapeutisch 3—5—10%ige Abkochung in der dem Gewicht entsprechenden Flüssigkeitsmenge, bei Bedarf Elektrolyt- und Süßstoffzugabe; nach 24 Std soll der Nahrungsaufbau beginnen. — Ältere Kinder können 3—6 Tabletten oder 20—30 g Pulver über den Tag verteilt, gelöst oder gut zerkaut mit Flüssigkeit einnehmen.

Daucaron: Trockenpräparat aus Karotten. Säuglinge erhalten täglich etwa 40 g als 4%ige Suppe.

Uzara: In 15 ml Liq. 0,075 g, in 1 Dr. 0,05 g, in 1 Supp. „A" für Säuglinge 0,005 g, in 1 Supp. „B" für Kinder 0,01 g, in 1 Supp. „C" für Erwachsene 0,03 g Uzaron. — Dos.: Säuglinge 3—6, ältere Kinder 8—25 Tropfen 3—6mal täglich, Supp. in entsprechender Form bis zu 3mal 1 täglich.

Uzaril: 0,0175 g Uzaron, 0,008 g Extr. Bellad., 0,04 g Phenyläthylbarbitursäure in 10 Tropfen. — Dos.: 3mal täglich soviel Tropfen als der Patient Jahre alt ist, Reduzierung täglich um 3mal 1 Tropfen bis auf $^1/_3$ der Anfangsdosis.

Darmdesinfizientia

Zur Behandlung von Diarrhoen, die durch pathogene Keime und Protozoen verursacht sind, finden schwerlösliche Sulfonamide (siehe dort), verschiedene Antibiotica (s. dort) und Chemotherapeutica (s. dort) wie Rivanol, Dermatol, Entero-Vioform, Mexaform-S und Yatren Verwendung.

Mittel zur Wiederherstellung der normalen Darmflora

Für die seltenen Fälle, in denen eine Normalisierung der Coliflora mit diätetischen Mitteln nicht gelingt, stehen Präparate mit lebenden Colibakterien oder deren Stoffwechselprodukten zur Verfügung. Ihr therapeutischer Wert ist zweifelhaft. Ein Mangel an nichtpathogenen Colibakterien führt zu Störungen der Vitamin- und Fermentsynthese, der Entgiftungsvorgänge sowie der Dickdarmparistaltik. Weiter werden insbesondere milchsäurebildende Bakterien zur Regulierung des Bakteriengehaltes des Dickdarmes verwendet, z. B. nach langdauernder enteraler Antibioticabehandlung.

Acidophilus Zyma: Acidophilus-Bakterien und deren Stoffwechselprodukte (Milchsäure und Lactate), Milcheiweiß, Milchzucker und Mineralsalze als Granulat.

Antiophilus: Gefriergetrocknete, antibiocaresistente Stämme von Lactobacterium acidophilum. 1 g Pulver enthält 3 Milliarden Keime. Kinder erhalten 2mal täglich $^1/_2$ Kaffeelöffel $^1/_2$ Std vor der Mahlzeit mit lauwarmem Wasser.

Hylak-Tropfen: Keimfreies, eiweißfreies Konzentrat der Stoffwechselprodukte von Milchsäurebildnern, gepuffert durch natürliche Milchsalze mit getestetem pH-Wert (3,8). — Erwachsene erhalten 3mal täglich vor oder während der Mahlzeit 15—20 Tropfen in etwas Wasser, Kinder entsprechend weniger.

Hylak-Tropfen forte enthalten zusätzlich Stoffwechselprodukte grampositiver und gramnegativer Darmsymbionten, wobei 1 ml den biosynthetischen Wirkstoffen von 100 Milliarden Keimen entspricht.

Subtiltryptasin: Plasmolysiertes Trockenkonzentrat aus Bact. subtilis; 150 mg Wirkstoff entsprechen 20 Milliarden Keimen, 1 Dr. = 5 mg Wirkstoff = etwa 670 Millionen Keime.

Bactisubtil: Bact. subtilis; 100 Milliarden Keime des Stammes TR 57 pro Gelatinekapsel. Durch lebhafte Vermehrung dieser Keime im Darm soll die Bildung pathogener Erreger verhindert werden.

Literatur

BRAUN, O. H., u. M. GELDMACHER: Diätetische Prophylaxe der Säuglings-Enteritis mit Arobon. Arch. Kinderheilk. **164**, 38—46 (1961).

GESSNER, O.: Entwicklung und Praxis der Uzaratherapie. Med. Klin. **56**, 1492—1496 (1961).

HAUSCHILD, F.: Pharmakologie und Grundlagen der Toxikologie. Leipzig: VEB Thieme 1956.

HELWIG, B.: Moderne Arzneimittel, 2. Aufl., S. 554ff. Stuttgart: Wiss. Verlagsges. 1961.

LUST-PFAUNDLER-HUSLER: Krankheiten des Kindesalters, hrsg. von J. HUSLER, 21. Aufl. München: J. F. Bergmann 1959.

MØLLER, K.: Pharmakologie, 4. Aufl., S. 191ff. u. S. 202ff. Stuttgart: Schwabe 1961.

ROMINGER, E.: Über die moderne Diätetik der akuten Ernährungsstörungen. Therapiewoche **2**, 1—8 (1951).

Appetitzügler

Von K. NITSCH, Hannover.

Medikamentöse Fettsuchtbehandlung mit Appetitzüglern wird immer erfolglos bleiben, wenn es nicht gelingt, die Calorienzufuhr durch Beeinflussung des Patienten und seiner Angehörigen wirksam und dauerhaft zu bremsen. Die medikamentöse Therapie hat deshalb in der Regel hinter der diätetischen und der psychischen Beeinflussung sowie der Mobilisation der Körpertätigkeit an letzter Stelle zu rangieren.

Von vielen Autoren wird die medikamentöse Therapie der Fettsucht mit Appetitzüglern grundsätzlich abgelehnt (HEEPE u. a.). Auch SCHREIER stellt sich sehr skeptisch zur Behandlung mit Appetitzüglern wie überhaupt zu Erfolgen bei der Behandlung der kindlichen Fettsucht ein. Trotz einer gewissen Berechtigung solcher Skepsis wird von vielen Autoren der Behandlung mit Appetitzüglern doch Wert beigemessen, nicht zuletzt deshalb, weil ein Anfangserfolg den Patienten und seine Angehörigen ermutigt und ein periodischer und zurückhaltender Einsatz solcher Medikamente bei richtiger Auswahl gerade bei Kindern relativ ungefährlich und doch von sichtbarem Erfolg ist.

S. B. DIMSON führt sogar verschiedene Amphetamin-Präparate als erfolgreich an und empfiehlt sie auch, obwohl bei 20% der behandelten Kinder unerwünschte Nebenwirkungen auftraten. NITSCH und KARG sahen mit Avicol bei sachgemäßem Einsatz keine wesentlichen Nebenwirkungen. Sie verzichten weitgehend auf andere Appetitzügler. FETTER und HORACHOWA sahen bei kurzfristigen erfolgreichen Behandlungen in einem Ferienlager mit Diät und Appetitzüglern gute Erfolge und praktisch keine Nebenwirkungen.

Entscheidend ist die Eingruppierung der Appetitzügler in das therapeutische Gesamtprogramm und die häufigsten Fehler bei der Anwendung solcher Medikamente sind entweder fehlerhafte Auswahl oder Anwendung, bzw. Geringschätzung der anderen therapeutischen Maßnahmen.

In bezug auf die *Suchtgefahr*, die bei erwachsenen Fettleibigen in der Literatur immer wieder besprochen wird, finden sich in der pädiatrischen Literatur kaum Angaben.

NITSCH und KARG sahen bei Avicol nie irgendwelche Hinweise auf diese Gefahr, andere Autoren erwähnen die Suchtgefahr, etwa bei Weckaminen, ohne Beispiele für solche Beobachtungen bei Kindern zu bringen. Ein Großteil der als Appetitzügler wirksamen Pharmaka kommt zur Behandlung im Kindesalter nicht oder nicht mehr in Betracht.

Medikamentengruppen

Dinitrophenol und Abkömmlinge. Alpha-Di-Nitrophenol = 2,4-Di-Nitrophenol und artverwandte Stoffe wie Di-Nitrokresol und Di-Nitronaphthol führen in größeren Dosen zu tödlichen Vergiftungen mit Hyperpyrexie.

Pharmakodynamische Wirkung. Bei allen Lebewesen, auch Kaltblütern, bewirkt Di-Nitrophenol eine Erhöhung des respiratorischen Stoffwechsels. Da diese Wirkung auch in isolierten Organen nachweisbar ist, muß der Angriffspunkt in den Zellen selbst liegen. Die Beobachtung einer eindeutigen Steigerung der Fettverbrennung gab 1933 den Anlaß, Di-Nitrophenol als Abmagerungsmittel anzuwenden.

Wirkung und Nebenwirkungen. Obwohl die therapeutische Anwendung dieser Präparate zu eindeutigen Gewichtsabnahmen führt, sind doch die schweren Nebenwirkungen (Dermatitiden, Ödeme bis zum Lungenödem, Schädigung der parenchymatösen Organe und der Hämatopoese) so ausgeprägt, daß diese Präparatengruppe aus der Therapie ganz verschwunden ist.

Schilddrüsenpräparate. Die Grundumsatzsteigerung, die mit Schilddrüsenpräparaten jeder Art zu erzielen ist, und die dabei oft auftretende Verminderung des Appetits, gaben zeitweilig Anlaß zur Anwendung dieser Präparate. Tritt aber Appetitminderung ein, so ist daraus bereits der Schluß auf eine schädigende Allgemeinwirkung gegeben. Das gilt besonders, wenn die Schilddrüse in ihrer Funktion ungestört ist. Deshalb gilt heute die Anwendung von Schilddrüsenpräparaten bei Fettsucht und normaler Schilddrüsenfunktion als gefährlich und sollte nicht erfolgen.

Appetitzüglicher aus der Gruppe der Sympathicomimetica

Weckamine. Ein großer Teil der chemischen Verbindungen, die hier zu nennen sind, gehören in die Gruppe der Weckamine (s. Abschnitt Sympathicomimetica).

Obwohl vieles dagegen spricht, diese Präparate bei Kindern anzuwenden, findet man in der Literatur doch Hinweise, daß sie bei Fettsucht verwandt wurden (z. B. DIMSON). Der hohe Prozentsazz von Nebenwirkungen, die bei allen diesen Präparaten vorkommende und eventuell zur Sucht führende Euphomanie sowie die adrenalinartigen Kreislaufwirkungen haben dazu geführt, daß diese Präparate von vielen Autoren auch bei Erwachsenen als Appetitzügler abgelehnt werden. Der Vollständigkeit wegen seien die Pharmaka aus der Gruppe der Weckamine genannt:

Amphetamin (Benzedrin, Elastonon): Racemische Verbindung. Zentral erregende Wirkung, Kreislaufwirkungen analog dem Adrenalin. *Dexaphetamin*, das rechtsdrehende Amphetamin (Dextroamphetamin, Dexaphetamin, Dexedrine) stärker zentral erregend wirkend als das Laevoamphetamin, aber mit schwächeren peripheren sympathicomimetischen Wirkungen. *Methamphetamin* (Pervitin und Euphodrin). Die Wirkung unterscheidet sich kaum von dem des Amphetamin.

Ephedrin-Gruppe (s. Abschnitt Sympathicomimetica). Neben dem natürlich vorkommenden Alkaloid, das linksdrehend ist, wird ein synthetisch hergestelltes Präparat (Ephetonin), das ein Racemat darstellt, verwendet. Auch diese Stoffe haben eine gewisse appetitzügelnde Wirkung, kommen aber als Appetitzügler kaum noch in Betracht.

Ein Medikament, das dieser Gruppe nahesteht, sind die *Adiposetten.* Es handelt sich chemisch um ein d-Nor-pseudoephedrin (= d-1-Phenyl-2-Amino-Propanol-(1): Hydrochlorid) in Kombination mit Vitaminen und einem Abführmittel. Die pharmakodynamische Wirkung ähnelt den Weckaminen, ohne so ausgeprägt zu sein.

Pädiatrische Erfahrungen mit dem Präparat sind nicht bekannt geworden. In der Erwachsenenbehandlung scheint es sich aber zu bewähren (HOFF).

Den Sympathicomimetica nahestehende Appetitzügler. Eine Reihe von Stoffen, die nicht mehr rein oder überwiegend sympathicomimetische Wirkung haben, den Sympathicomimetica aber pharmakologisch nahestehen, wird mit Erfolg als Appetitzügler angewendet.

Cyclohexyl-Isopropyl-Methylamin-Hydrochlord (Eventin). Das Präparat ist ursprünglich als Kreislaufmittel, besonders bei Kreislaufschwäche anläßlich von Infektionskrankheiten und nach Operationen verwendet worden. Die mildere und auch gleichmäßigere Wirkung unterscheidet es von den chemisch verwandten Weckaminen. Eindeutige Wirkungen auf die Fettsucht wurden von MÜTING beschrieben. Nebenwirkungen scheinen relativ selten zu sein.

Pharmakodynamische Wirkung. Stimulation des zentralen Nervensystems tritt erst nach hohen Dosen auf. Spezifische stimulierende Effekte auf einzelne Hirnzentren werden aber auch schon bei niedrigeren Gaben gesehen. Die Wirkung auf den Appetit scheint den zentralen Effekten des Präparates zuzuschreiben sein. Geringgradige Euphorisierung. Eindeutige Appetitminderung.

Indikation und Gegenindikation. Trotz der relativ geringen sympathicomimetischen Wirkung und der offenbar auch bei Erwachsenen geringeren Suchtgefahr sollte man bei adipösen Kindern mit Hinweisen auf neurovegetative Labilität auf die Anwendung des Eventins verzichten. Bei antriebsarmen Fettleibigen ist es gelegentlich nutzvoll. Periodische und von großen Pausen unterbrochene Anwendung dürfte in jedem Fall anzuraten sein. *Dosierung:* 1—2—3 Bohnen pro Tag, die letzte nicht später als 15 Uhr (Schlafstörungen!)

1-(p-Chlorphenyl)-2-Methyl-2-Aminopropan-Hydrochlorid (Avicol) steht auch den Sympathicomimetica nahe, ohne daß eine euphorisierende Wirkung oder eine Kreislaufwirkung in den Vordergrund tritt. Der Angriffspunkt in bezug auf die Appetitminderung, die eindeutig ist, dürfte wie bei diesen zentral gelegen sein.

Die Wirkung ist relativ langdauernd. Kindern sollte man nie mehr als 2 Dragées pro Tag geben (morgens und mittags), da eine spätere Gabe, wohl wegen des protrahierten Abklingens der Wirkung, Schlafstörungen zeitigen kann. Zwar ist eine leicht euphorisierende Wirkung gelegentlich spürbar, den Kindern kommt sie aber nicht zum Bewußtsein.

Indikation und Gegenindikation. Bisher sind Fälle von Sucht, auch bei Erwachsenen nicht bekannt geworden. Auch Nebenwirkungen allgemeiner Art sind nicht veröffentlicht worden. Das Mittel ist allerdings unter den Appetitzüglern das jüngste, so daß weitere Erfahrungen abzuwarten bleiben. Wir benutzen das Präparat gelegentlich zur Einleitung der Therapie unter Beachtung der eingangs gegebenen Grundregeln der Fettsuchtbehandlung. Periodische Unterbrechung unter strenger Gewichtskontrolle mit dem Ziel, nach einigen Monaten ganz ohne medikamentöse Therapie auszukommen, ist zu empfehlen.

Phenyl-tert.-butylamin (Mirapront) ist als Sympathicomimeticum zu klassifizieren. Als Besonderheit ist es an einen sauren Ionenaustauscher fest gebunden. Der Wirkstoff wird im Magen langsam und gleichmäßig freigegeben, so daß der Hersteller von einer „Langzeitwirkung" spricht.

Pharmakodynamische Wirkung. Beim Vergleich mit Adrenalin ist der Kreislaufeffekt nur sehr gering aber noch testbar. Eine Blutdrucksteigerung tritt bei oraler Anwendung nicht ein. Das Präparat wird deshalb auch Hypertonikern verabfolgt. Die LD_{50} liegt im Tierversuch so hoch, daß dem Präparat eine große therapeutische Breite zugeschrieben wird.

Wirkungsweise. Zentraler Angriffspunkt; bei normaler Dosierung keine merklichen Wirkungen auf Kreislauf und Psyche.

Dosierung und Anwendung. Die vom Hersteller angegebene Wirkungsdauer von durchschnittlich 12 Std führt zu der Dosierung als einmalige Gabe vor oder nach dem Frühstück. Es sind Kapseln zu 15 mg für ältere Kinder und Jugendliche und zu 5 mg für jüngere Schulkinder im Handel. Älteren Kindern und Jugendlichen gibt man morgens eine Kapsel zu 15 mg, Kindern ab 6. Lebensjahr eine Kapsel zu 5 mg.

Nebenwirkungen sind nicht bekannt geworden. Ein Nachlassen der appetithemmenden Wirkung nach längerem Gebrauch ist beschrieben und auch von uns beobachtet worden.

Phenmetrazin-Hydrochlorid (Preludin) ein 3-methyl-2-phenyl-morpholin.

Die Strukturformel dieses als Preludin in den Handel gekommenen Präparates läßt erkennen, daß es chemisch und pharmakologisch Beziehungen zu den Weckaminen besitzt.

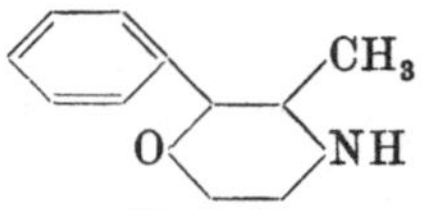

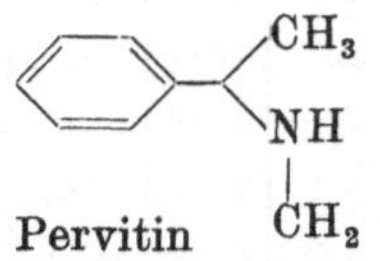

Pharmakodynamisch ist die Stimulation des zentralen Nervensystems bei Preludin eindeutig. Nebenwirkungen scheinen seltener zu sein als beim Amphetamin, sie fehlen aber nicht und gerade bei Kindern werden nervöse Reaktionen, Schlafstörungen und Übererregbarkeit beobachtet. Die appetitmindernde Wirkung ist eindeutig und unter anderem von Weller bei Mädchen in der Pubertätszeit beschrieben worden. Wenn auch zuzugeben ist, daß Preludin dem Amphetamin und seinen Derivaten vorzuziehen ist, sind doch Nebenwirkungen und die bei Erwachsenen beobachtete Suchtgefahr den meisten Autoren ein Anlaß, im Kindesalter von der Verwendung abzusehen oder das Präparat nur mit großer Zurückhaltung zu verabreichen. Auch hier dürfte Beschränkung auf periodische Verabreichung unter Bevorzugung der anderen therapeutischen Möglichkeiten dringend anzuraten sein. Schreier betont, daß der Effekt von Preludin bei längerer oder wiederholter Anwendung schnell nachläßt.

Cafilon ein 2-phenyl-3-methyl-morpholin-Derivat (Kombination mehrerer Derivate dieses Stoffes) steht dem Preludin in der Wirkung nahe, ohne eine so bedeutsame psychoanaleptische und antihypotonische Wirkung zu besitzen. Es wird, weil eine Belastung des Kreisιaufs bei Herzkranken nicht zu erwarten ist, von mehreren Autoren als Adjuvans zur Herztherapie bei fettleibigen Erwachsenen empfohlen. Aus der Pädiatrie liegen unseres Wissens keine Erfahrungen vor.

Regenon (Alpha-Benzoyl-Triäthylamin-Hydrochlorid). *Wirkung:* Zentraler Ursprung der appetitmindernden Wirkung, mäßige und inkonstante Wirkung auf Kreislauf und zentrale Erregung. Das Präparat wird auch in Kombination mit einem Abführmittel als Regenon A in den Handel gebracht.

Erfahrungen aus dem Bereich der Kinderheilkunde sind uns nicht bekannt geworden.

Bromierte Hydantoine. Bei klinischer Prüfung von Hydantoin-Derivaten fiel schon frühzeitig die appetitmindernde Wirkung des 5-Methyl-5-(1,2-dibrom-2-phenyl-äthyl)-Hydantoin auf. Die *pharmakodynamische Wirkung* dieses Hydantoinderivats liegt nach KÖHLER und LEUPOLD im Hypothalamus. Unsicherheit der Wirkung, nicht ganz seltene Nebenwirkungen, wie Kopfschmerzen, Paraesthesie und Brechreiz haben dazu geführt, daß dieses Präparat in der pädiatrischen Praxis keinen Eingang gefunden hat. Es ist als Pesomin im Handel.

Zusammenfassende Wertung der Appetitzügler

Wenn es auch überflüssig erscheint, grundsätzlich und in jedem Falle auf die Anwendung von Appetitzüglern zu verzichten, so ist doch große Zurückhaltung anzuraten. Niemals darf die medikamentöse Therapie im Mittelpunkt stehen. Während Amphetamin und seine Derivate ebenso wie die Ephedrin-Gruppe und die bromierten Hydantoine nicht verordnet werden sollten, kommen beschränkte Indikationen für *Eventin, Preludin, Mirapront*, und nach den

bisherigen Kenntnissen etwas großzügiger verwendbar, *Avicol* in Betracht.

Pflanzliche Präparate. Nicht eigentlich in die Gruppe der Appetitzügler gehörend, aber im Rahmen dieser Indikation verwendbar, sind zwei pflanzliche Präparate, die von ganz anderer Wirkung sind:

Nestargel (Nestle) besteht aus 96% Sem. Ceraton, Siliqu. und 4% Calc. lactic. Es wird vorwiegend zur Andickung der Nahrung bei habituellem Erbrechen von Säuglingen benutzt, kann auch in der Diätetik Verwendung finden, da es die Hungerperistaltik des Magens dämpft und dadurch appetitmindernd wirkt. Oft scheitert die Anwendung daran, daß die Kinder sich sträuben, auf die Dauer solche mit Nestargel angedickten calorienarmen Nahrungen zu sich zu nehmen. Das Präparat ist frei von Nebenwirkungen, keine Kontraindikation.

In vermehrtem Maße gilt die Feststellung, daß Kinder Diätetik solcher Art auf die Dauer oft ablehnen, für die *Algenpräparate*. Die Entdeckung, daß Alginsäure, die aus Braunalgen gewonnen wird, das Hungergefühl dämpft, führte zur Entwicklung des Präparates Komma und ähnlicher Produkte. Nach BANSI wird die lebhafte Hungerperistaltik durch dieses Algenpräparat gedämpft. Die Verträglichkeit ist gut, Nebenwirkungen sind nicht bekannt geworden.

Präparate dieser Art, die nicht zentral, sondern am Magen selbst angreifen, sind zweifellos zu begrüßen, wenn auch ihre praktische Anwendbarkeit für erfolgreiche langdauernde Therapie oft daran scheitert, daß die Kinder diese Präparate ablehnen. Vielleicht bringt hier die Zukunft Entwicklungen, die weiterführen und erfolgreiche und zugleich harmlose Therapie zulassen.

Literatur

BANSI, H. W.: Ein aus Algen gewonnenes Mittel zur Behandlung der Fettsucht. Dtsch. med. Wschr. **81**, 1170 (1956).

DIMSON, S. B.: Obesity in children. Med. Press. **246**, 54—59 (1961).

FETTER, V., u. M. HORACHOVA: Ein Beitrag zur Bewertung und Behandlung der Obesität im Kindesalter. Ärztl. Jugendk. **53**, 127—146 (1961).

HEEPE, F.: Die sogenannte essentielle Entfettungskost für Übergewichtige. Kongreßber. der 58. Tagg der Nordwestdtsch. Ges. für Innere Medizin 1962, S. 50.

HOFF, F.: Behandlung Innerer Krankheiten, 10. Aufl. Stuttgart: Georg Thieme 1962.

KÖHLER, R., u. H. LEUPOLD: Zur Behandlung der Fettsucht. Münch. med. Wschr. **1956,** 607.

MØLLER, KNUD, O.: Pharmakologie, 4. Aufl. Basel u. Stuttgart: Benno Schwabe & Co. 1961.

MÜTING, D.: Zur Behandlung der Fettsucht. Med. Mschr. **9,** 602 (1956).

NITSCH, K., u. F. KARG: Fettsucht im Kindesalter. Med. u. Ernähr. **3,** 199—204 (1962).

SCHREIER, K., u. J. SPRANGER: Die kindliche Fettsucht im Lichte der neueren Forschung. Stuttgart: Ferdinand Enke 1961.

WELLER, O.: Die Dystrophia adiposo-genitalis der Pubertätszeit. Ther. d. Gegenw. **8,** 297 (1956).

Ulcus- und Gastritistherapie

Von **K. Nitsch**, Hannover

Allgemeines. Weder bei der Gastritis noch beim Ulcus steht die medikamentöse Therapie im Vordergrunde. Das gilt besonders für die akute Gastritis anläßlich von Magenüberladung oder Aufnahme „verdorbener" Speisen. Allenfalls können nach Magenspülungen Adsorbentien (s. dort) gegeben werden. Auch das Hineingleiten in eine Ketonämie kann sedierende Therapie (s. Sedativa und Hypnotica) oder Gabe von antiemetischen Medikamenten erforderlich machen. Gelegentlich ist auch Flüssigkeitsersatz in Form von Infusionen am Platze. In der Regel aber genügt rein diätetische Therapie.

Die *chronische* Gastritis kommt im Säuglingsalter als Begleiterscheinung bei hypertrophischer Pylorusstenose als Antwort auf die Entleerungsstörung des Magens vor. Die Therapie hat in erster Linie das Hauptleiden zu berücksichtigen. Magenspülungen nach Entleerung stagnierender Restmengen sind sinnvoll und hierzu bewähren sich besonders Kamillenextrakte.

Im Kleinkindesalter stellt die chronische Gastritis eine Seltenheit dar, bei Schulkindern wird sie etwas häufiger.

Ihre Behandlung sollte nach den Prinzipien der Ulcusbehandlung erfolgen, besonders, weil zu bedenken ist, daß die chronische Gastritis Vorstufe eines Ulcusleidens bei dispositionell geeigneten Kindern sein kann (SCHAEFER, NITSCH).

Entsprechend der multikausalen Ursprünge des Ulcusleidens muß auch individuelle und differenzierte medikamentöse Therapie betrieben werden. Sie muß sich gelegentlich nach mehreren Seiten hin ausrichten, so daß sie sogar einen polypragmatischen Charakter annehmen kann.

Behandlungsprinzipien bei Ulcus und Gastritis

Diätetik,
Berücksichtigung der nervalen und psychischen Situation,
Milieubeeinflussung,
Lokal angreifende medikamentöse Therapie,
Rezidivprophylaxe.

Die medikamentöse Therapie gliedert sich in verschiedene Gruppen von therapeutischen Prinzipien.

Magenspülungen kommen zur Einleitung der Therapie in Betracht, besonders, wenn bei der fraktionierten Ausheberung, die zur Diagnose dient, zähflüssiger Schleim gefunden wurde. Es wird mit körperwarmer, physiologischer Kochsalzlösung oder Ringerlösung gespült. Verdünnte Kamillenlösungen bewähren sich ebenfalls.

Zunehmender Beliebtheit erfreuen sich medikamente „*Rollkuren*". Sie sollten in der Regel an die Stelle von Magenspülungen treten. Neben schwachen Konzentrationen von Silbersalzen (z. B. $^1/_2$%ige Lösung von Targesin: Rollkur Goedeke") kommen Kamillenaufgüsse und Kamillenextrakte in Frage. Bewährt ist auch das Fabrikpräparat Azulon liquidum. Durchführung:

Targesin: 50 cm³ $^1/_2$%ige Targesinlösung werden mit 50 cm³ physiologischer Kochsalzlösung oder Kamillentee vermischt. Der Kranke trinkt morgens nüchtern die Flüssigkeit und legt sich dann je 5 min auf die rechte Seite, die linke Seite, den Rücken und den Bauch. Targesin-Rollkur soll nicht länger als 8 Tage durchgeführt werden.

Rollkuren mit Kamillentee oder Azulon-Liquidum können bedenkenlos über längere Zeit gemacht werden.

Dosierung von Azulon-Liquidum: 20 Tropfen auf 100 cm³ lauwarmes Wasser.

Die Benetzung aller Teile der Magenwand mit Targesin soll durch die leicht adstringierende Wirkung des Silbersalzes nützlich sein. Von den Kamillenpräparaten wird die entzündungswidrige Wirkung als günstig angesehen. Gegenindikationen bestehen nicht. Nebenwirkungen sind bei Beachtung der Targesindosierung und der angegebenen Beschränkung auf 8 Tage nicht zu erwarten.

Antiemetica sind einleitend in relativ seltenen Fällen nötig und nützlich.

Spasmolytica können zweckmäßig, ja unentbehrlich sein. Ihre Wirkung beruht nicht nur auf der reinen Spasmolyse, sondern auch im Sinne der parasympathicolytischen Wirkung auf der Verminderung der Magensekretion.

Sedativa und *psychorelaxierende Mittel* sind ebenfalls oft unerläßlich. Zumindestens zur Einleitung der Therapie bewährt sich ihre Anwendung.

Einzelheiten zur Therapie mit antiemetischen Mitteln, Spasmolyticis und Sedativa bzw. psychorelaxierenden Medikamenten siehe einschlägige Kapitel.

Acida kommen bei der chronischen Gastritis des Kindes kaum einmal in Betracht. Sie sollten nur verordnet werden, wenn die wiederholte Durchführung einer fraktionierten Aushebung eindeutig eine stärkere Subacidität oder Anacidität ergeben hat.

Anwendung und Dosierung siehe „Stomachica".

Antacida müssen gemäß dem Ausfall der fraktionierten Magensaftuntersuchung gelegentlich Anwendung finden. Gegenüber dem Erwachsenen ist aber anhaltende Hyperacidität bei Ulcus oder Gastritis seltener. Überhaupt ist die Neutralisationsbehandlung bei Ulcus und Gastritis nur mit kritischer Zurückhaltung durchzuführen. Der Anreiz zu weiterer Säurebildung muß immer in Rechnung gestellt werden (s. Stomachica).

Wenn Neutralisationsbehandlung angezeigt ist, empfiehlt sich oft die Kombination mit Kamillenextrakten oder Azulon. *Präparat:* Azulon Compositum. In diesem Präparat findet sich die entzündungswidrige Wirkung des Azulon mit der antaziden Komponente von Aluminium-Hydroxyd-Magnesium-Carbonat als Trocken-Gel. Das Präparat enthält ferner eine spasmolytische Komponente (1-Pyrrolidino-4,4-diphenyl-butin-(2)-OL-(4) · H_3PO_4) und kolloidale amorphe Kieselsäure. Das Präparat wird auch zur Rollkur, in Wasser aufgelöst, empfohlen. Die *Wirkung* besteht in Entzündungswidrigkeit, Krampflösung und Neutralisation. Dazu wird ein Schutz der Schleimhaut und eine gewisse antiallergische Wirkung angenommen.

Die Anwendung von antaziden Mitteln bei Ulcus und Gastritis im Kindesalter sollte mit kritischer Zurückhaltung erfolgen.

Aus der Fülle von Arzneimittelspezialitäten, die zur Behandlung von chronischen Magenleiden empfohlen werden, sind die *Mischpräparate*, die Succus-liquiritiae enthalten, zu nennen. Ausreichende Erfahrungen mit diesen Präparaten liegen in der Kinderheilkunde unseres Wissens nicht vor.

Eigene, nicht ungünstige Erfahrungen mit Ulgastrin, Solu-vetan und Sucsan-Azulen sind aber zu erwähnen und *Nebenwirkungen* sind bei den niedrigen Konzentrationen an Succus liquiritiae in diesen drei Präparaten nicht zu erwarten.

Ulgastrin enthält neben Succus liquiritiae Alum. natr. silic., Wismutum subnitricum und Natr. sulf. Die *pharmakologische Wirkung* des Succus-liquiritiae, gewonnen aus Radix liquiritiae (Süßholz-Droge) ist nicht ganz klar und auch umstritten. Eine entzündungswidrige Wirkung auf die Magenschleimhaut ist aber anzunehmen. Im übrigen wirkt das Präparat antacid. *Dosierung:* Schulkindern gibt man 3mal täglich eine Tablette nach den Mahlzeiten, entweder zerkaut oder mit etwas Flüssigkeit einzunehmen. *Solu vetan* enthält neben Succus liquiritiae in niedriger Konzentration eigene, nicht sehr wesentlich erscheinende pflanzliche Komponenten, so Menth. pip., Azulen und Ol. menth. *Dosierung:* 3mal täglich einen gestrichenen Teelöffel mit etwas warmem Wasser unter Rühren vermischen. Schluckweise zu trinken. Das Präparat wird auch nüchtern zur Rollkur empfohlen. *Sucsan-Azulen:* Kombination von Wirkstoffen der Radix liquiritiae mit Azulen. Auch dieses Präparat wird, in Wasser aufgelöst, zur morgendlichen Rollkur empfohlen.

Nebenwirkungen und *Kontra-Indikationen* bestehen bei diesen Präparaten entgegen dem reinen Succus liquiritiae nicht. Beschränkung auf die klare Indikation von hyperacider Gastritis bzw. Ulcus ventriculi oder duodeni mit Hyperacidität ist bei Ulgastrin nötig, Soluvetan und Sucan-Azulen können auch ohne gleichzeitige Hyperacidität bei Ulcus duodeni und ventriculi gegeben werden.

So wichtig wie die Behandlung mit parasympathicolytischen Mitteln ist, so fragwürdig ist die Anwendung der sog. *Parasympathicusblocker* wie etwa Banthine beim Kinde.

Im Kindesalter scheint uns die Anwendung von Parasympathicusblockern nicht in Frage zu kommen. Ebensowenig kann die Behandlung mit Sexualhormonen in Betracht kommen.

Bei Darstellung der medikamentösen Therapie von Gastritis und Ulcus darf nicht der Eindruck entstehen, daß diese Therapie von entscheidender Bedeutung ist. Diätetik, Milieubeeinflussung, psychisch und vegetativ ordnende Beeinflussung sowie die allgemeine Lebensführung sind sowohl im akuten Stadium als auch vor allem zur Rezidivprophylaxe wesentlich bedeutsamer.

Große, unstillbare Magenblutungen im Kindesalter kommen vor und können sogar zur Magenresektion Veranlassung geben.

Literatur

HAFTER, E.: Praktische Gastroenterologie. Stuttgart: Georg Thieme 1956.
HENNING, N.: Lehrbuch der Verdauungskrankheiten. Stuttgart: Georg Thieme 1956.
HOFF, F.: Behandlung innerer Krankheiten. Stuttgart: Georg Thieme 1962.
NITSCH, K.: Ulcus ventriculi und duodeni im Kindesalter. Dtsch. med. Wschr. 87, 1281 (1962).

SCHAEFER, K. H.: Die Indikationsstellung zur röntgenologischen Magen-Darm-Diagnostik beim Klein- und Schulkinde. Mschr. Kinderheilk. **107**, 186 (1959).
— M. A. LASSRICH u. H. WALLIS: Rezidivierende Leibschmerzen nach Art von Nabelkoliken beim Kinde. Mschr. Kinderheilk. **103**, 127 (1955).

Gallensäurepräparate

Von H. HELWIG, Heidelberg

Beim Verschlußikterus, gleich welcher Ätiologie, kommt es zu einem Mangel der für die Fettresorption benötigten Gallensäuren im Darm. Normalerweise werden sie aus dem Darm resorbiert und durch die Galle wieder ausgeschieden. Im Stuhl erscheinen nur geringe Mengen, eine Ausscheidung über die Niere tritt nur bei gestörter Leberfunktion auf. Die Gallensäuren stellen einander nahe verwandte Steroide dar, die im Körper nicht abgebaut werden. In erster Linie handelt es sich um Cholsäure und Desoxycholsäure.

Pharmakodynamische Wirkung. Gallensäuren besitzen eine besonders starke Capillaraktivität, im Blut bewirken sie Hämolyse, auf Muskeln und Nerven wirken sie toxisch wie Saponine. Durch choleretische Wirksamkeit wird die Galleproduktion angeregt. Obwohl sie zur Resorption von Fetten und fettlöslichen Vitaminen aus dem Darm erforderlich sind, ist ihre Anwendung beim Verschlußikterus umstritten. Es kommt dabei zu Erhöhung der Cholämie mit Hämolysegefahr (MØLLER).

Therapeutische Verwendung finden Präparate, die Ochsengalle (Fel Tauri) mit 5—6% Cholsäure und 0,6—0,8% Desoxycholsäure enthalten.

Indikationen. Beim Verschlußikterus, vornehmlich infolge Gallengangsatresie, in kleinsten Mengen zur Besserung der Fettresorption. — Vorzuziehen ist jedoch eine weitgehend fettfreie Kost und Zufuhr der fettlöslichen Vitamine A, D, K in wäßrigen Zubereitungen oral cder parental.

Dosierung. Säuglinge erhalten 5mal täglich 0,1 g Fel Tauri sicca depuratum.

Handelspräparate. (Fel Tauri ist offizinell.) Felkreon enthält Fel Tauri depuratum sicc. standardisiert auf einen Gehalt von 150 mg natürlichen Gallensäuren pro Dragée.

Decholin: 0,25 g Dehydrocholsäure pro Tablette. Die wegen des schlechten Geschmackes meist als Dragees vorliegenden Zubereitungen sind wegen ihres zu hohen Gallensäuregehaltes für die Verwendung bei Säuglingen und Kleinkindern ungeeignet.

Im übrigen haben Choleretica im Kindesalter keine große Bedeutung, weswegen hier auf die Therapie beim Erwachsenen verwiesen werden kann.

Literatur

HELWIG, B.: Moderne Arzneimittel, 2. Aufl., S. 445ff. Stuttgart: Wiss. Verlagsges. 1961.

MØLLER, K.: Pharmakologie, 4. Aufl., S. 655ff. Stuttgart: Schwabe 1961.

Blut und blutbildendes System
Blutbildungsfördernde Mittel

Von H. Helwig, Heidelberg

Eine spezifische Beeinflussung der Blutbildung ist bei bestimmten Vitamin- und Eisenmangelzuständen durch Zufuhr dieser Substanzen möglich. Während die Vitamin-Behandlung an anderer Stelle abgehandelt wird (s. B-Vitamine), soll die Eisen-Therapie hier aufgeführt werden.

Eisen

Als Bestandteil des Hämoglobins ist Eisen zur Blutbildung unbedingt erforderlich. Normalerweise wird mit der Nahrung genügend Eisen zugeführt. Da von dem einmal resorbierten Eisen nur geringe Mengen ausgeschieden werden, kann es nur bei akuten Blutverlusten oder chronischer Fehlernährung, Resorptionsstörungen, schweren Infektionen oder Tumoren zu einem Eisenmangel kommen, der stets eine hypochrome Anämie zur Folge hat.

Weiterhin wird Eisen in einige Fermente eingebaut.

In dissoziierter Form liegt Eisen als reversibles Redoxsystem in zwei- und dreiwertiger Form vor. Die dreiwertigen Ferrisalze werden beispielsweise durch Vitamin C und bestimmte Zucker zu Ferrosalzen reduziert. Letztere hingegen können z.B. durch organische Säuren oxydiert werden. Vom Potential der weiteren gleichzeitig anwesenden Redoxsysteme hängt es ab, ob jeweils zwei- oder dreiwertiges Eisen überwiegt.

Die Lösungen der schwach hydrolytisch gespaltenen zweiwertigen Ferrosalze reagieren praktisch neutral. Sie diffundieren ohne Fällung durch Membranen.

Der Eisengehalt eines Frühgeborenen im 8. Schwangerschaftsmonat beträgt etwa 90 mg, der eines reifen Neugeborenen 230 mg. Der Gesamtbedarf für die ersten 6 Lebensmonate. liegt bei 70 mg und wird durch eine komplette Säuglingsnahrung eben gedeckt. Da der Bedarf der Frühgeborenen für den gleichen Zeitraum bei 110 mg liegt, ist hier eine zusätzliche Zufuhr erforderlich. Die wünschenswerte tägliche orale Eisenzufuhr wird für den Gesunden von der Deutschen Gesellschaft für Ernährung bzw. dem Food and Nutrition Board des National Research Council der USA 1953 mit 6 mg im 1. Lebensjahr, 7 mg im 2.—3., 8 mg im 4.—6., 10 mg im 7.—9., 12—14 mg im 10.—12. und 15 mg vom 13.—20 Lebensjahr angegeben. Oder anders ausgedrückt, der Jahresbedarf an Eisen beträgt im 1. Lebensjahr etwa 20 mg, im 5. Lebensjahr 100 und im 10. Lebensjahr 150 mg (Glatzel). Frühgeborene benötigen täglich etwa 0,6 mg/kg Eisen. Nach Beal u. Mitarb. genügt im 1. Lebensjahr eine tägliche Eisenzufuhr von 0,5 mg/kg Körpergewicht, um einen Eisenmangel zu verhindern. Dies entspricht eher dem mit 0,8 mg/kg Körpergewicht vom Food and Nutrition Board der USA 1958 angegebenen als dem von der American Academy of Pediatricians mit 1,5 mg/kg Körpergewicht geschätzten Tagesbedarf. Von den 4—5 g Eisen, die ein erwachsener Mensch enthält, liegen 60—70% als Hämoglobin-Eisen, 3—5% als Myoglobin-Eisen, 0,1% als Transferrin (= Transport-Eisen), 15% als Ferritin (= Depot-Eisen) und 0,1% als Enzym-Eisen vor. Die restlichen 10% lassen sich nicht einordnen.

Als Depots dienen in erster Linie Leber, Milz und Knochenmark.

Lokal wirken Eisenverbindungen in entsprechenden Konzentrationen reizend, ätzend und eiweißfällend. Nach intravenöser Zufuhr kommt es u. U. zur Gefäßerweiterung, Blutdrucksteigerung und reflektorischem Kollaps.

Applikation, Resorption, Ausscheidung. Die mit einer kompletten Nahrung täglich zugeführten 10—18 mg Eisen liegen zum überwiegenden Teil als unresorbierbare dreiwertige Komplexsalze vor. Im sauren Milieu wird ein Teil dieses Eisens dissoziiert und als $Fe^{..}$ resorbiert. Nur dieses kann im Duodenum, Jejunum und oberen Ileum resorbiert werden. Im alkalischen Dünndarmmilieu wird $Fe^{..}$ wieder zu $Fe^{...}$ oxydiert, so daß im unteren Ileum praktisch kein resorbierbares $Fe^{..}$ mehr anzutreffen ist. Auf diese Weise werden bei normaler Magenacidität etwa 10 % des zugeführten Eisens resorbiert (Bethell). Der Rest wird unverändert mit dem Stuhl wieder ausgeschieden.

Die Resorption durch die Mucosa-Zellen ist an das Vorhandensein des Proteins Apoferritin gebunden. Durch Bindung von etwa 20 % Eisen entsteht aus diesem Ferritin, das vornehmlich in der Leber gespeichert wird und nicht harnfähig ist.

Im Gegensatz zu diesem an Albumin gebundenen Eisen, wird das aus dem Hämoglobinabbau stammende oder intravenös applizierte Eisen an Globulin gebunden und ist, soweit es nicht gleich wieder zum Hb-Aufbau verwendet wird, harnfähig.

Metallisches und Hämoglobin-Eisen (z. B. aus Fleisch und Wurst) werden aus dem Magen-Darmkanal praktisch nicht resorbiert.

Das Fe-Bindungsvermögen des Blutes hängt von seinem Transferringehalt ab und beträgt normalerweise 300 γ-%. Der normale Plasma-Eisenspiegel von 80—120 γ-% ergibt sich daraus, daß das Transferrin gewöhnlich nur zu $^1/_3$ ausgenutzt wird.

Die Eisenresorption kann durch Vitamin C verbessert werden. Darüber hinaus kann möglicherweise bei bestehendem Fe-Mangel Eisen in größeren Mengen als normal resorbiert werden. Schleimsubstanzen hemmen die Resorption (Göltner).

Bei bestimmten Schleimhauterkrankungen, insbesondere bei der Pellagra, wird sehr viel Eisen resorbiert. Unter physiologischen Bedingungen hingegen wird die Eisenaufnahme aus dem Darm durch den Ferritingehalt der Mucosazellen reguliert. Bei Ferritinsättigung soll eine Resorptionssperre in Form des sog. Mucosablockes eintreten. Mittels radioaktivem Eisen konnte jedoch gezeigt werden, daß gerade das Umgekehrte der Fall ist, daß nämlich zur Zeit der stärksten Ferritin-Anreicherung am meisten Eisen resorbiert wird (Heilmeyer u. Wöhler). Fest steht aber weiterhin, daß der Organismus bei Eisensättigung kein Eisen mehr aus dem Magen-Darmkanal aufnimmt. Der Regulationsmechanismus ist weiter ungeklärt.

Das einmal resorbierte Eisen wird im Stoffwechsel praktisch immer wieder verwendet. Es werden nur kleine Mengen hauptsächlich durch die Galle, weniger durch abgeschilferte Epithelien, Leukocyten, Urin (Tepe) und Schweiß ausgeschieden. Zu einer direkten renalen Ausscheidung kommt es erst bei einer Erhöhung des Plasma-Gehaltes über 250 γ-%. Physiologischerweise liegt die tägliche Gesamtausscheidung bei 0,5—1 mg, gegenüber einer Zufuhr von 1,5—2,7 mg. Hieraus geht hervor, daß es bei ausreichender enteraler Zufuhr nur durch akute oder chronische Blutverluste erheblichen Ausmaßes zu einem meßbaren Eisenmangel kommen kann, der sich klinisch als hypochrome Anämie äußert. Diese ist somit ein Spätsymptom, das gezielter Behandlung bedarf. Bei einem Ausgangs-Hämoglobin von 15 g-% gehen mit 500 ml Blut (beispielsweise beim Blutspenden) 250 mg Fe verloren.

Auch im Stoffwechsel ändert sich die Wertigkeit des Eisens mehrfach:

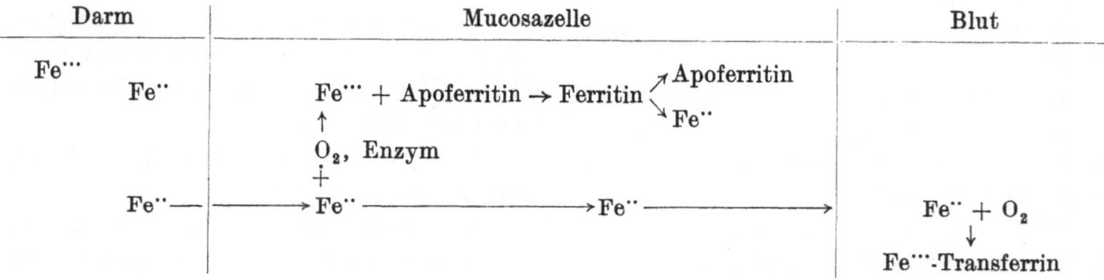

Schema der Eisen-Resorption (in Anlehnung an Bethell)

Bei Hämochromatosen ist der Eisengehalt des Körpers u. U. auf das Zehnfache des Normalen und darüber erhöht.

Toxicität. Tierexperimentell liegt die DL_{50} für Ferro-chlorid und -sulfat nach oraler Gabe bei Ratte und Hund zwischen 300 und 500 mg/kg Körpergewicht/Dosis (HAUSCHILD). Nach intravenöser oder subcutaner Injektion liegen die letalen Dosen bei 15—100 mg/kg Körpergewicht/Dosis, jeweils als Metallmenge berechnet.

Beim Menschen und insbesondere bei Kindern kann es nach Verabreichung toxischer Dosen zu schweren Vergiftungen mit Schleimhautverätzungen und Kollaps kommen. Bei Kleinkindern wurden tödliche Vergiftungen nach oraler Gabe von täglich 2 g Ferrosulfat und mehr beobachtet (HAUSCHILD; MEYLER). Über drei tödliche Vergiftungen bei Kleinkindern 5—48 Std nach Einnahme einer toxischen Eisenmenge unter den Zeichen des Kreislaufkollapses mit Krampfanfällen und Koma berichtet das National Clearinghouse for Poison Control Centers aus den USA. Eine gefäßdepressorische Wirksamkeit des Ferritin wird hier diskutiert.

Nach langdauernder Eisenzufuhr, bei Eisenverwertungsstörungen im Rahmen der sog. sideroachrestischen Anämie HEILMEYERs und bei Resorptionsstörungen kann sich eine Hämosiderose ausbilden. Diese ist immer Folge einer erhöhten Aufnahme, nie einer verminderten Ausscheidung, und kann neuerdings erfolgreich mit Desferrioxamin-Infusionen (im Handel als Desferal, Ciba, Basel) behandelt werden (HEILMEYER; HEILMEYER u. WÖHLER; MOESCHLIN; WÖHLER). Infolge einer isolierten Affinität dieser Substanz zu Fe··· werden hier übernormale Eisenmengen über die Niere ausgeschieden.

Da BAL einen toxischen Komplex mit Eisen bildet, dürfen beide Substanzen nicht gleichzeitig gegeben werden.

Nach Eisen-Überdosierung und Gabe auf leeren Magen treten besonders bei Säuglingen und Kleinkindern leicht Durchfälle und Erbrechen auf.

Bei älteren Kindern und Erwachsenen dürfen Nebenerscheinungen im Rahmen einer nicht überdosierten Eisenbehandlung nicht ohne weiteres als Medikamentenfolge aufgefaßt werden, wie aus einem doppelten Blindversuch zu entnehmen ist (MEYLER).

Indikationen:

Frühgeborenen-Anämie.

Angeborene Eisenmangelanämie von Säuglingen, bei deren Müttern während der Gravidität ein Eisenmangel bestanden hat.

Essentielle hypochrome Anämie — möglicherweise auf einer angeborenen Eisenresorptionsstörung beruhend und u. U. mit histaminrefraktärer Achylie einhergehend (EWERBECK).

Alimentäre Eisenmangelanämie, besonders bei Ernährung mit unverdünnter Kuhmilch und unzureichender Gemüse- und Obstzufuhr, sowie bei Dystrophie.

Eisenmangelanämie bei Magen-Darm-Erkrankungen mit Störung der Resorption (z. B. chronische Durchfallserkrankungen, Cöliakie usw.).

Hypochrome Anämie bei konsumierenden Erkrankungen, insbesondere Infektionen und Tumoren.

Dosierung. Bei der im allgemeinen üblichen und ausreichenden oralen Zufuhr von zweiwertigen Ferro-Salzen — dreiwertige Ferri-Verbindungen werden bis auf wenige Ausnahmen nicht resorbiert und therapeutisch nicht verwendet — ist stets darauf zu achten, ob die quantitative Deklaration jeweils als reines Eisen oder Eisen-Salz vorliegt.

Die Einnahme sollte immer während oder unmittelbar nach den Mahlzeiten und nie auf leeren Magen erfolgen.

Die im Einzelfall erforderliche zuzuführende Eisenmenge kann mit ausreichender Genauigkeit aus der Faustregel errechnet werden, die besagt, daß soviel Milligramm Fe insgesamt gegeben werden müssen, als Kilogramm Körpergewicht multipliziert mit der Hämoglobin-Differenz zu 16 g-% $\times$ 3,5 ergeben. Ein 20 kg schweres Kind mit einem Hb von 6 g-% würde demnach 700 mg Eisen benötigen. Beim Erwachsenen rechnet man für jedes an 16 g-% fehlende Grammprozent Hämoglobin mit einer erforderlichen Zufuhr von 150 mg Fe zuzüglich 600 mg zur Auffüllung der Eisendepots (BETHELL).

Frühgeburten erhalten etwa vom 2.—3. Lebensmonat ab täglich 4—5 mg Fe··. Älteren Säuglingen und Kindern gibt man je nach Körpergewicht und Schwere der Anämie 100 bis 200 mg Fe·· entsprechend 0,5—1,0 g oder 2—8 mg/kg Körpergewicht (LINZENICH u. MEHL) Ferrosulfat täglich in drei Einzelgaben.

Die Behandlung muß gewöhnlich über 2 bis 3 Monate und noch 2—3 Wochen nach Normalisierung des Hämoglobingehaltes fortgesetzt werden.

Zu lange und zu hochdosierte Behandlung birgt die Gefahr der Hämosiderose in sich, doch wird meist eher zu niedrig und zu kurz dosiert.

Bei enteraler Unverträglichkeit oder Resorptionsstörungen ist die parenterale Eisengabe möglich. Auch hierbei ist die erforderliche Gesamtdosis aus dem tatsächlichen Eisenmangel zu berechnen (s. oben).

konnten nach Göltner unter gleichen Versuchsbedingungen im Tierversuch keine Sarkome erzeugt werden. Es werden 0,5—1—2 ml jeden 2. Tag intramuskulär sehr tief und langsam injiziert. Eine Gesamtdosis von 2—50 ml (1 ml = 50 mg Fe$\cdots$), je nach Alter des Patienten und Schwere der Anämie, sollte nicht überschritten werden. Lokale Gewebsreaktionen und Pigmentierungen lassen sich nicht immer vermeiden (Meyler).

Handelspräparate sind unter anderen:

a) Eisenpräparate zur oralen Applikation:

Tabelle 12

Name	Zusammensetzung	Gehalt an Fe$\cdots$	Dosis für Säuglinge und Kleinkinder
Ce-Ferro	Mit Vitamin C stabilisiertes Ferro-Eisen	22 mg Fe$\cdots$ je Pille, Teelöffel Saft u. 9 Tropfen	2× täglich 5—10 Tropfen
Feometten	Ferrum reductum + Cupr. glyceroph. 0,2 mg	100 mg/Tablette	
Ferro-66	Ferro-Salz-Ascorbinsäure-Komplex	31 mg Fe$\cdots$/Pastille 44 mg Fe$\cdots$/20 Tropfen	2× täglich 5—10 Tropfen
Ferro-Redoxon	2wertiges Eisen + Vitamin C	10 mg Fe$\cdots$/Klein-Dragée 40 mg Fe$\cdots$/Dragée	3—6 Klein-Dragées täglich
Ferrosanol	Ferro-glykokoll-sulfat-Komplex	40 mg Fe$\cdots$/Dragée 30 mg Fe$\cdots$/ml liq.	2—3× täglich 5—10 Tropfen
Ferrostabil	Stabilisiertes Ferrochlorid	22 mg Fe$\cdots$/Dragée	

Parenteral werden wegen der besseren Verträglichkeit fast ausschließlich komplexe dreiwertige Ferri-Salze verwendet. Überdosierungen und akute Nebenerscheinungen wie Übelkeit, Kopfschmerzen, Kollaps und allergische Zwischenfälle sowie Venenreizungen besonders bei intravenöser Applikation treten bei Kindern häufiger auf.

Intravenös werden, wenn überhaupt, nur Schulkindern täglich bis jeden 3. Tag 10 bis 40 mg Fe injiziert, doch gewöhnlich nicht mehr als 10—14 Injektionen in einer Kur.

Die intramuskuläre Injektion von Eisen-Dextran-Komplexen hat sich vielerorts auch bei Säuglingen und Kleinkindern eingeführt. Nachdem diese Verbindungen wegen Hervorrufung lokaler Sarkome im Tierversuch nach hochtoxischen Dosen vorübergehend aus dem Handel gezogen wurden, sind sie seit einiger Zeit wieder verfügbar, da sich zeigte, daß diese Gefährdung durch die üblichen therapeutischen Dosen nicht gegeben ist. Druckrey warnt trotzdem auch weiterhin vor der Anwendung bei Kindern. Durch Polyisomaltosat

b) Präparate, die neben Eisen weitere Bestandteile enthalten, die die Blutbildung beeinflussen sollen.

Bei der reinen Eisenmangelanämie sind prinzipiell solche Präparate vorzuziehen, die außer einem Stabilisator keine weiteren Substanzen enthalten. Insbesondere Kobalt-haltige Präparate können von Säuglingen und Kleinkindern gelegentlich schlecht vertragen werden. Darüber hinaus konnte bisher nicht erwiesen werden, inwieweit Spurenelemente, B-Vitamine usw. eine spezifische Wirkung bei Eisenmangelzuständen haben. Lediglich für die Folsäure wird eine Förderung der Eisen-Resorption und -Verwertung angenommen, ist jedoch nicht erwiesen. Die Leber-Eisen-Präparate werden bei den Tonica aufgeführt.

Ferrlecit-Tropfen: Konzentrat aus Fe$\cdots$-Komplex (100 mg Fe$\cdots$/30 Tropfen), Vitamin B$_1$, B$_2$, u. Nicotinsäureamid.

Plastulen: getrocknetes Ferrosulfat (102 mg Fe$\cdots$/Kapsel und 48,6 mg Hefekonzentrat.

Ferro-Folsan: 1 Teelöffel liq. enthält 36 mg Fe·· + 0,9 mg Folsäure, 1 Dragée 33 mg Fe·· + 0,85 mg Folsäure.

fördernde katalytische Wirkung zugeschrieben. Bei reiner Kuhmilch-Ernährung kann es zu einem Kupfermangel kommen, der durch täg-

Tabelle 13. *Intravenös injizierbare Eisenpräparate*

Name	Zusammensetzung	Fe-Gehalt
Ce-Ferro	Mit Vitamin C stabilisiertes Ferro-Eisen	2 mg Fe··/ml
Ferrlecit pro injectione	Ferri-Komplex-Verbindung in 20%iger Dextrose-Lävulose-Saccharose-Lösung in Verbindung mit „Lecithinum essentiale Nattermann"	40 mg Fe···/3,2 ml
Ferronascin	Ferri-Komplex-Verbindung	20 mg Fe···/2 ml (darf nicht verdünnt oder mit anderen Medikamenten injiziert werden)
Ferrophor	Kolloidales Ferrioxydsaccharat	20 mg Fe···/ml
Ferro-Vit	Ferro-Eisen + 50 mg Vitamin C pro Ampulle	20 mg Fe··/ml
Ferrum injectabile „Vitis"	Ferrisaccharatkomplex	20 mg Fe···/ml

Tabelle 14. *Intramuskulär injizierbare Eisenpräparate*

Name	Zusammensetzung	Fe-Gehalt
Ferrosanol	Fe···-Polyisomaltosat	100 mg Fe···/2 ml
Myofer	Eisen-Dextran-Komplex	100 mg Fe···/2 ml

Weitere blutbildungsfördernde Substanzen

Bei der Eisenmangelanämie besitzen andere Substanzen wie Spurenelemente und Vitamine keine spezifische blutbildungsfördernde Wirksamkeit.

Die gelegentlich beobachtete gute Wirksamkeit von Kobalt als Zusatz zur Eisentherapie wird nicht allgemein anerkannt. Es wird ein katalytischer Effekt bei der Hämoglobin- und Erythrocytenbildung angenommen. Wegen ihrer schlechten Magenverträglichkeit und besonderen Toxicität im Säuglingsalter sollten kobalthaltige Präparate bei Säuglingen und Kleinkindern vermieden werden.

Dem Kupfer wird eine Eisen-inkorporations-liche Zufuhr von 3 mg $CuSO_4$ behoben werden kann (BETHELL). Von der American Academy of Pediatricians wird der Tagesbedarf mit 0,05 mg Cu/kg angegeben.

Die Anwendung von Arsen zur Blutbildungsförderung ist umstritten und muß insbesondere wegen seiner cancerogenen Eigenschaften als obsolet angesehen werden.

Bezüglich der Anwendung bestimmter Vitamine bei entsprechenden Mangelanämien sei auf das Vitamin-Kapitel verwiesen.

Die knochenmarkstimulierende Wirkung von Nebennierenrinden-Hormonen und ihre Ausnutzung bei bestimmten Anämien wird im Hormon-Kapitel abgehandelt.

Literatur

American Academy of Pediatricians, Committee on Nutrition: Trace Elements in Infant Nutrition. Pediatrics **26**, 715 (1960).

BEAL, V. A., A. J. MEYERS and R.W.McCAMMON: Iron intake, hemoglobin and physical growth during the first two years of life. Pediatrics **30**, 518—539 (1962).

BETHELL, F. H.: Drugs effective in iron-deficiency anemias. In: Pharmacology in Medicine, edit. by V. A. DRILL, S. 703—710. New York: McGraw-Hill 1958.

DRUCKREY, H.: Nebenwirkungen von Eisendextran-Verbindungen. Med. Klin. **57**, 2042 (1962).

Ewerbeck, H.: Der Säugling, S. 258—259, 377—378. Berlin-Göttingen-Heidelberg: Springer 1962.

Food and Nutrition Board, National Research Council. Recommended Dietary Allowances, S. 124—125 (1953) u. Nr. 589 (1958).

Glatzel, H.: Die Grundstoffe der Nahrung. In: Handbuch der allgemeinen Pathologie, Bd. 11, Teil I. Berlin-Göttingen-Heidelberg: Springer 1962.

Göltner, E.: Eisenmangel und Eisentherapie. Fortschr. Med. 81, 133 (1963).

Hauschild, F.: Pharmakologie und Grundlagen der Toxikologie. Leipzig: VEB Thieme 1956.

Heilmeyer, L.: Einige neuere lebensrettende Methoden in der inneren Medizin. Münch. med. Wschr. 104, 157 (1962).

—, u. F. Wöhler: Moderne Hämochromatoseprobleme mit besonderer Berücksichtigung der Desferrioxaminbehandlung. Dtsch. med. Wschr. 87, 2661—2667 (1962).

Helwig, B.: Moderne Arzneimittel, 2. Aufl., S. 222—242. Stuttgart 1961.

Keller, W., u. A. Wiskott: Lehrbuch der Kinderheilkunde, S. 613ff. Stuttgart: Georg Thieme 1961.

Linzenich, H., u. H. Mehl: Perorale Eisentherapie in der Kinderheilkunde. Ärztl. Prax. 1960, 880.

Lust-Pfaundler-Husler: Krankheiten des Kindesalters, hrsg. von J. Husler, 21. Aufl. München: Urban & Schwarzenberg 1959.

Meyler, L.: Side effects of drugs 1960, S. 67—68. Amsterdam: Excerpta Medica Foundation 1960.

Moeschlin, S.: Erfahrungen mit Desferrioxamin bei pathologischen Eisenablagerungen. — Gespräch am runden Tisch. Schweiz. med. Wschr. 92, 1295—1306 (1962).

National Clearinghouse for Poison Control Centers Bulletin 1959, S. 69—74.

Tepe, H. J.: Zur Frage der renalen Eisenausscheidung. Klin. Wschr. 31, 863—864 (1953).

— Schlußbemerkung zur Frage der renalen Eisen-Ausscheidung. Klin. Wschr. 33, 284 (1955).

Wöhler, F.: Die Therapie der Hämochromatose. Med. Klin. 57, 1370—1376 (1962).

Blutgerinnungsfördernde Mittel

Von R. Marx, München

Bei der Besprechung von Hämostyptica muß zunächst betont werden, daß grundsätzlich Hämostyptica *nicht nur* vom Blutgerinnungssystem her betrachtet werden dürfen, sondern, daß alle Veränderungen des gesamten Blutes und der Gefäße, des Gefäßnervensystems, der Gewebe und der Blutströmung, die mit einer schnelleren und wirksameren *Blutstillung* zusammenhängen können, dabei *ebenso sorgfältig* beobachtet zu werden verdienen (Roskam). Dies geht z. B. schon daraus hervor, daß bei völligem Fehlen der Fibrinbildung bei der konstitutionellen Afibrinogenämie bei 10 von 40 ausgewerteten Fällen der Weltliteratur die Originalblutungszeit nach Duke normal befunden worden ist (Koufas).

Es ist aber ebenso sicher, daß im Rahmen der gesamten Blutstillungsreaktionen (einer wichtigen Homöostasesicherung im Organismus) dem Blutgerinnungssystem eine sehr *bedeutsame Teilfunktion* zukommt. Dies schon deswegen, weil Intermediärprodukte der Blutgerinnung nicht nur den Ablauf der Fibrinpolymerisierung zu katalysieren vermögen, sondern nach dem derzeitigen Wissensstande auch Qualitäten der Thrombocyten (Adhäsion,

Agglomeration, Agglomeratverfestigung usw.) und Gefäßreaktionen beeinflussen können.

Im Rahmen des Themas sollen im folgenden nur die *coagulotropen Hämostyptica* in einer kurzen Übersicht berücksichtigt werden, d. h. Substanzen, die parenteral, peroral oder lokal appliziert, das Blutgerinnungssystem bei Coagulopathien zeitweise universell oder örtlich normal oder sogar vorübergehend „übernormal" [im Sinne einer schnelleren und dauerhafteren Blutstillung] machen können.

Praktisch-klinisch kommt es dabei im allgemeinen darauf an, Blutgerinnungsstörungen im Sinne der Normalisierung des Blutgerinnungsablaufes zu behandeln. Die Abkürzung von Blutungszuständen bei coagulationsmäßig Normalen dürfte seltener das Ziel hämostyptischer Maßnahmen sein.

Mit der Verfeinerung unserer Kenntnisse bezüglich der konstitutionell-erblichen und erworbenen Coagulopathien (Zuckschwerdt u. Thies) haben sich unsere Vorstellungen von der richtigen Verwendung coagulationsfördernder Substanzen erheblich gewandelt. Während in früheren Jahrzehnten allenfalls unspezifische Hämostyptica verwendet werden

Tabelle 15. *Der Ablauf der Blutgerinnung im einzelnen*
Die Procoagulationsfaktoren
$\boxed{\textit{Vorphase}}$ der Blutgerinnung

A. Entstehung der Blutthrombokinase *(Hämendogener Mechanismus)*

Inaktiver Hageman-Faktor $\xrightarrow[\text{Kontaktoberflächen}]{\text{blutfremde}}$ aktiver Hageman-Faktor (= Kontaktfaktor)
(= Faktor XII)

$\xrightarrow{\text{Rosenthalfaktor (=Faktor XI}}$ Intermediärprodukt I (= „activation product")

Inaktiver Christmas-Faktor $\xrightarrow[\text{Ca}^{++}]{\text{Activationsprodukt I}}$ PPA^1 (?) + aktiver Faktor IX

Aktiver Faktor IX + Faktor VIII $\xrightarrow[\text{Ca}^{++}]{\text{Faktor X}}$ Intermediärprodukt II (nach anderer Nomenklatur
Intermediärprodukt I)

Intermediärprodukt II $\xrightarrow[\text{Ca}^{++}]{\text{Thrombozytenfaktor 3}}$ Intermediärprodukt III (nach anderer Nomenklatur
Intermediärprodukt II)

Intermediärprodukt III $\xrightarrow[\text{Ca}^{++}]{\text{aktiver Faktor V}}$ Blutthrombokinase

B. Entstehung der blutaktiven Gewebsthrombokinase *(exogener Mechanismus)*

Inaktives Proconvertin (= Faktor VII) $\xrightarrow[\text{Oberflächen}]{\text{blutfremde}}$ aktiviertes Proconvertin

Aktiviertes Proconvertin $\xrightarrow[\text{Ca}^{++}]{\text{Gewebsthrombokinasen + Faktor X}}$ Convertin

Convertin $\xrightarrow[\text{Ca}^{++}]{\text{aktivierter Faktor V (=VI)}}$ blutaktive Gewebsthrombokinase

C. *Artificieller Mechanismus* der Entstehung eines Prothrombin in Thrombin
(im Plasma) umwandelnden Agens: Russel-Vipergift (Vipera Russelii) + Faktor V
+ Faktor X + Lipoid ⟶ Prothrombinumwandler

$\boxed{I}$ *Phase der Blutgerinnung* (Thrombinbildung)

a) Prothrombin $\xrightarrow[\uparrow \text{Faktor V + Faktor X} \uparrow]{\text{Blutthrombokinase + Ca}^{++}}$ Thrombine E (Esterase-Thrombin)
+ C (Coagulations-Thrombin)

b) Prothrombin $\xrightarrow[\uparrow \text{Faktor V} + \uparrow \text{Faktor VII + Faktor X}]{\text{Gewebsthrombokinase + Ca}^{++}}$ Thrombine (E + C)

$\boxed{II}$ *Phase der Blutgerinnung* (Thrombinwirkung)

Fibrinogen $\xrightarrow{\text{Thrombin C}}$ Fibrinmonomere + Fibrinpeptide A + B

Fibrinmonomere $\xrightarrow{\text{Thrombin C (?)}}$ Fibrinpolymere ⟶ Fibringerinnsel
Fibrinstabilisierender Faktor (FSF) + Ca^{++} (unlöslich im Harnstoff) (= Faktor XIII)

$\boxed{III}$ *Phase der Blutgerinnung* (Retraktion)

Dafür wichtig: Thrombocyten (Zahl, Energiestoffwechsel, Thrombosthenin, Glucose, Mg^{++}, anorganische Phosphate), ferner Fibrinogen (Menge, Polymerisationsmodus) und Serum-Faktoren.

^{1} Plasma Prephase Accelerator.

konnten, sucht man nunmehr immer mehr Blutungskrankheiten und Blutungszustände spezifisch zu therapieren.

Die Anwendung von *Specifica* setzt aber die Kenntnis der im Blutgerinnungssystem vorhandenen Störung und ihres Ausmaßes voraus. Bei allen schwerwiegenden Blutungen ist daher eine Urteilsbildung über die Art der vorliegenden Coagulopathie unerläßlich, weil nur so eine dem Stande des Wissens entsprechende möglichst optimale Blutstillung erzielt werden kann (R. GROSS). Daß dies in der Praxis bei der zunehmenden Kompliziertheit der Analysenmethoden erhebliche Schwierigkeiten macht, sei nicht beschönigt. Der naheliegende Ausweg bei klinisch schwereren Blutungszuständen einfach Plasma anzuwenden, ist keineswegs in allen Fällen erfolgreich, weil

Tabelle 16. *Coagulopathien A. Durch Mangel an I Procoagulationsfaktor*

Faktor Nr.	Bezeichnung	Morbus	Konstitu-tionell-hereditär	Erbgang	Symptomatisch erworben (Mischformen häufig)
1. I	Fibrinogen	a) Afibrinogen-ämie	+	autosomal rezessiv	Hepathopathien, Knochentu-moren, intravasale Defibri-nierungen, Hyperfibrin-(ogeno)lyse
		b) Fibrinogen-openie	+	dominant	
2. II	Prothrombin	Hypoprothrom-binämie	+	?	Avitaminose K, Hepatopa-pathien, Neugeborene, De-fibrinierungssyndrome, Cumarin-Indandion-Thera-pie (meist Faktor II-Mangel mit VII/IX/X-Mangel kom-biniert)
3. IV	Calcium	Hypocalcämie	—	—	bei Massiv-Citratblut-Trans-fusionen
4. V (VI)	Proaccelerin (Accelerin)	Parahämophilie (Morbus Owren)	+	autosomal recessiv ?	grobe Hepatopathien (Cir-rhosen), Purpura fulminans, Hyperfibrinolysis magna
5. VII	Proconvertin	A- bzw. Hypopro-convertinämie	+	autosomal recessiv (?)	Leberschäden, Avitaminose K, Neugeborene, Dicumarin-Indandion-Therapie
6. VIII	Antihämophiles Globulin A	a) Hämophilie(n)A	+	recessiv	schwere Cirrhosen Hyperfibrinolyse (Defibri-nierungssyndrom)
		[b) Angiohämo-philie A]	+	dominant	
7. IX	Antihämophiles Globulin B	a) Hämophilie B (Christmas disease)	+	recessiv	Hepatopathien, Avit-aminose K, Dicumarin-Indandion-Therapie
		[b) Angiohämo-philie B]	+	dominant	
8. X	Stuart-Prower-Faktor	Stuart-Prower-Mangelkrankheit (Hämophilioidie)	+	autosomal recessiv (?)	Hepatopathien, Neugebo-rene, Avitaminose K, Cu-marin-Indandion-Therapie
9. XI	Rosenthal-Faktor (PTA-Plasma Thromboplastin Antecedent)	Rosenthal-Hämophilioidie (P.T.A.-Mangel krankheit)	+	autosomal dominant (mit varia-bler Ex-pressivität)	Hepatopathien ?
10. XII	Hageman-Faktor (Kontaktfaktor)	Hageman-Faktor-*Mangel* (gewöhn-lich keine oder ganz geringe Blu-tungsdiathese)	+	autosomal recessiv	?
11. XIII	FSF-Fibrin-stabilisierender Faktor („Fibrinase")	(A- bzw. Hypo-fibrinasämie) Faktor XIII-Mangel)	+	?	schwere Leberschäden

B. Durch Mangel an 2 plasmatischen Procoagulationsfaktoren

	Faktoren	Morbus	Konstitu-tionell-hereditär	Erbgang	
1.	I+IX	Begleithämophilie	+	?	
2.	V+VIII	Begleithämophilie	+	?	
3.	VIII+IX	Doppelhämophilie	+	?	
4.	VII+IX	Begleithämophilie	?	?	
5.	VII + X	Kinch-Corcorant Anomalie	+	?	

Tabelle 17.
Coagulopathien C. Durch Vermehrung von Hemmstoffen plasmatischer Gerinnungsfaktoren im Blut

Faktorbezeichnung	Morbus	Konstitutionell	Erbgang	Symptomatisch — erworben (Mischformen häufig)
1. α-Heparin	Hyperheparinämie	+	?	Heparintherapie Anaphylaktischer Schock
2. Heparinoide ?	—	—	—	bei Nephropathien (Masure) ? bei Heparinoidtherapie
3. Immunhemmkörper (Auto-, Iso-, Heteroantikörper) gegen die Gerinnungsfaktoren I, III, V, VII, VIII, IX, PTA, Blutthrombokinase und Thrombocytenfaktor 3	Immunocoagulopathien	—	—	idiopathisch bei allergischen Erkrankungen, Hämotherapie, Dysproteinosen und bei und nach Gravidität
4. Antithrombin VI				bei Streptokinase und Plasmintherapie

Coagulopathien D, Durch akute und chronische Hyperfibrino(geno)lysis
a) akute, z.B. 1. bei Neugeborenen („fibrino(geno)lytische Krise") (Schock, Geburtstrauma, Magen-Darmblutungen)
         2. bei Thrombokinaseintoxikation
         3. bei Plasmin- und Streptokinasetherapie
b) Chronische, z.B. 1. bei Leukämien
         2. bei Prostata-Carcinose(n)
         3. bei Lebercirrhosen
         4. bei Polyglobulie

damit bei manchen Coagulopathien die notwendigen Blutkonzentrationen nicht erzielt werden können (JORPES).

Dies kann indessen durch Konzentrate von Gerinnungsfaktoren bewerkstelligt werden. Die derzeitige Gesamtsituation ist als Entwicklungsstadium auf dem Wege zur Bereitstellung optimal verträglicher, hochgereinigter Konzentrate von Einzelgerinnungsfaktoren und praktisch günstigen Konzentratgemischen anzusehen, wobei aber auch für den Einsatz zusätzlicher *Nonspecifica* nach Art der Notwendigkeiten der Praxis ein genügend breiter Indikationsbereich verbleiben wird.

Die zwei folgenden Übersichten über die derzeitige Vorstellung vom stufenweisen Ablauf der Blutgerinnung und über die systematisch wichtigsten Coagulopathien soll die Anwendung coagulotroper Hämostyptica erleichtern helfen.

I. Universell, d.h. im ganzen Organismus fern vom Applikationsort wirksame Hämostyptica („Telestyptica").

A. Specifica, d.h. Substanzen, die bestimmte Defekte im Blutgerinnungssystem zu normalisieren vermögen.

1. Vitamin K-Präparate, die bei K-Avitaminosis verschiedener Genese die Bluttiter der Faktoren II, VII, IX und X zu normalisieren vermögen.

2. Substitutionspräparate für verminderte, fehlende (bzw. mißgebildete) „Procoagulationsfaktoren" (d.h. gerinnungs*fördernde*, physiologische Gerinnungsfaktoren).

3. Kompensatoren für Gerinnungsinhibitoren.

4. Hemmstoffe der Hyperfibrinolyse bzw. Hyperfibrinogenolyse (bzw. einer coagulationsnegativen Proteolyse).

B. Nonspecifica (MARX 1953), d.h. Substanzen, die zwar *nicht* spezifisch die Nachbildungen von fehlenden Procoagulationsstoffen anzuregen vermögen oder sie zu substituieren vermögen, aber (häufig erst nach einer Teilsubstitution des fehlenden Proteins) die Reaktionsbereitschaft in (Einzelbereichen) der Blutgerinnung zu beschleunigen vermögen.

II. Lokalhämostyptica („Topostyptica")

A. von Enzymcharakter,

B. ohne Enzymcharakter — mit indirekt durch Erhöhung der Kontaktoberfläche coagulationsfördernder Wirkung.

Anwendung blutgerinnungsfördernder Mittel bei Coagulopathien

Blutungszustände sind bei Neugeborenen (KOCH u. KÜNZER) relativ häufig (2,3%) (0,77% Todesfälle auf 100 Neugeborene sollen blutungsbedingt sein). Hypocoagulabilitätszustände bei Neugeborenen sind keineswegs einheitlicher Genese. Häufig findet sich eine Minderung der von der Vitamin K-Wirkung abhängigen, vorwiegend in der Leber gebildeten Gerinnungsfaktoren II, VII, IX und X schon im Nabelschnurblut, oft mit einer gegenüber der Erwachsenennorm verkürzten Nativvenenblutgerinnungszeit (die keineswegs in allen Blutstillungssituationen eine normale Coagulation und Blutstillung bewirken dürfte, wie dies von der Hämophilie her wohl bekannt ist). Unreife der die genannten vier Gerinnungsfaktoren erzeugenden Zellsysteme, Geburtsstress, Vitamin K-Mangel in der Schwangerschaft, als Übergangsstörung aufzufassende Leberfunktionsstörungen zusammen mit einem relativen Vitamin K-Mangel der Muttermilch und einer geringen Synthese von Vitamin K im Darm dürften die physiologische Coagulopathie der Neugeborenen bedingen, die bei mehr oder minder partiellen Leberfunktionsstörungen zusätzlicher Art oder bei anderen Coagulopathien sich als negative Basissituation blutungsbegünstigend auswirken kann.

Vitamin K-Therapie

Vitamin K ist glücklicherweise ein rasch wirkendes Specificum für die „physiologische" Gerinnungsstörung und für manche andere Vitamin K-abhängige Coagulopathien im Kindesalter, abgesehen davon, daß Vitamin K-Präparaten auch eine direkt die Capillarresistenz erhöhende Wirkung zukommen soll (Roemer).

Als Blutungsprophylaxe bei — nach geburtshilflichen oder pädiatrischen Gesichtspunkten — gefährdeten Neugeborenen wird 0,25 mg/kg Körpergewicht Vitamin K_1 in Form des synthetischen Konakion (Hoffmann-la Roche) empfohlen (Haupt).

Für die Blutungstherapie kann bei Neugeborenen die Höchstdosierung von 1 mg/kg Konakion empfohlen werden, mit einer Wiederholungsdosis am 3. oder 4. Tag.

Bei älteren Kindern kann man unter Zugrundelegung der Erwachsenendosis von (10 bis) 20 mg bei Blutungen mit der Formel (Augsberger): 1,5 × Körpergewicht in kg + 10% der Erwachsenendosis, die zweckmäßige Dosis festlegen. Mehr als viermal pro die sollte man Konakion, das stets i.m. injiziert werden kann, wegen des Lösungsmittels des Vitamins K_1 nicht hintereinander i.v. verabreichen.

Überdosierungen können nach den Erfahrungen von Haupt (Umschlagen in paradoxe Reaktion) einen gerinnungsnegativen Effekt haben und sind daher abzuraten. *Bei der empfohlenen Dosierung von Vitamin K_1 sind keine Nebenwirkungen zu erwarten*, wie sie nach Überdosierung von wasserlöslichem Menadiondiphosphat (Synkavit, Hoffmann - la Roche) gesehen wurden (Erythrocyteninnenkörperbildung, (hämolytische) Anämie (in einigen Fällen mit Todesfolge). Bei Hepatopathien ist Vitamin K_1 (mit der Phytylseitenkette) den wasser- und öllöslichen Vitamin K-Präparaten, die ohne diese Seitenkette sind, überlegen (Marx 1955).

Wichtig ist, auch bei Vorliegen anderer, an sich nicht Vitamin K-abhängiger Coagulopathien im Kindesalter, besonders in der Neugeborenenperiode, zusätzlich bei Blutungen Konakion zu geben, um einem blutungssekundären Absinken der Vitamin K-abhängigen Gerinnungsfaktoren, besonders in der Neugeborenenperiode, vorzubeugen.

Bei der durch Cumarine und Indandione verursachten Verminderung der Faktoren II, VII, IX, X (die z.B. bei Sinusthrombose indiziert sein kann) wirkt nur Vitamin K_1 als Antidot, während die anderen Vitamin K-Präparate (Synkavit, Hoffmann-la Roche; Karan, Merck-Darmstadt; Hemodal, Farbwerke Hoechst) dabei (praktisch) unwirksam sind (Haupt). Mit einer klinisch ausreichenden Vitamin K-Wirkung auf die Gerinnungsfaktoren ist nach parenteraler Applikation durchschnittlich nach 4—8 Std zu rechnen.

Allgemeines zur Substitution von Procoagulationsfaktoren

Bei der Substitution eines fehlenden Faktors bei Coagulopathien ist immer die Halbwertzeit des betreffenden Faktors (abhängig vom Mikroproteinstoffwechsel) und der Verteilungsraum des Faktors (Blutmenge und Extracellularraum) zu berücksichtigen (Abb. 10). Weiterhin ist zwischen der ersten Aufladedosis und der Erhaltungsdosis zu unterscheiden. Die Verteilungsgeschwindigkeit des wirksamen Faktors, die bei intravenöser Injektion nur wenige Sekunden beträgt, ist unerheblich. Wichtig erscheint aber zu bedenken, daß durch manchmal extrakorporal kaum erfaßbare Mikrodenaturierung bei der Herstellung der Faktorenpräparate aus Blut diese eine wesentlich geringere als angegebene Halbwertszeit in vivo haben können. Auch Antikörper, Stoffwechseländerungen, Blutungen, Fieber, Wunden, Nekrosen usw. können eine geringere Halbwertszeit eines oder mehrerer Gerinnungsfaktoren in vivo in vasis gegenüber der durchschnittlichen Norm z.B. eines Hämophilen bewirken. *Zur optimalen Dosierung solcher Substitute ist daher möglichst eine quantitative Überwachung des Titers des verminderten Koagulationsfaktors zweckmäßig bzw. notwendig.*

Es ist noch zu bemerken, daß nicht nur zur Blutstillung, sondern auch zur ersten Wundheilung, z.B. bei der Hämophilie A, eine erhebliche Anhebung des Faktor VIII-Blutspiegels wichtig erscheint (LANDBECK). Unerläßlich dürfte dies bei der „Afibrinasämie" bzw. „Hypofibrinasämie" (LOEWY et al.) (Mangel an fibrinstabilisierendem Faktor [FSF]) bzw. Faktor XIII sein, weil unter einem minimalen FSF = Spiegel [von etwa 7% (DUCKERT)] die *Wundheilung* nicht richtig abläuft (DUCKERT).

Afibrinogenämie

Konstitutionell-hereditäre Afibrinogenämien, deren Erstmanifestation nach der Zu-

dauer erwarten können (nur 2 von 56 zusammengestellten Fällen waren bisher über 20 Jahre alt geworden) (Abb. 11). Im Durchschnitt kann man $^1/_{26}$ des Körpergewichtes als Verteilungsplasmamenge rechnen. Für ein Kind von z.B. 13 kg Körpergewicht wäre dies z.B. 500 cm³ Plasma, das normal etwa 1 g Fibrinogen enthält. Substituiert man das fehlende Fibrinogen mit Humanfibrinogen (Behringwerke), dann

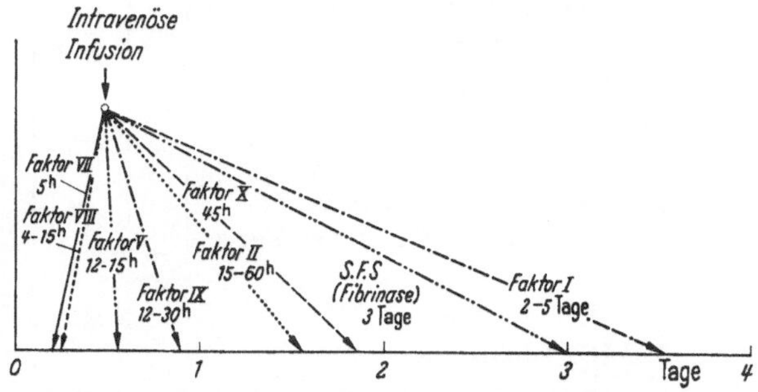

Abb. 10. Halbwertszeit infundierter Coagulationsfaktoren im Kreislauf in vivo (wenn der Abbau nichtpathologisch erhöht ist)

ist es zweckmäßig, ∼40% mehr als die errechnete Menge zu geben, weil das Präparat rund 60% coagulables Fibrinogen enthält. Nach der Auflade-Anfangsdosis wäre dann nach der

Tabelle 18. *Halbwertszeit und therapeutisch angestrebte Blut-Mindestkonzentrationen (in Prozent der Norm) plasmatischer Blutgerinnungsfaktoren*

Faktor	Nr.	Halbwertszeit	a) bei Spontanblutungen	b) bei größeren Operationen
Fibrinogen	I	2,3—5 Tage (MARX 1962)	60	60
Prothrombin	II	15—50 Std (LOELIGER et al.)	25 ?	25 ?
			(LOELIGER et al.)	
Proaccelerin	V	12—15 Std	10(?)	10(?)
Accelerin.	VI	erheblich geringer als von Faktor V		
Proconvertin	VII	5 Std (LOELIGER et al.)	?	? (keine Therapie nötig ?)
Antihämophiles Globulin	VIII	4—8 Std (bei Nekrosen, höherem Fieber und Blutungen geringer)	25—40	50—70
Christmas-Faktor . . .	IX	12—30 Std (LOELIGER et al.)	25	35
Stuart-Prower-Faktor .	X	1—2 Tage (LOELIGER et al.)	—	—
Rosenthal-Faktor (P.T.A.)	XI	?	—	—
Hageman-Faktor . . .	XII	?	—	—
F.S.F. (Fibrin-stabilisierender Faktor = „Fibrinase") . . .	XIII	etwa 3 Tage (DUCKERT 1962)	2—3	5—10

sammenstellung meines Mitarbeiters KOUFAS häufig schon bei der Geburt erfolgt, dürften künftig vermutlich unter einer gezielten Substitution mit Fibrinogen eine längere Lebens-

Halbwertszeit rund alle 3 Tage die Hälfte der Anfangsdosis an Fibrinogen zu geben, soweit die Situation dies ermöglicht bzw. erfordert. Trotz der guten Verträglichkeit des Präparates

Tabelle 19. *Substitutionstherapie bei Coagulopathien*
A. Mit plasmatischen Gerinnungsfaktoren
Gehalt an plasmatischen Gerinnungsfaktoren

Präparat	I	II	V	VI	VII	VIII	IX	X	XI	XII	(Anti blutungsfaktor)
1. Humanfibrinogen-Konzentrat (Behringwerke)	+					+					+ ?
2. Cohn-Fraktion I (Physiol. Institut der Universität Bonn; Schweizer Seruminstitut, Bern, Schweiz)	+	((+))	((+))		((+))	+					+ ?
3. ACC 76 (Behringwerke)					+ (aktiviert)		(+) (aktiviert)	+			
4. PPSB (Centre National de Transfusion Sanguine, Paris)		+			+ (teil-aktiviert ?)		+ (teil-aktiviert ?)	+			
5. AHG (Behringwerke)						+					
6. Fraktion I—0 (Karolinska Institutet, Stockholm, Schweden)	+					+					+ ?

B. Mit Thrombocyten (bei sekundären Coagulopathien bei Thrombocytopathien)

I. Human-Frisch-Thrombocyten-Konzentrat
In Plastikbeuteln durch Zentrifugieren angereicherte Thrombocyten aus (sauerem) Citrat, frischem Spenderblut (1,5—2 Liter pro Erwachsenen)
(z. B. unter Benützung von Fenwal-Platelet-Packs, Fenwal Laboratories, Inc., Framingham, Mass., USA)
II. Lyophilisierte Trocken-Thrombocyten (Behringwerke)

C. Mit den Thrombocytenfaktoren wirkungsähnlichen Substanzen

Präparat	Thrombocytenfaktor 3-Aktivität	Thrombocytenfaktor 4-Aktivität
2. Tachostyptan (Hormonchemie-München) . .	+	+
3. Clauden (Luitpoldwerk-München)	(+)	(+)
1. Manetol (Bayer).	(+)	(+)
4. Coagulen (Ciba)	(+)	(+)

können, nach den vorliegenden Erfahrungen bei Afibrinogenämien, Antikörper gegen Fibrinogen bei einem noch nicht sicher angebbaren kleineren Prozentsatz der Fälle auftreten, was grundsätzlich für alle hereditären Coagulopathien bei der Substitution möglich ist.

Hämophilie A

Wie bereits erwähnt, erweisen sich bei der Hämophilie A Vollblut und Plasma häufig unbefriedigend blutstillend wirksam. Die für größere Operationen hohen Bluttiter an Faktor VIII (größer als 40% der Norm — je höher, desto besser) können sowieso nicht anders als durch Austauschtransfusionen mit Blut oder Plasma erzielt werden. Daher stellen die Faktor VIII-Konzentrate (AHG der Behringwerke, Marburg, Fraktion I—0 [Nilsson] und die Cohn-Fraktion I, die neben Faktor VIII auch noch Fibrinogen und etwas Faktor V und VII enthält) therapeutische Fortschritte dar. Je nach dem Ausgangstiter an Faktor VIII ist der therapeutisch erwünschte Blutspiegel verschieden schwer zu erzielen. Wenn man davon ausgeht, daß eine Ampulle AHG der Behringwerke rund 100—120 cm³ Frischplasma entspricht (eine Dosis Fraktion I—0 des Karolinska Institutes in Stockholm entspricht ~1500 cm³ Frischplasma) und daß diese gut verträglichen

Präparate in 5 bzw. I—0 in 100 cm³ Lösungsmittel injiziert bzw. infundiert werden müssen, ist bei Berücksichtigung der Halbwertszeit die Dosierung im allgemeinen nicht schwierig. Allerdings ist bei Operationen unbedingt durch Bestimmung des Faktors VIII die Wirkung in vivo zu kontrollieren.

Hämophilie B

Bei der Faktor IX-Therapie gelten bezüglich Operationsvorbereitung und Sofortblutstillung dieselben Grundsätze wie bei der Hämophilie A. ACC 76 hat sich mir als Sofort-Hämostypticum wegen der Voraktivierung des Faktors IX (Ausgangsmaterial Serum) gut bewährt. Die Verweildauer in vasis scheint aber bei Faktor IX aus nicht oder wenig kontaktaktiviertem Plasma länger zu sein. Für die Operationsvorbereitung scheint derzeit PPSB (Centre National de Transfusion Sanguine, Paris) zweckmäßiger, in dem der Faktor IX weniger aktiviert vorliegen dürfte. ACC 76 ist aus den genannten Gründen auch ein Nonspecificum, weil es durch Zufuhr von voraktivierten Faktoren die Reaktion der Gerinnungsfaktoren in vivo beschleunigen kann.

Für die Hämophiloidie durch Faktor X-Mangel gilt dasselbe wie für die Hämophilie B. ACC 76 als Soforthämostypticum nach oder vor PPSB verabreicht, dürfte derzeit günstige Aussichten bieten.

Von Faktor V und XI (PTA) liegen bisher keine speziellen Konzentrate vor. Für Faktor V scheint eine Plasmainfusion zu genügen, weil zur Blutstillung nur 10% der Normalkonzentration nötig erscheinen (STORMORKEN). Doch sind bisher die praktischen Erfahrungen noch viel zu gering (nur 40 Fälle der Weltliteratur), um dies einigermaßen sicher sagen zu können. Für die Faktor XI (Rosenthal-Faktor-)Substitution fehlen noch die sicheren Unterlagen.

Nach einer vor kurzem erschienenen Mitteilung benötigten zwei Fälle von Aproconvertinämie bei Operationen keinerlei Transfusionen bzw. Konzentrate zur Blutstillung (LOELIGER). Dies widerspricht allerdings der Erfahrung von JÜRGENS (J. JÜRGENS) (Spontanblutungen bei 1,7% Faktor VII) und eigenen Erfahrungen bei einem Patienten mit Faktor VII-Minderung leichteren Grades (Epi-

staxis spontanea). Da bei einem Fall von LOELIGER neben der Faktor VII-Minderung eine verlängerte Blutungszeit vorliegt (Angioproconvertinämie? Plasmo-Thrombopathie? Mangel an Antibleeding-Faktor?), könnte die Verschiedenheit der bisherigen geringen Erfahrungen darauf beruhen, daß mit dem Terminus „Hypoproconvertinämie" doch noch klinisch verschiedene Blutungsdiathesen erfaßt werden.

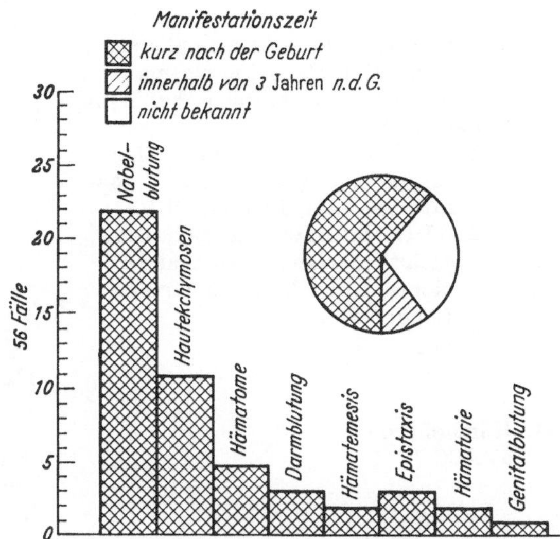

Abb. 11. Zeitpunkt der Erstmanifestation und Prädilektionsorte der Afibrinogenämieblutungen

Bei Vitamin K-resistenter Hypocoagulabilität (mit Mangel an Gerinnungsfaktoren II, VII, IX und X) dürfte besonders PPSB aus Plasma in Betracht kommen, das die Vitamin K-abhängigen Plasmagerinnungsfaktoren (II, VII, IX, X) enthält. Besonders bei Leberkrankheiten, die mit einer latenten chronischen Hyperfibrinolysis einhergehen können, wird an die zusätzliche Verwendung von ε-Aminocapronsäure und Trasylol (MARX) zu denken sein.

Thrombocytopathien

Als eine partielle Substitutionstherapie bei der sekundären Gerinnungsstörung bei Thrombopenien-Thrombopathien mit gröberem Thrombocytenfaktor 3-Mangel kann man die Injektion einer „Partialthrombokinase" mit einer der Thrombocytenfaktor 3-Aktivität analogen Wirkung ansehen. Besonders das Präparat Tachostyptan ist in der Lage, die Prothrombinkonsumptionsstörung in vitro eindeutig zu normalisieren (0,1 cm³ Tachostyptan zu

Tabelle 20. *Die Substitutionstherapie bei den Hämophilien A und B*

I. Hämophilie A	**Dosierung**
a) Frischblut bzw. frisches Citratblut	30—50% der Patientenblutmenge (Austauschtransfusion) als Anfangsdosis, dann 20% 4stündlich (unter Kontrolle des Gesamteiweißes, der Elektrolyte usw.)
b) Frischplasma (bzw. lyophilisiertes Trockenplasma)	15 cm³/kg als Aufladedosis, dann 4—8 cm³ 4—8stündlich
c) AHG (Behringwerke)	$\dfrac{^1/_{26}\ \text{des Körpergewichts an Plasma}}{120 \times 2}$ Anzahl der Ampullen AHG als Anfangsdosis, dann die Hälfte alle 4—8 Std (1 Ampulle in 5—10 cm³ physiologischer Kochsalzlösung gelöst) (Ziel: 50% Faktor VIII)
d) Tierisches AHG — 1 Ampulle etwa 800 cm³ Menschenfrischplasma äquivalent (Erfahrungen bei Kindern fehlen): 1. Crookes Antihaemophilic Globulin (porcine) (The Crookes Laboratories, Ltd., London W 10) 2. AHG (S. Maw and Son, Ltd.), erhältlich über: Savory and Moore, Ltd., Wigmore Street, London W 1	
e) Cohn-Fraktion I	*Beim Erwachsenen:* Konzentrat aus 450—900 cm³ Vollblut in 50 bzw. 100 cm³ physiol. Kochsalzlösung gelöst, 4—6stündlich bis zur Blutstillung (Achenbach et al.)
II. Hämophilie B a) ACC 76	*Beim Kleinkind:* 1 Ampulle zu 1000 E in 15—20 cm³ physiol. Kochsalzlösung i.v. als Tropfinfusion (Koch) in 20—30 min. Nach Hitzig und Zollinger ist auch die intramuskuläre Injektion beim Kleinkind wirksam. [*Beim Erwachsenen:* 1—2 Ampullen zu 4000 E in 50 cm³ physiol. Kochsalzlösung i.v. in 25 min als Tropfinfusion. (Aktivierter Faktor VII — Convertin — und aktivierter Faktor IX und Faktor X]
b) P.P.S.B. (Centre National de Transfusion Sanguine, Paris) (Prothrombin-Proconvertin-Stuart-Prower-Faktor und antihämophiles Globulin B)	*Beim Erwachsenen:* $\dfrac{^1/_{26}\ \text{des Körpergewichtes an Plasma}}{4 \times 100}$ = Anzahl der Ampullen P.P.S.B. (Ziel: 25% Faktoren II, VII, IX, X) 1 Ampulle in 10 cm³ physiol. Kochsalzlösung gelöst, in 5—10 min injiziert — als Erstdosis — bzw. 0,3 bis 1,5 cm³/kg Körpergewicht. Allenfalls Wiederholung der halben Dosis in 12—24 Std

Tabelle 21. *Coagulotrope Hämostyptica, die man sowohl als coagulotrope Specifica als auch als Nonspecifica ansehen kann*

1. Voraktivierte Gerinnungsfaktoren aus Serum

    a) ACC 76 (aktivierter Faktor VII (Convertin), aktivierter Faktor IX)

    b) Fraktion CSB (Centre National de Transfusion Sanguine, Paris) (Convertin, Stuart-Faktor und AHG—B[C-Faktor IX]) (wird nicht mehr produziert)

2. „Partialthrombokinasen" (Tachostyptan, Clauden, Manetol)

3. Cohn-Fraktion I aus Plasma, die neben der spezifischen Zufuhr von Faktor VIII (bei Hämophilie A) auch Fibrinogen (mit dem Effekt erhöhter Thrombusfestigkeit) und mehrere Procoagulationsfaktoren in geringer Menge enthält und bei (geringem) Profibrinolysingehalt eine gewisse antifibrinolytische Wirkung in vivo haben soll (Egli). Außerdem soll die Cohn-Fraktion I einen Antiblutungsfaktor [vasotropen Plasmafaktor (Nilsson)] enthalten

4. Cortisolderivate, die spezifisch endothelotrop (abdichtend) wirken, daneben aber noch als Fibrinolysehemmer in vivo angesehen werden, womit sie unter die „indirekten coagulotropen Substanzen" zu zählen wären

Tabelle 22. *Gerinnungsfördernde Lokalhämostyptica („Topostyptica")*

A. Bei direkt erreichbaren Blutungen
  I. Thrombinpräparate:
  1. *Akrithrombin* (Behringwerke), haltbares Thrombin mit gefäßaktiven *und* bactericiden (Nasentamponade!) Zusätzen, das auch als Pulver aufgedrückt werden kann. Schaltet Heparin und Heparinoide örtlich aus. (Specificum bei Blutungen nach Heparin(oid)-Therapie). Ampullen zu 260 NJH-E-Thrombin und 1000 NJH-E-Thrombin
  2. *Thrombinum purum* (Behringwerke) zur lokalen Blutstillung in der Gehirnchirurgie
  3. *Topostasin* (Hoffmann-La Roche) 3000 NJH-E-Thrombin pro Fläschchen. *Topostasin-Stäbchen* zu 250 NJH-E
  4. *Thrombotuffon* (Lingner-Werke, Düsseldorf). Mischung von quellendem Traganth und 10 NJH-E-Thrombin pro Ampulle
  5. *Thrombin-Gelatine „Biotest"* („Biotest"-Serum-Institut GmbH, Frankfurt a. M.) Mischung von Gelatine und 200 NJH-E-Thrombin/cm³ (Ampullen zu 5 cm³)

  II. Thrombokinasepräparate
  Vollthrombokinase: Muttermilch (frisch und lyophilisiert)

  III. Partialthrombokinasen (inkomplette Thrombokinase-Thrombocytenfaktor 3 — Analoga):
  1. *Clauden* (Luitpoldwerk, München) — Verbandstoffe (Gaze, Tupfer, Nasentamponade, Watte)
  2. *Tachostyptan* — auf Tupfer örtlich aufgedrückt
  3. *Manetol* — auf Tupfer örtlich aufgedrückt

  IV. Schlangengift-Derivate
  1. *Reptilase* (Dr. Degen und Kuth, Düren/Rhld.). (Aus Gift von brasilianischen Ottern.) Reptilase-Mull, Reptilase-Mulltamponadestreifen
  2. *Stypven* (aus dem Gift der Russel-Viper) (Burroughs-Wellcome and Co., London)

  V. Beschleuniger der 2. Gerinnungsphase (Polymerisationsförderer Gelatine)
  a) Kontaktaktivierer der Blutgerinnung
    1. *Fibrospum* (Promonta, Hamburg), besonders zur Nasentamponade (Schleimhautschonung!)
    2. *Marbagelan* (Behringwerke) — resorbierbarer, aufsaugfähiger Gelatinetampon
    3. *Gelastypt* (Farbwerke Hoechst) — resorbierbarer, aufsaugfähiger Gelatinetampon mit Zusatz von Penicillin, Streptomycin und Surfen. Gelastypt-Würfel (besonders für die Zahnalveolen-Tamponade)
    4. *Gelita-Tampon* (Braun-Melsungen) — gehärteter Gelatinetampon
  b) Kontaktaktivierer der Blutgerinnung:
    Oxycel (Parke, Davis u. Company, München). (Oxydierte Zellulose, erhältlich in Form von Gaze-Kompressen, Gaze-Streifen, Baumwolltupfer und Gaze-Kegel)

B. Bei Magenblutungen:
  1. *Velyn* (Behring) Schluckthrombin mit Milchgeschmack, mit Phosphatpuffer und einer milden, gefäßaktiven Komponente. 1600 NJH-E-Thrombin pro Beutel
  Bei Duodenalblutungen zusätzlich per os mit dem Velyn gemischt 10000 E Trasylol zur vorübergehenden Ausschaltung von Trypsin (MARX)
  2. *Topostasin* (Hoffmann-La Roche), 1500 NJH-E-Thrombin per Beutel

5,0 cm³ Nativblut in einer Spritze mit Blut einer schweren Thrombopenie aufgezogen, normalisiert den Prothrombinverbrauch bei der Gerinnung) (MARX). Im Prinzip ähnlich scheinen Clauden (aus Lunge), Manetol (aus Rückenmark) und Coagulen (aus Blut) zu wirken.

Daß dies in vivo *nicht* (immer) den Mangel an lebendigen Thrombocyten mit ihren vielfältigen Leistungen kompensieren kann, braucht nicht näher ausgeführt zu werden.

Alle genannten „Partialthrombokinasepräparate" sind nach eigenen Erfahrungen bei Erwachsenen gut verträglich.

Heparinämie

Als eine *spezifische* coagulotrope Therapie kann man die Ausschaltung des Heparins durch Protaminsulfat (Hoffmann-la Roche) (bzw. Polybrene, Abbot Laboratories, North Chicago, Ill.) bezeichnen. Während die konstitutionelle Hyperheparinämie extrem selten ist, ist die Normalisierung einer Hyperheparinämie, besonders bei Herzoperationen und bei Blutungszwischenfällen, der Therapie mit Heparin(oiden) praktisch wichtig (MARX u. BORST). Rund 1,4 mg Protaminsulfat sind beim Erwachsenen nötig, um in vivo 1 mg Heparin auszuschalten. Der Effekt wird am besten mit der Thrombinzeitbestimmung überprüft.

Hyperfibrino(geno)lyse

Nachdem fibrinolytische Krisen (HAUPT et al.) im Kindesalter vorkommen (mit Auflösung des geronnenen Nativvenenblutes in wenigen Stunden bei 37°C), werden die neuen Therapiemöglichkeiten bei ganz oder teilweise mit Hyperfibrino(geno)lyse zusammenhängenden Blutungen mit dem kompetitiv die Plasminbildung im Blute hemmenden Syntheticum ε-Aminocapronsäure (Behringwerke) und mit Kallikreininhibitoren (z.B. Trasylol, Bayer) bzw. Trypsininhibitor aus Pankreas (Iniprol, Firma Choay, Paris) hier erwähnt. *Beim Erwachsenen* gibt man bei hyperfibrinolytischer Blutung 50 000 bis 150 000 E Trasylol als Tropfinfusion (zusammen mit Fibrinogen oder Cohn-Fraktion I) über einige Stunden. Von der ε-Aminocapronsäure gibt man beim Erwachsenen 10 g i.v. pro Tag als Tropfinfusion, mit Nutzen kombiniert (MARX u. HENNIG) mit Trasylol, das in allen Testsystemen Plasmin selbst hemmt. 100 000 bis 2 Mill. E Iniprol (Trypsininhibitor aus Pankreas — 15 Iniprol-E = 1 Trasylol E.) wurden *beim Erwachsenen* zur Antifibrinolysetherapie angewendet (DEUTSCH).

Da mit diesen Therapeutica bei Kindern noch sehr wenig bzw. keine praktischen Erfahrungen vorliegen, kann man sich allenfalls mit der Gewichts-Prozent-Faustregel: (1,5 × Körpergewicht in kg + 10) % der Erwachsenendosis an die günstigste Dosierung bei Kindern herantasten. Die Präsenz der Fibrinolyseinhibitoren im Blut kann mit der Antistreptokinase-Aktivität des Plasmas überprüft werden. Die Dosierungsnotwendigkeiten beim Säugling können noch nicht überblickt werden.

Nonspezifica

Im Rahmen einer nur kurzen Übersicht über praktisch in Betracht kommende blutgerinnungsfördernde Präparate können von den als unspezifisch coagulationsfördernd angesehenen Substanzen nur einige besprochen werden. Bei den Nonspecifica steht m.E. derzeit noch nicht fest, ob sie bei Kindern nach der Körperoberfläche, nach dem Körpergewicht oder empirisch nach bestimmten Altersstufen dosiert werden sollten.

Nonspecifica — im engeren Sinne — als positiv coagulotrope Haemostyptica beschriebene Substanzen:

Parenterale Nonspecifica

1. *Calcium* (z.B. Calcium Sandoz, Calcium Nordmark usw.). Ein vermehrter Calciumgehalt bedeutet vielfach verbreiteter Anschauung entgegen, außer bei den ganz extrem seltenen Hypocalcämien (unter 6 mg-%), *nicht* beschleunigte oder qualitativ verbesserte Blutgerinnung (obwohl Calcium für alle Phasen der Blutgerinnung notwendig ist). Seine beobachteten hämostyptischen Effekte dürften sich durch eine Minderung der Gefäßpermeabilität und vielleicht eine verstärkte Kontraktionsbereitschaft von Gefäßen erklären. Mit Ausnahme der Säuglinge dürfte sich die Calciumdosis bei Kindern nach dem 1. Lebensjahr am besten mit der Faustregel nach AUGSBERGER: (4 × Alter + 20) % der Erwachsenen-Dosis festlegen lassen.

2. *Intratuffon* (Lingner Werke-Düsseldorf) (α-Naphthylaminsulfonat, Rutin und Vitamin C) soll die Fibrinogen-Thrombinumwandlung beschleunigen (STEFANINI u. DAMESHEK). Außerdem soll der Fibrinogentiter nach Injektion ansteigen und die Plättchenzahl etwas zunehmen. Rutin und Ascorbinsäure dürften die Blutungstendenz durch Wirkung auf die Gefäße in einem Teil der Fälle mindern können. Der Wirkungsmechanismus benötigt im einzelnen noch eine verfeinerte Untersuchung. Die Erfahrungen bei Kindern sind m. W. noch relativ gering.

3. *Sangostop* (Apfelpektinpräparat) (Optime-Ges. Abteilung, Turon, Frankfurt a. M.). Gerinnungssystem im Sinne schnellerer Thrombinbildung und Thrombinwirkung labilisierend? Die viscöse Metamorphose der Thrombocytenfunktionen beschleunigend? Wirkungsmechanismus noch nicht sicher aufgeklärt.

4. *Reptilase* (Derivat aus dem Gift von Bothrops jararaca und Lachesis atrox (brasilianische Ottern) (v. KLOBUSITZKY; HAUPT 1960). Das Präparat enthält eine geringe Aktivität an Bothropo-Thrombin (1 Klobusitzky-Einheit), eine thrombokinaseähnliche Aktivität und eine Hemmwirkung gegenüber der Antiblutthrombokinase (EGLI). Da nach BLOMBÄCK et al. die thrombische Aktivität des Bothropsgiftes nicht vom normalen Blutantithrombin und auch nicht von α-Heparin gehemmt werden soll, erscheint die i.v. Verwendung zur Zeit problematisch. Bei Neu- und Frühgeborenen wurden 0,3—0,4 cm³ i.m. pro Tag gegeben, bei Kleinkindern die doppelte Dosis. Die Verwendung i.m., auch i.v., scheint nach den bisherigen Erfahrungen (KEUTH) in bestimmten Dosen bei Kindern verträglich zu sein. (Die *Blutungszeit* soll durch Reptilaseinjektion verkürzt werden, was bei der verschiedenen Patho-

genese der verlängerten Blutungszeit überprüft werden muß.)

5. *Finestal* (Knoll, Ludwigshafen) (250 mg Glykokoll, 2 mg Gelatine/cm³, Calciumphosphat und Ascorbinsäure pro Tablette). Ein exakter Nachweis eines positiv coagulotropen Wirkungsmechanismus liegt m.E. nicht vor.

6. *Presomen* (Kali-Chemie A.G.) soll nach JOHNSON den Prothrombin- und Faktor V-Titer im Blut erhöhen und den Gehalt an Progressivantithrombinaktivität herabsetzen. Außerdem soll durch Vermehrung der saueren Mucopolysaccharide in bzw. um die Gefäßwände sich die Blutungstendenz bei hämorrhagischen Diathesen mindern lassen (Poliwoda). Der im positiven Falle wichtige Befund ist hinsichtlich seiner Reproduzierbarkeit bei hämorrhagischen Diathesen bis-

her noch nicht überprüft. Bei Kindern unter $1^1/_2$ Jahren liegen praktisch noch keine Dosierungserfahrungen vor. Fox empfiehlt, Kindern von $1^1/_2$—5 Jahren 5 mg, solchen über 5 Jahre 10 mg i.m. oder i.v. zu geben.

Von großer praktischer Wichtigkeit ist es, neben der Anwendung von „Telestyptica" auch die Lokaltherapie immer ebenso sorgfältig durchzuführen, was die Sicherheit der Blutstillung erhöht.

Zusammenfassung: Das Gebiet der blutgerinnungsfördernden Hämostyptica ist nach den beachtenswerten Fortschritten der Hämostaseologie in den letzten Jahren auf dem Weg, ein übersichtliches Gebiet rationaler Therapie zu werden.

Literatur

ACHENBACH, E., H. EGLI, K.-H. KESSELER u. H. OVERKAMP: Die Plasma-Fraktion I nach COHN. Dtsch. med. Wschr. 84, 675 (1959).

AUGSBERGER, A.: Alte und neue Faustregeln für die Arzneidosierung bei Kindern. Triangel (Schweiz) 5, 200 (1962).

BLOMBÄCK, B., M. BLOMBÄCK and J. M. NILSSON: Coagulation studies on „Reptilase", an extract of the venom from bothrops jararaca. Thrombos. Diathes. haemorrh. (Stuttg.) 1, 76 (1957).

DEUTSCH, E.: Almanach für Blutkrankheiten, S. 185. München: J. F. Lehmann 1962.

DUCKERT, F.: Persönliche Mitteilung 1962.

EGLI, H.: Unveröffentlichte Untersuchung, zit. nach H. HAUPT, l. c.

FOX, S. L.: A critical evoluation of the use of coajugated estrogens to controll hemorrhage following tonsillectomy and adenoidectomy. Eye, Ear, Nose Thr. Monthly 39, 251 (1960).

GROSS, R.: Beurteilung und Behandlung von Blutungen. Internist (Berl.) 3, 1 (1961).

HAUPT, H.: Zur Vitamin K-Dosierung bei Neu- und Frühgeborenen. Dtsch. med. Wschr. 85, 474 (1960).

— Sofortmaßnahmen und gezielte Blutstillung bei Blutungskrankheiten der Neugeborenen. Mschr. Kinderheilk. 108, 399 (1960).

— M. BESEKE, H. EGLI u. K. KESSELER: Die Behandlung schwerer Blutungen im Kindesalter mit Plasmafraktion I nach COHN. Z. Kinderheilk. 79, 418 (1957).

HITZIG, W. H., u. W. ZOLLINGER: Congenitaler Faktor VII-Mangel. Familienuntersuchung und physiologische Studien über Faktor VII. Helv. pädiat. Acta 13, 189 (1958).

JOHNSON, J. F., introduced by W. H. SEEGERS: Changes in plasma prothrombin, ac-globulin and antithrombin concentration following intravenous administration of estrogens. Proc. Soc. exp. Biol. (N.Y.) 94, 92 (1957).

JORPES, J. E.: Behandlung der Hämophilie A mit Plasmafraktion I—0 von BLOMBÄCK und BLOMBÄCK. IV. Hamburger Symposion über Blutgerinnung 1961, l. c.

JÜRGENS, J.: Persönliche Mitteilung 1962.

KEUTH, U.: Zur Prophylaxe und Therapie der Blutungskrankheiten des Neu- und Frühgeborenen unter besonderer Berücksichtigung der intrakraniellen Blutungen. Mschr. Kinderheilk. 107, 353 (1959).

KLOBUSITZKY v., D.: Über Prothrombin und thrombinartige Substanzen in Schlangengiften. Wien. med. Wschr. 109, 631 (1959).

KOCH, F.: Blutungsübel bei Neugeborenen. Klin. Wschr. 34, 174 (1956).

—, u. W. KÜNZER: V. Symposion der Dtsch. Arbeitsgemeinschaft für Blutgerinnung, München Oktober 1960.

KOUFAS, A.: Symptomatologie und Prognose der kongenitalen Afibrinogenämie. Diss. München 1962.

LANDBECK, G.: Blutungskrankheiten mit Mangel an Faktor VIII. In: Koagulopathien, l. c. 1962.

LOELIGER, E. A.: Persönliche Mitteilung 1962.

— A. HENSEN u. B. VAN DER ESCH: Erkrankungen an Faktor II, VII, IX und X. In: Koagulopathien, l. c. 1962.

LOEWY, A. G., K. DUNATHAN, R. KIEL and H. L. WOLFINGER: Fibrinase I. Purification of substrate and enzyme. J. biol. Chem. 236, 2650 (1961).

MARX, R.: Hämostaseologie. Habil.-Schr. München 1953.

— Über die therapeutische Wirkung des natürlichen Vitamin K_1 bei Verminderung des Potentials an serumständigen Thrombokinasefaktoren bei Fällen von Verschlußikterus und Leberzirrhose. Med. Mschr. 9, 371 (1955).

— Erkrankungen mit Mangel an Faktor I. In: Koagulopathien, l. c., 1962.

— Unveröffentlicht.

—, u. H. BORST: Störung der Blutgerinnung und Blutstillung bei der extracorporalen Zirkulation. Thoraxchirurgie 9, 75 (1961).

—, u. K. HENNIG: Über Verstärkersubstanzen der Antifibrinolysewirkung der ε-Aminocapronsäure (ACS) im Organismus. Proc. of the VIII. Congr. of the Europ. Soc. of Haematology, Wien 1961. p. 454. S. Karger 1962.

Roemer, H.: Das Problem der Vitamin K-Prophylaxe beim Neugeborenen. Arch. Gynäk. **189**, 31 (1956). (Verh.-B. der Dtsch. Ges. für Gynäkologie Heidelberg.)

Roskam, J.: Arrest of bleeding, physiology, pharmacology, pathology. Springfield (Ill.): Ch. C. Thomas 1954.

Stefanini, M., and W. Dameshek: The hemorrhagic disorders. New York: Grune & Stratton 1955 u. 1962 (2. Aufl.).

Stormorken, H.: Diseases due to Faktor V-Deficiency. In: Koagulopathien, l. c., 1962.

Zuckschwerdt, L., u. H. A. Thies: Koagulopathien. IV. Hamburger Symposion über Blutgerinnung. Stuttgart: Friedrich-Karl Schattauer 1962.

Antikoagulantien und Fibrinolytica

Von Fr. Koch, Gießen

Thrombosen und Embolien im Kindesalter sind heute einerseits auf Grund der verbesserten Therapie — speziell bei infektiösen Prozessen bzw. bei der Exsiccose — sehr viel seltener geworden, als dies in früheren Jahrzehnten der Fall war; andererseits können wir aber die relativ seltenen Fälle neben der verbesserten chirurgischen Therapie auch konservativ mit den Antikoagulantien bzw. Fibrinolytica sehr viel besser therapeutisch/prophylaktisch behandeln.

Folgende prinzipielle Möglichkeiten stehen uns zur Verfügung:

Antikoagulantien

Die Cumarin- und Indandion-Derivate wirken hemmend auf die Synthese gerinnungs-

OH, R

Dicumarine

OH, R_2

4-Hydroxycumarine

O

Indandione

fördernder Faktoren der Prothrombingruppe (Faktoren II, VII, IX, X, von denen der Faktor IX eine Schlüsselstellung bei Einleitung der Gerinnung hat). Wahrscheinlich wird das für den Stoffwechsel notwendige Vitamin K_1 aus dem entsprechenden Fermentsystem der Leberzelle durch die genannten Stoffe verdrängt. Entsprechend der wechselnden Halbwertszeit der verschiedenen Gerinnungsproteine wirkt sich die Synthesehemmung variabel schnell aus. Am schnellsten sinkt der Faktor VII, am langsamsten der Faktor X, der erst nach 5—7 Tagen in den „therapeutischen Bereich" gelangt, ein Moment, welches hinsichtlich der Dosierung und der Überwachung der Therapie von Bedeutung ist.

Echte *Nebenwirkungen*, speziell Embolien — nach Lösung der Thromben — sind ebenso wie Blutungen — wenn man bei letzteren von falscher Dosierung infolge mangelnder Kontrolle absieht —, recht selten. Darüber hinaus bestehen diese in einer Verminderung der Gefäßpermeabilität und Erhöhung der Gefäßfragilität. Am eindrucksvollsten sind Cumarin-*Nekrosen*. Als Ursache dieser wird heute ein lokales Schwartzmann-Sanarelli-Phänomen diskutiert, wofür auch therapeutische Erfolge mit Heparin sprechen (Beller).

Die Vielzahl der zur Verfügung stehenden *Präparate* macht für den Pädiater mit seinem relativ kleinen Material *noch mehr* als für jeden anderen Arzt die Beschränkung auf möglichst ein Präparat erforderlich. Uns hat sich Sintrom 3-[α-(4′Nitrophenyl)-β-acethyl-äthyl]-4-oxycumarin (Geigy) gut bewährt[1]. Wir beginnen je nach Alter und Gewicht mit $^1/_4$, $^1/_2$ bis 1 Tablette (4 mg), können aber bereits am folgenden Tag auf die Hälfte zurückgehen. In der Regel genügt $^1/_4$ der Anfangsdosis jeden eventuell jeden zweiten Tag zur Durchführung

---

[1] Berichte über pädiatrische Erfahrungen mit anderen Präparaten liegen unseres Wissens nicht vor.

einer wirksamen Prophylaxe. Wissen muß man bei seiner, Wahl, daß die Geschwindigkeit mit der die Hemmung einsetzt, die Dauer dieser sowie die Zeit bis zur Normalisierung nach Absetzen der Medikation für bestimmte Präparate charakteristisch ist. Zwischen schnell senkenden mit kurzer Wirkung und langsam senkenden mit protahierter Wirkung gibt es alle Übergänge. Entscheidend für die Wahl ist die gute Verträglichkeit, der therapeutische Effekt und die Steuerbarkeit. Ein echter Vorteil der Präparate ist ihre orale Anwendung.

Eine exakte *Kontrolle* — Quicktest, quantitative Faktor X-Bestimmung, besser und einfacher im Thrombelastograph nach HARTERT — ist unbedingt notwendig, zumal man bei Beginn der Behandlung höhere Dosen als im Verlauf anwenden muß — Kumulierung —, wozu dann noch eventuell eine veränderte Reaktionslage des Patienten kommt. Antibiotische Therapie mit folgender Keimarmut des Darmes — verminderte Vitamin K-Bildung — erhöht die Empfindlichkeit gegenüber diesen Präparaten (MATIS).

Als *Antidot* bei eventueller Überdosierung hat sich in allen Fällen Vitamin K_1 bewährt, doch ist zu berücksichtigen, daß die Wirkung erst nach 6—8 Std eintritt. In der Regel genügt das Absetzen des Präparates. Im Fall stärkerer akuter Blutung ist eine Bluttransfusion notwendig.

Das *Hauptanwendungsgebiet* stellt heute die Langzeit-*Prophylaxe* dar, bei der venöse Thrombosen besser beeinflußt werden als arterielle.

Pädiatrisch kommen in erster Linie Thrombosen bei (konnatalen) Herzvitien in Frage. Dabei ist zu bedenken, daß Thrombosen besonders im Stadium der Rekompensation auftreten (REMDE), weshalb die Prophylaxe mit Beginn der Therapie einer Insuffizienz eingeleitet werden soll. Als neue Indikation hat sich uns die Prophylaxe von Thrombosen bei der ventriculo-atrialen Shunt Operation (Pudenz Heyer) des Hydrocephalus gut bewährt (KOCH). Im allgemeinen werden diese Präparate heute erst nach einer einleitenden Heparin- oder Fibrinolyticatherapie zur Prophylaxe auf lange Zeit verwandt.

Kontraindikationen liegen vor bei hämorrhagischen Diathesen, schweren Leberparenchymschäden, Niereninsuffizienz und Magen-Darmulcera.

Heparin und Heparinoide.

Heparin und Heparinoide hemmen die Aktivität des Thromboplastins und blockieren damit die Bildung des Thrombins aus dem Prothrombin. Außerdem wird auch die Aktivität schon gebildeten Thrombins gehemmt. Heparin wird aus tierischer Lunge gewonnen und ist ein Mucoitinschwefelsäureester. Heparinoide werden durch Sulfatierung von Chondroitinschwefelsäure, von Xylan, Pektin und anderen langkettigen Polysacchariden hergestellt. Beide Präparate wirken nur parenteral, aber sofort, doch ist die Wirkung auf wenige Stunden beschränkt, so daß 3—4mal täglich gespritzt werden muß. Depotheparine vermögen nicht

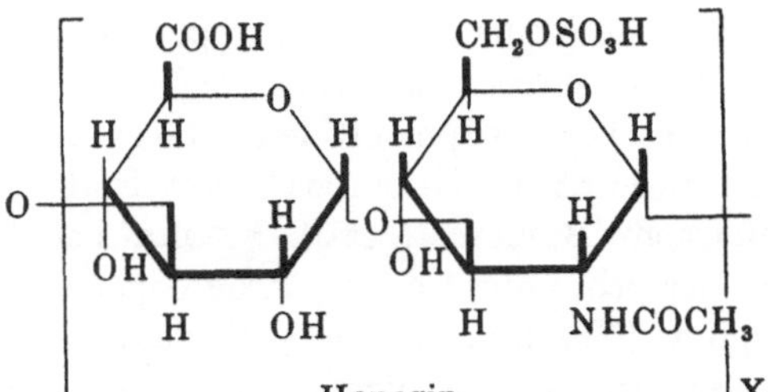

voll zu befriedigen und haben oft unerwünschte Gewebsreaktionen. Die *Nebenwirkungen* sind relativ gering, weshalb im allgemeinen auf eine Gerinnungskontrolle verzichtet werden kann. Bekannt ist eine Heparinallergie — da das Präparat ja aus artfremden Tierorganen gewonnen wird —; Corticoide sind in einem solchen Falle zweckmäßig, wie auch der Übergang auf ein Heparinoid. Bekannt ist ferner ein Haarausfall, der etwa 8—10 Wochen nach Therapiebeginn einsetzt. Leider ist eine Prophylaxe/Therapie dieser pathogenetisch ungeklärten Alopecie nicht möglich.

Bei *Überdosierung* steht im Protaminsulfat ein gut wirksames *Antidot* zur Verfügung. Pro Milligramm Heparin (100 E Heparin) werden z.B. beim extracorporalen Kreislauf 1,5 mg Protaminsulfat gerechnet. Zur Unterbrechung einer üblichen Heparintherapie genügen weit geringere Mengen, etwa 50 mg intravenös.

Auch hier gilt es aus der Vielzahl der *Präparate* sich Erfahrungen mit einigen wenigen oder einem Präparat zu sammeln.

Pädiatrische Erfahrungen liegen vor mit Vetren (Promonta) (KOCH) und Liquemin (Roche) (BRÜSTER).

Eine Ampulle Vetren = 2 mg = 200 IE Heparin genügen um 150—200 ml Blut für

2 Std, 8 mg die gleiche Menge für 24 Std flüssig zu halten.

Für Liquemin (1 ml = 2500 IE) werden 500 IE/kg/Tag in 1000 ml Infusionslösung für Säuglinge, 1000 IE/kg/Tag für Kleinkinder zur Prophylaxe der Thrombophlebitis vorgeschlagen.

Am nächsten Tage Reduzierung der Dosis auf die Hälfte, Maximaldosis 5000 bzw. 10 000 IE.

Da im Verlauf der Therapie eine Kumulation zu beobachten ist, sollte eine Heparinoid-Therapie/Prophylaxe nicht länger als 4 bis 6 Tage, maximal 8 Tage, durchgeführt werden. Im Anschluß daran ist eine Cumarin-Indandionprophylaxe indiziert.

Das *Hauptanwendungsgebiet* stellen der Herzkatheterismus, der extracorporale Kreislauf, die Austauschtransfusion dar. Daneben kommen Thrombophlebitiden beim Dauertropf sowie akute Thrombosen mit Embolien in Betracht (BERNSTEIN et al., FELDMAN et al.). Bei der thrombotischen thrombopenischen Purpura (Moschkowitzsche Erkrankung) ist die Heparintherapie derzeit die einzige, die Aussichten auf Erfolg bietet (KLEINMAIER et al., BERNSTOCK, BELLER). McFARLAND et al. berichten über gute Erfolge mit Heparin bei autoimmunisatorischen hämolytischen Anämien bei Versagen von Corticoiden bzw. nach Splenektomie.

Kontraindikationen. Hämorrhagische Diathesen (Ausnahmen s. oben), Endokarditis, Ulcera des Magen-Darmtraktes, Nierenerkrankungen.

Fibrinolytica

Zum Verständnis der beiden uns im Rahmen der Fibrinolysetherapie gegebenen Möglichkeiten sind einige Bemerkungen notwendig.

$$\begin{array}{ccc} & \text{Proaktivator} & \\ \text{Plasminogen} & \downarrow \leftarrow & \text{Stress} \\ \downarrow \leftarrow \text{Aktivator} & & \text{Streptokinase} \\ \text{Plasmin} & & \\ \text{Antiplasmin} \rightarrow \downarrow & & \\ \text{Fibrin} \longrightarrow & \text{Spaltprodukte} & \end{array}$$

Wie aus dem Schema hervorgeht, nimmt man heute an, daß einerseits das im Blut vorhandene Plasminogen (frühere Bezeichnung: Profibrinolysin) durch einen Aktivator in das bei der Fibrinolyse wirksame Plasmin (Fibrinolysin) umgewandelt wird. Die Aktivierung dieses Blutaktivators durch den Proaktivator

andererseits wird spontan durch einen Stress, experimentell z.B. durch intravenöse Injektion von Streptokinasepräparaten — einem gereinigten Stoffwechselprodukt der Streptokokken — oder durch Nicotinsäure veranlaßt. Bei einem früheren Kontakt mit Streptokokken — nicht alle menschenpathogenen Streptokokkenstämme produzieren Streptokinase (nur etwa 5%) — kann mit dem Vorliegen von Immunantikörpern gegen Streptokinase — Antistreptokinase — gerechnet werden. Die optimale individuelle Dosis der Streptokinase muß aber von Fall zu Fall in vitro im Streptokinaseversuch (FISCHBACHER) ausgetestet und berechnet werden.

Nach Behandlung mit Streptokinase kann die Toleranz ansteigen. Die errechnete Anfangsdosis wird in einer Dauertropfinfusion während einiger Stunden verabreicht. Die Wirkung klingt nach 2 Std ab, da das Plasminogen des Plasmas vollständig in Plasmin umgewandelt ist und neu zugeführte Streptokinase kein Substrat vorfindet.

1. Uns selbst hat sich eine Streptokinase der Behring-Werke Streptase in einigen Fällen als gut verträglich erwiesen und bewährt. Zu berücksichtigen ist, daß beim Neugeborenen das fibrinolytische Potential noch teilweise unterentwickelt ist (STRÖDER et al., KOCH, QUIE et al., SAMARTZIS et al.), weshalb eine Aktivierung schwierig sein kann, was aber nach eigenen Untersuchungen mit Streptase — auch bei Frühgeborenen — nicht zutrifft (KOCH).

Als pädiatrische *Indikation* haben sich bisher die hyalinen Membranen Frühgeborener erwiesen. Doch sind die Erfolge noch unbefriedigend (SAMARTZIS et al., AMBRUS et al., ARONSON, KOCH). Bewährt hat sich die Therapie bei frischen venösen Thrombosen und Embolien. Ist bereits eine bindegewebige Organisation im Gang, ist die Lyse nicht mehr möglich. Die Anwendung ist also auf die ersten 3—4 Tage, nach dem akuten Geschehen beschränkt. Zu berücksichtigen ist ferner, daß ein Gefäßverschluß beispielsweise einer Hirnarterie schon nach wenigen Minuten, ein Verschluß einer Extremitätenarterie nach etwa 6 Std irreversible Schädigungen setzt. Man darf also in diesen Fällen nicht zu viel erwarten.

Der nur wenige Tage dauernden Therapie soll eine Prophylaxe mit Antikoagulantien folgen.

Als *Nebenwirkung* kann, da es sich um ein artfremdes Eiweiß handelt, mit Bildung von Antikörpern gerechnet werden, was bei den heutigen gereinigten Präparaten nur selten vorzukommen scheint. Es bleibt — gleichzeitig als Kontraindikation — im wesentlichen die Blutungsgefahr, die aber im Entscheidenden auch nur bei Vorliegen von Ulcera, bei Traumen oder operativen Eingriffen vorhanden ist. Bedeutungsvoll ist noch eine gleichzeitige Verminderung des Fibrinogens, der Faktoren V und VIII.

Als *Antidot* haben sich die ε-Aminocapronsäure (NH_2—CH_2—CH_2—CH_2—CH_2—CH_2—COOH) (mehrere Gramm intravenös oder oral) sowie das Trasylol (ein Kallikrein-Trypsininhibitor) i.m. oder i.v. bestens bewährt. Der Effekt ist bereits nach wenigen Minuten nachweisbar. Beide Präparate verhindern — kompetitiv — die Umwandlung des Plasminogens zum Plasmin. Darüber hinaus wird der proteolytische Abbau von Fibrin und Fibrinogen blockiert.

Erfahrungen mit Nicotinsäurepräparaten zur Aktivierung des Plasminogens liegen, soweit wir sehen, in der Pädiatrie noch nicht vor.

2. Aktiviertes Plasmin. Humanes Plasminogen, welches durch Fraktionierung von Plasma gewonnen wurde, wird in vitro zu Plasmin aktiviert. Dieses wirkt wahrscheinlich im wesentlichen durch im Überschuß noch vorhandene Streptokinase. Derzeit stehen zwei Humanpräparate: a) die Aktase (Cilag) sowie b) das Fibrinolysin Lyovac (Pharma Stern AG) zur Verfügung. Nach BELLER u. Mitarb. scheint das Lyovac hinsichtlich seiner Aktivität der Aktase überlegen zu sein.

Pädiatrisch sind außer bei Vorliegen von hyalinen Membranen Frühgeborener keine Erfahrungen bekannt (AMBRUS et al., ARONSON). Die Ergebnisse sind bisher leider noch unbefriedigend.

Literatur

Übersichten

BELLER, F. K.: Arzneimittelschäden von Antikoagulantien und Thrombolytica. Internist (Berl.) 1, 442—447 (1960).

—, u. W. NAGEL: Thrombolyse: Eine neue Therapie thromboembolischer Erkrankungen. Med. Welt 1960, 1863—1869, 1928—1935.

DEUTSCH, E.: Risiken der Thrombosetherapie. Wien. Z. inn. Med. 39, 387—392 (1958).

— Thrombose und Blutgerinnung unter besonderer Berücksichtigung der Prophylaxe. Proc. 7th Congr. europ. Soc. Haemat., London 1959. Acta haemat. (Basel) 24, 143—150 (1960).

GROSS, RUDOLF, W. HARTL, G. KLOSS u. RAHN: Thrombolyse durch Infusion hochgereinigter Streptokinase. Dtsch. med. Wschr. 85, 2129 bis 2141, 2147 (1960).

JÜRGENS, J.: Indikation und Überwachung der Antikoagulantien-Therapie. Internist (Berl.) 1, 242—250 (1960).

KOLLER, F.: Fibrinolyse. Schweiz. med. Wschr. 90, 1233 (1960).

— Die Pathogenese der Thrombose und ihre therapeutischen Konsequenzen. Dtsch. med. Wschr. 86, 1793—1800 (1961).

NAEGELI, TH., P. MATIS, R. GROSS, H. RUNGE u. H. W. SACHS: Die thromboembolischen Erkrankungen, 2. Aufl. Stuttgart: Friedrich Karl Schattauer 1960.

Einzelarbeiten

AMBRUS, M. CLARA, JULIAN L. AMBRUS, DAVID H. WEINTRAUB and DONALD DUMPHY: Experimental hyaline membrane disease, in guinea pigs; therapeutic trial with human plasmin. Amer. J. Dis. Child. 102, 639 (1961).

AMBRUS, M. CLARA, DONALD DUMPHY, DAVID H. WEINTRAUB and JULIAN L. AMBRUS: Encymes of the blood clotting and fibrinolysin systems in mature and premature infants and infants with hyaline membrane diseases; before and after Therapy with human plasmin. Amer. J. Dis. Child. 102, 639 (1961).

ARONSON, N.: Studies on hyaline membranes. Pediatrics 27, 567—577 (1961).

BELLER, F. K., u. D. STEICHELE: Zur Problematik der sog. Humanfibrinolysinpräparate. Klin. Wschr. 39, 647—649 (1961).

BERNHEIM, M., P. F. GIRARD, J. LANTERNIER et F. LARBRE: Le role des thromboses veneuses dans les pretendues encéphalites aigues primitives des enfants. Pédiatrie 9, 249—253 (1954).

— J. LANTERNIER, R. FRANCOIS et J. BERTRAND: Les thrombophlébites craniofaciales d'origine dentaire chez l'enfant. Arch. franç. Pédiatrie 11, 45—52 (1954).

— — J. GAILLARD et E. BIANCO: Thrombophlébite sinusale apres otoantrite. Action favorable du traitment mixte: antibiotiques et héparine. Pédiatrie 9, 45—52 (1954).

BERNSTOCK, L., and CEDRIC HIRSON: Thrombotic thrombocytopenic purpura; remission on treatment with heparin. Lancet 1960 28—29.

BRÜSTER, H.: Therapeutische Maßnahmen zur Verhütung von Thrombophlebitiden nach Dauertropfinfusionen. Kinderärzt. Prax. 28, 549—553 (1960).

FELDMAN, S., J. GOODGOLD, H. HEVY and H. ZALEZNAK: Acute thrombosis of the femoral artery in an infant. J. Pediat. 38, 498—501 (1951).

FISCHBACHER, W.: Beitrag zur Fibrinolyse. Diss. Zürich 1960.

— Fibrinolytische Therapie mit Streptokinase und Fibrinolysin. Thrombos. Diathes. haemorrh. (Stuttg.) 6, 547—572 (1961).

KLEINMAIER, H., K. GOERGEN, H. G. LASCH, H. J. KRECKE u. A. BOHLE: Untersuchungen zur Frage der Gerinnungsstörungen beim Sanarelli-Schwartzmann-Phänomen (sog. generalisierten Schwartzmann-Phänomen) des Kaninchens. Z. ges. exp. Med. 132, 275—294 (1959).

KOCH, FR.: Nicht veröffentlichte Untersuchungen.

McFARLAND, WILLIAM, ROBERT G. GALBRAITH and AUGUST MIALE jr.: Heparin therapy in autoimmune hemolytic anemia. Blood 15, 741—747 (1960).

QUIE, PAUL G., and LEWIS W. WANNAMAKER: The plasminogen-plasmin system of newborn infants. J. Dis. Child. 100, 836—843 (1960).

REMDE, W.: Thromboseprophylaxe bei kardialer Dekompensation. Med. Mschr. 15, 380—382 (1961).

SAMARTZIS, ELISABETH A., and CHARLES D. COOK: The relationship between age and fibrinolytic activity of serum. Acta paediat. (Uppsala) 49, 724—726 (1960).

— C. D. COOK and A. J. RUDOLPH: Fibrinolytic activity in the serum of infants with and without the hyaline membrane syndrome. Acta paediat. (Uppsala) 49, 727—733 (1960).

STRÖDER, J., u. W. KÜNZER: Gerinnungsstudien bei Kindern. IV. Mitteilung: Fibrinogen und Fibrinolyse im Nabelschnurblut. Ann. paed. 188, 207—214 (1957).

— — XI. Mitteilung: Fibrinogen und Fibrinolyse im Blut des Säuglings. Annales paediat. (Basel) 192, 87—93 (1959).

Salz- und Wasserhaushalt

Praxis der parenteralen Flüssigkeitstherapie

Von K. D. BACHMANN, Köln

Jede Form der parenteralen Flüssigkeitstherapie findet unter Umgehung des physiologischen Aufnahmeweges (Magen-Darmkanal) statt und sollte darum nur als überbrückende Notmaßnahme betrachtet und sobald wie irgendmöglich durch die Rückkehr zur oralen Versorgung (eventuell mit Hilfe einer Tropfinfusion durch Polyvinyl-Magen-Dauersonde) *ersetzt werden.*

Während früher die parenterale Zufuhr von Salzlösungen meist durch subcutane oder intraperitoneale Applikation erfolgte, liegt in den letzten Jahren der *Schwerpunkt auf der intravenösen Infusion.* Die dabei gegebene Alternative zwischen der kurzfristigen, schnellen Infusion (mit Hilfe von Spritzen) und der langfristigen, tropfenweise erfolgenden Infusion (mit Hilfe entsprechender Infusionsgeräte), ist zugunsten des zuletzt genannten Weges, d. h. der von SCHICK u. KARELITZ (1931) inaugurierten *Dauertropfinfusion*, entschieden.

In Deutschland haben die Arbeiten von HUNGERLAND den entscheidenden Anstoß für die inzwischen erfolgte weite Verbreitung dieses Verfahrens gegeben. Die von HUNGERLAND und seinen Mitarbeitern H. WEBER u. G. W. SCHMIDT erarbeiteten Daten und Erfahrungen zeigen, daß diese Form der intravenösen Flüssigkeits- und Salzzufuhr in der Tat den physiologisch gegebenen Korrekturmöglichkeiten wesentlich besser angepaßt ist als die früher geübten Verfahren.

Darüber hinaus ist die rein technische Durchführung mit Hilfe der Säuglingsinfusionsgeräte durch die percutane Venenpunktion (Wegfall der Venae sectio) so erleichtert, daß die intravenöse Dauertropfinfusion jetzt für Säuglinge, ebenso wie für die Kinder aller anderen Altersgruppen auf klinischen Abteilungen jeder Größenordnung durchführbar geworden ist.

Physiologische Vorbemerkungen

Beim gesunden Menschen sind Wasser- und Elektrolythaushalt zu einer funktionellen Einheit verknüpft, wobei durch den sog. „aktiven Transport" entgegen den Regeln von Diffusion und Osmose im intra- und extracellulären Kompartiment biologisch notwendige Konzentrationsdifferenzen aufrechterhalten werden. Verluste oder Überschüsse in dem Elektrolytanteil ziehen Gegenregulationen auf dem Wassersektor nach sich und umgekehrt. Diese komplexen und als *Homoiostase* umschriebenen körpereigenen Regulationsmechanismen sind teilweise experimentell erkannt und teilweise hypothetisch vermutet. Die Einsicht in diese

Vielschichtigkeit der regulierenden Prinzipien ist der Anlaß für den derzeitigen Verzicht auf das Ideal einer *gezielt* substituierenden Therapie.

Der augenblickliche Stand unserer Kenntnisse läßt es vielmehr geraten erscheinen, dem kindlichen Organismus bei Störungen im Wasser- und Elektrolythaushalt eine biologisch sinnvolle Kollektion von Elektrolyten zusammen mit sog. „freiem" Wasser (d. h. Wasser, über das nicht als Lösungsmittel für Ionen bereits verfügt ist) anzubieten und die notwendigen Korrekturen im intra- und extracellulären Raum der Homoiostase zu überlassen. Dieses von TALBOT und BUTLER inaugurierte Verfahren verdient gegenüber dem alten Vorgehen, wo der Ersatz durch die sog. „physiologischen" Lösungen angestrebt wurde, unbedingt den Vorzug.

Die „physiologischen" Salzlösungen verdanken diese irreführende Bezeichnung nur dem Tatbestand, daß sie den gleichen osmotischen Druck besitzen wie das Serum (= Isotonie), sie erweisen sich aber schon bei der Analyse ihrer Ionenstruktur als unphysiologisch, ganz abgesehen davon, daß die Ionen das Wasser als Lösungsmittel festhalten, so daß gewissermaßen parenteral ein Wasser-Elektrolyt-Block inkorporiert wird, der dem Organismus keinerlei selektive Korrekturen ermöglicht (z. B. komplette Retention von Wasser und Chlor und nur partielle Retention von Natrium). Die Ergebnisse, auf denen die nachfolgenden, für die praktische Anwendung am Krankenbett gedachten Ratschläge aufbauen, verdanken wir den experimentellen und klinischen Arbeiten einer großen Zahl von Autoren, von denen insbesondere BLAND, BUTLER, DANOWSKI, DARROW, DEBRÉ, DROESE, ELKINTON, GAMBLE, HUNGERLAND, KERPEL-FRONIUS, KLINKE, POLÁČEK, PRATT, RODECK, SCHWAB, TALBOT und WEBER genannt seien.

Symptomatik der Wasser- und Elektrolytstörungen

Klinische Diagnose und Sofort-Behandlung. Wenn auch die enge Verzahnung von Elektrolyt- und Wasserhaushalt eine aus beiden Teilfaktoren legierte Störung resultieren läßt, so geben doch die in Tabelle 23 dargestellten grundsätzlichen Möglichkeiten von Mangel- und Überschußsituationen die Grundlage für die klinische Diagnose der Störung ab.

Denn *Umfang und Art der im Einzelfall vorliegenden Abweichung* sind zunächst *orientierend nur klinisch zu ermitteln.*

Erst später und nachdem bereits eine entsprechende Sofort-Therapie eingeleitet wurde, ermöglichen die im Laboratorium ermittelten Daten (Ionogramm) die differenziertere Beurteilung und eine eventuell notwendige Korrektur der geplanten Wasser- und Elektrolytbehandlung. Immer wieder hat HUNGERLAND darauf hingewiesen, „daß die Regulation des Blutvolumens vordringlicher zu sein scheint, als die Regulation des Ionogrammes". Aus diesem Grunde soll bei entsprechender Exsiccose die Sofort-Behandlung durch die Anlage einer percutanen intravenösen Dauertropfinfusion mit einer Mischung von 5% Traubenzuckerlösung und Ringerlösung zu gleichen Teilen eingeleitet werden (HUNGERLAND; H. WEBER). Aber auch die Verdünnung ein Drittel Ringer- und zwei Drittel 5% Traubenzucker-Lösung werden bei stark exsikkierten, jungen Säuglingen empfohlen (G. W. SCHMIDT; FANCONI).

Für die klinische Diagnose und die therapeutischen Konsequenzen ist weiterhin die *Abschätzung des Ausmaßes von Wassermangel bzw. Wasserüberschuß* bedeutungsvoll. Hierfür finden sich in Tabelle 24 relativ grobe, aber praktisch brauchbare Richtwerte.

Dehydrations-Zustände. Bei der gedanklichen Analyse ist zu berücksichtigen, daß beim älteren Kind und Erwachsenen der Wasserbestand etwa 70% des Körpergewichtes ausmacht, davon liegen 25% extracellulär und 45% intracellulär. Beim Neugeborenen und jungen Säugling beträgt der Flüssigkeitsanteil am Körpergewicht 80%, davon enthält der intracelluläre Raum nur etwa 30% und die restlichen 50% sind extracellulär deponiert (HUNGERLAND). Im Laufe des 1. Lebensjahres nimmt — bei großen individuellen Schwankungen — der Wassergehalt ab und die Verteilung nähert sich derjenigen bei älteren Kindern.

Zweifellos ist die Unterteilung der Dehydration in eine hypotone, isotone und hypertone Form didaktisch sehr gut, wenngleich in vivo die Existenz reiner Formen selten ist. *Die hypertone Dehydration* oder *Durstexsiccose* entsteht infolge ausschließlichen oder ganz überwiegenden Wasserverlustes. Es resultiert eine gleichmäßige Einengung des intra- und extracellulären Flüssigkeitsraumes. Da der intracelluläre Raum etwa zwei Drittel und das extracelluläre Kompartiment nur etwa ein Drittel des Gesamtvolumens enthält, wird der intracelluläre Raum von der Exsiccose stärker betroffen werden. Die Konzentration der Ionen steigt entsprechend den Wasserverlusten an: Zunahme der Osmolalität (= reale Gesamtkonzentration der Ionen auf 1 kg Wasser bezogen).

Tabelle 23. *Mangel bzw. Überschuß an Wasser bzw. Elektrolyten.*
(Nach Talbot, Crawford und Butler)

Mangel	Überschuß
Wasser: „Bluteindickung" (= Hämokonzentration) Durst; Oligurie; Fieber; Kreislaufkollaps.	„Blutverdünnung" (= erniedrigter Natrium- und Chlor-Plasmaspiegel); Polyurie; Kopfschmerzen; Schwäche; Muskelzittern und Zuckungen; Krämpfe; Koma; Exitus.
Natrium: Abnahme des extracellulären Flüssigkeitsvolumens (Exsic- cose); Turgorverlust der Haut; Mikrokardie; Blutdruckabfall.	Zunahme des extracellulären Flüssigkeitsvolumens; Ödembildung; Kaliumverdrängung aus der Zelle (um überschüssiges Na- trium zu deponieren — Ka- liummangelsyndrom)!
Kalium: Apathie; Muskelschwäche; EKG-Veränderungen; Ileus oder Durchfall; erniedrigter Plasma-Kalium- spiegel; metabolische Alkalose.	Hoher Plasma-Kaliumspiegel; EKG-Veränderungen; Muskelschwäche; Herzstillstand.
Phosphor: Hypophosphatämie; andere Wirkungen fraglich;	Hyperphosphatämie; Hypocalcämie; Tetanie; Exitus.
Kohlenhydrate: Ketose („Hungeracidose"); Abbau körpereigener Bestände durch negative Energiebilanz; Neigung zu großen Wasser- und Elektrolytverlusten	Hyperglykämie; Glykosurie; Leberschaden; Exitus.

Tabelle 24. *Bedeutung von Wassermangel und -überschuß*

Wassermangel	Wasserüberschuß
Verlust des Körpergewichtes um:	Zunahme des Körpergewichtes um:
5% — mäßige Dehydration	8% — Krampfanfälle durch cerebrales Ödem
10% — schwere Dehydration	>20% — Exitus
>15% — lebensbedrohliche Dehydration	

Als Osmolarität wird die reale Gesamtkonzentration der Ionen bei Bezug auf 1 Liter Lösung definiert (Schwab).

Ganz analog zu dieser Verteilung im Wasserdefizit erfolgt auch die Deponierung im Wasserüberschuß: ein Drittel im extra- und zwei Drittel im intracellulären Raum: *hypotone Hyperhydration* durch Abnahme der Osmolalität z. B. bei ausschließlicher Zufuhr von Glucoselösung ohne Elektrolytersatz (*„Wasservergiftung"*).

Eine *isotone Dehydration* resultiert aus einem Natrium- und Wasserverlust in jenem Konzentrationsverhältnis, in dem sie in der extracellulären Flüssigkeit vorkommen. Daher ergibt sich eine Verkleinerung des extracellulären Flüssigkeitsvolumens bei gleichbleibender Osmolalität.

Die umgekehrte Situation ergibt sich bei übermäßiger Zufuhr von Natrium und Wasser: Ausweitung des extracellulären Kompartiments (*isotone Hyperhydration bzw. Ödem*).

Überwiegt der Verlust von Natrium denjenigen von Wasser, so entsteht eine *hypotone Dehydration* oder *Salzmangelexsiccose*. Der extracelluläre Raum enthält mehr Wasser als Salz, so daß der intracelluläre Raum hyperton ist und daher ein Zustrom von Wasser aus dem extra- in das intracelluläre Kompartiment einsetzt: Verminderung des extra- und Zunahme des intracellulären Flüssigkeitsvolumens.

Überwiegt andererseits die Retention von Natrium die Aufnahme von Wasser, so kommt es zur *hypertonen Hyperhydration*, denn das extracelluläre Volumen nimmt zu, während sich der intracelluläre Flüssigkeitsraum verkleinert.

Dosierung der parenteralen Flüssigkeitstherapie

Prinzipiell muß zwischen der Deckung des normalen Bedarfes (= Erhaltungsbedarf),

der Deckung von laufenden Verlusten (z. B. bei Darmfistel) oder

der Wiederherstellung kurzfristig verlorengegangener Salz- und Wassermengen (z. B. Enteritis) getrennt werden.

Unter pathogenetischen Gesichtspunkten werden diese verschiedenen Alterationsmöglichkeiten in *Bilanzstörungen* (Mangel oder Überschuß an Wasser und Salzen) und *Verteilungsstörungen* (pathologische Verschiebungen von Salz und Wasser zwischen Intra- und Extracellulärraum durch Acidose und Alkalose) eingeteilt.

Für die Dosierung der parenteralen Flüssigkeitstherapie im Säuglings- und Kleinkindesalter ergeben sich je nach der Bezugsgröße (pro Kilogramm Körpergewicht oder pro Quadratmeter Körperoberfläche) beträchtliche Differenzen (Tabelle 25).

zur Beseitigung der in Tabelle 25 dargelegten Differenzen abgeändert werden. Es besteht kein Grund zu der Annahme, daß bei parenteraler Flüssigkeitsversorgung der Bedarf geringer ist als bei oraler (bei Säuglingen $^1/_5$ bis $^1/_6$ des Körpergewichtes), denn auch die von Nelson mitgeteilten und pro Kilogramm Körpergewicht berechneten Zahlen für den Normalbedarf an Wasser (Tabelle 26) liegen in dieser Größenordnung und nicht bei der knappen Bemessungsgrundlage von 1500 ml/m^2 Körperoberfläche. So sind z. B. für einen Säugling von 3 kg Differenzen von 300—380 ml schwerwiegend, denn es würde ihm dadurch ein Vo-

Tabelle 25. *Differenz der ermittelten Flüssigkeitsmengen bei Berechnung auf Körperoberfläche und Kilogramm Körpergewicht*

| Alter | Gewicht | Körpergröße | Oberfläche | Normaler 24 Std-Flüssigkeitsbedarf in ml berechnet auf | | | | Differenz in ml 1500/m² und kg |
| | | | | m² Körperoberfläche | | | pro kg Körpergewicht | |
	kg	cm	m²	1500/m²	2000/m²	2500/m²		
2 Wochen	3,4	50	0,21	300	420	525	600— 680	300—380
3 Monate	5,7	60	0,29	435	580	725	750— 850	300—400
9 Monate	8,6	70	0,39	585	780	975	1100—1250	500—650
2 Jahre	12,5	87	0,53	795	1060	1325	1350—1500	550—700
4 Jahre	16,5	103	0,67	1005	1340	1675	1600—1800	600—800
6 Jahre	20,0	117	0,81	1215	1620	2025	1800—2000	600—800
10 Jahre	28,7	138	1,05	1625	2100	2625	2000—2500	400—900
14 Jahre	48,0	160	1,5	2250	3000	3750	2200—2700	0—500

Wenn auch die folgenden Angaben sowohl für die Bemessung pro Kilogramm Körpergewicht als auch für Quadratmeter Körperoberfläche gemacht werden, so soll dadurch dem Therapeuten die Entscheidung für den einen oder den anderen Weg — beide Wege sind möglich — anheim gestellt werden. Aber diese Entscheidung sollte tatsächlich eindeutig getroffen werden, um Fehler zu vermeiden.

Berechnung des Wasserbedarfes. Die für den Erwachsenen übliche Bedarfsberechnung auf die Körperoberfläche (Oberflächengesetz von M. Rubner) wird sicher zu Recht auch in der Pädiatrie mehr und mehr zur Dosierungsgrundlage gewählt (Crawford, Fanconi, v. Harnack). Allerdings müssen dann die von Gamble, Lowe und Talbot *als Normalbedarf* mitgeteilten Standardwerte:

Wasser . . 1500 ml/m² Körperoberfläche
Natrium . 50—70 mval/m² Körperoberfläche
Kalium . 50—70 mval/m² Körperoberfläche
Chlor . . . 50—70 mval/m² Körperoberfläche
Kohlen-
   hydrate 60—70 g/m² Körperoberfläche

lumen in der Größenordnung seiner zirkulierenden Blutmenge entzogen!

Da der Säugling — bezogen auf das Körpergewicht — eine Wasseraufnahme und -abgabe hat, die etwa 6mal größer ist als beim Erwachsenen (Gamble, Hungerland) und nicht nur ein Sechstel bis ein Fünftel seines Körpergewichtes an Flüssigkeit aufnimmt, sondern auch ebensoviel abgibt, fallen derartige Volumendifferenzen sehr viel stärker ins Gewicht als bei älteren Kindern und beim Erwachsenen, der nur etwa 2000 ml Flüssigkeit aufnimmt und ausscheidet.

Abgesehen von diesen *Umsatz* — Differenzen ist die *Bevorratung* von Wasser und Elektrolyten — bezogen auf die Körperoberfläche — beim Säugling deutlich geringer als beim Erwachsenen. Wird diese Bevorratung dagegen auf 1 kg Körpergewicht bezogen, so ist der Säuglingsorganismus wasser- und salzreicher als der Organismus des Erwachsenen (Kerpel-Fronius).

Diese Unterschiede im Wassermetabolismus erklären unschwer, warum der Erwachsenenstandard nicht für die Säuglinge und Kleinkinder angemessen ist. Außerdem vergrößert sich das Körpergewicht im Laufe des Wachstums deutlich schneller als die Körperoberfläche. Das Geburtsgewicht verdoppelt sich mit 5—6 Monaten, die Körperoberfläche erst mit 2 Jahren, wenn sich das Geburtsgewicht bereits vervierfacht hat! Die Körperoberfläche ist aber erst mit 9—10 Jahren viermal so groß wie bei der Geburt.

Erst wenn der *normale Wasserbedarf für Säuglinge und Kleinkinder mit normaler Nierenfunktion auf 2500 ml/m² Körperoberfläche veranschlagt* wird, bestehen keine nennenswerten Unterschiede mehr (Tabelle 25), allerdings rücken die *berechneten Werte vom 6. Lebensjahr*

Tabelle 26. *Annähernder Wasserbedarf unter Normalbedingungen* (Nelson)

Alter	Ungefähres Körpergewicht in kg	Gesamtwasser in 24 Std ml	Wasser pro kg Körpergewicht in 24 Std ml
3 Tage	3,0	250— 300	80—100
10 Tage	3,2	400— 500	125—150
3 Monate	5,7	750— 800	140—160
6 Monate	7,0	950—1100	130—155
9 Monate	8,6	1100—1250	125—145
1 Jahr	9,5	1250—1300	120—135
2 Jahre	12,5	1350—1500	115—125
4 Jahre	16,2	1600—1800	100—110
6 Jahre	22,0	1800—2000	90— 100
10 Jahre	28,7	2000—2500	70— 85
14 Jahre	45,0	2500—2700	50— 60
18 Jahre	54,0	2200—2700	40— 50

an die obere Grenze des Normalbedarfes und überschreiten jenseits des 10. Lebensjahres diesen durch Erfahrung ermittelten Normalbedarf so weit, daß *von diesem Alter an richtiger 2000 ml als Bedarf pro Quadratmeter Körperoberfläche zugrunde* gelegt werden.

Für die *Feststellung der Körperoberfläche aus dem Körpergewicht und der Körperlänge* hat sich das von Crawford, Terry und Rourke erarbeitete Nomogramm bewährt (Abb. 12). Letztlich hat Augsberger *eine Quadratmeterfaustregel zur Bestimmung der Körperoberfläche* gesunder Kinder als Grundlage für die Arzneimitteldosierung angegeben: Vom 1. bis zum 20. Lebensjahr beträgt die Körperoberfläche etwa $(7 \times \text{Lebensjahre} + 35) : 100 \ \text{m}^2$. Diese Faustregel ergibt Resultate, die gut mit den Ergebnissen des Nomogramms zusammenstimmen (s. auch S. 22ff.).

Diese bisher für den *Normal*bedarf erörterten Flüssigkeitsmengen müssen *im Falle der Exsiccose um das geschätzte Defizit erhöht werden.* Als Anhalt kann das Körpergewicht bei der Erkrankung („Ist"-Körpergewicht) dienen, so daß die Infusionsmenge aus dem Normalbedarf (Tabelle 26) plus dem geschätzten Defizit überschlägig errechnet werden kann, indem über den Normalbedarf hinaus für eine mäßige Exsiccose zusätzlich 50 ml, für eine schwere zusätzlich 100 ml und für eine lebensbedrohliche Exsiccose zusätzlich 150 ml Flüssigkeit pro Kilogramm Körpergewicht und Tag infundiert werden. Darüberhinaus sollte *bei Fieber für je 1° C über 37° eine Flüssigkeitszulage von etwa 300 ml pro 24 Std* einkalkuliert werden (Fanconi).

Berechnung des Elektrolyt-Bedarfes. Der *Mehrbedarf an Elektrolyten* ergibt sich aus den Bilanzstudien von Darrow, wonach im Mittel mit folgenden Verlusten zu rechnen ist: in 250 ml durchfälligem Säuglingsstuhl 64 mval/l Natrium, 32 mval/l Kalium, 44 mval/l Chlor. Bei Erbrechen stehen die Chlorverluste im Vordergrund (80—100 mval/l), Natrium 40—60 mval/l, Kalium 8—10 mval/l. Weite Schwankungsbereiche sind beobachtet. Eine genauere Klärung ist durch Auffangen und Untersuchung des Erbrochenen oder Abschätzung anhand von Tabellen über die Elektrolytzusammensetzung enteraler Sekrete möglich. Bei starken Schweißen können mittlere Verluste von 55 mval/l Natrium, 10 mval/l Kalium und 45 mval/l Chlor auftreten.

Wenn diese orientierende Berechnung bei einem 5000 g schweren Säugling zu dem Ergebnis führt, daß in 24 Std etwa 1000 ml Infusionslösung eintropfen sollen, werden vermutlich mancherorts Bedenken auftauchen. Vielfach entstehen diese Skrupel durch die Erfahrung, daß solche *Flüssigkeitsmengen Ödeme hervorrufen* können, die zweifellos eine unerwünschte und nicht selten auch ungünstige Komplikation der parenteralen Flüssigkeitstherapie darstellen. Die Entstehung solcher Ödeme ist aber nicht in erster Linie eine Frage der zugeführten Flüssigkeitsmenge, sondern vielmehr der zugeführten Elektrolytkonzentrationen. Wenn auch hierbei fraglos keine scharfen Grenzen zu ziehen sind, so liegt doch offenbar der Schwerpunkt bei den Salzen.

Mit dieser Feststellung wird das *Problem des Normalbedarfes an Elektrolyten* aufgewor-

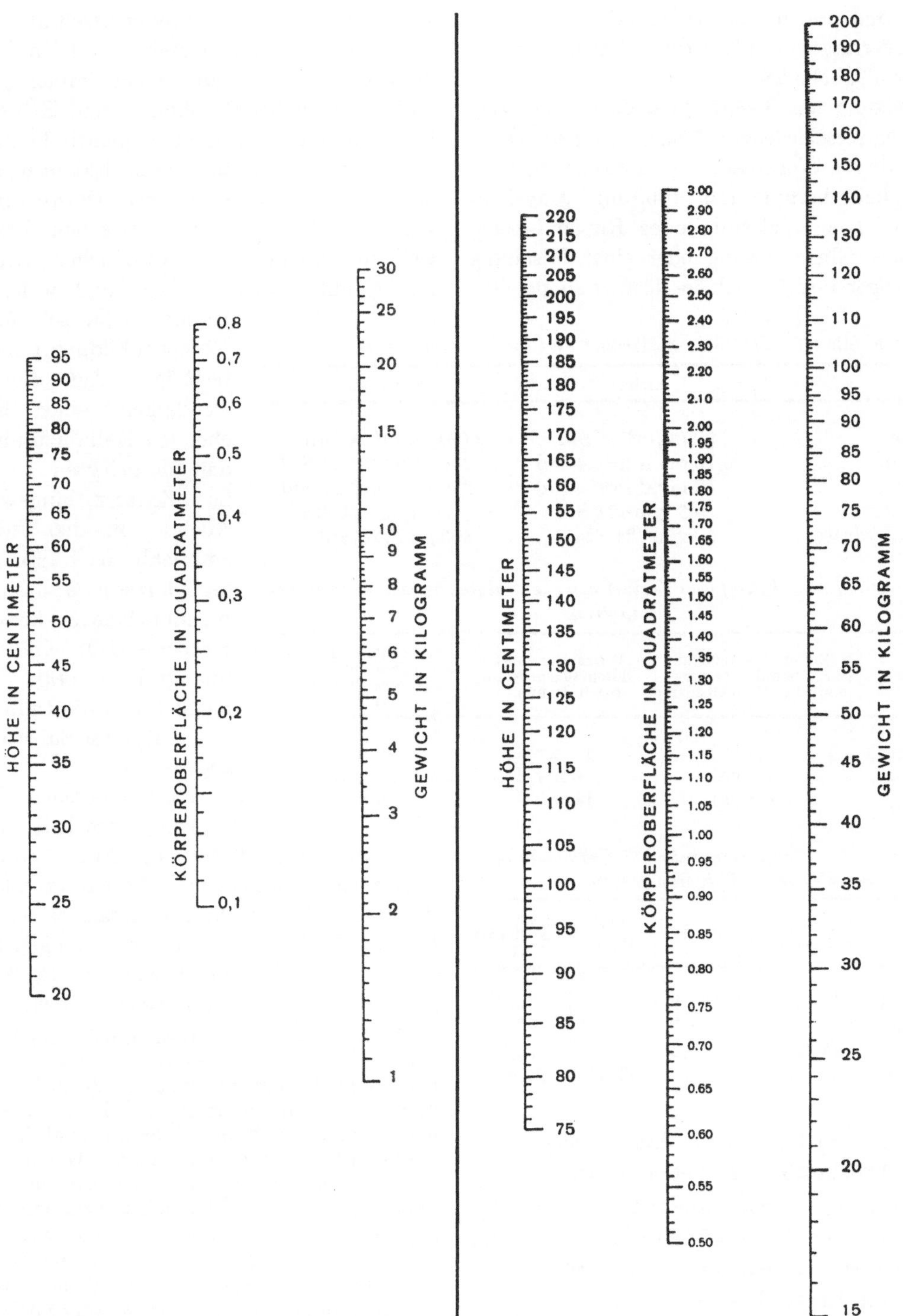

Abb. 12. Nomogramm zur Feststellung der Körperoberfläche aus der Länge und dem Körpergewicht.
(Nach CRAWFORD, TERRY und ROURKE)

fen. Während FANCONI den minimalen Erhaltungsbedarf pro Quadratmeter Körperoberfläche mit je 10 mval Na, K und Cl angibt, haben TALBOT, KERRIGAN, CRAWFORD, COCHRAN und TERRY Grenzwerte für den Minimalbedarf und die Maximaltoleranz mitgeteilt (Tabelle 27).

Der Normalbedarf liegt zwischen diesen beiden Extremwerten. Legt man für die Bedürfnisse der Säuglingspathologie die Situation des Muttermilchkindes zugrunde, so ergeben sich für einen 5000 g schweren Säugling, der durchschnittlich 1000 ml Muttermilch in 24 Std trinkt und nun durch die Enteritis einen Gewichtsverlust von 5% erlitten hat, folgende Zahlen (Tabelle 28).

Deckung des Elektrolyt-Bedarfes bei Verwendung verschiedener Infusionslösungen. Wenn unter diesen Voraussetzungen die parenterale Flüssigkeitstherapie mit 1000 ml „physiologischer" Kochsalzlösung oder Ringer-Lösung oder 5% Glucoselösung oder einer Mischung von Ringer und 5% Glucoselösung zu gleichen

Tabelle 27. *Der Minimalbedarf und die Maximaltoleranz*

	Minimum	Maximum
Wasser	700 ml/m²/24 Std	2700 ml/m²/24 Std
Natrium	10 mval/m²/24 Std	250 mval/m²/24 Std
Kalium	10 mval/m²/24 Std	250 mval/m²/24 Std
Phosphor	0,3 g/m²/24 Std	2,0 g/m²/24 Std
Kohlenhydrate . .	60 g/m²/24 Std	300 g/m²/24 Std

Tabelle 28. *Normalbedarf und Verlust von Elektrolyten beim dyspeptischen Säugling*

	Zufuhr bei 1000 ml Muttermilch (=vermutlicher Normalbedarf)	Verlust für 250 g durchfälligen Stuhl (nach Darrow)	Geschätzter Bedarf durch Infusion (= Normalbedarf + Verlust)
Natrium .	6 mval	16 mval	22 mval
Kalium .	13 mval	8 mval	21 mval
Chlor . .	8 mval	11 mval	19 mval

Tabelle 29. *Elektrolytzufuhr bei Verwendung verschiedener Infusionslösungen*

	Physiologische Kochsalzlösung	Ringer	5% Glucose	Ringer + 5% Glucose āā
Natrium	165 mval/l	138,0	—	65,0
Kalium	—	1,3	—	0,6
Chlor .	165 mval/l	140,3	—	70,0
Glucose	—	—	50 g/l	25 g/l

Teilen durchgeführt wird, dann ergeben sich die in Tabelle 29 errechneten Zahlen.

Der Vergleich von Tabelle 28 und 29 zeigt eindeutig, daß der geschätzte Bedarf für Na und Cl weit überschritten wird. Bei Verwendung von Ringer-Lösung und 5% Traubenzucker wird der Bedarf etwa um das Dreifache, bei Infusion von „physiologischer" Kochsalzlösung fast um das Achtfache überschritten. Hinsichtlich der Kaliumzufuhr wird bei der Ringer-Lösung nur der 20. Teil, bei Ringer + 5% Traubenzuckerlösung sogar nur der 40. Teil des Normalbedarfes gedeckt.

Wenn auch der *intracelluläre Kaliummangel* („Hypokalie" nach Hungerland) erst im

Laufe von Tagen vollständig beseitigt werden kann, so ist doch andererseits eine solche Unterdosierung von Kalium nicht immer gleichgültig. Denn bei Durchfällen und Erbrechen, bei Verbrennungen und bei operativ hergestellten Fisteln gehen biologisch bedeutungsvolle Mengen von Kalium verloren. Darüber hinaus wird die Kaliumbilanz zusätzlich belastet, weil die Deckung des calorischen Bedarfes häufig mit Glucose erfolgt und weil dabei 1 mMol Glucose für die Glykogenbildung 1 mMol K benötigt. Auf die Notwendigkeit einer hinreichenden Kaliumzufuhr aus den dargelegten Gründen hat Klinke hingewiesen. Auch Kerpel-Fronius empfiehlt nach Einsetzen der Diurese eine parenterale Kalium-Gabe (2—3 mval/kg Körpergewicht und Tag), solange keine orale Zufuhr möglich und die Indikation zur Kalium-Substitution gegeben ist.

Unsere ergenen Erfahrungen sprechen dafür, daß bei intakter Nierenfunktion und den angegebenen Dosierungen die parenterale Kaliumapplikation nicht nur gefahrlos, sondern für die Erreichung des therapeutischen Zieles nützlich und wirksam ist, wie z. B. die Beseitigung des paralytischen Ileus bei Enteritis zeigt.

Es soll aber betont werden, daß verschiedene Autoren — auch bei intakter Diurese — eine parenterale Kaliumzufuhr zumindest in den ersten 24 Std nicht als Routinemaßnahme für zweckmäßig halten und statt dessen zunächst eine indifferente Rehydrierung mit 5% Glucose sowie Ringer-Lösung zu gleichen Teilen bzw. bei jungen Säuglingen oder bei Ödemneigung mit ein Drittel physiologischer Kochsalzlösung und zwei Drittel 5% Glucoselösung vorziehen, um die Kaliumsubstitution erst später — möglichst oral — durchzuführen (Fanconi; Hungerland; G. W. Schmidt; D. Vogt; H. Weber).

Die *Gefahren bei der intravenösen Kaliumzufuhr* (Muskelschwäche, Herzstillstand) werden *weniger durch die zugeführte Gesamtmenge als vielmehr durch die Geschwindigkeit*, mit der die Kalium-Ionenkonzentration im Plasma ansteigt, heraufbeschworen. Auch bei bedrohlichen Kaliummangelzuständen dauert es Tage bis zur Wiederherstellung, so daß durch schnelle

Zufuhr keine entscheidende Besserung zu erzielen ist. Darum sollten *kaliumhaltige Lösungen* niemals als schnelle intravenöse Injektion oder als kurzfristige intravenöse Infusion (Rotanda-Spritze) gegeben werden, sondern *nur als intravenöser Dauertropf und in einer mittleren Dosierung* (2—3 mval/kg Körpergewicht und Tag nach DARROW) Anwendung finden. Auch hier gilt die schon anfänglich getroffene Feststellung: orale Zufuhr ist besser als parenterale! Als besonders kaliumreich sind Bananen, Orangen, Tomaten, Karotten und Fleischbrühe bekannt.

Abschließend sei im Zusammenhang mit Tabelle 29 nochmals daran erinnert, daß bei der Applikation von physiologischer Kochsalz- oder von Ringer-Lösung dem Körper infolge der Isotonie keine nennenswerte Menge von „freiem" Wasser zur Verfügung steht, da das zugeführte Wasser als Lösungsmittel für die Elektrolyte fixiert bleibt. Andererseits beschwört die Zufuhr *reiner Glucoselösung* die *Gefahr einer Wasserintoxikation* herauf, da nach der schnellen Metabolisierung von Glucose nur „freies" Wasser, aber keinerlei Elektrolytersatz vorhanden ist. Als Normalbedarf für die Elektrolyte Na, K und Cl haben sich folgende Richtzahlen bewährt:

Natrium 4—6 mval/kg Körpergewicht in 24 Std
Kalium 2—3 mval/kg Körpergewicht in 24 Std
Chlor   4—6 mval/kg Körpergewicht in 24 Std

Die verschiedenen Dosierungsangaben besitzen nur den Wert von *Richtzahlen, mit deren Hilfe zu Beginn der Infusionsbehandlung eine bestimmte Richtung eingeschlagen werden kann.* Das Erreichen des therapeutischen Endzieles ist aber nur durch die *Verlaufsbeobachtung mit Anpassung der Infusionsmenge und -zusammensetzung an den Zustand* des Patienten in optimaler Weise möglich.

Die Infusionslösungen

Als Konsequenz aus den bisherigen Erörterungen leitet sich unschwer ab, daß dem Körper eine Infusionslösung angeboten werden sollte, deren Elektrolytgehalt — im Gegensatz zu den „isotonischen" oder „physiologischen" Lösungen — bis zu den Konzentrationen des tatsächlich bestehenden Bedarfes vermindert ist, wodurch die Lösung zwangsläufig hypoton wird. Die damit verbundenen Gefahren werden durch den Zusatz von Kohlenhydraten (Glucose, Lävulose, Sorbit) beseitigt. Die Lösung wird je nach Dosierung des Kohlenhydratzusatzes iso- oder hyperton.

Bald nach der Infusion aber steht dem Körper durch die Metabolisierung der Kohlenhydrate das notwendige „freie" Wasser zur Verfügung, so daß durch das freie Spiel der körpereigenen homoiostatischen Regulationen die Störung ausbalanciert werden kann. Dieses therapeutische Prinzip macht verständlich, daß die spezielle Zusammensetzung der Infusionslösungen nicht ausschlaggebend ist, wenn nur gewährleistet wird, daß neben „freiem" Wasser auch eine biologisch sinnvolle Kollektion von Elektrolyten zur Auswahl durch die Homoiostase angeboten wird.

Eine Lösung mit diesen Voraussetzungen dient gewissermaßen als Basis für jede parenterale Flüssigkeitstherapie. Sie ermöglicht insbesondere die „Blindinfusion" im Sinne von KLINKE und trägt auch dem Umstand Rechnung, daß bei den häufigsten pädiatrischen Indikationen (Exsiccose durch Erbrechen und Durchfälle) mehr Wasser als Elektrolyte — relativ gesehen allerdings mehr Salze als Wasser — zu Verlust gehen.

Die *Berechnung* der Menge wird *für die praktische Handhabung* dadurch sehr erleichtert, daß in den handelsüblichen Infusionslösungen[1] dieser Art die erwünschten Elektrolytkonzentrationen pro Kilogramm Körpergewicht in 100 ml der Flüssigkeit enthalten sind, so daß pro Kilogramm Körpergewicht einfach 100 ml in 24 Std zur Deckung des Elektrolytnormalbedarfes infundiert werden brauchen. Diejenige *Flüssigkeits*menge, die am 24 Std-Kontingent fehlt, kann durch Glucose und Lävulose zu gleichen Teilen ergänzt werden. An unserer Klinik hat sich dabei die „Wechselinfusion" bewährt, d. h. 2 Std tropft die Elektrolytlösung ein, dann werden die Flaschen getauscht und es tropft 2 Std die flüssigkeitsergänzende Glucose-Lävuloselösung ein.

Wenn man auch bei dem Gros der pädiatrischen Indikationen mit diesen Basis-Infusionslösungen auskommen wird, so stehen doch für besondere therapeutische Indikationen auch sog. Elektrolytkonzentrate[2] zur Verfügung:

---

[1] Handelsbezeichnung: Tutofusin B, Hersteller: Pfrimmer, Erlangen; Sterofundin B, Hersteller: B. Braun, Melsungen; Elo-Mel 2, Hersteller: Salvia-Werk, Homburg/Saar.

[2] Hersteller: B. Braun, Melsungen; Salvia-Werk, Homburg/Saar.

1. *Kaliumchloridlösung* (7,45 % = 1 molar, so daß 1 ml je 1 mval K und Cl enthält).

Anwendung: Als Zusatz zu Glucose- oder Lävulose-Dauertropf bei Kaliummangel und ausgeglichenem Säurebasenhaushalt oder bei alkalischer Stoffwechselrichtung.

2. *Kalium-Lactatlösung* (12,8 % = 1 molar, so daß 1 ml je 1 mval Kalium und Lactation enthält).

Anwendung bei Kaliummangel mit Acidose als Zusatz zur Glucose-Lävulose oder Basisinfusionslösung.

3. *Kalium-Phosphatlösung* (9,2 % = annähernd 1 molar, so daß 1 ml 1,2 mval Phosphation und 1 mval K enthält).

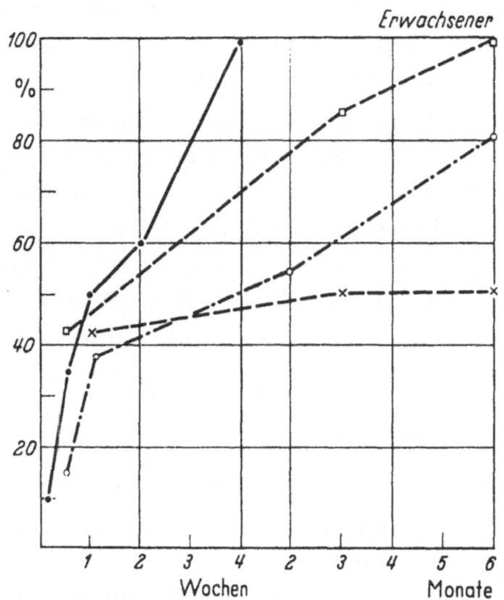

Abb. 13. Funktionelle Reifung der Säuglingsniere im Vergleich zur Leistung der Erwachsenenniere. (Nach Kerpel-Fronius.) ●——● = Wasserausscheidung; ×————× = Wasserkonservierung; □····□ = Konzentrationsfähigkeit; ○—·—○ = Inulin-Clearance. Abszisse: Lebensalter. Ordinate: Renale Partialfunktionen des Säuglings in Prozent der Erwachsenenleistung (= 100%)

Anwendung bei kombiniertem Kalium- und Phosphatmangel im Rahmen der Rehydrierung des diabetischen Komas und als Zusatz zur isotonen Kochsalzlösung.

4. *Natriumchloridlösung* (5,85 % = 1 molar, so daß 1 ml je 1 mval Na und Cl enthält).

Anwendung bei Wasserintoxikation, bei Hyperkaliämie und bei Vorherrschen von Na- und Cl-Verlusten.

5. *Natriumlactatlösung* (11,2 % = 1 molar, so daß 1 ml je 1 mval Na- und Lactation enthält).

Anwendung bei metabolischer Acidose durch Diabetes mellitus, Niereninsuffizienz und größeren Verlusten von Darmsekreten. Natriumlactat wird bei Verminderung der extracellulären Flüssigkeitsbestände einer „physiologischen" Kochsalzlösung und bei hypertoner Dehydrierung (= Kontraktion der Flüssigkeit, wobei der Wasserverlust größer ist als der Salzverlust) einer Glucose-Lävuloselöung zugesetzt.

Die *Dosierung muß für jeden speziellen Fall überschlägig* oder anhand der Laborbefunde festgestellt werden. Bei Säuglingen und Kleinkindern eignen sich für den Zusatz der Elektrolytkonzentrate besonders gut einfache Kochsalzlösungen mit niedrigem Natrium- und Chlorgehalt[1].

Die Infusionsbehandlung bei unklaren Funktionsverhältnissen der Niere

Der Erfolg einer Infusionsbehandlung ist eng mit der intakten Funktion der Niere korreliert. Dabei darf das Tempo des Flüssigkeitszustromes nicht das Tempo der Ausscheidung übersteigen und außerdem ist die renale Verdünnungsleistung besonders im Säuglingsalter limitiert.

Aus der Zusammenstellung von Kerpel-Fronius (Abb. 13) geht eindeutig hervor, daß die verschiedenen Partialleistungen der Säuglingsniere werdende Funktionen darstellen. So kann ein Säugling im Alter von 2 Wochen nur etwa 50% derjenigen Wassermenge einsparen, die ein Erwachsener bei gleicher Situation retinieren würde. Auch die Inulinclearence zeigt, daß die Glomeruli des Säuglings nur etwa die Hälfte der Filtrationsleistung der Glomeruli des Erwachsenen vollbringen. Die *Fähigkeit zur Verdünnung* ist am Ende des 1. Lebensmonats bei der Säuglingsniere etwa genau so groß wie beim Erwachsenen, sie ist aber *bei Frühgeborenen und Säuglingen in den beiden ersten Lebenswochen soweit eingeschränkt, daß in diesem Alter bei der Dosierung der parenteralen Flüssigkeitstherapie besondere Vorsicht notwendig* und die Wahl niedrignormaler Mengen zweckmäßig ist. Darum $^1/_3$ Ringer- und $^2/_3$ 5% Glucoselösung als Routine-Infusions-Legierung in dieser Altersgruppe!

Indikation und Dosierung der Nieren-Starterlösungen. Wenn auch nur der leiseste Zweifel an einer normalen Nierenfunktion besteht, ist die Zufuhr der *potentiell toxischen Ionen Kalium und Phosphor streng kontraindiziert.* Da bei vielen Säuglingen und Kindern die Dehydrierung in wenigen Stunden entsteht und die Patienten in einer Notfallsituation zur Aufnahme kommen, *verbietet sich also wegen des hohen Kalium- und Phosphorgehaltes die sofortige Anwendung der sog. „Basisinfusionslösungen".* Unter solchen

---

[1] Handelsbezeichnung: Tutofusin N.S., Hersteller: Pfimmer, Erlangen; Sterofundin A, Hersteller: B. Braun, Melsungen; Elo-Mel 6, Hersteller: Salvia-Werk Homburg/Saar.

Umständen wird *vielmehr eine Nieren-„Starterlösung"* (SNIVELY und SWEENEY) angewendet. Sie enthält neben „freiem" Wasser nur Natrium und Chlor sowie 5% Kohlenhydrate[1]. Hierfür ist z. B. auch die eingangs erwähnte Mischung von Ringer und 5% Traubenzuckerlösung zu gleichen Teilen zweckentsprechend. Da die Niere als Protektor des Wasserbestandes bei allen Dehydrierungszuständen ihre Ausscheidung reduziert, wird nach kurzfristiger Applikation solcher „Starterlösung" die Anoder Oligurie oft schnell überwunden, so daß anschließend die Infusionsbehandlung so geleitet werden kann, wie es für die intakte Nierenfunktion vorgeschlagen wurde.

Die *Dosierung der Starterlösungen* bei fraglicher Nierenfunktion bzw. bei bestehender Oligurie oder Anurie geschieht nach folgenden Richtzahlen:

bis einschließlich 6 kg Körpergewicht etwa 30 ml Starterlösung/kg Körpergewicht in 60 min

bis einschließlich 15 kg Körpergewicht etwa 20 ml Starterlösung/kg Körpergewicht in 60 min

über 15 kg Körpergewicht etwa 15 ml Starterlösung/kg Körpergewicht in 60 min.

Hat nach 60 min keine Harnentleerung stattgefunden, so kann in der zweiten Stunde etwa ein Drittel der Anfangsdosis eintropfen. Bleibt weiterhin eine Harnproduktion aus, so ist mit einer schweren Nierenschädigung zu rechnen, die eine spezielle Therapie erfordert, wobei eine Flüssigkeitsmenge von 15—20 ml/kg Körpergewicht in 24 Std etwa den Verlust durch Perspiratio insensibilis, Stuhl- und Harn(?)-Bildung bei älteren Kindern deckt.

Für die Neugeborenen ist die Perspiratio insensibilis auf etwa 1 ml/kg Körpergewicht und Stunde (O'BRIEN, I. D. L. HANSEN u. C. A. SMITH) und für Säuglinge — bei großen individuellen Schwankungen — auf einen Wert von mindestens 50 aber auch bis zu 80 ml/kg Körpergewicht und Tag zu veranschlagen (HUNGERLAND; G. W. SCHMIDT). Detaillierte Angaben der Infusionsbehandlung bei der Oligo-Anurie des Kindes haben DROESE u. STOLLEY gemacht. Darüber hinaus ist beim Auftreten eines akuten Nierenversagens („Schockniere") die Indikation zur Durchführung einer Dialyse mit Hilfe der künstlichen Niere frühzeitig zu prüfen (Einzelheiten bei H. SARRE u. K. ROTHER).

---

[1] Handelsbezeichnung: Tutofusin N.S., Hersteller: Pfrimmer, Erlangen; Sterofundin A, Hersteller: B. Braun, Melsungen; Elo-Mel 6, Hersteller: Salvia-Werk Homburg/Saar.

Das *Verhalten des Körpergewichtes ist ein sehr feiner Indicator für den Wasserhaushalt,* wovon unter Umständen mehrmals täglich durch entsprechende Wägungen Gebrauch gemacht werden kann. Als normale 24 Std-Harnmenge können gelten:

3.—10. Lebenstag . . . . 100—300 ml
11. Lebenstag bis 2. Lebensmonat . 250—400 ml
3.—12. Lebensmonat . . . . . 400—600 ml

Der Säurebasenhaushalt

Der Verlust von Wasser und Salzen bleibt nie ohne Rückwirkung auf den Säurebasenhaushalt, so daß sich stets eine acidotische oder alkalotische Stoffwechselrichtung entwickelt. *Hier liegt die pathophysiologische Verknüpfung von Bilanz- und Verteilungsstörungen,* wodurch im klinischen Bild eigentlich zwischen beiden Gruppen immer eine Durchmischung zustande kommt. Die Erfahrung zeigt aber, daß diese Störungen durch die körpereigene Homoiostase sehr schnell rückgängig gemacht werden können, wenn durch eine sinnvolle Infusionsbehandlung genügend „freies" Wasser und eine Kollektion notwendiger Ionen angeboten werden. *Das therapeutische Primat liegt also bei allen nicht extremen Fällen zweifellos bei dem Salz- und Flüssigkeitsersatz,* denn in mindestens zwei Drittel der infusionsbedürftigen Patienten unserer Klinik hat die oben dargestellte Routineinfusionsbehandlung (bei der stets Lactat- oder Bicarbonationen mitgegeben werden) gewissermaßen automatisch zu einer Korrektur von zum Teil recht erheblichen metabolischen Acidosen geführt (WEIDTMAN).

Korrektur der metabolischen Acidose. Die meisten handelsüblichen Infusionslösungen enthalten einen Natrium-Lactat-Zusatz, um dadurch der häufig vorhandenen metabolischen Acidose entgegenzuwirken. Diese Natrium-Lactat-Therapie geht auf HARTMANN zurück, der gegen die Natrium-Bicarbonat-Behandlung der Acidose in den dreißiger Jahren zwei damals wichtige Einwände vorbrachte:

1. ist Natrium-Bicarbonat schwer zu sterilisieren und in der Lösung stabil zu halten und

2. führt die Applikation sehr schnell, mitunter wohl auch zu schnell und überschießend eine Korrektur in Richtung auf die Alkalose herbei.

Dagegen besaß das Natrium-Lactat den Vorzug der leicht durchzuführenden Sterilisierung und des langsameren Wirkungseintrittes, zumal erst etwa 2 Std nach der Injektion der volle alkalisierende Effekt nachweisbar wird. Nachdem einerseits die Argumente gegen das Natrium-Bicarbonat durch die Entwicklung der letzten Jahre an Stichhaltigkeit verloren haben und sich andererseits gerade bei manchen Formen der Acidose ein unzureichender Abbau der Milchsäure im Stoffwechsel als wichtige (Teil-) Ursache erwiesen hat, kann nach diesen besonders von Schwarz u. Waters angestellten Überlegungen, die routinemäßige Verwendung von Lactat als Antidot der metabolischen Acidose zumindest nicht für

Tabelle 30. *Infusionsgeschwindigkeit antiacidotischer oder antialkalotischer Lösungen von $^1/_6$ molarer Konzentration (= 167 mval/l wirksamer Ionen) für die verschiedenen Altersstufen.* Grundlage dieser Berechnung ist eine Infusionsgeschwindigkeit von 2 ml/min/m² Körperoberfläche

Alter	Körpergewicht kg	Körperoberfläche m²	Infusionsgeschwindigkeit in ml/min bezogen auf die nebenstehend angegebenen Daten für Körpergewicht bzw. -oberfläche
2 Wochen	3,4	0,21	0,42
3 Monate	5,7	0,29	0,58
9 Monate	8,6	0,39	0,78
2 Jahre	12,5	0,53	1,06
4 Jahre	16,5	0,67	1,34
6 Jahre	20,0	0,81	1,62
10 Jahre	28,7	1,05	2,10
14 Jahre	48,0	1,50	3,0

alle Fälle sinnvoll erscheinen. Vielmehr wird dem Natrium-Bicarbonat und neuerlich dem THAM (Henschler; Jarre u. Mitarb.; Zimmermann) bei einer großen Zahl von Patienten mit metabolischer Acidose der Vorzug bei der Behandlung gebühren.

Besteht eine *metabolische Acidose, die eine gezielte Korrektur notwendig* erscheinen läßt (Standardbicarbonat weniger als 15 mval/l, Plasma-p_H-Wert unter 7,15), so kann mit Hilfe der erwähnten Elektrolytkonzentrate ein lactat- oder bicarbonathaltiger Zusatz[1] zu der Infusionslösung gemacht werden. Beide Lösungen sind ein Sechstel molar und enthalten jeweils 167 mval/l Natrium- und Lactat- oder Bicarbonationen. Rechnerisch führen diese

Lösungen in einer Dosierung von 1,8 ml/kg Körpergewicht bei Säuglingen und Kleinkindern zu einer Erhöhung des Standardbicarbonates um 1 mval/l. Bei Schulkindern wird mit etwa 0,9 ml/kg Körpergewicht derselbe Effekt erzielt. Um eine unbiologische und überschießende Korrektur zu vermeiden, sollte der Standardbicarbonatspiegel mit *einer* Infusion nicht mehr als um 15 mval/l erhöht werden. Daher liegt die obere Grenze für den Zusatz der erwähnten Lactat- oder Bicarbonatkonzentrate für Säuglinge und Kleinkinder bei 27 ml (= $15 \times 1,8$ ml) pro Kilogramm Körpergewicht und bei Schulkindern 13,5 ml (= $15 \times 0,9$ ml) pro Kilogramm Körpergewicht. Die Infusionsgeschwindigkeit soll 2 ml/min/m² Körperoberfläche nicht überschreiten (Snively und Sweeney). In Tabelle 30 ist die Dosierung für verschiedene Alters- bzw. Gewichtsgruppen bei Zugrundelegung der von Snively u. Sweeney vorgeschlagenen Infusionsgeschwindigkeit berechnet und gilt für $^1/_6$ molare Lösungen von Ammoniumchlorid bzw. Natriumbicarbonat.

Die praktische Erfahrung hat gezeigt, daß nicht selten zwischen den berechneten und den tatsächlich eingetretenen Wirkungen deutliche Differenzen bestehen können (Kerpel-Fronius).

Diese Feststellung gilt auch für eine zweite überschlägige Berechnungsmöglichkeit, deren Anwendung zu einer fast doppelt so hohen Dosierung führt, wie die bisher besprochene Bedarfsschätzung. Unter den sicher nicht ganz zutreffenden Voraussetzungen, daß der Wassergehalt des Körpers 50—60% beträgt und daß eine gleichmäßige Verteilung der alkalinisierenden bzw. säuernden Ionen zwischen dem intra- und extracellulären Flüssigkeitsraum stattfindet, wird angenommen, daß 0,5 mval alkalinisierender bzw. säuernder Ionen pro Kilogramm Körpergewicht den Plasmabicarbonatspiegel um 1 mval/l anheben bzw. senken können. Beispielsweise würden bei einem 30 kg schweren Kind zur Hebung bzw. Erniedrigung des Plasmabicarbonates um 5 mval/l ($30 \times 5 \times 0,5 = 75$) 75 mval wirksamer An- bzw. Kationen notwendig sein.

Eine biochemische Überwachung der Infusionstherapie bei gezielter Behandlung einer Alkalose bzw. Acidose ist wegen der geschilderten Dosierungsprobleme unerläßlich.

Korrektur der metabolischen Alkalose. Sind die Voraussetzungen für die *gezielte Korrektur einer metabolischen Alkalose* gegeben (Plasma-p_H-Wert über 7,60, Standardbicarbonat über 50 mval/l und Plasma-Chlor unter 70 mval/l), so steht hierfür ein Ammoniumchloridkon-

---

[1] Hersteller: *Dubernard*, Saarbrücken: $^1/_6$ molare Natriumbicarbonatlösung = 167 mval Natrium bzw. Carbonationen in *1000* ml. — *Braun*, Melsungen: 4% Natriumbicarbonatlösung = 47,7 mval Natrium bzw. Carbonationen in *100* ml.

zentrat oder die i.v. Verabreichung von Salzsäure (RAMPINI u. FRICK) zur Verfügung. Rechnerisch würde wiederum eine sechstelmolare Lösung mit je 167 mval/l Chlor- und Ammoniumionen bei einer Dosierung von 1,8 ml/kg Körpergewicht im Säuglings- und Kleinkindesalter und von 0,9 ml/kg Körpergewicht bei Schulkindern einen Anstieg der Plasma-Chlorkonzentration um 1 mval bedingen können. Auch hier ist — wie bei der Acidosetherapie — eine behutsame Regulierung geboten und als Grenze die Hebung des Plasma-Chlorspiegels um 15 mval/l anzusehen. Daraus ergibt sich als maximale Dosis für den sechstelmolaren Ammoniumchloridzusatz bei Infusionen im Säuglings- und Kleinkindesalter 27 ml (15 × 1,8 ml) pro Kilogramm und bei Schulkindern 13,5 ml (15 × 0,9 ml) pro Kilogramm Körpergewicht. Die Infusionsgeschwindigkeit soll 2 ml/min/m² Körperoberfläche nicht überschreiten (SNIVELY und SWEENEY). Nach den Erfahrungen von FORBES bei der hypertrophischen Pylorusstenose kann bei schweren Alkalosen bis zu 30 ml einer $^1/_6$ molaren Ammonium-Chloridlösung innerhalb von 30 min durch intravenösen Dauertropf zugeführt werden, während bei weniger ausgeprägten Fällen nicht mehr als 10—15 ml dieser Lösung in 30 min appliziert werden sollten. Die genaue klinische und laboratoriumsmäßige *Überwachung* des Patienten *auf Ammoniumchloridintoxikation* (Anorexie, Übelkeit, Desorientierung, Somnolenz, Acidose) ist unerläßlich. Ferner ist zu bedenken, daß *bei jeder länger bestehenden Alkalose ein intracellulärer Kaliummangel auftritt*, der unter Umständen eine Therapieresistenz der Alkalose bedingt und daher in der Legierung der Infusionslösung gebührend berücksichtigt werden muß, zumal Ammoniumchlorid kein Kalium enthält! Da das NH_4-Ion auf dem Wege der Harnstoffbildung eliminiert wird, ist eine Ammoniumchloridtherapie bei Leberschäden kontraindiziert. Sie kann in solchen Situationen eventuell durch die Applikation einer 1-molaren NaCl-Lösung ersetzt werden. In beiden Fällen (Ammoniumchlorid und NaCl) ist das Cl-Ion der alkalosebeseitigende Faktor.

Nachdem durch den antacidotischen oder antalkalotischen Infusionszusatz die Stoffwechsel*richtung* in den angedeuteten Grenzen geändert worden ist, genügt fast stets die Fortsetzung der vorgeschlagenen Routineinfusionsbehandlung, um eine definitive Normalisierung herbeizuführen. Für die Bestimmung von Standardbicarbonat und aktuellem pH hat sich an unserer Klinik die Ultramikromethode nach ASTRUP sehr bewährt.

Calorische Probleme bei der parenteralen Flüssigkeitstherapie

Für die *bisher* erörterten Maßnahmen galt die stillschweigend gemachte Voraussetzung, daß die klinische Situation nur eine *kurzfristige Versorgung des Patienten mit Wasser und Elektrolyten* notwendig erscheinen läßt. Es ergeben sich aber immer wieder Konstellationen, wo auch eine *Deckung des Calorienbedarfes zumindest wünschenswert*, wenn nicht sogar lebensentscheidend sein kann. Viele Probleme der parenteralen Ernährung harren noch einer genaueren Analyse, obgleich der augenblickliche Stand durchaus schon vielversprechende Erfolge gezeitigt hat (s. G. W. SCHMIDT, S. 224).

Literatur

ASTRUP, P.: Ultra-Mikromethoden zur Bestimmung von pH, PCO_2 und Standardbicarbonat im Kapillarblut. Londoner Tagg des Ciba Foundation Research Forums Dez. 1958.

AUGSBERGER, A.: Alte und neue Faustregeln für die Arzneidosierung bei Kindern. Triangel (Sandoz) 5, 200 (1962).

BACHMANN, K. D.: Zur Frage der parenteralen Flüssigkeitstherapie. Ther. Gegenw. 99, 97 (1960).

BAFFES, TH. G.: Fluid and electrolyte therapy in the surgery of infants and small children. Surg. clin., N. Amer. 1956, 1453—1463.

BARNESS, L. A.: Acidosis and alkalosis. Pediat. Clin. N. Amer. 6, 19 (1959).

BERGER, H.: Aminoacidurie und Hyperaminoacidurie. Basel: Karger 1959.

BERNHEIM, M., R. FRANCOIS, X. LOAEC, L. GENEVET et M. RUIFFON-UGLIENGO: Étude de la kaliémie au cours des états neurotoxiques du nourrisson. Pédiatrie 9, 333—339 (1954).

BEVERIDGE, I.: The practical management of intravenous fluid therapy in infancy and childhood. Med. J. Aust. 1956 I, 875—877.

BICKEL, H.: Störungen der Aminosäuren- und Zuckerrückresorption im proximalen Tubulus. Mschr. Kinderheilk. 106, 162 (1958).

—, u. F. SOUCHON: Die Papierchromatographie in der Kinderheilkunde. Arch. Kinderheilk. Beih. 31 (1955).

BIERICH, I. R., u. R. GRÜTTNER: Beiträge zur hormonalen Regulation des Wasserhaushaltes. Mschr. Kinderheilk. 106, 101 (1957).

BLAND, I. H.: Störungen des Wasser- und Elektrolythaushaltes. Stuttgart: Georg Thieme 1959.

BUBNOFF, M. v.: Gesichtspunkte zur Infusionstherapie. Internist (Berl.) **2**, 654 (1961).

BUTLER, A. M.: Diabetic coma. New Engl. J. Med. **243**, 648 (1950); vgl. auch TALBOT.

CRAWFORD, I. D., M. E. TERRY and G. M. ROURKE: Simplification of drug dosage calculation by application of surface area principle. Pediatrics **5**, 783 (1950).

DARROW, D. C.: Parenteral fluid therapie in relation to certain changes in body water and electrolytes. Mod. Probl. Pädiat. **1**, 205 (1954).

— E. L. PRATT, I. FLETT jr., A. H. GAMBLE and F. H. WIESE: Disturbances of water and electrolytes in infantile diarrhea. Pediatrics **3**, 129 (1949).

DEBRÉ, R., et P. ROYER: Le potassium dans les troubles digestifs du nourrisson et de l'enfant. Semaine Hôp. (Paris) **1954**, 3232—3243.

DROESE, W., u. H. STOLLEY: Salz- und Wassertherapie im Säuglings- und Kindesalter. Arch. Kinderheilk. **153**, 40 (1956).

DUYCK, E.: Considérations practique sur la thérapie parentérale en pédiatrie. Arch. franç. Pédiat. **14**, 181—194 (1957).

ELKINTON, R. I., and T. S. DANOWSKI: The body fluids. Baltimore: Williams & Wilkins Company 1955.

EWERBECK, H.: Der Säugling. Berlin-Göttingen-Heidelberg: Springer 1962.

FANCONI, G.: Internationales Elektrolyt-Symposium. Basel u. Stuttgart: Benno Schwabe & Co. 1955.

— Praxis der Elektrolyt- und Flüssigkeitstherapie. Internat. Fortbildungskurs in Pädiatrie. Zürich 1959.

— In: FANCONI-WALLGREN, Lehrbuch der Pädiatrie. Basel: Benno Schwabe & Co. 1963.

FERENCZ, P., u. D. BODA: Rasche und gezielte Methoden der Zusammenstellung des Flüssigkeitsersatzes zur Behandlung der toxischen Stoffwechselstörungen des Säuglingsalters. Mschr. Kinderheilk. **102**, 227—232 (1954).

FLEISCHER, W., u. E. FRÖHLICH: Elektrolyt-Kompendium. Basel u. Stuttgart: Benno Schwabe & Co. 1960.

FORBES, G. B., and I. A. ERGANIAN: Parenteral administration of ammonium chloride for alcalosis of congenital hypertrophic pylorus stenosis. Amer. J. Dis. Child. **72**, 649 (1949).

FRIIS-HANSEN, B.: The extracellular fluid volume in infants and children. Acta paediat. (Uppsala) **43**, 444—458 (1954).

— Body water compartiments and fluid metabolism in children. Acta paediat. (Uppsala) **44**, Suppl. 163, 31—34 (1955).

GAMBLE, I. L.: Chem. anatomy, physiology and pathology of extracellular fluid. A lecture syllabus. 6. Ed. Cambridge: Havard Univ. Press 1954.

GESSLER, U.: Intra- und extrazelluläre Elektrolytveränderungen bei metabolischer Acidose. Klin. Wschr. **39**, Nr 5, 1 III, 232 (1961).

HARNACK, G. A. v.: Die Bestimmung der Arzneimitteldosis im Kindesalter. Med. Klin. **55**, 1092—1098 (1960).

HARTMANN, A. F.: Acidosis and alcalosis. Pediatrics **2**, 584 (1948).

HENSCHLER, D.: Trispuffer (THAM) als Therapeutikum. Dtsch. med. Wschr. **88**, 1328 (1963).

HOLLIDAY, M. A., and W. E. SEGAR: The maintenance need for water in parenteral fluid therapy. Pediatrics **19**, 823—832 (1957).

HOTTINGER, A.: Kolloquium über parenterale Ernährung. Basel: S. Karger 1961.

HUNGERLAND, H.: Wasserhaushalt. In: I. BROCK, Biologische Daten für den Kinderarzt. Berlin-Göttingen-Heidelberg: Springer 1954.

— Störungen des Wasserhaushaltes im Säuglingsalter. Regensburg. Jb. ärztl. Fortbild. **4**, 80 (1955).

— Wasser- und Mineralstoffwechsel. In: ADAM, Säuglings-Enteritis. Stuttgart: Georg Thieme 1956.

— Klinik des Flüssigkeitshaushaltes beim Säugling. Mschr. Kinderheilk. **106**, 90 (1957).

— Kaliumtherapie bei Elektrolytstörungen. Internat. Fortbildungskurs in Pädiatrie, Zürich 1959.

— Der Wasser- und Elektrolythaushalt. Wien. klin. Wschr. **72**, 3 (1960).

— Kongenitale Störungen des Wasser- und Elektrolythaushaltes. Berlin-Göttingen-Heidelberg: Springer 1962.

—, u. H. WEBER: Die Bedeutung des Ionogramms des Harns für die Klinik. Dtsch. med. Wschr. **80**, 1341 (1955).

JARRE, W., W. KETTERLE u. H. REINWEIN: Zur Behandlung der Respiratory-Distress-Syndrome bei Frühgeborenen mit Tris-(hydroxymethyl)-aminomethan (THAM) und Netzmittel. Helv. paediat. Acta **20**, 27 (1965).

KERPEL-FRONIUS, E.: Pathologie und Klinik des Salz- und Wasserhaushaltes. Budapest: Akadem. Wissenschaft 1959.

— Besonderheiten des Salz- u. Wasserhaushaltes im Säuglingsalter. Triangel (Sandoz) **4**, 307, März 1961.

KLINKE, K.: Zur Wahl der Infusionsflüssigkeiten. Kinderärztl. Prax. **26**, 498 (1958).

— Der Mineralstoffwechsel. In: I. BROCK, Biologische Daten; s. HUNGERLAND.

KRÜCK, F.: Störungen des Wasser- und Elektrolythaushaltes bei Erkrankungen des Magen-Darmtraktes und der Leber. Internist (Berl.) **2**, 623 (1961).

KÜHNS, H., u. H. WEBER: Störungen des Kaliumstoffwechsels und ihre klinische Bedeutung. Ergebn. inn. Med. Kinderheilk. **10**, 185 (1958).

LAMPRECHT, W.: Der glykotytische Abbauweg von Fructose in der Leber. Europ. Sympos. Med. Encymol. Mailand 1960, S. 32—40. Basel u. New York: Karger 1961.

Lestradet, H., C. H. de Menibus et P. Mozziconacci: Conduite de la réhydratation par voie veineuse chez le nourrisson. Arch. franç. Pédiat. 14, 234—240 (1957).

Leuthardt, F.: Der Stoffwechsel der Fructose. Schweiz. med. Wschr. 90, 455—459 (1960).

Lowe, C. U.: Practical thoughts on elektrolyte and fluid administration. Pediatrics 15, 498 (1955).

Medalie, M.: Fluid therapy. I. The principles involved in fluid equilibrium. II. Fluid administration in diarrhoeal disorders in infancy. Med. Proc. 2, 657—662 (1956); 3, 9—11 (1957).

Michon, P., A. Larcan u. P. Vert: Parenterale Ernährung mit Zuckern. In: Hottinger, Kolloquium. Siehe Schuberth, S. 29—40.

Moll, H. C., G. B. Stickler u. G. W. Daugherty: Die Flüssigkeits- und Elektrolytbehandlung. Dtsch. med. Wschr. 80, 1505 (1955).

O'Brien, D., I. D. L. Hansen, and C. A. Smith: Effect of supersaturated atmospheres on insensible water loss in newborn infant. Pediatrics 13, 126 (1954).

Plückthun, H.: Über den Einfluß intravenöser und peroraler Gaben arteigenen Serums auf die Stickstoffbildung. Z. Kinderheilk. 66, 496 (1949).

Poláček, E.: Parenteralflüssigkeitstherapie im Kindesalter, Theorie und Praxis. Basel: S. Karger 1950.

Pratt, E. L.: Dietary prescription of water, sodium, potassium, calcium and phosphorus for infants and children. Amer. J. clin. Nutr. 5, 555—560 (1957).

Rampini, S., u. P. Frick: Intravenöse Verabreichung von Salzsäure (HCl) in der Behandlung der hypochlorämischen Alkalose. Helv. paediat. Acta 19, 365 (1964).

Reimold, E.: Die Veränderungen des Wasser- und Mineralgehaltes der Organe während des Wachstums. Mschr. Kinderheilk. 110, 330, 367 (1962).

Riecker, G.: Einteilung der Störungen des Wasser- und Elektrolytstoffwechsels. Internist (Berl.) 2, 601 (1961).

Rodeck, H.: Über Wasser- und Kaliumeinlagerungen im wachsenden Organismus. Z. Kinderheilk. 80, 221 (1957).

Sarre, H., u. K. Rother: Akutes Nierenversagen. 1. Symposion d. Gesellschaft für Nephrologie in Freiburg i. Br. am 20. u. 21. 10. 1961. Stuttgart: Georg Thieme 1962.

Scapaticci, Ricardo, e Guglielmo Passaro: Alterazioni del metabolismo elettrolitico nella intossicazione alimentare. Inst. di Clin. Pediatr., Univ. Roma. Pediat. int. (Roma) 3, 193—227 (1953).

Schick, B., and S. Karelitz: Treatement of toxicosis with the aid of a continous intravenous drip of dextrose solution. Amer. J. Dis. Child. 42, 781 (1931).

Schmidt, G. W.: Über die Änderung der Serum-Eiweißkonzentration bei exsiccierten Säuglingen im Verlaufe der i.v. Dauertropfinfusionen. Z. Kinderheilk. 73, 369 (1953).

— Flüssigkeits- und Elektrolythaushalt bei parenteraler Ernährung des Säuglings und Kleinkindes. Thoraxchirurgie 9, 167 (1961).

— Infusionstherapie im Säuglings- und Kleinkindesalter. Fortschr. Med. 82, 25 (1964).

—, u. H. Weber: Das Verhalten des Kalium-Gehaltes im Serum von an Pylorusspasmus erkrankten Säuglingen. Mschr. Kinderheilk. 100, 421 (1952).

Schreier, K.: Eiweiß- und Kohlenhydratstoffwechsel bei Enteritis. In: A. Adam, Säuglings-Enteritis. Stuttgart: Georg Thieme 1956.

Schuberth, O.: Die parenterale Ernährung mit Aminosäuren. In: A. Hottinger, Kolloquium über parenterale Ernährung. Basel: S. Karger 1961.

— Das Risiko von Nebenwirkungen bei verschiedenen kalorienreichen Infusionslösungen. In: A. Hottinger, Kolloquium. Siehe Schuberth, S. 99—104.

Schütte, E.: Physiologie des Wasser- und Elektrolythaushaltes. Wien. med. Wschr. 109, 982 (1959).

Schwab, M.: Die Grundlagen der Flüssigkeits- und Elektrolyttherapie. In: A. Hottinger, Kolloquium, S. 5—28.

— u. H. Kühns: Die Störungen des Wasser- und Elektrolyt-Stoffwechsels. Berlin-Göttingen-Heidelberg: Springer 1959.

Schwartz, W. B., and W. C. Waters: Lactate versus bicarbonate. A reconsideration of the therapy of metabolic acidosis. Amer. J. Med. 32, 831 (1962).

Smith, H. L., u. J. N. Etteldorf: Parenteral fluid regimens in the treatment of severe diarrhea in infants. J. Pediat. No 1, 58 (1961).

Snively, W. D., and M. I. Sweeney: Fluid balance handbook for practioner. Springfield (Ill.): Ch. C. Thomas 1956.

Steinbereitner, K.: Aminosäuren als Eiweißersatz. Anaesthesist 7, 238 (1958).

Stenger, K.: Behandlung schwerster Infektionskrankheiten im Säuglings- und Kindesalter mit Antibiotica und Dauertropfinfusionen. Dtsch. med. Wschr. 84, 1731 (1959).

Talbot, N. B., I. B. Crawford, and A. M. Butler: Homeostatic limits to safe parenteral fluid therapy. New Engl. J. Med. 248, 1100 (1953).

— G. A. Kerrigan, D. J. Crawford, W. Cochran, and M. Terry: Application of homeostatic principles to the practice of parenteral fluid therapy. New Engl. J. Med. 252, 856 (1955).

Todd, R. McLaren: Fluid replacement in infants. Med. Press 1953, No 5966, 245—249.

Vesterdal, I.: The renal excretion of water and osmotically active substances in young infants. Helv. paediat. Acta, Ser. C. 10, 167—173 (1955).

Vogt, D.: Berechnung der Flüssigkeitsmenge für Säuglinge während Ernährungsstörungen und Dystrophie. Dtsch. med. Wschr. 87, 462 (1962).

Wallace, W. M.: Quantitative requirements of the infants and child of water and electrolyte conditions. Amer. J. clin. Path. 23, 1133—1141 (1953).

Weber, H.: Probleme des Wasser- und Elektrolythaushaltes in der Pädiatrie. Gastroenterologia (Basel) 90, 204 (1958).

— Die Bedeutung des Wasser- und Salzzufuhr in der Behandlung durchfallkranker Säuglinge. Therapiewoche 8, 390 (1958).

— Erkennung und Behandlung von Störungen des Wasser- und Mineralhaushaltes. Regensburg. Jb. ärztl. Fortbild. 8, 502 (1961).

Weidtman, V.: Zur Frage der parenteralen Flüssigkeitstherapie. Vortrag Herbsttgg Rhein.-Westfäl. Kinderärzte, Düsseldorf Nov. 1959.

Zimmermann, W.: Der Trispuffer in klinischer Anwendung. Dtsch. med. Wschr. 88, 1305 (1963).

Körperfremde Blutersatzmittel

Von **W. Burmeister**, Homburg/Saar

Vollwertige Blutersatzmittel gibt es nicht; es stehen aber verschiedene Substanzen und Lösungen zur Verfügung, welche Teilfunktionen des Blutes übernehmen können. Im engeren Sinne versteht man unter Blutersatzmittel körperfremde Stoffe, welche vergrößernd auf das zirkulierende Blutvolumen wirken. Nur diese werden hier besprochen. Die körpereigenen Blutersatzmittel: Fremdblut, Plasma, Serum und Humanalbumin, sind an anderer Stelle (s. S. 450, 468) abgehandelt.

Wirkungsweise. Die Blutersatzmittel, auch Plasmaexpander genannt, vergrößern das Plasmavolumen auf Grund ihres kolloidosmotischen Druckes. Dieser entspricht dem onkotischen Druck des Plasmas, der durch das Plasmaeiweiß, in erster Linie durch das Albumin, hervorgerufen wird. Nach Starlings Vorstellungen spielt der onkotische Druck wegen seiner ausschließlich intravasalen Wirkung — die Plasmaeiweißkörper können die Blut-Gewebsschranke nicht durchbrechen — bei der Gewebswasserverteilung eine wichtige Rolle: der Wasserzufluß aus dem Interstitium in den intravasalen Raum wird gefördert, und umgekehrt wird der Abfluß von Plasmawasser ins Gewebe gehemmt.

Diesen Effekt weisen auch die Plasmaexpander auf. Ihr kolloidosmotischer Druck liegt in der Größenordnung des onkotischen Drucks. Selbstverständlich besteht auch ein mit dem Plasma übereinstimmender kristallosmotischer Druck. Bei einigen Fabrikaten besteht außerdem dieselbe Ionenzusammensetzung wie im Plasma. Während bei der Infusion reiner Elektrolytlösungen eine schnelle Abwanderung der Flüssigkeit ins Gewebe erfolgt und ihre Ausscheidung durch die Nieren unverzüglich einsetzen kann, verweilt der Plasmaexpander 4—12 Std im Gefäßraum. Während dieser Zeit besteht seine den Kreislauf unterstützende Wirkung. Die Plasmavolumenvergrößerung braucht nicht genau der Infusionsmenge zu entsprechen, sondern sie kann — abhängig von der Art des angewandten Expanders und vom Hydratationszustand des Gewebes — erheblich nach oben oder nach unten abweichen.

Die Teilchengröße des im Expander vorhandenen Kolloids ist aus technischen Gründen nicht einheitlich. Sie wird so gewählt, daß ein möglichst wirkungsvoller und beständiger onkotischer Druck entsteht. Man versucht, Moleküle herzustellen, die möglichst klein sind, um einen hohen onkotischen Druck zu erreichen, deren Größe aber die Permeationsschwelle für Nieren- und Gewebscapillaren nicht wesentlich unterschreitet (damit die Wirkung nicht zu schnell abklingt).

Die *Indikation* für eine Anwendung körperfremder Expander besteht, wenn das zirkulierende Blutvolumen erhöht werden soll und dafür keine körpereigenen Expander zur Verfügung stehen. Klinisch handelt es sich meist um Zustände, bei denen ein Schock droht oder besteht, seien sie durch Blutverlust, durch Plasmadiapedese oder durch toxische bzw. zentrogene Gefäßvolumenerweiterung hervorgerufen.

Gegenüber den körpereigenen Blutersatzmitteln bestehen Vor- und Nachteile. Überlegen sind sie in bezug auf Antigeneigenschaften, Sterilisationsfähigkeit (so daß kein homologer Serumikterus entstehen kann), Lagerungsfähigkeit, Unempfindlichkeit gegenüber Temperatureinflüssen; Blutgruppenbestimmungen entfallen, und schließlich sind die körperfremden Plasmaexpander billiger. Aus diesen Gründen sind sie besonders für Katastrophenfälle geeignet. Trotzdem zieht man nach Möglichkeit körpereigene Blutersatzmittel vor, weil sie einen beständigeren Effekt erzielen und sich zwanglos in den Stoffwechsel eingliedern.

Der unterschiedliche Abbau der körperfremden Blutersatzmittel im Stoffwechsel wird unten besprochen; außerdem sind noch einige spezifische Effekte anzuführen.

Applikationsart. Die Plasmaexpander sind ausschließlich *intravenös* zu applizieren.

Die *Dosierung* hängt von den jeweiligen Blut- bzw. Plasmaverlusten ab. Diese sind freilich in den meisten Fällen schwer abzuschätzen. Hierzu ist es zweckmäßig, sich die physiologischerweise vorhandenen Plasmavolumina während des Wachstums zu vergegenwärtigen (= 5% des Körpergewichtes).

Der häufigste *Fehler bei der Schockbehandlung* besteht in einer zu langsamen und ungenügenden Zufuhr von Plasmaexpanderlösung. Seltener werden zu große Mengen infundiert. Die Übertransfusion zeigt sich in einer Schwellung der Venen, in einer Erhöhung des venösen und arteriellen Blutdrucks sowie in der Entwicklung eines Kreislaufversagens mit Lungenödem. Am besten richtet man sich bei der Kollapsbehandlung (s. auch S. 459ff.) nach dem Blutdruck, kontrolliert die Harnbildung und beobachtet Bewußtseinslage und Allgemeinzustand des Patienten.

Kontraindikationen für Plasmaexpander bei der Schockbehandlung gibt es nicht. Vorsicht bei Kreislaufkrankheiten (Hypertonie) und Herzfehler!

Die körperfremden Plasmaexpander lassen sich nach ihrem chemischen Aufbau in drei Gruppen unterteilen:

1. Die Polyvinylpyrrolidone.
2. Die polymeren Kohlenhydrate (Dextrane).
3. Die Gelatine-Abkömmlinge.

Wirkungsweise, Indikation und Kontraindikation stimmen bei ihnen überein und werden deshalb bei der Abhandlung der einzelnen Gruppen nicht wieder besprochen.

Polyvinylpyrrolidon (PVP) ist ein synthetisches Produkt und besteht aus polymerisiertem Vinylpyrrolidon mit einem durchschnittlichen Molekulargewicht von 30000 (1000—80000).

Dieser von WEESE und HECHT eingeführte Expander wurde während des Krieges von 1939 bis 1945 vielfach und erfolgreich angewandt. PVP liegt 3,5—4%ig, meist in physiologischer Kochsalzlösung vor (Periston). Die durch PVP erzeugte Plasmavolumenvergrößerung hält mehrere Stunden an (HECHT u. WEESE) und klingt infolge der renalen Elimination der kleineren PVP-Moleküle ab. Nach 72 Std sind 50—80% ausgeschieden (WILKINSON u. STOREY). Die hochmolekularen Anteile werden besonders im RES abgelagert, sind für den Stoffwechsel unangreifbar und bleiben über länger als 2 Monate unverändert gespeichert (RAVIN u. SELIGMAN).

Obwohl bisher keine nachteiligen Wirkungen dieser Thesaurierung von PVP beobachtet wurden, stellt sie den wichtigsten Grund für die Zurückhaltung gegenüber PVP-Präparaten dar. Im übrigen weist PVP in einigen wichtigen Punkten sehr günstige Eigenschaften auf: es hat keine Antigen-Eigenschaften, stört weder die Blutgruppenbestimmung noch die Blutgerinnung und zeigt keine toxischen Nebenwirkungen.

Pädiatrische Erfahrungen von GLEISS bei 445 Säuglingen und Kindern, die 20—140 ml PVP/Plasma-Gemisch erhielten, boten nichts Nachteiliges. 96% der Patienten vertrugen die Infusion ohne Nebenerscheinungen. Nur gelegentlich wurden Fieber und Erbrechen beobachtet, was aber durch die Grundkrankheit bedingt gewesen sein konnte.

Eine spezielle Eigenschaft des PVP stellt sein *embatischer Effekt* dar: Toxine können durch Kopplung mit PVP harnfähig gemacht werden, so daß eine entgiftende Wirkung entsteht. Für derartige „Gewebswäschen", angewandt, z. B. bei Tetanus und Diphtherie, stehen spezielle Molekularfraktionen (Periston N) zur Verfügung. Auch bei Neugeborenen-Hyperbilirubinämie wurde dieses Verfahren angewandt, jedoch eine sichere Wirkung ist zu bezweifeln und keinesfalls ist ein Blutaustausch zu ersetzen (DIECKHOFF u. Mitarb., SCHMIDT).

Präparate: Periston „Bayer" von Bayer, Leverkusen. 500 ml, 100 ml 6% Polyvinylpyrrolidon in physiologischer Salzlösung.

Polymere Kohlenhydrate. Für klinische Zwecke kommen die von GRÖNVALL und INGELMAN eingeführten Dextrane in Frage.

Diese bilden sich in Kulturen von Leuconostoc mesenteroides. Die natürlich vorkommenden Riesenmoleküle mit 200000 Glucose-Einheiten, vorwiegend alpha-1,6-glucosidisch gebunden, werden durch Hydrolyse auf ein Molekulargewicht um 30000 gebracht. Die Wirkung des Dextrans auf das Plasmavolumen entspricht jener von PVP. Man kann mit einem bis zu 12 Std andauernden Effekt rechnen (Wilson u. Mitarb., Witham u. Mitarb.).

Dextran unterliegt im Körper dem Abbau, wie durch Nachweis von markiertem Kohlenstoff in ausgeatmeter Kohlensäure gezeigt worden ist. 25—40% Dextran werden durch die Nieren ausgeschieden. Nach 10 Tagen sind 92% des injizierten Dextrans aus dem Körper verschwunden (Ravdin).

Als *Nebenwirkungen* werden Hautrötungen, Urticaria, angioneurotisches Ödem und Gelenkschwellungen beschrieben (Gropper u. Mitarb.). Maycock verzeichnet unter 1647 Infusionsbehandlungen unter anderem einen tödlichen Schock, der möglicherweise auf Dextran zurückzuführen ist. Eine Antigenwirkung der Dextrane ist nachgewiesen worden (Scudder). Bemerkenswert ist noch eine die Blutungszeit verlängernde Wirkung der Dextrane (Jaenike). Rheomacrodex führt nach eigenen Erfahrungen zu lebhafter Diurese wohl im Sinne einer Fremdkörperpolyurie, so daß dieses Präparat nur bei gutem Hydratisationszustand des Organismus bzw. neben oder nach reichlicher Flüssigkeitszufuhr angezeigt ist.

Eine *zusätzliche Wirkung* der Dextrane wird auf die Fließeigenschaften des Blutes ausgeübt. Im Verlaufe bestimmter Schockformen, z. B. nach Verbrennungen, kommt es neben den Plasmaverlusten zur Alteration der Erythrocytenoberfläche. Infolgedessen bilden sich Blutzellaggregate, durch welche die Viscosität des Blutes erhöht wird. Dieses „blood sludge" Phänomen belastet den Kreislauf zusätzlich. Es unterbleibt oder wird zurückgedrängt, wenn Rheomacrodex, ein Präparat hochkonzentrierten (10%) niedermolekularen Dextrans, infundiert wird (Gelin).

Präparate: Macrodex von Knoll, Ludwigshafen. 100 ml, 500 ml 6% Dextranhydrolysat in 0,9%iger NaCl-Lösung. *Rheomacrodex* von Knoll, Ludwigshafen, 100 ml, 500 ml 10% Dextranhydrolysat in 0,9%iger NaCl-Lösung. *Onkovertin* von Braun, Melsungen. 500 ml. 3% Dextran, 2,5% Lävulose, 2,5% Glucose, 10 mval K/Liter.

Gelatine-Abkömmlinge. Gelatine für Infusionszwecke wird aus tierischem kollagenhaltigem Gewebe (Knochen, Haut) gewonnen.

Sie besteht aus denaturiertem Eiweiß, dessen Aminosäuren auch im menschlichen Körper anzutreffen sind. Das Molekulargewicht liegt um 35000. Die Plasmavolumen vergrößernde Wirkung erfolgt in gleicher Weise wie bei PVP und bei den Dextranen. Die volle Wirkungsdauer wird von Hyde u. Mitarb. mit 3 Std angegeben. Nach Havers u. Mitarb. beträgt die Halbwertzeit für Hämaccel 4 Std. 60—80% der infundierten Gelatine wird renal ausgeschieden (Gropper u. Mitarb.); der Rest wahrscheinlich im Organismus abgebaut (Schmidt-Thomé).

Nebenwirkungen werden bei den neueren Präparaten nicht mehr beschrieben, jedoch von Schick und Freund wurden Antigenwirkungen nachgewiesen. Wegen ihres Calciumgehaltes soll der Infusionslösung *kein Strophanthin* zugesetzt werden. Im Gegensatz zu den älteren Gelatine-Präparaten, die einen Gel-Punkt zwischen 27—30° C aufweisen, haben die neueren Spezialitäten einen Erstarrungspunkt unter 4° C (Haemaccel).

Die *Oxypolygelatine*-Verbindungen wurden wegen ihres niedrigen Erstarrungspunkt eingeführt, weisen aber heute keinen besonderen Vorteil mehr auf.

Präparate: Haemaccel von Behringwerke, Marburg. 500 ml. 3,5% Gelatine, 0,85% NaCl, 0,038% KCl, 0,07% CaCl$_2$. *Plasmagel K* von Braun, Melsungen. 500 ml. 3% Gelatine, 0,7% NaCl, 0,2% CaCl$_2$, 0,1% KCl. Wegen des Ca-Gehaltes Vorsicht bei medikamentösen Zusätzen!

Literatur

Polyvinylpyrrolidon

Dieckhoff, J., L. Theile u. H. Theile: Zur Behandlung des Icterus neonatorum mit Kollidon-Infusionen (Periston N). Z. Kinderheilk. **82**, 539—547 (1959).

Gleiss, J.: Kollidon-Plasma- und Kollidoninfusionen beim Kind. Kinderärzt. Prax. **21**, 342—347 (1953).

Hecht, G., u. H. Weese: Periston, ein neuer Blutflüssigkeitsersatz. Münch. med. Wschr. 1, 11 (1943).

Hempel, H. C., u. L. Schmidt: Medikamentöse Zusatztherapie zum Blutaustausch bei Morbus haemolyticus neonatorum. Kinderärztl. Prax. **25**, 57 (1957).

Ravin, H. A., A. M. Seligman, and J. Fine: Polyvinylpyrolidone as a plasma expander.

Studies on its excretion, distribution and metabolism. New Engl. J. Med. **247**, 921—929 (1952).

Schmidt, H.: Zur Behandlung des Icterus gravis mit niedermolekularem Polyvinylpyrrolidon (Periston N). Z. Kinderheilk. **82**, 30 (1959).

Wilkinson, A. W., and I. D. E. Storey: Urinary excretion of polyvidone. Lancet **1954 I**, 1269—1271.

Polymere Kohlenhydrate

Gelin, L. E., and B. Ingelman: Rheomacrodex — a dextran solution for rheological treatment of impaires capillary flow. Acta chir. scand. **122**, 294—302 (1961).

Gronwall, A., and B. Ingelman: Dextrans as a substitute for plasma. Nature (Lond.) **155**, 45 (1945).

Gropper, A. L., L. G. Raisz, and W. H. Amspacher: Plasmaexpanders. Int. Abstr. Surg. **95**, 521—542 (1952).

Hahn, F.: Zur Pharmakologie und Toxikologie körperfremder kolloidaler Blutersatzmittel. Bibl. haemat. (Basel) **12**, 137—172 (1961).

Jaenike, J. R., and C. Waterhouse: Metabolic and hemodynamic changes induced by the prolonged administration of dextran. Circulation **11**, 1—13 (1955).

Maycock, W. d'A.: Analysis of reports on the infusion of dextran solutions. Lancet **1952 I**, 1081—1083

Ravdin, J. S.: Plasmaexpanders. J. Amer. med. Ass. **150**, 10—13 (1952).

Scudder, J.: Shocksyndrom. Ann. N.Y. Acad. Sci. **55**, 354—542 (1952).

Wilson, J. S., E. H. Estes, J. T. Doyle, and W. L. Bloom: The use of dextran in the treatment of shock. J. clin. Invest. **30**, 682 (1951).

Witham, A. C., J. W. Fleming, and W. L. Bloom: The effect of the intravenous administration of dextran on cardiac output and other circulatory dynamics. J. clin. Invest. **30**, 897—902 (1951).

Gelatine-Abkömmlinge

Gropper, A. L., L. G. Raisz, and W. H. Amspacher: Plasma expanders. Int. Abstr. Surg. **95**, 321—542 (1952).

Havers, L., J. v. Borgstede u. H. Breuer: Klinisch-experimentelle Untersuchungen mit einem neuen Plasma-Expander. Dtsch. med. Wschr. **82**, 730 (1962).

Hyde, G. M., N. J. Berlin, R. J. Parsons, and B. Whittington: The blood volume expansion produced by gelatin, serum albumin and plasma. Surg. Gynec. Obstet. **95**, 657—660 (1952).

Schmidt-Thomé, J., A. Mager u. H. H. Schöne: Zur Chemie eines neuen Plasma-Expanders. Arzneimittel-Forsch. **12**, 378 (1962).

Schwick, G., u. V. Freund: Immunologische Untersuchungen mit Haemaccel. Dtsch. med. Wschr. **87**, 37—74 (1962).

Diuretica und Antidiuretica

Von **F. K. Friederiszick**, Mainz

Diuretica sind Pharmaka, die eine erhöhte renale Wasserausscheidung herbeiführen. Da Wasserausscheidung und Natrium-Eliminierung eng miteinander verbunden sind, beeinflussen alle Diuretica bei verschiedenartigem Wirkungsmechanismus und Angriffspunkt den Wasser- und Elektrolythaushalt zugleich.

Die Indikation zur Einleitung einer diuretischen Therapie ist in der Erwachsenenmedizin sehr viel häufiger gegeben als in der Pädiatrie. Bei zahlreichen Erkrankungen mit Wasserretention im Kindesalter wird die Ödemausschwemmung bereits auf andere Weise erzielt. Das gilt insbesondere für die Digitalistherapie der Herzerkrankungen und die Glucocorticoidbehandlung der Nephrosen.

Dennoch ist die Kenntnis der Diuretica im engeren Sinne, vor allem der zahlreichen neuen Diuretica, und deren Anwendungsmöglichkeit auch für die Pädiatrie von Bedeutung.

Osmotische Diuretica

Werden osmotisch aktive Substanzen der Niere im Übermaß angeboten, so kommt es zur vermehrten Ausscheidung isosthenurischen Urins. Eine solche Diurese zu therapeutischen Zwecken kann mit verschiedenen osmotisch aktiven Substanzen durchgeführt werden.

1. Hypertonische Traubenzuckerlösungen. 10—40%ige Glucoselösungen i.v. injiziert haben eine schnelle, aber vorübergehende diuretische Wirkung und finden vor allem zur Beeinflussung akut auftretender intrakranieller Drucksteigerungen Verwendung.

2. Sorbit ist ein Hexit, d. h. ein 6wertiger Zuckeralkohol, der als Zwischenprodukt der

$$\begin{array}{c} CH_2OH \\ | \\ HCOH \\ | \\ HOCH \\ | \\ HCOH \\ | \\ HCOH \\ | \\ CH_2OH \end{array}$$

Sorbit

Vitamin C-Synthese durch Reduktion von Glucose gewonnen wird.

Der Sorbitabbau erfolgt insulinunabhängig in der Leber und in geringerem Maße auch in den Nierenzellen. Da das Sorbit im Gegensatz zur Glucose in der Peripherie nicht umgesetzt wird, kann es dort länger osmotisch wirksam bleiben. Die Anwendung einer 40%igen Sorbitlösung hat sich daher speziell bei Hirnödem, aber auch bei entzündlichen oder allergischen Ödemen bewährt.

Sorbit wird offenbar auch tubulär in sehr viel geringerem Maße rückresorbiert als Glucose. Bei schneller Infusion hochkonzentrierter Lösungen kann daher die renale Ausscheidung größerer Flüssigkeitsmengen erzwungen werden. Auch bei Oligurie und Anurie (z. B. Schockniere) ist die Anwendung von Sorbitlösungen möglich, da auch bei mangelhafter Ausscheidung ein vollständiger Abbau dieses Zuckers im Organismus durch das Ferment Sorbitdehydrogenase erfolgt.

3. Harnstoff. Intravenöse Harnstoffinjektionen werden neuerdings wieder als Diureticum empfohlen. Ihre Wirkung ist nachhaltiger als die von Zuckerlösungen. Man verwendet nach KATZ 30%igen Harnstoff in 10%iger Invertzuckerlösung als Dauertropfinfusion bei Hirnödem und cerebrospinaler Hypertonie.

Verbreiteter ist die Verwendung oral zugeführten Harnstoffs zur Ausschwemmung nephrotischer Ödeme. Man muß jedoch sehr große Mengen geben; die Behandlung scheitert daher meist an dem Widerwillen der Kinder. Besser verträglich ist das Präparat *Ituran*. Bei akuter und chronischer Niereninsuffizienz ist die Harnstoffbehandlung kontraindiziert.

4. Kaliumsalze. Auch diese werden meist den osmotischen Diuretica zugerechnet, obgleich ihr Wirkungsmechanismus nicht einer reinen Filtrationsdiurese entspricht. Das Kalium wird peroral entweder als Liquor Kalii acetici oder als Kaliumchlorid zugeführt.

Auch die Verwendung von Kaliumsalzen ist bei gestörter Glomerulumfiltration kontraindiziert.

Solange eine Niereninsuffizienz nicht sicher ausgeschlossen werden kann, dürfen zur Einleitung einer osmotischen Diurese lediglich Lösungen von Zuckern verwendet werden, deren körpereigener Abbau sichergestellt ist (Glucose, Sorbit).

Präparate.

Saccharum amylaceum (DAB), Traubenzucker in 40%iger Lösung. Rp.: Sacchar. amylac. 40,0; aquae dest. ad 100,0; m. sterilisa! Dosierung im Kindesalter: Säuglinge 5 ml i.v.; Kleinkinder 10—20 ml i.v.; Schulkinder 20—40 ml i.v.; eventuell mehrmals täglich. *Sorbit* (DAB) in 40%iger Lösung.

Fertigpräparat: Tutofusin S 40; Zusammensetzung pro Liter: Sorbit 400 g, Rutin 200 g, Ascorbinsäure 200 mg, Na$^+$ 60 mval, Cl$^-$ 45 mval, Acetat 15 mval; Dosierung: Basisdosierung 140 ml/qm; Säugling 10 ml/kg; Kleinkind 6 ml/kg; Schulkind 5 ml/kg; Erwachsener 3 ml/kg; Gesamtmenge jeweils in 30 min infundieren entsprechend einer Infusionsgeschwindigkeit von 5 ml/qm/min, umgerechnet für Säuglinge 1,25 ml/min; Kleinkinder 2,50 ml/min; Schulkinder 5,00 ml/min; Erwachsene 9,00 ml/min.

Urea pura (DAB), Harnstoff, Dosierung: Säuglinge Ø; Kleinkinder 10—25 g/Tag; Schulkinder: 20—50 g/Tag. Wegen des schlechten Geschmackes in reichlich Wasser mit Zucker und Citronensaft oder in Honig oder Marmelade geben. Nach 3—5 Tagen ebensolange Pause einschieben.

Fertigpräparat: Ituran, Zusammensetzung: Urea 5 g, Kal. bicarb. 0,9 g, Acid. citr. 0,9 g, Tbl. zu 5 g, Dosierung: Säuglinge Ø; Kleinkinder 2 bis 5 Tbl.; Schulkinder 3—6 Tbl. Etwas besser verträglich als Urea pura.

Liquor Kalii acetici (DAB), enthaltend 33,3% Kaliumacetat. Rp.: Liq. Kal. acet., Liq. Calc. chlorat. ana 40,0; Aq. dest. ad 200,0; MDS. 3× tgl. 1 Kaffeelöffel für Kleinkinder und Schulkinder.

Fertigpräparate: Diukal, Zusammensetzung: Gemisch von Kaliumcitrat- und -bicarbonat mit 28% Kaliumgehalt. Handelsform: Granulat, 1 Teelöffel mit 7 g enthält etwa 2 g Kalium. Dosierung: Kleinkinder und Schulkinder täglich 2—3 Teelöffel in Wasser oder Fruchtsaft gelöst nach den Mahlzeiten. Kalinor, 1 Brausetablette enthält 2,05 Kaliumcitrat, 2 g Kaliumbicarbonat, 2,05 g Citronensäure, 1,9 g Zucker (Kaliumgehalt 1,56 g); Dosierung: Kleinkinder 3mal $^1/_2$ Tbl., Schulkinder 3mal 1 Tbl. aufgelöst in Tee oder Fruchtsaft nach den Mahlzeiten.

Xanthin—Diuretica

Eine Reihe diuretisch wirkender Substanzen leitet sich vom Xanthin (2,6-Dioxypurin) ab. Dazu gehören insbesondere das Coffein, das Theobromin und das Theophyllin.

Der diuretische Effekt der Xanthinderivate kommt auf verschiedenen Wegen zustande.

Neben einer Erhöhung der Nierendurchblutung und des Glomerulumfiltrats haben sie einen direkten tubulären Angriffspunkt. Die vermehrte Ausscheidung von Wasser, Chlorid und Natrium kommt auch ohne Filtraterhöhung

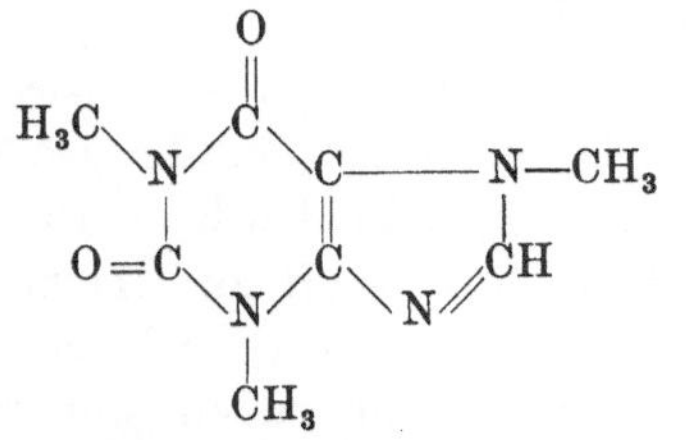

1,3,7-Trimethylxanthin = Coffein

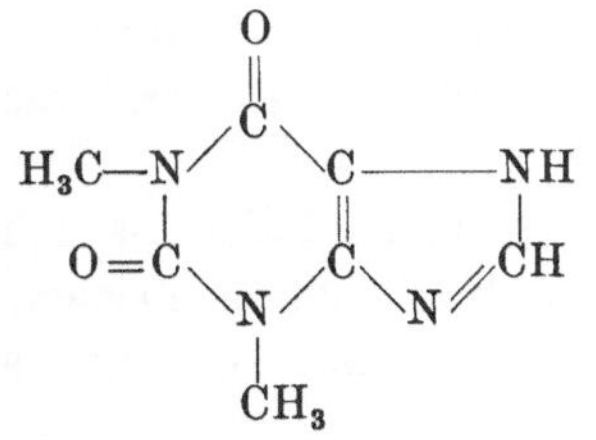

1,3-Dimethylxanthin = Theophyllin

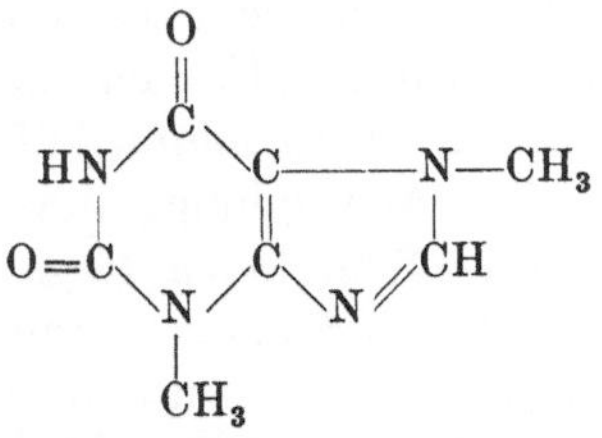

3,7-Dimethylxanthin = Theobromin

durch eine Hemmung tubulärer Fermentsysteme zustande. In geringerem Maße werden auch Kalium und Harnstoff vermehrt ausgeschieden.

Unter den Xanthinderivaten kommt dem Theophyllin die stärkste diuretische Wirkung zu, dann folgt Theobromin und schließlich Coffein.

Es ist ein Vorzug der Xanthinderivate, daß sie sowohl oral, rectal und parenteral verabreicht werden können. Die Resorption erfolgt in jedem Falle rasch. Bei intravenöser Verabreichung tritt die diuretische Wirkung kurze Zeit nach der Injektion ein. Im ganzen gesehen werden sie jedoch hinsichtlich ihres diuretischen Effekts von den Quecksilberverbindungen und den modernen Sulfonamidderivaten bei weitem übertroffen.

Indikationen. Auch heute erfreuen sich die genannten Xanthinderivate wegen ihrer geringen Toxicität in der Pädiatrie nach wie vor

großer Beliebtheit. Sie können in allen kindlichen Altersstufen Anwendung finden. Bei allen kardialen Stauungszuständen sind sie als Adjuvans der Glykosidtherapie gut geeignet. Sie können auch bei Nierenkrankheiten zur Diuresesteigerung dienen und sind hier lediglich bei Harnsperre und schweren Parenchymschäden kontraindiziert.

Nebenwirkungen. Bei oraler Gabe werden gelegentlich Unverträglichkeitserscheinungen im Sinne von Übelkeit, Erbrechen und Durchfällen beobachtet. Alle Xanthinderivate haben einen vasodilatierenden und zentralstimulierenden Effekt, der bei den genannten Indikationen durchaus erwünscht sein kann. Andererseits kann es bei Überdosierung zu Erregungszuständen, Unruhe und Krämpfen kommen. Beim Coffein, das eine besonders stark zentralerregende Wirkung besitzt, kann bei höherer Dosierung eine Hemmung der Diurese durch Vasoconstriction eintreten. Auf altersgemäße Dosierung und langsame Injektion ist daher vor allem bei intravenöser Verabreichung zu achten.

Präparate

Coffeinum (DAB, PH. I.). Anwendungsform: oral oder subcutan. Dosierung: Säuglinge 0,05/Tag; Kleinkinder 0,1—0,15/Tag; Schulkinder 0,15—0,25/Tag. Verteilt auf 2 bis 3 Einzelgaben!

Coffeinum et Natrii Benzoas (DAB, PH. I.). Anwendungsform: subcutan, besser intramuskulär; Dosierung: Säuglinge 0,03—0,05/Tag; Kleinkinder 0,1—0,15/Tag; Schulkinder 0,15 bis 0,2/Tag. Verteilt auf 2—3 Einzelgaben. Zur Injektion auch Amphiolen „MBK" oder Amp. „Woelm" 1 ml zu 0,25 g.

Coffeinum et Natrii Salicylas (DAB, PH. I.). Anwendung und Dosierung wie vorstehend.

Theobromino-natrium aceticum (DAB, PH. I.). Anwendungsform: oral und subcutan; Dosierung: Kinder (PH. II.): 0,03—0,05 pro Lebensjahr.

Theobromino-natrium salicylicum (DAB, PH. I.), Diuretin, Anwendungsform: oral oder subcutan: Dosierung: Säuglinge 0,05—0,1 g; Kleinkinder 0,1—0,25 g; Schulkinder 0,3—0,5 g.

Theophyllinum (DAB, PH. I.). Dosierung Kinder: 0,02—0,03 pro Lebensjahr oral oder rectal (PH. II.).

Theophyllino-natrium aceticum, Theophyllinum natricum et natrii acetas (PH. I.). Dosierung Kinder: 0,02—0,03 pro Lebensjahr intramusculär.

Theophyllin-Äthylendiaminum (DAB). Aminophyllinum (PH. I.) eine Mischung aus Theophyllin (75—82,5%) und Äthylendiamin (12,5 bis

13,8 %) (Euphyllin-[Byk-Gulden]). Anwendungsform: oral, rectal oder i.m., nur in Ausnahmefällen i.v., Handelsformen: Tbl. zu 0,1 g, Supp. zu 0,36 g, Amp. i.m. (2 ml) zu 0,36 g, Amp. i.v. (10 ml). Säuglinge: 2—3mal tgl. $^1/_4$ Tabl. bzw. 1—2mal tgl. 0,5 i.m.; Kleinkinder: 2—3mal tgl. $^1/_2$ Tabl. bzw. 1—2mal tgl. 1,0 i.m.; Schulkinder: 2—3mal tgl. 1 Tbl. bzw. 1—2mal tgl. 2,0 i.m. oder 1 Supp. tgl. rectal.

Deriphyllin R enthält 50% Theophyllin und 50% Diäthanolamin als Lösungsvermittler. Dosierung: siehe Euphyllin.

Diuretisch wirkende Drogenpräparate

Herzwirksame Drogen wie Adonis vernalis, Bulbus Scillae wirken bei kardialen Ödemen diuretisch durch Verbesserung der Herzleistung. Andere harntreibende Drogen wie Fruct. Juniperi, Rad. Ononidis, Rad. Levistici, Rad. Liquiritiae, Fol. Betulae, Cort. Fruct. Phaseol, Herba Violae tricolor, wirken durch ihren Gehalt an ätherischen Ölen. Diese sollen schon in geringen Dosen das Nierenepithel reizen; es kommt zu stärkerer Durchblutung und vermehrter Diurese.

Als milde wirkende Diuretica können derartige Kombinationspräparate bei Kindern jenseits des Säuglingsalters gut Verwendung finden. In der Form diuretischer Tees erfreuen sie sich vor allem in der ambulanten Praxis größerer Beliebtheit.

Species diureticae (DAB). Harntreibender Tee aus verschiedenen Drogen. Zubereitung wie bei schwarzem Tee.

Handelspräparate.
Diureticum (Urologicum) vegetabile Nattermann, Zusammensetzung: Fol. Orthos., Betul., Hb. Equis., Virgaur., Cort. Fruct. Phaseol., Fruct. Junip., Rad. Onon., Rhiz. Graminis, Hexamethylentetr., Exhaust. Fol. Uvae Ursi. Zubereitung wie bei schwarzem Tee. Diuretysat, Zusammensetzung: Ysat aus Bulbus Scillae, Fruct. Juniperi, Fol. Betulae. Zubereitung wie bei schwarzem Tee bzw. 3mal tgl. 1—2 Tbl.

Kationenaustauscher als Diuretica

Kationenaustauscher sind Kunstharze („Resine"), die die Eigenschaft haben, H^+-, K^+- und NH_4^+-Ionen gegen Na^+-Ionen auszutauschen. Bei oraler Zufuhr der Kunstharze wird das Natrium im Darm durch Ionenaustausch gebunden. Die Ödembildung wird also indirekt durch intestinalen Natriumentzug gebremst. Die meisten im Handel befindlichen Präparate sind Gemische, die so eingestellt

sind, daß ein zu starker Kaliumverlust bzw. das Auftreten einer Acidose vermieden werden.

Indikationen. Auch im Kindesalter wurden bei kardialen und nephrotischen Ödemen Kationenaustauscher auf Kunstharzbasis mit Erfolg angewandt.

Nebenwirkungen. Für eine wirkungsvolle Therapie ist die orale Zufuhr großer Dosen erforderlich. Das führt bei Kindern mehr noch als bei Erwachsenen oft zu Übelkeit, Erbrechen und Anorexie. Auch bei den modernen Mischpräparaten muß zudem immer mit zunächst nicht übersehbaren Elektrolytverschiebungen und Störungen des Säure-Basen-Gleichgewichts gerechnet werden. Eine sehr genaue Kontrolle des Elektrolythaushalts ist erforderlich.

Nur in Ausnahmefällen ist daher die Anwendung von Kationenaustauschern als Diureticum bei Kindern angezeigt und empfehlenswert.

Präparate

Natrantit. Chemische Zusammensetzung: Polystyrolsulfonsaures Kalium 35%, polystyrolsulfonsaures Ammonium 55%, Methylcellulose 10%. Anwendung: oral, Handelsform: Pulver in Beuteln zu 10 g. Dosierung Erwachsene: Zur Ödemausschwemmung 3 bis 6mal tgl. 10 g; als Erhaltungsdosis 2—4mal tgl. 10 g. Das Pulver wird in Flüssigkeit angerührt und unmittelbar vor oder während den Mahlzeiten verabreicht. Während der Behandlung sind Sulfonamide und salinische Abführmittel zu vermeiden. Kinder: Säuglinge Ø; Kleinkinder $^1/_3$ der Erwachsenendosis; Schulkinder $^1/_2$ der Erwachsenendosis. Eine genaue Überprüfung des Elektrolythaushalts während der Behandlung ist notwendig. Bei Lebercirrhose wird anstelle von Natrantit Natrantit L empfohlen, dieses enthält statt des Ammoniumsalzes mehrere Aminosäuren.

Quecksilberdiuretica

Quecksilberdiuretica haben unter allen einschlägigen Präparaten den stärksten diuretischen und saluretischen Effekt.

In den modernen Präparaten liegt das Quecksilber in komplexgebundener Form vor, so daß keine freien Quecksilberionen in Lösung gehen.

Der Angriffspunkt der Hg-Diuretica in der Niere ist der proximale Tubulus. Hier kommt es durch Enzymblockade zur Hemmung der Rückresorption von Chlorid, Natrium und Wasser. Die Kaliumausscheidung wird hingegen kaum beeinflußt. Die Diurese durch Quecksilberpräparate wird verstärkt durch Theophyllin, das in den meisten heutigen Handelspräparaten enthalten bzw. in das Molekül direkt eingebaut ist. Der Theophyllinzusatz bewirkt außerdem eine schnellere Resorption bei intramuskulärer Injektion. Die

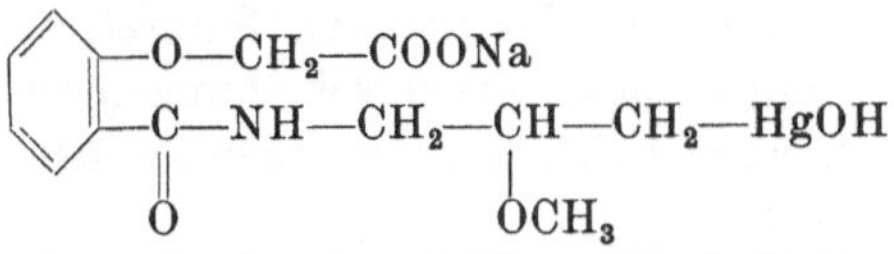

$$\text{(Benzolring)} \begin{cases} \text{—O—CH}_2\text{—COONa} \\ \text{—C—NH—CH}_2\text{—CH—CH}_2\text{—HgOH} \\ \quad \| \qquad\qquad\qquad | \\ \quad \text{O} \qquad\qquad\qquad \text{OCH}_3 \end{cases}$$

Natriumsalz der Quecksilber-salicyl-allylamid-
O-Essigsäure = (Mersalyl)

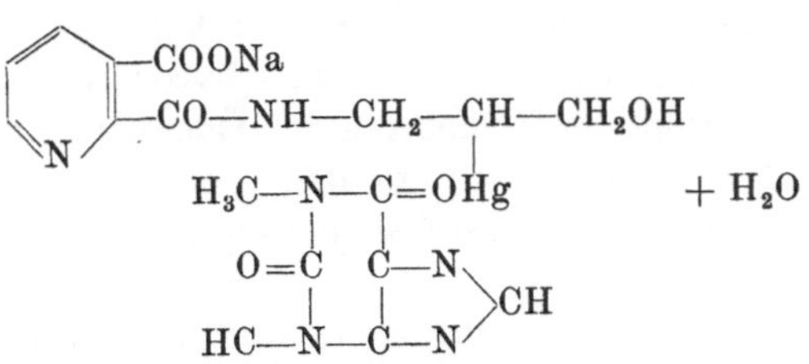

$$\text{(Pyridinring, N)} \begin{cases} \text{—COONa} \\ \text{—CO—NH—CH}_2\text{—CH—CH}_2\text{OH} \end{cases}$$

$$\text{H}_3\text{C—N—C=OHg} \qquad + \text{H}_2\text{O}$$
$$\text{O=C} \quad \text{C—N} \diagdown$$
$$\qquad\qquad\qquad\qquad \text{CH}$$
$$\text{HC—N—C—N} \diagup$$

Natriumsalz des Chinolinsäure-mono-oxypropylamid-mercuritheophyllins (Esidron)

Wirkung ist am besten bei acidotischer Stoffwechsellage, so daß sich die zusätzliche Gabe von Ammoniumchlorid als vorteilhaft erweisen kann.

Die intramuskuläre Verabreichung ist zu bevorzugen. Bei intravenöser Injektion kann es zu akuten Zwischenfällen durch toxische Herzschädigung kommen. Oral zu verabreichende Präparate wirken weniger prompt und führen häufiger zu gastrointestinalen Störungen. Die diuretische Wirkung beginnt etwa 3 Std nach der Injektion, erreicht nach 6 Std ihren Höhepunkt und dauert 24 Std an. Gewöhnung und Nichtansprechen sind selten.

Indikationen. Alle kardialen Ödeme und Stauungszustände im Kindesalter, soweit diese nicht durch Digitalisierung allein (!) zum Verschwinden gebracht werden können.

Bei Nephritiden und Nephrosklerosen ist die Anwendung der Quecksilberdiuretica kontraindiziert. Auch bei nephrotischen Ödemen wird ihre Verwendung von den meisten Autoren abgelehnt. Andere halten auch hier einen Versuch in therapierefraktären Fällen für berechtigt, zumal bei kurzfristiger Verabreichung im allgemeinen keine verstärkte Proteinurie beobachtet wird (REUBI).

Nebenwirkungen. In seltenen Fällen besteht eine Quecksilberüberempfindlichkeit. Sie ist durch vorherige intramuskuläre Verabreichung einer kleinen Testdosis auszuschließen.

Neben der akuten Quecksilbervergiftung spielt im Kindesalter die chronische Quecksilberintoxikation eine besondere Rolle. Alle organischen Quecksilberverbindungen müssen potentiell als toxisch betrachtet werden. Das gilt allerdings für die modernen Diuretica mit fester Quecksilberbindung nur in sehr beschränktem Maße. Nachdem aber heute quecksilberfreie Diuretica von ähnlicher Wirkung zur Verfügung stehen, sollte die Anwendung von Quecksilber-Diuretica bei Kindern auf Ausnahmen beschränkt bleiben.

Präparate.

Mersalyl, Mersalylum (PH. I.), Salicyl-(3-oxymercuri-2-methoxy-propyl)-amid-O-essigsaures Natrium. Salyrgan, die Salyrganlösung enthält: 10% Mersalyl und 5% Theophyllin. Anwendung: i.m., oral, rectal; Handelsformen: Amp. zu 1 und 2 ml 10%iger Lösung; Dragees (0,08 g Mersalyl + 0,04 g Theophyllin); Supp. (0,4 g Mersalyl + 0,2 g Theophyllin). Dosierung: Erwachsene 0,5 bis 2 ml der Salyrganlösung 1mal i.m., in Ausnahmefällen auch i.v. jeden 2. Tag. Zur Intervallbehandlung tgl. 1 Dragee oder jeden 2. Tag 1 Supp.; Kinder: Säuglinge ∅; Kleinkinder 0,25—0,5 ml; Schulkinder 0,5—1,0 ml. Bei Kindern kommt im allgemeinen nur die i.m. Anwendung der Salyrganlösung in Betracht.

Mercaptomerin, Thiomerin, Dinatriumsalz der N-(Carboxymethalmercaptomercuri-2-methoxy-propyl)-camphoramidsäure. Anwendung: i.v., i.m., subcutan; Handelsformen: Flasche mit 0,28 bzw. 1,4 g Thiomerinpulver, Amp. mit 2 bzw. 10 ml Aqua dest. Die Lösung ist instabil und muß frisch bereitet bzw. kühl gehalten werden. Dosierung: Erwachsene jeden 2. Tag 1—2 ml der Lösung; Kinder: Säuglinge ∅; Kleinkinder 0,25—0,5 ml; Schulkinder 0,5—1,0 ml. Auch bei Kindern ist die subcutane Verabreichung möglich.

Esidron, Natriumsalz des Chinolinsäure-mono-oxypropylamid-mercuritheophyllins. Anwendung: i.m. oder i.v.; Handelsform: Amp. zu 2 ml (= 0,14 g). Dosierung: Erwachsene jeden 2. Tag 1—2 ml i.m. oder i.v.; Kinder: Säuglinge ∅; Kleinkinder 0,25—0,5 ml; Schulkinder 0,5 bis 1,0 ml.

Quecksilberfreie Diuretica der Sulfonamidreihe

Carboanhydrasehemmer.

Die diuretische Wirkung der Sulfonamide ist seit langem bekannt. Ausschlaggebend für ihren diuretischen Effekt ist eine freie SO_2NH_2-Gruppe, wie z. B. beim Sulfanilamid. Die meisten heute für die antibakterielle Therapie verwendeten Sulfonamide sind allerdings an der SO_2NH_2-Gruppe weiter substituiert und haben daher keine diuretische Wirkung mehr. Eine erhebliche Steigerung der diuretischen Wirkung gegenüber dem Sulfanilamid ließ sich mit dem Acetazolamid (Diamox) durch Einführung der freien Sulfonamidgruppe in einen schwefelhaltigen heterocyclischen Ring erzielen.

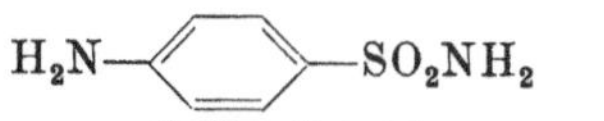

$$H_2N-\!\!\left\langle\;\right\rangle\!\!-SO_2NH_2$$

Sulfanilamid

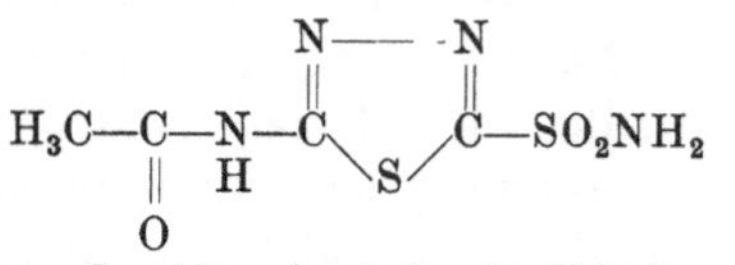

$$H_3C-\underset{\underset{O}{\|}}{C}-\underset{H}{N}-C\underset{S}{\overset{N\!-\!N}{\diagup\diagdown}}C-SO_2NH_2$$

Acetazolamid = Acetylaminothiadiazol-sulfonamid

Die diuretische Wirkung dieser Verbindungen beruht auf einer Hemmung der Carboanhydraseaktivität in den distalen Tubuluszellen. Dort werden Na^+-Ionen aus dem Urin gegen H^+-Ionen ausgetauscht, die in den Nierenepithelien aus Kohlensäure abgegeben werden. Normalerweise wird durch diesen Ionenaustauschmechanismus, der durch die Carboanhydrase gesteuert wird, mit dem Natrium Wasser rückresorbiert. Durch Hemmung der Carboanhydraseaktivität wird dagegen mit dem Natrium vermehrt Wasser ausgeschieden. Die Acetazolamid-Natriurese geht mit einer hohen Bicarbonatausscheidung einher, die durch Verminderung des Plasmabicarbonats zur Acidose führt. Der Harn wird alkalisch. Außerdem kommt es immer zu Kaliumverlusten, weil H^+-Ionen teilweise durch K^+-Ionen ersetzt werden. Nach längerer Acetazolamidanwendung kommt es daher gesetzmäßig zu einer *hyperchlorämischen Acidose mit Hypokaliämie*.

Das Acetazolamid wird meist oral verabreicht. Entsprechend seinem Sulfonamidcharakter verteilt es sich schnell im Organismus und wird bevorzugt renal ausgeschieden. Die Diurese beginnt jedoch erst etwa 6 Std nach der oralen Verabreichung und hält im allgemeinen nur 12 Std an. Die diuretische Wirkung des Acetazolamids ist selbstbegrenzt: Mit dem Einsetzen einer stärkeren Acidose widersetzt sich der Organismus weiteren Bicarbonatverlusten, und die Natriurese sistiert. — Als Diureticum muß das Acetazolamid dementsprechend kurzfristig bzw. intermittierend angewandt werden. Eine alternierende Anwendung mit einem der neueren Saluretica, die gegensinnige Elektrolytverschiebungen herbeiführen, erweist sich heute vielfach als Methode der Wahl.

Indikationen. Kardiale Ödeme, Cor pulmonale mit Ödemen, Rechtsinsuffizienz mit kompensierter Acidose. Als unterstützende Therapie bei der ACTH- bzw. Glucocorticoidbehandlung der Nephrose im Ödemstadium, und zwar kurzfristig zu dem Zeitpunkt der erwarteten Ödemausschwemmung in der 2. Behandlungswoche.

Versuchsweise zur Hemmung der Liquorsekretion beim Hydrocephalus internus (STENGER).

Interessanterweise wird Acetazolamid seit 1952 auch mit gutem Erfolg als Antiepilepticum bei Petit Mal-Anfällen im Kindesalter verwendet (BAMBERGER und MATTHES, CHAO und PLUMB). Die diuretische Wirkung des Acetazolamids spielt bei dieser Indikation jedoch allenfalls eine untergeordnete Rolle.

Entscheidend ist vermutlich der acidotische Effekt entsprechend der Wirkungsweise der ketogenen Diät. Auch ein direkter zentraler Angriffspunkt wird diskutiert. Als Antiepilepticum wird Acetazolamid kontinuierlich und langfristig verabreicht.

Gegenindikationen. Alle schweren Leberparenchymschäden (Komagefahr durch vermehrte Ammoniakbildung und Kaliumverlust); akute Glomerulonephritis; alle Krankheitszustände mit drohender Acidose oder Hypokaliämie.

Nebenwirkungen. Bei höherer Dosierung: Gelegentlich Schläfrigkeit und Parästhesien in den Extremitäten. Bei längerer Anwendung: Selten allergische Reaktionen und Thrombocytopenien. Immer aber muß mit den beschriebenen Elektrolytverschiebungen im Sinne einer *hyperchlorämischen Acidose* und *Hypokaliämie* gerechnet werden.

Mit Einführung der neuen Saluretica, die das Diamox in der diuretischen Wirkung weit übertreffen, wird es heute auch in der Pädiatrie seltener verwendet.

Präparate.

Acetazolamid, Diamox 2-Acetylamino-1,3,4-thiadiazol-5-sulfonamid. Anwendung: oral, i.m. oder i.v.; Handelsformen: Tbl. zu 250 mg; Trockenampullen zu 500 mg der Natriumverbindung. Man löst die Trockenampulle in 5 ml Aqua dest. Dosierung: Erwachsene 5 bis 30 mg/kg/Tag (bzw. 0,25—1,0 g/Tag); Kinder: Allgemeine Richtdosis 5—30 mg/kg/Tag.

Bei der erheblichen therapeutischen Breite des Medikaments können verbindliche Dosen für die einzelnen Altersstufen nicht angegeben werden. Im allgemeinen genügt, insbesondere bei Säuglingen und Kleinkindern, eine Tagesdosis von 5—10 mg/kg, die 1mal morgens zu verabreichen ist. Bei der Ödembehandlung soll die Therapie kurzfristig (2—3 Tage), intermittierend (alle 3 Tage) oder alternierend mit einem Salureticum (z. B. Hydrochlorothiazid) durchgeführt werden. Die diuretische Wirkung des Diamox ist selbstlimitiert.

Bei der Epilepsiebehandlung wird Diamox bei gleicher Dosierung gegebenenfalls über Monate zur Dauertherapie verwendet. Hierbei wird die Tagesdosis auf 4 Einzelgaben verteilt.

Die parenterale Verabreichung soll auf akute Fälle von Hirnödem und Glaukom beschränkt bleiben.

Saluretica

Als wesentlicher Fortschritt gegenüber dem Acetazolamid hat sich die Einführung weiterer Sulfonamid-Derivate erwiesen, bei denen ein prinzipiell anderer Wirkungsmechanismus die Diurese herbeiführt. Der erste klinisch wichtige Vertreter dieser Gruppe war das Chlorothiazid = 6-Chlor-7-sulfamyl-1,2,4-benzothiadiazin-1,1-dioxyd, dem einige Zeit später das noch wirksamere Hydrochlorothiazid folgte.

Das Chlorothiazid zeigt nur $^1/_{100}$ der carboanhydrasehemmenden Wirkung von Diamox. Dementsprechend sind auch die Kaliumverluste geringer. Hauptsächlich aber hat das Chlorothiazid die Fähigkeit, die tubuläre Rückresorption von Natrium und Chlorid zu erniedrigen. Diese Wirkung ist ähnlich, aber nicht identisch mit jener der Quecksilberdiuretica. Zweifellos beruht diese Wirkung auf der Hemmung eines von der Carboanhydrase verschiedenen Ferments.

Man bezeichnet derartige Diuretica als *Saluretica*, weil die Ausschwemmung von Natrium und Chlorid in annähernd äquimolarem Verhältnis erfolgt. Nach längerer Darreichung

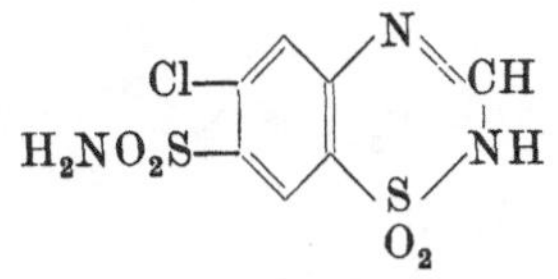

Chlorothiazid

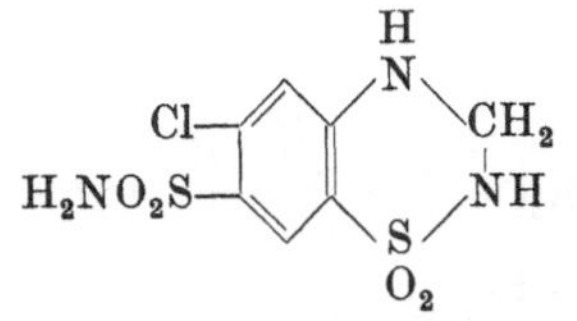

Hydrochlorothiazid

kommt es hier im Gegensatz zum Acetazolamid zu einer *hypochlorämischen Alkalose*. Die diuretische Wirkung ist durch den Eintritt der Alkalose jedoch nicht begrenzt, so daß eine kontinuierliche Dauermedikation möglich wird. Eine strenge Kochsalzeinschränkung ist hier unangebracht, da bei völligem Kochsalzentzug auch ein Rückgang der anfänglich sehr guten Diuresewirkung zu beobachten ist (PITTS, KRÜCK).

Das Hydrochlorothiazid ist noch wesentlich wirksamer als das Chlorothiazid. Mit $^1/_{20}$ der Dosis kann bereits die gleiche Wirkung erzielt werden. Die stärkere Wirkung ist jedoch klinisch nicht so wesentlich wie der noch geringere Kaliumverlust.

Eine weitere Wirkungssteigerung wurde durch die Einführung von Halogenen in das heterocyclische Sulfonamidmolekül erzielt. So entstanden durch Chloreinführung das *Trichlormethiazid* und das *Thiabutazid*.

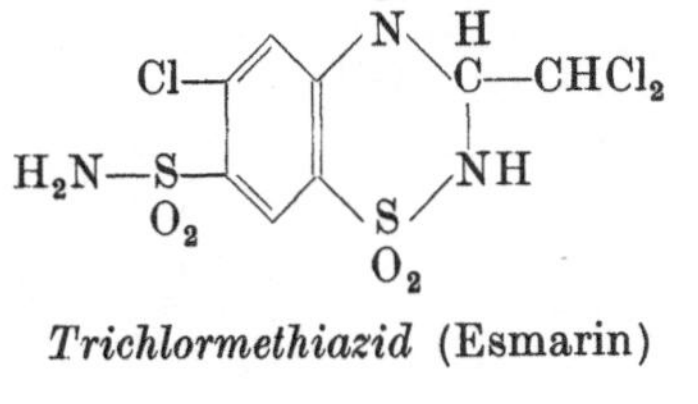

Trichlormethiazid (Esmarin)

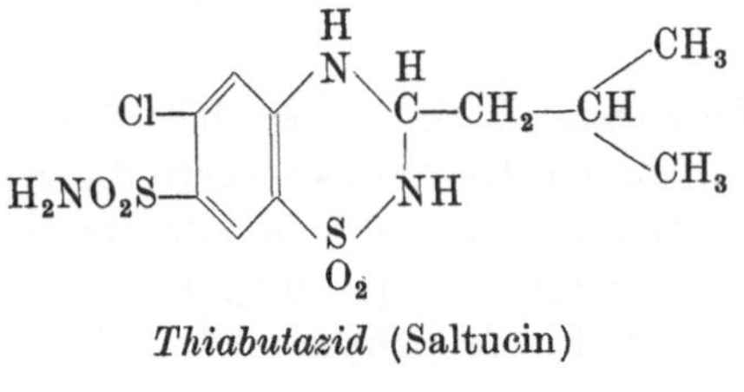

Thiabutazid (Saltucin)

Zu den halogenierten Diuretica der Sulfonamidreihe gehört weiterhin das Hydroflumethiazid, sowie sein wesentlich wirksameres Benzylderivat, das Benzydroflumethiazid.

Hydroflumethiazid (Rodiuran)

Benzydroflumethiazid (Benzylrodiuran)

Durch Einführung einer Cyclopenthylmethylgruppe in das Hydrochlorothiazidmolekül kam man zum *Cyclopenthiazid* (Navidrex). Hinsichtlich der Natriurese ist dieser Stoff etwa 100mal stärker wirksam als das Hydrochlorothiazid. Die Zeichen der Carboanhydrasehemmung treten bei ihm noch weiter zurück.

Ein chemisch etwas anders aufgebautes Sulfonamid, das aber gleichfalls über eine freie SO_2NH_2-Gruppe verfügt, ist das Chlorthalidon (Hygroton). Das Präparat zeichnet sich durch eine besonders ausgesprochene Langzeitwirkung aus.

Cyclopenthiazid (Navidrex)

Chlorthalidon (Hygroton)

Furosemid (Lasix) unterscheidet sich chemisch von den Quecksilber-Verbindungen und den Thiaziden, obwohl es eine Sulfamoylgruppe besitzt. Die Wirkung auf die renale Wasser- und Natriumausscheidung ist stärker als die aller derzeit im Handel befindlichen Saluretica. Furosemid wirkt schnell und relativ kurz. Bemerkenswert ist, daß der diuretische Effekt auch bei stark verminderter glomerulärer Filtration auftritt, und daß Furosemid häufig bei Patienten wirkt, die gegen andere Diuretica resistent sind. Ein Vorteil ist, daß es oral und parenteral verabreicht werden kann.

Furosemid (Lasix)

Die *Triazine* sind quecksilberfreie Diuretica ohne Sulfonamidgruppe. In ihrem Wirkungsmechanismus ähneln sie den Sulfonamidsaluretica, sie führen jedoch nicht zu vermehrter K-Ausscheidung. Das Triazinderivat *Orpidan* hat sich in der Kinderheilkunde bewährt.

N-p-Chlorphenyl-2,4-diamino-S-triazinhydrochlorid (Orpidan)

Indikationen. Die Anwendung der genannten Saluretica ist praktisch bei allen nephrogenen, hepatogenen und kardialen Ödemen im Kindesalter indiziert. Im Gegensatz zum Diamox stellen Störungen des Säure-Basen-Gleichgewichts keine Gegenindikation dar.

Kontraindiziert ist hingegen ihre Anwendung bei frischer Glomerulonephritis, bei Anurie und bei schweren Leberparenchymschäden. Außerdem ist Vorsicht geboten bei Diabetes mellitus und harnsaurer Diathese.

Auf eine besondere Indikation im Kindesalter wurde von Rodeck et al. hingewiesen. Sie verwendeten sowohl Esidrix wie Hygroton bei akuten Krankheitszuständen, bei denen ein akutes Hirnödem zu vermuten war (Encephalitis, toxische Grippe, Hydrocephalus). Sie sahen dabei in der Mehrzahl der Fälle einen günstigen Effekt im Sinne einer Aufhellung des Bewußtseins, Temperatursenkung und Nachlassen der Krämpfe. Diese günstigen Behandlungserfolge bei den genannten Indikationen hat Reimold auch mit Lasix erreicht.

Im frühen Säuglingsalter ist die Wirkung der Saluretica weniger überzeugend. Möglicherweise geben die noch nicht voll ausgereiften tubulären Fermentsysteme den Medikamenten nicht den geeigneten Angriffspunkt.

Neuerdings werden die Saluretica auch zur Behandlung des Diabetes insipidus empfohlen; und zwar sowohl bei zentraler wie auch bei renaler Genese der Erkrankung. Sie haben hier eine paradoxe, d. h. antidiuretische Wirkung. Bei Anwendung der Diuretica sinkt infolge der Kochsalzausschwemmung der osmotische Plasmadruck ab. Dadurch läßt das von den Osmoreceptoren vermittelte Durstgefühl nach. Die Wasseraufnahme und auch die Wasserabgabe werden dementsprechend geringer. Der Effekt ist besonders gut, wenn gleichzeitig die Kochsalzzufuhr eingeschränkt wird. Eine Intervallbehandlung mit Saluretica ist beim Diabetes insipidus zu empfehlen, wenn der Patient zeitweise von einer Behandlung mit ADH abgesetzt werden soll, oder wenn Sondersituationen (Reisen usw.) zu überbrücken sind.

Nebenwirkungen und Toxicität. Toxische Erscheinungen sind bei allen genannten Saluretica praktisch kaum zu befürchten. Allergische Reaktionen sind sehr selten. Unverträglichkeitserscheinungen werden im allgemeinen nur bei überhoher Dosierung beobachtet.

Alle Saluretica haben eine mehr oder weniger deutliche antihypertone Wirkung, die im Erwachsenenalter therapeutisch ausgenutzt wird. Im Kindesalter ergibt sich hierfür nur selten eine Gelegenheit. Wichtig ist, daß die blutdrucksenkende Wirkung nur bei Hypertension beobachtet wird. Bei normotonem Blutdruck ist auch nach längerer Verabreichung keine Kollapsgefahr gegeben.

Hinsichtlich der Dosis, die zur Auslösung einer Diurese erforderlich ist, bestehen zwischen den einzelnen Saluretica zum Teil erhebliche Unterschiede. Therapeutisch ergibt sich daraus aber im wesentlichen nur ein Unterschied in der Tablettengröße. Bei entsprechender Dosierung muß bei allen genannten Präparaten früher oder später mit dem Auftreten einer hypochlorämischen Alkalose mit *Hypokaliämie* gerechnet werden. Eine ausreichende diätetische bzw. medikamentöse Kalium-Substitution unter Überwachung des Elektrolythaushalts ist daher die wichtigste

Voraussetzung für eine störungsfreie Anwendung dieser Diuretica.

Präparate

Chlorothiazid, Chlotride, 6-Chloro-7-sulfamyl-1,2,4-benzo-thiazin-1,1-dioxyd. Anwendung: oral; Handelsform: Tbl. zu 0,5 g. Dosierung: Erwachsene 3,5—15 mg/kg/Tag (bzw. 0,25—1,0 g/Tag); Kinder: Generell muß das Chlorothiazid etwa 10mal höher dosiert werden als Hydrochlorothiazid, um die gleiche diuretische Wirkung zu erzielen, das gilt auch für das Kindesalter. Da aber das Chlorothiazid bei entsprechender Dosierung zu größeren Kaliumverlusten führt als das Hydrochlorothiazid, ist letzterem bei Kindern der Vorzug zu geben.

Hydrochlorothiazid, Esidrix, 6-Chloro-7-Sulfamyl-3,4-dihydro-1,2,4-benzothiadiazin-1,1-dioxyd. Anwendung: oral, rectal, i.m. (nicht i.v.!); Handelsformen: Tbl. zu 25 mg; Supp. zu 50 mg; Amp. (2 ml) zu 50 mg. Dosierung: Erwachsene 0,35—1,5 mg/kg/Tag (bzw. 25—100 mg/Tag); Kinder: Säuglinge 0,35 bis 0,7 mg/kg; Kleinkinder 0,35—1,5 mg/kg; Schulkinder 0,35—1,5 mg/kg. Bei der erheblichen therapeutischen Breite des Medikaments ist die Dosierung und Behandlungsdauer den Gegebenheiten des Einzelfalles anzupassen. Die Tagesdosis wird am besten morgens auf einmal verabreicht. Die Applikation kann täglich erfolgen, jedoch kann im allgemeinen bald auf eine intermittierende Verabreichung (z. B. jeden 2. Tag) übergegangen bzw. die Tagesdosis reduziert werden. Die parenterale Verabreichung ist auf Sonderfälle (z. B. akutes Hirnödem) zu beschränken. Bei Dauerbehandlung ist für eine ausreichende diätetische oder medikamentöse Kaliumzufuhr zu sorgen.

Trichlormethiazid, Esmarin, 3-Dichlor-methyl-6-chlor-7-sulfamyl-3,4-dihydro-1,2,4-benzothiadiazin-1,1-dioxyd. Anwendung: oral; Handelsform: Tbl. zu 4 mg. Dosierung: Erwachsene 0,03 bis 0,1 mg/kg/Tag (bzw. 2—8 mg/Tag). Die Tagesdosis wird in zwei Einzeldosen morgens und mittags verabreicht. Nach Einsetzen der Wirkung kann die Dosis reduziert bzw. auf Intervallbehandlung übergegangen werden. Auf ausreichende Kaliumzufuhr ist zu achten. Kinder: Dosisangaben für das Kindesalter auf Grund klinischer Erfahrungen fehlen bisher.

Thiabutazid; Isobutylhydrochlorothiazid, Saltucin 6-Chlor-7-sulfamyl-3-isobutyl-3,4-dihydro-1,2,4-benzothiadiazin-1,1-dioxyd. Anwendung: oral; Handelsform: Tbl. zu 5 mg. Dosierung: Erwachsene 0,075—0,15 mg/kg/Tag (bzw. 5—10 mg/Tag; Kinder: Für das Kindesalter existieren bisher keine Dosisangaben, die sich auf größere klinische Erfahrung beziehen. Da die Saltucinwirkung mit der von Hydrochlorothiazid qualitativ identisch, quantitativ jedoch 5mal stärker ist, wären bei Kinderdosen jeweils etwa $^1/_5$ der Hydrochlorothiaziddosen anzuwenden.

Hydroflumethiazid, Rodiuran, 6-Trifluormethyl-7-sulfamyl-3,4-dihydro-1,2,4-benzothiadiazin-1,1-dioxyd. Anwendung: oral; Handelsform: Tbl. zu 25 mg. Dosierung: Erwachsene 0,35—1,5 mg/kg/Tag (bzw. 25—100 mg/Tag). Im allgemeinen werden morgens und mittags 1 bis 2 Tabletten zur Diuresetherapie gegeben. Nach der Ausschwemmung kann man die Einzeldosen über den Tag verteilen. Tagesmenge 1—3 Tabletten. Bei Dauertherapie wöchentlich zwei medikamentfreie Tage mit kaliumreicher Diät. Kinder: Für das Kindesalter existieren bisher keine Dosisangaben, die an einem größeren Krankengut gewonnen wurden. Da aber im Erwachsenenalter hinsichtlich der Dosierung die gleichen Angaben gelten wie für das Hydrochlorothiazid, kann auch im Kindesalter entsprechend dosiert werden.

Benzydroflumethiazid, Benzyl-Rodiuran, 3-Benzyl-6-trifluormethyl-7-sulfamyl-3,4-dihydro-1,2,4-benzothiadiazin-1,1-dioxyd. Anwendung: oral; Handelsform: Dragees zu 5 mg und 400 g Kaliumchlorid. Dosierung: Erwachsene 0,1 bis 0,15 mg/kg/Tag (bzw. 5—10 mg/Tag). Zur Einleitung der Diurese wird bei Erwachsenen im allgemeinen morgens und mittags je ein Dragee verabreicht, später kann die Dosis reduziert werden. Kinder: Weil es sich um Dragees handelt, die nicht teilbar sind, ist das Präparat nur für ältere Kinder, vom 12. Lebensjahr an, in einer Dosierung von 1, höchstens 2 Dragees täglich geeignet.

Cyclopenthiazid, Navidrex, 3-Cyclopentylmethyl-6-chlor-7-sulfamyl-3,4-dihydro-1,2,4-benzothiadiazin-1,1-dioxyd. Anwendung: oral; Handelsform: Tbl. zu 0,5 mg. Dosierung: Erwachsene 0,007—0,014 mg/kg/Tag (bzw. 0,5—1,0 mg/Tag). Die Tagesdosis soll morgens nach dem Frühstück auf einmal gegeben werden. Nach Einsetzen der Diurese kann die Dosis reduziert bzw. auf Intervallbehandlung übergegangen werden. Die Kost soll kaliumreich sein, eine medikamentöse Kaliumsubstitution ist im allgemeinen nicht erforderlich. Kinder: Genauere Dosierungsangaben auf Grund klinischer Erfahrungen fehlen bisher. Jedoch erscheint die Anwendung dieses Salureticums auch im Kindesalter erfolgversprechend, weil es bei starker diuretischer Wirkung die Kaliurese nur in geringem Maße beeinflussen soll.

Chlorthalidon, Hygroton, 1-Oxo-3-(3'-Sulfamyl-4'-Chlorphenyl)-3-Hydroxy-isoindolin. Anwendung: oral; Handelsform: Tbl. zu 100 mg. Dosierung: Erwachsene 1,5—3,0 mg/kg/Tag (bzw. 100—200 mg/Tag); Kinder: Säuglinge 2—4 mg/kg; Kleinkinder 1,5—3 mg/kg; Schulkinder 1,5—3 mg/kg. Entsprechend der Langzeitwirkung des Präparats ist die Tagesdosis morgens nach dem Frühstück auf einmal zu geben. Nach 3—5 Tagen kann im allgemeinen auf eine Intervallbehandlung übergegangen werden. Der Kaliumhaushalt ist zu überwachen.

Furosemid, Lasix, 4-Chlor-N-(2-furylmethyl)-5-sulfamyl-anthranilsäure. Anwendung: oral, i.m., i.v. Handelsformen: Tbl. zu 40 mg; Amp. (2 ml) zu 20 mg. Dosierung: Erwachsene 0,5 bis 3,0 mg/kg/Tag (bzw. 40—240 mg/Tag), wenn nötig auch mehr; Säuglinge, Kleinkinder, Schulkinder 0,5—3,0 mg/kg/Tag. Furosemid besitzt eine große Wirkungsreserve (maximal wirksame Dosis größer als 400 mg). Die Einzeldosis und die Tagesdosis ist bis zum Eintritt des gewünschten Erfolges zu steigern. Die Tagesdosis soll am besten in 2—3 Gaben aufgeteilt werden, da so oft ein stärkerer diuretischer Effekt zu erzielen ist, als wenn die Tagesdosis auf einmal gegeben wird, jedenfalls im Bereich höherer Dosen (mehr als 120 mg). Nach anfänglicher täglicher Gabe kann im allgemeinen bald auf eine intermittierende Verabreichung übergegangen bzw. die Tagesdosis reduziert werden. Das Präparat soll parenteral verabreicht werden, wenn die orale Applikation nicht möglich oder die Resorption aus dem Magen-Darmtrakt fraglich ist und besonders, wenn ein sofortiger Wirkungseintritt notwendig ist (z. B. akutes Lungenödem, Hirnödem).

Orpidan, N-p-Chlorphenyl-2,4-diamino-s-triazinhydrochlorid. Anwendung: oral, rectal; Handelsformen: Tbl. zu 25 mg; Supp. zu 150 mg. Dosierung: Erwachsene 1—2 mg/kg/Tag (bzw. 75—150 mg/Tag). Kinder: Säuglinge 4—6 mg/kg; Kleinkinder 3 mg/kg; Schulkinder 2 mg/kg. Die Tagesdosis wird auf 2 bis 4 Einzelgaben verteilt, bei längerer Darreichung kann auf Intervallbehandlung übergegangen werden. Man gibt dann 1—2mal wöchentlich die anfängliche Tagesdosis.

Aldosteron—Antagonisten als Diuretica

Die *Spirolactone*, die 1957 von CELLA und KAGAWA entdeckt wurden, hemmen die natriumretinierende Wirkung des Aldosterons und führen damit zu einer vermehrten Wasser- und Natriumausscheidung. Ihre pharmakologische Sonderstellung unter allen neueren Diuretica ergibt sich aus der Tatsache, daß sie *keine Kaliurese* bewirken und damit auch nach längerer Verabreichung keine Gefahr einer Hypokaliämie besteht.

Für den klinischen Gebrauch hat sich ein Spirolactonabkömmling mit dem Handelsnamen Aldactone besonders bewährt.

3'-(3-Oxo-7α-acetylthio-17β-hydroxy-4-androsten-17α-yl)-propionsäure-γ-lacton = (Aldactone)

Aldactone wird oral verabreicht. Seine diuretische Wirkung tritt erst mehrere Tage nach Therapiebeginn ein und hält auch noch längere Zeit nach Absetzen des Medikaments an.

Indikationen. Alle pathologischen Wasserretentionen, die mit ausgeprägtem Hyperaldosteronismus einhergehen; in erster Linie Lebercirrhose mit Ascites, bei der fast immer eine Hypokaliämie auftritt. Auch beim nephrotischen Syndrom besteht so gut wie immer ein sekundärer Hyperaldosteronismus. Bei kindlichen Nephrosen kann durch Spirolacton allein eine Ödemausschwemmung erzielt werden (VERLIAC). Eine noch bessere diuretische Wirkung wird durch Kombination mit einem Chlorothiazid erreicht, da der Angriffspunkt der Spirolactone im distalen Nephron liegt, während die Saluretica vorwiegend in den proximalen Abschnitten der Nierentubuli angreifen (MALLET et al.). Es handelt sich dabei jedoch um eine symptomatische Therapie, die die Glukocorticoidbehandlung der Nephrose nicht überflüssig macht. Auch die Ödeme der Frühgeborenen sprechen auf Spirolactone an.

Gegenindikationen. Hyperkaliämie. Bei verminderter Aldosteronausschüttung ist Aldactone unwirksam.

Nebenwirkungen. Toxische Wirkungen sind bisher nicht bekannt geworden. Selten treten Hautexantheme auf. Die Hauptgefahr besteht in einer möglichen Hyponatriämie, wenn die Salzausscheidung die Wasserausscheidung übertrifft.

Präparate

Spironolactone, Aldactone, 3'-(3-Oxo-7α-acetylthio-17β-hydroxy-4-androsten-17α-yl)-propionsäure-γ-lacton. Anwendung: oral; Handelsform: Tbl. zu 100 mg. Dosierung: Erwachsene im allgemeinen 400—600 mg/tgl., d. h. 6—9 mg/kg/Tag. In Sonderfällen können auch Tagesdosen von 15—20 mg/kg/Tag über längere Zeit verabreicht werden. Kinder: Allgemeine Richtdosis für alle Altersstufen 6 bis 12 mg/kg/Tag. Die Tagesdosis ist in 3—4 Einzeldosen über den Tag zu verteilen. Die individuell notwendigen Dosen schwanken erheblich. Mit dem Wirkungseintritt kann erst nach 3 bis 5 Tagen gerechnet werden. Tagesdosen über 200 mg wurden auch von Kleinkindern über Wochen ohne Nebenwirkungen vertragen. Die Kombination von Aldactone mit einem Salureticum kann die diuretische Wirkung erheblich steigern.

1 Dragée Aldactone-A (25 mg) ist wirkungsgleich mit 1 Tablette Aldactone der bisherigen Form (100 mg).

Antidiuretica

Streng genommen ist nur das Hypophysenhinterlappenhormon (ADH) als echtes Antidiureticum zu bezeichnen. Nach den heutigen Vorstellungen vollzieht sich die physiologische Diurese im Nierenmark nach dem Haarnadelgegenstromprinzip. Das antidiuretische Hormon greift erst im distalen Teil des Nephron in diesen Vorgang ein, indem es durch Veränderung der Membranpermeabilität der Sammelrohre die passive Reabsorption von Wasser ermöglicht (WIRZ).

Darüber hinaus gibt es zahlreiche Pharmaka, die indirekt über eine Vermehrung der Abgabe von Hypophysenhinterlappenhormon eine Einschränkung der renalen Wasserausscheidung herbeiführen; dazu gehören Narkotica, Barbitursäurederivate, Morphium und auch Nicotin. Eine therapeutische Bedeutung kommt der antidiuretischen Wirkung dieser Medikamente jedoch nicht zu. In der praktischen Therapie des Diabetes insipidus neurohormonalis wird das antidiuretische Hormon selbst verwendet.

Da es bei oraler Verabreichung unwirksam ist, muß es in wäßriger Lösung oder als Depotpräparat injiziert werden. Für die Dauertherapie bedeutet die Verwendung eines Hormonschnupfpulvers einen wesentlichen Vorteil.

Darüber hinaus kann heute beim Diabetes insipidus die paradoxe antidiuretische Wirkung der modernen Saluretica (s. oben) therapeutisch eingesetzt werden, und zwar nicht nur beim neurohormonalen, sondern auch beim pitressinresistenten renalen Diabetes insipidus. (CENANI u. FRIEDERISZICK).

Im weiteren Sinne sind auch die salzretinierenden Mineralocorticoide der Nebenniere (DOCA, Aldosteron) den antidiuretischen Pharmaka zuzurechnen. Über ihren Wirkungsmechanismus und ihre therapeutische Anwendung wird auf S. 284 berichtet.

Präparate

Vasopressin, Iniectio Vasopressini (PH. I.), 1 ml = 10 IE.

Tonephin, Hormonpräparat aus dem Hypophysenhinterlappen. Anwendungsform: i.m. oder als Schnupfpulver; Handelsform: Amp. zu 1 ml (5 IE); Schnupfpulver: 1 Prise entspricht etwa 25 IE; Dosierung: Die Einstellung mit 1—2 i.m.-Injektionen pro Tag muß in jedem Einzelfall individuell erprobt werden (0,1—1,0 ml 2mal tgl.). Als Dauerbehandlung des Diabetes insipidus tgl. 3 bis 5 Prisen des Schnupfpulvers.

Pituigan, Hypophysenhinterlappen-Extrakt. Anwendung: i.m. oder als Schnupfpulver; Handelsform: Amp. zu 1 ml (3 IE) oder forte: (6 IE); Pulver: 1 Prise entspricht etwa 30 IE; Dosierung: wie bei Tonephin.

Depot-Präparat: *Pitressin-Tannat* in öliger Suspension. Anwendung: i.m. (niemals i.v.); Handelsform: Amp. (1 ml) zu 5 IE; Dosierung: 1mal tgl. 3—5 IE (0,6—1 ml). Die Dosis muß in jedem Einzelfall individuell erprobt werden.

Literatur

BAMBERGER, PH., u. H. MATTHES: Anfälle im Kindesalter. Basel u. New York: S. Karger 1959.

BERNARD, R., P. MAESTRAGGI et P. CASTERET: L'acétazolamide facteur déclenchant de la diurèse dans la néphrose lipoïdique. Pédiatrie **12**, 92 (1957).

BRACHARZ, H., H. LAAS u. G. BETZIEN: Über die Wirkung von Aldosteronantagonisten auf den erhöhten Blutdruck. Med. Klin. **57**, 233 (1962).

BRECHT, W., u. H. SCHNEIDER: Die kombinierte Behandlung mit einem Spirolactonderivat und einem Salureticum, ein Beitrag zur Ödemtherapie. Med. Welt Nr. 5, 235 (1962).

CELLA, J. A., and C. M. KAGAWA: Steroidal lactones. J. Amer. chem. Soc. **79**, 4808 (1957).

CENANI, A., u. F. K. FRIEDERISZICK: Familiärer renaler Diabetes insipidus. Z. Kinderheilk. **88**, 318, 329 (1963).

CHAO, D. H., and R. L. PLUMB: Diamox in epilepsy. A critical review of 178 cases. J. Pediat. **58**, 211 (1961).

DYKE, H. B. VAN: Antidiuretic hormone and antidiuretic agents. In V. A. DRILL, Pharmacology in medicine, 2. Aufl., S. 609. New York: McGraw-Hill Book Comp. 1958.

FABRE, J.: Ödeme und ihre Behandlung. Docum. Geigy, Acta clin. Nr. 1. Basel 1961.

FRIEDERISZICK, F. K., u. E. HOFFECKER: Die Prednisontherapie der Nephrose im Kindesalter. Med. Klin. **51**, 1260 (1956).

GAUNT, R.: Comparative studies on the pharmacological effects of new diuretics. In: Diurese und Diuretica. Ein internationales Symposion, S. 170. Berlin-Göttingen-Heidelberg: Springer 1959.

GAYER, J., u. W. KAUFMANN: Zur Therapie des Diabetes insipidus mit Salidiuretica. Dtsch. med. Wschr. **86**, 1256 (1961).

HANDLEY, C. A.: Diuretics. In V. A. DRILL, Pharmacology in medicine, 2. Aufl., S. 589. New York: McGraw-Hill Book Co 1958.

HAVARD, C. W. H.: Hydrochlorothiazide and Diabetes insipidus. Lancet **1960 I**, No 7125, 650.

HELWIG, B.: Moderne Arzneimittel. Stuttgart: Wissenschaftliche Verlagsgesellschaft 1959.

HERTL, M.: Indikation und Erfahrungen mit Aldactone (Spirolactone) beim nephrotischen Syndrom im Kindesalter. In: Klinische Anwendung der Aldosteron-Antagonisten, S. 61. Stuttgart: Georg Thieme 1962.

IVANY, J.: Die Aldosteron-Antagonisten. Dtsch. med. J. **12**, 554 (1961).

JAHRMÄRKER, H.: Allgemeine Nebenwirkungen der diuretischen Therapie. In: Diurese und Diuretica. Ein Internationales Symposion, S. 191. Berlin-Göttingen-Heidelberg: Springer 1959.

KATZ, R. A.: Intravenous urea in therapy of increases intracranial pressure with lead encephalopathie. New Engl. J. Med. **262**, 870 (1960).

KLINKE, K.: Zur Behandlung von Ödemen, anurischen Zuständen und tubulären Insuffizienzen. Kinderärztl. Prax. **24**, 359 (1956).

KOCZOREK, KH. R.: Die aldosteron-antagonistischen Spirolaktone. Grundlagen ihrer Indikation und Anwendung. Internist (Berl.) **2**, 640 (1961).

KRÜCK, F.: Sulfonamide als Diuretica. Med. Welt Nr 2, 87 (1960).

— Aldosteron und Aldosteron-Antagonisten. Med. Welt Nr 13, 687 (1962).

— KH. R. KOCZOREK u. G. BETZIEN: Klinische Anwendung der Aldosteron-Antagonisten. Stuttgart: Georg Thieme 1962.

KUSCHINSKY, G.: Taschenbuch der modernen Arzneibehandlung, 3. Aufl. Stuttgart: Georg Thieme 1963.

LINKE, A.: Die Behandlung des Diabetes insipidus mit saluretischen Sulfonamiden. Med. Welt Nr 18, 968 (1960).

MALLET, R., R. BOUCHARD, F. PRIEUR et J. GUÉDON: Traitement de certains oedèmes néphrotiques par l'association de chlorothiazide et d'une spirolactone. Arch. franç. Pédiat. 18, 504 (1961).

MÜLLER, H.: LUST-PFAUNDLER-HUSLER, Krankheiten des Kindesalters, 22. Auf. München u. Berlin: Urban & Schwarzenberg 1962.

MULLER, A. F., and C. M. O'CONNOR: Aldosterone. An international symposium. London: Churchill Ltd. 1958.

PATZER, H.: Klinische Erfahrungen mit einem neuen quecksilberfreien Diureticum (Orpidan) bei Kindern. Med. Klin. 53, 1826 (1958).

PITTS, R. F.: Physiologie und Pharmakologie des Ionenaustauschs in der Niere. In: Diurese und Diuretica. Ein internationales Symposion, S. 143. Berlin-Göttingen-Heidelberg: Springer 1959.

RAPPALINI, C., and J. J. MURTACH: The oedema of the premature, baby, its vinculation with aldosterone. The action of spirolactones. X. Internat. Kinderärztekongr., Lissabon 1962.

REIMOLD, E.: Untersuchungen und klinische Erfahrungen mit Furosemid bei Säuglingen und Kindern. Arch. Kinderheilk. 172, 6 (1965).

—, H. D. GAIGALAT u. H. RODECK: Zur Anwendung eines hochwirksamen neuen Diureticums (Hydrochlorothiazid) in der Kinderheilkunde. Kinderärztl. Prax. 28, 112 (1960).

REIMOLD, E., u. H. RODECK: Klinische Erfahrungen bei Ödemkrankheiten im Kindesalter mit einem neuartigen Langzeitdiureticum (Hygroton). Arch. Kinderheilk. 165, 113 (1961).

REUBI, F.: Die Anwendung von Diuretica bei Nierenkrankheiten. In: Diurese und Diuretica. Ein Internationales Symposion, S. 276. Berlin-Göttingen-Heidelberg: Springer 1959.

— Symposion über Chlorothiazid in der Medizin. Ther. Umsch. 16, 1 (1959).

RODECK, H.: Diabetes insipidus centralis unter besonderer Berücksichtigung der Spätprognose. Med. Welt 41, 2096 (1961).

—, u. E. REIMOLD: Die neuen quecksilberfreien Diuretica der Sulfonamid-Reihe. Arch. Kinderheilk. 165, 1 (1961).

SARRE, H.: Nierenkrankheiten, 2. Aufl. Stuttgart: Georg Thieme 1959.

SCHEMM, F. R., J. A. LAYNE and E. E. QUALLS: Adjuvants to hormonal therapy in the nephrotic syndrome. Int. Rec. Med. 170, 11 (1957).

STENGER, K.: Behandlung des Hydrocephalus mit Diamox. 8. Internat. Kinderärztekongr., Kopenhagen 1956.

VERLIAC, F.: Traitement du syndrome néphrotique par une spirolactone. Thérapeutique 37, 713 (1961).

WETZEL, H.: Saluretica in der Herz-Kreislaufbehandlung. Med. Klin. 57, 167 (1962).

WILSON, G. M.: Modern diuretics. Prescribers Journal, London, S. 55 (1962).

WIRZ, H.: Das Prinzip des Haarnadelgegenstromsystems. In: Nierensymposion Göttingen 1959, S. 101. Stuttgart: Georg Thieme 1960.

Stoffwechsel

Die Praxis der parenteralen Ernährung einschließlich der intravenösen Fettgabe

Von G.-W. Schmidt, Gießen

Seit 1896 kam die Infusion einer 5%igen (isotonischen) Glucoselösung als „die klassische Form der parenteralen Ernährung in engerem Sinne" (Kühnau) in Gebrauch. Jedoch erst rund 40 Jahre später gewann sie an Bedeutung, nachdem in den dreißiger Jahren sowohl die intravenöse Aminosäuren-Gabe (Elman und Weiner; Shol, Butler, Blackfan und MacLachan) als auch die intravenöse Fettzufuhr (Valledor, Casas und Gomez del Rio; Gordon und Levine; Holt jr., Tidwell und Scott) möglich wurden und somit eine wesentlich bessere Coriendeckung auf parenteralem Wege gelang. Solche anfangs nur als Einzelinfusionen verabfolgten Lösungen wurden (nach den günstigen Erfahrungen, die Karelitz und Schick mit der intravenösen Dauertropf-Infusion beim jungen Kinde gemacht hatten) dann in zunehmendem Maße als kontinuierliche Infusionen verabfolgt. In Europa setzte sich die parenterale Ernährung in der Pädiatrie nur allmählich durch. 1950 schrieb z. B. Poláček, daß die parenterale Ernährung bis dato noch im Stadium der Entwicklung stünde, und im gleichen Jahre „versuchte" Schmidt (1), einen jungen Säugling 15 Tage parenteral zu ernähren. Erst nachdem in den letzten 10 Jahren auch bei uns intravenös gut verträgliche Aminosäuren- und bald danach auch Fettemulsions-Lösungen für Infusionen zur Verfügung standen, gewann hier allmählich die parenterale Ernährung des Kindes wesentlich an Bedeutung.

Als Calorienträger kommen für die parenterale Ernährung Kohlenhydrate, Aminosäuren bzw. Eiweiße, Fette sowie auch Äthylalkohol in Betracht.

Alkohol. Beim Kinde gilt zwar diese Alkohol-Applikation als kontraindiziert, weil bereits kleine Alkoholmengen bei Kindern schwere Vergiftungen hervorrufen können, da ihre Alkoholtoleranz unverhältnismäßig niedrig liegt (Lorenz und Falk; Somogyi, Cserháti und Kelemen) und sie schon bei relativ geringen Alkoholdosen in ein bedrohliches hypoglykämisches Koma mit Krämpfen und Hyperpyrexie kommen können (Cummins; Jeune, Cotte und Nivelon). Neuerdings aber wurden

trotzdem Kindern Infusionen mit geringem Alkoholgehalt verabfolgt, ohne daß es zu schweren Zwischenfällen gekommen ist (Bachmann; Keuth); man sollte dabei jedoch nicht über 0,1 g Äthylalkohol/kg Körpergewicht/ Stunde bei gleichmäßiger Einflußgeschwindigkeit hinausgehen! Sobald sich eine vermehrte Diurese oder eine nachweisbare „Sedierung" oder gar Schläfrigkeit des Kindes bei der Alkoholgabe einstellt, muß die infundierte Dosis als zu hoch bezeichnet und reduziert werden! Diese Symptome sind nämlich Zeichen dafür, daß mehr Alkohol zufließt, als die Leber des Kindes in derselben Zeit abzubauen und damit zu verwerten imstande ist, wodurch es zu einem Alkoholeintritt ins Gehirn kommt sowie zu einem meßbaren Anstieg des Alkohols im peripheren Blut; die Konzentration von $0,1^0/_{00}$ darf als äußerste Toleranzgrenze nicht überschritten werden (Møller).

Kohlenhydrate. Als Kohlenhydrate eignen sich zur intravenösen Ernährung Dextrose, Lävulose, Invertzucker sowie Sorbit (Michon, Larcan und Vert). Welchem dieser Kohlenhydrate man im Einzelfalle den Vorzug gibt, richtet sich nach den speziellen Gegebenheiten des Grundleidens des jeweiligen Patienten. Der calorische Wert dieser verschiedenen Kohlenhydrate ist einander gleich; sie können beim Kinde in der intravenösen Dauertropf-Infusion bis zu einer Konzentration von 7—8% der Gesamt-Infusionslösung gegeben werden; stärkere Konzentrationen reizen beim jungen Kinde die Venenwand meistens so stark, daß es zu einer Phlebitis kommt. Im allgemeinen werden Kohlenhydrat-Konzentrationen von 5% der Infusionslösungs-Gemische als am zweckmäßigsten erachtet.

Aminosäuren. Als Aminosäuren-Lösungen eignen sich für die intravenöse Ernährung

Eiweiß-Hydrolysate sowie Aminosäuren-Gemische in biologischem Verhältnis zueinander, wie sie zur Eiweißsynthese benötigt werden. Dabei ist zu berücksichtigen, daß für das junge Kind außer den für den Erwachsenen als essentiell bekannten 8 Aminosäuren auch die Aminosäuren Arginin und Histidin als essentiell zu gelten haben („halbessentiell").

Die *Eiweiß-Hydrolysate* (z. B. „Bioprotin", „Hydramin", „Steramin") reizen — wenn sie in zu hohen Konzentrationen verwendet werden — nicht selten die Venenwand der jungen Patienten (möglicherweise infolge einer nach der Hydrolyse übrig gebliebenen Fermentaktivität), weshalb Konzentrationen solcher Aminosäuren über 2% der Gesamt-Infusionslösung unzweckmäßig sind.

Zusammengemischte Aminosäuren-Präparate (z. B. „Aminofusin", „Aminosäurenlösung Dr. Fresenius", „Aminosteril", „Steramin-S") aus reinen Substanzen sind besser verträglich; jedoch sind in derartigen Fabrikpräparaten reichlich d-Aminosäuren enthalten, die für den Menschen völlig unphysiologisch sind und den kindlichen Organismus belasten, ohne allerdings bisher zu nachweisbar gewordenen Schädigungen geführt zu haben. Zwar ist in geringem Umfange die Verwertung der d-Form mancher Aminosäuren für den Energiestoffwechsel möglich, jedoch ihre Verwendung für den körpereigenen Eiweißaufbau sehr unwahrscheinlich (Müller, Trapp, Bansi und Rostin).

Schwierigkeiten entstehen in der Verwertbarkeit von Aminosäuren-Traubenzucker-Lösungen, die „längere Zeit" (im Vorrat) gestanden haben, weil in diesen die „Maillard-Reaktion" abläuft (z. B. Friedman und Kline; Tremolières), d. h. eine (chemische) Umsetzung zwischen den Aminosäuren und der Dextrose, die an einer mehr oder minder intensiven bräunlichen Verfärbung der Lösung bereits äußerlich erkennbar ist und die zu Unverträglichkeitserscheinungen beim Kinde (Fieber, Kollaps) führen kann.

Aminosäuren-Lösungen mit Lävulose sowie mit Sorbit ergeben diese Reaktion nicht. Da sowohl Lävulose als auch Sorbit die Glucose voll zu ersetzen vermögen (Griem und Lang), werden diese Substanzen jetzt in zunehmendem Maße für die Aminosäuren-Infusionsgemische verwendet. Weil außerdem die bekannte eiweißsparende Wirkung der Dextrose (Albanese, Arnold, Hays, Belmont,

Orto und di Lallo; Munro und Wikramanayake) gleichermaßen gut auch durch Lävulose, Invertzucker und Sorbit ersetzt werden kann (Albanese, Orto, Russy, di Lallo und Belmont; Heine und Kirchmair; Michon, Larcan und Vert), treten in den letzten Jahren besonders die Sorbit-Aminosäuren-Lösungsgemische in den Vordergrund.

Auch bei Kindern ist die *Verwertung von Eiweiß-Hydrolysaten* zur intravenösen Injektion bereits seit einigen Jahrzehnten bekannt, wie unter anderem aus Arbeiten von Elman sowie Shol und dessen Mitarbeitern Butler, Blackfan und MacLachlan hervorgeht. Die Verwertbarkeit der dem Organismus auf intravenösem Wege zugeführten l-Aminosäuren für die Eiweißsynthese ist heute allgemein anerkannt; Calcagno, Rubin und Mukherjí erreichten mit 100 mg Aminostickstoff/kg Körpergewicht/Tag bei Kindern mit untercalorischer Ernährung ein Positivwerden der zuvor negativen Stickstoff-Bilanz. Daß diese positive Stickstoff-Bilanz jedoch einer gewissen Relation der zugeführten Stickstoff-Menge zum Ernährungszustand des Patienten unterliegt, hat auch Schuberth berichtet. Schmidt (2) konnte 1952 zeigen, daß intravenöse Aminosäuren-Zufuhr (in einer Dosis von 4,8 g Aminosäuren als 2%ige Lösung in Ringer- und 5%iger Traubenzucker-Lösung āā pro kg Körpergewicht täglich) bei Säuglingen zu einem deutlichen Anstieg der Serum-Eiweiß-Konzentration führt und daß nicht mehr als 4,5 % der intravenös zugeführten Aminosäuren mit dem Harn ausgeschieden werden, wobei sich das (papierchromatographische) Muster der Aminosäuren im Harn nicht verschiebt [Schmidt (3)]. Lidström stellte fest, daß sogar 92 % des infundierten Casein-Hydrolysates zum Eiweiß-Aufbau verwertet werden. Zu ähnlich guten Ergebnissen kamen auch Barta und Vince, Christensen, Wilber, Coyne und Fisher sowie Jonxis und Huisman.

Ferner ist in diesem Zusammenhang darauf hinzuweisen, daß in gewissem Umfange auch *Bluttransfusionen* zur parenteralen Ernährung mit herangezogen werden können. Das erfordert zwar eine besonders große Sorgfalt für die Spenderauswahl, weil nur solche Blutspender dafür berücksichtigt werden dürfen, deren Blutgruppen sowohl im ABO-System, als auch im CDE-System mit dem Empfänger übereinstimmen.

Wesentlich weniger umständlich und auch geringer an Komplikations-Risiko ist die intravenöse Gabe von Human-Albumin bzw. isoagglutininfreien Seren (d. h., die keine Blutgruppenantigene enthalten); insbesondere hat sich hier das „Seretin" sehr gut bewährt, das (zu gleichen Volumina mit 5%iger Dextrose-Lösung verdünnt) nicht nur bei Hypoproteinämie zur parenteralen Substitution der Bluteiweiße geeignet ist, sondern gleichzeitig durch seinen γ-Globulin-Gehalt dem Patienten passiv Antikörper zuführt. Zwar wird ein Teil des transfundierten Serumeiweißes abgebaut und calorisch verwertet, ein beträchtlicher Teil jedoch auch für längere Zeit als arteigenes Eiweiß im Körper toleriert.

Als *Dosierung* hat sich hierfür eine Zufuhr von 20 ml Seretin/kg Körpergewicht/Tag beim Säugling und eine mit zunehmendem Alter allmählich demgegenüber zurückbleibende Dosis (bis rund 10 ml/kg/Tag beim Schulkind) als günstig erwiesen.

Mit Hilfe der *kombinierten Aminosäuren-Kohlenhydrat-Infusionen* ist es möglich [Schmidt (1)], den basalen Calorienbedarf des Kindes (der nach Poláček sowie nach Künzer etwa 60 kcal/kg Körpergewicht/Tag, nach Rominger rund 70 kcal/kg/Tag beträgt) annähernd zu decken:

Bei 200 ml Infusionslösung/kg Körpergewicht/Tag
 mit 5% Kohlenhydraten =   40 kcal
 und 2% Aminosäuren =   <u>16 kcal</u>
 erhält der Säugling intravenös 56 kcal/kg/Tag.

Da einerseits 1 g Aminosäuren in biologischer Mischung etwa 0,133 g Stickstoff enthält, andererseits pro 1 g intravenös zugeführten Stickstoff im Idealfalle 200 kcal zugeführt werden sollen, um eine optimale Verwertung der gegebenen Aminosäuren zu erreichen (vgl. dazu auch Schettler und Schwartzkopff), wäre zur Erreichung dieses Optimums pro 1 g Aminosäuren eine gleichzeitige Zufuhr von 26 kcal wünschenswert; das würde eine Relation von 1 g Aminosäuren zu rund 6 g Kohlenhydraten bedeuten. Will man dem Kinde parenteral möglichst viel Aminostickstoff zuführen, d. h. 4 g Aminosäuren/kg Körpergewicht/Tag in Form einer 2%igen Lösung, so kommt man zur Deckung der dazu erforderlichen optimalen Calorienzugabe mit der intravenösen Zufuhr von Kohlenhydraten allein nicht mehr aus, da deren Konzentrationsgrenze zur parenteralen Langzeit-Applikation beim Kinde kaum über 5% der Infusionslösung gesteigert werden kann, auch wenn man als Kohlenhydrat Fructose oder Invertzucker verwendet.

Dieser Engpaß im parenteral zuführbaren Energiequotienten kann erst seit wenigen Jahren über längere Zeit (d. h. mehrere Tage bis wenige Wochen) überwunden werden, seit industriemäßig hergestellte, pyrogenfreie und auch für das junge Kind verträgliche Fettemulsionen in ausreichendem Maße zu haben sind.

Fett. Über die intravenöse Fettinfusion beim Erwachsenen liegt bereits eine umfangreiche Literatur vor (Übersichten bei: Edgren mit Schuberth und Wretlind; Schön, Flesch, Zeller und Berg).

Aus dem Gebiet der Pädiatrie berichteten in Europa als erste (1956) Hallman, Kauste und Wallgren über ihre günstigen Ergebnisse mit einer 20%igen Olivenölemulsion, die sie 15 Säuglingen und Kleinkindern in einer Dosis von 3—1 g Fett/kg Körpergewicht intravenös verabfolgt hatten. In Deutschland führten Hagge und Weber bei fünf stoffwechselgesunden Säuglingen vergleichende Bilanzen während intravenöser Gaben 5%iger Cocosfett-Emulsionen sowie deren Vor- und Nachperioden mit oraler Ernährung durch. Schmidt (4) erzielte mit dem Einbau der intravenösen Fettgaben zur parenteralen Ernährung mit Aminosäuren und Kohlenhydraten bei jungen Kindern, die aus klinischen Gründen nicht oral ernährbar waren, sehr günstige Ergebnisse; in letzter Zeit gewinnt jetzt auch diese parenterale Fettapplikation bei Kindern in weiteren Kreisen zunehmend an Bedeutung.

Als fabrikfertige *Präparate* haben sich z. B. „Infonutrol", „Intralipid", „Lipofundin" und „Lipomul" gut bewährt. Ihre Fett-Teilchengröße liegt unter 1 μ Durchmesser. Die Emulgierung des Fettes ist so stabil, daß es auch bei vielmonatiger Aufbewahrung nicht aufrahmt; die Emulsionen sollen kühl, jedoch sicher frostfrei aufbewahrt und können länger als $^1/_2$ Jahr gelagert werden. — Zur Infusion dürfen sie *nicht* mit anderen Lösungen gemischt werden, auch darf man ihnen keine anderen Medikamente zugeben, da sonst die Gefahr der Fett-Entmischung und Aufrahmung besteht. Der calorische Gehalt der 10%igen Fettpräparate liegt meistens bei etwa 120 kcal-%, da in den Emulsionen gewöhnlich auch 5% Kohlenhydrate sowie die Emulgatoren (z. B. Phosphatide) enthalten sind, die diesen hohen Nährwert mitbedingen.

Die *Indikation* einer intravenösen Fettzufuhr ist dann gegeben, wenn ein Kind — bereits ab Neugeborenen-Alter möglich — länger als nur wenige Tage nicht auf enteralem Wege ernährbar ist, z. B.: bei angeborener Atresie im Verdauungskanal, die nicht sofort operiert werden kann (beispielsweise bei gleichzeitiger schwerer Aspirationspneumonie), bei Zahnkeimeiterung oder Mundbodenphlegmone,

Tabelle 31. *Notwendiger Calorienbedarf und erreichbare Calorienzufuhr in verschiedenen Lebensaltern und Gewichtsklassen bei wahlweiser fettfreier bzw. fettenthaltender intravenöser Flüssigkeitszufuhr.* (Jede Zeile enthält ein durchgerechnetes Beispiel für die betreffende Alters- bzw. Gewichtsgruppe)

Ungefährer täglicher Flüssigkeitsbedarf		Infusionslösungen		Calorien-Grund-umsatz pro kg/Tag	Überschlagsweise Calorienmenge pro kg Körpergewicht/Tag	
pro kg Körpergewicht beim Säugling	insgesamt beim Klein- und Schulkind	„Nährlösung" 5% Kohlenhydrate +2% Aminosäuren = 28 kcal/100 ml	„Lipofundin" 10%ig = 126 kcal/100 ml		normaler „Soll"-Bedarf	mögliche intravenöse „Ist"-Gabe
200 ml 1. Halbjahr		200 ml/kg/Tag = 56 kcal/kg/Tag	—	60—70	100	56
		160 ml/kg/Tag = 45 kcal/kg/Tag +	40 ml/kg/Tag = 50 kcal/kg/Tag	60—70	100	95
		170 ml/kg/Tag = 48 kcal/kg/Tag +	30 ml/kg/Tag = 38 kcal/kg/Tag	60—70	100	86
180 ml 2. Halbjahr		180 ml/kg/Tag = 50 kcal/kg/Tag	—	55	80	50
		150 ml/kg/Tag = 42 kcal/kg/Tag +	30 ml/kg/Tag = 38 kcal/kg/Tag	55	80	80
		160 ml/kg/Tag = 45 kcal/kg/Tag +	20 ml/kg/Tag = 25 kcal/kg/Tag	55	80	70
	1500—1800 ml (2.—6. Lebensjahr)	1500 ml/Tag = 420 kcal/Tag	—	50—42	70—65	42—25
		1800 ml/Tag = 504 kcal/Tag	—			
	ca. 10—12 kg Körpergewicht	1300 ml/Tag = 364 kcal/Tag +	200 ml/Tag = 252 kcal/Tag	50	70	62—52
	ca. 15—20 kg Körpergewicht	1500 ml/Tag = 420 kcal/Tag +	300 ml/Tag = 378 kcal/Tag	42	65	53—40
	2000—2500 ml (Schulkind)	2000 ml/Tag = 560 kcal/Tag	—	40—30	60	19—14
		2500 ml/Tag = 700 kcal/Tag	—			
	ca. 30 kg Körpergewicht	1500 ml/Tag = 420 kcal/Tag +	500 ml/Tag 630 kcal/Tag	40	60	35
	ca. 40 kg Körpergewicht	1900 ml/Tag = 532 kcal/Tag +	600 ml/Tag 756 kcal/Tag	35	60	32
	ca. 50 kg Körpergewicht	1750 ml/Tag = 490 kcal/Tag +	750 ml/Tag = 945 kcal/Tag	30	60	29

15*

bei schwerer Sepsis Frühgeborener oder atrophischer Säuglinge, bei Meningitis bzw. Encephalitis mit nicht beherrschbaren Brechattakken, bei Peritonitis, paralytischem Ileus oder nach Darmresektion u. a. m.

Als *Kontraindikationen* gelten akute Leberparenchym-Erkrankungen, frische Magen-Darm-Ulcerationen, nephrotisches Syndrom, Diabetes mellitus sowie eventuell eine ausgedehnte Pneumonie und hämorrhagische Diathesen [KAUSTE und KERTTULA; DOHRMANN (1); EDGREN; SCHÖN, FLESCH, ZELLER und BERG].

Als *Fettdosis* kann man einem Säugling 2 bis (maximal) 4 g/kg Körpergewicht/Tag, einem älteren Kinde 2—1 g/kg/Tag geben [HALLMAN u. Mitarb.; KAUSTE; SCHMIDT (4, 5); KAYE, WILLIAMS und KUMAGI]. Dabei ist es zweckmäßig, diese Dosis auf 3 (bis 4) Portionen (die je binnen 1—$1^1/_2$ Std einfließen) zu verteilen, zwischen denen man tunlichst jeweils 4 Std Pause läßt. Während dieser Pausen hält man die parenterale Ernährung durch die*selbe* Infusions*kanüle*, jedoch durch ein *separates Tropfsystem* mit Elektrolyt-Kohlenhydrat-Aminosäuren-Lösungen weiter aufrecht [SCHMIDT (4, 5)]. Mittels solcher intermittierender Fett-Kohlenhydrat- und Aminosäuren-Kohlenhydrat-Infusionen läßt sich beim jungen Kinde gut ein relativ hoher Energiequotient auf intravenösem Wege erreichen. In Tabelle 31 sind Unterschiede des Caloriengehaltes intravenöser Nährlösungen ohne und mit Zwischengaben von Fettemulsionen für verschiedene Alters- bzw. Gewichtsklassen von Kindern anhand mehrerer Beispiele berechnet.

Aus dieser Tabelle ist ersichtlich, daß man *ohne* Fettzugaben beim Säugling und Kleinkind parenteral kaum den Grundumsatz decken kann und beim Schulkind nur etwa die Hälfte desselben. Vermittels zusätzlicher intravenöser *Fettinfusionen* jedoch gelingt es gut, beim Säugling fast den gesamten altersnormalen Calorienbedarf intravenös auszugleichen und beim Kleinkind immerhin noch Werte zwischen dem Grundumsatz und dem normalen Calorienbedarf zu erreichen; beim Schulkind aber ist es selbst mittels der Fettzugaben kaum noch möglich, den in diesem Alter relativ hohen Grundumsatz zu kompensieren, ohne daß man über die Fettdosis von 1,5 g/kg Körpergewicht/Tag hinausgeht. Man müßte demnach für eine notdürftig ausreichende parenterale Ernährung

beim Schulkind die Gesamt-Flüssigkeitszufuhr über die altersübliche Norm (auf etwa 2,5 bis 3 l/Tag) erhöhen und die Fettdosis auf rund 2 g/kg Körpergewicht/Tag steigern.

Die *Verträglichkeit* solcher intravenös verabfolgten Fettemulsionen ist bei Kindern meistens gut. Nur selten kommt es zu bald reversiblen Erythemen im Infusionsbereich oder zu mäßigem Anstieg der Körpertemperatur (bis um höchstens 2° C).

Vereinzelt gibt es jedoch auch eine primäre *Unverträglichkeit* parenteraler Fettzufuhr, wobei es bereits nach nur wenigen Millilitern Infusionsmenge zu kollapsartigen Erscheinungen

Tabelle 32. *Eliminationsgeschwindigkeit intravenös injizierten Fettes in Prozent der Zufuhr pro 30 min* (KAUSTE u. KERTTULA)

Altersgruppe	Anzahl der Patienten	Elimination durchschnittlich % in $^1/_2$ Stunde
Frühgeborene 0—1 Monat . . .	16	50
Neugeborene 0—1 Monat . . .	15	55
1—12 Monate . .	11	61
1—7 Jahre . . .	9	69

kommen kann [DOHRMANN; SCHMIDT (5); ZÖLLNER], die zu einem Wechsel des Fettpräparates oder gar zu einer Unterlassung solcher Fettgaben zwingen. Sensibilisierungen infolge wiederholter, mehrtägiger intravenöser Fettapplikationen sind bisher bei Kindern nicht bekannt geworden. Weitere Störungen infolge der parenteralen Fettgabe, wie man sie bei den früheren Präparaten sah (EDGREN; KAPLAN, STRAUSS und YUCEOGLU; KAUSTE; MATTHEWS, BORGES, BOLANDE und SPECTOR; SCHÖN, FLESCH, ZELLER und BERG; WILLIAMS und KAYE), sind mit den modernen Emulsionen bei Kindern nicht beschrieben worden. Auch Beeinträchtigungen im Blutgerinnungssystem als Folge der intravenösen Fettzufuhr wurden beim Kinde nicht beobachtet [SCHMIDT (4, 5)]; da solche jedoch beim Erwachsenen nachweisbar geworden sind, ohne jedoch klinisch nennenswert in Erscheinung getreten zu sein (Übersicht bei WITTE), wird man auch beim Kinde noch gezielt darauf achten müssen.

Eine Ablagerung von Fettpigment in der Leber, wie es KAPLAN, STRAUSS und YUCEOGLU im Tierversuch (als „schwarzbraunes Pigment") und vereinzelt auch bei Leberbiopsien sahen, beschrieb ebenfalls ELSTER bei alten Patienten bzw. beim „Überladungs-Syndrom". Bei Kindern sind derartige Befunde nicht zur Beobachtung gelangt, auch nicht bei solchen, die 10—17 Fettinfusionen binnen einer Woche erhalten hatten [SCHMIDT (5)]. Selbst Kinder mit Lebercirrhose oder akuter Hepatitis vertrugen (nach KAUSTE) 0,5 g Fett/kg Körpergewicht intravenös ohne nennenswerte Schädigungen, desgleichen Neugeborene mit Icterus neonatorum bzw. Stauungs-Ikterus infolge angeborener Gallengangsatresie [SCHMIDT (5)].

Der Abtransport des infundierten Fettes aus dem Blut geht relativ rasch: nach KAUSTE und KERTTULA sind bereits $^1/_2$ Std nach Infusion von 0,5 g Fett/kg Körpergewicht die Hälfte bis zwei Drittel davon aus dem Blut verschwunden, wie aus Tabelle 32 hervorgeht.

Nach SCHMIDT (5) liegt die Gesamt-Fettkonzentration 1 Std nach der Fettinfusion kaum noch über dem für Kinder als normal beschriebenen Nüchternwert. Auf Grund neuester Berichte über Untersuchungen mit radioaktiv markierten Fetten beim Erwachsenen sind bereits 20 min nach der Injektion nur noch weniger als 5% der Gesamt-Aktivität im Plasma nachweisbar (SCHÖN, WOLF, ZELLER und KLEYENSTEIBER), wobei die Fettemulsion ähnlich wie die Chylomikronen von bestimmten Organen, besonders der Leber aus dem Blut aufgenommen und umgesetzt werden. GRIES, JUNG und JAHNKE bestimmten die Halbwertszeit infundierten radioaktiven Fettes beim Erwachsenen mit $3,75 \pm 0,69$ min. Bei Kindern sind bisher keine derartigen Versuche bekannt. Jedoch zeigten papierelektrophoretische Ergebnisse von SCHMIDT (4, 5), daß binnen 3 Std nach Ende von Infusionen zu je 0,9—1,3 g Fett/kg Körpergewicht das Lipoprotein-Spektrum (jeweils gleichgroßer Serummengen) den Befunden vor diesen Infusionen entspricht (s. Abb. 14).

Auch wenn dasselbe Kind nach 4stündiger Pause eine weitere solche intravenöse Fettgabe bekommt, verschwindet das Fett gleichermaßen rasch aus dem Blut, wie aus den Elutionskurven der papierelektrophoretischen Lipoprotein-Fraktionen ersichtlich ist (Abb. 15); der gleiche Ablauf vollzieht sich auch, wenn die verabfolgte Fettdosis so groß ist (nämlich 1,35 g Fett/kg Körpergewicht/Dosis), daß unmittelbar bei Ende der Fettinfusion 80% des Fettes im

Blut aus γ-Lipoproteinen (entsprechend den Chylomikronen) besteht (Abb. 16) [SCHMIDT (4, 5)].

Die intravenöse Fettzufuhr zeigt einen deutlich stickstoffsparenden Effekt (DOHRMANN; HAGGE und WEBER), der sich insbeson-

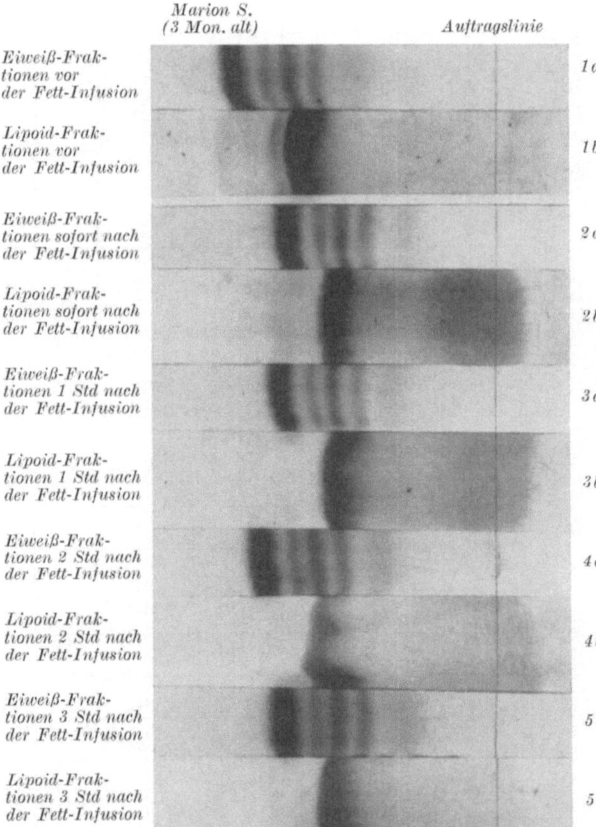

Abb. 14. Eiweiß- und Lipoprotein-Elektrophoresen des 3 Monate alten Säuglings Marion S. vor und nach intravenöser Fettinfusion von 0,92 g Fett/kg Körpergewicht. — Um die Werte untereinander vergleichen zu können, wurden für die Lipoprotein-Elektrophoresen annähernd gleiche Serummengen (rund 50 mm³) pro Streifen aufgetragen. — Das Verschwinden der γ-Lipoidfraktion (=Chylomikronen) binnen 3 Std post infusionem ist deutlich zu erkennen. (Aus SCHMIDT [4])

dere als Eiweißeinsparung (ARTZ und WILLIAMS) bzw. Aminostickstoff-Ersparnis [SCHMIDT (4, 5)] herausgestellt hat, wobei die Aminostickstoff-Ausscheidung mit dem Harn (bei gleichgroß bleibender Aminosäuren-Zufuhr) an den Tagen mit Fettinfusionen auf die Hälfte bis ein Drittel der Mengen absinkt, die vor diesen Fettgaben entleert wurden.

Die Elektrolyt-Ausscheidungen werden durch die intravenösen Fettgaben nicht beeinflußt [Hagge und Weber; Schmidt (4, 5)], jedoch kommen Senkungen der Kalium- sowie Calcium-Konzentrationen im Serum dabei vor

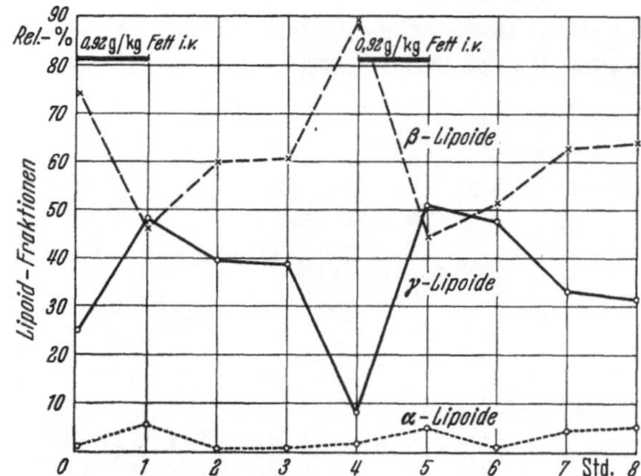

Abb. 15. Graphische Darstellung der Veränderungen der Lipoproteinfraktionen zueinander im Verlaufe der intravenösen Fettinfusionen und der Zeit post infusionem bei dem Kinde Marion S. (vgl. dazu Abb. 14). (Aus Schmidt [4])

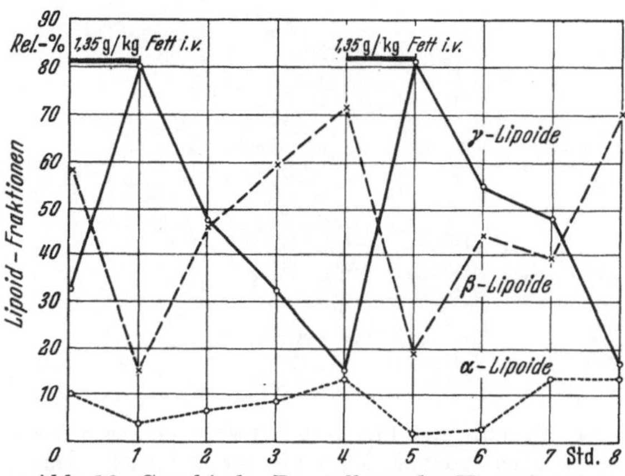

Abb. 16. Graphische Darstellung der Veränderungen der Lipoproteinfraktionen zueinander im Verlaufe der intravenösen Fettinfusionen und der Zeit post infusionem bei einem 2 Monate alten Kinde. (Aus Schmidt [4])

[Schmidt (5); Reinold; Rickham; Schwartz-kopff].

Abschließend muß noch darauf hingewiesen werden, daß bei der parenteralen Ernährung keineswegs die *Zugabe von Vitaminen* vergessen werden darf, die nicht nur für das kranke Kind selbst, sondern auch zur optimalen Ausnutzung der intravenös zugeführten Nährstoffe notwendig sind. Ein Teil der Vitamine (z. B. B-Komplex und C) kann dabei in die wäßrige Dauertropf-Infusionslösung gegeben werden, andere wiederum müssen gegebenenfalls intramuskulär injiziert werden (z. B. die öllöslichen Vitamine A bzw. auch D).

Auf die Zusammensetzung der basalen Elektrolyt-Lösungen für die parenterale Ernährung (z. B. $^1/_2$—$^1/_3$ des Infusionsvolumens als Ringerlösung) und die erforderlichen täglichen Infusionsvolumina für die verschiedenen Lebensalter der Kinder braucht an dieser Stelle nicht nochmals eingegangen zu werden, da sie im vorangehenden Kapitel über „Die Praxis der parenteralen Flüssigkeitstherapie" von Bachmann ausführlich beschrieben sind.

Zusammenfassung. Vermittels mit Elektrolytlösungen intravenös verabfolgter Kohlenhydrate und Aminosäuren-Gemische bzw. Eiweißhydrolysate ist es über mehrere Tage bis Wochen möglich, bei jungen Kindern auf parenteralem Wege den basalen Calorienbedarf zu decken. Durch Zwischenschalten von Fettemulsionen in solche Dauertropf-Infusionen kann beim Säugling der gesamte, beim Kleinkind der lebensnotwendige Calorienbedarf auf intravenösem Wege ausgeglichen werden; beim Schulkind sind auch bei Mit-Zufuhr von Fettinfusionen nur dann die notwendigsten Calorien über längere Zeit intravenös applizierbar, wenn die Gesamt-Tagesflüssigkeitsmenge über das normale Maß erhöht bzw. eine für dieses Lebensalter relativ hohe Fettdosis gegeben werden.

Die Indikation für die parenterale Ernährung allgemein kann großzügig gestellt werden, da sie kaum nennenswerte Schwierigkeiten mit sich bringt; die Indikation für die Fettzugabe muß strenger beurteilt werden, obgleich in letzter Zeit kaum noch ernstere Komplikationen bei intravenösen Fettgaben auftraten. Gegenindikationen für die parenterale Fettzufuhr, wie sie beim Erwachsenen manchmal vorliegen, werden beim (jungen) Kind kaum gegeben sein.

Die Vitamin-Zufuhr darf bei längerer parenteraler Ernährung nicht vergessen werden.

Literatur

ALBANESE, A. A., W. H. ARNOLD, D. R. HAYS, A. BELMONT, L. ORTO, and R. DI LALLO: Protein-sparing action of intravenously administered carbohydrate solutions. Metabolism 3, 523 (1954).

— L. ORTO, J. RUSSY, R. DI LALLO, and A. BELMONT: Effect of carbohydrates on blood amino nitrogen. Metabolism 4, 160 (1955).

ARTZ, C. P., and T. K. WILLIAMS: The protein-sparing effect of intravenous fat emulsion. Metabolism 6, 682 (1957).

BACHMANN, K.-D.: Zur Frage der parenteralen Flüssigkeitstherapie. Ther. d. Gegenw. 99, 97 (1960).

BARTA, L., u. I. VINCE: Beiträge zur intravenösen Aminosäuren-Behandlung von Neugeborenen und Säuglingen. Orv. Hetil. 1952, 1063.

CALCAGNO, P. L., M. I. RUBIN, and P. K. MUKHERJÁ: Utilization of parenterally administered nitrogen by infants receiving suboptimal calories. Pediatrics 23, 690 (1959).

CHRISTENSEN, H. N., P. B. WILBER, A. COYNE, and J. H. FISHER: Effects of simultaneous or prior infusion of sugars on the fate of infused protein hydrolysates. J. clin. Invest. 34, 86 (1955).

CUMMINS, L. H.: Hypoglycemia and convulsions in children following alcohol incestion. J. Pediat. 58, 23 (1961).

DOHRMANN, R.: (1) Indikationen und Kontraindikationen der intravenösen Fettzufuhr in der Chirurgie. Tagg Dtsch. Ges. Fettwiss., Düsseldorf 31. 10. 62. Fett-Transport und Fettverwertung nach oraler und intravenöser Fettzufuhr, S. 38. Lochhaim/München: Pallas-Verlag 1963.

— (2) Intravenöse Fettemulsionen bei Frischoperierten. Elektrolyt-Symposion, Kassel-Wilhelmshöhe, Febr. 1962. Melsunger med. pharm. Mitt. 1962, 2371.

EDGREN, B.: Intravenöse Fettemulsionen. Dtsch. med. Wschr. 86, 701 (1961).

— O. SCHUBERTH u. A. WRETLIND: Parenterale Ernährung. Wien. klin. Wschr. 72, 365 (1960).

ELMAN, R., and D. D. WEINER: Intravenous alimentation with special reference to protein (amino acid) metabolism. J. Amer. med. Ass. 112, 706 (1939).

ELSTER, K.: Morphologisches Bild bei Fettinfusionen. Tagg. Dtsch. Ges. Fettwiss., Düsseldorf, 31. 10. 62. Fett-Transport und Fettverwertung nach oraler und intravenöser Fettzufuhr, S. 47. Lochhaim/München: Pallas-Verlag 1963.

FRIEDMAN, L., and O. L. KLINE: The amino acid-sugar reaction. J. biol. Chem. 184, 599 (1950).

GORDON, H. H., and S. Z. LEVINE: Respiratory metabolism in infancy and in childhood. XVI. Effect of intravenous infusions of fat on the energy exchange of infants. Amer. J. Dis. Child. 50, 894 (1935).

GRIEM, W., u. K. LANG: Versuche zur parenteralen Ernährung mit Aminosäuren-Sorbit-Lösungen. Klin. Wschr. 38, 336 (1960).

GRIES, F. A., G. F. JUNG u. K. JAHNKE: Intravenöse Belastung mit radioaktiv markierten Chylomikronen bei normalen und hyperlipämischen Personen. Klin. Wschr. 41, 628 (1963).

HAGGE, W., u. H. WEBER: Mineral-, Stickstoff- und Fettuntersuchungen bei parenteraler Fettzufuhr beim Säugling. Mschr. Kinderheilk. 109, 218 (1961).

HALLMAN, N., O. R. KAUSTE, and G. R. WALLGREN: Fat infusions as a source of calories in the postoperative care of surgical pediatric patients. Ann. Paediat. Fenn. 2, 62 (1956).

HEINE, W., u. H. KIRCHMAIR: Vergleichende Stickstoffbilanzversuche bei intravenösen Dauertropfinfusionen mit verschiedenen Aminosäurenlösungen. Z. Kinderheilk. 88, 186 (1963).

HOLT jr., L. E., H. C. TIDWELL, and T. F. M. SCOTT: The intravenous administration of a fat. A practical therapeutic procedure. J. Pediat. 6, 151 (1935).

JEUNE, M., J. COTTE et J.-L. NIVELON: Coma hypoglycémique au cours d'une intoxication alcoolique aigue chez un enfant de quatre ans. Pédiatrie 15, 664 (1960).

JONXIS, J. H. P., and T. H. J. HUISMAN: Excretion of amino acids in free and bound form during intravenous administration of protein hydrolysate. Metabolism 6, 175 (1957).

KAPLAN, S. A., J. STRAUSS, and A. M. YUCEOGLU: Use of fat emulsion infused intravenously in infants and children. Pediatrics 25, 645 (1960).

KARELITZ, S., and B. SCHICK: Treatment of toxicosis with the aid of a continuous intravenous drip of dextrose solution. Amer. J. Dis. Child. 42, 781 (1931).

KAUSTE, O. R.: Preparation of emulsion and disappearance of intravenously injected fat from the circulation in children. Ann. Paediat. Fenn. 4, Suppl. 10, 3 (1958).

—, u. Y. KERTTULA: Klinische und tierexperimentelle Untersuchungen über das Verschwinden von intravenös verabfolgtem Fett aus dem Blut. Elektrolyt-Symposion, Kassel-Wilhelmshöhe, Febr. 1962. Melsunger med. pharm. Mitt. 1962, 2319.

KAYE, R., M. L. WILLIAMS, and M. KUMAGI: Tolerance of infants and children to fat administered intravenously. Metabolism 6, 727 (1957).

KEUTH, U.: Beitrag zur präoperativen Vorbereitung der angeborenen Oesophagusatresie. Mschr. Kinderheilk. 111, 61 (1963).

KÜHNAU, J.: Physiologisch-chemische Grundlagen der parenteralen Ernährung. Symposion über parenterale Ernährung, Kassel-Wilhelmshöhe, Febr. 1962. Melsunger med. pharm. Mitt. 1962, 2253.

KÜNZER, W.: In: I. BROCK, Biologische Daten für den Kinderarzt, 2. Aufl., S. 410f Bd. II. Berlin-Göttingen-Heidelberg: Springer 1954.

Lidström, F.: Clinical and experimental studies on intravenous nutrition with a dialyzed enzymatic casein hydrolysate. Acta chir. scand. 107, Suppl. 603 (1954).

—, and K. A. J. Wretlind: Effect of dialyzed casein hydrolysate. Scand. J. clin. Lab. Invest. 4, 167 (1952).

Lorenz, E., u. W. Falk: Die akute Alkoholvergiftung im Kindesalter. Wien. klin. Wschr. 72, 395 (1960).

Matthews, L. W., W. H. Borges, R. P. Bolande, and S. Spector: Zusammenfassung in: Programm of Society of Pediatric Research 1958, S. 36.

Michon, P., A. Larcan u. P. Vert: Parenterale Ernährung mit Zuckern. Nutr. et Dieta (Basel) 2, Suppl. 29 (1961).

Møller, K. O.: Lehrbuch der Pharmakologie. Basel u. Stuttgart: Benno Schwabe & Co. 1961.

Müller, G., P. Trapp, H. W. Bansi u. M. Rostin: Verwertung intravenös applizierter Aminosäurengemische. Klin. Wschr. 40, 436 (1962).

Munro, H. N., and T. W. Wikramanayake: Absence of a time factor in the relationship between level of energy intake and protein metabolism. J. Nutr. 52, 99 (1954).

Poláček, E.: Parenteralflüssigkeitstherapie im Kindesalter. Theorie und Praxis. Bibl. paediat. (Basel), Suppl. ad Ann. paediat. (Basel) 50, 152 (1950).

Reimold, E.: Symposion über intravenöse Ernährungs- und Flüssigkeitstherapie bei kinderchirurgischen Erkrankungen. Heidelberg, Mai 1963. Diskussion.

Rickham, M. S.: Wie Reimold.

Rominger, E.: Stoffwechsel und Ernährung des gesunden Säuglings bzw. Stoffwechsel und Ernährung des gesunden älteren Kindes. In: Lehrbuch der Kinderheilkunde von P. Bamberger, R. Deckwitz, E. Glanzmann, F. Goebel, J. Jochims, W. Keller, E. Rominger u. A. Wiskott, 2. Aufl., S. 97, 232. Berlin: Springer 1942.

Schettler, G., u. W. Schwartzkopff: Klinische Grundlagen der parenteralen Ernährung. Elektrolyt-Symposion, Kassel-Wilhelmshöhe, Febr. 1962. Melsunger med. pharm. Mitt. 1962, 2261.

Schmidt, G.-W.: (1) Über den Versuch, einen jungen Säugling über insgesamt 15 Tage mittels intravenöser Dauertropfinfusion parenteral zu ernähren. Mschr. Kinderheilk. 100, 93 (1953).

— (2) Über Änderungen der Serum-Eiweiß-Konzentration bei exsikkierten Säuglingen. Z. Kinderheilk. 73, 369 (1955); — Über das Verhalten der Fraktionen des Serumeiweißes bei exsikkierten Säuglingen im Verlaufe parenteraler Flüssigkeitszufuhr. 52. Tagg Dtsch. Ges. Kinderheilk., Bayreuth 1952, wiss. Ausstellg. Z. Kinderheilk. 73, 621 (1953).

— (3) Über die Verwertung parenteral zugeführter Aminosäuren. Mschr. Kinderheilk. 103, 175 (1955); — Über die normale Aminosäuren-Ausscheidung mit dem Harn und die Aminosäuren-Verwertung beim Säugling. Med. Mschr. 12, 146 (1958).

Schmidt, G.-W.: (4) Über intravenöse Fettzufuhr zur parenteralen Ernährung des Säuglings und Kleinkindes. Klin. Wschr. 40, 487 (1962); — Die parenterale Ernährung des jungen Kindes mit intravenös verabfolgter Fettemulsion. Mschr. Kinderheilk. 110, 485 (1962).

— (5) Erfahrungen mit intravenöser Fettzufuhr in der Pädiatrie. Med. u. Ernähr. 4, 161 (1963); — Die Bedeutung der intravenösen Zufuhr von Fetten im Neugeborenen- und Säuglingsalter aus pädiatrischer Sicht. Symposion über intravenöse Ernährungs- und Flüssigkeitstherapie, Heidelberg, Mai 1963. Melsunger med. pharm. Mitt. 37, 208 (1963);— Parenterale Ernährung in der Pädiatrie mit intravenösen Fettzugaben. Fortschr. Med. 82, 87 (1964).

Schön, H., R. Flesch, W. Zeller u. G. Berg: Über die parenterale Ernährung mit Fettinfusionen. Med. Welt 1961, 1473.

— F. Wolf, W. Zeller u. G. Kleyensteiber: Untersuchungen über den Abtransport einer intravenös zugeführten Fettemulsion. Med. Klin. 58, 1296 (1963).

Schuberth, O.: Die parenterale Ernährung mit Aminosäuren. Nutr. et Dieta (Basel) 3, Suppl., 41 (1961).

Schwartzkopff, W.: Wie Reimold.

Shol, A. T.: Nitrogen storage following intravenous and oral administration of casein hydrolysate to infants with acute gastrointestinal disturbance. J. clin. Invest. 22, 257 (1943).

— A. M. Butler, K. D. Blackfan, and E. MacLachan: Nitrogen metabolism during the oral and parenteral administration of the amino acid of hydrolyzed casein. J. Pediat. 15, 469 (1939).

Tremoliéres, J.: Utilisation métabolique de mélanges d'amimo acides chez l'homme. Int. Z. Vitaminforsch. 30, 151 (1959).

Turai, L., E. Somogy, E. Cserháti u. J. Kelemen: Über akute Alkoholvergiftungen im Kindesalter. Acta paediat. Acad. Sci. hung. 2, 137 (1961).

Valledor, T., O. Casas u. I. Gomez del Rio: Zit. nach Holt jr. u. Mitarb.: Vida nueva 23, 156 (1928).

Williams, M. L., and R. Kaye: Tolerance of infants and children to fat administered intravenously. Pediatrics 20, 809 (1957).

Witte, S.: Hämatologische Veränderungen bei Fettzufuhr. Tagg. Dtsch. Ges. Fettwiss., Düsseldorf, 31. 10. 1962. Fett-Transport und Fettverwertung nach oraler und intravenöser Fettzufuhr, S. 57. Lochhaim/München: Pallas-Verlag 1963.

Zöllner, N.: Die parenterale Ernährung mit Fettemulsionen. Karlsruher Therapiewoche 1962. Med. Klin. 57, 1705 (1962).

Tonica und Roborantien

Von H. HELWIG, Heidelberg

Bei körperlichen und geistigen Schwäche- und Belastungszuständen, in der Rekonvaleszenz, bei Appetitlosigkeit und Gedeihstörungen finden neben den wirksamen Calorienträgern und Vitaminen eine Vielzahl verschiedener Substanzen Verwendung. Ihre tonisierende und allgemein roborierende Wirkung ist oft ebenso wenig bewiesen oder beweisbar, wie sich ein Effekt objektivieren läßt. Sicher spielt die Suggestivwirkung in dieser Präparatengruppe eine nicht zu unterschätzende Rolle, was auch daraus hervorgeht, daß fast ausnahmslos Kombinationspräparate verwendet werden.

Eisen und *Leberextrakte* sollen die Blutbildung anregen und allgemein roborierend wirken.

Lecithin, das sich besonders reichlich im Zentralnervensystem findet, soll bei geistiger und nervöser Erschöpfung günstig wirken, ohne daß sich dieser Effekt eindeutig belegen ließe. Daneben wird eine Stimulierung der Erythrocyten- und Hämoglobinbildung angegeben. Es erscheint insbesondere fragwürdig, ob die erheblich über dem in der Nahrung enthaltenen Lecithin liegende Zufuhr eine therapeutische Bedeutung hat.

Phosphorverbindungen sind in einer altersgemäßen Kost ausreichend enthalten. Ob darüber hinausgehende Zufuhr eine besondere Wirkung bei Erschöpfung, Neurasthenie usw. hat, erscheint fraglich. An der Bedeutung der Phosphorverbindungen für den Stoffwechsel besteht kein Zweifel.

Von *Calcium-Salzen* erhofft man eine Beeinflussung der Knochenbildung.

Glutaminsäure ist eine für den Stoffwechsel bedeutsame Aminosäure. Die medikamentöse Gabe wird besonders bei geistig retardierten, erschöpften und konzentrationsschwachen Kindern empfohlen und zum Teil in großem Umfange durchgeführt. Die Ergebnisse größerer und durch psychologische Untersuchungen kontrollierter Statistiken sind uneinheitlich und nicht überzeugend. Günstige Ergebnisse im Tierexperiment lassen sich nicht ohne weiteres auf den Menschen übertragen. Glutaminsäure kann auch im Körper und besonders im Gehirn, wo sie reichlich zu finden ist, synthetisiert werden. Die Verwendung als Anticonvulsivum entbehrt exakter Unterlagen.

Glutaminsäure soll bei Übererregbarkeit und Enthemmung nicht gegeben werden, bei Leberkrankheiten kann sie zur Leukopenie führen.

Dem Hämatoporphyrin als eisenfreiem Hämoglobinanteil werden photosensibilisierende, vermittels Anregung der Hypophysenhormonausschüttung (?) antidepressive, Zellstoffwechsel- und Darmperistaltik-anregende Wirkungen zugeschrieben.

Coffein ist in einigen Präparaten wegen seiner analeptischen Wirkung enthalten.

Bienenköniginnenfuttersaft (Gelee Royale) und die *Ginseng*-Wurzel besitzen ebenfalls keine bewiesene therapeutische Wirksamkeit und sollten in der Pädiatrie nicht verwendet werden.

Präparate mit zum Teil nicht unbedeutendem *Äthylalkohol*-Gehalt verbieten sich bei Kindern von selbst.

Die allgemein roborierenden Wirkungen von *Arsen* und *Strychnin* sollten wegen ihrer bedeutsamen Nebenwirkungen — Carcinogenese bzw. Muskelspasmen — nicht therapeutisch genutzt werden.

Als *Indikationen* für Tonica und Roborantien in der Pädiatrie werden geistige und körperliche Schwäche- und Erschöpfungszustände der verschiedensten Ursache, Antriebsverminderung, Appetitlosigkeit, Dystrophie usw. angegeben.

Da es sich um durchweg verschieden zusammengesetzte Kombinationspräparate handelt, lassen sich keine allgemeinen *Dosierungsrichtlinien* geben. Es sind stets solche Präparate zu verwenden, die möglichst nur nebenwirkungsfreie Substanzen enthalten und deren Anwendung von den Herstellern bei Kindern ausdrücklich angeführt wird oder die Spezialzubereitungen für Kinder haben.

Handelspräparate. Aus der Vielzahl der im Handel befindlichen Präparate kann hier nur ein kleiner Teil aufgeführt werden. Eine umfangreichere Zusammenstellung findet sich bei HELWIG.

Aciglut-Dragées (Sagitta-Werk München): 1 Dragée enthält 0,2 g Natriumglutamat, 3 mg

Lecithin, 0,23 mg Vitamin B_1, 0,009 mg Vitamin B_2, 0,25 mg Nicotinsäureamid, 0,215 mg Vitamin B_6, 0,6 mg Nicotinsäure.

Aktivanad für Kinder (Nordmark-Werke, Uetersen): 1,75 g Leberextrakt, 0,3 g Hefeextrakt, 0,7 g Hagebuttenextrakt, 1,06 g Ferr. glycer. phosphoric., 0,4 g Lysin in 100 g. — Dosierung: $3 \times$ täglich 1 Eßlöffel.

Bioferrin (Farbwerke Hoechst): Auf 100 ml 4—5 g Hämoglobin, 5,3 ml Lebersaft, 0,27 g Ferriglycerophosphat. Dosierung: 1—2 Kinderlöffel voll täglich.

B-Tropon (Tropon, Köln): Vitamin B-Traubenzucker-Komplex mit den Vitaminen der lebenden Bierhefe. — Dosierung: Säuglinge täglich 1—2 Teelöffel, Kinder $3 \times$ täglich $^1/_2$ Eßlöffel voll.

Campoferron (Bayer, Leverkusen): 100 ml Saft enthalten 4,5 g Leberextrakt, 1,5 g Ferrum citr. ammoniatum, 0,01 g $CuCl_2$. — Dosierung: $2—3 \times$ täglich $^1/_2$—1 Teelöffel voll.

Dextro-Energen (Deutsche Maizena-Werke Hamburg): Glucose-Monohydrat in Täfelchenform mit Geschmackszusatz.

Glutametten (Chemiewerk Homburg, Frankfurt): Magenresistente Dragées mit 0,2 g Glutaminsäure.

Glutaminsäure-Dragées „Woelm": 0,25 g Glutaminsäure, 0,01 g Lecithin. alb., 0,01 g Natr. biophosphor., 0,0005g Vitamin B_1 pro Dragée.— Dosierung: $3 \times$ täglich 2—3 Dragées.

Glutaminsäure-Granulat „Homburg": 66% Gluamitnsäure.

Glutaminsäure „Haury": Dragée (Granulat): 0,2 g (40%) Glutaminsäure, 0,025 g (5%) Lecithin, 0,025 g (5%) Natriumphosphat.

Malztropon: Eiweiß-Malz-Präparat mit Kalk, Phosphor und Vitamin B_1, 22,5% Eiweiß, 7,3% Fett, 27% Zucker, 4,1% Asche. — Dosierung: $3 \times$ täglich $^1/_2$—1 Teelöffel.

Milo Tonikum Nestle: Vollmilch, Kakao, gemälztes Getreide, Zucker, 2000 i.E. Vitamin A, 0,6 mg Vitamin B_1, 200 i.E. Vitamin D_3 in 100 g, organische Phosphate und Mineralsalze.

Pernexin (Schering, Berlin): 3 g Leber-Extrakt, 40γ Vitamin B_{12}, 15 mg Vitamin B_1, 10 mg Vitamin B_2, 5 mg Vitamin B_6, 6 mg Folsäure, 12 mg Calcium-Pantothenat, 160 mg Nicotinsäureamid, 340 mg Ferrogluconat, 1 g Natrium-Glycero-Phosphat, in 100 ml Elixier bzw. 20 Kapseln. — Dosierung: $2—3 \times$ täglich $^1/_4$—$^1/_2$ Teelöffel.

Phytin (Ciba, Wehr): Natriumsalz der Inosithexaphosphorsäure.

Vitatonin C-Saft für Kinder (Cassella-Riedel, Frankfurt): In 100 g Schwarzer Johannisbeermuttersaft 20,8 g, Sanddornmuttersaft 1,8g, Hagebuttenextrakt 3g, Leberextrakt 0,7g Hefeextrakt 0,5 g. Siehe auch roborierende Nährmittel S. 245.

Literatur

Helwig, B.: Moderne Arzneimittel, 2. Aufl., S. 887—903. Stuttgart: Wiss. Verlagsges. 1961.

Diätetica und Nutrientia *

Von R. Thurau, Darmstadt

Diätetica sind Lebensmittel, die bei Krankheiten, besonderen körperlichen Zuständen und in bestimmtem Lebensalter zur Erfüllung spezieller Bedürfnisse Anwendung finden. Diätetische Lebensmittel, die von der Nahrungsmittelindustrie hergestellt werden, müssen mit Bezeichnungen, Angaben und Hinweisen so in den Handel gebracht werden, daß die Indikation zu ihrer Verwendung klar daraus hervorgeht. Diätetisch bedeutsame Bestandteile sollen nach Art und Menge angegeben werden.

Nutrientia sind ebenfalls diätetische Lebensmittel, die besondere Nähreigenschaften aufweisen und die zur Erfüllung der speziellen Bedürfnisse von Säuglingen und Kindern bestimmt sind. Während Diätetica vor allem bei Krankheiten oder bei Stoffwechselstörungen indiziert sind, werden Nutrientia bevorzugt auch bei gesunden Kindern und bei Rekonvaleszenten verwendet. Kindernährmittel müssen als solche, wenn sie im Handel vertrieben werden, kenntlich gemacht sein. Sie dürfen nur in Packungen und abgepackten Behält-

---

* Detailliertere Angaben siehe Bd. IV, S. 475 ff.

nissen an den Verbraucher abgegeben werden. Auf den Packungen ist das Datum der Herstellung nach Monat und Jahr anzugeben und eine Gebrauchsanweisung anzubringen. Falls das Nährmittel mit oder aus Milch hergestellt ist, muß aus der Anweisung klar hervorgehen, ob weitere Zusätze an Milch oder anderen Nährstoffen bei der Zubereitung je nach Alter des Kindes in Betracht kommen.

Die Diätetica und Nutrientia sollen in folgende Gruppen gegliedert werden:

A. *Dauernahrungen* und die zur Herstellung von Vollnahrungen benötigten Zusatznährmittel.

B. *Heilnahrungen* für kranke, insbesondere ernährungsgestörte Säuglinge und Kleinkinder.

C. Diät- und Nährmittel für besondere Störungen des *Stoffwechsels* und der *Verdauung*.

D. *Aufbaufördernde* und *stärkende Nährmittel*.

Besonders für die beiden erstgenannten Gruppen ergeben sich Überschneidungen, da einige der Heilnahrungen mit Zusätzen sich auch ohne weiteres als Dauernahrungen für Säuglinge eignen. In der Besprechung werden in der Mehrzahl industriell gefertigte Lebensmittel berücksichtigt, da die Grundprinzipien der Diätetik an anderer Stelle bzw. bei der Therapie der einzelnen Erkrankungen besprochen werden. Die in der „*Grünen Liste*", einem Verzeichnis diätetischer Lebensmittel, herausgegeben vom Verband der diätetischen Lebensmittelindustrie e.V., Frankfurt/Main, zusammengefaßten diätetischen Lebensmittel und Nährmittel werden zum großen Teil berücksichtigt. In der „*Grünen Liste*" sind auch die Definitionen der Diätetica und Nutrientia angegeben sowie die Anforderungen genannt, die an diätetische Lebensmittel in bezug auf Herstellung, Reinheitsgrad, Deklarierung der Haltbarkeit, Kennzeichnung von Zusätzen, Werbung usw. gestellt werden. Die folgende Darstellung erhebt keinen Anspruch auf Vollständigkeit.

Dauernahrungen und Zusätze

Vollmilchpräparate

Alpenbote (Alete Pharmazeutische Produkte GmbH, München), eine homogenisierte Sprühvollmilch ohne Zusätze. Auflösungsverhältnis mit Wasser 1:7.

Edelweiß-Milch, 25% Fett i. T. (Edelweiß-milchwerke K. Hoefelmayr, Kempten/Allg.), eine im Zerstäubungsverfahren getrocknete Vollmilch. Auflösungsverhältnis Milch:Wasser 1:7. Die aufgelöste Milch soll nicht aufgekocht werden.

Evaporierte bzw. *kondensierte Milchen*. Es handelt sich um durch Wasserentzug eingedickte, homogenisierte Vollmilchen. Evaporierte Milchen werden a) gezuckert, oder b) ungezuckert in den Handel gebracht.

Zu a) *Nestle's Milchmädchen* (Deutsche AG für Nestle-Erzeugnisse, Frankfurt/Main), eine gezuckerte konzentrierte Vollmilch, die auf $^2/_5$ des Ausgangsvolumens eingedickt ist. 100 g = 342 Calorien. Zur Verdünnung auf eine Vollmilch mit 15% Zucker wird 1 Teil Milch mit 2,5 Teilen Wasser gemischt. 1 Teil Milch und 5 Teile Wasser ergeben eine Halbmilch mit 7,5% Zucker.

Zu b) *Glücksklee-Milch* (Glücksklee Milchgesellschaft mbH, Hamburg), eine evaporierte, homogenisierte, ungesüßte Milch, erhältlich als Glückskleemilch 7,5% und Glücksklee Gold 10%. Verdünnung nach Anweisung.

Libby's Milch (Libby Gesellschaft mbH, Hamburg), eine evaporierte, homogenisierte, ungesüßte Milch 7,5%. Verdünnung nach Anweisung.

Die genannten Milchpulver aus Vollmilch finden nach Auflösung mit Wasser, meist im Verhältnis 1:7, häufig zur Herstellung von Milchbreien Verwendung. Dabei ist zu beachten, daß das Milchpulver erst in einer kleinen Menge Wasser gelöst wird. Die als weiterer Zusatz vorgesehenen Mehle werden in der ·vorgeschriebenen Wassermenge eingekocht. Dann soll erst das dick angerührte Milchpulver durch Einrühren so zugegeben werden, daß Klumpenbildung vermieden wird. Das Milchpulver darf nicht gekocht werden. Zucker wird dem Brei zuletzt zugefügt.

Von den kondensierten Milchen wurde früher die gezuckerte Form als konzentrierte Nahrung vor allem von GLANZMANN bei hypertrophischer Pylorusstenose u. a. Erkrankungen empfohlen. Durch den hohen Saccharosegehalt bereitet die Ernährung bei darmempfindlichen Säuglingen manchmal Schwierigkeiten, da häufig Durchfälle auftreten.

Einfache evaporierte Milch hat sich in der Säuglingsernährung gut bewährt und wird in vielen Ländern in Mischung mit Wasser und Zucker häufig verwendet. Durch die vor der Kondensierung durchgeführte Homogenisierung werden die Fetteilchen der Milch aufgespalten, so daß das Fett ähnlich wie in der Frauenmilch verteilt ist. Dadurch wird die Fettverdauung und die Resorption von Vitamin A erleichtert (ILGNER und THURAU, HOLT jr.). Das Homogenisieren bedingt auch eine feinere und weichere Eiweißgerinnung im Säuglingsmagen unter der Einwirkung von Labferment und Magensalzsäure. Daraus resultiert eine schnellere Eiweißverdauung, die sich auch in vitro nachweisen läßt (ILGNER und THURAU, EWERBECK und JAEGER). Die gute Verdaulichkeit homogenisierter Milch zeigt sich auch an der kürzeren Magenverweildauer gegenüber einfacher, gekochter Kuhmilch. Außer zur normalen Säuglingsernährung wird von GLEISS und BÜSCHER ein Zusatz von 10% ungesüßter, evaporierter Milch zu roher Frauenmilch bei der Aufzucht von Frühgeborenen empfohlen, da die Mischung im Ernährungsversuch reiner Frauenmilch und einigen Kuhmilchmischungen überlegen war. Die geschilderten Vorzüge neben der Gewähr für Keimfreiheit, gute Verträglichkeit und Haltbarkeit sowie die relativ niedrigen Kosten eines Ernährungsregimes mit evaporierter Milch müssen hervorgehoben werden. Weiter ist zu beachten, daß nur Zucker und Wasser zugefügt werden und der Zusatz eines zweiten Kohlenhydrates als Schleim oder Mehl überflüssig ist. JOCHIMS et al. sowie SAGER halten jedoch das Homogenisieren der Milch für keinen Vorteil, da der Ernährungserfolg mit nichthomogenisierter Milch gleich gut ist.

Gesäuerte Milchen

Alete Nährstufe I (Alete Pharmazeutische Produkte GmbH, München), bekannt auch als Alete-Frühnahrung, ist eine mit Citronensaft gesäuerte, gebrauchsfertige $^2/_3$-Milch in Pulverform. Auflösung mit Wasser im Verhältnis 1:5. Fettgehalt 2,5 g auf 100 g trinkfertige Nahrung. Als Kohlenhydrate sind 5,25 g-% β-Lactose, 2,4 g-% nativer Milchzucker nnd 1,65 g-% Dextrin-Maltosegemisch (Alete-Zucker) in der trinkfertigen Nahrung. Die β-Lactose soll nach MALYOTH die Bifidusflora des Säuglings fördern. *Alete-Nährstufe 2* (s. oben), eine mit Citronensaft gesäuerte, gebrauchsfertige Vollmilch mit Kohlenhydratzusätzen in Pulverform. Auflösung mit Wasser im Verhältnis 1:5. Fettgehalt 3,5 g auf 100 g trinkfertige Nahrung. Als Kohlenhydrat ist neben dem Milchzucker der Milch 4,9 g-% Dextrin-Maltosegemisch (Alete-Zucker) in der trinkfertigen Nahrung enthalten.

Lactana Milchnahrung (Toepfer GmbH, Dietmannsried/Allgäu), eine bifidogene, antidyspeptische $^2/_3$-Milchsäuremilch in Pulverform. Die antidyspeptische Wirkung wird durch den Zusatz von 10% Dexamyl (= hochmolekulare Abbauprodukte der Stärke) erreicht. Durch den Bifidum-Wuchsstoff von ADAM wird die physiologische Darmflora des Säuglings (Bifidumflora) gefördert. Außerdem sind 750 IE Vitamin $D_2/1$ trinkfertiger Nahrung neben Vitamin B und C, Cystin und Eisenoxyd zugesetzt.

Nektar-Mil-Honigmilch-1 (Milupa-Pauly, GmbH, Friedrichsdorf/Taunus), eine mit Milchsäure gesäuerte $^2/_3$-Milch in Pulverform mit Zusatz von 4,8% Bienenhonig und 1,9% Vollkornschleim in der trinkfertigen Nahrung. Der im Honig zu 80% enthaltene Invertzucker soll ohne fermentativen Abbau resorbiert und vollkommen assimiliert werden und daher für den Säugling besser verträglich sein als andere Zuckerarten (TAKUMA). Auflösung erfolgt im Verhältnis 1:5.

Pelargon Nestle (Deutsche AG f. Nestle Erzeugnisse, Frankfurt/Main), eine gebrauchsfertige, mit Milchsäure angesäuerte Säuglingsmilch in Pulverform. 15—17 g Pulver in 90 g Wasser aufgelöst ergeben eine $^2/_3$-Milch mit 1,7% Maismehl (Mondamin), 2,5% Dextrin-Maltose-Gemisch und 2,5% Saccharose. Bei Auflösung von 13 g Pulver erhält man eine der Halbmilch entsprechende Konzentration, mit 21 g Pulver eine der Vollmilch entsprechende. Obwohl keine Zusätze empfohlen werden, muß bei Auflösung, der Halbmilch entsprechend, beachtet werden, daß der Kohlenhydratgehalt etwas niedrig wird.

Säurevoll- oder -$^2/_2$-Milch kann auch durch Zusatz von *Citretten* (J. A. Benckiser GmbH, Ludwigshafen/Rhein) in der Dosierung von 1 Tablette auf 100 g Vollmilch oder durch Zusatz von 10%iger Milchsäurelösung (25 g auf 500 g Vollmilch oder 15—20 g auf 500 g $^2/_3$-Milch) zubereitet werden. Citretten werden von Roos und KINDLER in Mengen von 2 Tabletten auf 100 g zur Konservierung der Frauenmilch vorgeschlagen. Es ist dabei zu beachten, daß der p_H der Frauenmilch dann mit 3,5 stark nach der sauren Seite verschoben wird. Infolge der Geschmacksveränderung wird auf diese Weise konservierte Frauenmilch von manchen Säuglingen schlecht getrunken.

Die durch Beimpfung mit Bacillus acidophilus (Hersteller Edelweißmilchwerke K. Hoefelmayr, Kempten/Allgäu) herstellbare Sauermilch wird heute wenig verwendet.

Die Säuremilchen gehören zu den milchreichen Nahrungsgemischen, die nach dem Vorschlag von MARRIOTT eingeführt wurden. Sie werden in Deutschland am häufigsten zur künstlichen Ernährung gesunder Säuglinge verwendet.

Adaptierte Milchen und Süßmilchen

Aponti Dreikorn-Schwarzwaldmilch (Aponti Kindernährmittel GmbH Köln), eine Pulvermilch, die nach Auflösung in 100 g 2,8 g Eiweiß, 3,0 g Fett, 3,5 g Milchzucker und 15 g *Aponti* Dreikornschleim nebst Zusätzen an den Vitaminen A, C und D_3 enthält. 17 g Pulver müssen in 90 g Wasser gelöst werden.

Eugalan „Toepfer" (Toepfer GmbH, Dietmannsried/Allgäu), ein Milchpräparat in Pulverform mit Zusatz von lebenden Bifidumbakterien. Die trinkfertige Nahrung entspricht einer $^2/_3$-Milch mit 1,5% Fett, 11,7% Kohlenhydrate und 2,1% Protein. Auflösung im Verhältnis 1:6.

*Humana*Anfangsnahrung (Stufe 1) (Humana Milchwerke, Herford i. W.), eine der Frauenmilch qualitativ und quantitativ nachgebildete Nahrung in Pulverform. In der trinkfertigen Nahrung sind 3,3% Fett, 0,8% Lactalbumin und Globulin, 0,9% Casein, 7,2% Lactose und 0,39% Salze neben 42 mg Vitamin C/l, 1900 IE Vitamin A/l, 500 IE Vitamin D_3/l und 2 mg zweiwertigem Eisen/l. Der Calciumgehalt ist durch Molkenadaptation reduziert. 14 g Pulver auf 90 g Wasser ergeben 100 g trinkfertige Nahrung.

Die gleiche Firma liefert weiter:

Humana-Dauernahrung (Stufe 2), eine fettreiche, der reifen Frauenmilch nachgebildete Dauernahrung in Pulverform. In der trinkfertigen Nahrung beträgt der Fettgehalt 4,0%, der Eiweißgehalt 1,4%, dazu kommen 7,3% Lactose, 0,1% höhere Kohlenhydrate, 0,34% Mineralien, 2000 IE Vitamin A, 60 mg Vitamin C, 400 IE Vitamin D_3, und 2 mg Eisen in 100 g Nahrung. 14 g Pulver + 95 cm³ Wasser geben 100 g trinkfertige Nahrung.

Humana-Frühnahrung (Stufe 0), eine Fertignahrung in Pulverform für Frühgeborene, Die trinkfertige Nahrung enthält 3,2% Fett.

2,1% Eiweiß, 7,9% Lactose, 0,3% höhere Kohlenhydrate und 0,44% Mineralien. In 100 g Nahrung sind weiter 1500 IE Vitamin A, 190 IE Vitamin D_3, 2,5 mg Vitamin E, 25 mg Vitamin C und 3 mg Eisen enthalten. 15 g Pulver + 90 cm³ Wasser geben 100 g trinkfertige Nahrung.

Hippon 1 (Hipp GmbH, Pfaffenhofen a. d. Ilm [Obb.]) $^2/_3$-Milchmischung mit Teilaustausch des Kuhmilchfettes gegen Keim- und Kernöle, mit Zusatz von Vitamin A, B_1, B_2, Niacin, Vitamin B_6, B_{12}, Folsäure, Vitamin C, E und Zusatz von Eisen II-Sulfat.

Hippon 2 (Hipp GmbH, Pfaffenhofen a. d. Ilm [Obb.]). Süßmilchpräparat mit Teilaustausch des Kuhmilchfettes gegen Keim- und Kernöle mit Zusatz von Kohlenhydraten und Vitaminen A, B_1, B_2, Niacin, Vitamin B_6, B_{12}, Folsäure, Vitamin C, E und von Eisen II-Sulfat.

Nektar-Mil HM2 (Honigmilch der Milupa-Pauly GmbH, Friedrichsdorf/Taunus), eine Vollmilch in Pulverform mit Zusatz von 4,8% Bienenhonig in 100 g trinkfertiger Nahrung. Zur Bereitung von 100 cm³ Nahrung werden 20 g Pulver zu 90 g Wasser gegeben.

Multival (Chem. Fabrik v. Heyden, München), eine adaptierte Süßmilch, in den USA als *Similac* bekannt. Das Fett der Nahrung besteht aus einer Kombination von Pflanzenölen. Ferner ist das Eiweiß chemisch modifiziert und soll besser löslich sein. 100 g trinkfertige Nahrung enthalten 1,72 g Eiweiß, 3,37 g Fette, 6,71 g Lactose und 0,38 g Mineralien. Auflösung des Pulvers nach aufgedruckter Vorschrift.

Pomil Säuglingsnahrung (H. Seekamp & Co., Cuxhaven), eine Süßmilch in Pulverform mit Zusatz essentieller Fettsäuren. Die trinkfertige Nahrung entspricht einer $^2/_3$-Milch mit auf 3,25% erhöhtem Fettgehalt. Weiter sind zu 100 g der trinkfertigen Nahrung 1,7 g Saccharose, 1,8 g höhere Kohlenhydrate und eine Reihe von Vitaminen so Vitamin A 900 IE, Vitamin B_1 0,5 mg, Vitamin B_2 1,0 mg, Vitamin B_6 0,7 mg, Vitamin C 50 mg und Vitamin E 30 mg zugesetzt. Ein Vitamin D-Zusatz fehlt. Die Auflösung von 14 g Pulver in 90 g Wasser ergibt 100 g trinkfertige Nahrung.

WM-Säuglingsnahrung (Wyeth-Pharma GmbH, Hamburg), eine frauenmilchadaptierte, gebrauchsfertige Säuglingsnahrung in Pulverform, in Amerika bekannt als S-M-A (scientific milk adapted). Die trinkfertige Nahrung enthält 3,5% Fett, bestehend aus einer Mischung von pflanzlichen und tierischen Fetten, die in Schmelzpunkt, Jodzahl und Verseifungszahl dem Frauenmilchfett entspricht, 1,5% Eiweiß mit einer Lactalbumin-Caseinmischung im Verhältnis der Frauenmilch, 7,0% Lactose, 420 IE Vitamin D_3 sowie andere Vitamine und Mineralien. Die Nahrung ist homogenisiert, der Calciumgehalt reduziert. Das Auflösungsverhältnis mit Wasser beträgt 1:6.

Bei *Eugalan* handelt es sich um eine $^2/_3$-Milch, die mit lebenden Bifidumbakterien beimpft ist. Dadurch soll die Entwicklung einer Bifidumflora im Säuglingsdarm gefördert werden. In der *Pomil*-Säuglingsnahrung ist die Angleichung an die Frauenmilch nur in bezug auf das Fett durchgeführt worden.

Milchhaltige Breinahrungen

Combana-Bananenbrei (Humana Milchwerke, Herford i. W.), eine gebrauchsfertige Kinderbreinahrung in Pulverform auf der Basis von Bananen, Zwieback, Milch, Getreidemehlen und biologischen Ergänzungsstoffen. Zur Anfertigung wird 50 g Pulver in 180 g Wasser 1 min aufgekocht. Der Eiweißgehalt des fertigen Breis entspricht etwa dem einer $^2/_3$-Milch, der Fettgehalt im fertigen Brei beträgt 1,9%, der Kohlenhydratgehalt ungefähr 18%.

Nestlé Kindernahrung (Deutsche AG für Nestlé-Erzeugnisse, Frankfurt/Main), eine gebrauchsfertige Kinderbreinahrung in Pulverform aus teilweise dextrinisiertem und geröstetem Weizenmehl, Milch und Zucker. 100 g Pulver entsprechen 55 g Weizenmehl, 200 g Vollmilch und 20 g Zucker. 50 g Pulver zu 200 g Wasser ergeben eine Breimahlzeit. Der Milchgehalt in der fertigen Nahrung entspricht einem Halbmilchbrei.

Pauly's Nährspeise (Milupa-Pauly GmbH, Friedrichsdorf/Taunus), eine Ergänzungsnahrung aus Hafer- und Weizenvollkornmehl, Honig und Milch in Pulverform. Die 6%ige Abkochung wird als Trinknahrung empfohlen, die 12%ige zur Breiherstellung. In der Trinkzubereitung sind 0,82% Eiweiß und 0,21% Fett, in der Breinahrung 1,63% Eiweiß und 0,42% Fett enthalten.. Der Kohlenhydratgehalt beträgt im Brei 9,12%, in der Trinknahrung 4,56%.

Wegen der einfachen Zubereitung sind die milchhaltigen Breinahrungen sehr beliebt. Es ist aber zu beachten, daß in den beiden zuletzt genannten Nahrungen der Milchgehalt und damit die Eiweißkonzentration relativ niedrig ist und in der Breizubereitung nur der Halbmilch entspricht. Bei einseitigem Überangebot dieser Nahrungen besteht die Gefahr der Kohlenhydratmast. Als Trinknahrung sollten die fertigen milchhaltigen Breinahrungen überhaupt nicht verwendet werden, da die Eiweißzufuhr damit zu gering ist.

Schleime als Kohlenhydratzusätze

Citro-Milupa-Vollweizenschleim (Milupa-Pauly GmbH, Friedrichsdorf/Taunus), eine Getreidezusatznahrung aus Vollweizenschleim mit gleichzeitiger Milchsäuerung. Die 3%ige wäßrige Abkochung wird zur Milchverdünnung und gleichzeitigen Säuerung, ein Zusatz von 2—3% zur Vollmilch empfohlen. Zur Säuerung ist Citronensäure zugefügt.

Citro-Semolin (Hipp-Werke KG, Pfaffenhofen/Ilm), eine Stärke-Schleimkombination mit leichtem Säurezusatz zur Erzielung einer feinen Caseinflockung und Zusatz von 1,2 mg Vitamin B_1 und 16 mg Ferro-Eisen in 100 g. In der Konzentration von 2—2,5% zur Milchverdünnung, 6%ig zur Breiherstellung verwendbar. Durch die im Schleim enthaltene Polysaccharidmucose wird die Viscosität der Stärke gesteigert.

Dreikornschleim „Aponti" (Pontis GmbH, Leverkusen), eine Mischung aus Weizen-, Reis- und Haferschleim. Zur Milchverdünnung wird die 3%ige Abkochung, zur Breiherstellung ein Zusatz von 10% empfohlen.

Hafergold (Deutsche Maizena Werke Gm bH, Hamburg), eine Hafervollkornnahrung. Zur Milchverdünnung 3%ig, als Zusatz zur Vollmilch 2%ig in wäßriger Abkochung anzuwenden.

Knorr Vollkorn-Haferflocken (C. H. Knorr GmbH, Heilbronn), ein Vollkornhaferschleim zur Milchverdünnung und als Milchzusatz in gleicher Konzentration wie bei anderen Schleimen.

Kölln-Schmelzflocken (Peter Kölln Werke, Elmshorn), ein Hafervollkornerzeugnis, geeignet als erste Vollkornstufe für junge Säuglinge. Verwendung wie andere Haferschleime.

Köllnflocken (s. oben), ein Hafervollkornpräparat zur Ernährung ab 5. Lebensmonat. Zur Milchverdünnung und zur Breiherstellung in üblichen Konzentrationen.

Kernige Köllnflocken (s. oben), ein Hafervollkornpräparat für die beißfeste Kleinkinderkost, ab 2. Lebensjahr geeignet.

Milupa Hafer-Trocken-Schleim (Milupa-Pauly GmbH, Friedrichsdorf/Taunus), eine Haferzusatznahrung, die in 3%iger Abkochung der $^1/_2$- oder $^2/_3$-Milch und 2%ig der Vollmilch zugesetzt wird.

Pomposa-Citro-Schleimnahrung (H. Seekamp & Co., Cuxhaven), ein schleimbildendes höheres Kohlenhydratgemisch aus Weizen, Reis und Hafer. Die 3%ige wäßrige Abkochung dient zur Milchverdünnung.

Pontis-Citro-Dreikornschleim (Pontis GmbH, Leverkusen), ein mit Citronensäure gesäuerter Vollkornschleim aus Weizen, Reis und Hafer. Die 3%ige wäßrige Abkochung ist für die Milchverdünnung und gleichzeitige Säuerung geeignet.

Pontis Haferschleim (s. oben), ein Vollkornhaferschleim, der in Konzentration von 3% zur Milchverdünnung dient, 10%ig zur Breiherstellung geeignet ist.

Pontis Reisschleim (s. oben), ein Vollkornreisschleim, der 3%ig für die Milchverdünnung und 10%ig für die Breiherstellung verwendet werden kann.

Semolin (Hipp-Werke KG, Pfaffenhofen/Ilm), eine Stärke-Schleimkombination. In 100 g sind 1,2 mg Vitamin B_1 und 16 mg zweiwertiges Eisen enthalten. Für die Flaschennahrung in wäßriger Abkochung von 2—3%, zur Breiherstellung 6%ig zu verwenden.

Trockenhaferschleim (Toepfer GmbH, Dietmannsried/Allg.), ein Haferschleim, der in üblichen Konzentrationen als Milchzusatz geeignet ist.

Trockenreisschleim "Bessau" (Toepfer GmbH, Dietmannsried/Allg.), ein Reisschleim, der in 5%iger Konzentration zur Milchverdünnung und in 8—10%iger als milchfreie Einstellungsdiät bei der Säuglingsdyspepsie Verwendung findet. Für den konzentrierten Reisschleim werden 80 bzw. 100 Teile Pulver in 920 bzw. 900 g Wasser gelöst.

Die Schleime werden vor allem als zweites Kohlenhydrat zur Milchverdünnung in den ersten 3 Lebensmonaten verwendet. Nach E. MÜLLER (1950) entfalten Schleimabkochungen auf mehrfache Weise eine günstige Wirkung auf die Verdaulichkeit der Kuhmilch. Endospermschleim- und Gummistoffe, die durch menschliche Diastase nicht abgebaut werden, wirken stark wasserbindend und quellend, reizmildernd und adsorptiv. Die Amylosefraktion erweist sich als Schutzkolloid bei der Caseinfällung und ermöglicht eine weiche, feinflockige Gerinnung, und zwar in größerem Maße als in entsprechenden Mehlabkochungen. Sie wird ebenso wie das quellbare Amylopektin vom Säugling leicht abgebaut. Bei der Wahl des Schleimes ist zu beachten, daß Reisschleim stopfend wirkt, während die meisten Haferschleime leicht abführen. Weizen- und der heute kaum noch verwendete Gerstenschleim stehen in ihrer Wirkung auf die Verdauung zwischen Hafer- und Reisschleim. Vollkornschleime enthalten die in den Keimschichten vorhandenen Vitamine und Proteine. Mischungen verschiedener Schleimarten sollen die unterschiedlichen Wirkungen auf die Verdauung ausgleichen. Obwohl die Schleime für die Milchverdünnung sehr beliebt sind, spielt ihr Nährstoffgehalt für die Säuglingsernährung keine wesentliche Rolle.

Kindermehlpräparate

Stärkemehle. *Maizena* (Deutsche Maizena Werke GmbH, Hamburg), ein reines Stärkeerzeugnis aus Mais in Pulverform. Zur Milchverdünnung 3%ig, als Zusatz zur Vollmilch 2—3%ig und für Breie 5—8%ig verwendbar.

Mondamin (Deutsche Maizena Werke GmbH, Hamburg), ein Präparat aus reiner Maisstärke mit gleichen Anwendungsmöglichkeiten.

Dr. Oetkers "Gustin" (Dr. A. Oetker Nährmittelfabrik, Bielefeld), ebenfalls ein Maiserzeugnis mit gleichen Indikationen.

Dextrinisierte Kindermehle. *Heintz Gemahlener Haferzwieback* (A. Heintz Nährmittelfabrik, Speyer), ein Zwiebackmehl aus Hafer. Es wird in Mengen von 3—5% zur Milchverdünnung und von 8—10% zur Breiherstellung empfohlen.

Hipps Kinderzwiebackmehl (Hipp-Werke KG, Pfaffenhofen/Ilm), ein gemahlener, milchfreier Kinderzwieback. In 100 g sind 0,72 mg Vitamin B_1 und 8 mg zweiwertiges Eisen enthalten. Als Milchverdünnungsmittel bis zu 6%, für die Breiherstellung bis zu 12% zu verwenden.

Liga-Kindernahrung (Liga Fabriken, Roosendaal/Holland), eine Kindernahrung aus dextrinisiertem Mehl, als löslicher Zwieback gepreßt. Dosierung nach Zwiebackstücken:

$^1/_4$ Stück auf 100 g Milch zur Milchverdünnung,
als Brei $^1/_2$—1 Stück je nach Alter auf 150 g
Milch.

Von der Vielzahl der anderen Mehle sollen
noch die von Kufeke, Stempfle und Tein-
hardt genannt werden, die in gleicher Form
wie die vorher genannten angewendet werden.

Kindergrieß

Hipps Kindergrieß (Hipp-Werke GmbH,
Pfaffenhofen/Ilm), ein Weizengrießpräparat, zur
Milchverdünnung 2—3%ig zu geben, als Brei-
nahrung 6%ig.

Milana Kinder Vollkorn-Kost (Milupa-Pauly
GmbH, Friedrichsdorf), ein Weizenerzeugnis
zur Breibereitung in Konzentrationen von 16
bis 20 g auf 200 g Flüssigkeit.

Miluvit-tellerfertiger Kindergrieß mit Honig
(Milupa-Pauly GmbH, Friedrichsdorf), ein vor-
gekochter Kindergrieß mit 7% Honig im Pulver. 20 g werden für 200 g Brei benötigt.

Pomps Kindergrieß (H. Seekamp & Co.,
Cuxhaven), ein gereinigter Weizengrieß mit
Zusatz von Vitaminen und Mineralien. Als
Milchverdünnung in Konzentrationen von 5%
zu geben, für den Vollmilchbrei bis zu 12%.

Pontis Kindergrieß (Pontis GmbG, Leverkusen), ein Weizengrieß mit Zusatz von 1,2 mg
als Vitamin B_1 in 100 g Pulver. Konzentration
Milchverdünnung 5%, zur Breiherstellung 10%.

Zucker und verwandte Stoffe

Rübenzucker (Saccharose) ist der Zucker
der Wahl und wird in Konzentrationen von
3—10% als Milchzusatz gegeben. Er fördert
mäßig die Darmgärung und ergibt genügenden
Ansatz.

Milchzucker (Lactose) als der Zucker der
Milch wirkt bei der künstlichen Ernährung
fördernd auf die Darmgärung und leicht ab-
führend, da er schwerer resorbiert wird als
andere Zuckerarten. Der Ansatz wird weniger
gefördert als durch Rübenzucker. Als Präparate sind erhältlich: *Aletobiose* (Alete Pharmazeutische Produkte GmbH, München), ein
Milchzucker in Form der β-Lactose. Er wird
bei Säuglingen 5—10%ig zur Milch gegeben.
In gelöstem Zustand soll er nicht länger stehen,
da dann zum Teil Umwandlung in α-Lactose
erfolgt. *Edelweiß-Milchzucker* (Edelweiß-Milchwerke K. Hoefelmayr, Kempten), eine kristallisierte α-Lactose, die in Lösung zu 63,1% in
β-Lactose übergehen soll. Als Zusatz zur Milch
werden 3—7% empfohlen.

Traubenzucker (Dextrose) wird schneller
resorbiert als andere Zuckerarten. Er wird
meist für reine Zuckerdiäten verwendet, weniger als Zusatz zu Milchmischungen, obwohl
Vogt seine gute Eignung als Milchzusatz her-
vorhob. Das bekannteste Traubenzuckerprä-
parat ist *Dextropur* (Deutsche Maizena-Werke
GmbH, Hamburg).

Maltose-Dextrin-Präparate (Nährzucker)
sind Gemische aus etwa gleichen Teilen Maltose und Dextrin, die durch fermentative Aufspaltung von Stärke gewonnen werden. Durch
den Dextrinanteil wirken sie gärungshemmend
und leicht stopfend. Sie werden in der Regel
3—10%ig zur Milch gegeben. Die bekanntesten Handelspräparate sind:

Aletezucker (Alete Pharmazeutische Produkte GmbH, München), ein α-Dextrin-Mal-
tose-Gemisch im Verhältnis 50:50.

Soxhlet-Nährzucker (Soxhlet GmbH, Berlin-
Spandau), ein Gemisch aus 41% Dextrin, 52%
Maltose und $1^1/_4$% Kochsalz.

Toepfers Nährzucker (Toepfer GmbH, Diet-
mannsried/Allgäu), ein Gemisch aus 50% Maltose und 45% Dextrin.

Eine Sonderstellung unter den Dextrin-Mal-
tose-Gemischen nimmt *Dexamyl* (Toepfer GmbH,
Dietmannsried/Allg.) ein. Es enthält nur 5%
Maltose, der Rest besteht aus hochmolekularen
Abbauprodukten von Stärke (Reismehl) mit Zusatz von Vitamin B und C, Ferrooxyd und Cystin.
Es wird als alleiniges Kohlenhydrat zur Milchverdünnung genommen, also statt Schleim und
Zucker. Da die hochmolekularen Kohlenhydrate
schwer vergärbar sind, wirkt Dexamyl antidys-
peptisch. Es bleibt im Gegensatz zu Mehlen und
Schleimen in Konzentrationen bis zu 15% flüssig,
wird aber im allgemeinen 5—10%ig der Milch
zugesetzt.

Für die normale Ernährung des gesunden
Säuglings erfüllt der Rübenzucker als erstes
Kohlenhydrat bei der künstlichen Ernährung
alle Anforderungen. Bei darmlabilen Kindern
mit Neigung zu Gärungsstühlen sind Dextrin-
Maltosegemische vorzuziehen, während bei
Neigung zu Obstipation der Milchzucker das
erste Kohlenhydrat der Wahl ist. Die Wirkung
der genannten Zuckerarten kann sinnvoll durch
die Wahl eines geeigneten Schleimes oder Kin-
dermehles ergänzt werden.

Gemüse-, Obst- und Fleischnahrungen

Alete Kost fürs Kind (Alete Pharmazeutische Produkte GmbH, München) wird in folgenden Formen geliefert: a) Karotten, b) Spi-

nat, c) Mischgemüse (Karotten, Spinat, Tomaten- und Kartoffelpüree), d) Früchte (Äpfel, Bananen, Ananas, Bienenhonig, Hagebutten, Zucker), e) Leberreis (Tomatenpüree, Leber, Reis), f) Gemüse und Leber.

Glücksklee-Babynahrung (Glücksklee Lebensmittel GmbH, Hamburg) gibt es in folgenden Formen: a) Spinat, b) Karotten, c) Karottensaft mit Tomate, d) drei feine Früchte, e) Leber in Karotten, f) Kalbfleisch in Reis, g) drei feine Gemüse, h) Hühnchen in Reis, i) Rindfleisch in Nudeln, k) Fruchthaferflocken.

Hipp-Früchte und -Gemüse (Hipp-Werk KG, Pfaffenhofen/Ilm) sind homogenisierte Zubereitungen in folgenden Formen: a) Pfirsiche mit Honig, b) Aprikosen, c) Äpfel mit Bananen, d) Früchte-Dessert, e) Karotten, f) Salatbrei mit Bananen, Spinat und Gemüseallerlei, g) Karotten mit Leber, h) Spinat mit Leber, i) Reiscreme mit Huhn und Gemüse, k) Tomatenreis mit Rindfleisch.

Milupa tellerfertige Beikost (Milupa-Pauly GmbH, Friedrichsdorf/Taunus) wird geliefert als: a) Karotten, b) Spinat, c) Mischgemüse, d) Karotten mit Leber, e) Spinat mit Leber, f) Reiscreme mit Huhn.

Pomps Früchte- und *Gemüsebrei* (H. Seekamp & Co., Cuxhaven) gibt es im Beutel als: a) gemischter Früchtebrei aus Aprikosen, Orangen und Citronen, b) Gemüsebrei aus Karotten und Spinat, beide Formen mit Reis- und Getreideanteilen ergänzt.

Alle genannten Nahrungen eignen sich als Beikost für Säuglinge ab 3.—4. Lebensmonat, teilweise bereits ab 8. Lebenswoche, wenn man nicht vorzieht, die Beikost aus frischem Obst und Gemüse zu bereiten. Der heutige Stand der Nahrungsmittelindustrie erlaubt jedoch die Herstellung von Präparaten gleichbleibender Güte zu allen Jahreszeiten unter weitgehender Schonung des Gehaltes an Vitaminen und Spurenelementen. Besonders wichtig ist, daß die erwähnten Nahrungen homogenisiert geliefert werden, und daß sie steril sind, was bei Zubereitung im Haushalt und in der Milchküche nicht möglich ist (E. MÜLLER 1961).

Heilnahrungen

Als Diät für ernährungsgestörte Säuglinge und Kleinkinder sind die bisher genannten Dauernahrungen nicht geeignet, da ihr relativ hoher Fett- und Zuckeranteil gärungsfördernd wirkt. Bei den weitaus am häufigsten auftretenden *Gärungsdyspepsien* empfiehlt es sich daher, die Nahrung auf cellulosereiche Faserpräparate umzustellen, die von den pathogenen Darmbakterien nicht angegriffen werden, oder schwer vergärbare Kohlenhydrate wie Reisschleim und Dextrine zu verwenden. Bewährt hat sich die Kombination von Fasergemischen mit Reisschleim als Einstelldiät. Gärungshemmend wirken auch an Casein reiche Milchpräparate wie Butter- und Eiweißmilch. Bei den viel selteneren *Fäulnisdyspepsien* ist eine Kontrasternährung mit kohlenhydratreichen Nahrungsgemischen etwa mit Malzsuppe erfolgreich.

Milchfreie antidyspeptische Diätmittel

Aplona (Kali-Chemie AG, Hannover), ein Rohapfelpulver, von dem 100 g etwa 1000 g frischen Äpfeln entsprechen. Das Pulver wird 4—5%ig in Mengen von 20—35 g Pulver in abgekochtem Wasser oder Tee eingerührt, nicht gekocht verabreicht.

Arobon Nestle (Deutsche AG f. Nestle-Erzeugnisse, Frankfurt/Main), eine Mischung von Johannisbrotmehl, Stärke und Kakao. Von den beiden Handelsformen wird das Pulver als 3—10%ige Abkochung gegeben. Ein Zusatz von 2% Pulver zur Normalkost wirkt prophylaktisch gegenüber der Säuglingsenteritis (BRAUN et al.). Von den Tabletten werden 3—6 täglich für Kleinkinder empfohlen.

Daucaron (Kali-Chemie AG, Hannover), ein Trockenpräparat aus Karotten, wird in einer 4%igen Suppe als Einstellungsdiät verabreicht. Dazu werden 40 g Daucaron in 1 Liter Wasser 5 min gekocht.

Diarex (Berner-Alpen-Milchges., Bern), ein aus Quitten hergestelltes pektinhaltiges Früchtepulver unter Zusatz von 1% Aletezucker. Es wird in Konzentrationen von 4—5% in abgekochtem Wasser oder Tee aufgelöst.

Die antidyspeptische Wirkung der genannten Präparate beruht einmal auf ihrem Gehalt an Cellulose, vor allem aber auf ihrem Pektingehalt. Dadurch haben sie eine starke Quellfähigkeit, verlangsamen die Darmpassage unter Adsorption von Bakterien, Toxinen und schädlichen Verdauungsprodukten und führen durch eine Art „Stempelwirkung" zur mechanischen Reinigung des Darmlumens. Da diese Präparate ohne Zuckerzusatz praktisch frei von Nährstoffen sind, sollten sie nur kurze Zeit allein oder in Kombination mit Reisschleim angeboten werden. Bei enteralen Toxikosen ist ihre Wirkung als Einstellungsdiät umstritten, da unter Ernährung mit Faserstoffen sich der toxische Zustand manchmal verschlechtern kann.

Fettarme Nahrungsgemische

Buttermilchpräparate. *Butamyl* (Toepfer GmbH, Dietmannsried/Allg.), eine $^2/_3$-Buttermilch in Pulverform mit 5% Dexamyl und Zusätzen von Cystin, Ferrooxyd, Vitamin A, B, C und D (750 E/l) und einem Fettgehalt von 2%. Zur Zubereitung von 100 g Nahrung werden 12 g Pulver aufgelöst. Im allgemeinen sind keine Zusätze nötig, der Kohlenhydratgehalt kann aber durch weiteren Dexamylzusatz auf 10% gesteigert werden.

Butamyl-D (Toepfer GmbH, Dietmannsried/Allg.), eine gebrauchsfertige $^2/_3$-Buttermilch in Pulverform mit erhöhtem Kohlenhydratgehalt durch Zusatz von etwa 15% Dexamyl und einem Fettgehalt von 2,4%. Zur Bereitung von 100 g Nahrung sind 23 g Butamyl-D-Pulver notwendig.

Eledon (Deutsche AG f. Nestle-Erzeugnisse, Frankfurt/Main), eine Vollbuttermilch in Pulverform ohne Zusätze. Die trinkfertige Nahrung ist 10%ig.

H. A. „Toepfer" (Holländische Anfangsnahrung nach Rietschel), Hersteller Toepfer GmbH, Dietmannsried/Allg., eine konzentrierte Vollbuttermilch, als Kondensat oder in Pulverform lieferbar, ohne Zusätze. Mit 2 Teilen Wasser verdünnen oder 10 g Pulver in 100 g Wasser auflösen.

Prodiäton (Deutsche AG f. Nestle-Erzeugnisse, Frankfurt/Main), eine Vollbuttermilch in Pulverform mit Zusatz von je 3,2% Saccharose und Maltose-Dextringemisch. Für 100 g trinkfertige Nahrung werden 17 g Pulver aufgelöst.

Bei Fütterung von Buttermilchen ist zu beachten, ob bereits Zusätze dem Fertigpräparat beigegeben wurden. Leerbuttermilchen sollen nur kurze Zeit ohne Kohlenhydratzusatz gegeben werden, da die Eiweiß-Brennstoffkorrelation sonst sehr ungünstig ist, was eine schlechte Ausnutzung der Nahrung und eine Belastung des intermediären Stoffwechsels bedeutet. In vielen Fällen sind Fertigpräparate ohne Kohlenhydratzusätze vorteilhaft, da der Zucker- und Mehlzusatz besser nach den Erfordernissen variiert werden kann. Zu beachten ist auch der Fettgehalt der Buttermilchpräparate. Dieser ist bei der „Holländischen Anfangsnahrung" mit 0,33% sehr niedrig, so daß eine längere Anwendung auch mit Kohlenhydratzusatz nicht ratsam erscheint. Die anderen Buttermilchpräparate haben einen Fettgehalt von etwa 1,5%, so daß ein ausreichendes Fettangebot gewährleistet ist. Nur in Butamyl beträgt der Fettgehalt 2%, in Butamyl-D sogar 2,4%. Butamyl-D als sehr konzentrierte Nahrung, es enthält etwa 100 Calorien in 100 g trinkfertiger Nahrung, ist besonders dann indiziert, wenn in kleinem Trinkvolumen größere Quantitäten an Nahrung angeboten werden sollen. Die Nahrung eignet sich für die Ernährung von dystrophischen Säuglingen und zur Aufzucht von Frühgeborenen. Die fertigen Buttermilchpräparate haben unbedingt den Vorzug vor der am Markt käuflichen Buttermilch, da diese wegen der möglichen Verunreinigungen und der oft übermäßigen Säuerung für die Säuglingsernährung ungeeignet ist.

Milchmischungen mit Eiweißanreicherung. *Eiweißmilch „Finkelstein-Meyer"* (Toepfer GmbH, Dietmannsried/Allg.), eine mit dem Quark von 1 Liter Vollmilch angereicherte $^1/_2$ Buttermilch, geliefert entweder in konzentrierter Form oder als Pulver. Das Konzentrat wird mit 2 Teilen Wasser verdünnt und ergibt eine trinkfertige Milch mit 3% Eiweiß-, 2,5% Fett- und 1—1,5% Milchzuckergehalt. Die gleiche Konzentration erhält man, wenn das Pulver mit 12 Teilen Wasser aufgelöst wird.

Kaseinolakt (Alete Pharmazeutische Produkte GmbH, München), ein Eiweißmilchpräparat nach Finkelstein in Pulverform. 1 Teil Pulver in 12 Teilen Wasser gelöst, ergibt eine trinkfertige Nahrung mit etwa 3,1% Eiweiß, 2,2% Fett und 1,5% Lactose.

Die Eiweißmilch wurde früher zur Anwendung bei Ernährungsstörungen nach dem ersten Trimenon empfohlen, kann aber in Form der genannten Präparate auch bei jüngeren Säuglingen gegeben werden. Nur in ganz seltenen Fällen soll Eiweißmilch ohne Kohlenhydratzusätze verabreicht werden. Bei längerer Anwendung ist es notwendig, den Zuckerzusatz auf 8—10% zu steigern, da sonst häufig ausreichende Gewichtszunahme ausbleibt. Wegen des relativ hohen Proteingehaltes soll Eiweißmilch nicht länger als 4 bis 6 Wochen als alleinige Nahrung dienen.

Magermilchpräparate. *Humana Heilnahrung* (Humana Milchwerke, Herford i. W.), eine ungesäuerte, humanisierte, fettarme Milch mit 3% Eiweiß- und 1% Fettgehalt in der trinkfertigen Nahrung und Zusatz von 3,2% Dextrin-Maltosegemisch. Es werden für die Trinknahrung 10 g Pulver in 100 g Wasser aufgelöst.

Molico „Nestle" (Deutsche AG f. Nestle-Erzeugnisse, Frankfurt/Main), eine entfettete Milch in Pulverform. Die durch Auflösung von 10 g Pulver in 90 g Wasser erhaltene Milch ist praktisch fettfrei und entspricht im Eiweißgehalt der Vollmilch.

Plasmon (H. H. Menke KG, Bremen), ein Casein-Calcium-Präparat mit 76,2% Milchprotein. Für Säuglinge werden 5—10 g täglich als Zusatz empfohlen.

Während *Humana Heilnahrung* zur diätetischen Behandlung von Dyspepsien empfohlen wird, dienen *Molico* und *Plasmon* vor allem zur Eiweißanreicherung der Normalkost. *Plasmon* eignet sich in Konzentrationen von $^1/_2$ bis 1% zur Eiweißanreicherung der Frauenmilch und wird in dieser Form bei der Ernährung von Frühgeborenen angewendet. *Molico* ist auch zur Herstellung von fettlosen Breien geeignet.

Fettarme Nahrungsgemische ohne Milcheiweiß. *Boviserin* (Behringwerke AG, Marburg/Lahn), ein keimfrei von gesunden Rindern gewonnenes Normalserum mit einem Eiweißgehalt von durchschnittlich 6 g-%. In Konzentrationen von 2—2,5 g-% mit Kohlenhydraten als Einstellungsdiät verwendbar. Zusatz von 1—2 g-% zur Eiweißanreicherung von Nahrungen.

Dexaminol (Toepfer GmbH, Dietmannsried/Allg.), eine fettlose Heilnahrung in Pulverform. Sie enthält 2,5% Aminosäuren eines Fermenthydrolysates aus Casein (Aminovit), 5% Dexamyl, $^1/_3$ Labmolke und Zusätze von

Vitamin B, C und D_3 sowie Eisen, Cystin und Süßstoff in 100 g trinkfertiger Nahrung. 5 g Pulver werden in 50 g Wasser aufgelöst.

Beide Präparate sind zur diätetischen Behandlung von schweren Ernährungsstörungen, insbesondere enteralen Toxikosen vorgeschlagen worden. ULLRICH empfahl orale Gaben von Boviserin in Mengen von 50—200 g täglich als Zusatz zum Tee oder zur Rohfaserdiät. Die orale Behandlung von Säuglingsintoxikationen mit Aminosäuren wurde vor allem von ADAM propagiert (s. Kapitel Aminosäuren).

Gärungsfördernde Diätmittel

Malzsuppenextrakt „Löflund" (Dr. Fränkle und Max Eck OHG, Winterbach bei Stuttgart), ein Präparat zur Bereitung der Malzsuppe nach KELLER. 100 g werden in $^2/_3$ Liter Wasser aufgelöst, und mit $^1/_2$ Liter Milch und 50 g Weizenmehl gemischt. Bei jüngeren Säuglingen nimmt man 30 g Weizenmehl und 60 g Malzsuppenextrakt. Es können bis zu 200 g/kg Körpergewicht gegeben werden.

Die Malzsuppe wird vor allem bei dem jetzt sehr seltenen Milchnährschaden angewendet, kann aber auch bei obstipierten und exsudativen Säuglingen von guter Wirkung sein.

Antiemetische Diätmittel

Nestargel (Deutsche AG f. Nestle-Erzeugnisse, Frankfurt/Main), ein Eindickungspulver aus den Kernen der Johannisbrotbaumfrucht. $^1/_2$—1% werden der flüssigen Gesamtnahrung zugesetzt.

Das Eindickungspulver eignet sich besonders zur Behandlung des habituellen Erbrechens der Säuglinge und der Rumination, ist aber bei Erbrechen infolge Dyspepsie und bei hypertrophischer Pylorusstenose kontraindiziert.

Diätmittel für Stoffwechsel- und Verdauungsstörungen sowie konstitutionelle Erkrankungen

Diabetes mellitus

Für die Diät diabetischer Kinder kann bei genauer ärztlicher Einstellung auf besondere Diätetica und Nutrientia verzichtet werden. Die Kost für diabetische Kinder ist charakterisiert durch eine genau geregelte, nicht zu knappe Kohlenhydratzufuhr, mäßige Fettgaben und dem Alter entsprechende Zufuhr biologisch hochwertiger und gut ausnutzbarer Proteine. Von der Diät- und Nährmittelindustrie wird jedoch eine große Zahl von Nahrungs-

mitteln für Diabetiker empfohlen oder speziell hergestellt. Für Kinder können manchmal die Diabetiker-Schokolade oder -Bonbons Verwendung finden, damit die Kinder mit Diabetes nicht auf alle süßen Annehmlichkeiten gegenüber ihren gesunden Altersgenossen verzichten müssen. Entsprechende Präparate werden von den Firmen Frankonia-Schokoladenwerke AG, Würzburg, Reichardtwerk GmbH, Köln/Rhein u. a. hergestellt. Wirklich notwendig wird für manche Speisen beim diabetischen

Kind nur der Zusatz von Süßstoffpräparaten, die es von verschiedenen Firmen gibt; z. B. *Sionon* (Drugofa GmbH, Köln/Rhein), *Sukrinetten* (Süßstoff-Vertriebsges. mbH, München) u. a.

Cöliakie

Die Diätetik der Cöliakie hat sich seit den Arbeiten von Dicke geändert. Nachdem festgestellt wurde, daß die Verdauungsstörung auf einer Unverträglichkeit gegenüber Gluten bzw. Gliadin also dem Proteinanteil gewisser Cerealien, vor allem von Weizen, Roggen und Hafer beruht, während das Kohlenhydrat der betreffenden Getreideart gut vertragen wird, spielt jetzt die glutenfreie Kost in der Diätetik der Cöliakie die Hauptrolle.

Von Kohlenhydraten werden solche am besten vertragen, die reine Mais- oder Reisstärke enthalten, z. B. Mondamin, Maizena u. a. Aber auch Nährmittel mit abgebauter Stärke wie *Dexamyl*, das vorwiegend aus hochmolekularen Dextrinen besteht, werden von Kindern mit Cöliakie gut verwertet. Für ältere Kinder muß kleberfreies Brot gebacken werden, das aus Mais oder Buchweizen mit Hilfe von *Nestargel* hergestellt werden kann. Weiter kann als Brot das Präparat *Liga Glutenfrei* (Liga Fabriken, Roosendaal/Holland) gegeben werden, das aus kleberfreiem Mehl gebacken wird. Als nährstoffreiche Getränke für glutenüberempfindliche Cöliakiepatienten eignen sich *Kaba* (Hag AG, Bremen) und *Tasaneexpreß* (A. Heintz KG, Speyer), die beide außer verschiedenen Zuckerarten Kakao enthalten.

Konstitutionelle und allergische Hauterkrankungen, Kuhmilchallergie

Bei den allergischen und konstitutionellen Hauterkrankungen spielt im allgemeinen eine Kuhmilchallergie keine Rolle. Es hat sich aber z. B. für die Behandlung der *Dermatitis seborrhoides* eine Ernährung mit fettarmen Nahrungen, besonders mit Buttermilch sehr bewährt.

Das konstitutionelle *Säuglingsekzem* bedarf dagegen einer Behandlung mit salzarmen Nahrungen. Als praktisch kochsalzfreie Nahrung ist *Aletosal* (Alete Pharmazeutische Produkte GmbH, München) für die Milchernährung von Säuglingen mit Ekzem gut geeignet. Es handelt sich um eine $^3/_4$-Milch, die im Verhältnis 1:8 mit Wasser aufgelöst wird und nur 0,015 g

Natrium und 0,013 g Chlor in 100 g trinkfertiger Nahrung enthält. Die genannte Milch ist auch bei allen Krankheiten, bei denen kochsalzarme Ernährung notwendig ist, von großem Nutzen. Für die Ekzembehandlung wird weiter empfohlen *Heilspeck nach Dr. Folberth* (Wufa GmbH, Lörrach/Baden), ein in Tuben gelieferter, nach besonderen Verfahren zubereiteter Schweinespeck. Es sollen 1—5 cm Paste bei Säuglingen der Milch zugesetzt werden. Kinder erhalten 10—15 cm Paste pro Mahlzeit eventuell als Brotaufstrich. Die Anwendung von Speck als Heildiät geht auf die Beobachtung zurück, daß bei Kindern mit Ekzem die ungesättigten Fettsäuren im Plasma vermindert sind. Es ist aber nur Schweinespeck mit großem Gehalt an ungesättigten Fettsäuren für diese Art von Substitutionstherapie geeignet.

Bei sicherer Kuhmilchallergie, die sich beim Kind weniger an der Haut als in intestinalen Krankheitserscheinungen äußert, müssen milchfreie Nahrungen verabreicht werden. Als Milchersatz haben sich bewährt:

Lactopriv (Toepfer GmbH, Dietmannsried/ Allg.), eine aus Sojamehl hergestellte Fertignahrung mit Zusatz von Olivenöl und Reismehl in Pulverform. 15 g Pulver auf 100 g Wasser ergeben eine Nahrung mit 5% Eiweiß, 3,2% Fett- und 4,4% Kohlenhydratgehalt.

Mandelemulsion Original Nuxo (NuxoWerke Rothfritz & Co., Hamburg), ein Mandelmilchkonzentrat aus süßen Mandeln ohne Konservierungsmittel. 10 g der Emulsion ergeben mit 100 g Wasser eine Mandelmilch mit etwa 2,4% Eiweiß, 6% Fett und 0,45% Zucker. Zur Nahrung sollen weiter 2,5% Reismehl und 5% Zucker zugesetzt werden.

Obwohl diese Nahrungen bei Kuhmilchallergie gut vertragen werden, ist das Gedeihen von Säuglingen bei länger dauernder Ernährung mäßig, da das pflanzliche Eiweiß nur teilweise verwertet wird. Es empfiehlt sich daher in diesen Fällen, frühzeitig hochwertiges tierisches Eiweiß wie Fleisch, Eier usw. auch bei Säuglingen zusätzlich zu verfüttern.

Obstipation

Zur diätetischen Behandlung der Obstipation eignet sich eine schlackenreiche, vegetabilische Kost mit Gaben von Kohlenhydraten, welche die Darmgärung fördern. Neben *Milchzucker* ist *Malzextrakt* wegen seiner laxativen

Wirkung häufig erfolgreich. Zur Behandlung der habituellen Obstipation ist besonders geeignet:

Malzextrakt Löflund (Dr. Fränkle und Max Eck OHG, Winterbach bei Stuttgart), ein Malzpräparat mit 45% Maltose. Für Kinder werden 3mal täglich 1 Tee- oder Eßlöffel allein oder in Milch gelöst empfohlen. Die vielen anderen im Handel befindlichen Malzextrakte sind durch ihre zahlreichen Zusätze von Vitaminen, Eisen usw. mehr als Kräftigungsmittel anzusehen.

Aufbaufördernde und stärkende Nährmittel

Aufbaunahrung „Elsano" (Elsano Werk, Bendorf/Rhein), ein Präparat aus Malz, Honig, Dextrose, Vitamin-Hefe, Glutaminsäure, Calciumsalzen und Spurenelementen. Dosierung: 3mal 1 Eßlöffel nach den Mahlzeiten.

B_1 und B_2-Vitamin Maltzin (Diamalt AG, München), ein trockener naturreiner Malzextrakt mit Zusatz von 15 mg Vitamin B_1 und 20 mg Vitamin B_2 auf 100 g sowie Kalk und Eisen oder Lecithin. Dosierung: 3mal täglich 1 Eßlöffel.

Biomalz (Kirner Vitabornwerk, Andres KG, Kirn/Nahe), ein Extractum Malti spissum. 100 g enthalten 0,5 Calc. glyc. phosph., je 5 mg Vitamin B_1 und B_2 und 25 mg Niacinamid. In 100 g Biomalz mit Eisen sind 100 mg Ferro-Eisen statt der Vitamine enthalten. In Biomalz mit Kalk sind neben den anderen Vitaminen 1,25 mg Vitamin A und 800 IE Vitamin D_2 in 100 g enthalten. Dosierung für alle Formen: 3—6 Tee- oder Eßlöffel täglich.

Milo-Tonikum Nestle (Deutsche AG f. Nestle-Erzeugnisse, Frankfurt/Main), ein Pulver aus Vollmilch, Kakao, gemälztem Getreide und Zucker mit 2000 IE Vitamin A, 200 IE Vitamin B_1 und 200 IE Vitamin D_3 in 100 g. Dosierung: 2—3mal täglich 3 Teelöffel in Milch.

Natura Naturade-Nährtrank (Natura-Werk Gebr. Hiller, Hannover), ein Pulver aus Honig, Malz, Lecithin, Dextrose, Saccharose, Calc. citric., Calc. lactic., Stärke und Kakao. Es wird wie Kakao zubereitet.

Ovomaltine (Dr. A. Wander GmbH, Frankfurt/Main), ein leicht verdauliches Konzentrat aus Milch, Malzextrakt, Ei und Kakao. Dosierung: 2—3 Teelöffel in einer Tasse Milch mehrmals täglich.

Vitalis vitaminreiche Kraftnahrung (R. Krause, Chem. Fabrik, Mannheim), ein Gemisch aus 50% Malzextrakt, 37% Magermilchpulver, je 5% Dextrose und Saccharose und Zusätzen von Vitaminen und Eisen. Dosierung: 3mal täglich 1 Teelöffel in Getränken.

Alle genannten Präparate werden für appetitlose und schwächliche Kinder empfohlen. Besonders in der Rekonvaleszenz nach Krankheiten können sie von Nutzen sein. Es ist aber zu bedenken, daß alle aufbaufördernden und kräftigenden Nährpräparate erst nach ärztlicher Untersuchung und genauer Diagnosenstellung gezielt angewendet werden können.

Literatur

ADAM, A.: Die moderne künstliche Ernährung der gesunden und kranken Säuglinge. Regensburg. Jb. ärztl. Fortbild. **3**, 1 (1953).

BRAUN, O. H., E. KARAGEORGIU-SABUNI u. M. GELDMACHER: Diätetische Prophylaxe der Säuglingsenteritis mit Arobon. Arch. Kinderheilk. **163**, 253 (1961); **164**, 38 (1961).

DICKE, W. K.: Een onderzoek naarde nadelige invloed van sommige graansoorten op de lijder aan coeliakie. Proefschrift Utrecht 1950.

EWERBECK, K. H., u. W. JAEGER: Über den fermentativen Abbau der Proteine und Fette moderner Säuglingsnahrungen in vitro. Z. Kinderheilk. **75**, 496 (1954).

GLANZMANN, E.: Einführung in die Kinderheilkunde, 3. Aufl. Wien: Springer 1949.

GLEISS, J., u. L. BÜSCHER: Beiträge zum Frühgeborenenproblem der Gegenwart. VII. Mitt. Z. Kinderheilk. **76**, 126 (1954).

HOLT jr., E.: Resorption of Vitamin A. Referate Kongr. Amer. Pediat. Ass. French Lick 1950.

ILGNER, G., u. R. THURAU: Homogenisierte und D-vitaminisierte Milch in der Säuglingsernährung. Mschr. Kinderheilk. **99**, 218 (1951).

JOCHIMS, J., C. A. SAGER u. D. EBEL: Über die Bedeutung der Kuhmilchhomogenisierung für die Säuglingsernährung, zugleich ein Beitrag zur Methodik der klinischen Beurteilung von Säuglingsnahrungen. Z. Kinderheilk. **72**, 321 (1953).

MALYOTH, G.: Körpernahe Zucker in der Säuglingsernährung. Z. Kinderheilk. **56**, 590 (1934).

MARRIOTT, W. McKIM: Infant nutrition. St. Louis: C. N. Mosby Company 1930.

MUELLER, E.: Neuerkannte Wirkungen hochpolymerer Begleitkohlenhydrate in der Säuglingsernährung. Münch. med. Wschr. **92**, 1 (1950).

— Über die Bedeutung der Säuglingsgemüsekonserven für die Aufzucht älterer und jüngerer Säuglinge. Münch. med. Wschr. **103**, 455 (1961).

Roos, H., u. M. Kindler: Die Konservierung roher Frauenmilch mit Zitronensäure oder Streptomycin. Mschr. Kinderheilk. **97**, 494 (1949).

Sager, C. A.: Studien über die Bedeutung der Homogenisierung der Milch und der Monoglycerid-Emulsionen für die Fettresorption. Z. Kinderheilk. **71**, 541 (1952).

Takuma, D. T.: Roher Milchzucker und Honig bei der Aufzucht von Säuglingen. Mschr. Kinderheilk. **103**, 159 (1955).

Ullrich, O.: Die orale Behandlung von Ernährungsstörungen mit Rinderserum. Mschr. Kinderheilk. **96**, 43 (1948).

Vogt, D.: Traubenzucker und Nährzucker in der Säuglingsernährung. Z. Kinderheilk. **72**, 229 (1951).

Aminosäuren in der Ernährung

Von R. Thurau, Darmstadt

Einleitung. *Aminosäuren* sind chemisch Fettsäuren, in denen an einer Stelle der Kohlenstoffkette ein H-Atom durch die Aminogruppe — NH_2 — ersetzt ist. Sie kommen außer als Bausteine von Proteinen auch in freier Form in der Natur vor. Alle natürlich vorkommenden sind mit wenigen Ausnahmen α-Aminosäuren von der allgemeinen Formel

$$R \cdot CH \cdot COOH$$
$$|$$
$$NH_2$$

Durch die Einführung der Aminogruppe ist das α-C-Atom asymmetrisch geworden. *Aminosäuren* sind dadurch optisch aktiv. Strukturell gehören alle natürlich vorkommenden *Aminosäuren* zur L-Reihe. Racemate entstehen vor allem bei der Säurehydrolyse. Chemisch werden die Aminosäuren einmal nach der Anzahl der Aminogruppen eingeteilt. Ferner werden die *aliphatischen* von den *cyclischen Aminosäuren* unterschieden. Für die therapeutische Anwendung ist die Einteilung nach ihrer Notwendigkeit in der Nahrung von größerer Bedeutung. Von den über 50 bekannten natürlich vorkommenden Aminosäuren sind etwa 20 im Nahrungseiweiß vorhanden. Die meisten davon können vom tierischen Organismus aus anderen Stoffen gebildet werden. Acht müssen jedoch mit der Nahrung zugeführt werden, da der Mensch sie nicht im Stoffwechsel synthetisieren kann (Rose). Sie wurden als *essentielle Aminosäuren* von den *nichtessentiellen* unterschieden. Mangel an einer essentiellen Aminosäure in der Nahrung führt zu Gewichtsabnahme und beim wachsenden Organismus zu Wachstumsstillstand. Beim Fehlen einzelner essentieller Aminosäuren in der Nahrung wurden spezifische Ausfallserscheinungen beobachtet.

In der *Therapie* werden *Aminosäuren* in der Hauptsache als *Gemische* verwendet. Diese werden durch enzymatische Spaltung oder Säurehydrolyse aus verschiedenen Eiweißen hergestellt. Bei der *enzymatischen Spaltung* werden die Proteine nur zu 70—80% in freie Aminosäuren aufgespalten, der Rest entfällt auf *Peptide*. Bei der *Säurehydrolyse* werden einige Aminosäuren wie *Tryptophan* zerstört und müssen in therapeutisch verwendeten Präparaten substituiert werden. Die Aminosäurenhydrolysate entsprechen in ihrer Zusammensetzung dem zur Hydrolyse verwendeten Eiweiß. Gemische reiner, synthetisch hergestellter Aminosäuren werden mit wenigen Ausnahmen nur zu Ernährungsversuchen verwendet, da ihre Herstellung zu kostspielig ist.

Außer Proteinhydrolysaten werden einzelne Aminosäuren therapeutisch verwendet, da spezifische Wirkungen, teilweise auf Grund von im Tierversuch beobachteten Ausfallserscheinungen vermutet wurden.

Stoffwechsel und pharmakodynamische Wirkungen. Aminosäurengemische können in der Ernährung intaktes Eiweiß als N-Quelle ersetzen. Nachdem Rose im Tierversuch an Ratten zeigen konnte, daß allein die essentiellen Aminosäuren genügen, um die Tiere im N-Gleichgewicht zu halten, wurde auch bei Kindern gefunden, daß mit *Aminosäurengemischen* statt Proteinen als Nahrung die N-Bilanz positiv bleibt und das Wachstum nicht beeinträchtigt wird. Shohl et al. erzielten bei Säuglingen während der Fütterung von Proteinhydrolysaten unter Zusatz von Kohlenhydraten und Vitaminen positive Stickstoffbilanzen. In weiteren Versuchen konnte Shohl auch bei Säuglingen mit Ernährungsstörungen zeigen, daß trotz der Krankheit während Gaben von Proteinhydrolysaten die N-Bilanz positiv wird. Bei der *Säuglingstoxikose* führen die großen Eiweiß- und Salzverluste durch den Stuhl zu *Hypalbuminämie* und *Hyposalämie*. Adam empfahl zur Behandlung der enteralen Toxikose die Verfütterung von biologisch hochwertigen Proteinhydrolysaten. Dadurch wird infolge der schnellen Resorption der Aminosäuren und der raschen Neubildung von Serumalbumin das *Wasserbindungsvermögen* wiederhergestellt (ILGNER und THURAU). ADAM hebt weiter die schnelle *Entgiftung* und das *Sistieren* des Erbrechens bei toxischen Säuglingen nach oralen Aminosäurengaben hervor.

Aminosäuren haben eine bedeutend größere *Pufferungskapazität* als Proteine. Diese Fähigkeit, z. B. Magensaft zu neutralisieren, wurde von Co TUI überzeugend nachgewiesen. Daneben wurde von LEVY und SILER sowie später von RAUSCH bei Untersuchungen der Magenacidität nach Gaben von Proteinhydrolysaten gezeigt, daß diese einen deutlich stimulierenden Effekt auf die Salzsäureproduktion des Magens ausüben wenn die puffernde Wirkung abgeklungen ist. In vielen Fällen waren Aminosäuren ein stärkeres Stimulans für die HCl-Produktion als die üblichen Probemahlzeiten (BILLING et al.). Diese Stimulierung der Magensaftsekretion wird auch durch intravenöse Zufuhr von Aminosäuren ausgelöst und geht wahrscheinlich über den N. vagus, nach dessen Ausschaltung sie unterbleibt (SHARIK und CAMPBELL). Mit der Anregung der Magensaftsekretion hängt auch der appetitsteigernde Effekt peroraler Aminosäurengaben zusammen, auf den RAUSCH sowie VOLLMER hinweisen.

Über die parenterale Anwendung von Proteinhydrolysaten haben vor allem ELMAN et al. berichtet. Sie heben hervor, daß nach intravenösen Gaben von Aminosäurengemisch die N-Bilanz positiv wird, und bei hypoproteinämischen Patienten die Serumeiweißkörper rasch ansteigen. SHOHL et al. erreichten den gleichen Effekt bei Säuglingen sowohl mit Proteinhydrolysaten als auch mit Mischungen kristalliner Aminosäuren. Nach ARTZ sind Aminosäuregemische bei der parenteralen Ernährung Plasma- und Albumininfusionen vorzuziehen, da Serumeiweiße infolge des langsamen Abbaus erst nach Tagen der Eiweißneubildung zur Verfügung stehen. Etwa 30 % von infundiertem Serumalbumin verbleibt in der Blutbahn, während der Rest in den intracellulären Flüssigkeitsraum abwandert, ohne am Zellstoffwechsel teilzunehmen.

Daneben bekämpfen Aminosäuremischungen postoperativ, bei Verletzungen und bei anderen Erkrankungen den eintretenden *Schockzustand* (DAVIS). Weiter wird der günstige Einfluß der intravenösen Gaben von Proteinhydrolysaten auf die Wundheilung und die Hebung der allgemeinen Widerstandskraft gegenüber Infektionen sowie auf die *Motilität* des *Magen-Darmtraktes* hervorgehoben.

Auch einzelne Aminosäuren entfalten Wirkungen, die therapeutisch genutzt werden. Über den *lipotropen Effekt* von *Methionin* wird später berichtet. *Methionin* soll nach WILLIAMSON und FROMM auf oralem Weg die *Wundheilung* fördern. Nach SPISNI wirkt *Methionin* günstig auf die *Blutbildung* bei Ziegenmilchanämie.

Cystin und besonders *Cystein* haben durch ihre SH-Gruppen eine entgiftende Wirkung, die besonders bei Arsenintoxikation erfolgreich ist (HERBRAND und JAEGER). Wahrscheinlich durch den gleichen Wirkungsmechanismus kommt der günstige prophylaktische und therapeutische Effekt von *Cystein* bei *Bestrahlungsschäden* zustande (PATT et al.). Durch die reduzierenden Eigenschaften der SH-Gruppen entfaltet *Cystein* eine deutliche Wirkung auf den *Pigmentstoffwechsel*, die in einer Hemmung der Melaninbildung resultiert und beim Morbus Addison therapeutisch erfolgreich ist (MÜTING).

Von *Phenylalanin* und dem daraus gebildeten *Tyrosin* ist bekannt, daß beide Aminosäuren an der Synthese von *Adrenalin* und *Thyroxin* beteiligt sind (LANG). Außerdem spielen beide Aminosäuren im Pigmentstoffwechsel eine bedeutende Rolle. Das Kohlenstoffskelet von *Histidin* wird für die Synthese einer Reihe wichtiger biologischer Substanzen z. B. *Folsäure* sowie den Nucleinsäuren- und Hämoglobinaufbau benötigt. Aus *Tryptophan* entsteht im Stoffwechsel Nicotinsäure. Ferner spielt diese Aminosäure bei der Serumalbuminbildung eine Rolle (LANG). *Valin* ist für die Erhaltung der neuromuskulären Erregbarkeit von Wichtigkeit und *Leucin* soll das endokrine System aktivieren. Von *Lysin* wird eine Reihe spezifischer Wirkungen angenommen, besonders ein Einfluß auf das Skeletwachstum und auf die Erhaltung der Genitalfunktion sei hervorgehoben.

Von den nichtessentiellen Aminosäuren ist *Glutaminsäure* nach WAELSCH eine der aktivsten im Stoffwechsel. Glutaminsäure ist besonders reaktionsfähig und dient als N-Quelle für Aminierungen oder Umaminierungen und dadurch als Ausgangsmaterial für die Bildung anderer nichtessentieller Aminosäuren (BRAUNSTEIN). Ebenso ist Glutaminsäure auch an Abbaureaktionen der Aminosäuren beteiligt, da sie nach Kamin und Handler in der Lage ist, den dabei anfallenden Ammoniak zu binden. Besonders im Gehirnstoffwechsel, in dem bei normaler Tätigkeit viel Ammoniak freigesetzt wird, ist die Bindung von Glutaminsäure eine Voraussetzung für das normale Funktionieren (Weil-Malherbe). Außerdem kann Glutaminsäure als Substrat für die Atmung von Gehirnschnitten dienen und im Gehirn vollständig oxydiert werden. Ferner ist Glutaminsäure als Baustein der *Folsäure* im Organismus von Bedeutung. Nur die Pteroylglutaminsäure entwickelt von 13 anderen geprüften Pteroylaminosäuren biologische Aktivität (Wright et al.).

Von *Glykokoll* ist seit langem bekannt, daß es für die Kreatinbildung und damit für die *Muskeltätigkeit* Bedeutung hat. Der im Experiment deutliche, die *Blutgerinnung fördernde* Effekt führte zur Einführung glykokollhaltiger Präparate in die Medizin. Bei schlechtheilenden Wunden entfaltet Glykokoll durch Hemmung proteolytischer Fermente eine *granulationsfördernde* Wirkung. Weiter sei noch erwähnt, daß Glykokoll als Ausgangsprodukt der Hämoglobinbildung nach Isotopenversuchen von Shemin und Rittenberg in Betracht kommt.

Indikationen und Gegenindikationen. Die orale Zufuhr von Aminosäuren wird im Kindesalter bei verschiedensten Krankheitszuständen empfohlen. Magnusson zeigte, daß mit Zusätzen von Aminosäuren die Gewichtszunahmen bei Frühgeborenen besser waren als bei reiner Frauenmilchernährung. Diese Ergebnisse wurden von vielen Autoren bestätigt. Als Zusatz zu eingedickter Frauenmilch haben sich Aminosäurengemische als Nahrung bei der *hypertrophischen Pylorusstenose* des Säuglings bewährt (Ilgner und Thurau).

Für die Behandlung *akuter Ernährungsstörungen* mit Exsiccose und Acidose, besonders bei der Säuglingsintoxikation mit Proteinhydrolysaten hat sich Adam eingesetzt, nachdem bereits Shohl und Hartmann et al. über Erfahrungen mit der oralen Aminosäurenbehandlung der genannten Erkrankungen berichtet hatten. Gleichfalls auf Adam geht die Empfehlung zurück, Proteinhydrolysate bei *chronischen Ernährungsstörungen* zu verwenden.

Söderhjelm schlägt Aminosäurengemische als Diät bei *Cöliakie* vor, wenn große Wasserverluste eintreten. Ebenso haben Aminosäuren als Nahrung bei der cystischen *Pankreasfibrose (Mucoviscidose)* einen günstigen Effekt (Glanzmann). Bewährt hat sich die Aminosäurenzufuhr bei *Kuhmilchallergie* (Hill). Der gleiche günstige Effekt wurde auch von dieser Diät bei Ernährung von Kindern mit *Ekzem* gesehen.

Bei der Behandlung der *Colitis ulcerosa* bewirken Proteinhydrolysate nach Wassén außer der Normalisierung der meist vorhandenen Hypoproteinämie auch eine Besserung der ulcerösen Schleimhautveränderungen und der Diarrhoe. Überhaupt hat sich die orale Zufuhr von Aminosäuren bei allen Krankheitszuständen, die mit *Hypoproteinämie* einhergehen, bewährt. Auch bei *Nephrosen* führt die orale Zufuhr von Proteinhydrolysaten nach Berger zum Anstieg der Serumproteine und zur Ausschwemmung der Ödeme. Ebenso soll sich nach Josephson die Hypoproteinämie bei *Lebercirrhosen* auf orale Aminosäurentherapie bessern.

Besondere Bedeutung hat die Ernährung mit Aminosäurengemischen bei einigen angeborenen Störungen des Aminosäurenstoffwechsels erlangt. Auf Bickel et al. gehen die ersten Anregungen zurück, Kinder mit *Oligophrenia phenylpyruvica* mit Aminosäurenmischungen, die arm an Phenylalanin sind, zu ernähren. Bei frühzeitiger Anwendung kann damit der geistige Verfall der Kinder aufgehalten werden. Auch bei anderen angeborenen Störungen des Aminosäurenstoffwechsels wie bei der *Ahornsirupharnkrankheit* u. a. verspricht die Ernährung mit Aminosäurengemischen, die arm an den nicht verwertbaren Aminosäuren sind, Erfolg.

Aminosäuren werden bei *rectaler Zufuhr* resorbiert und können als alleinige N-Quelle in der Nahrung dienen. Rausch konnte zeigen, daß 80% des in Form von Proteinhydrolysaten zugeführten Stickstoffes resorbiert wird. Peptide und andere höhermolekulare Eiweiße passieren jedoch nicht die Rectumschleimhaut. Die rectale Aminosäurenzufuhr wird bei allen Krankheiten empfohlen, bei denen die orale Nahrungsaufnahme zeitweise nicht möglich ist, besonders nach ausgedehnten Magen- und Darmoperationen.

Die *parenterale Zufuhr* von Aminosäurengemischen bezweckt, den Körper im N-Gleichgewicht zu halten, wenn eine orale Zufuhr unmöglich ist. Besonders in der Chirurgie ist seit den ersten Mitteilungen von Elman und Wei-

NER die intravenöse Zufuhr von Aminosäuren sehr gebräuchlich. Von wichtigen chirurgischen Indikationen für diese Ernährungsart seien erwähnt: 1. Erschwerte Nahrungsaufnahme infolge Erbrechens und intestinaler Obstruktion. 2. Ungenügende Nahrungsausnutzung bei Darmfisteln oder infolge chronischer Diarrhoe. 3. Notwendigkeit der Ruhigstellung des Magen-Darmtraktes z. B. bei Peritonitis. 4. Postoperative Anorexie und Hypoproteinämie. 5. Operationsvorbereitung von schlecht ernährten und marantischen Patienten. 6. Bekämpfung des postoperativen Schockzustandes. 7. Normalisierung der Darmmotilität z. B. bei Ileus. 8. Bekämpfung der Eiweißverluste bei Verbrennungen.

In der Kinderheilkunde sind die gleichen Indikationen gegeben. Dazu kommt noch die von SHOHL et al. angegebene intravenöse Behandlung von *akuten Ernährungsstörungen* mit Acidose und Exsiccose. Außerdem hat sich die intravenöse Ernährung mit Aminosäuren bei *dyspeptischen Frühgeborenen*, bei *angeborener Oesophagusatresie* und bei *hypertrophischer Pylorusstenose* bewährt. Weiter wurden Aminosäurengemische intravenös bei den sog. *Nephrosekrisen* mit Erfolg angewendet. Auch bei der *Dekomposition* der Säuglinge, der *Säuglingsatrophie* und bei der Eiweißmangeldystrophie der Tropen (KWASHIORKOR) kann die intravenöse Zufuhr von Aminosäuren im schwersten Krankheitsstadium lebensrettend wirken.

Als weitere parenterale Anwendungsarten von Aminosäurengemischen empfiehlt HARTMANN die *subcutane* und die *intraperitoneale* Zufuhr, besonders bei *toxischer Gastroenteritis*. Durch die langsamere Resorption nach subcutaner Zufuhr, die etwa der nach Fütterung aus dem Darm entspricht, werden Nebenreaktionen, wie sie bei intravenösen Infusionen auftreten können, meist vermieden. Dagegen erfolgt die Resorption bei intraperitonealer Zufuhr sehr rasch.

Aus der Vielzahl von Indikationen, die für die Anwendung einzelner Aminosäuren angegeben werden, sollen nur einige angeführt werden. Die Therapie mit *Methionin* wird im Kapitel über lipotrope Substanzen abgehandelt. Die Verwendung von *Cystein* wird für *Vergiftungen*, *Bestrahlungsschäden* und *allergische Dermatitiden* vorgeschlagen. THADDEA sah nach intramuskulären Gaben von Cystein-

hydrochlorid bei Morbus Addison Besserung des Krankheitsbildes. *Cystin* oral gegeben führt nach BEHRENDT et al. bei *progressiver Muskeldystrophie* zur Steigerung der Muskelkraft und zur Senkung der Kreatin- und Phosphatausscheidung.

Auch *Glykokoll* wurde nach dem Vorschlag von THOMAS et al. bei der gleichen Krankheit versucht, hat aber in den meisten Fällen zu keiner eindeutigen Besserung des Krankheitsbildes geführt. Ferner zeigt Glykokoll durch seine die Blutgerinnung fördernden Eigenschaften eine *blutstillende Wirkung* bei *Morbus Werlhof* und *Hämophilie* (KOHL).

Auch die Glutaminsäure wurde von BRUGSCH für die Behandlung der *Dystrophia musculorum progressiva* vorgeschlagen, ohne daß Nachuntersucher die berichteten günstigen Erfahrungen bestätigen konnten. Viele Berichte liegen über die Wirkung der Glutaminsäure bei *Kindern* mit *Intelligenzstörungen* vor (s. Zusammenfassung von KERGL et al.). Obwohl seit den zuerst von ZIMMERMANN et al. berichteten Erfolgen auch in Deutschland eine Reihe von Autoren gute Besserung der Intelligenz bei debilen und imbezillen Kindern sahen, konnten andere Beobachter keine eindeutige Beeinflussung der Intelligenz erzielen. Therapeutisch von Bedeutung ist die Mitteilung von DELAY et al., daß bei Kindern mit *Myxödem* eine Antriebssteigerung auftritt. BRAITINGER und ZEISE beobachteten nach intravenösen Gaben von Glutaminsäure eine schnellere Rückkehr des Bewußtseins im hypoglykämischen Schock als nach Glucose.

Histidin wird seit längerer Zeit zur Behandlung des *Ulcus ventriculi* eingesetzt. Nach KALLUS soll es auch *Antihistaminwirkung* entfalten. *Tryptophan* ist dagegen in der Behandlung der *Pellagra* oft von gutem Erfolg (BEAN et al.). Erwähnenswert sind noch Versuche, durch *Lysinzusatz* die biologische Wertigkeit von Getreideeiweiß zu verbessern.

Kontraindikationen bestehen kaum für die orale Anwendung von Aminosäuren. Da verfütterte Aminosäurengemische im Darm schnell resorbiert werden, kann es bei *Niereninsuffizienz* zur Anhäufung von Aminosäuren im Plasma kommen und Fieber ausgelöst werden. Für die intravenöse *Anwendung* von *Aminosäurenmischungen* ist die Zufuhr bei den meisten Nierenerkrankungen ebenfalls kontraindiziert. Auch bei *toxischer Hepatitis* können intravenös gegebene Proteinhydrolysate, besonders wenn sie zu schnell infundiert werden, Verschlechterung bringen (Stewart und Ronoke). Nach Hartmann sollen bei schlechter peripherer Durchblutung infolge schwerer Exsiccose oder Hypoproteinämie keine subcutanen Infusionen mit hypertonischen Aminosäurenlösungen gemacht werden. Aus den umfangreichen Erfahrungen mit der *Glutaminsäuretherapie* bei Schwachsinn ist bekannt, daß erethische Formen häufig mit einer Steigerung der Triebe und Affekte reagieren. Außerdem soll die Glutaminsäuretherapie beim Auftreten von interkurrenten *Lebererkrankungen* abgebrochen werden und bei *Lebercirrhose* kontraindiziert sein (Walshe).

Resorption, Verteilung und Ausscheidung. Bei oraler Anwendung werden Aminosäuren aus dem Dünndarm rasch resorbiert. Nach 10 min haben in isolierte Darmschlingen eingeführte Aminosäurenmischungen die Darmwand passiert (Zetzel und Banks). Im Blut steigt der Amino-N nach Verfütterung von Proteinhydrolysaten schneller an und fällt früher ab als nach Gaben von intaktem Protein (Berger). Im *Serum* beträgt der Amino-N-Spiegel 3—8 mg-%, das entspricht einem Gehalt von 19—50 mg-% an freien Aminosäuren. Über die Konzentration der einzelnen Aminosäuren im Serum unterrichten die Arbeiten von Schreier, Müting, Wiss u. v. a. Bei Frühgeborenen ist der Serumgehalt der meisten Aminosäuren deutlich höher als bei Erwachsenen und Kindern (Schreier).

Nach intravenöser Injektion von radioaktiv gezeichneten Aminosäuren verschwinden diese schnell aus der Blutbahn. Nach 10 min sind nur noch 3% der zugeführten Menge nachweisbar (Borsook et al.). Christensen et al. sahen nach intravenöser Zufuhr von Proteinhydrolysaten eine Zunahme des dialysierbaren Peptid-N im Plasma, die nach Gaben von Aminosäurengemischen und von vorher dialysierten Hydrolysaten nicht auftritt (Wretlind).

Die Aminosäuren werden im Stoffwechsel zum Aufbau von Körperproteinen verwertet oder nach Desaminierung oxydativ abgebaut. Etwa 2,5% der Zufuhr wird im *Harn* ausgeschieden, ein kleinerer Teil im *Stuhl*. Obwohl beim Erwachsenen nur eine geringe Abhängigkeit der Aminosäurenausscheidung von der Art des verfütterten Proteins beobachtet

wurde, ergaben sich beim Säugling gewisse Beziehungen zu Art und Höhe der Eiweißzufuhr (Thurau). Die Aminosäuren erscheinen im Ultrafiltrat der Glomerula und werden zum größten Teil in den Tubuli zurückresorbiert. Die Rückresorption ist für jede Aminosäure verschieden. Relativ schlecht ist sie für Glutaminsäure, Arginin und Histidin (Sheffner et al.). Aus Aminosäurenmischungen werden nach intravenöser Infusion Histidin, Threonin und Lysin in den größten Mengen ausgeschieden. Nach oraler Fütterung beträgt die Ausscheidung etwa 3—5% der Zufuhr (Thurau). Nach intravenösen Gaben liegt die Ausscheidung zwischen 1,6 und 19,7% der Zufuhr (Smith et al.). Bei Verwendung von Proteinhydrolysaten werden große Mengen an Peptiden ausgeschieden (Levey et al.).

Im *Stuhl* finden sich Aminosäuren in Mengen von 0,8—2,3 g/tgl. beim Erwachsenen. Nach oralen Gaben von Proteinhydrolysaten erscheinen etwa 2% der Zufuhr in den Faeces. Beim Säugling beträgt die Ausscheidung nach Fütterung von Proteinhydrolysaten etwa 3 bis 5% der Zufuhr, wobei sich gewisse Abhängigkeiten von der Art der Darmflora aufzeigen ließen (Thurau).

Aminosäurenpräparate. Die folgende Aufstellung von Aminosäurenpräparaten kann keinen Anspruch auf Vollständigkeit erheben. Es werden nur die in Deutschland gebräuchlichsten erwähnt. Für die orale Aminosäurentherapie haben sich bewährt:

A. *Aminovit* (C. F. Boehringer, Mannheim). Es handelt sich um ein Fermenthydrolysat aus Casein.

B. *Dexaminol* (Toepfer, Dietmannsried/Allg.). In der trinkfertigen Nahrung dieses Präparates sind 2,5% Aminovit, 5% Dexamyl und $^1/_3$ Labmolke enthalten.

C. *Nesmida* (Deutsche Nestle AG, Lindau). Auch hier liegt ein Fermenthydrolysat aus Milcheiweiß vor.

D. *Aminotrat* (Nordmark-Werke, Hamburg). Dieses Präparat ist ein Säurehydrolysat aus Casein mit Ergänzung der bei der Hydrolyse zerstörten Aminosäuren. Es wird als 30%ige Lösung und als Granula in den Handel gebracht.

E. *Cymogran* (Allen und Hanburys, London). Dieses Aminosäurenpräparat enthält ein Säurehydrolysat aus Casein, das arm an Phenylalanin ist. Zugesetzt sind 2,5% L-Tyrosin, 0,8% DL-Tryptophan und 0,5% DL-Methionin neben Mineralien, Zucker und Stärke. Die Zusammenstellung der Nahrung erfolgte speziell für die Behandlung der Oligophrenia phenylpyruvica. Der Phenylalaningehalt von Cymogran beträgt nicht mehr als 0,01 mg-%.

F. *Aminosol „Vitrum"* (Vertrieb Dr. Remy & Co, Hamburg). Es handelt sich um ein dialysiertes enzymatisches Caseinhydrolysat. Durch die Dialyse werden höhermolekulare Peptide entfernt. Es ist erhältlich als a) Aminosol-Glucose-Pulver (Verhältnis 50:50), b) Aminosol-Tabletten zu 0,5 g, c) Aminosol-Granulat mit 25 g Hydrolysat, 25 g Casein und Zusatzstoffen auf 100 g, d) Aminosol-Sirup mit 10% Aminosäurengehalt sowie 35% Saccharose, 15% Glucose, 10% Äthanol und Zusatzstoffen, e) Aminosol-Dextromaltose-Pulver mit 10 g Aminosäuren, 60 g Maltose, 30 g Dextrin, f) Aminosol-Vitamin-Sirup mit 10% Aminosäuren, 35% Saccharose, 15% Glucose, 10% Äthanol und Zusätzen der meisten bekannten Vitamine, g) Aminosol-Vitamin-Tabletten in gleicher Konzentration wie im Sirup.

Bei oraler Zufuhr von Aminosäurenmischungen muß beachtet werden, daß zur Deckung des täglichen Stickstoffbedarfes 30—50% mehr gegeben werden muß als bei Ernährung mit intaktem Eiweiß (MUELLER et al.).

Als Präparate für die *parenterale Aminosäurentherapie* sollen erwähnt werden:

A. *Aminosol-Vitrum* (s. oben) mit folgenden Zubereitungen: a) Aminosol-Lösung mit 3,3% Aminosäuren, b) Aminosol-Glucose-Lösung mit 3,3% Aminosäuren und 5% Glucose, c) Aminosol-Glucose-Äthanol-Lösung mit zusätzlich 5% Äthanol.

B. *Aminofusin* (J. Pfrimmer & Co., Erlangen) enthält eine 3%ige Mischung kristalliner Aminosäuren im Verhältnis des menschlichen optimalen Bedarfs ohne Glutaminsäure, die für Unverträglichkeiten von infundierten Proteinhydrolysaten verantwortlich sein soll (MADDEN et al.). Außerdem sind zugesetzt 5% Sorbit, Vitamine und Mineralsalze im Verhältnis des optimalen Bedarfs für den Menschen. Außer der normalen Zubereitung gibt es ein Aminofusin A 5 mit 5% Äthanol.

C. *Proteinhydrolysate „Dubernard"* (Dubernard GmbH, Saarbrücken) ist ein enzymatisches Hydrolysat aus Muskelproteinen mit 4,5% Aminosäuren, je 6,25% Lävulose und Glucose, 0,3% NaCl und wahlweise 2,4% Äthanol.

An Präparaten, die nur eine Aminosäure für therapeutische Zwecke enthalten, stehen eine große Zahl zur Verfügung. Über Methionin-Präparate wird bei den lipotropen Substanzen berichtet. Cystin liegt als *Cystin-„Brunner"* (L. Brunner, Mainz) in Tabletten zu 0,2 g vor (Dosierung 0,2—2 g täglich). An *Cystein*-Präparaten sind im Handel: a) *Reducdyn* (Nordmark-Werke, Hamburg) als Ampullen mit 1,5% Cystein, 0,5% DL-Homocysteinthiolacton und 20% Glucose sowie Bohnen mit gleichem Gehalt wie in den Ampullen (Dosierung 3mal 1—2 Bohnen täglich). b) *Cysthion „Cystein Henning"* (Dr. G. Henning GmbH, Berlin-Tempelhof) als Ampulle mit 5% Cysteinhydrochlorid (Dosierung 1—2 Ampullen täglich). Von den vielen *Glutaminsäure*-Präparaten sollen folgende beschrieben werden: a) *Glutaminsäure-Granulat „Homburg"* (Chemiewerk Homburg, Frankfurt/Main) mit 66% L-Glutaminsäure, b) *Glutametten „Homburg"* (s. oben) als Dragées mit 0,2 dl-Glutaminsäure (Dosierung 3mal 2—3 Dragée täglich). c) *Glutaminsäure-Dragees „Woelm"* (M. Woelm, Eschwege) mit 0,25 g Glutaminsäure und 0,01 g Lecithin. d) *Glutaminsäure „Haury"* (Dr. H. Haury, Chem. Fabrik, München) als Granulat mit 40% L-Glutaminsäure und 5% Lecithin (Dosierung 3mal 1 Teelöffel täglich), als Dragées gleicher Konzentration (Dosierung 3mal 1—2 Dragées täglich) und als Ampullen mit 15% l-Glutaminsäure und 1,5% Glykokoll (Dosierung 1 Ampulle täglich).

Als reines *Histidin*-Präparat ist erhältlich *Histidin-Ifah* (Ifah GmbH, Hamburg), und zwar in Ampullen mit 4%iger Lösung. *Glykokoll* ist in dem Präparat *Finestal* (Knoll AG, Ludwigshafen a. Rh.) mit der Handelsform Tabletten zu 0,25 Glykokoll, 0,1 g Ascorbinsäure, 0,16 g Calciumphosphat enthalten. Alle Aminosäuren können in reiner Form als chemische Substanzen von verschiedenen chemischen Fabriken unter anderem von der Merck AG, Darmstadt, bezogen werden.

Nebenwirkungen. Bei der Verfütterung von Aminosäurengemischen in der normalen Eiweißzufuhr entsprechenden Konzentrationen treten im allgemeinen keine Nebenerscheinungen auf. GLÜCK und WILSON sahen jedoch nach Verfütterung eines enzymatischen Caseinhydrolysates in Mengen von etwa 10 g/kg Körpergewicht bei gesunden Kindern *Fieber* auftreten, das nach Reduzierung der Konzentration verschwand. Bei Säuglingen mit Ernährungsstörungen, die mit Proteinhydrolysaten in üblichen Konzentrationen ernährt werden, können manchmal *Ödeme* entstehen, die nach Umsetzen auf milchhaltige Nahrung ausgeschwemmt werden. Schwierigkeiten kann bei empfindlichen Säuglingen und Kleinkindern die Aufnahme von Proteinhydrolysaten mit der Nahrung machen, da die meisten Präparate ausgesprochen schlecht schmecken und *Erbrechen* auslösen können.

Bei der intravenösen Applikation von Aminosäurengemischen sind eine Reihe von teilweise unangenehmen Nebenwirkungen beobachtet worden. Wenn die intravenöse Infusion bei Kindern zu schnell erfolgt, zeigt sich *Rötung* des Gesichtes mit Wärmegefühl, Unwohlsein, Erbrechen und häufig *Fieber* (Hartmann et al.). Learner et al. fanden im Tierversuch und klinisch auch beim Menschen, daß zu schnelle Infusion von Proteinhydrolysaten eine *Hypermotilität* des *Dünndarms* hervorruft, die sich in Bauchschmerzen, Stuhldrang und Durchfällen äußern kann. Es wird angenommen, daß *Peptide* für die genannten Reaktionen verantwortlich sind, da sie bei Injektionen kristalliner Aminosäurengemische nicht auftreten. Madden et al. konnten jedoch zeigen, daß *Glutaminsäure* die meisten Störungen auslöst, daß dagegen Glykokollzusatz die Verträglichkeit von Aminosäurengemischen verbessert. Die häufig nach intravenösen Infusionen von Proteinhydrolysaten auftretende *Phlebitis* hängt nach Horvitz et al. mit dem sauren p_H der meisten Aminosäuren-Infusionslösungen zusammen. Säurehydrolysate produzieren während und nach der intravenösen Applikation eine deutliche *Herabsetzung* des *Appetits* (Smyth et al.).

Glutaminsäure führt in höheren Dosen oral gegeben vielfach zu *Übelkeit, Erbrechen* und *Störungen* der *Magenfunktion*. Diese Erscheinungen werden vermieden, wenn Glutaminsäure in magenresistenten Kapseln oder Dragées verabreicht wird. Nach Eisenreich und Schedel tritt während der intravenösen Injektion von Glutaminsäure häufig Übelkeit und Erbrechen auf. Von den anderen erwähnten Aminosäuren sind bei alleiniger therapeutischer Gabe bisher keine Nebenwirkungen beschrieben worden.

Literatur

Adam, A.: Zur Eiweiß- und Kohlenhydratdiät bei Ernährungsstörungen. Mschr. Kinderheilk. **97**, 171 (1949).

Artz, C. P.: Newer concepts of nutrition by the i.v. route. Ann Surg. **149**, 841 (1959).

Bean, W. B., M. Franklin and K. Daum: The effect of tryptophan in pellagra. J. Lab. clin. Med. **38**, 167 (1951).

Behrendt, A. W., F. Bruns, F. Erbslöh u. W. Rummel: Wirkung von Cystin und Methionin bei Muskeldystrophien. Klin. Wschr. **29**, 253 (1951).

Berger, H.: Physiologische Grundlagen des Aminosäurenstoffwechsels und ihre Bedeutung für die Therapie. Schweiz. med. Wschr. **83**, 761 (1953).

Bickel, H., J. Gerard and E. M. Hickmann: The influence of phenylalanine intake on the chemistry and behaviour of a phenylketonuric child. Acta paediat. (Uppsala) **43**, 64 (1954).

Billing, B. H., J. B. Donald, C. P. Stewart and A. W. Wilkinson: Protein hydrolysate, physiol. effects and utilization, therapeutical use. Edinb. med. J. **58**, 52 (1951).

Borsook, H., C. L. Deasy, A. J. Haagen-Smit, G. Keighley and P. H. Lowy: The fate of labeled aminoacids. J. biol. Chem. **176**, 1383 (1948).

Braitinger, J., u. H. Zeise: Über den Einfluß der Glutaminsäure auf das therapeutische Insulinkoma. Münch. med. Wschr. **94**, 834 (1952).

Braunstein, A.: Transamination and the integrative functions of dicarboxylic acids in nitrogen metabolism. Advanc. Protein Chem. **3**, 1 (1947).

Brugsch, J.: Erfahrungen mit der Glutaminsäuretherapie bei der progressiven Muskeldystrophie. Z. ges. inn. Med. **7**, 441 (1952).

Brunschwig, A., D. E. Clark and N. Corbin: The i.v. injection of casein digests in the maintenance of nutrition. Milit. Surg. **92**, 413 (1943).

Christensen, H. N., E. L. Lynch and J. H. Powers: The conjugated aminoacids of plasma. J. biol. Chem. **166**, 649 (1946).

Co Tui: The ambulatory treatment of peptic ulcers with protein hydrolysates and dextrimaltose. Rev. Gastroent. **14**, 108 (1947).

Davis, H. H.: The routine use of protein digest i.v. following major surgical procedures. Surg. Gynek. Obstet. **81**, 31 (1945).

Delay, G., E. Pichat, R. Puech et A. Perse: L'acide glutaminique en psychiatrie. Sem. Hôp. Paris **27**, 2143 (1951).

Eisenreich, E., u. M. Schedel: Unsere Erfahrungen mit intravenösen Aminosäureninfusionen. Münch. med. Wschr. **92**, 267 (1950).

Elman, R., and D. O. Weiner: Intravenous alimentation with special reference to protein (aminoacid) metabolism. J. Amer. med. Ass. 112, 796 (1939).

Glanzmann, E.: Progrès dans les traitments dietétiques. Helv. paediat. Acta 5, 401 (1950).

Glück, R., and J. L. Wilson: Fever produced by the oral administration of aminoacids. Amer. J. Dis. Child. 71, 601 (1946).

Hartmann, A. F.: Parenteral administration of amino acids. J. Pediat. 26, 193 (1945).

Hartmann, A. F., H. J. Lawler and C. S. Meeker: Studies of aminoacid administration. J. Pediat. 24, 371 (1944).

Herbrand, W., u. K. H. Jaeger: Über die entgiftende Wirkung der schwefelhaltigen Aminosäuren. Med. Klin. 34, 1432 (1938).

Hill, L. W.: Amino acids as a source of nitrogen for allergic infants. J. Amer. med. Ass. 116, 2135 (1941).

Horwitz, A., L. A. Sachar and R. Elman: An experimental study of phlebitis following venoclysis with glucose and amino acid solutions. J. Lab. clin. Med. 28, 842 (1943).

Ilgner, G., u. R. Thurau: Aminosäurendextringemische zur Behandlung der schweren Ernährungsstörungen des Säuglings. Ärztl. Wschr. 5, 497 (1950).

Josephson, B.: Pathophysiologie der Lebercirrhosen. Nord. Med. 30, 835 (1946).

Kallos, P.: Progress in allergy, 2. Bd. Basel u. New York: S. Karger 1949.

Kamin, H., and Ph. Handler: The metabolism of parenterally administered amino acids; urea synthesis. J. biol. Chem. 188, 193 (1951).

Kergl, E., K. Koebke u. H. Haury: Glutaminsäure. Stuttgart: Wissenschaftliche Verlagsgesellschaft 1954.

Kohl, H.: Aminosäuren. Ihre theoretische und praktische Bedeutung für die klinische Therapie. Aulendorf: Cantor 1954.

Lang, K.: Biochemie der Ernährung. Darmstadt: Dr. D. Steinkopff 1957.

Learner, N., H. W. Robinson, E. M. Greisheimer and M. J. Oppenheimer: The effects upon small intestine of rapid i.v. injections of casein hydrolysate. Gastroenterology 5, 201 (1945).

Levey, St., E. D. Hoganson, J. E. Harroun u. C. J. Smith: The excretion of A.S. in normal and undernourished human subject following a single infusion of an amino acid preparation. J. Nutr. 42, 71 (1950).

Madden, S. C., R. R. Woods, F. W. Shull, J. H. Remington and G. H. Whipple: Tolerance to amino acid mixtures and casein digests given intravenously. J. exp. Med. 81, 439 (1945).

Magnusson, J. H.: Über die Anwendung eines Aminosäurengemisches als Zusatznahrung für Frühgeborene während der ersten Lebenswochen. Acta paediat. (Uppsala) 32, 599 (1945).

Mueller, A. J., D. Fickas and W. M. Cox: Minimum maintenance requirement of an enzymic casein hydrolysate. Bull. Johns Hopk. Hosp. 72, 110 (1943).

Müting, D.: Der Aminosäurenhaushalt des Menschen. Aulendorf: Cantor 1958.

Patt, H. M., E. B. Tyree, R. L. Straube and D. E. Smith: The managment of radiation disorders. Science 110, 213 (1949).

Rausch, F.: Ernährungsversuche mit Aminosäurengemischen am Menschen. Dtsch. Arch. klin. Med. 193, 48 (1947).

— Die Wirkung von Aminosäurengemischen auf die Tätigkeit der Magenschleimhaut. Ärztl. Forsch. 2, 123 (1948).

Rose, W. C.: Nutritive significance of amino acids. Physiol. Rev. 18, 109 (1938).

— Amino acids requirements of man. Fed. Proc. 8, 546 (1949).

Schreier, K., u. H. Plückthun: Über die Aminosäuren. Z. Kinderheilk. 68, 480 (1950).

Sharik, P. R., and D. A. Campbell: Gastric secretory response to i.v. administered amino acids mixtures. Surgery 27, 396 (1950).

Sheffner, A. L., J. B. Kirner and W. L. Palmer: The reabsorption of amino-acids in renal tubulus. J. biol. Chem. 178, 953 (1948).

Shemin, H., and A. Rittenberg: Utilization of glycine for synthesis of porphyrin. J. biol. Chem. 159, 567 (1945).

Shohl, A. T.: Nitrogen storage following i.v. and oral administration of casein hydrolysate to infants with acute gastro-intestinal disturbance. J. clin. Invest. 22, 257 (1943).

— A. M. Butler, K. D. Blackfan and E. MacLachlan: Nitrogen metabolism during the oral and parenteral administration of the amino acids of hydrolized casein. J. Pediat. 15, 469 (1939).

Smith, C. J., A. G. Lasichak and St. Levey: The effect of orally and intravenously administered amino acid mixtures on voluntary food consumption in normal men. J. clin. Invest. 24, 439 (1947).

— St. Levey and A. Lasichak: The effect of the administration of amino acid preparations on urinary wastage of amino-N in man. J. clin. Invest. 27, 412 (1948).

Söderhjelm, L.: Die Diätbehandlung bei Cöliakie. Nord. Med. 47, 479 (1952).

Spisni, D.: L'influenza degli amino-acidi alle anemie nutritive. Boll. Soc. ital. Biol. sper. 26, 1617 (1950).

Stewart, J. D., and G. M. Ronoke: Changes in blood and urine after i.v. amino acids mixture in patients with liver diseases. Proc. Soc. exp. Biol. (N.Y.) 51, 364 (1942).

Thaddea, S.: Die Nebennierenrinde. Leipzig: S. Hirzel 1936.

Thomas, K., A. T. Milhorat u. H. Techner: Die Wirkung von Glykokoll auf die Muskeltätigkeit. Hoppe-Seylers Z. physiol. Chem. 214, 121 (1933).

Thurau, R.: Über den Aminosäurenhaushalt bei Dystrophie. Beiheft Arch. Kinderheilk. H. 33 (1956).

Vollmer, W.: Bisherige Ergebnisse unserer Therapie mit Aminosäurengemischen. Med. Rdsch. (Mainz) 1 (1949).

Waelsch, E. D.: Glutamic acid and cerebral function. Advanc. Protein Chem. **6**, 299 (1951).

Walshe, E. W.: The effect of glutamic acid on the coma of hepatic failure. Lancet **1953**, 1075.

Wassén, E.: Behandlung der Colitis ulcerosa mit Aminosol. Nord. Med. **25**, 219 (1945).

Weil-Malherbe, E.: Significance of glutamic acid for the metabolism of nervous tissue. Physiol. Rev. **30**, 549 (1950).

Williamson, M. B., and H. J. Fromm: Effect of cystine and methionine on healing of experimental wounds. Proc. Soc. exp. Biol. (N.Y.) **80**, 623 (1952).

Wiss, O.: Der Gehalt an Aminosäuren im menschlichen Serum. Helv. chim. Acta **31**, 2148 (1948).

Wretlind, K. A.: About the pyrogen activity of dialysed casein digest. Acta physiol. scand. **12**, 385 (1946).

Wright, E. W., A. T. Cosulich, H. Fahrenbach, M. Waller, T. W. Smith and A. Hultquist: Analogs of pteroylglutamic acid; replacement of glutamic acid by other amino acids. J. Amer. chem. Soc. **71**, 3014 (1949).

Zetzel, L., and B. M. Banks: Intestinal absorption of an amino acid mixture. Amer. J. dig. Dis. **8**, 21 (1941).

Zimmermann, F. T., B. B. Burgemeister and T. J. Putnam: Effect of glutamic acid on mental functioning in children and in adolescents. Arch. Neurol. Psychiat. (Chic.) **9**, 175 (1947).

Lipotrope Substanzen

Von R. Thurau, Darmstadt

Definition. Substanzen, die einer Leberverfettung entgegenwirken, werden als *lipotrope Faktoren* bezeichnet. Neben anderen, später genannten Stoffen sind vor allem *Cholin* und *Methionin* therapeutisch angewendet worden.

Cholin ist chemisch eine quarternäre Ammoniumbase mit der Summenformel Trimethyl-oxyäthyl-ammoniumhydroxyd und folgender Strukturformel:

$$\begin{array}{l} C\ H_2\ OH \\ | \quad\quad\quad OH \\ C\ H_2{-}N{<}\ \\ \quad\quad\quad (CH_3)_3 \end{array}$$

Die hervorgehobenen CH_3-Gruppen sind sog. „labile Methylgruppen". Sie werden nach du Vigneaud in toto übertragen. Bei dieser *Transmethylierung*, die mit Hilfe spezifischer Fermente, den sog. *Transmethylasen* erfolgt, werden die Methylgruppen von einem Methyldonator auf einen Methylacceptor übertragen. Cholin kommt im tierischen Organismus vor allem in der Leber vor und kann aus Leberextrakten, Eigelb oder besser durch Aufspaltung aus dem Phosphatid *Lecithin* gewonnen werden. Die tägliche Cholinaufnahme des Menschen liegt bei normaler Ernährung zwischen 1,5 und 4,0 g. Der tägliche Cholinbedarf des Menschen wird nach Ergebnissen von Tierversuchen auf 1,5—3,0 g geschätzt (K. Lang).

Methionin ist eine essentielle Aminosäure, die sich von der α-Aminobuttersäure ableitet, und die chemische Formel α-Amino-γ-methyl-thio-buttersäure hat. Es hat folgende Strukturformel:

$$\begin{array}{l} CH_2{-}S{-}CH_3 \\ | \\ CH_2 \\ | \\ H{-}C{-}NH_2 \\ | \\ COOH \end{array}$$

Der hervorgehobenen Methylgruppe kommt die gleiche Bedeutung als Methyldonator zu wie den labilen Methylgruppen des Cholins. Methionin kommt in allen biologisch wertvollen Eiweißen wie Fleisch, Eiereiweiß, Casein, Lactalbumin usw. vor. Als täglicher Minimalbedarf des Menschen an dieser Aminosäure in der Nahrung wurde von Rose 1,10 g, als wünschenswerte Tageszufuhr 2,20 g angegeben. 80—90% des minimalen Bedarfs an L-*Methionin* können beim Erwachsenen durch L-*Cystin* ersetzt werden (Rose).

Stoffwechsel und pharmako-dynamische Wirkung. *Lipotrope Substanzen* verhüten eine Leberverfettung dadurch, daß sie am Abtransport der in der Leber synthetisierten Fettsäuren beteiligt sind. Diese werden in Form von *Lecithin* an das Blut abgegeben. *Lecithin* ist ein Phosphatid und enthält *Glycerinphosphorsäure* und *Cholin* als Bausteine. Die lipotrope Wirkung ist durch das intakte Cholinmolekül bedingt, also durch Cholin als Baustein eines Phosphatids. Andere lipotrope Faktoren wie *Methionin* entfalten ihre Wirkung durch Übertragung der labilen Methylgruppe auf einen geeigneten Acceptor, im Falle der Cholinbildung auf Äthanolamin, das wiederum durch Decarboxylierung aus der Aminosäure Serin entsteht. *Cholin* hat als Träger von drei labilen Methylgruppen im Stoffwechsel größte Bedeutung. Cholin kann zwar im Organismus synthetisiert werden, jedoch hängt die Biosynthese von bestimmten Voraussetzungen ab, die bei manchen Kostformen nicht gegeben sind. Der anfälligste Punkt ist die Methylierung von *Äthanolamin* zu *Cholin*. Bei ungenügender Zufuhr von Methyldonatoren entwickeln sich bald die Symptome des *Cholinmangels*. Dieser bewirkt eine Reihe von Ausfallserscheinungen, von denen *Leberverfettung*, *Nierenhämorrhagien* und *Wachstumsverzögerung* die bekanntesten sind.

Da die lipotrope Wirkung von *Cholin* durch das intakte Cholinmolekül bedingt ist, kann es als Baustein eines Phosphatides durch solche Substanzen ersetzt werden, die wie *Phosphorylcholin*, *Arsenocholin*, *Betain*, *Dimethylaminoäthanol* u. a. gleichfalls in Phosphatide eingebaut werden. Die genannten Substanzen entfalten daher ebenfalls eine lipotrope Wirkung. Außer der lipotropen Wirkung durch Lecithinbildung hat *Cholin* im Stoffwechsel noch zwei weitere, wichtige Funktionen: 1. Lieferung von „labilen Methylgruppen" für andere *Transmethylierungen* wie Bildung von Kreatin und Methylierung von Noradrenalin in Adrenalin. 2. Bildung von *Acetylcholin*.

Außer Stoffen mit labilen Methylgruppen entfalten noch eine Reihe anderer Substanzen lipotrope Effekte. Bei der experimentellen Fettleber ist der Gehalt an Adenosintriphosphorsäure (ATP) in den Mitochondrien stark vermindert. Die Lebermitochondrien zeigen auch eine Störung der oxydativen Phosphorylierung. Es wird daher vermutet, daß die primäre Ursache der Leberverfettung in einer Verarmung an ATP liegt. Diese Auffassung findet ihre Stütze darin, daß auch andere Stoffe ohne labile Methylgruppen und mit anderem Angriffspunkt im Stoffwechsel eine lipotrope Wirkung haben. Hierher gehören *Inosit*, *Pyridoxin*, *Purinbasen*, *Östron*, *Phytol*, *Vitamin B_{12}* und noch nicht identifizierte Substanzen in rohen Leberextrakten (HOCK, HUBER und VON PILAR-DIETRICH). Von den zuletzt genannten Substanzen wird außer den Vitaminen noch *Inosit* wegen seines lipotropen Effektes therapeutisch verwendet.

Indikationen. *Lipotrope Substanzen* werden bei verschiedenen Erkrankungen der Leber besonders bei Formen, die mit Leberverfettung einhergehen, empfohlen. Bei der akuten *Hepatitis* wurden Gaben von *Cholin* und *Methionin* neben der üblichen diätetischen Behandlung unter anderen von KALK vorgeschlagen. Nach den Erfahrungen vieler Autoren (s. Zusammenstellung bei BECKMANN) bedarf die akute Hepatitis keiner zusätzlichen Gaben von lipotropen Stoffen, da die Ausheilungsquote bei verschiedenen Beobachtungsgruppen mit und ohne Gaben von *Cholin* und *Methionin* ohne Unterschied ist. Nach ORZECHOWSKI und STOLZ sowie GROS sind intravenöse Dauer-

tropfinfusionen mit 1—2 g Cholin täglich jedoch bei beginnendem *hepatitischem Koma* sehr wirksam. Auch HARTMANN stellte bei seinen Patienten mit *Coma hepaticum* eine deutliche Besserung fest, wenn *Methionin* den üblichen Infusionen zugefügt wurde.

Ausgedehnte Erfahrungen bestehen über die Anwendung *lipotroper Substanzen* bei *chronischer Hepatitis* und bei den meisten Formen der *Lebercirrhose*. Die ersten Empfehlungen dieser Therapie gehen auf FAGIN, SAHYUN und PAGEL zurück, die 1943 bei Lebercirrhose infolge chronischem Alkoholismus durch Gaben von Aminosäurenmischungen klinische Besserung und nach Biopsie Rückgang der Leberverfettung beobachteten. Die Autoren postulierten, daß die lipotrope Wirkung der Aminosäurenmischung ihrem Methioningehalt zuzuschreiben war. 1947 berichtete dann MORRISON über seine 3jährigen Erfahrungen mit der *Cholin*- und *Methionin*-Therapie bei Patienten mit *Lebercirrhose*. Er fand im Vergleich zu ohne mit lipotropen Substanzen behandelten Kranken häufiger klinische Besserung, Abnahme und selteneres Auftreten von Ascites. Es zeigte sich jedoch, nachdem größere Erfahrungen in der Behandlung von Lebercirrhosen mit *Cholin* und *Methionin* gesammelt worden waren, daß lipotrope Stoffe zwar zur Abnahme des angehäuften Leberfettes führten, die Bindegewebsneubildung aber nicht beeinflußt werden konnte (FRANKLIN, SALK, STEIGMANN u. POPPER; BECKMANN). Auch HARTMANN konnte durch Untersuchung der Fettfraktionen im Plasma zeigen, daß nur ein Teil der Fälle von Lebercirrhose mit Fettmobilisation auf Zufuhr lipotroper Substanzen reagierte. Bei der alimentär bedingten Leberverfettung der Kinder in tropischen Regionen (KWASHIORKOR) fand WATERLOW keine Beeinflussung durch *Cholin* und *Methionin*. Dagegen berichteten FERNANDO, MENDOZA und RAJASURIA über Erfolge der Behandlung mit *Methionin* von biliärer Cirrhose der Leber nach Mangelernährung bei Kindern in Ceylon. Über günstige Ergebnisse der Behandlung von Vergiftungen durch chemische Substanzen mit *Tetrachlorkohlenstoff*, *Barbituraten*, *Chloroform* u. a. mit lipotropen Stoffen ist wiederholt berichtet worden (EDDY).

Gegenindikationen für die Anwendung von *Cholin* und *Methionin* bei Erkrankungen der Leber und anderen Krankheiten sind bisher wenig angegeben worden. Der Mensch kann große Mengen von *Cholin* umsetzen, denn nach Verabreichung hoher Dosen erscheint es nicht vermehrt im Harn (K. Lang). Es wird im Stoffwechsel durch die *Cholinoxydase* zu Betainaldehyd oxydiert, aus dem durch weitere Oxydation *Betain* entsteht. Der weitere Abbau erfolgt durch Demethylierung zu *Glykokoll*. *Methionin* wird ebenfalls im Stoffwechsel oxydativ abgebaut. Größere Methioningaben führen jedoch zu *Aminosäurenimbalanz*, ein Effekt der gesehen wurde, wenn das Überangebot an einer Aminosäure den Eiweißumsatz auf ein höheres Niveau hebt und auch den Bedarf an anderen Aminosäuren steigert, so daß bei sonst gerade ausreichendem Angebot Mangelerscheinungen an einer Aminosäure auftreten können. Als Folge vermehrter Methioninzufuhr wurden Appetitlosigkeit, Erbrechen und bei Kindern Wachstumsstillstand beobachtet (Wretlind).

Resorption und Ausscheidung. Sowohl *Cholin* als auch *Methionin* werden im Dünndarm resorbiert und nehmen, wie bereits vorher ausgeführt, an verschiedenen Stoffwechselreaktionen teil. Normalerweise finden sich 5,6—9,0 g freies *Cholin* täglich im Harn (Luecke u. Pearson), das sicher zum Teil endogenen Ursprungs ist. Menschenblut enthält 0,2—2 mg-% freies *Cholin* (Appleton). *Methionin* erscheint bei gemischter Kost in Mengen von durchschnittlich 8,6 mg/Tag in freier Form und von 2,3 mg/Tag in Peptiden gebunden im Harn (Hier). Im Serum finden sich beim Erwachsenen 0,8—1,1 mg-% Methionin (Steele, Reynolds u. Baumann), bei Kindern fanden Schreier u. Plückthun gleiche Werte.

Applikationsweise. Bevorzugt werden alle lipotropen Substanzen, so auch *Cholin* und *Methionin* oral gegeben. *Cholin* kann auch als Chlorid, besonders bei Dauertropfinfusionen intravenös verwendet werden. Auch *Methionin* wird intravenös verabfolgt. In einigen Präparaten wie *Hepsan* (Chemische Werke, Minden) und *Methio-Cholin* (Chemipharm, Saarbrücken) sind Cholin und Methionin als Injektionslösung gemischt.

Präparate mit lipotropen Substanzen. *Cholin* wird als *Cholinii Chloridum* (2-Hydroäthyltrimethylammoniumchlorid) in der Liste gesetzlich nicht schutzfähiger Bezeichnungen

für pharmazeutisch verwendete Substanzen geführt. Es steht in Deutschland zur Infusion und intravenöser Injektion als *Cholinum chloratum medicinale* „*Merck*" (E. Merck, Darmstadt) in Ampullen zu 10 cm³ mit 20% Lösung und als *Cholinlösung* 20% *Salvia* (Salvia-Werk, Homburg/Saar) zur Verfügung. Cholinkapseln zu 0,5 g werden von MBK (Mannheim-Waldhof) geliefert.

Methionin wird bei den internationalen Kurzbezeichnungen als Methioninum (2-Amino-4-methylthiobuttersäure) geführt. Reines *Methionin* liegt in Tabletten zu 0,5 g als *Methionin* „*Merck*" (Merck, Darmstadt) vor. In den Ampullen für Infusionen mit 0,5 g in 5 ml der gleichen Firma ist *Methionin* als formyliertes Amid vorhanden. Eine Lösung von DL-Acetyl-Methionin-Natrium entsprechend 10% bzw. 20% DL-Acetyl-Methionin ist in Ampullen zu 5 ml = 0,5 g und zu 10 ml = 2,0 g als *Methionin* „*Vitis*" (Vitis GmbH, Hösel) im Handel. Ein weiteres Präparat ist *Thiomedon* „*Homburg*" (Chemiewerk, Homburg, Frankfurt/Main), das in Ampullen zu 5 und 10 ml mit 20%iger Lösung von DL-Methionin (in Form von Acetylmethionin) und in Tabletten mit 0,5 g DL-Methionin geliefert wird.

In vielen Präparaten sind *Cholin* und *Methionin* mit anderen lipotropen Substanzen und Vitaminen gemischt. Aus der Vielzahl der Präparate seien einige genannt:

a) *Litrison* (Deutsche Hoffmann-La Roche, AG, Grenzach), als Dragées und Sirup erhältlich. 1 Dragée enthält 100 mg DL-Methionin, 100 mg Cholintartrat und eine Reihe von Vitaminen des B-Komplexes sowie Tocopherolacetat. Im Sirup sind in 5 ml 150 mg DL-Acetylmethionin und 85 mg Cholinchlorid enthalten.

b) *Hepsan* (Chemische Werke, Minden). Dieses Präparat liegt in Ampullen zu 5 ml, enthaltend 0,25 g Acetylmethionin-Cholin und 1,25 g Acetyl-methionin-Natrium, entsprechend etwa 1 g Methionin und 0,1 g Cholinchlorid, vor. Die Infusionsampullen zu 10 ml enthaltend 3 g Acetylmethionin-Cholin, entsprechend 1,5 g Methionin und 1,5 g Cholinchlorid. In den *Hepsan*-Kapseln sind 100 mg Acetylmethionin, 75 mg Cholincitrat und 50 mg Soja-Lecithin neben Hefeextrakt, Vitaminen des B-Komplexes, ungesättigten Fettsäuren und Spurenelementen vorhanden. Die Konzentration an

Cholin und Methionin beträgt im *Hepsan-Sirup* pro Teelöffel je 250 mg.

c) *Hepatogen* SH 50 (Zirkulin-Werke, Herdecke) wird in Ampullen zu 10 ml mit 200 mg DL-Acetylmethionin, als Kapseln mit 50 mg Acetylmethionin und 25 mg Cholinbitartrat und als Sirup mit 6 g DL-Acetylmethionin-Cholin in 125 ml angeboten. Außerdem sind

Über die Dosierung der genannten Präparate in verschiedenen Altersstufen unterrichtet die folgende Tabelle 33.

Nebenwirkungen. Bei Überdosierung von *Cholin* werden Schweißausbrüche, Übelkeit und Erbrechen beobachtet. Da es sich um einen Vaguseffekt handelt, wird Atropin als Antidot empfohlen. Dagegen kann eine

Tabelle 33

Präparat	Säugling	Kleinkind	Schulkind	Gaben pro Tag
1. Cholin 0,5 g	—	2—3	3—4	1
2. Cholinlösung 20%	—	—	1—5 g	1
3. Methionin bzw. Thiomedon Tabletten 0,5 g	—	1	2	2 — 3
4. Methionin, Ampullen 10% .	—	3—5 ml	5ml	1
5. Litrison, Dragées	—	1	2	2
6. Litrison, Sirup	—	1 Teelöffel	1 Teelöffel	2
7. Hepsan, Kapseln	—	1	2	3
8. Hepsan, Sirup	—	$^1/_2$ Teelöffel	$^1/_2$—1 Teelöffel	3
9. Hepsan, Ampullen zu 5 ml .	—	2 ml	2—4 ml	jeden 2. Tag
10. Hepsan, Infusionslösung, Ampullen zu 10 ml	—	1 Ampulle in 500 ml Infusionslösung	1—2 Ampullen in 1000 ml Infusionslösung	jeden 2. Tag
11. Hepatogen SH 50, Kapseln .	—	1—2	2—3	2
12. Hepatogen SH 50, Sirup . .	—	$^1/_2$ Teelöffel	1 Teelöffel	3
13. Hepatogen SH 50, Ampullen zu 10 ml	—	5 ml	10 ml	jeden 2. Tag
14. Hepatissan, komp. Dragées . .	—	1	2	3
15. Hepatissan, Sirup forte . . .	—	1	2	2
16. Methio-Cholin, Dragées . . .	—	1	2	2
17. Methiotosse, Dragées	—	1	2	3

Vitamine des B-Komplexes in allen Zubereitungen vorhanden.

d) *Hepatissan* (Deutsche Milchwerke, Zwingenberg) wird als Dragée mit 75 mg Cholincitrat und 25 mg Methionin, als einfacher Sirup mit 1,1% Methionin ohne Cholin und als *Hepatissan* forte-Sirup (Methioningehalt 1,7%) mit 2% Cholin geliefert. Der Sirup kann auch zur transstomachalen Dauertropfinfusion verwendet werden. Ferner sind Vitamine und ein Fermenthydrolysat aus Milcheiweiß, Hefe und Leber zugesetzt.

e) *Methio-Cholin* (Chemipharm, Saarbrükken) enthält in 1 Dragée je 100 mg Methionin und Cholincitrat sowie 50 mg Inositol neben zahlreichen Vitaminen.

f) *Methiotosse* (E. Tosse u. Co, Hamburg) wird in Dragées mit 50 mg Methionin, 100 mg Cholincitrat, 100 mg Inositol sowie Vitaminen und pulverisierter Leber geliefert.

langdauernde, erhöhte Zufuhr von *Methionin* zu Stoffwechselstörungen führen. Die D-Form wird vom Menschen nicht verwertet (K. LANG). Im Tierversuch fand WRETLIND, daß Zulagen von 5% L-*Methionin* zur normalen Ernährung bei jungen Tieren zu Wachstumsstillstand führt. Nach langdauernder Verfütterung von *Methionin* trat ebenso wie nach *Cystin* vom 3. Tag ab eine vermehrte Ausscheidung aller Aminosäuren im Harn auf. Ursache dieser heterologen *Hyperaminoazidurie* ist nach STAVE und SCHLAAK eine Schädigung der Tubuluszellen in der Niere durch die schwefelhaltigen Aminosäuren.

Außerdem führen unphysiologisch hohe Zulagen an *Methionin* in der Nahrung im Gegensatz zu anderen Aminosäuren leicht zu *Aminosäurenimbalanz.*

Literatur

Appleton, T. S.: Cholin in body fluids. Fed. Proc. **10**, 157 (1951).

Beckmann, K.: Handbuch der Inneren Medizin, Bd. III/2, 4. Aufl. Berlin-Göttingen-Heidelberg: Springer 1953.

Du Vigneaud, V.: A trail of research in sulfur metabolism. Ithaka-New York 1952.

Eddy, J. H.: The influence of lipotropic agents in experimental poisoning. Amer. J. med. Sci. **210**, 374 (1945).

Fagin, J. D., M. Sahyun and R. W. Pagel: Treatment of liver cirrhosis. J. Lab. clin. Med. **28**, 987 (1943).

Fernando, P. B., O. R. Mendoza and P. K. Rajasuria: Cirrhosis of the liver in Ceylon and its relation to diet. Lancet **1948**, No 6519, 205.

Franklin, M., M. R. Salk, F. Steigmann and H. Popper: Clinical, functional and histologic responses of fatty metamorphosis of human liver to lipotropic therapy. J. clin. Path. **18**, 273 (1948).

Gros, H.: Die Cholinbehandlung schwerer Leberparenchymschäden. Dtsch. med. Wschr. **73**, 470 (1948).

Hartmann, F.: Studien über die Wirkung von d,l-Methionin im Stoffwechsel der erkrankten Leber. II. Mitt. Die Ausscheidung gepaarter Schwefelsäuren bei Lebererkrankungen und ihre Beeinflussung durch Methionin. Dtsch. Arch. klin. Med. **196**, 412 (1949).

— Untersuchungen über die Beurteilung der Funktion der Leber auf Grund von Störungen ihrer Stoffwechselleistungen. II. Mitt. Leberfunktionsstörungen im Lipoid- und Kohlenhydratstoffwechsel. Z. klin. Med. **147**, 443 (1951).

Hier, S. W.: Excretion of amino acids in urine. Ann. N.Y. Acad. Sci. **10**, 281 (1948).

Hock, A., G. Huber u. A. von Pilar-Dietrich: Über lipotrope Wirkung von rohen Leberextrakten. Hoppe-Seylers Z. physiol. Chem. **304**, 11 (1956).

Kalk, H.: Bemerkungen zur Therapie der Leberkrankheiten mit lipotropen Substanzen. Dtsch. med. Wschr. **76**, 1065 (1951).

Lang, K.: Biochemie der Ernährung. Darmstadt: Dr. Dietrich Steinkopff 1957.

Luecke, E., and P. D. Pearson: The excretion of cholin. J. biol. Chem. **153**, 259 (1944).

Morrison, L. M.: New methods of therapy in cirrhosis of the liver. J. Amer. med. Ass. **134**, 673 (1947).

Orzechowski, G., u. H. Stolz: Über die Behandlung des schweren Parenchymschadens der Leber durch intravenöse Gaben von Cholin Med. Klin. **42**, 289 (1947).

Rose, W. C.: Amino acids requirements of man. Fed. Proc. **8**, 546 (1949).

Schreier, K., u. H. Plückthun: Über die Aminosäuren. II. Bericht über Untersuchungen des A.S.-Gehaltes in Blut und Urin. Z. Kinderheilk. **68**, 480 (1950).

Stave, U., u. E. Schlaak: Aminosäurenverfütterung und Tubulusschaden. Z. Kinderheilk. **78**, 261 (1956).

Steele, B. F., M. S. Reynolds and C. A. Baumann: Amino acids levels in serum of man. J. Nutr. **33**, 209 (1947).

Waterlow, J. C.: Nutrional liver disease in West-indian infants. Proc. roy. Soc. Med. **40**, 347 (1947).

Wretlind, K. A.: Overfeeding of methionine in rats. Acta physiol. scand. **36**, 119 (1956).

Die Therapie mit Calciumpräparaten und Kombinationen

Von O. Hövels, Nürnberg

Pharmakodynamische Wirkung. Die Wirkung einer Calciumtherapie hängt von der Art der Applikation ab. Praktische Bedeutung haben lediglich orale und parenterale (intravenöse und intramuskuläre) Gaben. Beim Menschen ist die rectale Applikation von Calciumsalzen mit großer Wahrscheinlichkeit trotz gegenteiliger Meinungen (Foti und Molteni, Braun, Reischle) und abweichende Verhältnisse bei Tieren unwirksam (Geissberger).

Oral zugeführtes Calcium beeinflußt nur unter extremen Bedingungen dauerhaft den Serumcalciumspiegel (Laird Myers). In der Regel wandert es in die disponiblen Calciumdepots (Eichholtz, Fourman). Daraus ist zu folgern, daß man bei einer Calciumzufuhr über einen längeren Zeitraum entsprechend Phosphat zuführen sollte (Klinke 1952). Nachdem unter normalen Ernährungsbedingungen ein erheblicher Überschuß an Phosphat zugeführt wird, ist diese Forderung in der Regel zu erfüllen.

Präparaten, die neben Calcium Citronensäure enthalten, werden sehr günstige Resorptionsbedingungen nachgesagt (Klinke 1952, 1954; Schreier und Wolf, Heinz u. Mitarb.). Beträchtliche Resorptionsunterschiede bestehen jedoch zwischen den einzelnen therapeutisch verwendeten Calciumsalzen nicht (Schütte, Patton). Dagegen ist Vitamin D im Kindesalter für eine optimale Calciumresorption unerläßlich (Hungerland, Lang).

Parenterale Calciumzufuhr dient bei hypocalcämischen Zuständen der raschen Substitution von Calciumionen. Ihre Wirkung hält nur wenige Stunden an (JESSERER 1960, KLINKE 1952). Der günstige Einfluß von Calciuminjektionen auf die normocalcämische Tetanie (JESSERER 1956) zeigt, daß parenterale Calciumzufuhr darüber hinaus zentralnervöse und muskuläre Übererregbarkeit dämpft.

Am deutlichsten erweist sich der pharmakodynamische Effekt parenteraler Calciuminjektionen durch ihre antiinflammatorische und antiallergische Wirkung. Sie beruht auf einer Hemmung der Capillarpermeabilität (EICHHOLTZ). Ob diese durch eine Beeinflussung der Kittsubstanz oder eine Verlagerung des Umkehrpunktes zwischen Ein- und Austritt von Gewebsflüssigkeit in die Capillare bewirkt wird (HEITE und SCHRADER), steht dahin.

Wirkstoffgruppen. Für die enterale und parenterale Calciumtherapie kommen Stoffe, die Calcium in unlöslicher Form oder in fester komplexer Bindung enthalten (z. B. Calciumverbindungen der Äthylendiamintetraessigsäure; HAUSCHILD und DEUTZER), nicht in Frage.

Geeignete Verbindungen sind in der Tabelle 34 ausgeführt.

Nebenwirkungen. Die häufigsten Nebenwirkungen einer oralen Calciumtherapie sind Obstipation, Calciurie und Appetitlosigkeit (EICHHOLTZ). Nur riesige Dosen können bei gleichzeitiger Milchzufuhr zu einem Hypercalcämiesyndrom (sog. Milchtrinkersyndrom) führen (LOSSE u. Mitarb.). Da mehr Chlorid als Calcium resorbiert wird, führen größere Gaben von Calciumchlorid zur Acidose (FOURMAN), die z. B. bei der Tetanie erwünscht sein kann.

Intravenöse Calciumgaben können namentlich bei zu rascher Injektion vegetative Reaktionen auslösen: Wärmegefühl, Herzklopfen, Sinustachykardie, Übelkeit, Erbrechen, Muskelschwäche, Schwindel, Kollaps (EICHHOLTZ). Mit der Digitalisempfindlichkeit steigern sie die Digitalistoxicität (EICHHOLTZ, WEESE). Alle Calciumpräparate wirken lokal in höherer Dosierung ätzend. Während paravenöse Gaben von Calciumchlorid sehr leicht zu Nekrosen führen, wird Calciumgluconat auch bei intramuskulärer Injektion in der Regel gut vertragen (ROTHLIN 1930, EICHHOLTZ).

Dosierungsrichtlinien. Im ganzen Kindesalter, namentlich jedoch bei Säuglingen und Kleinkindern ist bei Verordnung oraler Calciumgaben die täglich aufgenommene Menge an Milch und Käse zu berücksichtigen (Kuhmilch: rd. 120 mg Ca %, Käse rd. 400 bis 1000 mg Ca %). In keinem Falle braucht die als optimaler Tagesbedarf angesehene Menge (0,6—1,0 g Ca; HUNGERLAND, KLINKE 1954, FOURMAN, SCHÜTTE, LANG) überschritten zu werden. Als untere Grenze einer wirksamen Behandlung sind für Säuglinge 300, für Klein- und Schulkinder 500 mg/Tag anzusetzen. Frühgeborene benötigen zur Rachitisprophylaxe rund 90—120 mg Ca/kg und Tag.

Zur parenteralen Calciumtherapie wird eine 10%ige Lösung von Calciumgluconat bzw. Calciumgluconolactobionat verwendet, von der Säuglinge 3—5, Klein- und Schulkinder 5 bis 10 cm³ pro Dosis erhalten. Bei hypocalcämischen Zuständen kann die Gabe mehrmals wiederholt oder als Dauertropfinfusion kontinuierlich gegeben werden (LABHARDT). Sie muß bei Oxalatvergiftung unter Umständen nennenswert überschritten werden (BRUGSCH, MOESCHLIN).

Indikationen. *Parenterale Calciumgaben.* Mittel der Wahl bei der sofortigen Behandlung tetanischer Zustände (JESSERER 1960); Kammerflimmern mit Herzstillstand (2,5—4 cm³ 10% CaCl$_2$ in den linken Ventrikel), Oxalsäurevergiftung (BRUGSCH, MOESCHLIN), Vergiftungen mit Magnesiumsulfat (BRUGSCH, MOESCHLIN). Gute Wirkung bei allergischen Hautreaktionen, Quinckeschem Ödem, Tetrachlorkohlenstoff- und Schwermetallvergiftungen, Transfusionsreaktion, Schock nach Insektenstichen (BRUGSCH, MOESCHLIN). Versuch gerechtfertigt bei entzündlichem Larynxödem, exsudativen Prozessen, Asthma bronchiale.

Orale Calciumgaben. Therapeutisch bei Kalkmangelzuständen durch Exo- oder Enterokarenz (kalkarme Ernährung, chronische Enteritis, Cöliakie, Magen-Darmresektionen, langdauernde Corticoidbehandlung, renale Calciumverluste, z. B. renale Acidose). Prophylaktisch bei Frühgeborenen, unzureichender Kalkaufnahme während des ganzen Wachstumsalters, werdenden und stillenden Müttern. Die entzündungswidrige und antiallergische Wirkung oraler Kalkgaben ist ebenso wie die roborierende (KLINKE 1952) zweifelhaft.

Bei hypercalcämischen Zuständen, Vitamin D-Überdosierung oder Unverträglichkeit sind Calciumgaben aller Art kontraindiziert.

Bei **Calcinosis universalis** kann ein Therapieversuch mit dem Natriumsalz der Äthylendiamintetraessigsäure (Endrate, disodium edetate Abbott) unternommen werden. Die Behandlung mit diesem Präparat, das eine verstärkte Calciumausscheidung bewirkt (vgl. auch S. 123), erfordert wegen ihrer möglichen Nebenwirkungen eine strenge Indikationsstellung und sollte nur unter klinischer Überwachung durchgeführt werden.

Tabelle 34 (ergänzt nach Fourman)

Formel	mg Ca/g	1 g Ca enthaltende Menge der Verbindung	Eigenschaften und Anwendung
Calciumcarbonat $CaCO_3$	400	2,5	orale Anwendung, alkalotische Wirkung
Calciumphosphat, tertiär, $Ca_3(PO_4)_2$	387	2,6	orale Anwendung
Calciumchlorid $CaCl_2 \cdot 2\,H_2O$	273	3,7	Nicht zur Injektion, da paravenöse Nekrosen möglich. Bei oraler Gabe acidotisch
Calciumphosphat, sekundär, $CaHPO_4 \cdot 2\,H_2O$	233	2,6	orale Anwendung
Calciumcitrat $(C_6H_5O_7)\,Ca_3 \cdot 4\,H_2O$	211	4,75	Gut löslich, geschmacklich neutral
Calciumlactat $(CH_3 \cdot CHOH \cdot COO)_2 \cdot Ca \cdot 5\,H_2O$	130	7,7	In heißem Wasser löslich, schlechter Geschmack
Calciumgluconat $(CH_2OH(CHOH)_4COO)\,Ca \cdot H_2O$	89	11	Bei parenteraler Gabe gut verträglich. Bei oraler Anwendung Ca-Gehalt gering

Tabelle 35. *Calciumpräparate*

Präparat	Zusammensetzung	Calciumgehalt
Calceno	Calciumcitrat, Calciumphosphat	1 Tbl. = rd. 50 mg Ca, Calceno D zusätzlich 350 IE Vit. D_3
Calciduran	Calciumphosphat, Calciumcitrat	1 Tbl. = 1 g Pulver = rd. 95 mg Ca + 120 g IE Vitamin D_3
Calcipot	Calciumcitrat, Calciumphosphat	1 Tbl. = 1 g Pulver = rd. 90 mg Calcipot D zusätzlich 300 IE Vitamin D_3
Calcium-Sandoz	Calciumgluconat Calciumgluconolactonobionat in 10- und 20%iger Lösung	1 Tbl. = 1,5 Pulver = rd. 133 mg Ca; 1 ml 10% = 9 mg Ca; 1 ml 20% = 18 mg Ca
Calcium-Sandoz mit Vitamin C + D	Calciumgluconat, Calciumcitrat, Calciumhydrogenphosphat	1 Großtbl. = rd. 250 mg Ca + 500 IE Vitamin D_3
Calcium-D-Redoxon	tertiäres Calciumphosphat	1 Tbl. = rd. 330 mg + 300 IE Vitamin D_2
Caplex	Calciumphosphatcitronensäure-komplex	1 Teel. = rd. 80 mg Ca
Kalk-Vigantol	sekundäres Calciumphosphat	1 Tbl. = 116 mg Ca + 500 IE Vitamin D_3
Kalzan	Calciumcitrat, sekundäres Calciumphosphat	1 Tbl. = rd. 100 mg Ca, 1 g Pulver = rd. 85 mg Ca, Kalzan D zusätzlich 350 IE Vitamin D_3
Osspulvit	tertiäres Calciumphosphat, Calciumcitrat, zahlreiche andere Mineralien und Vitamine	1 Dragée = rd. 50 mg Ca + 21 IE Vitamin D_3

Literatur

BRAUN, H.: Vergleichende Untersuchungen über die rectale Resorption von Calciumsalzen beim Menschen. Schweiz. med. Wschr. 1949, 103.

BRUGSCH, H.: Vergiftungen im Kindesalter. Stuttgart: Ferdinand Enke 1956.

EICHHOLTZ, F.: Lehrbuch der Pharmakologie. Berlin-Göttingen-Heidelberg: Springer 1955.

FOTI, D., e G. MOLTENI: L'assorbimento del calcio per via rettale in presenza di vitamina D_2 e di dimetilamino metilbenzolo fosfinito acido di sodio. Aggiorn. pediat. 5, 171 (1954).

FOURMAN, P.: Calciumstoffwechsel und Knochenkrankheiten. Stuttgart: Georg Thieme 1963.

GEISSBERGER, W.: Die Calciumresorption und -retention beim Menschen nach intravenöser, oraler und rectaler Calciumverabreichung mit Bilanzen unter Anwendung von radioaktivem Calcium. Z. ges. exp. Med. 119, 111 (1952).

— H. BAUR u. A. STRIEBEL: Über die rectale Calciumresorption. Helv. med. Acta, Ser. A 17, 465 (1950).

HAUSCHILD, F., u. G. DEUTZER: Zur Wirkung des an Äthylendiamin-Tetraessigsäure gebundenen Calciums und Magnesiums. Klin. Wschr. 33, 495 (1955).

HEINZ, E., E. MÜLLER u. E. ROMINGER: Citronensäure und Rachitis. Z. Kinderheilk. 65, 101, 637 (1948).

HEITE, H. J., u. C. P. SCHRADER: Untersuchungen über den Wirkungsmechanismus des Calciums auf die kleinen Gefäße mit Hilfe der Quaddelresorption. Klin. Wschr. 35, 292 (1957).

HÖVELS, O., u. U. STEPHAN: Das Krankheitsbild der „idiopathischen" Hypercalcämie, eine chronische Vitamin D-Intoxikation. Ergebn. inn. Med. Kinderheilk., N.F. 18, 116 (1962).

HUNGERLAND, H.: Wasserhaushalt und Mineralstoffwechsel. In: A. ADAM, Säuglings-Enteritis. Stuttgart: Georg Thieme 1956.

— Calcium und Phosphorstoffwechsel. In: ZÖLLNER-THANNHAUSER, Lehrbuch des Stoffwechsels und der Stoffwechselkrankheiten, 2. Aufl., S. 865. Stuttgart: Georg Thieme 1957.

JESSERER, H.: Die Tetanie des Erwachsenen und ihre Grenzzustände. Ergebn. inn. Med. Kinderheilk. 7, 312 (1956).

— Die Therapie der Calciumstoffwechselstörungen. Internist 1, 345 (1960).

KLINKE, K.: Die Therapie mit Kalziumsalzen. Kinderärztl. Prax. 20, 169 (1952).

— Citrat- und Calciumresorption. Mschr. Kinderheilk. 102, 372 (1954).

— In: D. BROCK, Biologische Daten für den Kinderarzt, 2. Aufl., Bd. II: Calcium, S. 287. Berlin-Göttingen-Heidelberg: Springer 1954.

LABHARDT, A.: Innere Sekretion. Berlin-Göttingen-Heidelberg: Springer 1957.

LAIRD MYERS, E. P.: Studies of serum calcium regulation. Advanc. intern. Med. 11, 163 (1962).

LANG, K.: Biochemie der Ernährung. Darmstadt: Dr. Dietrich Steinkopff 1957.

LOSSE, K., A. BÄUMER, W. STROBEL u. M. FRITSCH: Zur Klinik der Kalkstoffwechselstörungen des Erwachsenenalters. Ergebn. inn. Med. Kinderheilk., N.F. 13, 1 (1960).

MOESCHLIN, S.: Klinik und Therapie der Vergiftungen, 3. Aufl. Stuttgart: Georg Thieme 1959.

PATTON, M. B.: Further experiments on the utilisation of calcium from salts by college woman. J. Nutr. 55, 519 (1955).

REISCHLE, G.: Über die rectale Calciumtherapie bei Säuglingen. Med. Mschr. 5, 16 (1951).

SCHREIER, K., u. H. WOLF: Untersuchungen über den Einfluß der Citronensäure auf den Calciumstoffwechsel. Z. Kinderheilk. 67, 526 (1949).

SCHÜTTE, E.: In FLASCHENTRÄGER u. E. LEHNARTZ, Physiologische Chemie II, Der Stoffwechsel, Bd. I a, Mineralstoffwechsel, S. 608. Berlin-Göttingen-Heidelberg: Springer 1954.

WEESE, H.: Digitalis. Leipzig: Georg Thieme 1936.

Jod und Jodpräparate

Von D. KNORR, München

Das Element Jod wurde 1811 von COURTOIS entdeckt. 1895 wurde es von BAUMANN als wesentlicher Schilddrüsenbestandteil nachgewiesen. Es zählt somit zu den essentiellen Spurenelementen. Die jodidreiche Asche des Blasentangs war bereits in der frühchinesischen Medizin gegen Kropf und Fettsucht in Gebrauch.

Neben dem stabilen Jod [127] finden in Therapie, Diagnostik und Forschung seit 1938 radioaktive Jodisotope Verwendung. Besondere Verbreitung hat Jod [131], ein β- und γ-Strahler mit physikalischer Halbwertszeit von rund 8 Tagen erlangt.

Der *minimale Jodbedarf* des Menschen liegt bei 60 μg/d, das Jodoptimum bei 200 μg/d. Die Jodzufuhr erfolgt vorwiegend mit der Nahrung, durch Trinkwasser meist nur in Spuren. Die Jodide werden vom Darm fast vollständig resorbiert. Die Ausscheidung des Jodüberschusses erfolgt als Jodid durch die Niere.

Jodtinktur und jodhaltige Salben werden auch von der Haut resorbiert. Diese Form der Jodapplikation, von der vor allem bei der Behandlung der Jodmangelstruma des Neugeborenen und des Säuglings gerne Gebrauch gemacht wird, hat jedoch den Nachteil, daß die resorbierte Jodmenge unbekannt bleibt.

Das Jodangebot mit der Nahrung ist landschaftlich unterschiedlich. Küstengebiete sind ausreichend mit Jod versorgt. Binnenländer und besonders Gebirgsgegenden können Jodmangelgebiete sein. In der prophylaktischen wie kurativen Wirkung auf die Jodmangelstruma ist Jod in freier Form, als Jodid, sowie in aufschließbarer organischer Bindung wirksam.

Generelle Kropfprophylaxe. In Kropf-Endemiegebieten ist die dauernde Zufuhr kleinster Jodmengen in der Lage, die Kropfhäufigkeit auf $^1/_{10}$ zu senken. Das hat die klassische Jodprophylaxe der Schweiz ergeben, wo dem Kochsalz je Kilogramm 5 mg (in einzelnen Kantonen jetzt 10 mg) Kaliumjodid zugesetzt wird. Bei einem durchschnittlichen Kochsalzverbrauch von 10 g/d werden so durchschnittlich 38 (bzw. 76) μg Jod täglich vermittelt. Kinder mit einem relativ geringeren Kochsalzverbrauch und relativ hohem Jodbedarf werden so nur knapp versorgt. Eine optimale Jodprophylaxe sollte in Jodmangelgebieten jeder Person täglich zusätzlich 100 μg Jod/m² Körperoberfläche zuführen.

Während in der Schweiz alles Kochsalz diesen Jodidzusatz enthält, ist in Deutschland nur sog. Vollsalz mit Jodid versetzt. Bayerisches Vollsalz enthält 5 mg Kaliumjodid/kg ist Salz. Nach der Diät-Fremdstoff-Verordnung hierzulande eine stärkere Jodierung verboten.

Individuelle Kropfprophylaxe. In Jodmangelgebieten ohne generelle Kropfprophylaxe sollten Schwangere und Kinder, insbesondere solche aus kropfbelasteten Familien, einer individuellen Kropfprophylaxe zugeführt werden. Der Jodbedarf des Schulkindes ist nicht geringer als der des Erwachsenen. Das optimale Angebot wird für den Säugling mit 100 μg/d angegeben.

Geeignete Präparate:

a) 1⁰/₀₀ Kaliumjodid-Lösung (1 Tropfen = 38 μg Jod).

b) Jodetten (1 Jodette = 50 μg Jod)

c) Dijodyl (Dijodrizinstearolsäure).

Kügelchen zu 3000 μg Jod (rosa)
Kügelchen zu 1000 μg Jod (gelb)
Kügelchen zu 500 μg Jod (grün).

Da die Schilddrüse Jod zu speichern vermag, genügt die Gabe von 1000 μg Jod wöchentlich für das Klein- und Schulkindalter. In diesem Dosisbereich gibt es keine Jodüberempfindlichkeit! Durch die Schwangeren-Prophylaxe läßt sich die Neugeborenen-Struma fast völlig vermeiden (Martius).

Die kurative Jodbehandlung der Jodmangelstruma. Kindern kann eine höher dosierte und länger dauernde Jodbehandlung zugemutet werden als Erwachsenen:

a) Neugeborenen-Struma:

300—500 μg Jod/d.

Das entspricht 9—15 Tropfeen der 1⁰/₀₀ Kaliumjodidlösung/d. Bei einer Gesamtdosis von etwa 5 mg Jodid sollte die Struma weitgehend zurückgebildet sein.

Jod-Jodkali-Salbe (z.B. Unguentum Jodi [D.R.F.]) mit 1% Jod und 5% Kaliumjodid.

Täglich erbsgroßes Stück einreiben. Im Wechsel Arme, Beine, Rücken und Brust; Halsregion bleibt frei!

Diese Methode hat den Nachteil der unbestimmten Resorptionsquote.

b) Euthyreote Jodmangelstruma des Klein- und Schulkindes:

300—500 μg Jod/d oral über 6 Wochen, dann 2 Wochen Pause. Gegebenenfalls Wiederholung.

Die Jodbehandlung der Hyperthyreose (Plummer). Große Joddosen um 100 mg/d scheinen das thyreotrope Hormon zu inaktivieren. Diese Behandlung dient heute höchstens noch der Operationsvorbereitung bei Thyreotoxikose. Sie kommt für das Kindesalter kaum in Frage.

Behandlung der Hyperthyreose mit Radiojod (J¹³¹). Jod ¹³¹ in einer Dosis um einige mC schaltet durch Strahlenschädigung einen Teil der Schilddrüse aus. Im Kindesalter wird diese Behandlung wegen der Gefahr eines Schilddrüsen-Carcinoms in späteren Jahren allgemein abgelehnt (Rooney und Powell, Winship und Rosvoll).

Jodidmedikation außerhalb der Schilddrüsentherapie. Große Dosen Kaliumjodid (0,1 g und mehr/d) werden gelegentlich beim Asthma und bei der Arteriosklerose gegeben. Diese Dosen können paradoxerweise zu einem Jodmyxödem mit allen Zeichen der schweren Hypothyreose führen.

Nebenwirkungen. Die verbreitete Furcht vor dem Jodbasedow ist zumindest im Kindesalter nicht berechtigt. In den USA wird diese Gefahr auch für den Erwachsenen gering eingeschätzt. Für die prophylaktischen Joddosen besteht sie praktisch nicht. Die Jodüberempfindlichkeit ist im Kindesalter sehr selten. Für die physiologische Dosierung der Jodprophylaxe gibt es keine Überempfindlichkeit.

Präparate:

Agontan (Knoll): Amp. zu 1 ml = 0,02 g Dijodtyrosin.

Astrumin (Mack): 50 μg Jod + 0,015 Thyreoidea sicc. je Tablette.

Dijodyl(Riedel de Haen)Dijodrizinstearolsäure

mit   500 μg Jod (grüne Kügelchen)
mit 1000 μg Jod (gelbe Kügelchen)
mit 3000 μg Jod (rosa Kügelchen).

Jodetten (Dr. Winzer) Tabletten mit 50 μg organisch gebundenem Jod.

Solut. Kalii jodati 1⁰/₀₀: 1 Tropfen = 38 μg Jod.

Tinkt. Jodi: Lösung von 7% Jod und 3% Kaliumjodid in 90%igem wäßrigem Alkohol.

Unguent. Kalii jodati: 10% Kaliumjodid.

Unguent. Jodi: 1% Jod und 5% Kaliumjodid.

Kalium jodatum Kompretten mit 0,1 g Kaliumjodid.

Alle parenteral anzuwendenden Röntgen-Kontrastmittel sind stabile organische Jodverbindungen, welche dennoch die Jodbilanz beeinflussen.

Literatur

Bansi, H. W.: Krankheiten der Schilddrüse. In: Handbuch der inneren Medizin, Bd. VII/1. Berlin-Göttingen-Heidelberg: Springer 1955.
— Zur Prophylaxe und internen Therapie der Adoleszenten- und Erwachsenenstruma. Internist (Berl.) 4, 322 (1963).
Gautier, P. E., et E. Rossi: Les manifestations du manque d'iode chez l'enfant. Bibl. paediat. (Basel) 1, 280—295 (1961).
Grab, W., u. K. Oberdisse: Die medikamentöse Behandlung der Schilddrüsenerkrankungen. Stuttgart: Georg Thieme 1959.
Klein, E.: Der endogene Jodhaushalt des Menschen und seine Störungen. Stuttgart: Georg Thieme 1960.
— Strumen im Wachstumsalter. Internist (Berl.) 6, 30 (1965).
Kutschera-Aichbergen, H.: Das physiologische Jodminimum. Wien. med. Wschr. 112, 398 (1962).

Labhart, A.: Klinik der inneren Sekretion Berlin-Göttingen-Heidelberg: Springer 1957.
Martius, G.: Prophylaxe der Jodmangelstruma beim Neugeborenen. Münch. med. Wschr. 103, 2282 (1961).
Matovinovic, J., and V. Ramalingaswami: Therapy and prophylaxis of endemic goitre. In: Endemic Goitre. World Health Organization Monograph Series No. 44, Geneva 1960.
Moerloose, J. de: Legislation on iodineprophylaxis. In: Endemic Goitre. World Health Organization, Monograph Series No. 44, Geneva 1960.
Rooney, D. R., and R. W. Powell: Carcinoma of the thyroid in children after x-ray therapy in early childhood. J. Amer. med. Ass. 169, 1—4 (1959).
Walthard, B.: Über den derzeitigen Stand der Jodsalzprophylaxe des endemischen Kropfes in der Schweiz. Wien. med. Wschr. 112, 389 (1962)

Thyreostatica

Von D. Knorr, München

Man versteht darunter eine Gruppe von Arzneimitteln, welche die Schilddrüsenhormon-Ausschüttung vermindert oder die Schilddrüsenhormonsynthese blockiert.

1. Thiouracile:

a) Methylthiouracil: Thyreostat I (Dr. Herbrand).

b) Propylthiouracil: Thyreostat II (Dr. Herbrand), Propycil (Kali Chemie).

2. Mercaptoimidazole:

Favistan (ASTA), Neo-Thyreostat (Dr. Herbrand).

Die Wirkung der Thiouracile und des Mercaptoimidazol beruht auf einer Hemmung des Einbaues von oxydiertem Jodid in organische Bindung.

3. Perchlorat: Irenat (Tropon).

Wirkungsweise: Perchlorat hemmt die Jodid-Konzentrierung wahrscheinlich durch Verdrängung. Es darf daher gleichzeitig kein Jod gegeben werden!

Alle drei Thyreostatica werden rasch vom Darm resorbiert und auch schnell wieder ausgeschieden. Die Tagesdosis muß daher in mindestens drei Einzeldosen verabreicht werden.

Indikation. Die drei genannten Thyreostatica haben sich bei der Behandlung der echten Hyperthyreose des Erwachsenen bewährt. Eine echte Indikation im Kindesalter ist sehr selten gegeben. Die relativ häufigste Indikation stellt die gesicherte Hyperthyreose der Pubertätszeit dar. *Kontraindiziert* sind alle Thyreostatica bei malignem Exophthalmus. In der Schwangerschaft besteht die Gefahr einer Kropfbildung und Schilddrüsenschädigung bei der Frucht. Außerdem soll eine Mutter während einer Behandlung mit Thyreostatica nicht stillen.

Dosierung. Für das Kindesalter sind keine auf breiter Basis erprobten Dosierungsangaben der Thyreostatica bekannt.

Als Richtmaß darf gelten:

	Thiour-acile mg/kg/d	Mercapto-imidazol mg/kg/d	K-Per-chlorat mg/kg/d
Initialdosis 1. und 2. Woche	5	0,5	20
Erhaltungsdosis individuell verschieden	0,3—3	0,03—0,3	2—5—10

Spezifische Nebenwirkungen. Alle Thyreostatica verstärken während der ersten Behandlungswoche durch erhöhte TSH-Sekretion die bestehende Hyperthyreose. Die Therapie darf in dieser Zeit nicht abgebrochen werden.

Alle Thyreostatica wirken über die vermehrte TSH-Sekretion kropferzeugend, ganz besonders bei Jugendlichen. Man versucht durch gleichzeitige Gabe von Trijodthyronin (20—50 μg/d) die vermehrte TSH-Sekretion zu bremsen.

Die thyreostatische Behandlung ist über 2 Jahre fortzuführen. Rezidive nach Absetzen der Behandlung kommen vor (Hung et al.).

Toxische Nebenwirkungen:

a) Thiouracile und Mercaptoimidazol: Agranulocytose und Leukopenie, Fieber, toxische und allergische Exantheme, gastrointestinale Störungen.

b) Kaliumperchlorat: Exantheme, gastrointestinale Störungen. Hier sind Nebenwirkungen am seltensten.

Eine thyreostatische Behandlung im weiteren Sinne stellt die Gabe großer Jod- bzw. Jodiddosen nach Plummer dar. Sie wirkt wahrscheinlich über eine TSH-Inaktivierung. Sie dient noch heute zur Vorbereitung thyreotoxischer Patienten auf die Thyreoidektomie. Vielfach wird heute der Perchloratbehandlung der Vorzug gegeben. Raupina-Alkaloide scheinen eine leichte zentrale Hemmung der Thyreotropin-Sekretion zu bewirken. Sie kommen beim Pubertäts-Basedowoid in Frage.

Literatur

Arnold, M. B., N. B. Talbot and O. Cope: Concerning the choice of therapy for childhood hyperthyroidism. Pediatrics 21, 47 (1958).

Beuthe, D.: Über die Behandlung der krankhaften Schilddrüsenüberfunktion während der Schwangerschaft mit „Perchlorat". Fortschr. Med. 77, 317 (1959).

Crooks, J., u. E. J. Wayne: Ein Vergleich von Kaliumperchlorat, Methylthiourazil und Carbimazol in der Behandlung der Thyreotoxikose. Lancet 1960 I, 401.

Eichler, O.: Zur Pharmakologie der Perchloratwirkung. Naunyn-Schmiedeberg's Arch. exp. Path. Pharmak. 144, 251 (1930).

Frahm, H., u. W. G. Schneider: Beitrag zur ambulanten Kombinationsbehandlung von Hyperthyreosen mit Perchlorat und Trijodthyronin. Münch. med. Wschr. 103, 1433 (1961).

Hung, W., L. Wilkins, and R. Blizzard: Medical therapie of thyrotoxicosis in children. Pediatrics 30, 17 (1962).

Kleinsorg, H., u. H.-L. Krüskemper: Erfahrungen mit der Perchlorat-Therapie der Hyperthyreosen. Dtsch. med. Wschr. 82, 1491 (1957).

Krüskemper, H.-L.: Theoretische Grundlagen und klinische Ergebnisse der Behandlung von Hyperthyreosen mit Perchlorat. Arzneimittel-Forsch. 10, 13 (1960).

— Nebenwirkungen thyreostatischer Arzneimittel. Internist (Berl.) 1, 436 (1960).

Kunstadter, R. H., and A. F. Stein: Treatment of thyrotoxic children with thiourea derivatives. Amer. J. Dis. Child. 90, 373 (1955).

McKendrick, T., and G. H. Newns: Thyrotoxicosis in children: a follow-up study. Arch. Dis. Child. 40, 71 (1965).

Saxena, K. M., J. D. Crawford, and N. B. Talbot: Childhood thyrotoxicosis: a longterm perspective. Brit. Med. J. ii, 1153 (1964).

Scharf, J.-H.: Vorteile und Gefahren der Therapie mit Methylthiouracil. Dtsch. Gesundh.-Wes. 17, 884 (1962).

Smellie, J. M.: Treatment of juvenile thyreotoxicosis with potassium perchlorate. Lancet 1957 II, 1035.

Antidiabetica, Insulin

Von **W. Herzig**, Hinrichssegen, und **K. Nitsch**, Hannover

Der kindliche Diabetes ist beinahe ausnahmslos insulinbedürftig und führt ohne Insulinbehandlung meist in kurzer Zeit zum Koma. Die Insulinanwendung wird aber erst sinnvoll im Zusammenhang mit anderen antidiabetischen Maßnahmen: *Diät, körperliche Bewegung* und *Sport*, sowie *psychische Führung* von Kind und Eltern.

Da die Therapie der Zuckerkrankheit in Bd. IV abgehandelt wird, sollen Hinweise auf die nicht medikamentösen Maßnahmen nur dort eingefügt werden, wo es die Abstimmung von Kohlenhydratverteilung und Körperbewegung auf ein bestimmtes Insulinpräparat erfordert.

Diät. Bei der Kostbemessung für ein zuckerkrankes Kind sind folgende Grundzätze zu beachten:

Hohes Eiweiangebot (2—3 g/kg).

Geringe Fettzufuhr (1—2 g/kg).

Ausreichende Kohlenhydratmenge (6—10 g/kg).

Die *Kohlenhydratzufuhr* muß sowohl dem Alter des Kindes, als auch seiner körperlichen Aktivität angepaßt werden. Sie deckt etwa 50—60 % des Calorienbedarfs und steigt im Laufe des Wachstums von etwa 120 auf 300 g. (10—25 BE; *1 BE = Broteinheit = 12 g Kohlenhydrate*.) Während des starken Körperwachstums in der Pubertät können besonders unter körperlicher Belastung noch größere Mengen notwendig werden.

Die *Verteilung* der Kohlenhydratgaben erfolgt auf 5—6 Mahlzeiten, wobei der zu jeder einzelnen Mahlzeit gegebene Anteil auf den Wirkungsablauf des verabfolgten Insulinpräparates und die körperliche Aktivität abzustimmen ist.

Körperliche Bewegung und Sport. Zweckmäßige körperliche Aktivität senkt bei ausreichend kompensierten Stoffwechsel den Blutzuckerspiegel und vermindert die Zuckerausscheidung. Dabei ist besonders wichtig, daß diese Belastung täglich und gleichmäßig erfolgt. Aus den Erfahrungen der Ferienlager für zuckerkranke Kinder wissen wir, wie günstig sich die Stoffwechselsituation ändert, sobald die Vitalität der Kinder ungedrosselt ist.

In Zusammenhang mit der Insulinzufuhr und der Kohlenhydratverteilung ist zu beachten, daß das Schulkind während des Unterrichts allgemein zur körperlichen Inaktivität gezwungen ist. Findet dies im wesentlichen vormittags statt, so sollte ein Insulinpräparat ausgewählt werden, dessen stärkste Wirkung in diese Zeit fällt. Turnstunden müssen jedoch beachtet werden und verlangen in der vorangehenden Pause eine zusätzliche Kohlenhydratzufuhr von 1—2 BE.

Der schulfreie Nachmittag läßt vielfach genügend Spielraum für körperliche Bewegung. Er fällt bei Verwendung eines intermediären Depot-Insulins in dessen ausklingende Wirkung, was die Schockgefahr verringert. Die Kohlenhydratzufuhr soll zu dieser Zeit elastisch der jeweiligen körperlichen Aktivität angepaßt werden.

In den Schulferien nimmt die Möglichkeit zur Bewegung zu, sie umschließt auch den Vormittag. Zusätzliche Kohlenhydratgaben zum ersten und zweiten Frühstück oder sogar Verringerung der morgendlichen Insulindosis können zur Vermeidung von Hypoglykämien notwendig werden. Zu empfehlen ist die Unterbringung der Kinder in speziellen Ferienlagern, deren Bedeutung für zuckerkranke Kinder zunächst in den USA, in den letzten Jahren aber auch bei uns in zunehmendem Maß erkannt worden ist. Krainick u. Mitarb. sowie Rosenkranz haben über die Erfahrung in diesen Lagern berichtet.

Bei beginnender Ketonämie ist körperliche Belastung kontraindiziert, da sie bei dekompensierten Stoffwechsel die Fettoxydation erhöht und so die Ketose verstärkt.

Anleitung und psychische Führung von Kind und Eltern. Ohne ausreichende Unterrichtung der Eltern und auch der Kinder, sobald diese ein entsprechendes Verständnis aufbringen, ist eine adäquate Behandlung des Diabetes nicht gewährleistet. Einen *Schock* zu bekämpfen erfordert schnelle Entscheidungen, und ein drohendes *Koma* muß rechtzeitig bemerkt werden. Daher müssen bei der Erstbehandlung eines kindlichen Diabetikers Eltern und Kinder in ausgiebigen Besprechungen über die Krankheit informiert werden. Je intelligenter und älter der Patient ist desto mehr muß er über seine Krankheit und die Behandlungsmaßnahmen wissen. Darunter fallen: Insulinwirkung, Diätverteilung, richtige körperliche Aktivität, Komaanzeichen, Schocksymptome und Bekämpfung.

Oft vernachlässigt werden die Unterweisungen in der Injektionstechnik und der Sauberhaltung des Injektionsbestecks.

Katsch sprach von dem „fakultativ gesunden" Diabetiker. Die erzieherischen Bemühungen müssen dahin gehen, den Patienten und seine Angehörigen von der Berechtigung eines solchen Anspruches zu überzeugen. Die Ferienlager mit ihren vielen Möglichkeiten tragen zur Stärkung des Selbstbewußtseins dieser Kinder bei und vermitteln ihnen Kenntnisse über die Erkrankung und damit eine gewisse Sicherheit.

Insulin ist ein Eiweißkörper, der in den β-Zellen der Langerhansschen Inseln im Pankreas gebildet und in Sekretgranula, wahrscheinlich an Zink gebunden, gespeichert wird. Die Abgabe erfolgt in den portalen Blutkreislauf und hängt vom Glucosespiegel in den zuführenden Pankreasgefäßen ab. Auf Grund seiner Wirkung fern vom Ort der Synthese wird es zu den Hormonen gerechnet. Seinem chemischen Aufbau nach ist es ein Proteohormon.

v. Mehring und Minkowski beobachteten im Jahre 1889 die diabetogene Wirkung der Pankreatektomie bei Hunden. Zülzer erzielte bereits vor dem ersten Weltkrieg bei Diabetikern mittels Injektionen von Extrakten aus der Bauchspeicheldrüse einen Rückgang der Glucosurie. Ohne Durchführung von Blutzuckerkontrollen kam es jedoch zu Zwischenfällen, die den Abbruch der Experimente veranlaßten.

Banting und Best gelang 1921 die Isolierung des Insulins. Abel erhielt 1926 das Insulin in kristallisierter Form. Scott klärte 1934 die bis dahin aufgetretenen Schwierigkeiten bei der Insulinkristallisation auf. Er stellte fest, daß das kristallisierte Insulin eine Zinkverbindung ist. Reinste Insulinkristalle enthalten rund 0,4 % Zink.

Die Struktur des Insulinmoleküls wurde von Sanger aufgeklärt. Es handelte sich um ein Polipeptid, das aus zwei Aminosäureketten besteht, die über zwei Cystinbrücken miteinander verbunden sind. Die A-Kette enthält 21, die B-Kette 30 Aminosäuren. Das Molekulargewicht liegt bei 6000, jedoch neigt das Insulin in Gegenwart von Metallionen (z. B. Zink) zur Bildung von Molekülkomplexen von 12 000, 36 000 oder 48 000 Molekulargewicht.

Ein zentraler *Angriffspunkt* des Insulins im Kohlenhydratstoffwechsel konnte bisher noch nicht einwandfrei nachgewiesen werden. Sicher ist, daß das Insulin keinem der für den Kohlenhydratabbau notwendigen Enzymsysteme angehört. Ein gewisser Kohlenhydratstoffwechsel ist auch ohne Insulin möglich. Manche Organe, wie das Zentralnervensystem, können Glucose auch ohne Insulin in ausreichender Menge verwerten. In anderen Organen (Muskel, Leber) unterliegt der Übertritt der Glucose aus der extracellulären Flüssigkeit durch die Zellmembran einer Beeinflussung, die mit dem Insulin in Zusammenhang gebracht werden kann.

Einzeleffekte. Anstieg der Glykogensynthese aus Glucose im Muskel und Fettgewebe.

Anstieg der Glykolyse und der oxydativen Verwertung der Glucose.

Anstieg der Fettsynthese aus Glucose.

Verringerung der Fettmobilisation und Abbau des Fettgewebes.

Verringerung der Proteineinschmelzung.

Abfall des anorganischen Phosphates und Kaliums im Blut.

Gewinnung. Obwohl die Insulinsynthese bereits möglich ist, kommen als Ausgangsmaterial zunächst nur tierische Bauchspeicheldrüsen in Frage (Rind, Schwein, Schaf). In mehreren Arbeitsgängen wird das Hormon aus den eingefrorenen Drüsen isoliert und gereinigt. Seine gute Löslichkeit in verdünnten Säuren und Alkalien erleichtert die Herstellung gut dosierbarer und verträglicher Präparate. Da die biologische Aktivität in saurer Lösung stabiler ist, handelt es sich bei den meisten Präparaten von einfachem Insulin um in saurem Milieu gelöste Insulinkristalle.

Zusätze. Weiterhin werden den Präparaten Konservierungsmittel (Phenol, Methyl- oder Propylparahydroxybenzoat), sowie Stoffe zur Erzielung einer Isotonie (Glucose, Fructose, Glycerin, Natriumchlorid) zugesetzt.

Injektion. Als Eiweißkörper wird das Insulin durch die Verdauungsfermente zerstört und kann daher nur injiziert werden. Die Injektion erfolgt fast immer subcutan, jedoch so tief, daß nach der Einspritzung weder tast- noch sichtbare Veränderungen zurückbleiben. In Notfällen ist gelegentlich die intravenöse Zufuhr angezeigt, hierfür ist aber nur das einfache Insulin geeignet.

Wirkungsablauf. Eintritt, Maximum und Dauer der Wirkung eines Insulinpräparates sind eng mit seiner Resorption aus dem Injektionsdepot verbunden.

Das einfache *Kristall-Insulin* führt bei intravenöser Zufuhr nach 15 min zu einem Blutzuckerabfall, während dieser bei subcutaner Injektion erst nach 30 min eintritt. Das in den sauren Präparaten positiv geladene Insulinmolekül wird zunächst durch die im neutralen Gewebsmilieu negativen Gewebsproteine ausgefällt. Nach der Angleichung der injizierten Lösung an das Gewebs-pH wird es negativ umgeladen und geht wieder in Lösung.

Diesen Effekt macht man sich bei der Herstellung von *Verzögerungs-Insulinen* zu Nutzen. Die Löslichkeit des Insulins wurde durch Stoffe erschwert, die auch im Gewebsmilieu eine positive Ladung beibehalten, das Insulinmolekül binden und erst im Laufe von Stunden frei geben (z. B. der basische Eiweißkörper Protamin im Protamin-Insulin oder der organischen Körper Surfen im Depot-Insulin Hoechst).

Eine weitere Möglichkeit der Abgabeverzögerung besteht in der Verfestigung des Insulins an das *Zink.* Zink bindet nicht nur die Insulinmoleküle im Kristall aneinander, sondern kann auch eine Verknüpfung mit anderen Eiweißkörpern bewirken (z. B. Protamin-Zink-Insulin).

Setzt man amorphen oder kristallisierten Insulinsuspensionen an Stelle der zinkbindenden Phosphat- oder Citratpuffer einen Acetatpuffer zu, so besitzen die amorphen oder kristallisierten Insulinteilchen durch ihre Bindung an das Zinkion auch ohne andere Zusätze eine Depot-Wirkung. Amorphe Suspensionen werden schneller, kristallisierte langsamer resorbiert (z. B. Lente-Insuline).

Lösungsform. Bei klaren Lösungen finden sich Insulin und Depotkörner als Mischung in saurem Milieu und fallen im neutralen Gewebs-pH aus. (Depot-Insulin Hoechst klar = Mischung von einfachem Insulin mit Surfen; Depot-Insulin Horm = Insulin-Protamin-Zink-Mischung.) In Suspensionen ist das Insulin bei neutraler Reaktion mit dem Depot-Körper zu einem Komplex verbunden. Diese Präparate müssen zur Erzielung einer gleichmäßigen Wirkung vor Gebrauch stets sorgfältig geschüttelt werden (Lente-Insuline, PZ-Insulin Novo, Rapitard-Insulin, Long-Insulin).

Wirkungsdauer. Je nach Art des Depot-Körpers weisen die einzelnen Depot-Insuline unterschiedliche Verzögerungseffekte auf. *Intermediäre-Depotinsuline* zeigen meist einen frühen Wirkungseintritt, erreichen das Wirkungsmaximum nach wenigen Stunden und klingen zwischen 8 und 18 Std aus. Einigen von ihnen ist Alt-Insulin beigegeben. Die Wirkung der *Langzeit-Insuline* geht über 24 Std, was ihre einmalige Injektion im Tag ermöglicht. Sie besitzen eine lange Anlaufzeit, erreichen das Maximum erst in den Nachmittagsstunden, und eine stärkere Wirkung während der Nacht stellt den Anschluß an den langsamen Anlauf der Injektion am kommenden Tag her.

Insulinpräparate

Einfache Insuline. Die Alt-Insulin-Präparate der verschiedenen Firmen sind klare Lösungen und enthalten bis auf wenige Ausnahmen 40 internationale Einheiten (I.E.) im Kubikzentimeter. Sie sind gleichwertig und gegeneinander auswechselbar.

Insulin „Brunnengräber", Insulin „Hoechst", Insulin „Horm", Insulin „Novo": Saure Lösungen (pH 3) von Insulinkristallen aus Rinder-Pankreas.

Insulin „Novo Actrapid": Neutrale Lösung (pH 7) von rekristallisiertem Insulin aus Schweine-Pankreas.

Wirkung. Eintritt: $^1/_2$ Std p. inj. Maximum: 1—2 Std p. inj. Dauer: 6—8 Std p. inj.

Kurzfristige Anwendung. Im *Coma diabeticum* soll nur *Alt-Insulin* zur Anwendung kommen. Einer Initialdosis von 20—40 E intravenös können etwa alle 30 min weitere intravenöse Insulingaben folgen. Da Komapatienten mit intravenösen Dauertropfinfusionen behandelt werden, kann das Insulin in das kanülennahe Ende des Infusionsschlauches injiziert werden. Die Höhe der Dosen richtet sich nach dem Abfall des Blutzuckers und dem Rückgang der Acetonurie. Nach Abklingen der akuten Erscheinungen können die Abstände zwischen den Injektionen vergrößert werden und die Injektionen subcutan erfolgen.

Die *Ersteinstellung* eines im Kindesalter frisch erkannten Diabetes soll zunächst mit *Alt-Insulin* erfolgen. Besteht keine Komagefahr, sind drei Injektionen am Tag zweckmäßig. (Morgens, mittags und abends, jeweils $^1/_2$ Std vor der Mahlzeit.) Die Anfangsdosen sollen nicht zu hoch angesetzt werden (2—4 E je Injektion). Die Veränderung der Dosen hängt von den Blut- und Harnzuckerwerten ab. Bei Bedarf wird die Menge so lange erhöht, bis die Zuckerausscheidungen innerhalb von 24 Std zwischen 5 und 15 g liegen.

Gewöhnlich ist der Insulinbedarf morgens am größten, mittags geringer und abends wieder etwas höher. Oft reicht die Wirkungsdauer der abendlichen Alt-Insulingabe nicht zur völligen Überbrückung der Nacht aus, so daß zwischen 24 und 2 Uhr eine weitere Alt-Insulin-Injektion angesetzt werden muß.

An die zeitliche Wirkung der Alt-Insulingaben angepaßt, müssen die den Injektionen folgenden Mahlzeiten kohlenhydratreich sein, während zu den Zwischenmahlzeiten ein bis zwei BE genügen. Die nächtliche Injektion soll so gering sein, daß sie keiner Abdeckung durch Kohlenhydrate bedarf.

Auch bei der *Neueinstellung* einer nicht mehr befriedigenden Stoffwechsellage eines schon mit Depot-Insulin behandelten Diabetikers ist eine vorübergehende Behandlung mit *At-Insulin* angezeigt. Die Stoffwechselsanierung wird damit schneller erreicht. Die Summe der Alt-Insulindosen soll um $^1/_4$—$^1/_3$ über den zuvor verabfolgten Depot-Insulingaben liegen.

Infekte und Erkrankungen mit starker Störung des Allgemeinbefindens sind im Kindesalter der häufigste Anlaß zu Stoffwechselentgleisungen mit Ketonämie. Schon bei den ersten *Anzeichen einer Stoffwechselverschlechterung* (starke Glucosurie und Ketonurie) ist eine Behandlung mit *Alt-Insulin* anzuraten, wobei folgende Möglichkeiten bestehen:

1. Zusätzliche Gaben von geringen Mengen Alt-Insulin zu den Depot-Insulininjektionen.

2. Bei Führung mit zwei Injektionen eines intermediären Depot-Insulins wird die Morgeninjektion durch Alt-Insulin vor dem Frühstück und vor dem Mittagessen ersetzt, wobei die Summe beider Gaben höher liegen muß als die Depot-Dosis.

3. Völlige Umstellung auf 3—4 Alt-Insulin-Injektionen.

4. Gelegentlich müssen zur Abwendung eines Coma diabeticum sogar mehr als 4 Injektionen innerhalb von 24 Std erfolgen.

Nach Abklingen der Erkrankung ermöglicht eine Toleranzverbesserung fast immer die Rückführung auf die ursprüngliche Behandlungsform und Insulinmenge.

Langfristige Behandlung. *Kleinkinder* neigen bei oft niedrigem Insulinbedarf einerseits zu Hypoglykämien, andererseits zu vermehrter Bildung von Ketonkörpern. Beides kann eine Behandlung mit Depot-Insulin so erschweren, daß das Kind über längere Zeit mit mehreren *Alt-Insulin*-Injektionen geführt werden muß. Da der Nachtbedarf an Insulin bei kleinen Kindern im allgemeinen sehr gering ist, wird man mit drei Injektionen am Tag auskommen.

Jugendliche zeigen besonders in Präpubertät und Pubertät eine deutliche Zunahme des Insulinbedarfs und eine starke Stoffwechsellabilität. Auch hier kann zur Erzielung eines halbwegs ausgeglichenen Blutzuckerniveaus — besonders in Hinblick auf Wachstum und Entwicklung — eine längere Behandlungsperiode mit *Alt-Insulin* notwendig werden. Wegen des höheren Nachtbedarfs wird zweckmäßig nur morgens und mittags Alt-Insulin injiziert, abends jedoch ein intermediäres Depot-Präparat.

Insulinpräparate mit verzögerter Wirkung. Intermediäre Depot-Insuline, Misch- und Kombinations-Insuline. Die intermediären Depot-Insuline wirken gewöhnlich nicht über 18 Std. Manchen Präparaten ist Alt-Insulin zugesetzt. Beeinflussen sich die beiden Insulinarten nicht, so spricht man von einem Kombinationsinsulin, resultiert aus ihnen ein neues Insulin, nennt man sie Mischinsuline. Eine scharfe Grenze zwischen diesen beiden Formen läßt sich jedoch nicht ziehen.

Komb-Insulin Hoechst. Zusammensetzung: $1/3$ Alt-Insulin und $2/3$ Depot-Insulin Hoechst. 40 I.E./cm³, klare Lösung. Wirkung: Eintritt: 1 Std p. inj., Maximum: 2—4 Std p. inj., Dauer: 9—14 Std p. inj. Verabreichung: Morgens $1/2$ Std vor dem Frühstück. Nachmittags oder abends, spätestens $1/2$ Std vor dem Abendbrot.

Di-Insulin Novo. Zusammensetzung: Alt-Insulin und Isocyanat-Insulin 1:1, 40 I.E./cm³, klare Lösung. Wirkung: Eintritt: 1 Std p. inj., Maximum: 2—4 Std p. inj., Dauer: 8—12 Std p. inj. (Di-Insulin Novo 75 enthält nur $1/4$ Alt-Insulin und wirkt länger). Verabreichung: Morgens $1/2$ Std vor dem Frühstück. Nachmittags oder abends, spätestens $1/2$ Std vor dem Abendbrot.

Beide Insulinsorten haben eine kurze Anlaufzeit, was sich bei Schulkindern wegen des bewegungsarm verbrachten Vormittag günstig auswirkt. Bei vielen damit behandelten Patienten zeigt sich ein starker Blutzuckeranstieg am späten Nachmittag, so daß eine Verabfolgung der 2. Injektion zwischen 15 und 17 Uhr günstig ist.

Insulin Rapitard Novo. Zusammensetzung: Neutrale Lösung von Schweine-Insulin (25% Actrapid) und Insulinkristallen aus Rinder-

pankreas (75%), 40 I.E./cm³, trübe Suspension, gut aufschütteln! Wirkung: Eintritt: $1/2$ Std p. inj., Maximum: 3—6 Std p. inj., Dauer: 12—18 Std p. inj. Verabreichung: Morgens $1/4$—$1/2$ Std vor dem Frühstück. Abends etwa in dem gleichen Abstand vor dem Abendbrot.

(Insulin Novo Semilente gehört der Wirkungsdauer nach in diese Gruppe, wird aber wegen seiner häufigen Kombination mit Ultralente bei den Langzeit-Insulinen gebracht.)

Depot-Insulin Hoechst klar. Zusammensetzung: Klare Lösung von Insulin und Surfen in saurem Milieu. 40 I.E./cm³. Wirkung: Eintritt: 1—1$1/2$ Std p. inj., Maximum: 3—6 Std p. inj., Dauer: 10—18 Std p. inj. Verabreichung: Morgens $1/2$—$3/4$ Std vor dem Frühstück. Abends 1—2 Std vor dem Abendbrot.

Depot-Insulin Horm. Zusammensetzung: Klare Lösung von Zink-Insulin-Protaminat und Kristallinsulin in komplexer Bindung in saurem Milieu. 40 I.E./cm³. Wirkung: Eintritt: 1$1/2$ Std p. inj., Maximum: 4—6 Std p. inj., Dauer: 12 bis 24 Std p. inj. Verabreichung: Morgens 1 Std vor dem Frühstück. Abends 1—2 Std vor dem Abendbrot.

Im Anfangsstadium eines Diabetes eignet sich dieses Insulin auf Grund seiner länger anhaltenden Wirkung zur Behandlung mit einer täglichen Injektion.

Anwendung. Die *Umstellung* von Alt-Insulin auf Depot-Insulin soll schrittweise erfolgen:

Zunächst Ersatz der abendlichen und nächtlichen Alt-Insulingaben durch eine Depot-Insulininjektion vor dem Abendbrot; anschließend werden die Alt-Insulingaben am Morgen und Mittag zu einer Depot-Insulininjektion vor dem Frühstück zusammengezogen. Die Depot-Insulinmenge beträgt etwa $1/4$ weniger als die Summe der zuvor verabfolgten Alt-Insulindosen.

Bei Anwendung dieser Insuline läßt sich der kindliche Diabetes mit *zwei Injektionen* im Tag meistens optimal führen. Wegen des niedrigen nächtlichen Insulinbedarfes ist die Verteilung der Gesamtmenge auf morgens $2/3$ und abends $1/3$ zu empfehlen. Bei der Wahl der Injektionszeiten sind Insulinsorte und individuelle Reaktionsweise des Patienten zu berücksichtigen. Während die Morgeninjektion etwa $1/2$—1 Std vor dem Frühstück anzusetzen ist, unterliegt der günstigste Zeitpunkt für die Zweitinjektion einer größeren Streuung.

Im Anfangsstadium eines Diabetes reicht auf Grund des geringen nächtlichen Insulinbedarfes öfters *eine Injektion* eines intermediären Depot-Insulins am Mogen aus. Die Festsetzung der Injektion auf den Morgen ist deshalb günstig, weil bewegungsarme Unterrichtszeit und Mittagessen (Hauptmahlzeit) mit dem Maximum der Insulinwirkung zusammenfallen. Steigt der nächtliche Zuckerverlust an und liegt der Nüchternblutzucker konstant über 250 mg-%, ist die Einführung einer zweiten Injektion am Abend unvermeidbar. Kinder und Jugendliche, die trotzdem mit nur einer Injektion geführt werden, bleiben öfters stark im Wachstum und in der Entwicklung zurück.

Die notwendigen *Insulindosen* sind individuell sehr verschieden. Bei Kleinkindern und bei einem frischen Diabetes ist der Insulinbedarf gering; häufig reichen morgens 8—12 E und abends 4—8 E aus; später nimmt der Bedarf fast immer zu, und bei einem großen Teil der Schulkinder liegt er morgens zwischen 16 und 24 E und abends zwischen 8 und 12 E. Zu Beginn der Pubertät steigt der Bedarf nochmals an und erreicht Werte von 30—40 E am Morgen und 15—20 E am Abend. Höhere Dosen sind nur selten notwendig. Eine Injektion eines intermediären Depot-Insulins sollte 40 E nicht übersteigen.

Bei der *Kohlenhydratverteilung* muß die stärkere Wirkung dieser Insuline im Laufe des Vormittags und der ausklingende Effekt am Nachmittag berücksichtigt werden. Vorschläge der Verteilung der KH-Mengen (z. B. bei 20 BE = 240 KH) bei verschiedenen Insulinsorten und Einstellungen:

	1. Fr.	2. Fr.	Mittag	Nachm.	Abend	Spät-mittag
Eine Injektion (morgens)	5	5	4	3	3	—BE
Zwei Injektionen						
Depot-Insulin . . .	4	5	4	2	4	1 BE
Kombiniertes Insulin .	5	4	4	2	4	1 BE

Bei längerer Unterrichtszeit ist es vorteilhaft, das zweite Frühstück auf zwei Pausen zu verteilen.

Weiterhin soll die *körperliche Aktivität* bei der Insulin- und Kostfestsetzung eingeplant werden. Ist der Stoffwechsel auf die „Schule eingestellt", so müssen an freien Tagen mit starker körperlicher Belastung „Zusatz-BEs" verabfolgt werden oder es sind die Insulindosen zu kürzen. Während der Ferien ist die Kohlenhydratmenge rechtzeitig zu erhöhen und bei Beginn der Schulzeit darf die Rückführung zum alten Kostmaß nicht übersehen werden. Die *Schock*gefährdung fällt besonders in die späten Vormittagsstunden und in die Zeit um Mitternacht. Höhere Blutzuckerwerte am späten Nachmittag prädestinieren diesen für eine sportliche Betätigung.

Langzeit-Depot-Insuline

Deposulin Brunnengräber. Zusammensetzung: Klares Zink-Protamin-Insulin in saurer Lösung (pH 2,5—3,5), 40 I.E./cm³. Wirkung: Eintritt: 2—4 Std p. inj., Maximum: 4 —7 Std p. inj., Dauer: 18—24 Std p. inj. Verabreichung: Morgens 1 Std vor dem Frühstück.

Insulin Semilente Novo. Zusammensetzung: Neutrale Suspension von amorph ausgefällten, mehrmals umkristallisierten Insulin mit einer Zinkkonzentration von 2 mg/100 I.E. 40 I.E./cm³, trübe Suspension, gut schütteln! Wirkung: Eintritt: 1—2 Std p. inj., Maximum: 3—6 Std p. inj., Dauer: 10—16 Std p. inj. Verabreichung: Wird nur selten allein verwendet, sondern meist in Verbindung mit dem Insulin Ultralente.

Insulin Ultralente Novo. Zusammensetzung: Neutrale Suspension von Insulinkristallen mit der gleichen Zinkkonzentration wie Semilente. 40 I.E./cm³, trübe Suspension, gut aufschütteln! Wirkung: Eintritt: 3—6 Std p. inj., Maximum: 6—18 Std p. inj., Dauer: über 30 Std. Verabreichung: In Verbindung mit dem Insulin Semilente 1 Std vor dem Frühstück. Die Mischung wird vom Patienten in der Injektionsspritze hergestellt. Das Mischungsverhältnis muß vom behandelnden Arzt ausgetestet werden.

Insulin Novo lente. Zusammensetzung: 30% Insulin Semilente und 70% Insulin Ultralente. 40 und 80 I.E./cm³, trübe Suspension, gut schütteln! Wirkung: Eintritt: 2—4 Std p. inj., Maximum: 6—12 Std p. inj., Dauer: über 24 Std. Verabreichung: Morgens etwa 1 Std vor dem Frühstück.

Zink-Protamin-Insulin Novo. Zusammensetzung: Suspension von ausgefälltem Insulin und Protamin unter Zusatz von Zink bei einem pH von 7,2. 40 I.E./cm³, trübe Suspension, gut schütteln! Wirkung: Eintritt: 5—9 Std p. inj., Maximum: 9—15 Std p. inj., Dauer: über

30 Std. Verabreichung: Morgens 1 Std vor dem Frühstück.

Long-Insulin Hoechst. Zusammensetzung: Suspension von kristallinem und aus reinem kristallinen Insulin hergestellten amorphen Insulin sowie kristallinen Surfensalzen des Insulins. 40 I.E./cm³, trübe Suspension, gut aufschütteln! Wirkung: Eintritt: 1 Std p. inj., Maximum: 3—8 Std p. inj., Dauer: 18—26 Std p. inj. Verabreichung: Morgens $^3/_4$—1 Std vor dem Frühstück.

Anwendung. Bei stabiler Stoffwechsellage und guter Diätdisziplin kann auch im Kindesalters die Behandlung mit einer täglichen Injektion eines langwirkenden Depot-Insulins erfolgreich sein.

Gewisse *Nachteile* dieser Insulinsorten wiegen im Kindesalter jedoch so schwer, daß auf sie mit genügendem Nachdruck hingewiesen werden muß. So ist der Wirkungsablauf der am Morgen verabfolgten Injektion über 24 Std unkontrollierbar und nur durch exakte Anpassung von Kohlenhydratzufuhr und körperlicher Aktivität zu steuern, was bei Kindern sehr schwierig ist. Die Anlaufzeit dieser Insulinsorten ist langsam, die Hauptwirkung fällt in die Nachmittagsstunden. Dies führt bei Schulkindern vormittags zu starker Hyperglykämie und bei Spiel und Sport an freien Nachmittagen zum Auftreten von Hypoglykämien.

Kinder mit ihrem niedrigen nächtlichen Insulinbedarf neigen bei diesen Insulinen zu latenten nächtlichen Schocks, die vielfach verschlafen werden. Hirnschäden mit deutlichen EEG-Veränderungen stellen sich im Laufe der Zeit ein.

Eine Stoffwechselverschlechterung, gleich welcher Genese, ist viel schwerer abzufangen und führt schneller zu einer Entgleisung mit Ketonämie, als bei der Behandlung mit zwei Injektionen eines intermediären Depot-Präparates.

Hypoglykämische Zustände werden auch tagsüber schlechter erkannt und manchmal nur von der Umgebung durch das unkonzentrierte, inkoordinierte und läppische Verhalten der Kinder bemerkt. Dabei werden oft sehr niedrige Blutzuckerwerte gefunden und es kann ohne die üblichen Vorzeichen zu Bewußtlosigkeit und Konvulsionen kommen. Als Suspension verlangen diese Insuline bei der Injektion eine besondere Aufmerksamkeit. Ungenügendes Schütteln führt zu starken Schwankungen der Wirkung.

Von den Langzeit-Insulinen finden die *Lente*-Insuline bei Kindern am häufigsten Verwendung. Kinder, die dieses Insulin verwenden, haben meist im Laufe des Vormittags eine große Zuckerausscheidung und einen hohen Blutzuckerwert um 12 Uhr. Nachmittags kommt es zum Absinken des Blutzuckers, da jetzt zu der körperlichen Aktivität die Wirkungsüberschneidung von Semilente und Ultralente kommt. Daher ist die Kohlenhydratbelastung am Vormittag sehr gering zu halten bei großer Kohlenhydratzufuhr am Nachmittag. Eine besondere Gefahr liegt in dem starken Blutzuckerabfall in den frühen Morgenstunden (3—6 Uhr), der mit schweren Hypoglykämien verbunden sein kann.

Durch die Herstellung einer Mischung aus 50% Semilente und 50% Ultralente kann man diesen für Kinder ungünstigen Effekte abschwächen, die starke Glucosurie am Vormittag tritt zurück und die nächtliche Schockgefahr wird verringert. Manchmal muß der Semilente-Anteil noch über 50% erhöht werden.

Läßt sich ein diabetisches Kind mit einer der Langzeitinsuline gut führen, so ist dies erfreulich und erspart mehrere Injektionen am Tag. Auf keinen Fall sollte diese Einstellung aber bei starken Stoffwechselschwankungen mit Acetonurie oder Neigung zu Hypoglykämien beibehalten werden.

Nebenwirkungen und Gefahren der Insulintherapie

Hypoglykämischer Schock. Während die endogene Insulinproduktion normalerweise durch den Blutzuckerspiegel gesteuert wird, kommt das in die Subcutis injizierte Insulin-Depot nach eigenen Gesetzen ohne Berücksichtigung des physiologischen Bedarfs zur Resorption. Insulinüberdosierung, Unterlassung rechtzeitiger Kohlenhydratzufuhr oder übermäßige körperliche Aktivität können daher einen Abfall des Blutzuckers weit unter physiologische Werte verursachen. Das Auftreten von Hypoglykämiesymptomen hängt nicht nur vom absoluten Blutzuckerspiegel, sondern auch von der Geschwindigkeit seines Abfallens ab, d. h. auch ein sehr schnelles Absinken eines hohen Blutzuckers auf „normale" Werte kann Schockzeichen hervorrufen.

Die *Symptome* der Hypoglykämie kommen sowohl durch die mangelhafte Glucoseversorgung der Organe, speziell des Gehirns (allgemeine Verlangsamung, Fehlhandlung, Bewußtseinstrübung, Bewußtseinsverlust mit motorischen Reizerscheinungen), als auch durch gegenregulatorische Maßnahmen (Adrenalinausschüttung mit Muskeltremor, Tachykardie,

Schweißausbruch usw.) zustande. Rasch wirkende Insuline führen wegen der schnellen Blutzuckersenkung mehr zu gegenregulatorischen Effekten, während mit zunehmendem Depot-Charakter eines Insulins die durch den langsamen Abfall des Blutzuckers bedingten Versorgungsstörungen in den Vordergrund treten.

Zur *Behandlung eines Schocks* dienen schnell resorbierbare Kohlenhydrate. Bei schwachen Anzeichen reichen Obst (Bananen), gewöhnlicher Kochzucker oder 1—2 Täfelchen Dextroenergen aus; bei beginnender Bewußtseinstrübung hilft vielfach noch die orale Zufuhr von Traubenzuckerlösungen. Ist ein koordinierter Schluckakt nicht mehr möglich, so wird Glucose in 40%iger Lösung intravenös verabfolgt. Die notwendigen Mengen liegen zwischen 10 und 50 g.

Die *Verhütung* von Hypoglykämien ist besonders wegen der irreversiblen Hirnschädigung eminent wichtig und erfordert eine sorgfältige Stoffwechselüberwachung, sowie regelmäßige Zufuhr von Kohlenhydraten, die bei körperlichen Anstrengungen erhöht werden muß. Bei möglichst immer glucosehaltigem Nachtharn sollte eine Restglucosurie von 5—15 g in 24 Std bestehen bleiben.

Eine *Insulinallergie* kann in Form anaphylaktischer Symptome oder in lokaler Hautempfindlichkeit auftreten. Im Kindesalter sind solche Fälle selten und manifestieren sich meist in Form urticarieller Exantheme. Tritt nach Wechsel des Insulinpräparates oder der Verwendung des Insulins einer anderen Tierart kein Erfolg ein, so soll eine Behandlung mit Antihistaminpräparaten allein oder in Verbindung mit einer intracutanen Injektionsserie stark verdünnter Insulinlösungen (Desensibilisierung) durchgeführt werden. Die übliche Insulintherapie darf dabei nicht unterbrochen werden. In lebensbedrohlichen Fällen können Cortisonderivate angewandt werden, doch führen diese zu einer Stoffwechselverschlechterung.

Ein lokaler Fettschwund — *Lipodystrophie* — beruht vielfach auf einer unzweckmäßigen Injektionstechnik und ist durch regelmäßigen Wechsel und genügende Tiefe der Injektionen zu vermeiden. Injektionen von Alt-Insulin in den Rand der Hautdellen kann zu einer Besserung führen.

Sogenannte *Insulin-Lipome* bilden sich bei ständigem Injizieren in die gleiche Stelle. Das Gewebe wird dort unempfindlicher und dies verleitet die Kinder zum Beibehalten der Einstichstelle. In den stark über das Hautniveau ragenden Höckern treten Indurationen auf, und die Abgabe des Insulins an das Blut wird verzögert. Manche unerklärlichen Stoffwechselschwankungen beruhen auf einer falschen Injektionsweise, so daß der Patient zu einem regelmäßigen Wechsel der Einstichstellen erzogen werden muß.

Sulfonylharnstoffe. M. JANBON beobachtete 1942 bei klinischer Prüfung eines Sulfonamids dessen blutzuckersenkende Wirkung. FRANKE und FUCHS prüften 1955 den von HAACK hergestellten N-(4-Amino-benzolsulfonyl)-N'-butylharnstoff (BZ 55) als Sulfonamid und stellten dessen blutzuckersenkende Eigenschaft fest.

Die *Wirkung* der Sulfonylharnstoffe ist an ein noch funktionierendes oder teilfunktionsfähiges β-Zellsystem gebunden. Beim länger bestehenden Insulinmangeldiabetes der Kinder und Jugendlichen hat sich mit diesen Präparaten keine Verbesserung der Stoffwechsellage erzielen lassen. Im Anfang einer Erkrankung an Diabetes mellitus besteht noch eine partielle Funktion der β-Zellen und hier haben die Sulfonylharnstoffe in Kombination mit exogener Insulinzufuhr einen insulinsparenden Effekt, der über eine begrenzte Zeit anhält.

Betrachtet man die beim kindlichen Diabetes schnell abnehmende eigene Insulinproduktion als eine Erschöpfung der β-Zellen auf Grund der gesteigerten Syntheseanregung durch den erhöhten Blutzuckergehalt, so muß bei einem Medikament, dessen Wirkung in einer Stimulierung der β-Zellen zu suchen ist, Vorsicht geboten werden. Die Sulfonylharnstoffe finden heute beim kindlichen Diabetes kaum Verwendung.

Präparate:

BZ 55 NH_2⟨◯⟩SO_2–NH–CO–NH–$(CH_2)_3$–CH_3
Invenol Hoechst; *Nadisan* Boehringer.

D 860 CH_3⟨◯⟩SO_2–NH–CO–NH–$(CH_2)_3$–CH_3
Artosin Boehringer; *Rastinon* Hoechst.

Tabletten zu 0,5 g Substanz.

Das letztere besitzt keinen Sulfonamidcharakter mehr, da die zum Sulfonylrest paraständige Aminogruppe durch die Methylgruppe ersetzt ist.

Biguanide. Die blutzuckersenkende Wirkung von *Guanidin*-Derivaten war schon vor der Entdeckung des Insulins bekannt, doch führte das verwendete Dekamethylendiguanidin (Synthalin A) zu Nebenwirkungen mit beträchtlichen Leberschädigungen.

Die *Biguanide* zeigen einen etwa veränderten chemischen Aufbau, wobei ein Molekül entsteht, das scheinbar aus zwei Guanidinhälften zusammengesetzt ist.

$$NH_2-C-NH-C-NH_2$$
$$\qquad\ \ |\qquad\quad\ |$$
$$\qquad\ \ NH\qquad\ NH$$

Die Biguanide wirken auch beim Insulinmangeldiabetes, ohne daß bisher etwas Sicheres über den Wirkungsmechanismus bekannt ist.

Anwendung. Eine reine orale Behandlung ist beim kindlichen und jugendlichen Diabetiker auch mit diesen Medikamenten fast immer unmöglich. Die nach jeder Erstbehandlung eintretende Toleranzverbesserung kann unter einer kombinierten Insulin-Biguanid-Therapie zu längeren Remissionen führen, in denen sogar eine reine Biguanidbehandlung möglich ist. Es wird aber auch für diese Zeit die Injektion einer kleinen „Schutzdosis" an Insulin empfohlen.

In den meisten Fällen wird man sich den *insulinsparenden* Effekt der Biguanide zu Nutzen machen. Weiterhin hat es bei besonders schwer einstellbaren Diabetikern eine *ausgleichende* Wirkung auf die stark schwankende Stoffwechsellage.

Bei längerer Anwendung läßt der günstige Einfluß nach und der Insulinbedarf nimmt auch unter der kombinierten Therapie, wie bei den nur mit Insulin behandelten Kindern, stetig zu. Außerdem kommen Unverträglichkeitserscheinungen von seiten des Magens vor (Erbrechen, Völlegefühl, Appetitlosigkeit, Durchfälle), wenn auch Schädigungen der parenchymatösen Organe wie unter Synthalin bei der üblichen Dosierung nicht auftreten.

Eine Veranlassung zu einer Biguanidbehandlung besteht bei mit Insulin gut einzustellenden Kindern nicht. Die *Indikation* für eine Kombinationsbehandlung sind hoher Insulinbedarf und stark schwankende Stoffwechsellage. Endgültige Ergebnisse werden die Beobachtungen und Verlaufskontrollen der nächsten Jahre bringen.

Präparate:

Phenyläthyl-Biguanid (W 32) *DBI* und *DB*-COMB (Brunnengräber). Dosierung: täglich 1—3 mg/kg, verteilt auf 3—4 Gaben.

Butyl-Biguanid (W 37) SILUBIN (Grünenthal). Dosierung: täglich 2—6 mg/kg, verteilt auf 3—4 Gaben. Handelsform: Tabletten oder Dragées zu 50 mg Substanz.

Geboten ist eine einschleichende Behandlung mit $^1/_2$ Tablette täglich beginnend.

Literatur

Dörzbach, E.: Depot-Insuline. In: Insulin und Insulintherapie. München: Urban & Schwarzenberg 1956.

Erbslöh, F.: Das Diabetikergehirn in der Insulin-Hypoglykämie. In: Insulin und Insulintherapie. München: Urban & Schwarzenberg 1956.

Günther, O.: Hirnschäden infolge Hypoglykämie. Z. klin. Med. **155**, 125 (1958).

Heik, M.: Der Diabetes mellitus im Kindesalter. Z. ärztl. Fortbild. **56**, 1213 (1962).

— M. Schädlich u. H. Warnke: Das Elektroencephalogramm des diabetischen Kindes. Z. ges. inn. Med. **17**, 616 (1962).

Katsch, G.: Regulationskrankheit Diabetes. Klin. u. Praxis **1**, 1 (1946).

Koranyi, György, u. J. Haidekker: Insulinallergie. Kinderärztl. Prax. **26**, 391 (1958).

Krainick, H. G.: Diabetes-Probleme im Kindesalter. Landarzt **35**, 1127 (1959).

— Zur Situation des kindlichen Diabetes mellitus in Westdeutschland. Dtsch. med. Wschr. **85**, 1632 (1960).

—, u. O. Günther: Probleme der Führung und Rehabilitation diabetischer Kinder. In: Diabetes mellitus. Stuttgart: Georg Thieme 1959.

— Fr. Struwe u. R. Quintenz: Beobachtungen und Erfahrungen aus 11 Ferienlagern für diabetische Kinder. Dtsch. med. Wschr. **83**, 1279 (1958).

Larson, Y.: Problems of therapeutic control in the course of juvenile diabetes. In: Diabetes mellitus. Stuttgart: Georg Thieme 1959.

Levine, R.: Mechanism of the action of insulin, Diabetes mellitus. Stuttgart: Georg Thieme 1959.

Lindner, F.: Chemie und Biochemie des Insulins. In: Insulin und Insulintherapie. München: Urban & Schwarzenberg 1956.

Maske, H.: Physiologie des Insulins. In: Insulin und Insulintherapie. München: Urban & Schwarzenberg 1956.

Mittenzwei, H.: Protamin-Zink-Insuline. In: Insulin und Insulintherapie. München: Urban & Schwarzenberg 1956.

Otto, H., u. K. Mai: Möglichkeiten und Grenzen der oralen Therapie des juvenilen Diabetes mellitus. In: Diabetes mellitus. Stuttgart: Georg Thieme 1959.

Proske, G.: Zur Chemie der Biguanide. Internat. Biguanid-Symposium. Stuttgart: Georg Thieme 1960.

Robertson, J.: The principles of treatment of diabetes in childhood. In: Diabetes mellitus. Stuttgart: Georg Thieme 1959.

Rosenkranz, A.: Zuckerkranke Kinder im Ferienlager. Arch. Kinderheilk. **161**, 219 (1960).

— Möglichkeiten der Biguanidbehandlung des kindlichen Diabetes. Internat. Biguanid-Symposium. Stuttgart: Georg Thieme 1960.

ROSENKRANZ, A.: Langzeitergebnisse der Biguanidtherapie des Diabetes mellitus im Kindesalter. Referate und Mitteilungen über den 4. Diabeteskongr. Genève: Editions Médecine et Hygiène 1961.

SCHLICHTKRULL, J.: Insulin-Kristalle. Kopenhagen: Frederik Bagges 1961.

STEIGERWALDT, F.: Die Behandlung des Diabetes mellitus. In: Insulin und Insulintherapie. München: Urban & Schwarzenberg 1956.

— Klinische Anwendung und Indikationsbreite des N-Butyl-Biguanids. Internat. Biguanidsymposium. Stuttgart: Georg Thieme 1960.

STÖTTER, G.: Diabetes mellitus. Münch. med. Wschr. 103, 755 (1961).

STRATMANN, F. W.: Erfahrungen mit Mischinsulinen (Kristallsuspensionen). Referate und Mitt. über den 4. Diabeteskongr. Genève: Editions Médecine et Hygiène 1961.

STRUWE, FR.: Bewegungstherapie als Adjuvans in der Stoffwechselführung zuckerkranker Kinder. Ärztl. Wschr. 14, 327 (1959).

STUHLFAUTH, K., ENGLHARDT-GOELKEL, H. MEHNERT u. H. ROTTENHÖFER: Moderne Diabetestherapie und ihre Grundlagen. Med. Klin. 51, 1672 (1956).

WHITE, R.: The diabetic child. In: Diabetes mellitus. Stuttgart: Georg Thieme 1959.

Hormone

Von H. HELWIG, Heidelberg

Einleitung

Hormone sind organische Verbindungen, die in den Organismen, in denen sie gebildet werden, regulierende Funktionen ausüben. Schon bei niederen Lebewesen, wie Würmern und Arthropoden, werden in bestimmten Zellgruppen Stoffe mit hormonellen Aufgaben gebildet (JORES; KARLSON 1962). Erst bei den Wirbeltieren werden Hormone in endokrinen Drüsen gebildet („glanduläre Hormone"). Daneben gibt es jedoch auch Zell- und Gewebshormone, die bisher für die Therapie keine spezielle Bedeutung haben.

Die Hormone sind weitgehend artunspezifisch, d. h. Fisch- und Rinder-Insulin entsprechen beispielsweise dem menschlichen Insulin chemisch und wirkungsmäßig vollkommen. Eine Ausnahme machen hier einige Hormone des Hypophysenvorderlappens, insbesondere das Wachstumshormon. Hormone entfalten ihre spezifischen Wirkungen nur in vivo, sie lassen sich in vitro nicht reproduzieren. Im allgemeinen werden bestimmte chemische, meist fermentative, Prozesse in der Zelle beschleunigt. Stoffwechsel-, Wachstums- und Fortpflanzungsvorgänge werden gesteuert. Je nach der Bedeutung dieser Vorgänge kann der Ausfall eines Hormones u. U. zum Tode führen (Corticoide, Insulin). Die Bedeutung der Hormone, die Wachstum und Fortpflanzung regulieren, ist zeitlich begrenzt, bei ersterem erstreckt sie sich bis zur Pubertät, nimmt dann allmählich ab, während die Sexualhormone auf den Zeitraum von der Pubertät bis zum Klimakterium beschränkt sind. Schon hieraus ist ersichtlich, daß beim therapeutischen Einsatz von Wachstums- oder Sexualhormonen in der Kindheit der jeweiligen physiologischen Entwicklungsphase Rechnung getragen werden muß.

Gelegentlich kann die Hormonwirkung von völlig anders gebauten chemischen Verbindungen nachgeahmt werden (Stilbene—Oestrogene), während andererseits Verbindungen mit sehr ähnlicher chemischer Struktur eine Anti-Hormon-Wirkung entfachen können (Aldosteron-Antagonisten).

Aus den innersekretorischen Drüsen werden die Hormone direkt ins Blut abgegeben und mit diesem zu ihrem Erfolgsorgan transportiert. Hormonabgabe und -bildung unterliegen selbst einer Vielzahl von Regulationsmechanismen. Umwelt, Psyche, Zwischenhirn und vegetatives Nervensystem sind hier ebenso, wenn auch nicht ohne weiteres quantitativ meßbar, von Bedeutung wie die glandotropen Hormone der Hypophyse. Ferner bestehen Wechselbeziehungen einzelner Hormone und der durch sie gesteuerten Vorgänge untereinander.

In der Arzneitherapie spielen die Hormone heute neben Antibiotica, Chemotherapeutica und Psychopharmaka eine maßgebliche Rolle. Die meisten Hormone, mit Ausnahme der Proteohormone, sind heute bereits voll synthetisierbar. Zum Teil werden chemisch veränderte Verbindungen verwendet, die sich auch wirkungsmäßig von den physiologischen Hormonen unterscheiden. Das kann so weit gehen, daß versucht wird, die physiologische Hormonwirkung im Rahmen einer pharmakodynamischen Therapie so weit als möglich zu eliminieren, um eine Partialwirkung voll ausnutzen zu können und zu verstärken (GRAB).

Darüber hinaus können durch geringfügige Molekülveränderungen Wirkungsdauer und Resorption der Verbindungen verändert werden: Langwirkende Depotformen stellen die schwer spaltbaren Methyläther, Suspensionen und Kristalle dar. Ähnlich kann die enterale Resorption durch Molekülveränderungen verbessert werden.

Hypophysenhormone

Der Hypophysen-Vorder-Lappen (HVL) ist drüsig gebaut (Adenohypophyse), in den chromophilen Zellen werden eine Reihe Hormone produziert.

Aus dem Zwischenlappen der Hypophyse konnte bisher nur das melanocytenstimulierende Pigmenthormon (Intermedin) isoliert werden. Seine Bedeutung für den Menschen ist noch nicht geklärt. Beziehungen zum M. Addison werden angenommen.

In dem aus Nervengewebe gebildeten Hypophysen-Hinter-Lappen werden ebenfalls hormonwirksame Substanzen gebildet.

Hypophysen-Vorderlappen-Hormone

Aus dem HVL wurden bisher Corticotropin, Thyreotropin, Somatotropin und die Gonadotropine (Prolactin, Follikelreifungs- und Luteinisierungshormon) isoliert. Die therapeutische Bedeutung der Gonadotropine wird bei den Sexualhormonen behandelt.

Corticotropin (= Adrenocorticotropes Hormon = ACTH) ist ein Proteohormon, dessen Wirksamkeit an ein niedermolekulares Peptid gebunden ist. Dieses kann durch partielle Andauung des Proteins gewonnen werden und enthält Schwefel, Tyrosin und freie NH_2-Gruppen. Gebildet wird es mit größter Wahrscheinlichkeit in den basophilen Zellen des HVL.

Nach oraler Zufuhr wird es als Eiweißkörper im Magen zerstört und bleibt unwirksam. Auch nach intravenöser Injektion verschwindet es sehr rasch wieder aus dem Blut.

Physiologie. ACTH bewirkt bei funktionstüchtiger Nebennierenrinde eine Stimulierung der Glucocorticoid-, weniger der Mineralocorticoid-Ausschüttung. Die Stoffwechselwirkungen entsprechen somit im wesentlichen einer Glucocorticoidwirkung: In erster Linie werden Organe mesenchymaler Herkunft be-

einflußt (Knochenmark, lymphatisches und Bindegewebe, Synovialmembranen), daneben werden aber auch NaCl und Wasser retiniert bei verstärkter Kalium-Diurese. Die Verminderung der Eosinophilen im peripheren Blut nach Glucocorticoid-Ausschüttung wird im ACTH-Test zur Prüfung der Nebennierenrindenfunktion ausgenützt. 40—60. i.E. ACTH entsprechen in der Wirkung etwa 200 mg Cortison.

Die *Indikationen* von ACTH und Glucocorticoiden (s. dort) decken sich weitgehend. Da letztere über längere Zeit gegeben zur Nebennierenrindenatrophie führen, ist prinzipiell bei funktionstüchtiger Nebennierenrinde die ACTH-Behandlung vorzuziehen. Praktisch scheitert dies jedoch an den erforderlichen häufigen Injektionen, deren Wirkungsdauer begrenzt ist und deren Wirksamkeit bei Depot-Präparaten schwanken kann. Andererseits kann eine ACTH-Langzeitbehandlung zur Erschöpfung der Nebennierenrinde führen. Es wird daher empfohlen, eine Langzeitbehandlung mit ACTH einzuleiten und nach einer gewissen Zeit mit Glucocorticoiden fortsetzen. Andererseits wird bei langzeitiger Glucocorticoidgabe noch vielfach intermittierend oder beim Ausschleichen ACTH zur Anregung der gebremsten Nebennierenrinde gegeben. Der Wert dieser ACTH-Gaben ist umstritten. Nach Untersuchungen von SCHOENBERG und BIERICH sowie BIERICH u. Mitarb. wird die Nebennierenrinde durch die synthetischen Steroide so stark gebremst, daß sie zunächst auch auf ACTH nicht anspricht.

Auch hier wie bei den Corticoiden muß betont werden, daß es sich insbesondere bei der pharmakodynamischen Therapie um rein symptomatische Maßnahmen handelt, so daß nach Absetzen oder Unterbrechung der Behandlung in vielen Fällen das Grundleiden weiter fortschreitet bzw. Rezidive auftreten.

ACTH wird besonders verwendet bei:
Hypophysen - Insuffizienz, idiopathischer
Hypoglykämie, Kollagenosen, allergischen Er-
krankungen, Colitis ulcerosa.

Blutkrankheiten: Akute Leukämie, chro-
nisch-lymphatische Leukämie, erworbener hä-
molytischer Ikterus, Agranulocytose, Nephrosen, Sklerodermie, Blitz-Nick-Salaamkrämpfe
der Säuglinge und Kleinkinder (s. Antiepileptica).

Kontraindikationen. M. Cushing, Diabetes
mellitus, Acne, Osteoporose, Psychosen, chronische Nephritis, Hypertonie, Poliomyelitis,
Herpes zoster und Varicellen, besonders in der
Inkubation.

Unerwünschte Wirkungen. Anfängliche
Ödeme gehen meist im weiteren Verlauf der
Behandlung wieder zurück. Kochsalzarme,
kaliumreiche Kost ist hierbei zu empfehlen.
Seltene Hyperglykämien und Glykosurien sind
durch Insulin ausgleichbar. Entwicklung eines
Cushingoid deutet auf Überdosierung, die aber
u. U. bei vitaler Indikation (insbesondere de-
kompensierter Nephrose) in Kauf genommen
werden muß. Psychische Veränderungen
äußern sich bei Kindern meist als Euphorie.
Säuglinge werden jedoch auch gelegentlich auffallend ruhig. Da es sich bei den Handelspräparaten um Zubereitungen aus tierischem
HVL handelt, kann es in seltenen Fällen zu
Allergien kommen.

Dosierung. Gemessen an der Ascorbinsäure-
verarmung hypophysektomierter Ratten enthalten nach dem III. Internationalen Standard
für ACTH 1 mg Substanz 120 i.E. bei subcutaner Injektion. Die Zahl der jeweils zu injizierenden i.E. muß gegenüber dem II. Internationalen Standard verdoppelt werden. Dementsprechend enthalten die neuen Firmenprä-
parate bereits im gleichen Flüssigkeitsvolumen
wie früher die doppelte Menge i.E.

Gewöhnlich wird i.m. injiziert, ausnahmsweise auch — meist jedoch nur aus diagnostischen Gründen — als i.v.-Dauertropf. Während einfache ACTH-Präparate 4—6 × täglich
i.m. injiziert werden müssen, genügen bei den
fast 24 Std wirksamen Depot-Präparaten 1 bis
2 Injektionen täglich. Klein- und Schulkinder
erhalten anfangs 40—80(—160) (neue) i.E. täglich. Nach einigen Tagen Reduktion bis zur eben
noch wirksamen (meist halben) Dosis. Auch
von Säuglingen werden jedoch 80—160 i.E.

täglich über 3—4 Wochen ohne Komplikationen vertragen (z.B. bei BNS-Krämpfen).

Handelspräparate. Acethropan und Depot-
Acethropan (Hoechst), Acortan Prolongatum
(Ferring), ACTH „Schering" und ACTH-Depot
„Schering", ACTH-Uvocal, Cortiphyson und
Cortiphyson Depot (Promonta), Cortrophine
und Cortrophine-Z (Organon).

Synacthen (Ciba): Vollsynthetisches Polypeptid (β^{1-24}-Corticotropin) mit ACTH-Wir-
kung. 0,5 mg entsprechen bei intramuskulärer
Injektion etwa 50 i.E. (KARL; WIEBEL u. BIE-
RICH).

Thyreotropin (TSH, TTH). Ein Proteohormon, das in den eosinophilen Zellen des HVL
produziert wird und in der funktionstüchtigen
Schilddrüse wahrscheinlich sowohl das Drüsen-
wachstum als auch — möglicherweise durch En-
zymaktivierung — indirekt die Hormonbildung
stimuliert. Einzelheiten über Wirkungsweise
und Bedeutung bei Hypo- und Hyperthyreosen
sind noch nicht endgültig geklärt (PAUL-
SEN). Nach Blutspiegeluntersuchungen von
BOTTARI bei hypo-, eu- und hyperthyreotischen
Patienten bestehen generell keine direkten Beziehungen zwischen TSH-Gehalt im Serum
und Schilddrüsenaktivität. Möglicherweise
kann TSH auch ohne Schilddrüsenüberfunktion zu einem Exophthalmus führen.

Die Standardisierung erfolgt unter anderen
am Meerschweinchen: 1 Meerschweinchen-Ein-
heit (Ms.E.) entspricht der Minimalmenge, die
bei einem von zwei Meerschweinchen nach dreimaliger subcutaner Gabe pro Tag zu deutlicher
Schilddrüsenaktivierung führt.

Die therapeutische Bedeutung von TSH ist
gering, da auch ein zentral bedingtes Myxödem
gewöhnlich mit peripherem Hormon behandelt
wird. Diagnostisch wird es zur Prüfung der
Funktionsfähigkeit der Schilddrüse verwendet.

Handelspräparate. Thyratrop „Ferring"
(Trockenampulle 10 i.E.).

Thyreostimulin „Organon" (Trockenampulle 30 i.E.).

Somatotropin (STH, Wachstumshormon,
Human Growth Hormone = HGH, Chondro-
tropin). Ein amphoteres, ausschließlich aus
Aminosäuren zusammengesetztes Proteohormon, das in den eosinophilen Zellen des HVL
gebildet wird und sich in geringen, bisher
jedoch nicht therapeutisch nutzbaren Mengen
auch in der Placenta findet (YOUNG).

18*

Die Zusammensetzung unterscheidet sich für verschiedene Tiergattungen deutlich. Bisher wurde kein tierisches Wachstumshormon gefunden, das mit dem menschlichen übereinstimmt und somit auch beim Menschen eine spezifische Wachstumsförderung herbeiführen würde.

STH fördert den Fettabbau, die Eiweißsynthese, Wasser-, Natrium-, Kalium-, Calcium- und Phosphor-Retention. Der Freisetzung von unveresterten Fettsäuren wird eine wesentliche Bedeutung im Wirkungsmechanismus beigemessen (Raben u. Hollenberg). Ebenso wie ACTH soll es als Bestandteil des diabetogenen Prinzips die Glucagon-produzierenden A-Zellen des Pankreas stimulieren.

Ansatzpunkt der Wachstumsförderung sind in erster Linie die Epiphysenfugen. Sind diese einmal geschlossen, bleibt STH wirkungslos.

Ein Überschuß an Somatotropin führt vor Abschluß des Wachstums zum Riesenwuchs (Gigantismus), danach zur Akromegalie. Mangel wirkt sich nur vor Epiphysenschluß aus und führt zum proportionierten Zwergwuchs.

Synergistisch wirken in mancher Beziehung Androgene und Schilddrüsenhormon, antagonistisch ACTH, Mineralocorticoide und Oestrogene.

Da STH nicht synthetisierbar ist, kann eine spezifische Wachstumsförderung beim Menschen mit erniedrigtem STH-Gehalt im Serum nur durch gereinigtes STH aus Hypophysen frisch verstorbener Menschen erzielt werden. Da jedoch aus einer Hypophyse nur etwa 5 mg STH gewonnen werden können und die Behandlung jeweils über Monate und Jahre durchgeführt werden muß, wird sich dieses Vorgehen nicht ohne weiteres allgemein einführen lassen. Über erfolgreiche Behandlungen berichten unter anderen Vest u. Girard; Ikkos u. Luft; Prader und Illing; Mahoney; Ziskind.

Indikationen. Minderwuchs bei nachgewiesener STH-Erniedrigung im Blut vor Epiphysenschluß.

Dosierung. 2× 5 mg/m² Körperoberfläche oder 3× 2 mg wöchentlich i.m. über Monate und Jahre.

Gonadotropine s. unter Sexualhormone.

HVL-Gesamtextrakt wird versuchsweise zur Behandlung der HVL-Unterfunktion verwendet.

Im Handel als Präphyson (Promonta): Ampullen zu 25, Ampullen forte zu 75 Mäuse-Einheiten ICSH (s. Gonadotropine), Tabletten ohne Angabe des Wirkstoffgehaltes.

Hypophysen-Hinter-Lappen (HHL)-Hormone

HHL-Extrakte besitzen wehenfördernde (Oxytocin), vasopressorische (Vasopressin) und antidiuretische (Adiuretin) Wirksamkeit.

Vasopressin bewirkt Blutdrucksteigerung durch Capillarverengung sowie Kontraktion der glatten Muskulatur von Darm, Ureter und Gallenblase. Adiuretin ist an der Regulierung des Wasser- und Kochsalzhaushaltes maßgeblich beteiligt. Mangel führt infolge fehlender Konzentrationsleistung der Nieren zum Diabetes insipidus. Oxytocin hat in der Pädiatrie keine Bedeutung. Da sich jedoch bisher die HHL-Präparate nicht als reine Einzelwirkstoffe darstellen lassen, wird die Aktivität fast aller Präparate in Vögtlin-Einheiten (V.E.) Oxytocin oder in vasopressorischen Einheiten angegeben, da Oxytocin der am exaktesten standardisierbare HHL-Anteil ist. 1 V.E. = 1 i.E. = Wirksamkeit von 0,5 mg des internationalen Standardpräparates.

Bei allen drei Bestandteilen handelt es sich um Polypeptide, von denen bisher nur das Oxytocin synthetisiert werden konnte. Da diese Peptide im Magen-Darm-Kanal zerstört werden, müssen sie zur therapeutischen Anwendung injiziert werden. Daneben hat lediglich das Aufschnupfen noch eine gewisse Bedeutung.

Indikationen. Diabetes insipidus (s. unter anderen Rodeck). Versuchsweise bei Oesophagusvaricenblutung, Harnverhaltung, Darmatonie, Nephrolithiasis.

Dosierung. 2—4× täglich 1 Prise (= 20 bis 25 mg) aufschnupfen oder 5(—10—15) i.E. i.m. alle 4—6 Std oder eine Depot-Injektion alle 50—120 Std (evtl. in Kombination mit Saludiuretica). — Bei bedrohlicher Oesophagusvaricenblutung können auch 5—10 i. E. in 20 ml 5% Traubenzucker langsam i.v. injiziert werden.

Unerwünschte Wirkungen. Bei Überdosierung treten die Darm- und Gefäßwirkungen des Vasopressin in den Vordergrund. — Da es sich um Extrakte aus tierischem Gewebe handelt, kann es selten einmal zur Allergie kommen.

Handelspräparate. HHL-Gesamtpräparate:

Hypophysin „Hoechst" (Ampullen zu 3 + 10 V.E.).

Pituitin „Parke-Davis" (Ampullen zu 10 V.E. + 5—10 vasopressorische E./ml).

Pituigan „Henning" (Ampullen zu 3 + 6 V.E., 0,05 g Schnupfpulver 1 g = 600 V.E.).

Vornehmlich Vasopressin- und Adiuretin-haltige Präparate:

Tonephin „Hoechst" (Ampullen zu 5 V.E., 1 g Schnupfpulver = 25 V.E.).

Pitressin „Parke-Davis" (Ampullen zu 6, 10 und 20 Pressor-Einheiten).

Octapressin „Sandoz" ist ein synthetisches Vasopressin (Amp. zu 5 iE).

Gesamthypophysenpräparate haben sich bei echter Hypophyseninsuffizienz als unzureichend erwiesen. Sie werden versuchsweise bei Hypophysenunterfunktion und zur allgemeinen Roborierung verwendet.

Handelspräparate. Hyphibion „Klinge" (Tropfen).

Literatur

Hormone allgemein:

HELWIG, H.: Hormone. In: B. HELWIG, Moderne Arzneimittel, 2. Aufl., S. 1082—1188. Stuttgart: Wiss. Verlagsges. 1961.

JORES, A.: Innersekretorische Krankheiten. In: Handbuch der inneren Medizin, Bd. VII, Teil 1, 4. Aufl. Berlin-Göttingen-Heidelberg: Springer 1955.

Hypophysenhormone:

BIERICH, J. R., D. SCHÖNBERG u. E. ECKLER: Untersuchungen zur Dynamik des Hypophysen-NNR-Systems. Dtsch. med. Wschr. 87, 8—13, 84—90 (1962).

BJÖRKLUND, S. J.: ACTH-induced thymic atrophy. Acta paediat. (Uppsala) 50, 491—496 (1961).

BOTTARI, P. M.: Blood concentration of thyrotropic hormone in normal subjects and in patients with thyroid disease. Ciba Found. Coll. Endocrin. 13, 275—301 (1960).

GIRARD, J., u. M. VEST: Das Wachstumshormon des Hypophysenvorderlappens. Dtsch. med. Wschr. 87, 1748 (1962).

IKKOS, D., u. R. LUFT: Über die metabolische Wirkung des humanen Wachstumshormones. Wien. klin. Wschr. 73, 345—347 (1961).

KARL, H. J.: Adrenocorticotrope Wirkung eines vollsynthetischen Tetracosapeptids- [1—24]-Corticotrophin beim Menschen. Klin. Wschr. 41, 633—636 (1963).

MAHONEY, CH. D.: Linear growth response to human growth hormone in relation to dosage and mode of administration. Amer. J. Dis. Child. 102, 572 (1961).

Neue Standardisierung für ACTH. Dtsch. med. Wschr. 87, 1325 (1962).

PAULSEN, F.: Chemie, Inkretion und Wirkungen des thyreotropen Hormons. In: Fortschritte der Schilddrüsenforschung, herausgeg. von K. OBERDISSE u. E. KLEIN. Stuttgart: Georg Thieme 1962.

PRADER, A., u. R. ILLING: Die Behandlung von Wachstumsstörungen mit anabolen Steroiden und mit Wachstumshormon. Dtsch. med. J. 13, 547—549 (1962).

RABEN, M. S., and C. H. HOLLENBERG: Growth hormone and the mobilisation of fatty acids. Ciba Found. Coll. Endocrin. 13, 89—105 (1960).

RODECK, H.: Die Therapie des Diabetes insipidus beim Kind. Pädiatr. Praxis 1, 189—192 (1962).

SCHÖNBERG, D., u. J. R. BIERICH: Untersuchungen zum Verhalten synthetischer Kortikosteroide im menschlichen Organismus. Mschr. Kinderheilk. 108, 188—191 (1960).

VEST, M., u. J. GIRARD: Stoffwechselwirkungen von gereinigtem menschlichem Wachstumshormon bei Zwergwuchs und bei Anorexia nervosa im Kindesalter. Dtsch. med. Wschr. 87, 1705 (1962).

—— Zur Stoffwechselwirkung menschlichen Wachstumshormones im Kindesalter. Schweiz. med. Wschr. 92, 901 (1962).

WIEBEL, J., u. J. R. BIERICH: Vergleichende Untersuchungen über die Wirksamkeit eines synthetischen Corticotropins β^{1-24}. Dtsch. med. Wschr. 90, 1133—1135 (1965).

YOUNG, J.: Diskussionsbeitrag. Ciba Found. Coll. Endocrin. 13, 311 (1960).

ZISKIND, A.: Response to human pituitary growth hormone of 20 children with various types of dwarfism. Amer. J. Dis. Child. 102, 507 (1961).

Schilddrüsenhormone

Von D. KNORR, München

Therapeutisch stehen zur Verfügung:

a) *Thyroxin* (3,5,3′,5′-Tetrajodthyronin) (Thyroxin ROCHE[1]) als racemisches Gemisch. Tabletten und Ampullen zu 1 mg. Tropfen 1 ml = 2 mg.

____

[1] Aus dem Handel gezogen.

b) *l—3,5,3′-Trijodthyronin.*

Thybon (Hoechst) Tabletten zu 20 μg.

Thybon forte (Hoechst) Tabletten zu 100 μg.

c) *Thyreoidea siccata.*

Hier liegt als Wirkstoff vorwiegend Thyreoglobulin, also Thyroxin, Jodtyrosine und

Trijodthyronin in eiweißgebundener Form vor.

(Thyreoidin „Merck", Thyreohorm, Thyroid-Dispert, Thyreoidea HENNING, Thyreoiton FELDHOFF, Thyreo-MACK.)

Die Standardisierung ist von Fabrikat zu Fabrikat und von Land zu Land unterschiedlich. Die verschiedenen Pharmakopoeen schreiben unterschiedlichen Jodgehalt vor. Wegen der unterschiedlichen Wirksamkeit muß man mit einem Präparat vertraut sein.

Die biochemische Wirkung der Schilddrüsenhormone geht über eine Entkoppelung der Atmungskette und der oxydativen Phosphorylierung. Die Schilddrüsenhormone bedingen dadurch einen Mehrverbrauch an Sauerstoff sämtlicher Zellen. Gleichzeitig steigt der Energieumsatz, vor allem auch in der Ruhe. Einzelheiten über den Angriffsort der Schilddrüsenhormone werden bisher nur vermutet. Die Wirkung setzt an allen Organsystemen ein, am auffälligsten am Nervensystem, am Herz-Kreislaufsystem, an der Niere und am Darm. Die Schilddrüsenhormone passieren die Placentarschranke entgegen früherer Ansicht nur partiell.

Indikationen. Die ätiotrope Behandlung mit Schilddrüsenhormonen ist ihre Gabe bei *Hypothyreose.* Dabei kann die Hypothyreose anatomisch bedingt sein (Schilddrüsen-Aplasie oder Hypoplasie), durch einen angeborenen Enzymdefekt verursacht sein (Jodfehlverwertung) oder durch einen Mangel an thyreotropem Hormon bedingt sein (sekundäre Hypothyreose).

Einer Schilddrüsenhormon-Substitution bedürfen außerdem jene Kinder mit *euthyreoter Struma,* deren Schilddrüse nur unter maximaler Stimulation den Hormonbedarf zu decken vermag, soweit nicht ein einfacher Jodmangel vorliegt. Die Hyperstimulation führt zur Schilddrüsenhypertrophie = Kropfbildung.

Erfolgversprechend ist die Gabe von Schilddrüsenhormonen bei *schwerer Fettsucht,* wenn die diätetische Behandlung nicht ausreicht. Jedoch müssen dazu große Hormondosen eingesetzt werden, da sonst der Körper nur eine adäquate Menge körpereigenen Schilddrüsenhormones einspart.

Thyreoidea siccata wird im Darm bis zur Stufe der freien Jodthyronine und Jodtyrosine abgebaut. l-Trijodthyronin und Na-l-Thyroxin werden vom Darm weitgehend resorbiert. d,l-Thyroxin ist enteral verabreicht ungleichmäßig wirksam. Letzteres wird deshalb in der Pädiatrie kaum noch eingesetzt. Der Abbau der Hormone erfolgt durch Dejodierung und Desaminierung. Das freiwerdende Jodid wird von der Schilddrüse weitgehend wiederverwertet. Überschüssiges Jod wird im wesentlichen durch die Niere als Jodid ausgeschieden.

Im Blut finden sich die Schilddrüsenhormone Thyroxin und Trijodthyronin an eine Globulinfraktion gebunden, welche elektrophoretisch zwischen α_1- und α_2-Globulin läuft (Interalphafraktion). Daneben findet eine geringere Bindung an Albumin und an eine Präalbumin-Fraktion statt.

Die Behandlung mit Schilddrüsenhormon sollte im Kindesalter nur oral erfolgen. Die biologische Halbwertszeit der Schilddrüsenhormone ist beim Kind niedriger als beim Erwachsenen. Sie wird für Thyroxin mit rund 5 Tagen, für Trijodthyronin mit rund 1 Tag angegeben.

Abgesehen von der unterschiedlichen biologischen Halbwertszeit zeigen die bekannten Schilddrüsenhormone keinen prinzipiellen Wirkungsunterschied. 30 μg Trijodthyronin sind etwa mit 0,1 Thyreoidin wirkungsgleich. Generell gilt, daß die Hypothyreose im Kindesalter im Gegensatz zum Erwachsenenalter mit der maximal verträglichen Dosis behandelt werden muß, wenn eine optimale körperliche und geistige Entwicklung erreicht werden soll. Dosen über 0,3 Thyreoidin oder über 100 μg Trijodthyronin bringen jedoch keinen weiteren Erfolg mehr. Trijodthyronin hat sich wegen seiner guten Steuerbarkeit zur Behandlung der Hypothyreose im Säuglingsalter gut bewährt. Überdosierungserscheinungen klingen viel schneller ab. Die Dauerbehandlung im späteren Alter ist mit Thyreoidea siccata zumindest wirtschaftlicher. Vor Behandlungsbeginn muß die Diagnose gesichert sein. Eine anbehandelte Hypothyreose ist auf Monate nicht mehr zu sichern. Im Säuglingsalter ist der frühzeitige Behandlungsbeginn von entscheidender Bedeutung, vor allem für die geistige Entwicklung.

Überdosierungserscheinungen. Tachykardie, gesteigerte nervöse Erregbarkeit, starkes Schwitzen, Durchfall, Fieber, fortschreitende Gewichtsabnahme, Schlafstörungen.

Im Beginn der Behandlung einer kindlichen Athyreose kommt es ziemlich regelmäßig zu einem starken vorübergehenden Haarausfall.

Dosierung

I. Trijodthyronin

1. Hypothyreose und Athyreose.

a) Erstes Lebenshalbjahr: Behandlungsbeginn mit 5 μg/d. Wöchentliche Steigerung um 5 μg/d bis zur Toleranzgrenze, welche bei 10—20 μg/d liegt.

b) Zweites Lebenshalbjahr: Behandlungsbeginn mit 10 μg/d. Wöchentliche Steigerung um 5 μg/d bis zur Verträglichkeitsgrenze zwischen 10 und 40 μg/d.

c) Kleinkinder: Behandlungsbeginn mit 20 μg/d. Wöchentliche Steigerung um 10 μg/d bis zur Toleranzgrenze zwischen 30 und 60 μg/d.

d) Schulalter: Therapiebeginn mit 20 μg/d. Wöchentliche Steigerung um 20 μg/d bis zur Grenzdosis von 60—100 μg/d. Meist werden 50 μg/d als Anfangsdosis anstandslos vertragen.

Je ausgeprägter die Hypothyreose, um so vorsichtiger soll die Dosierung bei Behandlungsbeginn sein.

2. Struma, soweit nicht durch Jodmangel bedingt.

Die diffuse Schilddrüsenhyperplasie ist teilweise durch Trijodthyronin über eine vermin-derte Ausschüttung thyreotropen Hormones zu beeinflussen. Der Erfolg ist frühestens nach $^1/_4$ Jahr zu beurteilen. Bei Jodfehlverwertung lebenslängliche Substitution.

Dosierung: Kleinkind 2 × 10 bis 2 × 20 μg/d; Schulkind 2 × 10 bis 2 × 25 μg/d.

Die Sekretion des thyreotropen Hormones soll durch Trijodthyronin stärker als durch Thyreoidea siccata-Präparate gebremst werden.

3. Fettsucht.

Zur Behandlung der Fettsucht im Schulalter sind erst Dosen über 75 μg/d Trijodthyronin wirksam (bzw. Thyreoidin über 0,2 g/d).

II. Thyreoidin

Hypothyreose und Athyreose.

a) Erstes und zweites Trimenon: Anfangsdosis Thyreoidin 0,1 $^1/_4$ Dragée jeden 2. Tag im Verlauf von 4—6 Wochen steigern auf Erhaltungsdosis $^1/_4$—$^1/_2$ Dragée/d. (Die Dragées sind schlecht zu teilen!)

b) Zweites Halbjahr: Anfangsdosis: $^1/_4$ Dragée zu 0,1/d im Verlauf von 4—6 Wochen gesteigert auf Erhaltungsdosis: 0,05—0,1/d.

c) Kleinkindalter: Anfangsdosis: 0,1 Thyreoidin jeden 2. Tag, Erhaltungsdosis: 0,1 bis 0,2/d.

d) Schulalter: Anfangsdosis: 0,1/d, Erhaltungsdosis 0,1—0,3/d. (Stets auf die maximal verträgliche Dosis einstellen!)

Literatur

Bansi, H. W.: Schilddrüsenhormonanaloge und -metaboliten unter besonderer Berücksichtigung ihrer klinischen Anwendung. Ergebn. inn. Med. Kinderheilk. 18, 196 (1962).

Braverman, L. E., and S. H. Ingbar: The metabolism of thyroid hormones as related to protein binging. The metabolism of thyroid hormones as related to protein binding. J. chron. Dis. 14, 484 (1961).

Enneker, C., F. J. Kessler u. H. L. Krüskemper: Der Einfluß von Trijodthyronin und Thyroxin auf die Perchlorat-Struma. Acta endocr. (Kbh.) 29, 565—574 (1958).

Haddmd, H. M.: Studies on thyroid hormone metabolism in children. J. Pediat. 57, 391 (1960).

Hung, W., L. Wilkins and R. Blizzard: Medical therapy of thyrotoxicosis in children. Pediatrics 30, 17 (1962).

Knorr, D., u. W. Freislederer: Klinische Erfahrungen mit Trijodthyronin in der Kinderheilkunde. Münch. med. Wschr. 101, 718 (1959).

Mai, H., u. G. Schaper: Beitrag zur Klinik der Hypothyreose. Ann. paediat. (Basel) 180, 65 (1953).

Martius, G., R. Bäumer u. X. Moser: Prophylaxe der Jodmangel-Struma beim Neugeborenen. Münch. med. Wschr. 103, 2282 (1961).

Mündnich, K.: Zur konservativen Kropfbehandlung. Münch. med. Wschr. 99, 1533 (1957).

Odell, W. D., J. K. Stevenson and R. H. Williams: Treatment of a lingual goiter with trijodothyronine. J. clin. Endocr. 19, 363 (1959).

Pickering, D. E.: The hypothyroid infant and child; therapy with sodium l-thyroxine. Amer. J. Dis. child. 90, 6 (1955).

Schindler, H., u. K. S. Lachnit: Trijodthyronin und seine klinische Anwendung. Wien. med. Wschr. 111, 489 (1961).

Swoboda, W.: Therapie der Hypothyreose im Kindesalter. Tägl. Prax. 3, 222 (1962).

Parathyreoideapräparate und A.T. 10

Von W. Swoboda, Wien

Die Tatsache, daß im vorliegenden Handbuchabschnitt therapeutische Fragen behandelt werden, rechtfertigt die gemeinsame Darstellung von Parathyreoideapräparaten und des A.T. 10 trotz der grundsätzlichen Verschiedenheit der beiden Substanzen. Beide Stoffe haben nämlich eine Heilwirkung bei hypocalcämischer Tetanie. Die folgende Besprechung muß aber dennoch getrennt erfolgen.

Parathyreoideapräparate

Der hormonal wirksame Extrakt aus der Parathyreoidea wird im Deutschen vielfach als „Parathormon" bezeichnet, während dieser Name im englischen Sprachgebrauch verlassen und der Bezeichnung „parathyroid hormone" gewichen ist. Es handelt sich dabei um ein Proteohormon, dessen chemische Struktur bisher nicht aufgeklärt werden konnte. Auch die Frage, ob es sich um eine einheitliche Substanz oder um zwei (oder mehr) wirksame Stoffe handelt, ist noch offen. Nach den letzten Isolierungsversuchen aus Rindernebenschilddrüsen wurde eine einzelne Polypeptidkette mit einem Molekulargewicht von 9,500 gefunden (Rasmussen u. Craig). Diese bisher reinst dargestellte Parathyreoideasubstanz erwies sich auf den Calcium- wie auf den Phosphatstoffwechsel in gleichem Maße wirksam.

Die *biologische Wirkung* des Parathormons ist einerseits die der Calciummobilisierung aus dem Knochen, und andererseits die einer Verminderung der renaltubulären Phosphatrückresorption, somit einer Förderung der Phosphatdiurese. Die genannten Effekte kommen allerdings nur unter der Voraussetzung ausreichender Vitamin D-Versorgung des Organismus und normaler Nierenfunktion zustande.

Theoretisch ist das Parathormon zur Behandlung der Nebenschilddrüseninsuffizienz und damit der parathyreogenen hypocalcämischen Tetanie geeignet. In der Praxis wird es aber hierfür nicht verwendet, weil es zu teuer ist, als eiweißhaltige Substanz zur Bildung von Antikörpern (und damit zur Wirkungsverminderung bei fortgesetztem Gebrauch) Anlaß gibt und schließlich weil die biologische Standardisierung und damit Dosierung schwierig und unverläßlich ist. Das Parathormon wird daher heute hauptsächlich *für Funktionsproben* verwendet (vgl. Band II/1) und in der Therapie der Tetanie durch Vitamin D oder Dihydrotachysterol (A.T. 10) ersetzt.

Die biologische Standardisierung der Parathyreoideapräparate erfolgt nach Collip auf Grund der erzielten Blutkalksteigerung am Hund. 1 U.S.P.-Einheit (gleich $^1/_5$ der alten Collip-Einheit) entspricht demnach einem Hundertstel jener Extraktmenge, welche bei dem getesteten Hund den Serum-Calciumspiegel um 1 mg-% über einen Zeitraum von 16—18 Std zu steigern vermag. Ein von Munson stammender Test an der Ratte soll die Möglichkeit der Trennung von blutkalksteigerndem und phosphatdiuretischem Effekt besitzen.

Als das am verläßlichsten standardisierte Präparat gilt der „Parathyroid Extract LILLY". 1 ml dieses Präparates entspricht einer Aktivität von 80—120 U.S.P.-Einheiten. Weitere analog standardisierte amerikanische Präparate sind das „Parathyroid Hormone Squibb" und „Paroidin Parke-Davis".

Die in Deutschland erzeugten Injektions- und Tablettenpräparate (Parathorm, Parathormon Vinces, Parathyr, Parathyreoidis, Paratotal u.a.m.) sind für Funktionsteste wegen der Unsicherheit ihrer biologischen Standardisierung ungeeignet. In der Therapie echter hypocalcämischer Tetanien sind sie dem Vitamin D bzw. A.T. 10 unterlegen, bei anderen Tetanieformen wieder nicht indiziert. Tabletten bzw. Dragées sind wegen der Zerstörung im Magen unberechtigt auf dem Markt.

A.T. 10

Die Bezeichnung „A.T. 10" gab Holtz einem bei der Ultraviolett-Bestrahlung des Ergosterins zwecks Vitamin D-Erzeugung entstehenden Nebenprodukt, das heute die internationale Bezeichnung *„Dihydrotachysterol"* führt. Seine chemische Struktur ist der des Vitamin D sehr ähnlich, es handelt sich auch bei dem Dihydrotachysterol um einen im B-Ring aufgesprengten Sterinkomplex. Die *Wirksamkeit* der Substanz wurde früher als spezifisch blutkalksteigernd, also „antitetanisch" (A.T.!) angesehen, während ihr eine nennenswerte antirachitische Wirkung abgesprochen wurde. Als wirksam wurde der dem A.T. 10 innewohnende „Calcinose-Faktor" angesehen. Unterdessen hat sich herausgestellt, daß diese Vorstellung unzutreffend ist und daß *antirachitischer und blutkalksteigernder Effekt sowohl dem Dihydrotachysterol wie dem Vitamin D* innewohnen. Es handelt sich offenbar lediglich um einen Unterschied im Bereiche der kleinen Dosen (vgl. Abb. 17). Ein exakter Vergleich der Wirksamkeit von Dihydrotachysterol und Vitamin D wurde erst ab 1958 möglich, seit auch das erstere in kristallisierter und daher gewichtsmäßig exakt standardisierbarer Form erhältlich ist. Nunmehr besteht übereinstimmend die Auffassung, daß auch die Vitamin D-Mangelrachitis mit Dihydrotachysterol geheilt werden kann (SWOBODA; ILLIG et al.).

Die Wirkungsweise des A.T. 10 ist somit weitgehend jener der D-Vitamine ähnlich und nicht jener des Parathormons. Die blutkalksteigernde Wirkung beruht im Gegensatz zu jener des Parathormons nicht auf einer Calcium-Mobilisierung aus dem Knochen, sondern auf einer verstärkten Calcium-Resorption im Darm. Auch die Wirkung des Präparates auf die renale Phosphatausscheidung dürfte mit der des Vitamin D übereinstimmen.

Indikationen. Dihydrotachysterol ist vor allem indiziert bei hypocalcämischen Tetanien und bei resistenten Rachitisformen. In beiden Fällen ist es allerdings durch die im wesentlichen gleichwertigen und billigeren Vitamin D-Präparate ersetzbar. Die Möglichkeit, daß die toxischen Nebenwirkungen bei hochdosierter Dauermedikation, wie etwa bei resistenter Rachitis, bei A.T. 10 geringer seien als bei den D-Vitaminen, ist noch nicht eindeutig abgeklärt.

Applikation und Dosierung. Dihydrotachysterol-Präparate sind in flüssiger Form *zur peroralen Applikation* handelsüblich (A.T.10-Tropfen und Perlen, Calcamin, Dihydral, Tachystin). Injizierbare *Präparate der kristallisierten Substanz* sind vorerst noch nicht im Handel. Die Dosierung der Lösungen wird auch heute noch als „0,5%ige ölige Lösung" angegeben. Die AT 10-Perle (Bayer, Merck) enthält etwa 2,5 mg.

Die Dosierung des Mittels richtet sich nach der Symptomatik. Bei manifester parathyreogener Tetanie (z.B. postoperativ) wird beim Erwachsenen von HOLTZ u. PONSOLD eine *hohe Initialdosis* von 50—100 ml der handelsüblichen Lösung, innerhalb einer Stunde einzunehmen, empfohlen. Kristallisierte Präparate eignen sich in diesem Fall besser. Sie sind in

äquivalenter oder etwas höherer Dosis wie Vitamin D, d.h. 60—90 mg, als Initialdosis zu geben. Auch Überschreitung dieser Erstgabe ist unbedenklich (JESSERER). *Dauerbehandlung* solcher Fälle und Initialbehandlung der im latenten Stadium erkannten Fälle von Nebenschilddrüseninsuffizienz werden wie folgt durchgeführt: Die Tagesdosis liegt bei 3mal 10—20 Tropfen oder 1—3 A.T. 10-Perlen. Unter Kontrolle des Serumcalciumspiegels bzw.

Einmalige orale Dosis (mg)	0		30	90	~
Vitamin D					
Antirachitische Wirkung	+	+	+	+	
Serumcalcium-steigernde Wirkung	0	0 +	+	+++	
Dihydro-Tachysterol					
Antirachitische Wirkung	0	?	+	+	
Serumcalcium-steigernde Wirkung	0	0 +	+	+++	

Abb. 17. Schematisierte Darstellung der antirachitischen und blutkalksteigernden Wirksamkeit von Vitamin D und Dihydrotachysterol in verschiedenen Dosierungsbereichen. Die eingezeichneten Milligrammwerte sind lediglich als Anhaltszahlen gedacht. (Nach SWOBODA 1959)

informativ der Sulkowitch-Reaktion im Urin muß die individuelle Erhaltungsdosis jeweils herausgefunden werden. Da Dihydrotachysterol und Vitamin D im Organismus einige Zeit gespeichert werden, kann man statt der täglichen Verabreichung oft auch eine wöchentliche Medikation wählen. Für eine längerwirkende Depotbehandlung eignen sich aber besser die nicht handelsüblichen Konzentrate in öliger Lösung zur intramuskulären Injektion.

Alle angeführten Therapiemöglichkeiten können billiger und wegen der größeren Zahl der zur Verfügung stehenden Zubereitungsarten leichter mit Vitamin D_3 und D_2 ausgeschöpft werden. Als Erhaltungsdosen in der Behandlung des chronischen Hypoparathyreoidismus eignen sich nach JESSERER besonders gut Vitamin D-Depots in öliger Lösung intramuskulär, die für das Kindesalter zwischen 30 und 45 mg zu dosieren sein werden. Die

Intervalle solcher Injektionen können nicht angegeben werden, weil sie sich nach dem Verhalten des Serumcalciums richten. Dieses muß anfangs monatlich, später alle 3 Monate überprüft werden. Auch bei ein und demselben Patienten bleiben die Intervalle nicht gleich, weil der Grad der Nebenschilddrüseninsuffizienz starken zeitlichen Schwankungen unterworfen ist.

Die *Intoxikationserscheinungen bei A.T. 10-Überdosierung* entsprechen jenen bei der Vitamin D-Vergiftung: Anorexie, Durst, Erbrechen, Obstipation, etvl. zentralnervöse Reizsymptome. Bei Fortdauer der Schädigung kommt es zur Niereninsuffizienz. Serumchemisch findet man Hypercalcämie, evtl. Azotämie. Bei rechtzeitiger Erkennung und Unterbrechung der Zufuhr, Gabe von viel Flüssigkeit und wenig Kalk (milchfreie Diät oder entkalkte Milch!) sowie Cortisonmedikation sind die Intoxikationserscheinungen reversibel.

Literatur

COLLIP, J. B.: The extraction of a parathyroid hormone which will prevent or control parathyroid tetany, and which regulates the level of blood calcium. J. biol. Chem. **63**, 395 (1925).

HOLTZ, F., u. W. PONSOLD: Die Behandlung der Nebenschilddrüseninsuffizienz. Z. ärztl. Fortbild. **45**, 467 (1951).

—, u. E. SCHREIBER: Einige weitere physiologische Erfahrungen über das bestrahlte Ergosterin und seine Umwandlungsprodukte. Hoppe-Seylers Z. physiol. Chem. **191**, 1 (1930).

ILLIG, R., I. ANTENER u. A. PRADER: Die Wirkung von Dihydrotachysterin$_2$ (DHT) bei Mangelrachitis und die antirachitische Aktivität des Serums nach Verabreichung von DHT und Vitamin D. Helv. paediat. Acta **16**, 469 (1961).

JESSERER, H.: Tetanie. Stuttgart: Georg Thieme 1958.

MUNSON, P. L.: Studies on the role of the parathyroids in calcium and phosphorus metabolism. Ann. N.Y. Acad. Sci. **60**, 776 (1955).

RASMUSSEN, H., u. L. C. CRAIG: Isolation and characterization of parathyroid hormone. J. biol. Chem. (im Druck).

SWOBODA, W.: Die Wirksamkeit von Dihydrotachysterin bei vitamin-D-resistenter Rachitis und Mangelrachitis. Helv. paediat. Acta **14**, 472 (1959).

Nebennierenhormone

Von H. HELWIG, Heidelberg

Die Nebennierenrinde (NNR), die mesodermaler Herkunft ist, ist Bildungsort einer ganzen Reihe von Steroidhormonen und hat enge Beziehungen zum Stoffwechsel und zu den Fortpflanzungsvorgängen. Das Nebennierenmark dagegen, das ektodermal gebildet wird, bildet eine Funktionseinheit mit dem Sympathicus. Die Nebennierenmarkhormone Adrenalin und Nor-Adrenalin fungieren unter anderem als Überträger der Sympathicusreizung auf das Erfolgsorgan.

Nebennierenrinden-Hormone

Die NNR-Hormone gehören zusammen mit den Sexualhormonen zu den sog. Steroid-Hormonen. Als Grundgerüst enthalten sie den Sterin- oder Steran-Ring, ein Cyclopentanoperhydro-phenantren. Das Molekül besteht aus drei hydrierten Benzolringen (A, B, C) und einem Cyclopentan (= Pentamethylen-)Ring (D). Durch Einfügung von Hydroxyl-, Methyl-, Keto- und Alkylgruppen an Stelle einzelner Wasserstoffatome, sowie durch Doppelbindungen und unterschiedliche Seitenketten lassen sich aus dem Steran die einzelnen biologisch aktiven Steroide ableiten, zu denen unter anderem auch noch die D-Vitamine, Gallensäuren und Glykoside sowie Saponine gehören. Im Körper werden die Steroidhormone aus Cholesterin und über Progesteron gebildet: Essigsäurereste werden zu Mevalonsäure (C_6) kondensiert. Hieraus entstehen Isopentyl-Einheiten (C_5), die zu Squalen polymerisiert werden. Dieses wird zu Lanosterin cyclisiert, das zu Cholesterin demethyliert wird. Mit Hilfe von ACTH und einer Desmolase wird Cholesterin in Pregnenolon und anschließend in Progesteron überführt. Letzteres kann durch Polyen-Cyclisation auch direkt aus Squalen gebildet werden. Glucocorticoide werden aus Progesteron durch Hydroxylierungen gebildet.

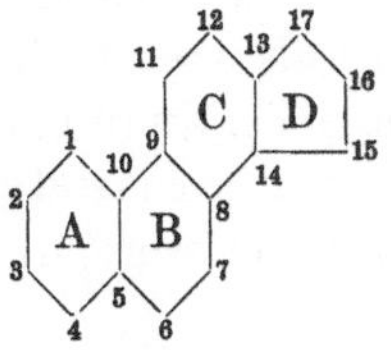

Sterinsklet

Einzelheiten über Chemie und Biosynthese finden sich bei FIESER und FIESER, MOORE und HEFTMANN; DORFMAN; WETTSTEIN.

Bisher wurden etwa 53 Steroide aus der NNR isoliert (WETTSTEIN). Von diesen besitzen 7 Cortinwirkung, d.h. sie können beim Nebennieren-exstirpierten Tier den Tod verhindern. Es sind ausnahmslos Verbindungen mit 21 Kohlenstoffatomen, sog. C_{21}-Steroide:

1. 17-Hydroxycorticosteron = „Hydrocortison" oder „Cortisol",

2. 11-Dehydro-17-Oxycorticosteron = „Cortison",

3. 11-Desoxy-17-,,Hydrocorticosteron",

4. „Corticosteron",

5. 11-Dehydrocorticosteron,

6. 11-Desoxycorticosteron = „DOC" = Cortexon,

7. Aldosteron.

Physiologische Hormone sind Cortisol und Aldosteron. Bei den übrigen fünf handelt es sich um Vorstufen oder Metabolite dieser beiden. Die NNR des gesunden Erwachsenen sezerniert täglich etwa 0,2—0,4 mg Aldosteron, 0,8—5 mg DOC und 0,5—2—4 mg/kg Körpergewicht Cortison.

Die Wirkungsunterschiede der einzelnen Verbindungen hängen eng mit den Unterschieden im chemischen Aufbau zusammen. So ist die Wirkung auf den Kohlenhydratstoffwechsel, die dem Insulin entgegengerichtet ist, an das Vorhandensein von Oxy- und Hydroxylgruppen an C_{11} und C_{17} gebunden.

Die in der NNR nachgewiesenen Stoffe mit *androgener* Wirksamkeit stellen mit einer Ausnahme *C_{19}-Steroide* dar, die dem Testosteron nahe stehen oder Abbauprodukte desselben darstellen. Physiologische NNR-Androgene sind Adrenosteron und 11-Hydroxyandrostendion. 17-Oxy- bzw. Hydroxy-Progesteron ist ein C_{21}-Steroid mit gestagener Wirksamkeit bei der Frau. Es ist ein Derivat des auch in der NNR gefundenen Progesteron, das sich vom DOC nur durch das Fehlen einer sekundären Alkoholgruppe an C_{21} unterscheidet.

Daneben finden sich in der NNR noch oestrogenwirksame Substanzen mit 18 C-Atomen: β-Oestradiol und Oestron.

Es werden Aldosteron in der Zona glomerulosa, Corticosteron und Cortisol in der Zona fasciculata und Androgene in der Zona reticularis der NNR gebildet. Entsprechend ihrer hervorstechenden Wirkungsqualität werden die NNR-Hormone in Mineralcorticoide, Glucocorticoide und Androgene unterteilt. Zwar besitzen alle NNR-Hormone sämtliche drei Wirkungsmerkmale, doch überwiegt jeweils eines.

Die Wirkungsspezifität der Corticosteroide ist an das Vorhandensein einer Ketogruppe an C_3, einer Doppelbindung zwischen C_4 und C_5 sowie einer ketoalkoholischen Seitenkette an C_{17} gebunden. Die Glucocorticosteroide unterscheiden sich von den Mineralocorticoiden durch eine Oxy- bzw. Oxo-Gruppe an C_{11}. Eine Ausnahme macht hier das Aldosteron, das aber auch noch relativ stärkere Glucocorticoidwirkung besitzt als Corticosteron.

Die *Mineralocorticoide* bewirken Natrium- und Wasserretention bei Kalium-Diurese und regulieren somit den Natrium-Kalium-Haushalt.

Die *Glucocorticoide* führen in erster Linie zu einer Gluconeogenese aus Eiweiß mit Stickstoffverlust und diabetogenem Effekt, Glykogenanlagerung sowie Schutz vor stress-Wirkung und Beeinflussung mesenchymaler Vorgänge.

Die Wirkung der *NNR-Androgene* entspricht im wesentlichen der des männlichen Sexualhormones. In neuerer Zeit wird insbesondere ihre anabole Wirksamkeit, die der katabolen der Glucocorticoide entgegengesetzt ist, therapeutisch genutzt. Entsprechend ihrem Zusammenhang mit dem Testosteron werden auch die anabolen Androgen-Derivate bei den Sexualhormonen besprochen (s. dort).

Die in Blut und Urin nachweisbaren 11-Oxysteroide oder OH-Corticoide entstammen zum größeren Teil dem Gluco- und nur zum kleineren Teil dem Mineralocorticoid-Abbau. Die 17-Ketosteroide dagegen entstammen zum überwiegenden Prozentsatz dem Mineralocorticoid- und Androgen-Stoffwechsel und nur ein kleiner Teil geht aus Glucocorticoiden hervor. Aldosteron wird zum größten Teil unverändert über die Nieren ausgeschieden. Einzelheiten über die verschiedenen Abbaumechanismen finden sich unter anderen bei Fieser und Fieser, Moore und Heftman; Dorfman; Wettstein. Die therapeutisch enteral und parenteral zugeführten Corticosteroide verringern im allgemeinen die physiologische 17-Ketosteroid-Ausscheidung. Ihre Ausschei-

unterscheidet es sich durch eine zusätzliche Aldehydgruppe am Kohlenstoffatom 18, die meist als Hemiacetal vorliegt. Da seine Synthese längere Zeit Schwierigkeiten machte, wurde bis vor kurzem und auch heute noch in erster Linie die etwas weniger wirksame Vorstufe DOC, meist als Acetat, therapeutisch verwendet. Da diese Verbindung aus dem Magen-Darmkanal nicht ausreichend resorbiert wird, muß es i.m. injiziert werden.

Tabelle 36. *Unterschiedliche Substitution verschiedener therapeutisch verwendeter Corticoide* (in Anlehnung an Grab)

	R_1 (C_6)	R_2 (C_9)	R_3 (C_{16})	R_4 (C_{17})	R_5 (C_{21})	R_6 (C_{11})	C_1—C_2
Aldosteron	H	H	H	—	OH	—O—	C—C
Cortexon	H	H	H	—	OH	H	C—C
Cortison.	H	H	H	OH	OH	O	C—C
Prednison	H	H	H	OH	OH	O	C=C
Hydrocortison . . .	H	H	H	OH	OH	OH	C—C
Prednisolon	H	H	H	OH	OH	OH	C=C
Triamcinolon . . .	H	F	OH	OH	OH	OH	C=C
Methyl-Prednisolon .	CH_3	H	H	OH	OH	OH	C=C
Methylenprednisolon	H	H	CH_2	OH	OH	OH	C=C
Dexamethason + Betamethason . . .	H	F	CH_3	OH	OH	OH	C=C

dungsprodukte liegen außerhalb der 17-Ketosteroid-Gruppe. Zum großen Teil werden sie unverändert und an Glucuronsäure gekoppelt ausgeschieden. Letzteres gilt auch für einen Teil der endogen gebildeten Corticosteroide.

Wasserlösliche, zum großen Teil instabile, Salze von Halbestern mehrwertiger Säuren — Succinate, Tetrahydrophthalate, Phosphate — oder von Estern basisch substituierter Säuren — z.B. Diäthyl-amino-acetat — werden zur intravenösen und lokalen Anwendung von Corticoiden hergestellt. Schwer lösliche, protrahiert wirkende Acetate dienen zur Depot- oder örtlichen Anwendung.

Einführung neuer Substituenten im Ringgerüst führt zu quantitativ und qualitativ unterschiedlichen Corticoid-Derivaten. Durch 16-α-Hydroxylierung wird beispielsweise die Mineralocorticoid-Wirkung beseitigt und die Glucocorticoid-Wirkung abgeschwächt.

Mineralocorticosteroide

Chemie. Das NNR-Hormon mit der stärksten Wirkung auf den Mineralhaushalt ist das Aldosteron, das aus der amorphen Fraktion der NNR-Extrakte isoliert werden konnte. Von Cortison und Desoxycorticosteron (DOC)

Aldosteron (Hemiacetalform)

Desoxycorticosteron

Physiologie und Pathologie. Unter *Aldosteron*-Einfluß wird in den distalen Nieren-Tubuli vermehrt Natrium rückresorbiert, bei sekundärer Zunahme der Kalium- und Wasserstoffionen-Ausscheidung. Der Wirkungsmechanismus ist im einzelnen noch ungeklärt (Gross 1956, 1961). Ein adrenalektomierter Hund kann durch tägliche subcutane Injektionen von 1,5—2,0 μg/kg Körpergewicht am Leben erhalten werden. 150—200 μg Aldosteron entsprechen hier etwa 5 mg DOC. Ein NNR-loser Organismus kann u.U. auch ohne Hormongaben, allein durch ausreichende NaCl-Zufuhr bei Kaliumrestriktion, vorübergehend am Leben erhalten werden. Zur Dauerbehandlung sind jedoch regelmäßige Mineralocorticoid-Gaben erforderlich, deren Menge von der Menge des zugeführten Natriums abhängt. Die Natrium-retinierende Wirksamkeit von Aldosteron ist etwa 25—30mal so hoch wie die von DOC, das seinerseits etwa 50mal mehr Natrium retiniert als die physiologischen Glucocorticoide (MACH).

Bei akutem NNR-Ausfall kommt es zu den Symptomen des Mineralocorticoid-Mangels mit Bluteindickung, Hypotonie, Rest-N-Erhöhung infolge mangelhafter Nierendurchblutung, Herzverkleinerung und Herzstillstand durch Hyperkaliämie.

Hohe Mineralocorticoid-Dosen über längere Zeit gegeben führen zu einem „escape"-Phänomen in bezug auf Natrium- und Wasser-Retention.

Aldosteron führt erst in höherer Dosis als Cortexon zu Blutdrucksteigerung und Cortexon-identischen Wirkungen am isolierten Gewebe. Die antitoxischen Effekte gegen bakterielle Polysaccharide übertreffen zum Teil die des Cortisol und Prednison (GROSS 1961). Die NNR des gesunden Erwachsenen sezerniert täglich etwa 0,2—0,4 mg Aldosteron und 0,8 bis 4 mg Cortexon. Der Aldosteron-Spiegel im Blut liegt normalerweise bei 0,08 μg/100 ml, der von Cortisol vergleichsweise bei 8—15 μg/ 100 ml.

Desoxycorticosteron wird in physiologisch unbedeutenden Mengen von der NNR sezerniert (GAUNT u. CHART). Es handelt sich wahrscheinlich um eine Vorstufe von Aldosteron und Corticosteron, die Sekretion ist ebenfalls ACTH-unabhängig. Die Wirkung entspricht dem Aldosteron, ist aber wesentlich schwächer (s. oben), Wasserverluste bei Nebenniereninsuffizienz werden nur ungenügend ausgeglichen. Es besitzt nur wenig oder keine glucocorticoiden Eigenschaften.

Überdosierung führt wie bei Aldosteron zu Flüssigkeitsretention mit Ödemen und Diabetes insipidus-ähnlichen Symptomen und zum „DOC-hypersensitive"-Syndrom bei der Ratte.

Der Regulationsmechanismus der Aldosteron-Sekretion ist letztlich noch ungeklärt. Während es einigermaßen sicher ist, daß diese weitgehend Hypophysen- und ACTH-unabhängig ist, konnte noch nicht entschieden werden, ob das im Mittelhirn gefundene Adrenoglomerulotropin, renale Faktoren, insbesondere Renin und der juxtaglomeruläre Apparat oder spezifische Elektrolytreceptoren für Kalium hierfür in erster Linie in Frage kommen.

Nach Hypophysenausfall kommt es nicht zum Aldosteron-Abfall in Blut und Urin oder schweren Elektrolytstörungen (GROSS 1956).

Gehemmt wird die Aldosteronsekretion durch die toxischen Amphenone B und die als Diuretica (s. dort) verwendeten Aldosteron-Antagonisten.

Applikation und Resorption. *Aldosteron* steht in Form von d-Aldosteron-TMA (= Trimethylacetat) als ölige bzw. als reines d-Aldosteron als wäßrige Lösung zur intramuskulären Injektion zur Verfügung. Die Wirkungsdauer beider Zubereitungen beträgt 4—8 Std. d-Aldosteron-Acetat wird auch perlingual in Tablettenform resorbiert. Exakte Angaben über die enterale Resorption stehen noch aus. Auf Grund einzelner (ALBEAUX; LEDINGHAM u. Mitarb.) und eigener Beobachtungen, insbesondere bei Kindern (ERCHE), kann jedoch eine ausreichende Resorption aus dem Magen-Darm-Kanal angenommen werden. Die Wirkung des oral verabreichten Aldosteron ist gleichmäßiger und länger — 8—12 Std — anhaltend als die parenterale. Anstelle einer Injektion von 1 mg müssen oral 1—1,5—2 mg gegeben werden.

Desoxycorticosteron wird aus dem Magen-Darm-Kanal nicht ausreichend resorbiert. Auch die perlinguale Aufnahme ist relativ gering. Intramuskuläre Injektionen führen nur zu einer kurzfristigen Erhöhung der Blutspiegel. Protrahiert wirkende Salze haben nach i.m. Injektion eine Wirkungsdauer von 2—3 Wochen. In Form von Kristallsuspensionen kann DOC auch subcutan implantiert werden und wirkt dann über Monate. Dabei ist aber zu beachten, daß die Wirkung nicht unterbrochen werden kann und Wirkungsdauer sowie -intensität nicht exakt vorausgesagt werden können. Die Implantation ist daher nur bei einer Dauerbehandlung, deren Bedarf durch kurzwirkende Zubereitungen über längere Zeit als konstant ermittelt wurde, indiziert.

Indikationen und Dosierung. Die Anwendungsgebiete der Mineralocorticoide sind auf Grund ihrer im Vordergrund stehenden reinen Elektrolytwirkung wesentlich schärfer umrissen als die der Glucocorticoide. Mit Ausnahme der Fälle, in denen eine über das physiologische Maß hinausgehende Natrium- und

Wasserretention erzielt werden soll, handelt es sich um eine reine Substitutionstherapie.

1. *Morbus Addison* (= chronische Nebennierenrinden-Insuffizienz auf organischer Grundlage). Die dauernd zu gebende Erhaltungsdosis ist abhängig von der Schwere der Erkrankung und dem NaCl-Gehalt der Nahrung. Bei kochsalzfreier Ernährung bleiben die Mineralocorticoide hier wirkungslos. Die zur Aufrechterhaltung des Elektrolythaushaltes erforderlichen Hormonmengen bei NNR-Insuffizienz betragen beim Erwachsenen 0,2 mg Aldosteron, 5 mg Cortexon oder 30 mg Cortisol täglich. Bei Kindern muß der Bedarf im Einzelfall ermittelt werden. Er beträgt 1—5 mg Cortexon täglich. Über die Aldosteronbehandlung liegen nur vereinzelte Mitteilungen vor (Koczorek u. Mitarb.). Ist der Bedarf einmal bekannt, kann statt täglicher Gaben auch ein Depot-Präparat DOC alle 2—4 Wochen oder ein Implantat alle 6—12—18 Monate gegeben werden. Es darf dabei nicht außer acht gelassen werden, daß sich der Bedarf u. U. mit forschreitendem Wachstum vermehrt. Regelmäßige Überprüfungen des Defizits sind daher erforderlich.

Bei der *Addison-Krise* sind gewöhnlich größere i.v.-Gaben von Glucocorticoiden oder wasserlöslichem Aldosteron erforderlich.

2. Da bei der hypotonen Form der vegetativen Dysregulation mit orthostatischen Kreislaufregulationsstörungen in der Adoleszenz u. U. eine funktionelle NNR-Schwäche im Sinne eines sog. „*Addisonismus*" vorliegen kann, werden Mineralocorticoide hier oft mit gutem Erfolg angewendet. Man gibt 25—50 (bis 100) mg eines Depot-DOC-Präparates alle 3—4 Wochen i.m.

3. Bei der *Hypophyseninsuffizienz* werden unter anderem auch Mineralocorticoide gegeben, obwohl dies theoretisch (s. oben) nicht begründbar ist.

4. Hauptsächliche Mineralocorticoid-Indikation in der Pädiatrie ist das *adrenogenitale Salzverlust-Syndrom*, das auf einem Hydroxylierungsdefekt bei der Umwandlung von Progesteron in Cortisol in 21-Stellung beruht. Die erforderliche Dosis hängt von der Schwere der Elektrolytstörung ab. Im allgemeinen werden hier vom frühen Säuglingsalter an bei ausreichender — 1—3 g täglich — NaCl-Zufuhr etwa 10—15 mg DOC täglich oder jeden 2. Tag i.m. — bzw. eine entsprechende Menge eines Depot-Präparates alle 2—3 Wochen oder eines Implantates alle 12—18 Monate — oder 0,25 bis 0,75 mg Aldosteron täglich oral benötigt.

5. Bei chronischer Exsiccose, insbesondere im Rahmen einer *Dystrophie* kann u. U. durch kleinste Mengen DOC eine vermehrte Wasserretention erreicht werden.

Unerwünschte Wirkungen. Bei Ödembildung müssen entweder die Mineralocorticoid-Dosis oder die NaCl-Zufuhr oder beides reduziert werden. Gegebenenfalls sind regelmäßige Blutdruckkontrollen erforderlich. Hypokaliämie erfordert Kalium-Zufuhr. Bei Hypertonie sind Mineralocorticoide kontraindiziert.

Überdosierung führt beim Tier zu Gewichtsverlust, Muskellähmung, Lungenödem und Exsudatbildung (Gross u. Schmidt).

Handelspräparat. Aldocorten (Ciba): Ampullen wasserlöslich (d-Aldosteron) 0,5 mg.
DOC-Präparate. Cortenil (Hoechst): Corteniletten (Buccaltabletten) 1 mg DOCA. Cortenil-Depot (DOC-cyclopentyl-propionat in öliger Lösung) Ampullen 50 mg.

Cortiron (Schering): DOCA: Ampullen 5 und 10 mg (i.m.), Buccaltabletten 1 mg. Cortison-Depot (DOC-önanthat) Ampullen 50 mg. Cortiron-Glucosid (DOC-glucosid) Ampullen 50 mg (i.v.). Doca „Organon" (DOCA) Ampullen 5 und 10 mg, Tabletten (oromucosal) 1 mg, Implantat 100 mg.

Percorten (Ciba) Linguetten 1 mg DOCA, Ampullen 5 und 10 mg DOCA, Implantationstablette 100 mg DOCA, Percorten-M (DOC-trimethylacetat) Ampullen 25 mg, Percorten „wasserlöslich" (DOC-glucosid) Ampullen 5 und 50 mg.

Glucocorticoide

Chemie. Eine Wirkung auf den Kohlenhydratstoffwechsel besitzen alle Steroidhormone mit einer Sauerstoffunktion an C_{11}: Cortisol, Cortison, Corticosteron, 11-Dehydrocorticosteron, Aldosteron. Dabei nimmt die Kohlenhydratwirksamkeit in dieser Reihenfolge von links nach rechts ab. Aldosteron besitzt zwar bei gewichtsmäßigem Vergleich noch etwa die Hälfte der Cortison-Wirkung. Es wird jedoch physiologischerweise nur in sehr geringen Mengen sezerniert, die aber schon starke Mineralcorticoid-Wirksamkeit besitzen. Cortisol und Cortison sind genuine Hormone, während Corticosteron und 11-Dehydrocorticosteron als Stoffwechselprodukte der ersteren aufzufassen sind. Durch geringe Molekülveränderungen lassen sich bedeutsame Wirkungssteigerungen und -änderungen erzielen. So unterscheiden sich die 3—5fach wirksameren Verbindungen Prednison und Prednisolon von Cortisol bzw. Cortison lediglich durch eine Doppelbindung zwischen C_1 und C_2. Durch Hydrocortison-Fluorierung an C_9 wird die Kohlenhydratwirksamkeit um das 13—50fache gesteigert.

Weitere Unterschiede werden bei den einzelnen synthetischen, therapeutisch genützten Verbindungen aufgeführt.

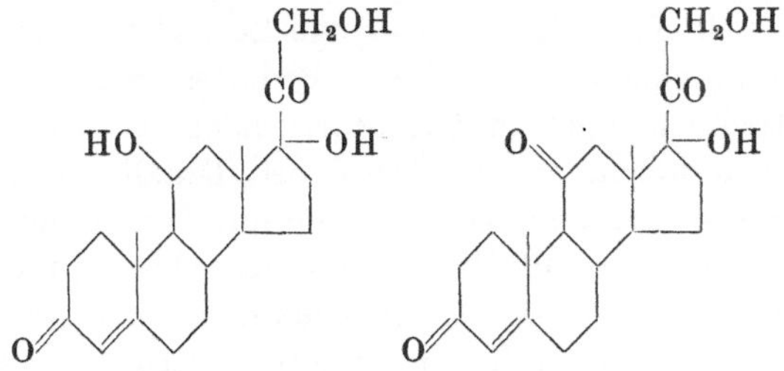

Cortisol (= Hydrocortison)   Cortison

Physiologie und Pathologie. Die NNR des gesunden Erwachsenen sezerniert täglich 15 bis 60 mg Cortisol. Bei nebennierenlosen Tieren bewirken Glucocorticoide Glykogenbildung in der Leber und verstärkte Glucosurie. Hierbei handelt es sich um eine reine, von der Mineralocorticoid-Wirkung auf die Phosphorylierung unabhängige Wirkung.

Durch Verminderung der Insulinempfindlichkeit des Organismus kommt es zu einer kontrainsulären und diabetogenen Wirkung. Bei lang anhaltender Überdosierung, hungernden oder adrenalektomierten Individuen kommt es zum insulinresistenten Steroiddiabetes, bei vorhandenem Diabetes kann die Insulinansprechbarkeit vermindert oder aufgehoben werden. Normalerweise befindet sich das Inselzellsystem in einem funktionellen Gleichgewicht mit der NNR, das jeweils den Erfordernissen entsprechend nach der einen oder anderen Seite verlagert wird. Bei genuinem, insulinresistentem Steroiddiabetes können in Einzelfällen durch Entfernung einer hyperplastischen NNR Besserungen und Heilungen erzielt werden. Glucocorticoide bewirken eine Gluconeogenese aus Eiweiß bei Verminderung der Glucosenutzbarmachung in der Peripherie,

Hemmung der Phosphorylierung und Herabsetzung der Nierenschwelle für Glucose.

Der Einfluß der Glucocorticoide auf den Fettstoffwechsel ist letztlich noch ungeklärt. Die Annahme einer verminderten Fettbildung aus Kohlenhydraten steht im Gegensatz zu der Fettsucht bei Glucocorticoidüberdosierung. Fettmobilisierung und -verwertung werden bei gleichzeitiger Erhöhung der Depot-Fettmenge gefördert.

Von großer Bedeutung sind die Glucocorticoid-Wirkungen auf den Eiweißstoffwechsel. Die Hypoglykämieneigung bei NNR-Insuffizienz beruht auf der mangelhaften Gluconeogenese aus Eiweiß in der Leber. Glucocorticoide bewirken somit einen vermehrten Abbau körpereigenen Eiweißes sowie eine Hemmung der Zelleiweißneubildung. Bei ausgeglichenem Hormonstoffwechsel wird diese proteinkatabole Wirkung durch den proteinanabolen Effekt der NNR-Androgene kompensiert.

Da Kohlenhydrat-, Fett- und Eiweißstoffwechsel eng miteinander verbunden sind, lassen sich die Glucocorticoid-Effekte nicht ohne weiteres getrennt betrachten.

Der Wirkungsmechanismus ist im einzelnen noch ungeklärt. Es wird sowohl eine Enzym-Induktion, d.h. vermehrte Synthese bestimmter Enzyme (HÜBENER), als auch eine Beeinflussung von Gensubstanzen (KARLSON 1961) diskutiert.

Cortison fördert die Harnsäureausscheidung im Urin. EEG-Veränderungen bei M. Addison werden im Tierexperiment normalisiert, was auch zur Wirksamkeitstestung von Glucocorticoiden benutzt wird.

Die Mineralocorticoidwirkung des Cortisons ist zu gering, als daß sie zur Behandlung der Elektrolytstörungen beim M. Addison ausreichen würde.

Im peripheren Blut kommt es durch Glucocorticoide — bei Kindern weniger deutlich als bei Erwachsenen — zum Abfall der Lymphocyten und eosinophilen Granulocyten.

Verschiedenartige proliferative Reaktionen in wenig differenziertem mesenchymalem und ektodermal-epithelialem Gewebe werden gehemmt. Das blutbildende Knochenmark wird jedoch nicht beeinträchtigt, weswegen man nicht von einer „generellen Mesenchymhemmung" sprechen kann. Beim wachsenden Organismus kommt es bei anhaltendem Übergewicht der Glucocorticoide infolge Hemmung der Osteoblastentätigkeit zum Wachstumsstop, bei ausgewachsenen Individuen zur Osteoporose. Gehemmt werden weiter leukocytäre Infiltrate, Exsudationen, die Hyaluronidase-Wirkung und in geringem Maße auch die Wund- und Frakturheilung. Die Capillarresistenz wird erhöht. Die Magensäureproduktion, die bei NNR-Insuffizienz erniedrigt ist, kann u.U. durch Glucocorticoide bis zur Ulcusbildung erhöht werden.

Die Wirkungen auf den Muskelstoffwechsel sind komplexer Natur. Die Adynamie bei NNR-Insuffizienz wird durch Glucocorticoide deutlich gebessert.

Ganz allgemein werden jeweils die Reaktionen des Organismus auf eine Schädlichkeit, nie aber diese selbst, vorübergehend beeinflußt. Dies trifft besonders zu bei allergischen und hyperergischen Gewebsreaktionen (z.B. Polyarthritis, Pleuritis), bei denen die Antigen-Antikörper-Reaktion oder die Histaminreaktion nicht direkt gebremst werden.

Es handelt sich hier um echte pharmakodynamische Wirkungen und nicht um die Unterstützung unzureichender physiologischer Vorgänge.

ACTH bewirkt in der intakten NNR vermehrte Cortisol-Ausschüttung. Der erhöhte Glucocorticoid-Spiegel im Blut führt dann seinerseits wieder zu einer Hemmung der hypophysären ACTH-Bildung. Cortison-behandelte Tiere weisen eine deutliche Atrophie der Zona fasciculata und reticularis bei unveränderter Zona glomerulosa der NNR auf.

Applikation, Resorption, Ausscheidung. Cortison ist bei oraler und intramuskulärer Gabe etwa gleich wirksam. Während die oralen Gaben, die aus dem Magen-Darmkanal rasch resorbiert werden, alle 6—12 Std wiederholt werden müssen, hält eine i.m. Injektion etwa 24 Std vor. Ein Teil des zugeführten Cortison wird unverändert oder als Hydrocortison mit dem Urin ausgeschieden. Daneben erscheinen als weitere Abbauprodukte im Urin Dihydro-, Tetrahydro-, Tetrahydrohydro- und 21-Desoxytetrahydrocortison, meist an Glucuron- oder Schwefelsäure gebunden. Die neueren Glucocorticoidderivate verhalten sich ganz analog.

Im Serum werden die Corticoide bis zu einer bestimmten Menge an das vom Albumin unterschiedene α-Globulin „Transcortin" gebunden und sind dann inaktiv (Bock 1961;

Wettstein). Nur bei vorhandenem Überschuß ist auch eine Albuminbindung nachweisbar.

Indikationen und spezielle Dosierungshinweise (in mg Prednison): (Allgemeine Dosierungshinweise s. nächstes Kapitel).

A. Substitutionstherapie. Nur bei gesicherten Mangelzuständen kann eine echte Substitution durchgeführt werden. In diesen Fällen gelten, soweit die zugeführten Glucocorticoidmengen den physiologischen Bedarf nicht übersteigen, keine Kontraindikationen oder besonderen Vorsichtsmaßnahmen. Unerwünschte Nebenerscheinungen, z.B. Wachstumshemmung, treten dann auf, wenn die Dosis über längere Zeit zu hoch liegt.

1. Kurzfristig. Die lange Zeit akzeptierte Annahme eines erhöhten Bedarfes mit relativem Mangel an Glucocorticoiden in *Stress*situationen, insbesondere bei Unfallschock, Verbrennungen, Vergiftungen und Infektionen kann heute auf Grund umfangreicher Untersuchungen (z.B. von Hartenbach; Bierich) nicht mehr aufrecht erhalten werden. Es konnte vielmehr nachgewiesen werden, daß in diesen Situationen die Corticoide im Blut schlagartig auf sehr hohe Werte ansteigen. Eine Ausnahme machen lediglich toxische NNR-Schädigungen, insbesondere bei Meningokokkensepsis, sowie Patienten, bei denen durch eine vorausgegangene Corticosteroidbehandlung die NNR gedämpft ist und auf eine Stress-Situation nicht ausreichend reagieren kann. In diesen Fällen muß die Steroiddosis u.U. erhöht werden. Steroidgaben beim allergischen und anaphylaktischen Schock stellen bereits eine pharmakodynamische Behandlung dar (s. dort). Ähnlich verhält es sich auch in vielen Fällen von Meningokokkensepsis, in denen im Einzelfall nicht abgeklärt werden kann, ob eine akute NNR-Schädigung vorliegt oder nicht. Es ist hier aber in jedem Falle ohne Verzug eine intravenöse oder intramuskuläre Prednisolon-Behandlung zu beginnen. Säuglinge erhalten 5—15, Kleinkinder 10—25, ältere Kinder 25 mg pro dosi, evtl. bis zu 3—4 $\times$ in 24 Std. Neugeborene, deren Mütter in den letzten Schwangerschaftswochen über längere Zeit Glucocorticoide erhalten haben, erhalten prophylaktisch eine kurzfristige Corticoid-Substitution. Die diaplacentare Beeinflussung des Feten durch Corticoid-Behandlung der Mutter ist jedoch nicht gesichert (Black).

2. Dauerbehandlung

a) Kongenitales adrenogenitales Syndrom (AGS). 1—5—10 mg Prednison täglich müssen hier lebenslänglich gegeben werden, um über eine ACTH-Bremsung die pathologisch erhöhte Androgen-Ausschüttung zu bremsen und das fehlende Glucocorticoid zu substituieren. Als Dauerdosis ist immer die kleinste noch wirksame Dosis zu geben. Die Dosierung muß individuell auf Körperwachstum, Handskeletentwicklung die 17-Ketosteroidausscheidung abgestimmt und werden. Letztere geht auch bei Überdosierung nicht *unter* normale Werte zurück, sondern bleibt eher leicht erhöht. Verwertbar ist nur eine starke Erhöhung als Zeichen einer zu geringen Dosis. Empfindlicher reagiert die Pregnantriol-Ausscheidung auf die Substitution.

In Stress-Situationen muß die Dosis kurzfristig um das 2—3fache erhöht werden. Eine dauernde Antibioticaprophylaxe ist unnötig.

b) Morbus Addison (organische NNR-Insuffizienz). Neben Mineralocorticoiden müssen hier auch regelmäßig Glucocorticoide zugeführt werden. Da der Bedarf von einem Fall zum anderen, bzw. von Zeit zu Zeit, erheblich schwanken kann, muß er regelmäßig überprüft werden. Die erforderlichen Tagesmengen schwanken gewöhnlich zwischen 5 und 20 mg Prednison. Dexamethason soll hier 10—15mal so wirksam sein wie Prednison.

c) Zur Substitution einer *Hypophyseninsuffizienz* mit peripheren Hormonen sind unter anderem 5—10—15 mg Prednison täglich erforderlich.

B. Pharmakodynamische Therapie. Teil- und Nebenwirkungen der Glucocorticoide werden hier zur Behandlung von Krankheitsbildern verwendet, die keinerlei Beziehung zu inkretorischen Störungen besitzen. Die eigentlichen Hormonwirkungen werden hier als unerwünschte Nebenwirkungen registriert und u. U. sogar in Kauf genommen.

Erwünscht sind die antitoxische, antiallergische und antientzündliche Proliferationshemmung sowie die allgemein stimulierende Wirkung auf Knochenmark, Allgemeinbefinden, Appetit und Psyche.

Durch Entwicklung neuer synthetischer Glucocorticoid-Derivate konnte die in erster Linie unerwünschte Mineralocorticoid-Wirkung weitgehend ausgeschaltet werden. Dagegen ist es bisher nicht gelungen, eine Verbindung zu entwickeln, die ebenso weitgehend frei von eigentlicher Glucocorticoid-Wirksamkeit ist. Es führen daher alle bisher verwendeten Derivate zu einer unphysiologischen Überhöhung des Corticoid-Blutspiegels. Dabei treten insbesondere bei Kindern schon frühzeitig Symptome eines Hypercorticismus, Wachstumshemmung, Infektanfälligkeit, kataboler Eiweißeffekt, Störung des Calcium-Stoffwechsels mit Osteoporose, Glucosurie und Steroid-Diabetes auf. Variola, Varicellen und Herpes zoster können, insbesondere wenn in der Inkubation mit Corticoiden behandelt wurde, maligne und sogar tödlich verlaufen. Auch eine passive bzw. aktive Tuberkulose kann einen ungünstigen Verlauf nehmen, soweit sie nicht wirksam mit Tuberculostatica abgedeckt ist.

Plötzliches Absetzen einer längerdauernden Glucocorticoid-Behandlung kann zu akutem Hormon-Mangel mit Versagen in Stress-Situationen, z.T. noch Monate nach Ende der Behandlung, führen. Ein langsames Ausschleichen der Behandlung ist daher dringend erforderlich. Ob darüber hinaus intermittierend- oder abschließende ACTH-Gaben angezeige sind bzw. überhaupt einen Wert haben, ist noch umstritten (Schönberg u. Bierich; Bierich u. Mitarb.), wird aber von anderen befürwortet (Bock 1961; Krautwald; Schön).

Um die unerwünschten Wirkungen so gering wie möglich zu halten, empfiehlt sich die Beachtung folgender Grundsätze und Nebenwirkungen:

1. Da die Glucocorticoidbehandlung bei Kindern meist in der Klinik begonnen oder durchgeführt werden muß, ist hier ganz besonders darauf zu achten, daß diese Kinder nicht mit vermeidbaren Infektionen inkubiert bzw. infiziert werden. Eine Unterbringung auf einer Infektionsstation oder in einem großen Saal ist ebenso zu vermeiden wie der Kontakt zu frisch pockengeimpften Personen (auch beim Pflegepersonal), Virusinfekten oder Keimträgern. Erst kürzlich berichtete Kossel von einer Reihe, z.T. tödlich verlaufender, plasmacellulärer Pneumonien bei älteren Corticoidbehandelten Kindern. Bei Varicellen-Inkubation währenddder Steroid-Behandlung kann diese Krankheit maligne verlaufen. Bisher wurden etwa 20 letal endende Fälle von Nichols; Hansen Haggerty; und Eley sowie Bierich publiziert.

Andererseits wurden auch unter den gleichen Voraussetzungen ganz unauffällig verlaufende Erkrankungen beobachtet (Dux u. Mitarb.; Gerbeaux u. Mitarb.; Krajewska; Palitzsch). Mir sind ebenfalls drei derartige Fälle bekannt. Es ist daher zweifelhaft, ob ungünstige Verlaufsformen tatsächlich auf die Corticoid-Medikation zurückgeführt werden können. Jedenfalls sollte keine Glucocorticoidbehandlung während einer Varicelleninkubation begonnen oder beendet werden. Im letzteren Fall ist vielmehr eine Erhaltungsdosis weiterzugeben.

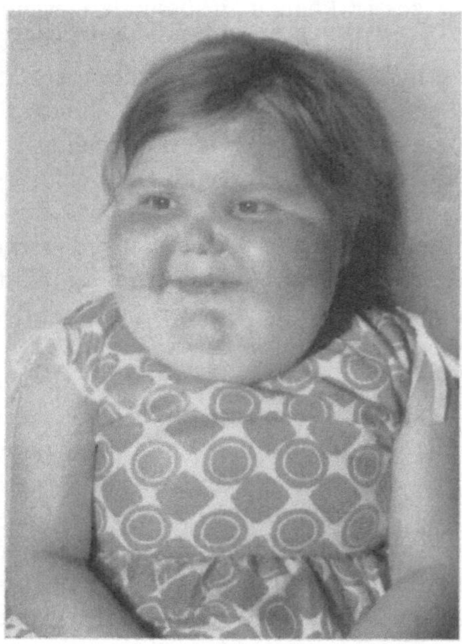

Abb. 18. 6 Jahre altes Mädchen mit ausgeprägtem Cushingoid. Wird seit 4 Jahren wegen einer schweren postnephritischen Nephrose mit 1—2 mg/kg/die Prednison behandelt. Vielfache Versuche intermittierend zu behandeln führten jeweils nach 2—3 Tagen zu schwerer Dekompensation. Jetzt, im Alter von 9 Jahren, seit 1 Jahr ohne Therapie kompensiert. Cushingoid und Minderwuchs haben sich ganz zurückgebildet (Univ.-Kinderklinik Heidelberg)

2. Bei Kindern ist immer die kleinste wirksame Dosis anzuwenden, eine Langzeitbehandlung ist nur bei vitaler Indikation indiziert und ist nach Möglichkeit intermittierend durchzuführen. Andernfalls kommt es zu einer dosisabhängigen Wachstumshemmung und Ausbildung eines u.U. schweren iatrogenen Cushingoids, das sich in jedem Fall ausbildet, wenn die Behandlung über mehrere Wochen durchgeführt wird (s. unter anderen Bäumer u. Mitarb.). Ist die Indikation jedoch vital, z.B. bei nicht kompensierbarer Nephrose, müssen z.T. schwere Nebenerscheinungen in Kauf genommen werden (Abb. 18). In diesen Fällen können nach Abwägung der hierdurch

evtl. zu riskierenden Nebenwirkungen kleine Dosen von Anabolica (s. dort) von Nutzen sein.

3. Wurde länger als 8—14 Tage behandelt, so muß die Steroiddosis allmählich über mehrere Tage abgebaut werden, indem sie täglich etwa um $1/_4$ reduziert wird. Der Wert abschließender ACTH-Gaben ist noch umstritten (Schönberg u. Bierich; Bierich u. Mitarb.; Robinson u. Mitarb.; Bock 1961; Krautwald; Schön), aber nicht kontraindiziert.

4. Während und einige Zeit nach einer Corticoid-Behandlung muß die Dosis bei Stress erhöht werden.

5. Patienten, die bereits ein Ulcus ventriculi oder duodeni durchgemacht haben, sind von der Langzeit-Behandlung auszuschließen. Interkurrent auftretende Magenbeschwerden dürfen nicht bagatellisiert werden. Antacida können von vornherein zusätzlich gegeben werden, jedoch keine Analgetica. Bei Auftreten ulcusverdächtiger Symptome ist die Corticoid-Behandlung sofort abzubrechen, da es sonst zu symptomarmen Ulcus-Perforationen und -Blutungen kommen kann.

6. Auf ausreichende Eiweiß-, Kalk- und Kalium-Zufuhr ist zu achten.

7. Bei psychisch vorbelasteten und vegetativ labilen Patienten kann es zu akuten Erregungszuständen oder Depressionen kommen. Gegebenenfalls sind Sedativa oder Psychopharmaka von Anfang an zuzugeben.

8. Bei erhöhter Thrombosegefahr müssen vermehrt Antikoagulantien gegeben werden, da Gerinnungs- und Blutungszeit verkürzt, Thrombocyten und die Gerinnungsfaktoren V und VII erhöht werden.

9. Zuckerkranke Kinder dürfen nur aus vitaler Indikation und bei sorgfältigster Überwachung und Einstellung des Diabetes über längere Zeit mit Glucocorticoiden behandelt werden.

10. Nach sehr langdauernder Corticoid-Behandlung kann durch plötzliches Absetzen der Medikation das Syndrom eines Pseudotumor cerebri (s. dort) auftreten (Dees u. McKay; Braun-Vallon u. Mitarb.; Royer u. Mitarb.; Hooft u. Acker).

11. Besondere Vorsicht ist auch bei bestehender Grand Mal-Epilepsie geboten. Ist diese unzureichend behandelt, kann es zur Anfallsprovokation bis zum Status kommen (Meyler 1956; Beckmann; Kaufmann).

12. Bei chronischer Nephritis, Hypertonie und fortgeschrittener Osteoporose ist eine

Langzeitbehandlung ebenfalls nur bei laufender Überwachung der o.a. Symptome zu verantworten.

13. Beim Auftreten eines Steroid-Pseudorheumatismus, der sich wie ein Polyarthritis-Rezidiv ohne objektive Erscheinungen bemerkbar macht, muß die Corticoid-Medikation vorsichtig abgebaut werden.

14. Nach lokaler Infiltrationsbehandlung (bei M.Schlatter) kann es zu atrophischen und narbigen Hautveränderungen kommen (SCHOTT u. SCHOTT).

15. Tuberkulin-Reaktionen werden durch die Steroid-Behandlung abgeschwächt (s. unter anderen FIEGEL u. KELLING).

16. Unter der Behandlung auftretende Leukocytosen ohne Infektzeichen sind steroidbedingt.

17. Bei Myasthenia gravis ist Vorsicht geboten, da sowohl günstige als auch ungünstige Beeinflussungen berichtet werden (MEYLER 1956, 1960).

Indikationen. Wie bei den meisten therapeutischen und insbesondere medikamentösen Maßnahmen, läßt sich auch der Wert der Glucocorticoid-Behandlung, die ja hier rein symptomatisch ist, nur schwer eindeutig objektivieren. Auch die meisten vorliegenden Statistiken enthalten nur in wenigen Fällen eine Kontrollgruppe und doppelte Blindversuche wurden bisher kaum in größerem Rahmen durchgeführt (JLLIG u. SIMON). Es besteht daher nach anfänglichem Optimismus heute eine allgemeine — vielleicht ebenfalls übertriebene — Skepsis bezüglich des tatsächlichen Wertes der Glucocorticoid-Behandlung bei den meisten Indikationen. Dennoch werden auch auf lange Zeit eine ganze Reihe empirisch gefundener Indikationen bestehen bleiben, selbst wenn exakte experimentelle Grundlagen fehlen.

1. Akutes rheumatisches Fieber. Der Krankheitsverlauf wird nicht entscheidend beeinflußt. Unter der Steroid-Behandlung bessert sich jedoch das Allgemeinbefinden rasch. Ob es tatsächlich gelingt, durch frühzeitige Behandlung das Auftreten einer Herzbeteiligung zu verhindern, konnte bis jetzt nicht statistisch eindeutig entschieden werden (s. unter anderen KÖTTGEN u. CHRISTMANN; LORENZ; STOEBER). Bei bereits bestehender Endo- bzw. Pankarditis bewirken Corticoide meist schlagartige Besserung der Erscheinungen und möglicherweise

Milderung oder gar Verhütung von narbigen Klappenveränderungen (GÄDECKE u. Mitarb.; KÜSTER; MOZZICONACCI; STOEBER; STOLLERMAN; WEINGÄRTNER 1960 II). Letzteres wird sich bei dem von Fall zu Fall ganz unterschiedlichen und nicht vorauszusagenden Verlauf jedoch statistisch nie beweisen lassen. Die übrige medikamentöse Behandlung darf jedoch nie zugunsten der Corticoid-Gabe vernachlässigt werden.

Die Corticoid-Behandlung ist heute in jedem schweren Fall eines akuten rheumatischen Fiebers auch bei nicht oder noch nicht nachweisbarer Herzbeteiligung indiziert. Man gibt anfangs 1,5—2 mg/kg Körpergewicht bzw. 40 bis 50 mg/m² Körperoberfläche Prednison täglich und reudziert nach 10 Tagen auf 1 mg/kg. Die Behandlungsdauer beträgt bei fehlender Herzbeteiligung 4—6 Wochen, sonst 8—12 Wochen.

2. Chronische Polyarthritis. Auch hier kommt es unter Glucocorticoid-Behandlung in vielen Fällen zu sofortiger Schmerzfreiheit, Abfall der BKS und Normalisierung der serologischen Befunde. Nach Absetzen der Medikation verschlechtern sich die Befunde jedoch ebenso rasch wieder. Der Krankheitsverlauf wird also in keiner Weise beeinflußt (s. unter anderen STOEBER; STOEBER u. KOELLE; LAMY u. Mitarb.). Man wird jedoch in entsprechenden Fällen über lange Zeit kleinste, eben noch wirksame Dosen Prednison geben, in erster Linie, um physikalische Maßnahmen zu ermöglichen. Dabei ist insbesondere auf Wachstumshemmung, Zunahme der Osteoporose und Ausbildung eines Pseudo-Cushing zu achten. Leider muß die Cushing-Schwellendosis von 10,9 mg/m² Körperoberfläche bei kleinen und 8,14 mg/m² Prednison bei älteren Kindern (STOEBER) häufig überschritten werden. Bei einzelnen besonders stark oder allein betroffenen Gelenken ist auch die lokale intraartikuläre Behandlung mit Kristallsuspensionen möglich. Unter strengster Wahrung der Asepsis werden 10—50 mg Prednisolon-Kristallsuspensionen evtl. nach vorhergehender Anaesthesie des Injektionskanals und Punktion eines etwaigen Ergusses injiziert. Bei spezifischen oder bakteriellen Infektionen des Behandlungsgebietes ist die intraartikuläre Injektion kontraindiziert.

3. Bei der *Chorea minor* konnten bisher keine allgemein überzeugenden Erfolge erzielt werden. Vielmehr wurde sogar die Provokation von Psychosen beobachtet (STOLLERMAN).

4. Allergisch-hyperergische Krankheitsbilder:

a) Asthma bronchiale spricht im akuten Schub u.U. auf eine Stoßbehandlung mit anfangs 1—2 mg/kg/die Prednison und tägliche Reduktion um 2,5 mg über 8—14 Tage gut an. Gleichzeitige bakterielle Infekte erfordern gezielte antibiotische Behandlung. Eine tuberkulöse Infektion ist unbedingt vor Beginn der Steroidbehandlung auszuschließen.

Vor Einsatz der Corticoide sind alle anderen Behandlungsmaßnahmen auszuschöpfen, da es leicht zur Gewöhnung kommt und eine Langzeitbehandlung nur gerechtfertigt ist, wenn es sonst zu lebensbedrohlichen Anfällen kommt.

Der *Status asthmaticus* spricht insbesondere bei Vorliegen allergischer Komponenten meist bereits auf eine einzige intravenöse Injektion von 10—25—50 mg Prednisolon prompt an.

b) Allergisch bedingte *Transfusionszwischenfälle, anaphylaktoide Schockzustände, Arzneimittelallergien* und *Quincke-Ödem* sprechen oft auf u.U. hochdosierte und wiederholte intravenöse Gabe von 10—25—50 mg Prednisolon gut an.

c) Gelegentliche Erfolge beim *eosinophilen Lungeninfiltrat* beruhen ebenfalls auf der Beeinflussung der allergischen Genese dieser Veränderungen.

d) Hautallergien werden u.U. lokal und allgemein behandelt (s. Dermatotherapeutika).

e) Der Wert einer Corticoid-Behandlung der *Colitis ulcerosa* ist umstritten und dieselbe nicht ungefährlich, da es gelegentlich zu symptomarmen Darmperforationen und -blutungen kommen kann. In jedem Fall sollte die Behandlung nur in der Klinik und evtl. als ultima ratio durchgeführt werden. Es wird dann eine Stoßbehandlung über 3—4 Wochen mit anfangs 15—45 mg Prednison täglich und raschem Rückgang auf eine Erhaltungsdosis von 5—10 mg täglich durchgeführt. Weniger gefährlich ist die rectale Instillation von 25 bis 50 mg eines wasserlöslichen Prednisolon-Präparates in 10—15 ml körperwarmer, physiologischer Kochsalzlösung. Doch werden hiervon nur Veränderungen des End- und S-Darmes erreicht.

f) Von den *Kollagenosen* erfordert die *Periarteriitis nodosa* im akuten Stadium hohe (1,5—2 mg/kg/die Prednison), im chronischen dagegen niedrige, vorsichtige (nicht mehr als 5—10 mg Prednison täglich) Dosierung wegen der Gefahr der zu raschen Gefäßvernarbung mit Lumenverschluß. Die Erfolge werden nicht einheitlich beurteilt.

Der *Lupus erythematodes disseminatus,* die *Subsepsis hyperergica Wissler* und der *M. Still* sprechen besonders bei frühzeitigem Behandlungsbeginn zunächst gut an (s. unter anderen Stoeber u. Kölle; Lamy u. Mitarb.). Die Behandlung über lange Zeit mit möglichst niedrigen Dosen ist hier indiziert.

g) Die gelegentlich beobachteten Erfolge bei akuter *allergischer Glomerulonephritis* sind bei dem im allgemeinen gutartigen Verlauf dieser Erkrankung im Kindesalter skeptisch zu werten und berechtigen zu keiner generellen Empfehlung dieses Vorgehens.

h) Allergische Prozesse am Auge werden, soweit sie äußerlich sind, lokal behandelt. Andernfalls ist auch eine Allgemein-Behandlung vielfach erfolgreich. Eine sympathische Panophthalmie kann aber auch verschlechtert werden (Beckmann).

5. Blutkrankheiten. In erster Linie lassen sich solche Krankheitsbilder günstig beeinflussen, die auf einer Antigen-Antikörperreaktion beruhen. Bei immunohämatologischen Prozessen mit Autoantikörperbildung gegen die eigenen Blutzellen wirkt sich der knochenmarkstimulierende Einfluß, die Bremsung der Antikörperreaktion und die Dämpfung des lymphatischen Gewebes günstig aus.

Angeborene hypoplastische und erworbene hämolytische Anämie Immuno-Agranulocytose und -Thrombopenie zeigen schon nach wenigen Einzelgaben eine deutliche Besserung des peripheren Blutbildes. Man gibt anfangs etwa 1 mg/kg/die Prednison und geht rasch auf eine Erhaltungsdosis von 5—10 mg zurück, die noch einige Wochen nach klinischer Heilung fortgesetzt werden muß.

Vereinzelte Erfolge bei chronischer Erythroblastophthise, Blackfan-Diamond und vorübergehend bei M. Werlhof werden beschrieben. Ein gutes Ansprechen zeigt gewöhnlich die anaphylaktoide Purpura Schönlein-Henoch. Die reine Glucocorticoid-Behandlung bringt bei aplastischer Anämie gewöhnlich keine überzeugende Besserung. Bessere Erfolge zeigt neuerdings die Kombination mit Anabolica (Seip).

Chronisch lymphatische Leukämien, Lymphogranulomatose und evtl. Lymphosarkome können u.U. vorübergehend gebessert und gleichzeitig gegebene Cytostatica besser vertragen werden.

Bei akuten Myelosen und Retikulosen können, insbesondere durch die intermittierende, hochdosierte Stoßbehandlung mit 5 mg/kg/die Prednison und mehr, mit abruptem Absetzen nach 5—8 Tagen z.T. wiederholte Voll- und Teilremissionen über Wochen und Monate erzielt werden (THOMAS; HANSEN).

6. Infektionskrankheiten. Ganz allgemein wirken Glucocorticoide resistenzmindernd gegen Infektionen, indem durch die antiphlogistische Wirkung die Körperabwehr gedämpft wird. Bei exsudativen und hyperergischen Reaktionen des Organismus auf Infektionen kann jedoch die Entzündungshemmung erwünscht sein. Prinzipiell muß jedoch in erster Linie die Infektion durch gezielte, wirksame Medikamente beherrscht sein, bevor Corticoide eingesetzt werden dürfen.

a) Bakterielle Infektionen. Bei der Meningokokken-Sepsis wirken Glucocorticoide oft lebensrettend, doch handelt es sich in erster Linie um einen Substitutionseffekt (s. dort).

Bei toxischem und kreislaufschädigendem Verlauf verschiedener anderer Infektionen, unter anderen auch bei Typhus und Ruhr (PALITZSCH 1959), liegt gewöhnlich kein endogener Corticoid-Mangel vor und eine zusätzliche Behandlung bewirkt lediglich eine Besserung des Allgemeinbefindens, ohne den Krankheitsverlauf letztlich zu beeinflussen (BIERICH 1960). Auch etwaige Erfolge bei toxischer Diphtherie und Tetanus sind skeptisch zu beurteilen.

Die Vorteile und Erfolge bei der Behandlung von Staphylokokken-Infektionen und Osteomyelitiden (s. unter anderen FREISLEDERER; PALITZSCH 1959) konnten nicht eindeutig bestätigt werden (BIERICH 1960).

Rest-Pleocytosen bei Influenza-Meningitis sprechen gelegentlich gut an.

Vereinzelte Erfolge beim M. Boeck im Stadium II der Lungensarkoidose, kombiniert mit Tuberculostatica, rechtfertigen u.U. einen Versuch.

Bei aktiver Lungentuberkulose kann, sofern eine nachgewiesene Erregerempfindlichkeit gegen Tuberculostatica vorliegt, eine Glucocorticoid-Behandlung besonders bei hyperergisch-exsudativen Formen von Nutzen sein. Gelegentlich kann auch eine Tuberculostatica-Resistenz durch Auflockerung des die Erreger umgebenden Proliferationswalles gebessert werden.

Bei der Bronchus-Tuberkulose soll die Narbenbildung und Schrumpfung verhindert werden. Die Behandlung mit 1 mg/kg/die Prednison sollte jeweils nicht länger als 4 Wochen durchgeführt werden.

Erfolgreiche Behandlung tuberkulöser Lymphknoten durch Infiltration wird angegeben.

Bei der Pleuritis exsudativa kann durch allgemeine und intrapleurale Behandlung die Exsudation gehemmt und die Schwartenbildung oft verhindert werden. Nach Abpunktion des Ergusses werden 10—25—50 mg eines wasserlöslichen Prednisolon-Präparates intrapleural instilliert, was nach etwa 5—7 Tagen wiederholt werden kann.

Durch frühzeitige, anfangs intravenöse, später orale Behandlung kann bei der Meningitis tuberculosa das schwere cerebrale Krankheitsbild meist rasch gebessert und ein Liquorblock durch Verklebungen an der Hirnbasis verhindert werden. Intrathecale Anwendung ist nur bei chronischem oder beginnendem Liquorblock versuchsweise gerechtfertigt, wobei neben den Tuberculostatica Allgemein-Antibiotica zur Verhinderung einer Sekundärinfektion erforderlich sind.

Da die Krankheitsdauer und der Prozentsatz der Defektheilungen offensichtlich nicht wesentlich beeinflußt werden, sind die Angaben über Wert und Dauer der Glucocorticoid-Behandlung sehr verschieden. Während NITSCHKE und auch BIERICH (1960) sowie PALITZSCH (1959) 4—12 Wochen behandeln, wird von anderen diese Behandlung nur in schwersten Verlaufsformen in den ersten Wochen empfohlen (ERICHSON; JANSSEN; SPIESS; SEIDLER).

Ein ähnliches, aber ebenfalls umstrittenes Vorgehen wie bei Meningitis tuberculosa wird z.T. bei der Miliartuberkulose empfohlen (NITSCHKE). Nach SPIESS beruht jedoch die Besserung des Lungenbildes z.T. darauf, daß die Herde so klein werden, daß sie röntgenologisch nicht mehr faßbar sind.

b) Virusinfektionen sind zunächst prinzipiell von der Corticoid-Behandlung auszuschließen, da sie bis jetzt nicht gezielt therapiert werden können. In einzelnen Fällen hat sich jedoch die Behandlung von Komplikationen oder Folgezuständen empirisch als nutzbringend und relativ ungefährlich bewährt. Es wird jedoch gewöhnlich nur eine kurzfristige Corticoid-Gabe durchgeführt.

Bei bestimmten Encephalitiden, z.B. bei Pertussis, Masern, Polio, Varicellen, haben einige Autoren in Einzelfällen eine günstige Beeinflussung der schweren cerebralen Symptomatik mit Rückgang des Hirnödems beobachtet (Hanssler; Palitzsch 1960; Souchon; Haggenmüller; Huschke u. Haggenmüller). Da es sich aber um Einzelbeobachtungen handelt, kann die Behandlung hier nicht generell empfohlen werden und Varicellen und Poliomyelitis müssen auch weiterhin noch als Kontraindikationen gelten.

Variola, Varicellen und Herpes zoster können, insbesondere, wenn schon während der Inkubation mit Corticoiden behandelt wurde, einen ungünstigen Verlauf nehmen. Bisher sind etwa 20 tödlich verlaufende Varicellen-Infektionen publiziert worden, die auf eine derartige Behandlung zurückgeführt werden (Haggerty u. Eley; Bierich 1960; Nichols; Hansen). Andererseits sind auch zahlreiche Inkubationen mit Varicellen während einer Corticoid-Behandlung beobachtet worden, bei denen die Krankheit keinen auffälligen Verlauf genommen hat (s. Kapitel-Einleitung).

Auch über die Glucocorticoid-Behandlung der Säuglings-Toxikose liegen keine einheitlichen Ergebnisse vor. Während einige Arbeiten über günstige Erfolge berichten (Haggenmüller; Palitzsch 1959; Niemann u. Tilling; Weingärtner 1960 I), sehen andere keine günstige Beeinflussung (Bierich 1960; Klinke). Im akuten Stadium kann eine sofortige intravenöse Prednisolon-Behandlung versuchsweise empfohlen werden.

Bezüglich der Virushepatitis s. unten.

7. Lebererkrankungen. Bei der Hepatitis epidemica und dem homologen Serumikterus bewirken Glucocorticoide eine Besserung des Allgemeinbefindens und Appetites sowie einen rascheren Abfall des Bilirubins — vermutlich infolge Abflußverbesserung durch die Entzündungshemmung — und der Transaminasen im Serum im Anfangsstadium der Erkrankung. Der Krankheitsverlauf selber wird jedoch nicht erkennbar beeinflußt oder abgekürzt, vielmehr wird die Rezidivneigung verstärkt (Wildhirt; Nagel; Lindner). Bei dem durchweg gutartigen Verlauf der Hepatitis im Kindesalter werden die Glucocorticoide hier nur eingesetzt,

wenn der Bilirubin-Spiegel 8 Tage nach Behandlungsbeginn noch über 15—20 mg-% liegt und keine Tendenz zum Rückgang zeigt (Schreier). In den seltenen schweren Verlaufsformen kann u.U. der Übergang in eine akute gelbe Leberdystrophie verhindert werden, was aber retrospektiv nicht sicher und statistisch nicht beweisbar ist.

Die orale Behandlung wird über 4—8, maximal 10—21 Tage durchgeführt, beginnend mit 1—2 mg/kg/die Prednison und allmählichen Rückgang auf 0,5 mg/kg/die. Ungünstig kann sich der eiweißkatabole Effekt auswirken.

Ein einmal aufgetretenes Coma hepaticum sowie eine Lebercirrhose lassen sich gewöhnlich nicht beeinflussen (Palitzsch 1959; Wildhirt; Kühn u. Baur; Heilmeyer; Bierich 1960). Die chronische Hepatitis wird gelegentlich günstig beeinflußt.

Icterus gravis s. Zentralnervensystem.

Bei vorhandenen Oesophagusvaricen kann die Blutungsneigung verstärkt werden, eine hepatogene Rachitis oder Osteoporose können verschlechtert werden.

8. Nierenerkrankungen. Das günstige Ansprechen der meisten Fälle von Lipoid-Nephrose wird von allen Statistiken bestätigt (Lange; Reubi u. Cottier; Gryboski u. Brandt; Laron; Hellman u. Mitarb.; Pachioli u. Echeli; Arneil). Neben dauerhaften und vorübergehenden Remissionen bleibt in bestimmten Fällen eine Restproteinurie bestehen. Weniger gut sprechen die postnephritischen Nephrosen an. Vorsicht ist bei Niereninsuffizienz wegen der Kumulationsgefahr geboten.

Obwohl von den einzelnen Autoren unterschiedliche Behandlungspläne angewendet werden, sind die Ergebnisse im allgemeinen dieselben. Von einigen wird die Behandlung auch heute noch mit ACTH begonnen, andere bevorzugen Triamcinolon oder Methylprednisolon, die Mehrzahl jedoch wendet von vornherein Prednison-Stoßbehandlung mit 2—3 mg/kg/die an, die u.U. noch bis zu 4 Monaten nach Urin-Normalisierung in niedriger Dosierung fortgeführt wird. Bei zurückbleibender Restproteinurie ist u.U. eine Dauerbehandlung mit kleinsten Dosen erforderlich. Die intermittierende Behandlung ist jedoch nach Möglichkeit vorzuziehen. In Fällen, in denen es bei Absetzen der Corticoide sofort zum schweren Rezidiv kommt, müssen die schweren Nebenerscheinungen der Langzeitbehandlung in Kauf genommen werden (s. Abb. 18). Solange höhere Dosen gegeben werden, ist eine Antibiotica-Prophylaxe angezeigt. Auch nach jahrelanger Behandlung sahen wir in Einzelfällen noch Kompensationen. Cushingoid und Minderwuchs bilden sich auch dann noch nach Absetzen der Therapie zurück.

Gute Erfolge bei akuter und subakuter Glomerulonephritis (DIECKHOFF u. Mitarb.; WEINGÄRTNER 1960 II) sind bei dem gutartigen Verlauf im Kindesalter skeptisch zu bewerten und rechtfertigen keine allgemeine Anwendung.

9. Bei der *Endangiitis obliterans* bringt die orale und intraarterielle Behandlung in Einzelfällen eine vorübergehende Besserung.

10. Bei bösartigen *Geschwulst*leiden kann eine vorübergehende Besserung des Allgemeinbefindens und eine bessere Verträglichkeit der Bestrahlungsbehandlung und der Cytostatica von großem Nutzen sein.

11. Beim *eosinophilen Granulom* und beim M. Hand-Schüller-Christian ist versuchsweise eine Langzeitbehandlung indiziert (s. unter anderen SCHNABEL).

12. Erkrankungen des Nervensystems. Neuritiden und Polyradiculoneuritiden sprechen u. U. gut an. GUGGENHEIM u. REGLI erzielten auch bei frischer, kryptogenetischer Facialisparese gute Erfolge.

Chorea minor wird nicht überzeugend beeinflußt, u. U. kann sogar eine Psychose provoziert werden (STOLLERMANN).

BNS-Krämpfe der Säuglinge sprechen auf hochdosierte Stoßbehandlung mit ACTH oder Dexamethason, nicht Aldosteron und Prednison, gut an. Die Behandlung wird mit 80—160(—240) i.E. ACTH oder 6—9—12 mg Dexamethason täglich über 3 Wochen durchgeführt und bei Bedarf intervallär — nach je 10 Tagen Pause 3—4 Tage Behandlung — unter wirksamer Infektprophylaxe fortgesetzt.

Zur Prophylaxe des Kernikterus bei Icterus gravis der Neu- und Frühgeborenen aus verschiedener Ursache wird heute gelegentlich neben einer Austauschtransfusion oder Infusionen Prednison 2—4 × 2,5 mg täglich gegeben, ohne daß bisher eine statistisch nachgewiesene Beeinflussung des Bilirubinspiegels in größeren Kontrollserien vorliegt (s. unter anderen THEILE; WIESENER; DIECKHOFF u. Mitarb.; SCHALL und HÜTHER).

13. Dermatologie. Im Vordergrund steht hier die lokale Anwendung (Einzelheiten s. unter Dermatotherapeutica). Innerlich angewendet werden darüber hinaus Corticosteroide versuchsweise bei Pemphigus vulgaris, Dermatitis herpetiformis, Dermatitis bullosa, Erythematodes acutus, Dermatomyositis, Erythema exsudativum multiforme, Stevens-Johnson-Syndrom, pluriorifizieller Ektodermose, Kuhmilchidiosynkrasie, Neurodermitis, Sklerodermie, Ekzem, Toxikodermie, Dyshidrosis, Ichthyosis congenita. Beim Erythema nodosum hingegen konnten bisher keine überzeugenden Erfolge registriert werden. Konnatale Hyperkeratosen sprechen in Einzelfällen auf monatelange, hochdosierte Behandlung mit 3 mg/kg Körpergewicht Prednison täglich oral an (RUPP).

14. Erkrankungen im HNO-Bereich. Bezüglich der Lokalanwendung s. HNO-Erkrankungen. Bei Oesophagusverätzungen kann die Narbenbildung gemildert werden.

Beim Pseudokrupp wirken Corticoide gelegentlich lebensrettend, u. U. müssen die ersten Gaben i.v. gegeben werden (2—3 mg/kg Körpergewicht/die Prednison) (s. unter anderen BIERICH 1960; PAATSCH).

15. Erkrankungen des Auges. Die interne Anwendung von Corticoiden wird versuchsweise und z.T. mit gutem Erfolg bei Uveitis, Chorioiditis, Neuritis n. optici, Retrobulbärneuritis, Ophthalmia sympathica und malignem Exophthalmus durchgeführt. — Einzelheiten über die Lokalbehandlung sind bei den Augenkrankheiten aufgeführt.

16. Die idiopathische Hypoglykämie spricht auf ACTH- oder Glucocorticoid-Gabe gewöhnlich gut an (s. unter anderen WEINGÄRTNER 1960).

17. Hypercalcämie und Vitamin D-Intoxikationen lassen sich vielfach gut beeinflussen (HÖVELS und STEPHAN).

STRÖDER u. Mitarb. beobachteten dagegen Rachitisheilung bei Säuglingen, die mit 1—2 mg/ kg Körpergewicht Prednison behandelt wurden.

18. Kleine Glucocorticoid-Dosen können eine Thymushyperplasie ebenso zum Verschwinden bringen wie ACTH.

Allgemeine Dosierungsrichtlinien

Alle empirisch gefundenen und bewährten Dosierungsangaben dürfen nicht in jedem Fall schematisch angewendet werden. Vielmehr muß jeweils die individuelle Reaktion und Ansprechbarkeit berücksichtigt werden.

Obgleich die Wirkungen der einzelnen synthetischen Glucocorticoid-Derivate sich nicht nur rein quantitativ unterscheiden, hat es sich doch in der Praxis bewährt, die einzelnen Verbindungen mengenmäßig zu vergleichen. In der therapeutischen Handhabung und Umstellung von einem Derivat auf ein anderes entsprechen

100 mg Cortison

 80 mg Hydrocortison,

 24 mg Methylenprednisolon,

 20 mg Prednison und Prednisolon,

 16 mg Triamcinolon und Methylprednisolon,

  8 mg Paramethason,

  2 mg Dexa- und Betamethason.

Die Anfangs- oder Stoßdosis liegt für Prednison bei 2—3 mg/kg Körpergewicht/die. Im Bedarfsfall wird diese Menge täglich oder jeden 2. Tag um 5—10 mg reduziert bis zu einer Erhaltungsdosis, die bei 0,1—1 mg/kg Körpergewicht/die oder niedriger liegt.

Für die Anwendung der übrigen Derivate ist es am einfachsten, die jeweils erforderliche Dosis aus der im Einzelfall zu errechnenden Prednison-Menge abzuleiten.

Das Umsetzen von einem Derivat auf ein anderes geschieht am besten schrittweise, entsprechend etwa dem Vorgehen beim Absetzen.

Das Absetzen nach jeder länger als 8 bis 14 Tage durchgeführten Glucocorticoid-Gabe muß langsam über 3—4 Tage unter täglicher Reduzierung der Tagesdosis etwa um $^1/_4$ vorgenommen werden. Der Wert intermittierender oder abschließender ACTH-Gaben ist umstritten. Es können während des Absetzens und 1—2 Tage nachher 10—20 i.E. Depot-ACTH gegeben werden.

Bei der intravenösen und intramuskulären Behandlung akut bedrohlicher Zustände können Säuglinge und Kleinkinder etwa 5—15, ältere Kinder 10—25 mg Prednisolon, evtl. mehrfach täglich erhalten.

Da es bei Kindern früher als bei Erwachsenen unter Corticoid-Gabe zur Ausbildung eines Pseudo-Cushing, Osteoporose und Wachstumshemmung kommt, sollte nach Möglichkeit eine intermittierende Behandlung durchgeführt werden. Nach 3—8 behandlungsfreien Tagen werden die Glucocorticoide hier für jeweils 3—4 Tage gegeben. Läßt sich jedoch, was

praktisch leider oft der Fall ist, eine kontinuierliche Behandlung nicht umgehen, so muß man sich über die zu erwartenden Nebenerscheinungen im klaren sein und diese durch geeignete Maßnahmen so gering wie möglich halten (s. oben). Die eben noch ungefährliche Dosis, auch Cushing-Schwellen-Dosis genannt, beträgt nach STOEBER 10,9 mg/m² Körperoberfläche/die Prednison beim Kleinkind und 8,14 mg/m² Körperoberfläche/die beim älteren Kind, bzw. nach STÖTTER, in Anlehnung an SLOCUMB, 10 mg Cortison, 7,5 mg Hydrocortison, 2 mg Prednisolon, 1,6 mg Methylprednisolon und Triamcinolon, und 0,4 mg Dexamethason.

Therapeutisch verwendete Glucocorticoid-Derivate
(Formeln s. S. 284, Tabelle 36)

1. Cortison wird heute nur noch in seltenen Fällen zur Substitutionstherapie verwendet, da seine Wirkungen auf den Elektrolytstoffwechsel relativ groß sind. Daneben wird es noch gelegentlich in Spezialzubereitungen für die lokale Anwendung benutzt.

Handelspräparate (jeweils Tabletten zu 25 mg und Ampullen zu 25 mg/ml Mikrokristallsuspension).

Adreson „Organon",

Cortison „CIBA",

Cortison „Hoechst",

Scheroson,

Scheroson-Depot „Schering" (Ampullen 1 ml = 250 mg).

2. Hydrocortison dient heute ebenfalls vornehmlich nur zu lokalen und Injektionsbehandlung.

Hydrocortison „freier Alkohol" wird auf Grund seiner besseren Löslichkeit in Wasser und Plasma gut resorbiert. Das weniger gut wasserlösliche Hydrocortisonacetat wird für intra- und periartikuläre Injektionen sowie in der Ophthalmologie verwendet.

Handelspräparate (Kristallsuspensionen 25 mg/ml).

Ficortril „Pfizer",

Hydro-Adreson „Organon",

Hydrocortison „CIBA",

Hydrocortison Dembach-Roussel,

Hydrocortison „Hoechst" (zusätzlich 20 ml Infusionslösung zu 100 mg Tabletten 10 mg.

Scheroson-F „Schering".

Halogenierte Hydrocortisone besitzen eine etwa 10fach stärkere entzündungshemmende, bei 20fach stärkerer mineralocorticoider Wirkung und werden daher nur lokal angewendet.

Im Handel ist Fluorhydrocortison als Scherofluron-Kristallsuspension (3 ml = 6 mg) und -Salbe „Schering".

3. Prednison und Prednisolon sind Derivate des Cortisons bzw. Hydrocortisons (s. Formeln S. 284) von etwa gleicher Wirkungsqualität und -quantität.

Die Glucocorticoidwirkungen, insbesondere die entzündungshemmende, antiallergische, appetitanregende und psychisch stimulierende Wirkung sind etwa 3—5mal stärker ausgeprägt als die des Cortison, bei ganz wesentlich abgeschwächten mineralocorticoiden Eigenschaften. Therapeutisch verwendete Mengen haben kaum einen Einfluß auf den Natrium-Kalium-Haushalt. Prednison und Prednisolon sind nach wie vor die hauptsächlich verwendeten Glucocorticoide, die bei allen Indikationen der pharmakodynamischen Therapie ebenso geeignet sind wie bei der Substitutionstherapie. Alle neueren Verbindungen besitzen keine grundsätzlichen Vorteile.

Das wasserlösliche Prednisolon-Na-succinat kann i.v. injiziert werden, Prednisolon-acetat wird als Kristallsuspension zur intraartikulären und Infiltrationsbehandlung verwendet.

Dosierung und Kontra-Indikationen sowie unerwünschte Wirkungen s. Kapiteleinleitung.

Handelspräparate:
a) Zur oralen Anwendung (Tabletten zu 5 mg, teilweise auch zu 1 und 2 mg).
 Bi-Cortidelt „Roussel",
 Cortidelt „Roussel",
 Decortin „Merck", ferner Decortinretard-Dragée zu 10 mg,
 Decortin-H „Merck",
 Deltacortril „Pfizer",
 Di-Adreson „Organon",
 Hostacortin „Hoechst",
 Hostacortin-H „Hoechst",
 Keteocort und Keteocort-H „Desitin",
 Prednison- und Prednisolon-Ferring,
 Scherisolon „Schering",
 Ultracorten und Ultracorten-H „Ciba".
Anhang. Rectodelt- Suppositorien „Trommsdorff" 5 mg (nach STAIB ist auch die rectale Resorption gut).

b) Zur i.v.-Injektion (Trockenampullen zu 10 und 25 mg).
 Deltacortril intravenös „Pfizer",
 Di-Adreson-F aquosum „Organon",
 Solu-Decortin-H „Merck",
 Ultracorten-H — wasserlöslich „Ciba".
c) Zur intraartikulären und Infiltrationsbehandlung.
 Decortin-H-Kristallsuspension „Merck",
 Deltacortril-Suspension „Pfizer",
 Di-Adreson-F-Suspension „Organon",
 Hydrocortidelt „Roussel",
 Scherisolon-Kristallsuspension „Schering",
 Ultracortenol „Ciba".
4. Triamcinolon, ein 9-α-Fluor-16-α-hydroxy-Prednisolon, wirkt insgesamt etwas stärker entzündungshemmend als Prednison — 4 mg entsprechen in der therapeutischen Anwendung etwa 5 mg Prednison. Bei stark abgeschwächter bis fehlender Stimulierung von Psyche und Appetit sowie Natrium-Retention wird die antiallergische Wirkung doppelt so stark wie die des Prednisons angegeben. Säure- und Pepsinbildung im Magen werden angeblich nicht gesteigert.

An besonderen Nebenerscheinungen wurden Gesichts- und Nackenerytheme, Schweißausbrüche, Schwindel und Kopfschmerzen registriert.

Es wird vornehmlich bei schon vorhandenen Ödemen, z.B. bei Nephrosen, bei magenempfindlichen Patienten, bei Allergien und chronisch entzündlichen Prozessen empfohlen.

Die Dosierung ergibt sich aus der Prednisondosis durch Umrechnung im Verhältnis 5:4.

Handelspräparate:
 Delphicort „Lederle" (Tabletten zu 2 und 4 mg; Kristallsuspension).
 Volon „Squibb-Heyden" (Tabletten zu 1 und 4 mg, Kristallsuspension 10 mg zur lokalen Injektion).
 Ausländische Präparate sind Aristocort, Ledercort, Kenacort.
5. Methylprednisolon unterscheidet sich vom Prednisolon nur durch eine zusätzliche Methylgruppe in 6-α-Stellung. Seine Glucocorticoidwirkung ist tierexperimentell etwa 3fach-, die entzündungshemmende etwa $2^1/_2$-fach größer als die des Prednisolons. Natrium und Wasser sollen vermehrt ausgeschieden werden.

Es wird ebenfalls eine geringere Stimulierung von Appetit und Psyche bei besserer Magenverträglichkeit angegeben.

Es wird insbesondere zur Langzeitbehandlung von allergischen Erkrankungen, primär chronischer Polyarthritis und chronischen Lymphadenosen empfohlen.

Die Dosis errechnet sich aus der Prednisondosis im Verhältnis 5:4.

Handelspräparate:

Urbason „Hoechst" (Tabletten zu 4 und 40 mg).

Urbason retard-Dragées zu 4 mg (mite) und 8 mg.

Urbason solubile (Ampullen zur i.v. und i.m. Injektion zu 8, 20 und 40 mg).

Urbason-Kristallsuspension, Ampullen zu 0,5 ml (= 20 mg).

In USA: Medrol.

6. Methylenprednisolon ist ein Prednisolon mit einer CH_2-Gruppe am C-Atom 16.

Entzündungshemmung und thymolytische Wirkung sind im Tierversuch 2—3mal so stark wie die des Prednisolons. Die Hypophysenhemmwirkung und die Beeinflussung des Elektrolytstoffwechsels sollen wesentlich geringer sein als bei entsprechend wirksamen Glucocorticoiden. Weiter werden eine gute Magenverträglichkeit und geringe Beeinflussung psychische Stimulierung angegeben (Brückner; Kracht; Reisert u. Mitarb.; Teichmann).

Als besondere Indikation dient demnach die Langzeitbehandlung im Rahmen der pharmakodynamischen Therapie (Einzelheiten s. Einleitung).

Der quantitative Dosisvergleich mit Prednison wird mit 1:1,2 bis 1:1 angegeben.

Handelspräparate:

Decortilen „Merck" (Tabletten zu 6 und 60 mg, retard-Dragées zu 12 mg, Trockenampullen zu 30 und 60 mg mit Lösungsmittelampullen zur i.v. Injektion).

7. Dexamethason, ein 9-α-Fluor-16-α-methyl-prednisolon, ist gekennzeichnet durch eine 6mal so starke entzündungshemmende und 30mal so starke ACTH-sekretionshemmende Wirkung wie Prednisolon. Weiter führt es zu einer dosisabhängigen Natrium-Diurese, die u.U. zu einer negativen Natrium-Bilanz führen kann. Nach langdauernder Zufuhr kann sich eine Hypokaliämie herausbilden. Der katabole Effekt ist besonders stark ausgeprägt. Infolge vermehrter Calcium- und Phosphor-Ausscheidung wird deren Bilanz ebenfalls negativ und es kann schon relativ

früh zur Osteoporose bzw. rascher Verschlechterung einer vorhandenen kommen. Bei Osteoporose ist es daher von vornherein kontraindiziert. Während Diabetes und Psyche nur gering beeinflußt werden, kommt es zu einer deutlichen Appetitsteigerung und analgetischen Wirkung.

Auf Magenbeschwerden ist besonders sorgfältig zu achten. Indikationen sind vornehmlich die kurzfristigen Gaben im Rahmen der pharmakodynamischen Therapie. Besonders bewährt haben sich hohe Dosen bei BNS-Krämpfen.

Aus den oben genannten Gründen ist eine Langzeitbehandlung im Kindesalter als kontraindiziert zu betrachten.

Die Dosierung entspricht etwa $^1/_6$—$^1/_7$ der errechneten Prednison-Dosis.

Handelspräparate:

Decadron „Sharpe u. Dohme" (Tabletten 0,5 mg, Injektionsflasche 8 mg).

Dexa-Cortidelt „Roussel" (Tabletten 0,553 mg).

Dexamethason „Ferring" (Tabletten 0,5 mg).

Dexa-Scheroson „Schering" (Tabletten 0,5 und 1,5 mg, Ampullen 5 mg).

Fortecortin „Merck" (Tabletten 0,5 und 1,5 mg, 1 Ampulle 4 mg Kristallsuspension, 1 Mono-Ampulle 4 mg).

Millicorten „Ciba" (Tabletten 0,5 und 1 mg).

Oradexon „Organon" (Tabletten 0,5 und 1,5 mg, Ampullen 5 mg).

8. Betamethason ist 16-β-Methyl-9-α-Fluor-Prednisolon. Es unterscheidet sich chemisch und wirkungsmäßig kaum von Dexamethason (Froidevaux; Tilling).

Im Handel als Celestan „Byk-Essex" (Tabletten zu 0,5 mg).

9. Paramethason ist 6-α-Fluor-16-α-methyl-Prednisolon und entspricht wirkungsmäßig dem Dexa- und Betamethason (Riviere und Levret). Im Handel als Haldrone „Lilly" (Tabletten zu 1 und 2 mg), Monocortin „Grünenthal" (Tabletten zu 2 und 20 mg; Spritzampulle zu 10 und 20 mg).

10. Nebennierenrinden-Extrakte. Diese Gesamtextrakte der Nebennierenrinde, die schon lange im Gebrauch sind, werden vornehmlich zur Erzielung einer NNR-Gesamtwirkung verwendet. Im allgemeinen ist ihr Hormongehalt so gering, daß praktisch keine gezielte hormonelle Substitution oder Therapie durchgeführt werden kann. — Standardisierung am Überlebenstest infantiler Mäuse und Ratten.

Handelspräparate:

Cortigarant „Hormonchemie" (1 ml ölige Lösung zur i.m. Injektion = 1 mg Gluco- + 0,5 mg Mineralocorticoid; 1 ml wäßrige Lösung zur i.v. Injektion = 0,13 mg Gluco- + 0,07 mg Mineralocorticoide; 1 Suppositorium = 2 mg Gluco- + 1 mg Mineralocorticoide).

Cortineurin „Nordmark" (Ampullen zur i.m. und i.v. Injektion).

Pancortex „Henning" (1 ml = 25 g, 1 Dragée = 10 g, frische Drüse).

Nebennierenmarkhormone

Im Nebennierenmark werden ebenso wie in den sympathischen und Paraganglien und bei der Sympathicusreizung *Adrenalin* und *Nor-Adrenalin* gebildet. Dieses System der adrenalinproduzierenden Organe wird als chromaffin bezeichnet, da es sich mit Chromatin entsprechend seinem Adrenalingehalt färbt.

Da es sich bei beiden Hormonen um vorwiegend kreislaufwirksame Sympathicomimetica handelt, werden Wirkungen, Nebenwirkungen, Indikationen und Dosierungen dort abgehandelt. Daneben besitzt Adrenalin eine Insulin-antagonistische Wirkung mit Abbau der Glykogenvorräte in der Leber und Erhöhung des Blutzuckerspiegels. Nor-Adrenalin unterscheidet sich hier wie auch in anderen Punkten deutlich von Adrenalin und beeinflußt den Blutzuckerspiegel nicht meßbar.

Literatur

ALBEAUX, M., J. D. ROMANI, J. CHABOT, A. KELLER, M. GELINET et M. AUFFRET: Étude clinique et metabolique de l'aldosterone synthetique au cours de l'insuffisance surrenale. Ann. Endocr. (Paris) 22, 230—238 (1961).

ARNEIL, G. C.: 164 children with nephrosis. Lancet 1961 II, 1103—1110.

BÄUMER, A., G. MENKHAUS, G. BIRK u. H. PORTHEINE: Klinische Studie über Nebenwirkungen der Prednisonbehandlung bei 43 Patienten. Medizinische 1960, 1034—1038.

BECKMANN, R.: Nebenwirkungen von Hormonen in der Pädiatrie. In: Klinik und Therapie der Nebenwirkungen, herausgeg. von H. P. KÜMMERLE, SENN, RENTCHNICK u. GOOSSENS, S. 1110—1127. Stuttgart: Georg Thieme 1960.

BEIN, H. J., and R. JAQUES: The antitoxic effect of aldosterone. Experientia (Basel) 16, 24 (1960).

BIERICH, J. R.: Das adrenogenitale Syndrom im Kindesalter. Ergebn. inn. Med. Kinderheilk., N. F. 9, 510—585 (1958).

— Zur Klinik der ACTH- und Cortisonbehandlung. Mschr. Kinderheilk. 108, 176 (1960).

— D. SCHÖNBERG u. E. ECKLER: Untersuchungen zur Dynamik des Hypophysen-NNR-Systems. Dtsch. med. Wschr. 87, 8—13, 84—90 (1962).

BLACK, J. A.: Effects on the foetus and newborn of drugs given during pregnancy. Practitioner 189, 99—106 (1962).

BOCK, H. E.: Nebenwirkungen der Therapie mit Nebennierenrinden-Hormonen. Arch. klin. exp. Derm. 213, 193—225 (1961).

— Schäden durch Nebennierenrinden-Steroide. Internist 3, 459—471 (1962).

BRAUN-VALLON, S., J. J. ARON et C. R. ROBERT: Les accidents oculaires d'hypertension intracranienne a l'arret de la corticotherapie. Presse méd. 70, 594 (1962).

BRÜCKNER, K.: 16-Methylenprednisolon im Rahmen der chemischen Entwicklung der Kortikosteroide. Münch. med. Wschr. 104, 1001 (1962).

DEES, S. C., and H. W. McKAY jr.: Occurence of pseudotumor cerebri (Beningn intracranial Hypertension) during treatment of children with asthma by adrenal steroids. Pediatrics 23, 1143—1151 (1959).

DIECKHOFF, J., V. DIETEL u. W. KINZER: Zur Prophylaxe des Kernikterus Frühgeborener. Dtsch. Gesundh.-Wes. 15, 149 (1960).

— L. THEILE: Prednison in der Therapie der akuten Glomerulonephritis. Münch. med. Wschr. 102, 1661—1666 (1960).

DUX, E., G. PINTER, GY. BAKACSI u. A. PINTER: Beobachtungen über das Auftreten von Viruserkrankungen bei mit Corticosteroiden behandelten Kranken. Kinderärztl. Prax. 30, 495—501 (1962).

ERCHE, G.: Aldosteronbehandlung bei kongenitalem Salzverlustsyndrom. Z. Kinderheilk. 86, 217—232 (1961).

ERICHSON, K.: ACTH, Cortison und Derivate in der Behandlung der Tuberkulose des Kindes. Mschr. Kinderheilk. 108, 202 (1960).

FIEGEL, G.: Differentialindikation synthetischer Glukokortikoide. Münch. med. Wschr. 102, 1717—1720 (1960).

—, u. H. W. KELLING: Anwendung von Kortikosteroiden und anabolen Substanzen in Klinik und Praxis. Stuttgart: Ferdinand Enke 1962.

FREISLEDERER, W.: Erfolgreiche Behandlung der primär abszedierenden Säuglingspneumonie mit Cortisonderivaten. Dtsch. med. Wschr. 80, 1348—1350 (1955).

FROIDEVAUX, TH.: Klinische Erfahrungen mit Betamethason. Schweiz. med. Wschr. 92, 329 (1962).

GÄDECKE, R., H. REINWEIN u. C. ZIMMER: Zur Häufigkeit, zum Verlauf und zur Therapie der Carditis rheumatica. Dtsch. med. Wschr. 87, 1492 (1962).

GAUNT, R., and J. J. CHART: Mineralocorticoid action of adrenocortical hormones. In: Handbuch der experimentellen Pharmakologie, Bd. 14, The adrenocortical hormones, part I, p. 514—569. Berlin - Göttingen - Heidelberg: Springer 1962.

GERBEAUX, J., J. COUUREUR, A. BACULARD-BEAUCHEF et J. B. JOLY: Maladies infectieuses sous corticothérapie au long cours. Sem. Hôp. Paris 39, 61—75 (1963).

GOOD, R. A., R. L. VERNIER and R. T. SMITH: Serious untoward reactions to therapy with cortisone and andrenocorticotropin in pediatric practice. Pediatrics 19, 95—118, 272—284 (1957).

GRAB, W.: Hormone als Vorbilder für Arzneimittel. Ther. d. Gegenw. 101, 353—363 (1962).

GROSS, F.: Nebennierenrinde und Wasser-Salz-Stoffwechsel unter besonderer Berücksichtigung von Aldosteron. Klin. Wschr. 34, 929—941 (1956).

— Renal and extrarenal actions of aldosterone. Experientia (Basel) 17, 57 (1961).

—, and H. SCHMIDT: Aldosterone overdosage in the rabbit. Acta endocr. (Kbh.) 28, 467—478 (1958).

GRYBOSKI, J. D., and I. K. BRANDT: The nephrotic syndrome in childhood: Prolonged glucocorticoid therapy. Amer. J. Dis. Child. 102, 489 (1961).

GUGGENHEIM, P., u. F. REGLI: Aspekte bei der Behandlung der sogenannten kryptogenetischen Facialisparese. Schweiz. med. Wschr. 92, 219—226 (1962).

HAGGENMÜLLER, F.: Klinische Erfahrungen mit Prednisolon - 21 - piperidinoazetat hydrochl. Medizinische 1960, 1941—1943.

HAGGERTY, R. J., and R. C. ELEY: Varicella and cortisone. Pediatrics 18, 160 (1956).

HANSEN, H. G.: Varicellen und Cortison. Mschr. Kinderheilk. 108, 66—67 (1960).

— Zur Behandlung akuter Leukosen im Kindesalter. Medizinische 1960, 1817—1824.

HANSSLER, H.: Klinische Erfahrungen mit der Cortisonbehandlung bedrohlicher Encephalitisformen. Mschr. Kinderheilk. 108, 207—208 (1960).

HARTENBACH, W.: Indikationen und Kontra-Indikationen für die Anwendung kataboler und anaboler Hormone in der Chirurgie. Münch. med. Wschr. 104, 1567—1574 (1962).

HEILMEYER, L.: Klinische Beobachtungen zur Infektbeeinflussung durch ACTH und Cortison. Münch. med. Wschr. 96, 521 (1954).

HELLMAN, L., B. ZUMOFF, A. MINSKY, N. KRETCHMER and B. KRAMER: Treatment of the nephrotic syndrome with triamcinolon. Pediatrics 23, 686—689 (1959).

HELWIG, H.: Behandlung eines adrenogenitalen Salzverlust - Syndromes mit Aldosteron. Eigene Beobachtung (unveröffentlicht).

HÖVELS, O., u. U. STEPHAN: Das Krankheitsbild der „idiopathischen" Hypercalcämie, eine chronische Vitamin D-Intoxikation. Ergebn. inn. Med. Kinderheilk. 18, N. F., 116ff. (1962).

HOOFT, C., u. K. VAN ACKER: Intracraniele Hypertensie bij Lipoidnefrose onder Behandeling met Corticoide. Maandschr. Kindergeneesk. 29, 386 (1961).

HÜBENER, H. J.: Die physiologische Funktion der Nebennierenrinden-Hormone als Enzym-Induktoren. Dtsch. med. Wschr. 87, 438—445 (1962).

HUSCHKE, U., u. F. HAGGENMÜLLER: Beitrag zur Kortikosteroid-Behandlung der bulbär-enzephalitischen Form der Poliomyelitis. Dtsch. med. Wschr. 87, 1289 (1962).

ILLIG, H., u. E. SIMON: Die Wirkung einer Stoß-behandlung mit Depot-ACTH beim Asthma-Syndrom (Doppelblindversuch). Münch. med. Wschr. 104, 1377—1380 (1962).

JANSSEN, E. G.: Zur Problematik einer Dauertherapie mit Cortison bei schweren Tuberkulose-Formen. Mschr. Kinderheilk. 108, 207 (1960).

KARLSON, P.: Biochemische Wirkungsweise der Hormone. Dtsch. med. Wschr. 86, 668—674 (1961).

— Zur vergleichenden Biochemie der Vitamine und Hormone. Münch. med. Wschr. 104, 1697—1703 (1962).

KARTE, H.: Behandlung der Enzephalitis im Kindesalter. 14. Dtsch. Therapiewoche, Karlsruhe 1962.

KAUFMANN, H. J.: Medikamentöse Nebenwirkungen in der Pädiatrie. Ann. paediat. (Basel) 197, 467—490 (1961).

KLINKE, K.: Umfrage über die Behandlung von Ernährungsstörungen beim Säugling. Klinik u. Praxis 26, 157 (1958).

KOCZOREK, K. R., J. KARL, M. EICKE u. H. P. WOLFF: Über die Behandlung des M. Addison mit synthetischem Aldosteron. Dtsch. med. Wschr. 84, 1134—1138 (1959).

KÖTTGEN, U., u. W. CALLENSEE: Rheumatisches Fieber im Kindesalter. 45. Beih. zum Arch. Kinderheilk. (1961).

—, u. E. CHRISTMANN: Zur Behandlung akut rheumatischer Erkrankungen im Kindesalter. Med. Klin. 53, 940—943 (1958).

KOSSEL, A.: Interstitielle, plasmazelluläre Pneumonie beim älteren Kind als Folge langdauernder Kortikosteroidbehandlung. Dtsch. med. Wschr. 87, 1133—1139 (1962).

KRACHT, J.: Vergleichende Untersuchungen über die Hypophysenhemmwirkung von 16-Methylenprednisolon. Münch. med. Wschr. 104, 1022 (1962).

KRAJEWSKA, B.: Helv. paediat. Acta 17, 150—152 (1962).

KRAUTWALD, A.: Gefahren der Therapie mit Nebennierenrinden-Hormonen. Münch. med. Wschr. 102, 2310—2315 (1960).

KÜHN, H. A., u. H. BAUR: Vergleichende Therapie der akuten Virushepatitis. Dtsch. med. Wschr. 85, 1956—1965 (1960).

Küster, F.: Das rheumatische Fieber. Arch. Kinderheilk. **151**, 113 (1955).

Lamy, M., M. Aussannaire et M.-L. Jammet: Les rhumatismes chronique de l'enfance. Rev. Prat. (Paris) **12**, 1399—1407 (1962).

Lange, K.: Therapie des nephrotischen Syndromes. 14. Dtsch. Therapiewoche, Karlsruhe 1962.

— L. Slobody and R. Strang: Prolonged intermittent ACTH and cortisone therapy in the nephrotic syndrome: Immunologic basis and results. Pediatrics **15**, 156—168 (1955).

Laron, Z.: Use of medrol in the treatment of nephrosis in children. Helv. paediat. Acta **16**, 104 (1961).

Ledingham, J. G. G., F. Martin, A. Moxham, R. Hurter and J. Nabarro: The metabolic effects of aldosterone given by mouth. Lancet **1961 I**, 630.

Lindner, H.: Die Behandlung der Hepatitis epidemica mit Dexamethason. Gastroenterologica **97**, 103—118 (1962).

Lorenz, E.: Zur Prophylaxe und Therapie des rheumat. Fiebers im Kindesalter. 14. Dtsch. Therapiewoche, Karlsruhe 1962.

Mach, R.: Aldosteron in der Klinik. Wien. klin. Wschr. **68**, 277—279 (1956).

McCrory, W. W.: Estimation of severity of the nephrotic syndrom in childhood as a guide to therapy and prognosis. Pediatrics **23**, 861—873 (1959).

Meyler, L.: Schädliche Nebenwirkungen von Arzneimitteln, S. 222—232. Wien: Springer 1956.

— Side effects of drugs 1960, S. 147—160. Amsterdam: Excerpt. Med. Found. 1960.

Molnar, S.: Zum klinischen Ablauf der Säuglingshepatitis. Mschr. Kinderheilk. **105**, 2 (1957).

Moore, J. A., and E. Heftmann: Chemistry of the adrenocortical steroids. In: Handbuch der experimentellen Pharmakologie, Bd. 14: The adrenocortical hormones, Part I, p. 186ff. Berlin-Göttingen-Heidelberg: Springer 1962.

Mozziconacci, P.: Die Behandlung des akuten Gelenkrheumatismus. Ann. Nestle **13**, 13—19 (1958).

Nagel, H. J.: Die Bedeutung der Prednison-Therapie bei der Hepatitis infectiosa. Mschr. Kinderheilk. **108**, 216 (1960).

Nichols, W. W.: Experience with chickenpox in patients with haematologic disease, receiving cortisone. Amer. J. Dis. Childh. **94**, 219 (1957).

Niemann, L., u. W. Tilling: Zur Therapie der Säuglingstoxikose. Klinik u. Praxis **25**, 282 (1957).

Nitschke, A.: Der Einfluß der Nebennierenrinden-Hormone auf den Verlauf der Miliar-Tuberkulose. Dtsch. med. Wschr. **83**, 1593—1595 (1958).

Paatsch, M.: Pseudocroup und Kortikoide. Med. Klin. **56**, 1879—1882 (1961).

Pachioli, R., u. J. Echeli: Über die Steroidhormontherapie der Lipoidnephrose im Kindesalter. Ciba Symp. **7**, 17 (1959).

Palitzsch, D.: Die Cortison- und ACTH-Therapie schwerer Infektionen im Kindesalter. Münch. med. Wschr. **101**, 241—256 (1959).

— Die Steroidtherapie der Meningitis und Enzephalitis. Mschr. Kinderheilk. **108**, 208—211 (1960).

— Probleme der Langzeitbehandlung mit Nebennierenrindenhormonen. Pädiat. prax. **2**, 173—184 (1963).

Reisert, P. M., W. Hunstein u. H. Kiefer: 16-Methylenprednisolon in klinischer Sicht. Münch. med. Wschr. **104**, 1003 (1962).

Reubi, F., u. P. Cottier: Das nephrotische Syndrom. Ergebn. inn. Med. Kinderheilk., N. F. **18**, 366ff. (1962).

Riviere, J., et J.-Ph. Levret: Premiers resultats concernant l'efficacite clinique d'un nouveau derive cortisonique la paramethasone. Presse méd. **70**, 1527—1529 (1962).

Robinson, B. H. B., D. Mattingly and C. L. Cope: Adrenal function after prolonged corticosteroid therapiy. Brit. med. J. **1962 II**, 1579—1584.

Royer, P., G. Verneil, Y. Dagonnet et M. Gautier: Hypertension intracranienne curable au cours et au decours des corticotherapie tres prolongees chez l'enfant. Sem. Hôp. Paris **37**, 930—933 (1961).

Rupp, W.: Behandlung connataler Hyperkeratosen mit Kortikosteroiden. Klinik u. Praxis **29**, 41 (1961).

Schall, L., u. W. Hüther: Zur Frage einer hormonalen Prophylaxe des Kernikterus der Frühgeborenen. Münch. med. Wschr. **99**, 729—730 (1957).

Schnabel, B. W.: Kortikoid-Therapie des eosinophilen Granuloms des Knochens. Dtsch. med. Wschr. **85**, 304—307 (1960).

Schoen, R.: Nutzen und Schäden der Steroidbehandlung der primär chronischen Polyarthritis. 14. Dtsch. Therapiewoche, Karlsruhe 1962.

Schönberg, D., u. J. R. Bierich: Untersuchungen zum Verhalten synthetischer Kortikosteroide im menschlichen Organismus. Mschr. Kinderheilk. **108**, 188—191 (1960).

Schott, C., u. H. J. Schott: Lokale Hydrocortisonbehandlung der Schlatter'schen Krankheit und ihre örtlichen Nebenwirkungen. Med. Klin. **56**, 1834 (1961).

Schreier, K.: Virushepatitiden. In: Handbuch der Kinderheilkunde, 5. Aufl., Bd. IV. Berlin-Göttingen-Heidelberg: Springer 1963.

Seelemann, K.: Blut und blutbildende Organe. Mschr. Kinderheilk. **105**, 464—471 (1957).

Seidler, E.: Diskussionsbemerkung zu den Vorträgen von Janssen und Spiess. Mschr. Kinderheilk. **108**, 218—219 (1960).

Seip, M.: Behandlung aplastischer Anämien mit anabolen Steroiden und Kortikosteroiden. Acta paediat. (Uppsala) **50**, 561 (1961).

Souchon, F.: Therapie mit ACTH, Cortison und Cortison-Derivaten bei Kinderkrankheiten. 32. Beih. zum Arch. Kinderheilk. (1956).

SOUCHON, F.: Zur Frage der Anwendung von Kortikosteroiden bei der Polioenzephalitis. Mschr. Kinderheilk. 108, 211—212 (1960).

SPIESS, H.: Die Glukokortikoidwirkung auf den Ablauf der experimentellen Tuberkulose unter Chemotherapie. Mschr. Kinderheilk. 108, 203—204 (1960).

— Neuere Ergebn. d. Tuberkuloseforschung. Mschr. Kinderheilk. 109, 166—181 (1961).

STAIB, W.: Untersuchungen über die rektale Resorption von Prednison. Arzneimittel-Forsch. 11, 7 (1961).

STOEBER, E.: ACTH- und Cortisonanwendung beim rheumat. Formenkreis. Mschr. Kinderheilk. 108, 194 (1960).

—, u. G. KÖLLE: Die Nebennierenrinden-Hormon-Behandlung der rheumatoiden Arthritis und ihrer Syndrome im Kindesalter. Z. Rheumaforsch. 19, 231 (1960).

STÖTTER, G.: Die Stellung der Kortikosteroidhormon-Behandlung im Rahmen der allgemeinen Therapie. Med. Klin. 57, 1429 (1962).

STOLLERMAN, G.: Die Behandlung und Überwachung des Rheumafiebers. Docum. Geigy, Acta rheum. 17, 35—45 (1960).

STRÖDER, J., A. GARBE u. H. HILLER: Rachitisheilung unter Cortison. Klin. Wschr. 40, 1014—1015 (1962).

TEICHMANN, W.: Untersuchungen über die Wirkungsstärke von 16-Methylenprednisolon bei primär chronischer Polyarthritis. Münch. med. Wschr. 104, 1016 (1962).

TEPPERMAN, J.: Adrenal cortex in: Pharmacology in medicine, herausgeg. v. V. A. DRILL, p. 1057—1084. New York: McGraw Hill 1958.

THEILE, H.: Biochemie, Pathogenese und Therapie der Hyperbilirubinämie und der Bilirubinencephalopathie. Mschr. Kinderheilk. 111, 1—6 (1963).

THOMAS, K.: Persönl. Mitteilung.

TILLING, W.: Erfahrungen mit dem Kortisolderivat Betamethason. Med. Klin. 57, 1186—1188 (1962).

WEINGÄRTNER, L.: Die Bedeutung der parenteralen Kortikoidtherapie bei der Behandlung lebensbedrohlicher Zustände des Kindes. Med. Klin. 55, 917—921 (1960).

— Zum augenblicklichen Stand der Kortikoidtherapie. Münch. med. Wschr. 102, 1601 (1960).

WETTSTEIN, A.: Nebennierenrinden-Hormone und ihre Derivate. Mschr. Kinderheilk. 108, 164 (1960).

WIESENER, H.: Untersuchungen zur Prophylaxe des Kernikterus von Frühgeborenen mit Prednison. Mschr. Kinderheilk. 108, 1—5 (1960).

WILDHIRT, E.: Cortisontherapie bei Leberkrankheiten. Ärztl. Mitt. (Köln) 59, 314—320 (1962).

Sexualhormone

Von D. KNORR, München

Sexualhormone im engeren Sinne sind in der Pädiatrie kaum je indiziert. Eine Ausnahme davon bilden einzelne Formen von Agonadismus. Hier soll die Substitutionstherapie im normalen Pubertätsalter rechtzeitig begonnen werden.

Weibliche Sexualhormone

Oestrogene (Follikelhormone). Das stärkst wirksame Oestrogen ist das 17β-Oestradiol. Oestrogene bewirken die Ausbildung der weiblichen sekundären Geschlechtsmerkmale. An der Uterusschleimhaut führen sie zur Proliferationsphase. Von allen Sexualhormonen wirkt Oestradiol am stärksten bremsend auf die Gonadotropinsekretion der Hypophyse.

Progestagene. Das natürliche Corpus luteum-Hormon ist das Progesteron, Es überführt die proliferierte Uterusschleimhaut in die Sekretionsphase.

Die cyclusgerechte Gabe von Follikelhormon und Progesteron vermag einen anovulatorischen Cyclus mit Abbruchblutung aufzubauen. Bevor man sich bei der Ovarialdysgenesie (Ullrich-Turner-Syndrom) aus psychischen Gründen zur cyclischen Hormonbehandlung entschließt, ist bei dem meist vorhandenen Minderwuchs zu bedenken, daß das Follikelhormon zu Epiphysenschluß und damit zum Ende des Längenwachstums führt. Oestrogengabe deshalb nicht vor dem 16. Lebensjahr, bei kleinwüchsigen Patienten nicht vor dem 18. Lebensjahr.

Als *Cyclusschema* kann empfohlen werden:

Wirkstoff	Tagesdosis mg	Dauer	Präparat
Äthinyloestradiol	50—60	22 Tage	Progynon C (Schering) Lynoral (Organon)
Äthinylnortestosteron (Norethisteron)	5—10	13. bis 22. Tag	Primolut N (Schering)

7 Tage Pause, danach gleiches Schema laufend wiederholen

Der medikamentöse Aufbau eines anovulatorischen Cyclus läßt sich auch durch die Gabe oraler Ovulationshemmer wie Aconcen (Merck), Anovlar (Schering), Ovulen (Böhringer, Mannheim) und Lyndiol (Organon) erreichen. Es handelt sich hierbei um synthetische Progestagene, welche die Gonadotropinsekretion stark bremsen, kombiniert mit relativ kleinen Dosen eines Oestrogens. Da vom Patienten die Gabe eines Ovulationshemmers nicht verstanden wird, sollte man „sine confectione" rezeptieren.

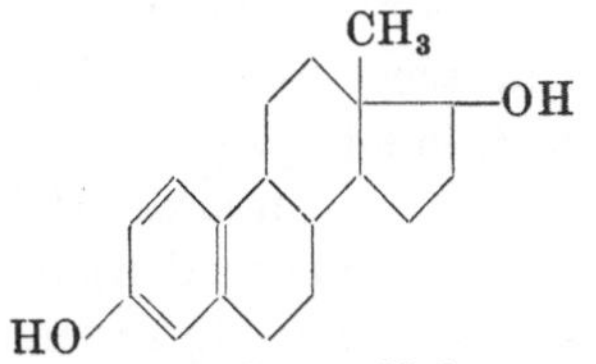

17 β-Oestradiol

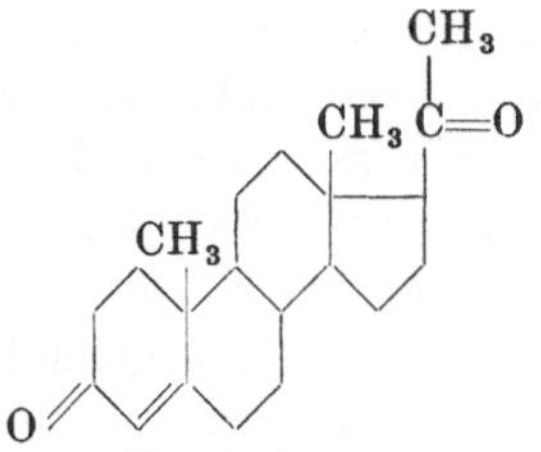

Progesteron

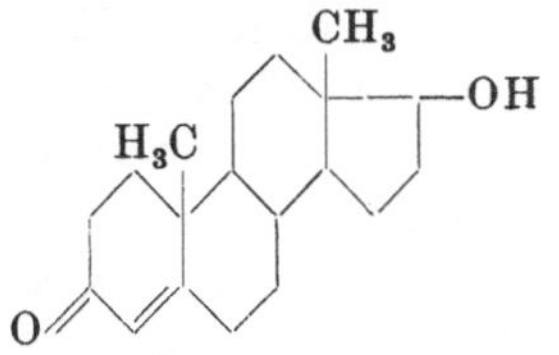

Testosteron

Männliches Sexualhormon Testosteron
(4-Androsten-3-on, 17 β-ol)

Testosteron führt zur Entwicklung der sekundären männlichen Geschlechtsmerkmale (Wachstum und Sekretion von Prostata und Vesiculae seminales; Peniswachstum; Entfaltung und Pigmentierung des Scrotums; Wachstum der Pubes, der Terminalbehaarung des Körpers und der Barthaare; Mutation). Dabei hat es eine ausgeprägte eiweißanabole Wirkung. Es fördert das Längenwachstum, beschleunigt aber gleichzeitig den Epiphysenschluß.

Seit Einführung der anabolen Steroide wird Testosteron in der Pädiatrie nur noch als Androgen eingesetzt. Das freie Testosteron wird von der Leber inaktiviert. Es ist daher oral fast unwirksam. Das 17-Methyltestosteron besitzt auch orale Wirksamkeit. Als intramuskuläre Depotpräparate, welche 2—4 Wochen wirken, dienen Ester höherer Fettsäuren des Testosterons, welche nur langsam gespalten werden, sowie Suspensionen von Mikrokristallen.

Testosteron wird vorwiegend als Androsteron und Ätiocholanolon im Urin ausgeschieden.

Indikation und Dosierung. In der Pädiatrie ist Testosteron bei gesichertem Ausfall des Leydig-Zellsystems, also vor allem bei der Anorchie jenseits des zu erwartenden Pubertätsalters indiziert. Die fortlaufende Substitutionsbehandlung beginnt mit Einsetzen der übersteigerten Gonadotropinsekretion (Tierversuch) um das 13.—15. Lebensjahr. Die Dosis wird physiologisch gesteigert. Man beginnt im 1. Jahr mit oralen Präparaten, z. B. Fluoxymesteron 2,5—5 mg/d. Mit 16 Jahren werden monatlich 100 mg eines Depotpräparates intramuskulär gegeben, später 250 mg monatlich intramuskulär.

Kontraindikationen. Für das Testosteron müssen einige strenge Kontraindikationen herausgestellt werden, welche nicht selten übersehen werden.

Pubertätsgynäkomastie. Sie wird häufig durch Testosterongabe verstärkt, da dieses teilweise in Oestrogene umgelagert wird.

Präpubertätsfettsucht. Diese fälschlicherweise oft als Dystrophia adiposogenitalis Fröhlich angesprochene Fettsuchtform beruht trotz eines gewissen Infantilismus nicht auf Androgenmangel.

Die Behandlung der *Retentio testis* mit Testosteron ist nicht gerechtfertigt, da es die Testikelreifung hemmt und die Androgenwirkung einer Choriongonadotropinbehandlung unnötig verstärkt.

Präparate.

Oral und oromucosal wirksame Androgene:
  Methyltestosteron:
   Androteston (Organon) . . Tbl. 25 mg
   Perandren Linguetten (Ciba) Tbl. 5 mg
   Testosid (Böhringer, Mannheim) Tbl. 5 mg
   Testoviron (Schering) . . Tbl. 2 und
                                      5 mg
   Telipex (Sanabo) . . . . . Tbl. 5 und
                                     25 mg
  Fluoxymesteron:
   Ultandren (Ciba) . . . . . Tbl. 5 und
                                      1 mg
Depot-Testosterone:
  Depottestoviron (Schering) Amp. und
       Spritzamp. 50 mg, 100 mg und 250 mg
  Perandren M (Ciba) . . . Amp. 50 mg
  Sustanon 100 und 250
       (Organon) . . . . . . Amp. 100 mg
                              und 250 mg
  Testosid-Depot (Böhringer,
       Mannheim) . . . . . Amp. 50 mg,
           150 mg und 300 mg
  Telipex retard (Sanabo) . . Amp. 50 mg,
       100 mg und 250 mg

Gonadotropinsekretion hemmende Steroide

In den letzten Jahren wurden einige synthetische Steroide zur Schwangerschaftsprophylaxe entwickelt, welche bei nur schwacher oestrogener Wirkung eine starke Hemmung der hypophysären Gonadotropinsekretion herbeiführen.

Bei Kindern kann damit bei konstitutioneller Pubertas praecox die pathologische Frühreife einige Jahre, bis zum 10.—12. Lebensjahr unterdrückt werden.

Erprobt wurde 6-Medroxyprogesteronacetat (Kupperman). Dosis: 150—200 mg alle 2 Wochen intramuskulär. Damit wird die pathologisch verfrühte Gonadotropinsekretion weitgehend unterdrückt.

Präparat. Depot Provera (Upjohn Company).

Humanes Choriongonadotropin (HCG)

Zu den Sexualhormonen im weiteren Sinne zählt das humane Choriongonadotropin (HCG). Es wird während der ersten Schwangerschaftsmonate in hoher Konzentration im Urin ausgeschieden. Gebildet wird es von den Langhans-Zellen der Placenta oder von den Trophoblastzellen der Basalplatte und der Septen. Das Molekulargewicht beträgt 30000 (nicht, wie lange Zeit angenommen, 100000). Es handelt sich um ein Glucoproteid. Es ist das wirksamste und wohlfeilste therapeutisch greifbare Gonadotropin.

HCG hat in seiner Wirkung große Ähnlichkeit mit dem luteinisierenden Hormon (L.H.) bzw. dem interstitielle Zellen stimulierenden Hormon (ICSH) der Hypophyse. Beim Jungen wirkt es über eine Stimulierung der körpereigenen Leydig-Zellen androgen. Da es humanen Ursprungs ist, führt es im Gegensatz zu den tierischen hypophysären Präparaten nicht zur Antikörperbildung. Es hat keine follikelstimulierende Wirkung.

Indikationen. Beim *Hodenhochstand* führt eine kurmäßige Behandlung mit HCG bei einem Teil der Fälle zum Descensus. Die Erfolgsquote liegt je nach Indikationstellung um 30%. Das Präparat muß 2mal wöchentlich verabreicht werden, um eine kontinuierliche Wirkung zu entfalten. Zu empfehlen sind 2×1000 bis 2×1500 E über 6 Wochen. Vor dem 6. Lebensjahr ist die Hormonbehandlung nicht zweckmäßig. Ist die Pubertät schon fortgeschritten, darf von der HCG-Behandlung kein Erfolg mehr erwartet werden, da unter den körpereigenen Gonadotropinen bereits ein Descensus eingetreten sein müßte.

Führt längstens eine 2. HCG-Kur nicht zum Descensus, so soll spätestens im 9. Lebensjahr operiert werden. Unter der HCG-Behandlung kommt es bei Vorhandensein funktionstüchtiger Hoden regelmäßig zu einer vorübergehenden Androgenwirkung (vermehrte Erektionen, genitale Hyperämie, angedeutetes Peniswachstum). Diese Nebenwirkungen klingen binnen 6 Wochen nach Behandlungsende wieder ab. Es kommt nicht zu einer fortschreitenden Frühpubertät (Knorr).

Hypogonadotroper Hypogonadismus. Jenseits des 16. Lebensjahres ist bei Vorliegen eines hypogonadotropen Hypogonadismus eine HCG-Behandlung indiziert. Es werden zunächst über 2 Monate 2mal wöchentlich 1000 bis 1500 E intramuskulär gegeben. Läuft die angestoßene Pubertät nicht weiter, wird eine 2. Kur angeschlossen (Nowakowski, Lachner).

Juvenile Menometrorrhagien. 1500 bis 5000 IE/d bis zum Stillstand der Blutung nach Klärung der Gerinnungsverhältnisse, nur in Zusammenarbeit mit dem Gynäkologen.

Alle HCG-Präparate müssen intramuskulär gegeben werden. Depotpräparate existieren bisher nicht. 30—50% des zugeführten Hormons werden im Urin wieder ausgeschieden.

Präparate.

Predalon
  (Organon)   . Amp. zu 500, 1500 und 5000 I.E.
Primogonyl
  (Schering). . Amp. zu 300, 1500 und 5000 I.E.
Prolan (Bayer)   Amp. zu 100 und 500 I.E.
Praepitan
  (Sanabo) . . Amp. zu 500 und 2000 I.E.

Literatur

Knorr, D.: Therapie mit Sexualhormonen in der Pädiatrie. Pädiat. prax. 1, 159 (1962).
— Die Wirkung von humanem Choriongonadotropin auf den Steroidhormon-Stoffwechsel des Kindes. Acta endocr. (Kbh.), Suppl. Nr. 84 (1963).

Kuppermann, H. S., and J. A. Epstein: Medroxyprogesteron-acetat in the treatment of constitutional sexual precocity. J. clin. Endocr. 22, 456 (1962).
Lachner, O.: Indikationen, Möglichkeiten und Grenzen einer Hormontherapie im Reifungs-

alter. Neue öst. Z. Kinderheilk. **5**, 303 (1960).

LACHNER, O.: Therapie des Hypogonadismus in der Praxis. Pädiat. prax. **1**, 187 (1962).

NOWAKOWSKI, H.: Der Hypogonadismus im Knaben- und Mannesalter. Ergebn. inn. Med. Kinderheilk. **12**, 219 (1959).

PRADER, A.: Hypogonadismus beim Knaben. Schweiz. med. Wschr. **85**, 737 (1955).

SCOTT, I. S.: Sachgemäße und wahllose Anwendung von Gonadotropinen bei Kryptorchismus. Hormon **25**, 6 (1962).

STAEHLER, W.: Behandlung des Kryptorchismus. Med. Welt **29**, 1127 (1960).

Anabole Steroide

Von D. KNORR, München

Unter „anabolen Steroiden" oder „Anabolica" wird eine Gruppe synthetischer Steroide zusammengefaßt, welche die eiweißanabole Wirkung des Testosterons in vollem oder gesteigertem Maß besitzt, wobei die virilisierende Wirkung teilweise erheblich herabgesetzt ist.

Anabole Steroide bewirken wie Testosteron eine Verbesserung der Stickstoffbilanz. Bei gleicher Zufuhr sinkt die Stickstoffausscheidung im Urin ab. In geringerem Maße wird die Calciumbilanz verbessert. Es kommt neben einer leichten Zunahme des Extracellulärraumes zu einer echten Zunahme der Zellmasse. Mit der Zunahme des Appetits kann auch ein geringer Fettansatz einhergehen. Das Längenwachstum und die Skeletreifung werden beschleunigt, wobei das Skeletalter meist schneller als das Längenalter zunimmt.

Indikationen. Alle anabolen Steroide tragen Hormoncharakter. Die Indikation ist deshalb im Kindesalter streng zu stellen. Anabole Steroide sind kein Roburans für organisch gesunde Kinder.

Eine **gesicherte Indikation** besitzen anabole Steroide im Kindesalter bei folgenden Erkrankungen:

Panmyelopathie. Die Behandlung benötigt eine Anlaufzeit von 6—8 Wochen. Die Behandlung muß über Monate weitergeführt werden. Eine leichte Virilisierung muß unter Umständen in Kauf genommen werden (HANSEN).

Progressive Muskeldystrophie (Erb.). Hier wird die 2—4fache Normdosis benötigt. Die Behandlung führt daher immer zu deutlicher Virilisierung. Meist wird 2—3 Monate behandelt. Nach einigen Wochen Pause kann erneut ein anaboles Steroid gegeben werden. Bei dieser Erkrankung werden die intramuskulären Depotpräparate bevorzugt. Es werden Besserungen bis zu 2 Graden der Stadieneinteilung nach THOMSEN und VIGNOS beobachtet. Ra-

sche Verschlechterung nach Absetzen der Therapie wurde gesehen (STUR).

Kongenitales Hypotoniesyndrom. In Einzelfällen des ätiologisch uneinheitlichen kongenitalen Hypotoniesyndroms führt die Gabe der Normdosis anaboler Steroide zu augenfälliger Besserung des Muskeltonus. Zu empfehlen sind wiederholte Kuren über 6 Wochen mit zwischengeschalteten Pausen von 4—6 Wochen.

Osteoporose und Knochenschmerzen bei Leukosen. Die schweren Knochenschmerzen fortgeschrittener Leukosen sprechen oft binnen weniger Tage auf hohe Dosen anaboler Steroide an. Hier ist die parenterale Verabreichung vorzuziehen (HANSEN).

Dermatomyositis. Völlige Remissionen der Erkrankung wurden unter einer kombinierten Behandlung mit Glucocorticoid und anabolem Steroid gesehen. Die Basistherapie bleibt die Dauerbehandlung mit einem prednisonähnlichen Präparat. Das anabole Steroid kann oral in Normdosis zugegeben werden. Der Effekt der kombinierten Behandlung übertrifft die alleinige Prednisongabe wesentlich. Die Behandlung muß über Monate weitergeführt werden (ARMSTRONG und MURDOCH).

Chronische degenerative Myokardprozesse. Hier manifestiert sich der eiweißanabole Effekt am Myokard. Anabolica stellen eine wertvolle Ergänzung der Therapie dieser schwer beeinflußbaren Erkrankungen dar. Normdosis über Wochen (FIEGEL).

Cystin-Speicherkrankheit (Lignac-Disease). Bei der Cystin-Speicherkrankheit führt die fortlaufende Gabe anaboler Steroide in Normdosis zu einer bisher ungekannten Besserung des Allgemeinzustandes. Das acidosebedingte Erbrechen verschwindet häufig ganz. Wahrscheinlich greift hier das Steroid direkt in den gestörten Aminosäure-Stoffwechsel ein. Es ist eine Dauerbehandlung ohne Rücksicht auf eine mögliche leichte Virilisierung angezeigt (WE-BER).

Hyperacotämie bei Anurie. Durch Verabreichung anaboler Steroide gelingt es, den Rest-N-Anstieg wesentlich unter dem zu erwartenden Maß zu halten. Voraussetzung ist jedoch eine ausreichende Kohlenhydratzufuhr. Das Steroid ist intramuskulär zu geben. Es genügen die Normdosen (GAUTIER u. TÖNZ).

Bedingte Indikationen für die Verabreichung anaboler Steroide.

Frühgeborenheit. Der Effekt anaboler Steroide bei der Frühgeburtenaufzucht wird unterschiedlich beurteilt. Teilweise wird eine eindeutige Förderung des Gewichtsansatzes berichtet (BÖHM u. HAGGENMÜLLER), teilweise wurde keine Beeinflussung des Gewichtsansatzes beobachtet (WOLF).

Säuglingsdystrophie. Hier ist in Fällen, in denen eine kausale Therapie unmöglich ist, ein Versuch indiziert.

Zwergwuchs. Nach Möglichkeit ist eine ätiotrope Therapie anzustreben. Solange humanes Wachstumshormon nicht zur Verfügung steht, können anabole Steroide intermittierend (SCHÄRER, HABICH u. PRADER) oder kontinuierlich (KNORR u. BUTENANDT) gegeben werden. Bevorzugt werden orale Präparate wie Methenolon oder Methandrostenolen 0,1 mg/kg/d. Der Minderwuchs bei Gonadendysgenesie (ULLRICH TURNER-Syndrom) kann ebenso behandelt werden, wenngleich der Erfolg meist geringer ist.

Fortlaufende Kontrollen des Skeletalters durch Röntgenaufnahmen der Handwurzel sind dabei unerläßlich.

Osteogenesis imperfecta. Durch langdauernde Gabe anaboler Steroide in Normdosis wird über günstige Wirkung auf die Knochenbrüchigkeit berichtet.

Chronische Hepatopathie. Bei chronischer Hepatitis und bei Lebercirrhose sollen anabole Steroide in Kombination mit der üblichen Therapie einen günstigen Effekt haben. Insbesondere sollen Fälle mit Hypoproteinämie günstig ansprechen. Die Behandlung mit anabolen Steroiden wird in Normdosis grundsätzlich über Monate fortgeführt (ECKART).

Die Steroidhormone werden in der Leber inaktiviert. Präparate, welche oral wirksam sind, d. h. bei der ersten Leberpassage durch den Pfortaderkreislauf noch nicht inaktiviert werden, enthalten bestimmte chemische Ver-

änderungen gegenüber den physiologischen Steroidhormonen, welche sie vor dem Abbau schützen (z. B. eine Alkylgruppe an C_{17}). Es ist noch nicht geklärt, in welche Verbindungen die einzelnen anabolen Steroide im Körper überführt werden. Die Depotpräparate sind Ester, welche nur langsam gespalten werden (z. B. Oenanthate).

Dosierung oraler Präparate.

Dianabol (Ciba) Δ^1-17α-Methyltestosteron = Methandrostenolon. *Normdosis:* 0,05 mg/kg/d oral. Bei hypophysärem Zwergwuchs bis 0,1 mg/kg/d oral.

Durabolin O (Organon) 17α-Äthyl-4-oestren-17β-ol = Äthyloestrenol. *Normdosis:* 0,05 mg/kg/d oral. Bei Wachstumsstörungen sind meist Dosen von 0,1 mg/kg/d erforderlich.

Primobolan (Schering) 1-Methyl-Δ^1-androstenolonacetat = Methenolonacetat. *Normdosis:* 0,1 mg/kg/d oral.

Weitere Präparate: Stromba (Winthrop) und Oranabol (Farmitalia).

Dosierung intramuskulärer Präparate. Durabolin (Organon) 19-Nortestosteronphenylproprionat = Nandrolonphenylproprionat (Depotwirkung 1 Woche). *Normdosis:* Wöchentlich 0,5—1 mg/kg intramuskulär. Im Säuglingsalter 2 mg/kg wöchentlich.

Deca-Durabolin (Organon) 19-Nortestosterondecanoat = Nandrolondecanoat (Depotwirkung 3 Wochen). *Normdosis:* 1 mg/kg alle 3 Wochen. Säuglingsdosis: 1—2 mg/kg alle 3 Wochen. Bei progressiver Muskeldystrophie, spinaler Muskelatrophie und bei leukosebedingten Knochenschmerzen werden erhöhte, virilisierende Dosen benötigt: Kleinkindalter: 25 mg wöchentlich, Schulalter: 50 mg wöchentlich.

Depot-Primobolan (Schering) 1-Methyl-Δ^1androstenolonoenanthat = Methenolonoenanthat (Depotwirkung 2 Wochen). *Normdosis:* Säuglinge 10 mg alle 2 Wochen. Kleinkind und Schulalter: 2 mg/kg alle 2 Wochen.

Nebenwirkungen. Alle anabolen Steroide lassen beim Kind bei genügend langer Verabreichung und bei hoher Dosierung einen androgenen Effekt erkennen. Beim Knaben stellen sich zunächst vermehrte Erektionen ein. Bei langer Verabreichung kommt es zu Peniswachstum, Prostatasekretion und zur Entwicklung von Pubes. Bei Mädchen findet sich zuerst eine Hyperämie des äußeren Genitale. Bei langer Behandlung in hoher Dosis kommt es zu Klitorishypertrophie. Bei adulten Patientinnen stellt sich zuweilen eine erhebliche Steigerung der Libido ein. Bleibt die Behandlungsdauer unter 6 Wochen im Bereich der Normdosis, so sind auch beim Kind keine bleibenden Nebenwirkungen zu erwarten.

Die androgene Wirkung ist beim Methenolon am geringsten. Anabole Steroide stimulieren sowohl das Längenwachstum als auch die Skeletreifung. Durch Vorverlegung des Epiphysenschlusses kann unter Umständen eine Einbuße an endgültiger Körpergröße eintreten.

Alle anabolen Steroide bremsen bereits in Normdosis die hypophysäre Gonadotropinsekretion. In der Vorpubertät ist dieser Effekt klinisch nicht erkennbar. Jenseits der Menarche kommt es unter der Behandlung mit anabolen Steroiden ziemlich regelmäßig zu reversiblen Cyclusstörungen.

Die an C_{17} alkylierten, oral wirksamen Anabolica sollen eine cholostatische Wirkung haben, welche sich in einer Erniedrigung der Bromphthaleinsekretion äußert (WERNZE, CLODI u. SCHNACK). Beim Kind haben wir nie Komplikationen in dieser Richtung gesehen.

Es wurde wiederholt versucht, die eiweiß- und calciumkatabole Wirkung der Glucocorticoide durch anabole Steroide zu kompensieren. Die klinischen Ergebnisse dieser kombinierten Behandlung waren im Kindesalter bei rheumatoider Arthritis und beim nephrotischen Syndrom unbefriedigend. Der medikamentöse Morbus Cushing nahm stark zu. Bei Glucocorticoidbehandlung unter 1 Monat Dauer erübrigt sich jegliche anabole Therapie.

Literatur

ARMSTRONG, A., D. OBST and W. R. MURDOCH: Anabolic Hormones in Dermatomyositis. Brit. med. J. Vol. ii, 1929 (1960).

BÖHM, C., u. F. HAGGENMÜLLER: Klinischer Erfahrungsbericht über die Aufzucht Früh- und Neugeborener unter Einwirkung anaboler Substanzen. Med. Welt 31, 2573 (1962).

BURMEISTER, W., E. ZAPP u. I. KRICK: Über den Einfluß von Dianabol auf das Wachstum sowie auf die Körperzusammensetzung gesunder Säuglinge. Med. Welt 30, 1269 (1961).

CLODI, P. H., u. H. SCHNACK: Tierexperimentelle Untersuchungen über den sekretionshemmenden Einfluß anabol wirkender Steroide auf die Bromsulphophthaleinausscheidung durch die Leber. Wien. Z. inn. Med. 2, 50 (1962).

ECKART, J.: Über die Anwendung anaboler Wirkstoffe in der Therapie chronischer Lebererkrankungen. Med. Welt 31, 1619 (1962).

FLIEGEL, G.: Untersuchungen über die Wirkung von anabolen Substanzen bei chronisch-degenerativen Myokardschädigungen. Ärztl. Forsch. 16, 74 (1962).

GAUTIER, E., u. O. TÖNZ: Anaboles Hormon in der Behandlung der Anurie im Kindesalter. Helv. med. Acta 27, 535 (1960).

HANSEN, H. G.: Über den Einfluß eiweißanaboler Steroide auf Osteoporose und Osteolyse bei akuten kindlichen Leukosen. Med. Welt 29, 1356 (1960).

— Zur Anwendung anabol wirksamer Steroide bei Kindern. Mschr. Kinderheilk. 110, 236 (1962).

HANTSCHMANN, N., D. NATZELT, H. G. MERTENS u. H. NOWAKOWSKI: Zur Behandlung von Muskelkrankheiten mit anabolen Steroiden. Dtsch. med. Wschr. 87, 2619 (1962).

HORTING, H., and K. WAHLFORS: Long-term treatment of dwarfism with androgens and thyroid hormone. Acta endocr. (Kbh.) 32, 563 (1959).

KNORR, D., u. O. BUTENANDT: Zur Behandlung des hypophysären Zwergwuchses mit anabolen Steroiden. Z. Kinderheilk. 86, 489 (1962).

LARON, Z.: Use of fluoxymesterone in the treatment of growth retardation. Acta paediat. (Uppsala) 52, 465 (1963).

PRADER, A., and R. ILLIG: Use of anabolic agents in disorders of growth. In: Protein metabolism. Berlin - Göttingen - Heidelberg: Springer 1962.

ROCHE, A. F., J. W. TOWNS, and H. N. B. WETTENHALL: Influence of norethandrolone on the stature of short children. J. Pediat. 63, 967 (1963).

SCHÄRER, K., H. HABICH u. A. PRADER: Wachstumsförderung mit neuen anabolen Steroiden. Helv. med. Acta 27, 530 (1960).

SCHMÖGER, R.: Dianabol, ein anaboler Wirkstoff zur Behandlung der Dystrophie im Kindesalter. Ther. d. Gegenw. 10, 466 (1960).

— Die Therapie mit anabolen Steroiden beim Säugling und Kind. Med. Klin. 57, 397 (1962).

STUR, O.: Die Behandlung der infantilen spinalen Muskelatrophie mit Norandrostenolondecanoat. Münch. med. Wschr. 103, 471 (1961).

WERNZE, H.: Klinische Untersuchungen zur Frage der Leberschädigung durch neuere androgene und anabole Steroide. Dtsch. med. Wschr. 85, 2237 (1960).

WOLF, H.: Wirkung und Anwendung anaboler Steroide. Kolloquium 1963. Berlin: Medicus-Verlag 1964.

ZAPP, E., u. J. KRICK: Klinische Untersuchungen über die Stoffwechselwirkung eines eiweiß-anabolen Hormones im Kindesalter. Med. Klin. 56, 1442 (1961).

Vitamine[*]

Von **H. Helwig**, Heidelberg

Vitamine sind lebensnotwendige, organische Wirkstoffe, die dem Organismus fertig oder in Form leicht in diese überführbarer Vorstufen — der sog. Provitamine — regelmäßig in calorisch unbedeutenden Mengen, mit der Nahrung zugeführt werden müssen. Der Vitamincharakter dieser Stoffe ist nicht für alle Organismen gleichmäßig ausgeprägt. Einzelne dieser Verbindungen können von bestimmten Lebewesen selbst gebildet werden, sie stellen dann für diese keine Vitamine dar. Von Interesse sind hier daher nur solche Stoffe, die der Mensch nicht selber in ausreichendem Maß synthetisieren kann. Im Stoffwechsel fungieren sie als Katalysatoren und zum Teil als Fermentbausteine. Mangel oder Fehlen einzelner Vitamine verursacht spezifische Ausfallserscheinungen, die Hypo- und Avitaminosen. Diese Zustände können durch Zufuhr der entsprechenden Vitamine spezifisch verhütet oder behandelt werden. Vitamingaben, die den physiologischen Bedarf übersteigen, kommen vielfach nicht zur Wirkung, wenn die zu beeinflussenden Stoffwechselvorgänge sich im Gleichgewicht befinden, da die meisten Vitamine nicht oder nur begrenzt gespeichert werden könnnen. Ist dies jedoch der Fall, so können derartige Vitaminmengen pharmakodynamische Effekte in Form echter Hypervitaminosen, die zuweilen erwünschte, meist aber unerwünschte Erscheinungen verursachen, entfalten. Ob einzelne Vitamine unabhängig von ihrer biologischen Aktivität pharmakodynamische Wirkungen besitzen ist noch nicht endgültig geklärt.

Die weitverbreitete Anwendung der verschiedensten Vitaminpräparate in Mengen, die oft erheblich über dem physiologischen Bedarf liegen, bei einer Vielzahl nicht experimentell belegter oder belegbarer Indikationen beruht nicht zuletzt auf der zum Teil geringen Toxicität dieser Stoffe. Die früher übliche Deklaration in biologischen Einheiten ist heute, nachdem alle bekannten Vitamine rein darstellbar sind, zugunsten der auf Standardpräparate bezogenen Mengenangaben in Gewichtseinheiten verlassen worden. Lediglich für die Vitamine A und D werden noch vielfach die Angaben in internationalen Einheiten benutzt, da die verwendeten Mengen zum Teil gewichtsmäßig so gering sind, daß sie nur umständlich auszudrücken sind.

Nach dem heutigen Stand des Wissens handelt es sich bei den früheren Vitaminen B_3, B_4, B_5, B_7, B_8, B_{14}, B_T, F, P, T, den Faktoren L_1 und L_2, dem Anti-Stiffness-Faktor und den Auxonen um keine Vitamine oder Gemische anderer Vitamine für den Menschen.

Die Einteilung in wasser- und fettlösliche Vitamine ist historisch bedingt. Da sie jedoch für Zufuhr und Isolierung von Bedeutung ist, wird sie auch heute noch vielfach aufrechterhalten. Vitaminmangelzustände sind im Säuglings- und Kindesalter infolge vitaminarmer Ernährung, mangelhafter UV-Bestrahlung, Resorptionsstörungen im Magen-Darmkanal oder konsumierender Erkrankungen nicht allzu selten. Die Klinik dieser Hypo- und Avitaminosen wird an anderer Stelle behandelt. Es sollen die Erscheinungen hier jeweils nur kurz erwähnt werden.

Angaben über den Tagesbedarf des Menschen an einzelnen Vitaminen dürfen nicht aus dem Tierexperiment und nicht ohne weiteres vom Erwachsenen auf das Kind übertragen werden. Hiervon zu unterscheiden sind die teils experimentell, teils empirisch gefundenen Werte für die empfohlene Tagesmenge, die von der Deutschen Gesellschaft für Ernährung und dem „Food and Nutritional Board" des National Research Council in den USA herausgegeben werden.

---

[*] Eine detaillierte Darstellung der Vitamine findet sich in Bd. IV, S. 349—472.

Fettlösliche Vitamine

Vitamin A (Axerophthol)

Chemie. Vitamin A ist ein Äthylenkohlenwasserstoff mit konjugierten Doppelbildungen. Es ist löslich in organischen Lösungsmitteln, unlöslich in Wasser und zersetzt sich unter Luft- und Lichteinfluß. Für die biologische Aktivität ist in erster Linie der β-Iononring maßgeblich. Mit der Nahrung werden im allgemeinen nur Provitamine A — α-, β- und γ-Carotin, Kryptoxanthin — zugeführt. Aus diesen wird im Körper Vitamin A gebildet, beispielsweise durch Spaltung von 1 Molekül β-Carotin in 2 Moleküle Vitamin A.

Vitamin A-Alkohol findet sich nur in tierischem Gewebe, besonders reichlich in Fischleber zusammen mit Vitamin D. Vitamin A-Aldehyd (Retinin) und Vitamin A-Säure besitzen ebenfalls Vitaminaktivität. Letztere hat jedoch keinen Einfluß auf die Hemeralopie.

Therapeutisch werden heute in erster Linie synthetische Zubereitungen verwendet, die besonders vom Säugling besser resorbiert werden (LEWIS et al.).

Biochemische Wirkungen. Vitamin A besitzt Wirkungen auf den Eiweißstoffwechsel der Epithelzellen von Haut- und Schleimhaut, die Knorpelzellen der Epiphysen und das Wachstum. Eine Induktion der Zellentwicklung wird diskutiert (LANG). Ferner wird ein Thyroxin-Antagonismus mit Dämpfung der Schilddrüsentätigkeit angegeben, die sich jedoch klinisch beim Menschen bisher nicht objektivieren ließ. Über die Beteiligung des Vitamin A beim Sehprozeß sind unsere Kenntnisse sehr detailliert (Einzelheiten s. bei LANG).

Applikation, Resorption, Ausscheidung. Die Anwendung erfolgt gewöhnlich oral, bei Resorptionsstörungen ist auch die intramuskuläre Injektion möglich.

Die Verwendung des A- und D-vitaminhaltigen Lebertrans bringt eine erhebliche Fettbelastung, eine unzureichende Resorption des Vitamins, mangelnde Haltbarkeit und schlechten Geschmack mit sich. Der Vitamin A-Gehalt der handelsüblichen Lebertranzubereitungen ist, wie SCHLEMMER und auch KLINKE betonen, gering. Es werden daher vorzugsweise synthetische, reine Vitamin A-Präparate verwendet.

Auf den unterschiedlichen Gehalt verschiedener Nahrungen weisen ADAM und GUT-HEIL hin und empfehlen im Säuglingsalter der Kuhmilch 4000 iE/Liter zuzusetzen.

Fettgehalt der Nahrung und Verteilungsgrad haben einen wesentlichen Einfluß auf die Ausnützung oral zugeführter Vitaminmengen. Vitamin A kann in der Leber gespeichert werden, über Abbau und Ausscheidung sind keine Einzelheiten bekannt.

$$\text{Vitamin A}_1$$

Mangel und Bedarf. Mangelerscheinungen treten beim Menschen erst nach 20 Monaten vitamin A-freier Ernährung auf. Wenn der Blutspiegel unter 50 iE absinkt, kann es unter Umständen zu Störungen der Dunkeladaptation und Hemeralopie kommen (LANG). KÜBLER konnte nachweisen, daß es bei kuhmilchernährten Säuglingen zu einer latenten A-Hypovitaminose kommen kann. Bei 29 atrophen Säuglingen fanden BENCZE u. Mitarb. einen normalen Vitamin A-Gehalt im Serum. Der Minimalbedarf wird von JÜRGENS mit 20 bis 40 iE/kg Körpergewicht/die angegeben. Die von der Deutschen Gesellschaft für Ernährung und dem Food and Nutrition Board des National Research Council der USA herausgegebenen Empfehlungen für die tägliche Zufuhr beim Gesunden liegen während der ersten 3 Lebensjahre um 1500—2000 iE, vom 4. bis 6. Lebensjahr um 2500, vom 7.—9. Lebensjahr um 3500, und vom 10.—18. Lebensjahr um 4500—5000 iE.

1 iE entspricht 0,6 γ β-Carotin, 0,3 γ Vitamin A-Alkohol oder 0,344 γ Vitamin A-Acetat.

Indikationen. Mangelerscheinungen und deren Prophylaxe insbesondere infolge von Resorptionsstörungen bei Verschlußikterus, Cöliakie und Sprue oder Vitamin A-armer Ernährung.

Versuchsweise Anwendung bei Erscheinungen, die auch bei A-Hypovitaminose auftreten, aber nicht durch eine solche bedingt sein müssen: Wachstumsstörungen, Hemeralopie, Hyper- und Parakeratosen, Funktionsstörungen der Haut und Schleimhäute, Keratomalacie, Xerophthalmie. Ferner bei Störungen der Magensaftsekretion, Leberparenchymschäden, Neigung zu Gallen- und Harnwegskonkrementbildung.

Als Zusatz zur künstlichen Säuglingsernährung.

Unerwünschte Wirkungen. Da Vitamin A unter Umständen in größeren Mengen in der Leber gespeichert werden kann, können besonders bei Säuglingen und Kleinkindern akute und chronische Intoxikationserscheinungen auftreten, die auch im Tierversuch eingehend studiert werden konnten.

Bei Kindern im Alter zwischen 7 Wochen und $4^1/_2$ Jahren beobachteten erstmals Marie und See 24 Std nach Zufuhr von 350000 iE und mehr Vitamin A Hirndruckzeichen mit vorgewölbter Fontanelle, erhöhtem Liquordruck, Erbrechen und Blässe. Dieses Syndrom wird auf eine vermehrte Liquorproduktion zurückgeführt und verschwindet 2 Tage nach Absetzen des Vitamin A ohne Folgen zu hinterlassen.

Nach längerdauernder Zufuhr von täglich 100000—600000 iE Vitamin A kann es zu den Zeichen der chronischen Hypervitaminose kommen. Neben Skeletschmerzen infolge periostaler Knochenneubildung besonders an der Tibia, den Unterarmen und Knöcheln können auch hier Hirndruckzeichen auftreten. Weiter wurden in seltenen Fällen Haarausfall, Hypoprothrombinämien, Anämien, Leukopenien, Sehstörungen, Haut- und Allgemeinerscheinungen beobachtet. Im Tierversuch wurden Spontanfrakturen-, Leberverfettung und bei schwangeren Ratten fetale Mißbildungshäufung registriert (Studer et al.).

Dosierung: Säuglinge und Kleinkinder erhalten prophylaktisch, besonders bei fettarmer Diät, 1500—5000 iE, therapeutisch bis zu 25000 iE täglich, ältere Kinder 8000 bis 15000 bzw. 15000—25000 iE täglich. Säuglinge und Kleinkinder sollten nicht mehr als 50000 iE täglich erhalten.

Handelspräparate.

Arovit ,,Roche" (Tropfen 150000 iE Vitamin A-Palmitat/ml, 50000 iE Vitamin A-Palmitat/Dragée, 300000 iE Vitamin A-Palmitat/Ampullen).

A-Vicotrat ,,Heyl" (,,oleosum" 40000 iE/ml, ,,aquosum" 50000 iE/ml) oleosum forte: 1 ml = 120000 iE, 1 Kapsel = 50000 iE, aquosumparenteral 2 ml = 100000 iE.

Vogan ,,Bayer-Merck" (50000 iE Vitamin A-Palmitat/ml Aquat oder Kapseln, 300000 iE/Ampulle). Dosierung: Prophylaktisch erhalten Säuglinge und Kleinkinder 3—5, Schulkinder 5—10 Tropfen täglich; therapeutisch werden unabhängig vom Alter 3mal täglich 5—10 Tropfen gegeben (Klinke).

Vitamin D

Chemie. Vitamin D-Wirksamkeit konnte bei einer Reihe von Steroiden nachgewiesen werden, die sich durch folgende Gemeinsamkeiten auszeichnen: Aufspaltung des B-Ringes, eine OH-Gruppe und drei konjugierte Doppelbindungen innerhalb der drei geschlossenen Ringe. Durch Veränderungen der Doppelbindungen können toxische Substanzen entstehen.

Von den Vitaminen D_1—D_7 haben nur D_2 und D_3 eine Bedeutung für Physiologie und Therapie. Aus den Provitaminen Ergosterin und 7-Dehydrocholesterin entstehen durch UV-Bestrahlung Ergocalciferol (= D_2) und Cholecalciferol (= D_3). Letzteres stellt für den Menschen das natürliche Vitamin dar und besitzt auch eine höhere Wirksamkeit als D_2.

Vitamin D$_3$

Biochemische Wirkung (s. auch Bd. IV). Verbesserung der enteralen Resorption von Calcium und — mittelbar? — Phosphor. Durch Nebenschilddrüsenbremsung bewirkt Vitamin D möglicherweise auch eine Erhöhung der tubulären Phosphatrückresorption. Der Citratspiegel im Blut wird erhöht, die Ausscheidung im Urin vermindert. Die Natur eines eventuell noch erforderlichen ,,lokalen Faktors" im Knochen ist noch nicht geklärt. Die Vitamin D-Wirkung ist für ein normales Knochenwachstum eine unabdingbare Voraussetzung.

Stoffwechsel. Durch Dehydrierung von Cholesterin entsteht im tierischen Organismus 7-Dehydrocholesterin, das in großen Mengen in der Haut abgelagert und hier durch die UV-Strahlen des Sonnenlichtes in Vitamin D_3 überführt wird. Im Blut wird Vitamin D an Albumin und α-Globulin gebunden, innerhalb von 1—2 Tagen abgebaut und ist dann nicht mehr nachweisbar.

Mangel und Bedarf. 1 iE entspricht 0,025 γ kristallisiertem, reinem Vitamin D_3 bzw. 1 mg $D_3 = 40\,000$ iE.

300—400 iE täglich bewirken beim gesunden Säugling bei ausreichender Calciumzufuhr gutes Skeletwachstum und frühe Dentition. Eier, Milch und Leber enthalten fertiges Vitamin D. Vitamin D-Mangel führt bei Säuglingen und Kleinkindern unter dem Bild der Rachitis (s. d.) zu einer unzureichenden Knochenverkalkung.

Unerwünschte Wirkungen. Akute Intoxikationen treten bei Ratten nach Verabreichung von 1,25 Millionen iE/kg Körpergewicht auf und sind durch Kalkablagerungen in den Nieren gekennzeichnet. Die DL_{50} wird mit 5 mg/Kg Körpergewicht bei oraler Gabe angegeben. Nach entsprechender Dosierung kommt es auch beim Menschen innerhalb weniger Tage zur Niereninsuffizienz infolge Nephrocalcinose (STUDER u. Mitarb.).

Bei der chronischen Überdosierung, die zur D-Hypervitaminose führt, ist das Auftreten von Intoxikationserscheinungen nicht nur von der Dauer der Behandlung und der verabfolgten Gesamtmenge, sondern auch von der individuellen Empfindlichkeit abhängig. Die auslösenden Mengen betragen gewöhnlich mehrere Millionen iE/kg Körpergewicht/die. In Einzelfällen können sie aber auch wesentlich niedriger liegen. Frühgeborene sind besonders vitamin D-empfindlich KLINKE u. Mitarb.).

Die klinische Symptomatologie der D-Hypervitaminose entspricht im wesentlichen einem Hyperparathyreoidismus oder Hypercalcämiesyndrom. Nach Gabe von mehr als 0,5 mg/kg Körpergewicht täglich treten Durst, Schwäche, Gewichtsverlust, Ermüdbarkeit, Erbrechen, Mundtrockenheit, Darmkoliken, Obstipation, Kopfschmerzen, Schwindel und Parästhesien auf. Unter fortgesetzter Vitamin D-Gabe können sich Anämie, Polyurie, Proteinurie, Blutdruck- und Rest-N-Erhöhung im Rahmen der Niereninsuffizienz entwickeln. Durch Sklera- und Corneaverkalkungen kann sich die sog. Bandkeratitis ausbilden. Auch der vorübergehende Stillstand der körperlichen Entwicklung im Rahmen der benignen idiopathischen Hypercalcämie LIGHTWOOD wird heute nach HÖVELS und STEPHAN sowie STUDER u. Mitarb. auf eine chronische D-Hypervitaminose infolge Vitamin D-Anreicherung der Kondensmilch zurückgeführt.

Die Folgen der Calcium- und Phosphatmobilisierung aus den Knochen sind Hypercalcämien um 15—23 mg-%, Hyperphosphatämie, vermehrte Kalk- und Phosphorausscheidung durch die Nieren, Osteoporose, Erhöhung der alkalischen Serumphosphatase, Kalkablagerungen in den verschiedensten Organen und Geweben, insbesondere in Niere, Herz, Gefäßen, Lunge, Magen und Gehirn (SCHUBERT und KLEINT).

Diese Erscheinungen stellen sich bei Kleinkindern nach 3—9 Tage, bei älteren Kindern nach 2—3 Wochen dauernder massiver Überdosierung ein und können unter tonisch-klonischen Krämpfen zum Tode führen (STUDER u. Mitarb.).

Indikationen: Rachitisprophylaxe und -therapie, sowie Spasmophilie bei ausreichender Calcium- und Phosphatzufuhr. Versuch mit hochdosierter Behandlung bei extrapulmonalen Tuberkuloseformen, insbesondere Lupus vulgaris — unter laufender Blut- und Urinkontrolle.

Dosierung: 1. Rachitis. a) Prophylaxe. Letztlich besteht noch keine endgültige Einigkeit über Zeitpunkt, Höhe und Dauer der Gaben. Allgemein sind die Resultate um so besser, je früher Vitamin D gegeben wird (HELLBRÜGGE und HATZ; DE RUDDER; SWOBODA; SCHALL; SCHALL und CRÜSEMANN; GELLIS). Von 90 Säuglingen mit Krampfanfällen bei rachitogener Hypocalcämie, die in den letzten Jahren an der Heidelberger Univ.-Kinderklinik beobachtet wurden, waren 33 jünger als 12 Wochen (HELWIG 1963). In Bayern wird schon in der 1.—2. Lebenswoche erstmalig Vitamin D gegeben (PACHE et al.). Spätestens muß die Prophylaxe bei Reifgeborenen im 2. Lebensmonat begonnen werden. Frühgeborene erhalten je 5 mg im Alter von 1, 4, 12 und 20 Wochen. Reifgeborene erhalten bei Anwendung der Stoßprophylaxe je 5—10mg im Alter von 2—6, 8—12 und 16—20 Wochen. Prinzipiell wäre in jedem Fall die kontinuierliche Gabe von 400 iE täglich vorzuziehen. Gewöhnlich ist aber die regelmäßige Gabe über Monate nicht gewährleistet und eine generelle Vitamin D-Anreicherung der Nahrung wegen der Gefahr von Übervitaminisierungen nicht gerechtfertigt.

b) Therapeutisch werden bei florider Vitamin D-Mangel-Rachitis an drei aufeinanderfolgenden Tagen je 5 mg Vitamin D gegeben, was gegebenenfalls nach 4—6 Wochen wiederholt werden muß.

2. Hauttuberkulose. Anfangs 4, später 2—1 mg Vitamin D_2 täglich, oder einmal wöchentlich 10—15 mg über ein ganzes Jahr.

Auswahl von Vitamin D-Präparaten [1]

Präparate	mg	Einheiten (IE)
Stoßdosen		
D-Mulsin forte (D_3)		
1 ml	0,75	30 000
D-Tracetten forte (D_2)		
Tablette	1	40 000
D_3-Vicotrat forte		
Tablette „oleosum"	5	200 000
Tropfkapsel zu 1 ml	10	400 000
aquosum Tropflösung		
zu 5 ml	15/ml	600 000/ml
Ampulle zu 1 ml (i.m.)	15	600 000
Vi-De-3 hochkonzentriert (D_3)		
Trinkampulle	15	600 000
Vi-De-3 Hydrosol (D_2) (i.m. oder i.v.)		
Ampulle zu 1,5 ml	15	600 000
Vigantol forte (D_3)		
Tablette	5	200 000
Tropfkapsel zu 1,0 ml	10	400 000
Tropfkapsel zu 1,5 ml	15	600 000
Vigorsan forte (D_2 und D_3)		
Tablette	5	200 000
Präparate für kontinuierliche Gaben		
Detavit-Aquat-Tropfen		
zu 10 ml (D_3)*	1,25	50 000
1 ml = 30 Tropfen		5 000
6 Tropfen		1 000
D-Mulsin (D_3)		
1 ml = 30 Tropfen		6 000
5 Tropfen		1 000
Multibionta-Tropfen zu		
10 ml (D_3)*		10 000
1 ml = 30 Tropfen		1 000
Protovita-Tropfen zu		
10 ml (D_2)*		10 000
1 ml = 24 Tropfen		1 000
Vigantol ölige Lösung		
zu 10 ml (D_3)	5	200 000
1 ml = 30 Tropfen	0,5	20 000
2 Tropfen		1 300
Viliquid-Tropfen (D_3)*		
1 ml = 30 Tropfen		1 000
Vitagutt-Tropfen (D_2)*		
1 ml = 30 Tropfen		800

* Multivitaminpräparat
[1] O. Hövels und D. Reiss.

Präparate	mg	Einheiten (IE)
Lebertranpräparate		
A+D_3 Vicotrat-Lebertran		
½ Teelöffel		rd. 1 000
Lemavit		
2 Teelöffel		rd. 1 000
Mulgatum		
1 Teelöffel		300
Mulgatum F		
1 Teelöffel		500
Mulgatum phosphatum		
1 Teelöffel		300
Sanostol		
1 Teelöffel		rd. 400
Tetravitol		
2 Teelöffel		rd. 600
Viton-Kapseln		
1 Kapsel		500

Vitamin E (Tocopherole)

Chemie. Vitamin E-Wirksamkeit im Tierversuch besitzen die vom Tocol abgeleiteten Chromanderivate α-, β- und γ-Tocopherol. Die Wirkung ist gebunden an das Vorhandensein des Chromanringes — bis auf eine Ausnahme —, eine freie oder veresterte OH-, SH- oder Aminogruppe an C_6, mindestens eine Methylgruppe am Benzolring, eine lange und eine kurze Seitenkette an C_2. Die Ester sind wirksamer, da sie nicht so leicht oxydabel sind.

1 iE entspricht 1 mg dl-α-Tocopherolacetat.

Biochemische Wirkungen. In vitro und wahrscheinlich auch in vivo steht eine Antioxydanswirkung im Vordergrund. Die Nucleinsäuresynthese wird unterstützt; Vitamin A wird vor der Oxydation bewahrt, weshalb Vitamin E-Mangel auch A-Vitaminmangel mit sich bringt.

Die Kenntnisse über mögliche Wirkungen und pharmakodynamische Effekte beim Menschen sind noch unvollständig. Auch *Mangel*erscheinungen ließen sich bisher beim Menschen nicht nachweisen.

Die *Resorption* des natürlichen, wasserunlöslichen Vitamins aus dem Magen-Darmkanal ist an eine intakte Fettverdauung gebunden. Therapeutische Verwendung finden vornehmlich synthetische Verbindungen. Einzelheiten über Abbau und Ausscheidung im Organismus sind nicht bekannt.

Tocopherole sind in tierischem und pflanzlichem Gewebe weitverbreitet, besonders reichlich sind sie in Getreidekeimlingen enthalten.

Der Tages*bedarf* des Menschen ist nicht bekannt. Die gelegentlich empfohlene tägliche Zufuhr von 10—25 mg beim Erwachsenen entbehrt exakter experimenteller Grundlagen.

Toxische oder unerwünschte Wirkungen konnten bisher nicht sicher nachgewiesen werden. Eine Stimulierung der Sexual- und Schilddrüsenhormonbildung bei Mensch und Tier nach Gabe großer Mengen von Vitamin E wird diskutiert.

Indikationen (und Dosierung) werden in großer Zahl angegeben, ohne daß sie in den meisten Fällen theoretisch oder experimentell begründet sind. Im allgemeinen geht schon aus der Art der Indikationen hervor, daß die Erfolge nur schwer objektivierbar oder in größerem Umfange zu erhärten sind. In der Pädiatrie wird Vitamin E empfohlen bei progressiver Muskeldystrophie (oral 100—200 mg täglich, parenteral 30 mg 2mal wöchentlich), Enuresis nocturna, zur Appetitanregung, zur Keloidprophylaxe, zur Vorbehandlung von Blutspendern, um die Hämolyse des zu spendenden Blutes herabzusetzen. Zur Frühgeborenen- und Säuglingsaufzucht gab SCHMIDT versuchsweise täglich 5—10 mg oral oder 2mal wöchentlich 15—30 mg intramuskulär.

Handelspräparate.

Ephynal „Roche": Tabletten zu 10 mg, Dragée zu 100 mg, Ampullen zu 2 ml = 100 mg.

Evion „Merck": Dragées zu 10 mg und 100 mg, Ampullen zu 2 ml = 100 mg.

E-Vicotrat „Heyl": Kapseln zu 30 mg, Kapseln „forte" zu 100 mg Amp. 2 ml = 100 mg.

Ferner E-Grandelat, E-Mulsin, Weizenkeimöle verschiedener Fabrikate.

Der Vitamincharakter der „essentiellen Fettsäuren", dem früheren Vitamin F, ist nicht erwiesen. Für die Kinderheilkunde haben sie keine besonderen therapeutische Bedeutung. Lediglich bei bestimmten Hautkrankheiten werden sie äußerlich angewendet.

Vitamin K

Chemie. Vitamin K-Wirksamkeit besitzen eine ganze Reihe Naphthochinon-Derivate. In der Natur kommen K_1 = Phytomenadion (2-Methyl-3-phytyl-naphthochinon-(1,4)) in den Chloroplasten grüner Blätter und K_2 = Farnochinon (2-Methyl-3-di-farnesylnaphthochinon-(1,4)) als Bakterienprodukt (zuerst in faulendem Fischmehl aufgefunden) vor. Zwei weitere natürliche vitamin K-wirksame Naphthochinone konnten in neuerer Zeit isoliert werden. Therapeutische Verwendung finden heute vor-

Vitamin K_1

nehmlich synthetische, zum Teil wasserlösliche Zubereitungen.

Vitamin K_1 ist in pflanzlichem Gewebe reichlich enthalten. Die Bedeutung des von den Darmbakterien normalerweise in größeren Mengen produzierten Vitamin K_2 für den Vitaminhaushalt des Wirtsorganismus wird neuerdings nach einem Bericht des Committee on Nutrition der American Academy of Pediatrics in Frage gestellt, da sich auch im Tierversuch bei Verhinderung der Koprophagie ein Vitamin K-Mangel erzeugen läßt.

Biochemische Wirkungen. Die auch therapeutisch wichtigste Funktion des Vitamin K besteht in einer Förderung der Prothrombin- und Faktor VII-Bildung der Blutgerinnung (Einzelheiten s. d. und unter gerinnungsfördernden Mitteln). Einzelheiten über den Wirkungsmechanismus des K-Vitamins sind noch nicht endgültig aufgeklärt. Das Vitamin wird jedenfalls bei der Prothrombinsynthese weder inaktiviert noch quantitativ verbraucht. Während Prothrombinmangel innerhalb weniger Stunden auf Vitamin K-Zufuhr anspricht, bleibt diese bei ausreichendem Prothrombingehalt des Plasmas unwirksam.

Nach neueren Untersuchungen ist Vitamin K wahrscheinlich auch im Zellstoffwechsel für die Atmungsfermente und die Photosynthese von wesentlicher Bedeutung. Insbesondere sollen die Phosphorylierungsvorgänge günstig beeinflußt werden. Der exakte Beweis steht für diese Befunde jedoch noch aus.

Die dicumarolbedingte Hypoprothrombinämie bei der Antikoagulantienbehandlung kann durch Vitamin K_1, nicht jedoch durch Menadion oder Synkavit, ausgeglichen werden.

Die Vitamin K-Wirksamkeit verschiedener Substanzen wird gewöhnlich an der Beeinflussung der Prothrombinzeit vitamin K-frei ernährter Küken getestet.

Die *Resorption* oral zugeführten, wasserunlöslichen Vitamin K's ist an eine intakte Gallenabsonderung in den Darm gebunden, während synthetische, wasserlösliche Verbindungen auch bei fehlendem Gallefluß resorbiert werden. Aus dem Blut verschwinden Vitamin K-Substanzen rasch und werden nur in Leber und Milz vorübergehend angereichert. Die Ausscheidung im Harn erfolgt vorwiegend in Bindung an Glucuron- und Schwefelsäure zu 40—70% innerhalb 24 Std. Ein kleiner Teil wird durch die Galle ausgeschieden. Für Vitamin K_1 und K_3 konnte Placentardurchgängigkeit nachgewiesen werden.

Vitamin K-Mangel, der durch fehlende Zufuhr und fehlende Produktion im sterilen Darm der Neugeborenen und nach Schädigung der Darmflora im Rahmen langdauernder Sulfonamid- und Antibioticabehandlung auftritt, äußert sich in erhöhter Blutungsneigung infolge Prothrombinmangel.

Die minimale wirksame Dosis zur Verhütung der Blutungsneigung des Neugeborenen beträgt 1—5 µg.

Unerwünschte Wirkungen. Nach hochdosierter Behandlung Frühgeborener aber auch der Mütter unter der Geburt wurden bei den Kindern gehäufte Kernikterusfälle, Hyperbilirubinämie und hämolytische Anämie beobachtet (Schall; Koerner; Lucey und Dolan).

Nach prophylaktischer Gabe von 3mal 10 mg Vitamin K_4 bei 442 Frühgeborenen fand sich in 53 Fällen bei der Obduktion ein Kernikterus, bei 142 Frühgeborenen, die nur 3mal 1 mg erhalten hatten, dagegen in keinem Fall (Schall).

Für subletale, parenteral verabreichte Dosen synthetischer Menadionderivate konnten nach Studer et al. auch experimentell erythrocytenschädigende Wirkungen mit Hämolyse und Methämoglobinbildung nachgewiesen werden. Werner und Heider führen dies auf eine Hemmung der Katalaseaktivität im Blut zurück. Vitamin K_1 führt dagegen nur nach sehr hoher intravenöser Gabe von 100 bis 150 mg/kg Körpergewicht zu leichter Hämolyse beim Hund. Hansen gab Frühgeborenen am 1. Lebenstag 1, 2, 5 und 10 mg Vitamin K_1,

was diese ohne nachweisbare Nebenerscheinungen vertrugen.

Der Mechanismus dieser bisher nur bei synthetischen, wasserlöslichen, parenteral verabfolgten Vitamin K-Präparaten beobachteten Erscheinungen ist noch unklar. Aus den oben angeführten Beobachtungen geht lediglich eine Dosisabhängigkeit hervor.

Indikationen: Prophylaxe und Therapie der Blutungsneigung Neu- und Frühgeborener infolge Hypoprothrombinämie bei Vitamin K-Mangel.

Blutungsneigung infolge gestörter enteraler Vitamin K-Resorption, z. B. bei Verschlußikterus, Cöliakie, langdauernder Antibiotica- oder Sulfonamidbehandlung.

Versuchsweise bei Hämorrhagien verschiedener Ätiologie, bei denen möglicherweise ein Vitamin K-Mangel beteiligt ist, z. B. Lungenblutungen, Purpura, Blutungen im Magen-Darmkanal, HNO-Bereich und Zentralnervensystem.

Eine mehrfach behauptete günstige Wirkung beim Keuchhusten konnte Dorniss nicht bestätigen.

Dosierung: Frühgeborene erhalten prophylaktisch am 1. Lebenstag und Neugeborene therapeutisch 2—3 Tage lang 1—2—5 mg Vitamin K_1 (Gellis; Hansen) intramuskulär, ältere Kinder 10 mg/dosi, bei Bedarf mehrmals täglich oral oder parenteral.

Handelspräparate.

Konakion „Roche": Totalsynthetisches Vitamin K_1 (Phytomenadion), wasserunlöslich. Dragées zu 10 mg, 1 Tropfen = 1 mg, Ampullen zu 1 und 10 mg (kolloidal wasserlöslich).

Karanum „Merck": Tabletten zu 15 mg, Ampullen zu 10 mg Vitamin K_4 (Menadiol), wasserunlöslich, synthetisch.

Synka-Vit „Roche": Synthetisches, wasserlösliches Vitamin K_4 (Menadiol), Tabletten und Ampullen zu je 10 mg.

Die früher als Vitamin P bezeichneten *Flavonoide*, die pflanzlichen Glykoside Rutin, Citrin, Quercitrin, Cyanidiumrutinosid und d-Epicatechin, sind nach heutiger Auffassung (Council of Food and Nutrition and Council of Drugs 1957) keine essentielle Nahrungsfaktoren und somit nicht zu den Vitaminen zu rechnen.

Wegen ihrer gefäßabdichtenden pharmakologischen Eigenschaften im Tierversuch werden die entsprechenden Präparate Birutan

„Merck" und Rutinion „Rhein-Pharma" bei hämorrhagischen Diathesen, die mit erhöhter Capillardurchlässigkeit einhergehen, angewendet. Auch wird ein Synergismus zu Vitamin C an-

geführt. Therapeutische Effekte lassen sich nur schwer objektivieren. Man wird sich jedenfalls bei hämorrhagischen Diathesen nie allein auf die Wirkung der Flavonoide verlassen dürfen.

Wasserlösliche Vitamine

B-Vitamine

Die Zusammenfassung verschiedener essentieller Nahrungsfaktoren als B-Vitamine ist historisch bedingt, da sie nach und nach aus der Hefe isoliert werden konnten.

Es sind Stoffe, die von *jeder* lebenden Zelle benötigt werden, und in allen Zellen jeweils die gleichen Funktionen ausüben. Für die meisten konnte der Ein- oder Umbau in prosthetische Gruppen von Fermenten nachgewiesen werden. Auf Grund dieser Funktion besitzen sie große Konstitutionsspezifität. Geringe Molekülveränderungen führen unter Umständen zu Antivitaminen. Hypervitaminosen sind nicht möglich, da stets nur so viel verwertet werden kann, als an entsprechenden Apofermenten vorhanden ist und der Organismus diese Stoffe nur begrenzt speichern kann. Die Konzentrationen sind sowohl intra- als auch extracellulär für einzelne Organe konstant. Der Vitamincharakter ist nicht für alle Lebewesen gleichmäßig ausgebildet. Einzelne Faktoren können von bestimmten Organismen selbst gebildet werden.

Für eine Reihe früher zu den B-Vitaminen gerechneter Faktoren hat sich der Vitamincharakter nicht bestätigt oder es hat sich herausgestellt, daß es sich um Gemische mehrerer anderer B-Vitamine handelt. Wegen der bisher unübersichtlichen Nomenklatur hat die Internationale Union für reine und angewandte Chemie die chemischen Kurzbezeichnungen für die meisten Faktoren an die Stelle der bisher üblichen Bezeichnungen gesetzt. Danach werden beim Menschen folgende Substanzen heute zu den B-Vitaminen gerechnet: Thiamin ($= B_1$), Riboflavin ($= B_2$), Niacin, Pyridoxin ($= B_6$, H), Pantothensäure, Biotin ($= H'$), Folsäure, Cobalamine ($= B_{12}$). Der Vitamincharak- von p-Aminobenzoesäure, myo-Inosit ($=$ Meso-Inosit) und Cholin ist für den Menschen noch nicht endgültig gesichert, ihre therapeutische Bedeutung in der Pädiatrie ist gering.

Thiamin ($=$ Vitamin B_1)

Chemie. Wasserlösliche Verbindung aus zwei heterocyclischen Ringen, einem Pyrimi-

dinkern und einem durch eine CH_2-Brücke verbundenen Thiazolring. Durch geringe Molekülveränderungen können Stoffe mit Antivitamincharakter entstehen.

$$\underset{\text{Thiamin}}{H_3C-\!\!\overset{N}{\underset{N}{\bigcirc}}\!\!-\!\!\overset{CH_2}{\underset{NH_2}{\bigcirc}}\!\!-\!\!\overset{+}{N}\!\!-\!\!\overset{CH_3}{\underset{S}{\bigcirc}}\!\!-\!\!CH_2-CH_2OH}$$

Biochemische Wirkungen. Mit Hilfe der Thiaminkinase entsteht in der Zelle aus Thiamin und ATP Thiaminpyrophosphat, das als Cocarboxylase wirksam ist. Letztere fungiert als Coenzym von α-Ketosäure-Decarboxylasen und Transketolasen. So werden unter anderen Brenztraubensäure und α-Ketoglutarsäure mit Hilfe von Cocarboxylase, DPN, Coenzym A und Lipoinsäure oxydativ decarboxyliert. Transketolasen sind für den direkten Glucoseabbau im Pentosephosphat-Cyclus von Bedeutung.

Thiamin wird angeblich auch bei der Erregung peripherer Nerven freigesetzt und wirkt in hohen Dosen zentralanalgetisch.

Vorkommen und Stoffwechsel. In pflanzlichen Zellen und im tierischen Organismus außerhalb der Zellen liegt Thiamin unverestert vor. Während die extracelluläre Konzentration bei $1\,\gamma$-% liegt, besitzen die tierischen Zellen einen Gehalt von 120—$350\,\gamma$-% Thiamin fast ausschließlich in Form des Diphosphates. Am meisten enthält der Herzmuskel, während Erythrocyten nur $10\,\gamma$-% und Leukocyten $50\,\gamma$-% enthalten. Über einen Normalgehalt von etwa 25 mg hinaus kann der menschliche Organismus kein weiteres Thiamin speichern. Von einer täglich zugeführten Menge von 15—20 mg werden vom Erwachsenen etwa 10% unverändert durch die Niere ausgeschieden. Bei Zufuhr größerer Mengen steigt die Ausscheidung entsprechend an.

Oral zugeführtes Thiamin wird im oberen Dünndarm begrenzt resorbiert, im unteren Dünndarm durch Darmbakterien, insbesondere bei Zufuhr großer Mengen, zerstört. Während bis zu 5 mg täglich weitgehend resorbiert werden, steigt darüber hinaus der Anteil nicht resorbierten Vitamins stark an. Eine mögliche Thiaminsynthese durch Darmbakterien findet erst in nicht mehr resorptionsfähigen Darmabschnitten statt.

Im Urin können als Abbauprodukte Pyramin und Thiamincarbonsäure unter Umständen nachgewiesen werden.

Während Kuhmilch 45 γ-% Thiamin enthält, sind es in der Frauenmilch nur 15 γ-%. Bei vollgestillten Säuglingen, deren Mütter an einem Thiaminmangel leiden, kann es ebenfalls zu Mangelerscheinungen und nach VANOTTI auch zur Brenztraubensäureintoxikation kommen.

Im Tierexperiment lassen sich B_1-*Mangel*zustände durch Verfütterung thiaminasereicher Nahrung (rohe Süßwasserfische oder Farn) erzeugen.

Hauptquelle der Thiaminzufuhr ist in der europäischen Ernährung das Getreide. Bei der in vielen Ländern üblichen vorzugsweisen Verwendung heller Mehle kann es zu einem Thiaminmangel kommen. Es wird daher seit einiger Zeit in verschiedenen Ländern eine „Mehlvitaminierung" durch Anreicherung mit B-Vitaminen durchgeführt.

Der *Bedarf* hängt von der Ernährung ab. Als Faustregel gilt, daß für jede verzehrte Nichtfettcalorie 1 γ Thiamin zugeführt werden sollte.

Die von der Deutschen Gesellschaft für Ernährung empfohlene Tagesmenge steigt im 1. Lebensjahr von 0,3 auf 0,5—0,7 mg, liegt mit 4 Jahren bei 0,8—1,0 mg, mit 7 Jahren bei 1,3 mg, mit 10 Jahren bei 1,2—1,7 mg, mit 15—18 Jahren bei 1,2—2 mg.

Unerwünschte Wirkungen. Nach intravenöser Injektion letaler Dosen sterben Tiere im Schock mit Atemlähmung. Durch Phenobarbital oder Brenztraubensäure kann beim Tier der tödliche Schock verhindert werden (LANG). Vom Menschen wird gewöhnlich langdauernde Überdosierung folgenlos vertragen. Nach parenteraler Gabe, meist 100 mg intravenös, wurden vereinzelt schwerste Schockzustände mit zum Teil tödlichem Ausgang beobachtet. Obwohl es sich hier am ehesten um eine Anaphyllaxie handelt, ist die Genese dieser Zwischenfälle letztlich ungeklärt.

Im übrigen sind allergische Erscheinungen — Kontaktdermatitis, Urticaria, allergisches Exanthem, Asthma — sehr selten (BECKMANN; SENSING).

Indikationen: Zur Prophylaxe und Therapie des Thiaminmangels — mit allgemeinen, zentralnervösen, Herz- und Kreislauferscheinungen — infolge mangelhafter Zufuhr oder Resorption insbesondere beim Säugling und Kleinkind. Beri-Beri (neben anderen B-Vitaminen).

Die Anwendung bei einer Vielzahl weiterer Indikationen konnte bisher nicht stichhaltig objektiviert werden. So wird die hochdosierte Anwendung bei Neuritiden zum Teil (GLATZEL) als eine reine analgetische Wirkung bezeichnet. Bei atrophen Säuglingen konnten BENCZE u. Mitarb. (1959 II) keinen Mangel oder erhöhten Verbrauch von B_1 feststellen.

Erfolge der Thiamingabe bei Chorea minor, Akrodynie und Herpes zoster sowie Poliomyelitis konnten ebenfalls nicht objektiviert werden.

Fertige Cocarboxylase wird bei diabetischer und postnarkotischer Acidose empfohlen in der Absicht durch Förderung des Abbaues aufgestauter Brenztraubensäure eine Besserung der Acidose zu erzielen. Aus dem gleichen Grunde wird Cocarboxylase bei Säuglingstoxikose und acetonämischem Erbrechen empfohlen (LAWRENZ). Überzeugende Behandlungserfolge konnten bei diesen Indikationen mit Cocarboxylase jedoch nicht erzielt werden.

Dosierung. Säuglinge und Kleinkinder erhalten 2—5, ältere Kinder 5—50 mg täglich oral oder subcutan. — Cocarboxylase wird parenteral verabfolgt, 10 mg/kg Körpergewicht/die eventuell 2—3 Tage lang.

Handelspräparate.

Benerva „Roche": Dragées zu 50 mg forte, Dragées zu 100 mg (fortissimum), Tabletten zu 300 mg, Ampullen zu 25 mg (forte) und 100 mg (fortissimum).

Berolase „Roche": Cocarboxylase: Trockenampullen zu 50 mg (10—50 mg/dosi intravenös).

Berizym „Zyma-Blaes": Dragées einfach: 1 mg B_1+200 mg Faex med. Dragées verstärkt: 20 mg B_1 + 200 mg Faex med.

Betabion „Merck": Tabletten zu 300 mg, Tabletten forte zu 50 mg, Ampullen fortissimum 100 mg. — Dos.: Klein- und Schulkinder 2 bis 3mal täglich 5 mg oral oder 2—5 mg subcutan, intramuskulär.

Betaxin „Bayer": Tabletten zu 50 und 300 mg, Ampullen zu 25 und 100 mg.

Riboflavin (Vitamin B_2)

Chemie. Ein Isoalloxazin-Derivat und zwar 6,7-Dimethyl-9-(D-1'-ribityl)-isoalloxazin.

$$CH_2-(CHOH)_3-CH_2OH$$

Riboflavin

Wird der Ribitylrest durch den einer anderen Pentose ersetzt, so entstehen Stoffe von Antivitamincharakter. Sehr giftige, atemlähmende Verbindungen entstehen nach Fortfall beider Methylgruppen. Fehlt dagegen nur eine Methylgruppe oder wird durch eine Äthylgruppe ersetzt, so ändert sich die Vitaminwirksamkeit nicht.

Im Organismus kann acetyliertes Riboflavin leicht in die wirksame Form überführt werden.

Bei neutraler Reaktion lösen sich nur 0,1 mg Riboflavin in 1 ml Wasser. Wesentlich besser wasserlöslich sind Methylolderivate, die 55% der Riboflavinwirksamkeit besitzen, sowie Phosphorsäure-, Bernsteinsäure- und Lävulinsäure-Ester des Riboflavin.

Biochemische Wirkung. Riboflavin-5-phosphat-mononucleotid (= Flavinmononucleotid = FMN) und -Adenin-dinucleotid (= FAD) sind Coenzyme der sog. „gelben Fermente" (= Flavinenzyme). Diese wirken als Wasserstoffüberträger bei der oxydativen Aminosäurendesaminierung, der Hydroxysäurenoxydation, der Aldehydoxydation, der Dehydrierung von CH_2-CH_2-Ketten und hydrierter Pyridincoenzyme. Eine Übersicht über alle Flavinenzyme findet sich bei LANG.

Riboflavin ist somit von wesentlicher Bedeutung für den Aminosäuren-, Eiweiß- und Tryptophanstoffwechsel, die Hämoglobinsynthese sowie den Hornhaut- und Linsenstoffwechsel. In Cornea, Linse und Tränenflüssigkeit ist es besonders reichlich enthalten und übt hier eine Lichtschutzwirkung sowie eine Beteiligung an der Umsetzung des Sehpurpurs aus. Da durch Riboflavinzufuhr die Stressbeantwortung des Organismus verbessert wird, werden auch Beziehungen zu den Steroidhormonen angenommen. Oestrogene können in der Leber bei Riboflavinmangel nicht inaktiviert werden.

Stoffwechsel. Oral zugeführtes Riboflavin wird zum Teil schon bei der Resorption in der Darmschleimhaut phosphoryliert. Im Blut liegt es zum größten Teil als FAD (s. oben) hauptsächlich intracellulär in einer Konzentration von 35—40 γ-% vor. Bei normaler Ernährung werden 0,25—0,80 mg täglich frei oder phosphoryliert durch die Nieren ausgeschieden. Bei den im Stuhl nachweisbaren Mengen handelt es sich fast ausschließlich um von den Darmbakterien gebildetes oder übermäßig zugeführtes Riboflavin.

Mangel und Bedarf. Beim Menschen kommt es bei einer täglichen Zufuhr von 0,55 mg nach 4 Monaten zu Mangelerscheinungen: Mundwinkelfissuren und scrotale Dermatitis (LANG). Dabei sinkt die Tagesausscheidung auf 36 γ ab. Weitere Mangelsymptome beim Menschen, die bei Resorptionsstörungen oder Lebererkrankungen auftreten können, bestehen in Cheilosis, Zungenatrophie, Rötung und Schuppung an Augen und Nase, Nageldystrophie, Photophobie, Corneavascularisierung, Brennen und Fremdkörpergefühl in den Augen. Bei vollgestellten Säuglingen, deren Mütter Vitamin B_2-arm ernährt wurden, kann es zu Mangelerscheinungen kommen.

Bei schwangeren, riboflavinfrei ernährten Ratten kann es zu Entwicklungsstörungen der Embryonen mit Verkürzung und Verklumpung der Extremitäten und Gaumenspalten kommen.

Von der Deutschen Gesellschaft für Ernährung wird eine tägliche Zufuhr von 0,4 bis 0,9 mg im 1. Lebensjahr, 0,8—1,2 mg von 1—6 Jahren, 0,9—1,5 mg von 7—9 Jahren und 1,8—2,5 mg von 10—18 Jahren empfohlen.

Toxicität: Die DL_{50} beträgt nach oraler Gabe für Ratte und Maus über 10 g/kg Körpergewicht, intravenös 50—100 mg/kg Körpergewicht bei der Maus.

Hypervitaminosen lassen sich beim Menschen weder experimentell noch klinisch erzeugen. Subletale Dosen bewirken beim Tier Kongestion und Konkrementbildung der Nieren mit Anurie.

Indikationen. Bei unzureichender Zufuhr infolge Fehlernährung oder gestörter Resorption (Symptome s. oben).

Versuchsweise bei Säuglingsdystrophie, Entwicklungsstörung, bestimmten Erkrankungen der Augen, Haut und Schleimhäute.

Dosierung: Säuglinge und Kleinkinder erhalten 0,5—2 mg, ältere Kinder 3—10 mg täglich oral oder gegebenenfall auch intramuskulär.

Handelspräparate.

Beflavin „Roche" (Dragées und Ampullen zu 10 mg).

Pyridoxin (Vitamin B_6)

Chemie. Die Pyridinderivate Pyridoxin (= Pyridoxol), Pyridoxal und Pyridoxamin kommen in Pflanzen meist zusammen vor und können ineinander übergehen. Im tierischen Organismus sind nur die beiden letzteren nachweisbar. Pyridoxal ist ein Aldehyd, Pyridoxamin ein CH_2-Amin des Pyridoxin.

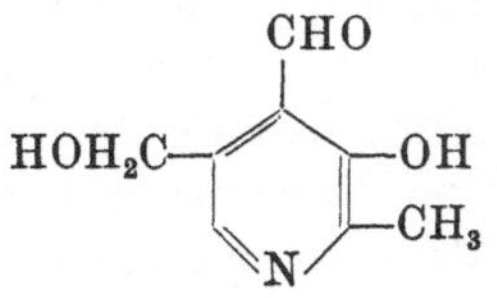

$$HOH_2C \diagdown \diagup \begin{matrix} CHO \\ \end{matrix} \diagdown OH, \quad CH_3, \quad N$$

Pyridoxal

Die biologische Wirksamkeit ist an die phenolische OH-Gruppe an C_3 gebunden. Die bei saurer Reaktion gut wasserlöslichen Substanzen werden von den Darmbakterien unter Umständen leicht angegriffen. Therapeutische Verwendung finden daher vornehmlich fettlösliche Ester, z. B. Triacetat und Tripalmitat, die zum Teil auch ungespalten resorbiert werden.

Die bekanntesten Antagonisten sind Desoxypyridoxin und Isonicotinsäurehydrazid (INH).

Biochemische Wirkungen. Pyridoxal-5-phosphat wird als Coenzym in zahlreiche Fermente eingebaut. So enthalten Aminosäuredecarboxylasen, Transaminasen und Muskelphosphorylasen 4 bzw. 2 Moleküle Pyridoxal-5-phosphat in fester Bindung. Pyridoxin- und Pyridoxamin-phosphat besitzen keinen Coenzymcharakter.

Stoffwechsel. Oral zugeführtes Pyridoxal wird schneller resorbiert als Pyridoxin. Bei reichlicher Eiweißzufuhr nimmt der hohe Pyridoxalgehalt der Leber ab. Pyridoxin und Pyridoxamin können in Pyridoxal überführt werden. Hauptausscheidungsprodukt im Urin ist die Pyridoxinsäure, die keinen Vitamincharakter mehr besitzt. Pyridoxin, Pyridoxal und Pyridoxamin werden dagegen nur in kleinen Mengen durch die Nieren ausgeschieden. Die im Stuhl nachweisbaren Mengen stammen

wahrscheinlich von der Synthese durch Darmbakterien. Die Abbauprodukte in der Leber sind noch unbekannt.

Mangel und Bedarf. Beim Menschen entsteht unter natürlichen Bedingungen keine Avitaminose. Experimentell kann ein Mangelzustand durch Entzug oder Gaben des Antivitamins Desoxypyridoxin erzeugt werden. Dabei kommt es zu Anorexie, Nausea, Lethargie, Dermatitis, Cheilosis, Conjunctivitis, Polyneuritis, Lymphopenie, Eosinophilie.

Durch Überhitzung der Milch im Autoklaven fällt der Pyridoxingehalt von 180 auf 60 γ/l. Dies kann bei Säuglingen zu akuten Mangelzuständen mit Übererregbarkeit und cerebralen Krampfanfällen führen (Gehrmann). Bei der heute üblichen Ernährung ist ein B_6-Mangel nicht zu befürchten, worauf auch Stenger und Wolf hinwiesen.

Der Tagesbedarf wird auf Grund der Beeinflussung der experimentellen Avitaminose beim erwachsenen Menschen auf 2—3 mg geschätzt. Da Vitamin B_6 sowohl in pflanzlichen als auch in tierischen Zellen reichlich enthalten ist, wird auch bei einseitiger Kost der Bedarf stets gedeckt.

Unerwünschte Wirkungen. Die DL_{50} beträgt bei oraler Gabe für Ratte und Maus 6000 mg/kg Körpergewicht, bei intravenöser Injektion 545 (Maus) bzw. 658 (Ratte) mg/kg Körpergewicht.

Auch hohe Dosen werden vom Menschen über lange Zeit gut vertragen. Nach exzessiven Dosen treten bei Ratte und Hund Degenerationen der Hinterstränge und zum Teil auch der dorsalen Wurzeln des Rückenmarks mit Ataxie und Schwächeerscheinungen auf.

Indikationen. Es handelt sich durchweg um Versuche, bei denen im Einzelfall der Erfolg nicht sicher auf die Pyridoxingabe zurückgeführt werden kann: Anämie, toxische Leukopenie, Agranulocytose. Acetonämisches Erbrechen. Prophylaxe und Therapie von Reisekrankheit und postnarkotischem Erbrechen, Schwindel, Morbus Feer, Neuritis bei INH- und Cycloserinbehandlung. Strahlenkrankheit, chronische Urticaria. Krampfanfälle bei Säuglingen, die B_6-arm ernährt wurden (s. oben) (5—10—100 mg täglich oral oder parenteral). Chorea minor.

Dosierung. Säuglinge und Kleinkinder 10 bis 50 mg, ältere Kinder 10—250 mg täglich oral. Zur Prophylaxe und Therapie von

Mangelzuständen genügen gewöhnlich 5 bis 10 mg täglich.

Handelspräparate.

Benadon „Roche": Synthetisches Pyridoxin, Dragées zu 40 und 300 mg, Ampullen zu 100 und 300 mg, Supp. zu 100 mg. — Dos.: Klein- und Schulkinder ein bis mehrmals täglich 1 bis 2 Dragées zu 40 mg, 1 Supp. oder $1/4$—1 Ampulle intramuskulär.

B_6-Vicotrat „Heyl": Kristallisiertes Pyridoxin-HCl: Tabletten zu 40 mg, Dragée forte zu 300 mg, Ampullen und Supp. zu 100 mg.

Hexobion „Merck": Kristallisiertes Pyridoxin: Tabletten und Dragées zu 40 mg, Dragées zu 300 mg, Ampullen zu 100 und 300 mg, Supp. zu 100 mg. — Dos.: Säuglinge, Klein- und Schulkinder $1/2$—3 Tabletten zu 40 mg, oder $1/4$ bis 1—2 Ampullen täglich intramuskulär.

Niacin (Nicotinsäureamid)

Chemie. Leicht wasserlösliches Pyridinderivat (Pyridin-β-carbonsäureamid.

$$\text{Nicotinsäureamid}$$

Niacinwirksamkeit besitzen sowohl Nicotinsäure und ihr Amid als auch in unterschiedlichem Maße Tryptophan und einige Zwischenprodukte des Tryptophanabbaues zu Nicotinsäure. Zu den Strukturanalogen Antivitaminen gehört unter anderem das Tuberculostaticum Isonicotinsäureanhydrazid (INH).

Biochemische Wirkung. Als Bestandteil von Di- und Triphosphopyridinnucleotid (DPN und TPN) ist es Bestandteil verschiedener Co-Dehydrogenasen und an wesentlichen Stoffwechselvorgängen beteiligt.

Stoffwechsel. Das mit Getreidekörnern zugeführte Niacin ist als „Niacinogen" an ein Peptid gebunden, das im Magen-Darmkanal abgespalten wird. Unter Mithilfe von Vitamin B_1, B_2 und B_6 kann ein Teil des Eigenbedarfes im Körper aus dem Tryptophanabbau gewonnen werden. Dabei entsteht aus 60 mg Tryptophan etwa 1 mg Niacin.

Durch die Nieren scheidet der Erwachsene 3—30 mg täglich unverändert oder in Form von Stoffwechselprodukten aus.

Mangel und Bedarf. Bei überwiegender oder reiner Maisdiät kommt es — wahrscheinlich infolge erhöhten Niacinbedarfes bei Mangel an essentiellen Aminosäuren — nach 50—60 Tagen zu den ersten Erscheinungen einer beginnenden Pellagra: Dermatitis, Glossitis, Zungenatrophie, Durchfällen, psychischen Veränderungen mit Verwirrung und Halluzinationen, Muskelschwäche und Gangstörungen.

Die therapeutische Anwendung als Leberschutzstoff soll eine Erhöhung des DPN- und TPN-Gehaltes der Leberzellen bewirken.

Von der Deutschen Gesellschaft für Ernährung werden im 1. Lebensjahr 3—5 mg, von 1—10 Jahren 6—10 mg, und von 10 bis 20 Jahren 12—19 mg täglich empfohlen. Da der Bedarf auch durch das im Nahrungseiweiß enthaltene Tryptophan zum großen Teil gedeckt werden kann, wird die empfohlene Tagesmenge neuerdings in „Niacin-Äquivalenten" angegeben.

Unerwünschte Wirkungen. Die DL_{50} beträgt für Nicotinsäure bei intravenöser Injektion 4500 mg/kg Körpergewicht bei der Maus und 3500 mg/kg bei der Ratte, für Nicotinsäureamid beträgt sie bei oraler Gabe 2000 mg/kg Körpergewicht bei der Maus und 2500 mg/kg Körpergewicht bei der Ratte bzw. 1620 mg/kg Körpergewicht bei intravenöser Injektion bei der Maus.

Pharmakologisch unterscheidet sich die Nicotinsäure von ihrem Amid dadurch, daß sie, besonders nach intravenöser Gabe zu einer starken Erweiterung der Hautgefäße vornehmlich der oberen Körperhälfte führt.

Subletale Dosen Niacin (2 g mehrfach oral gegeben) führen beim Hund zu blutigen Durchfällen, Konvulsionen, Leber- und Gehirnveränderungen.

Beim Menschen kommt es nach Gabe von 1—2 g Niacin zu Eosinophilenverminderung und Leukocytose.

Nach Gabe von 3 g täglich wurde Hauttrockenheit, braune Pigmentierungen in Axilla und an Druckstellen beobachtet. Weiter wurden allergische Hauterscheinungen und Ödeme beobachtet (MEYLER 1956). 25 mg intravenös injiziert können einen Schock verursachen.

Nicotinsäure kann Kopfschmerzen, Erbrechen, Juckreiz, unangenehmen Mundgeschmack, Parästhesien, Exantheme, Bilirubinerhöhung bewirken (MEYLER 1956).

Indikationen. Primäre und sekundäre Pellagra, Röntgenkater, Dermatosen und Schleimhautaffektionen (Glossitis, Stomatitis, Enteritis, Colitis), Cöliakie, Versuch bei akuter Porphyrie (Vanotti).

Dosierung. Säuglinge erhalten parenteral 5—50, oral 20—100 mg oder 2—10 mg/kg Körpergewicht täglich. Zur Prophylaxe genügen bei Säuglingen 4 mg, bei Kindern 6 bis 12 mg täglich.

Handelspräparate.

Benicot „Roche": Synthetisches Nicotinamid, Tabletten und Ampullen zu 100 mg.

Nicobion „Merck": Synthetisches Nicotinamid, Tabletten zu 200 mg, Ampullen zu 100 mg (Dos.: Säuglinge 1 Tablette oder 1 Ampulle täglich; Klein- und Schulkinder 1—2 Tabletten oder Ampullen täglich subcutan, intramuskulär).

Pantothensäure

Chemie. Säureamidartige Bindung von β-Alanin mit α,γ-Dioxy-β,β,-dimethylbuttersäure.

$$HOCH_2-\overset{\overset{\displaystyle CH_3}{|}}{\underset{\underset{\displaystyle CH_3}{|}}{C}}-CH(OH)-CO-NH-CH_2-CH_2-COOH$$

Pantothensäure ist ein hygroskopisches, wasserlösliches Öl und wird therapeutisch gewöhnlich in Form des Alkohols Panthenol verwendet.

Biochemische Wirkung. Als Bestandteil des Coenzym A ist die Pantothensäure an lebenswichtigen Stoffwechselvorgängen beteiligt. Bei der oxydativen Decarboxylierung der Brenztraubensäure übernimmt Coenzym A einen Essigsäurerest und überträgt ihn auf Oxalessigsäure wobei Citronensäure entsteht. Coenzym A bewirkt weiter den β-oxydativen Fettsäurenabbau, ist an der Überführung von Cholin in Acetylcholin und an der Entgiftung toxischer Stoffe in der Leber beteiligt.

Stoffwechsel. Die Aufnahme erfolgt fast ausschließlich in Form des weitverbreiteten Coenzym A, das im Darm aufgespalten wird. Der Blutspiegel liegt etwa bei 0,1 γ/ml, mit dem Urin werden beim Erwachsenen 3—5 mg täglich ausgeschieden.

Mangel und Bedarf. Wegen des praktisch ubiquitären Vorkommens von Coenzym A gibt es beim Menschen keine Avitaminose. Mangelerscheinungen konnten lediglich durch Gabe von 0,5 g Antivitamin täglich erzeugt werden. Dabei kam es nach 1 Woche zu Anorexie, Ermüdbarkeit, Schläfrigkeit, in der 4. Woche zu Parästhesien, Reflexstörungen, Gangverände-

rungen, Gleichgewichtsstörungen. Die Symptome waren durch 4 g Pantothensäure und Cortison zu beheben.

Der Tagesbedarf, der von körperlichen und Stoffwechselbelastungen abhängig ist, wird auf Grund der tierexperimentellen Ergebnisse beim Erwachsenen auf 0,1 mg/kg Körpergewicht geschätzt. Beim Säugling und Kleinkind soll er jedoch um das 25—30fache höher liegen. Ein 20 kg schweres Kind müßte demnach 50—60 mg am Tag erhalten.

Unerwünschte Wirkungen: Die DL_{50} liegt nach intravenöser Injektion um 1000 mg/kg Körpergewicht (Maus), oral für Calcium-pantothenat um 10000 mg/kg Körpergewicht (Maus, Ratte).

Vom Menschen werden sehr hohe Dosen auch über längere Zeit ohne Schädigungen vertragen, intravenös wurden 100 mg ohne Reaktion toleriert (Studer et al.).

Indikationen. Darmatonie, besonders postoperativ.

Hepatopathie, entzündliche Erkrankungen der Mundschleimhäute, Atemwege und des Magen-Darmkanals, Burning-Feet-Syndrom.

Lokal zur Wundbehandlung, bei Dermatitiden und Dermatosen, Strahlenschäden und Insolation.

Dosierung. Neugeborenen und jungen Säuglingen können bei Darmatonie 75—125 mg alle 4 Std intramuskulär injiziert werden. Im übrigen erhalten Kinder 100—200 mg täglich oral oder intramuskulär.

Handelspräparat. Bepanthen: Tabletten zu 100 mg, Ampullen 2 ml zu 500 mg, Salbe und Augensalbe zu 5% Panthenol.

Biotin (Vitamin H)

Chemie. 3,4-(2'-Ketoimidazolido)2-tetrahydrothiophen-n-valeriansäure. Eine wasserlösliche Substanz, die natürlich meist an Eiweiß oder Peptid gebunden vorkommt.

Biochemische Wirkung. Biotin ist bei zahlreichen Carboxylierungen und Decarboxylierungen, z. B. bei der Brenztraubensäure-, α-Ketoglutarsäure-Acetessigsäure- und Mevalonsäure-(Ausgangspunkt der Sterinsynthese)Bildung beteiligt. Dabei entsteht intermediär „aktives Kohlendioxyd" durch säureamidartige Bindung von CO_2 an ein noch nicht nachgewiesenes Biotinenzym. Auch bei der Fettsäuresynthese kommt dem Biotin eine noch nicht näher analysierte Funktion zu.

Stoffwechsel. Im Darm wird nur freies Biotin resorbiert, gebundenes wird zuvor gespalten. In den Zellen ist dann wieder nur gebundenes Biotin nachweisbar. Etwa die Hälfte der aufgenommenen Menge wird unverändert mit dem Urin ausgeschieden.

Mangel und Bedarf. Sowohl beim Tier als auch beim Menschen kann durch Überfütterung mit rohen Eiern, durch deren Gehalt an Avidin, das mit Biotin einen biologisch unwirksamen Komplex bildet, ein Mangelzustand erzeugt werden, der sich in Dermatitis, Haarverlust und Hypercholesterinämie zeigt.

Der Tagesbedarf wird beim Menschen auf 150—$300\,\gamma$ geschätzt obwohl anzunehmen ist, daß bei normaler Darmbakterienbesiedlung infolge der Biotinsynthese durch Bakterien kein weiterer Bedarf besteht.

Unerwünschte Wirkungen. Beim Menschen nicht bekannt, bei der Ratte kommt es nach 120tägiger Behandlung mit 5 mg täglich zu Wachstumshemmung.

Indikationen. Erythrodermia desquamativa Leiner (täglich 5 mg parenteral), Dermatitis seborrhoides.

Versuchsweise bei Acne, dystrophen Störungen der Haut und Schleimhäute.

Handelspräparate. Reine Biotinpräparate sind in der Bundesrepublik Deutschland nicht im Handel. Biotin ist jedoch in zahlreichen B-Komplex-, Multivitamin- und Leberschutzpräparaten enthalten.

Folsäure

Chemie. Pteroylglutaminsäure ist eine schwer wasserlösliche kristalline Substanz, die in der tierischen Zelle als Citrovorum-Faktor an Eiweiß gebunden vorkommt. Zur Folsäuregruppe zählen noch einige chemisch nahe verwandte Verbindungen. Folsäureantagonisten (Aminopterin, Amethopterin) verursachen Leukopenie, makrocytäre Anämie, Schleimhautveränderungen und Durchfälle. Sie finden als Cytostatica (s. d.) Verwendung.

Biochemische Wirkungen: Folsäure ist für den Stoffwechsel von Verbindungen mit einem C-Atom von Bedeutung: Transfer von Formyl- und Hydroxymethylresten, Purin- (Nucleinsäuren), Porphyrin- (Blutfarbstoff) und Thyminsynthese, Serin-, Glykokoll-, Methionin-, Cholin- und Histidinstoffwechsel (Einzelheiten s. bei LANG).

Stoffwechsel. Die Spaltung findet im Blut statt. Bei einer täglichen Zufuhr von 1 mg werden 2—$4\,\gamma$ ausgeschieden.

Mangel und Bedarf. Durch Störung der Nucleotid- und Häminbildung kommt es beim Folsäuremangel zu makrocytärer, hyperchromer Anämie, Lympho-, Leuko- und Thrombopenie sowie Schleimhautveränderungen im Verdauungstrakt. Bei Tieren wurden auch Mißbildungen der Leibesfrucht beobachtet.

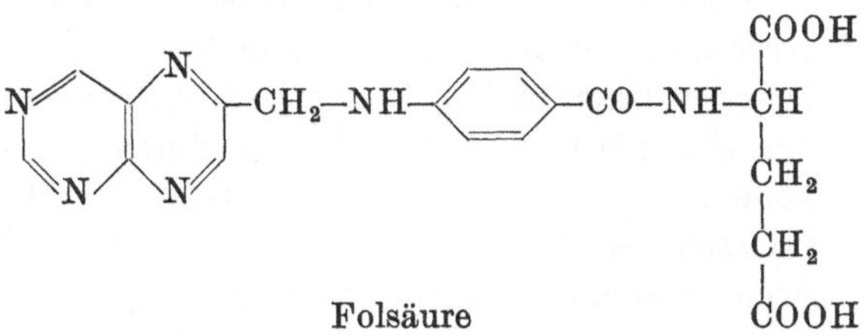

Folsäure

Beim Menschen wird normalerweise von den Darmbakterien Folsäure in so großen Mengen gebildet, daß darüber hinaus keine Zufuhr nötig ist.

Unerwünschte Wirkungen. Die DL_{50} beträgt beim Tier nach intravenöser Injektion 400—600 mg/kg Körpergewicht. Nach subletalen Dosen kommt es zu Nierenschädigungen mit Verstopfung der Nierentubuli durch Folsäurezylinder.

Bei jungen Mäusen kommt es 4 Tage nach Gabe von $0{,}75$—$1{,}5$ mg/Maus/die zu schweren Nervenfaserdegenerationen im ganzen Rückenmark.

Beim Menschen wurden Kongestionen, Parästhesien im Gesicht, allergische Erscheinungen (Fieber, Urticaria, angioneurotische Ödeme), Dermatitis, Diarrhoe beobachtet.

Bei Behandlung einer perniziösen Anämie mit Folsäure ohne Vitamin B_{12} kann es zu schwerer kombinierter Strangerkrankung bei normalem Blutbild kommen infolge Ausschwemmung der letzten B_{12}-Reserven. Auch kann eine Perniciosa durch Verabreichung eines folsäurehaltigen Multivitaminpräparates maskiert werden (MEYLER 1960). Eine perniziöse Anämie darf daher nie mit Folsäure allein behandelt werden.

Indikationen. Megaloblastenanämie beim Säugling, makrocytäre Anämie mit und ohne Leukopenie (gastrogen, enterogen, alimentär, iatrogen), Sprue, Cöliakie.

Dosierung. Säuglinge und Kleinkinder erhalten 5—10 mg, ältere Kinder 10—50 mg täglich oral.

Handelspräparate.

Cytofol „Lappe": Tabletten zu 5 mg.

Folsan „Kali-Chemie": Tabletten zu 5 mg, Ampullen 1 ml = 15 mg. Klein- und Schulkinder 1 Ampulle oder 3—4 Tabletten täglich.

(Einzelheiten, insbesondere hinsichtlich Kombinationspräparaten, s. unter „Blutbildungsfördernden Pharmaka".)

Cobalamine (Vitamin B_{12})

Chemie. Es handelt sich um wasserlösliche Kristalle, von denen das Cyanocobalamin am längsten bekannt ist. Von diesem unterscheiden sich die übrigen Cobalamine durch einen andersartigen Rest, sie gehören zu den wirksamsten natürlichen Substanzen überhaupt. Aquocobalamin und Hydroxocobalamin (Handelspräparate: Aquo-Cytobion und Axlon) sollen infolge verzögerter Resorption und Ausscheidung eine sparsamere und physiologische Dosierung ermöglichen. Es muß nur alle 4 Tage einmal injiziert werden.

Biochemische Wirkungen. Die Funktionen der Cobalamine sind im einzelnen noch unklar. Funktionen im Zellstoffwechsel als Bausteine von Fermenten sind wahrscheinlich. Eine Beteiligung am Nucleotidstoffwechsel, an der Methylgruppenneubildung, an der Aminosäurenaktivierung und an Redoxkatalysatoren konnte nachgewiesen werden (Friedrich).

Schicksal im Organismus. Nach oraler Zufuhr wird ein Teil Cyanocobalamin in direkter Abhängigkeit von der zugeführten Menge in freier Form aus dem Darm, möglicherweise durch Diffusion, resorbiert. Der Hauptanteil wird jedoch nur in Bindung an den von der Magenschleimhaut sezernierten intrinsic factor, ein cobalaminbindendes Mucoproteid, resorbiert. Die B_{12}-Resorption kann aber auch durch intrinsic factor nur bis zu einem bestimmten Grade erhöht werden. So wird bei einer Erhöhung der B_{12}-Zufuhr von 0,5 auf 50 γ nur 1 γ mehr resorbiert. Im Blut ist Cyanocobalamin nicht mehr an intrinsic factor, sondern an α- und β-Globuline gebunden. Nach parenteraler Verabreichung großer B_{12}-Mengen steigt die Urinausscheidung sofort stark an, da diese Mengen nicht an Eiweiß gebunden werden können. So erscheinen nach Injektion von 50 γ 10—25%, von 1000 γ 90% im Urin. Die mit dem Stuhl ausgeschiedenen Mengen schwanken in Abhängigkeit von der Ernährung und vom Bakteriengehalt des Darmes zwischen 5

und 60 γ/die, während sie im Urin bei 0,15 γ/die liegen. Rectal zugeführtes Cyanocobalamin wird nur zu 1—5% resorbiert (Gabbe).

Die normale Erwachsenenkost enthält 0,2 bis 3,5 γ Cyanocobalamin täglich. Die Synthese von B_{12} durch die Darmbakterien ist für den Vitaminhaushalt des Organismus wahrscheinlich ohne Bedeutung, die im Stuhl ausgeschiedenen Mengen liegen beim Perniciosakranken ebenso hoch wie beim Gesunden.

Mangel und Bedarf. Bei der Perniciosa kommt es infolge Fortfalles der Intrinsic factor-Bildung bei Atrophie der Magenschleimhaut zu einer Verarmung des Organismus an Cyanocobalamin. Diese äußert sich in einer Störung des Nucleotidstoffwechsels mit Verminderung der Zellbildung. Die noch gebildeten Zellen werden abnorm groß. Auch die Rückenmarksdegenerationen bei Perniciosa hängen vermutlich mit der Störung des Nucleotidstoffwechsels zusammen.

Die beim Tier nachgewiesene Wachstumsförderung durch B_{12} hat sich beim Menschen und insbesondere beim Kind nicht bestätigt.

Der Tagesbedarf des Menschen ist unbekannt. Nach den zur Aufrechterhaltung eines normalen Blutbildes bei der Perniciosa erforderlichen Mengen wird er mit unter 1 γ täglich angenommen. Der Bedarf wird mit Nahrungsbestandteilen tierischer Herkunft, die alle B_{12} enthalten, gedeckt. Nach Schlemmer ist B_{12} in flüssigen Zubereitungen nicht haltbar.

Unerwünschte Wirkungen. Die DL_{50} liegt nach intravenöser Injektion bei der Maus über 1600 mg/kg Körpergewicht. — Allergische Erscheinungen (Fieber, Urticaria, Asthma) bis zu ganz vereinzelten Fällen von anaphylaktischem Schockt sind extrem selten (Meyler 1956).

Indikationen. Perniziöse und sonstige makrocytäre Anämien. Alle weiteren Indikationen wie Wachstums- und Gedeihstörungen, Poliomyelitis, Polyneuritis, Neuralgien, Migräne, Herpes zoster, seborrhoeische Hauterkrankungen, Acne, chronische Urticaria, Osteoporose, Neuroblastom etc. sind bisher nicht hinreichend gesichert.

Dosierung. Bei Perniciosa erhalten anfangs Säuglinge und Kleinkinder 1—5, ältere Kinder 5—10 γ täglich intramuskulär bei Vorliegen neurologischer Komplikationen bis zu 200 bis 1000 γ täglich, Erhaltungsdosis 4wöchentlich 15—30 γ parenteral. Bei makrocytären Anämien 15—30 γ wöchentlich. Bei Gedeih- und Wachstumsstörungen erhielten Säuglinge 5, Kleinkinder 10, Schulkinder 10 bis 20 γ täglich.

Handelspräparate sind unter anderen:

Cytobion „Merck": Ampullen zu 1 ml = 15, 30 und 1000 γ, Dragées zu 5 γ (+ Intrinsic factor), Tropfen zu 1 ml = 30 γ Cyanocobalamin.

Rubivitan „Bayer": Ampullen zu 1 ml = 1000 γ; Tropfen zu 1 ml = 30 γ Cyanocobalamin.

Vitamin B_{12}-Organon: Ampullen zu 15 und 1000 γ, Tabletten zu 2 γ Cyanocobalamin.

Aquo-Cytobion „Merck": Ampullen zu 1 ml = 500 γ.

Axlon „Roussel": Ampullen zu 1 ml = 300 γ und 1 ml = 1000 γ Hydroxocobalamin (s. oben).

Für **Inosit** konnte bisher der Vitamincharakter beim Menschen nicht erwiesen werden. Auch über eine etwaige biochemische Wirkung sind keine Einzelheiten bekannt. Inosit ist in Pflanzen weitverbreitet. Phytinsäure ist ein Hexaphosphorsäureester des Inosit. Die versuchsweise Anwendung bei Leberparenchymschäden, Phosphorylierungsstörungen, Obstipation und progressiver Muskeldystrophie erbrachte bisher keine verwertbaren Ergebnisse.

Auch für **Cholin,** dessen Stoffwechsel und Wirkungen beim Tier näher erforscht sind (Einzelheiten bei LANG), konnte der Vitamincharakter beim Menschen nicht erwiesen werden. Die Anwendung bei Lebererkrankungen erbrachte keine eindeutigen Resultate.

Ebenso hat **p-Aminobenzoesäure** bisher keine therapeutische Bedeutung erlangt, auch sind keine Mangelerscheinungen beim Menschen bekannt.

Vitamin B-Komplexpräparate

Zur Prophylaxe und Behandlung von B-Hypo- und Avitaminosen bei denen in der Regel mehrere oder alle Komponenten beteiligt sind, finden heute B-Komplexpräparate ebenso wie zur allgemeinen Roborierung und Appetitsteigerung Verwendung. Dies ist der Fall z. B. zur Komplettierung spezieller Säuglingsdiätformen, insbesondere im Rahmen der künstlichen Säuglinsernährung, bei langdauernder Antibioticagabe, Verdacht auf gesteigerten Bedarf usw.

Da sich die einzelnen Spezialitäten in ihrer quantitativen Zusammensetzung zum Teil erheblich unterscheiden, ist es empfehlenswert, sich jeweils mit einem geeigneten Präparat und dessen Dosierung vertraut zu machen. Bei parenteraler Verabreichung ist besonders dar-

auf zu achten, daß der Thiamin- und Cobalamingehalt nicht zu hoch liegen.

Handelspräparate sind unter anderen

BVK „Roche": 2 ml = 40 Tropfen enthalten 5 mg B_1, 2 mg B_2, 20 mg Niacin, 2 mg B_6, 4 γ B_{12}, 3 mg Panthenol, 250 γ Biotin. — D. Säuglinge erhalten 3×3—5 Tropfen, Klein- und Schulkinder 3×10 Tropfen täglich.

Polyvital „Bayer": 2 ml = 40 Tropfen, enthalten 340 mg Hefeextrakt, 5,5 mg B_1, 0,168 mg B_2, 0,056 mg B_6, 1,12 m g Niacin, 0,512 mg Ca-d-pantothenat. D. Säuglinge erhalten 3×3 bis 5 Tropfen, Klein- und Schulkinder 3×10 Tropfen täglich.

Ascorbinsäure (Vitamin C)

L-Ascorbinsäure ist ein kräftiges Reduktionsmittel (Dienol) und wird in saurer Lösung

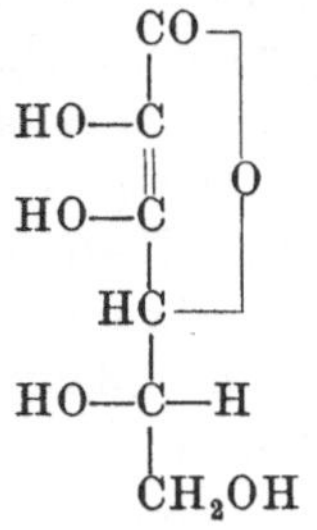

$$\begin{array}{c} CO \\ | \\ HO-C \\ \| \\ HO-C \quad\quad O \\ | \\ HC \\ | \\ HO-C-H \\ | \\ CH_2OH \end{array}$$

weniger leicht oxydiert. D-Ascorbinsäure ist biologisch inaktiv. Dagegen besitzen noch einige Ascorbinsäurederivate zum Teil geringe Vitaminwirksamkeit. Dabei ist die Vitaminaktivität an die Konfiguration an C_4 sowie die Dienolstruktur an C_2 und C_5 gebunden.

Biochemische Wirkungen. Vitamin C ist am Bindegewebs- und Folsäurestoffwechsel, am Knochenaufbau, an der Biosynthese der Intercellularsubstanz, an der Nebennierenrindenhormonbildung am Tyrosinabbau und möglicherweise am Wasserstoffionentransport beteiligt.

Stoffwechsel. Infolge Fehlens von 3-Ketogluconat in der Leber sind der Mensch und einige Tiere nicht in der Lage Ascorbinsäure aus Glucose selbst zu bilden. Zugeführte Ascorbinsäure kann vom Menschen über einen Blutspiegel von 1,2 mg-% hinaus nicht vollständig oxydiert werden und wird dann unverändert ausgeschieden. Im Stuhl werden täglich etwa 5 mg ausgeschieden.

Mangel und Bedarf. Als Folge des gestörten Stoffwechsels der Mesenchymzelle kommt es beim Menschen zum Skorbut (s. d.). Die gestörte Wundheilung, Dentin- und Callusbildung beruhen auf Hemmung der Kollagenbildung.

Die ersten Mangelsymptome treten beim Menschen erst nach 150—200 Tagen ascorbinsäurefreier Ernährung auf.

Zur Aufrechterhaltung der Ascorbinsäuresättigung ist eine tägliche Zufuhr von 75 bis 100 mg erforderlich. Zur Verhinderung von Mangelsymptomen oder Skorbutheilung reichen jedoch 11 mg täglich aus (Lang; Tobler). Eine Beeinflussung der allgemeinen Morbidität ließ sich auch durch hohe Dosen nicht sicher nachweisen. Der Bedarf steigt aber bei Stoffwechselbelastungen an. Bencze u. Mitarb. (1959 II) stellten bei atrophen Säuglingen eine gering vermehrte Vitamin C-Retention gegenüber Gesunden fest.

Von der Deutschen Gesellschaft für Ernährung wird bei Kindern folgende Zufuhr pro Tag empfohlen: Bis zum 4. Lebensjahr 30 bis 35 mg, 4—6 Jahre 50 mg, 7—9 Jahre 60 mg, 10—12 Jahre 75 mg, 13—15 Jahre 80—90 mg.

Unerwünschte Wirkungen. Bei oraler Gabe liegt die DL_{50} für die Maus bei 3500 mg/kg Körpergewicht (Lang).

Vom Menschen werden Dosen von 1 g täglich über lange Zeit ohne Schaden vertragen. Nach 0,1—0,5 g/kg Körpergewicht kommt es zu Pseudoglucosurie, nach wiederholter Injektion von 6 g und mehr intravenös kann es zu Phlebitiden kommen (Beckmann).

Bei graviden Meerschweinchen kommt es nach 250 mg oral zu erhöhter Sterblichkeit der Früchte.

Säuglinge und Kleinkinder, die über längere Zeit 200 mg täglich erhielten, erkrankten an Dyspepsie, Unruhe, vagotonen Vasomotorenkrisen, Hyperämie, Urticaria (Beckmann). Durch vermehrte Thrombocytenbildung kann es nach hohen intravenösen Dosen zu verstärkter Gerinnungsneigung kommen. Überdosierung kann gesteigerte Adrenalinempfindlichkeit (Molnar und Friedrich; Kasahara und Kawamura), Hyperglykämie und Absinken des Urin-p_H zur Folge haben (Beckmann) oder zu Reizerscheinungen an Zunge und Magen führen.

Indikationen. Skorbut; Komplettierung bestimmter Diätformen, insbesondere beim Säugling; Frühgeborenendystrophie; Chlorose, Blutungsneigung.

Die Propagierung von Vitamin C in zum Teil sehr hohen Dosen bei einer Vielzahl von Indikationen entbehrt in den meisten Fällen exakter Grundlagen.

Dosierung. Prophylaktisch erhalten Säuglinge und Kleinkinder 25—50 mg, ältere Kinder 50—100 mg, therapeutisch 100—200 mg täglich oral oder parenteral.

Handelspräparate. Cantan „Hoechst" (Tabletten zu 50 und 200 mg, Ampullen zu 2 ml = 100 mg und 5 ml = 500 mg). — Cebion „Merck", (Tabletten zu 50, 200, 500 mg, 1 g, Tropfen 10%, Ampullen zu 2 ml = 200 mg und 5 ml = 500 mg). — Cedoxon „Roche" (Tabletten zu 50, 200, 500 mg, 1 g, Tropfen 20%, Ampullen zu 2 ml = 100 mg, 5 ml = 500 mg).

Vitaminkombinationen

Bei der im allgemeinen großen therapeutischen Breite der Vitamine werden zur Komplettierung vitaminarmer Diätformen, bei der Frühgeburtenaufzucht, bei Resorptions- und Gedeihstörungen, bei Schwächezuständen, konsumierenden Erkrankungen und zur allgemeinen Roborierung vorzugsweise Multivitaminpräparate, denen zum Teil Spurenelemente oder Tonica (!) beigegeben sind, verwendet (unter anderen Plenert; Plenert u. Plamann; Jouck; Evers). Besonders bei Frühgeborenen und kranken Säuglingen wird eine Reduktion der Infektanfälligkeit beobachtet.

Auf die Zusammensetzung der einzelnen Spezialitäten, sowie ihren Gehalt an Vitamin D ist besonders zu achten. Letzterer ermöglicht unter Umständen eine kontinuierliche Rachitisprophylaxe.

Multivitaminpräparate sind unter anderen:

Combionta „Merck" (D. 1—2 Dragées täglich vom Säuglingsalter an).

Mulgatol „Nattermann".

Multibionta „Merck" (30 Tropfen = 1 ml enthalten 5000 iE Vitamin A, 2 mg B_1, 0,8 mg B_2, 30 mg Niacin, 10 mg Panthenol, 4 mg B_6, 100 mg C, 1000 iE D_3, 4 mg E). D: 3mal 5 bis 10 Tropfen bzw. 1—2 Dragées täglich vom Säuglingsalter an.

Protovita „Roche" (24 Tropfen = 1 ml enthalten 5000 iE A, 2 mg B_1, 1 mg B_2, 10 mg Niacin, 1 mg B_6, 10 mg Panthenol, 0,1 mg Biotin, 50 mg C, 1000 iE D, 3 mg E). D. 2—3mal täglich 5—10 Tropfen.

Literatur

ADAM, A., u. H. GUTHEIL: Vitamin-A-Bilanzversuche bei Säuglingen. Z. Kinderheilk. **76**, 462 (1955).

BECKMANN, R.: Nebenwirkungen der Vitamine in der Kinderheilkunde. In: Klinik und Therapie der Nebenwirkungen, hrsg. von H. P. KÜMMERLE, P. RENTCHNIK u. N. GOOSSENS. Stuttgart: Georg Thieme 1960.

BENCZE, B., F. GERLOCZYT, T. MALIK u. E. UGRAY: Über den Vitamin-A-Stoffwechsel bei atrophen Säuglingen. Z. Kinderheilk. **82**, 256—270 (1959).

— — — — Über Belastungsversuche mit Vitamin B_1 und C bei atrophen Säuglingen. Z. Kinderheilk. **82**, 357—366 (1959).

DORNISS, J.: Untersuchungen zur Hypoprothrombinämie und Vitamin-K-Therapie des Keuchhustens. Kinderärztl. Prax. **23**, 103—107 (1955).

EVERS, S.: Beitrag zur Rachitisprophylaxe bei Frühgeborenen. Arch. Kinderheilk. **156**, 50 (1957).

FÄHNDRICK, W. H.: Klinik und Therapie der Vitamin-C-Mangelkrankheit. In: Die Ernährung, hrsg. v. K. LANG u. R. SCHOEN, S. 537ff. Berlin-Göttingen-Heidelberg: Springer 1952.

FRIEDRICH, W.: Hämatopoetisch wirksame B-Vitamine, ihre Koenzymformen und Antagonisten. Münch. med. Wschr. **105**, 990—994 (1963).

GABBE, E. E.: Neuere biochemische Untersuchungen zur Diagnostik und Therapie von B-Vitamin-Mangelzuständen. Münch. med. Wschr. **105**, 995—998 (1963).

GEHRMANN, G.: Das Pyridoxin-Mangelsyndrom beim Menschen. Ergeb. inn. Med. Kinderheilk., N.F. **19**, 274—333 (1963).

GELLIS, S. S.: Vitamin K-Deficiency. In: W. E. NELSON, Textbook of pediatrics, 7. Aufl., S. 379—380. Philadelphia: W. B. Saunders Company 1959.

GLATZEL, H.: Aktuelle Fragen der Vitamintherapie. Münch. med. Wschr. **103**, 2136 (1961).

HANSEN, H. G.: Zur Vitamin-K-Prophylaxe und -Therapie bei Frühgeborenen. Z. Kinderheilk. **84**, 327 (1960).

HELLBRÜGGE, TH., u. R. HATZ: Rachitisprophylaxe und Rachitismorbidität. Z. Kinderheilk. **72**, 577 (1953).

HELWIG, H.: Vitamine. In: B. HELWIG, Moderne Arzneimittel, 2. Aufl. Stuttgart: Wiss. Verlagsges. 1961.

— Krampfanfälle im Rahmen rachitogener Hypocalcämie. Vortrag auf der Tagg der Süddtsch. Kinderärzte, München 1963.

HÖVELS, O., u. U. STEPHAN: Das Krankheitsbild der „idiopathischen" Hypercalcämie, eine chronische Vitamin-D-Intoxikation. Ergebn. inn. Med. Kinderheilk. 18, N.F., 116ff. 1962.

JOUCK, H.: Vitaminisierung der Frühgeborenen. Kinderärztl. Prax. **23**, 260 (1955).

JÜRGENS, R.: Klinische Symptomatologie und Therapie der A-Avitaminose. In: Die Ernährung, hrsg. v. LANG u. R. SCHOEN, S. 418ff. Berlin-Göttingen-Heidelberg: Springer 1952.

KASAHARA, M., u. R. KAWAMURA: Über den Einfluß der Askorbinsäure auf den Bludruck. Klin. Wschr. **16**, 1543 (1937).

KELLER-WISKOTT: Lehrbuch der Kinderheilkunde hrsg. v. W. KELLER u. A. WISKOTT, S. 270ff. Stuttgart: Georg Thieme 1961.

KLINKE, K.: Zur Vitamintherapie in der Kinderheilkunde. Medizinische **1951**, 11—14.

— W. BOGNER u. J. GLEISS: Zur Dosierung des Vigantol D_3 bei Frühgeborenen. Dtsch. med. Wschr. **79**, 370 (1954).

KOERVER, K.: Über Vitamin-K-Schäden bei Frühgeborenen. Mschr. Kinderheilk. **105**, 433 (1957).

KÜBLER, W.: Latente A-Hypovitaminose bei künstlich genährten Säuglingen. Mschr. Kinderheilk. **106**, 281—285 (1958).

LANG, K.: Die Physiologie der Vitamine. In: Handbuch der allgemeinen Pathologie, Bd. 11, I. Teil, S. 592ff. Berlin-Göttingen-Heidelberg: Springer 1962.

LAWRENZ, K. H.: Klinische Erfahrungen mit Cocarboxylase bei Säuglingstoxikosen und azetonämischem Erbrechen. Kinderärztl. Prax. **27**, 547 (1959).

LEWIS, J. M., O. BODANSKY, J. BIRMINGHAM and S. Q. COHLAN: Comparative absorption, excretion, and storage of oily and aquous preparations of vitamin A. J. Pediat. **31**, 496 (1947).

LUCEY, J. F., and R. B. DOLAN: Hyperbilirubinemia of newborn infants associated with the parenteral administration of a vitamin K analogue to the mothers. Pediatrics **23**, 553 (1959).

MARIE, J., and G. SEE: Acute Hypervitaminose A of the infant. Amer. J. Dis. Child. **87**, 731 (1954).

MEYLER, W.: Schädliche Nebenwirkungen von Arzneimitteln. Wien: Springer 1956.

— Side effects of drugs 1960. Amsterdam: Excerpta Medica Foundation 1960.

MOLNAR, ST., u. G. FRIEDRICH: Zur Frage der experimentellen C-Hypervitaminose. Klin. Wschr. **20**, 1079 (1941).

PACHE, H.-D., U. KEUTH u. K. SAILER: Säuglingstetanie und Rachitisprophylaxe. Münch. med. Wschr. **105**, 1321—1328 (1963).

PANZRAM, G.: Die Glukoseverwertung bei perniciösen Anämien unter dem Einfluß der Vitamin-B_{12}-Therapie. Schweiz. med. Wschr, **91**, 234—240 (1961).

PLENERT, W.: Polyvitaminpräparate in der Pädiatrie. Kinderärztl. Prax. **29**, 333 (1961).

—, u. W. PLAMANN: Polyvitaminpräparate in der Frühgeborenenaufzucht. Kinderärztl. Prax. **26**, 107 (1958).

RUDDER, B. DE: Gegenwartsfragen der Rachitisprophylaxe. Med. Klin. **57**, 1—2 (1962).

SCHALL, L.: Vitamin K und Kernikterus. Münch. med. Wschr. 100, 932 (1958).

—, u. R. CRÜSEMANN: Zur Dosierung des D-Vitamins für die Basisprophylaxe der Rachitis. Mschr. Kinderheilk. 110, 59 (1962).

SCHLEMMER, F.: Deutsches Arzneiprüfungsinstitut. Tätigkeitsbericht für das Jahr 1961. Dtsch. Apoth.-Ztg 102, 1296—1305 (1962).

SCHMIDT, G. W.: Die Wirkung des Vitamin E in bezug auf das Gedeihen von Säuglingen. Arch. Kinderheilk. 138, 178 (1950).

SCHUBERT, W., u. W. KLEINT: Zur Frage der Organschädigung durch prophylaktische Vitamin-D-Stoßbehandlung. Arch. Kinderheilk. 156, 61 (1957).

SENSING, J.: Allergisches Verhalten gegen Vitamin B₁. Klin. Wschr. 29, 394 (1951).

STENGER, K., u. H. WOLF: Krämpfe im Säuglingsalter und Vitamin-B₆-Stoffwechsel. Mschr. Kinderheilk. 108, 98 (1960).

STUDER, A., G. ZBINDEN u. E. UEHLINGER: Pathologie der Avitaminosen und Hypervitaminosen. In: Handbuch der allgemeinen Pathologie, Bd. 11, Teil 1, S. 734ff. Berlin-Göttingen-Heidelberg: Springer 1962.

SWOBODA, W.: Die Rachitis aus der Sicht unserer heutigen Kenntnisse. Pädiat. Prax. 1, 203—224 (1962).

TOBLER, W.: Der Skorbut im Kindesalter. Z. Kinderheilk. 18, 63 (1918).

VANOTTI, A.: Die B-Vitamine. In: Die Ernährung, hrsg. v. K. LANG u. R. SCHOEN, S. 491ff. Berlin-Göttingen-Heidelberg: Springer 1952.

WARKANY, J.: Vitamin Deficiency. In: NELSON, Textbook of pediatrics, hrsg. v. W. E. NELSON, 7. Aufl. Philadelphia: W. B. Saunders Company 1959.

WEINGÄRTNER, L.: Über besondere ileusartige Krankheitsbilder im Kindesalters und ihre Behandlung. Kinderärztl. Prax. 27, 462 (1959).

WERNER, E., u. H. HEIDER: Beeinflussung der Katalaseaktivität durch Vitamin K-Präparate. Mschr. Kinderheilk. 108, 102—103 (1960).

Infektionskrankheiten und Protozoenerkrankungen

Antibiotica

Von **W. MARGET**, Tübingen und **M. KIENITZ**, Münster

Grundlagen der Antibioticatherapie und Behandlungsrichtlinien

Allgemeine Gesichtspunkte. Eine Antibioticabehandlung stellt keine Therapie im eigentlichen Sinn des Wortes dar, sie führt lediglich zu einer Eindämmung bzw. Ausschaltung des entscheidenden ätiologischen Faktors, der Bakterien. Das heißt, das bakteriell bedingte Fortschreiten eines Krankheitsprozesses kann in der Regel, wenn auch bei weitem nicht immer, durch in vitro wirksame Chemotherapeutica unterbunden werden. Folglich sind, sofern eine Selbstheilung des erkrankten Organismus fraglich erscheint, entsprechende Maßnahmen (z. B. Diät oder ein chirurgisches Vorgehen) erforderlich.

Das Wesen der Antibioticabehandlung läßt sich auf einen einfachen Nenner bringen:

1. Eine abrupte *Unterbrechung des Infektionsablaufes* und damit die Schaffung der Voraussetzung für eine klinische Heilung und

2. eine jeweils empirisch ermittelte Zeit der Nachbehandlung, die eine Rezidivhäufigkeit auf ein erträgliches Maß reduziert, also eine *Rezidivprophylaxe.*

Der Erfolg der Chemotherapie ist nicht etwa in einer Eliminierung der Keime zu sehen, sondern dieses Ereignis stellt nur den Idealfall dar (z. B. Ruhrbakterien, Meningokokken). Weniger empfindliche Keime werden lediglich zurückgedrängt, und sie sind mitunter schon wenige Tage nach Absetzen der Behandlung wieder nachzuweisen (Typhus, Coli-Enteritis Lues, Tuberkulose). Nicht einmal derart empfindliche Keime wie Pneumokokken und A-Streptokokken machen hiervon eine Ausnahme. Je nach Wirksamkeit der Behandlung kommt es nach Absetzen des Antibioticums neben dem Verschwinden der Erreger häufig zum Rezidiv oder zum Keimträgerstatus. Nur eine sehr lange Behandlungszeit kann nach MCDERMOTT unter Umständen beide Folgeerscheinungen mit einiger Sicherheit vermeiden, z. B. die 6wöchige Behandlung einer Streptokokkenpharyngitis.

Wirkung der Antibiotica unter dem Einfluß des Wirtsorganismus. Die erforderliche Antibioticamenge läßt sich nicht aus entsprechenden Hemmkonzentrationen in der Blutbahn berechnen (sog. Serumspiegel, deren

Wert auf einer anderen Ebene liegt), sondern es handelt sich um eine klinisch-empirische Frage. Ihre Beantwortung ergibt sich aus einer altersgemäßen, noch wirksamen *Minimaldosis*, die aus besagten Gründen ein erregerspezifisches, immunologisch-pharmakologisches Problem darstellt, das empirisch gelöst wurde und aus einer *Maximaldosis*, die an die pharmakologischen Eigenschaften des betreffenden Präparates gebunden ist.

Die *Diffusionsmöglichkeit zum Erkrankungsort* stellt einen oft unabwägbaren Faktor dar, weil je nach Lokalisation und Art der Erkrankung beträchtliche Diffusionsschwankungen auftreten, sie betragen etwa zwischen 20 und 80% der Blutwerte. Daraus resultiert, daß soweit wie möglich eine *Lokalbehandlung einer Allgemeinbehandlung vorzuziehen bzw. mit ihr zu kombinieren ist.* Abgesehen davon ist eine *lokalisationsbedingte Dosisabhängigkeit* erforderlich. So sind z. B. für die Diffusion von Penicillin in Niere, Lunge, Haut, Leber und Milz etwa $^{3}/_{4}$ und mehr der Blutkonzentration zu erwarten, dagegen liegen beim Herzen nur $^{1}/_{4}$, beim Zentralnervensystem und im Knochengerüst noch wesentlich geringere Spiegel vor.

Die *Proteinbindung*, die bei einem Teil der Chemotherapeutica sehr hoch ist [SCHOLTAN und SCHMID (1, 2)] stellt sicherlich eine wesentliche Beeinträchtigung der antibakteriellen Wirkung im Blutgefäßsystem dar, andererseits ist gerade in den Gefäßen eine wesentlich überhöhte Antibioticakonzentration erforderlich, wenn überhaupt im erkrankten Gewebe eine Wirkung erreicht werden soll. Auch sind gerade innerhalb der Blutbahn die humoralen Abwehrmechanismen bekanntlich so wirkungsvoll, daß Keime bereits ohne Antibiotica eliminiert werden. Die Proteinbindung wird bei sämtlichen Angaben von Blutspiegeln nicht berücksichtigt. Die Albuminbindung ist im übrigen konzentrationsabhängig und reversibel.

Es werden durch die Auseinandersetzung von Erreger und Wirt eine Vielfalt der betreffenden Keime hinsichtlich ihrer Vegetation geschaffen. Diese kann mit einer sinkenden oder steigenden Empfindlichkeit gegenüber bestimmten Antibiotica verbunden sein, d. h. es können die verschiedenen Abwehrmechanismen des Wirtsorganismus durch ihre Wirkung auf die Bakterien den Effekt von Antibiotica in Frage stellen, insbesondere, wenn sie in einer

Bakteriostase resultieren (s. unten). Die in vitro-Unterscheidung von *Bakteriostase* und *Bakterizidie* hat infolgedessen unter Umständen eine eingeschränkte Bedeutung bei der Behandlung Kranker. Prinzipiell läßt sich z. B. sagen, daß auf Grund von tierexperimentellen Ergebnissen bei einer *früh einsetzenden Antibioticatherapie die Erfolgsmöglichkeiten wesentlich größer sind.*

Die Wirkung der Drogen wird noch weiterhin beeinflußt durch die im Wirtsorganismus stattfindenden Abbau oder Inaktivierung, wie z. B. die Calciumkomplexbindung bei Tetracyclinen, die Glucuronidbindung beim Chloramphenicol.

Teils durch den Wirtsorganismus ermöglicht, teils durch bakterielle Eigenschaften ausgelöst, kommt es zur **mikrobiellen Persistenz**. Hierbei handelt es sich nicht etwa einfach um ein Behandlungsversagen, sondern um das Unvermögen, voll antibioticaempfindlich bleibende Krankheitserreger unter der Behandlung zu eliminieren. Die sich hieraus ergebenden unerwünschten Konsequenzen sind naheliegend, am augenfälligsten werden sie bei einer Sepsis oder Endokarditis oder auch einem epidemiologisch gefährlichen Bakterienstamm. Für das Zustandekommen werden fünf Fakten diskutiert (McDERMOTT):

1. Die phenotypische Resistenz eines Teils der in ihrer Antibioticaempfindlichkeit immer beträchtlich schwankenden Bakterienpopulation (i. G. zu der genotypischen Resistenz bzw. primären Resistenz).

2. Die Unerreichbarkeit der Keime für Antibiotica durch eine Fibrinschranke und die Neutralisierung der antibiotischen Wirkung durch die biochemische Reaktion der entzündlich-nekrotischen Krankheitsherde.

3. Die Unerreichbarkeit der intracellulär gelagerten Krankheitserreger,

4. kann es zu einer „drug-indifferenz" kommen, die durch einen weitgehend reduzierten oder ruhenden Bakterienstoffwechsel entsteht, gleichgültig ob sie nun bei einzelnen Keimen der Bakterien-Population schon vorhanden war oder ob sie durch die humorale Abwehr (s. oben) ausgelöst wird.

Antibiotica in der Kinderheilkunde

Die Anwendung von Chemotherapeutica beim Kind, insbesondere beim Säugling, unter-

Tabelle 37. *Eigenschaften der halbsynthetischen Penicilline*

Freiname	Warenzeichen (Beispiele)	Säurestabilität und Applikation	Penicillinase-stabilität	Relative antibakterielle Wirksamkeit		
				Gram + Pen.-G-empfind-liche Keime	Penicillinase bildende Gram + Kokken	Gram-neg. Keime
Penicillin G (Benzyl-Pen.)	—	— parenteral	—	1,0	∅	gering
Penicillin V bzw. V-Kalium (Phenoxy-methyl-Pen.)	Oratren Beromycin	+ + + + + + + oral	—	$^1/_2$—$1^1/_2$	∅	∅
Propicillin	Baycillin	+ + + oral	+ +	$^1/_3$—$^1/_2$	mäßig	∅
Oxacillin	Cryptocillin Stapenor	+ + oral parenteral	+ + + + + + +	$^1/_{10}$	gut	∅
Methicillin	Cinopenil	— parenteral	+ + + +	$^1/_{10}$—$^1/_{40}$	gut	∅
Ampicillin	Binotal	+ + + + oral	—	$^1/_4$—$^1/_2$	∅	gut
Phenethicillin	Oralopen Pen 200	+ + + + oral	w	$^1/_2$	gering	∅

scheidet sich grundsätzlich von der des Erwachsenen:

Von der *Erregerseite* aus, denn beim Säugling haben z. B. die Streptokokkenerkrankungen kaum Bedeutung.

Hinsichtlich der *Dosierung*, denn beim Säugling beträgt die extracelluläre Flüssigkeit etwa die Hälfte des Körpergewichts (Erwachsene $^1/_4$ Gewichtsanteil), und er scheidet $^1/_4$ des Körpergewichtes täglich aus. Dost u. a. konnten am Beispiel des Sulfadimethoxin und am Penicillin zeigen, daß durch den größeren extravasalen Raum wesentlich höhere Dosen erforderlich sind, um gleiche Spiegel im Gewebsinterstitium zu erzielen.

Die *Toxicität* einzelner Präparate ist beim Säugling teils geringer (Kanamycin, Polymyxine), teils durch Unreife der Leber und Niere beim Neugeborenen erhöht (Chloramphenicol, Novobiocin). Unter einer Komplexbindung an Calcium lagert sich Tetracyclin in das Knochengerüst und die Zähne bzw. Zahnkeime ein, was für den wachsenden Organismus zu erheblichen Folgen führen kann (Zahnverfärbung, Knochenwachstum, Schmelzdefekte).

Wahl des Antibioticums. Nur wenige Präparate haben Eigenschaften, die voll entbehrlich bzw. ersetzbar sind, auch wenn sich viele in ihrer Wirkung bei banalen Infektionen überlappen. Eine optimale Behandlung setzt unter Umständen im Einzelfall, abgesehen vom betreffenden Erregerspektrum, die Kenntnisse der genauen Eigenschaften der Chemotherapeutica voraus. Die *Empfindlichkeitsprüfung* soll zur Kontrolle der *zweckmäßigerweise* sofort anzusetzenden *Therapie* dienen. Sie gibt die in der Regel zu erwartende Wirksamkeit bei (im allgemeinen) *mittlerer Dosierung* an, sofern es sich *nicht* um *Körperhohlräume einschließlich des Liquorraums, der Harn- und Gallenwege und Verdauungstraktes handelt.*

Die Testbestecke sind bis heute in Deutschland nicht normiert, d. h. ergeben zum Teil divergierende Resultate enthalten auch zum Teil unzweckmäßige Konzentrationen. Es empfiehlt sich, bei einem Laboratorium zu bleiben und dort entsprechende Erfahrungen in der Deutung der Ergebnisse zu sammeln. A-Streptokokken und Meningokokken bedürfen keiner Testung (s. Penicillin Sulfonamide, wenn Penicillin bzw. Sulfonamide zur Anwendung kommen.

Bei *Antibioticakombinationen* kommt dem in vitro beobachteten *Antagonismus* oft wahrscheinlich keine praktische Bedeutung zu. Die Einzelkomponenten sind jedoch immer ausreichend zu dosieren, und nach Möglichkeit ist eine Kombination von bacterociden und bakteriostatisch wirkenden Antibiotica zu vermeiden. Kreuzresistente, gruppengleiche Präparate zu kombinieren ist sinnlos. Gründe für Kombinationen: Verbreiterung des Wirkungsspektrums bei unbekanntem Resistenztest und unter Umständen Resistenzverzögerung.

Penicilline. 1929 wurde das Antibioticum von Fleming entdeckt und von Chain u. Mitarb.

der therapeutischen Verwendung erschlossen. Es handelt sich um ein Stoffwechselprodukt von Penicillum nodatum bzw. Penicillum chrysogenum, und zwar um eine organische Säure (aus der Kondensation von einem Molekül D-Valin und von D-Cystein).

Dieser Stammkörper wird 6-Aminopenicillinansäure (APS) genannt. Von den anfallenden *natürlichen Penicillinen* hat sich als einziges das heute in größtem Umfang verwendete Benzylpenicillin (Penicillin G) als brauchbar erwiesen. Aus diesem bestehen die meisten injizierbaren *Präparate*. Das kurzwirksame reine Penicillin G, die verschiedenen Depotpenicilline (Procain-Penicillin in wäßriger Lösung, Procain-Penicillin in öliger Suspension mit 2% Aluminiummonostearat, Antihistaminicumpenicillin und das 3 bis 4 Wochen wirksame Benzathin-Penicillin G (Tardocillin 1200). Benzylpenicillin hat eine Wirkungsdauer von ca. 4 Std, die Depotpräparate eine von 14 Std bis 5 Tagen. Die längere Wirkungsdauer wird mit geringeren Spitzenkonzentrationen erkauft, was bei penicillinhochempfindlichen Bakterien jedoch kaum ins Gewicht fällt.

Durch Zusätze zur Nährlösung der Penicillumarten wurden *biosynthetische Penicilline* gewonnen (BRANDL und MARGREITER 1952). Diese Präparate (es handelt sich um Phenoxymethylpenicillin [Penicillin V-Säure] und seine Salze) zeichneten sich i. G. zum Benzylpenicillin durch ihre Säurestabilität aus und ermöglichten damit eine orale Penicillinanwendung in zuverlässiger Form.

Durch BATCHELOR u. Mitarb. wurde die 6-APS (s. oben) 1959 aus P. chrysogenum isoliert und damit die Grundlage für die *halbsynthetischen Penicilline* geschaffen.

KAUFMANN und BAUER ermöglichten 1960 durch die enzymatische Spaltung von Penicillin G eine großindustrielle Gewinnung von APS, dem Ausgangsstoff der halbsynthetischen Präparate. Die so gewonnenen Produkte unterschieden sich zum Teil erheblich in ihren Eigenschaften von den bisher bekannten Penicillinen. Von den unzähligen dargestellten Verbindungen haben bei uns bis jetzt Phenethicillin, Methicillin, Propicillin, Oxacillin und Ampicillin in die Therapie Eingang gefunden (Tabelle 37). Abgesehen von Methicillin sind alle Präparate säurestabil, also Oralpenicilline, die aber auch zum Teil parenteral zugeführt werden können.

Die *Wirkung* aller Penicillinverbindungen richtet sich gegen die Zellwandsynthese der Bakterien, also vorwiegend gegen die Proliferationsphase der Keime, allen ist der bereits in niederen Konzentrationen auftretende bactericide antibiotische Effekt eigen, er liegt nur 3—10mal höher als die Hemmwerte.

Penicillin G und Penicillin V beeinflußt die Mehrzahl aller grampositiven Keime, gramnegativer Kokken, Treponemen, Aktinomyceten und Milzbrandbakterien, nicht jedoch Penicillinasebildner. In sehr hohen Dosen werden auch Salmonellen (Dauerausscheider von S. typhi), Corynebakterien und leichter H. influenzae und pertussis erreicht. Ferner sind noch Fusobakterien und Clostridien empfindlich.

Phenethicillin und **Propicillin** erfordern bei gleichem antibakteriellem Spektrum etwa doppelt so hohe Hemmkonzentrationen (Tabelle 37). Die beiden Präparate sind etwas weniger penicillinaseempfindlich als die nichtsynthetischen Penicilline.

Oxacillin und **Methicillin** haben eine hohe Penicillinasefestigkeit (BARBER et al., AUHAGEN et al.). Sie eignen sich praktisch nur zur Behandlung von resistenten Staphylokokken, also Penicillinasebildnern. Ihre antibakterielle Wirksamkeit beträgt im Vergleich zu Penicillin G beim Oxacillin nur etwa $^1/_{10}$ und beim Methicillin nur etwa $^1/_{30}$—$^1/_{100}$, soweit es sich um empfindliche Keime handelt. Es gibt jedoch auch primär resistente Staphylokokkenstämme, die sich epidemisch ausbreiten können (STEWART). Beide Penicilline induzieren die Penicillinasebildung.

Ampicillin (Tabelle 37) entspricht in seiner antibakteriellen Wirksamkeit, was die grampositiven Keime anbetrifft, dem Phenethicillin und Propicillin. Schon beim Cephalosporin N (D-4-Aminocarboxyl-butyl-penicillin), einem ampicillinähnlich wirkenden Präparat wies man auf die Bedeutung einer primären Aminogruppe in der Seitenkette eines Penicillins hin, die Wirkung erstreckt sich deutlich besser auf die gramnegativen Bakterien. Beim Ampicillin (DOYLE et al.) wurde das Spektrum auf zahlreiche gramnegative Keime erweitert, abgesehen von Penicillinasebildnern (Klebsiellen, ein Teil von E. coli, Aerobacter aerogenes und Pseudomonas aeruginosa). Eine besonders günstige Wirkung gegen Enterokokken, Proteus und auch gegen H. influenzae wird berichtet. Desgleichen sind Shigellen und Salmonellen ampicillinempfindlich (RUTENBERG et al.). Dyspepsiecoli zeigen im übrigen wechselnde Empfindlichkeit.

Wie aus der Tabelle 37 ersichtlich, ist die *Resorption der Oralpenicilline* unterschiedlich. Pädiatrisch interessant erscheint die Beobachtung, daß Propicillin beim Säugling einen 2 bis 3mal so hohen Blutspiegel zeigt wie Penicillin-V-Säure. Alle oral applizierbaren Penicilline führen nach etwa 1—3 Std zu maximalen Blutspiegeln, sie werden in 4—6 Std bei einmaliger Gabe ausgeschieden. Bei Säuglingen, besonders bei Neugeborenen, ist die Ausscheidungszeit verlängert. Relativ am schnellsten sinkt der Oxacillinserumspiegel ab.

Die *Ausscheidung* der Penicilline ist gut, besonders günstige Werte ergeben sich bei Ampicillin, das auch eine hervorragende *Gallegängigkeit* hat (das Mehrfache der Blutkonzentration).

Die *Gewebediffusion* führt bei allen Penicillinen in allen Organen mit Ausnahme des Liquorraumes bei gesunden Meningen zu therapeutischen Antibioticakonzentrationen. Besonders günstige Gewebekonzentrationen wurden beim Propicillin beobachtet (Auhagen et al.). Penicillin tritt in den fetalen Kreislauf in wirksamen Konzentrationen über (Lues, Gonorrhoe!). Die Keime zeigen einen sehr langsamen Empfindlichkeitsverlust.

Die *präventive Verabreichung* von Penicillin ist „zur Abdeckung von Cortisongaben" oder bei krankheitsbedingter erhöhter Infektanfälligkeit sinnlos, denn es ist keinesfalls das Antibioticum der Wahl für die allgemeine Infektionsprophylaxe. Penicillin schützt mit Sicherheit lediglich vor Keimen, die therapeutisch zuverlässig erreicht werden können: Streptokokken der A-Gruppe, Treponemen, Gonokokken, Meningokokken und mit Einschränkung Pneumokokken und Corynebakterien.

Für die **Rheumaprophylaxe** nimmt Penicillin eine dominierende Stellung ein. Hierfür kommt Benzathin-Penicillin-G (Tardocillin 1200) und die Oralpenicilline Phenoxymethylpenicillin-Säure (Oratren), Phenoxymethylpenicillin-Kalium (Beromycin u. a.), Phenethicillin (Pen 200 u. a.) sowie Propicillin (Baycillin) in Betracht. Die Verabreichungsdauer hängt von dem Grad der Rezidivgefährdung ab, sie muß aber auf mindestens 5 Jahre angesetzt werden.

Dosierung. Tardocillin 1,2 Mega 4wöchentlich; Oralpenicilline täglich 200—400000 E. Präventive Tonsillitisbehandlung: Mindestens 10 Tage lang therapeutische Penicillinspiegel, auch noch sinnvoll, wenn über 1 Woche zu spät begonnen wurde. Bei operativen Eingriffen, z. B. Zahnextraktion, Herzkatheter,

$^1/_2$ Std vor Durchführung hohe Penicillin G-Dosen, 3 Tage Nachbehandlung.

Indikationen für die Penicillinbehandlung. Scharlach, bakterielle Tonsillitis, Erysipel, Pneumonien, Lues, Gonokokkeninfektionen, Pneumokokkenmengingitis, Meningokokkenmeningitis, Staphylokokkenerkrankungen (je nach Empfindlichkeitstest mit entsprechendem Penicillin).

Zusätzlich für Ampicillin: Harnwegsinfektionen, Gallengangsaffektionen sowie chronische Lungenprozesse, bei denen häufig gramnegative Keime bzw. Enterokokken beteiligt sind. Bei allen Neugeboreneninfektionen, soweit sie überhaupt mit Penicillin erreichbar sind, ist dieses Präparat wegen seiner geringen Toxicität bei entsprechender Erregerempfindlichkeit das Mittel der Wahl. Ferner noch bei Tetanus, Milzbrand, Leptospirosen, Gasbrand, Rückfallfieber, Angina Plaut-Vincent.

Für eine *Penicillinbehandlung mit Maximaldosen* (mindestens 500000 E/kg/tgl.) kommen einesteils schwer erreichbare Krankheitsherde in Betracht (Osteomyelitis, Meningitis, Endokarditis, abgekapselte Abscesse, Diphtherie), aber auch Krankheitserreger, die eine mäßige Empfindlichkeit aufweisen können bzw. haben: α-hämolysierende Streptokokken, Klebsiellen, Actinomyces, Proteus, H. influenzae, Listerien, Erysipelothrix, Salmonellendauerausscheider.

Die *Nebenwirkungen* der Penicilline beschränken sich im wesentlichen auf ihre *allergene Eigenschaft*. Die eigentliche Toxicität ist sehr gering. Eine Überdosis zu verabfolgen ist fast unmöglich. Als Allergen wirkt die 6 APS, d. h. sämtliche Präparate lösen gleichsinnig Allergien aus.

Zum *Nachweis einer Penicillinallergie* geben Epi-Intracutanteste keine zuverlässige Auskunft. Neue Möglichkeiten der Allergietestung scheinen sich anzubahnen. Die Allergiehäufigkeit bei Erwachsenen dürfte zwischen 1—5% liegen, bei Kindern ist sie wesentlich geringer. Beim anaphylaktischen Schock beträgt die Letalität etwa 10%, Oralpenicillin ist am ungefährlichsten, Depotpenicilline (noch zus. Procainüberempfindlichkeit!) und i.v.-Gaben sind im Hinblick auf anaphylaktische Erscheinungen am gefährlichsten. Aufgrund der Allergiegefahr sollte Penicillin für die Allgemeinbehandlung reserviert bleiben und nicht lokal angewandt werden.

Penicillin ist in extrem hohen Dosen ein Nervengift, das wegen seiner geringen Liquorgängigkeit keine entsprechenden Schäden hervorruft, intrathecale Gaben sollten sich aber auf 5000 E beschränken, in der Regel sind sie auch überflüssig. Jarisch-Herxheimer-Reaktionen sind bei abruptem Beginn der Luesbehandlung unvermeidbar!

Chloramphenicol. 1947 wurde von BURKHOLDER et al. und unabhängig von ihnen von GOTTLIEB et al. aus dem Kulturfiltrat einer Streptomycesart, Streptomyces venezuelae, Chloramphenicol gewonnen.

Chemisch ist es ein D(-)-threo-1-p-Nitrophenyl-2-dichlor-acetylamino-1,3-probandiol mit einer strukturellen Verwandtschaft zu den Ephedrinen. Die Summenformel lautet $C_{11}H_{12}N_2O_5Cl_1$, entsprechend einem relativ niederen Molekulargewicht von 323. Chloramphenicol ist in physiologischen pH-Bereichen stabil. Es wird zu 50 bis 60 % reversibel an Albumin gebunden und kann ohne wesentlichen Wirkungsverlust gekocht werden.

Seit Jahren wird Chloramphenicol synthetisch hergestellt. Durch die Veresterung mit Palmitinsäure (Chloromycetin-Palmitat-Suspension; Leukomycin-Saft) und mit Stearoylglykolsäure (Paraxin-Trockensaft) sind flüssige, geschmacksarme, bei Kindern wesentlich besser applizierbare Handelsformen geschaffen worden. Es handelt sich bei den Verbindungen um biologisch inaktive Präparate, die durch körpereigene Esterasen 50 bis 60 % wirksames Chloramphenicol freigeben. Mit dem Natriumsalz des Monosuccinatesters von Chloramphenicol (Chloromycetin-Succinat, Leukomycin und Paraxin pro inj.) wurde die Chloramphenicoltherapie auf parenterale Applikationen erweitert. Auch hier ist zu beachten, daß das Präparat biologisch inaktiv ist und sich deshalb für eine lokale Applikation nicht eignet. Auf die Gewichtseinheit bezogen, enthält das Monosuccinat etwas über 70 % Chloramphenicol.

Alle Chloramphenicolformen zeigen unter normalen Aufnahmebedingungen letztlich etwa gleich hohe biologisch aktive Blutspiegel. Für die *lokale Anwendung* kommt noch das sehr haltbare Acidoamphenicol zur Verwendung (Leukomycin N-Augentropfen). Auch Chloramphenicol-*Suppositorien* haben weitreichende Verbreitung gefunden. Da 20—40 % Wirksubstanz unter günstigen Verhältnissen resorbiert werden, handelt es sich um eine unzuverlässige Darreichung. Diese Anwendungsart erscheint bei den erforderlichen exakten Hemmwerten für Bakterien nicht gerechtfertigt.

Die *Wirkungsweise* des Chloramphenicols ist in einer Hemmung der Proteinsynthese zu suchen. Interessanterweise besteht, wenigstens bei Enterobacteriaceae, keine Beeinträchtigung der Antikörperbildung (WATSON). Rezidive dürften nach dieser Untersuchung also eher durch ein Anwachsen der intracellulären, phagocytierten Population verursacht sein. Die Wirkung ist bakteriostatisch.

Das *Wirkungsspektrum* erstreckt sich über den Großteil der grampositiven und gramnegativen Bakterien, wobei im Bereich der gramnegativen Krankheitserreger ein relativ wirkungsvolleres Ansprechen im Vergleich zu anderen Antibiotica zu erwarten ist. Die Empfindlichkeit kann bei verschiedenen Bakterienstämmen einer Species breit streuen. Außer Bakterien werden noch Rickettsien und bestimmte Virusstämme durch Chloramphenicol erreicht.

Die *bakterielle Resistenz* gegenüber Chloramphenicol zeigt, abgesehen von einigen gramnegativen Keimen, eine auffällige Konstanz. So konnte ein Untersucher über 9 Jahre eine gleichbleibende Staphylokokkenresistenz von 9 % an über 31 000 Stämmen feststellen. Es wird deshalb vermutet, daß Staphylokokken die erworbene Chloramphenicolresistenz wieder verlieren. Bei E. coli (bes. Dyspepsiecoli) hat die Chloramphenicolempfindlichkeit in den letzten Jahren, wie allgemein beobachtet werden konnte, erheblich abgenommen. Die *Resistenzsteigerung* verläuft nur langsam. Es besteht eine teilweise *Kreuzresistenz* zu Tetracyclin.

Die *Resorption* des Chloramphenicols geht beinahe vollständig vonstatten. Dadurch bedingt ist ein proportionales Ansteigen der Serumkonzentrationen und der Wirkungsdauer bei entsprechenden Dosiserhöhungen; dadurch sind die ernsthaften Störungen seitens des Verdauungstraktes (z. B. Staphylokokkenenterocolitis) seltener als bei den Tetracyclinen. Die Diffusionsverhältnisse sind beim Chloramphenicol günstig. Ein hoher Anteil dringt in die Pleuraflüssigkeit und in den Ascites ein.

Überragend im Vergleich zu allen anderen bekannten Antibiotica ist der anteilmäßige *Übertritt in den Liquor*. Er beträgt bei gesunden Meningen 30—50 %, bei entzündeten kann er nahezu vollständig sein. Ein Übergang in den Liquor ist erst bei einem Serumspiegel von 10 γ möglich. Eine hohe Initialdosis ist deshalb zweckmäßig, um möglichst frühzeitig einen Liquorspiegel zu erhalten. Bei einer i.v.-Gabe von 30 mg/kg ist aufgrund eigener Untersuchungen schon bereits nach 5 min ein nachweisbarer Liquorspiegel zu erwarten.

Chloramphenicol tritt in den *Speichel* über, ferner ist mit einer Diffusion durch die *Placentarschranke* zu rechnen, wobei im Säugling postnatal noch 30—80 % der mütterlichen Serumkonzentration nachweisbar sind. Trotzdem treten keine toxischen Schäden auf [durch die Placentafunktion ist eine Kumulierung aktiven Chloramphenicols unmöglich; die Glucuronidbindung wird vom mütterlichen Organismus übernommen (und dieplacentar ausgeschieden). Ein *Übertritt in die Milch* ist vermutlich mit etwa 50 % der Serumkonzentrationen zu erwarten. Es ist anzunehmen, daß Chloramphenicol in *Körperzellen* in aktiver Form eindringen kann.

Dosierung. Als *therapeutisch wirksame Serumkonzentrationen* gelten Werte, die zwischen 10 und 20 γ liegen. Entsprechend den variierenden Erfordernissen, denen eine Chloramphenicoltherapie unterworfen sein kann, liegt die Dosierung beim Säugling mit 50 mg/kg an der unteren Grenze und mit 100 (—150) mg/kg sicher im Bereich oder über den meist erforderlichen Serumkonzentrationen (3—4 Gaben täglich). Bei oraler Applikation stellen sich nach etwa $^1/_2$ Std die optimalen Spiegel im Gefäßsystem ein. Bei einer Kreislaufbeeinträchtigung und unverzüglich erforderlicher Behandlung empfiehlt sich eine i.v.-Verabreichung.

Auch bei Kindern über einem Jahr sollten die Dosen nicht unter 50 mg/kg liegen, bei Meningitiden nicht unter 100 mg/kg. Für Frühgeborene und Neugeborene ist ein besonderes Behandlungsregime erforderlich (s. unter Nebenwirkungen). Bei hohen Dosen über einen längeren Zeitraum empfiehlt es sich, Vitamin B_{12} und Folsäure zu verabreichen.

Der Großteil der *Chloramphenicolausscheidung* geht über die Harnwege vonstatten (70—90 % innerhalb von 24 Std). Nur 5—10 % sind biologisch aktives Chloramphenicol, der Rest ist größtenteils ein biologisch inaktives Monoglucuronid. Der Anteil aktiven Chloramphenicols reicht jedoch zu sicher wirksamen Harnkonzentrationen aus (50—250 γ). Das aktive Chloramphenicol wird glomerulär und das Glucuronid wird tubulär ausgeschieden. In der *Galle* sind von aktivem Chloramphenicol nur Konzentrationen zu erwarten, die in halber Höhe der Serumwerte liegen (hohe Dosierung bei schlecht empfindlichen Keimen erforderlich!). Im Faeces der Galle treten hauptsächlich inaktive Chloramphenicolverbindungen auf.

Die **Chloramphenicolbehandlung Neugeborener und Frühgeborener** macht besondere Schwierigkeiten, vor allem wegen der Gefahr der Überdosierung (s. Nebenwirkungen), andererseits ist wegen der individuellen großen Schwankungsbreite der Serumspiegel auch die Möglichkeit einer Unterdosierung immer gegeben. Leider ist aber gerade in dieser Altersgruppe, die in erhöhtem Maße bakteriellen

Infektionen ausgesetzt ist, Chloramphenicol oft durch kein anderes Antibioticum zu ersetzen.

Aus besagten Gründen sollte aber unbedingt angestrebt werden, daß bei diesen Säuglingen eine Chloramphenicolbehandlung nur unter routinemäßiger Blutspiegelkontrolle spätestens nach dem 4. Tag durchgeführt wird. Man sollte sich bei schweren Krankheitsfällen, angesichts derer kein Risiko eingegangen werden kann, *nicht auf die Firmenangaben verlassen,* denn sie geben lediglich die Dosis an, unter der mit einiger Sicherheit kein toxischer Schaden auftreten kann, *nicht jedoch die Dosis, die sicher wirksam ist.*

Hodgman gibt in Übereinstimmung mit unseren eigenen Beobachtungen eine erforderliche Chloramphenicolmenge von 50 mg/kg/tgl. 2 Tage nach der Geburt an. Wenn mit 25 bis 30 mg/kg ein Neugeborenes behandelt wird, ist die nächste Dosis erst nach 48 Std zu verabreichen. Sutherland empfiehlt nachdrücklich in den ersten Tagen 25 mg/kg. Hierbei handelt es sich um das parenteral applizierbare Chloramphenicolmonosuccinat, dem in erster Linie in Frage kommenden Präparat. Wenigstens innerhalb der ersten 4 Tage post partum ist lediglich *eine Dosis/Tag* zu verabreichen. (Allerdings sind schon bei mangelnder Ausscheidung und Leberfunktion nach wenigen Tagen bereits mit 25 mg/kg/tgl. toxische Erscheinungen bei Säuglingen festgestellt worden.)

Wenn keine Ausscheidung und keine Leberfunktion nach 4tägiger Behandlung beobachtet werden kann, so ist Chloramphenicol abzusetzen, auch wenn nur 25 mg/kg gegeben wurden. Bei Frühgeborenen sind die Verhältnisse noch schlechter abschätzbar. Unreife Neugeborene können nach einmaliger Dosis bis zu 90 Std einen Chloramphenicolserumspiegel aufweisen. Keinesfalls sollte bei Frühgeborenen mit Dosen von über 25 mg/kg begonnen werden. Wie hoch tödlich wirkende Chloramphenicolserumkonzentrationen sind, ist nicht genau bekannt, wir konnten bei uns feststellen, daß 60—100 γ ohne klinische Symptome vertragen wurden.

Für die Chloramphenicolanwendung besteht eine große Zahl von *Indikationen* (s. Wirkungsspektrum), die die meisten bakteriellen sowie einige Viruserkrankungen, z. B. Ricketsiosen und noch die Amöbenruhr und Aktinomucose, umfassen. Als Mittel der Wahl kann es beim Typhus, bei der Influenzameningitis, Sepsis (insbesondere, wenn sie eine Begleitmeningitis aufweist) sowie der Salmonellenenteritis und Shigelleninfektionen angesehen werden.

An pädiatrischen Indikationen sind unter anderem Keuchhusten (auch prophylaktisch), bakterielle Harnwegsinfektionen und Staphylokokkeninfektionen im Kopfbereich, wenn eine Meningitis als Komplikation befürchtet werden muß, zu nennen. Zur Behandlung der Säuglingsenteritis ist Chloramphenicol nur wenig geeignet. Die Anwendung dieses Präparates sollte überhaupt da vermieden werden, wo andere Medikamente eine gleich gute Wirkung erwarten lassen.

Bei der *Typhusbehandlung* ist wegen der Gefahr Herxheimer-ähnlicher Erscheinungen mit $^1/_3$ der Tagesdosis zu beginnen, am 2. Tag werden $^2/_3$ und am 3. Tag Normaldosen gegeben.

Eine Chloramphenicolbehandlung von Dauerausscheidern ist sinnlos, viel besser hat sich die mehrtägige Penicillinbehandlung bewährt ($^1/_2$ bis 1 Mega/kg/tgl. 4 Tage lang), am besten dürfte Ampicillin wirken (Säuglinge $1^1/_2$ g/tgl., ältere Kinder 2—3 g).

Bei Shigelleninfektionen genügen 50 mg/ kg/tgl. Die prophylaktische Chloramphenicolanwendung ist in engsten Grenzen zu halten.

Nebenwirkungen sind einesteils durch die Unverträglichkeitserscheinungen von seiten des Magen- und Darmtraktes und andernteils durch toxische Erscheinungen bei Neugeborenen und hinsichtlich des hämapoetischen Systems zu erwarten. Allergische Erscheinungen sind im Vergleich zu anderen Antibiotica sehr selten (Glossitis, Gingivitis, Stomatitis, Pruritus u. a.). Auch die Chloramphenicolunverträglichkeit des Magen- und Darmtraktes (Brechreiz, Flatulenz, leichte Diarrhoe) spielt im Kindesalter eine untergeordnete Rolle. Vereinzelt wurde bei Überdosierung von Neuritiden sowie auch von einer Lebercirrhose berichtet.

Bei oraler Medikation ist eine Staphylokokkenenterocolitis sowie eine *Monilien- und Pseudomonasdyspepsie* möglich, wenn auch selten.

Bedrohlicher sind die *Markschädigungen*, die in allen Altersstufen auftreten können, wenn auch offenbar beim Säugling weniger häufig. Insgesamt rechnet man nach KÄHLER, daß auf 40000 Behandlungen ein Blutschaden treffen dürfte und

eine Pancytopenie auf über 1 Million Behandlungen. 46 % der Kranken erhielten davon beträchtlich überhöhte Tagesdosen. In Deutschland ist bis jetzt etwa ein Dutzend derartiger Schäden beschrieben worden. Der Beginn einer Chloramphenicolwirkung auf das hämatopoetische System läßt sich leicht durch *regelmäßige Reticulocytenkontrollen* feststellen, die frühzeitig auf unter 5 % absinken. Weiter kann das Einsetzen einer toxischen Beeinflussung am Anstieg des Plasmaeisens und in der Sättigung von eisengebundenem Globulin gefunden werden (HODGMAN). Die Schäden können vielgestaltig sein (aplastische Anämien, Pancytopenien, Agranulocytosen, Thrombocytopenien und vermutlich bei einer angeborenen, geschlechtsgebundenen Enzym-Erythropathie eine hämolytische Anämie).

Tabelle 38. *Eiweißbindung, Löslichkeit, Molekulargewicht und Summenformel der wichtigsten Tetracycline* (Eiweißbindung in Prozent bei einer Konzentration von ca. 6 g/ml)

	Eiweiß-Bindung %	Wasserlöslichkeit	Mol.-Gew.	Summenformel
Chl T	ca. 70	14 mg/ml (1,4 %)	478	$C_{22}H_{23}N_2O_8Cl \cdot HCl$
T	ca. 25	0,5 mg/ml	444	$C_{22}H_{24}N_2O_8 \cdot HCl$
Oxy T	ca. 25	0,25 mg/ml	460	$C_{22}H_{24}N_2O_9 \cdot HCl$
Roli T	ca. 50	2500/ml	564	$C_{27}H_{33}O_8N_3 \cdot HCl$
Demethyl-Chlor-Tetracyclin	ca. 65	1250/ml	500	$C_{21}H_{21}N_2O_8Cl \cdot HCl$

Ein chloramphenicolbedingter Folsäuremangel der Knochenmarkszellen wird aufgrund der beobachteten Vacuolenbildung unter der Behandlung, die mit dem Reticulocytenschwund einhergeht, diskutiert und bei hoher Dosierung Folsäure und Vitamin B_{12}-Gaben vorgeschlagen.

Die pädiatrisch wichtigste Nebenerscheinung der Chloramphenicolmedikation ist der *tödliche akute Chloramphenicolkollaps* (Grey syndrom) der Neu- und Frühgeborenen. Nach SUTHERLAND ist das brauchbarste Symptom der Chloramphenicoleintoxikation der *plötzliche Temperaturabfall* nach einer einige Tage währenden Chloramphenicoltherapie. Weitere Krankheitszeichen sind: *Nahrungsverweigerung, Erbrechen, Erhöhung der Atemfrequenz und aschgraue Hautfarbe.* Der Tod erfolgt 24 bis 28 Std nach Beginn der Symptomatik. Nach Absetzen des Präparates verschwinden die Krankheitszeichen in 1—2 Tagen.

Das Zustandekommen des Grey-Syndroms ist in der Kombination von zweierlei Gegebenheiten zu suchen: Die schlechte Ausscheidung der unreifen Niere und die ungenügende Entgiftung, d. h. Glucuronidbindung durch die noch nicht ausreichend konjugierende Leber. Allerdings ist nicht genau bekannt, ob die Toxicität allein an den unkonjugierten Anteil des Chloramphenicols gebunden ist oder dem Glucuronid ebenfalls eine Bedeutung zukommt, was nach Sutherland wahrscheinlicher ist. Andrerseits wurden jedoch an erwachsenen Kranken mit einer Anurie oder mit einer Lebercirrhose, bei denen entsprechende Insuffizienzen isoliert vorlagen und die entsprechende Antibioticakonzentrationen aufwiesen, keine typischen toxischen Erscheinungen festgestellt.

Tetracycline. Von den Tetracyclinen haben folgende Substanzen praktische Bedeutung erlangt: Chlortetracyclin (Aureomycin), Tetracyclin (Achromycin), Oxytetracyclin (Terramycin), Roli-(Pyrrolidinomethyl-)Tetracyclin (Reverin), Demethylchlortetracyclin (Ledermycin). Alle Präparate dieser Gruppe haben, klinisch gesehen, einen nahezu identischen Wirkungsbereich.

Chlortetracyclin wurde von Duggat (1948) als erstes Antibioticum dieser Reihe aus einem Strahlenpilz (Str. aureofaciens) dargestellt, als zweites folgte das Oxytetracyclin und dann die anderen Substanzen. Die Präparate weisen das tetracyclinische Grundgerüst vom Naphtacen-Typ auf, das für ihre antibiotische Wirkung verantwortlich zu machen ist. Weitere Eigenschaften der verschiedenen Präparate sind in der Tabelle 38 aufgeführt.

Die Tetracycline unterscheiden sich in ihrer Stabilität gegenüber HCL und NaOH sowohl in ihrer biologischen Aktivität und ihrem Proteinbindungsvermögen (Brunner; Spitzy; Scholtan u. Schmid) erheblich. Am labilsten im alkalischen bzw. neutralen Milieu ist Chlortetracyclin, am stabilsten erwies sich Demethylchlortetracyclin, das mit Chlortetracyclin andererseits die höchste Eiweißbindung aufweist (s. Tabelle 38). Diese in ihrer klinischen Wirkung sich überschneidenden Eigenschaften fallen aber in der Praxis bei entsprechender Dosis nicht ins Gewicht. Entsprechend seiner Löslichkeit eignet sich Rolitetracyclin für die parenterale Applikation besonders. Später wurde durch das Magnesiumoxyäthylammoniumsalz des Oxytetracyclins ein weiteres, uneingeschränkt intravenös applizierbares Tetracyclin in den Handel gebracht (Terravenös und Terramycin-Depot).

Das *Wirkungsspektrum* der Tetracycline ist von beträchtlicher Breite. Da es einen Großteil der grampositiven und gramnegativen Keime umfaßt, wurde für die Tetracycline, gemeinsam mit Chloramphenicol, die Bezeichnung *Breitbandantibiotica* bzw. *Breitspektrumantibiotica* geprägt.

Von Tetracyclin werden Streptokokken, Pneumokokken, Meningokokken, Gonokokken, Klebsiellen, Shigellen, Clostridieren, Bac. anthracis, Listerien, Pasteurellen, Brucellosen, Leptospiren, Rickettsien, Actinomyeten, Psittakose-Viren, Erreger des Lymphogranuloms venerum, Recurrens-Spirochäten, T. pallidum, H. pertussis, H. influenzae unter therapeutischen Konzentrationen erreicht. Es sich also auch ein großer Teil Viren in das Tetracyclinwirkungsspektrum eingeschlossen. Aber auch Oxyuren, Amöben und Coccidien können durch das Präparat beeinflußt werden. Tetracyclin führt nur zu langsamer Resistenzentwicklung. Bei gramnegativen Keimen besteht eine teilweise Kreuzresistenz zu Chloramphenicol.

Die Wirkung von Tetracyclin auf Bakterien besteht in einer Störung der *Eiweißsynthese*. Das Antibioticum führt im Organismus zu einer *Bakteriostase*, für eine Bactericidie sind etwa 50—100mal höhere Konzentrationen erforderlich, auch bei i.v.-Applikation sind diese bestenfalls kurzzeitig in der Blutbahn zu erreichen, nicht aber am Erkrankungsort.

Die *Resorption* von Tetracyclin ist bei oraler Applikation unvollständig (nur bis 60%). Irritationen der Darmflora sind deshalb unvermeidlich. Durch Zusatz von calcium- bzw. magnesiumionenbindene Substanzen sind die meisten Handelspräparate etwas besser resorbierbar (z. B. Citronensäure). Es kommt zur Staphylokokkenenterocolitis und mitunter bei Säuglingen zu Pseudomonasenteritiden und zu Moniliendurchfällen, eine Prophylaxe mit Vitamin B-Komplex ist sinnlos. Nach Absetzen normalisiert sich die Darmflora wieder innerhalb kurzer Zeit (Knothe).

Die oft sehr erwünschte hohe *Ausscheidung durch die Gallenwege*, wobei das Vielfache von Serumkonzentrationen erreicht wird (10%! der Gesamtmenge), kann auch bei i.v.- oder i.m.-Zufuhr allein zu einer Staphylokokkenenterocolitis resistenter Keime führen. Die Ausscheidung im *Harn* zeigt bis zu 100fach höhere Konzentrationen biologisch wirksamen Tetracyclins als in der Blutbahn, sie ist zur Hälfte glomerulär, zur andern tubulär. Es passieren aber insgesamt nur 10—20% Tetracyclin die Harnwege.

An der *Verteilung im Organismus* ist bemerkenswert, daß vor allem schnellwachsende Gewebe (auch Tumor) sowie Knochensubstanz lange Zeit Tetracyclin besonders anreichern (Nachweis: Fluorescenz unter UV-Licht). Der Liquorspiegel beträgt bei gesunden Meningen $^{1}/_{10}$ des Blutspiegels und noch weniger (Meningitisbehandlung!). Das Medikament passiert die Placenta (25—100%) und wird in der Milch ausgeschieden. Beide Beobachtungen verdienen wegen der Gefährdung der Säuglinge durch Zahnverfärbungen und Schmelzdefekte besondere Beachtung. In Körperhöhlen diffundieren die Tetracycline etwa in halber Blutkonzentration.

Dosierung. Die Applikation von Tetracyclinen sollte sich bei Kindern bis zu 2 Jahren möglichst auf eine Dauer von 10 Tagen und auf lebensbedrohliche Fälle beschränken (s. Nebenerscheinungen). Hierbei dürfte Oxytetracyclin am harmlosesten sein. Sämtliche Applikationsarten sind praktikabel. Für die i.v.-Anwendung eignen sich besonders die Handelsformen des Oxytetracyclins und Rolitetracyclin. Eine 2—3malige Verabreichung täglich genügt. Es empfiehlt sich die initiale Dosis zu verdoppeln, besonders bei oraler Gabe, um möglichst bald optimale Blutkonzentrationen zu erhalten. Die minimale orale Tagesdosis beträgt beim Säugling 20—25 mg/kg, bei älteren Kindern um 20 mg/kg. Die parenterale Anwendung wird mit 8—10 mg/kg durchgeführt.

Anwendungsbereiche der Tetracycline erstrecken sich auf Infektionen des Respirationstraktes, wobei die Dauerbehandlung der chronischen Bronchitiden besonders in England gute Erfolge zeitigte, früher wurde diese Dauerbehandlung auch bei der Mucoviscidosis empfohlen, neuerdings wurde aber davon Abstand genommen. Wegen ihrer guten Gallegängigkeit ist die Tetracyclingruppe zur Behandlung bei Infektionen des Leber-Galle-Bereichs einschließlich der Cholangitiden besonders gut geeignet. Die hohen Harnkonzentrationen bewirken bei einem Teil der Harnwegsaffektionen, wie z. B. Mißbildungen, einen therapeutisch und präventiv günstigen Effekt.

Indikationen. Abgesehen von diesen *vom Erkrankungsort abhängigen* Anwendungsmöglichkeiten kommen noch die durch das breite Spektrum der Droge bedingten erregerspezifischen Indikationen hinzu. So zählen bei folgenden Infektionen Tetracycline zu den Therapeutica der *ersten Wahl:* bei Listeriosen (in Kombination mit Erythromycin bzw. Penicillin), bei Milzbrand, Clostridieninfektionen, Brucellosen und Keuchhusten, weiter zählen hierzu die durch große Viren und Rickettsien, hervorgerufenen Infektionen: Fleckfieber, Ornithose-Psittakose und Q-Fieber. Allgemeininfektionen sind bei entsprechender Erregerempfindlichkeit für eine Therapie mit Tetracyclinen zugänglich, wenn auch in erster Linie bactericid wirkende Mittel als Antibiotica der Wahl gelten müssen.

Ganz allgemein gilt, daß die Tetracycline neben anderen Antibiotica dann gegeben werden können, wenn eine Penicillinbehandlung nicht möglich ist, bei typhösen Erkrankungen nur bei Ausfall von Chloramphenicol. Ferner können die Tetracycline noch zur Behandlung von Shigellosen, Salmonellosen, Rückfallfieber, Aktinomyceten, Amöben, Coccidien, Oxyuren- und Enteribiusvermicularis-Befall gegeben werden.

Nebenwirkungen. Die erst letzthin bekanntgewordenen Zahnverfärbungen und Schmelzdefekte durch Tetracycline (in wesentlich eingeschränkterem Maße von Oxytetracyclin), die nur in Sonderfällen eine Tetracyclinanwendung bei Kindern unter 2 Jahren gestattet (WALLMAN u. HILTON; KIENITZ), stellt einen wahrscheinlich irreparablen Dauerschaden dar. Als gefährlichste akute Folge von Tetracyclingaben ist fraglos die Staphylokokkenenterocolitis (Lit. s. bei KIENITZ 1962) zu bezeichnen.

Die parenterale Applikation schützt nicht vor dieser Komplikation (Ausscheidung in der Galle!). Weiter führt bei Störung der Darmflora ein Überhandnehmen von *Ps. aeruginosa* und *Candida albicans* zur Enteritis. Beim Erwachsenen braucht eine dieser Ursachen nicht unbedingt vorzuliegen, bei Säuglingen praktisch immer. Unter Tetracyclinen Überdosierung kann es zum Stillstand des Knochenwachstums kommen, der aber bei kurzzeitiger Anwendung reversibel ist.

Sehr hohe parenterale Dosen können zu *Leberschäden* führen. Auf die *Pankreasfermente* wirken Tetracycline bereits in therapeutischen Dosen hemmend (SPITZY). Toxische Nebenwirkungen sind selten. Vereinzelt wurde Albuminurie oder auch hämatologische Nebenwirkungen beschrieben, auch allergische Nebenerscheinungen sind im Vergleich zu anderen Antibiotica extrem selten. Bei Demethylchlortetracyclin tritt mitunter eine Lichtsensibilisierung in Form eines *Erythems bei Sonnenbestrahlung* auf, das aber nicht rezidiviert. Eine rasche i.v.-Applikation von Tetracyclinen kann zu Kollapserscheinungen führen. Reduktionsproben im Harn können mitunter durch Tetracycline positiv werden.

Polymyxin E oder **Colistin** wurde bereits 1950 von KOYAMA u. Mitarb. aus dem Kulturfiltrat des Bacillus colistinus isoliert.

Es ist als Colistinsulfat und als Colistinmethat (Colistinmethansulfonat) bei uns unter dem Handelsnamen „Colistin" in Tabletten (C. sulfat) und zur i.m.-Applikation (C. methansulfonat) erhältlich. Colistin ist ein cyclisch gebautes, basisches Polypeptid mit einem Molekulargewicht von

967,6 und der Summenformal $C_{45}H_{85}O_{10}N_{13}$. Wie man heute weiß, handelt es sich zweifellos um das lange bekannte *Polymyxin E* [Current Practice, Brit. Med. J. 1461 (1963)]. Es unterscheidet sich nur in einer seiner 10 Aminosäuren von Polymyxin B. Das Wirkungsspektrum ist identisch (Jawetz).

Die Wirkstoffangaben von den Colistinpräparaten werden teils in Milligramm, teils in Einheiten durchgeführt. Hierbei entspricht 1 mg Colistinsulfat reinst 30000 E, handelsübliche Produkte: 18000—20000 E, Colistinmethal etwa 12500 E (gemessen an Teststamm E. coli Nihj). Die Colistinsalze sind gegenüber pH-Bereich 3—8 und beim Erhitzen bis 250° C stabil.

Die **Wirkung** ist weitgehend bactericid und wie Polymyxin B wirkt es auch auf eine ruhende Bakterienpopulation durch Schädigung der Cytoplasmamembran. Alle Species von Proteus sind meist unerreichbar. In vitro verlieren die Colistinsalze bei Serumzusatz 50% der Aktivität. Der überragende Wert aller Polymyxine ist in ihrer hohen Zuverlässigkeit in der Behandlung der immer mehr in den Vordergrund tretenden Pseudomonasinfektionen zu sehen.

Auf Grund eigener Erfahrungen kann man die Resistenzquote mit etwa 10—20% ansetzen. Resistenzen entwickeln sich nur langsam. Kreuzresistenzen mit anderen Präparaten bestehen nicht. Beide Colistinverbindungen werden wie die anderen Polymyxine vom Verdauungstrakt aus kaum resorbiert. Colistinsulfat ist ausschließlich auf Grund seiner größeren Toxicität der oralen Applikation vorbehalten. Colistinmethat ist das einzige für die parenterale Behandlung wirklich geeignete Polymyxin und nimmt gerade wegen der nicht so seltenen Pseudomonasallgemeininfektionen eine Sonderstellung unter den Antibiotica ein.

Dosierung. Bei einer i.m.-Injektion ergibt sich eine Blutspiegelspitze nach ca. 2 Std und eine Wirkungsdauer von etwa 8 Std, es sind also drei Gaben täglich erforderlich. Dosierung bei oraler Applikation 100000—300000 E/kg/tgl. in vier Einzelgaben. Bei parenteraler Anwendung von Colistinmethat werden bis zu 150000 E/kg/Tag in drei Injektionen verabreicht. Die Meningitisbehandlung muß bei Säuglingen mit intrathecalen Gaben von 50000 E bis zu 150000 E jeden 2. Tag durchgeführt werden, bei älteren Kindern noch entsprechend höher. Das Präparat wird im Urin größtenteils ausgeschieden, die Urin-Konzentrationen betragen das Vielfache des erforderlichen Spiegels.

Nebenwirkungen. Die Toxicität bei oraler Applikation ist unerheblich, bei parenteraler Gabe sind in den oben angegebenen Dosen schon Paresthesien beschrieben worden (Petersdorf et al.). Allerdings ist die therapeutische Breite des Präparates gering, und es wäre oft wünschenswert, noch höhere Dosen zu verabreichen, um in den in vitro-Hemmbereich bestimmter Keime zu kommen.

Bei äquipotenter Dosierung dürfte die Colistinmethatverabreichung eine ähnliche Nieren- und Neurotoxicität erreichen wie Polymyxin B. Besonders führt eine reduzierte Nierenleistung naturgemäß leicht zu toxischen Erscheinungen. Die toxischen Nebenwirkungen sind jedoch im Säuglingsalter wesentlich geringer ausgeprägt (Petersdort et al., Kibry et al.).

Die *Indikationen* des Colistinmethats sind durch seine Wirkung auf Pseudomonas aeruginosa und auf Coliforme und Klebsiellen gegeben. Da ein Großteil der *Neugeboreneninfektionen* durch diese Keime hervorgerufen wird, nimmt es hier in der Therapie einen bedeutsamen Platz ein. Jedoch ist Vorsicht geboten, für diese Altersgruppe liegen keine Dosierungsangaben vor. Ein weiteres wichtiges Verwendungsgebiet sind *Harnwegsinfektionen*. Die Nephrotoxicität begrenzt aber die Verwendbarkeit bei Nierenaffektionen sowie *Meningitiden, Sepsis* und andere Infektionen, die durch gramnegative Keime verursacht werden die nicht für andere Antibiotica erreichbar sind. Grundsätzlich sollte aber, wenn möglich, die Allgemeinbehandlung mit einer lokalen Anwendung kombiniert werden. Colistinsulfat ist für die Behandlung von *Enteritiden*, besonders durch *enteropathogene E. coli*, aber weniger auch von Shigellosen und Salmonellosen (mit Ausnahme von Typhus und Paratyphus) geeignet.

Polymyxin B. Unter den fünf aus B. polymyxa bzw. B. aerosporus Greer isolierten Substanzen verdient neben Polymycin E (s. S. 335) das Polymyxin B klinisches Interesse. Einzelheiten zur Chemie und Pharmakologie des Antibioticums bei Jawetz (1956). Handelspräparate Polymyxin B, Aerosporin.

Wirkung. Polymyxin B wirkt überwiegend bactericid und erfaßt mit seinem Spektrum die Gruppe der gramnegativen Stäbchen, von denen an erster Stelle Ps. aeruginosa zu nennen ist. Unter den empfindlichen Species finden sich primär resistente Stämme. Resistenzentwicklung in vivo und in vitro recht langsam. Kreuzresistenz mit Colistin. Nach lokaler bzw. oraler Verabreichung wird Polymyxin B nicht resorbiert, parenterale Zufuhr (nur i.m.) bewirkt ausreichend hohe Serumkonzentrationen. Keine Diffusion in den Liquor. Ausscheidung durch die Nieren.

Der Anwendungsbereich von Polymyxin B beschränkt sich im wesentlichen auf zwei Indikationen, nämlich 1. alle schweren Pyocyaneusinfektionen und 2. Säuglingsenteritiden mit dem Nachweis enteropathogener Colibakterien.

Dosierung bei i.m. Injektion für Säuglinge 2,5 mg/kg Körpergewicht täglich, ältere Kinder erhalten 50—100 mg/Tag (je nach Gewicht). Behandlungsintervall 6—8 Std, Gesamtdauer nicht über 8 Tage. Säuglinge vertragen aber auch die oftmals notwendige langfristige Therapie gut (TOMSOVIC 1960). Die Dosierungsangaben für die orale Applikation der Substanz schwanken von 2,5—20 mg/kg Körpergewicht tägliche Verabreichung in 4—6 Einzelgaben über 7 Tage. Intrathecal erhalten Säuglinge nicht mehr als 1 mg und ältere Kinder nicht mehr als 2 mg Polymyxin B pro Dosis.

Nebenwirkungen. Im Vordergrund der unerwünschten Effekte von Polymyxin B steht dessen Nephrotoxicität, wobei auch primär nierengesunde Patienten im Verlauf der Behandlung Zeichen der renalen Schädigung bieten können. Neurotoxicität im Kindesalter selten, gekennzeichnet durch Ataxie, Parästhesie, Schwindel usw. Nach intrathecaler Einbringung von Polymyxin B wurden Paresen und Krämpfe beobachtet. Als Nebenwirkungen der oralen Therapie sind gastrointestinale Störungen zu nennen (Erbrechen, Durchfall, Anorexie).

Erythromycin. Isoliert aus Kulturen von Streptomyces erythreus. Gilt als erster Vertreter einer Gruppe von Antibiotica mit penicillinähnlichem Wirkungsspektrum, die man gelegentlich nicht ganz korrekt als „Mittelspektrumantibiotica" bezeichnet. *Handelspräparate* Erycinum, Ilotycin. Von den zahlreichen Erythromycinderivaten besitzt nur das Propionyl-Erythromycin-Lauryl-Sulfat (PELS) mit den Handelspräparaten Ilosone und Neo-Erycinum klinische Bedeutung.

Wirkung. Erythromycin wirkt bei klinischer Anwendung vorzugsweise bakteriostatisch, kann jedoch, abhängig von der Dosishöhe, der Ver-

mehrungsphase und dem Empfindlichkeitsgrad der Bakterien, auch bactericide Effekte entfalten. Das antibiotische Spektrum von Erythromycin und PELS umfaßt alle grampositiven Kokken, Neisserien, Corynebakterien, Listerien, Clostridien sowie H. influenzae und Bordetella pertussis. Eine Reihe anderer Mikroorganismen (z. B. Brucellen, Pasteurellen) wird weniger gut beeinflußt. Resistenzentwicklung vor allem bei Staphylokokken recht beträchtlich.

Erythromycin wird bei oraler Applikation schnell resorbiert, diffundiert gut in Gewebe und Körperflüssigkeiten, ist aber im Liquor nicht oder nur in Spuren nachzuweisen. Ausscheidung zum größeren Teil mit dem Stuhl, zum kleineren Teil renal.

Indikationen für die Anwendung von Erythromycin sind vor allem Staphylokokkeninfektionen, wobei bei schweren Verlaufsformen eine Kombination mit anderen Präparaten empfehlenswert erscheint. Streptokokken- und Pneumokokkeninfektionen, Diphtherie und Gonorrhoe sprechen auf Erythromycin gut an.

Dosierung bei oraler Applikation für Säuglinge und Kinder 40—60—80 mg/kg Körpergewicht täglich, verteilt auf vier Einzelgaben. Für die parenterale Verabreichung kommt nur Erythromycin (als Glucoheptonat) in einer Tagesdosis von 200—300 mg (i.m.) bzw. 1 g (i.v.) in Frage. Die i.m.-Injektion ist recht schmerzhaft. Lokale Anwendung von Erythromycin (z. B. bei Pleuraempyemen) möglich.

Nebenwirkungen des Erythromycins betreffen in erster Linie den Gastrointestinaltrakt (Übelkeit, Erbrechen), werden aber nicht sehr häufig und dann auch nur als vorübergehende Erscheinung beobachtet. Ähnlich wie das Triacetat-Oleandomycin scheint das PELS gewisse hepatotoxische Nebenwirkungen zu besitzen (KOHLSTAED 1961; JOHNSON und HALL 1961; ROBINSON 1961, 1962). Neugeborene und Patienten mit Leberzellschaden sollten daher von der Behandlung mit PELS tunlichst ausgeschlossen werden. Bei längerer Therapie ist die Durchführung von Leberfunktionsproben anzuraten.

Oleandomycin. Es handelt sich um eine aus Streptomyces antibioticus gewonnene, monobasische, wasserlösliche Substanz, die zunächst als Oleandomycin-Phosphat in den Handel kam (Romicil, Metromycin und Oleandocyn für den parenteralen Gebrauch). Als bemerkenswerte Variante des Oleandomycins ist das Triacetat-Oleandomycin (TAO) wegen seiner besseren Resorption und der höheren Serumkonzentrationen anzusehen. *Handelspräparate* Oleandocyn (für orale Anwendung) und Cyclomycin. Zusammenfassende Darstellung von Chemie, Mikrobiologie und Pharmakologie des Oleandomycins bei Foltz (1959).

Wirkung. Oleandomycin wirkt bakteriostatisch und erfaßt mit seinem Spektrum praktisch die gleichen Mikroorganismen wie Erythromycin, mit dem es auch eine weitgehende Kreuzresistenz aufweist. In vitro erwerben Staphylokokken und weniger schnell auch Streptokokken eine beachtenswerte Unempfindlichkeit. Primäre Resistenz ist bei allen in Frage kommenden Species bekannt. Die synergistische und resistenzverzögernde Wirkung der fixen Kombination von Oleandomycin und Tetracyclin (Sigmamycin) ließ sich von mehreren Untersuchern nicht nachweisen. Andere Mischpräparate, etwa Oleandomycin-Penicillin (Oleandopen) sind von geringer Bedeutung.

Nach peroraler Applikation von Oleandomycin resultieren ausreichend hohe, individuell stark schwankende Serumkonzentrationen (2 bis 3 γ/ml), die bei Verabreichung von TAO in gleicher Dosierung doppelt so hoch liegen können. Elimination überwiegend renal. Diffusion in Gewebe und Körperflüssigkeiten gut; Liquorkonzentrationen nach Essellier und Keith (1958) bei intakten Meningen 25—50% der Serumspiegel. Nach i.m. Injektion von Oleandomycin fanden Assay und Koch (1958) beachtliche Blutspiegelwerte, wogegen die i.v. Injektion zwar sehr hohe, aber dann rasch abfallende Serumkonzentrationen hervorrief.

Indikationen. Das Hauptanwendungsgebiet für Oleandomycin und TAO sind alle Formen der Staphylokokkeninfektion. Daneben lassen sich zahlreiche durch grampositive Erreger verursachte Erkrankungen gut beeinflussen. Oleandomycin wird oral und parenteral, TOA dagegen nur oral verabreicht.

Dosierung bei oraler Applikation 20 bis 40—60 mg/kg Körpergewicht täglich in 3 bis 4 Einzelgaben. Behandlungsdauer bei TOA nicht über 10 Tage. Die i.v. und i.m. Injektion von Oleandomycin erfolgt in einer Dosierung von 40—50 mg/kg Körpergewicht täglich mit einem Verabreichungsintervall von 6—8 Std.

Nebenwirkungen des Oleandomycins gleichen weitgehend denen von Erythromycin. Die oftmals beschriebenen gastrointestinalen Störungen verlaufen zumeist mild und klingen ebenso wie die manchmal zu beobachtenden, flüchtigen, urticariellen Exantheme nach Absetzen des Präparates rasch ab. Das TAO wurde wiederholt für toxische Hepatitiden verantwortlich gemacht (Koch und Assay 1958; Robinson 1962). Es gelten die gleichen Vorsichtsmaßregeln wie für PELS (s. Abschnitt Erythromycin).

Spiramycin. Das aus Kulturen von Streptomyces ambofaciens gewonnene Spiramycin gehört in die Gruppe der erythromycinähnlichen Antibiotica. *Handelspräparate* Selectomycin, Rovamycin.

Die *Wirkungsweise* ist in erster Linie bakteriostatisch, das Wirkungsspektrum entspricht dem von Erythromycin. Relativ hohe und länger anhaltende Gewebskonzentrationen qualifizieren Spiramycin vor allem für die Langzeitbehandlung von Infektionen. Die zur Hemmung der in Frage kommenden Bakterien notwendigen Serumspiegel von etwa 3 γ/ml lassen sich nach peroraler Applikation zumeist erreichen. Liquorspiegel auch bei entzündeten Meningen unsicher. Ausscheidung des Antibioticums über Galle und Nieren.

Indikationen für die Behandlung mit Spiramycin sind Staphylokokkeninfektionen jeder Art. Daneben lassen sich auch die im Abschnitt „Erythromycin" angeführten Krankheiten durch Spiramycin gut beeinflussen, wenngleich das Erythromycin wegen der besseren antibakteriellen Aktivität und der höheren Serumkonzentrationen zu bevorzugen ist.

Dosierung. Spiramycin wird praktisch nur oral verabreicht. Dosierung bei Säuglingen 60—80 mg/kg Körpergewicht täglich, verteilt auf 3—4 Einzelgaben. Ältere Kinder können bis zu 100 mg/kg Körpergewicht und Tag erhalten. Rectale Applikation möglich.

Nebenwirkungen gleichen denen von Oleandomycin und Erythromycin (Übelkeit, Brechreiz, Durchfälle).

Ristocetin. Das aus dem Aktinomyceten Neocardia lurida isolierte Ristocetin dient in erster Linie der Bekämpfung schwerer Staphylokokkeninfektionen.

Handelspräparat Spontin.

Wirkungsweise in annähernd gleichen Konzentrationen bakteriostatisch und bactericid. Die antibiotische Aktivität von Ristocetin richtet sich ausschließlich gegen grampositive Mikroorganismen. Lediglich N. gonorrhoeae wird als einziger gramnegativer Keim erfaßt.

Ausreichende Serum- und Gewebskonzentrationen lassen sich nur durch parenterale Applikation des Präparates erzielen. Die erforderlichen Blutspiegel von 5 γ/ml wurden auch bei Kindern erreicht. Im Pleuraexudat und Ascites ist das Antibioticum nachweisbar, nicht oder nur in Spuren aber in Galle, Milch, Liquor und Speichel. Elimination renal.

Ristocetin sollte der Behandlung schwerer Infektionen, verursacht durch Staphylokokken, Pneumokokken und Enterokokken, vorbehalten bleiben.

Dosierung bei i.v. Injektion (langsam injizieren!) 30—50 mg/kg Körpergewicht täglich, verteilt auf 2—3 Gaben. Die i.m. Injektion ist schmerzhaft, läßt sich aber durch gleichzeitige Verabreichung von Cortison erträglich gestalten. Dosierung wie bei i.v. Injektion. Behandlungsdauer im allgemeinen nicht über 10 Tage.

Nebenwirkungen. Gerät Ristocetin in paravenöses Gewebe, so können unangenehme, lokale Reizungen auftreten. Reversible Beeinträchtigungen des hämatopoetischen Apparates und gastrointestinale Störungen wurden wiederholt beschrieben. Bei Niereninsuffizienz ist die Anwendung von Ristocetin zu vermeiden.

Vancomycin. Das aus Streptomyces orientalis gewonnene Antibioticum liegt im Handel als Vancocin vor und ist vorzugsweise zur Behandlung von Staphylokokkeninfektionen gedacht. Zwar umfaßt das Spektrum der bactericid wirkenden Substanz auch andere grampositive Kokken und N. gonorrhoeae, jedoch kommt dieser Tatsache nur theoretische Bedeutung zu. Primär resistente Staphylokokken sind selten. Resistenzentwicklung in vitro und in vivo nur langsam. Keine Kreuzresistenz mit anderen Antibiotica. Nach i.v. Injektion von Vancomycin werden die therapeutisch notwendigen Serumkonzentrationen (2—6 γ/ml) schnell erreicht und halten je nach Dosishöhe 6—8 Std an. Elimination renal; Diffusion in Körperflüssigkeiten mit Ausnahme des Liquors gut. Vancomycin sollte nur bei schweren Staphylokokkeninfektionen eingesetzt werden.

Dosierung 50—100 mg/kg Körpergewicht täglich, Verabreichungsintervall 8—12 Std, Verabreichungsart i.v. Injektion oder Dauertropfinfusion. Die i.m. Injektion ist möglich, wird aber wegen der Schmerzhaftigkeit weniger empfohlen.

Nebenwirkungen betrafen in früheren Jahren die Nieren, waren jedoch offenbar durch Verunreinigungen bedingt, da neuere Chargen derartige Veränderungen nicht hervorriefen (KIRBY et al. 1959). Bei sehr hohen Serumkonzentrationen können irreversible Hörstörungen auftreten. Deshalb sollte Vancomycin nierenkranken Kindern nach Möglichkeit nicht verabreicht werden. Gefäßwandschädigungen nach i.v. Injektion des Präparates sind vor allem bei längerer Applikation oft nicht zu vermeiden.

Pristinamycin. Die Serie der speziell staphylokokkenwirksamen Antibiotica wird mit dem aus Streptomyces pristinae spiralis isolierten Pristinamycin fortgesetzt (Handelspräparat Pyostacine). Die Substanz wirkt in niedrigen Konzentrationen (1 γ/ml) bakteriostatisch, in höheren Konzentrationen bactericid und erreicht mit ihrem Spektrum neben einigen anderen Keimen grampositive Kokken, vor allem Staphylokokken. Resistenzentwicklung in vitro langsam, dabei partielle Kreuzresistenz mit Erythromycin und Carbomycin.

Indikationen für den Einsatz von Pristinamycin sind Staphylokokkeninfektionen jeder Art, ferner alle übrigen Kokkeninfektionen, Gonorrhoe und Pertussis.

Dosierung. Verabreichung nur oral in einer Dosierung von 50—100 mg/kg Körpergewicht täglich, verteilt auf 4—6 Einzelgaben.

Nebenwirkungen sind leichte gastrointestinale Erscheinungen und allergische Hautreaktionen.

Fucidin. Isoliert aus Fusidium coccineum und im Handel befindlich als Fucidine, richtet sich dieses Antibioticum speziell gegen Staphylokokken, wobei die Penicillinasebildner dieser Species mit erfaßt werden. Die Wirkungsweise ähnelt der von Penicillin, so daß bei höheren Konzentrationen ein bactericider Effekt zu erwarten ist. In das Wirkungsspektrum von Fucidin fallen zwar auch noch einige andere Bakterien, jedoch stehen dafür weniger kostspielige Präparate zur Verfügung. Nach einmaliger oraler Verabreichung von 500 mg an Erwachsene überstiegen die Blutspiegel das Vielfache der minimalen Hemmwerte (etwa 0,05 γ/ml) für die empfindlichen Erreger (GODTFREDSEN et al. 1962). Der Liquor enthält etwa $^1/_5$ der Serumkonzentrationen. Ausscheidung durch die Galle. Fucidin wird nur für die

Behandlung von Staphylokokkeninfektionen eingesetzt.

Dosierung. Verabreichung ausschließlich oral in 8stündigem Intervall. Dosierung für Säuglinge 60—80 mg/kg/Körpergewicht täglich, für Kleinkinder 40—60 mg/kg Körpergewicht täglich. Schulkinder erhalten je nach Alter die halbe (3×250 mg täglich) bzw. volle Erwachsenendosis (3×500 mg täglich). Ernsthafte *Nebenwirkungen* des Präparates wurden bislang nicht bekannt. Gelegentlich treten im Verlauf der Therapie Durchfälle und Leibschmerzen auf.

Novobiocin. Das aus Streptomyces sphaeroides bzw. Streptomyces niveus gewonnene Novobiocin wird im Handel gewöhnlich als Natriumsalz angeboten (Inamycin, Albamycin, Cathomycin). Zusammenfassende Darstellung der chemischen und biologischen Eigenschaften sowie der klinischen Anwendungsmöglichkeiten bei Finland (1959).

*Wirkungs*weise und antibiotische Aktivität des Novobiocins entsprechen etwa denen von Penicillin und Erythromycin. Beeinflußt werden grampositive und gramnegative Kokken, Milzbrandbacillen, Corynebakterien, Brucellen, Influenzabakterien sowie einige Stämme von B. proteus. In vivo wirkt Novobiocin offenbar auch auf enteropathogene Colibakterien (Hanssler 1961). Mit den gebräuchlichen Antibiotica besteht keine Kreuzresistenz, wogegen bestimmte Kombinationen (etwa Novobiocin + Penicillin) eine Verbesserung des therapeutischen Effektes zur Folge haben sollen.

Nach oraler und parenteraler Verabreichung läßt sich Novobiocin in allen Körperflüssigkeiten und Geweben, mit Ausnahme von Liquor und Gehirn, nachweisen. Die Konzentrationen stehen in direkter Relation zur Dosishöhe. Ausscheidung durch die Galle. Der Urin enthält etwa 3 % der Dosis.

Novobiocin gilt wegen der fehlenden Kreuzresistenz mit anderen Präparaten als sog. *Reserveantibioticum.* Sein Einsatz sollte vor allem bei schweren Kokkeninfektionen und Erkrankungen, verursacht durch empfindliche Stämme von B. proteus, erfolgen. In den Indikationsbereich des Antibioticums fallen ferner Säuglingsenteritiden, wobei hier die Resistenzbestimmung des Erregers wahrscheinlich keine entscheidende Aussagekraft besitzt.

Dosierung bei oraler Anwendung 20 bis 50 mg/kg Körpergewicht täglich, verteilt auf vier Einzelgaben. Parenteral (i.v., i.m.) wird Novobiocin in 12stündigem Abstand und einer Tagesdosis von 15—30 mg/kg Körpergwicht gegeben.

Nebenwirkung. Die Toxicität von Novobiocin ist an sich gering. Lediglich bei Früh- und Neugeborenen kann es durch einen Hemmeffekt der Substanz auf die Bilirubin-Albumin-Bindung und der daraus resultierenden Bilirubintransportstörung zur Gelbfärbung von Haut und Skleren kommen. Ein zweiter Faktor, die Blockierung der Glucoronyltransferase, spielt nach Hargraves und Holton (1962) keine weniger bedeutsame Rolle. Aus dieser Sicht sollte man auf die Anwendung von Novobiocin bei Neugeborenen, jungen Säuglingen und leberkranken Kindern möglichst verzichten. Andere Nebenwirkungen (gastrointestinale Störungen, Exantheme usw.) finden sich im Kindesalter relativ selten.

Streptomycin. Das 1943 von Waksman et al. aus Kulturen von Streptomyces griseus isolierte Streptomycin (s. Waksmann 1949) gilt als erster Vertreter der Gruppe der sog. basischen Streptomyces-Antibiotica, zu denen unter anderen Neomycin, Vancomycin, Kanamycin und Paromomycin gehören. Streptomycin und seine Derivate Dihydrostreptomycin und Dihydrodesoxystreptomycin enthalten im Gegensatz zu den eben erwähnten anderen Substanzen nichtbasische Hexosen (Streptose). Eine Aufzählung der Handelspräparate erübrigt sich, zumal von verschiedenen Firmen der Freiname verwendet wird.

Wirkung. Der bakteriostatische und bactericide Wirkungsmechanismus des Streptomycins richtet sich vor allem gegen in Vermehrung befindliche Bakterien, wobei alle wichtigen grampositiven und einige gramnegative (E. coli, Aerobacter aerogenes, Klebsiellen, Shigellen, Brucellen, Pasteurellen) Mikroorganismen erfaßt werden. Keime der Salmonellen-, Pseudomonas- und Proteusgruppe sind weniger empfindlich. In Anbetracht seiner guten Wirkung auf M. tuberculosis gehört Streptomycin immer noch zu den wichtigen Tuberkulostatica (s. dort). Unter den als Species generell empfindlichen Keimen finden sich zu unterschiedlichen Prozentsätzen resistente Stämme. Während der Therapie kann es durch „one step mutation" zur vollständigen Erregerresistenz kommen. Zwischen Streptomycin und Dihydrostreptomycin besteht Kreuzresistenz, ebenso zwischen den beiden Streptomycinen und Neomycin bzw. Kanamycin (partielle Kreuzresistenz). Die Kombination von Streptomycin und Penicillin kann Verzögerung der Resistenzentwicklung und synergistische Effekte bewirken.

Dosierung. Nach oraler Applikation wird Streptomycin nur in Spuren resorbiert. Parenterale Verabreichung (in der Regel i.m. Injektion) führt bereits nach 30—60 min zu maximalen Blutspiegeln, die erst 10—12 Std p.i. unter die therapeutisch wirksame Grenze (6—10 γ/ml) absinken. Der Liquor kann etwa 25% der Serumkonzentration enthalten. Die Ausscheidung der Substanz erfolgt zum überwiegenden Teil renal.

Nach Einführung der Breitspektrumantibiotica konnte der Indikationsbereich der Streptomycine erheblich eingeschränkt werden. Grundsätzlich sollte man das Antibioticum immer mit einem zweiten Präparat kombinieren, wobei dann schwere Infektionen der Luftwege (Pneumonie, Empyem, Laryngotracheobronchitis), bakterielle Infektionen der Harnwege und andere Erkrankungen unter der Voraussetzung einer guten Empfindlichkeit des Erregers erfolgreich behandelt werden können. Ein gewisses Primat bleibt dem Streptomycin im Rahmen der Bekämpfung eitriger Meningitiden. Die intrathecale Applikation (kein Dihydrostreptomycin!) ist vor allem bei den prognostisch ungünstigen Formen, etwa der Colibakterienmeningitis, unumgänglich.

Als Dosierungsrichtlinien für das ganze Kindesalter gelten 30—40 mg/kg Körpergewicht täglich i.m. bis zur maximalen Tagesdosis von 1 g und einer ungefähren Gesamtdosis von 25—30 g. Verabreichungsintervall 12 Std. Intrathecal sind 10—20 mg als Einzelgabe nicht zu überschreiten. Die orale Streptomycinapplikation ist heute weitgehend verlassen worden.

Nebenwirkungen der Streptomycine betreffen in erster Linie das Innenohr. Eine ausführliche Literaturübersicht zu dieser Frage findet sich in der Monographie von ECKEL u. ALTENBURGER (1960). Streptomycin schädigt vorzugsweise den Vestibularisapparat, während Dihydrostreptomycin besonders den Gehörapparat beeinträchtigt. Säuglinge und Kleinkinder zeigen offenbar eine bessere Toleranz als Schulkinder oder Erwachsene. Dihydrostreptomycin wurde 1959 in den USA von jeder weiteren klinischen Verwendung ausgeschlossen.

Unter den Versuchen, die Neurotoxicität der Streptomycine zu verringern, hat sich

allein die Beimischung der Pantothensäure (Streptothenat, Didrothenat, Protothenat) als brauchbar erwiesen (Lit. s. MÜCKTER 1961). Eine völlige Eliminierung der Schäden gelingt damit freilich nicht. Beachtung verdient der durch Literaturangaben fundierte Hinweis von ECKEL und ALTENBURGER (1960) auf das geringere Risiko der intrathecalen Streptomycinapplikation bei Anwendung von Streptothenat. Die vielfach propagierte Mischung von Streptomycin und Dihydrostreptomycin zu gleichen Teilen in der jeweils halben Dosis verringert die Gefahr von Vestibularisschäden nicht wesentlich. Streptomycinbehandlung innerhalb der Schwangerschaft kann zu bleibenden ototoxischen Schäden des Fetus führen (KERN 1962).

Im Hinblick auf die vorwiegend renale Ausscheidung der Streptomycine sei vermerkt, daß Funktionsstörungen der Niere (vor allem im Glomerulusapparat) einen Anstieg der Blut- und Gewebsspiegel mit den bekannten toxischen Erscheinungen zur Folge haben. Die Kombination von Streptomycin mit anderen Antibiotica der gleichen Gruppe (z. B. Neomycin, Kanamycin) muß wegen der Addition neurotoxischer Effekte vermieden werden. Von den sonstigen Streptomycinnebenwirkungen besitzt nur die Reduktion einiger Anteile der Darmflora größere Bedeutung.

Neomycin. Dieses Antibioticum, isoliert aus Kulturen von Streptomyces fradiae, hat mit dem Streptomycin zahlreiche Eigenschaften gemeinsam und beeinflußt auch ungefähr die gleichen Erregergruppen. Für therapeutische Zwecke wird Neomycinsulfat verwendet. *Handelspräparate* Bykomycin, Myacyne. Übersichtsarbeit bei WAKSMAN (1958).

Wirkung. Neomycin wirkt überwiegend bactericid und induziert sowohl in vitro als auch in vivo nur sehr langsam eine Resistenzentwicklung primär empfindlicher Keime. Mit Streptomycin besteht Kreuzresistenz. Therapeutisch wirksame Serumspiegel müssen im Bereich von 5—10 γ/ml liegen. Von den Kombinationen mit anderen Präparaten besitzt nur die mit Bacitracin (Nebacetin) größere Bedeutung. Das Antibioticum wird bei oraler bzw. lokaler Verabreichung nur in geringen Mengen resorbiert. Nach parenteraler Applikation sind Serumkonzentrationen von 5 bis 15 γ/ml erreichbar. Ausscheidung der Substanz durch die Nieren. Die beachtliche Toxicität von Neomycin bei parenteraler Anwendung schränkt seinen Indikationsbereich bei

Allgemeininfektionen auf wenige Fälle ein. Es sind das vor allem Proteus-Sepsis und -Meningitis sowie andere, durch neomycinempfindliche Stäbchen verursachte septische Erkrankungen. Breite Anwendung als oral gegebenes Medikament findet Neomycin bei bakteriell bedingten Säuglingsenteritiden und wird hier wie auch als vielseitig eingesetztes Lokalantibioticum gern mit Nebacetin kombiniert.

Dosierung parenteral (i.m.) 7—10 mg/kg Körpergewicht täglich, verteilt auf drei Einzelgaben für maximal 7 Tage. Intrathecal gibt man nicht mehr als 10 mg/Dosis in 10 ml NaCl-Lösung. Orale Verabreichung 40—50 mg/kg Körpergewicht täglich in vier Einzelgaben für 7—10 Tage, als Prophylaktikum 3—4 Tage.

Nebenwirkung. Parenteral gegebenes Neomycin kann auch bei strikter Einhaltung der Dosierungsrichtlinien irreversible Hochtonschwerhörigkeit, Vestibularisstörungen und vorübergehende Nierenschädigungen verursachen. Wegen der Kumulationsgefahr und der daraus resultierenden Verschlimmerung der Schäden sollten nierenkranke Patienten von der parenteralen Neomycintherapie ausgeschlossen werden. Entsprechend dem breiten Spektrum des Antibioticums kommt es nach oraler Applikation zur Reduzierung eines Teiles der Darmflora mit den möglichen Konsequenzen der postantibiotischen Enterocolitis.

Kanamycin. Aus Kulturen von Streptomyces kanamyceticus isoliert, gehört Kanamycin ebenfalls in die Gruppe der basischen Streptomyces-Antibiotica. Es kommt zumeist als Sulfat in den Handel (Kanamycin Grünenthal, Resistomycin, Kanamytrex, Kantrex). Eine gute Übersichtsarbeit findet sich bei Yow und Monzon (1959).

Wirkung. Kanamycin wirkt primär bactericid, in annähernd gleichen Konzentrationen auch bakteriostatisch. Das Spektrum umfaßt bevorzugt gramnegative Bakterien und Staphylokokken, daneben auch M. tuberculosis und einige aerobe Sporenbildner. Resistenzentwicklung in vitro bei E. coli und Staphylococcus aureus nur sehr langsam, wesentlich schneller bei M. tuberculosis (s. Abschnitt Tuberkulostatica). Komplette Kreuzresistenz mit Neomycin und Paromomycin, inkomplette Kreuzresistenz mit Streptomycin.

Kanamycin wird nach i.m. Injektion schnell resorbiert, diffundiert gut in das Gewebe, läßt sich aber im Knochen und auch im Liquor nur in Spuren nachweisen. Serumspiegel schnell ansteigend, aber von relativ kurzer Dauer. Nach oraler Applikation keine nennenswerte Resorption. Ausscheidung durch die Nieren.

Indikationen für die Kanamycintherapie sind nach Yow und Monzon (1959) Harnwegsinfektionen durch E. coli, Staphylococcus aureus, B. proteus und Aerobacter aerogenes, weiterhin Salmonellosen, Shigellosen, Friedländer-Pneumonie und alle Formen der Staphylokokkeninfektion.

Dosierung für Säuglinge und Kleinkinder 20—30 mg/kg Körpergewicht täglich, für ältere Kinder 15—25 mg/kg Körpergewicht täglich, jeweils verteilt auf 3—4 Einzelgaben. Verabreichungsform i.v. (tunlichst als Dauertropfinfusion) oder i.m. Behandlungsdauer nicht über 3 Wochen. Die i.m. Injektion ist oftmals sehr schmerzhaft.

Nebenwirkungen des Kanamycins ähneln denen von Streptomycin und Neomycin, sind aber im Vergleich mit diesen Antibiotica weniger schwer. Funktionsbeeinträchtigungen des 8. Hirnnerven (praktisch nur Cochlearisanteil) und reversible Störungen des glomerulären Nierenanteils sind aber in jedem Fall möglich, wenngleich Kinder offensichtlich höhere Kanamycindosen besser tolerieren als Erwachsene. Patienten mit Niereninsuffizienz sollten nur bei vitaler Indikation Kanamycin erhalten. Selbstverständlich ist eine Kombination von Kanamycin mit anderen Antibiotica der gleichen Gruppe (Streptomycin, Neomycin, Vancomycin, Viomycin) kontraindiziert.

Paromomycin. Isoliert aus Kulturfiltraten von Streptomyces rimosus var. paromomyceticus. Einzelheiten zur Chemie, Pharmakologie und Klinik des Paromomycins sind der Arbeit von Mössner (1962) zu entnehmen. *Handelspräparat* Humatin. Das *Wirkungs*spektrum von Paromomycin erstreckt sich auf grampositive und gramnegative Mikroorganismen mit Einschluß der Mykobakterien. Komplette Kreuzresistenz zwischen Neomycin und Paromomycin, dagegen keine Kreuzresistenz mit Streptomycin. Applikation ausschließlich oral. Ausscheidung mit den Faeces.

Indikationen für die Anwendung des Antibioticums sind vor allem enterale Infektionen, verursacht durch Salmonellen, Shigellen, enteropathogene Colibakterien, Staphylokokken u. a. m.

Dosierung für das ganze Kindesalter 30 bis 50 mg/kg Körpergewicht täglich, verteilt auf vier Einzelgaben. Behandlungsdauer 5 bis 6 Tage, jedoch bestehen gegen längere Behandlungsperioden und höhere Dosen unseres Erachtens keine Bedenken. Als wesentliche Nebenwirkungen von Paromomycin sind nur Durchfälle, oft begleitet von Tenesmen, zu nennen. Ferner kann Paromomycin die Entstehung intestinaler Soormykosen begünstigen.

Aminosidin. Isoliert aus einem Stamm von Streptomyces chrestomyceticus. Es handelt sich um eine Substanz aus der Gruppe der basischen Streptomyces-Antibiotica. Nach den eingehenden Studien von SCHILLINGS und SCHAFFNER (1962) ist Aminosidin mit Paromomycin, Hydroxymycin und dem etwas älteren Catenulin identisch. *Handelspräparat* Gabbromycin.

Wirkung. Der antibiotische Wirkungsbereich des Medikamentes entspricht dem von Paromomycin. Als Indikationen werden Staphylokokkenpneumonie und -sepsis, Meningitis purulenta, Lymphadenitis coli, Harnwegsinfektionen und Infektionen im HNO-Bereich genannt. Klinische Erfahrungsberichte liegen in Deutschland unseres Wissens bisher nicht vor.

Dosierung. Applikation bevorzugt i.m. in einer Dosierung von 10—20 mg/kg Körpergewicht, verteilt auf 2—3 Einzelgaben. Bedeutsame Nebenwirkungen bisher nicht bekannt (s. aber unter Paromomycin).

Cycloserin. Das vorzugsweise zur Behandlung der Tuberkulose verwendete Cycloserin (Einzelheiten s. Abschnitt „Tuberkulostatica") bedarf hier einer kurzen Erwähnung, da es mancherorts erfolgreich in der Therapie bakteriell bedingter Säuglingsenteritiden eingesetzt wurde.

Dosierung. 30 mg/kg Körpergewicht, verteilt auf vier Gaben für 7 Tage. Die Verträglichkeit des oral applizierten Handelspräparates D-Cycloserin ist gut. Unbedeutende *Nebenwirkungen* verschwinden nach Absetzen des Medikamentes. Cycloserin wird überwiegend mit dem Urin ausgeschieden und eignet sich deshalb auch zur Bekämpfung von Harnwegsinfektionen durch E. coli und Staphylokokken (s. Übersicht von FUST 1958).

Bacitracin. Es handelt sich um eine aus dem zur Subtilisgruppe gehörenden B. licheniformis isolierte Substanz, deren Wertbemessung nach Einheiten erfolgt. Handelspräparate Bacitracin Heidelberger Pharma; Nebacetin = Bacitracin und Neomycin. Übersichtsarbeit bei JAWETZ (1956).

WELCH (1959) bezeichnet Bacitracin als bactericid wirkendes Antibioticum, das sich vor allem gegen grampositive Mikroorganismen (Kokken, Clostridien) wendet und von den gramnegativen Bakterien nur N. meningitides, N. gonorrhoeae sowie H. influenzae beeinflußt. Trotz gewisser Ähnlichkeit mit dem Penicillin besteht keine Kreuzresistenz. Resistenzentwicklung in vitro möglich, aber reversibel. Primär resistente Stämme innerhalb einer empfindlichen Species kommen vor.

Oral oder lokal appliziertes Bacitracin wird nicht resorbiert. Nach i.m. Injektion resultieren länger anhaltende und höhere Blutspiegel als bei gleicher Dosis Penicillin. Ausreichende Konzentrationen in Pleuraexsudaten und Ascites, aber nur Spuren im Liquor bei nicht entzündeten Meningen. Ausscheidung durch die Nieren.

Die *Indikationen* für eine Bacitracintherapie entsprechen ungefähr denen des Penicillins, wobei letzteres (aber auch Streptomycin) mit gutem Erfolg gleichzeitig gegeben werden kann. Für die Bekämpfung enteraler Infektionen und zur präoperativen Dickdarmentkeimung empfiehlt sich unter anderem die Kombination Bacitracin + Neomycin (s. auch unter Neomycin).

Dosierung i.m. für Säuglinge und Kinder 600—1200 E/kg Körpergewicht täglich mit Zusatz von 2% Procain in drei Einzelgaben. Intrathecal (z. B. bei Staphylokokkenmeningitis) je nach Alter 500—1000 E (Säuglinge) oder 2000—5000 E (Kleinkinder und Schulkinder). Orale Medikation etwa 100000 E täglich, jedoch wird unbedingt Kombination mit einem zweiten Präparat (z. B. Neomycin) angeraten.

Nebenwirkung. Über die im Tierversuch und am Patienten festgestellte Nephrotoxicität des Bacitracins bestehen keine Zweifel, jedoch scheinen derartige Schäden relativ selten aufzutreten (JAWETZ 1956). Dessen ungeachtet wird man bei Niereninsuffizienz nach Möglichkeit auf die parenterale Anwendung von Bacitracin verzichten. Andere Nebenwirkungen, wie z. B. allergische Exantheme und gastrointestinale Störungen, fallen nicht ins Gewicht.

Amphomycin. Das aus Streptomyces canus isolierte, oberflächenaktive, bactericid wirkende Amphomycin beeinflußt praktisch nur grampositive Bakterien, erreicht aber in der Kombination mit Neomycin (Handelspräparat Ecomytrin) ein ausreichend breites Spektrum. Anwendung ausschließlich lokal bei Pyodermien, sekundär infizierten Wunden, Gehörgangsaffektionen usw. Nebenwirkungen bei örtlicher Anwendung nicht bekannt. Parenterale Applikation nicht statthaft (Hämolyse!).

Tyrothricin. Aus B. breves gewonnenes Antibioticum von Polypeptidcharakter, das sich zu 80% aus Tyrocidin und 20% Gramicidin zusammensetzt. *Handelspräparate* Tyrocid, Tyrosolvin, Tyro-Menthasin u. a. m.

Das antibakterielle Spektrum von Tyrothricin umfaßt grampositive und gramnegative Kokken sowie Corynebakterien. Das Präparat ist wegen seiner hohen Toxicität nur zur Oberflächenbehandlung geeignet, wobei bei großen Wunden die Gefahr der Resorption mit ihren schädigenden Folgen beachtet werden muß (Rammelkamp und Weinstein 1942). Indikationen wie bei Amphomycin, weiterhin infektiöse Prozesse der Haut und Schleimhäute im HNO-Bereich und der Mundhöhle.

Framycetin. Aus Kulturen von Streptomyces lavendulae isoliert und als Framycetin-Sulfat (Soframycin) im Handel. Es ist mit Neomycin identisch.

Literatur

Assay, L. D., and R. Koch: An evaluation of parenteral oleandomycin in a pediatric hospital. Antibiotic Annual 1957—1958, p. 667. New York: Med. Encyclopedia, Inc. 1958.

Auhagen, E., Ch. Gloxhuber, G. Hecht, Th. Knott, H. Otten, E. Rauenbusch, J. Schmid, W. Scholtan u. A. M. Walter: Ampicillin-Binotal, ein Breitspektrumpenicillin. Arzneimittel-Forsch 8, 791 (1962). Weitere Ampicillin-Literatur siehe dort.

— — G. Hecht, Th. Knott, H. Otten, E. Rauenbusch, J. Schmid, W. Schotan u. A. M. Walter: Oxacillin-Stapenor, ein penicillinasefestes Oralpenicillin. Arzneimittel-Forsch. 8, 781 (1962).

— — — — — u. J. Schawartz: Propicillin-Baycillin. Arzneimittel-Forsch. 12, 751 (1962).

Barber, M., and P. Garrod: Antibiotic and chemotherapy. Edinburg and London: E. & S. Livingstone Ltd. 1963.

Brandl, E., u. H. Margreiter.: Zit. nach Brunner.

Brunner, R., u. G. Machek: Die Antibiotika, Bd. I, Teil 2. Nürnberg: Hans Carl 1962.

Dost, F. H., E. Gladtke u. H. Rind: Untersuchungen zur Frage der altersabhängigen Beziehung zwischen Dosis und Wirkung am Beispiel des Chemotherapeuticums Sulfodimethoxin (Madribon). Mschr. Kinderheilk. 110, 259 (1962).

Eckel, W., u. K. Altenburger: Die Streptomycinschäden des Ohres. Zwangl. Schriftenreihe HNO-Kunde, H. 11. Leipzig: Johann Ambrosius Barth 1960.

Essellier, A. F., u. J. F. Keith: Romicil, ein neues Antibioticum (Oleandomycinphosphate). Schweiz. med. Wschr. 88, 314 (1958).

Finland, M.: Novobiocin. In: H. Welch and M. Finland, Antibiotic therapy for staphylococcal diseases. Antibiotics monographs, Vol. 12, p. 97. New York: Med. Encyclopedia, Inc. 1959.

Foltz, E. L.: Oleandomycin — its derivates and combinations — in the treatment of staphylococcal diseases. In: Antibiotics monographs, Vol. 12. New York: Med. Encyclopedia, Inc. 1959.

Fust, B.: D-Cycloserin. Medizinische 1958, 470.

Godtfredsen, W. O., K. Roholt, and L. Tybring: Fucidin, a new orally active antibiotic. Lancet 1962 I, 928.

Hanssler, H.: Die Antibiotika-Resistenz pathogener Colistämme. Dtsch. med. Wschr. 86, 1517 (1961).

Hargraves, T., and J. B. Holton: Jaundice of the newborn due to novobiocin. Lancet 1962 I, 839.

Hodgman, J. E.: Chloramphenicol. Med. Clin. N. Amer. 8, 1027 (1961).

Jawetz, E.: Polymyxin, Neomycin, Bactracin. Antibiotics monographs, Vol. 5. New York: Med. Encyclopedia, Inc. 1956.

Johnson, D. F., and W. H. Hall: Allergic hepatitis caused by propionyl erythromycin of lauryl sulfate. New Engl. J. Med. 265, 1200 (1961).

Kähler, H. J.: Kritische Beurteilung der Bluterkrankungen nach Anwendung von Chloramphenicol. Stuttgart: Wissensch. Verlagsgesellschaft 1962.

Kaufmann, W., Kl. Bauer u. Kl.-H. Risse: Die Herstellung von 6-APS durch enzymatische Spaltung von Penicillin G und die enzymatische Penicillinsynthese. Med. u. Chem. 7, 436 (1963).

Kern, G.: Zur Frage der intrauterinen Steptomycinschädigung. Schweiz. med. Wschr. 92, 77 (1962).

Kienitz, M.: Die enteralen Staphylokokken-Infektionen des Kindes. Basel u. New York: S. Karger 1962.

— Praxis der Antibiotikatherapie im Kindesalter, S. 143. Stuttgart: Georg Thieme 1964.

Kirby, W. M. M., D. M. Perry, and J. L. Lane: Present status of vancomycin therapy of staphylococcal and streptococcal infections. Antibiotic Annual 1958—1959, p. 580. New York: Med. Encyclopedia, Inc. 1959.

Koch, R., and L. D. Assay: Oleandomycin, a laboratory and clinical evaluation. J. Pediat. 53, 676 (1958).

Kohlstaedt, K. G.: Propionyl erythromycin lauryl ester sulfate and jaundice. (Letter.) Amer. med. Ass. 178, 89 (1961).

McDermott in R. J. Dubos: Bacterial and myeotic infections of man, p. 695, III. edit. Philadelphia and Montreal: J.B. Lippincott Co. 1958.

Mössner, G.: Paromomycin. Ein neues Antibioticum zur Behandlung von Darminfekten. Dtsch. med. Wschr. 87, 185 (1962).

Mückter, H.: Zur Pharmakologie der basischen Streptomyces-Antibiotika. Antibiot. et Chemother. (Basel) 9, 83 (1961).

Petersdorf, R. G., and J. J. Plorde: Colistin-A Reappraisal. J. Amer. med. Ass. 183, 123 (1963).

Rammelkamp, C. H., and L. Weinstein: Toxic effects of tyrothricin, gramicidin and tyrocidine. J. infect. Dis. 71, 166 (1942).

Robinson, M. M.: Antibiotics increase incidence of hepatitis. (Letter.) J. Amer. med. Ass. 178, 89 (1961).

— Hepatotoxic side effects of propionyl erythromycin ester lauryl sulfate and triacetatoleandomycin. In: M. Finland and G. M. Savage, Antimicrobial agents and chemotherapy, p. 394. Michigan: Amer. Soc. Microbiol. 1962.

Schillings, R. T., and C. P. Schaffner: Differentiation of catenulin-neomycin antibiotics; identity of catenulin, paromomycin, hydroxymycin, and aminosidin. In: M. Finland and G. M. Savage, Antimicrobial agents and chemotherapy, p. 274. Michigan: Amer. Soc. Microbiol. 1962.

Scholtan, W., u. J. Schmid: Die Bindung der Antibiotica an Eiweißkörper (2. Mitt.). Arzneimittel-Forsch. 13, 288 (1963).

Scholtan, u. A. M. Walter: Propicillin-Baycillin. Arzneimittel-Forsch. 8, 751 (1962).

Spitzy, K. H.: Fortschritte der Tetracyclinforschung (Übersicht). Antibiot. et Chemother. (Basel) 10, 193 (1962).

Satherland, J. M.: Die Chemotherapie beim Neugeborenen. In: Praxis der Antibiotikatherapie im Kindesalter, S. 12. Stuttgart: Georg Thieme 1964.

Tomsovic, E. J.: Prolonged treatment with polymyxin B. New Engl. J. Med. 263, 1250 (1960).

Waksman, S. A.: Streptomyces griseus, nature and nutrition. In: Streptomycin, nature and practical applications. Baltimore: Williams & Wilkins Co. 1949.

— Neomycin, its nature and practical application. Baltimore: Williams & Wilkins Co. 1958.

Wallmann, I. S., and H. B. Hilton: Teeth pigmented by tetracycline. Lancet 1962 I, 827.

Watson, K. C.: Effect of chloramphenicol on qualitative aspects of antibody production against enterobakteria. J. Lab. clin. Med. 53, 743 (1959).

Welch, H.: The staphylococcal problem and effects of early antibiotics. In: H. Welch and M. Finland, Antibiotic theraphy for staphylococcal diseases. Antibiotics monographs, Vol. 12. New York: Med. Encyclopedia, Inc. 1959.

Woodward, T. E., and C. L. Wissman: Chloromycetin (Chloramphenicol). Antibiotics monographs, Vol. 8. New York: Medical encyclopedia, Inc. 1958.

Yow, E. M., and G. Monzon: The current status of kanamycin therapy. Antibiotic Annual 1958—1959, p. 612. New York: Med. Encyclopedia, Inc. 1959.

Sulfanilamide

Von K. Stehr, München

Grundkörper der Sulfonamide ist das 4-Aminophenylsulfonamid. Von dieser Verbindung — auch Sulfanilamid genannt — ausgehend, wurden zumeist durch Veränderungen am N_1 zahllose Abkömmlinge synthetisiert.

Sulfanilamid

So nannte Northey (1948) bereits 5400 Derivate des Sulfanilamids. In der Zwischenzeit dürfte die Zahl noch erheblich größer geworden sein, jedoch sind nur ein geringer Bruchteil der entwickelten Verbindungen therapeutisch in größerem Umfang verwendet worden.

Obgleich die in den letzten zwei Jahrzehnten entwickelten Antibiotica ebenfalls eine teilweise sehr zuverlässige antibakterielle Wirkung auf gleiche Erregerarten bewiesen haben und deswegen in der Therapie immer beliebter wurden, haben die Sulfonamide bei der Bekämpfung bakterieller Infektionen ihren Platz behauptet. Hierfür sind mehrere Gründe anzuführen.

Historische Daten. 1910: Als Vorläufer der Sulfonamide können die von P. Ehrlich in die Therapie bakterieller Infektionen eingeführten Farbstoffe angesehen werden. Hier ist vor allem das Acridinderivat Trypaflavin zu nennen, das von Ehrlich selbst gefunden wurde.

1922: Als verbessertes Acridinderivat wurde das Rivanol (1922) entwickelt und als erster Azofarbstoff Pyridium (1927) zur Desinfektion der Harnwege verwendet.

1931: Ausgehend von den Erwägungen und Resultaten der chemotherapeutischen Versuche von Ehrlich synthetisierten Mietzsch und Klarer das 2-Methyl-4[(3″amino-2″-hydroxypropyl)-äthyl-amino]-azobenzol-4″-Sulfonamid (Prontosil).

1932: Der erste Azofarbstoff, der in vivo bei mit Streptokokken infizierten Tieren eine gute Heilwirkung erkennen ließ, war das von Hörlein synthetisierte, dem Prontosil nahestehende Supramin. Im Dezember dieses Jahres konnte G. Domagk erstmals anhand experimenteller Streptokokkeninfektionen (Streptococcus agalactiae) die antibakterielle Wirkung des Prontosils an der weißen Maus nachweisen.

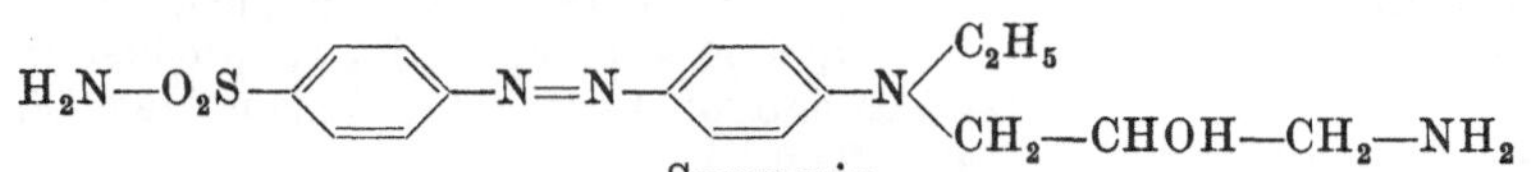

$$H_2N{-}O_2S{-}\langle\!\!\langle\quad\rangle\!\!\rangle{-}N{=}N{-}\langle\!\!\langle\quad\rangle\!\!\rangle{-}N\!\!\begin{array}{l}C_2H_5\\CH_2{-}CHOH{-}CH_2{-}NH_2\end{array}$$

Supramin

$$H_2N{-}O_2S\langle\!\!\langle\quad\rangle\!\!\rangle{-}N{=}N{-}\langle\!\!\langle\quad\rangle\!\!\rangle{-}NH_2$$

NH₂

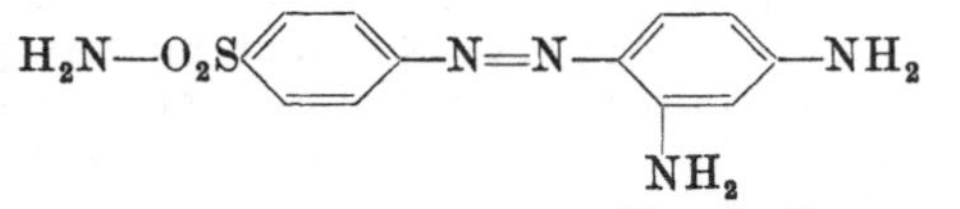

Prontosil

1935: Tréfouel, Mme Tréfouel, Nitti und Bovet stellten fest, daß die für die intensive rote Farbe des Sulfadiaminoazobenzols verantwortliche Azobrücke keinen Einfluß auf die chemotherapeutische Wirksamkeit hat. Sie erkannten das 4-Amino-benzol-Sulfonamid (Sulfanilamid) als kleinstes noch antibakteriell wirksames Teilstück. Es wurde unter anderem als Prontalbin in den Handel gebracht.

1937: Fuller konnte zeigen, daß Prontosil im Körper unter Entstehen des antibakteriell aktiven Sulfanilamids abgebaut wird.

1939: Für die Entdeckung der chemotherapeutischen Verwendbarkeit von Sulfanilamiden sowie für seine weiteren Verdienste auf diesem Forschungsgebiet erhielt G. Domagk den Nobelpreis für Medizin.

Von Stamp wurden erstmals Sulfonamid-Hemmstoffe in flüssigen Bakterienkulturen von Streptokokken der Gruppen A und C nachgewiesen. Er isolierte aus den Kulturen eine hitzestabile Substanz von niedrigem Molekulargewicht, die die Wirksamkeit von Sulfanilamid und Sulfapyridin zu hemmen imstande war. Er vermutete, daß es sich hier um einen Metabolit oder Teil eines Enzymsystems handelte mit besonderer Bedeutung für das Bakterienwachstum.

1940: Woods und Fildes beschrieben die Eigenschaft der Para-Aminobenzoesäure (PABA), die antibakterielle Wirkung der Sulfonamide zu hemmen. Daraus entwickelte sich die heutige Auffassung von der Wirkungsweise der Sulfonamide, die wahrscheinlich eine kompetitive Hemmung des Einbaues der PABA in die Folsäure bewirken. PABA spielt nach zahlreichen Untersuchungen eine hervorragende Rolle im Bakterienstoffwechsel.

Neben dieser Hemmung des Folsäureaufbaues haben auch noch einige andere Wirkungsmechanismen Bedeutung (Näheres bei Wilson und Miles, Bd. I, S. 177).

1941 erkannten Kimmig und Weselmann, daß Sulfonamide von den Eiweißkörpern des Blutplasmas absorbiert werden.

1946: In diesem Jahre wurden die ersten Pyrimidinderivate (Sulfadiazin usw.) als gut wirksame und besser verträgliche Sulfonamide in die antibakterielle Therapie eingeführt.

1950: Nachdem bereits im Jahre 1940 Mann und Keilin eine Hemmung der Carboanhydrase durch Sulfonamide beobachtet hatten, wurde von Roblin das Acetazolamid (Diamox) als erstes für die praktische Therapie genügend diuretisch wirksames Medikament verwendet.

Die diuretische Wirkung dieser Sulfonamidderivate, die über eine Hemmung der Carboanhydrase in den Nierentubuli die Rückresorption von Na⁺- und K⁺-Ionen vermindern, beruht auf der freien $-SO_2-NH_2$-Gruppe. Da es sich weitgehend um Substanzen mit acetyliertem N_4 handelt, sind sie chemotherapeutisch unwirksam.

1952—1955: Aufbauend auf der Beobachtung von Janbon u. Mitarb. (1942) über die blutzuckersenkende Wirkung einiger Sulfonamidpräparate (z. B. Sulfanilamido-isopropylthiodiazol) wurde in den Laboratorien der Firmen Boehringer, Mannheim und Farbwerke Hoechst, Frankfurt, erstmals ein therapeutisch brauchbares orales Antidiabeticum, das Carbutamid (Invenol, Nadisan)

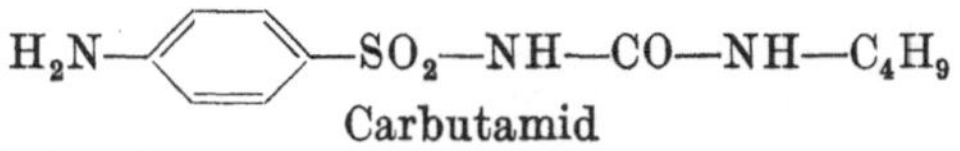

$$H_2N{-}\langle\!\!\langle\quad\rangle\!\!\rangle{-}SO_2{-}NH{-}CO{-}NH{-}C_4H_9$$

Carbutamid

entwickelt.

Da das Carbutamid jedoch wegen der unversehrten aromatischen Aminogruppe (N_4) eine nicht immer erwünschte antibakterielle Wirkung besitzt, wurde als Fortentwicklung das Tolbutamid (Artosin, Rastinon) in den Handel gebracht. Tolbutamid besitzt an Stelle der NH_2- eine CH_3-Gruppe und ist chemotherapeutisch unwirksam.

Ab 1956 wurden durch die Entwicklung von Langzeitsulfonamiden wie Sulfamethoxypyridazin und Sulfadimethoxin der Chemotherapie neue Wege eröffnet. Diese Entwicklung ist noch nicht abgeschlossen und hat inzwischen eine Reihe gleichartiger Präparate hervorgebracht, die bei niedriger Dosierung eine lange Wirkungsdauer mit minimalen Nebenwirkungen verbinden.

1960: Schon seit längerer Zeit ist die antikonvulsive Wirkung von Sulfonamiden (Diamox)

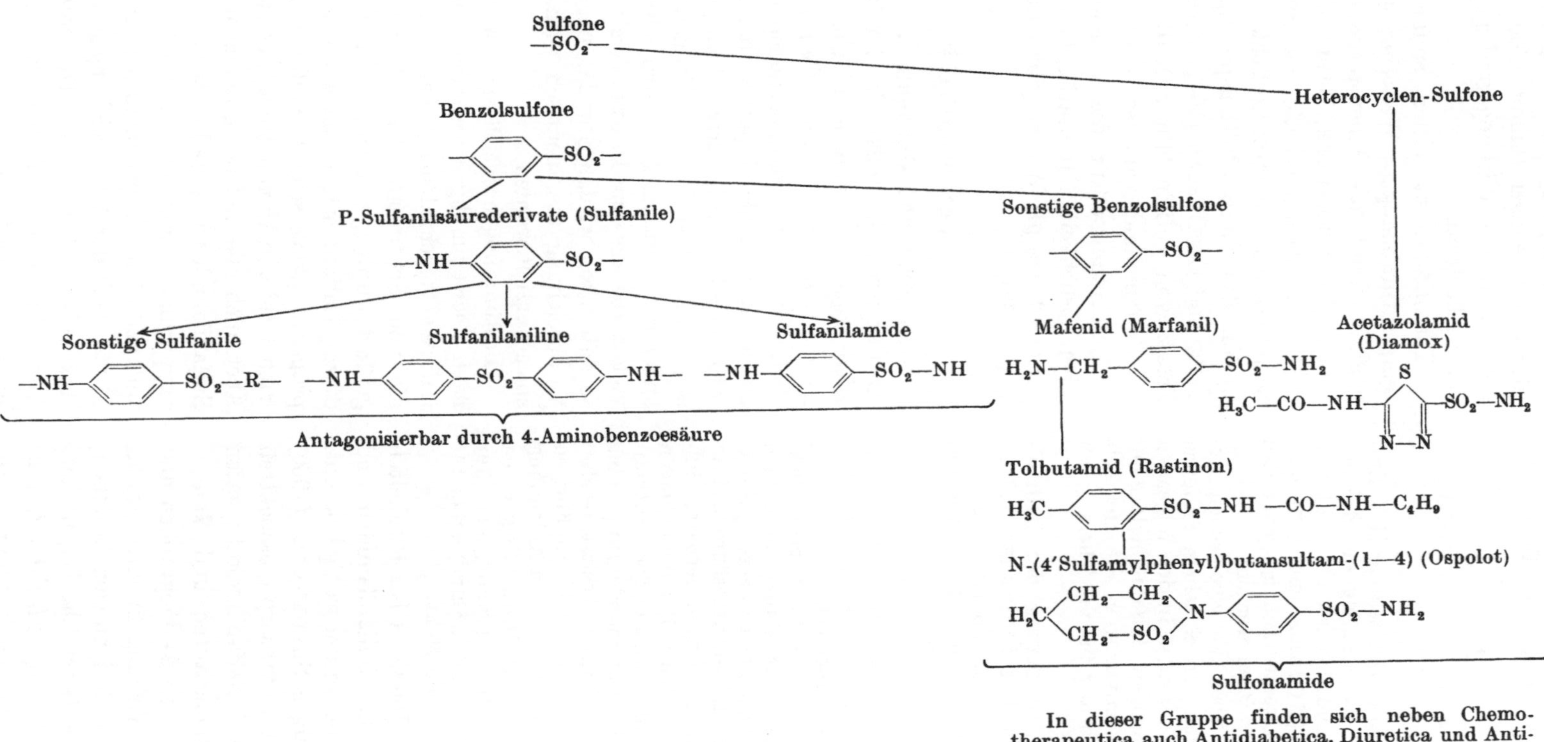

Abb. 19. Einteilung der Sulfonamide und ihrer Derivate. (Nach KRÜGER-THIEMER)

bekannt (BERGSTROM et al. 1952). Der antikon-vulsive Effekt geht dabei nicht immer mit der diuretischen Wirkung parallel. In Zusammen-arbeit mit HELFERICH und BEHNISCH fanden WIRTH, HOFFMEISTER, FRIEBEL und SOMMER (1960) im N-(4′Sulfamylphenyl)-butan-sultam-

(1—4) (Ospolot) ein Sulfonamid mit hervorragender antikonvulsiver Wirksamkeit. Es hat folgende Strukturformel:

$$H_2C\underset{CH_2-SO_2}{\overset{CH_2-CH_2}{<}}N-\!\!\!\left\langle\bigcirc\right\rangle\!\!\!-SO_2-NH_2$$

Da eine umfassende Darstellung des Entwicklungsganges der Sulfonamide im Rahmen dieses Artikels nicht möglich ist, muß auf ausführlichere Arbeiten (Mietzsch und Behnisch 1955), sowie die im Literaturanhang genannten Übersichtsreferate verwiesen werden.

Einen Überblick über die chemischen Zusammenhänge zwischen den einzelnen Sulfonen vermittelt Abb. 19. Es werden in den folgenden Abschnitten nur diejenigen Sulfanilamide einer näheren Betrachtung unterzogen, die zur Zeit eine praktische Bedeutung für die Therapie im Kindesalter besitzen.

Eine umfassende Gliederung der Sulfanilamidderivate findet sich bei Northey (1948). Eine Übersicht über 94 Sulfanilamide und sonstige Sulfone einschließlich ihrer chemischen Bezeichnungen, chemischen Kurznamen, Strukturformeln, Summenformeln, Molekulargewichte, Schmelzbereiche, pKa′-Werte und anderer Konstanten sowie Warenzeichen hat in jüngerer Zeit Krüger-Thiemer (1962) gegeben.

Nomenklatur. Wie aus Abb. 19 ersichtlich, sind alle hier aufgeführten Substanzen unter dem Oberbegriff „Sulfone" zusammenzufassen. „Sulfanile" sind die durch 4-Aminobenzoesäure in ihrer antibakteriellen Wirkung antagonisierbaren Sulfone. Die hierunter fallenden Sulfonamide heißen sinngemäß Sulfanilamide. Da bei den synthetischen Antidiabetica die Sulfonamidgruppe eine pharmakodynamische Bedeutung besitzt, ist ihre Benennung als Sulfonamide sinnvoll. Im übrigen wird nach üblichem Gebrauch und in Anlehnung an die Nomenklaturregeln (I.U.P.A.C.-Regeln von 1957) so verfahren, daß „Sulfanil" stets für 4-Amino-benzol-sulfonyl und „Sulfa" stets für 4-Amino-benzol-sulfonamido steht.

Physikochemische Daten. Über Feinheiten der *Molekülstruktur* bei Sulfanilamiden und anderen Sulfonen ist bisher nur wenig bekannt. In jüngerer Zeit gelang es Seydel et al. (1960) mit Hilfe von Infrarotabsorptionsspektren nachzuweisen, daß bei Sulfanilamidderivaten zwischen den Kraftkonstanten und Valenzwinkeln der aromatischen Aminogruppen und der antibakteriellen Wirkung in vitro gegenüber E. coli deutliche Beziehungen bestehen.

Eine weitere charakteristische Eigenschaft der Sulfanilamide ist ihr sog. *pKa′-Wert*, d. h. ihr Ionisationsgrad in Abhängigkeit vom Säuregrad (pH-Wert) der Lösung. Dabei ist der pKa′-Wert als negativer Logarithmus der Dissoziationskonstante definiert. Dieser Wert hat insofern eine Bedeutung, als Bell und

Roblin (1942) eine Beziehung zwischen dem pKa′-Wert einiger Sulfonamide und ihrem antibakteriellen Wirkungsgrad gegenüber E. coli beobachteten.

Die *Löslichkeit* vieler Sulfanilamide ist temperaturabhängig. Weiterhin wird sie beeinflußt durch die Ionenstärke der Pufferlösung (Kostenbauder, Gable und Martin (1953). N_4-Acetylderivate der Sulfanilamide beeinflussen sich in ihrer Löslichkeit nur wenig, worauf das Sulfa-Additionsprinzip von Sjögren und Örtenblad (1947) beruht. Durch Zusatz von Coffein läßt sich die Löslichkeit von Sulfanilamiden auf das 2—3fache anheben.

Nomogramme für die Beziehungen zwischen Löslichkeiten, Ionisationskonstanten und verschiedenen pH-Werten gibt Krüger-Thiemer (1962).

Pharmakokinetik

Resorption und Distribution. Der initiale Anstieg eines Sulfanilamides im Blut ist bei allen Substanzen annähernd gleich mit Ausnahme von bestimmten Depot-Präparaten (Sulfa-Perlongit, Ornal), bei denen durch Emulgieren der Sulfanilamidpartikel in Fett eine verlangsamte Resorption erreicht wird und bei den sog. „schwerlöslichen" Sulfanilamiden. Alle anderen Sulfanilamide werden sehr rasch und vollständig aus dem Intestinaltrakt resorbiert, so daß schon wenige Stunden nach peroraler Verabreichung therapeutisch wirksame Blutspiegel erzielt werden.

Bestimmungen der Plasmakonzentrationen nach einer einmaligen peroralen Gabe der Initialdosis verschiedener neuerer Sulfanilamide, die von Schönfeld bei Säuglingen durchgeführt wurden, ergaben, daß Sulfaäthylthiodiazol, Sulfaphenazol und ein Kombinationspräparat „klassischer" Sulfonamide bereits nach 5 Std den Maximalspiegel erreicht hatten. Aber auch alle anderen untersuchten neueren Sulfanilamide wie Sulfadimethoxin, Sulfamethoxypyridazin und Sulfamethyldiazin (2-Sulfanilamido-5-methylpyrimidin) hatten längstens 12 Std nach der Verabreichung ihren Plasma-Maximalspiegel erreicht. Die mit Normaldosen für das Säuglingsalter erreichbaren Maximalspiegel liegen bei den Langzeitsulfanilamiden zwischen 13,8 und 21,3 mg-%, die Minimalspiegel sinken nicht unter 8,0 mg-% (Schönfeld). Sie dürfen als ausreichend angesehen werden.

Die Minimalkonzentration, die auf keinen Fall unterschritten werden soll, ist durch die minimale Hemmkonzentration des jeweiligen Sulfanilamids gegenüber einem bestimmten Erregerspektrum gegeben. Da die Erreger nicht nur im strömenden Blut, sondern auch im Gewebe in ihrer Vermehrung gehemmt werden sollen, ist der sog. Verteilungsquotient nach DOST für die therapeutische Wertigkeit von Bedeutung. Dieser gibt an, wieviel Prozent des Blutspiegels in den extravasalen Raum übergetreten sind. Die Verteilungsquotienten liegen beim Säugling und Kleinkind niedriger als beim Erwachsenen (DOST et al.). Der Verteilungsquotient bei Säuglingen wurde auch von SCHÖNFELD mit Werten zwischen 0,30 bis 0,35 niedriger angegeben. Daher müssen Säuglinge zur Erreichung gleich wirksamer Gewebskonzentrationen relativ höhere Dosen bekommen (s. auch Dosierungsrichtlinien).

Abbau und Ausscheidung. Acetylierung am N^4-Atom und Glucuronierung bilden neben der Ausscheidung von freiem Sulfanilamid die wesentlichen Abbauwege. Bei der Ausscheidung von freiem Sulfanilamid wird angenommen, daß in der Niere eine Trennung der Eiweißbindung erfolgen kann. Acetylierte Sulfanilamide und Glucuronide sind chemotherapeutisch unwirksam.

Während Glucuronide sich durch gute Wasserlöslichkeit auszeichnen und daher erwünschte Abbauprodukte sind, kann es beim Auftreten größerer Mengen von im allgemeinen schwer löslichen Acetylderivaten zur Auskristallisation in den Nierentubuli und ableitenden Harnwegen kommen.

Beim Stoffwechsel der Sulfanilamide haben neben der Acetylierung am N_1- bzw. N_4-Atom und der Glucuronierung die Carbonsäureamidspaltung, die Benzolring-Oxydation, die Schwefelsäureveresterung, die Oxydation der aromatischen Aminogruppe, sowie die Spaltung und Abspaltung der Sulfonamidgruppe geringere Bedeutung (ausführliche Darstellung und Literatur bei KRÜGER-THIEMER 1962).

Eiweißbindung der Sulfanilamide. DAVIS vermutete schon 1942, daß Sulfanilamide durch die Bindung an Serumalbumin ihre antibakterielle Wirksamkeit verlieren. Von ihm stammt auch die Erkenntnis, daß der Sulfanilamidgehalt verschiedener Körperflüssigkeiten in direkter Beziehung zu ihrem Eiweißgehalt steht, und daß z. B. der Sulfanilamidgehalt im Liquor dem Grad der Bindung der jeweiligen Substanz an Eiweiß proportional ist.

Zwischen der Bindung der Sulfanilamide an die Eiweißkörper des Blutes, der Verteilung der Sulfanilamide im Organismus, der Geschwindigkeit ihrer Ausscheidung sowie ihrer bakteriostatischen Wirkung bestehen also enge Beziehungen. Wegen der Bedeutung dieser

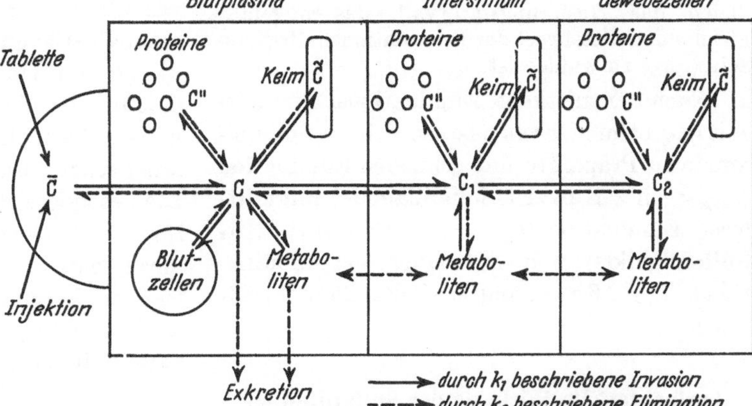

Abb. 20. Gleichgewichte und Transportvorgänge während eines chemotherapeutischen Konzentrationsablaufes. K_1 entspricht der Invasionskonstanten, während K_2 als Eliminationskonstante bezeichnet wird. (Erweitert nach ALBERT 1960)

Frage für die Therapie ist die Bindung der Sulfanilamide an die Eiweißkörper des Blutes wiederholt untersucht worden. Es ist bis heute nicht gelungen, eine vollständige Klärung dieser Zusammenhänge herbeizuführen. Insbesondere ist nach den vorliegenden Befunden die Verweildauer im Organismus nicht streng an den Grad der Eiweißbindung gekoppelt.

Sulfanilamide werden vorwiegend beim menschlichen Serum an die Albumine, in vitro geringfügig auch an γ-Globulin gebunden (GARN und KIMBEL 1961).

Bilirubin und Hämoglobin, aber auch Biligrafin und Phenylbutazon sind in der Lage, die Sulfanilamide aus ihrer Eiweißbindung zu verdrängen (ANTON 1960).

Die biologische Halbwertszeit. Bei gleichzeitiger Abdiffusion eines Teiles des Sulfanilamides in die Gewebe wird nach einmaliger Gabe im Blut ein Maximalspiegel erreicht, dem ein mehr oder weniger langsamer Konzentrationsabfall folgt, die sog. Elimination. Je nach der biologischen

Halbwertszeit ($t_{50\%}$) des verwendeten Sulfanilamides verläuft die Eliminationskurve verschieden steil. Die biologische Halbwertszeit ($t_{50\%}$) wird von Dost (1953) definiert als die Zeitspanne, innerhalb welcher die Konzentration eines sog. nichtreaktiven Stoffes im Blut und den extravasalen Räumen während der Dauer der reinen Eliminationsphase auf die Hälfte ihres ursprünglichen Wertes absinkt. Die Halbwertszeiten handelsüblicher und therapeutisch gebräuchlicher Sulfanilamide sind in den Dosierungstabellen 39—41 wiedergegeben. Die in den Klammern angegebenen Werte sind bei Säuglingen ermittelt worden.

Die Eliminationshalbwertszeit bestimmt nach den von Bünger, Diller, Führ und Krüger-Thiemer in Anlehnung an Dost (1953) ausgearbeiteten Dosierungsregeln für Sulfanilamide zugleich das Dosierungsintervall, das ungefähr gleich dem Mittelwert der Eliminationshalbwertszeit ($t_{50\%}$) zu wählen ist.

Nach der mittleren Eliminationshalbwertszeit $t_{50\%}$ beim Menschen lassen sich die Sulfanilamide in Präparate mit schneller Elimination ($t_{50\%} < 7\,\mathrm{h} =$ Kurzzeit-Sulfanilamide), mit mittlerer Elimination ($t_{50\%} = 7$—$16\,\mathrm{h} =$ Mittelzeit-Sulfanilamide) und mit langsamer Elimination ($t_{50\%} > 16\,\mathrm{h} =$ Langzeit-Sulfanilamide) einteilen.

Antibakterielle Wirkung der Sulfanilamide

Als morphologisches Äquivalent der stoffwechselchemischen Veränderungen ist die Bildung von Riesenformen und Degenerationsformen anzusehen. Diese erweisen sich empfänglicher gegenüber der Phagocytose. Sulfanilamide können ebenso wie Antibiotica bei Streptokokken eine Änderung der Kolonieform bei Einwirkung in vitro herbeiführen, wobei in einigen Fällen ein Virulenzverlust zu beobachten war.

Gegenüber zahlreichen Erregerarten wie z. B. Streptokokken, Staphylokokken, Salmonellen, Haemophilus pertussis besteht ein Synergismus zwischen einer passiven Immunisierung mit spezifischem antikörperhaltigem Serum und Sulfanilamiden. Bei Infektion mit Clostridien scheint auch ein Synergismus von Antitoxin und Sulfanilamiden zu bestehen (Goser 1960, Singer 1940, Stehr 1963).

Da Blut, Plasma, Gewebeautolysate, Eiweiß, Eiweiß-Zerfallsprodukte, Peptone, Gelatine und Novocain in vitro die antibakterielle Wirkung der Sulfanilamide herabsetzen können, müssen zur Resistenzbestimmung Nährböden verwendet werden, die diese Stoffe nicht

enthalten. Deshalb sollen auch in vivo Nekroseherde und Eiteransammlungen regelmäßig entfernt werden.

Wenn auch die Resistenzentwicklung der meisten Erregerarten gegenüber den Sulfanilamiden nicht so stürmisch verläuft wie bei einer Reihe von Antibiotica, so ist doch seit dem ersten Auftreten therapieresistenter Gonokokken bei fast allen Erregerarten eine unterschiedlich starke Resistenzzunahme festzustellen.

Allgemeine Dosierungsregeln

Die Frage nach der optimalen Dosierung von Chemotherapeutica hängt mit ihrer Pharmakokinetik eng zusammen. Es ist das Verdienst von Dost (1953) und von Witzgall (1953), alle Voraussetzungen für eine naturwissenschaftlich exakte Darstellung pharmakokinetischer Zusammenhänge gegeben zu haben. Die besondere Bedeutung der Arbeit von Dost für die Dosierung von Sulfanilamiden liegt darin, daß er unter dem Gesichtspunkte zulässiger Vereinfachung das an sich komplizierte Gesamtproblem der Pharmakokinetik so dargestellt hat, daß man anhand seiner Konstanten das Verhalten einer Substanz im Organismus bestimmen kann. In Anlehnung an die von Dost erarbeitete Formulierung wurden von Krüger-Thiemer u. Mitarb. (1961) Dosierungsgleichungen entwickelt, in denen das *Dosierungsintervall* τ als unabhängige, d. h. frei wählbare Variable auftritt.

Eine zuverlässige antibakterielle Wirkung des Chemotherapeuticums im Körper ist an die Aufrechterhaltung einer Minimalkonzentration (C_{min}) frei gelöster Substanz im Plasmawasser sowie in allen von den Bakterien befallenen Körperflüssigkeiten gebunden. Eine unterschwellige Minimalkonzentration läßt sich dabei nicht durch eine verlängerte *Therapiedauer* (T) kompensieren. C_{min} ist vielmehr durch die minimale in vitro-Hemmkonzentration (μ) festgelegt und wie folgt definiert:

$$C_{min} = \mu \cdot \sigma.$$

Hierbei ist σ der sog. Therapiesicherheitsfaktor, der im wesentlichen durch die Heilungsquote (95 % nach Brock und Geks (1951) und W. H. Wagner (1953)), den Gehalt der Körperflüssigkeiten an Antagonisten und andere Faktoren beeinflußt wird.

Mit Hilfe der Dosierungsgleichungen lassen sich die therapeutisch wichtigen Konstanten für jedes Sulfanilamid ermitteln. Die Verwendung dieser objektiven Werte gestattet eine rationelle Therapie mit vorausberechenbaren Minimal- und Maximalspiegeln und vermeidet Fehldosierungen, wie sie bei empirischer Ermittlung häufig vorgekommen sind.

Die praktisch wesentlichen Angaben, die man für eine rationelle Sulfanilamidtherapie benötigt, sind:

1. *das Dosierungsintervall τ*, das in Stunden angegeben wird. Die Höhe des Maximalspiegels und damit die Wahrscheinlichkeit toxischer Nebenwirkungen wird durch die Größe von τ entscheidend beeinflußt.

Die *intravenöse* Dauerinfusion mit einem $\tau = 0$ ist daher die Verabreichungsart mit der geringsten Toxicität.

Für die *orale* Verabreichung hat sich praktisch bewährt, das Dosierungsintervall τ möglichst nahe bei der biologischen Halbwertszeit $t_{50\%}$ zu wählen.

2. Die relative Anfangsdosis D^*/G wird in mg/kg Körpergewicht angegeben ebenso wie die relative Erhaltungsdosis D/G. Diese beiden Größen sind abhängig vom Dosierungsintervall τ. Unter der praktisch bewährten Voraussetzung von $\tau = t_{50\%}$ errechnet sich das Verhältnis von Anfangsdosis zu Erhaltungsdosis $D^*/D = 2,0$.

3. Die Therapiedauer T wird zumeist nach dem klinischen Verlauf einer Infektion festgelegt.

Zur Erstellung eines Therapieplanes ist die Angabe der relativen Anfangsdosis, der Erhaltungsdosis sowie der Eliminationshalbwertszeit bzw. des Dosierungsintervalls also völlig ausreichend. Diese Werte sind daher für die klinisch gebräuchlichsten Sulfanilamide in den Tabellen 39—42 angegeben.

Dosierungsrichtlinien für das Kindes- und Säuglingsalter

Der extravasale Flüssigkeitsraum ist beim Säugling relativ größer als bei Kindern über 2 Jahren (CRAWFORD u. Mitarb., DOST u. Mitarb.). Es wurde von den Autoren gezeigt, daß zur Erzielung gleicher Sulfanilamidspiegel im Gewebsinterstitium von Säuglingen diese eine um etwa 25—40 % höhere relative Dosis erhalten müssen als Kinder über 2 Jahre. v. HARNACK hat in seinen Ausführungen (S. 22) dargelegt, daß Sulfanilamide am günstigsten nach der Oberflächenregel dosiert werden, so daß hierauf verwiesen werden kann. Da bei den meisten Sulfanilamiden gesicherte Untersuchungsergebnisse über eine wirksame Dosierung im Erwachsenenalter vorliegen, kann von der Erwachsenendosis die richtige Dosierung im Kindesalter abgeleitet werden.

Bei einem $^1/_2$jährigen Säugling steht die prozentuale Gewichtsentwicklung zur prozentualen Oberflächenentwicklung im Verhältnis 1:2. Die Dosis pro Kilogramm Körpergewicht muß also nach der Oberflächenregel für den Säugling doppelt so groß sein wie für den Erwachsenen.

Bei der Verabreichung von normalen wie von überhöhten Dosen können nach der Tabelle 6 des Abschnittes über „Grundlagen der Dosierung in verschiedenen Altersstufen" (S. 22) für die einzelnen Altersgruppen abgestufte Werte ermittelt werden.

Ausgehend von diesen Überlegungen müßte also bei Verwendung von Sulfamethoxin der Dosierungsplan für einen 5 kg schweren Säugling folgendermaßen aufgestellt werden:

Anfangsdosis: $2 \times 2 \times 7 \times 5 = 140$ mg, dann weiterhin alle 24 Std $2 \times 7 \times 5 = 70$ mg.

Bei Durchsicht der Dosierungstabellen 39 bis 41, in der die anhand von Meßwerten und Konstanten errechneten Dosierungsangaben den bisher klinisch üblichen Dosen gegenübergestellt sind, fällt auf, daß zwischen beiden Rubriken teilweise beträchtliche Differenzen bestehen. Diese bestehen sowohl zwischen den klinisch üblichen, meist von den Herstellerfirmen empfohlenen Dosierungen und den entsprechenden berechneten Werten als auch zwischen einzelnen dieser rechnerisch ermittelten Größen. Sie sind zum Teil darauf zurückzuführen, daß nach dem gegenwärtigen Stand der Kenntnisse die Eliminationshalbwertzeit $t_{50\%}$ interindividuell beträchtlich schwanken kann. Nach Untersuchungen von BÜNGER, DILLER, FÜHR und KRÜGER-THIEMER 1961) lassen sich meist für jedes Sulfanilamidderivat zwei Personengruppen abgrenzen, deren mittleres $t_{50\%}$ sich etwa wie 1:2 verhalten.

Diese bisher in der Therapie unbeachteten individuellen Unterschiede von $t_{50\%}$ haben für das Auftreten mancher Störwirkungen, auf die im nächsten Abschnitt noch näher eingegangen werden soll, besondere Bedeutung. So beobachteten GRASSI u. Mitarb. (1959) bei Patienten, die während der Therapie mit Pyrazinamid ikterisch wurden, extrem hohe Eliminationshalbwertzeiten, die mit 32 h dreimal so lang waren wie die von Normalpersonen (8 h).

Wahrscheinlich beruhen auch die bei der Verwendung von 2-Sulfa-4-methyl-pyrimidin häufiger aufgetretenen toxischen Nebenwirkungen auf einer Nichtbeachtung der tatsächlichen Eliminationshalbwertzeit, die mit 23,5 h dem Präparat eindeutig den Charakter eines Langzeitsulfanilamids verleiht, während es bislang als Sulfanilamid mit kürzerem $t_{50\%}$ dosiert worden ist (SHEPPARD 1948, RICE-EDWARDS 1950, ATKINSON 1951, LORING 1951, RENDLE-SHORT 1951 u. a.).

Verabreichungsart. In der Regel sind die Sulfanilamide per os zu verabreichen. Nur bei schweren Krankheitsbildern mit Somnolenz und Erbrechen kann gelegentlich die intravenöse Injektion neutraler Lösungen (pH nicht über 8) von Vorteil sein. Bei rectaler Verabreichung ist die individuelle Resorptionsquote unterschiedlich groß. Es empfiehlt sich, die Dosis hierbei um 30% höher als bei oraler Gabe zu wählen, wobei hochkonzentrierte und stark alkalische Lösungen nicht zu empfehlen sind. Bei Magenunverträglichkeit von Sulfanilamiden ist zu bedenken, daß diese weder durch Legen einer Duodenalsonde noch durch parenterale Applikation vollständig umgangen werden kann, da die Sulfanilamide auch bei parenteraler Zuführung durch die Magenschleimhaut sezerniert werden (Davenport 1942).

Die intralumbale Injektion alkalischer Sulfanilamidlösungen ist streng kontraindiziert (Vonkennel 1942). Intrapleural, intravesical und intraperitoneal dürfen nur neutrale Sulfanilamidlösungen verabreicht werden, um Reizungen und Verwachsungen zu vermeiden.

Bei der lokalen Anwendung von Sulfanilamiden in Form von Lösungen, Schüttelmixturen, Pasten, Salben, Pudern und anderen Zubereitungen ist zu beachten, daß diese Applikationsart häufiger als die interne Verabreichung zu Sensibilisierungen führt. Eine lokale Anwendung bis zu 5 Tagen Dauer wird jedoch allgemein als unbedenklich angesehen.

Dosierungstabellen für gebräuchliche Sulfanilamide

Die Länge der Halbwertszeit $t_{50\%}$ bestimmte die Reihenfolge der Substanzen. Ausgehend von dem Grundkörper der Sulfanilamide sind die Substituenten am N_1 (Sulfanilamidgruppe) bzw. am N_4 (aromatische Aminogruppe) für die einzelnen Präparate in den Rubriken R_1 und R_4 wiedergegeben.

$$R_4\text{—HN—}\langle\!\!\!\bigcirc\!\!\!\rangle\text{—SO}_2\text{—NH—}R_1$$

Die Werte für die Halbwertszeiten und die errechneten Dosierungen sind nach Krüger-Thiemer (1962) wiedergegeben. Den klinisch üblichen Dosierungen liegen die Angaben von Walter und Heilmeyer (1954), Möller (1958), der „Arzneiverordnungen, Ratschläge für Ärzte", (10. April 1956), sowie der Herstellerfirmen zugrunde.

Soweit für das Säuglings- bzw. Kindesalter Plasmaspiegeluntersuchungen durchgeführt

wurden, sind die entsprechenden Dosierungen unter den Rubriken „Säuglinge" bzw. „Bemerkungen" wiedergegeben (Schönfeld 1962, Dost et al. 1962, 1963). Für alle übrigen Präparate einschließlich der Sulfa-Additions-Präparate empfiehlt sich eine Dosierung nach der Oberflächenregel. Hierbei ist je nach dem Alter des Kindes die in Milligramm/Kilogramm Körpergewicht angegebene Erwachsenendosis mit einem Faktor zwischen 1,0 und 2 zu multiplizieren:

Alter in Jahren	Faktor
$^2/_{12}$	2,0
$^6/_{12}$	1,78
1	1,62
3	1,58
$7^1/_2$	1,43
9	1,37
12	1,24
Erwachsener . .	1,0

Die eingeklammerten Halbwertszeiten (Tabelle 39—41) wurden an Säuglingen ermittelt (Schönfeld 1962, Dost et al. 1962, Gladtke 1963) und stimmen mit denjenigen der größeren Kinder (2 bis 12 Jahre) überein.

Schwer resorbierbare Sulfanilamidpräparate. Substitution am N-4 führt zu Resorptionsverzögerung und Anreicherung des Sulfanilamids im Darm (Phthalylsulfathiazol, Formaldehyd-Sulfathiazol). Aber auch andere Derivate, wie das 1940 von Roblin synthetisierte Sulfaguanidin, zeichnen sich bei einer guten Wasserlöslichkeit durch eine verminderte Resorbierbarkeit aus. Dadurch können im Darmlumen hohe Konzentrationen erreicht werden (bis ca. 4200 mg-%). In erster Linie werden Shigellen und E. coli von diesen Präparaten beeinflußt, aber auch alle anderen Keimarten können entsprechend der therapeutischen Wirksamkeit von Sulfanilamiden geschädigt werden. In der Praxis haben die schwer resorbierbaren Sulfanilamide bei der Behandlung von Shigellosen, Enteritiden sowie bei der präoperativen Vorbereitung in der Bauchchirurgie bis heute ihren Platz behalten.

Ihre *Verträglichkeit* ist im allgemeinen gut, wenn sie nicht auf nüchternen Magen genommen werden. Im übrigen ist das im Abschnitt über Nebenwirkungen Gesagte auch für diese Präparate zutreffend. Wie aus der Abb. 23

Tabelle 39. *Langzeit-Sulfanilamide* ($t_{50\%} > 16$ h)

R$_4$	R$_1$	Internationale Bezeichnung	Warenzeichen	Halb-wertszeit $t_{50\%}$ h	Errechnete Dosierung[1]			Klinisch übliche Dosierung					Bemerkungen
								Erwachsene			Säuglinge[2]		
					τ h	D^*/D	D/G mg/kg	τ h	D^*/D	D/G mg/kg	D^* mg/kg	D/G mg/kg	
H	CH$_3$ (2-Sulfa-5-methyl-Pyrimidin)	2-Sulfa-5-methyl-Pyrimidin	Pallidin	40,8	24	3,0	6,5	24	3—4	7	40	20	Bei zweimaliger Dosierung am Tage entsteht im Säuglingsalter Kumulierung (SCHÖNFELD (1962)
H	OCH$_3$ (4-Sulfa-dimethoxin)	4-Sulfa-dimethoxin	Madribon	38,4 (23,0) (20,2)	24	2,8	12,9	24	2	7	30—40	15—20	Bei Kindern zwischen 2 und 12 Jahren ist folgende Dosierung ausreichend: $D^* = 20\,\text{mg/kg}$, $D/G = 10\,\text{mg/kg}$ (DOST u. Mitarb. 1962)
H	OCH$_3$ (Sulfa-methoxin)	Sulfa-methoxin	Durenat	36,6 (11,7)	24	2,7	4,8	24	2	7	40	20	Maximaldosis bei Kindern bis zu 6 Jahren nach Angabe des Herstellers: $D^* = 40\,\text{mg/kg}$, $D/G = 20\,\text{mg/kg}$
H	OCH$_3$ (Sulfamethoxypyridazin)	Sulfamethoxypyrid-azin	Davosin Lederkyn	34,7	24	2,6	11,3	24	2	7	40	20	Über teilweise schwere Nebenwirkungen wird in der Literatur berichtet (SCHÖNFELD 1962)
H	CH$_3$ (2-Sulfa-4-methyl-pyrimidin)	2-Sulfa-4-methyl-pyrimidin	Debenal-M	23,5	24	2,0	3,1	8 24	4	14 50	—	—	Wurde bisher wie Kurzzeit-Sulfonamid dosiert. Dabei besteht Kumulationsgefahr (s. S. 355)
H	NHCH$_3$ SO$_2$ (Sulfanil-Sulfanilmethylamid)	Sulfanil-Sulfanil-methylamid	Neo-Uliron	17	6 12 24	4,5 2,6 1,6	— — —	4—6	—	1,8	—	—	Der Langzeit-Charakter wurde bisher bei der Dosierung nicht berücksichtigt
H	(2-Sulfa-pyrimidin)	2-Sulfa-pyrimidin	Pyrimal	16,7	6 4 12	4,5 6,5 2,6	0,45 0,67 1,65	4 6	4 4	14 14	—	—	Der Langzeit-Charakter wurde bisher bei der Dosierung nicht berücksichtigt

[1] Nach KRÜGER-THIEMER.   [2] Soweit für das Säuglingsalter Werte experimentell ermittelt wurden. Bei Fehlen von Angaben ist ausgehend von der Erwachsenendosis nach der Körperoberfläche zu dosieren.

Tabelle 40. *Mittelzeit-Sulfanilamide* ($t_{50\%} = 7$—16 h)

R_4	R_1	Internationale Bezeichnung	Warenzeichen	Halbwertszeit $t_{50\%}$ h	Errechnete Dosierung[1]			Klinisch übliche Dosierung					Bemerkungen
								Erwachsene			Säuglinge[1]		
					τ h	D^*/D	D/G mg/kg	τ h	D^*/D	D/G mg/kg	D^* mg/kg	D/G mg/kg	
H	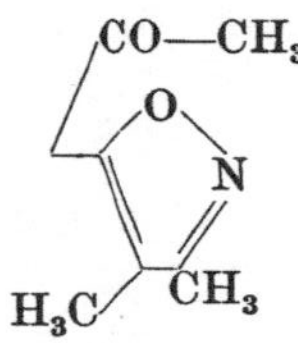	Sulfanildimethyliso-oxazolacetamid	Gantrisin-Sirup	13,1	6 12	3,7 2,1		6	2—3	14—28	—	—	
H	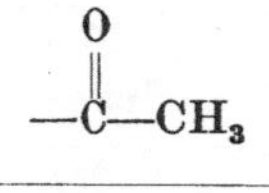	Sulfanilacetamid	Albucid	12,8	4 8 12	5,1 2,8 2,1	1,9 2,4 3,8	4 8 12	2 1	14 14 43	—	—	
H	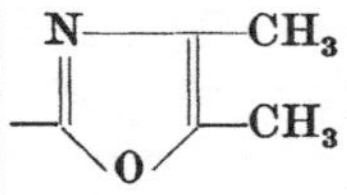	2-Sulfadimethyl-oxazol	Sulfuno Tardamid	10,8 (7,4) (7,7)	12	1,8	16,2	12 12	3 2	7 7,5	25	12,5	Bei Kindern zwischen 2 und 12 Jahren: $D^* = 15$ mg/kg (1. Tag), $D/G = 7,5$ mg/kg (DOST u. Mitarb. 1963)
H	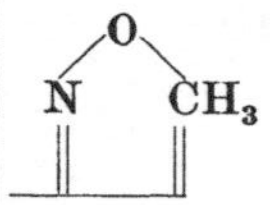	3-Sulfamethyl-isoxazol	Sinomin Ragonil Gantanol	10,0 (8,3)	8 12	2,3 1,8	0,6 1,1	12	3	7	25	12,5	Bei Kindern zwischen 2 und 12 Jahren: $D^* = 15$ mg/kg (1. Tag), $D/G = 7,5$ mg/kg (DOST u. Mitarb. 1963)
H	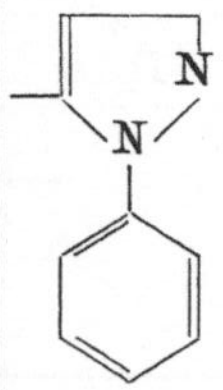	Sulfaphenylpyrazol	Orisul	9,9 (8,3)	12	1,8	12,0	12	2	7—14	50	25	Bei Kleinkindern wurden Halluzinationen und Myoklonien beobachtet (s. unter Nebenwirkungen), im übrigen gute Verträglichkeit. Maximale Dosis im Kindesalter 70 mg/kg/Tag (nach Angabe des Herstellers)
H	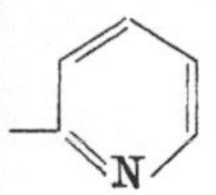	Sulfapyridin	Eubasin	9,4	4 8	4 2,3	1,7 3,5	4 8	4 1	14 14	—	—	Hohe Nierentoxicität in der bisher üblichen Dosierung

H	H	Sulfanilamid	Prontalbin Chemodyn Gombardol	8,8	4 8	3,7 2,1	43 78	4 8	4 1	14 14	—	—	Wird praktisch nicht mehr verwendet
H	H_3C—[Pyrimidinring]—CH_3	4-Sulfadimethyl-pyrimidin	Aristamid Elkosin	7,4	4 6 8	3,2 2,3 1,9		4 6	4 2	14 14—28	—	—	
H	[Thiodiazolring]—C_2H_5, S	Sulfaäthylthiodiazol (in Fettemulsion)	Sulfa-Perlongit	5,8				12	2	28	200	100	Kein echtes Langzeitsulfanilamid, durch Fettemulsion wird Depotwirkung erzielt. Bei Säuglingen wurde von SCHÖNFELD bei der angegebenen Dosierung ein ausreichender Plasmaspiegel erzielt. Behandlung wegen der zahlreichen Nebenwirkungen erst im Kindesalter zu empfehlen (SCHÖNFELD 1962)

[1] Bei fehlenden Angaben ist die Erwachsenendosis mit dem altersentsprechenden Faktor zu multiplizieren.

ersichtlich ist, muß vor allem bei der Verwendung von Sulfanilguanidin (Resulfon, Ruocid, Guanicil) auf eine reichliche Flüssigkeitszufuhr und die Ausscheidung geachtet werden, da Kristallurie bei diesen Präparaten ein häufiges Symptom darstellt. Da vom Sulfaguanidin noch ungefähr 40—60% der verabreichten Dosis resorbiert werden, kann der eingeschränkte Wasserhaushalt bei Enteritiskranken leicht zur Unterschreitung der Löslichkeitsgrenze führen.

Kritische Beurteilung von klinischen Dosierungsschemata

In den Dosierungstabellen 39—41 sind bei den Sulfanilamiden mit bekannter Pharmakokinetik die bisher klinisch üblichen den errechneten Dosierungsangaben gegenübergestellt. Für den Therapiesicherheitsfaktor wurde in die Dosierungsgleichungen dabei ein angenommener Schätzwert $\sigma = 5$ eingesetzt. Während bei den meisten Präparaten eine ausreichende Übereinstimmung zwischen bisher geübter und errechneter Dosierung zu erkennen ist, zeigen die Sulfanilamide Sulfapyrimidin (Pyrimal), 2-Sulfa-4-methylpyrimidin (Debenal-M) und 3-Sulfamethylisoxazol (Sinomin, Ragonil) eine wesentlich kleinere errechnete Dosierung als bislang üblich. Das bedeutet, daß vor allem das Sulfapyrimidin in der Vergangenheit wesentlich höher dosiert worden ist als die anderen Sulfanilamide. Es liegt nahe, hierin sowohl die Ursache für manche toxische Erscheinungen wie auch für seine in der Literatur häufig erwähnte Stellung als sog. „Spitzensulfonamid" zu sehen. Wie KRÜGER-THIEMER (1962) nachweisen konnte, heben die biologischen Konstanten des Sulfapyrimidins dieses Derivat keineswegs über die anderen Sulfanilamide empor.

Die klinische Wertigkeit von Sulfanilamiden ist nicht nur nach dem Grad der Bindung an das Serumeiweiß zu beurteilen, sondern im wesentlichen nach der antibakteriellen Aktivität. Es hat den Anschein, als ob der Gehalt an ungebundenem Sulfanilamid zwar eine notwendige, aber nicht immer hinreichende Voraussetzung für die bakteriostatische Wirksamkeit ist. So findet man häufig, wie z.B. beim Sulfaphenazol, keine Parallelität zwischen der Heilwirkung eines Sulfanilamids und seinem Konzentrationsverlauf bzw. Kon-

Tabelle 41. *Kurzzeit-Sulfanilamide* ($t_{50\%} < 7$ h)

R_4	R_1	Internationale Bezeichnung	Warenzeichen	Halbwertszeit $t_{50\%}$	Errechnete Dosierung			Klinisch übliche Dosierung					Bemerkungen
								Erwachsene			Säuglinge [1]		
					τ h	D^*/D	D/G mg/kg	τ h	D^*/D	D/G mg/kg	D^* mg/kg	D/G mg/kg	
H	(N=CH₃ ring)	2-Sulfadimethyl-pyrimidin	Diazil	7	4 / 6 / 8	3,1 / 2,2 / 1,8	4,5 / 7,1 / 9,8	4 / 6	4 / 1	14 / 21	—	—	
H	(isoxazol ring)	5-Sulfadimethyl-isoxazol	Gantrisin	6,1 (5,0)	4 / 6	2,7 / 2,0	9,9 / 13,9	4 / 6	3—4 / 1	14—28 / 14	40	20	Relativ gute Liquorpassage, gute Löslichkeit
H	(thiadiazol ring, C₂H₅)	Sulfaäthylthia-diazol	Globucid	4,8 (5,8)	4 / 6	2,3 / 1,7	18,0 / 26,4	4 / 6	1 / 1	14 / 14	—	—	In Fettemulsion (Sulfa-Perlongit) im Handel. Durch langsamere Resorption Depotwirkung vorhanden (siehe unter Mittelzeitsulfanilamide)
H	(thiazol ring)	Sulfathiazol	Cibazol Eleudron	3,6	4	1,9	1,9	4	3—4	14—21	—	—	Hohe Nierentoxicität in der bisherigen Dosierung
H	S=C—NH₂	Sulfanilthio-carbamid	Badional	3,0	3	2,0	14,9	3	1	14	—	—	
H	O=C—NH₂	Sulfanilcarbamid	Euvernil	1,7	4	1,25	153	4	2	28	—	—	

[1] Soweit für das Säuglingsalter gesicherte Werte vorliegen. Bei Fehlen von Angaben ist ausgehend von der Erwachsenendosierung mit dem altersentsprechenden Faktor zu multiplizieren.

zentrationszeitintegral an ungebundenem Sulfanilamid. Man muß vielmehr annehmen, daß dem ungebundenen Sulfanilamid eine unterschiedliche, strukturell bedingte antibakterielle Wertigkeit zukommt (RIEDER 1963).

Andere wichtige Kriterien bei der Beurteilung eines Sulfanilamids ergeben sich aus der pharmakokinetischen und physikochemischen Verhaltensweise, wie z. B. der Resorptionsgeschwindigkeit, der Konzentration in extravasalen Flüssigkeiten und Geweben, der Ausscheidungsgeschwindigkeit und Löslichkeit der Ausscheidungsprodukte.

Die bisher vorliegenden experimentellen Daten lassen noch nicht zu, eine Reihenfolge der Sulfanilamide nach ihrer klinischen Wertigkeit aufzustellen. Oft werden die Sulfapyrimidine als optimale Gruppe bezeichnet. Wie im vorangehenden Abschnitt bereits erklärt, kann diese Annahme keineswegs als gesichert gelten.

Will man jedoch ganz allgemein die Frage nach einem optimalen Sulfanilamid stellen, so hat es sich durch folgende Charakteristica auszuzeichnen:

Die Werte für die minimale Hemmkonzentration, den Plasmadistributionskoeffizienten, die Erhaltungsdosis sowie die Acetylierungsrate sollen möglichst niedrig sein, während diejenigen der Invasionskonstante und der Dosis sustinens tolerata (95 %)

Tabelle 42. *Schwer resorbierbare Sulfanilamidpräparate*

R_4	R_1	Internationale Bezeichnung	Warenzeichen	Erwachsene τ h	Erwachsene $D*/D$	Erwachsene D/G mg/kg	Schulkinder τ h	Schulkinder $D*/D$	Schulkinder D/G mg/kg	Kleinkinder τ h	Kleinkinder $D*/D$	Kleinkinder D/G mg/kg	Säuglinge τ h	Säuglinge $D*/D$	Säuglinge D/G mg/kg	Bemerkungen
H	$C-C-NH_2$ / NH	Sulfaguanidin	Guanicil Resulfon Ruocid	8	1	25	8	1	25—30	8	1	38	4 8	1 1	50 50	Angegebene Dosierung für den 1. Tag, an den folgenden Tagen absteigende Mengen
(Benzolring) CO— / COOH	Thiazolring (N…S)	Phthalylsulfathiazol	Taleudron	6	1	15	6	1	18	6	1	23	6	1	30	
Hexamethylentetramin-Rest	Thiazolring (N…S)	Formaldehydsulfathiazol[1]	Formocibazol	6 8	1 1	15 19	6 8	1 1	18 24	6 8	1 1	23 30	6 8	1 1	30 38	Bei schweren Fällen 2 bis 3 Tage lang um 50 bis 100 % höhere Dosen

Die Spalten „Erwachsene", „Schulkinder", „Kleinkinder" und „Säuglinge" stehen unter der Überschrift **Klinisch übliche Dosierung**.

[1] Bei dem Formo-Cibazol handelt es sich um ein Kondensationsprodukt aus Cibazol und Formaldehyd, wobei ein Molekül Cibazol mit einem Molekül Formaldehyd reagiert. Die angegebene Strukturformel ist jedoch keineswegs sicher, da auch polymerer Charakter vermutet wird.

Nach dem Prinzip der Resorbierbarkeitsminderung durch Formaldehyd ist unter anderem auch das Formo-phthalyl-Euvernil (Metholyl-4-phthalyl-aminobenzol-1-Sulfonylcarbamid) synthetisiert, das unter dem Namen Intestin-Euvernil im Handel erhältlich ist (Dosierung wie Formo-Cibazol).

hoch liegen sollen bei mittlerer Eliminationshalbwertzeit.

Nur das günstige Zusammenwirken aller
dieser Eigenschaften eines Stoffes macht seinen
klinischen Wert aus. Die Betrachtung und
Herausstellung nur eines einzelnen, vielleicht

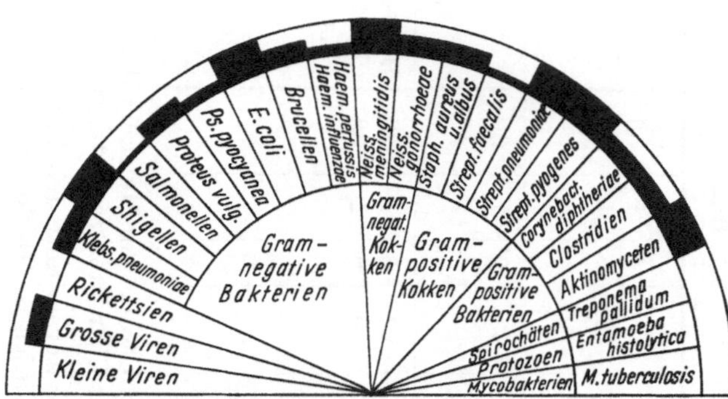

Abb. 21. ▬▭▬ Wahrscheinliche Wirksamkeit von Sulfanilamidpräparaten. Wirkungsbereich der Sulfanilamide.
(Nach Walter und Heilmeyer)

günstig liegenden Faktors, die häufig, besonders bei neu eingeführten Präparaten geübt
werden, führen nur allzu leicht zu Fehlbeur-
teilungen.

Anwendungsbereich der Sulfanilamide

Wie Abb. 21 erkennen läßt, ist die Empfindlichkeit von Erregern gegenüber den Sulfanilamiden auch heute noch in weiten Bereichen

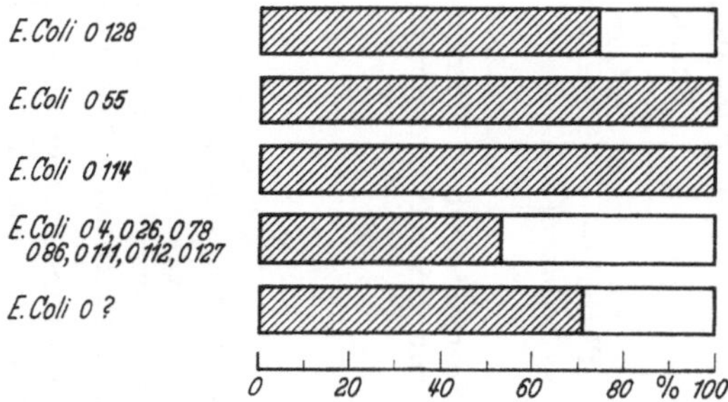

Abb. 22. Verteilung von Resistenz und Empfindlichkeit gegenüber Sulfanilamiden bei 211 Enteritis
coli-Stämmen aus einer Kinderklinik. ☐ Empfindlich. ▨ Resistent. (Nach Stehr 1963)

gegeben. Als Grund hierfür dürfte anzunehmen
sein, daß die Resistenzentwicklung bei den
Sulfanilamiden im Vergleich zu den meisten
Antibiotica sehr langsam voranschreitet (Siegenthaler). Dennoch haben einzelne Erregerarten, wie z. B. die Enteritis-Coli, eine
fast vollständige Resistenz gegenüber Sulfanilamiden erworben (Stehr 1963).

Aber auch hier bestehen zwischen den einzelnen Typen noch erhebliche Unterschiede,
wie die Abb. 22 erkennen läßt. Wir finden
Typen wie E. coli 0 114 und E. coli 0 55, die
vollständige Resistenz zeigen neben anderen,
die nur durchschnittlich zur Hälfte resistent
sind. Daraus ergibt sich ohne vorherige Resistenzprüfung eine Unsicherheit bei der Wahl des Medikamentes.
Da die im Bereich großer Behandlungs-
zentren ermittelten Zahlen resistenter
Keime durchweg höher liegen als im
Bereich der freien, insbesondere der länd-
lichen Praxis, empfiehlt sich besonders
für den klinischen Bereich eine laufende
Resistenzprüfung der Erreger, um über
den Stand der Resistenzentwicklung
orientiert zu bleiben und die Wirksamkeit
der Therapie von vornherein unter Kontrolle zu behalten. Das gilt für die Sulfanilamide ebenso wie für die Antibiotica.

Wie weiterhin an den Enteritis-Erregern im
Säuglingsalter gezeigt werden konnte, ist es
manchen Stämmen möglich, durch Ausweichen
in antibioticafreies Milieu innerhalb relativ
kurzer Zeit ihr Resistenzspektrum zu ändern
(Stehr). Insofern ist es irreführend, an dieser
Stelle Resistenzverhältnisse verschiedener Erregerarten wiederzugeben, da die interregio-
nalen Schwankungsbreiten sowie die andersartigen Verhältnisse zwischen Klinik und
freier Praxis eine allgemeinverbindliche Aussage über längere Zeit nicht zulassen.

Bei der heutigen Resistenzlage der meisten
Erreger gilt auch für die Sulfanilamide, daß
bei lebensbedrohlichen Situationen die gezielte Anwendung eines Chemotherapeuticums
nur über die Resistenzprüfung des krankmachenden Erregers zu verwirklichen ist.

Auch bei orientierenden Untersuchungen
von Linzenmeier (1960) zeigten sich Enteritis-
Coli gegenüber neueren Sulfanilamiden fast
durchweg resistent. E. coli aus Urin, Galle oder
Eiter sprachen in der Mehrzahl auf diese Präparate an. Keime der Klebsiella-Aerobacter-
gruppe erwiesen sich seltener empfindlich
gegen die Sulfanilamidderivate als E. coli.
Keime der Proteus-Gruppe aus Urinen und
chronischen Ohreiterungen waren etwa zur
Hälfte empfindlich. Pseudomonas pyocyanea
verhielt sich zumeist gegen alle verwendeten
Sulfanilamide resistent. Während die Pneumokokken gegen alle Präparate empfindlich

waren, zeigten sich Staphylokokken-Stämme nur zur Hälfte voll empfindlich. Die Enterokokken waren erwartungsgemäß gegenüber allen Sulfanilamid-Derivaten resistent.

Davon ausgehend, daß der behandelnde Arzt in sehr vielen Situationen nicht in der Lage ist, Infektionsmaterial für die Resistenzprüfung zu gewinnen oder deren Ausgang abzuwarten, können zur Zeit nach RENTCHNICK aus den verschiedenen Erfahrungsberichten über die klinische Wirksamkeit folgende Indikationen für die Anwendung von Sulfanilamiden aufgezeigt werden.

Sulfanilamide und Antibiotica gleichermaßen wirksam bei:
Meningokokken-Infektionen,
Shigellosen,
Trachom,
Südamerikanischer Blastomykose,
Cholera,
Einschlußconjunctivitis,
Proteus-Infektionen.
Sulfanilamide gewöhnlich wirksam bei:
Pneumokokken-Pneumonie,
Harnwegs-Infektion mit E. coli,
Lymphogranuloma inguinale,
Streptokokkeninfektionen,
Gonokokkeninfektionen,
Pyodermien.
Sulfanilamide in Kombination mit Antibiotica nützlich bei:
Aktinomykose (mit Penicillin),
Pneumokokkeninfektionen (mit Penicillin),
Infektionen mit H. influenzae (mit Streptomycin oder Chloramphenicol),
Pneumonien durch B. Friedländer (mit Streptomycin oder Chloramphenicol),
Brucellosen (mit Streptomycin),
Pneumokokken- und Meningokokken-Meningitis (mit Chloramphenicol).
Sulfanilamide gelegentlich sehr nützlich bei:
Pseudomonasinfektionen,
Salmonellosen,
Staphylokokkeninfektionen,
Sulfanilamide prophylaktisch wirksam bei:
Rheumatischem Fieber.

Nach RENTSCH (1960) sind die wichtigsten Indikationen für die Anwendung vor allem der neueren Langzeitsulfanilamide im Kindesalter leichte bis mittelschwere Infekte des Respirations- und Urogenitaltraktes sowie akute Otitiden und Pyodermien. Bei Streptokokken-

Anginen erreichte er mit der kombinierten Penicillin-Langzeitsulfanilamidtherapie die besten Resultate. Nach seinen Beobachtungen erwies sich ein Langzeitsulfanilamid (Sulfadimethoxin) ungeeignet bei der Therapie bakterieller Meningitiden.

Nebenwirkungen der Sulfanilamide

Allgemeine Störwirkungen. Mit Hilfe der Dosierungsregeln läßt sich zunächst im Tierversuch eine Bestimmung der chronischen Toxicität der Sulfanilamide vornehmen. Diese ist für therapeutische Zwecke besonders wichtig. Zu diesem Zwecke empfiehlt es sich $\tau = t_{50\%}$ und $D*/D = 2{,}0$ zu wählen. Man variiert dann nur D/G und erhält somit Aufschluß über die Erhaltungsdosen, die von 50% bzw. 95% der behandelten Tiere toleriert werden [Dosis sustinens tolerata (DST 50% und DST 95%; KRÜGER-THIEMER 1960). Da die Pharmakokinetik der Sulfanilamide bei den Tieren gegenüber dem Menschen zum Teil erhebliche Unterschiede aufweist und außerdem im Tierversuch nur die gröberen Störungen (hauptsächlich die Letalität) registriert werden können, bleibt eine Übertragung von Tierversuchsergebnissen auf den Menschen nach wie vor problematisch.

Die weitverbreitete und langjährige chemotherapeutische Verwendung der Sulfanilamidderivate hat jedoch zwangsläufig zu einer guten Kenntnis ihrer Nebenwirkungen geführt.

Toxische Symptome. Nach HAWKING und LAWRENCE (1950), KRÜGER-THIEMER (1962) lassen sich die toxischen Symptome nach ihrer klinischen Bedeutung gliedern in:
Häufig auftretende Symptome, die nicht zur Unterbrechung der Therapie zwingen:
Cyanose (die mit abnehmender Häufigkeit vor allem bei folgenden Derivaten beobachtet wird: Sulfanilamid, Sulfapyridin, Sulfathiazol)
Übelkeit und Erbrechen (besonders bei Sulfapyridin, Sulfanilamid und Sulfathiazol, selten bei Sulfapyrimidinderivaten).
Kopfschmerzen, Depression und allgemeine Unpäßlichkeit (hauptsächlich bei Verwendung von Sulfapyridin, auch bei 2-Sulfadimethylpyrimidin vorkommend).
Ziemlich häufige Symptome, die entsprechend ihrer Schwere zum Abbruch der Therapie zwingen können:
Arzneimittelexanthem,
Arzneimittelfieber,
Acidose (bei Sulfanilamid).
Seltene, aber schwere Symptome, die einen sofortigen Abbruch der Therapie erfordern:
Cholostatische Hepatose.

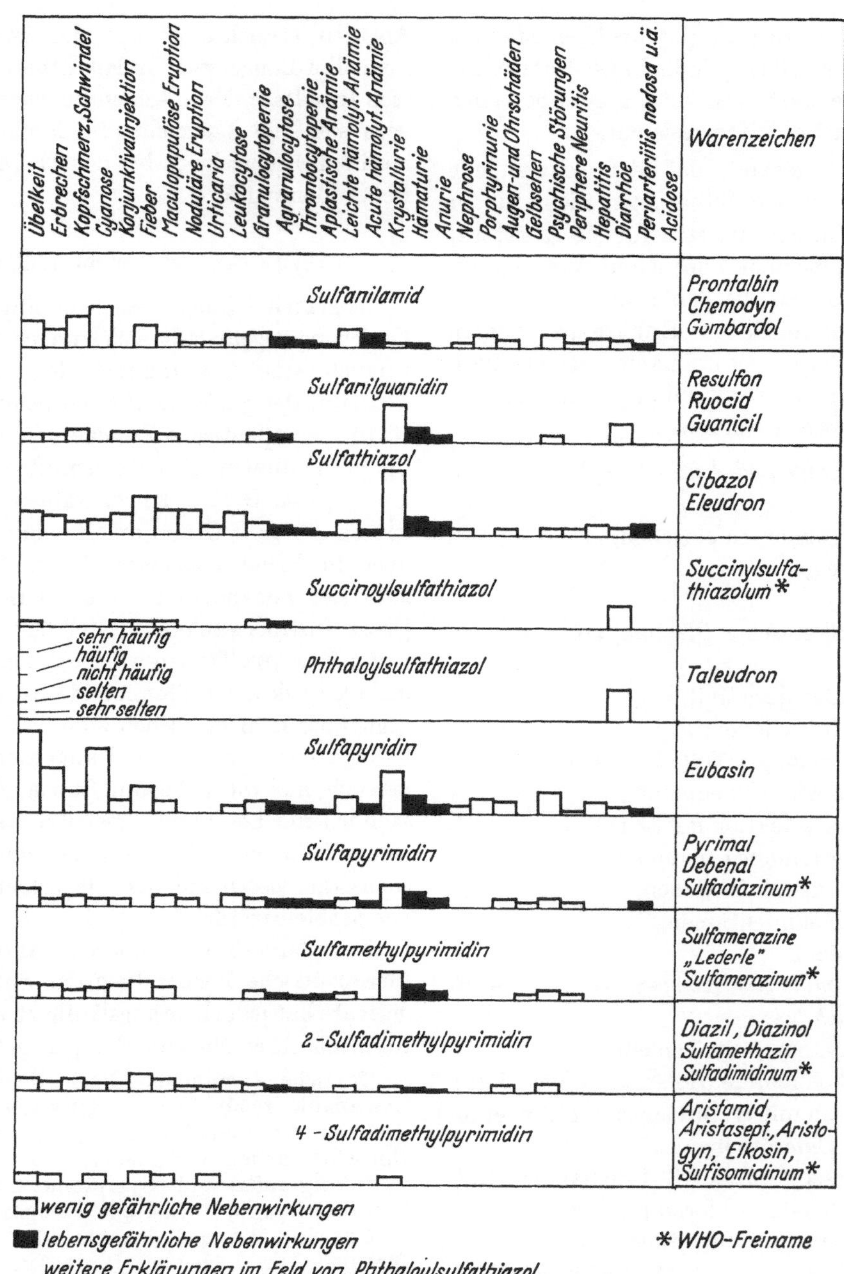

Abb. 23. Toxische Nebenwirkungen einiger Sulfanilamide. (Erweitert nach Hawking und Lawrence)

Hämaturie, Nierenschmerzen, Oligurie (weniger als 500 ml Urin/Tag bei Erwachsenen und älteren Kindern, bei Säuglingen weniger als 250 ml/Tag), Anurie oder andere Zeichen eines Harnwegverschlusses.

Agranulocytose.

Aplastische Anämie.

Purpura.

Hämolytische Anämie.

Exfoliative Dermatitis.

Periphere Neuritis (nur bei Uliron und Neo-Uliron).

Die Häufigkeit der oben genannten Nebenwirkungen kann einer Übersicht entnommen werden, die von Kutscher, Lane und Segall (1954) aus 210 Publikationen über toxische Erscheinungen bei 64836 mit Sulfanilamiden behandelten Patienten zusammengestellt wurde.

Ebenso gibt die Abb. 23 eine halbquantitative Übersicht über die Störwirkungen von 10 Sulfanilamidpräparaten.

Von den gleichen Autoren wird die toxische Mortalität der älteren Sulfanilamide mit 0,06% angegeben.

Über die Häufigkeit von Nebenwirkungen bei neueren Sulfanilamiden, bei denen die

Langzeitsulfanilamide jedoch noch nicht berücksichtigt sind, gibt Bock (1957) aus der Literatur und eigenen Erfahrungen folgende Zahlen an:

Dermatitis 1—2%, hämatotoxische Erscheinungen 0,1—0,05%, Leberschäden (fast niemals akute gelbe Leberdystrophie) 0,1%, Fieberreaktionen 1—2%, Nierenschäden und Neurotoxicität „selten".

Die Möglichkeit einer Porphyrinurie bei der Chemotherapie von Lebergeschädigten mit Sulfanilamiden sollte immer in Betracht gezogen werden.

Zwischen der Häufigkeit toxischer Nebenwirkungen und der Blutkonzentration der Sulfanilamide (Sulfapyrimidin) scheinen eindeutige Beziehungen zu bestehen. So fanden PLUMMER und WHEELER (1944) bei Konzentrationen unter 50 μg/ml in 1,8% und bei Konzentrationen über 150 μg/ml in 14,8% toxische Nebenwirkungen. Die Auswertung von 1155 Behandlungen ergab, daß bei einer Konzentration von 85 μg/ml 95% der behandelten Patienten keine toxischen Symptome zeigten.

Abschließend sei erwähnt, daß die Agranulocytose als eine Spätreaktion angesehen wird (LEHR). Sie tritt gewöhnlich erst zwischen dem 10. und 30. Tag der Therapie auf.

Über die Nebenwirkungen der Sulfanilamide existiert eine umfangreiche Literatur, die in jüngster Zeit mehrfach in extenso referiert worden ist (Näheres bei KRÜGER-THIEMER 1962).

Eine ausführliche Wiedergabe erübrigt sich daher. Es soll vielmehr an dieser Stelle besonders auf diejenigen Störungen eingegangen werden, bei denen sich eine sofortige therapeutische Beeinflussung als günstig erwiesen hat.

Therapie der Nebenwirkungen. Eine der bedrohlichsten Störungen der Sulfanilamidtherapie, die unter der Verwendung der Langzeitsulfanilamide erfreulicherweise weniger häufig geworden ist, besteht in den renalen Komplikationen. Man unterscheidet neben der primär mechanisch bedingten Hauptform eine allerdings seltenere allergisch verursachte Oligurie bzw. Anurie (BÜCKERT 1955).

Bei beiden Formen kann eine Hämaturie bestehen. Auch aus der primär reflektorischen Oligurie kann sich eine mechanisch bedingte Anurie entwickeln, wenn die ableitenden Harnwege durch Kristallmassen oder Blutgerinnsel verlegt sind. Sulfathiazole und Sulfapyrimidine sind hier wegen ihrer Löslichkeitsverhältnisse besonders gefahrvoll. Nach SARRE (1958) kann die gleichzeitige Verabreichung von Hexamethylentetramin und von Sulfanilamiden die Kristallablagerung in den Harnkanälchen verstärken, wahrscheinlich über eine Beeinflussung der Löslichkeitsverhältnisse durch Anlagerung von Formaldehyd an das Sulfanilamid (KIMMIG 1953).

Da mechanisch bzw. reflektorisch bedingte Anurien grundsätzlich verschiedene Behandlungsarten erfordern, ist eine genaue urologische Abklärung der jeweils vorliegenden Störung nicht zu umgehen.

Als aktive therapeutische Maßnahme bei mechanischer Verlegung der Harnwege kann eine vermehrte Flüssigkeitszufuhr von Nutzen sein, sofern der Urin dabei nicht zu stark alkalisiert wird. In Tierversuchen hat sich eine Natriumchloridlösung (3,33%, 30 ml/kg per os) oder eine Mischlösung von Ammoniumchlorid und Natriumhydrogencarbonat (jeweils 3,33%, 30 ml/kg per os) häufig als lebensrettend erwiesen (LEHR 1944).

Vor hohen Wassergaben wird gewarnt.

Weiterhin kann versucht werden, durch Ureterensondierung, Ureterenspülung sowie operative Ureterenbougierung vom Nierenbecken aus den Harnfluß wieder in Gang zu bringen. KRÜGER-THIEMER (1962) berichtet über neun erfolgreiche Behandlungen dieser Art bei insgesamt 15 Fällen von Anurie. Vor einer ausschließlich konservativen Therapie wird gewarnt.

Bei einer primär reflektorischen Anurie, die nur nach sorgfältigem Ausschluß einer mechanischen Verlegung diagnostiziert werden sollte, ist eine forcierte Flüssigkeitstherapie nicht unbedenklich. Hier sollten zunächst die Regeln der Allgemeinbehandlung einer Anurie beobachtet werden (BOEMINGHAUS 1954).

Agranulocytose, Arzneifieber und Exantheme im Verlauf einer Sulfanilamidtherapie müssen als Sensibilisierung mit allergischer Reaktion des Organismus aufgefaßt werden, wobei nach MAYER (1958) die Chinonimine, die im Stoffwechsel aus der aromatischen Aminogruppe entstehen, als Allergen angenommen werden. Durch die Lokalisation der entsprechenden Antikörper wird der Ort der allergischen Erkrankung bestimmt, die durch die Freisetzung von Histamin bewirkt zu werden scheint.

Bei Therapie mit Sulfanilamiden tritt häufig auch bei Gesunden in den ersten 5—7 Tagen der Behandlung eine vermehrte Porphyrinausscheidung auf, die auf einen stoßartigen Zerfall der ältesten Erythrocyten zurückzuführen ist.

Das Maximalalter der Erythrocyten würde demnach durch Sulfanilamide herabgesetzt, möglicherweise bedingt durch die Hämiglobinbildung. Diese beruht wahrscheinlich auf der Oxydation der aromatischen Aminogruppen zu Hydroxylaminogruppen (Kimmig und Fegeler 1953, Mayer 1958).

Die häufig beobachtete Cyanose infolge Hämiglobinbildung kann durch intravenöse Verabreichung von Methylenblau (0,1 g in 10 ml Aqua bidest i.v.) rasch beseitigt werden.

Nebenwirkungen bei Kindern. Über die bereits beschriebenen Nebenwirkungen hinaus, die alle auch im Kindesalter auftreten können, scheinen einige Symptome das Kindesalter zu bevorzugen. Hierzu gehören die Sensibilisierungsreaktionen, wie Dermatitis medicamentosa und das medikamentös bedingte Fieber.

Das erstere Symptom tritt nach Stephan bei Verwendung von Depotsulfanilamiden bei insgesamt 2,4% der Behandelten auf, wobei die Kontrollgruppe der ohne Sulfanilamid behandelten Patienten nur 0,3% Arzneiexantheme aufweist. Der medikamentös bedingte Hautausschlag kann urticarielles, morbilliformes, scarlatiniformes, Erysipel-, Purpura- oder Pemphigoid-ähnliches Aussehen haben. Die Hauterscheinungen treten außer bei schon vorher sensibilisierten Individuen selten vor dem 7. Tag auf. Auch das medikamentös bedingte Fieber, das Werte um 40° C erreichen kann, erscheint gewöhnlich zwischen dem 7. und 10. Tag nach Behandlungsbeginn (Yow). Es kann aber nach Lehr auch noch beim Absetzen der Medikation auftreten.

Bei Säuglingen im Alter bis 3 Monaten fanden Friederiszick und Toussaint (1960) bei Verwendung von Sulfaäthylthiodiazol (Sulfa-Perlongit) in einer Dosierung von 250 bis 400 mg/kg/die nahezu regelmäßig Hämiglobinbildung. Die Autoren nehmen eine besondere Empfindlichkeit des fetalen Hämoglobins als Ursache an und weisen auch auf die Bildung von Heinzschen Innenkörpern hin, die ebenso wie das Auftreten von Röhlschen Randkörpern bei Verwendung von Sulfanilamiden ausgelöst werden kann. Jenseits des 6. Lebensmonats wird eine Hämiglobinbildung seltener beobachtet.

Nach mehrtägiger oraler Gabe von Sulfaphenazol (Orisul) sind in den Jahren 1962—1963 häufiger Alterationen des Zentralnervensystems vor allem bei Kleinkindern festgestellt worden. Bei diesen Kindern traten sowohl nach Verabreichung des Sulfaphenazols in Sirupform als auch in Tablettenform Verwirrtheitszustände mit Halluzinationen und Myoklonus-Petit-Mal-Anfällen auf. Im EEG ließen sich in der überwiegenden Zahl der Fälle deutliche Allgemeinveränderungen in Form mittelschwerer bis schwerer Dysrhythmien und paroxysmal auftretender spikes und waves nachweisen. Eingeleitet wurden die Erscheinungen zumeist durch flüchtige und leichte Bewußtseinstrübungen sowie auffallende ataktische Störungen und Myoklonien.

Die Prognose dieser das Zentralnervensystem betreffenden Nebenwirkungen erwies sich als gut, bleibende Störungen wurden bisher nicht beobachtet. Veränderungen des Liquors sowie des Blutbildes bis auf eine manchmal beobachtete Eosinophilie (4—11%) ließen sich nicht feststellen. Nach Absetzen des Medikamentes klingen die klinischen Erscheinungen nach einigen Tagen ab. Eine besondere Therapie ist nicht erforderlich (Falk u. Mitarb. 1963, Enge u. Mitarb. 1963).

Seydel u. Mitarb. (1963) haben sich um eine tierexperimentelle Aufklärung dieser Zwischenfälle bemüht. Nach ihren Untersuchungen ist es sehr wahrscheinlich, daß Sulfaphenylpyrazol zu einer Gruppe von Sulfanilamiden gehört, die nicht nur in der Sulfanilamidoform (I), sondern auch in der analogen Iminoform (II) vorliegen.

$$\text{I} \quad H_2N-\!\!\langle\ \rangle\!\!-SO_2-NH-$$

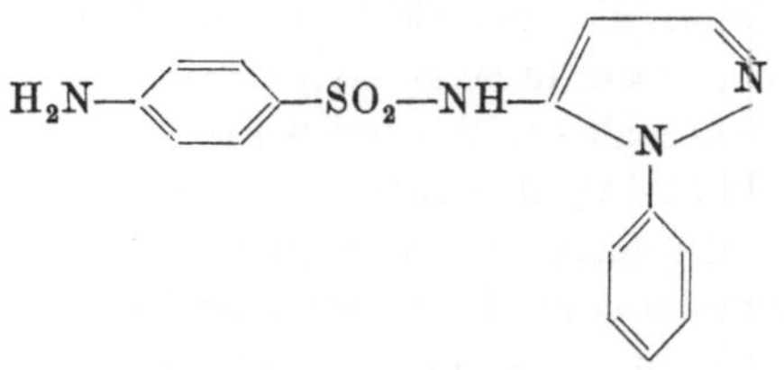

$$\text{II} \quad H_2N-\!\!\langle\ \rangle\!\!-SO_2-N=$$

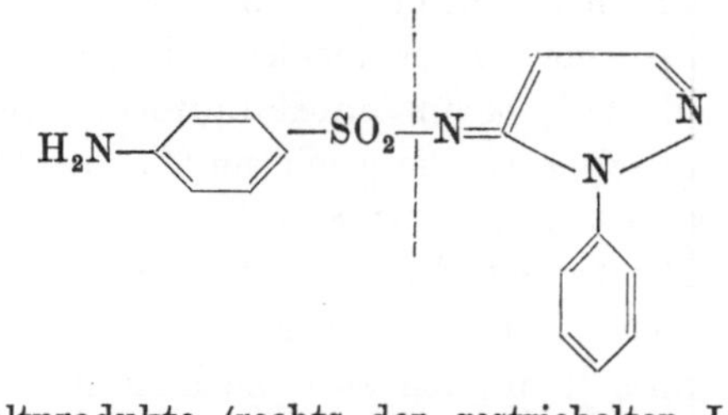

Spaltprodukte (rechts der gestrichelten Linie) der Iminoform sind strukturell nahe verwandt mit dem Phenazon (Antipyrin, Pyramidon) und wurden in Handelspräparaten von Sulfaphenylpyrazol (Orisul) dünnschicht-chromatographisch nachgewiesen. Die cerebrale Toxicität dieser Spaltprodukte (Krampfanfälle, spastische Lähmung) entsprach derjenigen des Phenazons im Mäuseversuch.

Sulfaphenylpyrazol und Phenazon (2500 mg/kg) führten bei behandelten Mäusen zu ähnlichen toxischen Zuständen mit krampfartigen Erscheinungen, was die Frage aufwirft, ob auch das ungespaltene Sulfaphenylpyrazol wegen seiner Iminostruktur ähnliche toxische Erscheinungen wie die Phenylpyrazolone hervorruft.

Untersuchungen, die von MATTHES u. Mitarb. (1965) in Zusammenarbeit mit der Herstellerfirma zur Aufklärung dieser Störungen durchgeführt wurden, weisen ebenfalls darauf hin, daß bisher nicht bekannte Verunreinigungen, die beim Herstellungsprozeß des Sulfaphenylpyrazols entstanden, für die klinischen und elektroencephalographischen Symptome verantwortlich zu machen sind. Eine Umstellung des Produktionsverfahrens führte zu stärker gereinigtem Sulfaphenylpyrazol, das nunmehr in dieser Hinsicht nebenwirkungsfrei zu sein scheint, da seit Mai 1963 über keine derartigen Zwischenfälle mehr berichtet wurde.

Eine genaue chemische Analyse der beobachteten Verunreinigungen ist nicht nur aus dem Blickwinkel der Nebenwirkungen von Sulfanilamiden wünschenwert, sondern besitzt vor allem auch allgemeinen toxikologischen Wert, da es mit diesem Stoff erstmals gelang, bei gesunden Kleinkindern Petit-Mal-Anfälle zu provozieren.

Eine Gefährdung durch Sulfanilamidverabreichung entsteht bei Frühgeborenen und Neugeborenen innerhalb der ersten 3 Lebenswochen durch die Verdrängung des Bilirubins aus seiner Bindung an die Eiweißtransportmoleküle (Albumin, α- und β-Globuline). Dieses entkoppelte Bilirubin soll besonders leicht durch die Gefäßwände diffundieren, damit in die Gewebe eindringen und zum Kernikterus führen. Eine gleichzeitige Verabreichung von Salicylaten kann diesen Effekt noch verstärken (KAUFMANN 1960). Weiterhin wurde bei Früh- und Neugeborenen eine verzögerte Elimination verabreichter Sulfanilamide festgestellt, wobei die Gefahr der Überdosierung besonders in den Vordergrund rückt. Die Ursache dürfte komplexer Natur sein und vor allem in der noch nicht ausgereiften Nierenfunktion bei gleichzeitig verminderter Glucuronidbildung zu suchen sein (DIETEL und WALTHER 1961).

Als seltene, aber schwere Zwischenfälle bei der Sulfanilamidtherapie, — auch bei Verwendung von Langzeitpräparaten —, sind im Säuglings- und Kleinkindesalter akute hämolytische Anämien sowie das Auftreten eines Erythema exsudativum multiforme und eines Lupus erythematodes beschrieben worden (VIGORELLI 1962, RALLISON u. Mitarb. 1961).

Bei Verabreichung von Langzeit-Sulfanilamiden wird in manchen Fällen eine in der Kälte positive Urobilinogenreaktion beobachtet. Diese ist nicht auf den Gallenfarbstoff, sondern auf ein störendes Sulfanilamidabbauprodukt, das mit einem sauren pH des Harnes in Zusammenhang steht, zurückzuführen (RUIZ-TORRES).

Literatur

ATKINSON, E. C.: Sulphamerazine dangerous. Brit. med. J. 1951 I, 674.

BELL, P. H., and R. O. ROBLIN jr.: Studies in chemotherapie. A theory of the relation of structure to activity of sulfonilamide type compounds. J. Amer. chem. Soc. 64, 2905—2917 (1942).

BOCK, H. E.: Zur Klinik der Therapieschäden. Dtsch. med. Wschr. 82, 1981—1986 (1957).

BOEMINGHAUS, H.: Akute Anurie. Ursachen und Behandlung des akuten Nierenversagens. Medizinische 1954 525.

BROCK, N., u. F. J. GEKS: Die Bestimmung der Therapeutischen Breite von Arzneimitteln. Naturwissenschaften 38, 351 (1951).

BÜCKERT, A.: Über die therapeutische Beeinflussung von Nierenschädigungen bei Sulfonamidanwendung (Albucid, Eleudron, Globucid). Münch. med. Wschr. 87, 1528 (1955).

BÜNGER, P., W. DILLER, J. FÜHR u. E. KRÜGER-THIEMER: Vergleichende Untersuchungen an neueren Sulfanilamiden. 1. Mitteilung. Arzneimittel-Forsch. (Drug.-Res.) 11, 247—255 (1961).

DAVENPORT, H. W.: The mechanism of secretion of sulfonamide drugs in gastric juice. Yale J. Biol. Med. 14, 589—597 (1942).

DAVIS, B. D.: Binding of sulfonamides drugs by plasma proteins. A factor in determining distribution of drugs in body. J. clin. Invest. 22, 753—762 (1943).

DIETEL, V., u. G. WALTER: Experimentelle Untersuchungen über Ausscheidung und Verteilungsvolumen von Sulfonamiden bei Frühgeborenen. Z. Ges. inn. Med. 16, 567—569 (1961).

DOST, F. H.: Der Blutspiegel, Kinetik der Konzentrationsabläufe in der Kreislaufflüssigkeit. Leipzig: Georg Thieme 1953.

Dost, F. H., E. Gladtke u. H. Rind: Untersuchungen zur Frage der altersabhängigen Beziehung zwischen Dosis und Wirkung am Beispiel des Chemotherapeuticums Sulfadimethoxin (Madribon). Mschr. Kinderheilk. 110, 259—262 (1962).

Enge, S., H. Lechner u. W. Falk: Elektroencephalographische Bilder bei Kindern nach oraler Gabe von 3-(p-amino-benzol-sulfoamido)-2-phenylpyrazol (Orisul). Wien klin. Wschr. 75, 909—914 (1963).

Falk, W., S. Enge u. H. Lechner: Nebenwirkungen am Zentralnervensystem bei Kleinkindern nach Gaben von Sulfaphenylpyrazol. Wien. klin. Wschr. 75, 905—908 (1963).

Friederiszick, F. K., u. W. Toussaint: Nebenwirkungen eines modernen „Langzeit-Sulfonamids" bei therapeutischer Anwendung im Säuglingsalter. Med. Klin. 55, 459—461 (1960).

Garn, F. W., u. K. H. Kimbel: Verbleib und Ausscheidung von Depot-Sulfonamiden. 1. Mitteilung: Bindung an Plasmaeiweiß. Arzneimittel-Forsch. (Drug. Res.) 11, 700—706 (1961).

Gladtke, E.: Eine Mikromodifikation der Sulfonamidbestimmung als Beispiel für klinischchemische Mikromethoden. Z. Kinderheilk. 88, 130—137 (1963).

Grassi, C., G. Tansini, Fl. Leidi e G. Perna: Tassi ematici di pirazinamide e di acido pirazinaico in sogetti trattati con il chemioterapico. Atti. Soc. lombarda Sci. med.-biol. 14, 8 (1959).

Hawking, F., and J. St. Lawrence: The sulphonamides. London: H. K. Lewis & Co. 1950.

Janbon, M., J. Chaptal, A. Vedel et J. Schaaps: Accidents hypoglycémique graves par un sulfamidothiodiazol (hVK 57 au 2254 RP). Montpellier méd. 21, 22, 441—444 (1942).

Kaufmann, H. J.: Die Gefährdung Frühgeborener und Neugeborener durch Medikamente. Dtsch. med. Wschr. 85, 1090—1093 (1960).

Kimmig, J.: Neuzeitliche Behandlung mit Antibiotica und Sulfonamiden. Geburtsh. u. Frauenheilk. 13, 673, 805 (1953).

Kostenbauder, H. B., F. B. Gable, and A. N. Martin: A buffer system for ophthalmic solutions of sodium sulfonamides. J. Amer. pharm. Ass., sci. Ed. 42, 210 (1953).

Krüger-Thiemer, E.: Theorie der Wirkung bakteriostatischer Chemotherapeutica. Jber. Borstel 5, 316 (1961).

— Sulfanilamide und verwandte Chemotherapeutica. In: Handbuch der Haut- und Geschlechtskrankheiten, Erg.-Werk, Bd. V/1. Berlin-Göttingen-Heidelberg: Springer 1962.

Kutscher, A. H., St. L. Lane, and R. Segall: The clinical toxicity of antibiotics and sulfonamides. A comparative review of the literature based on 104672 cases treated systemically. J. Allergy 25, 135 (1954).

Lehr, D.: Treatment of experimental renal obstruction from sulfadiazine. I. „Forcing of fluids" and alkalinisation. Proc. Soc. exp. Biol. (N.Y.) 56, 82 (1944).

Linzenmeier, G.: Versuche in vitro mit neuen Sulfonamiden. Arzneimittel-Forsch. (Drug. Res.) 10, 612—630 (1960).

Loring, N.: Sulphamerazine dangerous. Brit. med. J. 1951 II, 794.

Matthes, A., R. Kruse, H. Doose, U. Stephan, W. Isler, W. Krauthammer u. K. Hanecke: Zentralnervöse Störungen im Kindesalter unter Therapie mit dem Langzeitsulfonamid Sulfaphenylpyrazol. Arzneimittel-Forsch. 15, 1, 83—88 (1965).

Mietzsch, F., u. R. Behnisch: Therapeutisch verwendbare Sulfonamid- und Sulfonverbindungen, 2. Aufl. Weinheim: Verl. Chemie 1955.

Northey, E. H.: The sulfonamides and allied compounds. New York: Reinhold Publ. Corp. 1948.

Plummer, N., and C. Wheeler: The toxicity of sulfadiazine. Observations on 1357 cases. Amer. J. med. Sci. 207, 175 (1944).

Rallison, M. L., J. O'Brien, and R. A. Good: Severe reactions to longacting sulfonamides. Erythema multiforme exsudativum and lupus erythematosus following administration of sulfamethoxypyridazine and sulfadimethoxine. Pediatrics 28, 908—917 (1961).

Renfle-Short, J.: Sulphamerazine dangerous. Brit. med. J. 1951 II, 794.

Rentchnick, P.: Sulfamidothérapie moderne. Méd. Hyg. 17, 179—194 (1959).

Rentsch, M.: Klinische Erfahrungen mit Sulfadimethoxin (Madribon) in der Pädiatrie. Praxis 11, 265—272 (1960).

Rice-Edwards, J. T.: Urethra obstructed by crystals. Brit. med. J. 1950 I, 1445.

Ruiz-Torres, A.: Über „langwirkende" Sulfonamide. Münch. med. Wschr. 100, 1611—1615 (1958).

Schönfeld, H.: Resorption, Verteilung und Ausscheidung neuerer Sulfonamide beim Säugling. Chemotherapia (Basel) 4, 8—30 (1962).

Seydel, J., E. Krüger-Thiemer u. Ellen Wempe: Beziehungen zwischen der antibakteriellen Wirkung und den Infrarotabsorptionsbanden von Sulfanilamiden. Z. Naturforsch. 15 b, 628—641 (1960).

— H. Wolter, E. Krüger-Thiemer u. Ellen Wempe: Zur Toxicität des Sulfaphenylpyrazols. Klin. Wschr. 41, 1067—1068 (1963).

Sheppard, M. D.: Sulfamerazine treatment of pneumonia in adults. Brit. med. J. 1948 I, 73.

Siegenthaler, W.: Die langwirkenden Sulfonamide. Antibiot. et Chemother. (Basel) 8, 83—111 (1960).

Sjögren, B., and B. Örtenblad: The solubilities of separate sulphanilamides and their mixtures (Sulpha-combination). Acta chem. scand. 1, 605 (1947).

Stehr, K.: Über therapieresistente Enterobakterien. Arch. Kinderheilk. Beih. 49, 1—123 (1963).

Stephan, U.: Über Arzneimittelexanthem im Kindesalter unter besonderer Berücksichtigung der Depotsulfonamide. Dtsch. med. Wschr. **85**, 1731—1733 (1960).

Vigorelli, Luigi: Anemia emolitica acuta in corso di sulfanidoterapia. Su due casi di età pediatrica. Pediat. int. (Roma) **12**, 171—182 (1962).

Vonkennel, J.: Die Wirkung und die Anwendung der Sulfonamide. Dtsch. med. Wschr. **68**, 953—985 (1942).

Wagner, W. H.: Chemotherapeutische Untersuchungen über Sulfapyrimidine. Arzneimittel-Forsch. **3**, 66 (1953).

Walter, A. M., u. L. Heilmeyer: Antibiotica-Fibel. Stuttgart: Georg Thieme 1954.

Wilson, G. S., and A. A. Miles: In: Topley and Wilson's Principles of bacteriology and immunity, 4th ed. London: E. Arnold (Publ.) 1955.

Witzgall, H.: Die Blut-Liquorverteilung von Arzneimitteln an dem Beispiel der gebräuchlichsten Sulfonamide. Ärztl. Wschr. **8**, 643 (1953).

Yow, E. M.: A re-evaluation of sulfonamide therapy. Ann. intern. Med. **43**, 323 (1955).

Tuberkulostatica

Von **P. Ch. Schmid**, Gaißach

Die Einführung der Tuberkulostatica bedeutet einen großen Fortschritt in der Behandlung der Tuberkulose. Diese Mittel wirken im allgemeinen nicht bactericid, sondern nur bakteriostatisch. Sie allein vermögen eine Tuberkulose nicht zur Ausheilung zu bringen. Dazu sind die eigenen Abwehrkräfte des Organismus erforderlich, was im Behandlungsplan zu berücksichtigen ist.

Jede aktive Tuberkulose im Kindesalter soll in einer entsprechenden Klinik oder Heilstätte behandelt werden. Hier bieten die klinischen Einrichtungen und Erfahrungen weit mehr Garantie für eine erfolgreiche Durchführung und Überwachung der Chemotherapie und der notwendigen allgemeinen Maßnahmen, als dies im Elternhaus möglich ist. Eine ambulante Behandlung sollte nur in Ausnahmefällen in Erwägung gezogen werden, nämlich bei leichter Erstinfektion ohne Krankheitszeichen jenseits des 3. Lebensjahres, bei Rekonvaleszenten im Anschluß an die klinische Behandlung, falls die notwendigen Voraussetzungen gegeben sind, ferner als *Chemoprophylaxe* und als *präventive Chemotherapie* bei tuberkulinpositiven Kleinkindern mit normalem Röntgenbefund und ohne Aktivitätszeichen. Näheres siehe Band V, Wechselberg, „Allgemeine Therapie der Tuberkulose", S. 773 und „Spezielle Therapie der Primärtuberkulose und hämatogenen Tuberkulose", S. 795.

Die wichtigsten Tuberkulostatica, die heute im Kindesalter mit Erfolg angewandt werden, sind:

a) **Chemotherapeutica:**
Isonicotinsäurehydracid (INH),
Para-Aminosalicylsäure (PAS),
Thiosemicarbazon (Conteben),
Äthioniamid (Iridocin),
Pyrazinamid (Eprazin).

b) **Antibiotica:**
Streptomycin (STR),
Cycloserin,
Viomycin.

INH, Streptomycin, PAS und *Conteben* haben sich bisher am besten bewährt. Es liegen mit diesen Mitteln bereits langjährige Erfahrungen vor. Man bezeichnet die zwei ersten auch als die *klassischen* oder *großen Tuberkulostatica*, während die übrigen, die *kleinen Tuberkulostatica*, besonderen Fällen vorbehalten bleiben und erst bei Resistenzentwicklung eingesetzt werden.

INH, PAS und Conteben werden meist über längere Zeit, d. h. über mehrere Monate bis zu 1 Jahr gegeben, während Streptomycin für akute und lebensbedrohliche Fälle sowie als Operationsschutz möglichst in Reserve gehalten und dann 2—4 Wochen, in schweren Fällen bis zu 8 Wochen, eingesetzt wird.

Meist ist es notwendig, daß mehrere dieser Mittel kombiniert oder im Wechsel gegeben werden, um eine Resistenzentwicklung möglichst lange hinauszuschieben und um die verschiedene Wirkung der einzelnen Substanzen summarisch oder potenziert auszunützen. (Näheres bei Wechselberg.)

Chemotherapeutica

Isonicotinsäurehydrazid (INH)

Chemische und physikalische Eigenschaften.
Das Isonicotinsäurehydracid, INH oder Isoniacid, hat die Formel:

$$N\langle\bigcirc\rangle\text{—CO—NH—NH}_2.$$

Es ist eine farblose, gut wasserlösliche Substanz, die optisch inaktiv ist, jedoch ein linksdrehendes Glykosid bildet. Dieses kann im Diabetikerharn auftreten und dort eine Änderung der optischen Aktivität bewirken. Unter INH-Einnahme kann die Blutzuckerbestimmung erhöhte Werte ergeben. Es gibt verschiedene Nachweismethoden für INH (Methode nach KELLY und POET und nach WOLLENBERG). Die Substanz kann auf 100° C über 1 Std lang, in NaCl-Lösung $^1/_2$ Std lang erhitzt werden.

Pharmakologie. Die Hemmungswerte des INH übertreffen in vitro die des Conteben, der PAS und des Streptomycins. Es wirkt bis zu einer Verdünnung 1:1000000 und darüber. *Faustregel:* Der Dosis von 1 mg/kg Körpergewicht entspricht ein Serumspiegel von 1 bis 1,5 γ/ml, womit der eben wirksame Hemmwert erreicht wird. Bei längerer Verabreichung deutliche Kumulation (DOMAGK).

Wirkungsspektrum: Mycobacterium tuberculosis, Typus humanus und bovinus und einige säurefeste Saprophyten, z. B. Smegmabacillen. Gutes Penetrationsvermögen durch die Zellmembran, dadurch Gewebekonzentration, die den Serumwerten entspricht und gleiche Wirksamkeit gegen intra- und extracellulär gelegene Tuberkelbakterien, während beim Streptomycin erste eine 100fache Konzentration auch gegen intracellulär gelegene Tuberkelbakterien wirksam ist (DOMAGK, FUST). Die gute Liquorgängigkeit verleiht einen gewissen Schutz gegen Tuberkulosemeningitis.

Resistenzentwicklung. Beginnt etwa nach 12 Wochen. INH-resistente Tuberkelbakterien sind in ihrer Virulenz herabgesetzt. INH kann trotz eingetretener Resistenzentwicklung noch lange Zeit mit Erfolg weiter gegeben werden, da nie alle Keime gleichzeitig unempfindlich werden (FREERKSEN).
Kombinierte Behandlung mit anderen Tuberkulostatica ist zu empfehlen.

Klinische Erfahrungen. INH besitzt eine überlegene Wirkung bei allen pulmonalen, extrapulmonalen und besonders bei allen hämatogenen Tuberkuloseerkrankungen. Infolge seiner Liquorgängigkeit bei oraler Applikation

hat es bei der Behandlung der Meningitis tuberculosa eine entscheidende Wende herbeigeführt (HANSEN und JANSSEN, KLEINSCHMIDT, G. WEBER, WECHSELBERG, WEINGÄRTNER u. a.). INH ist heute das wirksamste Tuberkulostaticum erster Ordnung für die Basistherapie der Primärtuberkulose und aller hämatogenen Streuungstuberkulosen neben anderen Tuberkuloseformen (WECHSELBERG).

Die verhältnismäßig frühe Resistenzentwicklung der TB gegen INH läßt sich durch Kombination mit anderen Tuberkulostatica wesentlich verzögern.

Indikation. Alle tuberkulösen Erkrankungen, alle Formen der primären und postprimären Tuberkulose, besonders frische Infiltrate und Streuungen, Miliartuberkulose und Meningitis tuberculosa, Tuberkulose der Haut, Schleimhaut und Serosa, des Skelets, der Nieren und der Augen.

Als *präventive Chemotherapie* bei frisch infizierten Kleinkindern bis zum 3. Lebensjahr, als Streuungsprophylaxe bei resistenzschwachen Kindern jeden Alters mit einfacher leichter Primärtuberkulose, bei Kindern während der Pubertät sowie während und nach schweren Infektionskrankheiten (Masern, Keuchhusten, Grippe u. a.), wenn sie früher eine komplizierte Primärtuberkulose durchgemacht haben, und bei allen Kindern, die Kontakt mit Offentuberkulösen haben.

Als *Chemoprophylaxe* bei bisher nichtinfizierten (tuberkulinnegativen) Säuglingen und Kleinkindern nach Exposition. (Näheres siehe SPIESS, Band V, S. 807).

Nebenwirkungen. Bei üblicher Dosierung selten. Bei längerer Behandlung: Paraesthesien und Neuritiden, Appetitlosigkeit, Kopfschmerzen, Schwindelgefühl, Haarausfall, psychische Störungen.

Seltene Nebenerscheinungen: Magen-Darmstörungen (Übelkeit, Erbrechen, Leibschmerzen), allergische Reaktionen (Exantheme, Conjunctivitis, Polyarthritis), Blutveränderungen (Anämie, Leukopenie, Thrombopenie, Eosinophilie, Verlängerung der Gerinnungs- und Prothrombinzeit), Blutungsneigung durch Verminderung der Capillarresistenz, endokrine Störungen (Cushing-Syndrom), Nierenreizsymptome (Glykosurie), Leberschädigung (BRÜGGER, CATEL, GEHRT, EWERBECK und WECHSEL-

BERG). 2—4wöchiges Aussetzen des Medikaments und hohe Vitamingaben, besonders Vitamin B_6, bringen meist rasche Besserung.

Dosierung. *Oral:* Man beginnt mit 5 mg/kg Körpergewicht und steigert auf 8—10 mg/kg. Bei ausgedehnten und hartnäckigen Prozessen, bei tuberkulöser Meningitis und Miliartuberkulose steigern wir bis zu 15 mg/kg, legen dafür aber nach jeweils 10 Wochen eine 14tägige Pause ein. Dadurch wird die Resistenzentwicklung hinausgeschoben und es treten kaum Nebenerscheinungen auf. Die Tagesdosis wird auf 3—4 Einzelgaben verteilt und jeweils nach den Mahlzeiten eingenommen (BRÜGGER, CATEL, GEHRT, KLINKE, WEINGÄRTNER, ZOELCH).

Intramuskulär: Ein Teil der Tagesdosis kann als 5 %ige Lösung intramuskulär injiziert werden. Stößt die orale Verabreichung auf Schwierigkeiten, kann auch die ganze Tagesdosis intramuskulär gegeben werden.

Intrapleural: Als 5 %ige Lösung bei spezifischen Empyemen und bei verschleppter seröser Pleuritis. Bei initialer Pleuritis genügt die orale Gabe. Die jeweilige maximale Tagesdosis soll zusammen mit der oralen Gabe nicht überschritten werden.

Intralumbal: Bei Meningitis tuberculosa gibt man eine 2 %ige mit NaCl auf Isotonie eingestellte Lösung, die in der Spritze im Verhältnis 1:10 mit Liquor verdünnt wird; durchschnittlich 1 mg/kg Körpergewicht. Kombinierte INH-Streptomycin-Medikation ist intralumbal möglich, aber selten erforderlich.

Lokal: Als 2 %ige Lösung und als Mikropulver. Die maximale Tagesdosis soll nicht überschritten werden.

Inhalation: 2 ml der 5 %igen Lösung (= 100 mg) bzw. 1 g Mikropulver in 2 ml physiologischer NaCl-Lösung, mit oder ohne Periston-N, täglich 3mal 15 min lang inhalieren.

Präparate. Neoteben „Bayer", Rimifon „Roche", Gluronacid „Hormon-Chemie".

Durch die entgiftende Wirkung der Glucuronsäure soll eine bessere Verträglichkeit erzielt werden (Dosierung: 20—25 mg/kg Körpergewicht).

Cedin „Lyssia", INH-Burgthal INH-Cassella, Tb-Phlogin und Tb-Phlogin cum B_6 „Heyl", Tebesium „Hefa" mit komplexen Vitaminen, Pantothen- und Folsäure.

Para-Aminosalicylsäure (PAS)

Die Entdeckung der PAS als Tuberkulostaticum geht auf die Arbeiten von BERNHEIM zurück, der einen Einfluß der Salicylsäure auf den Sauerstoffwechsel der Tuberkelbakterien feststellte. Der schwedische Biochemiker LEHMANN fand im Jahre 1946, auf diesen Erfahrungen aufbauend, daß die Para-Aminosalicylsäure eine sehr gute tuberkulostatische Wirkung entfaltet. Vermutlich handelt es sich dabei um einen Verdrängungsmechanismus des Wuchsstoffes.

Chemische und physikalische Eigenschaften. Die Para-Aminosalicylsäure hat die Formel

$$\text{COOH} \quad \text{OH} \quad \text{NH}_2$$

Die freie PAS ist ein weißes kristallines Pulver mit Schmelzpunkt um 150° C. Geringe Löslichkeit in Wasser. Das Natriumsalz löst sich mit neutraler Reaktion leicht in Wasser. Es entspricht 0,41 g PAS-Natrium 0,3 g freier PAS. Das PAS-Calciumsalz ist schwerer löslich, aber sehr beständig. Alle Lösungen sind leicht zersetzlich; unter Decarboxylierung entsteht das giftige farblose m-Aminophenol. Eine Oxydation zeigt sich durch Gelb- oder Braunfärbung. Die Harnprüfung kann unter PAS-Medikation auf Urobilinogen positiv werden, ebenso die Nylanderprobe auf Harnzucker, während die Fehlingsche Probe negativ bleibt. Nachweis der PAS im Blut, Serum, Urin und in Organen (siehe RAGAZ).

Pharmakologie. Die PAS hat eine gute tuberkulostatische Wirkung. Sie ist jedoch schwächer als die von INH und Streptomycin. Ihre antibakterielle Wirkung wird durch die auch im nekrotischen Gewebe vorhandene p-Aminobenzoesäure gehemmt. Die PAS besitzt auch eine deutliche antipyretische Wirkung. Sie wird per os schnell resorbiert und rasch durch die Nieren ausgeschieden, nach 6 Std etwa 70% der eingenommenen Menge. Bei der üblichen Tagesdosis werden Blutspiegelwerte von 3—10 mg-% erreicht. Bei Infusionen erreicht man Serumkonzentrationen von 20—40 mg-%. Die Gewebekonzentration ist beinahe ebenso hoch. In den Liquor treten nur etwa 10%, bei Meningitis 30—50% der Serumkonzentration über. PAS ist wirksam bei neutraler oder schwach alkalischer Reaktion (HELWIG).

Resistenz. Resistenzentwicklung der TB gegen PAS tritt im Laufe von 3—6 Monaten ein. Bei Kombination mit anderen Tuberkulostatica läßt sie sich erheblich verzögern (HEILMEYER).

Klinische Erfahrungen. Die PAS wird hauptsächlich bei größeren Kindern als zweites Tuberkulostaticum mit INH oder STR kombiniert und mit gutem Erfolg gegeben. Durch diese Kombination läßt sich neben der additiven Wirkung vor allem die Resistenzentwicklung erheblich verzögern. Auch bei Kleinkindern werden in manchen Fällen gute Erfolge erzielt (HAGGENMÜLLER, LESNÉ et al). Wir verwenden PAS selten, da sie nach unseren Erfahrungen infolge der hohen Dosierung von vielen Kindern schlecht vertragen wird (Übelkeit, Erbrechen) und als wiederholte intravenöse Infusion naturgemäß bei kleineren Kindern schwer gegeben werden kann. Kleinkindern wird PAS am besten in Fruchtsaft oder Sirup aufgelöst gegeben, in kleineren Portionen über den Tag verteilt.

Indikation. Alle Formen der Tuberkulose, besonders infiltrativ-exsudative Prozesse, Tuberkulose der Schleimhaut und der Augen (PAS tritt in das Kammerwasser über). Bei Nierentuberkulose nur geringe Wirkung. Als intravenöse Infusionen bei Meningitis tuberculosa und Miliartuberkulose. Alleinige Verabfolgung von PAS gilt heute als Kunstfehler (BRÜGGER, BOSSERT et al., CATEL, GOEBEL et al., HAGGENMÜLLER, HEILMEYER, KLEINSCHMIDT, ZOELCH).

Nebenwirkungen. Geringe Toxicität. Gelegentlich werden Magen-Darmbeschwerden (Völlegefühl, Appetitlosigkeit, Übelkeit, Aufstoßen, Sodbrennen, Erbrechen, Durchfälle) beobachtet, seltener Überempfindlichkeitsreaktionen (Fieber, Kopfschmerzen, Exantheme), Verminderung des Prothrombins. Bei längerer Gabe von PAS-Natrium sind Störungen im Kationengleichgewicht möglich; deshalb wiederholter Wechsel mit PAS-Calcium.

Dosierung. *Oral:* Für den Erwachsenen sind etwa 0,2 g/kg Körpergewicht (= 10—15 g täglich), für Kinder 0,3—0,5 g/kg erforderlich. Die Tagesdosis wird in 5 Einzelportionen eingenommen. Jeder 6. und 7. Tag sowie jede 6. Woche bleiben frei.

Parenteral als intravenöse Tropfinfusion bei Meningitis und Miliartuberkulose. Verwendet wird bei größeren Kindern eine 4,8%ige hypertonische PAS-Natriumlösung (500 ml = 17 g PAS). Bei kleineren Kindern wird eine 3,25%ige isotone Lösung infundiert (500 ml = 11,75 g PAS). Auch ist unter Zugabe von Hyaluronidase eine subcutane Infusion von 1—2%iger PAS-Lösung möglich.

Rectal: 4 g PAS-Na in 15 ml Wasser gelöst wird reizlos vertragen. Wiederholung dieser Dosis täglich 3—4mal.

Lokal: Intrapleural bei Pleuraempyem; 10 bis 30 ml einer 5—10%igen Lösung. Intraartikulär 1—3 ml einer 5%igen Lösung. Intrakavernös 0,2—0,3 ml einer 2—5%igen Lösung.

Inhalation: 3mal täglich 3 ml einer 10 bis 20%igen PAS-Na-Lösung in Aqua dest. oder Periston-N inhalieren.

Präparate. Benzacyl „Wander", Aminox „Hoechst", Multipas-Cilag-Infusionslösung, Pasalon „Bayer", PAS-Burgthal, PAS-Burgthal flüssig K (für Kinder) und S (für Erwachsene), PAS-Calcium-Cassella, PAS-Kalium-Cassella, PAS-Natrium-Cassella, PAS-Benzoyl-Cassella, PAS-Cilag, Na-PAS-Cilag, PAS-Heyl.

Thiosemicarbazon (Conteben)

Chemische und physikalische Eigenschaften. Bei der Prüfung zahlreicher chemischer Substanzen, die in der Weiterentwicklung der Sulfonamide gewonnen wurden, erkannte DOMAGK die gute tuberkulostatische Wirkung des Acetylaminobenzaldehyd-thiosemicarbazons. Es erhielt zunächst die Bezeichnung TB 698 und ist heute als Conteben im Handel. Es hat die Konstitutionsformel

$$CH_3-CO-NH-\langle\bigcirc\rangle-CH=N-NH-CS-NH_2$$

Es ist ein gelbes mikrokristallines Pulver, das bei etwa 230° C unter Zersetzung schmilzt. Es ist in Wasser schwer, im Harn und Serum besser löslich. Beim Erwärmen ist es in verdünnter Natronlauge sowie in Glycerin und Essigsäure löslich. Fügt man einer Lösung von Conteben in 50%iger Schwefelsäure Kupfersulfat zu, so fällt das Kupferkomplexsalz des Conteben mit graugrüner Farbe aus. Durch diese sehr empfindliche Reaktion können kleinste Mengen von Conteben nachgewiesen werden. Conteben kann durch 2stündiges Erhitzen im Autoklaven bei 120° C sterilisiert werden (DOMAGK).

Pharmakologie. Conteben zeigt Hemmungswerte gegenüber Tuberkelbakterien bis zu einer Verdünnung von 1:1 Million. Seine Wirkung wird durch p-Aminobenzoesäure, Eiweißspaltprodukte u. a. im Gegensatz zur PAS kaum beeinflußt. Conteben wird intestinal resorbiert. Bei einer täglichen Gabe von 200 mg ergeben sich Serumkonzentrationen von 0,5 bis 2 γ/ml. In 24 Std wird es in biologisch aktiver Form durchschnittlich zu 30% ausgeschieden. In den Liquor tritt es nur in Spuren über (DOMAGK, HELWIG).

Klinische Erfahrungen. Conteben geben wir bei Kindern mit größeren Prozessen vom 3. Lebensjahr an als zweites Tuberkulostaticum in Verbindung mit INH (Nicoteben). Die Wirkung beider Mittel wird dadurch addiert und die Resistenzentwicklung deutlich verzögert. Wegen seiner geringeren tuberkulostatischen Wirksamkeit bei höherer Toxicität ist seine Anwendung beschränkt (Näheres siehe WECHSELBERG).

Indikation. Alle Formen und Stadien der Tuberkulose, besonders exsudative Prozesse, Haut- und insbesondere Schleimhauttuberkulose, Nieren-, Skelet- und Knorpeltuberkulose sowie Rheumatismus Poncet.

Nebenwirkungen. Dosen, die optimale Hemmungswerte im Serum erreichen würden, können wegen begrenzter Verträglichkeit nicht gegeben werden.

Initiale Magen-Darmstörungen sind meist harmlos. Es empfiehlt sich, Luminal, Antihistaminica, Acidol-Pepsin oder Pankreaspräparate zu geben. Später auftretende Magenstörungen und Appetitlosigkeit erfordern ein Absetzen des Medikamentes, besonders wenn neben Übelkeit und Erbrechen auch Kopfschmerzen und Somnolenz auftreten. Solche cerebrale Symptome kündigen ein beginnendes Hirnödem an. Allergische Reaktionen, besonders gegen Nahrungseiweiß (Fisch, Käse) können auftreten. Blutbildveränderungen mit Anämie, Leukopenie, Eosinophilie, Agranulocytose sind möglich. Die Leberfunktion wird bei Kindern selten beeinträchtigt, wenn gleichzeitig Vitamine der B-Gruppe (B_2 und B_6) gegeben werden. Im 1.—2. Lebensjahr geben wir kein Conteben wegen der Gefahr unberechenbarer Vergiftungsschäden. Gleichzeitige Gabe von Pyrazolonderivaten ist zu vermeiden. Während eines interkurrenten Infektes soll Conteben abgesetzt werden (BRÜGGER, BOSSERT et al., CATEL, HAHN, HEILMEYER, HELWIG, MARTINI, MOERS und GANSEN, ROTHMUND, ZOELCH).

Dosierung. Im allgemeinen soll die tägliche Menge von 1—2 mg/kg Körpergewicht nicht überschritten werden. Einnahme in 2—4 Dosen nach dem Essen mit etwas Wasser. Es wird empfohlen, nach jeweils 10 Tagen eine Pause von 3 Tagen einzulegen (WEINGÄRTNER).

Lokal wird es angewandt als Suspension in physiologischer NaCl-Lösung beim spezifischen Empyem, zur Kavernen- und Fistelbehandlung.

Zur *Inhalation* werden 1mal täglich 50 bis 100 mg Mikropulver im Sauerstoffstrom trocken zerstäubt oder 1 ml einer 5%igen Contebensuspension 1—2 mal täglich 10—15 min lang inhaliert.

Präparate. Conteben „Bayer", Tebethion „Jenapharm".

Äthioniamid (Iridocin)

Chemische Eigenschaften. Äthioniamid, Aetina, Iridocin, 2-Äthylthioisonicotinamid, ein Derivat der Isonicotinsäure, 1956 von LIBERMANN und MOYEUX synthetisiert.

Pharmakologie. Iridocin wirkt gegen Mycobacterium tuberculosis, Typus humanus und bovinus sowie gegen atypische Mykobakterien. Bakterien, die gegen INH, Streptomycin, PAS, Cycloserin, Viomycin, Pyrazinamid u. a. resistent sind, besitzen gegenüber Iridocin volle Empfindlichkeit. Eine Kreuzresistenz besteht öfter gegenüber Thiosemicarbazon. Kombinationstherapie mit INH, PAS und Streptomycin ist besonders zu empfehlen. In seiner Wirksamkeit ist Iridocin dem INH etwa gleichzustellen. Es wird oral ausreichend resorbiert, diffundiert in Pleuraexsudat und Ascites und offenbar auch bei intakten Meningen in den Liquor. Es kommt zu ausreichenden Serumkonzentrationen über 6 Std sowohl nach oraler als auch rectaler Applikation (BROUET et al.).

Nebenwirkungen. Magen-Darmbeschwerden, Appetitlosigkeit, metallischer Geschmack, Kopfschmerzen, Schwindel und Nausea.

Indikation. Alle Formen und Stadien der Tuberkulose, besonders frische, exacerbierte und disseminierte Formen einschließlich der Meningitis tuberculosa (FOUQUET et al., BROUET, HOFMANN et al., EULE, NICKEL).

Klinische Erfahrungen. Iridocin steht in seiner Wirkung dem INH kaum nach. Doch entwickelt sich wie bei diesem bald eine *Resistenz*, deshalb wird es am besten in Kombination mit anderen Tuberkulostatica (INH, PAS, STR) gegeben (BROCARD et al., BURGHARD et al., GERBEAUX et al.). Wegen Kreuzresistenz ist Kombination mit Conteben nicht geeignet. Wir verwenden es hauptsächlich bei INH-Resistenz (Näheres siehe WECHSELBERG).

Indikation. Alle Formen und Stadien der Tuberkulose, besonders frische und disseminierte Formen, einschließlich Meningitis (BROUET, EULE, FOUQUT et al., HOFMANN et al., NICKEL).

Nebenwirkungen. Magen-Darmbeschwerden, Appetitlosigkeit, Kopfschmerzen, Schwindelgefühl.

Dosierung bei Kindern.

0— 4 Jahre = 25 mg/kg oral oder 40 mg/kg rectal,

4— 8 Jahre = 20 mg/kg oral oder 25 mg/kg rectal,

8—12 Jahre = 15 mg/kg oral oder 25 mg/kg rectal,

12—15 Jahre = 10—15 mg/kg oral oder 20 mg/kg rectal über Monate.

Präparate. Iridocin „Bayer", Tabletten zu 0,25 g, Suppositorien zu 0,5 g. Trécator „Lab. Théraplix, Paris".

Pyrazinamid

Chemische Eigenschaften. Pyrazincarbonsäureamid. Die Substanz ist verwandt mit Nicotinsäureamid. Anstelle des Pyridinringes steht ein Pyrazinring. Auch zum INH besteht eine entfernte chemische Verwandtschaft.

Pharmakologie. INH-ähnliche Wirkung. Tritt in ausreichender Konzentration in den Liquor über.

Resistenz. Sie entwickelt sich nach wenigen Wochen, deshalb ist es nur kurze Zeit wirksam. Am besten wird es mit INH kombiniert.

Klinische Erfahrungen. Seine Wirkung ist schwächer als die von INH. Seine Anwendung ist durch frühzeitige Resistenzentwicklung beschränkt. Es kommt nur als zweites Mittel zur Kombination in Frage (vgl. Bd. V, S. 795, Wechselberg).

Indikation. Alle Tuberkuloseformen einschließlich Meningitis, bei Resistenz gegen die anderen Tuberkulostatica (Walter, Wanner und Kaufmann, Brecke und Wentz, Tucker und Matthews).

Nebenwirkungen. Gefahr einer toxischen Hepatitis. Harmlose Nebenerscheinungen sind Inappetenz, Gelenkschmerzen, Eosinophilie.

Dosierung. 30—35 mg/kg Körpergewicht.

Präparat. Pyrazinamid „Krugmann", Pyrazinamid „Continental Pharma".

Antibiotica

Streptomycin (STR)

Das Streptomycin wurde eingehend im Kapitel „Antibiotica" abgehandelt. Hier werden nur einige Hinweise gegeben, die für die Tuberkulosebehandlung von Bedeutung sind.

Pharmakologie. Streptomycin ist ein Stoffwechselprodukt des Streptomyces griseus. Durch Hydrierung entsteht Dihydrostreptomycin. Nach intramuskulärer Injektion von 0,5—1 g wird ein therapeutisch wirksamer Blutspiegel von 1—16 γ über 12 Std erreicht. Als normal empfindlich werden TB bezeichnet, die durch 1 γ und weniger Streptomycin in 1 ml gehemmt werden.

Resistenz. Sie entwickelt sich relativ rasch, besonders bei unterschwelliger Dosierung. Bei üblicher Dosierung und alleiniger Gabe sind nach 8 Wochen etwa 50%, nach 12 Wochen etwa 60—80% der Keime resistent.

Klinische Erfahrungen. Streptomycin, früher das einzig wirksame Mittel in der Tuberkulosebehandlung, ist heute unter den Tuberkulostatica an zweite Stelle gerückt, da es weniger wirksam ist als INH, da es intramuskulär appliziert werden muß und da es frühzeitig zu Resistenzentwicklung führt. In Kombination mit anderen Präparaten, besonders mit INH, hat es jedoch einen festen Platz in der Behandlung schwerer Tuberkuloseerkrankungen eingenommen. *INH und STR entfalten zusammen einwandfrei die stärkste tuberkulostatische Wirkung* (vgl. auch Bd. V, S. 795, 807).

Indikation. STR soll möglichst für schwere Fälle und kritische Situationen, insbesondere für Miliartuberkulose und Meningitis tuberculosa reserviert bleiben. Angezeigt ist es ferner bei allen exsudativen Prozessen, bei schweren Säuglingstuberkulosen, bei frischen Schüben und Streuungen, bei schweren Schleimhaut- und Abdominaltuberkulosen und als Streuungsschutz bei operativen Eingriffen.

Nebenwirkungen. Idiosynkrasien sind nicht selten. Bei längerer und hoher Dosierung Schädigung des N. vestibularis. Dihydrostreptomycin (DSTR) führt zur Schädigung des N. cochlearis. Um dies zu vermeiden, wird heute STR und DSTR zu gleichen Teilen gemischt, wodurch die Neurotoxicität vermindert und die Wirkung addiert wird.

Dosierung. 30—40 mg/kg Körpergewicht als intramuskuläre Injektion. Wir geben Säuglingen *täglich* im Durchschnitt $^1/_5$—$^1/_4$—$^1/_3$ g, Kindern bis zu 5 Jahren $^1/_2$ g, Kindern von 5—7 Jahren $^3/_4$ g und ab 8 Jahren 1 g, wobei nach Körpergewicht individuell variiert wird. Als *Gesamtdosis* einer STR-Kur halten wir uns an die *Regel:* Säuglinge im allgemeinen nicht über 10 g, Kleinkinder nicht über 15 g und größere Kinder nicht über 20 g und immer mit einem anderen Mittel (INH) kombiniert. Wir wiederholen eine STR-Kur nach 4wöchiger Pause praktisch nur bei Meningitis tuberculosa. Bei allen anderen schweren Tuberkuloseformen haben wir nach erfolgloser erster Kur auch bei Wiederholung keine Besserung gesehen.

Bei schwerer Meningitis tuberculosa 1 bis 2 mg STR-Sulfat pro Kilogramm Körpergewicht intrathecal (5—10% in physiologischer NaCl-Lösung) meist zusammen mit INH. *Kein* DSTR intrathecal!

Präparate. Streptomycin(-Sulfat) „Bayer", „Bastian", „Heyl", „Hoechst", „Horn", „Novo"; Streptothenat, und Didrothenat „Grünenthal"; Protothenat „Grünenthal", Stellamycin „Hoechst".

Cycloserin

Chemie. D-Cycloserin ist chemisch D-4-Amino-3-isoxazolidinon. Es wird aus Kulturen verschiedener Streptomycesarten und durch Synthese gewonnen.

Pharmakologie. Cycloserin wird infolge seines niedrigen Molekulargewichtes rasch resorbiert und hat eine gute Diffusionsfähigkeit. Die Substanz ist beständig und verändert sich im Verdauungskanal nicht. Bei oraler Gabe von 0,75—1 g sind nach 1 Std im Blut bereits etwa 60 γ/ml über 24 Std festzustellen. Die Hemmwirkung in vitro beträgt 5—10 γ/ml. Auch im Gewebe, in Exsudaten und im Liquor sind hohe Werte nachzuweisen. Ausscheidung erfolgt durch den Urin. Klinisch bedeutsam ist seine fast ausschließliche Wirkung auf Tuberkelbakterien. In seiner Wirkung ist es dem INH und STR unterlegen und erreicht annähernd die Wirkung von PAS.

Resistenz. Zuweilen werden schon nach einigen Wochen resistente Stämme festgestellt. Kreuzresistenz zu anderen Tuberkulostatica besteht nicht.

Klinische Erfahrungen. Cycloserin vermag die Resistenz gegen INH, STR, PAS, Viomycin und Pyrazinamid zu durchbrechen (FUST, PRIMER). Wir wenden es bei INH-Resistenz und bei Verdacht oder Vorliegen einer Infektion

mit dem *Mycobacterium avium* an und haben dabei einige prompte Erfolge gesehen (vgl. auch Bd. V, S.795, WECHSELBERG).

Indikation. Alle Formen der Lungen- und Urogenitaltuberkulose, Miliartuberkulose, Meningitis tuberculosa, Augentuberkulose, bei Resistenz gegen die anderen Tuberkulostatica (BRETON et al., BRÜGGER, FUST, OCKLITZ und JANZIG, PRIMER).

Nebenwirkungen. Im allgemeinen gut verträglich. Gelegentlich sind zu beobachten: Müdigkeit, toxische Erscheinungen am Zentralnervensystem, wie Kopfschmerzen, Somnolenz, Sehstörungen, Verwirrtheitszustände, selten epileptiforme Zustände. Durch Zugabe von Vitamin B_6 (Pyridoxin) meist Besserung.

Kontraindikation. Psychosen und Krampfanfälle.

Dosierung. 20 mg/kg. Bei Kindern im allgemeinen 0,5 bis höchstens 1 g täglich in 3—4 oralen Einzelgaben.

Präparate. D-Cycloserin „Roche", Cycloserin Kabi.

Viomycin

Chemie. Viomycin ist 1949 aus verschiedenen Streptomycesarten isoliert worden. Es ist eine organische Base, die Neutralsalze bildet. Das Sulfat ist wasserlöslich, in saurem Milieu sehr stabil, weniger in alkalischer Lösung.

Pharmakologie. Es ist ausschließlich gegen Tuberkelbakterien wirksam. Hemmwirkung bei 1—12 γ/ml. Bei intramuskulärer Gabe von 25—50 mg/kg werden nach 2 Std Serumwerte von durchschnittlich 88 γ/ml erreicht. In Exsudaten und im Liquor sind die Konzentrationen geringer, aber ausreichend. Ausscheidung erfolgt hauptsächlich durch die Nieren.

Resistenz. Die Resistenzentwicklung gleicht dem STR.

Klinische Erfahrungen. Viomycin wird bei älteren Kindern am besten in Kombination mit INH oder PAS gegeben (BRÜGGER, K. SIMON, RENOVANZ) (vgl. auch Bd. V, S.795, WECHSELBERG).

Indikation. Alle Tuberkuloseformen, besonders ausgedehnte schwere Lungentuberkulose, bei Resistenz gegen STR, INH oder PAS oder bei Unverträglichkeit dieser Mittel.

Nebenwirkungen. Allergische Reaktionen, Störung der Nierenfunktion und des Elektrolythaushaltes, Schädigung des N. statoacusticus.

Dosierung. 30—50 mg/kg und Tag intramuskulär in zwei Portionen, 3mal wöchentlich als Intervallbehandlung.

Präparate. Viocin „Pfizer", Vionactan „Ciba", Viothenat „Grünenthal".

Cortisone in der Behandlung der Tuberkulose

Eine zusätzliche Cortisonbehandlung kann bei schweren Tuberkuloseerkrankungen neben den Tuberkulostatica sehr günstig wirken. (Näheres siehe Therapie der Tuberkulose, Bd. V).

Indikation. Ihre Anwendung ist nicht nur angezeigt bei der Initialphase der exsudativen Entzündung, sondern bei jeder Exsudation, Proliferation und bei vermehrter Toxinbildung. Tuberkulöse Lymphknoten sprechen vor ihrer Verkäsung vielfach gut an (Schmid). Bei der Pleuritis exsudativa wird durch die exsudations- und proliferationshemmende Wirkung die Krankheitsdauer abgekürzt und eine Schwartenbildung verhindert. Ein besonderes Indikationsgebiet sind die Miliartuberkulose und die Meningitis tuberculosa (Nitschke, Spiess). Nach sofortiger intravenöser Glucocorticoidgabe klingen schwere cerebrale Symptome oft rasch ab. Später kann oral weiterbehandelt werden. Durch Entzündungshemmung an der Hirnbasis kann meist ein Liquorstop vermieden werden.

Dosierung. Bei Meningitis tbc. gibt man je nach Schwere der Erkrankung am 1. Tag 1 bis 3mal 25 mg Prednisolon intravenös oder 40 bis 50 mg Prednison oral mit allmählicher Reduzierung der Tagesdosis auf 10 mg und zuletzt 5 mg. Die Behandlung wird über mehrere Wochen fortgesetzt. In besonders schweren Fällen kann Prednison oder Prednisolon auch intrathecal gegeben werden, pro Injektion 2—10 mg, durchschnittlich 0,2 mg/kg für 8 bis 14 Tage oder darüber, je nach klinischem Befund.

Bei allen anderen tuberkulösen Erkrankungen, die eine Cortisonbehandlung angezeigt erscheinen lassen, beginnen wir mit oralen Dosen von 1 mg/kg Körpergewicht und reduzieren alle 3—5 Tage um 5 mg. Die Behandlungsdauer beträgt etwa 4 Wochen. (Näheres siehe Kapitel „Nebennierenrindenhormone" und bei Wechselberg.)

Kombinationspräparate

Die wirksamsten Tuberkulostatica sind das INH und das Streptomycin. Gegen beide entwickeln die Tuberkelbakterien jedoch relativ schnell eine Resistenz. Gegen Conteben und PAS bleiben die Tuberkelbakterien längere Zeit empfindlich. Diese vier „klassischen" Tuberkulostatica stehen in der Tuberkulosebehandlung an erster Stelle.

Die anderen Tuberkulostatica, Äthioniamid, Pyrazinamid, Cycloserin und Viomycin, stehen an zweiter Stelle und werden meist für besondere Fälle in Reserve gehalten. Damit die Tuberkelbakterien durch unterschiedliche Wirkungsweise an verschiedenen Punkten angreifen und um eine Resistenzentwicklung möglichst lange hinauszuschieben, werden heute meist zwei oder mehrere Tuberkulostatica gleichzeitig eingesetzt. In manchen Fällen bewährt sich auch eine alternierende und intermittierende tuberkulostatische Behandlung.

Die beste Wirkung ist zweifellos mit der Kombination von INH und Streptomycin zu erreichen. Jedoch sollte Streptomycin für schwerere Erkrankungen mit akuten Schüben und Streuungen sowie als Streuungsschutz bei operativen Eingriffen in Reserve gehalten werden.

Um zu einer optimalen Therapie zu kommen, muß ein genauer Heilplan aufgestellt werden, da mit verzettelten und unterschwelligen Dosen eine fragliche Wirkung erzielt wird. In der Klinik kombinieren und variieren wir die einzelnen Präparate von Fall zu Fall nach freiem Ermessen. In der ambulanten Nachbehandlung bewähren sich wegen der einfacheren Anwendung die fertigen Kombinationspräparate.

Folgende *Kombinationspräparate* sind im Handel:

a) Streptomycin + INH-Präparate: Orthomycin und Orthomycin forte „Bayer".

b) PAS + INH-Präparate: INHA-PAS „Haury", Iso-Benzacyl und Iso-Benzacyl forte + Pyridoxin „Wander", Isopral „Cassella-Riedel", Tebesium-PAS „Hefa".

c) INH + Thiosemicarbazon-Präparate: Nicoteben comp. „Bayer".

Literatur

Es konnten hier nur einige wichtigere Arbeiten der letzten Jahre berücksichtigt werden. In diesen finden sich jeweils weitere ausführliche Literaturangaben.

ALLEMANN, O.: Viomycin, ein neues Antiobioticum zur Behandlung der Tuberkulose. Bull. Galenica (Bern) 17, 232 (1954).

AMMEN, K.: Erste klinische Erfahrungen über eine dreimonatige Behandlung mit Isoxyl in Kombination mit Streptomycin. Acta tuberc. pneumol. belg. No 1 (1963).

ASHBY, M., and H. GRANT: Tuberculous Meningitis treated with cortisone. Lancet 268, 65 (1955).

AUE, H.: Zur Streptomycinbehandlung der Bronchiallymphknoten- und Epituberkulose im Säuglings- und Kleinkindesalter. Mschr. Kinderheilk. 101, 9 (1952).

BELMONTE, C. R., R. N. LOPEZ and R. M. GUERRERO: Corticosteroids in the treatment of tuberculosis of children. J. Philipp. med. Ass. 35, 96 (1959).

BERGSMANN, O.: Bericht über die klinische Anwendung des Tuberkulozides Dairin. Medizinische 29/30, 1053 (1955).

BOSSERT, O., F. DUDE u. A. MASSENBERG: Antibiotische und Chemotherapie der kindlichen Tuberkulose. Arch. Kinderheilk. 145, 3 (1952).

BOUDIN, G., et J. BARBIZET: La place de la corticothérapie dans le traitment de la méningite tuberculeuse. Presse méd. 64, 1 (1956).

BRECKE, F., u. D. WENTZ: Klinische Erfahrungen mit der Kombination Pyrazinamid-Isoniazid. In: A. M. WALTER, Neue Tuberkulostatica. Stuttgart: Georg Thieme 1958.

BRETON, A., J. GUILLAUME, B. GAUDIER, C. PONTÉ et M. BEAUSSART: Arch. franç. Pédiat. 16, 35 (1959).

BROCARD, P., P. DESVIGNES et M. BEUST: Traitement d'une méningite tuberculeuse survenne au cours d'un traitement antibiotique prolongé. Rev. Tuberc. (Paris) 23, 106 (1959).

BRUCHMANN, I.: Erfahrungen mit Isonicotinsäurehydrazid am Krankengut einer Kinderheilstätte. Beitr. Klin. Tuberk. 109, 379 (1953).

BRÜGGER, H.: Behandlung der kindlichen Tuberkulose mit Conteben, PAS und Streptomycin. Münch. med. Wschr. 92, 19/20 (1950).

— Über die Bedeutung der Chemotherapie für die Behandlung der Tuberkulose des Kindesalters. Beitr. klin. Tuberk. 111, 137 (1954).

— Die Chemotherapie der Tuberkulose des Kindes. Ergebn. ges. Tuberk.- u. Lungen-Forsch. 13, 141 (1956).

— Leberschäden durch Isonikotinylhydrazin (INH) bei Kleinkindern. Tuberk.-Arzt 10, 339 (1956).

— Chemo-antibiotische Therapie der Tuberkulose beim Kind. Pädiatr. Prax. 1, 79 (1962).

BURGHARD, G., G. MACKEN et H. PATE: L'éthioniamide dans le traitement de la tuberculose infantile. Société de Pédiatrie de l'Est et du Nord 8. Octobre 1960.

BUU-HOI, N. P.: Some recollections on the Thiocarbanilides. Acta tuberc. pneumol. belg. No 1 (1963).

CATEL, W.: Über die Behandlung der kindlichen Tuberkulose mit Thiosemicarbazon. Mschr. Kinderheilk. 97, 183 (1949).

— Ergebnisse der antibiotischen und Chemotherapie der kindlichen Tuberkulose. Verh. dtsch. Ges. inn. Med., Kongreßber. 57, 452 (1951).

DOMAGK, G.: Die experimentellen Grundlagen einer Chemotherapie der Tuberkulose. Beitr. Klin. Tuberk. 101, 365 (1948).

— Entwicklung der Chemotherapie in den letzten 25 Jahren und Ausblick in die Zukunft. Münch. med. Wschr. 100, 16 (1958).

— H. A. OFFE u. W. SIEFKEN: Ein weiterer Beitrag zur experimentellen Chemotherapie der Tuberkulose (Neoteben). Dtsch. med. Wschr. 77, 18 (1952).

— — — Weiterentwicklung der Chemotherapie der Tuberkulose. Beitr. Klin. Tuberk. 107, 325 (1952).

DÜGGELI, O., u. F. TRENDELENBURG: Die klinischen Ergebnisse mit Isonicotinsäurehydracid bei Lungentuberkulose. Beitr. Klin. Tuberk. 108, 326 (1953).

EPSTEIN, I. G., K. G. S. NAIR, L. J. BOYD and P. AUSPITZ: Cycloserine-Isoniazid combination therapy in virgin cases of pulmonary tuberculosis. Dis. Chest 33, 371 (1958).

EULE, H.: Klinische Beobachtungen bei Iridocin-Anwendung. Ther. Ber. 33, 194 (1961).

EWERBECK, H., u. K. WECHSELBERG: Das Verhalten der Serumproteine bei der mit Isonicotinsäurehydrazid behandelten Meningitis tuberculosa und kindlichen Tuberkulose. Z. Kinderheilk. 73, 421 (1953).

FEREBEE, S. H., u. C. E. PALMER: Die Verhütung der experimentellen Tuberkulose mit Isoniazid. Amer. Rev. Tuberc. 73, 1 (1956).

FERLINZ, R.: Die Behandlung der Kindertuberkulose mit dem p-aminosalicylsauren Salz des Isonicotinsäurehydrazids. Mschr. Kinderheilk. 104, 60 (1956).

FUST, B.: Therapie der Tuberkulose mit Isoniazid (Rimifon), aus „Therapie der Lungentuberkulose"; Lieferung 4 des Handbuches der Therapie in Einzeldarstellungen. Bern u. Stuttgart: Hans Huber. Ausführliche Literatur über INH.

— D-Cycloserin. Medizinische Nr. 12, 470 (1958).

GEHRT, J.: Klinische Erfahrungen mit Neoteben. Dtsch. med. Wschr. 77, 901 (1952).

GERBEAU, J., A. BACULARD, J. HERBERT-JOUAS et J. COURREUR: Premiers essais de traitement de la tuberculose de l'enfant par le thioamide de l'acide-alpha-éthyl-isonicotinique. Arch. franç. Pédiat. 16, 1236 (1959).

Goebel, F., J. Giesen, P. P. Koelzer, E. Hülskötter, A. Konert, H. Lippold, W. Lorbacher, G. F. von Krogh u. C. H. Wehr: Chemotherapie der Tuberkulose mit Paraaminosalizylsäure. Ther. Umsch. 7, H. 10 (1951).

Haggenmüller, F.: Über die Behandlung primärer Tuberkuloseformen der Atmungsorgane im Kindesalter mit PAS. Arch. Kinderheilk. 141, 1 (1951).

Hahn, H.: Über die Behandlung der kindlichen Phthise und des spezifischen Pleuraempyems mit Thiosemicarbazon (T.B. I/698). Beitr. klin. Tuberk. 103, 55 (1950).

Haizmann, R.: 5jährige Streptomycinerfahrung in der Behandlung der Meningitis tuberculosa. Pro Med. (Münch.) 21, 2 (1952).

— Zur Tuberkulosebehandlung mit Isonikotinsäurehydrazid (INH). Dtsch. med. J. 3, 500 (1952).

—, u. A. Boldt: Die neue Chemotherapie der Tuberkulose. Ein Sammelreferat. Pro Med. (Münch.) 19, H. 3 (1950).

Hansen, F., u. G. Janssen: Behandlungsergebnisse bei Meningitis tuberculosa. Tuberk.-Arzt 9, 3 (1955).

Heilmeyer, L.: Weitere Erfahrungen mit Streptomycin, PAS und TB I (Conteben) in der Behandlung der internen Tuberkulosen. Dtsch. med. Wschr. 75, 473 (1950).

Hein, J., u. H. Berthold: Zur Cycloserin-Therapie. Schweiz. Z. Tuberk. 16, 292 (1959).

Helwig, B.: Moderne Arzneimittel. Suttgart: Wissensch. Verlagsges. 1961.

Hofmann, P.: Über die tuberkulostatische Wirkung von Iridocin. Ther. Ber. 33, 191 (1961).

— L. Nickel u. G. Junghans: Erfahrungen mit dem Tuberkulostatikum Iridocin (Bayer 5312). Tuberk.-Arzt 15, 18 (1961).

Jaccard, G.: Zur heutigen Behandlung der Meningitis tuberculosa. Helv. med. Acta 22, 458 (1954).

Kaufmann, H. J.: Zur Behandlung des unkomplizierten tuberkulösen Primärkomplexes im Kindesalter. Dtsch. med. Wschr. 83, 29 (1958).

Klee, Ph.: Die Behandlung der Tuberkulose mit Neoteben (Isonikotinsäurehydrazid). Dtsch. med. Wschr. 77, 573 (1952).

— Tuberkulosebekämpfung und Isonikotinsäurehydrazid (INH, Isoniazid). Dtsch. med. Wschr. 78, 587 (1953).

Kleinschmidt, H.: Antibiotische und Chemotherapie der Meningitis tuberculosa. Ergebn. ges. Tuberk.- u. Lungen-Forsch. 13, 371 (1956).

— Zur Bekämpfung der Kindertuberkulose. Dtsch. med. Wschr. 83, H. 36 (1958).

Knklie, K.: Zur Behandlung der Tuberkulose im Kindesalter. Dtsch. med. J. 17/18, 440 (1952).

Koch, J.: Erfahrungen mit dem Tuberkulostaticum Vionactanpantothenat. Schweiz. med. Wschr. 86, 413 (1956).

Langer, R., u. J. Böger: Frühergebnisse der Vionactan(Viomycin)-Behandlung in der Lungentuberkulose. Tuberk.-Arzt 8, 4 (1954).

Lesnè, E.: PAS dans le traitement de la primoinfection tuberculeuse du jeune enfant. Sem. Hôp. Paris 1951, 331.

Liebermeister, K.: Die besonderen Voraussetzungen der Kombinationstherapie bei der Tuberkulose. Therapiewoche 4, 7/8 (1954).

Marquézy, R. A.: Le traitement des adénopathies tuberculeuses chez l'enfant: La place de la cortico-thérapie surrénale. Méd. et Hyg. (Genève) 15, 91 (1957).

Martini, P., H. Moers u. H. Gansen: Conteben in der Behandlung der Lungentuberkulose. Beitr. klin. Tuberk. 104, 515 (1951).

Meyerhoff, W. K.: Erfahrungen mit INHA-PAS bei der Behandlung von kavernösen und exsudativen Lungentuberkulosen von Kindern und Jugendlichen. Med. Mschr. 11, 523 (1957).

Michel, F., u. W. Pulver: Die Behandlung der Meningitis tuberculosa mit tuberkulostatischen Medikamenten in Verbindung mit Cortison. Schweiz. med. Wschr. 85, 717 (1955).

Naegeli, H., R. Hochuli u. E. Haefliger: Die Behandlung der Lungentuberkulose mit Viomycin. Schweiz. med. Wschr. 87, 873 (1957).

Nickel, L.: Erfahrungen mit dem neuen Tuberkulostaticum Iridocin bei allen Formen der Lungentuberkulose. Ther. Ber. 33, 197 (1961).

Nitschke, A.: Kortikosteroidtherapie der Tuberkulose bei Kindern. Münch. med. Wschr. 100, 1802 (1958).

Primer, G.: Cycloserin-Therapie im Kindes- und Jugendlichen-Alter. Tuberk.-Arzt 14, 163 (1960).

Pult, N., u. S. Barandun: Erfahrungsbericht des Team der Gesellschaft Schweizerischer Tuberkuloseärzte zur klinischen Erprobung von Cycloserin. Schweiz. Z. Tuberk. 15, 6 (1958).

Ragaz, L.: Zur Pharmakologie der PAS. Schweiz. med. Wschr. 50, 1213 (1948).

Renovanz, H. D.: Viomycin-Pantothenat bei therapieresistenter Primärtuberkulose des Kleinkindes. Kinderärztl. Prax. 26, 289 (1958).

Rothmund, W.: Therapeutische und toxische Wirkungen des Conteben und seine Dosierung. Tuberk.-Arzt 6, 400 (1952).

Saame, H.: Über den derzeitigen Stand der Chemotherapie und chirurgischen Behandlung der Tuberkulose in den USA. Medizinische 1955, 80.

Simon, K.: Die Behandlung der tuberkulösen Erstinfektion mit Viomycin-Pantothenat. Pédiatrie 45, 454 (1958).

Spiess, H.: Chemoprophylaxe und präventive Chemotherapie gegen die Tuberkulose. Dtsch. med. Wschr. 84, 1410 (1959).

Tiburtius, H. F., u. H. D. Renovanz: Dairin in der Behandlung einiger Formen extrapulmonaler Tuberkulosen. Med. Mschr. 9, 811 (1955).

Tucker, V., and G. H. Matthews: Pyrazinamide used with isoniazid in the treatment of pulmonary tuberculosis. Bull. int. Un. Tuberc. 19, 549 (1959).

Walter, A. M.: Neue Tuberkulostatica und Tuberkulostatica-Resistenz von Tuberkelbakterien. Tbk.-Bücherei. Stuttgart: Georg Thieme 1958.

Wanner, J., u. G. Kaufmann: Chemotherapeutiche Möglichkeiten bei Versagen der klassischen Tuberculostatica. Schweiz. med. Wschr. **85**, 339—343, 370—376 (1955).

Weber, G.: Chemotherapie der Kindertuberkulose, insbesondere der Meningitis tuberculosa. Med. Mschr. **10**, 176 (1956).

Wechselberg, K.: Meningitis tuberculosa im Kindesalter. Diagnose, Therapie und Prognose. Tägl. Prax. **1**, 411 (1960).

Weingärtner, L.: Wo stehen wir in der Behandlung der tuberkulösen Meningitis und wie können wir die Ergebnisse weiter verbessern? Dtsch. Gesundh.-Wes. **10**, 1213 (1955).

— Zur Frage der INH-Vergiftung im Kindesalter. Kinderärztl. Prax. **25**, 249 (1957).

Weingärtner, L.: Das Rezidiv bei tuberkulostatisch behandelten kindlichen Tuberkulosen. Tuberk.-Arzt **12**, 5 (1958).

— Zur chemotherapeutischen Kombinationsbehandlung kindlicher Tuberkulosen. Ärztl. Wschr. **15**, 109 (1960).

Wiesener, H.: Klinische und tierexperimentelle Untersuchungen zur biologischen Wirkung von Isonicotinsäurehydrazid. Z. Kinderheilk. **75**, 422 (1954).

Wilde, W.: Neuartige Rhodanverbindung zur Tuberkulosebehandlung. Med. Klin. **49**, 445 (1954).

Wissler, H.: Die Behandlung der Bronchiallymphknotentuberkulose und ihrer Komplikationen mit Steroidhormonen. Acta davos. **17**, 12 (1958).

Zoelch, Ph.: Chemotherapie für den Ablauf der Tuberkulose in den ersten 3 Lebensjahren. Beitr. Klin. Tuberk. **111**, 19 (1953).

Antiluetica

Von **J. Oehme**, Marburg a. d. Lahn

Die Behandlung der Lues (vgl. Bd. V, S. 879) aller Stadien wird heute fast nur noch mit Penicillin durchgeführt. Damit ist im Säuglingsalter das Penicillin an die Stelle des Spirocids getreten; im Klein- und Schulkindalter ersetzt es die kombinierten Arsen-(Salvarsan-)Wismutkuren. Diese werden gelegentlich noch zusätzlich angewendet, von den meisten Venerologen aber verworfen, zum Teil sogar als „Kunstfehler" bezeichnet.

Nebenwirkungen. Alle Arsenpräparate tragen die Gefahr toxischer Schäden. Vielfach wird auf die größere Empfindlichkeit der Kinder hingewiesen, andererseits wird auch die gute Verträglichkeit betont. Die früher übliche Anwendung von Arsen während der Schwangerschaft gefährdet den Feten, besonders dann, wenn die Mutter an einer Salvarsandermatitis erkrankt. Über Schäden nach Spirocid bzw. Neosalvarsangaben beim Kinde liegen zahlreiche Mitteilungen vor. Gastroenteritis, Nierenschäden, Purpura, Encephalitis, Neuritis und Ikterus wurden beobachtet (Lit. vgl. Bd. V).

Auch die Verabreichung von Wismut ist nicht gefahrlos. Hier wurden Wismutsäume der Gingiva, Exantheme und Nierenschäden bis zur Anurie beobachtet.

Allergische Reaktionen nach Penicillingaben sind im Kindesalter selten.

Die Behandlung der angeborenen und erworbenen Lues ist gleich.

Lues connata des Säuglings. Penicillin kann oral oder intramuskulär verabreicht werden; bei letzterer Anwendung werden wäßrige oder Depotpräparate verabreicht. Die Dosierungsgaben für die Gesamtbehandlung schwanken zwischen 100000 und 800000 E kg/Körpergewicht (Lit. bei Lindemayr). Wir empfehlen als Gesamtmenge bei Verwendung von Depotpenicillin 600000 E kg/Körpergewicht, mindestens aber 1,8 Mill., bei Verwendung von Oralpenicillin 2,4 Mill. Die Behandlung sollte mindestens 14 Tage dauern (vgl. Tabelle 43).

Zu Beginn der Behandlung kann eine sog. Herxheimersche Reaktion (vgl. Bd. V, S. 879) auftreten; diese äußert sich durch Fieberschübe, Durchfälle und Verstärkung der syphilitischen Symptome. Durch einschleichende Behandlung mit kleinen Dosen Penicillin, z. B. 500 E dreistündlich am 1. Tag (J. B. Mayer), anfänglichen Corticoid- oder Spirocidgaben, z. B. 3 Tage $^{1}/_{2}$ Tablette = 0,125 g täglich, versucht man, diese Gefahren zu umgehen. Allerdings sind Notwendigkeit und Erfolg dieses Vorgehens umstritten.

Die Lues des Klein- und Schulkindes. Eine allgemein anerkannte Behandlung der Lues des Klein- und Schulkindes — gleichgültig ob es sich um eine Lues connata oder acquisita

Tabelle 43. *Prophylaxe und Therapie der Lues im Kindesalter*

A. Prophylaxe der Lues connata.
 I. Antenatale Präventivbehandlung des Feten über die Schwangere.
  Dosierung: Täglich 600000 E Depotpenicillin intramusculär.
   Insgesamt 12 Mill. E.
   Dauer: 20 Tage.
 II. Postnatale Präventivbehandlung im ersten Lebenshalbjahr.
  Dosierung: Insgesamt 600000 E kg/Körpergewicht Depotpenicillin.
   mindestens 1,8 Mill. E intramusculär oder
   insgesamt 800000 E kg/Körpergewicht Oralpenicillin
   Mindestens 2,4 Mill. E.
   Dauer: 2 Wochen.
B. Therapie der Lues connata im
 I. Säuglingsalter wie bei postnataler Präventivbehandlung.
 II. Klein- und Schulkindalter.
  Dosierung: Insgesamt 600000 E Depotpenicillin/kg/Körpergewicht intramusculär.
   Empfehlenswert 9—12 Mill. E.
   Dauer: 2—4 Wochen.

handelt — gibt es noch nicht. Trotzdem hat sich auch hierbei das Penicillin durchgesetzt. Dabei ist weniger der kurzfristig hohe Spiegel als vielmehr eine länger anhaltende Konzentration des Penicillins entscheidend (EAGLE et al.). Vielfach werden täglich je nach Alter 400000—600000 E Depotpenicillin oder alle 3 Tage 1,2 Mill. E z. B. Tardocillin comp. intramuskulär 2—4 Wochen bis zu einer Gesamtmenge von 10 Mega verabreicht (vgl. Tabelle 43). Die früher empfohlene zusätzliche Behandlung mit kombinierten Kuren halten wir nach Sammlung entsprechender Erfahrungen für überflüssig; diese Empfehlung wurde deshalb in der Tabelle weggelassen. Am

Test der einzelnen Lipoidantikörperreaktionen erweist sich die ausschließliche Penicillinbehandlung der Arsenobenzol-Wismutbehandlung überlegen (HEITE).

Klinische Befunde und der Ausfall quantitativer Seroreaktionen müssen für die Entscheidung maßgebend sein, ob die Penicillinbehandlung nochmals wiederholt werden muß. Der Vorteil des Penicillins liegt in diesem Stadium weniger in der Beeinflussung der Seroreaktionen als vielmehr der klinischen Erscheinungen, insbesondere der Neurolues, vielleicht auch deren Verhütung (OEHME). Eine zusätzliche Malariabehandlung erscheint daher nicht nötig.

Literatur

EAGLE, H., R. FLEISCHMAN and A. D. MUSSELMAN: The bactericidal action of penicillin in vivo: The participation of the host, and the slow recovering of the surviving organism. Ann. intern. Med. **33**, 544 (1950).

HEITE, H. J.: Spätresultate der Luesbehandlung. Acta derm.-venereol. (Stockh.) Proc. 11th Internat. Congr. Derm **3**, 936 (1957).

LINDEMAYR, W.: Lues congenita. In: Handbuch der Haut- und Geschlechtskrankheiten, Erg.-Werk, Bd. VI/2. München: J. F. Bergmann 1962.

MAYER, J. B.: Die Lues bei Mutter und Kind in den Nachkriegsjahren 1945—1950 in Hamburg. Ann. Univ. sarav. 1, 32 (1953).

OEHME, J.: Das Leipziger Schema zur Verhütung und Behandlung der angeborenen Lues. Dtsch. med. Wschr. 77, 1024 (1952).

— Abhandlungen aus dem Gebiet der praktischen Kinderheilkunde: Lues connata, 2. Aufl., Bd. I. Leipzig: Georg Thieme 1957.

Antirheumatica

Von **G. Kölle**, Garmisch-Partenkirchen

Ein spezifisches, kausal wirkendes Antirheumaticum gibt es zur Zeit noch nicht. Als Antirheumatica werden Substanzen bezeichnet, die eine Wirkung gegen rheumatische Symptome entfalten, also antiphlogistische, antiallergische, antipyretische und analgetische Teileffekte zeigen. Mit solchen Medikamenten ist aber die Behandlung rheumatischer Erkrankungen nicht erschöpft; die ergänzende und unterstützende Wirkung der Antibiotica, Vitamine, Transfusionen, Bäder, Kataplasmen und Anaesthetica ist in den zuständigen Artikeln dieses Handbuches dargestellt.

Zu den Antirheumatica im engeren Sinne gehören die Hormone des Hypophysen-Nebennierenrindensystems, die Salicylsäure und ihre Derivate, die Pyrazolon- und Pyrazolidinkörper, das Gold und Chloroquin.

Hormone

(Corticotropin und Glucocorticoide)

Das *Corticotropin (ACTH)* entfaltet seine antirheumatische Wirkung ausschließlich durch Stimulierung der NNR-Hormone, wie durch Versuche an nebennierenektomierten Tieren nachgewiesen werden konnte. Wenn somit in der Erzielung eines antirheumatischen Effektes die Corticosteroide im Vordergrund stehen, kann in der Therapie rheumatischer Erkrankungen nicht generell auf das Corticotropin verzichtet werden, denn es bietet im Gegensatz zur künstlichen Corticosteroidzufuhr den Vorteil der normalen endogenen Corticosteroid-Produktion und kann in der Langzeittherapie mit Corticosteroiden die Eigenproduktion der bereits funktionsschwachen NNR heben. Gelegentlich sprechen Patienten noch auf ACTH an, wenn die Corticosteroidtherapie keinen Erfolg mehr zeigt; möglicherweise leisten die gesamten Corticoide mehr als das Cortison und seine synthetischen Abkömmlinge allein.

Die antiphlogistische und antiallergische Wirkung der *Corticosteroide* ist bedingt durch die Bildung intermediärer Stoffwechselprodukte mit einem vielseitigen Einfluß auf Einzelbestandteile des Bindegewebes: Die Bildung der Fibroblasten und Mastzellen wird gehemmt, hierdurch wird die Hyaluronsäuresynthese eingeschränkt und damit auch die Neubildung der Mucopolysaccharide der Grundsubstanz. Hieraus ergeben sich für den rheumatischen Entzündungsmechanismus günstige Effekte, wie die Einschränkung der Bildung von Exsudationen und des mucinösen Ödems sowie Hemmung der entzündlichen Gewebsveränderungen. Narbengewebe wird erweicht, weil die gallertige Grundsubstanz vermehrt Wasser bindet und sich die dicht gebündelten Kollagenfasern lockern. Die Histaminbildung wird durch Hemmung der Histidin-Decarboxylase eingeschränkt (*13, 16, 27*).

Aus der primär antiphlogistischen Wirkung ergibt sich sekundär ein analgetischer und antipyretischer Effekt. Die spezifisch rheumatische Immunitätslage wird durch die Corticosteroidtherapie nicht beseitigt.

Der antirheumatischen Wirkung der Glucocorticoide stehen zahlreiche unerwünschte *Nebenwirkungen* und *Schädigungen* gegenüber. Bei der oft über Jahre erforderlichen Langzeittherapie der juvenilen rheumatoiden Arthritis (= primär-chronischen Polyarthritis) und des Morbus Still empfiehlt sich, folgende Therapieschäden besonders zu beachten (über Nebenwirkungen s. auch Kapitel „Hormone der Nebenniere"):

1. Die *Hypokaliämie*, zu deren Prophylaxe kaliumreiche Kost und die Verabreichung von Kalinor-Dragées empfohlen werden.

2. Die *Osteoporose* bei juveniler rheumatoider Arthritis wird durch eine corticosteroidbedingte Hemmung der Osteoblasten in Verbindung mit der negativen Calciumbilanz verstärkt und kann zu Spontanfrakturen, fortschreitender Coxarthrose und Keilwirbelbildungen führen. Zu empfehlen ist eine intermittierende Behandlung mit anabolen Hormonen (z. B. Dianabol oder Primobolan 0,2 bis 0,3 mg/kg Körpergewicht). Die Wachstumshemmung ist Folge der rheumatischen Grundkrankheit, nicht der Corticosteroidtherapie (*8, 9, 12, 15, 21, 23*).

3. Die Neigung zur *Amyloidose* bei rheumatoider Arthritis und Morbus Still mit Entwicklung einer Amyloid-Nephrose und Schrumpfniere kann unter Langzeittherapie mit Corticosteroiden noch zunehmen. Anhaltende Albuminurie ist suspekt, eventuell kann die rectale Biopsie die Diagnose frühzeitig sichern (*3, 21, 44*).

4. Wegen *Resistenzminderung* gegen *bakterielle, Virus-* und *Pilzinfektionen* unter höherer Corticosteroiddosis ist der Schutz durch Breitspektrum-Antibiotica, bei tuberkulinpositiven Kindern durch Tuberkulostatica, bei Virusinfektionen durch Gamma-Globulin und bei Soormykosen durch Antimykotica anzuraten (*21, 45, 46*).

Tabelle 44.

Dosierungsschema für die Hormon-Therapie rheumatischer Erkrankungen im Kindesalter einschließlich Kombinationsbehandlung mit anderen Antirheumatica

Indikation	Hormon	Anfangsdosis	Reduzierung	Erhaltungsdosis	Therapiedauer	Kombination mit anderen Antirheumatica
1. Rheumatisches Fieber	Prednison bzw. Prednisolon	30—40—50 mg/m² = 1,0—1,5—2,0 mg/kg	nach 10 Tagen abstufend um 5,0—2,5—1,25 mg	entfällt	6 Wochen eventuell 3—4 Monate (s. Text)	eventuell Aminophenazon ab 4.—8. Behandlungswoche 0,9—1,2 g bis 6. Behandlungsmonat (s. Text)
	Methylprednisolon	24—32—40 mg/m² = 0,8—1,2—1,6 mg/kg	abstufend um 4,0—2,0—1,0 mg	entfällt	6 Wochen eventuell 3—4 Monate (s. Text)	oder Salicylamid ab 4.—8. Behandlungswoche 3,0—4,0 g bis 6. Behandlungsmonat
	Dexamethason nur zur Therapieeinleitung	6—8 mg/m² = 0,2—0,3 mg/kg	Übergang auf Prednisolon	entfällt	6 Wochen eventuell 3—4 Monate (s. Text)	desgl.
	ACTH-Depot[1]	40—70 IE/m² = 1,5—2,6 IE/kg	wöchentlich 10 IE	entfällt	6 Wochen eventuell 3—4 Monate (s. Text)	desgl.
2. Still-Syndrom	Prednison bzw. Prednisolon	40—60 mg/m² = 1,5—2,5 mg/kg	nach 2 Wochen abstufend um 5,0—2,5—1,25 mg	möglichst nicht höher als 5—10 mg/m² = 0,2—0,4 mg/kg	Langzeittherapie Monate bis Jahre	Phenylbutazon bei Reduzierung der Hormondosis: 140 mg/m² = 5 mg/kg — steigernd auf 340 mg/m² = 12 mg/kg
	Methylprednisolon	32—48 mg/m² = 1,2—2,0 mg/kg	abstufend um 4,0—2,0—1,0 mg in Abständen von 1—4 Wochen	4—8 mg/m² = 0,15—0,3 mg/kg	Langzeittherapie Monate bis Jahre	oder Aminophenazon 0,6—0,9 g steigernd auf 1,2—1,8 g
	ACTH-Depot: intermittierend 60 IE (3. Int. Stand.) alle 2—3 Monate 10 Tage lang ACTH[1] i.v.: als Dauertropfinfusion 10—20 IE (2. Int. Stand.) an 3—5 Tagen					oder Salicylamid 2,0—3,0 g steigernd auf 4,0—6,0 g
3. Rheumatoide Arthritis mit visceralen Entzündungszeichen	Prednison bzw. Prednisolon	30—40 mg/m² = 1,0—1,5 mg/kg	wie bei 2. Still-Syndrom	5—8 mg/m² = 0,2—0,3 mg/kg	Langzeittherapie Monate bis Jahre	Kombination wie bei 2. Still-Syndrom
	Methylprednisolon	24—32 mg/m² = 0,8—1,2 mg/kg	wie bei 2. Still-Syndrom	4—6 mg/m² = 0,15—0,2 mg/kg	Langzeittherapie Monate bis Jahre	Kombination wie bei 2. Still-Syndrom
	ACTH	wie bei 2. Still-Syndrom				

4. Rheumatische Iridocyclitis	Prednison bzw. Prednisolon	40—60 mg/m² = 1,5—2,5 mg/kg	nach 2 Wochen abstufend um 5,0—2,5—1,25 mg pro Woche	entfällt	etwa 3 Monate	Salicylamid 3,0—6,0—8,0 g
	Methylprednisolon	32—48 mg/m² = 1,2—2,0 mg/kg	abstufend um 4,0—2,0—1,0 mg pro Woche	entfällt	etwa 3 Monate	Salicylamid 3,0—6,0—8,0 g
5. Medikamentöse Gelenk- therapie	Prednison bzw. Prednisolon	30—40 mg/m² = 1,0—1,5 mg/kg	nach 1 Woche abstufend um 5,0—2,5—1,25 mg pro Woche	entfällt	etwa 2 Monate	Wie bei 3. Rheumatoide Arthritis
	Methylprednisolon	24—32 mg/m² = 0,8—1,2 mg/kg	abstufend um 4,0—2,0—1,0 mg pro Woche	entfällt	etwa 2 Monate	Wie bei 3. Rheumatoide Arthritis

[1] Der neue 3. Int. Stand. wurde von den Firmen Hoechst und Schering im Gegensatz zu den ausländischen Firmen auch für ihre i.v.-Präparate (Acethropan, ACTH-Schering) übernommen. Die wirkungsgleiche antirheumatische Dosis zum oben angeführten 2. Int. Stand. beträgt für diese Präparate entgegen den Angaben der Firmenprospekte 30—60 IE.

5. *Hypertonie, Apoplexie* und *Hirnschwellung* sind bedrohliche Komplikationen der Langzeittherapie mit Corticosteroiden und zwingen zum Absetzen der Therapie (*19, 21, 37, 42*).

6. *Subcapsuläre Trübungen am hinteren Linsenpol* wurden unabhängig von einer rheumatischen Iridocyclitis bei 20 eigenen Fällen gefunden und müssen als Folge einer relativ hochdosierten Corticosteroid-Langzeittherapie aufgefaßt werden (*7*).

7. Der gelegentliche Übergang der rheumatoiden Arthritis in eine *Arteriitis necroticans* unter hochdosierter Langzeittherapie mit Corticosteroiden erscheint durch Obduktionsbefunde bestätigt.

Unter *Corticotropin* tritt das Cushing-Syndrom oft rascher auf, desgleichen eine Struma, Magen- und Darmulcera dagegen seltener; häufig zeigen sich Hautallergien und Quincke-Ödeme, die eventuell durch Präparatwechsel vermieden werden können.

Die Nebenwirkungen der Hormontherapie fordern eine klare *Indikation* und sorgfältige *Auswahl* und *Dosierung* der Corticosteroide. Prednisolon, Prednison und Methylprednisolon zeigen bei geringeren Nebenwirkungen eine 4—5fach stärkere an tirheumatische Wirkung als Cortison bzw. Hydrocortison und sind zur Kurz- und Langzeittherapie am besten geeignet. Methylenprednisolon, dessen NNR-Hemmung zwar geringer sein soll, hat schwächere antirheumatische Wirkung als Prednisolon bei gleich starken Nebenwirkungen und bietet deshalb keinen Vorteil. Dexamethason wirkt zwar rascher und stärker antirheumatisch, ist aber wegen seiner schwerwiegenderen Nebenwirkungen und der beträchtlichen NNR-Hemmung nur zur Therapie-Einleitung, besonders beim rheumatischen Fieber, geeignet. Triamcinolon ist zur antirheumatischen Behandlung nicht geeignet. ACTH steht dem Prednisolon an Wirksamkeit gleich, bietet den Vorteil der NNR-Stimulation, aber den Nachteil der Hemmung der endogenen ACTH-Ausschüttung und der Injektionsbehandlung (*6, 19, 37, 42*).

Die in Tabelle 44 angeführte Dosierung für die einzelnen Indikationen bezieht sich auf die an einem großen Krankengut ermittelten Durchschnittsdosierungen. Darüber hinaus ist eine individuelle Anpassung nötig, denn kleinste Dosisschwankungen können bereits Reaktivierungen des Krankheitsprozesses auslösen. Die Dosisangabe pro Körperoberfläche bzw. Gewicht ist bei den häufig minderwüchsigen und kachektischen Patienten genauer als die Bezugnahme auf das Lebensalter. Eine Zugrundelegung des Dosisfaktors nach v. HARNACK ist nicht möglich, da die Verschiedenartigkeit des Krankheitsbildes den Vergleich zum Erwachsenen nicht zuläßt.

Obligate Indikationen der Hormontherapie und ihre Dosierung (s. Tabelle 44)

1. Erster Krankheitsschub oder Rezidiv eines *rheumatischen Fiebers mit Karditis*. Die Corticosteroid- bzw. ACTH-Therapie muß als Mittel der Wahl angesehen werden. Es wird empfohlen, die Behandlungszeit auf 6 Wochen zu beschränken. Wenn es beim Dosisabbau zu Rebound-Erscheinungen kommen oder sich schon vorher eine schwere Verlaufsform mit unbefriedigendem Rückgang der Karditis und weiteren Entzündungszeichen zeigen sollte, ist die Therapie über 3—4 Monate fortzuführen und spätere Kombination mit Aminophenazon angezeigt (*10, 22*).

2. Still-Syndrom. Die hohe Anfangsdosis kann nur sehr langsam auf eine oft noch über der Grenze für Nebenwirkungen liegende, zur Unterdrückung des Krankheitsprozesses aber erforderliche Erhaltungsdosis reduziert werden. Durch Kombination mit Phenylbutazon läßt sich die Reduzierung der Corticosteroide erleichtern. Reaktivierungen unter einer bis dahin wirksamen Hormondosis sind meist Folge einer Abnahme der Eigenproduktion der NNR, verbunden mit einem inzwischen erhöhten Hormonbedarf. Eine Stimulierung der NNR ist unter Berücksichtigung der Entzündungsaktivität in drei Variationen möglich:

Intermittierende Depot-ACTH-Gaben alle 2—3 Monate 10 Tage lang 60 IE (3. Int. Stand.). Die von manchen Firmen nach der Umstellung auf den „3. Internationalen Standard" (subcutaner Test) angegebene Einzeldosis von 40 IE Depot-ACTH reicht nicht aus, um die gewünschte Wirkung zu erzielen.

Kombination von Corticosteroiden und Depot-ACTH über mehrere Wochen.

Die stärkste Wirkung haben i.v. ACTH-Dauertropfinfusionen an 3—5 Tagen: 250—500 ml Ringerlösung + 10—20 IE ACTH (2. Int. Stand.) bzw. 30—60 IE (3. Int. Stand.) + Vitamin-C. Bei einer Dosis von 10 IE ACTH (2. Int. Stand.) als i.v. Dauertropfinfusion sollen bereits 95% der möglichen Ausscheidungssteigerung der 17-Ketosteroide im Urin erreicht werden. Nach lang vorausgehender Corticosteroidtherapie ergibt sich klinisch eventuell die Notwendigkeit, eine Dosis von 20 IE ACTH (2. Int. Stand.) anzuwenden. Die Einlaufzeit von jeweils 8 Std pro Tag sollte nicht überschritten werden, um eine NNR-Erschöpfung zu vermeiden (*21, 35, 42*).

3. Aktive rheumatoide Arthritis mit visceralen Entzündungszeichen, besonders Karditis: Therapie wie beim Still-Syndrom.

4. Rheumatische Iridocyclitis. Da lokale Behandlung versagt, ist perorale Corticosteroidtherapie unumgänglich (*21*).

Fakultative Indikationen

5. Medikamentöse Gelenktherapie. Grundsätzliche perorale Behandlung rheumatischer Gelenkprozesse mit Corticosteroiden ist abzulehnen, sie kann aber — vorwiegend kurzfristig — zur Unterstützung und als Reaktivierungsschutz bei funktioneller Lösung von Kontrakturen, bei Extensionen, Redressionen und Operationen indiziert sein (*21*).

Handelspräparate

Prednison: Cortidelt-Tabl. 5 mg (Roussel); Decortin-Tabl. 5 mg, 50 mg; Perlen 1 mg (Merck); Di-Adreson, Tabl. 1 mg, 5 mg, 50 mg (Organon); Hostacortin, Tabl. 5 mg, Drag. 1 mg (Hoechst); Ultracortin, Tabl. 5 mg, 50 mg (Ciba).

Prednisolon: Decortin-H, Tabl. 5 mg, 50 mg, Perlen 1 mg (Merck); Di-Adreson-F, Tabl. 5 mg (Organon); Solu-Decortin-H, Amp. 10 mg, 25 mg, 50 mg i.v., i.m. (Merck); Deltacortril, Tabl. 1 mg, 5 mg, Suspension 10 mg, 20 mg i.m. (Pfizer); Hostacortin-H, Tabl. 5 mg, Drag. 1 mg (Hoechst); Hostacortin-H solubile, Amp. 10 mg, 25 mg i.v., i.m. (Hoechst); Ultracorten-H, Tabl. 5 mg (Ciba); Ultracorten-H „wasserlöslich", Amp. 10 mg, 25 mg i.v., i.m. (Ciba).

Methylprednisolon: Urbason, Tabl. 4 mg, 40 mg; Urbason-Retard, Tabl. 8 mg; Urbason solubile, Amp. 8 mg, 20 mg, 40 mg i.v., i.m. (Hoechst).

Dexamethason: Decadron-Tabl. 0,5 mg (Pharma-Stern); Dexa-Cortidelt, Tabl. 0,553 mg (Roussel); Dexa-Scheroson, Tabl. 0,5 mg, 1,5 mg (Schering); Fortecortin, Tabl. 0,5 mg, 1,5 mg (Merck); Millicorten, Tabl. 0,5 mg, 1 mg (Ciba).

ACTH: Acethropan, Fl. 20 IE, 50 IE, 80 IE (3. Int. Stand.) zur Infusion (Hoechst); Depot-Acethropan, Fl. 20 IE, 80 IE (3. Int. Stand.) i.m. Hoechst; ACTH-„Schering", Amp. 20 IE, 50 IE, 80 IE (3. Int. Stand.) zur Infusion; ACTH-Depot „Schering", Fl. 80 IE, 200 IE (3. Int. Stand.) i.m.; Cortiphyson, Amp. 10 IE, 25 IE (2. Int. Stand.) zur Infusion (Promonta); Cortiphyson-Depot, Amp. 20 IE (2. Int. Stand.) i.m. (Promonta); Cortrophine, Fl. 25 IE, 50 IE (2. Int. Stand.) zur Infusion (Organon); Cortrophine-Z (Depot), Amp. 30 IE, Fl. 60 IE, 120 IE (3. Int. Stand.) i.m. (Organon).

Lokale intra- bzw. periarticuläre Therapie mit Prednisolonacetat. Sie führt nicht zu den Nebenwirkungen der peroralen Therapie, allerdings wurde auch nach intraarticulärer Injektion ein Anstieg des 17-Hydroxycorticosteroidspiegels im Plasma gefunden (*29*). Sie kann die perorale Therapie unterstützen, aber nicht ersetzen.

Präparate

Decortin-H-Kristallsuspension, Amp. zu 10 und 25 mg; Deltacortril-Suspension, Fl. zu 10 und 20 mg; Hostacortin-H-Kristallsuspension, Fl. zu 10 und 25 mg; Scherisolon-Kristallsuspension, Amp. zu 10 mg.

Indikationen und Dosierung

1. Exsudate größerer Gelenke. Anfangs 2mal wöchentlich, später in größeren Abständen 10—20—40 mg intraarticulär nach Ablassen des Exsudates.

2. Schmerzhafte kapsuläre Entzündungsprozesse. 1—2mal wöchentlich periarticuläre Infiltration mit 20—40 mg.

3. Rheumatische Tendinosen. 1—2mal wöchentlich Infiltration mit 20—40 mg.

Salicylsäure und ihre Derivate

Ihr Wirkungsmechanismus scheint nicht, wie gelegentlich angenommen, auf einer NNR-Stimulation zu beruhen, ist im einzelnen aber noch ungeklärt. Der antipyretische Effekt ist stärker als der analgetische und antiphlogistische. Während die produktive Entzündungsphase kaum beeinflußt wird, kann sich die antiphlogistische Wirkung der Salicylsäure in der exsudativen Phase durch eine Hemmung der mit einem Verlust des Wasserbindungsvermögens einhergehenden Depolymerisation der hochpolymeren Grundsubstanz des Bindegewebes besser auswirken (*1, 13, 16, 25, 38*).

Natrium salicylicum und Acetylsalicylsäure, noch heute in den angelsächsischen Ländern bevorzugt, werden wegen ihrer häufigen Nebenwirkungen, wie gastrische Beschwerden, Ohrensausen, Schwindel, Erregungszustände und Delirien vom besser verträglichen Salicylamid verdrängt, das aber wegen seiner raschen Eliminierung eine höhere Dosierung braucht (*5*). Die günstigen Behandlungsergebnisse der Salicylsäure beim rheumatischen Fieber (*2*) können für die rheumatoide Arthritis nicht bestätigt werden, eventuell hat sie eine günstige Wirkung auf die rheumatische Iridocyclitis.

Präparate

Acetylsalicylsäure: Aspirin, Tabl. zu 0,5; Salicylamid: Iromin, Tabl. zu 0,5 g; Salizell, Tabl. zu 0,5 g.

Kombinationspräparate mit NNR-Hormon: Decortisal-Tabl.: Decortin 0,75 mg, Acetylsalicylsäure 300 mg, Cebion 50 mg, Aluminiumhydroxydgel 50 mg.

Indikation und Dosierung siehe Tabelle 45.

Pyrazolon- und Pyrazolidinkörper

Dimethylaminophenyldimethylpyrazolon = Aminophenazon - Aminopyrin - Pyramidon: Es hat neben der bekannten zentral-antipyretischen und analgetischen Wirkung einen lokal antiphlogistischen Effekt durch eine, die Exsudation vermindernde Beeinflussung der Capillarresistenz und der Zellgrenzflächen. Da die gefürchtete Agranulocytose im Kindesalter eine extreme Seltenheit und die weiteren Nebenwirkungen in Form von Magenunverträglichkeit, Anämie, Blutungsneigung, Hämaturie und Thrombocytopenie unbedeutend und spontan rückbildungsfähig sind, findet das Aminophenazon in der deutschen Pädiatrie immer noch Anwendung. Die intravenöse Verabreichung ist wegen Krampfgefahr zu vermeiden. In der Behandlung des rheumatischen Fiebers wird dem Aminophenazon eine rezidivverhütende Wirkung und ein günstiger Effekt bei der Polyserositis zugesprochen, in der Behandlung der rheumatoiden Arthritis ist es den Salicylaten überlegen (*11, 20, 21, 40*).

Präparate

Aminophenazon, Tabl. und Supp. zu 0,1 bzw. 0,3 g Dimethylaminophenyldimethylpyrazolon; Pyramidon, Tabl. zu 0,1 bzw. 0,3 g Dimethylaminophenyldimethylpyrazolon; Solpyron-Drag. zu 0,2 Dimethylaminophenyldimethylpyrazolon, 0,2 g Phenyl-dimethylpyrazolon, 0,18 g Calciumcitrat, 0,01 g Pyridin-3-carbonsäure.

Kombinationspräparat mit NNR-Hormon: Pyracortin-Tabl. zu 0,75 mg Prednison, 150 mg Dimethylaminophenyldimethylpyrazolon; Pyracortin forte-Tabl. zu 1,5 mg Prednison, 300 mg Dimethylaminophenyldimethylpyrazolon.

Indikation und Dosierung siehe Tabelle 46.

Phenylbutazon (Butazolidin = 1,2-Dipenhyl-3,5-dioxo-4-n-butyl-pyrazolidin): Es ist in der Behandlung der rheumatoiden Arthritis das am stärksten wirkende, nicht hormonelle Antirheumaticum. Die antiphlogistische Gewebswirkung ließ sich in Tierversuchen durch die Hemmung des Erythems, der Ödembildung, der Granulombildung und anaphylaktischer Entzündungen nachweisen. Sie beruht auf der Herabsetzung der Capillarfragilität und Permeabilität, der Hyaluronidasehemmung — wahrscheinlich über das Nebennierenmark durch Ausschüttung von Katecholaminen —mit Einschränkung der Gewebsdiffusion (Spreading-Test), der Hemmwirkung auf das mesenchymale Gewebe (cytostatischer Effekt bei Fibroblastenkulturen) und einem Histaminantagonismus.

Die zentral-antipyretische und analgetische Wirkung des Phenylbutazons ist etwas geringer als die des Aminophenazons, Kombination von Phenylbutazon und Aminophenazon ergibt aber keine Wirkungssteigerung.

Gelegentliche Nebenwirkungen sind Ödeme, allergische Haut- und Schleimhautveränderungen, gastrische Beschwerden, Ulcera, Blutungsneigung, Thrombocytopenie, Agranulocytose, aplastische Anämie und Krämpfe. In

Tabelle 45. *Indikation und Dosierung der Salicylate*

	Anfangsdosis			Reduzierung auf	Therapiedauer
	3—6 Jahre g	6—10 Jahre g	10 bis 14 Jahre g	g	
1. *Rheumatisches Fieber ohne Karditis:*					
Acetylsalicylsäure	2,0—3,0	4,0	6,0	1,5—2,5	1¹/₂—3 Monate
Salicylamid	3,0—5,0	6,0	8,0	3,0—4,0	1¹/₂—3 Monate
2. *Latente rheumatoide Arthritis:*					
Salicylamid	3,0—5,0	6,0	8,0	3,0—4,0	Langzeittherapie
3. *Rheumatische Iiridocyclitis:*					
nur Kombination mit Corticosteroiden	3,0—5,0	6,0	8,0	3,0—4,0	3—6 Monate

Tabelle 46. *Indikation und Dosierung von Aminophenazon*

	Anfangsdosis			Erhaltungsdosis	Therapiedauer
	3—7 Jahre g	7—14 Jahre g	über 14 Jahre g	g	
1. *Rheumatisches Fieber ohne Karditis* . .	1,8	2,4	3,0	0,9—1,2	3—6 Monate
2. *Aktive rheumatoide Arthritis ohne viscerale Symptomatik*	1,2	1,8	2,4	0,6—1,2	Langzeittherapie
3. *Kombinationsbehandlung mit Corticosteroiden:* rheumatisches Fieber mit Karditis, Still-Syndrom, rheumatoide Arthritis mit visceraler Symptomatik (s. auch Tabelle 44)	0,9	1,2	1,8		

Tabelle 47. *Indikation und Dosierung von Phenylbutazon*

	Anfangsdosis	Erhaltungsdosis	Therapiedauer
1. *Rheumatisches Fieber ohne Karditis:* nur bedingt, da Aminophenazon mit geringeren Nebenwirkungen hier gleiches leistet	10,0 mg/kg	10,0 mg/kg	3—6 Monate
2. *Aktive rheumatoide Arthritis ohne viscerale Symptomatik*	380—420 mg/m² = 13,5—15,0 mg/kg	200—300 mg/m² = 7—11 mg/kg	Langzeittherapie
3. *Kombinationsbehandlung mit Corticosteroiden:* Still-Syndrom, rheumatoide Arthritis mit visceraler Symptomatik (s. auch Tabelle 44)	Therapiebeginn mit 140 mg/m² Körperoberfläche = 5 mg/kg. Dosis bei langsamem Reduzieren der Corticosteroiddosis bis auf 340 mg/m² = 12 mg/kg steigern		

Die Kombination von Phenylbutazon mit Corticosteroiden zeigt neben der günstigen Wirkungsergänzung einen Hormon einsparenden Effekt, der möglicherweise auf einer vom Phenylbutazon induzierten Hemmung der Cortisoninaktivierung seitens der Leber beruht.

der Langzeitbehandlung an Kindern zeigten sich relativ häufig Mikrohämaturien, die durch Rutin gebessert werden können, und thyreostatisch bedingte Strumabildungen, die manchmal auf Trijodthyronin ansprechen. Beide Störungen sind nach Absetzen der Phenylbutazon-Therapie spontan rückbildungsfähig (*21, 27, 33, 36, 41*).

Präparate

Butazolidin, Drag. 0,2 g, Supp. zu 0,25 g. Kombinationspräparat mit Aminophenazon zu gleichen Teilen: Irgapyrin, Drag. 0,25 g; Supp. 0,5 g; Amp. 5 ml 30%ige Lösung mit 1% Xylocain. Kombinationspräparat mit Isopyrin: Tomanol, Drag. 0,2 g Isopyrin, 0,1 g Phebuzine (= Phenylbutazon); Supp. 0,4 g Isopyrin, 0,2 g Phebuzine; Amp. 1,2 g Isopyrin, 0,6 g Phebuzine. Kombinationspräparat mit NNR-Hormon: Delta-Butazolidin, Drag. zu 1,25 mg Prednisolon, 50 mg Phenylbutazon. Indikation und Dosierung siehe Tabelle 47.

Oxyphenbutazon (Tanderil = 1-Phenyl-2-(p-hydroxyphenyl)-3,5-dioxo-4-n-butyl-pyrazolidin-monohydrat). Über die Behandlung rheumatischer Erkrankungen mit Oxyphenbutazon bestehen noch wenig Erfahrungen. Da es sich bei dieser Substanz um ein Umbauprodukt handelt, das im menschlichen Organismus aus Phenylbutazon entsteht und als Metabolit I im Urin ausgeschieden wird, dürfte der Wirkungsmechanismus dem des Phenylbutazons entsprechen. Die bisher gemachten Erfahrungen in der Behandlung der rheumatoiden Arthritis und die dabei beobachteten Nebenwirkungen gleichen denen des Phenylbutazons (*31*).

Präparat. Tanderil, Dragées zu 0,1 g.

Indikation und Dosierung. Indikation wie bei Butazolidin. Volldosis 300 mg/m² = 10 mg/kg, Erhaltungsdosis: 200 mg/m² = 6—7 mg/kg.

Die Chrysotherapie

Der im einzelnen noch ungeklärte Wirkungsmechanismus der Goldsalze wird hypothetisch mit einer Beeinflussung des Zellstoffwechsels des Mesenchyms über die Redoxsysteme und des RES und damit auch der Allergielage erklärt. Das Gold wird im Blut wahrscheinlich in Form eines Protein-Gold-Komplexes transportiert und in den Zellen des Nieren- und Leberparenchyms und des RES gespeichert, von wo es nach Monaten noch mobilisiert und schließlich ausgeschieden werden kann. Die Plasmagoldkonzentration ist abhängig von der Dosis und der Applikationsweise: Während bei parenteraler Anwendung wasserlöslicher Goldverbindungen eine rasche Resorption mit hohem Plasmaspiegel erreicht wird, läßt sich die Resorption durch Verwendung öliger Suspensionen verzögern, wobei allerdings auch der Plasmaspiegel niedriger und weniger konstant ist. Die peroral verabreichten Goldverbindungen ergeben infolge der labilen Resorptionsbedingungen inkonstante Plasmakonzentrationen, sind im Hinblick auf die Nebenwirkungen verträglicher, haben aber auch einen geringeren Effekt.

Als Nebenwirkungen treten vorwiegend toxisch-allergische Haut- und Schleimhautveränderungen (cave Sonnenbestrahlung!), gastroenterale Symptome, Hepatopathie, Albumin- und Cylindrurie, Anämie, Agranulocytose und Thrombocytopenie in Erscheinung, die gelegentlich zum Absetzen der Therapie und Anwendung von BAL und Corticosteroiden zwingen.

Indikation: Basistherapie bei rheumatoider Arthritis in Kombination mit Corticosteroiden oder anderen Antirheumatica. Im Kleinkindalter möglichst nur perorale Anwendung, bei parenteraler Therapie ölige Suspension bevorzugen. Gegenindikation: Visceral-rheumatische Symptomatik, besonders Leber- und Milzschwellungen, schwere Anämie, Leukopenie, Thrombocytopenie (*13, 21, 27, 34, 39, 45, 46*).

Präparate

Aurubin-Drag. zu 1 mg Rubidiumauritetrachlorid, 1 mg Kreatininchlorhydratchloroaurat, 1 mg Adenosinmonophosphat, 10 mg Triäthanolaminpyrophosphat, 10 mg Kreatinin, 50 mg Ammoniumchlorid.

Dosierungsschema

	3—7 Jahre	7—14 Jahre
1. Woche täglich . .	½ Dragée	1 Dragée
2. Woche täglich . .	1—1½ Dragées	2 Dragées
3.—8. Woche täglich	2 Dragées	3 Dragées

Fosfocrisolo (Chepha-Handels-AG, Zürich), Natriumsalz der p-dimethylamino-phenyl-phosphinsäure, Gold- und Natriumthiosulfat (Au 21%, S 14,8%, P 3,3%), ölige Suspension zur i.m. Injektion, in Amp. zu 0,001—0,005—0,01—0,025—0,05—0,1—0,25.

Dosierungsschema

6—10 Jahre:

1. Woche	0,0005 g	2× wöchentl.
2. Woche	0,001 g	2× wöchentl.
3. Woche	0,005 g	2× wöchentl.
4. Woche	0,01 g	2× wöchentl.
5. Woche	0,025 g	2× wöchentl.
6.—12. Woche . . .	0,05 g	1× wöchentl.
13.—18. Woche . . .	0,1 g	1× wöchentl.
Gesamtdosis	1,0 g	

11—14 Jahre:

1. Woche	0,001 g	2× wöchentl.
2. Woche	0,005 g	2× wöchentl.
3. Woche	0,01 g	2× wöchentl.
4. Woche	0,025 g	2× wöchentl.
5. Woche	0,05 g	2× wöchentl.
6. Woche	0,1 g	1× wöchentl.

diese Dosis über weitere 10—15 Wochen fortsetzen

Gesamtdosis . . . . . 1,5—2,0 g

Regelmäßige Blutbild- und Urinkontrollen: Kur kann nach 6 Wochen Pause wiederholt werden, nach 2. Goldkur 2—3 Monate Pause, insgesamt 3 Kuren.

Chloroquin

Die bisher vorwiegend bei Erwachsenen mit rheumatoider Arthritis gefundene antirheumatische Wirksamkeit der Malariamittel, die im eigenen Krankengut bisher nicht bestätigt werden konnte, wird mit einer Beeinflussung der für das Entzündungsgeschehen wichtigen Fermentsysteme, besonders der Adenosintriphosphatase und Glutaminsäuredehydrogenase, erklärt. Nebenwirkungen: Depigmentierung der Haare, gelblich-bräunliche, nicht sicher rückbildungsfähige Pigmentablagerungen in den obersten Schichten der Hornhaut mit Sehstörungen (*4, 14, 17, 18, 26, 28, 30, 32, 43, 45, 46*).

Präparat

Resochin-Tabl.: 7-Chlor-4-(4'-diäthylamino-1'-methylbutylamino)-chinolindiphosphat (Chloroquindiphosphat) 0,25 g (entsprechend 0,15 g Base).

Kombinationspräparat mit Prednison und Aspirin: Elestol-Drag.: Resochin 0,04 g, Prednison 0,75 mg, Aspirin 0,2 g.

Indikation

Basistherapie bei rheumatoider Arthritis in Kombination mit Corticosteroiden oder anderen Antirheumatica.

Dosierung

3—7 Jahre: tägl. $^1/_2$ Tabl.; 8—14 Jahre: tägl. $^3/_4$ Tabl.; über 14 Jahre: tägl. 1 Tabl.

Wegen späten Wirkungseintritts Therapie über Monate bis 1 Jahr fortsetzen.

Literatur

1. ABELIN, J., u. W. BERLI: Zur Kenntnis der Wirkung der Azetylsalicylsäure (Aspirin) beim Menschen. Med. Wschr. **90**, 87 (1960).

2. American Heart Association and Medical Research Council of Great Britain: Joint Report (1). Circulation **11**, 343 (1955) und Brit. med. J. **1955**, 555.

3. ARAPAKIS, G., and C. R. TRIBE: Amyloidosis in rheumatoid arthritis investigated by means of rectal biopsy. Ann. rheum. Dis. **22**, 256 (1963).

4. BÄUMER, A.: Ergebnisse der Langzeitbehandlung der chronischen Polyarthritis mit Chloroquin. Z. Rheumaforsch. **20**, 270 (1961).

5. BECHER, A., J. MIKSCH, P. RAMBACHER u. A. SCHÄFER: Über das Verhalten des Salicylamid im Stoffwechsel des Menschen. Klin. Wschr. **30**, 913 (1952).

6. BIERICH, J. R., D. SCHÖNBERG u. E. ECKLER: Untersuchungen zur Dynamik des Hypophysen-Nebennierenrindensystems. Dtsch. med. Wschr. **87**, 8, 84 (1962).

7. BLACK, R. L., R. B. OGLESBY, L. V. SALLMANN and J. J. BUNIM: The occurence of posterior subcapsular cataracs in rheumatic disease patients treated with corticosteroids in high dosage. X. Internat. Rheum. Kongr., Rom 1961.

8. BOCK, H. E.: Die Steroid-Therapie rheumatischer Erkrankungen. Verh. dtsch. Ges. inn. Med. 65. Kongr. (1959).

9. BUTENANDT, O., D. KNORR u. E. STOEBER: Die Ursachen der Wachstumshemmung bei der rheumatoiden Arthritis (primärchronischen Polyarthritis) im Kindesalter. Z. Rheumaforsch. **21**, 280 (1962).

10. ECKLER, E., J. R. BIERICH, I. KOCH u. G. BUHR: Ergebnisse einer langdauernden und hochdosierten ACTH-Behandlung der rheumatischen Karditis im Kindesalter. Z. Kinderheilk. **82**, 697 (1959).

11. EDSTRÖM, G.: Acta rheum. scand. **1**, 145 (1955).

12. — Destructions of hip joint in rheumatoid arthritis during long-term steroid therapy. X. Internat. Rheum. Kongr., Rom 1961.

13. FELLINGER, K., u. J. SCHMID: Klinik und Therapie des chronischen Gelenkrheumatismus. Wien: Wilhelm Maudrich 1954.

14. FORESTIER, J., et A. CERTONCINY: Essai de traitment des rhumatismes inflammatoires par les antimalariques de synthèse. Rev. Rhum. **21**, 395 (1954).

15. FREYBERG, R. H., u. J. CASCON: The problem of pathologic fractures in patients with rheumatoid arthritis receiving prolonged corticosteroid treatment. X. Internat. Rheum. Kongr. Rom 1961.

16. GRAB, W.: Neue Entwicklungen in der Arzneibehandlung rheumatischer Erkrankungen. In: F. MEYTHALER, Prophylaxe, Früherkennung und vorbeugende Therapie innerer Erkrankungen (Vorträge vom 5. Bayerischen Internisten-Kongr. 1957). Stuttgart: Ferdinand Enke 1958.

17. GÜNTHER, R.: Zur Resochinbehandlung der primär-chronischen Polyarthritis rheumatica. Med. Klin. **54**, 2073 (1959).

18. HAYDU, G.: Rheumatoid arthritis therapy: arationale and the use of chloroquine diphosphate. Amer. J. Med. Sci. **225**, 71 (1953).
19. HUSCHKE, U., E. STOEBER u. G. KÖLLE: Zur Behandlung rheumatischer Erkrankungen im Kindesalter mit Triamcinolon und Dexamethason. Z. Rheumaforsch. **20**, 43 (1961).
20. KLEINSCHMIDT, H.: In: FEER/KLEINSCHMIDT, Lehrbuch der Kinderheilkunde. Stuttgart: Gustav Fischer 1959.
21. KÖLLE, G.: Klinik und Therapie der rheumatoiden Arthritis (primär-chronische Polyarthritis) im Kindesalter. Kinderärztl. Prax. **30**, 109 (1962).
22. KÖTTGEN, U., u. W. CALLENSEE: Rheumatisches Fieber im Kindesalter. Stuttgart: Ferdinand Enke 1961.
23. KRAMMER, F.: Die moderne Behandlung der Osteoporose. Z. Rheumaforsch. **21**, 383 (1962).
24. LORENZ, N.: Chloroquinbehandlung im Kindesalters. Kinderärztl. Prax. **29**, 172 (1961).
25. MATHIES, H.: Nebennierenfunktion und rheumatische Polyarthritis. Med. Klin. **57**, 206 (1962).
26. MERKEL, G.: Zur Chloroquinbehandlung chronischer Rheumatiker. Z. Rheumaforsch. **20**, 276 (1961).
27. MOLL, W.: Klinische Rheumatologie. Basel u. New York: S. Karger 1958.
28. MÜLLER, W.: Die Chlorochinbehandlung der chronischen Polyarthritis. Dtsch. med. Wschr. **84**, 1072 (1959).
29. OKA, M.: Effect of pregnancy on the onset and course of rheumatoid arthritis. Ann. rheum. Dis. **12**, 227 (1953).
30. — Treatment of rheumatoid arthritis with atebrin. Amer. Med. intern. Fenn. **42**, 215 (1953).
31. PFISTER, R., u. F. HÄFLIGER: Über Derivate des Phenylbutazons. I. In den Benzolkernen hydroxylierte Derivate. Helv. chim. Acta **40**, 395 (1957).
32. POPERT, A. J., K. A. E. MEIJERS, J. SHARP and F. BIER: Chloroquine diphosphate in rheumatoid arthritis. Ann. rheum. Dis. **20**, 18 (1961).
33. RECHENBERG, H. K. v.: Butazolidin. Stuttgart: Georg Thieme 1961.
34. SCHLEGEL, B., T. BEHREND u. M. EGGSTEIN: Vergleichende Therapie der primär-chronischen Polyarthritis. Ärztl. Wschr. **11**, 1101 (1956).
35. SCHUBERT, H.: Zur Frage der Dosierung von ACTH bei Dauertropfinfusionen. In: L. WEISSBECKER, Probleme des Hypophysen-Nebennierenrindensystems. Berlin-Göttingen-Heidelberg: Springer 1953.
36. SCHULTZE-RHONHOF, J., G. KÖLLE u. E. STOEBER: Die Langzeitbehandlung der rheumatoiden Arthritis im Kindesalter mit Phenylbutazon. X. Internat. Rheum. Kongr., Rom 1961.
37. — Methylprednisolon bei rheumatischem Fieber, rheumatoider Arthritis und Still-Syndrom im Kindesalters. Z. Rheumaforsch. **21**, 391 (1962).
38. SMITH, M. J. H.: Salizylate und die Nebenniere. Ann. rheum. Dis. **18**, 298 (1959).
39. SPIEGL, F. V.: Zur Goldtherapie des Rheumatismus. Med. Klin. **49**, 1373 (1954).
40. STOEBER, E.: Therapie und Heilfürsorge des kindlichen Rheumatismus. Münch. med. Wschr. **94**, 12, 13, 14 (1952).
41. — Kombinierte Dauerbehandlung von Morbus Still und aktiver rheumatoider Arthritis des Kindes mit Prednisolon-Butazolidin. Z. Rheumaforsch. **16**, 283 (1957).
42. —, u. G. KÖLLE: Die Nebennierenrindenhormonbehandlung der rheumatoiden Arthritis und ihrer Syndrome im Kindesalter. Z. Rheumaforsch. **19**, 231 (1960).
43. SÜDHOF, H.: Über die Behandlung rheumatischer Erkrankungen mit Antimalariamitteln. Z. Rheumaforsch. **20**, 256 (1961).
44. TEILUM, G.: Pathogenesis of amyloidosis (The two-phase cellular theory). X. Internat. Rheum. Kongr., Rom 1961.
45. TICHY, H., K. SEIDELL u. G. HEIDELMANN: Lehrbuch der Rheumatologie. Berlin: VEB Volk und Gesundheit 1959.
46. VOIT, K., u. A. GAMP: Der Rheumatismus. Stuttgart: Ferdinand Enke 1958.

Antimykotica

Von H. Götz, Essen

Pharmaka, die auf Pilze einen entwicklungshemmenden oder abtötenden Effekt ausüben, werden Antimykotica genannt. Das ist nicht ganz korrekt, weil sich der Begriff Anti-„mykose" bedeutungsgemäß gegen die Krankheit, nicht aber gegen den Erreger (myces = Pilz) richtet. Zutreffender wäre daher, von antimycetischen Substanzen zu sprechen. Für die Praxis erwies sich dieser Umstand indessen nicht als hinderlich, hat jene doch letztlich die Abheilung der krankhaften Veränderungen zum Ziele, gleichgültig, in welcher Weise das erreicht wird. Nur im weitesten Sinne wollen wir hier Penicillin und Streptomycin gleichfalls zu den Antimykotica zählen, da sie sich nämlich gegen aktinomycetische Pilze als wirksam erwiesen haben. Das gilt auch für die Sulfonamide, die besonders bei der Nokardiose und der südamerikanischen Blastomykose Verwendung finden. Alle uns bekannten Antimykotica lassen sich nach der Art ihrer für den Heilerfolg geeignetsten Applikation in drei Gruppen einteilen:

A. Lokale Antimykotica.

B. Enterale Antimykotica.

C. Parenterale Antimykotica.

Die orientierende Beurteilung antimycetischer Substanzen erfolgt durch in vitro-Tests mit Pilzen im Laboratorium. Erst bei klinischem Gebrauch pflegen sich aber Vor- und Nachteile herauszustellen, da eine in vitro-Wirksamkeit nicht notwendigerweise identisch sein muß mit einer erfolgreichen Anwendung in vivo. Im folgenden werden wir nur die bereits erprobten Medikamente abhandeln und in einer abschließenden Indikationsliste jeweils auf sie hinweisen.

A. Lokale Antimykotica

Die Lokalbehandlung ist die älteste Therapieform überhaupt, insbesondere bei den oberflächlichen Mykosen. Auch heute noch besitzt sie ihren Wert. Hier finden wir viele bekannte chemische Verbindungen, die sich fast alle gleichzeitig durch antibakterielle Eigenschaften auszeichnen. Bei starker Irritation des Krankheitsherdes sind zunächst feuchte Umschläge (Chinosol 1:1000, für Bäder 1:2000 — Acid. salicyl. 0,1%ig — Kaliumpermanganat 1:1000, 1:3000 für Bäder) zu applizieren. So-

bald sich die Haut beruhigt hat, verschreiben wir Solutio Castellani (Deutsche Rezeptformel D.R.F./1950).

    a) Solut. Fuchsin. spirit. (10%) 10,0,

    b) Phenol. liquef. 5,0 Aqua dest. ad 100,0,

    c) Acid. boric. pulv. 1,0,

    d) Aceton 5,0,

    e) Resorcin. pulv. 10,0,

a) mit b) mischen, filtrieren und c) zusetzen. Nach 2 Std d), nach 2 weiteren Stunden e) zusetzen. Die Lösung ist nach einigen Tagen gebrauchsfertig.

D.S. Äußerlich.

Durch den Gehalt an Fuchsin färbt die Lösung intensiv rot. Das ist bisweilen unerwünscht und läßt sich vermeiden, wenn wir statt Fuchsin die Verbindung Surfen der Farbwerke Hoechst in 0,1%iger Konzentration zusetzen. In Deutschland wird auch gern Tinctura Arning rezeptiert, die allerdings gleichfalls färbt.

Rp. Anthrarobin. 1,0,
    Tumenol-Ammonii 4,0,
    Äther 10,0,
    Tct. Benzoes ad 30,0,
    M.D.S.

Arningsche Tinktur, Herde zweimal täglich einpinseln.

Tinctura Benzoes reizt bisweilen, weshalb man sie weglassen kann.

Rp. Anthrarobin. 1,5,
    Tumenol-Ammonii,
    Glycerin. āā 3,0,
    Äther 15,0,
    Spiritus 20,0,
    M.D.S.

Arningsche Pinselung, modifiziert nach Neisser.

Farbstoffe in wäßriger Lösung wie Pyoktanin (1%ig), Malachitgrün (1%ig), Trypaflavin (1%ig) haben ebenfalls den Nachteil, daß sie die Wäsche verschmutzen. Gegenüber vielen nichtfärbenden Fertigpräparaten (s. unten) besitzen sie — mit Ausnahme des Pyoktanins bei der Soormykose — keine Vorteile.

Als Salbe ist im Ausland (besonders USA) die von Whitfield gegebene Verschreibung sehr beliebt:

Rp. Acid. salicyl. 3,0,
    Acid. benzoic. 6,0,
    Lanol. anhydr.,
    Vasel. āā ad 100,0.

Die Prozentsätze der Wirksubstanzen kann man natürlich reduzieren, wenn ein bereits stark gereiztes Terrain vorliegt. Als sehr empfehlenswert hat sich die Anwendung von Tinkturen in Kombination mit 1%iger Vioformschüttelmixtur ergeben.

Rp. Vioformi 1,0,
  Zinci oxydat.,
  Talc. āā 20,0,
  Glycerini,
  Aquae dest. āā ad 100,0,
  M.D.S.
Vor Gebrauch gut schütteln, Herde zweimal täglich dünn einpinseln.

Wichtig ist der Besitz eines gut wirksamen Schälmittels für die hyperkeratotischen Läsionen an den Händen und Füßen. Hier hat sich uns, vor allem bei den chronischen squamöstylotischen Tineaformen, hervorragend die folgende Kombination bewährt, die zugleich keratolytisch und antimycetisch wirksam ist:

Rp. Ceresrot 0,05,
  Oxychinol. sulf. 0,25,
  Acid. lact.,
  Acid. salicyl. āā 5,0,
  Collodii ad 50,0.

Das im Gebrauch saubere Medikament wird morgens und abends auf die hyperkeratotischen Herde aufgetragen, wobei Verbände nicht erforderlich sind. Selbst interdigital ist die Verträglichkeit gut, wenn man die Anwendung nicht zu lange ausdehnt bzw. ab und zu eine Behandlungspause einlegt. Nach durchschnittlich 3—4 Tagen geben wir ein warmes Bad und entfernen die erweichten Hornmassen durch sanftes Schaben mit dem scharfen Löffel. Eine nochmalige Wiederholung dieses Verfahrens ist durchaus möglich. Selbst ohne erweichendes Bad lösen sich dann nach einiger Zeit trockene, tote Pilzelemente enthaltende Hornlamellen ab. Die Dauer und Häufigkeit der Applikation muß natürlich der Arzt individuell entscheiden, doch wird er bald seine eigenen Erfahrungen gesammelt haben, um das Medikament bei hartnäckigen Tineafällen gelegentlich auch an Stellen mit dünnem Stratum corneum *kurzfristig* anzuwenden.

Die Hand- und Fußmykose sollte nach Beseitigung des Pilzes mit einem 5—7tägigen Teerturnus abschließend behandelt werden (Carboneol, Liantral), was sich günstig bei bestehender Neigung zur Ekzematisation auswirkt. Zur Prophylaxe gegen Reinfektionen nach abgeklungener Mykose empfiehlt sich der folgende, gut hautverträgliche Puder:

Rp. Thymoli 1,0,
  Acid. boric. 10,0
    (wenn Borsäure unerwünscht ist, Zusatz von Acid. salicyl. 3,0),
  Zinc. oxydat.,
  Talc. āā ad 100,0.

Gleichfalls antimycetisch wirksam, jedoch heute kaum noch verschrieben, sind unter anderem Schwefel, Jod, Quecksilber. Zum Teil finden wir sie in Fertigpräparaten wieder.

Zahlreiche antimykotische Spezialitäten werden von der pharmazeutischen Industrie auf den Markt gebracht, dazu verschiedene Vehikel wie Salben, Cremes, Gelees, Tinkturen und Puder. Die wirksamen pilzfeindlichen Substanzen lassen sich aber in verhältnismäßig wenige Gruppen einordnen, wie das in der nachfolgenden Tabelle an Hand der bekanntesten Fertigpräparate der „Roten Liste" 1963 geschehen ist. In jeder Gruppe wurden 1—2 Präparate besonders herausgestellt, mit denen wir persönliche Erfahrungen gesammelt haben. Nicht unerwähnt darf bleiben, daß jedes antimykotische Mittel die Haut sensibilisieren kann. Bei plötzlichen Verschlechterungen des Bildes während der Behandlung muß daher eine Allergie in Erwägung gezogen werden.

Ein antimycetisch wirksames Medikament ist das *Nystatin* (Fungicidin, Mykostatin), ein Antibioticum aus dem Bodenpilz Streptomyces noursei, das 1950 entdeckt und in vitro gegen zahlreiche Pilze wirksam befunden wurde, wenn auch zum Teil nur bei hoher Konzentration. Es ist jedoch kaum wasserlöslich. In Deutschland ist es unter dem Namen Moronal (Chemische Fabrik von Heyden) in Form von Dragees mit 500 000 E, Ovula mit 100 000 E, Suspension mit 100 000 E/cm³ und Salbe mit 100 000 E/g im Handel. Die Verträglichkeit ist sehr gut. Leider ist die Resorption im Darm völlig ungenügend, so daß therapeutisch wirksame Blutspiegel nicht erzielt werden können, eine enterale Therapie (etwa zur Behandlung einer Lungencandidiasis) daher nicht möglich ist. Aus diesem Grunde wird es fast nur noch lokal bei Soormykosen verschrieben, wobei es den Vorteil der Farblosigkeit besitzt. Eine Ausnahme bildet der Soorbefall des Darmtraktes, doch würde hier die Applikation von Moronaltabletten letztlich auch nur eine Art Lokalbehandlung darstellen.

Tabelle 48. *Antimycetische Wirkgruppen in Handelspräparaten*

Handelsname	Wirksame Substanzen	Hersteller
Novex	*Gruppe 1: D 25-Derivate* 2,2'-Dioxy-5,5'-Dichlordiphenylsulfid	D. F. Boehringer & Söhne GmbH
Myxal	*Gruppe 2: Invertseifen* Paraffinyl-triphenylphosphoniumbromid Dodecyl-dioxyäthyl-benzyl-ammonium-chlorid	Basoderm, Dermatologische und pharmazeutische Spezialpräparate GmbH
Chlorisept . . .	*Gruppe 3: Oxychinolinderivate* 5-Chlor-8-Oxychinolin, Acid. salicyl., Acid. benzoic.	Riedel-de Haën AG
Sterosan . . .	5,7-Dichlor-8-Oxychinaldin	Geigy-AG, Dr. Karl Thomae GmbH
Benzoderm . .	*Gruppe 4: Fettsäurederivate* Undecylensäurezubereitung u. a.	Arzneimittelfabrik Hüls
Fungichthol, B-Salbe . .	Undecylensäure, Caprylsäure u. a.	Ichthyol-Gesellschaft Cordes, Hermanni & Co.
Merfen	*Gruppe 5: Metallorganische Verbindungen* Phenylhydrargyr. boric.	Zyma-Blaes AG, Arzneimittelfabrik
Phebrocon. . .	*Gruppe 6: Phenolderivate* *a = Hexylresorcin* Dioxyphenylhexan, Chlormethylisopropylphenol, Benzoesäureester	Merz & Co.
Jadit	*b = Sonstige Verbindungen* 4-Chlor-2-oxybenzoesäure-n-butyl-amid, Acid. salicyl.	Farbwerke Hoechst AG, vormals Meister Lucius & Brüning
Multifungin . .	5-Bromsalicyl-4'-chloranilid	Knoll AG, Chem. Fabriken

B. Enterale Antimykotica

I. *Kalium jodatum.* Es wurde jahrzehntelang als das Mittel der Wahl bei inneren bzw. tiefen Pilzkrankheiten verabfolgt (Kinder im Säuglingsalter [ausgenommen erste drei Lebensmonate] 0,025—0,05 g; 2. bis Ende 5. Lebensjahr 0,1—0,2 g; Anfang 6. bis Ende 14. Lebensjahr 0,2—0,3 g dreimal täglich, bei guter Verträglichkeit rasch auf das Doppelte der jeweiligen Altersdosis ansteigend, monatelange Applikation). Natürlich verbietet sich das Mittel bei Vorliegen einer Jodallergie.

II. *Sulfonamide.* Gegen Dermatophyten und den Soorerreger (Candida albicans) unwirksam, doch übt es einen fungistatischen Effekt auf bestimmte hefeartige Organismen aus und findet daher bei der südamerikanischen Blastomykose Verwendung (Sulfadiazin als Pyrimal-Schering, Debenal = Bayer, Sulfamerazin im Supronal = Bayer, Andal = Schering, Lederkyn = Lederle). Man gibt beispielsweise vom Supronal bei Säuglingen 1 g (Vorsicht in den ersten 3 Lebensmonaten), bei 1—3jährigen 1—1,5 g, bei 4—6jährigen 1—2 g, bei Schulkindern 2—2,5 g täglich.

III. *Griseofulvin.* In Deutschland unter dem Namen Fulcin (Rheinchemie) und Likuden (Hoechst) im Handel. Das Antibioticum (aus Penicillium griseofulvum Dierckx) wurde schon 1939 entdeckt, aber erst nach dem Kriege näher untersucht. Vorwiegend gegen Dermatophyten wirksam, ist es heute das Mittel der Wahl bei allen durch diese Erreger hervorgerufenen Krankheiten der Haare, aber auch der Epidermis und Nägel. Griseofulvin übt keinen fungiciden Effekt aus, sondern nur durch Cytostase eine Wachstumshemmung. Nach Kontakt mit dem Antibioticum bleiben die Pilze also vital. Es wird im Magen-Darmkanal resorbiert und über den Blutweg in allen keratinogenen Zonen abgelagert. Auf diese Weise werden das Stratum corneum, die Haare und Nägel allmählich imprägniert. Der in der Hornsubstanz schmarotzende Pilz vermag nun nicht mehr in die Tiefe vorzudringen und wird so im Wege der physiologischen Regeneration der Epidermis und ihrer Anhangsgebilde allmählich eliminiert. Eine Röntgenepilation, wie sie bisher bei Dermatomykosen des kindlichen Kopfes erforderlich war, wurde überflüssig. Bei Kindern hat sich eine Dosis von 25—30 mg/kg Körpergewicht als ausreichend erwiesen. Die Gesamtmenge wird in vier Einzeldosen (jeweils 6stündlich) appliziert. Auch bei stärkerer Überdosierung ist ein Schaden jedoch kaum zu erwarten, da der Resorption im Darm Grenzen gesetzt sind. Wir geben ab 4. Lebensjahr in allen Fällen viermal 250 mg (= 1 Tablette) täglich. Inzwischen wurde von der Industrie eine Tablettenform entwickelt, die Griseofulvin in minimaler Teilchengröße enthält. Dadurch wird die Resorption im Darm so stark gefördert, daß der gleiche therapeutische Effekt bereits mit 125 mg Griseofulvin pro Tablette (Likuden M bzw. Fulcin S) erreicht wird. Die Verträglichkeit ist im allgemeinen gut. Ein in seltenen Fällen auftretendes urticarielles oder makulo-papulöses Exanthem zwingt nicht zur Kurunterbrechung. Bisweilen wird über Kopfschmerzen, Nausea und Diarrhoe geklagt, doch kann auch in diesen Fällen die Behandlung fortgesetzt werden.

IV. *Tetracycline* (Aureomycin, Terramycin, Achromycin) und *Erycin*. Diese Antibiotica kommen zur Behandlung der Aktinomykose in Frage, wenn eine Überempfindlichkeit gegen Penicillin und Streptomycin vorliegen sollte. Tetracycline und Erycin haben zudem den Vorteil der oralen Applikationsmöglichkeit. Es darf nicht zu niedrig dosiert werden (20—40 mg/kg Körpergewicht pro Tag bei Säuglingen und Kleinkindern 4—6 Wochen lang).

V. *Trichomycin*. Diese Substanz wurde aus Streptomyces hachijoensis (Japan) gewonnen. Es ist zwar gegen verschiedene Pilzarten in vitro wirksam, doch hat es nach der Literatur und nach eigenen Erfahrungen die ursprünglich hohen Erwartungen nicht erfüllt. Bei der Soormykose findet es indessen noch Verwendung. Die Verträglichkeit ist gut. Tabletten zu 50000 E pro Stück sind im Handel (Trichonat, Chemie Grünenthal). Es muß hoch dosiert werden (5000 E/kg Körpergewicht; die errechnete Gesamtdosis ist über den Tag in 6stündlichem Abstand zu verteilen). Bei lokaler Applikation (Vaginaltabletten, Salbe) ist es brauchbar.

VI. *Nystatin* (Moronal) s. S. 387.

C. Parenterale Antimykotica

I. *Penicillin, Streptomycin*. Diese Antibiotica aus Penicillium notatum Westling bzw. Streptomyces griseus wurden erfolgreich gegen die Strahlenpilzkrankheit verwendet. Der Erreger Actinomyces Israeli (bovis) ist sehr empfindlich gegen Penicillin. Man appliziert möglichst hohe Dosen (1—2 Mill. E täglich, viele Wochen lang bis zur Abheilung). Die Gefahr der Überdosierung besteht praktisch nicht, da Penicillin nicht toxisch wirkt. Zurückhaltung ist nur in den ersten drei Lebensmonaten geboten. Auf Streptomycin spricht der Strahlenpilz nicht ganz so gut an, doch gelingt es, auch mit diesem Antibioticum Abheilung zu erzielen (30 mg/kg Körpergewicht pro die, 5 Tage lang). Die ermittelte Tagesgesamtdosis wird zu je einem Viertel 6stündlich injiziert. Hierbei ist auf Nebenerscheinungen zu achten (Vestibularis-, Cochlearisschädigungen).

II. *Stilbamidin, 2-Hydroxystilbamidin, Aminostilbamidin, Pentamidin*. Diese Verbindungen hemmen alle pathogenen Pilze in ihrer Entwicklung, doch schwankt die für die einzelne Pilzart erforderliche fungistatische Dosis in weiten Grenzen. Stilbamidin und Hydroxystilbamidin finden am häufigsten Verwendung. Das Medikament muß als Dauertropfinfusion appliziert werden. Stilbamidin ist vor Lichteinwirkung zu schützen, damit keine toxischen Zersetzungsprodukte entstehen. Die Diamidine werden zu 50—100 mg pro die in $^1/_2$ bis 1 Liter 5%iger Glucoselösung gegeben. Die individuelle Gesamtdosis beträgt 1—5 g und mehr, je nach dem Krankheitsbild und der Verträglichkeit. Die Heilung setzt allerdings nur langsam ein. An Nebenwirkungen wurden Fieber, Nausea, Erbrechen, vor allem aber Trigeminusneuralgien, beobachtet. Sogar tödliche Lebernekrosen traten auf. 2-Hydroxystilbamidin ist weniger toxisch als Stilbamidin. Wenn möglich, ist das folgende Mittel vorzuziehen.

III. *Amphotericin B* (Handelspräparat Fungizone-Squibb, Fläschchen zu 50 mg). Hier liegt ein Antibioticum vor, das aus einem zunächst nicht zu klassifizierendem Bodenpilz (Streptomyces) gewonnen wurde. Das Mittel ist gegen zahlreiche Pilze wirksam, allerdings bei unterschiedlichen Konzentrationen. Vor allem bei den inneren bzw. tiefen Mykosen ist es das zur Zeit beste Medikament. Es muß langsam intravenös infundiert werden, da es bei subcutaner oder intramuskulärer Injektion Schmerzen hervorruft. Man verwendet eine 5%ige Glucoselösung (auf 10 cm³ 1 mg Amphotericin B). Als durchschnittliche Tagesdosis wird 1 mg/kg Körpergewicht gerechnet. Die Infundierungszeit soll 4—6 Std betragen. Vorzugsweise wird die Kur mit 0,2 mg/kg Körpergewicht begonnen und erst *allmählich* bis 1 mg/kg Körpergewicht (bei Kindern sogar bis zu 1,5 mg, da größere Toleranz) gesteigert, um Unverträglichkeitsreaktionen vorzubeugen. Fieber, Nausea, Erbrechen, Thrombophlebitis am Ort der Infusion sind die häufigsten Zwischenfälle. Laufende Überwachung aller wichtigen Organfunktionen ist geboten. Die Gesamtdauer der Therapie beträgt 4—8 Wochen.

Indikationsliste

1. Menschenfavus, Tierfavus, Mikrosporie, Trichophytie, Tinea (Epidermophytie) manuum, pedum, corporis, Tinea unguium: Behandlung lokal mit allen Mitteln unter A in Kombination mit B III (Griseofulvin).

2. Pityriasis versicolor: Behandlung lokal mit allen Mitteln unter A.

3. Keratophytia (Tinea) nigra: Behandlung lokal mit allen Mitteln unter A, vorzugsweise mit Schälmitteln, auch Sol. Castellani.

4. Piedra: Behandlung lokal mit allen Mitteln unter A, vorzugsweise Waschungen mit Sublimat 1:1000. Rasur nicht unbedingt erforderlich.

5. Trichomycosis palmellina: Behandlung lokal mit allen Mitteln unter A. Rasur der Haare.

6. Erythrasma: Behandlung lokal mit allen Mitteln unter A. Neuerlich Versuch mit B IV (Tetracycline, Erycin) von dem Gedanken ausgehend, daß es sich weniger um eine Mykose als um eine bakterielle Infektion handeln könnte.

7. Soor-(Candida)-Mykose: Behandlung lokal mit allen Mitteln unter A, vorzugsweise Pinselungen mit Pyoktaninlösung oder Sol. Castellani in Kombination mit Vioformschüttel. Farblose Therapie mit Moronalpräparaten möglich. Versuch mit Trichomycin (B V) angezeigt. Bei generalisierter Soormykose siehe C III (Amphotericin B).

8. Cryptokokkose (Europäische Blastomykose): Behandlung mit C II, besser C III.

9. Nordamerikanische Blastomykose: Behandlung mit C II, besser C III.

10. Südamerikanische Blastomykose: Behandlung mit B II.

11. Histoplasmose: Behandlung mit C III.

12. Sporotrichose: Behandlung mit B I, gegebenenfalls C II.

13. Coccidioidomykose: Behandlung mit C III.

14. Rhinosporidiose: Behandlung mit intravenösen Injektionen von Neostibosan.

15. Chromomykose: Behandlung mit C III. Vorzugsweise intraläsionale Injektion (wöchentlich 15 mg pro injectione). Man gibt insgesamt 60—100 mg intraläsional bis zur Heilung, doch ist die Therapie schmerzhaft. Eventuell vorher Novocain injizieren.

16. Schimmelpilzkrankheiten: Behandlung mit B I, vorzugsweise C III.

17. Mycetom: Bei den aktinomykotischen Formen Behandlung mit C I und B II, bei den maduramykotischen Formen Behandlung mit B I, vorzugsweise mit C III.

18. Aktinomykose: Behandlung mit B II, IV in Kombination mit C I.

19. Nokardiose: Behandlung vorzugsweise mit B II, sonst wie unter 18.

Literatur

Detaillierte bibliographische Angaben siehe in:
JADASSOHNs Handbuch der Haut- und Geschlechtskrankheiten, Ergänzungswerk. Berlin-Göttingen-Heidelberg: Springer.
Bd. IV/3, Die Pilzkrankheiten der Haut durch Dermatophyten (H. Götz), herausgeg. von A. Marchionini u. H. Götz 1962.
Bd. IV/4, Die Pilzkrankheiten der Haut durch Hefen, Schimmel, Aktinomyceten und verwandte Erreger (K. H. Kärcher, L. Goldman u. J. Schwarz, R. Azulay, J. Schwarz u. L. Goldman, R. Kaden, P. Lavalle, J. Ramos E Silva, S. A. P. Sampaio, F. Latapi, F. Fegeler, H. P. R. Seeliger), herausgeg. von A. Marchionini u. H. Götz 1963.
Bd. V/1, B, Therapie der Haut- und Geschlechtskrankheiten, herausgeg. von J. Kimmig, S. 1172, Die Antimykotica von H. Rieth 1961.

Antiprotozoica

Von **O. Jírovec**, **M. Petrů**, Prag und **E. Vanek**, München

Zur Therapie der durch Protozoen verursachten Krankheiten werden sehr verschiedenartige Heilmittel verwendet. Während es bei bakteriellen Infektionen überwiegend großmolekulare Stoffe mit z. T. noch unbekannter chemischer Struktur sind, handelt es sich bei den Antiprotozoica zum Großteil um kleinmolekulare chemische Verbindungen bekannter Struktur. Ihre Wirkung währt so lange, wie sie im infizierten Organismus kreisen.

Nur wenige großmolekulare oder an Eiweiß bzw. andere Trägersubstanzen gebundene Antiprotozoica von kleinmolekularer Struktur zirkulieren länger im Blutstrom oder werden nur allmählich aus intramuskulär gesetzten Depots an ihn abgegeben. So können nach einmaliger Gabe bis zu einigen Monaten anhaltende therapeutische Effekte erzielt und diese Mittel deshalb auch als *Langzeit-Prophylaktica* angewendet werden (z. B. Bayer 205).

Das *Wirkungsspektrum* der meisten Antiprotozoica ist relativ breit und meist nicht nur gegen Protozoen, sondern auch gegen Bakterien oder Würmer gerichtet, z. B. Neo-Salvarsan: Treponemen und Trypanosomen. Dagegen zeigen einzelne Stämme derselben Protozoenart oft einen deutlichen Unterschied in ihrer Empfindlichkeit gegen das gleiche Mittel, z. B. Gewebsschizonten des Plasmodium vivax gegen Primaquine.

Der *therapeutische Effekt* tritt bei einem Teil prompt ein — z. B. bei den meisten Arsenverbindungen deshalb auch die Gefahr der Herxheimerschen Reaktion —, bei anderen erst nach einer gewissen Latenzzeit, z. B. beim Bayer 205. Die Bluthirnschranke wird von den großmolekularen Antiprotozoica nicht überschritten, so geht z. B. Bayer 205 nicht in den Liquor cerebrospinalis über und ist deshalb im Spätstadium der Schlafkrankheit unwirksam.

Viele der hier verwendeten Mittel wirken trotz ihres oft breiten Spektrums nicht auf alle Entwicklungsstadien derselben Protozoenart gleich gut, was bei der Therapie zu berücksichtigen und für deren Erfolg ausschlaggebend ist. So sind bei der Malaria zur Kupierung des Anfalls nur Schizontenmittel geeignet, z. B. Chloroquine („Resochin"). Sie lassen die sekundären E-Stadien der Erreger der Tertiana und Quartana aber unbeeinflußt, von denen Rückfälle ausgehen können. Diese E-Stadien, und somit auch die von ihnen verursachten Rückfälle, können wieder-

um nur durch Primaquin beseitigt oder verhütet werden, das aber an sich in verträglichen Dosen nicht gegen die Schizonten wirkt. Solche Mittel müssen dann richtig kombiniert oder in sinnvoller Reihenfolge nacheinander eingesetzt werden.

In manchen Fällen ist es möglich, durch eine geeignete *Kombination* von mehreren Antiprotozoica einen *potenzierenden* oder zumindest *additiven Effekt* zu erzielen, so daß von der mehr toxischen Komponente die Dosis und damit deren unliebsame Nebenerscheinungen verringert werden können; so ist z. B. die beim Lomidin unerwünschte Blutdrucksenkung durch gleichzeitige Gaben von Bayer 205 abzuschwächen.

Eine Therapia magna sterilisans ist mit keinem der Mittel zu erzielen, sie sind in der Regel zu toxisch, um die Anwendung der dazu erforderlichen hohen Dosen zu erlauben. Trotzdem sollte darauf geachtet werden, daß die verordneten Mittel nicht zu niedrig dosiert werden, weil dadurch die Ausbildung von resistenten Stämmen begünstigt wird.

Der *Wirkungsmechanismus* der Antiprotozoica besteht darin, daß sie in den Stoffwechsel der Einzeller störend eingreifen. Die so geschädigten Parasiten werden dann durch die unspezifischen Abwehrkräfte des Wirtes vernichtet. Deshalb läßt sich ihre Wirkung auch durch Blockade des RES mittels Tusche, Trypanblau oder kolloidalem Kupfer teilweise aufheben.

Abgesehen von wenigen Alkaloiden (Chinin, Emetin) sind alle heutzutage gebräuchlichen Antiprotozoica komplizierte organische Stoffe, die meisten davon synthetisiert und frei von Metallen oder Metalloiden. Nur einzelne enthalten Arsen, Antimon oder Wismut, eventuell auch kombiniert.

Arsenverbindungen

Organische Arsenverbindungen mit As^{III} oder As^{V} sind von der Arsinsäure oder vom Arsenobenzol abgeleitet.

Experimentelle Erfahrungen zeigen, daß As^{III} in vitro stärker auf Trypanosomen einwirkt als As^{V}, dessen Konzentration bis zu 100 000mal höher sein muß. Doch sind die Verbindungen mit As^{V} für den Wirtsorganismus weniger toxisch, gehen in den Liquor über und sind deshalb auch im Spätstadium der Schlafkrankheit wirksam. Offenbar wird As^{V} im Wirtsorganismus zu As^{III} reduziert.

Der *Wirkungsmechanismus* scheint so zu sein, daß Oxydationsprodukte des As im Protozoenleib mit Sulfhydrylgruppen, z. B. des Glutathions reagieren, wodurch lebenswichtige Redoxprozesse gestört werden. Es kommt zur Hemmung von Enzymen, die am Kohlenhydrat- und Eiweißstoffwechsel beteiligt sind; z. B. ist die Hexokinase von *Trypanosoma equiperdum* sehr empfindlich gegen As^{III}. Die afrikanischen Trypanosomen sind vorwiegend von glykolytischen Prozessen abhängig, das in Südamerika vorkommende *Trypanosoma cruzi* nicht, es wird durch Arsenpräparate auch nicht beeinflußt. Die organischen As-Verbindungen sind kontraindiziert bei allen Leber-, Nieren- und Netzhauterkrankungen, bei Anämien und bei Kachexie.

Die **Arsenderivate** haben ein sehr breites Wirkungsspektrum: Trypanosomen, Trichomonaden, Amöben und Treponemen. Von vielen älteren und neueren Arsenpräparaten nennen wir nur einige: das zuerst bekannte war *Atoxyl*, das Natriumsalz der p-Aminophenylarsonsäure, wurde früher zur Behandlung der Schlafkrankheit benutzt, führte jedoch oft durch Schädigungen des Fasciculus opticus zum Erblinden; es ist heute durch weniger giftige As-Präparate ersetzt.

Fünfwertige Arsenpräparate.

Tryparsamid (syn. Trypothan). Natriumsalz der N-Phenylglycinamid-p-arsonsäure.

Es ist ein geruchloses Pulver mit einem As-Gehalt von 24%, das in Wasser gut löslich, aber wenig beständig ist. Die Lösung ist deshalb vor jeder Injektion frisch zu bereiten.

Die Blut-Liquorschranke wird von ihm gut überwunden. Die trypanocide Wirkung ist im ZNS sogar besser als im Blut, wobei es stärker gegen das Trypanosoma gambiense als gegen das Trypanosoma rhodesiense wirkt. Es ist deshalb das Mittel der Wahl beim *Spätstadium* der Schlafkrankheit.

Nebenwirkungen. Bei längerer Anwendung besteht die Gefahr der Opticusschädigung und somit der Erblindung, deren erste Symptome Bulbusschmerzen, Tränenfluß, Gesichtsfeldeinschränkung und Verschwommensehen sind. Eine laufende Kontrolle des Visus ist deshalb während der Therapie angebracht, bei Auftreten der genannten Störungen ist das Präparat sofort abzusetzen und eine BAL-Therapie einzuleiten. Als weitere Nebenwirkungen sind Fieber, Übelkeit, Erbrechen und Bradykardie beschrieben, die während oder kurz nach der Injektion auftreten können.

Dosierung: 0,02—0,05 g/kg K.G., im Mittel 35 mg in einer 20%igen Lösung; nach Nauck kann bei Kindern die Dosis etwas höher gewählt werden, sie sollte aber 80 mg/kg K.G. nicht überschreiten. Die intravenöse Anwendung wird der intramuskulären allgemein vorgezogen. Das Intervall zwischen den Injektionen beträgt 4—7 Tage. Die zu applizierende Gesamtmenge beträgt je nach Schweregrad 25,0—80,0 g. Drei Monate nach Abschluß der ersten Kur wird eine Nachkur von 10 Injektionen empfohlen. Bei zu niedriger Dosierung besteht die Gefahr der Ausbildung von resistenten Stämmen.

Selbst bei hohen Dosen ist damit in vielen Fällen die Ausheilung der Schlafkrankheit nicht zu erreichen. In solchen Fällen ist die kombinierte Behandlung mit Bayer 205 oder Pentamidin üblich. Dabei werden zuerst drei bis vier Injektionen Bayer 205 und anschließend vier bis fünf Injektionen Tryparsamid gegeben. Auch bei tryparsamidresistenten Stämmen führt diese Kombination oft noch zum Erfolg.

Spirocid (syn.: Stovarsol, Acetarsol, Acetarsone, Osarson). 3-Acetylamino-4-hydroxyphenylarsonsäure. Es wird kaum noch verwendet.

Carbarsonum (syn.: Carbarson, Amebevan, Amibiarson, Leucarsone). 4-Carbamino-phenylarsonsäure. Fünfwertige As-Verbindung von geringer Toxizität, die leicht resorbierbar ist und nur langsam über die Nieren ausgeschieden wird. Außer gegen Treponemen wirkt es auch auf Entamoeba histolytica und wird deshalb zur Therapie der chronischen Amöbenruhr und bei Cystenausscheidern angewendet.

Kontraindikationen. Nieren- und Leberleiden.

Dosierung. Erwachsene erhalten täglich zweimal 0,25 g in Kapselform über 10 Tage, Kinder dem Gewicht entsprechend weniger. Wiederholung der Kur eventuell nach 10 Tagen.

Spirocid und Carbarson können auch als 1%ige Lösung für Verweileinläufe verwendet werden.

Dreiwertige Arsenderivate. Die trypanociden Fähigkeiten des *Salvarsans* und seines weniger giftigen Derivats, des *Neosalvarsans*, werden wegen besserer Möglichkeiten heute nicht mehr genützt. Stark in den Vordergrund getreten sind in den letzten Jahren die zur Therapie der Schlafkrankheit verwendeten Melarsenverbindungen, die eine trypanocide Wirkung im Blut und Liquor entfalten und selbst noch bei tryparsamidresistenten Stämmen wirksam werden.

Melarsen B (syn.: Mel B, Arsobal, Melarsoprol). Melaminyl-4-phenylarsino-dithioglycerin.

Es ist Melarsenoxyd in Kombination mit BAL (british-anti-lewisit = Dimerkaptopropanol), letzteres soll die dem Mel B anhaftende Toxizität neutralisieren; BAL muß außerdem zusätzlich während der Behandlung — die nur im Krankenhaus vorgenommen werden sollte — bereitgehalten werden. Opticusschäden sind trotzdem möglich, auch Todesfälle sollen bei dieser Behandlung vorkommen. Deshalb ist seine Anwendung auf die Fälle zu beschränken, in denen die übrigen Schlafkrankheitsmittel versagen und die schlechte Prognose schwerer wiegt als die genannten Gefahren.

Kontraindiziert ist es im Kleinkindesalter und bei Psychosen.

Dosierung: 0,0018—0,0036 g/kg K.G. pro dosi und Tag; die injektionsfertige Lösung enthält 3,6 % des Mittels = 0,036 g/ml; es ist langsam intravenös zu injizieren, und zwar an vier aufeinanderfolgenden Tagen. Notfalls kann diese Kur nach 1—2 Wochen wiederholt werden. Nachteilig sind die durch das Mittel provozierten starken Liquorveränderungen, die über 3—6 Monate anhalten und die bei der Schlafkrankheit wichtige Liquordiagnostik unmöglich machen.

Mel W (syn.: Trimelarsan). Melaminyl-4-phenylarsino-dimercaptosuccinat-Kalium. Im Gegensatz zum Mel B, das nur in organischen Lösungsmitteln löslich ist, kann es in Wasser aufgenommen werden. Dadurch eignet es sich auch zur intramuskulären und subcutanen Injektion. Hinsichtlich Indikation und Gegenindikation gilt dasselbe wie beim Mel B Gesagte. Allerdings soll die Wirksamkeit bei Rhodesiense-Spätfällen schlechter sein. Allgemeine Richtlinien für die Dosierung liegen noch nicht vor, sie soll etwas höher sein als beim Mel B.

Antimonverbindungen

Bereits 1907 versuchten PLIMMER und THOMPSON das dreiwertige Antimon, den Brechweinstein, zur Bekämpfung des Trypanosoma brucei bei Mäusen anzuwenden. Es hat seither seine Bedeutung behalten und wird von einzelnen Autoren als den übrigen Antimon-Abkömmlingen als überlegen betrachtet. Der Wirkungsmechanismus ist noch unklar, entspricht jedenfalls nicht dem des Arsens.

Wirkungsspektrum: Leishmanien, speziell L. donovani (Kala-Azar) und L. brasiliensis (Espundia). Nicht mehr verwendet wird es bei Filariasen und bei Trypanosomiasen.

Nebenwirkungen sind bei allen Antimonpräparaten vorhanden, am stärksten beim Brechweinstein, weniger ausgeprägt beim Fuadin und am geringsten sind sie bei den organischen Verbindungen des fünfwertigen Antimons. Entsprechend läßt aber auch die chemotherapeutische Wirkung nach, so daß letztere (Pentostam, Solustibosan, Stibosan und Neostibosan) in Deutschland nicht mehr hergestellt werden. Es ist also ein bestimmtes Maß an Nebenerscheinungen bei jeder Antimonbehandlung in Kauf zu nehmen, wie während oder kurz nach der Injektion auftretender metallischer Geschmack, Reizhusten, Unbehagen, Gelenk- und Schienbeinschmerzen. Dagegen zwingen Erbrechen, Durchfälle, Ansteigen oder Abfallen der Körpertemperatur, Delirien sowie Kollapssymptome zur Unterbrechung der Kur. Zur Vermeidung von Oligurien sollte während der Behandlung keine mit stärkerem Schweißverlust verbundene körperliche Tätigkeit ausgeführt und genügend Flüssigkeit zugeführt werden.

Die Dosierung sollte von Anfang an so hoch wie möglich sein. Verläpperte Gaben zu Beginn der Therapie fördern die Ausbildung resistenter Stämme und führen somit zum Versagen der Therapie.

Kontraindikationen: Nieren-, Leber- und Herzkrankheiten sowie entzündliche pulmonale Prozesse. Es kommt gelegentlich zu vorübergehenden, im EKG nachweisbaren Herzschädigungen, selten auch zu hämolytischen Anämien und zur Purpura thrombocytopenica. Die Toxizität kann durch gleichzeitige Gaben von Katecholdisulfonat (FRIEDHEIM 1955) herabgesetzt werden.

Fünfwertige Antimonpräparate

Das Sb^V-chlorid reagiert mit vielen an Hydroxylgruppen reichen organischen Verbindungen, z. B. mit der Glucuronsäure, und bildet mit ihnen gut lösliche und wenig toxische Stoffe.

Glucantime. Antimoniat des N-methylglucamids. Es enthält 28,35 % fünfwertiges Antimon, ist weniger giftig als die anderen Antimonverbindungen und hauptsächlich bei Leishmaniasen indiziert. Es wird innerhalb von 24 Std fast vollständig mit dem Harn ausgeschieden.

Dosierung: 4 ml/10 kg Körpergewicht an 12 bis 15 aufeinanderfolgenden Tagen intramuskulär. Zum Ausschluß einer Überempfindlichkeit sollten die ersten Injektionen nur mit der Hälfte der angegebenen Dosis vorgenommen werden. Die Kur kann nach 2 Wochen wiederholt werden.

Bei Hautleishmaniasen können die Hautherde mehrmals in 3—4tägigen Abständen damit infiltriert werden.

Außer leichten Temperatursteigerungen, Antimonhusten und Übelkeit sind Nebenerscheinungen selten. Die Injektionsstellen bleiben reaktionslos, Spritzenabscesse sind bisher nicht beschrieben worden.

Solustibosan (syn.: Pentostam, Stibatin, Stibanose, Neostam). Natrium-Antimon(V)-gluconat. Es wird sehr gut vertragen und ist oft noch bei sonst völlig resistenten Kala-Azar-Fällen wirksam. Die Injektionen können intravenös oder intramuskulär gegeben werden, sie sind schmerzlos. Eine Kumulierung findet nicht statt. Das von

KIKUTH und H. SCHMIDT eingeführte Mittel wird in Deutschland nicht mehr hergestellt. Bei der Dosierung ist die von den Herstellerfirmen mitgelieferte Vorschrift genau zu beachten.

Bei den Derivaten der Stibanilinsäure ist das Sb-Atom an den Kohlenstoff des Phenylringes gebunden.

Ureastibamine (syn.: Aminostiburea, Carbo-Stibamine, Carbantin). Verbindung von Harnstoff mit Stibamin (= p-Aminophenyl-Stibonsäure). Es wird speziell bei den sonst resistenten Formen der Kala-Azar in Ostafrika, des Mittelmeergebietes und in Brasilien angewendet. Jede Charge muß gesondert auf ihre Wirksamkeit geprüft werden.

Dosierung. Erwachsene erhalten insgesamt 2,7 g, ältere Kinder 2,0 g, jüngere Kinder 1,45 g. Das Quantum wird auf 15 Injektionen aufgeteilt, von denen pro Woche 2—3 verabreicht werden.

Neostibosan (syn.: von Heyden 693). p-Acetylaminophenylstibinsaures-antimonsaures Diäthylamin (Komplexverbindung). Es enthält 42—43% fünfwertigen Antimons.

Indikation: Leishmaniasen. Die Verträglichkeit ist gut, Leberschäden werden nicht beobachtet.

Dosierung bei der Kala Azar: Kinder benötigen und vertragen im allgemeinen höhere Dosen als Erwachsene, sie erhalten anfangs bis zu einem Gewicht von 10 kg K.G. pro Tag 0,025—0,05 g, bis zu 20 kg 0,05, bis 30 kg 0,1 g und darüber 0,2 g als 5—10%ige Lösung i.v. oder als 25%ige Lösung i.m. Das in Trockenampullen gelieferte Pulver muß stets frisch mit Aqua dest. aufgelöst werden. Insgesamt sind 15—20 Injektionen erforderlich. Je nach der Verträglichkeit werden die Injektionen täglich oder jeden 2. Tag ausgeführt. Ebenso kann die Dosierung während der Kur bis zum Doppelten der anfänglich gegebenen täglichen Menge gesteigert werden. Als Kriterium dient evtl. auftretendes Erbrechen.

Bei der Espundia und dem Post-Kala-Azar-Hautleishmanoid ist in der Regel eine höhere Anzahl von Injektionen erforderlich, etwa 20—50.

Dreiwertige Antimonpräparate

Tartarus stibiatus (syn.: Brechweinstein, Stibio-Kalium tartaricum, Antimonii et Potassii Tartras). Kaliumantimonyltartrat. Oral gegeben führt er durch lokale Reizung der Schleimhäute zum Erbrechen, subcutan oder intramuskulär injiziert zu schmerzhaften lokalen Infiltraten oder gar zu Nekrosen. Dagegen wird die intravenöse Injektion einer 1—2%igen Lösung unter den oben angeführten möglichen Nebenerscheinungen vertragen. Die Ausscheidung über die Nieren erfolgt sehr langsam, die Wiederholung der Therapie ist deshalb erst nach einigen Monaten möglich.

Die zu verabreichende *Gesamtmenge* beträgt beim Erwachsenen bis zu 120—180 ml, und zwar in täglichen Dosen bis zu 12 ml der 1%igen Lösung. Kinder erhalten dem Gewicht entsprechend weniger. Einschleichen mit kleineren täglichen Mengen ist anzuraten, desgleichen eine Verlängerung der Zeitabstände zwischen den einzelnen Injektionen beim Auftreten von Nebenerscheinungen, die auch durch vor jeder Injektion verabreichte intravenöse Gaben von Vitamin B_{12} (30—60 γ) gemildert werden können.

Zur Therapie der Kalar-Azar, dem Postkala-azar-Hautleishmanoid und der Espundia werden bei Kindern bis zu 3 Jahren jeden 2. oder 3. Tag 0,5—2,0 ml, bei älteren Kindern 1,0 bis 3,5 ml einer 2%igen Lösung i.v. injiziert. Insgesamt sind 30—40 Injektionen erforderlich.

Stibophenum (syn.: Stibophen, Fuadin, Fouadin, Neoantimosan). Fuadin = Antimon^{III}-brenzkatechin-disulfosaures Natrium. Die Verbindung enthält 13,5% Antimon. Die injektionsfertige Lösung ist 6,3%ig und enthält 0,0085 g Sb^{III} pro ml. Wird speziell bei Leishmaniasen, bei der Bilharziose und in Verbindung mit Bayer 205 auch bei der Schlafkrankheit angewandt.

Dosierung: Kinder vertragen relativ höhere Dosen als Erwachsene, sie erhalten an den ersten drei aufeinanderfolgenden Tagen je 0,05 ml/kg K.G. intramuskulär, danach 0,1 ml je kg K.G., wobei sich die Abstände zwischen den je nach Schweregrad erforderlichen 15 bis 20 Injektionen nach der Verträglichkeit richten. Die intramuskuläre Injektion ist schmerzlos.

Antimosan. Unterscheidet sich vom Stibophenum lediglich dadurch, daß es ein Kaliumsalz ist und kaum noch verwendet wird.

Wismut-Arsen-Verbindungen

Sie werden mit Arsenpräparaten kombiniert zur oralen Therapie der Amoebiasis verwendet. Wismut wird vom Darm aus nur in minimalen Mengen resorbiert.

Glycobiarsol (syn.: Viasept, Milibis, Wintadon, Wia). Wismut-glycolarsanilat. Es enthält 15% Arsen in fünfwertiger Form und 41,88% Wismut, ist schwer löslich und wird deshalb kaum resorbiert, nur 2—4% des zugeführten Arsens werden wieder im Harn ausgeschieden. Das Mittel eignet sich deshalb nur zur Beseitigung der Darmlumeninfektion. Es ist sehr gut verträglich und wird deshalb allgemein bevorzugt.

Dosierung: Ältere Kinder täglich an acht aufeinanderfolgenden Tagen dreimal zwei Tabletten zu 0,25 g, jüngere Kinder die Hälfte. Prophylaktisch kann dreimal im Jahr eine fünftägige Kur mit einer bzw. zwei Tabletten durchgeführt werden. Der Stuhl wird durch das Mittel grau-schwarz verfärbt. Bei Arsenüberempfindlichkeit ist es kontraindiziert.

In **Verbindung mit Chloroquin** ist das Mittel theoretisch zur Behandlung aller Amoebiasisformen geeignet. In der angegebenen Dosierung wird es jedoch vorwiegend zur Nachbehandlung der akuten und zur Therapie der chronischen Amöbenruhr verwendet. Im Handel sind: *Neoviasept*, Aralis, Combiquin. Neoviasept enthält pro Tablette 0,25 g Viasept und 0,075 g Resochin. Dosierung: Erwachsene und ältere Kinder erhalten 8 Tage lang täglich dreimal zwei Tabletten, jüngere Kinder dreimal eine Tablette.

Von einer laufenden prophylaktischen Einnahme ist abzuraten.

Alkaloide

Im allgemeinen werden darunter in Pflanzen, besonders in Dicotyledonen gebildete stickstoffhaltige basische Stoffe verstanden, die mit Säuren Salze bilden. Ein Teil davon gehört zu den wirksamsten Substanzen, die wir überhaupt kennen.

Chinin. (6-methoxy-alpha-5-vinyl-2-quinadidyl)-4-quinolin-Methanol.

Als Fermentgift stört es verschiedene Zellstoffwechselprozesse. Protozoen als Zellen mit den vielseitigsten Funktionen sind im Vergleich mit jenen höher entwickelter Organismen besonders anfällig dagegen, wenn auch nicht alle Entwicklungsstufen im gleichen Maße.

Nebenwirkungen: Die orale Chinintherapie und -prophylaxe wird, außer in Anbaugebieten und bei bekannter Chloroquineresistenz der Malariaplasmodien, wegen der zu starken Nebenerscheinungen und der Gefahr des Schwarzwasserfiebers nicht mehr betrieben. Lediglich bei den bedrohlichen Tropicaverläufen wird es wegen seiner rascher als bei allen anderen Schizontenmitteln einsetzenden Wirkung zusätzlich zu den 4-Aminochinolinen gelegentlich angewandt.

In solchen Fällen wird es *intravenös* injiziert, und zwar erhalten Erwachsene 0,25—0,5 g Chininum dihydrochloricum in 20 ml physiologischer Kochsalzlösung sehr langsam intravenös injiziert, d. h. in nicht weniger als 10 min. (NAUCK).

Kinder erhalten dem Gewicht entsprechend weniger, Jugendliche von 12—18 Jahren $^1/_2$ bis $^3/_4$, von 18—21 Jahren $^3/_4$ der Erwachsenendosis. Die maximale Tagesdosis für Erwachsene ist 2,0 g. Kinder vertragen Chinin sehr gut und *relativ* höhere Dosen als Erwachsene (COVELL 1955).

Nach PAYET (1954) können 5 ml 25%igen Polyvinylpyrolidons zugegeben werden, wodurch die Resorption verzögert wird. Die gleiche Menge Chinin kann nach 5—6 Std nochmals injiziert werden. Als *Gegenindikation* gilt lediglich eine bereits bekannte Chininüberempfindlichkeit und eine eventuelle Vorbelastung mit Schwarzwasserfieber.

Die Chininderivate Optochin, Eukupin und Vuzin haben sich nicht bewährt, ganz im Gegensatz zu den völlig neuen Abkömmlingen des Chinolins, wie z. B. Chloroquine und Primaquine.

Emetin ist ein Alkaloid aus den Wurzeln der Cephaelis ipecacuanha, in denen es neben anderen Alkaloiden vorkommt.

Oral gegeben, wirkt Emetin durch direkte Reizung der Schleimhäute des Magen-Darmtrakts brechenerregend, nicht über das Brechzentrum. In subemetischen Dosen fördert es durch Vagusreiz die Expektoration.

Parenteral verabreicht wirkt es kaum brechenerregend und entfaltet eine spezifische Wirkung gegen die in die Darmwand eingedrungenen oder in andere Organe verschleppten invasiven Formen der Entamoeba histolytica, indem es deren Teilung unterbindet. Die Darmlumenformen werden dagegen nicht angegriffen. Die amoebicide Wirkung des Emetins läßt sich bereits in vitro mit einer Verdünnung von 1:5 Mill. demonstrieren. Bei der Balantidiose ist dieser Effekt weniger ausgeprägt. Die Ausscheidung über Nieren und Darm ist stark verzögert, so daß bei länger andauernder Medikation die Gefahr der Kumulation besteht.

Nebenwirkungen sind schon bei therapeutischen Dosen möglich: Dyspnoe, Übelkeit, Brechreiz, toxische Schädigung des Herzens und der Leber, die noch für Monate nach Beendigung der Kur fortbestehen können. Auch neurale Störungen im Sinne von Tremor, Herabsetzung der Reflexe und allgemeine Schwäche sind möglich. Vorsicht ist deshalb geboten bei bereits bekannten Schäden der gefährdeten Organe.

Dosierung: Größere Kinder erhalten 0,001 g/kg Körpergewicht intramuskulär oder — wenn möglich — langsam intravenös, jüngere Kinder 0,25—0,5 mg/kg Körpergewicht täglich in zwei Portionen während 5—10 Tagen. Höchste Tagesdosis bei Erwachsenen 0,06 g. Nach GOOD-

MAN und GILMAN sollen Kinder während einer Kur nicht mehr als insgesamt 10 mg/kg Körpergewicht erhalten.

Zwischen zwei Kuren sollte eine Pause von 1—2 Monaten eingelegt werden.

Dehydroemetin(syn.:Dehydroemetin,,Roche"). 2-Dehydroemetin-hydrochlorid. Es ist das erste synthetische Emetinpräparat mit der Spezifität des Ipecacuanha-Alkaloids, das zudem eine größere Konstanz aufweist und rascher ausgeschieden wird. Die verursachten Nebenerscheinungen sind weniger ausgeprägt, scheinen aber durch die erforderliche höhere Dosierung wettgemacht zu werden. Die Gegenindikationen sind die gleichen wie beim Emetin.

Dosierung wie beim Emetin; in schweren Fällen kann um die Hälfte bis um das Doppelte höher dosiert werden. Die Injektion erfolgt intramuskulär, subcutan oder intravenös. Wegen der raschen Ausscheidung des Mittels ist es möglich, die Kur bereits 1—2 Wochen nach Abschluß der ersten zu wiederholen. Im Anschluß an eine Kur mit originärem Emetin ist dagegen der übliche Abstand einzuhalten.

Conessin ähnelt in seiner Wirkung dem Emetin, wird aber wegen seiner starken Nebenerscheinungen kaum noch verwendet.

Antibiotica

Sie werden an anderer Stelle (S. 326—345) ausführlich abgehandelt. Hier interessieren nur jene, die auch bei Protozoeninfektionen des Darmes angewendet werden. Der Wirkungsmechanismus ist nicht ganz geklärt. Da es sich durchweg um per os verabreichte und nur schwer resorbierbare Antibiotica handelt, ist anzunehmen, daß sie vorwiegend die für die Darmprotozoen wichtige Symbiose mit Darmkeimen stören. Rückfälle sind jedoch nach Absetzen der Antibiotica möglich. Außerdem besteht bei länger dauernder oraler Therapie mit den hier genannten Antibiotica die Gefahr der Überwucherung der Darmflora durch Pilze, speziell durch Hefen und hefeähnliche Mikroorganismen.

Indikation: Balantidiose, Amoebiasis mit Ausnahme der extraintestinalen Formen.

Tetracycline (Achromycin, Hostacyclin, Steclin, Tetracyn). Bei akuter Amöbenruhr erhalten Kinder an 8—10 aufeinanderfolgenden Tagen per os täglich 12,5—25 mg/kg Körpergewicht verteilt auf vier Dosen, immer nach den Mahlzeiten, möglichst kombiniert mit Vitaminen der B-Gruppe, Vitamin C und Vitamin K. Als Nebenerscheinungen sind Übelkeit, Sodbrennen und Erbrechen möglich. Bei der Trichomoniasis sollte das Metroniazine (Metronidazol, Clont, Flagyl) vorgezogen werden.

Chlortetracyclin (Aureomycin) und noch stärker das

Oxytetracyclin (Terramycin) scheinen direkt auf Ruhramöben und Balantidien einzuwirken. Die Dosierung ist 25 mg/kg Körpergewicht mit gleichem Rhythmus und derselben Dauer wie beim Tetracyclin.

Fumagillin, ebenfalls gegen Ruhramöben wirksam, ist nur in den USA im Handel.

Die ebenfalls amoebiciden Antibiotica **Erythromycin** und **Bacitracin** haben sich weniger durchgesetzt als das mit dem Neomycin verwandte

Paromomycin (Humatin). Wird von der Darmschleimhaut aus kaum resorbiert und führt nur bei starker Überdosierung zu Nebenerscheinungen. Es dient deshalb in erster Linie zur Bekämpfung der Darmlumeninfektion, die es sicher zu beseitigen vermag. Bei der Therapie der akuten Amöbenruhr sollte es dagegen nur in Verbindung mit einem leicht resorbierbaren amöbiciden Mittel, z. B. Resochin, gegeben werden. *Dosierung:* an zehn aufeinanderfolgenden Tagen 30 mg/kg K.G. pro Tag in vier Einzeldosen. Ein ungünstiger Einfluß auf die Darmflora wurde bisher noch nicht beobachtet.

Bei einigen Formen der Toxoplasmose soll das **Sigmamycin** (Rovamycin) wirksam sein, und zwar in Dosen von 50 mg/kg K.G. per os pro Tag in 4 Portionen während 3 Wochen. In schweren Fällen können bis 0,1 g/kg Körpergewicht gegeben werden. Die Gesamtdosis für Erwachsene beträgt 80,0—120,0 g.

Nystatin (syn.: Moronal [Squibb], Mycostatin). Es handelt sich um ein Antibioticum aus der Polyengruppe, seine Struktur ist noch nicht völlig aufgeklärt. Bekannt ist lediglich, daß es ein Tetraen und Mycosanin enthält. Neben seinen antimykotischen Qualitäten, die zur Therapie von Endomykosen genutzt werden, zeigt es im Tierversuch auch einen hemmenden Einfluß auf Leishmania donovani (GHOSH et al.; CAPPUCCINO et al.). Berichte über seine therapeutische Anwendung beim Menschen liegen noch nicht vor.

Amphotericin B (syn.: Fungizone [Squibb]). Hinsichtlich seiner Struktur gilt das vom Nystatin Gesagte, nur daß es anstatt des Tetraens ein Heptaen enthält. Seine leishmanienhemmenden Qualitäten wurden bereits zur Therapie ansonsten therapieresistenter Kala-Azar- und Espundiafälle genutzt (PRADO; ALENCAR et al.; MEDINA et al.).

Die *Nebenerscheinungen* sind allerdings erheblich, so daß es meist nur zusammen mit Steroiden und durchweg unter stationärer Aufsicht gegeben wurde.

Über die *Dosierung* liegen noch keine generellen Richtlinien vor. Einzelheiten sollten in den Originalarbeiten nachgelesen werden.

Die mitgeteilten Erfolge bestätigen jedenfalls, daß ein neues brauchbares Mittel für die bisher schlecht zu therapierende südamerikanische Schleimhautleishmaniase gefunden worden ist. Wegen seiner allgemeinen Toxicität bleibt seine Anwendung jedoch auf die vollkommen therapieresistenten Fälle beschränkt.

Acridinverbindungen

Sie sind besonders gegen Malariaplasmodien und Lamblien wirksam. Sehr wahrscheinlich führen sie durch ihre dem Lactoflavin ähnliche Struktur zu einer kompetitiven Hemmung des Vitamin B_2.

Acranil. Dihydrochlorid des Chlormethoxy-acridylaminodiäthylaminopropanols. Es ist das derzeit gebräuchlichste, rasch und sicher gegen Lamblia intestinalis wirkende Mittel.

Nebenerscheinungen sind nur bei Überdosierung in Form von Übelkeit, Leibschmerzen, Durchfällen und Gelbfärbung der Haut zu erwarten. Es wird im Darm resorbiert, in der Leber gespeichert und zum Teil über die Galle ausgeschieden. Die Toxicität ist geringer als beim Atebrin. Gegenindikationen sind nicht bekannt.

Dosierung: An fünf aufeinanderfolgenden Tagen erhalten Kinder über 8 Jahre ebenso wie Erwachsene täglich 3 Tabletten, von 4—8 Jahren 2 Tabletten und Kinder unter 4 Jahren 1 Tablette zu 0,1 g. Sie sind nach den Mahlzeiten unzerkaut mit reichlich Flüssigkeit hinunterzuspülen. Während der Kur ist für leichte Kost und regelmäßigen Stuhlgang zu sorgen.

Mepacrine (syn.: Atebrin, Quinacrine etc.). 2 - Methoxy - 6 - chlor -9-alpha-diäthylamino-delta-pentyl-amino-acridin-dichlorhydrat. Es wird in Deutschland nicht mehr hergestellt und ist im allgemeinen durch die besser verträglichen Schizontenmittel, speziell durch die 4-Amino-chinoline, verdrängt worden. Indiziert ist es lediglich noch bei chloroquinresistenten Malariaplasmodienstämmen. Das Mittel wird rasch aus dem Darm resorbiert und nur langsam über Niere und Darm wieder ausgeschieden. Es wird im allgemeinen gut vertragen.

Als *Nebenerscheinungen* sind Leibschmerzen und Gelbfärbung von Haut und Skleren bekannt. Nach protrahierter Gabe sind vorübergehende psychische Störungen beobachtet worden.

Dosierung bei der Malariatherapie: An 5—7 aufeinanderfolgenden Tagen erhalten Erwachsene und über 8 Jahre alte, kräftig entwickelte Kinder täglich $3 \times 0,1$ g, Kinder von 4—8 Jahren $2 \times 0,1$ g, Kinder unter 4 Jahren $1 \times 0,1$ g. Die Tabletten sind nach den Mahlzeiten und mit reichlich Flüssigkeit zu nehmen.

Zur *Prophylaxe* erhalten Erwachsene und über 4 Jahre alte Kinder pro Woche 2×2 Tabletten zu 0,1 g, Kinder von 2—4 Jahren $2 \times 1^{1}/_{2}$ Tabletten und Kinder unter 2 Jahren 2×1 Tablette. Atebrin darf niemals zusammen mit Primaquine gegeben werden, weil es dessen Toxicität verstärkt.

Amidine

Aromatische Diamidine haben sich als sehr wirksam gegen Leishmanien und Trypanosomen erwiesen. Sie greifen offenbar am Dehydrogenasesystem an.

Pentamidine. 4′,4″ - Diamidino-1,5-diphenoxypentan. Davon gibt es mehrere Salze, deren Gehalt an Base zum Teil erheblich differiert. Das unter dem Handelsnamen „*Pentamidine*" (May & Baker, England) bekannte Mittel ist Pentamidine-isothionat, „*Lomidin*" ist Pentamidinedimethylsulfonat.

Die angegebene *Dosierung* bezieht sich in der Regel auf den Basengehalt des Mittels. Es wirkt während des ersten, d. h. liquornegativen Stadiums der Schlafkrankheit auf das Trypanosoma gambiense, weniger gut auf das Trypanosoma rhodesiense, bei dem Bayer 205 vorzuziehen ist.

Nebenwirkungen: Die intramuskuläre Injektion ist der intravenösen vorzuziehen, bei der es zu bedrohlichem Blutdruckabfall kommen kann. Außerdem kann es unter der Therapie zu Albuminurie, Hypoglykämie, Leibschmerzen, Übelkeit und Tachykardie kommen, die auf einer Histaminfreisetzung durch das Mittel beruhen. Gleichzeitige Gaben von Antihistaminica sind deshalb angebracht.

Dosierung: 4 mg/kg Körpergewicht in 3 bis 4 ml Aqua dest. jeden 2. Tag, die erste Injektion sollte lediglich mit der Hälfte der errechneten Dosis vorgenommen werden. Die Kur besteht aus 5—6 Injektionen der jedesmal vorher frisch zu bereitenden Lösung. Sie sollte nicht vor 4—6 Wochen nach Abschluß der ersten wiederholt werden. Bei pentamidinresistenten Stämmen kann mit Bayer 205 oder mit Tryparsamid kombiniert werden. Mit Pentamidine ist auch eine Prophylaxe gegen die Schlafkrankheit möglich. Alle 6 Monate werden 4 mg/kg Körpergewicht intramuskulär injiziert.

Bei der Kala-Azar ist meist eine höhere Zahl von Injektionen (10—15) oder eine Kombination mit Antimonpräparaten erforderlich.

Stilbamidin. 4,4'-Diaminostilben-di-isethionat. Es wurde vorwiegend bei der antimonresistenten Kala-Azar verwendet, hat aber seit Einführung der Pentamidine an Bedeutung verloren.

Harnstoffderivate

Bereits 1904 erkannte Paul Ehrlich die trypanocide Wirkung des Trypanrot. Später wurde die gleiche Eigenschaft beim Trypanblau entdeckt. Aus diesen Stoffen ist 1920 das Bayer 205 synthetisiert worden, das noch immer eines der wirksamsten Heilmittel im ersten, sog. liquornegativen Stadium der Schlafkrankheit ist.

Suramin-Natrium (syn.: Bayer 205, Germanin, Antrypol, Suramin, Fourneau 309, Naganol, Moranyl, Belganyl). Symmetrischer Harnstoff aus m-benzoyl-m-amino-p-methyl-benzoyl-1-naphthyl-amin-4,6,8-trisulfosaurem Natrium.

Es besitzt sehr interessante biochemische Eigenschaften: in 1—5%iger Lösung verhindert es z. B. die Koagulation von Eiweißstoffen durch UV-Strahlen, Tannin und Sublimat, verlängert auch die Blutgerinnungszeit und erhöht die Fluorescenz einiger Fluorochrome. Es wirkt stark trypanocid gegen die beiden Erreger der Schlafkrankheit, solange sie sich im Blut und in der Lymphe befinden, nicht jedoch gegen das Trypanosoma cruzi, den Erreger der Chagaskrankheit.

Der *Wirkungsmechanismus* besteht darin, daß Teilung und Kohlenhydratstoffwechsel der Parasiten gestört werden, wodurch sie innerhalb von etwa 20 Std zum Absterben gebracht werden. Infolge seiner Bindung an Plasmaeiweiße zirkuliert es monatelang im Blut und hemmt enzymatische Systeme, wie die Furamase, Hyaluronidase, Hefehexokinase und Carboxylase. Der chemotherapeutische Index ist 1:360. Für verschiedene tierische Zellen ist es wenig toxisch.

Kontraindiziert ist Bayer 205 nur bei schweren Nierenkrankheiten. Als *Nebenerscheinung* tritt häufig, beginnend nach der 2.—5. Injektion, eine harmlose Albuminurie auf, die eher Ausdruck physikalisch veränderter Serumeiweiße als einer Nierenschädigung ist. Sie stellt keinen Grund zur Unterbrechung der Kur dar und verschwindet häufig noch während derselben von alleine.

Dosierung: Säuglinge erhalten 0,15—0,2 g, ältere Kinder je nach Gewicht 0,2—0,75 g, Erwachsene 1,0 g i.v. pro dosi. Insgesamt sind 5, seltener bis zu 10 Injektionen erforderlich, von denen die ersten beiden in 2—3tägigem, die restlichen in einwöchigem Abstand ge-

geben werden. Eine Wiederholungskur ist frühestens nach einem Vierteljahr möglich.

Seine lange Verweildauer im Organismus macht es für die *prophylaktische Anwendung* geeignet: dazu sind nur zwei der für die Therapie angegebenen Dosen im Abstand von 8 Tagen erforderlich, die alle 3 Monate zu wiederholen sind. In hartnäckigen Fällen kann Bayer 205 mit Pentamidin, im liquorpositiven zweiten Stadium der Schlafkrankheit mit Tryparsamid kombiniert werden. Bei scheinbar hoffnungslosen Schlafkranken kann mit gewissem Erfolg das sog. „coctail treatment" versucht werden, d. h. sukzessiv Bayer 205, Pentamidin, Melarsen und Nitrofurazon.

Biguanidine und Pyrimidine

Sie sind Folsäureantagonisten und unterbinden daher die Zellteilung. Sie wirken speziell auf Malariaplasmodien, Pyrimethamin auch auf Toxoplasmen.

Die nach Einnahme des Mittels im Organismus freiwerdende wirksame Substanz ist bei beiden Verbindungen sehr wahrscheinlich identisch, ansonsten wären ihre zahlreichen gemeinsamen Eigenschaften nicht zu erklären. Sie sind völlig geschmacksfrei, bei der üblichen Dosierung ohne Nebenwirkungen und deshalb besonders für die Behandlung und Prophylaxe der Malaria im Kindesalter geeignet. Todesfälle bei Kindern sind allerdings nach Einnahme einer größeren Menge von Tabletten vorgekommen.

In den letzten Jahren haben diese Mittel durch sich immer mehr häufende Berichte über resistente Stämme erheblich an Bedeutung verloren. Das Entstehen solcher Resistenzen wird durch den stark verzögerten Wirkungseintritt nach oraler Einnahme des Mittels begünstigt. Sie werden deshalb kaum noch zur Therapie der manifesten Malaria empfohlen.

In vorwiegend mit Malaria tropica verseuchten Gegenden, in denen das Auftreten solcher Resistenzen bisher nicht beobachtet worden ist, sind sie als auf die Gewebsformen des Plasmodium falciparum und zum Teil auch auf die der anderen Plasmodienarten wirkende Antimalarica (sog. Kausalprophylaktica) den lediglich auf die Blutschizonten einwirkenden 4-Aminochinolinen (sog. Suppressivprophylaktica) jedoch weiterhin überlegen. In diesen Gebieten haben sie noch aus einem weiteren Grunde ihre Bedeutung im Rahmen der allgemeinen Malariabekämpfungsprogramme behalten: sie schädigen die Geschlechtsformen aller Plasmodienarten, so daß die Behandelten als Infektionsquelle ausscheiden und sich eine zusätzliche Primaquine-Kur zur Beseitigung dieser Formen erübrigt.

Die Prophylaxe soll noch 10 Wochen nach Verlassen der malariaverseuchten Gebiete fortgesetzt werden.

Chlorguanidin (syn.: Proguanil, Paludrine, Diguanil, Palusil). 1-(Parachlorphenyl)-5-isopropylbiguanid.

Es wird im Darm nur langsam resorbiert, aber sehr rasch wieder aus dem Organismus ausgeschieden; eine Speicherung in den inneren Organen findet nicht statt. Es muß deshalb häufiger eingenommen werden als die anderen Antimalarica. Gerade wegen dieser Eigenschaft wird es von vielen bevorzugt, weil ein täglich einzunehmendes Mittel weniger leicht vergessen wird, als wenn es nur ein- oder zweimal in der Woche genommen werden muß.

Dosierung bei der Malariaprophylaxe. Erwachsene und Kinder über 12 Jahre erhalten täglich 1mal eine Tablette zu 0,1 g, Kinder von 6—12 Jahren 1mal 0,05, Kinder bis zu 6 Jahren 1mal 0,025 g.

Dichlorguanidin (syn.: Chlorproguanil, Lapudrine). Es ist mit dem Chlorguanidin eng verwandt, wird jedoch langsamer ausgeschieden, so daß zur Malariaprophylaxe eine einmalige Gabe pro Woche genügt. Kinder über 12 Jahre und Erwachsene erhalten 1mal pro Woche 1 Tablette, Kinder von 6—12 Jahren eine halbe und Kinder unter 6 Jahren eine viertel Tablette zu 0,02 g.

Die wirksame Substanz der Chlorguanidine ist eines ihrer Abbauprodukte, das Dihydrotriazin. Da es, in Reinsubstanz gegeben, sehr rasch wieder ausgeschieden wird, ist es weniger wirksam als die Muttersubstanz. Wird es an ein hochgradig unlösliches Salz gebunden intramuskulär injiziert, von wo es nur ganz allmählich an den Blutkreislauf abgegeben wird, so vermag es eine gegen alle Plasmodienarten gerichtete, über $^1/_2$ Jahr anhaltende schizontozide, bei der Malaria tropica — sofern keine Resistenz vorliegt — sehr wahrscheinlich sogar eine kausal-prophylaktische Wirkung zu entfalten.

Bei allmählich nachlassender Wirkung des injizierten Mittels, Aufenthalt in malariafreier Umgebung vorausgesetzt, kann es dann lediglich nur noch, sofern keine Primaquine-Kur durchgeführt worden ist, zu Tertiana- oder Quartana-Spätanfällen kommen, die von der nur diesen beiden Malaria-Arten eigenen sekundären Gewebsphase ausgehen. Tropica-Anfälle sind dagegen nicht mehr zu erwarten. Ein solches Präparat steht bei der Fa. Parke & Davis unter der Bezeichnung „CI-501" als Langzeitprophylakticum in Erprobung. Die ersten Berichte sind ermutigend. Der Handelsname ist „Camolar".

Pyrimethamine (syn.: Daraprim, Malocide, Chloridin, Erbaprelline). 2,4-Diamino-5-(4-chlorphenyl)-6-äthylpyrimidin.

Es wird nur langsam aus dem Darm resorbiert, in Leber, Lungen und Nieren gespeichert. Die Ausscheidung erfolgt über die Nieren, zum Teil auch mit der Muttermilch. Nach einmaliger Gabe ist es noch 7 Tage lang im Blut und 11 Tage lang im Harn nachweisbar.

Nebenwirkungen: Besonders im Kindesalter sind erhebliche Nebenwirkungen bei der Applikation von Pyrimethamin beschrieben (z. B. KOCH und WOKITTEL). Die Schädigungen betreffen Panhaemocytopenie, Panmyelophthise, Leukopenie, Thrombopenie sowie Hämoglobin- und Erythrocytenstürze. Auch kleinfleckige Exantheme und Nasenbluten wurden beobachtet.

Die Schäden traten hauptsächlich bei stärkerer Dosierung (12—18 mg pro Tag) bei Säuglingen auf. Zur Behandlung werden Bluttransfusionen und Gaben von Folsäure (PERKINS und BEVERLEY, FORBES) empfohlen.

Dosierung bei der Malariaprophylaxe: Erwachsene und Kinder über 12 Jahre pro Woche 1mal eine Tablette zu 25 mg, Kinder von 6 bis 12 Jahren eine halbe, unter 6 Jahren eine viertel Tablette. Die Kombination mit anderen Malariamitteln ist möglich.

Zur Behandlung der *erworbenen Toxoplasmose* erhalten Erwachsene und ältere Kinder 0,25 g pro Tag, jüngere Kinder 1 mg/kg Körpergewicht/Tag (maximale Tagesdosis 0,25 g) während 2—3 Wochen in Kombination mit einem Sulfonamid, z. B. Supronal. Wegen der relativen Toxicität des Pyrimethamins empfiehlt es sich bei Säuglingen und Kleinkindern mit der Dosierung äußerst vorsichtig zu sein. Da die Toxoplasmose eine chronische Erkrankung ist, bei der mit Rezidiven über längere Zeit gerechnet werden muß, empfiehlt HELLBRÜGGE eher eine Therapie mit kleinster Dosierung (evtl. über 3—4 Monate) als eine kurzfristige Therapie mit höheren Dosen. Bei jungen Säuglingen sollte die maximale Tagesdosis von 25 mg keinesfalls überschritten werden.

Bei der *konnatalen Toxoplasmose* besteht nur Aussicht auf Erfolg, wenn das Kind im Stadium der Generalisation oder der floriden Encephalitis geboren wird. Die Dosierung ist während des 1. Lebensmonats besonders schwierig, sie sollte deshalb nur unter strenger Kontrolle der blutbildenden Organe ausgeführt werden (Thalhammer).

Zur Prophylaxe der konnatalen Toxoplasmose kann Pyrimethamin auch in den letzten Schwangerschaftsmonaten gegeben werden. Durch die gleichzeitige Gabe von Sulfonamiden wird die Wirkung nicht nur addiert, sondern potenziert. Zweckmäßig ist es, die Pyrimethamin-Therapie über einige Wochen in niedriger Dosierung während der Schwangerschaft fortzusetzen und die Sulfonamid-Therapie mit der Dosierung 0,2 g/kg Körpergewicht kurzfristig einzulegen.

Dichloracetamine

Unter den verschiedenen Verbindungen, die beim Studium des Chloramphenicols gefunden worden sind, befinden sich einige mit ausgezeichneter amöbicider Wirkung, die an das Radikal Dichloracetamid gebunden ist.

Mantomide. N-(2,4-Dichlorbenzyl)-N-(2-hydroxyäthyl)-dichloracetamid. Es wirkt noch in einer Verdünnung von 1:1 000 000 amöbicid, ist kaum toxisch und praktisch ohne Nebenwirkungen. Indikation zur Beseitigung der Darmlumeninfektion und zur Therapie der chronischen Amöbenruhr.

Dosierung: An 10 aufeinanderfolgenden Tagen erhalten Erwachsene und Kinder über 10 Jahre 3mal täglich 0,75 g, Kinder von 5 bis 10 Jahren 3mal 0,50 g und die noch jüngeren Kinder 8 Tage lang 3mal 0,25 g. Eine endgültige Beurteilung ist noch nicht möglich.

Mebinol (syn.: Chlorphenoxamide). N-(beta-oxyäthyl)-N-[p-phenoxy-(4'-nitro) benzyl]-dichloracetamid. Es gleicht in seinen Eigenschaften dem Mantomide.

Neuere Antiamoebica anderer Struktur

Entamide (syn.: Diloxanide). Dichloracetat-4-hydroxy-N-methylanilid.

Praktisch ohne Kontraindikationen und ohneNebenwirkungen. Kinder erhalten 40mg/kg Körpergewicht. Die Maximaldosis ist 2,0 g pro die. Es dient in erster Linie zur Beseitigung der Darmlumeninfektion und zur Therapie der chronischen Amöbenruhr.

Furamide (syn.: Diclofurazol, Entamide furoate). Dichloracetyl-methyl-aminophenol-furoat. Es ist weniger darmlöslich als Entamide, daher noch wirksamer. Indikation: zur Beseitigung der Darmlumeninfektion und zur

Behandlung der chronischen Amöbenruhr. Die Darmflora wird nicht verändert. Bei höherer Dosierung ist eine Albuminurie beschrieben. Es kann wiederholt angewendet werden. Kinder erhalten 20 mg/kg Körpergewicht während 10 Tagen.

Entobex. 4,7-Phenathrolin-5,6-chinon. Es wirkt in vitro noch bei einer Verdünnung von 1:16 000 amöbicid, greift die pathogenen Darmkeime unter Schonung der normalen Darmflora an und ist auch gegen die übrigen Darmprotozoen wirksam. Anwendung: zur Beseitigung der Darmlumeninfektion und Behandlung der chronischen Amöbenruhr. Nebenerscheinungen sind nicht zu erwarten, wenn die empfohlenen Mengen nicht überschritten werden. *Dosierung:* Kinder erhalten 10 Tage lang täglich 10 mg/kg K.G., aufgeteilt in zwei Dosen. Es kann auch mit Enterovioform kombiniert werden, s. Mexaform.

Biallylamicol (syn.: Camoform). 3,3'-Diallyl-5,5'-di(diäthyl-aminoäthyl)-4,4'-dihydroxydiphenyl. Es wird vom Darm aus rasch resorbiert und vorwiegend zur Behandlung der chronischen Amöbenruhr benutzt. Auf leeren Magen genommen, kann es Übelkeit und Erbrechen provozieren.

Dosierung. An 5—10 aufeinanderfolgenden Tagen erhalten Erwachsene und Kinder über 12 Jahre 3mal täglich 0,25 g, jüngere Kinder die Hälfte. Die Kur kann erst nach 3 Wochen wiederholt werden.

Furan- und Imidazolderivate

Sie sind vorwiegend gegen Trypanosomen und Trichomonaden wirksam.

Nitrofurazone (syn.: Furacin). 5-Nitro-2-furaldehyd-semicarbazon. Es steht noch in Erprobung zur Therapie der Schlafkrankheit, vorwiegend der durch Trypanosoma gambiense bedingten Art. Orale Gaben von täglich dreimal 2,1—12,5 mg/kg K.G. während 7—36 Tagen sind erforderlich. Es ist wirksamer in Kombination mit Lomidin. Seine Verwendung beim ,,coctail treatment" s. S. 398.

Furazolidon. N-5-Nitro-2-furfuryliden. Unter der Schutzmarke ,,Furoxone" stellt es die Grundsubstanz für das Trichomonadenpräparat *Tricofuron* dar.

Metronidazol (syn.: Clont, Flagyl). 1-beta-(Hydroxyäthyl)-2-methyl-5-nitroimidazol. Es ist zur Zeit das beste Mittel gegen die *urogenitale Trichomoniasis*. In vitro ist es selbst noch in einer Verdünnung von 1:400 000 gegen Trichomonas vaginalis wirksam, die Döderleinschen Stäbchen werden selbst bei tausendfacher Konzentration nicht beeinflußt. Im

Serum wird das Wirkungsoptimun nach 3, im Harn nach 4 Std erreicht; dabei ist das Serum in einer Verdünnung von 1:10, der Harn noch bei 1:100 bis 1:1000 trichomonadocid.

Dosierung: Kinder über 10 Jahre erhalten wie Erwachsene per os tgl. 2mal 1 Tablette zu 0,25 g, Kinder von 5—10 Jahren insgesamt $1^1/_2$ Tabletten, noch jüngere Kinder 1 Tablette an 6 aufeinanderfolgenden Tagen. Kontraindikationen sind bei der üblichen Dosierung nicht, Beschwerden von seiten des Magen-Darmtraktes hingegen als Nebenerscheinungen bekannt. Soweit möglich, ist bei Frauen und Mädchen gleichzeitig eine tägliche lokale Therapie mit 1 Vaginaltablette Triflocid, Fluocid-J, Viozol oder Tricolpon durchzuführen.

In der gleichen Dosierung über 5—10 Tage gegeben, hat sich das Mittel bei der Behandlung der *Lambliasis* bewährt (DUFEK et al. 1964; RUBIO et al. 1963).

Chinolinverbindungen

Das Studium der Chininsynthese gab Anlaß zur Einführung dieser Substanzen als Antiprotozoica. Da sie nicht im Großen ausführbar ist, mußte ein anderer Weg gefunden werden, der sich schließlich über das an sich schon gegen Malariaplasmodien wirksame Methylenblau ergab. Durch Einführen basischer Nebenketten läßt sich diese Wirkung deutlich erhöhen. Nach Ersetzen des Dibenzo-p-thiazinkerns durch Chinolin entstand dann das erste synthetische Malariamittel Plasmochin. Im Laufe der Zeit kamen weitere hinzu, von denen diejenigen mit basischem Nebenring sich als Antimalarica, die halogenisierten als Amöbicide bewähren.

Die **4-Amino-chinoline** sind weniger toxisch und wirken hauptsächlich auf die Blutschizonten, während die 8-Amino-chinoline bei verträglicher Dosierung gegen die Gametocyten aller Plasmodienarten und gegen die sekundären E-Stadien wirksam sind.

Chloroquine (syn.: Resochin, Aralen, Avloclor, Nivaquine u. a.) 7-Chlor-4-(4′-diäthylamino-1′-methyl-butylamino)-chinolin, sowie das Amodiaquine sind *die derzeit besten Mittel zur Behandlung des akuten Malaria-Anfalls,* gleichgültig durch welche Plasmodienart er verursacht ist. Sie beseitigen innerhalb kurzer Zeit die Blutschizonten und die Gametocyten mit Ausnahme der Tropicahalbmonde aus dem Blut. Die E-Stadien bleiben dagegen unbeeinflußt. Chloroquine-resistente Tropica-Stämme sind ganz vereinzelt beobachtet worden. Bei den meisten davon handelt es sich um bereits gegen Pyrimethamin resistente Stämme.

Nebenerscheinungen sind bei der kurzdauernden Therapie und den niedrigen prophylaktischen Dosen kaum zu erwarten, es kann zu Gewichtsverlust, Ausbleichen der Haare und zu Akkomodationsstörungen kommen. Gravierende Folgen, wie sie bei der Behandlung mancher Rheumatosen mit über Monate gegebenen täglichen hohen Dosen von Resochin vorkommen, sind nicht zu erwarten. Die Resorption des Mittels aus dem Darm erfolgt rasch und vollständig, es bleibt teilweise im Blut, wird aber zum Großteil vorübergehend in der Leber, Lunge und Milz gespeichert. Säurezufuhr steigert, Alkalienzufuhr verringert die Ausscheidung über die Nieren. Nur etwa 10—25 % der aufgenommenen Menge erscheinen im Harn, der Rest wird abgebaut.

Dosierung: Im akuten Malaria-Anfall erhalten nichtimmune Erwachsene und Kinder über 8 Jahre 4 Tabletten zu 0,25 g — *in schweren Fällen* auf einmal auf vollen Magen, in leichteren Fällen aufgeteilt in zwei Portionen; am 2. und am 3. Tag nochmals je 2 Tabletten. Kinder von 4—8 Jahren erhalten am 1. Tag 3 Tabletten, von 1—3 Jahren 2 Tabletten, Säuglinge $^1/_2$—1 Tablette und am 2. und am 3. Tag wiederum je die Hälfte der Erstdosis. *In schweren Fällen* — oder wenn die orale Gabe nicht möglich ist, kann Resochin intramuskulär injiziert werden. Pro Kilogramm Körpergewicht werden 0,2 ml der 5 %igen Lösung (Ampullen zu 5 ml) gegeben, jedoch nicht mehr als 10 ml pro dosi. Am gleichen Tage kann einige Stunden nach der ersten Injektion dieselbe Menge nochmals gegeben werden. Nur bei den schwersten Tropicainfektionen wird evtl. eine zusätzliche Chininmedikation erforderlich. Bei Einheimischen holoendemischer Malariagebiete genügt die für den 1. Tag der Kur angegebene Dosis.

Unter dieser Therapie gelingt es, die meisten Kranken innerhalb kurzer Zeit vom Fieber zu befreien. Bei der Malaria tropica kann dann nach ausreichender Behandlung von Heilung gesprochen werden. Bei den anderen Formen sind jedoch von den E-Stadien ausgehende Rückfälle möglich, sofern sie nicht durch eine angeschlossene Primaquine-Kur beseitigt worden sind.

Zur Malariaprophylaxe nehmen Erwachsene und Kinder über 10 Jahre 1mal 2 oder 2mal 1 Tablette Chloroquine, Kinder unter 10 Jahren 1mal 1 Tablette und Säuglinge 1mal $^1/_2$ Tablette pro Woche. Es sollte damit möglichst schon 14 Tage vor Betreten des malariaverseuchten Gebietes begonnen und die Prophylaxe bis 4 Wochen nach Verlassen desselben fortgesetzt werden, um eine evtl. noch in den letzten Tagen des Aufenthalts im Malariagebiet erworbene Tropica-Infektion auszuheilen. Dasselbe bei den beiden anderen Malariaformen zu erreichen, erfordert eine Primaquine-Kur.

Die 4-Amino-chinoline haben sich auch bei der *extraintestinalen Amöbiasis*, speziell beim Leberabsceß sehr gut bewährt, da sie aber nicht auf die Darmlumenformen wirken, werden sie vorteilhafterweise nur in Kombinationspräparaten gegeben, die beide Phasen angreifen, siehe Resotren S. 403.

Chloroquine kann auch in Kombination mit anderen Antimalariamitteln gegeben werden, z. B. mit Chlorproguanil = Lapaquine, mit Daraprim = Daraclor, u. a.

Amodiaquine (syn.: Camoquine, Miaquin, CAM-AQUI): 4-(3′-diäthylamino-methyl-4′-hydroxyanilino)-7-chlorochinolin. Es hat bei allen drei Malaria-Arten eine ähnliche Wirkung wie Resochin. Kann auch bei Patienten mit Lebercirrhose und Nierenerkrankungen benutzt werden, färbt die Haut grau. Wird aus dem Darm sehr rasch resorbiert, so daß die wirksame Konzentration schon nach einigen Stunden erzielt wird. Besonders stark wird Amodiaquine in parenchymatösen Organen und auch in Erythrocyten gespeichert (hier zweimal so hoch wie im Blutplasma). Der Abbau erfolgt nur langsam. Wird gut vertragen, selten beobachtet man gastrointestinale Beschwerden und ganz ausnahmsweise Krämpfe. Mit Primaquin kombiniert, eignet sich Amodiaquin zur kausalen Therapie der Tertiana und Quartana.

Dosierung: Zur *Therapie* erhalten alle über 16 Jahre alten nichtimmunen Patienten am ersten Tage der Behandlung 600 mg und an den beiden darauffolgenden Tagen je 400 mg der Base, Kinder dem Alter entsprechend weniger. Zur *Prophylaxe* bekommen Kinder im Alter von 1—3 Jahren 100 mg, von 4—6 133 mg, von 7—10 200 mg, von 11—16 300 mg und alle über 16 Jahre alten 400 mg der Base einmal pro Woche.

Die **8-Amino-chinoline** sind ausgezeichnete Gametenmittel. Die neueren entfalten daneben eine gute therapeutische Wirkung auf die E-Stadien von Pl. vivax, Pl. ovale und Pl. malariae. Mit ihrer Hilfe können also Infizierte durch Beseitigung der Gametocyten als Ansteckungquelle ausgeschaltet und zum anderen durch Vernichtung der E-Stadien Radikalheilung erzielt werden, so daß Rückfälle ausbleiben.

Plasmochin (syn.: Pamaquin, Praequin, Aminoquin). 6-Methoxy-8-diäthylamino-isopentyl-amino-chinolin. Es wird wegen seiner starken Nebenwirkungen nicht mehr hergestellt. Von den neueren Verbindungen ist neben Pentaquine und Isopentaquine das wirksamste und am wenigsten toxische das

Primaquine. 8-(4-Amino-1-methylbutyl-amino)-6-methoxychinolin. Es unterscheidet sich vom Plasmochin durch das Fehlen von zwei Äthylgruppen in der Seitenkette. Es wird rasch aus dem Darm resorbiert und auch rasch wieder ausgeschieden. Häufige kleine Gaben sind deshalb erforderlich. Die *toxischen Eigenschaften* treten erst nach längerer Einnahme oder höherer Dosierung hervor: Methämoglobinbildung, hämolytische Anämien, Agranulocytose, evtl. gastrointestinale Störungen und Störungen in der Reizleitung des Herzens.

Dosierung. A. Zur Beseitigung der für die bei der Tertiana-, Quartana- und Ovaleinfektion vorkommenden Rückfälle verantwortlichen E-Stadien: Im Anschluß an die Therapie oder nach Absetzen der Prophylaxe erhalten an 15 aufeinanderfolgenden Tagen Erwachsene und Kinder über 8 Jahre täglich 1 Tablette während oder nach der Mahlzeit, Kinder über 4 Jahre eine halbe, unter 4 Jahren $^1/_3$—$^1/_4$ Tablette zu 0,015 g, Säuglinge maximal 0,6 mg Primaquine-Base pro Kilogramm Körpergewicht.

B. Zur Beseitigung der Tropicagametocyten nach Abschluß der Behandlung einer Malaria tropica mit 4-Amino-chinolinen: an 3—5 aufeinanderfolgenden Tagen wird die gleiche Dosis gegeben, wie sie unter A erwähnt ist. Diese Therapie ist nur dann erforderlich, wenn die Übertragung der Krankheit durch Anophelen möglich ist, also in malariaverseuchten Gegenden, nicht jedoch nach Verlassen derselben.

Die halogenisierten Oxychinoline ohne basische Seitenkette bewähren sich als Amöbicide.

Oxychinolinderivate.

Yatren (syn.: Chiniofon, Mixiol, Yellon). 7-Jod-8-oxychinolin-5-sulfosäure.

Nur 10—15% des zugeführten Mittels werden vom Darm aus resorbiert, es wirkt also vorwiegend gegen die Darmlumenformen u. z.T. gegen die in die Darmwand eingedrungenen, nicht jedoch gegen die in andere Organe verschleppten Gewebsformen der Entamoeba histolytica. Bei der akuten Amöbenruhr sollte es daher mit einem leicht resorbierbaren oder einem parenteral anwendbaren amöbiciden Mittel kombiniert werden, z. B. mit Chloroquine. Die Ausscheidung über die Nieren erfolgt sehr rasch, es kommt daher zu keiner Kumulation.

Nebenerscheinungen sind, wenn von seiner laxierenden Wirkung abgesehen wird, selten. Kontraindiziert ist es bei Leberschäden und Thyreotoxikosen. Die Pillen zu 0,25 g enthalten zu 75% Yatren und 25% Natriumbicarbonat, sie sind immer nach den Mahlzeiten einzunehmen. Während der 7 Tage dauernden Kur sollte auf leicht verdauliche Kost geachtet werden.

Dosierung:

Erwachsene u. Kinder über 12 Jahre	9—12 Jahre	5—8 Jahre	1—4 Jahre	Säuglinge
1. Tag 3 × 1 Pille	3 × 1	3 × 1	3 × $^1/_2$	1 × $^1/_2$
2. Tag 3 × 2 Pillen	3 × 1	3 × 1	3 × $^1/_2$	1 × $^1/_2$
3. Tag 3 × 2 Pillen	3 × 2	3 × 1	3 × $^1/_2$	1 × $^1/_2$
4. Tag 3 × 3 Pillen	3 × 2	3 × 2	3 × 1	2 × $^1/_2$
5. Tag 3 × 3 Pillen	3 × 2	3 × 2	3 × 1	2 × $^1/_2$
6. und 7. Tag 3—4 Pillen	3 × 3	3 × 2	3 × 1	2 × $^1/_2$

Im Anschluß an die Therapie sollte eine 3wöchige Nachkur gemacht werden, wobei diejenige Menge Tabletten zu nehmen ist, die noch vertragen wird, ohne Durchfälle hervorzurufen. Bei schwerer Colitis, Sigmoiditis und Proktitis sind zusätzlich Yatren-Verweilklysmen anzuraten. Säuglinge erhalten 1 Woche lang täglich 15 ml einer 0,5%igen Lösung, Kinder bis zu 4 Jahren 50 ml, bis zu 8 Jahren 120 ml, bis zu 12 Jahren 160 ml, darüber 200—600 ml. Der Darm ist vorher gründlich zu reinigen. Die Einläufe sollten möglichst 6—8 Std gehalten werden.

Resotren compositum. Die ursprüngliche Kombination von Yatren mit Resochin (= „Resotren") hatte sich sehr gut zur Behandlung aller Formen der Amöbeninfektion bewährt, führte jedoch häufig zur Verstärkung schon vorhandener Diarrhoen. Dieser Mangel wurde durch Änderung seiner Zusammensetzung behoben. Es wird jetzt unter der Bezeichnung Resotren compositum in den Handel gebracht und enthält pro Tablette 0,075 g 7-Chlor-4-(4'-diäthylamino-1'-methyl-butylamino)-chinolin-di-7-jod-8-oxychinolin-5-sulfonat, 0,2 g Resochin-Diphosphat und 0,3 g 5,7-Dijod-8-Oxychinolin.

Die *Dosierung* beträgt in leichteren Fällen bei Erwachsenen und Kindern über 15 Jahren täglich 3mal 1, von 10—15 Jahren 2mal 1, von 5—10 Jahren 3mal $^1/_2$ und bei Kindern unter 5 Jahren 2mal $^1/_2$ Tablette während 7 Tagen. Bei schweren Formen der Amöbenruhr kann die Dosis verdoppelt werden, die Kurdauer beträgt dabei ebenfalls 7 Tage, an die sich nochmals eine gleichlange Nachbehandlung mit normaler Dosierung anschließt.

Entero-Vioform. Jodchloroxychinolin (= Vioform) plus Emulgator. Es ist mit dem Yatren sehr nahe verwandt, wirkt durch Hemmung der pathogenen Begleitkeime amöbicid, ist aber weniger laxierend und deshalb für die Behandlung von Kindern und bei an sich schon mit Diarrhoen belasteten Fällen besser geeignet. Indikationen und Kontraindikationen wie beim Yatren. Als Nebenerscheinung ist Pruritus ani beschrieben.

Dosierung bei der chronischen Amöbencolitis und bei Cystenausscheidern: Kinder von 1—5 Jahren erhalten während der 20—30 tägigen Kur täglich 3mal $^1/_2$—1 Tablette, von 6—14 Jahren täglich 3mal 1 Tablette zu 0,25 g. Die Dosierung ist bei Säuglingen wegen der schlecht zu teilenden Tabletten schwierig, hierzu wird vorteilhafterweise das

Mexaform S (Enterovioform kombiniert mit Entobex) verwendet, das in Mikrotabletten verfügbar ist. Ein Dragée (0,2 Vioform + 0,02 g Entobex) entspricht 10 Mikrotabletten.

Dosierung: Säuglinge bis zum 9. Lebensmonat täglich 4mal 1—2 Mikrotabletten, 9 Monate bis 3 Jahre alte Kinder täglich 4mal 2—3, von 3—6 Jahren täglich 4mal 3—6 Mikrotabletten, Schulkinder und Erwachsene täglich 3mal 1—2 Dragées über 8 Tage. Zur Prophylaxe genügen bei Schulkindern wie bei Erwachsenen täglich 1—2mal ein Dragée, bei Säuglingen und Kleinkindern die angegebenen Einzeldosen 2mal täglich.

Diodoquin (syn.: Embequin, Nivembin, Savorquin, Dihaloquin). 5,7-Dijodo-8-hydroxychinolin.

Gehört zu den besten amöbiciden Mitteln für die Beseitigung der Darmlumeninfektion.

Zur Therapie der akuten Amöbiasis ist es weniger geeignet, es sollte dabei mit einem leicht resorbierbaren Präparat, z. B. Chloroquine kombiniert werden. Es ist geschmacksfrei, sehr gut verträglich und laxiert nicht. Wegen seines hohen Jodgehalts kann es ebenso wie Enterovioform zu Pruritus ani führen. Erwachsene und ältere Kinder erhalten während oder nach dem Essen täglich 3mal 3 Tabletten zu 0,25 g an 10 Tagen, jüngere Kinder dem Gewicht entsprechend weniger. Die Therapie kann ohne Pause wiederholt werden.

Siosteran. 5,7-Dichlor-8-oxychinaldin.

Jodfreies Darmantisepticum mit bakteriostatischer und antimykotischer Wirkung, das sehr wahrscheinlich durch Beseitigung pathogener Darmkeime sekundär, ohne daß dabei die normale Darmflora geschädigt wird, auf die Darmprotozoen, unter anderem auch auf die Entamoeba histolytica störend wirkt. Es ist deshalb ein vorwiegend bei den verschiedensten Darmstörungen, bei denen es zu einer pathologischen Veränderung der Darmflora gekommen ist, einzusetzendes Mittel. Es wird nicht resorbiert und ist praktisch frei von Nebenerscheinungen, hat aber auch keinen Einfluß auf die extraintestinalen Formen der Ruhramöben, so daß es bei der manifesten Amöbenruhr nicht zu empfehlen ist. Kinder bekommen 10—20 mg/kg K.G. pro Tag an zehn aufeinanderfolgenden Tagen. Ein Dragée = 0,1 g. Die Behandlung soll noch einige Tage nach Abklingen der klinischen Symptome oder nach Verschwinden der Protozoen aus dem Darm weitergeführt werden. Wiederholungen sind beliebig oft möglich.

Literatur

Alencar, J. E. de, V. B. Magalhaes et V. D. Sampaio: Tratamento de 3 casos de calazar pela anfotericina B. Rev. bras. Med. 19, 669 (1962). Ref. Trop. Dis. Bull. 61, 29 (1964).

Baranski, M. C.: Treatment of intestinal amebiasis with simetine hydrochloride. An. Fac. Med. Univ. do Paraná 5, 85 (1962). Ref. Trop. Dis. Bull. 61, 670 (1964).

Berberian, D. A., R. G. Slighter, and E. W. Dennis: N,N'-bis(Dichloracetyl)diamines as amebicidal agents. Amer. J. trop. Med. Hyg. 10 (4), 503 (1961).

Cappuccino, E. F., and L. A. Stauber: Some compounds active against experimental visceral leishmaniasis. Proc. Soc. exp. Biol. (N.Y.) 101, 742 (1959). Ref. Trop. Dis. Bull. 57, 111 (1960).

Chaudhuri, R. N., T. K. Saka, and N. Roy: Paromomycin (Humatin) in amoebic infection. Trans. roy. Soc. trop. Med. Hyg. 55 (5), 424 (1961).

Covell, Sir Gordon, G. R. Coatney, J. W. Field, and J. Singh: Chemotherapy of malaria. Genf: World Health Organization 1955.

Csonka, G. W.: Long-term aspect of treatment with metronidazole (flagyl) in trichomonal vaginitis. Brit. J. vener. Dis. 39, 258 (1964).

Dufek, M., R. Bláha, and R. Kalivoda: Treatment of giardiasis with metronidazole — Flagyl (Specia). Čas. Lék. Čes. 103, 1033 (1964). Ref. Trop. Dis. Bull. 62, 33 (1965).

Fischer, L.: Amöbiasis. In: Handbuch der Kinderheilkunde, hrsg. von H. Opitz u. F. Schmid, Bd. V. Berlin-Göttingen-Heidelberg: Springer 1963.

Forsyth, D. M.: The treatment of amoebiasis: a field study of various methods. Trans. roy. Soc. trop. Med. Hyg. 56 (5), 400 (1962).

Ghosh, B. K., and A. A. Chatterjee: Action of an antifungal antibiotic, nystatin, on the protozoa Leishmania donovani. Part. I. Studies on the metabolism of Leishmania donovani. Part. II. Studies on the release of intracellular constituents. Ann. Biochem. 10, 307, 343 (1961). Ref. Trop. Dis. Bull. 59, 968 (1962).

Ghosh, B. K., D. Haldar, and A. N. Chatterjee: Effect of nystatin on the metabolism of a protozoal organism, Leishmania donovani. Ann. Biochem. 20, 55 (1960). Ref. Trop. Dis. Bull. 57, 1034 (1960).

Göckel, Cl. W.: Moderne Chemotherapie der Malaria. Med. Klin. 56, 1197 (1963).

Goodman, L. S., and A. Gilman: The pharmacological basis of therapeutics. Zit. nach A. J. Wilmot, in: Clinical amoebiasis. Oxford: Blackwell 1962.

Hellbrügge, Th.: Konnatale Toxoplasmose. Werk-Verlag Dr. Edmund Banaschewski 1957.

— Chemo-Therapie der Toxoplasmose. Ärztl. Prax. 11, 134 (1959).

Jirovec, O.: Parasitologie für Ärzte. Jena: Gustav Fischer 1960.

Manson-Bahr, Ph.: Mansons's tropical diseases. London: Cassell 1960.

—, and J. H. Walters: The chemotherapy of tropical diseases. Springfield, Ill.: Ch. C. Thomas 1961.

Medina, R., and E. Belfort: Anfotericina B en el tratamento de la leishmaniasis tegumentaria americana. Dermatologia venezolana 3, 3. Ref. Trop. Dis. Bull. 61, 259 (1964).

Møller, K. O.: Pharmakologie. Basel: Benno Schwabe & Co. 1961.

Nauck, E. G.: Lehrbuch der Tropenkrankheiten. Stuttgart: Georg Thieme 1962.

Nevill, L. B.: Entamide and furamide in the treatment of amoebic infection in Nakuru, Kenya. Trans. roy. Soc. trop. Med. Hyg. 56 (1), 81 (1962).

Payet, M., P. Pene et C. Barthe: Traitement des accès palustres par la quinine subtosan entraveineuse. Bull. méd. A. O. F. 11, 101 (1954).

Piller, M.: Étude sur la toxicité de l'émétine et de certains dérivés synthétiques. Bull. Soc. Path. exot. **55**, 1056 (1962). Ref. Zbl. Bakt., I. Abt. Ref. **191**, 547 (1964).

Prado, J. B.: Tratamento das formas mucosas de leishmaniose Americana pela anfotericina B. Rev. Ass. méd. bras. **9**, 117 (1963). Ref. Trop. Dis. Bull. **61**, 259 (1964).

Rubio, M., and E. Cuello: Treatment of intestinal giardia infection with metronidazole. Bol. chil. Parasit. **18**, 60 (1963). Ref. Trop. Dis. Bull. **61**, 925 (1964).

Thalhammer, O.: Toxoplasmose. In: Handbuch der Kinderheilkunde, hrsg. von H. Opitz u. F. Schmid, Bd. V. Berlin-Göttingen-Heidelberg: Springer 1963.

Wagner, E. D., and H. S. Burnett: Paromomycin in the treatment of amoebiasis in Nyasaland. Trans. roy. Soc. trop. Med. Hyg. **55** (5), 428 (1961).

Weidenmüller, H. J.: Antibiotika. Dtsch. med. Wschr. **2**, 82 (1963).

Wilmot, A. J.: Clinical amoebiasis. Oxford: Blackwell 1962.

Wilmot, A. J., S. J. Powell, I. McLeod, and R. Elsdon-Dew: Some newer amoebicides in acute amoebic dysentery. Trans roy. Soc. trop. Med. Hyg. **56** (1), 85 (1962).

WHO-Technical Report No 226: Chemotherapy of malaria. Geneva 1961.

Anthelminthica

Von G.-A. von Harnack, Hamburg

Anthelminthica sind Arzneimittel zur Bekämpfung von Eingeweidewürmern. Sie werden oral aufgenommen und schädigen oder töten die Parasiten, so daß diese durch die Darmperistaltik hinausbefördert werden können. Wurmeier werden durch Anthelminthica nur selten beeinflußt.

Die wichtigsten in Mitteleuropa vorkommenden Darmparasiten und die Arzneimittel, welche sich zu ihrer Bekämpfung am besten bewährt haben, sind in der Tabelle aufgeführt. Sie sind an die Stelle zahlreicher, früher weitverbreiteter Medikamente getreten und sollten diese ganz verdrängen, da sie wirksamer und weniger toxisch sind.

Von den früher verwendeten *Oxyurenmitteln* erzeugten die Phenothiazinpräparate hämolytische Anämien, das Hexachlorcyclohexan Leberschädigungen, die p-Rosanilinderivate Magen-Darmreizungen; die verwendeten proteolytischen Fermente waren in ihrer Wirkung nicht sicher genug.

Von den früher bevorzugten *Ascaridenmitteln* führte das Oleum chenopodii (oder das synthetische Askaridol) gelegentlich zu Taubheit, Krämpfen und Atemlähmung; auch bei Santoninanwendung wurden tödliche Vergiftungen beschrieben.

Unter den *Bandwurmmitteln* stand Extractum filicis mas an der Spitze, das aber bisweilen zu Erblindung, Leber- und Nierenschädigung oder vereinzelt zum Tod durch Atemlähmung führte. Die Acridinfarbstoffe Atebrin, später Acranil verursachten gelegentlich Übelkeit, Erbrechen, Kreislaufkollaps und neurotoxische Erscheinungen.

Pyrvinium-Pamoat

Pyrvinium-Pamoat (Bisdimethylamino-dimethylphenyl - pyrrolyl - vinyl - methylquinoli-

nium-Salz der Methylen-bishydroxy-Naphtholsäure), ein Cyanfarbstoff, ist als *Molevac*[1] im Handel. Die vermicide Wirkung kommt anscheinend durch Blockierung eines oder mehrerer Fermentsysteme zustande. Pyrvinium-Pamoat findet bei der *Oxyuriasis* Verwendung und führt in über 90% der Fälle zum Erfolg (Beck u. Mitarb.; Priebe; Turner u. Johnson). Gegenindikationen sind nicht bekannt, da das Mittel nicht nachweisbar resorbiert wird. Unabhängig vom Alter wird Pyrvinium-Pamoat in einer einmaligen Dosis von 5 mg/kg Körpergewicht zugeführt. An Nebenwirkungen wurden in rund 5% der Fälle lediglich Nausea und Erbrechen beobachtet. Der Vorteil einer Molevac-Kur besteht darin, daß das Medikament in einer einzigen Dosis zugeführt wird. Als Farbstoff färbt es den Stuhl hellrot. Es muß darauf geachtet werden, daß die Molevacsuspension nicht auf Kleider oder Bettwäsche verschüttet wird.

Piperazinsalze

Piperazin (Diäthylendiamin) ist ein stark basischer Stoff, der mit den üblichen Säuren wasserlösliche Salze bildet.

$$NH \overset{\displaystyle CH_2{-}CH_2}{\underset{\displaystyle CH_2{-}CH_2}{\big<\ \ \big>}} NH$$

Die wasserfreie Base zieht an der Luft gierig Wasser an, bis 6 Mol Kristallwasser an 1 Mol Piperazin gebunden sind. Dieses *Hexa-*

---

[1] Parke, Davis & Co.

Tabelle 49. *Anthelminthica*

Wurmart	Anthelminthicum	Präparat	Hersteller	Darreichungsform (Gehalt an Piperazin als Piperazinhexahydrat)		Dauer der Kur in Tagen	Dosis/Tag
				1 Tablette	Saft 1 ml		
Enterobius vermicularis (Oxyuris)	Pyrvinium Pamoat	Molevac	Parke, Davis	1 Dragée = 50 mg 1 ml Suspens. = 10 mg		1 Dosis	5 mg/kg Körpergewicht
	Piperazin	Eraverm	Asta	0,2	0,2 g	5—7	Oxyurenkur: Erwachsene 2,6 g, Kinder nach Körperoberfläche, z.B. 1 Jahr 0,65 g; 3 Jahre 0,9 g; 7½ Jahre 1,3 g; 12 Jahre 1,8 g
		Tasnon	Tropon	0,3	0,16 g		
Ascaris lumbricoides		Uvilon	Bayer	0,3	0,2 g	1(—2)	Askaridenkur: Erwachsene 4,8 g, Kinder nach Körperoberfläche, z.B. 1 Jahr 1,2 g; 3 Jahre 1,6 g; 7½ Jahre 2,4 g; 12 Jahre 3,2 g
		Vermi-compren	Merck, Boehringer, Knoll	0,25	0,2 g		
Trichuris trichiura (Peitschenwurm)	p-Glykolylaminophenylarsinsaures Wismut	Viasept	Hoechst	1 Tablette = 0,5 g		4	Erwachsene 3×2 Tabletten, Kinder nach Körperoberfläche, z.B. 7½ Jahre 3×1 Tablette; 1 Jahr 3×½ Tablette
Bandwürmer (Rinder-, Schweine-, Fischbandwurm)	Zinn, Zinnoxyd, Zinnchlorid	Cestodin	Nematodin, Hamburg-Rissen	1 Tablette = 1,25 g		5	Erwachsene 3×1 Tablette; 8—12 Jahre 2×1 Tablette; unter 8 Jahre 2×½ Tablette
	Chlornitrophenylchlorsalicylamid	Yomesan	Bayer	1 Tablette = 0,5 g		1	Über 8 Jahre 2×2 Tabletten; 2—8 Jahre 2×1 Tablette morgens nüchtern mit 1 Std Abstand

hydrat wurde wegen seiner Konstanz von den meisten Herstellern als Berechnungsbasis gewählt, obwohl Piperazin in den einzelnen Präparaten als Citrat, Phosphat oder Adipat vorliegt. Auf diese Weise können die Dosisangaben der Literatur miteinander verglichen werden.

Die Resorptionsquote des Piperazins ist bei den einzelnen Salzen verschieden. Adipat scheint langsamer resorbiert zu werden als die anderen Salze. Der Blutspiegel erreicht 2—3 Std nach Piperazingabe sein Maximum. Ein Teil des Piperazins wird (anscheinend unverändert) im Urin ausgeschieden, ein anderer im Stuhl. Der Hauptteil der Dosis wird innerhalb weniger Stunden ausgeschieden, der Rest in den folgenden Tagen. Oxydative Vorgänge in der Leber haben anscheinend einen meßbaren Anteil an der Entgiftung und Ausscheidung des Piperazins. Die Verträglichkeit scheint sehr wesentlich vom Ausscheidungsvermögen der Niere abhängig zu sein. Versuchstiere, die einseitig nephrektomiert wurden, hatten bei gleichen Dosen eine doppelt so hohe Mortalität wie Normaltiere.

Über den Wirkungsmechanismus ist bisher nichts Sicheres bekannt. Unter der Piperazineinwirkung kommt es zu einer zunehmenden Lähmung der Parasiten, die zunächst reversibel ist.

Indikationen. Piperazinsalze sind bei Ascaridiasis und Oxyuriasis angezeigt. Die Erfolgsquote bei der Behandlung wird mit 90—95% angegeben. Gegenindikationen stellen lediglich alle Affektionen des Zentralnervensystems dar, insbesondere Krampfleiden. Offenbar besteht bei diesen Erkrankungen eine erhöhte Piperazinempfindlichkeit. Vorsicht ist bei Nierenleiden geboten (s. oben!).

Nebenwirkungen. Piperazin kann auch innerhalb des therapeutischen Bereiches gelegentlich zu toxischen Erscheinungen führen (WHITE u. STANDEN; AMBOS, BETTECKEN, GREUEL). Andererseits wurden Fälle beschrieben mit 6—10facher Überdosierung, bei denen keine Vergiftungssymptome zu verzeichnen waren. Akzidentelle Vergiftungen mit noch höheren Dosen führten in keinem der beschriebenen Fälle zum Tode; die Symptome waren spätestens nach 2 Tagen abgeklungen (WECHSELBERG).

Neben den Allgemeinsymptomen Mattigkeit, Kopfschmerzen und Schwindel werden Störungen der Kreislauf- und Atemregulation sowie Magen-Darmstörungen (wie Übelkeit, Erbrechen, Leibschmerzen und Diarrhoe) beobachtet. Ihr spezifisches Gepräge erhalten die Piperazinschädigungen durch die neurotoxische Wirkung. Es treten Störungen der Bewußtseinslage auf von der Somnolenz bis zum Koma. Von Erwachsenen wird ein Gefühl des „Losgelöstseins" beschrieben, die Patienten sind euphorisch und haben Halluzinationen. An den unteren Extremitäten ist eine Muskelschwäche nachweisbar, die Sehnenreflexe schwinden, es kommt zu Myoklonien und Bewegungsunfähigkeit infolge von Ataxie und Koordinationsstörungen. An Armen und Händen wird ein Tremor sichtbar. Die Pupillen sind verengt, die Patienten beschreiben Farbensehen. Im Elektroencephalogramm ist in solchen Fällen eine generalisierte Dysrhythmie nachweisbar (BETTECKEN).

Bei Kindern mit einem Anfallsleiden treten Unverträglichkeitsreaktionen der beschriebenen Art gehäuft auf. Auch bei gesunden Kindern kommt es in einem hohen Prozentsatz zu rasch reversiblen Veränderungen der Hirnstromaktivität. Die Befunde sprechen dafür, daß das Piperazin in die subcorticale Steuerung der Rindenaktivität eingreift (STEPHAN). Nach diesen Beobachtungen scheint es ratsam, die im folgenden genannten Dosen nicht zu überschreiten.

Präparate. Piperazin bzw. Piperazinhexahydrat als citronensaures, phosphorsaures oder adipinsaures Salz. Anwendung: oral. Handelsformen: Tabletten mit einem auf Hexahydrat umgerechneten Piperazingehalt von 0,21 bis 0,3 g (s. Tabelle); Saft mit 0,16 bzw. 0,2 g Piperazinhexahydrat pro Milliliter. Dosierung:

Errechnet man die von den Herstellern empfohlenen Dosen für die einzelnen Altersstufen und bezieht sie auf die Körpergewichtseinheit, so erhält man die in Abb. 24 wiedergegebene Übersicht. Trotz der starken Streubreite der Herstellerangaben und der zum Teil

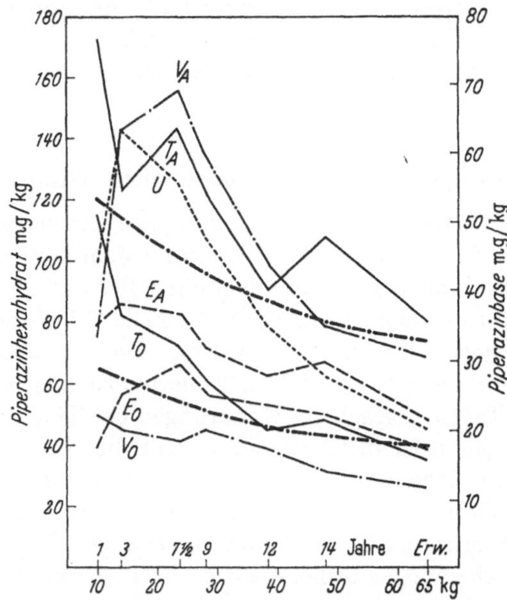

Abb. 24. Die Piperazindosis in Milligramm pro Kilogramm Körpergewicht in den verschiedenen Altersstufen, errechnet nach den Angaben der Hersteller. V_A —.— Vermicompren (Merck): Ascariden; T_A ——— Tasnon (Tropon): Ascariden; E_A ------ Eraverm (Asta): Ascariden; U ...... Uvilon (Bayer): Oxyuren und Ascariden; V_O —·— Vermicompren (Merck): Oxyuren; T_O ——— Tasnon (Tropon): Oxyuren; E_O ------ Eraverm (Asta): Oxyuren; —·—·—. empfohlene Dosierung entsprechend Körperoberfläche: Obere Kurve Ascariden; untere Kurve Oxyuren

unmotivierten Sprünge von einer Altersklasse zur anderen ist aus dem Diagramm die empirische Tatsache ablesbar: Je jünger das Kind ist, desto größere Dosen sind erforderlich (und verträglich). Es ist daher gerechtfertigt, nach Körperoberfläche zu dosieren. Die Dosisvorschriften können folgendermaßen zusammengefaßt und vereinfacht werden:

Ascaridenkur: Dauer 1(—2) Tage. Erwachsene 4,8 g Piperazinhexahydrat (= 75 mg/kg/Tag). Kinder nach Körperoberfläche, d. h. 1 Jahr alt: 1,2 g (= 120 mg/kg/Tag); 7½ Jahre alt: 2,4 g (= 100 mg/kg/Tag); 12 Jahre alt: 3,2 g (= 84 mg/kg/Tag).

Oxyurenkur: Dauer 5—7 Tage. Erwachsene 2,6 g Piperazinhexahydrat (= 40 mg/kg/Tag). Kinder nach Körperoberfläche, d. h. 1 Jahr alt: 0,65 g (= 65 mg/kg/Tag); $7^1/_2$ Jahre alt: 1,3 g (= 54 mg/kg/Tag); 12 Jahre alt: 1,7 g (= 45 mg/kg/Tag).

Über die altersadäquate Dosierung im Säuglingsalter liegen keine ausreichenden Erfahrungen vor. Im 2. Lebenshalbjahr kann die Dosis/kg Körpergewicht der 1jährigen empfohlen werden: 120 mg/kg/Tag bei Ascaridiasis, 65 mg/kg/Tag bei Oxyuriasis.

p-Glykolylamino-phenylarsinsaures Wismut

Viasept[1] (p-Glykolylamino-phenylarsinsaures Wismut) findet seit über 20 Jahren Verwendung bei der Amöbenruhr. Bei der *Trichuriasis* sind in etwa 70% der Fälle Erfolge zu erwarten (SCHOOP; STAREY). Die Erwachsenendosis wird mit 3×2 Tabletten zu 0,5 g an 4 Tagen angegeben. Erfahrungen bei Kindern liegen noch nicht vor. Eine auf die Körperoberfläche bezogene Dosierung erscheint gerechtfertigt, da das Medikament anscheinend kaum resorbiert wird und Unverträglichkeitserscheinungen bisher nicht beobachtet wurden.

Zur Bekämpfung der Trichuriasis wurde mit Erfolg eingesetzt auch *Dithiazanin,* das in die Gruppe der Cyaninfarbstoffe gehörende Diäthyl-thiadicarbo-cyaninjodid). Es war auch wirksam beim Befall mit *Zwergfadenwürmern* (Strongyloides stercoralis) und *Hakenwürmern* (Necator americanus). Die Erfolgsquote bei der Trichuriasisbehandlung schwankte zwischen 54 und 90% (SWARTZWELDER u. Mitarb.; PAINE u. Mitarb.; KLEIHAUER). Die Erwachsenendosis von 3×2 Dragées zu 0,1 g wurde bei Trichuriasis 5 Tage gegeben; Kindern unter 15 kg Gewicht verordnete KLEIHAUER 40 mg/kg/Tag. Gegen die Verordnung des Dithiazanins bestehen jedoch Bedenken, da vereinzelt Todesfälle beobachtet wurden, die dem Mittel zur Last gelegt werden müssen. Ist die Schleimhaut des Darmkanals intakt, treten keine toxischen Wirkungen auf, da das Präparat nicht resorbiert wird. Liegen aber erhebliche Schleimhautläsionen oder sprueartige Resorptionsstörungen vor, so kann es zur Resorption und damit zu toxischen Symptomen kommen.

Zinn

Das Zinnpräparat Cestodin[2], eine Mischung aus metallischem Zinn und Zinnsalzen, wurde von HIRTE in die Therapie eingeführt. Aus dem Darm wird anorganisches Zinn nicht in nennenswerter Menge resorbiert. Zinn wirkt anscheinend auf Kopf und Knospungszone der Bandwürmer besonders toxisch, so daß diese Bandwurmabschnitte unter Mitwirkung der Darmsäfte zerstört werden. In den Ausscheidungen der Patienten ist jedenfalls der Bandwurmkopf nicht nachzuweisen.

Indikationen. Cestodin ist bei allen Bandwurmarten indiziert. In allen Berichten lag die Erfolgsquote über 90% (HIRTE, KUHLS, v. HARNACK, HUECK u. STEINHOFF). Gegenindikationen gibt es praktisch nicht. Lediglich bei akuten Erkrankungen wird man keine Bandwurmkur vornehmen.

Nebenwirkungen. Cestodin ist praktisch ungiftig. Nebenwirkungen treten nur selten in Form von Übelkeit, Magendruck und Erbrechen auf.

Präparate. Cestodin: 1 Tablette zu 1,25 g enthält 0,6 g metallisches Zinn, 0,15 g Zinnoxyd und 0,025 g Zinnchlorid. Dosierung: Cestodin wird beim Erwachsenen in einer Dosis von 3×1 Tablette täglich an 5 Tagen gegeben. Kinder von 8—12 Jahren erhalten 2×1 Tablette und Kinder im Alter von unter 8 Jahren $2 \times 1/_2$ Tablette täglich. Bei einer eventuell notwendigen Wiederholung der Kur können die Dosen unbedenklich um die Hälfte gesteigert werden. Auf Abführmittel kann verzichtet werden.

Chlornitrophenyl-chlorsalicylamid

Das Mittel ist als *Yomesan*[1] im Handel und wird bei Befall mit *Rinder- und Schweinebandwurm* mit Erfolg angewandt (KNAB). Erwachsene und Kinder von 8 Jahren an sollen morgens nüchern zweimal je 2 Tabletten zu 0,5 g mit 1 Std Abstand einnehmen und erst 2 Std später frühstücken. Kinder von 2—8 Jahren erhalten jeweils 1 Tablette. Obwohl in der Literatur Erfahrungen bei Kindern bisher nicht vorliegen, erscheint das Vorgehen gerechtfertigt, da Yomesan nicht in pharmakologisch nachweisbarer Menge resorbiert wird (HECHT u. GLOXHUBER). Selbst kachektische Patienten vertrugen das Mittel gut (KNORR). Die Anwendung eines salinischen Abführmittels wird empfohlen, scheint aber nicht unbedingt erforderlich.

---

[1] Farbwerke Hoechst.
[2] Fa. Nematodin, Hamburg-Rissen.

[1] Bayer.

Literatur

Ambos, K.: Über eine Vergiftung mit einem Piperazin enthaltenden Wurmelixier. Münch. med. Wschr. **97**, 1157 (1955).

Beck, J. W., D. Saavedra, G. J. Antell and B. Tejeiro: The treatment of pinworm infections in humans (Enterobiasis) with Pyrvinium pamoate. Amer. J. trop. Med. **8**, 349 (1959).

Bettecken, F.: Über EEG-Veränderungen durch Piperazin im Kindesalter. Z. Kinderheilk. **80**, 225 (1957).

Cross, B. G., A. David and D. K. Vallance: Piperazine adipate a new anthelmintic agent. J. Pharm. Pharmacol. **6**, 711 (1954).

Greuel, D.: Piperazin-Vergiftung bei therapeutischer Dosierung. Med. Klin. **52**, 129 (1957).

Harnack, G.-A. v.: Bandwurmbehandlung im Kindesalter mit Cestodin. Dtsch. med. Wschr. **84**, 865 (1959).

Hecht, G., u. C. Gloxhuber: Experimentelle Untersuchungen mit Chlor-nitrophenyl-chlorsalicylamid, einem neuen Bandwurmmittel. 2. Mitt.: Toxikologische Untersuchungen. Arzneimittel-Forsch. **10**, 884 (1960).

Hirte, W.: Bandwurmkuren mit einem Zinnpräparat. Dtsch. med. Wschr. **76**, 1083 (1951).

Hueck, K., u. A. Steinhoff: Bandwurmkuren bei Kindern mit dem Zinnpräparat Cestodin. Medizinische **1958**, 2114.

Kleihauer, E.: Erfahrungen mit dem Dithiazanin (Dilombrin) als Anthelminthikum. Med. Welt **1960**, 2274.

Knab, J.: Yomesan, ein neues Bandwurmmittel. Landarzt **38**, 263 (1962).

Knorr, R.: Bandwurmbehandlung mit Yomesan bei 36 Patienten. Med. Klin. **55**, 1937 (1960).

Kuhls, R.: Zinn in der Bandwurmtherapie. Med. Klin. **48**, 1511 (1953).

Paine, D. H. D., E. S. Lower and T. V. Cooper: Treatment of trichuriasis with dithiazanine. Brit. med. J. **1959 I**, 93.

Priebe, S.: Erfahrungen in der Behandlung der Oxyuriasis mit Pyrvinium Pamoat. Münch. med. Wschr. **103**, 1730 (1961).

Schoop, W.: Behandlung der Trichuriasis mit Viasept. Medizinische **1958**, 2114.

Starey, F.: Erfahrungen mit Viasept bei der Trichuriasis-Therapie. Münch. med. Wschr. **101**, 946 (1959).

Stephan, U.: Nebenwirkungen bei Wurmkuren mit Piperazinpräparaten. Tagg d. Süddtsch. Ges. Kinderheilk. Stuttgart 24. 6. 1962.

Swartzwelder, J. C., W. W. Frye, J. P. Muhleisen, J. H. Miller, R. Lampert, A. P. Chavarria, S. H. Abadie, S. O. Anthony and R. W. Sappenfield: Dithiazanine, an effective broad-spectrum anthelmintic. Results of therapy of trichuriasis, strongglyodiasis, enterobiasis, ascariasis and hookworm infection. J. Amer. med. Ass. **165**, 2063 (1957).

Turner, J. A., and P. E. Johnson jr.: Pyrvinium Pamoate in the treatment of pinworm infection (enterobiasis) in the home. J. Pediat. **60**, 243 (1962).

Wechselberg, K.: Zur Verträglichkeit des Piperazins. Dtsch. med. Wschr. **81**, 632 (1956).

White, R. R., and O. D. Standen: Piperazine in the treatment of threadworms in children. Brit. med. J. **1953 II**, 755.

Antiallergica

Von H. Helwig, Heidelberg

Pharmakodynamische Wirkung. Bei vielen Antigen-Antikörper-Reaktionen wird *Histamin* freigesetzt. Dieses bewirkt eine Kontraktion der glatten Muskulatur, eine Gefäßerweiterung besonders im Bereich des Kopfes und eine Anregung der Magensaftsekretion. 0,01—0,3 mg i.v. bzw. 3—8 mg s.c. injiziert können beim erwachsenen Menschen tödlich wirken durch Bronchospasmus oder Erstickung (Hauschild).

Histamin ist zwar an den meisten allergischen Reaktionen beteiligt, in vielen Fällen sind für deren Zustandekommen jedoch noch eine Anzahl weiterer Faktoren, insbesondere Serotonin, erforderlich.

Histaminhydrochlorid wird versuchsweise gelegentlich zur Desensibilisierung bei Asthma bronchiale verwendet. Diagnostisch wird es zur Prüfung der Magensäureproduktion beim Erwachsenen (0,5—1 mg s.c.) und zur Phäochromocytom-Diagnostik (es führt hier zur Adrenalinausschüttung) angewendet. Die Histaminwirkungen lassen sich durch Sympathicomimetica abschwächen, während Histaminase- und Histaminazoproteingaben keine eindeutige Wirkung besitzen.

Auch durch die sog. *Antihistaminica* lassen sich die meisten Histaminwirkungen mit Ausnahme der vermehrten Magensaftproduktion beseitigen. Sie verdrängen vermutlich das Histamin von den entsprechenden Receptoren in der Zelle auf Grund einer gewissen chemischen Verwandtschaft zu diesem. Durch Beeinflussung vegetativer Zentren versucht man sich die Wirkung der Antihistaminica auf allergische Prozesse zu erklären. Weiterhin besitzen die Antihistaminica spasmolytische und lokalanaesthetische Eigenschaften. Neben einem Antagonismus gegenüber Kaliumionen zeigen einige auch eine adrenolytische Wirkung. Die zellmembranabdichtende Wirkung wurde z. T. als Hauptursache der Antihistaminwirkung bezeichnet. Cyclizin und Meclizin (Bonamine) sowie Diphenhydramin (Dramamine, Novomina, Vomex A) besitzen besonders starke antiemetische Eigenschaften. Ebenso wie die Antiparkinson-Mittel dieser Gruppe wirken sie atropinähnlich auf das Zwischenhirn.

Die verschiedenen Antihistaminica besitzen unterschiedliche Wirksamkeit, da nicht alle allergischen Erscheinungen histaminbedingt sind und nicht alle verwendeten Substanzen eine spezifische Antihistaminwirkung besitzen.

Wirkstoffgruppen. Während die Aktivität des Histamins an die Konfiguration

$$N—C—C—C—N$$

gebunden ist, lassen sich die Antihistaminica in folgende Gruppen einordnen:

a) Äthylendiamin-Gruppe (gewisse Phenothiazine, Neo-Bridal, Chlorocyclizin) mit der wirksamen Konfiguration:

$$=N—C—C—N=$$

b) Monoäthanolamin-Gruppe (Benadryl, Dabylen) mit der wirksamen Konfiguration:

$$O—C—C—N=$$

c) Propylamingruppe (Avil, Chlorpromazin) mit der wirksamen Konfiguration:

$$—C—C—C—N=$$

Einzelheiten s. Tabelle.

Applikation. Gewöhnlich oral, dabei meist Einsetzen der Wirkung nach 1 Std, Wirkungsdauer im allgemeinen 3—6 Std, bei einzelnen Substanzen auch bis zu 24 Std.

In Notfällen auch parenterale Anwendung möglich, s.c., i.m. oder langsam i.v. Bei lokaler Anwendung an der Haut ist zu beachten, daß größere, u.U. toxische Mengen resorbiert werden können.

Resorption, Verteilung, Ausscheidung. Rasche Resorption aus dem Magen-Darmkanal und meist rascher Abbau, über den Einzelheiten nicht bekannt sind. Kumulationsgefahr besteht im allgemeinen nicht.

Indikationen. Gut beeinflußt werden Haut- und Schleimhautallergien, Arzneimittelallergien, Heufieber, Serumexanthem, Quincke-

Ödem. Ein Versuch ist angezeigt bei allergisch bedingtem Asthma, histaminbedingtem Kopfschmerz, allergischer Nephritis, Strahlenkater, zur Prophylaxe von Transfusionsschocks, Reisekrankheit.

Unerwünschte Wirkungen. Die akute Toxicität ist im Vergleich zum Histamin gering. Säuglinge und Kleinkinder sind jedoch u.U. besonders empfindlich. Für akzidentelle Vergiftungen im Kindesalter spielt oft die farbige Dragierung vieler Antihistaminica eine verlockende Rolle. Unter dem Bild von Krämpfen, Schock und Koma mit Gehirnödem wurden tödliche Vergiftungen bei Kindern beobachtet (ERDMANN, HAAS, MEYLER; LEMBECK u. Mitarb.).

Durch zentralsedative Eigenschaften wirken viele Antihistaminica schon in therapeutischer Dosierung ermüdend oder sogar einschläfernd. Bei Kindern können jedoch auch bei diesen Verbindungen Verhaltensstörungen, Nervosität und unruhiger Schlaf auftreten. Die sedierende Wirkung soll gering ausgeprägt sein bei Allercur, Andantol, Avil, Omeril, Nilhistin und Thephorin — letzteres wirkt u.U. sogar erregend.

Von vielen Herstellern werden auch Zubereitungen mit Coffeinzusatz geführt, um den sedativen Effekt abzuschwächen. Größere Dosen wirken oft zentralerregend bis zum Auftreten von Krampfanfällen, bei Epileptikern ist deshalb Vorsicht geboten.

Stenokardien, Magen-Darmstörungen, trokkene Schleimhäute, Miktionsbeschwerden, Muskelschwäche wurden beobachtet. Auch allergische Haut- und Schleimhauterscheinungen können auftreten, ja es kann sich eine vorhandene Allergie sogar einmal verschlechtern (MEYLER).

Selten kommen Agranulocytosen und hämolytische Anämie vor. (Je fünf Fälle nach Pyribenzamin, Benadryl und Antallergan, aber auch nach Antazolin, Antergan und Thenalidine [MEYLER].) Nach 100 mg Methapyrilen (Thenylen) starb ein Kind unter den Zeichen der Nephrose, Anurie und Hirnödem (MEYLER).

Bei Kindern sind Überdosierungen streng zu vermeiden. Klinische Indikation und Handelspräparat müssen sorgsam aufeinander abgestimmt werden.

Als Antidot bei Intoxikationen wurde versuchsweise 0,1 mg/kg Histaminsäurephosphat

Tabelle 50. *Antihistaminica*

Wirksame Konfiguration: R—X—C—C—N—R′ 1. Äthylendiamingruppe X = N
2. Monoäthanolamingruppe X = O
3. Propylamingruppe X = C

Kurzbezeichnung (oder chemische Bezeichnung)	Handelspräparate	Menge in mg/ Applikationsform	Dosierungsrichtlinien I: 3—12 Monate II: 1— 6 Jahre III: 6—14 Jahre	Sedierende Wirkung 0 = nicht + = mäßig + + = deutlich + + + = stark
1. Äthylendiamingruppe				
Antazolin	Antistin	100/Tablette 100/Ampulle	I, II: 3× täglich $^1/_4$ bis $^1/_2$ Tablette oder $^1/_4$ bis $^1/_2$ Ampulle i.m.; III: $^1/_2$—1 Tablette 3× täglich oder $^1/_2$—1 Ampulle i.m. täglich	0—+
Clemizol	Allercur	20/Dragée 10/Ampulle		
Chlortripilenamin (Chloropyramine)	Synpen	25/Dragée 20/Ampulle	III: 1—2 Dragée täglich, in schweren Fällen $^1/_2$ (bis 1) Ampulle i.m. (i.v.)	+
Meclizin	Bonamine	25/Tablette 50/Suppositorium	II: $^1/_4$ Tablette oder Suppositorium täglich; III: $^1/_2$ Tablette oder Suppositorium täglich	+ + +
Promethazin	Atosil	s. Psychopharmaka		+ + +
Isothipendyl	Andantol	4/Dragée 4/Suppositorium für Kinder 4/Ampulle	II, III: 1 bis mehrmals täglich 0,5—1 ml i.m. III: 1—3× täglich 1 Dragée oder 2—3× täglich 1 Suppositorium für Kinder	+
2. Monoäthanolamingruppe				
Bromazine	Ambodryl	25/Kps. und 10 ml Elixier (+14% Alkohol)	Schulkinder $^1/_2$—2 Tabletten 2—3× täglich	(+)
Diphenylpyraline (Piprinhydrinate)	Kolton	3/Tablette	III: $^1/_2$—2 Tabletten bis zu 3stündlich	0
Diphenhydramin	Dabylen	25/Tablette 50/Dragée 25 und 50/Ampulle		+ +
	Benadryl	25 u. 50/Kapsel 10/Ampulle		
Diphenhydraminchlortheophyllinat	Novomina	55/Tablette 30/Suppositorium pro inf.	II, III: 1—2 Suppositorien pro inf. 3—4× täglich	
	Vomex A	25/Suppositorium pro inf. 1,1/10 Tropfen Sirup	I: 40 Tropfen, 1 Suppositorium pro inf.; II: 50 Tropfen, jeweils über den Tag verteilt	
β-Dimethylaminoäthyl(p-chlor-α-methyl-benzhydryl)äther-HCl	Systral	20/Dragée 5/Systralette	I: 1—2; II: 2—3; III: 2 bis 4 Systraletten, jeweils 2—3× täglich	+ +
3. Propylamingruppe				
Dimethylaminoäthylindenyl-äthylpyridinmaleat	Fenistil	1/Dragée und 20 Tropfen 2,5/Dragée retard	II, III: 10—20 Tropfen 1 bis 3× täglich	0—+

Tabelle 50. Fortsetzung

Kurzbezeichnung (oder chemische Bezeichnnng)	Handels-präparate	Menge in mg/ Applikationsform	Dosierungsrichtlinien I: 3—12 Monate II: 1— 6 Jahre III. 6—14 Jahre	Sedierende Wirkung 0 = nicht + = mäßig ++ = deutlich +++ = stark
Cyproheptadin	Periactinol	4/Tablette	II, III: $^1/_2$—1 Tablette 3 bis 4× täglich	+
Theladinine (Thenalidine)	Sandosten-Calcium	25/Brauseta-blette + 0,85 g Ca-lactat-gluconat 50/Ampulle + 1,375 g Ca-glucono-lactobionat	II, III: 2—3× 1 Tablette oder 2—10 ml Sando-sten-Calcium i.v.	
N-Phenyl-N-benzyl-4-amino-methyl-piperidin	Soventol	50/Tablette 50/ml Ampulle	I: $^1/_4$, II: $^1/_4$—$^1/_2$ Tablette, III: $^1/_2$—1 Tablette bis 3× täglich	++
3-N-Methyl-9-benzyl-tetra-hydro-car-bolin	Omeril	50/Dragée	II: 1—2, III: 1—4 Dra-gées/die	
Phenindamin	Thephorin	25/Dragée	III: 1 Dragée täglich, evtl. steigern bis zu 3	0
Prophenpyrid-amin (Pheni-r-amine)-p-Amino-salicylat	Avil	50/Tablette 10/Avilette	I, II: 1—3× 1 Avilette oder $^1/_4$—$^1/_2$ Ampulle i.m.; III: 2—3× täglich $^1/_2$—1 Tablette oder $^1/_2$ bis 1 Ampulle i.m.	++
Doxylamin-succinat	Mereprin-Sirup	125/100 ml	Säuglinge und Kleinkin-der 1—2, ältere Kinder 2—8 Teelöffel täglich	++

s.c. gegeben, ohne daß eindeutige Ergebnisse erzielt wurden.

Dosierungsrichtlinien. Die übliche orale Behandlung wird einschleichend begonnen mit der kleinsten wirksamen Dosis. Frey gibt als Richtdosis für die einzelne Gabe 0,5—1 mg/kg bzw. 0,03 g/m² Körperoberfläche an. Sie sollte nicht mehr als 3—4(—5)× am Tage wiederholt werden.

Von Benadryl, Dramamine und Pyribenz-amin werden 5 mg/kg/24 Std oder 120 mg/m² Körperoberfläche gegeben (Shirkey), jedoch nicht mehr als 150 mg am Tag.

Bei der lokalen Salbenanwendung ist mögliche Sensibilisierung zu beachten.

Die i.m. Anwendung kommt bei akuten und heftigen Reaktionen, die sehr langsame i.v.-Gabe nur in Sonderfällen in Frage.

Über antiallergische Eigenschaften, Anwendungen und Dosierungen von Glucocorticoiden, Calcium, Phenothiazinen und Vitaminen s. dort.

Literatur

Dragstedt, C.A.: Histamine and antihistaminics. In: V. A. Drill, Pharmacology in medicine. New York 1958.

Erdmann, G.: Allergie-Probleme im Kindesalter. Allergie u. Asthma, Erg.-Bd **3** (1961).

Frey, H.: Posology in infancy and childhood. Docum. Geigy, Scientific Tables. Basel 1959.

Haas, H.: Histamin und Antihistaminica. Aulendorf: Cantor 1951.

Haas, H.: Histamin und Antihistamine. Aulendorf: Cantor 1952.

Hauschild, F.: Pharmakologie und Grundlagen der Toxikologie. Leipzig: VEB Georg Thieme 1956.

Helwig, B.: Moderne Arzneimittel, 2. Aufl. Stuttgart: Wissenschaftliche Verlagsgesellschaft 1961.

Kähler, H. J.: Neuroleptica und Antihistaminica. Ergebn. inn. Med. Kinderheilk., N.F. 13, 44—143 (1960).
Kämmerer, H.: Behandlung mit Antihistaminpräparaten. In: Handbuch der inneren Medizin, 4. Aufl., Bd. VI/I, S. 430ff. Berlin-Göttingen-Heidelberg: Springer 1954.

Lembeck, F., W. Lipp u. W. Maresch: Vergiftungen durch Neo-Antergan im Kleinkindesalter. Arch. Toxikol. 18, 93 (1960).
Shirkey, H. C., and W. P. Barba II: In: W. E. Nelson, Textbook of pediatrics, 7. Aufl., S. 205—226. Philadelphia: W. B. Saunders Company 1960.

Externe Dermatotherapeutica

Von A. Wiskemann, Hamburg

Äußerlich anzuwendende Heilmittel werden in indifferente Wirkstoffträger eingearbeitet. Die Kunst des Arztes besteht darin, für die jeweilige Hautveränderung nicht nur den geeigneten Wirkstoff, sondern auch die richtige Grundlage zu wählen, gleich, ob es sich um die Verordnung nach einem Rezept oder um die Verschreibung eines Fertigpräparates handelt.

Im Hinblick auf die therapeutische Praxis sollen zunächst den Entzündungsgraden und Konstitutionstypen der Haut die geeigneten Wirkstoffträger gegenübergestellt werden (Tabelle 1). Sie kommen gelegentlich auch ohne Zusatz eines speziellen Wirkstoffes zur Anwendung. In einem zweiten Abschnitt folgen die Wirkstoffe selbst und ihre Verschreibung in erprobten Verordnungsformen.

Aus der Fülle der Möglichkeiten wurden nur die für die pädiatrische Praxis wichtigsten Externa mit einigen bewährten Rezepten und Fertigpräparaten ausgewählt. Bezüglich weiterer, zum Teil nicht weniger wirksamer Zubereitungen sowie der umfangreichen diesbezüglichen Literatur wird auf zusammenfassende Abhandlungen und Lehrbücher verwiesen. Eine Darstellung der klassischen, aber zum Teil überholten Dermatotherapie findet sich bei Zieler und Siebert (1947) und Keller (1948). Die äußeren Heilmittel wurden von Czech-Lindenwald und Schmidt-la Baume 1950 und ergänzend 1956 besprochen. Eine kritisch sichtende Allgemeine Therapie stammt von Siemens 1952, eine dem neuesten Wissensstand entsprechende von Schneider und Ruther 1962. Rezeptsammlungen haben Polano 1952, Lerner und Lerner 1954, Frazier und Blank 1954 und die New York Skin and Cancer Unit (herausgegeben von Pascher) zusammengestellt.

Wirkstoffträger

Puder

fördern durch Vergrößerung der Hautoberfläche die Wärmeabstrahlung und Verdunstung. Damit wirken sie kühlend, entzündungswidrig und austrocknend. Außerdem entfetten sie.

Indikationen. Als indifferente Kinderpuder oder als Träger von Wirkstoffen, z. B. von Desinfizientien, Sulfanilamiden, Antibiotica, Schwefel und Ichthyol — zumeist in Form von Fertigpräparaten — eignen sie sich zur Behandlung

Tabelle 51. *Zuordnung geeigneter Verordnungsformen zu Entzündungsgrad der Haut und Hautkonstitution. Im Zweifelsfall entscheidet die Probebehandlung eines kleinen Feldes bzw. der Halbseitenversuch*

Entzündungs-grad der Haut	Verordnungsform	Mit Wasser abwasch-bar	Bei Seborrhoe
akut trocken	Puder und Schüttelmixturen	+	+
nässend	feuchte Umschläge	+	
subakut	Öl in Wasser-Emulsionen	+	+
	Polyäthylenglykole	+	+
	Pasten		(+)
chronisch	Wasser in Öl-Emulsionen Paraffinkohlenwasserstoffe Fette		

nicht nässender, großflächiger Dermatitiden, zur Trockenhaltung intertriginöser und seborrhoischer Hautpartien, zur Nachbehandlung von Fußmykosen sowie als Wundstreupuder. Außerdem sind sie Bestandteil von Schüttelmixturen und Pasten. Bei bläschen- und blasenbildenden Prozessen sind Puder kontraindiziert, weil sie mit dem austretenden Serum zu Krusten verbacken.

Pudergrundlagen sind:

Zincum oxydatum DAB, Zinkoxyd, auf trockener Haut ohne wesentliche Eigenwirkung.

Talcum DAB, feingepulvertes Magnesiumsilikat (auch als Gleitmittel zur Massage ge-

eignet), zumeist in Kombination mit Zinkoxyd. Rp. Zinc. oxydat./Talc. āā.

Titandioxyd, gut deckender und haftender
Bestandteil vieler im Handel befindlicher
Schüttelmixturen und Pasten.

Indifferente Handelspräparate, z. B. Desitin, Fissan, Lenicet, Penaten, Vasenolpuder
sind zwecks besserer Haftung zumeist gefettet.

Handelspräparate mit Arzneizusätzen siehe
unter den entsprechenden Wirkstoffen.

Anwendung. Zur Auftragung bedient man
sich eines Mulltupfers oder Wattebausches oder
bei größeren Flächen einer Streubüchse.

Zur *Puderbett*-Behandlung ausgedehnter Dermatitiden wird ein Laken dick mit Puder bestreut und das kranke Kind darin eingewickelt.

Bolus alba DAB, weißer Ton, hauptsächlich Aluminiumsilicat, ergibt mit Wasser verrührt (100—200 g/l) — und dem Badewasser
zugesetzt — ein entzündungswidriges und
juckreizlinderndes „*Bolus-Bad*".

Thixotrope, d. h. bei Auftragung vom Sol-
in den Gelzustand übergehende Puder, z. B.
mit SiO_2, eignen sich vornehmlich zur *Wundbehandlung*. Talkum darf für diesen Zweck
wegen der Gefahr einer Granulombildung nicht
verwendet werden.

Schüttelmixturen

bestehen zu etwa gleichen Teilen aus Puder
und Flüssigkeit. Auf der Haut trocknen sie
zu einer festhaftenden Puderschicht (Trocken-
pinselung). Wie Puder wirken sie entzündungswidrig und austrocknend. Eingearbeitete Wirkstoffe werden nur langsam und unvollständig
an die Haut abgegeben.

Indikationen. Schüttelmixturen eignen sich
als Grundlage für akute großflächige, nicht-
nässende Dermatitiden und für Dermatosen
auf seborrhoischer Grundlage. Das *Grundrezept* lautet:

Rp. Zinc. oxydat./Talc. āā 20/Glycerini/Aq.
dest. āā ad 100.

Lotio alba RF enthält Aqua dest. und Spiritus zu gleichen Teilen.

Bei *Zusatz von Wirkstoffen* zum Grundrezept der Schüttelmixtur, z. B. von Sulfanilamiden 5—10%, Sulfur praecipitatum 5 bis
10%, Ichthyol 2—10%, Tumenol 3—5%,
Liquor carb. deterg. 10% muß das Verhältnis
Puder/Flüssigkeit gewahrt bleiben. Bei Eintrocknung wird abgekochtes Wasser zugesetzt.

Fertigpräparate enthalten zumeist stabili-
sierende gelbildende Anteile bzw. Emulgatoren
und brauchen deshalb vor Gebrauch nicht geschüttelt zu werden, z. B. Lotio Zinci Artesan,
Esiderm, Fissan-Schüttelmixtur (mit 3% Borsäure und Hexachlorophen), Lotio Cordes,
Lotio Hermal.

Als Lotionen werden auch schleim- bzw. gly-
cerinhaltige Lösungen ohne feste Bestandteile
sowie dünnflüssige O/W-Emulsionen bezeichnet,
z. B. Scheroson-, Ficortril- und Volon A-Lotio.

Anwendung. Aufgetragen wird mit einem
Pinsel, wobei nichtstabilisierte Zubereitungen
zuvor aufgeschüttelt werden müssen. Ein Verband entfällt. Die aufgetrocknete Schicht läßt
sich mit lauwarmem Wasser leicht wieder entfernen.

Wasser für Umschlagslösungen

Feuchte Umschläge trocknen aus bzw. ent-
quellen und kühlen durch Verdunstung. Sie
verhindern die Krustenbildung aus Sekreten.

Indikationen. Umschläge mit wäßrigen Lösungen eignen sich insbesondere zur Behandlung nässender, akut-entzündlicher Hautveränderungen und zur Reinigung von Geschwüren.

Lösungen. Destilliertem Wasser können
Adstringentien, z. B. Argent. nitr. 0,5—1°/₀₀
oder Acidum tannicum 1—2%, Desinfizientien
und Desodorantien, z. B. Kalium permanganicum bis rosafarben bei vollständiger Auflösung
der Kristalle = etwa 0,1°/₀₀, Chloramin 0,2—1%,
Antimykotica, z. B. Myxal 0,5°/₀₀, und Antibiotica, z. B. Aureomycin 0,25—0,5%, oder Bykomycin 0,5% zugesetzt werden.

Essigsaure Tonerde (Liquor Aluminii acetici
DAB, 1 Eßlöffel auf $^1/_4$ Liter Wasser) verursacht
gelegentlich Follikuliden und bei falscher Zubereitung Verätzungen. Borsäure 1—3%, Salicylsäure 0,1% und Resorcin 0,5—1% kann bei
ausgedehnten Epitheldefekten zu resorptiven
Vergiftungen führen. Auf die genannten Lösungen sollte deshalb besser verzichtet werden.

Bei intakter Hautdecke, z. B. bei Lymph-
angitis und Erysipel, werden gern der besonders stark entquellende Spiritus dilutus DAB
bis 30% oder das oberflächenaktive Ichthyol
bis kognakfarben zugesetzt.

Anwendung. Mit der zimmerwarmen Lösung
getränkte Mullkompressen von etwa 10 Lagen
werden ohne abschließenden Verband aufgelegt
und für einige Stunden am Tage alle 15—30 min
erneuert. Angetrocknete Kompressen werden
vor Abnahme mit Lösung durchfeuchtet. Die
Behandlung wird bis zur vollständigen Epitheli-
sierung fortgesetzt, muß jedoch bei zu starker
Austrocknung abgebrochen oder mit einer Salbenbehandlung kombiniert werden. Die antiphlogistische und juckreizstillende Wirkung feuch-

ter Verbände besteht auch bei Anwendung über Salben. Hierbei genügt Aqua dest.

Keinesfalls darf mit einem wasserdichten Stoff abgedeckt werden. Dies würde die beabsichtigte Wirkung umkehren, was bei subcutan gelegenen Entzündungen wie Furunkeln, Abscessen und Kerion Celsi durchaus erwünscht sein kann (Dunstverband).

Nebenwirkungen. Gelegentlich wird die umgebende Haut durch Austrocknung gereizt. Vorbeugend wirkt eine Abdeckung mit Vaseline oder Zinkpaste auf Vaselinbasis.

Salben und Pasten

In der Reihenfolge der Verträglichkeit gemäß Tabelle 51 rangieren die Pasten mitten unter den Salben. Letztere sind lediglich durch ihre Konsistenz bei Zimmertemperatur, nicht aber durch ihre chemische Zusammensetzung charakterisiert. Je nach Auswahl der Grundstoffe bzw. ihrer Verreibung oder Emulgierung erhält man die nachstehend aufgeführten Typen, von denen jeder seine Vor- und Nachteile und damit seine Indikationen hat.

Zusammenfassend wurde das Gebiet in neuerer Zeit von SCHNEIDER 1960 sowie NEUWALD 1961 und 1962 abgehandelt.

Anwendung. Salben und Pasten werden in nicht zu dicker Schicht (Wärmestauung!) auf einen Leinenlappen (nicht Mull) aufgetragen oder bei intakter Epidermis auch auf die Haut gestrichen und mit einem Leinenlappen bedeckt. Dieser wird mit Mullbinden oder Trikotschlauchverbänden, z.B. tg-Schlauchverband, fixiert. Ausgedehnte Flächen können auch direkt mit dem gut luftdurchlässigen und auskochbaren Trikotschlauch verbunden werden.

Emulsionssalben werden durch mechanische Bearbeitung an sich nichtmischbarer Fette oder fettähnlicher Stoffe einerseits und Wasser andererseits mit Hilfe von oberflächenaktiven oder stabilisierenden Emulgatoren gewonnen (Näheres s. SCHMIDT-LA BAUME und NIETZ 1951 sowie SCHNEIDER und RUTHER 1958). Zu ihnen gehören die meisten industriell gefertigten Salben.

Bei den
Öl in Wasser (O/W-) Emulsionen

stellt Wasser die äußere, mit der Haut in direkten Kontakt kommende Phase dar. Dies bedingt einerseits ihre Kühlwirkung und Abwaschbarkeit mit Wasser, andererseits aber auch ihre Neigung zur Austrocknung. O/W-Emulsionen müssen deshalb luftdicht aufbewahrt werden. Der eigenen Rezeptur sind damit Grenzen gesetzt. Zur Verhütung bakterieller Zersetzung werden Konservierungsmittel zugesetzt. Eingearbeitete wasserlösliche Wirkstoffe werden schnell und vollständig abgegeben.

Indikationen. O/W-Emulsionen eignen sich insbesondere zum Übergang von feuchten Umschlägen auf Salben, zur Behandlung seborrhoischer Haut, z.B. mit Zusatz von Sulfur praecipitatum 1—5% oder Ichthyol 2—10%, und als abwaschbare Kopfsalben, z.B. mit Acid. salicyl. 3% oder Liquor carb. deterg. 10%. Die Haltbarkeit von Antibioticis in wäßrigen Lösungen ist begrenzt. Über klinische Erfahrungen mit Lanettewachssalben berichten SCHMIDT-LA BAUME und LIETZ (1951).

Die *offizinelle Zubereitung* ist *Unguentum emulsificans aquosum* DAB, wasserhaltige, emulgierende Salbe. Sie enthält 35 Teile dickflüssiges Paraffin, 35 Teile weiße Vaseline, als Emulgatorgemisch 30 Teile Cetylstearylalkohol (Lanette N), 699 Teile Wasser und als Konservierungsmittel p-Oxybenzoesäureester (Nipagin, Nipasol). Diese Zubereitung ist dem sich leicht entmischenden Ungt. leniens DAB = Cold cream vorzuziehen.

Als *handelsübliche Grundlage* kann Linola verwendet werden. Silicoderm F ist eine O/W-Emulsion, welche neben einer Fettsalbengrundlage, Sorbit und Vitamin F wasserabstoßendes Siliconöl enthält. Die Salbe eignet sich zum Schutze der gesunden Säuglingshaut vor Windelnässe, nicht aber zur Behandlung der Dermatitis ammoniacalis.

Polyäthylenglykole (Carbowaxe)

sind Kondensationspolymere des Äthylenoxyds mit Wasser der Grundformel:

$$HOH_2C—(H_2C—O—CH_2)_n—CH_2OH$$

und stellen damit die einzige „fett"freie Salbengrundlage dar. Ihre Konsistenz nimmt mit zunehmendem Molekulargewicht (200 bis 7000) zu. Reine Polyäthylenglykolsalben sind hydrophil und damit austrocknend bzw. sekretaufsaugend und mit Wasser mischbar. Wie die O/W-Emulsionen lassen sie sich mit Wasser abwaschen, reizen kaum und geben eingearbeitete Wirkstoffe schnell und vollständig ab. Im Gegensatz zu den O/W-Emulsionen lassen sie sich gut lagern.

Über klinische Erfahrungen mit Polyäthylenglykolen als Salbengrundlage berichten BÜCHI et al. (1952).

Die *Indikationen* entsprechen denen der O/W-Emulsionen. Die *offizinelle Zubereitung* ist: *Unguentum Polyaethylenglycolici* DAB, eine Mischung aus gleichen Teilen Polyäthylenglykol 300 und 1500. Sie hat die ebenfalls fettfreie, aber weniger beständige und hautverträgliche Glycerinsalbe des DAB weitgehend verdrängt.

Polyäthylenglykole mischen sich mit Fetten und Paraffinkohlenwasserstoffen in Gegenwart von Emulgatoren zu hinreichend stabilen Quasi-Emulsionen. Sie bleiben damit abwaschbar, macerieren jedoch entsprechend ihrem Gehalt an Kohlenwasserstoffen.

Handelspräparate, in die fast alle Medikamente, jedoch nur 6—8% Wasser eingearbeitet werden können, sind Lygal-Salbengrundlage und Unguentum Cordes. Zahlreiche Rezepturen mit diesen abwaschbaren Salbengrundlagen sind Heft 10 der Folia Ichthyolica zu entnehmen, z. B. eine abwaschbare Kopfsalbe mit 0,5% Leukomycin. Eine fertige Zubereitung mit 3% Salicylsäure und 5% Schwefel zur Behandlung des seborrhoischen Ekzems und der Psoriasis, insbesondere bei Sitz an der behaarten Kopfhaut, ist die Lygal-Kopfsalbe.

Pasten

werden aus Puder und „Fett" gemischt und stehen damit bezüglich ihrer Eigenschaften zwischen den Schüttelmixturen und hydrophoben Salben. Gleich den O/W-Emulsionen bilden sie einen durchbrochenen „Fett"film, wobei jedoch die Lipide die äußere Phase und Puder die innere Phase darstellen. Wasser kann verdunsten. Hydrophile Emulsionsgrundlagen, wie Unguentum molle, lassen die Paste bei geringerem Wärmestau besser Sekrete aufsaugen und Wirkstoffe abgeben als reine Kohlenwasserstoffe und Fette.

Indikationen. Die gut haftende und abdeckende indifferente Zinkpaste eignet sich zum Schutze der Haut vor Maceration, z. B. in der Säuglingspflege und bei sezernierenden Geschwüren sowie zur Abdeckung der gesunden umgebenden Haut gegenüber differenten Zubereitungen, wie hochprozentigen Salicyl- und Chrysarobinsalben. Außerdem dient sie zur Ablösung von Teeranstrichen.

Grundrezept ist die *Pasta Zinci* DAB, Zinkpaste.

Rp. Zinc. oxydat./Talci āā 25,0/ Vaselini ad 100.

Soll die Paste nicht nur abdecken, sondern als Medikament oder Medikamententräger dienen, so wird der Vaselineanteil besser durch Ungt. molle DAB ersetzt. Bei der Zugabe von Arzneimitteln, z. B. von Sulfur praec. 5%, Ichthyol 10%, Tumenol 3—5%, Teer 2—10%, Chrysarobin 0,25—10% bzw. Cignolin 0,05 bis 2%, ist wie bei den Schüttelmixturen auf die Erhaltung des Mischungsverhältnisses Puder/Salbe zu achten. Dieses kann entsprechend der gewünschten Konsistenz abgewandelt werden:

Pasta Zinci mollis, weiche Zinkpaste, z. B. Rp. Zinc. oxydat/Ol. olivarum/Aquae calcariae/Lanolin anhydr. āā oder noch weicher:

Oleum Zinci, Zinköl, Rp. Zinci oxydat/Ol. olivar. āā. Mit zunehmendem Fettgehalt verringert sich jedoch die Hautverträglichkeit.

In der Zusammensetzung etwas abgewandelte *Fertigpräparate* von der Konsistenz der weichen Zinkpaste sind Pasta Cordes und mit Zusatz von Borsäure Fissanpaste und Penatencreme sowie Brintobal-Paste mit einem antimikrobiellen Wirkstoff. *Abwaschbare* und deshalb nicht zur Abdeckung geeignete Zinkpasten auf Polyäthylenglykol-Basis sind Lygal-Zinkpaste und Rp. Zinc. oxydat./Talci āā 50/ Ungt. Cordes ad 100.

Anwendung. Pasten werden mit dem Finger oder einem Spatel aufgetragen. Wie die Salben bedürfen sie eines Verbandes. Zur Entfernung eignet sich Pflanzenöl oder Wundbenzin mit 30% Öl. Die Paste sollte jedoch nicht bei jedem Verbandwechsel entfernt, sondern nur ausgebessert werden.

Wasser in Öl (W/O-) Emulsionen

enthalten lipophile Stoffe (Kohlenwasserstoffe, Wachse und Fette) in der äußeren Phase. Auf der Haut bilden sie einen kontinuierlichen, nicht abwaschbaren Fettfilm. Bei nicht akut entzündeter und nicht seborrhoischer Haut reizen sie selten. Wirkstoffe werden langsamer als aus O/W-Emulsionen, aber rascher und vollständiger als aus Vaseline abgegeben.. Im übrigen zeichnen sich die W/O-Emulsionen durch Beständigkeit und ein beträchtliches Wasseraufnahmevermögen aus. Als Emulgator dient gereinigtes Wollfett (Adeps Lanae = Hautfett aus Schafswolle).

Indikationen. W/O-Emulsionen dienen zur Fettung trockener und spröder Haut, als Schutzdecke für erosive und ulceröse Prozesse und als Grundlage für öl- und wasserlösliche Wirkstoffe mit guter „Tiefenwirkung".

Offizinelle Zubereitungen und Handelspräparate sind:

Unguentum alcoholicum Lanae aquosum DAB bzw. das Handelspräparat

Eucerinum cum aqua. Beide Emulsionen enthalten gleiche Anteile Wollwachsalkoholsalbe (aus 6 Teilen Wollwachsalkoholen und 94 Teilen Vaseline bzw. Paraffin) und Wasser. pH 5-Eucerin ist ein im Sauren gepuffertes Eucerinum cum aqua mit einem pH-Wert von 5 auf der Haut.

Paraffinkohlenwasserstoffe

aus der Petroleumdestillation stellen eine neutrale, chemisch indifferente, billige und beständige Salbengrundlage dar. Sie nehmen kein Wasser auf, lassen aber auch kein Wasser verdunsten und sind nicht abwaschbar. Aus dem Haar sind sie schlecht wieder zu entfernen.

Indikationen. Wegen langsamer Wirkstoffabgabe und geringen Eindringvermögens eignen sie sich als Wirkstoffträger für 2—10% Salicylsäure, 2—10% Teer, 0,25—10% Chrysarobin und 0,05—2% Cignolin bei chronischen Ekzemen und Psoriasis.

Offizinelle Zubereitungen sind

Vaselinum flavum DAB, gelbe Vaseline. Sie besitzt keine Nachteile gegenüber der gebleichten weißen Vaseline. Vaseline wird fetter als die W/O-Emulsion empfunden, besonders in Verbindung mit 25% Pflanzenöl als „Ölsalbe", z. B. bei Ichthyosis.

Paraffinum liquidum DAB, Paraffinöl, eignet sich zur Reinigung der Säuglingshaut. Neben Pflanzenölen ist es im Penatenöl enthalten. Als Arzneiträger ist es ungeeignet.

Unguentum diachylon DAB, Bleipflastersalbe, eine Mischung aus 3 Teilen Vaseline und 2 Teilen Bleipflaster. In Verbindung mit 10% Salicylsäure dient sie zur Erweichung hartnäckiger umschriebener Lichenifikationen und zur Behandlung rhagadiformer Ekzeme.

Fette

in engerem Sinne sind nur die Fettsäuretriglyceride. Gleich den Paraffinkohlenwasserstoffen nehmen sie kein Wasser auf. Fettlösliche Wirkstoffe wie Salicylsäure werden leichter als aus Vaseline abgegeben und damit schneller resorbiert. Der Reizindex ist gering, die Haltbarkeit begrenzt. Ohne Konservierungsmittel werden Fette leicht ranzig.

Indikationen und Zubereitungen. Als verseifbare und damit abwaschbare Kopfsalbengrundlage eignet sich

Adeps suillus DAB, Schweineschmalz. Zur Konservierung werden besser 0,2% Nipagin als die übliche, aber gelegentlich sensibilisierende Benzoe zugesetzt (Adeps benzoatus DAB).

Grundlage für ölige Zubereitungen zur Behandlung der behaarten Kopfhaut ist

Oleum Olivarum DAB, Olivenöl, z. B. mit 2% Salicylsäure bei Schuppenflechte.

Zur Entfernung von Pasten- und Salbenresten und zur reizlosen Fettung trockener Haut wird gerne das billigere

Oleum Arachidis DAB, Erdnußöl, verwendet. Als Zusatz zu Haarwässern bei trockener Kopfhaut eignet sich das in Spiritus lösliche

Oleum Ricini DAB, Ricinusöl, in 0,5 bis 1%iger Konzentration. Granulationsfördernd und epithelisierend bei älteren Wunden soll

Oleum Jecoris Aselli DAB, Dorschlebertran, durch seinen Gehalt an Vitamin A und ungesättigten Fettsäuren wirken. Handelspräparate sind Desitin-Salbe, Fissan-Lebertransalbe und Unguentolan.

Spiritus für Lösungen und Tinkturen

wirkt austrocknend wie alle fettlösenden organischen Lösungsmittel. Alkohol wirkt darüber hinaus desinfizierend, gerbend und kühlend. Er ist Wirkstoffträger für keratoplastische Stoffe, wie Salicylsäure 1% und Resorcin 1%, für Desinfizientien, wie Hexachlorophen 0,1% und Antibiotica, z. B. Aureomycin 0,5 oder Leukomycin 0,5% sowie weitere Verbindungen.

Lösungsmittel ist

Spiritus dilutus DAB, 70%iger Äthylalkohol oder der billigere aber nicht ganz geruchsfreie

Spiritus isopropylicus, Isopropylalkohol 35%. Ein Handelspräparat auf der Grundlage von Isopropylalkohol für medizinische Haarwässer ist Solutio Cordes. Bei zu starker Entfettung wird 0,5—1% Ricinusöl zugesetzt.

Bekannte Tinkturen sind Jodtinktur und Anthrarobintinktur.

Filmbildende Gelees

sind mit Zusatz von Sulfanilamiden und Antihistaminica im Handel.

Lacke

Eine lackbildende Lösung von Guttapercha in Chloroform ist

Traumaticinum DAB. Es eignet sich zur nicht verschmierenden, verbandlosen und wäscheschonenden Chrysarobin- und Cignolinbehandlung der Psoriasis.

Sprays

trocknen auf der Haut. Lösungsmittel ist Chloräthyl (z. B. mit Teer als Dermäthyl und Ekzemyl) oder Acrylharzlösung in Äthylacetat (als Nobecutan bzw. mit Teer als Nobekzem). Hydrocortison und Tetracyclin sind im Terracortril-Spray, eine Aerosol-Suspension von Neomycin und Bacitracin im Nebacetin-Puder-Spray enthalten.

Wirkstoffe zur externen Behandlung

Aus den im ersten Abschnitt besprochenen Wirkstoffträgern diffundieren die Stoffe in die Haut und von dort — soweit sie nicht gebunden werden — ins Blut. Erwünscht ist eine möglichst langfristige Einwirkung auf das Hautorgan, d. h. eine langsame Wirkstoffabgabe und eine geringe Penetration. Das Eindringvermögen in die Haut hängt von der Natur des Wirkstoffes und seiner Löslichkeit, vom Wirkstoffträger und seiner Aufbringung und vom Zustand der Haut ab. Lipoidlösliche Stoffe durchdringen die Haut in der Regel über die Haarfollikel, wasserlösliche Stoffe transcorneal, sofern die Abgabe aus wäßrigen Lösungen oder O/W-Emulsionen erfolgt. Entzündung und Epitheldefekte fördern das Resorptionsvermögen, ebenso ein wasserdichter Occlusivverband.

Die Resorption größerer Wirkstoffmengen kann zu allgemeinen *Vergiftungserscheinungen* führen. Dies gilt insbesondere für Säuglinge und Kleinkinder mit ihrer in bezug auf das Körpergewicht relativ großen Körperoberfläche. Eine hohe Konzentration des Wirkstoffes in einem Vehikel mit rascher Wirkstoffabgabe wie O/W-Emulsionen und Polyäthylenglykolen und eine große Applikationsfläche fördern die Resorption. Gebräuchliche Externa, welche resorptive Vergiftungen verursachen können, sind Quecksilber, Wismut, Borsäure, Schwefel, Phenol, Salicylsäure, Resorcin, Pyrogallol, Benzocain, Chlorphenotan und Hexicid. Bezüglich der percutanen Resorption wird auf eine zusammenfassende Darstellung von Schulze (1961) und bezüglich der Vergiftungen durch Externa auf solche von

Schuermann (1955, 1959) und Möschlin (1959) verwiesen.

Eine Nebenwirkung anderer Art ist die *allergische Dermatitis*, auch Kontaktekzem genannt. Von außen zugeführte Stoffe verbinden sich mit dem Eiweiß von Epidermis oder Corium zum Vollantigen und bewirken die Bildung spezifisch gegen diese Eiweißverbindungen gerichteter Antikörper. Bei einer Zweitexposition, frühestens 5—10 Tage nach der Sensibilisierung, kommt es dann zur Antigen-Antikörper-Reaktion in Form einer Dermatitis. Von den üblichen Externa sensibilisieren relativ häufig Jod, Quecksilber, Sulfanilamide und andere aromatische Verbindungen mit einer Aminogruppe in Parastellung, wie Benzocain (Anaesthesin), Procain (Novocain), Tetracain (Pantocain) und Pellidol (eventuell mit Auslösung einer Gruppenallergie), ferner Antihistaminica, Penicillin und Streptomycin. Allergische Reaktionen auf Salbengrundlagen sind äußerst selten. Nähere Angaben über die Arzneimittelallergie und das Kontaktekzem finden sich bei Schneider und Wagner (1959) sowie Kimmig und Schulz (1961).

Fibro- und keratolytische Mittel

Unentbehrlich zur Lösung von Krusten und Schuppen ist

Acidum salicylicum DAB, Salicylsäure = o-Oxybenzoesäure, unlöslich in Wasser, aber gut löslich in Pflanzenöl und Spiritus.

Indikationen und Verschreibungen. Bei verkrusteten Pyodermien, Schuppenflechte, schuppenden Ekzemen und Mykosen sowie Ichthyosis kommt die in Ol. olivar. gelöste Salicylsäure 5 % in Vaseline zur Anwendung. Nur zur Behandlung der behaarten Kopfhaut verwendet man als mit Seife bzw. Syndets abwaschbare, aber schneller abgebende Grundlage Oliven- und Ricinusöl āā (mit 3 % Acid. salicyl.) oder adeps suillus (mit 4 % Acid. salicyl. und 0,2 % Nipagin) bzw. eine mit Wasser abwaschbare Polyäthylenglykolsalbe (mit 3 % Acid. salicyl.).

Bei hartnäckigen umschriebenen Hyperkeratosen, z. B. an Handtellern und Fußsohlen, kann die Salicylsäure auch 10 % in Vaseline oder 5 % in Bleipflastersalbe verordnet werden, z. B. Rp. Acid. salicyl. 5/Ol. Ricini 25/Ungt. diachylon ad 100. Die umgebende Haut, z. B. der Interdigitalräume, wird mit Zinkpaste abgedeckt. Zur Erweichung von Clavi- und Plantarwarzen benötigt man sogar 40—60 %iges Salicylpflaster,

z. B. Salicyl Guttaplast. Dabei wird die umgebende Haut mit gewöhnlichem Heftpflaster abgedeckt.

In geringer Konzentration findet Salicylsäure 1 %ig in Spiritus oder Puder bei Acne und 2 %ig in Vaseline bei Ekzemen einschließlich der Neurodermitis Verwendung.

Nebenwirkungen. Zur Vermeidung einer resorptiven Vergiftung mit Dyspepsie, Fieber, Albuminurie, Cylindrurie und Krämpfen (Todesfälle bei Säuglingen und Kindern wurden beschrieben) sollte Salicylsäure nicht in anderen Grundlagen und in höheren Konzentrationen als oben angegeben verordnet werden. Bei großflächiger Anwendung werden die verschiedenen Körperteile besser nacheinander als gleichzeitig behandelt.

Von milderer Schälwirkung als Salicylsäure ist

Resorcinum DAB, Resorcin = 1,3-Dioxybenzol, löslich in Wasser und Spiritus.

Indikationen und Verschreibungen. Wegen der Gefahr resorptiver Vergiftungen in Form von Krämpfen und Methämoglobinbildung sollte Resorcin bei Säuglingen und Kleinkindern nicht zur Anwendung kommen. Bei juveniler Acne hat es sich zu stationär durchzuführenden Schälkuren in Form einer Resorcin-Ichthyolpaste bewährt.

Rp. Resorcini 10/Ichthyoli 10/Vaselin. flav. 10/Pasta Zinci ad 100.

Geringe Konzentrationen (1 %) werden in Puder und Spiritus zur Behandlung der Acne verwendet.

Ätzmittel und Adstringentien

wirken durch Eiweißfällung und Denaturierung, wobei je nach Verdünnung ein fester Ätzschorf oder eine zarte zusammenhängende Membran entsteht. Auf diese Weise kommt es zur Austrocknung, einer milden Anaesthesie und einem antibakteriellen Effekt sowie durch Schrumpfung der Oberfläche zur Blutstillung.

Ätzungen sind in der pädiatrischen Dermatotherapie auf wenige Indikationen beschränkt. Juvenile und vulgäre Warzen sollten besser suggestiv oder letztere auch mit flüssigem Stickstoff oder notfalls Elektrocoagulation angegangen werden.

Wichtigstes Causticum und in stärkerer Verdünnung Adstringens ist

Argentum nitricum DAB, Silbernitrat, Lapis infernalis, Höllenstein AgNO$_3$, dessen in Lösung dissoziiertes Silber mit Eiweiß komplexe Bindungen eingeht und damit gleichzeitig bactericid wirkt.

Indikationen und Verschreibungen. In Form des Ätzstiftes (Lapisstift) hat sich Silbernitrat zur Beseitigung überschießender Granulationen, z. B. des Nabels und bei Verbrennungswunden, bewährt. Rhagaden, z. B. der Mundwinkel, werden mit 2 % Argent. nitr.-Lösung touchiert. Granulationsfördernd wirkt Schwarzsalbe. Rp. Argent. nitr. 0,5—1/Balsam peruv. 10/Adipis Lanae 10/Vaselin. flav. ad 100.

Zur Austrocknung großflächiger nässender Dermatitiden, z. B. von Intertrigo und Ekzemen, dienen adstringierende (und zugleich antiseptische) Umschläge mit der 0,5 bis 1⁰/₀₀ wäßrigen Lösung.

Nebenwirkungen. Höher konzentrierte Lösungen färben die intakte Haut schwarz durch ausfallendes Silber, insbesondere unter Belichtung. Die Flecken lassen sich mit 10% Kaliumjodidlösung wieder entfernen. Resorptive Vergiftungen oder Argyrie sind von der Haut aus nicht zu befürchten.

Schwach adstringierend, aber durch Abspaltung atomaren Sauerstoffes stärker antiseptisch als Argent. nitr. wirkt

Kalium permanganicum DAB, Kaliumpermanganat, KMnO$_4$ in 0,05—0,1⁰/₀₀ wäßriger Lösung. Das verbleibende MnO$_2$ wird komplex an Eiweiß gebunden und färbt die Haut braun (Braunstein).

Acidum tannicum DAB, Gerbsäure, Tannin, ein wasserlösliches, pulvriges Glykosid, wird bei Hydrolyse in Gallussäure 3,4,5-Trihydroxybenzoesäure) und Glucose gespalten. Wie Kalium permanganicum eignet es sich bei nässenden Dermatosen sowohl für adstringierende Umschläge (als 1—2 %ige wäßrige Lösung) als auch für gerbende Teil- und Vollbäder, wirkt aber kaum antiseptisch. Billiger ist eine Aufkochung von

Cortex Quercus DAB, Eichenrinde, eine Handvoll auf ein Bad.

Fertigpräparate sind Silvapin und die synthetischen Gerbstoffe Tactocut-Konzentrat, Tannolact, als Bad und Puder sowie Tannosyn flüssig, als Lotio und Puder. Gerbstoffhaltige Lösungen sind auch bei Hyperhidrosis angezeigt.

Gerbstoffhaltige Drogen sind in Verbindung mit dem ebenfalls adstringierenden Spiritus als Schleimhautadstringens in Gebrauch, z. B. als

Rp. Tinct. Myrrhae DAB/Tct. Rathaniae āā zum Pinseln bzw. Mundspülen bei Aphten und Stomatitis oder Folium Salviae als Aufguß.

Ein adstringierender Puder ist

Bismutum subnitricum, DAB basisches Wismutnitrat bzw.

Bismutum subgallicum DAB, basisches Wismutgallat.

Wie Zinkoxyd wirkt es durch Eiweißfällung aus Sekreten. Als 20%iger unlöslicher Puder, z. B. als Dermatol, dient Wismut zur Austrocknung wenig nässender Wunden, z. B. des Nabels. Es kann auch in Salben, z. B. mit Zinköl, rezeptiert werden.

Nebenwirkungen. Bei großen Wundflächen besteht sowohl für Tannin als auch für Wismut die Gefahr einer resorptiven Vergiftung. Dies ist einer der Gründe, warum man von der Behandlung von Verbrennungswunden mit Gerbstoffen wieder abgekommen ist.

Entzündungswidrige Stoffe

Die wärmeentziehende und entquellende Wirkung von Pudern und Schüttelmixturen bei intakter Epitheldecke und von wäßrigen Lösungen in Form feuchter Umschläge bei nässenden Dermatitiden wurde bereits erwähnt. Zugesetzte

Acidum boricum DAB, Borsäure H_3BO_3, 1—3%ig in Pudern und Lösungen und 5 bis 10%ig in Salben, ist bezüglich ihrer antiinflammatorischen Eigenwirkung umstritten und bei Säuglingen und Kleinkindern auf großen Wundflächen wegen der Gefahr resorptiver Vergiftungen nicht unbedenklich (s. auch unter Desinfizientien).

Als lokales, schmerzstillendes Antiphlogisticum anerkannt ist ein Infus von

Flores Chamomillae DAB, Kamillenblüten, 100 g auf 1 Liter Wasser. Bequemer in der Anwendung ist das Fertigpräparat. Kamillosan, ein standardisierter Kamillenextrakt.

Aus dem ätherischen Öl der Droge wurde Chamazulen isoliert, welches gleich anderen Azulenen von entzündungshemmender Wirkung ist.

Azulen Grundgerüst

Synthetische Azulene bewähren sich bei der Behandlung strahlenbedingter Dermatitiden und Erosionen in Form von Pudern, Umschlägen und Salben, z. B. als Azulon-Puder bei trockener Radiodermatitis und Azulonsalbe bei Strahlenulcera.

Den Azulenen an antiinflammatorischer Wirkung weit überlegen sind

Corticosteroide und synthetische Steroide mit corticosteroidähnlicher Wirkung. Sie haben — zusammen mit den Antibiotica — die dermatologische Allgemein- und Lokaltherapie revolutioniert. Bezüglich ihrer chemischen Struktur und Wirkungsweise wird auf das Kapitel „Hormone" verwiesen.

Indikationen. Die zum äußerlichen Gebrauch angebotenen Zubereitungen bringen akute und subakute Dermatitiden und Ekzeme in der Regel erstaunlich schnell zur Rückbildung, wirken aber nur symptomatisch. Wenn nicht zugleich die Ursache, z. B. eine toxisch oder als Allergen wirksame Noxe ausgeschaltet wird, so muß nach raschem Anfangserfolg zumeist auf die klassische Lokalbehandlung übergegangen werden. Dies gilt insbesondere für das konstitutionsbedingte endogene und seborrhoische Ekzem (Säuglingsekzem und Neurodermitis) sowie für das bakterielle Ekzem. Für die gleichzeitige Behandlung mit Steroiden einerseits und sulfonierten Schieferölen und Teer andererseits stehen entsprechende Mischsalben zur Verfügung. Bei chronisch lichenifiziertem Ekzem sollte jedoch sofort mit der klassischen Therapie begonnen werden. Die Resorption der Steroide bleibt ohne Allgemeinwirkung (FLEISCHMAYER 1961) und ist mit Ausnahme der fluorierten Verbindungen auch bei Dauerbehandlung unbedenklich.

Die Vielzahl der angebotenen Präparate läßt sich auf wenige Steroide zurückführen. Lokal wirksam sind das Corticosteroid Hydrocortison (1—2,5%) und die synthetischen Steroide, Prednisolon (0,25—0,5%), Triamcinolon (0,05—0,1%), Dexamethason (0,01 bis 0,05%), Fluorandrenolon und Fluocinolon (beide 0,025%) sowie Fluomethason (0,02%). Diese Verbindungen werden in verschiedene Grundlagen inkorporiert, so daß eine Anpassung an den jeweiligen Hautzustand möglich ist. Entgegen der Regel kann jedoch im akut entzündlichen Stadium zumeist schon mit Salben — eventuell mit zusätzlicher Wasserkompresse — begonnen werden. Nach eigener Erfahrung haben sich die fluorierten Verbindungen besonders gut bewährt, z. B. Delphicort, Volon A, Sermaka, Jellin, Lacorten, Ultralan. Aus Ersparnisgründen mischen wir sie im subakuten Stadium häufig — z. B. mit Salicylvaseline 2% — im Verhältnis 1:1 bis 1:3. Neuerdings stehen auch preiswerte verdünnte Handelspräparate mit besserer Salbengrundlage zur Verfügung, z. B. Volominat, Jellin-Gamma. Für superinfizierte oder mykotisch überlagerte Ekzeme eignen sich Kombinationspräparate mit Desinfizientien, Antibiotica, Antimykotica, Schieferölsulfonaten und Teer.

Anwendung. Alle Zubereitungen sollen täglich mehrfach dünn aufgetragen werden. Bei der Auswahl sollte nicht nur auf den Preis, sondern auch auf die Wirkstoffkonzentration geachtet werden. Nähere Angaben zur Therapie von Hautkrankheiten mit Corticosteroiden und Literatur finden sich bei GRÜNEBERG (1961), SCHREINER (1962) und WINKLER (1962).

Ein 3—4 Tage liegender Okklusivverband mit Plastikfolie, z. B. Oclufolbinde, bzw. Plastikhandschuhen bzw. Badekappe über der mit Triamcinolon- oder Fluocinolonsalbe dick bestrichenen Haut führt in der Regel zu überraschend schneller Rückbildung nicht erregerbedingter entzündlicher Dermatosen einschließlich der Psoriasis. Wegen der Gefahr einer Wärmeregulationsstörung und resorptiver Nebenwirkungen sollten nur umschriebene Bezirke unter Luftabschluß behandelt werden. Bei nässenden und bakteriell oder mykotisch superinfizierten Herden ist der Okklusivverband kontraindiziert. Ein lediglich unangenehmer Geruch infolge Hautmaceration läßt sich durch Wasser leicht beseitigen (BOSLET 1962; BENDER, ZIERZ und RASP 1962).

Kristallsuspensionen der genannten Steroide bewähren sich zur (schmerzhaften) lokalen Injektionsbehandlung bei frischen Keloiden und Granuloma anulare. Bei der Alopezia areata ist diese Behandlungsform wegen des kosmetisch nicht voll befriedigenden Ergebnisses und der begrenzten Wirkungsdauer wieder verlassen worden. Nachfolgende Hautatrophie wurde beobachtet.

Zu den entzündungswidrigen Stoffen können schließlich auch die differenten Antiekzematosa und Antipsoriatica gerechnet werden.

Schwefel wird auf der Haut langsam in Schwefelwasserstoff, Schwefelalkalien und Disulfide umgewandelt. Diese Verbindungen wirken bakteriostatisch, fungistatisch, antiscabiös, antipsoriatisch und antiseborrhoisch. Schwefel ist jedoch fast nur noch seiner letz-

teren Eigenschaft wegen in Gebrauch. Am intensivsten wirkt er in möglichst feiner Verteilung, d. h. als

Sulfur praecipitatum DAB, Schwefelmilch, 1—10%ig, oder noch besser als *Sulfur colloidale* oder in organischer Verbindung.

Indikationen und Verschreibungen. Schwefel ist klassisches Heilmittel beim seborrhoischen und intertriginösen Ekzem sowie bei Acne. Entsprechend der Regel für seborrhoische Haut (s. Tabelle 1) wird er in Form fettfreier oder fettarmer Zubereitungen angewendet, z. B. als 1—2%iger Puder oder 5 bis 10%ige Schüttelmixtur, Rp. Sulf. praec. 5/Zinci oxydat./Talci āā 20/Glycerini/Aq. dest. āā ad 100.

Fertigpräparate sind Sulfoderm-Puder mit 1% Sulfur colloidale, 0,5% Hexachlorophen, 3% Borax und 0,5% Borsäure, Fissan-Schwefelschüttelmixtur mit 10% Sulfur colloidale und 3,75% Acid. bor. und Fissan-Schwefelpaste mit 10% Sulfur colloidale, 1% Ichthyol und 2% Acid. bor.

Bei Acne wird Schwefel auch gern in Kombination mit anderen keratoplastischen und antiseptischen Mitteln, wie Resorcin 1%, Salicylsäure 1%, sulfonierten Schieferölen 1—2% und Steinkohlenteer 0,5% verwendet, z. B. als Fissan-i-Puder, Aknederm, Aknin oder Aknefug-kombi.

Organische Schwefelverbindungen enthalten Citemul = Dimethyl-diphenyl-disulfid 10% in fettfreier Salbengrundlage und Sulfoform =Triphenylstibinsulfid als 2%iger Puder, 1%iger Spiritus ohne Fett und 2%iger Spiritus mit Fett, als 4%ige ölig-alkoholische Lösung und als 5%ige Salbe.

Das beliebte Mitigal verwenden wir seines unangenehmen Geruches wegen weniger gern.

Nebenwirkungen. Bei Säuglingen und Kleinkindern kann es aus hochprozentigen Schwefelsalben bei großflächiger und langdauernder Behandlung zu toxisch wirksamer Resorption von Schwefelwasserstoff mit Benommenheit, allgemeiner Schwäche, Anämie und Dyspepsie sowie Fieber kommen.

Schieferölsulfonate werden durch Behandlung von Schieferöl mit Schwefelsäure gewonnen. Sie sind wasserlöslich und mit Fetten mischbar. Auf die Haut wirken sie bakteriostatisch und antiseborrhoisch wie Schwefel, zugleich aber im Sinne einer milden Teerbehandlung juckreizmildernd und antiekzematös. In höheren Konzentrationen sind sie hautreizend.

Indikationen und Verschreibungen. Zur Beschleunigung der Einschmelzung oder Resorption akut entzündlicher Prozesse wie Furunkel, Karbunkel, Schweißdrüsenabsceß und Kerion Celsi sind reine hochprozentige Ichthyolzubereitungen angezeigt. Bei Furunkeln hat sich ein Ichthyol-Watteverband bewährt: Reines, schwarzes, zähflüssiges

Ichthyol, Ammonium sulfichthyolicum, wird messerrückendick aufgetragen und mit locker gezupfter Watte bedeckt. Auf diese Weise wird bei Eröffnung des Furunkels das Auslaufen des Eiters auf die umgebende Haut vermieden. Die trockene Ichthyol-„Schwarte" läßt sich leicht in toto abziehen. Für dieselben Indikationen stehen 20- und 50%ige Ichthyolsalben auf Lanolin-Vaseline-Basis als Ichtholan zur Verfügung.

Zur Behandlung des seborrhoischen Ekzems und der Acne dienen 1—10%ige fettfreie Zubereitungen, z. B. Fissan-i-Puder oder Rp. Ichthyol 3/Zinci oxydat./Talci/Glycerini/Aquae dest. āā ad 100.

Statt des schwarzen Ichthyols kann auch das durch besonders schonende Sulfonierung gewonnene nahezu farblose Leukichthol Verwendung finden. In der Rezeptur soll es um ein Drittel geringer dosiert werden. Eine abwaschbare Paste mit Ichthyol hell in fettarmer, abwaschbarer Grundlage ist Ichtho-Paste.

Mehr der Teerwirkung angenähert und damit auch als Übergang zur Teerbehandlung bei chronischen Ekzemen geeignet ist das juckreizlindernde

Tumenol Ammonium, ein braunes, wasserlösliches Pulver, welches in 2—5%iger Konzentration als Schüttelmixtur, Paste und auch als Bestandteil der Arningschen Tinktur (s. auch unter Anthrarobin) verwendet wird.

Für juckreizlindernde Bäder mit Ammonium sulfobituminosum steht Plesiocid zur Verfügung.

Teere entstehen bei der Trockendestillation von Holz und Steinkohle. Ähnlich den sulfonierten Schieferölen stellen sie ein Gemisch aus hunderten, zum großen Teil unbekannten carbocyclischen ein- oder mehrkernigen Verbindungen dar. Sie wirken austrocknend, adstringierend, antiseptisch, juckreizlindernd und keratoplastisch.

Indikationen und Verschreibungen. Wichtigste Anzeige ist das chronisch lichenifizierte, umschriebene Ekzem, welches auf Steroidsalben nicht oder nur vorübergehend anspricht. Nachteilig gegenüber den Steroiden ist die Färbung, von Vorteil der länger anhaltende Effekt. Am mildesten wirken die stark riechenden sauren *Holzteere*, wie Pix liquida DAB aus Nadelhölzern, Pix betulinae DAB, Birkenteer, und Pix Juniperi DAB, Wachholderteer. Ein Handelspräparat ist Cellichnol als 65%ige alkoholische Birkenteerlösung oder 5%ige Holzteerpaste. Für juckreizstillende Bäder eignet sich Balnacid, ein sulfoniertes, wasserlösliches Holzteeröl.

Gebräuchlicher und wirksamer als die Holzteere ist

Pix Lithanthracis DAB, Steinkohlenteer. Er fällt bei der Leuchtgasherstellung aus Gaskohle an.

Handelspräparate sind das teilweise gereinigte Liantral, der in Chloroform gelöste Teerextrakt Carboneol und Teersprays, z. B. Dermäthyl und Ekzemyl.

Eine guthaftende 10%ige Teertinktur stellt auch die

Sacksche Lösung, Rp. Pix lianthracis 10/ Benzoli 20/Acetoni ad 100, dar.

Anwendung. Reiner Teer wird mit einem Pinsel aufgetragen und eventuell mit Talkum überpudert oder 2—10% in Zinkschüttelmixtur, Zinkpaste oder Salben, z. B. Vaseline, eingearbeitet. Einen Verband ersparen lack- bzw. filmbildende Zubereitungen wie Nobekzem und Curtrosa, letztere mit 15% Pix Lianthracis. Teeranstriche sollten nach etwa 5 Tagen mit Satina oder durch Auftragung von Zinkschüttelmixtur oder Zinkpaste abgelöst werden. Weitere Kuren können sich anschließen.

Ein nahezu farbloser Steinkohlenteer ist der mit Seifenrinden-Tinktur wasserlöslich gemachte

Liquor carbonis detergens DAB. Er wird in der Regel als 10%ige Zubereitung, z. B. in Spiritus oder Zinkschüttelmixtur, rezeptiert und ist Bestandteil der Fissan-Teerpräparate. Ein farbloses Handelspräparat aus Wachholder- und Steinkohlenteer ist Anthrasol.

Indikationen und Verschreibungen. Farblose Teerlösungen haben sich zur Behandlung der Schuppenflechte nach Ablösung der Schuppen mit Salicylsalben in Verbindung mit Salicylsäure und Hydrarg. praec. alb. — eventuell mit zwischenzeitlichen Höhensonnenbestrahlungen — bewährt. Wir rezeptieren Rp. Liquor. carb. deterg./Adipis lanae anhydr./Ol. Ricini āā 10/Acid. salicyl./Hydrarg. praec. albi āā 5/Vaselin flav. ad 100 bzw. für den behaarten Kopf Rp. Anthrasol/Hydrarg. praec. alb. āā 5/ Adipis suill. benzoat. ad 100. Bei Kleinkindern ist Vorsicht geboten, weil bei der Kombination von Salicylsäure und Quecksilberpräcipitat hautreizendes Sublimat entstehen soll.

Reiner Teer wird von Kindern in der Regel erstaunlich gut vertragen.

Nebenwirkungen können in Erscheinung treten

1. in Form einer Follikulitis durch Verstopfung der Talgdrüsen bei zu langer Behandlungsdauer,

2. als bullöse Dermatitis nach Sonneneinwirkung auf die durch Teer photosensibilisierte Haut,

3. als phenolartige Intoxikation mit Nephritis nach großflächiger und langdauernder Behandlung mit hochkonzentrierten Teerzubereitungen. Nierenkranke dürfen nicht mit Teer behandelt werden. Bei großflächiger Applikation sollte das Urinsediment zweimal wöchentlich untersucht werden.

Anthrachinon

Anthrachinonderivate von teerähnlicher Wirkung sind Anthrarobin, Chrysarobin und Cignolin. Bei hartnäckigem, nummulärem Ekzem und ekzematisierter Interdigitalmykose bewährt sich seit Jahrzehnten die von ARNING angegebene

Anthrarobin-Tinktur. Besser verträglich ist eine Modifikation ohne die gelegentlich sensibilisierende Benzoe: Rp. Anthrarobin 0,6/Tumenolammon/Glycerini āā 1/Spirit. 8/Äther 6.

Klassische Psoriasismittel sind

Chrysarobin, ein braunes, pulvriges, wasserlösliches Gemisch von Anthrachinonabkömmlingen aus Goapulver und das synthetische

Cignolin, Dioxyanthranol. Gleich anderen gegen Psoriasis wirksamen Verbindungen wie Teer und Schwefel wirken sie reduzierend und

in geringerer Konzentration keratoplastisch. Andere stark reduzierende Stoffe wie Resorcin sind jedoch ohne antipsoriatischen Effekt.

Anwendung und Dosierung. Nach Entfernung der Psoriasis-Schuppen mit Salicylvaseline bewähren sich bei hartnäckigen Herden 0,25 bis 10%ige Chrysarobin-Vaseline oder 0,05—2%ige Cignolin-Vaseline. Entsprechende Pasten wirken milder, haften aber besser. Die Kur ist nur stationär durchführbar. Kopf und intertriginöse Partien dürfen wegen der lokalen Reizwirkung nicht behandelt werden. Die Umgebung der Herde ist mit Zinkpaste abzudecken. Chrysarobin- bzw. Cignolin-Zubereitungen werden wie Teer jeweils 5 Tage auf der Haut belassen. Bei richtig gewählter Konzentration kommt es zu einer milden entzündlichen Reaktion. Diese läßt man unter Zinkpaste abklingen und trägt dann für weitere 5 Tage zum Ausgleich der Gewöhnung durch Hornschichtverdickung eine Zubereitung stärkerer Konzentration auf. Auf diese Weise wird Turnus für Turnus die Konzentration gesteigert, z. B. für Chrysarobin von $1/4$ über $1/2$, 1, 2, 5% und für Cignolin über $1/20$, $1/10$, $1/4$, $1/2$, 1% bis zur vollständigen Rückbildung der Herde.

Ein Dioxyanthranol *Fertigpräparat* mit Zusatz von Salicylsäure, Pix lithanthracis und Schwefel ist Psorimed flüssig in drei Stärken und Psorimed-Salbe.

Praktisch in der Anwendung sind auch Psoriacidstifte (Stärke I 0,25; II 0,5; III 1,0% Dioxyanthranol) nach Schuppenbeseitigung mit dem 10%igen Salicylsäurestift Psoriacid-S.

Filmbildende Zubereitungen ersparen Abdeckung und Verband, z. B. Chrysarobin oder Cignolin in Traumaticin, trocknen aber auf die Dauer zu stark aus.

Nebenwirkungen. Haut, Haare und Wäsche verfärben sich violett, weshalb stationäre Behandlung geboten ist. Durch verschmierte Salbe kann es zu Reizungen der Schleimhäute und Hornhautgeschwüren und bei großflächiger Anwendung hochprozentiger Zubereitungen zu Albuminurie und Hämaturie kommen (Urinkontrollen!). Dauerschäden oder Todesfälle sind jedoch nicht bekanntgeworden. Epidermale Sensibilisierungen sind selten.

Juckreizhemmende Mittel

Mit der ursächlichen Behandlung des juckenden Hautleidens, z. B. einer Scabies mit Hexicid oder mit der antiinflammatorischen Behandlung eines Ekzems mit Steroidsalben schwindet auch das Symptom Pruritus. Darüber hinaus wirken einige Zubereitungsformen durch Wärmeabstrahlung und Verdunstung kühlend und damit auch juckreizlindernd. Es sind die eingangs besprochenen Puder, Schüttelmixturen, O/W-Emulsionen, wäßrigen Umschläge und alkoholischen Lösungen. Auch lauwärme Bäder wirken beruhigend und juckreizlindernd.

Phenol und Menthol sollten bei Säuglingen und Kleinkindern nicht zur Anwendung kommen.

Lokalanaesthesie lähmt vorübergehend die sensiblen Nervenendigungen. Benzocain = Anaesthesin und Antihistaminica der Äthylendiamin- und Propylaminreihe wirken in diesem Sinne, sensibilisieren aber relativ häufig. Bei Anaesthesinapplikation wurden darüber hinaus bei Säuglingen resorptive Vergiftungen mit Kollaps, Krämpfen und Hämiglobinämie beschrieben. Ein besser verträgliches und gut juckreizlinderndes Lokalanaestheticum ist.

Thesit, ein mit neun Methylgruppen verätherter Dodecylalkohol. Der Wirkstoff ist als Gel — mit Neomycin und Thyrothricin zur gleichzeitigen Infektbekämpfung, z. B. bei Verbrennungen und Kratzwunden — als 5%ige Lösung, als 6%ige Salbe und als Reinsubstanz im Handel, kann also auch rezeptiert werden, z. B. als 5%ige Schüttelmixtur oder 5% mit Corticoidsalbe.

Zur Juckreizbekämpfung beim chronischen Ekzem stehen Wirkstoffe mit gleichzeitiger antiprurituöser und antiekzematöser Wirkung zur Verfügung, nämlich die unter den entzündungswidrigen Stoffen abgehandelten **sulfonierten Schieferöle,** z. B. als Tumenolum- oder Plesiocid-Bad und

Steinkohlen- und Holzteere, z. B. als 2—10% Liantral-Schüttelmixtur oder Balnacid-Bad.

Desinfizientien und Antiseptica

Als Desinfizientien bezeichnet man Stoffe mit bactericider, fungicider oder insecticider Wirkung, als Antiseptica solche mit bakteriostatischer oder fungistatischer Wirkung. Zur Behandlung von Haut und Schleimhäuten wird Gewebsfreundlichkeit durch elektive Schädigung der Mikroorganismen, eine möglichst protrahierte Abgabe aus dem Vehikel und eine ausreichende Tiefenwirkung gefordert. Schließlich soll die Gefahr der Sensibilisierung gering sein. Nachfolgend werden nur solche Verbindungen angeführt, welche sich ihrer günstigen Eigenschaften wegen in Konkurrenz zu den Chemotherapeutica be-

hauptet oder Bedeutung als Antimykotica und Insecticide gewonnen haben.

Kalium permanganicum DAB, Kaliumpermanganat, $KMnO_4$, wirkt durch Sauerstoffabgabe desinfizierend und desodorierend. Die schwach gefärbte wäßrige Lösung (etwa 1:10000 bis höchstens 5000, vollständige Auflösung der Kristalle abwarten!) wird bei superinfizierten Erosionen (z. B. Fußmykosen und dyshidrotischen Ekzemen) als Teilbad, Vollbad oder feuchter Umschlag häufig verwendet. Der gleichzeitige adstringierende Effekt wurde unter den Ätzmitteln und Adstringentien bereits besprochen. $KMnO_4$ eignet sich neben

Hydrogenium peroxydatum solutum DAB (1 Eßlöffel der 3%igen Wasserstoffsuperoxydlösung auf 1 Glas Wasser) auch zu desinfizierenden Mundspülungen.

Ein beliebtes, aber nur sehr schwach wirksames und durchaus entbehrliches Antispeticum und Adstringens ist

Acidum boricum, Borsäure H_3BO_3. Als 0,5- bis 2%ige wäßrige Lösung in Form feuchter Umschläge (pH bei 2% 5,5) bei nässenden Dermatitiden und 3—10%ige Borsalbe, z. B. bei Verbrennungswunden, ist sie bei Säuglingen und Kleinkindern wegen der Gefahr resorptiver Vergiftungen mit Erbrechen, Durchfall, Nierenreizung, Kollaps und Koma keinesfalls harmlos. Todesfälle wurden beschrieben. Borsäure ist Bestandteil von Acne-Pudern und der Solutio Castellani (s. auch unter Farbstoffe). Bei Mundsoor wirkt Nystatin (Moronal) sicherer als Borglycerin.

Jod hat als Desinfizienz Bedeutung zur Operationsvorbereitung und prophylaktischen Wundbehandlung in Form der aus 7 Teilen J, 3 Teilen KJ und 90 Teilen Spiritus bestehenden *Tinctura Jodi* DAB. Ein farbloses oder gefärbtes Fertigpräparat ist Dijozol.

Oberflächliche Wunden können noch 2 Std nach der Infektion erfolgreich desinfiziert werden. Bezüglich des jodhaltigen Vioform siehe unter Oxychinolinderivaten.

Quecksilber in Form von Sublimat ($HgCl_2$), Hydrarg. praec. alb. und Hydrarg. sulf. rubrum (Zinnober) ist als Desinfiziens überholt. Als Wund- und Schleimhautantisepticum in Gebrauch sind die wirksameren organischen Quecksilberverbindungen Mercurocrom als 2%ige wäßrige Lösung und Merfen als farblose oder gefärbte Tinktur und $4^0/_{00}$ige Lösung.

Nebenwirkungen. Jod- und Quecksilberverbindungen sensibilisieren relativ häufig. Jod- und quecksilberfreie Hautdesinfizientien sind Sepso- und Kodan-Tinktur.

Hexachlorophen

Hexachlorophenum, *Hexachlor-dioxy-diphenylmethan*, ist als 0,1%iger Spiritus ein gut verträgliches Hautdesinfizienz mit spezieller Wirksamkeit gegen grampositive Kokken, bei Acne und Follikulitiden sowie als Prophylakticum in der Umgebung von Furunkeln. Durch seine Bactericidie wirkt es auch als Desodorans. Es ist Bestandteil der 8 × 4 Seife und einiger Steroidsalben (Scheroson F comp., Hydrocortsalbe).

Chinolin

Chinolinderivate. *Oxychinolin* = Chinosol, 8-Oxychinolinsulfat. Aus Tabletten à 0,5—1 g werden 0,5—1⁰/₀₀ige Lösungen für Bäder und Umschläge, z. B. bei superinfizierten Fuß- und Handmykosen, hergestellt. Chinosol ist auch als antiseptischer Säuglings- und Körperpuder im Handel. Als desinfizierender Wundpuder ist

Jodchloroxychinolin = Vioform, 5-Chlor-7-jod-8-oxychinolin, seit langem in Gebrauch.

Chlorquinaldol = Sterosan, 5,7-Dichlor-8-hydroxy-2-methylchinolin, ist als Puder und Paste bei bakteriellen und mykotischen Hautkrankheiten indiziert.

Ein Desinfiziens ähnlicher Konstitution ist *Surfen*.

Farbstoffe. Im Gegensatz zu den Acridinfarbstoffen (z. B. Rivanol) haben sich die

Triphenylmethan

Triphenylmethanfarbstoffe gegenüber den Antibiotica behauptet, weil sie nicht nur bakteriostatisch, sondern darüber hinaus antimykotisch, austrocknend, entzündungswidrig, juckstillend und abdeckend wirken.

Gentianaviolett ist eine Mischung von Tri-amino-triphenyl-carbinol-Derivaten (Methyl-

violett und Kristallviolett) und Dextrin mit bakteriostatischer Wirkung auf grampositive Keime. In 2%iger wäßriger Lösung hat es sich bei der Behandlung nässender intertriginöser Dermatitiden und seborrhoischer Ekzeme bewährt. Beim bakteriell nummulären Ekzem eignet es sich zur Vorbereitung einer Teerbehandlung, bei chronischen ulcerösen Prozessen zur Abdeckung der Wundränder, bei Aphthen und Stomatitis zur desinfizierenden Pinselung.

Pyoktanin ist reines Methylviolett und wie Gentianaviolett als 2%ige wäßrige Lösung in Gebrauch.

Basisches Fuchsin (Rosanilinchlorid) ist Bestandteil der beliebten
Solutio Castellani, neben 4% Phenol liquefactum, 1% Acid. bor. und 8% Resorcin, also Stoffen, deren Resorption bei Säuglingen und Kleinkindern gefürchtet wird. Bei größeren Kindern bewährt sich die Lösung zur Behandlung von Interdigitalmykosen.

Malachitgrün = Tetramethyl-diamino-triphenylcarbinolchlorid und

Brilliantgrün = Tetraäthyl-diamino-triphenylcarbinolsulfat, sind in 1—2%iger wäßriger oder alkoholischer Lösung nicht nur gegen Bakterien, sondern auch gegen Dermatophyten und Candidaarten wirksam.

Anwendung. Die Farbstofflösungen werden mit einem Pinsel aufgetragen. Zur Ablösung behandelt man einige Tage lang mit Zink- oder 5%iger Schwefelschüttelmixtur nach.

Antimykotica. Die meisten der genannten Desinfizientien wie Jodtinktur, organische Quecksilberverbindungen, Chinolinderivate und Triphenylmethanfarbstoffe sind auch von fungistatischer oder fungicider Wirkung. Sie werden zusammen mit weiteren Verbindungen in dem von Götz bearbeiteten Abschnitt über Antimykotica abgehandelt.

Antiscabiosa und insecticide Mittel. Zur Behandlung der Scabies wie auch zur Bekämpfung von Insekten, wie Läusen, Flöhen, Wanzen usw., zeigt sich das Kontaktgift

Hexicid (Hexachlorcyclohexan)

Hexicid = γ-Hexachlorcyclohexan (abgekürzt HCH), den früher gebräuchlichen hochprozentigen Schwefelpräparaten, dem Antiscabiosum Benzylbenzoat wie auch dem gegen Scabiesmilben kaum wirksamen aber insecticiden

$$CH{-}CCl_3$$

Chlorphenotan (DDT)

Chlorphenotan = Dichlor-diphenyl-trichlormethylmethan (abgekürzt DDT) überlegen. Ein *Handelspräparat* mit 0,3% Hexicid ist Jacutin-Emulsion zur Behandlung von Scabies und Phthiriasis bzw. Jacutin-Puder zur Vernichtung von Läusen, anderen Insekten und Milben, welche Ursache eines Strophulus sein können.

Anwendung. Bei Scabies soll zuvor ein gründliches Reinigungsbad erfolgen. Anschließend und am folgenden Tage wird der ganze Körper mit Ausnahme des Kopfes mit Hexicid-Emulsion eingerieben. Am 3. Tag wird abgebadet, frische Leibwäsche angezogen und das Bett neu bezogen. Es genügt, die gebrauchte Wäsche zu waschen und zu plätten. Um eine Neuansteckung zu vermeiden, ist die Wohngemeinschaft gegebenenfalls mitzubehandeln.

Nebenwirkungen. Hexicid kann bei gesteigerter Konzentration, zu häufig wiederholter Anwendung, ungeeignetem Vehikel, wie Fetten und organischen Lösungsmitteln und nach Inhalation auch beim Menschen Vergiftungserscheinungen hervorrufen. Cystostatische Wirkungen in Form von Knochenmarkschädigungen und gastrointestinale Störungen sowie Herzmuskelschäden wurden beschrieben. Kontaktekzeme kommen vor.

Chemotherapeutica

Gegenüber den Desinfizientien und Antiseptica, welche auf Mikroorganismen nur durch äußerlichen Kontakt einwirken, vermögen Chemotherapeutica diese auch im Organismus selbst elektiv zu schädigen. Für die Lokalbehandlung interessieren nur die Sulfanilamide und Antibiotica.

Sulfanilamide. Bezüglich der Chemie der antibakteriell wirksamen Sulfanilamidderivate — Grundformel $-NH-\langle\!\!\!\bigcirc\!\!\!\rangle-SO_2-NH-$, ihrer Eigenschaften und Wirkungsweise wird auf den diesbezüglichen von Stehr bearbeiteten Abschnitt im Kapitel Infektionskrank-

heiten sowie auf Schönfeld und Kimmig (1948) und Krüger-Thiemer (1962) verwiesen. Seitdem die wirksameren und seltener sensibilisierenden Antibiotica zur Verfügung stehen, halten viele Dermatologen die lokale Sulfanilamidtherapie für überholt. Insbesondere war es der ehemals weitverbreitete Marfanil-Prontalbin-Puder, dessen hohe Sensibilisierungsquote die örtliche Sulfanilamidbehandlung in Mißkredit gebracht hat. Sensibilisator ist das Marfanil $H_2-CH_2\langle\!\!\!\bigcirc\!\!\!\rangle SO_2-NH_2$, dessen N^4 nicht mehr direkt mit dem Benzolring verbunden ist, und welches somit nicht zu den Sulfanilamiden zählt (Schreus 1950). Daneben kommt es unter lokaler Sulfanilamidbehandlung gelegentlich zur Ausbildung einer Photoallergie (Burckhardt 1941). Mit zunehmender Resistenz gegenüber den Antibiotica gewinnen Sulfanilamidabkömmlinge jedoch wieder an Bedeutung.

Anwendungen und Handelspräparate. Die antibakterielle Wirksamkeit der Sulfanilamide erstreckt sich auf grampositive und gramnegative Kokken sowie E. coli. Sie eignen sich somit zur Behandlung von Pyodermien, Verbrennungen und superinfizierten Wunden bzw. zur prophylaktischen Wundbehandlung. Von den zahlreichen Verbindungen seien nur einige lokal gut verträgliche genannt:

Sulfacetamid (Sulfanilacetamid).
Albucid-Kinderpuder, Sulfosellan-Gel, Puder, Schüttelmixtur und Salbe.
Sulfisoxalol (5-Sulfadimethylisoxazol).
Gantrisin-Bepanthen-Gel und -Puder.
Sulfathiazol.
Cibazol-Salbe und Streupulver.
Sulfaphenylpyrazol.
Orisul-Gel.
Sulfisomidin (4-Sulfadimethylpyrimidin).
Aristamid-Gel.
Sulfamethyldiazin (2-Sulfanilamido-5-methylpyrimidin).
Pallidin-Gel.

Zur *Rezeptur* stehen die leicht wasserlöslichen Na-Salze von Albucid, Gantrisin und Globucid zur Verfügung. Ihr Gehalt in Schüttelmixturen, Pasten und Salben soll 5—10% betragen. Für feuchte Umschläge eignen sich die 10% neutralen Lösungen von Albucid und Globucid. Bei großflächigen Wunden, z.B. nach Verbrennungen, besteht die Gefahr der Konzentrierung in den Harnkanälchen mit Hämaturie und Oligurie bis zur Anurie.

Antibiotica. Antibiotica sind von Mikroorganismen produzierte, das Wachstum anderer Mikroorganismen hemmende Stoffe. Bezüglich Herkunft, Chemie, Wirkungsweise und Wirkungsspektrum wird auf den betreffenden von MARGET bearbeiteten Abschnitt im Kapitel Infektionskrankheiten sowie auf MEYER-ROHN (1962) verwiesen. Von entscheidender Bedeutung für die Eignung zur lokalen Anwendung ist Löslichkeit, Stabilität, Wirkungsspektrum und Sensibilisierungsquote. Penicillin und Streptomycin beispielsweise sensibilisieren bei äußerlicher Behandlung relativ häufig. Bei einer nachfolgenden, eventuell lebensnotwendigen, parenteralen Applikation dieser Antibiotica sind allergische Schocksymptome und Exantheme zu befürchten.

Anwendungen und Handelspräparate. Zur Behandlung oder Prophylaxe bakterieller Hautinfektionen bewähren sich die nichtsensibilisierenden und ein breites Wirkungsspektrum aufweisenden Tetrazykline und bei Resistenz gegen diese das selten sensibilisierende Breitspektrumantibioticum Chloramphenicol oder nur lokal anwendbare Antibiotica. Von letzteren weist Neomycin das breiteste Wirkungsspektrum auf.

Bei erfolgloser Behandlung mit einem der Breitspektrumantibiotica und in besonderen Fällen auch vor Beginn der antibiotischen Therapie empfiehlt sich die Untersuchung eines Keimabstriches zur Bestimmung der vorliegenden Infektionserreger und deren Empfindlichkeit gegenüber den nachstehend aufgeführten Antibiotica. Zur Behandlung superinfizierter Ekzeme stehen Präparate mit Corticosteroidzusatz zur Verfügung.

Lokal und parenteral anwendbar sind die *Tetrazykline.*

Aureomycin(Chlortetrazyklin) als 3%ige Salbe und Wundpuder.

Terramycin(Oxytetrazyklin und Polymyxin B) als 3%ige Salbe und Puder.

Terracortril-Salbe und Spray enthalten zusätzlich Hydrocortison.

Achromycin = 3%ige Tetrazyklinsalbe.

Achromycin Salbe mit Hydrocortison (1%).

Chloramphenicol

Leukomycin als 1%ige Salbe und 3%iger Puder.

Paraxin als 2%ige Salbe.

Paraxin-Cortisid-Salbe enthält zusätzlich 0,2% Prednison.

Nur lokal wirksam und/oder verträglich sind *Neomycin*

Bykomycin, 0,5% in isotonischer Kochsalzlösung.

Bykomycin F Salbe mit Hydrocortisonacetat.

Myacine Salbe und Puder.

Nebacetin Salbe, Puder und Spray enthält Bacitracin als zusätzliches Antibioticum.

Die nachstehend aufgeführten Kontakt-Antibiotica weisen ein relativ schmales Wirkungsspektrum auf und sind deshalb in erster Linie bei besonderen Resistenzverhältnissen indiziert.

Tyrothricin bei Staphylokokken- und Streptokokken-Infektionen.

Tyrothricin Salbe und Wundpuder ,,Engelhard".

Bacitracin wirkt ebenfalls auf Staphylokokken und Streptokokken. Es ist als Zweit-Antibioticum in Nebacetin enthalten.

Polymyxin B bei Pseudomonas aeruginosa (Pyoceaneus) und E. coli-Infektion.

Terramycin enthält als Zweit-Antibioticum Polymyxin B.

Colistin wirkt wie Polymyxin B spezifisch auf E. coli und Pseudomonas aeruginosa (B. pyoceaneus). Zu Umschlägen werden 10 Millionen E in 100 ml Wasser gelöst.

Nystatin wirkt spezifisch auf Candida-Arten (s. unter Antimykotica).

Vor Anwendung der Antibiotica bei Impetigo contagiosa und weiteren Pyodermien sowie superinfizierten Ekzemen und Wunden sind Krusten mit 5%iger Salicyl Vaseline abzulösen.

Zur *Rezeptur* können die Tetrazykline den Kapseln entnommen werden, z.B. zur Verschreibung einer wäßrigen Aureomycinlösung für feuchte Umschläge, eines Aureomycin-Spiritus bei Follikulitis (beide 0,25—0,5%) oder einer Aureomycin- (1%), Salicyl- (2—5%) Vaseline. Chloramphenicol (Leukomycin, Paraxin) wird als Reinsubstanz in Gläsern zu 1 g und Neomycin (Bykomycin, Myacine) in Flaschen zu 0,5 g angeboten. Selbstverständlich kann auch mit den fertigen Salben gemischt werden.

Eine *abwaschbare*, zur Behandlung der behaarten Kopfhaut geeignete antibioticahaltige *Salbe* ist Paraxin.

Antibiotische Puder dienen zur Infektionsprophylaxe bei der Wundversorgung, z.B. Terramycin-, Leukomycin-, Nebacetin-Puder.

Anhang

Reinigungsmittel für Hautkranke

Flächenhaft entzündete, insbesondere ekzematische Haut wird durch Seifen und die üblichen synthetischen Reinigungsmittel (Syndets) in der Regel gereizt. Dies gilt auch für überfettete Seifen, deren angestrebter Rückfettungseffekt angezweifelt wird. Besser ist der Zusatz einer O/W-Emulsion in Form eines „Ölbades", z. B. Balneum Hermal. Seifen und Syndets mit Zusatz von Hautschutzstoffen (z. B. Phaemosan) oder hautschonenden Hilfsstoffen (z. B. Dulgon) werden von Hautkranken besser vertragen. Medizinische Seifen mit eingearbeiteten Wirkstoffen stellen eine denkbar ungeeignete Form der Arzneiabgabe an die Haut dar.

Völlig reizlos und zur Entfernung von Schuppen, Krusten und Medikamentenresten bei Dermatitiden und Ekzemen geeignet sind vorsichtige Abreibungen mit Pflanzenölen (s. unter Fetten) oder Waschungen bzw. Bäder mit sulfonierten Ölen (z. B. in Präcutan) sowie Fettsäure-Eiweiß-Kondensationsprodukten (z. B. Satina und Stephalen Waschgel).

Nicht flächenhaft entzündete Hautveränderungen, wie Pyodermien oder Schuppenflechte, können zur Ablösung von Krusten und Schuppen sehr wohl mit Seifen, eventuell sogar mit Sapo kalinus DAB, Schmierseife, angegangen werden.

Arzneibäder

Ein Säuglingsbad enthält 50 Liter, ein Kinderbad 100 Liter Badeflüssigkeit. Die Badedauer soll 15—20 min, die Temperatur 35—38° betragen.

Antiinflammatorisch und juckreizstillend bei Dermatitis und generalisiertem Ekzem wirkt ein warmes Bolus-Bad (s. auch unter Puder) oder ein Kleiebad, d. h. eine Abkochung von 250—500 g Weizenkleie auf 100 Liter Wasser. Töpfers Kinderbad enthält zusätzlich Molke, Kamille, Salbei und Fichtennadeln.

Zu *antiseptischen* und *desodorierenden* Teil- und Vollbädern bei nässenden und verkrusteten Pyodermien, superinfizierten Hautleiden und Interdigitalmykosen hat sich Kalium permangan., 10 g auf 100 Liter Wasser bewährt. Um Verätzungen durch die Kristalle zu vermeiden, muß deren vollständige Auflösung abgewartet werden. Nägel und in geringerem Maße auch die Haut verfärben sich braun. Abgelöstes Epithel über eröffneten Bläschen und Blasen läßt sich im Bad leicht und relativ schmerzlos entfernen.

Adstringierend bei nässenden Ekzemen und *schweißhemmend* bei Hyperhidrosis wirken gerbstoffhaltige Lösungen, z. B. der Eichenrindenextrakt Silvapin oder der synthetische Gerbstoff Tannolact.

Zur *Juckreizlinderung* bei Ekzemen bewähren sich Bäder mit sulfonierten Schieferölen, z. B. Ichtho-Bad und Plesiocid sowie mit Holzteer, z. B. Balnacid.

Literatur

BENDER, E., P. ZIERZ u. K. F. RASP: Klinische Erfahrungen mit Fluocinolon bei örtlicher Behandlung der Psoriasis vulgaris. Med. Welt **1962**, 1508.

BOSLET, W.: Therapeutische Erfahrungen mit Fluocinolonacetonid in Kombination mit LangZeitokklusivverbänden. Arzneimittelforsch. 12, 1109 (1962).

BÜCHI, I., W. BURCKHARDT, H. KUTTER u. P. MEIER: Erfahrungen mit den Polyäthylenglykolen als Salbengrundlagen. Pharm. Acta Helv. 27, 1 (1952).

BURCKHARDT, W.: Untersuchungen über die Photoaktivität einiger Sulfanilamide. Dermatologica (Basel) 83, 63 (1941).

CZETSCH-LINDENWALD, H. v., u. F. SCHMIDT-LA BAUME: Salben, Puder, Externa, 3. Aufl. Berlin-Göttingen-Heidelberg: Springer 1950.

— — Die äußeren Heilmittel (1950—1955). Berlin-Göttingen-Heidelberg: Springer 1956.

DOHN, W.: Beitrag zur Frage der Antibiotica-Kontaktallergien. Arch. klin. exp. Derm. 213, 441 (1961).

FLEISCHMAYER, R.: Allgemeinwirkungen lokaler Hydrocortison-Anwendung. J. invest. Derm. 36, 11 (1961).

FRAZIER, CH. N., and I. H. BLANK: A formulary for external therapy of the skin. Springfield (Ill.): Ch. C. Thomas 1954.

GRÜNEBERG, TH.: Die Therapie von Hautkrankheiten mit Nebennierenrindenhormonen. Arch. klin. exp. Derm. 213, 165 (1961).

HOLLANDER, A.: Behandlung von Dermatosen mit lokalen Corticosteroidinjektionen. Hautarzt 13, 134 (1962).

KELLER, PH.: Die Behandlung der Haut- und Geschlechtskrankheiten, 2. Auf. Berlin u. Göttingen: Springer 1948.

KIMMIG, J., u. K. H. SCHULZ: Allergie. In: Klinische Chirurgie für die Praxis, hrsg. von O. DIEBOLD, H. JUNGHANNS u. L. ZUCKSCHWERDT, Bd. 1, S. 619. Stuttgart: Georg Thieme 1961.

KRÜGER-THIEMER, E.: Sulfanilamide und verwandte Chemotherapeutica. In Handbuch der Haut- und Geschlechtskrankheiten, Erg.-Bd V/1, S. 962 (Teil B), hrsg. von J. KIMMIG. Berlin-Göttingen-Heidelberg: Springer 1962.

LERNER, M. R., and A. B. LERNER: Dermatologic medications, Year book publishers inc. Chicago 1954.

MEYER-ROHN, J.: Die Antibiotica. In Handbuch der Haut- und Geschlechtskrankheiten, Erg.-Bd. V/1, S. 772 (Teil B), hrsg. von J. KIMMIG. Berlin-Göttingen-Heidelberg: Springer 1962.

MÖSCHLIN, SV.: Klinik und Therapie der Vergiftungen, 3. Aufl. Stuttgart: Georg Thieme 1959.

NEUWALD, F.: Die neuen Salbengrundlagen im Nachtrag zum Deutschen Arzneibuch 6. Arch. klin. exp. Derm. 213, 829 (1961).

Neuwald, F.: Neue Salbengrundlagen. In Handbuch der Haut- und Geschlechtskrankheiten, Erg.-Bd V/1, S. 240 (Teil A), hrsg. von J. Kimmig. Berlin-Göttingen-Heidelberg: Springer 1962.

New York Skin and Cancer Unit: Dermatologie formulary, hrsg. von F. Pascher, 2. Aufl. New York: Paul B. Hoeber Inc. 1957.

Polano, M. K.: Skin therapeutics. Prescription and preparation. Amsterdam-Houston-London-New York: Elsevier Publishing Company 1952.

Schmidt-la Baume, F., u. G. Lietz: Die Emulsionen in der Hauttherapie. Stuttgart: S. Hirzel 1951.

Schneider, W.: Salben und Salbengrundlagen. In: Fortschritte der Praktischen Dermatologie und Venerologie, 3. Bd., hrsg. von A. Marchionini. Berlin-Göttingen-Heidelberg: Springer 1960.

—, u. H. Ruther: Präparative Kosmetik, Abschnitt IVB, Emulgatoren. In: Dermatologie und Venerologie, Bd. II/1, S. 343, hrsg. von H. A. Gottron u. W. Schönfeld: Stuttgart: Georg Thieme 1958.

— — Allgemeine Therapie. In: Dermatologie und Venerologie, Bd. I/2, S. 969, hrsg. von H. A. Gottron und W. Schönfeld. Stuttgart: Georg Thieme 1962.

—, u. H. Wagner: Kontaktdermatitis. In: Dermatologie und Venerologie, Bd. III/1, S. 443, hrsg. von H. A. Gottron und W. Schönfeld. Stuttgart: Georg Thieme 1959.

Schönfeld, W., u. J. Kimmig: Sulfonamide und Penicilline. Stuttgart: Ferdinand Enke 1948.

Schreiner, H. E.: Das adrenocorticotrope Hormon (ACTH), die Hormone der Nebenniere (Cortison, Adrenalin), das Insulin, sowie die Hormone der Schilddrüse und Nebenschilddrüse. In Handbuch der Haut- und Geschlechtskrankheiten, Erg.-Bd. V/1A, S. 550. Berlin-Göttingen-Heidelberg: Springer 1962.

Schreus, H. Th.: Warum und wie sensibilisiert Marfanil. Hautarzt 1, 401 (1950).

Schürmann, H.: Gefährliche bzw. tödliche Nebenwirkungen bei äußerlicher Anwendung von Arzneimitteln. In Fortschritte der praktischen Dermatologie und Venerologie, Bd. 2, hrsg. von A. Marchionini. Berlin-Göttingen-Heidelberg: Springer 1955.

— Vergiftungen durch Externa. In: Dermatologie und Venerologie, Bd. III/1, S. 384, hrsg. von H. A. Gottron und W. Schönfeld. Stuttgart: Georg Thieme 1959.

Schulze, W.: Die percutane Resorption. In: Dermatologie und Venerologie, Bd. I/1, S. 211, hrsg. von A. H. Gottron und W. Schönfeld. Stuttgart: Georg Thieme 1961.

Siemens, H. W.: Allgemeine Diagnostik und Therapie der Hautkrankheiten. Berlin-Göttingen-Heidelberg: Springer 1952.

Winkler, K.: Hormonbehandlung in der Dermatologie. Berlin: W. de Gruyter & Co. 1962.

Zieler, K., u. C. Siebert: Behandlung der Haut- und Geschlechtskrankheiten, 15. Aufl. Berlin u. München: Urban & Schwarzenberg 1947.

Desinfektion und Desinficientia

Von R. Preuner, Lübeck

Begriffsbestimmung. *Desinfektion* (Entseuchung) bedeutet *Beseitigung* der *Infektion*. Letztere ist hier als ein *Zustand* zu verstehen, bei dem ein beliebiger — belebter oder unbelebter — „Träger von Krankheitserregern" Glied einer Infektkette werden kann. Der Begriff bezieht sich *nicht* auf den Ablauf der pathogenen Endobiose im klinischen Sinne (Höring).

Über die anzuwendende Methodik ist zunächst noch nichts ausgesagt. Robert Koch forderte, Krankheitserreger „unschädlich" zu machen; dies würde z. B. durch ihre mechanische Entfernung geschehen, ohne daß sie deshalb biologisch vernichtet wären; doch könnten sie dann an anderem Ort wieder schädlich werden. Demnach ist der Begriff folgendermaßen zu erweitern: *Desinfektion* — in ihrer praktischen Handhabung — *bedeutet Beseitigung der Infektion durch Tötung oder irreparable Inaktivierung der Erreger.*

Dieses Ziel gilt als erreicht, wenn der betreffende Mikroorganismus seine „Vermehrungsfähigkeit" eingebüßt hat. Da die uns zur Verfügung stehenden biologischen Prüfmethoden den Beweis für deren Dauerverlust im Grenzbereich nicht eindeutig zu liefern vermögen, müssen die in der Praxis anzuwendenden Desinfektionsmittelkonzentrationen um einen Sicherheitsfaktor angehoben werden.

Die *irreparable* Vermehrungshemmung erlaubt den — indirekten — Schluß auf die mikrobicide (bactericide, virucide, sporicide, fungicide usw.) Wirkung eines Mittels, die *reparable* zeigt nur eine „Stase" an. Die Grenze ist häufig unscharf, so daß unter Umständen bactericide Mittel bakteriostatisch, Bakteriostatica aber bactericid zu wirken vermögen.

Desinficientia sind also chemische Mittel, mit denen Desinfektion durch irreparable Vermehrungshemmung erzielt wird.

Bakteriostatica sind *keine Desinfektionsmittel,* sie *können Antiseptica* sein.

Historische Entwicklung. Das Wort „desinfizieren" scheint alt zu sein. Im Sprachgebrauch ist es seit dem Cholerajahr 1831 (R. Müller). Der Begriff breitete sich in der zweiten Hälfte des vorigen Jahrhunderts aus, als die Vorstellungen von faulen Miasmen und fieberschwangeren Dünsten, die bis dahin herrschend gewesen waren, zögernd aufgegeben wurden. Semmelweis hat 1847 die Händedesinfektion mit Chlorwasser einzuführen versucht und wurde gleichzeitig mit der Forderung „Du sollst mit reinen Händen arbeiten" Wegbereiter des Begriffs der *Noninfektion*. 1867 begann Lister mit Versuchen zur Desinfektion der OP-Raumluft durch Phenol (Carbolspray) und begründete damit die antiseptischen Methoden. Später faßte man den Begriff der *Antisepsis* genauer und definierte mit ihm die *Entwicklungshemmung* (also die *reparable* Vermehrungshemmung) der Krankheitserreger im Gegensatz zur *Tötung* durch Desinfektion (Reichel).

Die Mehrzahl aller Probleme der Desinfektionstechnik und -methodik wurden schon bis zum ersten Weltkrieg gelöst. Zwischen die beiden Kriege fällt die Einführung der quaternären Ammoniumbasen in die Desinfektionspraxis. Nach dem zweiten Weltkrieg gerieten in aller Welt die Methoden der Desinfektion durch die stürmische Entwicklung der antibakteriellen Chemotherapie in Mißkredit. Teils wurde die ermüdende Kleinarbeit der laufenden Desinfektion am Krankenbett vernachlässigt, teils war auch durch den Krieg die lückenlose Weitergabe der Methoden des antiinfektiösen „Zeremoniells" unterbrochen worden.

Die einschneidenden Umstellungen in den Lebensgewohnheiten in jüngster Zeit: Personalmangel und -fluktuation, verkürzte Arbeitszeiten mit Einbußen bei der Pflegekontinuität und schließlich die unter chemotherapeutischem Einfluß entstandenen Verschiebungen in der ökologischen Situation der Krankheitserreger haben neue Infektionsquellen, neue Infektionswege und neue potentielle Pathogenität geschaffen (Grün, Kienitz, Kikuth, Ocklitz, Raettig u. v. a.).

Dieser Entwicklung folgte zwangsläufig die Renaissance der bewährten Methoden der Infektionsprophylaxe, insbesondere der *Desinfektion*. Die Prüfmethoden für Desinfektionsmittel wurden einheitlich durch die Deutsche Gesellschaft für Hygiene und Mikrobiologie in „Richtlinien" zusammengefaßt. Sie gab Listen der nach diesen Anweisungen untersuchten und für wirksam befundenen Firmenprodukte bekannt. Seit 1961 dürfen gemäß § 41 des Bundesseuchengesetzes bei behördlich angeordneten Entseuchungen nur Mittel und Verfahren angewendet werden, die vom Bundesgesundheitsamt geprüft und in einer Liste veröffentlicht sind.

Desinfektionsmethoden

Infekte werden in Infektketten weitergereicht: unmittelbar von Mensch zu Mensch, vom Tier zum Menschen oder über eine variable Zahl zwischengeschalteter, belebter oder unbelebter Kettenglieder, welche „Keimträger" sind (Hände, Fliegen, Staub, Instrumente, Husten- oder Urintröpfchen, Faecesflöckchen, Windeln oder sonstige Oberflächen aller Art). An der Vielzahl der Verbreitungsmöglichkeiten der Krankheitserreger haben sich daher die Anwendungsbereiche der Desinfektionsmittel zu orientieren.

Außerdem richtet sich die Desinfektion gegen die *verschiedenartigsten* Keime. Sie sind fast immer an Oberflächen adsorbiert und oft in Schutzhüllen (Blut, Eiter, Schleim, Faeces usw.) eingebettet. Desinfektionsmittel benötigen daher breites Wirkungsspektrum, Benetzungsfähigkeit und Capillaraktivität, außerdem sollen sie möglichst ungiftig sein. Die zu behandelnden Oberflächen, insbesondere die Haut, dürfen nicht geschädigt werden.

Aus dem Gesagten ergibt sich zwingend, daß es kein Universaldesinfektionsmittel geben kann.

Die klassische Einteilung in die laufende und Schlußdesinfektion gilt nach wie vor. Speziell in der Pädiatrie erfordert die mangels ausgereifter Abwehrmechanismen hohe Infektionsgefährdung insbesondere des ersten Trimenons lückenlose, stets und ständig gegenwärtige laufende und häufige Schlußdesinfektionen. Staub ist in der Klinik das wichtigste und gefährlichste Infektionsvehikel (Marget).

Mit der antiquierten Vorstellung, daß Desinfektion nur bei klinisch manifesten Infektionskrankheiten erforderlich sei, muß es nun endlich ein Ende haben. Die Erreger endemisch verbreiteter Infektionskrankheiten sind nicht selten *hospitalubiquitär* ebenso, wie wir dies von Staphylokokken und Dyspepsiecoli kennen (Schmidt und Ocklitz).

Desinficientia

Es sind mikrobicide, chemische Zellgifte mit selektiver Toxicität. Ihre Wirksamkeit ist gebunden an die Funktion: Konzentration/Zeit/Temperatur. Unter dem Gifteinfluß erstreckt sich der Untergang einer Bakterienpopulation temperatur- und konzentrationsabhängig über einen variablen Zeitraum, in dessen gleichgroßen Abschnitten unter unveränderten Allgemeinbedingungen ein immer gleicher Prozentsatz der Überlebenden inaktiviert wird (monomolekulare Reaktion). Da Temperatur- und Zeitfaktor in praxi wenig variabel sind, steht die Frage der Konzentration im Zentrum des Interesses. Desinfektionsmittel haben einen „Eiweißfehler", d. h. eine mehr oder weniger erhebliche Abschwächung der bactericiden Wirksamkeit in proteinhaltigem Milieu. Der von einigen Mitteln bekannte „Seifenfehler" beruht auf Netzmittelwirkung. Näheres darüber im Anhang „Netzmittel".

Die zur Zeit für chemische bzw. für chemisch-physikalische Desinfektionsverfahren gebräuchlichen Mittel lassen sich in folgende Gruppen einteilen (JAWETZ et al.):

Alkohole (Äthyl- und Isopropylalkohol) sind in hoher Konzentration durch Proteindenaturierung für Keime aller Art (Ausnahme Bacillensporen) toxisch. Die Hautverträglichkeit ist gut, eventuell störende Entfettung leicht kompensierbar (STÜPEL und SZAKALL). Der Eiweißfehler ist sehr gering. Wegen restloser Verdunstung fehlt jede Nachwirkung. Über Tensidbeeinflussung siehe Anhang „Netzmittel".

Phenole und bestimmte phenolische Verbindungen (arylierte, alkylierte, halogenierte, benzylierte Phenole) wirken in höheren Konzentrationen ($>0,5\%$) durch Proteincoagulation desinfizierend, was nicht mit ihrer — schwachen — Säurenatur zusammenhängt. In sehr kleinen Konzentrationen ist der Effekt nur bakteriostatisch. Stark alkalisiert werden sie zur Sputum- und Stuhldesinfektion verwandt. Die Hautverträglichkeit ist konzentrationsabhängig. Oberhalb von 2% wird sie problematisch. Der Eiweißfehler ist klein. Je höher man Phenole substituiert, um so geringer wird die desinfektorische Leistung zugunsten bakteriostatischer Wirkung. Voll substituierte Phenole sind reine Bakteriostatica und daher keine Desinfektionsmittel, jedoch Antiseptica. Über Tensidbeeinflussung siehe Anhang „Netzmittel".

Schwermetallionen z. B. von Quecksilber, Zinn usw. können in höheren Konzentrationen durch Proteincoagulation, in niedrigen durch Bindung freier Sulfhydrilgruppen desinfizierend wirken. Während das Quecksilber infolge seiner auch in organischer Bindung *sehr hohen Giftigkeit* und wegen des *erheblichen Eiweiß-fehlers* als Desinfiziens nur noch geringe Bedeutung besitzt, scheint sich z. B. bei organischen Zinnverbindungen eine neue interessante Entwicklung anzubahnen. Schwermetallverbindungen eignen sich gut zur Kombination mit anderen Desinfektionsmitteltypen. Über Tensidbeeinflussung siehe Anhang „Netzmittel".

Oxydantien greifen in den Stoffwechsel zunächst durch Oxydation der freien Sulfhydrilgruppen, in höheren und hohen Konzentrationen fast aller Anteile des Bakterienzelleibes ein. Bekannt sind: Kaliumpermanganat, Wasserstoffsuperoxyd, Ozon sowie die oxydierenden Verbindungen der Halogene, insbesondere des Chlors als unterchlorige Säure (HClO) oder Chlordioxyd (ClO_2) bzw. als Verbindungen, die langsam aktives Chlor abspalten, wie z. B. die Chloramine. Chlorkalk ist ein Gemisch von $Ca(OCl)_2$, $CaCl_2$ und $Ca(OH)_2$.

„Aktivchlorpräparate" werden in Verbindung mit anionaktiven Netzmitteln in großem Umfang von der Wasch- und Spülmittelindustrie hergestellt. Infolge der hohen „Chlorzehrung" aller organischen Substrate ist der Eiweißfehler beträchtlich. Dementsprechend eignen sich Chlorpräparate, auch Chlorkalk, *nicht zur Stuhldesinfektion* in Krankenhaus und Praxis, wohl aber bei entsprechend hoher Dosierung zur Wasser- und Abwasserdesinfektion. Über Tensidbeeinflussung siehe Anhang „Netzmittel".

Formaldehyd; Formalin. Formalin (Formol) ist die 35—40%ige wäßrige Lösung von Formaldehyd (CH_2O) und wirkt schon in niedriger Konzentration durch Proteindenaturierung stark desinfizierend. Formalinverdünnungen bzw. formaldehydhaltige, wenig riechende Präparate werden zur sog. Grobdesinfektion wegen ihrer sicheren Wirkung viel verwendet.

Die Raumdurchgasung mit Formaldehyd und Wasserdampf nach FLÜGGE wird seit 1899 bis heute unverändert angewandt. Auch die Raumdurchgasung ist eine Oberflächendesinfektion, denn der Keimgehalt der Luft ist an Staub gebunden und sedimentiert mit diesem. Formalin ist vorläufig das sicherste Breitspektrumdesinfiziens mit bactericider, virucider, sporicider und fungicider Wirkung ohne erwähnenswerten Eiweißfehler. Über Tensidbeeinflussung siehe Anhang „Netzmittel".

Mikrobizid wirkende Netzmittel oder Tenside. *Quaternäre Ammoniumbasen* (Quatbasen) besitzen neben ihrem *kationaktiven* Netzmittelcharakter auch bactericide Wirkung, die allerdings gegenüber Tuberkelbakterien und Sporen versagt. Entsprechend ihrer Tensideigenschaft ist ihre Nachwirkung beträchtlich, weshalb sie, bei guter Hautverträglichkeit viel zur Händedesinfektion, neuerdings häufig in Verbindung mit Alkohol, Verwendung finden. Der Eiweißfehler ist erheblich. Bezüglich des sehr ausgeprägten „Seifenfehlers" siehe Anhang „Netzmittel".

Tabelle 52. *Wechselwirkung von Tensiden und Desinfizientien*

Desinfiziens	Veränderung des desinfektorischen Effekts		
	verstärkt	in etwa unverändert	abgeschwächt bis aufgehoben
Alkohol	A	N	—
Phenole I. . . .	A	—	N
Phenole II . . .	—	—	A N
Oxydantien . . .	—	A N	—
Formalin	A	N	—
Quatbasen . . .	—	N	A
Amphotenside .	—	N	A

Zeichenerklärung: A = anionaktive Tenside,
N = nichtionogene Tenside.
Phenole I = nicht oder einfach substituiert.
Phenole II = höher substituiert.

Amphotenside sind Stoffe von Netzmittelcharakter mit bactericider, auch tuberkulocider und fungicider Wirksamkeit, die allerdings einen breiten Grenzbereich mit der Bakteriostase zu besitzen scheint (Woratz und Wohlrab). Der Eiweißfehler wird als gering bezeichnet. Die Nachwirkung ist, entsprechend der Netzmitteleigenschaft, bei guter Hautverträglichkeit beträchtlich. Wegen des „Seifenfehlers" siehe Anhang „Netzmittel".

Anhang: Netzmittel oder Tenside (Detergentien, Syndets, waschaktive Substanzen, Emulgatoren usw.) sind Verbindungen, welche sich an Grenzflächen anzureichern vermögen. Dabei wirkt eine Kohlenwasserstoffgruppe fettlöslich, eine andere — nach ihrem Ladungszustand benannte — Gruppe wirkt wasserlöslich. Man unterscheidet dementsprechend:

anionaktive Netzmittel, zu denen als ältestes bekanntes Tensid die Seife gehört. Sie stellen zur Zeit mehr als 80% aller im Handel befindlichen Präparate und sind stark verbreitet, da es kaum noch Reinigungs-, Wasch- oder Spülmittel ohne Tensidzusatz gibt. Sie sind durch ihre Fähigkeit, auf Flächen aufzuziehen und zu haften, jetzt praktisch in Klinik, Praxis und Haushalt ubiquitär. Eigene mikrobicide Aktivität besitzen sie nicht oder in nicht nennenswertem Maße.

Kationaktive Netzmittel besitzen zum Teil Desinfektionsmitteleigenschaft und sind unter „quaternäre Ammoniumbasen" abgehandelt. Zusammen mit den *nichtionogenen Netzmitteln*, deren charakteristische Vertreter die Tweene sind, teilen sie sich in die restlichen 20% der Tenside.

Tenside können die Wirkung von Desinfizientien steigern, sie umgekehrt aber auch *vollkommen aufheben* (Stur). Die vorangehende Zusammenstellung gibt hierüber verallgemeinernd Auskunft.

Praxis der Desinfektion

Die Hauptprobleme der praktischen Desinfektion liegen in der richtigen Auswahl der Mittel, der Wahl geeigneter Methoden und — am schwierigsten — der richtigen Organisation, also einer Ordnung und Schematisierung aller Handlungen bei den laufenden und den einzuschiebenden Schlußdesinfektionen. In der Pädiatrie sind Lücken und Fehler bei diesen Dingen ungleich schwerwiegender als in der übrigen Heilkunde.

Gefährliche Keimträger sind die Hände, alle Gegenstände, die von Kind zu Kind wandern können wie Haarbürsten, Kämme, Medikamentenflaschen, Töpfchen, Uringläser, Puderdosen, *Ölflaschen*, Eßgeschirr jeglicher Art, Spielsachen usw., außerdem Badewanne, Waschbecken, Waage, Wickeltisch, Untersuchungs- *und* Röntgentisch. *Alle Wäsche inklusive aller Berufskleidung!* Besonders gefährliche Großverteilerstellen der Hausinfektion sind Waschhaus und Spülküche. Textilhandtücher sollten vollständig verschwinden und durch einmal zu brauchende Papierhandtücher ersetzt werden. Bei Schmutzarbeiten und vor allem bei Arbeit mit Infektionsgefahr sollten Folienhandschuhe zum einmaligen Gebrauch zur Unterstützung des Prinzips der Noninfektion getragen werden.

Tabellarische Übersicht
(modifiziert nach Grün u. Preuner)

Die im folgenden genannten Desinfektionsmittel sind eine Auswahl aus der Fülle der auf dem Markt befindlichen Präparate. Eine ausführliche Zusammenstellung findet sich in den von der Deutschen Gesellschaft für Hygiene und Mikrobiologie und vom Bundesgesundheitsamt veröffentlichten Listen. Vereinzelt werden auf Firmenpackungen aus Konkurrenzgründen *geringere* als hier empfohlene *Konzentrationen* angegeben. *Diese sind nicht voll wirksam.* Die im folgenden angegebenen Konzentrationen wurden auf Grund sorgfältiger Untersuchungen entsprechend den „Richtlinien für die Prüfung chemischer Desinfektionsmittel" festgelegt.

Hygienische Händedesinfektion dient der Abtötung der Anflugkeime nach Kontakt mit „Trägern" von Krankheitserregern. Zunächst wird die Hand desinfiziert, *dann* gereinigt.

Geeignete Desinfektionsmittel: 80 vol.-%iger Äthylalkohol; 60 vol.-%iger Isopropylalkohol; Baktosept; H5-Händedesinfiziens; Rapidosept; Septikal u. a. m. (die Fertigpräparate werden unverdünnt verwandt).

Die einzige hygienisch ganz einwandfreie Anwendungsart ist *Entnahme aus Wandspendern* mit Ellbogen- oder Fußhebelbedienung. Man nimmt etwa eine gefüllte Hohlhand (3 ml) und verreibt *gründlich 1 min* lang (Grün u. Schopner).

Chirurgische Händedesinfektion soll außer der Abtötung der Anflugkeime eine massive Reduktion der residenten Hautflora erzielen (Naumann u. Walz). *Über die Hälfte aller Ärzte und ihrer Helfer sind Keimträger pathogener Staphylokokken an den Händen!* Eine Sterilisierung der Hand auf chemischem Wege ist prinzipiell unmöglich. Die Hand wird zur Säuberung, zur mechanischen Keimverarmung und zur Aufschließung mit Wasser, Seife und *weicher* Bürste einschließlich der Unterarme *gereinigt und dann desinfiziert.*

Man verwendet die gleichen Mittel wie bei der hygienischen Händedesinfektion. Die Anwendungsdauer ist jedoch auf zweimal $2^1/_2$ min auszudehnen. Ganz besonderer Nachdruck muß auf die Pflege der Hände gelegt werden (Preuner u. Preuner von Prittwitz).

Kombinierte hygienisch-chirurgische Händedesinfektion bewährt und empfiehlt sich bei besonders infektionsgefährdeten Arbeiten *und* bei dem wegen der Personalknappheit kaum vermeidbaren häufigen Übergang von der einen zur nächsten Pflegetätigkeit, d. h. *Desinfektion — Seifenwaschung — Desinfektion.*

Desinfektion von Flächen (sog. Scheuerdesinfektion). Cave: Staubaufwirbeln!

Kleine Flächen wie Wickeltische, Spielsachen usw. sowie Flächen, die wegen ihrer Form (Ecken, Buchten usw.) schlecht erreichbar sind, wie Bettgestelle, werden abgesprüht mit *Bacillol*-Spray, *Luzol*-Spray oder mit *Incidin*-Spray. Absprühen der kleinen Flächen ist wirksamer und ästhetischer als Abwischen mit einem Lappen, dessen Herkunft und Verbleib kontrolliert werden müssen.

Tabelle 53. *Desinfektionsmittel für Oberflächen in Praxisräumen*

Formaldehydhaltige Präparate %		Phenolische und sonstige Präparate %	
Incidin	0,5	Bac	0,5
Korsoform	0,5—1,0	Delegol	1,5
Lysoformin	1,5	Gevisol	0,5
Morbicid	1,0	Killophen	1,5
		Tego 103 G	3,0

Große Flächen wie Fußböden usw. werden mit Desinfektionsmittellösungen mittels *Sooger* oder nach Hausfrauenart aufgewischt. Es empfiehlt sich, zur Vermeidung von Hautreizungen, Gummi- oder Folienhandschuhe zu benutzen (Grün u. Heyn).

Bei Verdacht auf Staphylokokkeninfektionen ist die Konzentration zu verdoppeln bis zu verdreifachen.

Desinfektionsmittel für Oberflächen in klinischen Abteilungen der Kinderheilkunde bzw. in Neugeborenenabteilungen. Wegen der allgemeinen Verbreitung antibioticaresistenter Staphylokokken muß hier die Desinfektionsmittelkonzentration gegenüber der in der Tabelle angegebenen *um das Doppelte bis Dreifache* erhöht werden.

Bei *Desinfektionen im Privathaus* muß sinngemäß verfahren werden.

Wäschedesinfektion in der Kinderheilkunde darf sich nicht auf die Entseuchung der Kranken- und Bettwäsche bei meldepflichtigen Infektionskrankheiten beschränken. Vielmehr gilt *alle Wäsche prinzipiell als infiziert*, da durch sie auch unerkannte Infektionen (z. B. mit Salmonellen, Dyspepsiecoli oder Virusarten) oder Entzündungserreger (z. B. Aerobacter, Colibakterien, Proteus, Pseudomonas, Staphylokokken) übertragen werden. *Das Ausspülen von Stuhlwindeln unter fließendem Wasser vor der Desinfektion ist eine Sünde wider den Geist jeglicher Infektionsprophylaxe.*

Praxiswäsche muß 12 Std (über Nacht) in eines der in Tabelle 54 aufgeführten chemischen Desinfektionsmittel vollkommen bedeckt eingesetzt werden. Die Temperatur der Lösung darf nicht unter 14⁰ C absinken, da dann der Desinfektionserfolg fraglich wird. Vorsicht also in kalten Kellern!

Tabelle 54. *Desinfektionsmittel*

Präparate auf der Basis von Formalin %	Phenolische und sonstige Präparate %
Formalin DAB VI . 1,5	Alkalysol 1,5
Incidin 1,0	Bac 0,5
Korsoform 2,0	Bacillotox 1,0
Lysoform 2,0	Delegol 1,5
Lysoformin 2,0	Gevisol 0,5
Morbicid 2,0	Killophen 1,5
	Korsyl-Bacillol . . 1,5
	Kresolseifenlösung . 1,0
	Lysol 1,0
	Phenol 1,0
	Sagrotan 1,5
	Tbc-Lysoform . . . 1,0
	Tego 103 S 3,0

Wäsche im Haushalt wird wie Praxiswäsche behandelt. Man kann auch — sofort — in 0,25%iger Sodalösung auskochen, doch muß das Wasser dann mindestens 30 min sprudelnd kochen.

Klinikwäsche wird über Nacht in chemische Desinfektionsmittel (s. Tabelle 54) unter Beachtung der Mindesttemperatur eingesetzt.

Infektiöse Klinikwäsche kann außerdem auf *chemothermischem Wege in Verbindung mit dem Waschprozeß in Waschmaschinen* desinfiziert werden. Diese Verfahren haben sich in letzter Zeit in der Praxis *sehr gut* bewährt. Präparate:

Antilit, 0,3%, 30 min 50⁰C.

Thermo-Lysolin, 0,3%, 30 min 50⁰ C.

Für die rein *thermische* Desinfektion stehen, dem maschinellen Waschprozeß zugeordnet, folgende Spezialverfahren zur Verfügung: Dermasil, Enzym 1500, Flambol, Sunex. u. a.

Die thermischen Verfahren können nur bei Gewebe aus Baumwolle, Leinen und Nessel angewandt werden. Wolle und die meisten Chemiefasern können thermisch nicht entseucht werden.

Anmerkung: Die hier angegebenen Verfahren sind auch bei Tuberkulose wirksam.

Scheuerdesinfektion bei Hautpilzerkrankungen dient der Abtötung von pathogenen Pilzen und deren Sporen auf Flächen wie z. B. in Badeanstalten, Badezimmern und Fußrosten (Cave: Holz). Feuchtes Aufwischen der Flächen mittels Sooger oder nach Hausfrauenart. Bei letzterer Art der Desinfektion empfiehlt sich wegen der möglichen Hautreizung das Tragen von Gummi- oder Folienhandschuhen.

Tabelle 55. *Desinfektionsmittel*

Präparate auf der Basis von Formalin %	Phenolische und sonstige Präparate %
Formalin	Bac 0,5
DAB VI . . 3,0	Bacillotox 1,0
Incidin . . . 0,5	Baktol 1,0
Lysoform . 1,0—1,5	Delegol 1,0
Lysoformin . 1,0	Gevisol 0,5
Lysoform	Lysaton 0,2
techn. . . . 0,5	Lysolin 1,0
	Sagrotan 1,5
	Wasapon 1,5

Desinfektion von Gegenständen in der Praxis und im Haushalt, die kochfest sind, erfolgt am zweckmäßigsten durch Auskochen in 0,25%iger Sodalösung während einer Zeitdauer von 30 min in sprudelndem Wasser.

Gegenstände, die nicht kochfest sind oder beim Auskochen leicht beschädigt werden, wie z. B. *Glaswaren* bzw. die sperrig sind wie *Urin-Enten, Nachttöpfe, Nierenschalen,* müssen in chemische Desinfektionslösungen so getaucht werden, daß sie vollständig bedeckt sind.

Es sind jene Mittel zu verwenden, die unter „Scheuerdesinfektion" aufgeführt worden sind. Die dort angegebenen Konzentrationen bedingen eine Einwirkungsdauer von 12 Std. *Bei einer Desinfektionszeit von 4 Std muß die Konzentration verdoppelt werden.* Um Luftblasen zu vermeiden, sind die Gegenstände mehrmals in der Desinfektionslösung zu bewegen.

Literatur

Grün, L.: Hospitalismus. Gesundh.-Wes. u. Desinf. **54**, 2 (1962).

— Hospitalismus und transportable Bettendesinfektion. Gesundh.-Wes. u. Desinf. **54**, 54 (1962).

—, u. U. Heyn: Zur Praxis der Scheuerdesinfektion. Gesundh.-Wes. u. Desinf. **55**, 121 (1963).

—, u. R. Preuner: Desinfektion. Tabellen für die Praxis. Fortschr. Med. **82**, 374 (1964).

—, u. R. Schopner: Erwartung und Leistung bei der hygienischen Händedesinfektion. Z. Hyg. Infekt.-Kr. **143**, 521 (1957).

Höring, F. O.: Klinische Infektionslehre, 3. Aufl. Berlin-Göttingen-Heidelberg: Springer 1962.

Jawetz, E., J. L. Melnik u. E. A. Adelberg: Medizinische Mikrobiologie. Berlin-Göttingen-Heidelberg: Springer 1963.

Kienitz, M.: Die enteralen Staphylokokken-Infektionen des Kindes. Bibl. microbiol (Basel) Fasc. 2 (1962).

Kikuth, W.: Der moderne Hospitalismus aus mikrobiologischer und hygienischer Sicht. Dtsch. med. Wschr. **85**, 1920 (1960).

Marget, W.: Die Krankenhaus-Staphylokokken. Arch. Kinderheilk. **43**. Beih. (1961).

— Staphylokokkeninfektionen. In: Handbuch der Kinderheilkunde, Bd. 5. Berlin-Göttingen-Heidelberg: Springer 1963.

Müller, R.: Medizinische Mikrobiologie, 3. Aufl. Berlin-München-Wien: Urban & Schwarzenberg 1946.

Naumann, P., u. A. Walz: Zum gegenwärtigen Stand der chirurgischen Händedesinfektion. Dtsch. med. Wschr. **85**, 1976 (1960).

Ocklitz, H. W.: Der infektiöse Hospitalismus in der Säuglingsklinik und seine Bekämpfung. Dtsch. Gesundh.-Wes. 1957, 1069.

Preuner, R., u. J. Preuner von Prittwitz: Antisepsis, Desinfektion und Kosmetik. Fortschr. Med. **81**, 523 (1963).

Raettig, Hj.: Gedanken zu den hygienischen, infektiologischen und ökologischen Grundlagen des Hospitalismus. Bundesgesundheitsblatt **6**, 261 (1963).

Reichel, H.: Desinfektions- und Sterilisationslehre. In: Handbuch der pathogenen Mikroorganismen, 3. Aufl. Jena-Berlin-Wien: Gustav Fischer u. Urban & Schwarzenberg 1931.

— Methodik der Desinfektion: In: Handbuch der biologischen Arbeitsmethoden, Abt. 4. Berlin u. Wien: Urban & Schwarzenberg 1936.

Schmidt, E. F., u. H. W. Ocklitz: Die Desinfektion in der Säuglingsklinik im Hinblick speziell auf die Dyspepsie-Coli-Übertragung. Dtsch. Gesundh.-Wes. **10**, 57 (1955).

Stüpel, H., u. A. Szakall: Die Wirkung von Waschmitteln auf die Haut. Heidelberg: Hüthig 1957.

Stur, D.: Netzmittel und Desinfektionswirkung. Zbl. Bakt., I. Abt. Orig. **185**, 271 (1962).

Woratz, H., u. R. Wohlrab: Zur Prüfung von Amphotensiden als Desinfektionsmittel. Gesundh.-Wes. u. Desinf. **54**, 162 (1962).

Anhang

2. Liste der nach den „Richtlinien für die Prüfung chemischer Desinfektionsmittel" geprüften und von der Deutschen Gesellschaft für Hygiene und Mikrobiologie als wirksam befundenen Desinfektionsmittel. Stand 1. März 1961. Gesundh.-Wes. u. Desinf. **53**, 84 (1961).

Nachtrag zur 2. Liste... Gesundh.-Wes. u. Desinf. **54**, 47 (1962).

2. Nachtrag zur 2. Liste... Gesundh.-Wes. u. Desinf. **54**, 151 (1962).

Liste der gem. § 41 Bundesseuchengesetz vom Bundesgesundheitsamt geprüften Desinfektionsmittel und -verfahren. Stand: 30. 11. 1963. Bundesgesundheitsblatt **7**, 8 (1964).

Cytostatica
(Mitosegifte, alkylierende Substanzen, Antimetabolite, Hormone)
Von J. Oehme, Marburg a. d. Lahn

Die Chemotherapie von Geschwülsten findet auch in der Pädiatrie zunehmende Anwendung. Die dafür verwendeten Substanzen werden vielfach unter dem Begriff Cytostatica zusammengefaßt, weil sie den Nucleoproteidstoffwechsel der Tumorzelle, ihren Teilungsmechanismus und ihre Vermehrung hemmen. Chemische Zusammensetzung und Wirkungsgruppen der Cytostatica sind verschieden. Zu diesen gehören Mitosegifte, alkylierende Substanzen, Antimetabolite, Hormone und synthetische, hormonartige Stoffe; ferner werden nach Holzer auch Bakterienpro-

dukte und Fermente, z. B. die Ribonuclease dazu gezählt.

Der Eingriff in die Zellteilung kann in verschiedenen Phasen erfolgen; die entsprechende Trennung in Spindel- und Ruhegifte ist aber nur teilweise berechtigt, da die Wirkungsart dieser Substanzen weitgehend dosisabhängig ist. Deshalb bezeichnet Lettré die durch Reaktion mit Zellbestandteilen wirksamen Hemmstoffe summarisch als cytotoxische Substanzen. Diese verursachen außer den an den Chromosomen faßbaren Störungen eine direkte Einwirkung auf das

Tabelle 56. *Eventuelle Nebenerscheinungen cytostatischer Behandlung* (nach Gross)

	ZNS	Haut	Blut	Verdauungs-wege	Leber	Stoffwechsel Nieren	Gonaden
Früh-reaktionen	Übelkeit Erbrechen Frösteln Schwitzen Fieber	Pruritus Exantheme	Hämolyse Allergische Granulo-cytopenie oder Thrombo-cytopenie	Durchfälle			
Spät-reaktionen	Appetit-losigkeit Hinfällig-keit	Haarausfall Störungen der Nägel	Toxische Lympho-cytopenie Granulo-cytopenie Thrombo-cytopenie Dysgranulo-cytose Anämie	Stomatitis Soor Entero-colitis Ulcera	Par-enchym-schaden Cholangio-stat. Ikterus	Uricämie Gichtanfälle Hyper-calzämie Urämie Diabetes	Sterili-tät Keim-schäden

genetische Material. Ob allerdings die Bausteine bzw. Cofermente der Nucleinsäuresynthese infolge der Wirkung kompetitiver Antimetabolite fehlen oder diese Synthese direkt oder indirekt gestört wird, das Ergebnis bleibt dasselbe: Hemmung der Zellteilung (Gross und Bock).

Je nach chemischer Zusammensetzung und Dosis schädigen alle Cytostatica nicht nur die Tumorzellen, sondern auch andere, besonders die rasch proliferierenden Gewebe, so daß man streng genommen nicht von „Nebenwirkungen" sprechen kann (Schulten und Pribilla). Von den Blutzellen werden meist in absteigender Reihe Lymphocyten, Granulocyten, Thrombocyten und Erythrocyten betroffen (vgl. Oehme 1960). Außer dem Knochenmark und den Keimzellen der lymphatischen Gewebe werden besonders leicht das Epithel des Verdauungskanals, die Gonaden und die Haarwurzeln geschädigt (vgl. Tabelle 56).

Mitosegifte (Spindelgifte)

Pharmakodynamische Wirkung. Infolge des Eingriffes in die Meta- bzw. Anaphase der Zellteilung kann die Mitose nicht zu Ende geführt werden. Es entstehen mehrkernige Zellen bzw. Zellen mit mehrfachem Chromosomensatz (polyploide Zellen), die zugrunde gehen. Der wichtigste Vertreter dieser Spindelgifte ist neben dem kaum mehr gebräuchlichen Arsen und der Urethangruppe das Colchicin.

Indikationen. Das aus einem Nebenalkaloid der Herbstzeitlose abgeleitete Demecolcinum ist ein allgemeines Granulopoesegift wie das Myleran (vgl. S. 440), von dem es weitgehend verdrängt worden ist. Es wird für die chronisch-myeloische Leukämie, wie auch die Lymphogranulomatose empfohlen, besonders wenn die Leukocytenzahl vermindert ist. Da die Lymphopoese meist später als die Myelopoese geschädigt wird, ist seine Anwendung bei lymphatischen Leukämien kontraindiziert. Behandlungsversuche bei Kindern mit Osteosarkom und Reticulosarkom zeigten keine Erfolge.

Nebenwirkungen. Wegen der besseren Verträglichkeit ist bei gleicher Wirkung anstelle von Colchicin das Demecolcinum = Desacetyl-Methylcolchicin getreten. Ausnahmsweise kommen auch dabei stärkere Granulocytenverminderungen vor. Warnzeichen sind Juckreiz, Stomatitis, gelegentlich Exantheme. Hemmungen der Generationsorgane und Haarausfall werden selten beobachtet.

Präparate. Colcemid Ciba. Dosierungsrichtlinien: Bei Kindern im Alter von $3^1/_2$ bis 13 Jahren werden tägliche Dosen von 2, nach einigen Tagen von 5 mg gut vertragen. Die Gesamtdosis, die oral wie auch intramuskulär gegeben werden kann, beträgt im Kindesalter 30—60, bei Erwachsenen etwa 200 mg.

Anhang. Zu den Mitosegiften gehört auch das Vincaleukoblastin — als Velbe im Handel, — ein Alkaloid der Vinca rosea, einer Immergrünpflanze aus Jamaika. Velbe wird besonders für die Behandlung der Lymphogranulomatose empfohlen. Es wirkt stark leukotoxisch; seine Wirkung auf die Thrombo- und Erythropoese ist gering. Andere Nebenwirkungen wie Nausea, Alopecia, Phlebitis, Paraesthesien und Magen-Darmstörungen sind selten. Die Dosierung beträgt 0,1—0,15 mg/kg Körpergewicht. Die Verabreichung erfolgt stark verdünnt mittels intravenöser Infusion. Da der Leukocytensturz meist zwischen dem 3.—10. Tag erfolgt, soll zwischen den Injektionen mindestens 1 Woche Pause sein.

Über Vincristinsulfat (Oncorin), das zur Behandlung akuter Leukämien empfohlen wird, liegen erst wenige orientierende Erfahrungsberichte vor (vgl. KARON et al.).

Alkylierende Substanzen

Alkylierende Substanzen sind Verbindungen mit polyfunktionellen Gruppen, die in wäßriger Lösung hochaktive Wirkformen bilden und unter biologischen Bedingungen mit lebenswichtigen Zellbestandteilen chemische Verbindungen eingehen. Diese Gruppen führen über eine Alkylierung von Carboxyl, Phosphat- und Sulfhydrilgruppen zu Bindungen innerhalb der Zelle. Die Schwierigkeit der Unterteilung dieser cytotoxischen Substanzen liegt darin, daß wir über morphologische Veränderungen besser als über biochemische unterrichtet sind. Morphologisch bilden die cytotoxischen Substanzen die wichtigste Klasse der Ruhekerngifte. Sie greifen an der Ruhezelle, genauer gesagt, am Übergang der Ruhephase in die Interphase an. Infolge Schädigung der Chromosomen wird der Eintritt in die Mitose verhindert. Angriffspunkt ist möglicherweise die Desoxyribonucleinsäure, der wesentlichste Bestandteil des Chromatins des Zellkerns. Morphologischer Ausdruck der Ruhekernstörung sind Fragmentationen und Rekombinationen mit Verklumpungen der Chromosomen. Es werden jedoch auch enzymatische Angriffspunkte diskutiert. Gefunden wurde eine Hemmung der Glykolyse, die durch Abfall der glykolytischen Energielieferung in der Tumorzelle zum ATP(Adenosintriphosphat)-Defizit führt. Primäre Ursache der Glykolysehemmung ist nach HOLZER ihr verminderter DPN (Dehydrodiphospho-pyridin-Nucleotid)-Gehalt. Im Gegensatz dazu wurde beim Endoxan (vgl. S. 438) eine Glykolysehemmung schon *vor* dem DPN-Abfall beobachtet (HOHORST). Von praktischer Bedeutung ist die Beobachtung, daß DPN-Abfall, Glykolysehemmung und cytostatische Wirkung im Tierexperiment durch gleichzeitige Gaben von Nicotinsäureamid aufgehoben werden können.

Wegen der mutagenen Wirkung sind bei der engen Mutter-Kindbeziehung *Gaben von cytotoxischen Substanzen an Schwangere* mit besonderen Gefahren für das Kind verbunden. Bei Ratten wurden Aborte, Totgeburten, intrauterine Dystrophie und Alopecie beobachtet. Ein Säugling, dessen leukämische Mutter während der Schwangerschaft Myleran (vgl. S. 440) erhielt (DIAMOND et al.) hatte zahlreiche Mißbildungen und eine generalisierte Cytomegalie (vgl. Bd. V, S. 282).

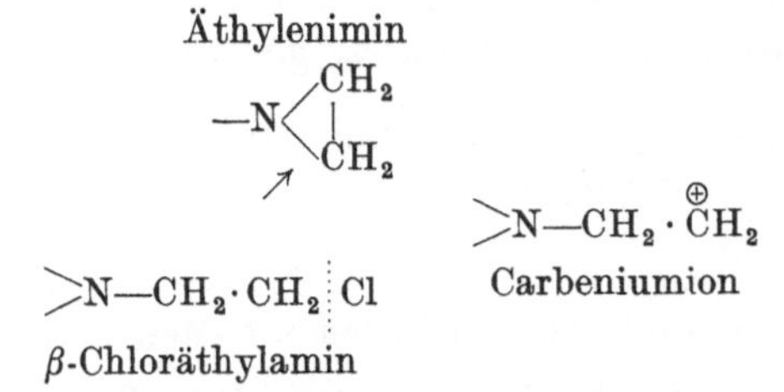

Abb. 25. Bildung eines Carbeniumkations aus Äthylenimin- bzw. β-Chloräthylaminverbindungen

Zu den alkylierenden Substanzen gehören Stickstofflost und seine Derivate sowie die Äthylenimine einschließlich der Äthyleniminchinone.

Mustard-Nitrogen (N-Lost und nahe Verwandte)

Wirkstoffgruppen. Allen Stickstofflostderivaten gemeinsam sind die wirksamen β-Chloräthylamingruppen. Die „Wirkform" stellt das Carbeniumion dar (vgl. Abb. 25).

Indikationen. Vorzugsweise Erkrankungen des lymphatischen Systems wie chronische Lymphadenosen, Lymphosarkome und Lymphogranulomatosen. Besonders das Leukeran wirkt fast selektiv auf die Lymphocytopoese und wird daher bevorzugt für die Behandlung der Lymphogranulomatose empfohlen.

Trotz der günstigen Erfahrungen mit der N-Losttherapie tuberkulöser Lymphome Jugendlicher muß diese Indikation wegen der Gefahr mutagener und carcinogener Wirkungen abgelehnt werden. Das gleiche gilt für die Empfehlung, die rheumatoide Polyarthritis mit Stickstofflost zu behandeln.

Nebenwirkungen. N-Lost schädigt alle rasch proliferierenden Gewebe, besonders aber das lymphatische; es hat mutagene sowie carcinogene Eigenschaften. Möglicherweise sind die Zellkernschädigungen nur die Folge vorangegangener Störungen des Cytoplasmas und insbesondere der Mitochondrien. N-Lost ist heute weitgehend durch weniger toxische Derivate verdrängt worden. Seltener als bei Erwachsenen verursachen diese bei Kindern Übelkeit, Erbrechen, Schwindelgefühl und Kopfschmerzen. Fieberzacken einige Stunden nach den ersten Injektionen kommen vor. Eine Leukopenie, der eine flüchtige Leukocytose vorausgehen kann, stellt sich nach etwa 2 Wochen ein. Bei Absinken der Leukocyten unter $3000/mm^3$ soll die Behandlung zeitweilig unterbrochen werden. Durch gleichzeitige Gaben kleiner Dosen Cortison können der toxische Effekt der N-Lostderivate vermindert und die lymphoklastische Wirkung gesteigert werden.

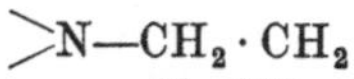

$$>N{-}CH_2 \cdot CH_2 \cdot Cl \quad \beta\text{-Chloräthylamingruppe}$$

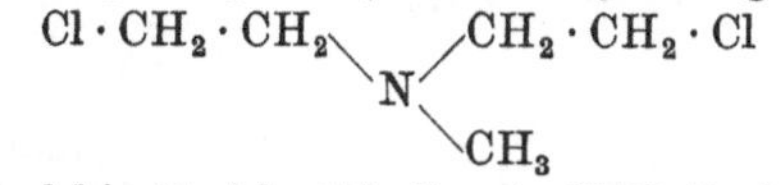

Methyl-bis-(β-chloräthyl)amin N-Methyl-Lost

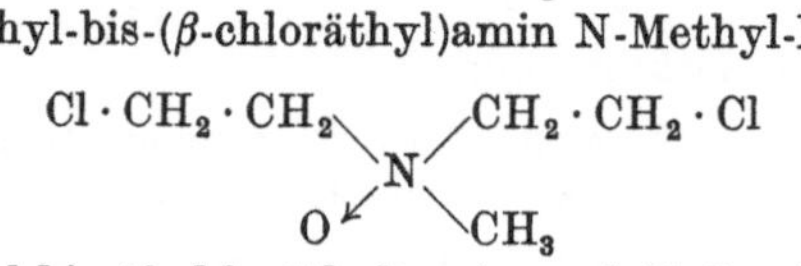

Methyl-bis-(β-chloräthyl)aminoxyd N-Oxyd-Lost
(Mitomen)

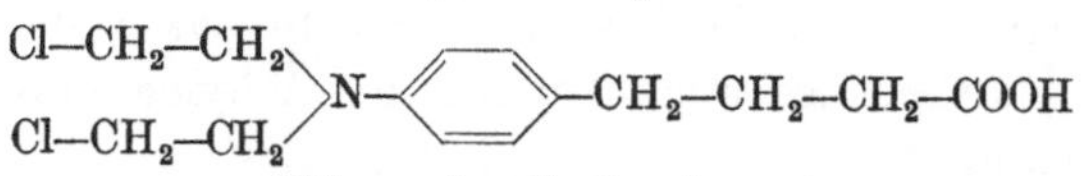

Chlorambucil (Leukeran)

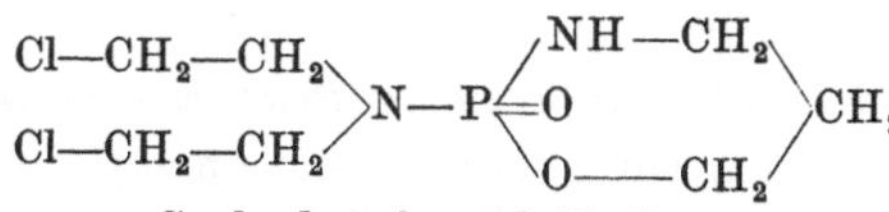

Cyclophosphamid (Endoxan)

Abb. 26. Strukturformeln verschiedener
β-Chloräthylaminderivate

Da die vegetativen Nebenwirkungen Folgen einer Übererregung des cholinergischen Systems infolge Hemmung der Acetylcholinesterase sind, bewährt sich die Verabfolgung von N-Lostderivaten in den Abendstunden unter Zusatz von Luminal und Chlorpromazin (Megaphen, Largactil); außerdem mildern Vitamin B_6- und Vitamin C-Zusätze zur Injektionsflüssigkeit diese subjektiv unangenehmen Nebenwirkungen. Meist verschwinden sie aber im Laufe der Behandlung von selbst.

Präparate. Dichloren (Ciba), Mitomen, Leukeran (Burroughs u. Wellcome) und Endoxan (vgl. Abb. 26).

Dosierungsrichtlinien. Dichloren. Die Einzeldosis, jeden 2. Tag verabreicht, beträgt bei Kindern mit einem Körpergewicht von weniger als 20 kg 1 mg, sonst 1,5—2 mg. Wenn eine Gesamtdosis von 0,5 — maximal 1 mg/kg Körpergewicht erreicht ist, geht man zur Erhaltungsdosis über: Alle 2 Wochen 1—2 mg. Die

intravenösen Injektionen sollen langsam erfolgen; es ist zweckmäßig, anschließend eine Venenspülung mit 0,9%iger Natriumchloridlösung vorzunehmen. Nach Auflösung sind alle N-Lostpräparate instabil.

Leukeran (Chlorambucil). Für Kinder werden 0,2 mg/kg oral empfohlen. Bei einem $2^1/_2$jährigen Kleinkind, das versehentlich 5 mg/kg Körpergewicht nahm, traten kurzdauernde Konvulsionen auf.

Mitomen (N-Oxydlost). Darüber liegen bei Kindern wenig Erfahrungen vor. Einzeldosen von 12,5—25 mg täglich intravenös und Kurdosen von 400—500 mg werden angeraten. Wiederholung der Kur nach 1—2 Monaten.

Endoxan. Obwohl das Endoxan chemisch ebenfalls zu den β-Chloräthylaminen gehört, soll es besonders besprochen werden, da die Verbindung durch die Einführung des „Transportform/Wirkformprinzipes" weniger giftig ist und daher eine größere therapeutische Breite besitzt. Der cyclische N-Lost-Phosphamidester (Endoxan) ist im Gegensatz zu den Präparaten der Äthyleniminreihe in vitro unwirksam; erst im Organismus, besonders an den Tumorzellen (Druckrey) wird Endoxan in die eigentliche Wirkform umgewandelt.

Wirkstoffgruppen. N-Lost-Phosphamidester sind inaktive Trägermoleküle der eigentlichen cytostatischen Wirkungsgruppe der β-Chloräthylamine, deren Freisetzung anscheinend erst in der Zelle erfolgt. Die Aufspaltung der cyclischen Phosphamidester in die cytostatisch aktive Wirkform wird vermutlich durch Öffnung des Phosphamidesterringes eingeleitet (Arnold et al.). Mitarson ist ein nichtcyclischer N-Lost-Phosamidester.

Indikationen. Tumoren mit disseminiertem Wachstum, Leukämien, Lymphosarkome, Reticulosen und insbesondere Lymphogranulomatosen. Ferner als Zusatztherapie bei Carcinomen und Sarkomen, als Ergänzung zur operativen und radiologischen Behandlung. Undifferenzierte Carcinome sprechen besser auf die Behandlung an als relativ differenzierte, langsam wachsende Tumoren z. B. Adenocarcinome.

Nebenwirkungen. Endoxan ist von seiten des Magen-Darmkanals bei Kindern gut verträglich. Der leukocytensenkende Effekt ist gering, das rote Blutbild wird nicht geschädigt, eine Thrombocytopenie tritt, wenn überhaupt, erst sehr spät auf. Als subjektive Nebenerscheinungen kommen gelegentlich Übelkeit und Erbrechen vor; selten werden Hepatitis, hämorrhagische Cystitis und nach höheren Dosen Haarausfall, der aber reversibel ist, beobachtet.

Die Alopecie ist die Folge einer Stoffwechselstörung, d. h. Dysfermentie der mitotisch äußerst aktiven Matrixzellen im Haarbulbus (BRAUN-FALCO).

Präparate. Endoxan (Asta), in USA als Cytoxan (Mead Johnson) in Ampullen zu 100 und 200 mg, ferner als Dragees zu 50 mg. Für die orale Dauerbehandlung kann auch Mitarson (Asta) in Kapseln zu 100 mg verordnet werden, wenn eine Endoxangewöhnung angenommen werden muß.

Dosierungsrichtlinien. Im allgemeinen werden beim Säugling 50, bei Klein- und Schulkindern 100—200 mg täglich empfohlen (KÖTTGEN und WOLF). Als Gesamtdosis werden je nach Verträglichkeit 2000—4000 mg verabreicht. DRUCKREY et al. (1963) empfehlen eine „Stoßtherapie" mit hohen Dosen in entsprechend längeren Zeitabständen, z. B. 20 mg/kg i.v. alle 2 Wochen. Die intravenöse Injektion ist wirksamer als orale Gaben, die vor allem für die Dauerbehandlung — täglich 1—2 Dragées Endoxan zu 50 mg oder Mitarson zu 100 mg — empfohlen werden.

TEM, TEPA, Thio-TEPA.

TEM (Triäthylenmelamin) und seine Weiterentwicklung das TEPA (Triäthyleniminophosphorsäureamid) und Thio-TEPA (Triäthyleniminothiophosphorsäureamid) sind Zellgifte von ähnlicher Wirkung wie N-Lost und seine Derivate (vgl. S. 437), ohne deren cholinergische Effekte zu besitzen.

Wirkstoffgruppen. Diese stellen auch hier die Äthylenimingruppen dar (vgl. Abb. 27), die bei saurer Reaktion als Äthylenimmoniumgruppen wirksam sind.

Indikationen. Die Präparate zeigen bei höherer Dosierung die gleiche Wirkung auf die Lymphopoese wie N-Lostverbindungen; die therapeutische Breite ist wesentlich größer als die von N-Lost (Dichloren). Vorzugsweise sind sie für Erkrankungen des lymphatischen Systems wie chronische Lymphadenose, Lymphosarkom und Lymphogranulomatose indiziert. In Verbindung mit Röntgenstrahlen wurde TEM erfolgreich bei Retinoblastom angewendet. Trotz der oralen Anwendung haben sich TEM und Thio-TEPA bei den kindlichen Hämoblastosen nicht in dem Maße bewährt

wie bei entsprechender Erkrankung Erwachsener.

Nebenwirkungen. Die Verträglichkeit ist gut, es besteht aber eine individuell unterschiedliche Toxicität für das Knochenmark. Schon nach Gaben von 7,5—10 mg wurden in 4% schwere Störungen der Knochenmarkregeneration beschrieben. Diese Nebenwirkungen sind bei gleicher Dosierung größer, wenn die Patienten zuvor röntgenbestrahlt wurden oder ein N-Lostpräparat erhielten. Eine strenge Kontrolle der Leukocytenwerte während der Behandlung ist deshalb erforderlich. Bei oraler Verabreichung ist die Leukopenie um den

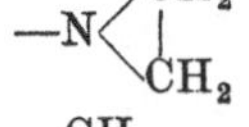

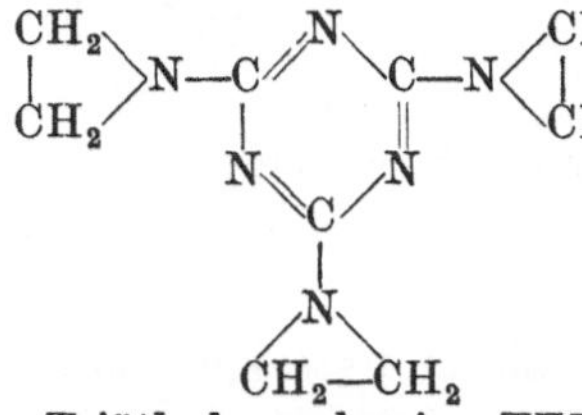

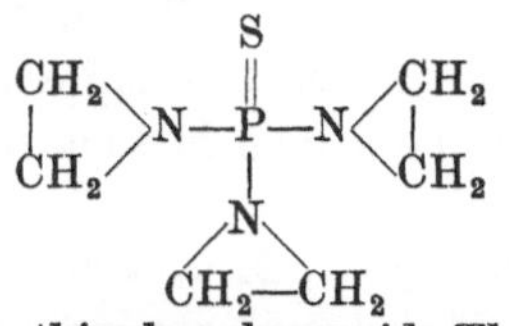

Abb. 27. Strukturformeln verschiedener Äthyleniminderivate

9. Tag, bei intramuskulärer um den 5. Tag am stärksten. Etwa die Hälfte der behandelten Kinder zeigt Erbrechen und Übelkeit; dieser Befund steht im Gegensatz zu den Erfahrungen der Internisten.

Präparate. TEM Hoechst oder Triäthylenmelanin (TEM) Lederle. Ferner TEPA bzw. Thio-TEPA Lederle.

Dosierungsrichtlinien. Der Vorteil des TEM besteht in der Möglichkeit der oralen Verabreichung in Form von Kapseln. Dabei vertragen Kinder im Vergleich zu Erwachsenen höhere Dosen (0,12 mg/kg). Je nach Alter werden über 4 Tage 1—5 mg/die morgens nüchtern empfohlen. Behandlungsfreies Intervall je nach Blutbild 2—4 Wochen. TEPA und Thio-TEPA können auch in den Tumor oder in die großen Körperhöhlen gegeben werden.

Trenimon. Die proliferationshemmenden Eigenschaften der Chinone wurden mit den

cytostatischen Äthylenimingruppen zum Tri-
äthylenimino-benzochinon (Treminon) vereinigt (vgl. Abb. 28). Nach Domagk ist dieses
Präparat noch in einer Verdünnung von 1:1
Milliarde imstande, regressive Veränderungen
in Tumorkulturen zu bewirken. Die hohe Re-
aktivität dieser Substanz äußert sich in einer
geringen therapeutischen Breite, sofern wirksame Dosen verabreicht werden.

Wirkstoffgruppen. Äthylenimingruppen,
wahrscheinlich auch die Chinonstruktur.

Indikationen. Maligne Hämoblastosen, insbesondere Lymphogranulomatosen, Reticulosen

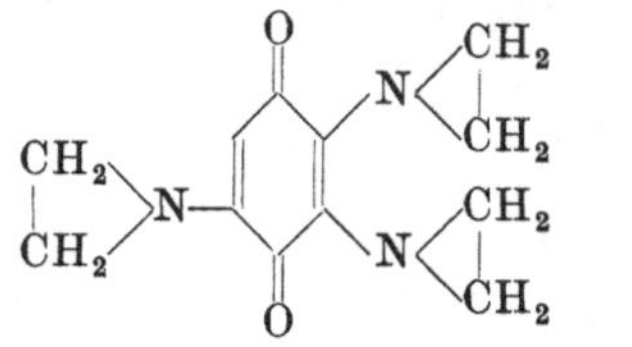

3,5,6-Tris-(äthylenimino)-benzochinon
Abb. 28. Strukturformel von Trenimon

sowie inoperable und strahlenresistente Carcinome. Auch Rezidive sprechen zunächst wieder an (Hertl et al.). Wegen des schnellen
Wirkungseintritts wird Trenimon auch zur
prä- und postoperativen Metastasenverhütung
verwendet.

Nebenwirkungen. Mit toxischen Schädigungen des Knochenmarks wie Leukopenie,
seltener Thrombocytopenie ist zu rechnen.
Diese treten nach lokaler Injektion seltener als
nach intravenösen Gaben auf. Bei Abfall der
Leukocyten auf weniger als 3000/mm³ muß das
Präparat schon abgesetzt werden, da auch danach die Leukocyten noch weiter abfallen
können.

Präparate. Trenimon (Bayer) steht in Ampullen zu 0,2 mg für die intravenöse und intra-
tumorale Injektion zur Verfügung; auch intrapleurale oder intraperitoneale Injektionen nach
Ablassen des Tumorexsudates sind möglich.
Für die ambulante Behandlung Kapseln zu
0,5 mg.

Dosierungsrichtlinien. Die Dosierung muß
streng individuell erfolgen. Für die langsam
auszuführende intravenöse Injektion empfehlen Linke und Freudenberger eine Dosierung von 0,001—0,003 mg/kg Körpergewicht
täglich oder jeden 2. Tag. Bei Erwachsenen
werden 0,2—0,4 mg an 4 Tagen wöchentlich
intravenös, bei oraler Gabe täglich 0,5 mg verabreicht. Chlond und Hertl empfehlen jeden

2.—3. Tag intravenös 1 γ/kg Körpergewicht und
oral 0,5 mg 1—2—3mal in der Woche. Die
gleichzeitige Verabreichung von Corticoiden
ist zweckmäßig.

Zur Nachbehandlung werden 2—4 Kapseln
täglich empfohlen. Ein 8jähriger Junge mit generalisierter Lymphogranulomatose erhielt 3mal
in der Woche 0,05 mg, insgesamt 2 mg intravenös
und anschließend ambulant 2mal 0,5 mg Trenimon
je Woche.

Busulphan (Myleran).

Dieses Präparat ist ein Dimethylsulfonoxy-
butan mit alkylierenden Gruppen (vgl. Abb. 29),
es bewirkt eine ausgesprochene Hemmung der
Granulocytopoese.

O—SO₂—CH₃ Methyl-Sulfonsäuregruppe

$$O-SO_2-CH_3 \quad \text{Methyl-Sulfonsäuregruppe}$$
$$CH_2-CH_2-O-SO_2-CH_3$$
$$CH_2-CH_2-O-SO_2-CH_3$$

1,4-(Dimethylsulfonyl-dioxy-)butan: Myleran
Abb. 29. Strukturformel eines Methylsulfonsäure-
derivates

Indikationen. Das Präparat gilt als Mittel
der Wahl für die Behandlung chronisch myeloi-
scher Leukämien. Unter Leukocytenkontrollen
kann es auch ambulant angewendet werden.
Hämorrhagische Nebenwirkungen werden nach
Absetzen des Mittels erfolgreich mit Bluttransfusionen und Corticoiden bekämpft.

Nebenwirkungen. Die kumulative Wirkung
ist viel geringer als die des kaum mehr verwendeten Urethans. Bei unkontrollierter Anwendung kann es dennoch zu toxischen Schädigungen mit Pancytopenie (Leukopenie, Anämie, Thrombocytopenie) kommen. Die bei
Erwachsenen beobachtete Schädigung der
Keimzellen mit Atrophie der Hoden oder der
Eierstöcke verdient auch die Beachtung des
Pädiaters.

Präparate. Myleran (Burroughs u. Wellcome, London), Sulfabutin (Sanabo Wien.).

Dosierungsrichtlinien. Es werden Tagesdosen von 2—4 mg empfohlen. Nach Eintritt
der Remission, gewöhnlich nach 4—8 Wochen,
geht man auf eine Erhaltungsdosis über. Kosenow behandelte eine chronische Myelose im
Kindesalter mit Myleran im Intervall. Dabei
wurden anfänglich 2 × 1 mg täglich verabreicht
und nach Absinken der Leukocytenzahl, die oft
erst einem vorübergehenden Anstieg folgt, auf
niedrigere Dosen wie ¹/₂—¹/₄ mg/die oder jeden
2. Tag zurückgegangen.

Antimetabolite

Die Antimetabolite greifen als Antagonisten in die Synthese der Nucleinsäuren ein, indem sie sich infolge ihrer strukturellen Ähnlichkeit an die Stelle der Metaboliten setzen, ohne deren Funktion übernehmen zu können (vgl. KRAKOFF).

Die Ähnlichkeit mit dem Wirkungsmechanismus der Sulfonamide, die mit der für Bakterien lebensnotwendigen Paraaminobenzoesäure konkurrieren, wird deutlich. Die Antimetabolite, deren Einführung in die Tumortherapie auf FARBER et al. zurückgeht, zeigen eine starke Tumorhemmung, aber auch relativ hohe Toxicität. Trotzdem haben sie in der Behandlung akuter Leukosen des Kindes einen festen Platz (BURCHENAL et al., OEHME 1955 u. a.). In der Praxis haben sich nur die Folsäureantagonisten und die Antipurine bewährt.

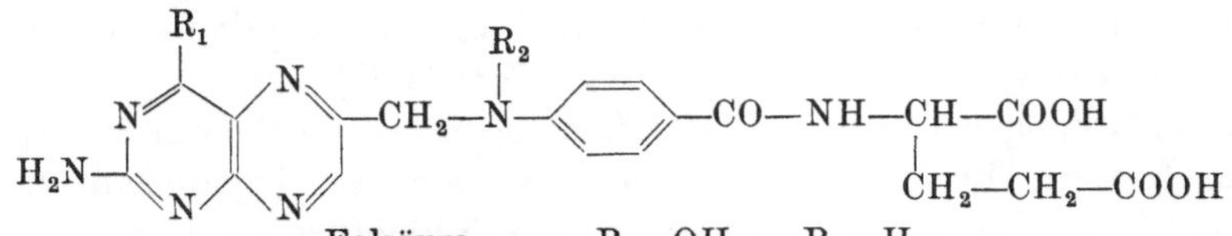

Abb. 30. Strukturformeln der Folsäure und ihrer Antagonisten

Folsäure: $R_1 = OH$ $R_2 = H$
Aminopterin: $R_1 = NH_2$ $R_2 = H$
Amethopterin: $R_1 = NH_2$ $R_2 = CH_3$

Folsäureantagonisten (vgl. Abb. 30).

Pharmakodynamische Wirkung. Die Folsäureantagonisten (FAA) blockieren spezifisch die Reduktion von Dihydrofolsäure zu Tetrahydrofolsäure (FUTTERMAN, WILMANNS). Da Tetrahydrofolsäure als Redox-Katalysator an der Thymidylsäuresynthese und als Formylüberträger bei der Purinsynthese beteiligt ist, wird sekundär die Biosynthese der Nucleinsäuren gehemmt.

Wirkstoffgruppen (vgl. Abb. 30). Aminopterin: Aminogruppe in Stellung 4 des Pteridinrings. Amethopterin: Zusätzliche Methylgruppe in Stellung 10.

Indikationen. Die FAA finden bevorzugt Anwendung bei der akuten Leukämie des Kindes (FARBER, OEHME et al. u. a.). Bei verschiedenen Carcinomen und Sarkomen haben sie enttäuscht. Am ehesten ist noch mit Methotrexat ein Versuch bei Reticulosen angezeigt. Die unreifzelligen Leukosen des Kindes sprechen besser als die von Erwachsenen an.

Eine Kontraindikation stellt eine Blutungsneigung mit starker Thrombocytopenie dar.

Wegen der Gefahr des Fruchttodes oder intrauteriner Schädigung des Kindes ist vor Anwendung im ersten Drittel der Schwangerschaft zu warnen.

Nebenwirkungen. Die FAA bewirken eine Hemmung der pathologischen Zellen, auch der Erythropoese. Die Depression der übrigen Blutbildung ist geringer. Die roten Vorstufen verändern sich nicht selten nach Art der Megaloblasten, so daß perniciosaähnliche Bilder entstehen (THIERSCH).

Die therapeutische Verwendbarkeit der FAA beruht auf der Wirkungsdifferenz in den beiden genannten Punkten. Beim Amethopterin ist die Differenz deutlich größer als bei dem älteren Aminopterin; deshalb ist dieses aus dem Handel gezogen worden.

Von den Nebenwirkungen fallen die des Folsäuremangels am Verdauungskanal in Form von Appetitlosigkeit, Erbrechen, Ulcera der Mundschleimhaut, Stomatitis sowie Durchfällen am meisten auf. Nach längerer Verabreichung kann eine Lebercirrhose entstehen (COLSKY et al.).

Präparate. Von den FAA ist nur noch das Amethopterin (Methotrexat) im Handel. Antidot in Form des Leukovorin 1—5 mg/die ist die Folinsäure (Citrovorumfaktor), die in einer ATP-abhängigen Reaktion in aktivierte Ameisensäure umgewandelt werden kann.

Zu den kompetitiven Folsäureantagonisten gehört auch das Malariamittel Pyrimethamin (Daraprim), das jetzt vorwiegend zur Behandlung der Toxoplasmose benutzt wird. Schäden der Blutbildung (Thrombocytopenie, besonders megaloblastische Anämien) können auftreten. Die Dosierung ist individuell altersabhängig, so werden z. B. beim Säugling 6, beim Kleinkind 12,5, beim Schulkind 25 mg täglich oder jeden 2. Tag empfohlen.

Dosierungsrichtlinien. Die Nebenerscheinungen sind dosisabhängig. Vom Amethopterin (Methotrexat) werden oral 1—2 Tabletten täglich verabreicht, nach Eintritt einer Remission als Erhaltungsdosis meist die Hälfte (vgl. Tabelle 57). Auch die intravenöse Verabreichung von Methotrexat im Abstand von 2 Wochen wird empfohlen; bei resistenten Fällen konnte dadurch noch eine Lebensverlängerung erzielt werden (Perrin et al.). Bei leukämischer Meningopathie sind intrathecale Gaben der Injektionslösung erforderlich, die erstaunlich gut vertragen werden. Dabei werden jeden 2. Tag 0,25 mg/kg oder jeden 4.—5. Tag 0,5 mg/kg intralumbal injiziert. Die Methotrexat-Trockenampulle (5 mg) wird in 2 ml Aqua dest. gelöst und mit 8 ml Liquor verdünnt (Laurance). Meist ist die Wirkung außerordentlich prompt; die zentralnervösen Symptome schwinden in der Regel nach 2 bis 3 intrathecalen Verabreichungen.

Tabelle 57. *Dosierungsvorschläge zur Leukämiebehandlung*

Medikament	1 Tablette mg	Therapeutische Dosis mg/kg	Erhaltungsdosis mg/kg
Prednisolon .	4—5	2—3—(6)	(1—1,5)
Methotrexate .	2,5	(0,08)—0,15	0,08
Purinethol. .	50	(0,8)—2,5—(4,0)	(0,5)—1,25—(3,0)

8-Azaserin. Dieser Glutamin-Antimetabolit hat sich wegen der starken, subjektiv sehr unangenehm empfundenen Nebenwirkungen wie Zungenbrennen, Stomatitis, Nausea, Erbrechen und Sodbrennen nicht einbürgern können. Lediglich wird seine potenzierende Wirkung auf Purinethol gelegentlich therapeutisch ausgenutzt.

Purinantagonisten. Die Purinantagonisten greifen in die Purinnucleotidsynthese ein und hemmen hierdurch das Zellwachstum. Von ihnen hat sich besonders das 6-Mercaptopurin bewährt. Es hemmt die Metabolisierung der Inosinsäure.

Wirkungsgruppen. SH-Gruppen an Position 6 des Purinringes oder Azagruppierung in Stellung 7, 8 des Purinkerns. Wirkform des 6-Mercaptopurins ist das 6-Mercaptopurin-Ribotid.

Indikationen. Diese entsprechen denen bei FAA. Burchenal empfiehlt bei älteren Kindern und bei Leukocytenwerten über 50000/mm³ bevorzugt das 6-Mercaptopurin. Eine Kontraindikation besteht bei Zeichen von Agranulocytose. Eine Behandlung in der Schwangerschaft ist für das Kind mit hohen Gefahren verbunden.

Nebenwirkungen. Die Nebenwirkungen ähneln denen von FAA. Hemmungen der pathologischen Zellen und mäßige Depressionen der normalen Blutbildung werden beobachtet. Toxische Nebenwirkungen wie Übelkeit, Erbrechen und Durchfälle sind selten und zwingen

— wenigstens vorübergehend — zum Absetzen der Behandlung. Lebernekrosen mit Gelbsucht und Auftreten von Darmgeschwüren wurden vereinzelt beschrieben (Clark et al.). Fieberfreie Kinder können nach Gaben von 6-Mercaptopurin erneut fiebern.

Präparate (vgl. Abb. 31). Von den Purinantagonisten hat sich das 6-Mercaptopurin (Purinethol Burroughs u. Wellcome) bewährt, weniger das 6-Mercapto-2-Aminopurin (Thioguanin). Das Imidazol-Thioguanin soll nach Gerhartz auf Grund seiner geringeren Toxicität dem Purinethol überlegen sein. Das 8-Azaguanin ist toxischer als 6-Mercaptopurin.

Dosierungsrichtlinien. Im allgemeinen wird eine Dosis von 2,5 mg/kg Körpergewicht täglich verabreicht. In einzelnen Fällen, besonders auch zu Beginn der Behandlung, wird die doppelte Dosis vertragen (vgl. Tabelle 57).

Pyrimidinantagonisten. 5-Fluoruracil (vgl. Abb. 31). Dieses hemmt die Thyminsynthese. Wirkform ist das 5-Fluoruracildesoxyribotid.

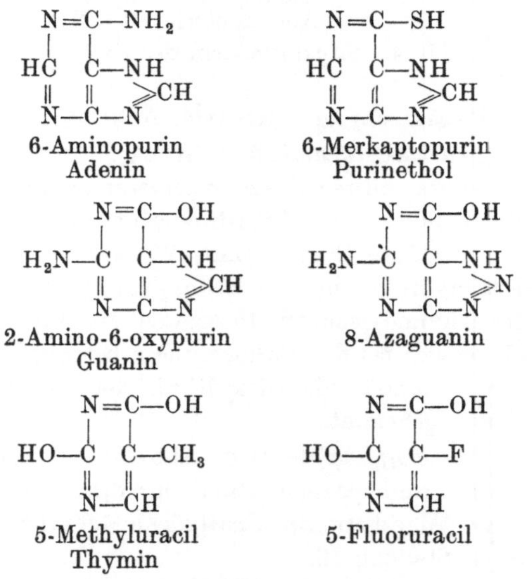

Abb. 31. Strukturformeln von Purin- und Pyrimidin-Antimetaboliten

Jodierte und bromierte Analoge von Uracil haben wegen ihrer metabolisch verschiedenen Wirkungsmechanismen große theoretische Bedeutung. Klinische Versuche zeigten eine gute Wirksamkeit bei einigen malignen Tumoren, weniger bei Leukämien. Allerdings sind hohe subtoxische Dosen notwendig. An Nebenerscheinungen wurden Panhämocytopenie, Stomatitis, Ulcera im Magen-Darmkanal und Durchfälle beschrieben.

Hormone

Die medikamentöse Tumortherapie wirkt nach GROSS und BOCK „über eine Änderung des Terrains oder direkt auf den Tumor"; letzteres wird durch cytotoxische Substanzen und Antimetabolite erreicht, ersteres im wesentlichen durch Hormone. Allerdings können diese direkt auf den Tumor, insbesondere wenn er vom lymphoreticulären System ausgeht, wirken. Unmittelbare cytotrope Effekte konnte K. THOMAS in Knochenmarkgewebekulturen zeigen. Für die Behandlung im Kindesalter kommen besonders ACTH bzw. Corticosteroide, weniger die Sexualhormone in Frage.

ACTH und Corticosteroide. Über Pharmakologie und Wirkstoffgruppen der Steroide vgl. S. 302.

Indikationen. Eine allgemein anerkannte Indikation besteht für die ungranulierte „einförmige" (Para-)Leuko(blasto)-se. Tumoren anderer Ätiologie werden weniger günstig beeinflußt. Ferner werden die Steroide zur Behandlung oder Verhütung von Panmyelopathien bei gleichzeitiger Gabe von cytotoxischen Substanzen sowie auch zur Besserung des Allgemeinbefindens und der Verträglichkeit anderer Cytostatica angewendet. Eine negative Einwirkung auf das Tumorleiden ist dabei nicht bewiesen.

Nebenwirkungen. Diese hängen außer von noch unbekannten endogenen Faktoren von der Dosierung und dem jeweiligen Verhältnis zwischen Mineralo- und Glucocorticoidwirkung ab. Das Auftreten von Hirnödemen mit Krämpfen ist durch die modernen Mittel seltener geworden. „Cushing-Zeichen" wie Vollmondgesicht, Fettsucht, Striae und Acne sind dagegen nicht immer zu vermeiden. Vielfach wird zur Eindämmung der Osteoporose eine Behandlung mit Sexualhormonen empfohlen. Die Infektionsbegünstigung verlangt gleichzeitigen oder zeitweisen antibiotischen Schutz. Besonders ungünstig ist der Verlauf der Varicellen unter der Steroidbehandlung.

Präparate. Prednison, Prednisolon, 6-Methylprednisolon wie z. B. Urbason sowie fluorierte Präparate und die Triamcinolone wie Delphicort, Volon u. a. Im einzelnen vgl. S. 282.

Dosierungsrichtlinien. In der Tumortherapie ist die Dosierung individuell verschieden (vgl. Tabelle 57). Die industrielle Entwicklung von Cortison, das wahrscheinlich erst als Hydrocortison wirksam wird, zugunsten der Präparate Prednison (Delta-1-Dehydrocortison) und Prednisolon (Delta-1-Dehydrohydrocortison) hat wegen der geringen Nebenwirkungen der letztgenannten Mittel große Bedeutung erlangt. Die Weiterentwicklung zum Methylprednisolon läßt die erwünschte euphorisierende Wirkung vermissen; dies gilt besonders auch für die Triamcinolone. Auffällig ist, daß eine Dosisverminderung bei Leukämie nicht in gleicher Weise möglich ist wie bei anderen Erkrankungen, für die eine Indikation zur Steroidbehandlung besteht (OEHME et al.). Wir beginnen mit Prednison bzw. Prednisolon in einer Dosierung von etwa 2 mg/kg/Körpergewicht und reduzieren die Dosis nach 2 Wochen mit dem Ziel, eine Intervalltherapie der Leukämie mit einem Antimetaboliten durchzuführen (vgl. S. 441).

Sexualhormone. Obwohl den Sexualhormonen, insbesondere den Stilbenen, eine allgemeine tumorhemmende Wirkung zukommt, liegt ihre praktische Bedeutung bei den endokrin stimulierten Tumoren Erwachsener wie z. B. Prostata- und Mammacarcinom. Für das Kindesalter ergeben sich dafür kaum Indikationen.

Anhang. Antibiotica: In Deutschland spielen zur Zeit nur die aus Streptomycesarten hergestellten Präparate Sanamycin und eventuell das Carcinophyllin eine gewisse Rolle.

Actinomycin (Sanamycin Bayer). Dieses Präparat wirkt als Bakteriostaticum und zugleich dem lymphatischen System gegenüber cytostatisch. Dabei werden Knochenmark und Keimdrüsen nicht beeinflußt.

Die Verträglichkeit ist gut; Nebenwirkungen wie Entzündungen im Respirations- und Verdauungstrakt sowie Haarausfall sind selten und deutlich dosisabhängig. Leider ist die therapeutische Wirkung schwächer als die der „alkylierenden Substanzen" (vgl. S. 437). Die Remissionen sind von kürzerer Dauer. Das Hauptindikationsgebiet stellen beginnende Lymphogranulomatosen dar, vor allem solche mit Leukopenie, die der cytostatischen Behandlung sonst nicht zugängig sind. Die Behandlung mit Sanamycin kann auch gleichzeitig mit Röntgenbestrahlungen durchgeführt werden.

Literatur

ARNOLD, H., F. BOURSEAUX u. N. BROCK: Neuartige Krebs-Chemotherapeutica aus der Gruppe der zyklischen N-Lost-Phosphamidester. Naturwissenschaften **45**, 64 (1958).

BRAUN-FALCO, O.: Klinik und Pathomechanismus der Endoxan-Alopezie. Arch. klin. exp. Derm. **194**, 212 (1961).

BURCHENAL, J. M., and R. R. ELLISON: Chemotherapie of human leukemia. Progress in Hematology. New York: Grune and Stratton 1956.

CHLOND, H., u. M. HERTL: Erfahrungen mit dem Zytostatikum Trisaethyleniminobenzochinon (Trenimon) bei Kindern. Med. Welt **1963 I**, 1022.

CLARK, P. A., Y. E. HSIA and R. G. HUNTSMAN: Toxic complications of treatment with 6-Mercaptopurine. Brit. med. J. **1960**, 393.

COLSKY, J., E. M. GREENSPAN and TH. N. WARREN: Hepatic fibrosis in children with acute leukemia after therapie with folic acid antagonists. Arch. Path. **59**, 198 (1955).

DIAMOND, J., M. M. ANDERSON and S. R. McCREADIE: Transplacental transmission of busulfan (myleran) in a mother with leukemia. Production of fetal malformation and cytomegaly. Pediatrics **25**, 85 (1960).

DOMAGK, G.: Die derzeitige Indikationsstellung zur Chemotherapie bösartiger Geschwülste mit Äthyleniminobenzochinonen. Münch. med. Wschr. **102**, 857 (1960).

DRUCKREY, H.: Chemotherapie des Krebses. Med. Klin. **56**, 1421 (1961).

— D. STEINHOFF, M. NAKAYAMA, R. PREUSSMANN u. K. ANGER: Experimentelle Beiträge zum Dosis-Problem in der Krebs-Chemotherapie und zur Wirkungsweise von Endoxan. Dtsch. med. Wschr. **88**, 651 (1963).

FARBER, S. A., L. K. DIAMOND, R. MERCER, R. F. SYLVESTER and J. A. WOLFF: Temporary remission in acute leukemia in children produced by folic acid antagonist, 4-aminopteroyl-glutamic acid (aminopterin). New Engl. J. Med. **238**, 787 (1948).

FUTTERMAN, S.: Enzymatic reduction of folic acid and dihydrofolic acid to tetrahydrofolic acid. J. biol. Chem. **228**, 1031 (1957).

GERHARTZ, H.: Zur Chemotherapie der akuten Leukosen mit neueren Purinantagonisten. Med. Klin. **56**, 1398 (1961).

GROSS, R., u. H. E. BOCK: Die Chemotherapie der Tumorleiden. In: Klinik der Gegenwart, Bd. V. München u. Berlin: Urban & Schwarzenberg 1957.

HANSEN, H. G.: Zur Behandlung akuter Leukosen im Kindesalter. Med. Welt **1960** II, 1817.

HOHORST, H. J.: Zum Stoffwechsel der Tumoren. In: Chemotherapie maligner Tumoren. Stuttgart: F. K. Schattauer 1960.

HOLZER, H.: Enzymchemischer Angriffspunkt einiger tumorwirksamer Chemotherapeutica. Medizinische **1956**, 576.

HOLZER, H., u. P. GLOGER: Zum Mechanismus der Glykolysehemmung durch carcinostatisch wirkende Äthyleniminverbindungen. Bioch. Z. **330**, 59 (1958).

KARON, M. R., E. J. FREIREICH, and E. FREI: A preliminary report on vinsristine sulfate — a new active agent for the treatment of acute leukemia. Pediatrics **30**, 791 (1962).

KÖTTGEN, U., u. M. WOLF: Versuche mit Endoxantherapie bei kindlichen Tumoren. Med. Klin. **56**, 15 (1961).

KOSENOW, W.: Kasuistische Beiträge zur Myleran-Behandlung der chronisch-myeloischen Leukämien. Arch. Kinderheilk. **153**, 251 (1956).

KRAKOFF, J. H.: Mechanism of drug action in leukemia. Amer. J. Med. **28**, 735 (1960).

LAURANCE, B. M.: Intracranial complications of leukaemia treated with intrathecal amethopterin. Arch. Dis. Childh. **36**, 107 (1961).

LETTRÉ, H.: Über Mitosegifte. Pharmazie **11**, 1 (1956).

LINKE, A., u. B. FREUDENBERGER: Über die Chemotherapie der Hämoblastosen und malignen Tumoren. In: Symposien aktueller therapeutischer Probleme, Heft 3. Stuttgart: Ferdinand Enke 1960.

OEHME, J.: Die Behandlung kindlicher Leukosen mit Purinethol. Ärztl. Wschr. **10**, 14 (1955).

— Nebenwirkungen von Cytostatika im Kindesalter. In: Klinik und Therapie der Nebenwirkungen. Stuttgart: Georg Thieme 1960.

— u. C. ESCHENBACH: Die Behandlung von akuten Leukämien mit Vincristinsulfat. Dtsch. med. Wschr. **89**, 1208 (1964).

— W. JANSSEN u. CH. HAGITTE: Leukämie im Kindesalter. Beiträge zur Morphologie, Klinik, Pathophysiologie und Therapie. Stuttgart u. Leipzig: Georg Thieme 1958.

PERRIN, J. S. C., A. M. MAUER, and TH. D. STERLING: Intravenous methotrexate (Amethopterin) therapy in the treatment of acute leukemia. Pediatrics **31**, 833 (1963).

SCHULTEN, H., u. W. PRIBILLA: Cytostatika bei Carcinomen. Med. Klin. **50**, 1631 (1955).

THIERSCH, J. B.: Bone-marrow changes in man after treatment with aminopterin, amethopterin, and aminoanfol, with speial reference to megaloblastosis and tumor remission. Cancer (Philad.) **2**, 877 (1949).

THOMAS, K.: Leukämie im Kindesalter. Beobachtungen von Reifungseffekten in vitro. Transact. 6th Congr. Europ. Soc. Haematol. Basel u. New York: S. Karger 1957.

WILMANNS, H.: Chemotherapie maligner Tumoren. Stuttgart: F. K. Schattauer 1964.

WILMANNS, W.: Die tetrahydrofolsäure-abhängige Aktivierung von Einkohlenstoffeinheiten in normalen und pathologischen weißen Blutzellen. Klin. Wschr. **39**, 884 (1961).

Biologische Therapie
Therapie mit Geweben
Von F. Schmid, Heidelberg

Unter einer ,,biologischen Therapie" versteht man eine Behandlung mit biologisch entstandenen Substanzen des Pflanzen- und Tierreiches oder humanen Ursprungs. Die verwandten Medikamente der Pflanzen- und Gewebetherapie liegen in den verschiedensten Applikationsformen vor.

Zur Gewebetherapie im engeren Sinne gehören die *Transplantationen, Implantationen, Injektionen* (Cellulartherapie, Tissulartherapie) von Geweben und Zellen; im weiteren Sinne müßten auch die *Gewebshydrolysate* und Seren hier eingeordnet werden, da sie Gewebsfraktionen — allerdings ohne feste Bestandteile — enthalten. Diese Gewebssubstrate können dem biologischen Inhalt der Zelle (Hydrolysate) entstammen oder Reaktionsprodukte der Zelle (Seren) beinhalten.

Nach einer Zusammenstellung von Uhlenbruck gehören (in weiterem Sinne) hierher:

Frischdrüsen-therapie von Zajizek,

Cellulartherapie (Niehans).

Hydrolysate von Kasakow,

Gewebe-therapie von Filatow,

Organimplantationen von Destunis,

Tissular-therapie von Cordaro oder Placenta-therapie von Bernhard,

Immuno-therapie von Bogomoletz,

Unspezifische Reiz-therapie mit Eiweißkörpern,

Organextrakt-therapie (Iloban, Ripason, Campolon, Recosenin, Padutin, Actihaemyl usw.),

Organüberpflanzung (Demichow u. a.),

Regeneresen von Dyckerhoff (Ribonucleinsäure-Produkt),

Mitochondrien (Hötzl, Laudahn, Lettré).

Die Verwendung von Geweben und Gewebsfraktionen zielt auf eine Beeinflussung ausgefallener, funktionsloser oder insuffizienter Gewebsverbände und Organe hin, deren Funktion durch gleiches oder ähnliches Gewebe wiederhergestellt oder verbessert werden soll. Die Nichtbeachtung immunologischer Fundamentalvorgänge brachten neben Erfolgen zwangsläufig Mißerfolge. Die Entwicklung, welche die Gewebetherapie noch vor sich hat, wird bei der praktisch bedeutsamsten therapeutischen Zellanwendung, der Bluttransfusion, deutlich. Erst die über Jahrzehnte sich hinziehende Aufklärung der immunologischen Verhältnisse (Blutgruppen, -untergruppen, -faktoren) haben zu jener, für breite klinische Anwendung unerläßlichen Sicherheit geführt.

Der Empfängerorganismus antwortet auf Fremdgewebe mit nichtidentischem Antigenmosaik mit einer immunologischen Reaktion. Die Wechselbeziehungen zweier Gewebe hängen primär vom Grad ihrer Verwandtschaft ab. Unabhängig von der Applikationsform unterscheiden wir Auto-, Iso-, Homoio- und Hetero-Gewebsüberimpfungen.

Autotransplantationen (-implantationen, -injektionen), also Verwendung *körpereigener Gewebe*, haben die besten Verträglichkeitsgrade. Gewebe eineiiger Zwillinge unterliegt den gleichen, Gewebe erbgleicher Säugetiere aus Inzuchtstämmen ähnlichen Gesetzen. Selbst dabei werden nur Teile der Gewebe (z. B. bei Hauttransplantationen) vom Empfänger verwertet. Körperfremde Gewebe von gleicher oder sehr ähnlicher Antigenstruktur werden als *isologe Gewebe* bezeichnet.

Homoiotransplantationen (-implantationen, -injektionen) sind Gewebsverpflanzungen *innerhalb derselben Art*; sie rufen eine Abwehrreaktion des Wirtsorganismus hervor, die Fremdzellen gehen zugrunde, werden resorbiert und können sich als Zellen nicht am Regenerationsvorgang beteiligen. Nahe Verwandtschaft und Verwendung embryonaler oder fetaler Gewebe verbessern die Verträglichkeit. Die Zellen gehen keine Gewebsverbindung mit der neuen Umgebung ein, wirken aber als „Matrizenreiz" richtunggebend auf die Gewebsneubildung des eigenen Organismus ein (Knochen-, Gefäßtransplantate, -Bluttransfusion).

Heterotransplantationen (-implantationen, -injektionen) stellen eine *Konfrontation von Geweben verschiedener Arten* dar. Bei höheren Lebewesen der Säugetierreihe rufen artfremde Gewebe immunologische Reaktionen hervor. Bei niederen Tierarten (z. B. Amphibien) gelingen Vereinigungen artfremder Gewebsstücke oder sogar Glieder verhältnismäßig leicht.

Bei allen drei Formen von Gewebskontakten scheint die Verträglichkeit um so besser zu sein, je *ontogenetisch jünger die Gewebe und je phylogenetisch jünger die Arten sind*.

Die therapeutische Anwendung von Geweben

Ziel einer Therapie mit Zellen und Geweben ist das möglichst unveränderte Heranbringen dieser Substrate an den Ort des Bedarfes. Der Verdauungskanal muß umgangen werden, die Applikation wird auf Injektionen, Implantationen und Transplantationen eingeschränkt. Der Größenordnung nach kommen zur Anwendung:

1. ganze Organe (z. B. Hypophysenimplantation, Nieren),
2. Organteile (z. B. Sehnen, Gefäßstücke),
3. Gewebsverbände (Haut, Knochenmark),
4. Zellen und Zellsuspensionen (Blut, Thrombocyten),
5. Zell- und Gewebsfraktionen (Hydrolysate).

Eine weitere Grundforderung ist die möglichst native Anwendung der Gewebe. Hier setzt sich die *Gefriertrocknungskonservierung* gegenüber der Verwendung von Frischmaterial auf vielen Gebieten zunehmend durch. Diese Entwicklung ist bei zumindest gleichwertigem Effekt auf das geringere Risiko (Infektionsgefahr beseitigt) und die bessere Handhabung zurückzuführen.

Da unter den gegebenen Bedingungen autologe Gewebsüberimpfungen in der Praxis eine therapeutisch untergeordnete Rolle spielen müssen, weil eigenes Organgewebe nur bei der

Haut und den Knochen in annähernd ausreichender Menge zur Verfügung steht, muß sich das praktische und wissenschaftliche Interesse daher auf homoio- und heterologe Gewebe konzentrieren.

Ausgedehntere experimentelle oder klinische Ergebnisse liegen bisher vor bei:

Blut, Thrombocyten (s. Kapitel Bluttransfusion),

Knochenmark (Porter u. a., Petranyi),

Knochen (Leutz),

Haut (Rogers, Medavar),

Gefäßen (Szollössy u. Bartos),

Speiseröhre (Pataky),

Sehnen (Andresen u. a.),

Zahnknospen (Shapiro u. Johnson),

Herz (Conway u. a.),

Nieren (Hahn u. a.),

endokrine Drüsen (Schilddrüse, Ovarien, Hoden, Hypophyse) (May, Deanesly, Bernhardt).

Die ausgedehnteste praktische Erfahrung liegt vor bei Bluttransfusionen, ausreichende Erfahrungen bei Knochenmarkimplantationen (-injektionen), Knochenspan- und Knochenmehlimplantationen, Hauttransplantationen, Gefäßtransplantationen und Hypophysenimplantationen. Gerade letztere haben bei sachgemäßer Durchführung für die Pädiatrie ein umschriebenes Indikationsgebiet bei hypophysär bedingten Wuchsstörungen. Der Substitutionseffekt hält etwa 2—5 Monate an. Knochenmarksimplantationen spielen heute bei Strahlenschäden, Agranulocytosen und Panmyelopathien eine Rolle, Injektionen isolierter Thrombocyten bei Thrombocytopenien. Größere Hautdefekte (Verbrühungen, Wunden, Nekrosen) können durch Autotransplantationen nach verschiedenen Methoden (Thiersch, Krause-Wolfe, Reverdin, Davies, Braun) geschlossen werden. Gefäßtransplantate und Speiseröhrentransplantate finden zur Überbrückung von erkrankten Organabschnitten zunehmend Verwendung. Die praktischen Resultate bei Nierentransplantationen sind dagegen noch wenig ermutigend.

Applikationsformen. Gewebe können in nativem und konserviertem Zustand therapeutisch verwandt werden. Der Frischgewebeanwendung wird der Vorteil der „biologischen" Wirkung zugeschrieben, ihr Nachteil besteht in der Infektionsgefahr und Schockgefahr. Man sollte sich auch vergegenwärtigen, daß bei nicht

Tabelle 58. *Histochemische (qualitative) Analyse der wesentlichen Substanzen in verschiedenen gefriergetrockneten fetalen Geweben (Schaf, Kalb)*

Organ	Hämatoxylin-Eosin		Toluidinblau (bas) (Nucleotide organischer Säuren)	Feulgen DNS (Thymonucleinsäuren)	Methylgrün-Pyronin		Glykogen (spezifisch) Bestimmung			SH-Gruppen nach FREDERICH	Sudan-Schwarz-Lipoide
	H (bas)	E (oxy)			MG (Nucleoproteide, Chromatin bas)	P RNS (Plastin, oxy)	Bestsche Carmin	PAS	PAS nach Ptyalin		
Blut	+	+ + +	(+)	(+)	(+)	+	+	(+)	0	0	(+)
Bindegewebe	+	+	+	+	+ +	+ +	+ +	+ +	(+)	+	+(+)
Warthon-Sulze	+	+ + +	+ + +	+ +	+ + +	+ +	+ + +	+ +	+(+)	+ + + +	+
Thymus	+ + + +	+	+ + + +	+ + +	+ + +	(+)	+	+ +	+	+ +(+)	+
Knorpel	+ +	+	+	+	+	(+)	+ +	+	(+)	+ +	+ +
Knochenmark	+ +	+(+)	+ +	+ +	+ +	+	+ +	+	(+)	+ +	+ +(+)
Lymphknoten	+ + +	+	+ +(+)	+ +	+ +	+	+	+	(+)	0	+ +
Milz	+ + +	+ + +	+ +(+)	+(+)	+ +	+	+	+	(+)	+ +	+ + +
Leber	+ +	+ + +	+ +(+)	+			+ + +	+ + +	+	+ + +	+ +
Niere	+ +	+ +	+ +	+ +			+ +	+ +	+	+ + +	+ +
Placenta	+ + +	+ +(+)	+ + +	+ +	+ +(+)	+ +	+ +	+ +	+	+ + +	+(+)
Hypothalamus	+ +	+ +	+(+)	+(+)	+	(+)	+ + +	+ + +	+	+ +	+ + + +
Großhirnrinde	+ +	+ +	+ +	(+ +)	+ +	+ + +	+ +	+ + +	+ +	0	+ + +
Großhirnmark	+ +	+ +	+ +	(+ +)	+	+	+ +	+ +	+	0	+ + +
Mittelhirn	+ +	+	+ + +	(+ +)	+	+ +	+	+ +	+	(+)	+ + +
Haut	+ +	+	+ +(+)	+	+ +	+	+ +	+(+)	(+)	+ +	+ +
Hoden	+ + +	+	+ +(+)	+ +	+ +	(+)+	+ +	+	(+)	+ + +	+ + +
Nebenniere	+ +	+ +	+ +	+			+ +	+ +	+	+ +	+ + +

0 = Substanz nicht nachweisbar
(+) = Substanz in Spuren
+ = Substanz in geringen Quantitäten, in einzelnen Zellen
+ + = mäßiger Gehalt in allen Zellen
+ + + = Substanz reichlich in allen Zellen
+ + + + = außergewöhnlich hoher Gehalt

(F. SCHMID: Aus F. SCHMID u. J. STEIN)

Tabelle 59. *Histochemische Analyse der wesentlichsten Substanzen in verschiedenen fetalen Geweben; frische Gewebe (15—20 min nach Schlachtung)*

Organ	Hämatoxylin-Eosin H (bas)	Hämatoxylin-Eosin E (oxy)	Toluidinblau (bas) (Nucleotide organischer Säuren)	Feulgen DNS (Thymo-nucleinsäuren)	Methylgrün-Pyronin MG (Nucleo-proteide, Chromatin bas)	Methylgrün-Pyronin P RNS (Plastin, oxy)	Bestsche Carmin	PAS	PAS nach Ptyalin	SH-Gruppen nach FREDERICH	Sudan-Schwarz-Lipoide
							Glykogen (spezifisch) Bestimmung				
Blut	(+)	+++	+	+	(+)	+++	0	+	(+)	+(+)	++(+)
Wharton-Sulze	+	+++	+	+	+	++	+	+	(+)	(+)	++
Thymus	+++	+	++++	+++(+)	++++	(+)	+	++	+(+)	++++	+
Knorpel	++	+(+)	++	++	++	+	+	+	(+)	+	++
Knochenmark	++	+(+)	++(+)	++	+++	+(+)	+	++	+	+(+)	+++
Lymphknoten	+++	++	++(+)	++	+(+)	+	+	+	(+)	+(+)	++
Milz	+++	+++	++(+)	+++	++	+(+)	++	++	+(+)	++(+)	++
Leber	+++	+++	+++	++	++	+++	+++	++(+)	++	+++	+++
Niere	++	++	+++	++	++(+)	++(+)	++(+)	++	+	+++	+++
Placenta	+	+++	+(+)	++	++(+)	++	++	++	+	+++	++
Hypothalamus	++	++	++	++	++	++	++	+++	++(+)	+	++
Großhirnhemisphäre . .	++	+++	+++	++	++	++	++	+++	++(+)	++(+)	+
Großhirnmark	++	++(+)	+++	++	+	+	++	+++	++	++	+(+)
Mittelhirn	++	++	++	++	++	++	+	++	+(+)	++(+)	+(+)
Hypophyse	++(+)	++(+)	++	++	(+)	+++	+	+(+)	+	++	(+)
Nebenniere . . . . . (15 min nach Schlachtung)	+++	+++	++(+)	++	(+)	+++	++	+(+)	+	++	+(+)
Nebenniere . . . . . (45 min nach Schlachtung)	+++	+++	+++	++	+++	+++	++	+(+)	+	++	+(+)
Omentum (fetale) . . .	(+)	+++	+	(+)	+(+)	+++	(+)	+	(+)	(+)	++
Omentum (erw. Tier) .	++	+	+	(+)	+	+(+)	(+)	+	(+)	+	++

0 = Substanz nicht nachweisbar
(+) = Substanz in Spuren
+ = Substanz in geringen Quantitäten, in einzelnen Zellen
++ = mäßiger Gehalt in allen Zellen
+++ = Substanz reichlich in allen Zellen
++++ = außergewöhnlich hoher Gehalt

(F. SCHMID: Aus F. SCHMID u. J. STEIN)

routinemäßiger Gewinnung der Gewebeabbau durch Zeitverlust bei Frischgeweben größer ist als bei routinemäßiger Konservierung. Hier hat sich die Gefriertrocknung (Lyophilisierung) fast allgemein durchgesetzt. Transplantationsmaterial und Implantationsmaterial können so langfristig gelagert werden und stehen fast für alle Organe zur Verfügung (Siccacell-Präparate). In den lyophilisierten Geweben sind die biochemisch wichtigen Substanzen RNS, DNS, Glykogen, Lipoide, SH-Gruppen erhalten und liegen — wie eigene cytochemische Untersuchungen ergaben — in gewebseigenen Konzentrationsunterschieden vor (s. Tabelle 58 und Tabelle 59).

Da das Antigenmosaik eines Lebewesens erst mit der Geburt vollständig ist, sind Feten nicht sensibilisierbar, sondern sie bauen artfremdes Eiweiß als Bestandteil in die eigene Substanz ein.

Umgekehrt scheint fetales Gewebe weniger oder nicht zu sensibilisieren und dadurch besser verträglich zu sein. Diese bessere immonologische Verträglichkeit im Verein mit höheren biologischen Potenzen sprechen für die Verwendung fetaler Gewebe zu therapeutischen Zwekken; nur so können auch heterologe Gewebe in größerem Stil therapeutisch nutzbar gemacht werden. Für die Praxis ist aber in jedem Fall eine Pause von 4—6 Monaten zwischen Fremdgewebeapplikation in jeder Form ratsam, damit eine eventuell eingetretene Sensibilisierung nicht im Stadium der Hypersensibilität getroffen wird.

Literatur

ANDRESEN, R. H., C. W. MONROE, G. M. HASS and D. A. MADDEN: Tissue reactions to autologous and homologous musculo-fascial transplants. Ber. allg. spez. Path. **35**, 114 (1957).

CONWAY, H., B. H. GRIFFITH, J. E. SHANNON and A. FINDLEY: Pulsatile activity in total transplantation of fetal mouse hearts. Ann. N.Y. Acad. Sci. **73**, 542 (1958).

HAHN, P. F., W. S. HOLT jr., D. A. DANLEY and P. J. MOOTEY: Effects of protein deficiency and massive internal irradiation of the RES on antibody reaction in kidney homotransplantation. Ann. N.Y. Acad. Sci. **73**, 745 (1958).

LEUTZ, W.: Die Grundlagen der Transplantation von fremdem Knochengewebe. 1955.

MAY, R. M.: The possibilities of brephoblastic transplants. Ann. N.Y. Acad. Sci. **73**, 937 (1958).

PATAKY, Z., L. MOLNAR u. TH. JAKOB: Lyophilisierte Speiseröhrentransplantate an Hunden. Zbl. Chir. **2**, 2071 (1958).

PETRANYI, J.: Knochenmarksimplantationen bei Strahlenschäden. Fortschr. Med. **80**, 477 (1962).

PORTER, K. A., R. MOSELEY and J. E. MURRAY: Studies on bone marrow homotransplantation in X-irradiated rabbits. Ann. N.Y. Acad. Sci. **73**, 819 (1958).

ROGERS, B. O.: The genetics of skin homotransplantation in the human. Ann. N.Y. Acad. Sci. **64**, 741 (1957).

SCHMID, F.: Experimentelle Grundlagen der Therapie mit Geweben und Gewebsfraktionen. Therapiewoche **12**, 425 (1962).

—, u. H. LEWALD: Einflüsse heterologer Gewebszusätze auf Knochenmarksexplantate. Mschr. Kinderheilk. **110**, 421 (1962).

—, u. J. STEIN: Zellforschung und Zellulartherapie. Bern: Huber 1963.

SHAPIRO, H. H., and D. D. JOHNSON: Homotransplantation of developing tooth buds in the rat. Ann. N.Y. Acad. Sci. **73**, 576 (1958).

SZÖLLÖSSY, L., u. G. BARTOS: Gefäßsubstitution mit autoplastischem Gewebe. Zbl. Chir. **1**, 973 (1958).

UHLENBRUCK, P.: Einführung. Zellforschung und Zellulartherapie. Bern: Huber 1963.

WEISS, R. F.: Lehrbuch der Phytotherapie. Stuttgart: Hippokrates-Verlag 1960.

Bluttransfusion

Von **H. Gött**, Bad Kreuznach

Die Übertragung von Blut oder Blutbestandteilen ist an dieselben technischen Voraussetzungen gebunden wie Injektion und Infusion, allerdings beschränkt auf die intravenöse, die intraossale und die intramuskuläre Zufuhr. Die intraperitoneale Applikation findet heute keine Anwendung mehr (peritonitische Reizung, Adhäsionen.)

Intramuskuläre Transfusion. Kleine Mengen von 10—20 ml können in die Glutäal- oder Oberschenkelmuskulatur injiziert werden. Es kommt hierbei nicht selten zu einer verzögerten Resorption, gelegentlich auch zu aseptischer oder septischer Abscedierung. Diese Applikationsart wurde früher sehr häufig angewandt und unter anderem für die Masernprophylaxe mit Rekonvaleszenten- oder Erwachsenenblut gewählt, und zwar ohne jegliche Skrupel hinsichtlich Gruppenidentität und Sensibilisierungsgefahr. Heute bleibt der intramuskuläre Weg fast ausschließlich der *Eigenbluttherapie* vorbehalten. (Die Technik entspricht der intramuskulären Injektion).

Die **intraossale Transfusion** ist nur in besonderen Situationen und als Ersatz für die intravenöse Transfusion indiziert. Auch hier ist die langsame Zufuhr im Dauertropf ungefährlicher und schonender als die weniger umständliche Zufuhr mit Spritzenwechsel oder Rotanda-Spritze. Wegen der erhöhten Infektionsgefahr und der häufig vorkommenden Passagebehinderung und Verstopfung im Markraum ist eine dauernde und korrekte Überwachung der Tropfinfusion unerläßlich. (Die Technik entspricht der auf S. 660 beschriebenen intraossalen Methode.)

Die **intravenöse Transfusion** entspricht technisch der intravenösen Injektion/Infusion; Spritzen- und Tropfsysteme sowie die verschiedenen Methoden der Kanülen-Venen-Verbindung können bei Transfusion und Infusion in gleicher Weise benutzt werden. *Die langsame Zufuhr über ein Dauertropfsystem sollte unter allen Umständen angestrebt werden;* dank der zuverlässigen, steril verpackten und zu einmaligem Gebrauch bestimmten Transfusionsgeräte[1] erfordert die Bluttransfusion keinen größeren Aufwand als jede zur Rehydratation oder Schockbekämpfung gebräuchliche Infusionstherapie. Aber die technische Einfachheit und Annehmlichkeit darf nicht dazu verführen, den Eingriff und seine Indikation zu leicht zu nehmen!

Vor jeder Fremdbluttransfusion im Kindesalter ist zu bedenken:

1. Auch kleinste parenteral zugeführte Mengen eines nicht völlig gruppen- und faktorengleichen Blutes können noch nach Jahrzehnten unvorhersehbare *anamnestische Reaktionen* hervorrufen (Rh-Sensibilisierung im Falle DAHR und KINDLER).

2. Jede parenterale Einverleibung eines hinsichtlich der bekannten blutserologischen Eigenschaften kompatiblen Blutes oder Blutbestandteiles kann zur *Bildung von Eiweißantikörpern* anregen — möglicherweise auf Grund einer Individual-Spezifität des menschlichen Eiweißes — die eine Sensibilisierung darstellen.

3. Beim Neugeborenen und jungen Säugling können Transfusionsreaktionen ausbleiben oder inapparent verlaufen, obwohl die Konstellation einer „Unverträglichkeit" gegeben ist; dennoch kann die prognostisch und anamnestisch bedeutsame *Sensibilisierung* erfolgt sein.

4. Blutserologische Analysen, Kreuzprobe und biologische Probe geben Auskunft lediglich über das Vorhandensein oder Fehlen einer *aktuellen Inkompatibilität*, nicht aber über die Möglichkeit einer erst durch die Transfusion entstehenden *Sensibilisierung*.

5. Die *Applikationsart* — intravenös, intramuskulär oder intramedullär — ist hinsichtlich der Sensibilisierung bedeutungslos.

6. Jede Bluttransfusion birgt die Gefahr einer Übertragung von pathogenen Bakterien und Viren in sich. Eine besondere Gefahr stellt die Übertragung des Hepatitis-Virus dar. Man rechnet zur Zeit mit einer durchschnittlichen Erkrankungsrate von 3 % an Virus-Hepatitis durch Bluttransfusionen (ALLEN und SAYMAN, CREUTZFELD u. Mitarb.).

7. *Blutersatzmittel* (kristalloide und/oder kolloidale Lösungen) sind vorzuziehen, wenn sie denselben Erfolg erwarten lassen wie die Transfusion.

Die **Indikation** für die Blutübertragung im Kindesalter ist kleiner geworden, seitdem die Maßstäbe für die *relative Indikation* strenger gehalten werden und unbestimmte Heilanzeigen wie „Leistungssteigerung, Reizwirkung und Umstimmung, Resistenzerhöhung und Infektionsprophylaxe" auf andere Weise gefahr- und folgenloser befolgt werden können. Entsprechendes gilt auch für den anhydrämischen Schock und die Masernprophylaxe.

Auch Umfang und Maßstab der *absoluten Indikation* unterliegen dem Wandel unseres

---

[1] Alle die in der Fußnote auf S. 664 genannten Geräte sind brauchbar, denn sie enthalten ein Gummizwischenstück für die zusätzliche und beliebig wiederholbare Einspritzung eines Medikamentes. *Das Gerät muß nach Gebrauch vernichtet werden!*

Wissens und Könnens; sie beschränkt sich heute unter dem Gesichtspunkt der Elimination oder der Substitution auf folgende lebensbedrohliche Krankheitszustände oder -entwicklungen:

Indikationen zur Elimination (Blutaustausch)

Hyperbilirubinämie (in erster Linie Morbus haemolyticus neonatorum, aber auch andere, nicht durch Hämolyse bedingte Hyperbilirubinämien).

Akuter, toxisch-septischer Verfall (Purpura fulminans), schwere hämolytische Zustände (Transfusionszwischenfälle, Crush-Syndrom).

Methämo-, Sulfhämo- bzw. Verdoglobinämien sowie andere, Blut und Blutbildungssystem angreifende Vergiftungen.

Hämorrhagien bei Hemmkörperhämophilie.

Indikationen zur Substitution (Transfusion)

Vorwiegend O_2-Transport

Akuter Blutverlust mit Entblutungskollaps (Unfall, Operation).

Posthämorrhagischer Schock der Neugeborenen.

Blutungsanämien (bei Melaena neonatorum ist Blutsubstitution sehr selten erforderlich).

Hypoproteinämie (schwere Verbrennung, Nephrose-Syndrom, Atrophie).

Im Verlauf längerdauernder Infusionstherapie bei Toxikose, Influenzasepsis, komatöser Encephalitis und Encephalopathie o.ä.

Aplastische und hämolytische Krisen der hereditären hämolytischen Anämien.

Toxisch hämolytische Anämie (Cave: Autoantikörper-Anämie Lederer-Brill).

Panmyelophthise, Erythroblastopenie, Markaplasie.

Leukosen und andere Hämoblastosen.
Operationsvorbereitung.

Vorwiegend Gerinnungsfaktoren[1]

Hämorrhagische Diathese bei angeborenen oder erworbenen Koagulopathien, sofern nicht

---

[1] Frischblut- bzw. Frischplasmatransfusionen zeigen eine gerinnungsfördernde Wirkung bei allen Blutungskrankheiten, die mit einem Mangel an irgendeinem gerinnungs*fördernden* Faktor einhergehen. Entsprechend der relativ geringen zuführbaren Menge bleibt ihre Wirksamkeit jedoch begrenzt. Störungen, die auf einer Vermehrung gerinnungs*hemmender* Faktoren beruhen, lassen sich durch Bluttransfusionen nicht beeinflussen, da mit dem Blut neben den gerinnungsfördernden auch die physiologischen hemmenden Faktoren zugeführt werden (HAUPT).

durch die isolierten Faktoren zu beherrschen (bei Hämophilie A nur „Frischblut" wirksam, das höchstens einige Stunden alt ist). *Cave:* Bei wiederholten Transfusionen bilden sich antithromboplastisch wirkende Hemmkörper und führen zum Circulus vitiosus.

Hämorrhagische Diathese bei Thrombocytopathien (Thrombocytensubstitution erfordert wegen des schnellen Verfalles der Blutplättchen Frischblut).

Relative Indikation kann als Stimulation bei folgenden Krankheitszuständen gegeben sein: Chronifizierte septische Prozesse (z.B. Influenza-Sepsis und -Polyserositis, Pneumokokken-Peritonitis).

Postinfektiöse kachektische Zustände (Typhus, Malaria).

Pleuraempyem. Interstitielle Pneumonie.

Colitis ulcerosa. Nephrose-Syndrom. Cöliakie.

Antikörpermangelsyndrom. Rheumatoide Arthritis.

Da die Fremdblutübertragung eine differente Therapie ist, bei der mit Zwischenfällen und Spätschäden gerechnet werden muß, ergibt sich entsprechend der sehr begrenzten relativen Indikation eine sehr umfassende relative Kontraindikation. Die absoluten Kontraindikationen hingegen sind auf ganz bestimmte Krankheitszustände beschränkt.

Kontraindikationen

Kreislaufdekompensation, sofern nicht durch hämorrhagischen Schock bedingt.

Exsiccose und Elektrolytstörungen.

Rechtsinsuffizienz, Stauung im kleinen Kreislauf.

Lungenödem, pneumonischer und asthmatischer Status.

Karditische Prozesse (infektiös oder toxisch).

Angeborene oder erworbene Vitien, Aneurysma mit Emboliegefahr.

Nephritische Prozesse, Niereninsuffizienz, Retentionsurämie.

Hepatitis, Hepatopathien und andere mit Leberinsuffizienz einhergehende Störungen.

Tropfsystem. Über die Zweckmäßigkeit der intravenösen Blutzufuhr durch ein Tropfsystem gibt es keine Diskussion. Denn außer den auch für jede Infusion maßgeblichen Vorteilen hämodynamischer Art ist die Möglichkeit der *Früherkennung einer Transfusionsstörung* gegeben.

Dies ist gerade beim Säugling und Kleinkind von entscheidender Bedeutung, da ja in dieser Altersstufe ebenso wie beim Narkotisierten die subjektiven Angaben (Kopfschmerzen, Beklemmung, Angst etc.) als Vorboten einer Unverträglichkeit fehlen.

Die *Transfusionsdauer* beträgt $1/^1/_2$—3 Std; die hierbei zugeführte *Blutmenge* sollte 15 ml/kg Körpergewicht beim Säugling und Kleinkind, 10 ml/kg beim älteren Kinde nicht überschreiten. Die im Verlaufe einer Transfusion zuge-

Tabelle 60. *Aufstellung der einzelnen Blutgruppensysteme mit ihren spontanen Antikörpern und ihrer Beteiligung an hämolytischen Transfusionsreaktionen und an Morbus haemolyticus neonatorum.* (Aus: Documenta Geigy, Wissenschaftliche Tabellen, 6. Aufl. 1960)

Blutgruppensystem	Vorkommen der Antikörper bei Personen, die nie schwanger waren und nie Transfusionen oder intramuskuläre Blutinjektionen erhalten haben	Ursache einer hämolytischen Transfusionsreaktion	Ursache eines Morbus haemolyticus neonatorum
ABO	regelmäßig	ja	ja
MNSs	selten	selten	sehr selten
P	regelmäßig	sehr selten	Ø
Rh	außerordentlich selten	ja	ja
Lutheran	außerordentlich selten	fraglich	Ø
Kell	Ø	selten	selten
Lewis	gelegentlich	selten	fraglich
Duffy	fraglich	selten	sehr selten
Kidd	Ø	sehr selten	sehr selten

führte Blutmenge entspricht dann etwa $^1/_7$—$^1/_8$ des gesamten normalerweise kreisenden Blutes.

Konservenblut. Abgesehen von wenigen besonderen Indikationen, die Frischblut erfordern, wird Konservenblut angewendet. Der zunehmende Gebrauch von Blutkonserven entspringt nicht nur der technischen und organisatorischen Notwendigkeit, sondern auch ihren Vorzügen: *Standardisierung der Herstellung und Aufbewahrung, Zuverlässigkeit in der Blutformel und Stabilisierung, Verringerung der Transfusionszwischenfälle.* Voraussetzung zur Konservierung ist die Stabilisierung des Blutes durch gerinnungshemmende Substanzen.

Die derzeit üblichen *ACD-Stabilisatoren* bestehen aus einem Gemisch von Citrat (Natriumcitrat und Citronensäure) und Dextrose. Die chemische Natur dieser stabilisierenden Substanzen ist bei vereinzelten und kleinen Transfusionen bedeutungslos, hingegen bei größeren Transfusionen und Blutaustausch nicht zu vernachlässigen. Wegen der Gefahr einer *Citrat-Intoxikation* darf das gesamte übertragene Citrat die untere Grenze der toxischen Dosis nicht überschreiten.

Auskunft über die Zusammensetzung der Stabilisatoren gibt die Deutsche Gesellschaft für Bluttransfusion in ihren „*Herstellungsregeln für Blutkonservierungssystem*", die im folgenden auszugsweise zitiert werden:

Folgende Stabilisatoren-Zusammensetzungen werden von der Deutschen Gesellschaft für Bluttransfusion anerkannt, solange nicht im gültigen DAB eine andere Zubereitung vorgeschrieben ist:

ACD-Stabilisator USP XVI A:
    Trinatr. citr. . 2 H_2O . .   22,0 g
    Acid. citr. . . . .   7,3 g
    Dextrose . . . .   24,5 g
    Aqua bidest. . . . . ad 1000,0 g
    60 ml auf 400 ml Blut
ACD-Stabilisator USP XVI B:
    Trinatr. citr. . 2 H_2O . . .   13,2 g
    Acid. citr. . . . .   4,4 g
    Dextrose . . . .   14,7 g
    Aqua bidest. . . . . ad 1000,0 g
    100 ml auf 400 ml Blut

Bei Verwendung anders zusammengesetzter Stabilisatoren ist nachzuweisen, daß diese Stabilisatoren entsprechend dem jeweiligen Stand der wissenschaftlichen Erkenntnis ausreichend pharmakologisch geprüft und klinisch erprobt worden sind und mindestens den gleichen stabilisierenden Effekt aufweisen wie die vorgenannten ACD-Stabilisatoren.

Mit Heparin oder adäquat wirkenden Mitteln ungerinnbar gemachtes Blut darf nicht als Blutkonserve bezeichnet werden. Diese Mittel dürfen nicht als Stabilisatoren bezeichnet werden.

Transfusionsstörungen treten in 3—4 % aller Eingriffe auf und müssen in Kauf genommen werden (Heim und Sasse), zumal sie durchwegs ungefährlich und folgenlos verlaufen; immerhin rechnen amerikanische Statistiken mit einem Todesfall auf 4000 Transfusionen. Ihre gefährlichste Form, der *Transfusionszwischenfall*, ist praktisch so gut wie immer entweder durch eine *hämolytische Reaktion* infolge Antigen-Antikörper-Auseinandersetzung im ABO-System bzw. (seltener) im Rh-System oder durch eine *bakterielle Verunreinigung* verursacht. Über die Beteiligung der einzelnen Blutgruppensysteme an den hämolytischen Transfusionsreaktionen orientiert Tabelle 60.

Je nach dem *Manifestationszeitpunkt* der Unverträglichkeitserscheinungen unterscheidet man

Sofort-, Nach- und Spätreaktionen;
nur die Sofortreaktion wird — sofern der Patient ansprechbar ist — durch die biologische Probe verhindert. Der durch Unstimmigkeit im AB0-System hervorgerufene Zwischenfall tritt als Sofortreaktion so früh auf, daß meistens noch der rechtzeitige Abbruch der Transfusion möglich ist. Beim Rh-bedingten Zwischenfall hingegen treten die ersten Unverträglichkeitserscheinungen erst 50—60 min nach Beginn der Transfusion auf, nachdem also schon eine große Blutmenge zugeführt wurde, die nun auch eine ernstere Reaktion bewirkt. Damit ist auch die größere Sterblichkeit bei den auf Rh-Unverträglichkeit beruhenden Zwischenfällen im Vergleich zu denen des AB0-Systems zu erklären.

Von den hämolytischen werden die *nichthämolytischen Transfusionsstörungen* abgegrenzt, die im allgemeinen — abgesehen von dem bakteriellen Zwischenfall — weniger dramatisch und harmloser verlaufen. Tabelle 61 soll einen groben Überblick über die für Klinik und Praxis bedeutsamen Transfusionsstörungen, ihre Symptomatik, Verursachung, Behandlung und Verhütung geben mit der ausdrücklichen Einschränkung, daß das Geschehen am Krankenbett des Kindes wesentlich vieldeutiger zu sein pflegt als in der tabellarischen Einengung! So reagieren z. B. Neugeborene und junge Säuglinge, kachektische oder alte Patienten oder solche, die mit Corticosteroiden behandelt werden, unterschwellig oder verlangsamt auf eine Transfusionsinkompatibilität.

Hinsichtlich der zu den Transfusionsstörungen im weiteren Sinne zu rechnenden *Inoculationen einer Infektionskrankheit* wie Syphilis, Hepatitis, Malaria, Toxoplasmose, Brucellose u. ä. sei auf die Richtlinien der Deutschen Gesellschaft für Bluttransfusion hingewiesen.

Die Erfassung der Hepatitis-Virusträger unter den Blutspendern gelingt zur Zeit nur unvollständig, da spezifische serologische Reaktionen zur Feststellung der Virämie noch fehlen. Nach den Richtlinien des Bundesgesundheitsamtes sind Personen, die einmal an Hepatitis infectiosa erkrankt waren, als Blutspender nicht geeignet. Der an anikterischer Virus-Hepatitis erkrankte Personenkreis wird jedoch hierdurch nicht von der Blutspende ausgeschlossen (HAUSSMANN).

Als brauchbarste Suchreaktion zum Auffinden von an Virus-Hepatitis erkrankten Blutspendern erwies sich die quantitative Bestimmung der Aktivität der Glutamat-Pyruvat-Transaminase (GPT) im Serum aller Blutspender (STAMPLI u. Mitarb.).

Unsere Ausführungen über Bluttransfusion sollen schließen mit der treffenden Feststellung von HOLLÄNDER, die zugleich ein gutes Motto für den im folgenden wiedergegebenen Auszug aus den Richtlinien und Kommentaren zur Bluttransfusion abgeben: „Trotz den zahlreichen Gruppeneigenschaften der Blutkörperchen werden bei der Blutübertragung primär nur die Eigenschaften *A, B und D (Rh$_0$)* berücksichtigt. Hätte man alle bekannten Blutgruppen bei der Transfusion zu berücksichtigen, so müßte jeder Blutspendedienst von vorneherein kapitulieren."

Auszüge aus „Das Bluttransfusionswesen" Richtlinien und Kommentare 1963.

Bluttransfusion

Indikation, Vorbereitung, Aufklärungspflicht. Jede Bluttransfusion erfordert eine sorgfältige Vorbereitung und exakte Durchführung unter Berücksichtigung des jeweiligen Standes der wissenschaftlichen Erkenntnisse. Sie stellt einen so bedeutenden Eingriff dar, daß die Indikation eng gestellt werden muß.

Spenderblut soll nur durch den Arzt oder unter Aufsicht des Arztes durch entsprechend ausgebildete und erfahrene Hilfskräfte entnommen bzw. übertragen werden. In jedem Fall ist die Transfusion durch einen Arzt einzuleiten.

Zur sorgfältigen Vorbereitung einer Bluttransfusion gehören die Erhebung einer *Transfusions- und Schwangerschaftsanamnese* sowie die unter Ziffer III. und IV. vorgeschriebenen serologischen Untersuchungen. Die Aufklärung des Patienten über die Transfusion und seine mündliche Einwilligung sind Bestandteile der Vorbereitung.

Die Berücksichtigung des jeweiligen Standes der wissenschaftlichen Erkenntnisse macht es notwendig, daß sich der Arzt dementsprechend weiterbildet.

Blutentnahmen können nur durch Ärzte oder staatlich geprüfte Hilfskräfte (medizinisch-technische Assistentinnen, Schwestern und Pfleger) vorgenommen werden; bei Blutentnahmen durch Hilfskräfte muß der verantwortliche Arzt ohne wesentlichen Verzug erreichbar sein.

Die *Aufklärung des Blutspenders* über die eventuell mit der Spende zusammenhängenden Gefahren ist wegen des geringen Risikos nicht erforderlich, soweit der Spender nicht selbst ausdrücklich nach möglichen Komplikationen fragt.

Bei der Blutübertragung ist es die Hauptaufgabe des ärztlichen Hilfspersonals, nach Transfusion der ersten 50 ml Blut unter Verantwortung des Arztes den weiteren Ablauf der Transfusion zu überwachen. Das Hilfspersonal muß über

Tabelle 61. *Zusammenstellung der verschiedenen Transfusionsstörungen mit ihren nach klinischen Gesichtspunkten ausgewählten Daten*

| | Hämolytische Reaktionen | | | Bakterielle Verunreinigung | Pyrogene | Leukocyten- und Thrombocyten-Antikörper | Allergie und Eiweißunverträglichkeit | Elektrolytstörungen | |
| | Sofortreaktion (akuter hämolytischer Schock) | Nachreaktion | Spätreaktion | | | | | Citrat- | Kalium- |
								Intoxikation	
Ätiologie/ Pathogenese	s. Tabelle 60 Antigen-Antikörper-Reaktionen zwischen Erythrocytenantigenen und -antikörpern, vorwiegend im ABO-System	Rh-System	Antikörper- oder Komplementmangel (z.B. Säugling, Kachexie, Corticosteroidtherapie)	Verunreinigung des Spenderblutes durch B. coli, Klebsiella, Pseudomonas, Staphylokokken, Schimmelpilze u. a. „Anaphylaktischer Schock"	Anorganische Substanzen: Metall-, Schwefel-, Alkalispuren. Organische Substanzen: Eiweißreste, Bakterienzerfallsstoffe. Artefizielle Hitzedenaturierung beim „Aufwärmen"	Durch Graviditäten oder Transfusionen entstandene Leukocytenagglutinine. Essentielle Leukocytenantigene ?	Exogene Allergene, aktive und passive Allergene. Spezifische und unspezifische Eiweißunverträglichkeit	Verminderung des ionisierten Calciums. Direkte Citrat-Myokardschädigung. Bei künstlicher Hypothermie und Leberschädigung Citratstauung infolge verzögerten Abbaues	Mit zunehmendem Alter der Blutkonserve steigt ihr Plasma-Kalium an. Cave: Urämie, Crush-Syndrom, anaphylaktischer Schock, Nebennierenrinden-Insuffizienz und andere mit Hyperkaliämie einhergehende Zustände!
Erstmanifestation nach Transfusionsbeginn	Wenige Minuten	etwa 50 min	etwa 1 Woche	wenige Minuten	$^1/_2$—8 Std	Inkonstant, $^1/_4$ bis mehrere Stunden			
Symptome subjektiv	Angst, Beklemmung, Kopf- und Kreuzschmerzen, Schwindel, Übelkeit, Brechreiz, Stuhldrang. Hitze-Frostwallungen		uncharakteristisch	Glieder- und Gelenkschmerzen. Wie beim hämolytischen Schock	Angst, Beklemmung, unbestimmbares Krankheitsgefühl				Kopfschmerz, Schwindel, Akroparästhesien (vorwiegend an Händen, Zunge und Lippen)

objektiv	Unruhe, Blässe, Kollaps, Tachykardie und -pnoe, Blutdruckabfall, Stuhl- und Urinabgang. Hämorrhagische Diathese infolge Fibrinolyse und Thrombocytensturz. Anurie, urämisches Koma	Latente Hämolyse. Fehlender Hb-Anstieg. Beschleunigter Abbau der Spendererythrocyten	Hyperämie der Haut (im Gegensatz zum hämolytischen Schock!). Fieber, Erbrechen, Durchfälle. Tagelang anhaltende Vasomotorenlähmung	Von Fieber und Schüttelfrost eingeleiteter vorübergehender Stress. (Beim Narkotisierten nicht auftretend!). Selten: Lungenödem	Temperaturerhöhung, Blutdruckerniedrigung, Urticaria, Pruritus, angioneurotische Ödeme, Bronchospasmen, Exspiratorische Dyspnoe. Cave: Quincke-Ödem!	Unruhe, tetanische Übererregbarkeit, Krämpfe. Pulsirregularität. Herzstillstand	Unruhe, Benommenheit, Reflexabschwächung. Excitation, Kollaps, Kammerflimmern, Pulsirregularität. Herztod
Diagnostische Maßnahmen[1]	Hämoglobin- und Urobilinogennachweis im Urin. Hämolyseprobe: 5 ml Venen- oder Citratblut zentrifugieren; in dem überstehenden Serum sind auch kleinste Mengen freien Hämoglobins erkennbar		Bakteriennachweis im Spender- und Empfängerblut unter aseptischen Kautelen	Blutbild: Leukocytose, Eosinopenie, Lymphopenie	Leuko- und Thrombopenie, Eosinophilie. Antikörpernachweis im Empfängerserum, indirekte Agglutination	Calcium- und Kaliumbestimmung im Empfängerblut; Kaliumbestimmung im Spenderserum. Spezifische EKG-Veränderungen: Verbreiterung ST, spitzes T	Erhöhung von T, Verbreiterung von QRS, u. a.
Therapie	Schockbekämpfung. Intravenöser Dauertropf mit Noradrenalin, 3 % Natriumlactat oder -bicarbonat. Corticosteroide, Birutan. Ganglienblockade. Calcium, Parathormon. Austauschtransfusion, extrakorporale Dialyse	keine	Antipyretica. Schockbekämpfung wie beim akuten hämolytischen Schock. Breitbandantibiotica im Dauertropf tagelang	Sedierende Maßnahmen: Chloralhydrat, evtl. Narkose und Aderlaß	Sedativa, Calcium, Antihistaminica	Intravenöse Injektion von 10 % Calciumgluconat (10 ml pro 100 ml Citratblut) Novocain i.v., Chloralhydrat	Absaugen von Dünndarmsekret. Glucose und Insulin. Blutaustausch oder extrakorporale Dialyse

[1] Vgl. S. 458. (Auszüge aus: Das Bluttransfusionswesen, 1963, IV/7.

mögliche Zeichen von Transfusionsreaktionen unterrichtet sein und bei Eintreten von Störungen den Arzt sofort benachrichtigen.

Häufigkeit der Spenden. Der *Zeitraum zwischen zwei Blutspenden* soll möglichst 12 Wochen nicht unterschreiten, keinesfalls darf er weniger als 8 Wochen betragen. Die höchstzulässige Blutspende soll 500 ml nicht übersteigen. Nach dem Spenden ist der Blutspender angemessen zu betreuen (Erfrischung, Kollapsprophylaxe). Bei Dauerblutspendern empfiehlt sich die Verabreichung eines gut resorbierbaren Eisenpräparates in ausreichender Menge.

Im Regelfalle sollten Blutspender nur viermal im Jahr Blut abgeben, um Spenderschäden zu vermeiden. Schon bei viermaligem Heranziehen des Blutspenders im Jahr ist die zusätzliche Eisenmedikation empfehlenswert. In Ausnahmefällen können bis zu 6 Blutspenden im Jahr abgenommen werden. Dabei ist der regelmäßigen Spenderüberwachung besondere Aufmerksamkeit zu widmen.

Die Spenderbetreuung hat den Sinn, Störungen für den Spender, insbesondere einen Kreislaufkollaps nach der Spende, zu vermeiden. Im Regelfalle empfiehlt es sich, den Spendern ein alkoholfreies Getränk und einen Imbiß zu reichen. Zur Betreuung des Spenders gehört auch die mündliche Aufklärung, daß bei allgemeinen Beschwerden nach der Blutentnahme sofort der Blutspendearzt oder ein anderer Arzt zu Rate zu ziehen ist.

Übertragung von Frischblut

Serologische Untersuchung des Spenderblutes. Es sind nur Spender zuzulassen, bei denen innerhalb der letzten 6 Wochen eine serologische Kontrolluntersuchung auf Lues mit mindestens drei Reaktionen durchgeführt wurde. Kann bei besonderer Dringlichkeit vor der Transfusion nur ein Schnelltest durchgeführt werden oder muß die Untersuchung unterbleiben, so ist auf jeden Fall gleichzeitig mit dem transfundierten Blut eine Blutprobe des Spenders für die serologische Untersuchung auf Lues zu entnehmen. Die gleiche Untersuchung ist beim Empfänger vorzunehmen.

Die Forderung, daß die letzten serologischen Kontrolluntersuchungen auf Lues mit mindestens drei Reaktionen in den letzten 6 Wochen vor der Bluttransfusion durchgeführt sein müssen, stellt besondere organisatorische Anforderungen an den Blutspendedienst. Ausgenommen von diesen Forderungen müssen Notfallsituationen bleiben. In diesen Fällen sollte jedoch versucht werden, mindestens eine schnelle Reaktion vorzunehmen (z.B. Cardiolipin-Mikroflockung).

Diese Forderungen betreffen nicht die Herstellung von Blutkonserven. Hier verbleibt beim normalen organisatorischen Aufbau des Blutspendedienstes genügend Zeit für die serologische Kontrolle auf Lues.

Bei einer Notfalltransfusion, vor der eine serologische Untersuchung auf Lues nicht mehr vorgenommen werden kann, soll dem Spender und dem Empfänger eine Blutprobe für die nachträgliche Durchführung der serologischen Luesreaktionen entnommen werden. Diese Maßnahme bezweckt den Schutz des transfundierenden Arztes und des Spenders vor ungerechtfertigten Regreßansprüchen, falls der Patient selbst eine Lues hat und die Ansteckung später auf die Transfusion zurückführen will.

Übertragbare Krankheit des Spenders. Leidet der Empfänger an einer übertragbaren Krankheit, so ist bei Verwendung von Frischblut eine direkte Blutübertragung zu unterlassen, um eine Schädigung des Spenders durch Kontakt mit dem Empfänger zu verhüten.

Die direkte Transfusion soll unterlassen werden, wenn die Gefahr besteht, daß der Spender durch eine übertragbare Krankheit angesteckt wird. Hier ist außer einer Kontaktinfektion auch eine Ansteckung auf dem Blutweg zu berücksichtigen.

Übertragung von Konservenblut

Serologische Untersuchungen. Während der Spende muß eine Blutprobe zwecks Durchführung der serologischen Untersuchungen auf Lues abgenommen werden. Die zugehörige Konserve ist nur bei negativem Ausfall der serologischen Reaktionen und möglichst erst 72 Std, keinesfalls früher als 48 Std, nach ihrer Herstellung freizugeben. Muß sie aus ärztlicher Indikation vorher abgegeben werden, so ist, wenn das Ergebnis der serologischen Reaktionen noch nicht vorliegt, wie bei der Übertragung von Frischblut zu verfahren. Zur serologischen Untersuchung sind zwei anerkannte Methoden, davon möglichst eine mit Cardiolipin-Antigen, anzuwenden.

Die Lagerungszeit der Blutkonserven von 72, mindestens 48 Std, ist deswegen empfohlen, weil nach dieser Zeit erfahrungsgemäß das Treponema pallidum nicht mehr infektiös ist, also auch bei einer seronegativen Lues des Spenders eine Infektion des Empfängers mit größter Wahrscheinlichkeit ausgeschlossen ist. Müssen Konserven binnen 48 Std nach der Entnahme zur Verwendung freigegeben werden, so ist wie bei der Anwendung von Frischblut zu verfahren.

Der plötzliche Bedarf von Blutkonserven einer bestimmten Blutgruppe, der bei normaler Organisation nicht vorhersehbar ist, kann in diesem Zusammenhang ebenfalls unter den Begriff der ärztlichen Indikation fallen und damit eine vorzeitige Ausgabe notwendig machen.

Bei Blutkonserven, die länger als 72 oder mindestens 48 Std bei $+4^\circ$ C gelagert werden, sind nur zwei serologische Luesreaktionen, davon eine mit Cardiolipin-Antigen, erforderlich.

Plasmakonserven sollten nicht mehr als 250 ml enthalten; es ist das Plasma von höchstens zwei Spendern zu verwenden.

Die Begrenzung der Plasmamenge auf 250 ml soll durch die Anwendung des Einzelspenderplasmas die Gefahr der Hepatitisübertragung einschränken. Kann aus einer 500 ml-Vollblutkonserve eines Spenders mehr als 250 ml Plasma gewonnen werden, so kann dies sinngemäß in eine Einzelspenderplasmakonserve abgefüllt werden.

Allgemeine Sicherheitsmaßnahmen

Kreuzprobe. Vor jeder Übertragung von Transfusionsblut ist die Kreuzprobe vorzunehmen, selbst wenn der Empfänger dieses oder ein blutformelgleiches Blut bei früheren Transfusionen gut vertragen hat. Der transfundierende Arzt hat sich von der richtigen Durchführung und dem Ergebnis der Kreuzprobe zu überzeugen und unmittelbar vor der Transfusion die Blutgruppenbefunde des Empfängers mit denen des Spenders oder der Konserve zu vergleichen.

Die Kreuzprobe ist die wichtigste Sicherheitsmaßnahme vor der Transfusion. Sie muß auch dann durchgeführt werden, wenn der Patient früher Blut des gleichen Spenders gut vertragen hatte. Durch die frühere Transfusion kann eine Sensibilisierung mit Antikörperbildung gegen ein Antigen dieses Blutes ausgelöst sein, so daß möglicherweise bei der folgenden Transfusion ein schwerer Transfusionszwischenfall eintritt.

Der transfundierende Arzt braucht die Kreuzprobe nicht selbst durchzuführen. Er kann sich der Hilfe einer geschulten medizinisch-technischen Assistentin mit Erfahrung auf diesem Gebiet, eines Bluttransfusionsdienstes oder eines geeigneten Laboratoriums bedienen.

Durchführung. Dabei muß er wissen, daß die Durchführung der Kreuzprobe sachgemäß gehandhabt wird. Die Kreuzprobe ist unter Berücksichtigung dieser Richtlinien durchzuführen. Nach dem „Gesetz zur Ausübung des Berufes der medizinisch-technischen Assistentin" (§ 11) dürfen Kreuzproben und sonstige blutgruppenserologische Untersuchungen nur von staatlich geprüften medizinisch-technischen Assistentinnen unter Aufsicht eines Arztes oder durch einen Arzt selbst durchgeführt werden. Vorbildung auf blutgruppenserologischem Gebiet ist notwendig. Wird die blutgruppenserologische Vorbereitung einer Transfusion einem Bluttransfusionsdienst oder einem Speziallaboratorium übertragen, so kann die sachgemäße Durchführung als gewährleistet angesehen werden.

Der transfundierende Arzt ist verpflichtet, sich selbst vor der Transfusion von dem Ergebnis der Kreuzprobe zu überzeugen. Dies kann dadurch geschehen, daß der transfundierende Arzt die Kreuzprobe selbst abliest oder daß er sich durch Vergleichen des zugesandten schriftlichen Befundes von der Identität der richtigen Konserve und der negativen Kreuzprobe persönlich überzeugt. Telephonische Übermittlungen von Kreuzprobenergebnissen schließen die Gefahr des Hörfehlers ein und sind deswegen nur in Ausnahmefällen, und dann mit besonderer Sorgfalt durchzuführen.

Die Kreuzprobe soll bei dringlichen Transfusionen auch dann angesetzt werden, wenn das Ergebnis vor Beginn der Transfusion voraussichtlich noch nicht vorliegen wird.

Diese Forderung ermöglicht, bei positiv werdender Kreuzprobe die bereits laufende Transfusion abzubrechen und entsprechende Maßnahmen, auch nach schon beendeter Transfusion, durchzuführen.

Vor **Transfusionen von Serum oder Plasma** ist die Kreuzprobe nur dann erforderlich, wenn diese nicht ausdrücklich als universalverträglich für alle Blutgruppen deklariert sind.

Obwohl den Serum- oder Plasmakonserven meistens kein Kreuzprobenröhrchen beigegeben ist, sollte nach den Richtlinien die Kreuzprobe bei nicht als universalverträglich deklarierten Konserven durchgeführt werden. Wegen der Infektionsgefahr für die Plasma- oder Serumkonserve darf die zur Kreuzprobe notwendige Punktion der Konserve nur unmittelbar vor der Übertragung erfolgen. Die einmal angestochene Konserve darf nur am gleichen Tage verwendet werden. Bis zur Verwendung ist sie im Kühlschrank aufzubewahren.

Die **Unterlassung einer Kreuzprobe** aus dringenden Gründen ist in das Krankenblatt einzutragen.

Derartige Fälle können z.B. dann eintreten, wenn in einem Belegkrankenhaus ein Arzt mit Hilfe einer Schwester einen eiligen Eingriff vornehmen muß und sonst kein Personal vorhanden ist, das die Kreuzprobe durchführen könnte. Die Protokollierung dieser seltenen Fälle im Krankenblatt und im Transfusionsbericht sollte im eigenen Interesse niemals unterlassen werden.

Kreuzproben-Methodik. Die Kreuzprobe kann nach jeder wissenschaftlich anerkannten Methode durchgeführt werden. Die gewählte Methode muß auch thermophile und inkomplette Antikörper erfassen. Im allgemeinen genügt die Prüfung von Empfängerserum gegen Spendererythrocyten. Für Empfänger, bei denen die Möglichkeit einer Isoimmunisierung besteht, ist die Vornahme eines indirekten Coombs-Testes oder Enzymtestes empfehlenswert. Der Ansatz von Patientenerythrocyten im eigenen Serum zur Kontrolle auf Autoagglutination ist zu empfehlen. In technisch besonders schwierigen Fällen soll nach Möglichkeit ein langjährig erfahrener Blutgruppenserologe zugezogen werden.

Die verantwortlichen Ärzte müßten darüber unterrichtet sein, welche Methoden der Kreuzprobe als wissenschaftlich anerkannt gelten.

Die Richtlinien bestimmen, daß auch thermophile und inkomplette Antikörper neben den kompletten, bei Zimmertemperatur besser reagierenden Antikörpern erfaßt werden. Es ist daher erforderlich, daß auch ein Ansatz in Supplement (z.B. Albumin-, Gelatine-, Dextran-Lösung etc.) erfolgt und bei 37° C im Brutschrank oder Wasserbad inkubiert wird. Die Kreuzprobe sollte daher im Laboratorium durchgeführt werden.

Coombs-Test. Für Empfänger, bei denen die Möglichkeit einer Isoimmunisierung besteht, wird die Vornahme des indirekten Coombs-Testes oder eines Enzymtestes empfohlen. Dies gilt für Frauen, die Rhesus-negativ (rh) sind und Schwangerschaften durchgemacht haben sowie für alle Frauen, bei denen in der Vorgeschichte Fehlgeburten oder Geburten mit Erythroblastose-verdacht vorliegen; ferner für alle Patienten, die bereits Transfusionen bekommen haben.

Ein Ansatz von Patientenerythrocyten im eigenen Serum (mit gleichen Zusätzen wie im Kreuzprobenansatz) zur Kontrolle auf Autoagglutination empfiehlt sich besonders, wenn dieKreuzprobe nicht einwandfrei negativ erscheint.

Zusätzliche Sicherheitsmaßnahmen

Die biologische Probe nach OEHLECKER. Die biologische Probe nach OEHLECKER ist insbesondere geeignet, die Unverträglichkeit innerhalb des AB0-Systemes, d.h. die Auflösung der Spenderblutkörperchen durch das Empfängerplasma, aufzudecken, jedoch nur, wenn der Empfänger bei Bewußtsein ist.

Unter den zusätzlichen Sicherungsmaßnahmen wird die biologische Probe nach OEHLECKER genannt. Sie hat jedoch nur einen beschränkten Wert.

Die **Tropfinfusion** ist erfahrungsgemäß am besten verträglich. Reaktionen treten bei unverträglichem Spenderblut im allgemeinen schon zu einem Zeitpunkt ein, an dem die Gesamtblutmenge noch nicht übertragen ist, so daß die Transfusion rechtzeitig unterbrochen werden kann.

Die Tropftransfusion stellt eine kreislaufschonende Übertragungsmethode dar. Bei unverträglichem Spenderblut kann durch frühzeitiges Abbrechen zudem eine schwere Schädigung vermieden werden. Ein weiterer Vorteil liegt in der Vermeidung oder in einem schwachen Verlauf allergischer Reaktionen. Zur Verhütung von Reaktionen sollten auch die Möglichkeiten der gezielten Transfusionstherapie mit Blutbestandteilen (Erythrocytensediment, Plasma etc.) ausgenützt werden.

Die Bestimmung der Glutamat-Pyruvat-Transaminase-Aktivität[1] soll als Suchreaktion zum Auffinden von an Virus-Hepatitis erkrankten Blutspendern im Serum aller Blutspender durchgeführt werden.

Methodik: Die Bestimmung soll mit Hilfe des enzymatischen Testes, auch „optischer Test" oder „UV-Test" genannt, durchgeführt werden. Bei diesen Tests wird das aus Alanin und α-Ketoglutarat gebildete Pyruvat mit Hilfe einer durch Lactatdehydrogenase katalysierten Indicatorreaktion gemessen. Als Meßgröße dient der zeitliche Verbrauch an reduziertem Diphosphorpyridinnucleotid (= Nicotinamid-Adenindinucleotid). Der sog. „Colorimetrische Test" oder „Farbtest", bei dem das aus Alanin und α-Ketoglutarat entstandene Pyruvat mit Hilfe von 2,4-Dinitrophenylhydrazin zum entsprechenden Hydrazon umgesetzt wird, ist nicht genügend spezifisch und nicht genügend reproduzierbar, insbesondere zum Auffinden niedriger Enzymaktivitäten nicht geeignet.

---

[1] Diese Untersuchung der Spender ist zur Zeit noch nicht obligat und noch nicht in die „Richtlinien" übernommen.

Blut von Spendern, bei denen eine GPT-Aktivität von über 17 IE μMol/min/1000 ml im Serum festgestellt wurde, soll für die Herstellung von Vollblut-, Plasma-, Fraktion I- und Zell-Konserven sowie von gereinigten AHG- und Fibrinogen-Präparaten nicht verwendet werden.

Unverträglichkeit

Treten während der Transfusion Zeichen von Unverträglichkeit auf (Schocksymptome u. dgl.), so muß die Transfusion unverzüglich abgebrochen werden. Bei jeder schweren Transfusionsstörung ist die sofortige Entnahme einer Blutprobe des Empfängers von wenigstens 10 ml zur Vornahme serologischer, bakteriologischer und biochemischer Untersuchungen und zur sofortigen Kontrolle etwaiger Hämoglobinämie notwendig. Das Spenderblut (Restblut in der Konservenflasche einschließlich des Blutes des Kreuzprobenröhrchens) ist möglichst rasch entsprechend zu untersuchen und blutgruppenserologisch zu kontrollieren. Außerdem sollte vor der Transfusion vom Empfänger entnommenes Blut auf Antikörper untersucht werden. Steht es nicht zur Verfügung, so ist die Antikörperkontrolle nach etwa 10 Tagen vorzunehmen. Das übrig gebliebene Spenderblut mit den Transfusionsgeräten und das Blut des Kreuzprobenröhrchens müssen für die entsprechenden Untersuchungen im Kühlschrank aufbewahrt werden.

Auch bei leichten Reaktionen ist eine sofortige Unterbrechung der Transfusion zu empfehlen und die Verträglichkeit erneut zu überprüfen. Muß die Transfusion endgültig abgebrochen werden, so ist der zuständige Bluttransfusionsdienst zu verständigen.

Zur Untersuchung auf Antikörper ist *vor* und *nach* der Transfusion abgenommenes Patientenblut erforderlich. Sonst kann der Nachweis von Antikörpern erschwert sein. Steht vor der Transfusion gewonnenes Blut nicht mehr zurVerfügung, so soll eine etwa 10 Tage nach dem Zwischenfall gewonnene Blutprobe untersucht werden, die auf Grund des Sensibilisierungsreizes einen höheren Antikörperspiegel aufweisen kann.

Mit dem Hinweis, daß das übriggebliebene Spenderblut mit dem Transfusionsgerät und das Blut des Kreuzprobenröhrchens für die entsprechenden Untersuchungen im Kühlschrank aufbewahrt werden müssen, ist keinesfalls die Notwendigkeit der sofortigen Rückgabe dieser Gegenstände zu Nachuntersuchungen an den Bluttransfusionsdienst eingeschränkt. Dieser Hinweis besagt lediglich: Wenn aus technischen Gründen z.B. der Transport des Materials zur Nachuntersuchung in einen auswärtigen Bluttransfusionsdienst nicht unmittelbar erfolgen kann, so soll bis dahin die Aufbewahrung imKühlschrank erfolgen.

Aufbewahren von Blutproben. Es ist zu empfehlen, nach allen Transfusionen sowohl eineProbe des Empfängerblutes, die vor der Transfusion entnommen wurde (Kreuztestblutprobe), als auch des Transfusionsblutes (Konservenflasche) mindestens 24 Std aufzubewahren.

Die Empfehlung, nach allen Transfusionen eine Probe des Empfänger- und des Transfusionsblutes mindestens 24 Std aufzubewahren, erfolgt, weil Transfusionsstörungen, auch Transfusionshämolysen, sich häufig nicht sofort bemerkbar machen. Gelegentlich — besonders bei narkotisierten Patienten — wird der Zwischenfall z.B. erst an einer Hämoglobinurie des Patienten festgestellt.

Bei allen **schweren Transfusionsstörungen** muß unter Mitteilung der erhobenen Befunde die Stelle umgehend benachrichtigt werden, die den Blutspender oder die Blutkonserve zur Verfügung gestellt hat. Bei nachträglichem Verdacht auf eine Infektion sind die zur Klärung und Behandlung geeigneten Maßnahmen zu treffen.

Bei schweren Transfusionsstörungen muß der Bluttransfusionsdienst sofort mündlich oder telephonisch benachrichtigt werden, um die erforderlichen weiteren Maßnahmen festzulegen.

Bei allen übrigen Störungen genügt der schriftliche Transfusionsbericht. Es ist generell zu empfehlen, der Pflege eines Kontaktes zwischen dem transfundierenden Arzt und dem Bluttransfusionsdienst alle Aufmerksamkeit zu schenken. Bei Verdacht auf eine Infektion des Patienten durch das Transfusionsblut (Hepatitis, Lues, Malaria etc.) muß der Bluttransfusionsdienst verständigt werden.

Über den Verlauf jeder Bluttransfusion ist ein **Transfusionsbericht** in doppelter Ausfertigung auszufüllen. Hiervon ist ein Exemplar den Krankenakten beizufügen, während das zweite dem zuständigen Bluttransfusionsdienst zugeleitet wird.

Dieses Verfahren ermöglicht dem Bluttransfusionsdienst die Beurteilung der Verträglichkeit seiner Blutkonserven und hält den Transfusionsverlauf im Krankenblatt fest.

Literatur

Allen, J. C., and W. A. Sayman: Serum hepatitis from transfusions of blood. J. Amer. med. Ass. 180, 1079 (1962).

Das Bluttransfusionswesen. Sammlung von Gesetzen und Richtlinien mit Kommentaren. Herausgeg. von der Deutschen Gesellschaft für Bluttransfusion. Stuttgart: Schattauer 1963.

Creutzfeldt, W., M. Matthes, H. Schmitt u. K. Beck: Zur Häufigkeit und Verhütung der Transfusionshepatitis. Beiträge zur Inneren Medizin, S. 617. Stuttgart: Schattauer 1964.

Dahr, P., u. M. Kindler: Transfusionspraxis. Stuttgart: Schattauer 1963.

Haupt, H.: Störungen der Blutgerinnung. In: Krankheiten der Neugeborenen. Herausgeg. von A. Peiper. Leipzig: Georg Thieme 1958.

Haussmann, H. G.: Über heutige Möglichkeiten zur Prophylaxe der Transfusions-Hepatitis. In: Tagungsbericht über den Kongreß für Krankenhaushygiene am 12.—14. 4. 65 in München. Berlin-Heidelberg-New York: Springer (Im Druck).

Heim, W., u. W. Hasse: Blutspendewesen. In: Das öffentliche Gesundheitswesen, Bd. 2. Herausgeg. von Lehmkuhl, Erkelenz und Pürckhauer. Stuttgart: Georg Thieme 1964.

Holländer, L. P.: Synopsis des Blutes — Blutgruppen. In: Documenta Geigy, Wissenschaftliche Tabellen, 6. Aufl. Basel 1960.

Möller, H.: Physiologie und Klinik der Bluttransfusion, 2. Aufl. Jena: Gustav Fischer 1960.

Stampli, K., A. Neiger, H. Messerle, G. Halbe u. R. Richterich: Serumenzyme bei Blutspendern. Schweiz. med. Wschr. 92, 511 (1962).

Blut-Derivate in Prophylaxe und Therapie

Von Fr. Koch, Gießen

Wenn man auf dem Gebiet des Transfusionswesens die Entwicklung der letzten 20 Jahre überblickt, so lassen sich zwei Phasen eruieren. Die erste umfaßt die Umstellung von der Frischbluttransfusion auf die Konserve, die ihren Höhepunkt in den Jahren nach dem letzten Weltkrieg erreichte. Die zweite Phase, die sehr viel weittragender und grundsätzlicher ist, wird durch den Übergang von der Konserve auf Blutderivate gebildet.

Das Ausland, speziell die USA, sind uns auf diesem Wege weit vorangegangen; in Deutschland befinden wir uns noch mitten in der Entwicklung — obwohl gerade in der deutschen Pädiatrie letztere Probleme bereits 1940 von Beumer u. Mitarb. diskutiert und experimentell bearbeitet wurden. So wurden z. B. nach Rasch von der Blutspenderzentrale München 1958 nur 6% vom gesamten Konservenaufkommen als Plasma an die Kliniken abgegeben, während die entsprechenden Zahlen für USA 25%, für die Schweiz 17% bzw. für die Niederlande 18% lauten. Sicher werden sich die Zahlen in Deutschland in der Zwischenzeit nach oben verschoben haben, doch dürfte andererseits kein Zweifel sein, daß heute noch viele Konserven transfundiert werden in Fällen, bei denen eine Plasma- oder Seruminfusion oder Erythrocytenaufschwemmung nicht nur gleichwertig, sondern unter Umständen sogar überlegen ist.

So stellt z. B. eine Transfusion zur Vermeidung eines operativen *Schocks* durch die enormen Mengen mitübertragener Erythrocyten eher eine Belastung dar, während eine zellfreie Plasmainfusion risikofrei den gleichen

Zweck erfüllt. Andererseits sind die großen Flüssigkeitsmengen einer Transfusion bei einer *Anämie* im Vergleich zur Infusion einer Aufschwemmung von konzentrierten Erythrocyten eine unnütze Kreislaufbelastung (Schneider). Der Einwand — auf Grund älterer Auffassungen — daß eine Transfusion einen Reiz zur erhöhten Produktion von Erythrocyten oder schnelleren Neubildung von Eiweiß darstelle, ist nach neueren Untersuchungen nicht mehr stichhaltig (Rasch). Ob andererseits die Vorstellung, daß der Organismus aus der Vielzahl der mit einer Transfusion ihm angebotenen Stoffe speziell der Proteine, sich nur die ihm gerade notwendigen heraussuche und die übrigen schadlos eliminiere, richtig ist, wissen wir noch nicht, kennen wir doch von den zahlreichen Proteinen des menschlichen Blutes, die heute bekannt sind, nur von einigen die Funktion im Organismus. Es erscheint daher zweckmäßig, gerade die Proteine, deren Aufgabe wohl bekannt ist, zu isolieren und sie möglichst gezielt zu verwenden.

Diese Möglichkeit war gegeben, nachdem es Cohn gelungen war, durch einige Verfahren verschiedene Komponenten aus dem Plasma zu isolieren, die eine viel rationellere Auswertung des Blutes erlauben, als dies bisher möglich war. Wir sind zwar einerseits auch heute noch in vielen Fragen von einer „Hämotherapie nach Maß" weit entfernt, da manche bei der Fraktionierung anfallende Produkte nur mit besonderen Kautelen anwendbar sind — so ist z. B. die Verwendung der Erythrocytenkonzentrate auf 10 bis 20 Std nach ihrer Gewinnung beschränkt — doch sind andererseits die Methoden der Darstellung inzwischen so weit vervollkommnet, daß wir heute schon eine Vielzahl von Hämoderivaten haben bzw. ist bei der fortschreitenden Entwicklung zu erwarten, daß wir bald über weitere noch vollkommenere verfügen werden.

Über den *derzeitigen Stand* — nur unter Berücksichtigung der aus *menschlichem*, nicht tierischem, *Ausgangsmaterial* gewonnenen Derivate — soll im folgenden — ohne auf die Methoden der Gewinnung einzugehen — berichtet werden.

Literatur

Beumer, H., E. Loeschke u. K. Schwartzner: Erfahrungen mit der Transfusion plasmafreier Erythrocyten. Z. Kinderheilk. **61**, 632—635 (1940).
Hässig, A., S. Barandun u. K. Stampfli: Zur therapeutischen Verwendung von Plasmafraktionen. Ergebn. Bluttransfus.-Forsch. **4**, 42—61 (1959).
Mammen, E., u. R. Gross: Blutplättchen und gerinnungsaktive Plasmaproteine. Blut **8**, 109—121; 171—182 (1962).
Rasch, H.: Vollblut, Plasma und Fraktionen. Ergeb. Bluttransfus.-Forsch. **4**, 1—27 (1959).
Schneider, K. W.: Gefahren der Bluttransfusion in der inneren Medizin. Med. Welt **1960**, 1899—1905.
Stenger, K.: Indikationen für Blut- und Plasmatransfusionen und deren klinische und technische Probleme im Säuglings- und Kleinkindesalter. Ergebn. Bluttransfus.-Forsch. **4**, 125—139 (1959).

Plasmaersatzderivate

Hauptindikationen für die Transfusion von Blutderivaten:

1. Die Kreislaufauffüllung beim hypovolämischen Schocksyndrom z. B. traumatischer — postoperativer — posthämorrhagischer (Neugeborene!) Schock, Verbrennung usw.

2. Die Proteinsubstitution bei Hypoproteinämien, z. B. Frühgeborene, exsudative Enteropathie (= sog. essentielle Hypoproteinämie) Nephrose, Lebercirrhose usw.

Maßgebend für die Kreislaufauffüllung ist die onkotische Aktivität der Plasmaproteine, von denen der onkotische Druck der Albumine etwa 3mal so hoch ist wie derjenige der Globuline (Ahnefeld u. Mitarb.). Auch bei den Hypoproteinämien ist es in erster Linie das Albumin, welches in Verlust geraten und ersetzt werden muß, während die Globuline oft (meist) kompensatorisch vermehrt sind (z. B. Nephrose). Den speziellen Kreislaufbedürfnissen werden — zumal damit nicht nur der Protein — sondern auch der Mineral- und Wasserverlust berücksichtigt wird — die eigentlichen *Plasma-* bzw. *Serumpräparate* am besten gerecht. Für die Hypoproteinämien sind hochkonzentrierte Albuminlösungen 20% dem Plasma überlegen, da sie gestatten, hochkonzentrierte größere Proteinmengen parenteral dem Organismus zur Verfügung zu stellen. Darüber hinaus sind diese Albuminlösungen noch salzarm, wodurch das Risiko einer Elektrolytüberschwemmung des Organismus vermieden wird.

Während früher die *Gefahr einer homologen Serumhepatitis* bei Gewinnung der Präparate aus einem großen Spenderkreis gepoolten Blutes außerordentlich groß war, ist diese heute infolge spezieller Herstellungsverfahren (z. B. Seretin, Behringwerke) (Esser) oder durch Hitzeinaktivierung (z. B. Plasma-Proteinlösung, PPL Hämoderivate Wien) (Auerswald et al.) gering. Letzteres Verfahren bringt allerdings den Nachteil mit sich, daß diese fast keine (hitzeempfindlichen Gamma-Globuline enthält, so daß also die in vielen Fällen erwünschte gleichzeitige Übertragung von Antikörpern zur Vermeidung oder Therapie gehäufter Infekte nicht gewährleistet ist und gesondert durchgeführt werden muß (ALLGÖVER), ein Nachteil, der bei Verwendung von Serum nicht besteht.

Andererseits kann es speziell bei Verwendung von Serum aber auch von Plasma zu geringen *Unverträglichkeitserscheinungen* wie Fieber, Urticaria usw. kommen, die wahrscheinlich auf anaphylaktischen Mechanismen, an welchen die Immunglobuline beteiligt sind, beruhen, die aber weit unter den Zahlen liegen, wie man sie nach Blutübertragung kennt. Plasmakonserven sollen nur auf blutgruppengleiche Empfänger übertragen werden, wenn nicht der Vermerk: „Keine Hämolysine und keine inkompletten Antikörper" darauf steht.

Präparate (ohne Anspruch auf Vollständigkeit: genannt werden nur Präparate, mit denen eigene Erfahrungen vorliegen).

Seretin — Behringwerke.

Humanserum — Biotest.

Plasma-Proteinlösung — P.P.L. „Hämoderivate" Wien, Immuno GmbH, Heidelberg.

Trockenplasma — Dubernard Saarbrücken.

Pasteurisierte Plasmaproteinlösung — P.P. L. des Schweizer Roten Kreuz.

Über die *Dosierung* lassen sich keine exakten Angaben machen, da diese zu sehr schwanken und auch davon abhängen, ob etwa gleichzeitig Elektrolyte mitinfundiert werden sollen oder nicht. BATCHELOR u. Mitarb. geben z. B. bei dem Verbrennungsschock 3 ml/kg Körpergewicht und pro 1% verbrannte Körperoberfläche an, während TRUCKENBRODT 0,5 ml Serum/kg/1% verbrannte Oberfläche + gleiche Teile NaCl/5% Traubenzucker + zusätzlich Traubenzucker fordert. BRUNNER gibt ein einfaches Verfahren zur Abschätzung der Volumenverminderung an. Das *effektive Blutvolumen* läßt sich nach der Formel:

$$\frac{\text{Sollblutvolumen} + \text{Sollhämatokrit}}{\text{Hämatokrit}}$$

errechnen.

Der *Plasmaverlust* ergibt sich aus: Sollblutvolutvolumen minus effektives Blutvolumen.

Der so errechnete Plasmaverlust ergibt einen Annäherungswert für die Substitution. ALLGÖVER betont, daß man streng individuell unter Beachtung von Kontrollen vorgehen soll.

Für die Hypoproteinämien schließlich ist der Ausgangswert und die Kontrolle neben der Behandlung bzw. dem Erfolg der Grundtherapie unerläßlich.

Literatur

ALLGÖVER, M.: Hämotherapie frischer Verbrennungen. Proc. eighth. Congr. Europ. Soc. Haemat., Bd. II, S. 529. Basel: S. Karger 1962.

AUERSWALD, W.: Hitzeinaktivierbare Plasma. Proteinlösungen. Ergebn. Bluttransfus.-Forsch. 6, 232—237 (1961).

—, u. W. DOLESCHEL: Fünfjährige Erfahrungen mit einer hitzeinaktivierten stabilisierten Plasmaproteinlösung. Ergebn. Bluttransfus.-Forsch. 4, 61—64 (1959).

BATCHELOR, A. D. R., J. KIRK and A. B. SUTHERLAND: Treatment of shock in the burned child. Lancet 1961 I, 123—127.

ESSER, H. O.: Die Serum-Konserve. Ergebn. Bluttransfus.-Forsch. 6, 237—245 (1961).

TRUCKENBRODT, H.: Erfahrungen über Verbrühungen und Verbrennungen bei Kindern. Mschr. Kinderheilk. 111, 222—278 (1963).

Albumin

Nach der onkotischen Wirkung des Albumins im Sinne einer Vermehrung der zirkulierenden Flüssigkeit im Rahmen des hypovolämischen Schocks (WOLLHEIM u. Mitarb., SCHNEIDER u. Mitarb.) soll hier auf die entwässernde Funktion — z. B. bei Hirnödem, Lungenödem, Ascites usw. — die auf demselben Prinzip beruht, hingewiesen werden.

Schließlich ergibt die *Transportfunktion* der Albumine, d. h. ihre Fähigkeit, bestimmte Stoffe, z. B. Bilirubin an sich zu binden, eine *weitere Indikation*.

Nach MARTIN können bei einem pH 7,4 maximal 2 Mol Bilirubin von 1 Mol Albumin gebunden werden, d. h. auf 1 g Albumin können 15 mg Bilirubin kommen. In eigenen Untersuchungen konnten wir zeigen, daß es durch Albumininjektion (1 g/kg) *vor* der Austauschtransfusion gelingt, Bilirubin aus dem Gewebe intravasal zu binden, und dann mit der nachfolgenden Austauschtransfusion zu eliminieren. Da die Ausscheidung des so gebundenen indirekten Bilirubins beim Neugeborenen über die Niere noch nicht möglich ist, muß der Austausch zur Entfernung in jedem Fall erfolgen, doch wird die Gesamtausfuhr so beträchtlich gesteigert und läßt sich ein zweiter oder gar dritter Austausch, wenn man von vereinzelten Fällen bei exzessiver Hyperbilirubinämie absieht, in der Regel vermeiden. Zur Verhinderung des Albuminausgleiches zwischen intra- und extravasalem Raum — da ja die Auswaschung bei stärkerem Konzentrationsgefälle um so erfolgreicher ist — muß die Zeit von etwa 30 min zwischen Infusion und Austausch eingehalten werden. Eine zweite Injektion in der Mitte des Austausches vermag die Gesamtbilirubinzufuhr nur mäßig zu steigern. *Kontraindiziert* ist die Albumininfusion in allen Fällen, in denen Patienten die Vergrößerung des Schlagvolumens, sowie den durch Albumin ausgelösten Blutdruckanstieg nicht vertragen (nur bei ca. 20% zu erwarten), also bei der Herzinsuffizienz, Hypertonie, Anurie und (eventuell) der hämorrhagischen Diathese. Da die Präparate sowohl hepatitisfrei wie auch frei von Blutgruppenantikörpern sind, steht ihrer sofortigen Verwendung kaum etwas entgegen.

Präparate:

Humanalbumin Behringwerke 5% (10,0; 50,0; 250,0 ml).

Humanalbumin Behringwerke 20% (10,0; 50,0 ml).

Humanalbumin Hämoderivate Wien = Immuno GmbH Heidelberg 5% (20 ml; 50 ml).

Humanalbumin Hämoderivate Wien = Immuno GmbH Heidelberg 20% (10 ml; 50 ml).

Dosierung. Zur Entwässerung werden 20 bis 50 ml 2—3 täglich bis zum Eintritt der Wirkung benötigt. Als Prämedikation für den Austausch werden 1 g/kg des *salzfreien* Präparates injiziert. Nur bei exzessiv hohen Bilirubinwerten über 35—40 mg-% sollte diese Dosis überschritten werden.

Für beide Indikationen ist das 20%ige Präparat geeigneter, während man bei der Volumenmangel- bzw. Substitutionstherapie (s. bei 1.) (z. B. speziell bei Frühgeborenen) besser vom 5%igen Präparat Gebrauch machen wird.

Literatur

Ahnefeld, F. W., u. M. Allgöwer: Der Schock. Entstehung, Verlauf und Therapie. Dtsch. med. Wschr. 87, 425—431 (1962).

Koch, Fr., u. H. Rind: Beeinflussung des Bilirubinspiegels bei Neugeborenen durch Albumingabe. Klin. Wschr. 40, 1077—1078 (1962).

Schneider, K. W., u. L. Pippig: Der Einfluß der Humanalbumininfusion auf die Hämodynamik. Dtsch. med. Wschr. 87, 1291—1296 (1962).

Wollheim, E., u. K. W. Schneider: Das Blutvolumen nach Plasma- und Bluttransfusionen. Dtsch. med. Wschr. 83, 1117—1120 (1958).

Gamma-Globuline

Der *Indikationsbereich* der Gamma-Globuline, die Träger der Antikörper sind, hat sich im Laufe der Jahre stark verbreitet. Während die Präparate ursprünglich nur in der *Prophylaxe* der *Viruserkrankungen* — Masern, Hepatitis epidemica usw. — im Sinne einer passiven Immunisierung verwandt wurden, tritt heute ihre Anwendung im Rahmen der *Therapie bakterieller Erkrankungen* mehr und mehr in den Vordergrund (Rominger, Stampfli u. Mitarb., Koch).

Dies beruht auf der besseren Kenntnis des Wirkungsmechanismus der Gamma-Globuline im Rahmen der Abwehr. Es hat sich gezeigt, daß diese nur im extracellulären Raum wirken. Viren, die sich ja intracellulär vermehren, können also *nur in* der kurzen Phase der Virämie — vor ihrem Eindringen in die Zelle — d. h. also nur in der Prophylaxe, nicht aber später in der Therapie der Erkrankung beeinflußt werden. Alle bakteriellen Erreger, die sich extracellulär vermehren, werden andererseits sowohl in der Prophylaxe wie speziell in der Therapie nachhaltig erfaßt.

Liegen aber stärkere exsudative Entzündungen, interstitielle Fibrinablagerungen oder Gefäßthrombosierungen, die den unmittelbaren Kontakt mit dem Erreger verhindern, vor, so sind auch die Gamma-Globuline ohne Erfolg. Den Wirkungsmechanismus der Antikörper deutet man heute im Sinne einer Opsonierung der Erreger, wodurch diese der nachfolgenden Phagocytose leichter zugänglich werden. Neben dieser antiinfektiösen Komponente haben die Gamma-Globuline aber noch eine antitoxische. Diese entgiftende Funktion ist bei allen bakteriellen Erregern, die Exotoxine bilden, von therapeutischer Bedeutung.

Nicht zu entbehren sind die Gamma-Globulin-Präparate in der Prophylaxe/Therapie des *Antikörpermangelsyndroms* (AMS), sei es der echten kongenitalen, geschlechtsgebundenen Form bei Knaben, sei es der anderen (erworbenen) Formen wie etwa dem (protrahierten) transitorischen, physiologischen AMS bei Säuglingen, speziell bei Frühgeborenen, wenn der passive Schutz von der Mutter geringer wird oder ganz verloren ist (Barandun u. Mitarb., Koch u. Mitarb.).

Beim AMS gelingt es heute durch regelmäßige prophylaktische Gaben in 4wöchigem (bei Verwendung von Gamma-Venin in 3wöchigem) Abstand, diese Kinder vor den sonst üblichen häufigen (oft letalen) bakteriellen Infektionen zu schützen. Problematischer wird allerdings die Prophylaxe oder gar Therapie bei den Formen des AMS, die gleichzeitig mit einem Defekt der cellulären Abwehr einhergehen, also speziell mit einer Lymphocytopenie/Neutrocytopenie (KOCH u. Mitarb.).

Während die normalen Gamma-Globulin-Präparate alle Antikörper gegen diejenigen Erreger enthalten, mit denen der Spenderkreis Reaktionskontakt gehabt hat, werden heute auch Spezialpräparate, zum Teil schon von der Industrie geliefert, bei denen eine Anreicherung spezieller Antikörper, durch entsprechende Auswahl der Spender (Rekonvaleszenten oder nach deren aktiver Immunisierung) vorgenommen wurde, z. B. gegen Pertussis, Poliomyelitis, Mumps, Röteln, Tetanus (RUBO u. Mitarb.), Pocken (LUNDSTRÖM, NANNING).

Neuerdings wird auch eine gereinigte, aus menschlichem Placentarblut gewonnene Gammaglobulinfraktion, die wegen eines hohen Histamin-Schutzeffektes ausgewählt wurde, in den Handel gebracht. Ihre spezielle Indikation sind allergische Erkrankungen.

Kontraindikationen gibt es nicht, da es sich um ein arteigenes Protein handelt, und dementsprechend auch bei wiederholter Applikation eine anaphylaktisch-allergische Reaktion nicht eintritt. Allerdings kann es, wenn das Präparat intravenös gegeben wird, zu — bis heute — nicht geklärtem Fieber, Erbrechen, Kollaps und Bewußtlosigkeit kommen, Erscheinungen, die bei dem neuerdings zur Verfügung stehenden intravenös injizierbaren Gamma-Venin nicht beobachtet werden (KOCH).

Präparate:

Gamma-Globulin (Amp. 2 ml und 5 ml) — Behringwerke.

Gamma-Venin (Amp. 5 ml, 10 ml und 50 ml) — Behringwerke.

Gamma-Globulin-Human (Amp. 2 ml, 5 ml und 10 ml) — „Hämoderivate" Wien = Immuno GmbH Heidelberg.

Poliomyelitis-Hyperimmun-Globulin 16% (Amp. 2 ml) — „Hämoderivate" Wien = Immuno GmbH Heidelberg.

Pertussis-Hyperimmun-Globulin-Human 16% (Amp. 2 ml) — „Hämoderivate" Wien = Immuno GmbH Heidelberg.

Masern-Immun-Globulin (Human) 16% (Amp. 2 ml) — „Hämoderivate" Wien = Immuno GmbH Heidelberg.

Röteln-Immun-Globulin (Human) 16% (Amp. 2 ml) — „Hämoderivate" Wien = Immuno GmbH Heidelberg.

Mumps-Hyperimmun-Globulin (Human) 16% (Amp. 2 ml) — „Hämoderivate" Wien = Immuno GmbH Heidelberg.

Gammabyk (Byk Merieux GmbH) Ampulle 2 ml bzw. 5 ml.

Allerglobulin (Byk Merieux GmbH) Ampulle 5 ml.

Die Präparate kommen vorwiegend als 16%ige Lösungen mit 95—100% Gamma-Globulin in den Handel. Diese Konzentration entspricht einer etwa 16fachen Anreicherung der Immunglobuline. Das intravenös injizierbare Gamma-Venin ist demgegenüber nur 5%ig. Um den gleichen Wirkungseffekt zu erzielen muß man also, wie wir zeigen konnten, die 3fache Menge gegenüber den intramuskulären Präparaten verwenden. Gamma-Venin bietet den Vorzug der schmerzfreien Injektion und des schnelleren Wirkungseintrittes. Bei den muskelschwachen Frühgeborenen bietet diese Injektionsform besondere Vorzüge. Zu berücksichtigen ist allerdings — vor allem bei länger dauernden Prozessen bzw. in der Dauerprophylaxe, — daß auch die Elimination eine schnellere ist, weshalb mit kürzeren Zeitintervallen (2 bis 3 Wochen) wieder injiziert werden muß (KOCH).

Dosierung. Prophylaxe: 0,2—0,4 ml Gamma-Globulin/kg Körpergewicht intramuskulär bzw. 0,6—1,2 ml Gamma-Venin/kg Körpergewicht. Die Inkubationszeit der jeweiligen Erkrankung (s. bei Masern) und die Halbwertszeit (ca. 21 Tage) muß hinsichtlich der erwünschten Wirkung (Mitigierung, völliger Schutz, Dauer) beachtet werden. Für die verschiedenen Hyperimmun-Globulin-Präparate bzw. das allerglobulin gelten spezielle Vorschriften, siehe Einzelpräparate.

Therapie. 0,5—1,0 ml Gamma-Globulin/kg Körpergewicht, bei schweren Infektionen — eventuell wiederholt — Gamma-Venin, 3fache Dosis.

Literatur

BARANDUN, S., H. COTTIER, A. HÄSSIG u. E. RIVA: Das Antikörpermangelsyndrom. Basel u. Stuttgart: Benno Schwabe & Co. 1959.
— R. KIPFER, E. RIVA u. A. NICOLET: Über die therapeutische Verwendung von Gamma-Globulinen bei bakteriellen Infektionen. Schweiz. med. Wschr. 87, 153—156 (1957).

Koch, Fr.: Erfahrungen in der Masernprophylaxe mit Gamma-Globulin. Dtsch. med. Wschr. 97, 1324—1326 (1954).

— Erste Erfahrungen mit Gamma-Venin, einem intravenös injizierbaren Gamma-Globulin-Präparat, in der Kinderheilkunde. Dtsch. med. Wschr. 88, 282—285 (1963).

— H. E. Schultze u. G. Schwick: Über angeborene Defekte humoraler und cellulärer Abwehr. Z. Kinderheilk. 85, 227—254 (1961).

Lundström, R.: Complications of smallpox vaccination and their treatment with vaccinia immune gamma globulin. J. Pediat. 49, 129—140 (1956).

Nanning, W.: Prophylactic effect of antivaccinia gamma-globulin against post vaccinial encephalitis. Bull. Wld Hlth Org. 27, 317—324 (1962).

Rominger, E.: Zur Anwendung von Gamma-Globulin im Kindesalter. Leitartikel. Arch. Kinderheilk. 167, 1—9 (1962).

Rubbo, S. D., and J. C. Suri: Passive Immunization against tetanus with human immune globulin. Brit. med. J. 1962, No 5197, 97.

Stampfli, K., M. Kaiser u. S. Barandun: Zur therapeutischen Verwendung von Gamma-Globulin bei bakteriellen Infektionen. Bibl. haemat. (Basel) 12, 260—269 (1961).

Hämoderivate zur Therapie hämorrhagischer Diathesen

Plasmafraktion I (COHN)

Indikationen. Mangelzustände an Fibrinogen (Faktor I), antihämophilem Globulin A (Faktor VIII), komplexe Blutungsübel, Syndrom Willebrand-Jürgens, gesteigerte Fibrinolyse und Thrombopenie (Achenbach u. Mitarb., Imdahl usw.).

Die Plasmafraktion I wird heute von vielen Spenderzentralen, sowie von der Industrie hergestellt, ist lyophilisiert über 3 Jahre haltbar und enthält zahlreiche Plasmaproteine, von denen das Fibrinogen (Faktor I, ca. 500 mg), das antihämophile Globulin A (Faktor VIII, ca. $^1/_3$ des in 200 ml Spenderblut enthaltenen Faktor VIII), sowie der Antiblutungsfaktor (bei Syndrom Willebrand-Jürgens entsprechend der Konzentration im Spenderblut) die wichtigsten sind.

Kontraindikationen bestehen keine. Um das Risiko der Serum-Hepatitis gering zu halten, wird kein gepooltes Plasma verwandt, sondern jeweils vom einzelnen Spender ausgegangen.

Präparate:

Plasma-Fraktion-COHN I — „Hämoderivate" Wien = Immuno GmbH Heidelberg.

Eigenproduktion verschiedener Spenderzentralen.

Dosierung. Je nach Schwere der Blutung ein bis mehrere Flaschen.

Literatur

Achenbach, W., H. Egli, K. H. Kesseler u. H. Overkamp: Die Plasma-Fraktion I nach Cohn ihre Anwendung bei der Hämophilie, der Angiohämophilie und schweren Blutungen nach einer Anticoagulantienbehandlung. Dtsch. med. Wschr. 84, 675—682 (1959).

Egli, H., u. K. Kesseler: Über die Anwendung der Plasmafraktion I bei unstillbaren Blutungen. Dtsch. med. Wschr. 81, 875—876 (1956).

Gugler, E.: Zur therapeutischen Anwendung von Fraktion I nach Cohn. Ergebn. Bluttransfus.-Forsch. 6, 270—287 (1961).

Haupt, H., M. Beseke, H. Egli u. K. Kesseler: Die Behandlung schwerer Blutungen im Kindesalter mit Plasmafraktion I nach Cohn. Z. Kinderheilk. 79, 418—432 (1957).

Imdahl, H., H. Egli u. H. Buscha: Über die Bedeutung der Cohnschen Plasma-Fraktion I für die operative Behandlung der Hämophilie A. Med. Welt 1961, 1821—1824.

Witte, S., K. Th. Schricker u. D. Bressel: Über die Wirkung der Plasmafraktion I auf den hämorrhagischen Gefäßfaktor. Klin. Wschr. 35, 953—957 (1957).

Fibrinogen (Faktor I)

Indikationen. Ähnlich wie Fraktion I, jedoch nicht Hämophilie A, vor allem bei allen schweren Zuständen angeborener Afibrinogenämie, symptomatischer A- oder Hypofibrinogenämie (schwere Leberschäden, Purpura fulminans, Leukämie, Verbrennung, Defibrinierungsblutungen, Waterhouse-Fridrichsen, Moschkowitz). Da auch der Antiblutungsfaktor im Präparat enthalten ist, sind die therapeutischen Erfolge beim Syndrom Willebrand-Jürgens und der Thrombopenie günstig (Beller, Cazal u.Mitarb., Stampfli). Die Konzentration der Proteine ist wesentlich höher, so daß der Faktor I etwa 1000 mg entspricht. Ein weiterer Vorzug des Präparates ist, daß es im Gegensatz zu Vollblut frei von Profibrinolysin und Hemmkörpern der Gerinnung ist.

Kontraindikationen und Risiko wie bei Fraktion I.

Präparate:

Human-Fibrinogen (1 Flasche 1 g Fibrinogen, Packung mit 250 mg Fibrinogen) — Behringwerke.

Fibrinogen-Human (Packung 250 mg, 1000 mg, 2000 mg) — „Hämoderivate" Wien = Immuno GmbH Heidelberg.

Dosierung. 5—8 g Fibrinogen nach Schwere des Falles und unter Berücksichtigung des eventuellen Verbrauches (Defibrinierungsblutungen). Beim Syndrom Willebrand-Jürgens genügt meist 1 Flasche um die Blutung zu stillen, doch muß mitunter, speziell bei Schleimhautblutungen, die Injektion nach 6—8 Std wiederholt werden.

Literatur

BELLER, F. K.: Fibrinogeninfusionen als allgemein hämostatisches Prinzip bei schweren Blutungen. Med. Welt **25**, 1198—1202 (1959).

CAZAL, P., R. GRAAFLAND, P. JZARN, M. MATHIEU, C. PALEIVAR et J. FISCHER: L'action hémostatique du fibrinogène humain a fortes doses. Acta haemat. (Basel) **15**, 337—342 (1956).

STAMPFLI, K.: Über die therapeutische Verwendung von Fibrinogen bei Fibrinogenmangelkrankheiten und Thrombozytopenien. Ther. Umsch. **14**, 259 (1957).

ACC 76 (Accelerin-Convertin-Konzentrat)

Indikationen. Angeborener Mangel an Accelerin (Faktor V/VI), Convertin (Faktor VII), antihämophilem Globulin B (Faktor IX), Stuart-Prower-Faktor (Faktor X), sowie alle erworbenen Verminderungen obiger Proteine z. B. Melaena neonatorum, Cephalhämatom, schwere Leberstörungen, Herzinsuffizienz, Leukämie, Banti-Syndrom, sowie als akut wirkendes Antidot bei Überdosierung von Anticoagulantien (nicht Heparin!) bis zum Eintritt der Vitamin K_1-Wirkung (8Std!) (HAUPT, KOCH).

Kontraindikationen außer bei Thrombosen gibt es nicht, doch ist bei der Injektion einige Vorsicht geboten. Bei schneller Injektion kann es zu unangenehmen Sensationen, Hitzewallungen, stenokardieartigen Beschwerden usw., kommen. Ebenso darf kein Blut in die Spritze aspiriert werden, da die dann sich sofort bildenden Gerinnsel bei der anschließenden Injektion zu Mikroembolien führen. Die bestgeeignete Applikationsart ist der kleine Dauertropf. Nach HITZIG u. Mitarb. ist das Präparat bei Säuglingen und Kleinstkindern auch intramuskulär injiziert wirksam.

Präparate:

ACC 76, a) Kleinkind-Dosis mit 1000 E, b) Packung zu 4000 E — Behringwerke.

Dosierung. Bei Säuglingen bzw. Kleinstkindern 1000 E, älteren Kindern 4000 E, eventuell wenn die Wirkung nachläßt nach 3—4 Std ein zweites Mal.

Literatur

HAUPT, H.: Die Blutgerinnung bei Neugeborenen. Mschr. Kinderheilk. **104**, 1—6 (1956).

— Die Therapie akuter Blutungen im Kindesalter. Mschr. Kinderheilk. **106**, 245—250 (1958).

—, u. R. KREBS: Therapie der Prothrombin-Mangel-Blutung im Neugeborenenalter. Z. Kinderheilk. **78**, 667—683 (1956).

HITZIG, W. H., u. W. ZOLLINGER: Kongenitaler Faktor VII-Mangel. Familienuntersuchung und physiologische Studien über den Faktor VII. Helv. paed. Acta **13**, 189—203 (1958).

KOCH, FR.: Blutungsübel bei Neugeborenen. Klin. Wschr. **34**, 174—180 (1956).

Antihämophiles Globulin A

Indikation. Hämophilie A (AHG = Faktor VIII-Mangel) und Syndrom Willebrand-Jürgens (LANDBECK, NILSSON u. Mitarb., PAVLOVSKY, DOUGLAS).

Wenn man von wenigen Ländern absieht, wie etwa der Schweiz, in der sich Hämophilie A und B zahlenmäßig etwa die Waage halten, ist allgemein ein Überwiegen der Hämophilie A gegenüber der Hämophilie B um das 3—8fache festzustellen. Die neuen AHG-Präparate ermöglichen heute die Beherrschung schwerer Blutungen, ja erlauben die Durchführung von Zahnextraktionen oder Operationen. Doch sollte die Anwendung — einmal aus wirtschaftlichen Gründen, zum anderen wegen der Gefahr der Entwicklung einer Hemmkörperhämophilie — auf wirklich schwere Fälle begrenzt bleiben.

Kleinere äußere Blutungen sind oft durch lokale Behandlung mit Thrombinpräparaten (Acrithrombin, Thrombin purum [Behringwerke], Topostasin [Hoffman-La Roche]) eventuell auch durch resorbierbare Gelatinetampons, die mit Thrombin getränkt wurden, zu stillen. (Die Präparate sind tierischer Herkunft!). Bei den Schleimhautblutungen, speziell des Mundes, wie sie bei Kleinkindern oft beobachtet werden, versagt allerdings die lokale Therapie meist infolge der Verdünnung durch den Speichel und durch das Absaugen des frischen Gerinnsels (KOCH).

Kontraindikationen keine, doch ist die Gefahr der Sensibilisierung (Hemmkörperhämophilie) zu berücksichtigen.

Präparate:

Antihämophiles Globulin — Behringswerke.

Antihämophiles Plasma — „Hämoderivate" Wien = Immuno GmbH Heidelberg.

Dosierung. Bedenkt man, daß der Inhalt einer Ampulle (z. B. bei dem Präparat der Behringwerke) der AHG-Konzentration von 200 ml Spenderblut entspricht, so muß man unter Berücksichtigung der Ausgangskonzentration beim Empfänger mehrere Flaschen, entsprechend etwa 1—2,0 ml/kg Körpergewicht initial geben, um in den therapeutisch wirksamen Konzentrationsbereich zu kommen.

Bei dem antihämophilen Plasma der Immuno GmbH liegt der optimale Wirkungsbereich etwa bei 3,0 ml/kg. Berücksichtigt werden muß ferner, daß die Halbwertzeit des AHG ca. 8 Std beträgt (SOULIER u. Mitarb.), so daß in vielen Fällen alle 8 Std eine entsprechende Dosis — etwa die Hälfte der Initialdosis — injiziert werden muß. Die Therapie darf erst dann abgebrochen werden, wenn die Wundheilung eine neuerliche Blutung verhindert.

Die Dosierung beim Syndrom Willebrand-Jürgens kann im allgemeinen auf Grund eigener Erfahrung niedriger gehalten werden. Oft genügt schon 1 Flasche, um die Blutung nachhaltig zu stoppen. Nur bei Schleimhautblutungen ist eine über längere Zeit durchgeführte Therapie notwendig. Im allgemeinen ist aber BELLER recht zu geben, daß die *persönliche Erfahrung mit einem Präparat* eine große Rolle spielt, und es kaum möglich ist, Wirkungsprozente im Spenderorganismus einfach zu Wirkungsprozenten im Empfänger zu addieren, um zu den für eine Substitution notwendigen Konzentrationen zu kommen.

Literatur

BELLER, F. K.: Erörterungen über quantitative Probleme bei der Anwendung von Blutderivaten bei hämorrhagischen Diathesen, insbesondere der Afibrinogenämie. Proc. VII. Congr. Internat. Soc. of Blood Transfusions, S. 1013—1021 Basel: S. Karger 1959.

DOUGLAS, A. S.: Antihemophilic globulin assay following plasma infusions in hemophilia. J. Lab. clin. Med. 51, 580—585 (1958).

LANDBECK, G.: Über die Behandlung der Hämophilie. Med. Welt 1960, 295—303.

NILSSON, J. M., M. BLOMBÄCK, and B. BLOMBÄCK: The use of human anti-hemophilic globulin in

hämophilia A and in von Willebrand's disease. Acta haemat (Basel) 24, 116 (1960).

PAVLOVSKY, A.: The use of factor VIII freed from fibrinogen in the treatment of hemophilic patients. Brit. J. Haemat. 7, 365 (1961).

SOULIER, J. P., F. PROU-WARTELLE et F. JOSSO: Demi-vie de la prothrombine vraie. Nouv. Rev. franç. Hémat. 2, 673—684 (1962).

Noch nicht im Handel befindliche Hämoderivate

In der Therapie hämorrhagischer Diathesen wurde neuerdings noch über einige weitere Fraktionen berichtet, die auf anderen Herstellungsmethoden beruhend, eine bessere Wirkung garantieren sollen. Früher oder später ist mit ihrer industriellen Herstellung zu rechnen. NILSON u. Mitarb. berichten über die nach BLOMBÄCK u. BLOMBÄCK mit der Glycinmethode hergestellte Fraktion I—0 (eine Volldosis aus 1400—1600 ml frischen Citratplasma) zur Behandlung der Hämophilie A und des Syndroms WILLEBRAND-JÜRGENS.

DORMONT u. Mitarb. geben gleichfalls zwei weitere Fraktionen I—F (Seitz-Filterung) bzw. I—A (Adsorption) zur Therapie der Hämophilie A an.

LARRIEU u. Mitarb. benutzten zur Therapie verschiedener Blutungsübel (Mangel an Prothrombin, Proconvertin, Stuartfaktor und Hämophilie B) eine PPSB genannte Fraktion, die inzwischen von SOULIER u. Mitarb. unter der Bezeichnung CSB (Convertin, Stuart-Faktor, Hämophilie B) abgewandelt und verbessert wurde.

Literatur

BLATRIX, CH., et J. P. SOULIER: Préparation d'une fraction riche en prothrombine, proconvertine, facteur Stuart et facteur antihémophilique B (fraction P.P.B.). Path. et Biol. 7, 23—24, 2477 (1959).

DORMONT, J., M. STEINBUCH, CH. BLATRIX, C. WEILLAND et N. MASSERAN: Préparation des fractions riche en facteur antihémophilique A. Fraction I de fin de filtration Seitz (I—F) et fraction sterile adsorbée (I—A). Path. et Biol. 7, 2439—2447 (1959).

LARRIEU, M. J., J. COHN, J. P. SOULIER et JEAN BERNARD: Traitement de l'hémophilie B par une fraction plasmatique riche en facteur antihémophilique B (P.P.B.). Path. et Biol. 7, 2507—2513 (1959).

NILSSON, J. M., M. BLOMBÄCK, B. BLOMBÄCK, and O. RAMGREN: The use of human AHF (fraction I—0) in haemophilia A. Blut 8, 92—102 (1962).

SOULIER, J. P., CH. BLATRIX, O. PROU-WARTELLE et A. VIGNAL: Préparation d'une fraction sérique riche en convertine (VII) facteur Stuart (X) et facteur antihémophilique B (IX), fraction C.S.B. Nouv. Rev. franç. Hémat. 2, 27—38 (1962).

Erythrocyten-Konzentrate

Indikationen. Anämien bei kreislaufgefährdeten Patienten, sekundäre Anämie bei Patienten mit normalem Blutvolumen und Proteinhaushalt, Anämien bei Nephropathien mit Erhöhung des Blutdruckes, Eisenmangelanämien (35 ml Erythrocyten-Sediment = 25 mg Eisen!) immunosatorisch bedingten hämolytischen Anämien (BEUMER u. Mitarb., KOLB, FUCHSIG, SCHNEIDER, BERGMANN).

Unterschieden werden muß zwischen deplasmiertem Erythrocyten-Sediment und gewaschenem Erythrocyten-Sediment. Ersteres enthält noch geringe Mengen von Plasma, womit gegebenenfalls unerwünschte immunologische Reaktionen ausgelöst werden können (FISCHER). Letzteres ist nach mehrfachem Waschen mit physiologischer Kochsalzlösung so gut wie plasmafrei. Eventuelle Transfusionszwischenfälle, die nach vorausgegangener Sensibilisierung durch die Komplementzufuhr ausgelöst werden, können so vermindert bzw. verhindert werden. Beide Formen bieten den Vorzug, daß bei möglichst geringer Volumenvermehrung eine Erythrocytensubstitution erfolgt. Die geringere Belastung ist um so berechtigter, wenn man bedenkt, daß nach BOCK eine Vollbluttransfusion von 420 ml Blut eine Zunahme des Herzminutenvolumens um 1 Liter bedingt!

Nach KOLB sind die Transfusionszwischenfälle bei Verwendung von Erythro-Konzentraten eindrucksvoll geringer als bei Transfusion von Vollblut. Die Voraussetzungen zur Transfusion sind die gleichen, wie bei jeder Vollbluttransfusion (Blutgruppen und Faktoren, Kreuzprobe, Coombstest). Die Überlebensdauer der Erythrocyten ist am besten gewährleistet, wenn nur frische 10—20 Std alte Erythrocyten-Sedimente verwandt werden.

Nach SCHMITT u. Mitarb. kann allerdings durch besondere Zusätze die Lagerungsfähigkeit auf 7—14 Tage verlängert werden.

Daraus ergibt sich, daß man aber in der Regel gezwungen ist, die Konzentrate selbst herzustellen oder auf die nächstgelegene Blutspenderzentrale zurückgreifen muß. Industrielle Präparate sind nicht im Handel.

Die *Kontraindikationen* entsprechen denen einer Vollbluttransfusion. Als spezielle Kontraindikationen gelten: akute Blutungen bzw. posthämorrhagischer Schock, Verbrennungen mit toxischer Erythrocytenzerstörung sowie die Eiweißmangelkachexie.

Präparate:

Erythrocytenkonzentrate verschiedener Blutspenderzentralen.

Literatur

BERGMANN, H.: Das Erythrozytensediment in der ambulanten Praxis. Ergebn. Bluttransfus.-Forsch. 5, 148—156 (1960).

FUCHSIG, P.: Indikationen von Erythrozytentransfusionen und deren Dosierung. Ergebn. Bluttransfus.-Forsch. 2 (1956).

KOLB, H.: Die klinische Bedeutung der Erythrozyten-Sediment-Transfusion. Ergebn. Bluttransfus.-Forsch. 6, 64—75 (1961).

SCHMITT, H., u. CH. HABRICH: Lagerungsfähigkeiten von Erythrozytensedimenten. Ergebn. Bluttransfus.-Forsch. 5, 156—161 (1960).

Thrombocytenkonzentrate

Indikationen. Thrombocytopenische und thrombopathische Blutungen. Die Tatsache, daß nach BOCK u. Mitarb. mehr als zwei Drittel aller hämorrhagischen Diathesen ausschließlich (66%) oder teilweise (17%) durch eine Thrombocytopenie oder eine Thrombocytopathie verursacht werden, rechtfertigt das große Interesse zahlreicher Autoren, welches von eh und je für solche Konzentrate bestand. Trotz jahrelanger Beschäftigung mit diesen Problemen scheint nach früheren positiven, ja enthusiastischen Stimmen, die Beurteilung derzeit zurückhaltender geworden zu sein (SPIELMANN). Dies liegt wohl an den überaus zahlreichen Funktionen dieser außerordentlich stoffwechselaktiven Zellen bzw. ihrer kurzen Lebensdauer, die einer funktionserhaltenden Reinigung bzw. Konzentrierung große Schwierigkeiten bereiten, obwohl in dieser Hinsicht durchaus positive Beurteilungen aus letzter Zeit vorliegen (GROSS u. Mitarb., ARNAUD u. Mitarb.). Für die Substitution kommen praktisch (neben der Übertragung von Frisch- oder Konservenblut) drei Formen in Betracht:

1. Frische Zubereitung thrombocytenangereicherter Plasmen. Der Struktur und Funktion nach sind die Thrombocyten derart am schonendsten aufbereitet, doch ist ihre Verwendung kurzfristig und an eine Blutbank gebunden (MCGOVERN).

2. Thrombocytenkonserven, die durch Zusatz enzymschützender Substanzen vollfunktionstüchtige Thrombocyten — einschließlich der sehr empfindlichen Retraktionsfähigkeit —

30*

für 3—4 Wochen gewährleisten. In gewissem Grade ist auch ein Versand solcher Konserven möglich. Blutgruppengleichheit ist wie bei 1. Voraussetzung für ihre Verwendung (Arnaud u. Mitarb., Gross u. Mitarb.).

3. Lyophilgetrocknete Thrombocyten. Hier wird bewußt auf die Struktur der lebenden Thrombocyten verzichtet und lediglich auf die nicht an die lebensstrukturgebundenen gerinnungs- und gefäßaktiven Thrombocytenfunktionen Wert gelegt. So zubereitete Thrombocytentrockenpulver können jahrelang gelagert, versandt und bei Bedarf in isotonischer NaCl-Lösung aufgelöst und injiziert werden (Tullis, Klein u. Mitarb., Gross u. Mitarb., Koch).

Präparate:

Trockenthrombocyten — Behringwerke.

Hinsichtlich der *Dosierung* können keine Angaben gemacht werden, da die einzelnen Konzentrate in der Ausgangsmenge des Spenderblutes und der Anreicherung differieren. Ein individuelles Vorgehen ist also unbedingt erforderlich.

Kontraindikationen gibt es nicht, zumal Schädigungen — z. B. Mikrothromben — nicht bekannt sind. Die Schwierigkeit liegt jedoch in der Tatsache, daß die Verwendung an große Kliniken oder an das Vorhandensein einer nahegelegenen Spenderzentrale gebunden ist. Neuerdings sind die Behringwerke in der Lage, lyophilgetrocknete Thrombocyten in begrenztem Umfang abzugeben.

Literatur

Arnaud, S. B., T. J. Greewalt, J. M. Pavlowski, and S. A. Johnson: Function and ultrastructure of transfused, surviving human platelets in patients with thrombocytopenic complicating disease. Transfusion (Philad.) **3**, 8—28 (1963).

Gross, R.: Aktuelle Probleme des Thrombozytenersatzes. Ber. 7. Tagg dtsch. Ges. Bluttransf. Berlin 1958. Bibl. haemat. (Basel) **9**, 92—102 (1959).

— G. W. Löhr u. H. D. Waller: Physiologische und klinische Probleme der Thrombozytensubstitution. Proc. Seventh. Congr. Int. Soc. Blood Transf. Rom, S. 917—924. Basel: S. Karger 1959.

— — — Long term preservation of functionally intact platelets. Proc. Seventh Congr. europ. Soc. Haemat. London 1959, part II, p. 686—691. 1960.

—, u. G. Schwick: Über die Gerinnungsaktivität und intravenöse Anwendung lyophilgetrockneter menschlicher Thrombozyten. Klin. Wschr. **35**, 814—819 (1957).

Klein, E., S. Farber, J. Djerassi, R. Toch, G. Freeman, and P. Arnold: The preparation and clinical administration of lyophilized platelet material to children with akute leukemia and aplastic anemia. J. Pediat. **49**, 517—522 (1956).

— R. Toch, S. Farber, G. Freeman, and R. Fiorentino: Hemostasis in thrombocytopenic bleeding following infusion of stored, frozen platelets. Blood **11**, 693—699 (1956).

McGovern, J. J.: Platelet transfusions in pediatrics. New Engl. J. Med. **256**, 922—927 (1957).

Spielmann, W.: Über die Verwendung von Thrombozyten-Konzentraten in Konserven. Leseranfrage. Dtsch. med. Wschr. **1963**, 1157.

Tullis, J. L., D. M. Surgenor, and Ph. Baudanza: Preserved platelets: Their preparation, storage and clinical use. Blood **14**, 456—475 (1959).

Therapie und Prophylaxe mit Seren und Blutbestandteilen

Von H. W. Hertel, Marburg/Lahn

Geschichtliches. Durch zielstrebigen Ausbau tierexperimenteller Untersuchungen und gedankenreiche Interpretation ihrer Ergebnisse wies E. v. Behring eine schützende Substanz im Tierblut gegen Diphtherie- und Tetanustoxin nach. Mit der Veröffentlichung seiner grundlegenden Arbeit „Über das Zustandekommen der Diphtherie-Immunität und der Tetanus-Immunität bei Thieren" im Jahre 1890 schuf er die Grundlagen der als ärztliche Behandlungsmethode bis dahin unbekannten Serumtherapie und -prophylaxe. Im Verlauf der folgenden Jahrzehnte gelang es, durch Reinigung bzw. Fermentation stabile und hochwertige Sera mit einem Höchstmaß an Wirksamkeit und Verträglichkeit herzustellen.

Biologie der Serumapplikation. Seruminjektionen, die als *passive Immunisierung* bezeichnet werden, führen zu vielfältigen immunbiologischen Vorgängen wie Antigen-Antikörperbindung, Sensibilisierung gegen artfremdes Eiweiß, Serumausscheidung, Antigen-Antikörper-Komplexclearance u. a. m. Vom Standpunkt der Praxis stellt sich hier als wichtigste Frage die nach dem Wirkungsmechanismus des Serums im gesunden und kranken Organismus, seiner Rolle und Bedeutung im ärztlichen Heilplan.

Wirkungsmechanismus

Bei jeder Seruminjektion werden dem Empfänger präformierte, durch aktive Immunisierung von Tieren und Menschen (krankheitsbedingt bei Rekonvaleszentenserum, stillgefeit bei Gammaglobulin, gezielt bei Pertussis- und Tetanushyperimmunglobulin) gewonnene Antikörper vorwiegend antitoxischen Charakters zugeführt. Durch die in spezifischer Bindung ablaufende Toxin-Antitoxin-Reaktion wird der Wirkeffekt des Serums für die Infektionsabwehr sofort disponibel. Infolgedessen sind Heil (= Schutz)-sera überall dort indiziert, wo eine schnelle und umfassende Absättigung laufend resorbierten und kreisenden Toxins notwendig ist, um die Verankerung des Giftes an der Zelle zu verhindern, die nach Schwere der Vergiftung und Zahl der toxingeschädigten Zellen den klinischen Ausgang bestimmt.

Seiner chemischen Natur nach kann der Antikörper, dessen Toxinabsättigungseffekt im Blut im großen Rahmen einer der Gammaglobulinfraktion prinzipiell zuzuordnenden spezifischen Transport- bzw. Abtransportfunktion mit dem Ergebnis der Eliminierung eines pharmakologisch „entschärften" Toxins in Form des Antigenantikörperkomplexes zu sehen ist, mit dem Gammaglobulinkomponentensystem identifiziert werden (SCHULTZE). Ganz gleich, ob es sich um eine prophylaktische oder therapeutische Serumapplikation handelt, Definitionen, die aus der *klinischen* Perspektive heraus geprägt worden sind, stellen beide im *biologischen* Sinn eine *prophylaktische* Maßnahme dar, da sie das toxinempfindliche Gewebe vor weiterer Giftschädigung *schützen*, dagegen nicht in der Lage sind, Toxin aus der bereits vollzogenen Zellbindung herauszulösen. Durch die Verhinderung weiterer Toxinzellverankerung und damit der Addition zu eventuell tödlich wirkender Giftdosis stellt die — biologisch gesehen — *prophylaktische* Maßnahme im Krankheitsfalle eine im *klinischen* Sinne echte *therapeutische* Leistung dar.

Ausscheidung

Tierische Sera als artfremde Eiweißlösungen unterliegen dem natürlichen Eliminierungsvermögen des Makroorganismus für Fremdsubstanzen, was für die Dauer der *Serumwirkung* bedeutungsvoll ist. Dieses Ausscheidungsgefälle des Antitoxins ist im Rahmen einer gewissen individuellen Schwankungsbreite *dosisabhängig* und um so steiler, je höher der IE-Gehalt der gegebenen Serumdosis ist. Eine weitere Beschleunigung der Ausscheidungszeit tritt bei Sensibilisierung (GODFREY, PARSONS et al.) ein, wodurch es ebenfalls zu einer verkürzten *Verweil-* und damit *Wirkungsdauer* des Serums kommt (s. Kurve).

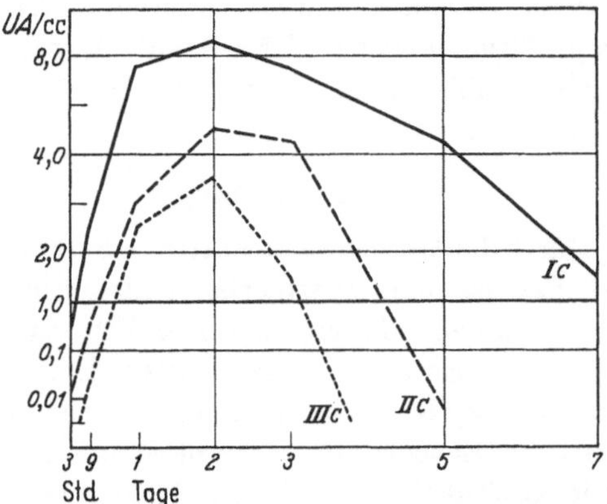

Abb. 32. Schwund des passiv übertragenen Tetanusantitoxins (Pferd) aus dem Blute von Kaninchen bei wiederholter Injektion (nach REGAMEY). Antitoxingehalt nach 1. Injektion ————. Antitoxingehalt nach 2. Injektion — — — (15 Tage nach 1. Injektion). Antitoxingehalt nach 3. Injektion ········· (30 Tage nach 1. Injektion).

So sinken 1500 IE (z. B. eines Tetanusserums) in etwa 7 (MAURER) bis 10 (STAFFORD) Tagen unter den schützenden Antitoxinspiegel des Blutes. Dosiserhöhungen führen jedoch nicht zu erhöhter Serumverweildauer in *mathematischer* Parallelität; d. h. 3000 IE (eines Tetanusserums) verbleiben nicht 14—20 Tage im Körper, sondern werden auch bei Erstinjektion nicht unwesentlich schneller ausgeschieden. Daraus und aus der Tatsache der Multivalenz der Toxin-Antitoxin-Reaktion (MARRACK, HEIDELBERGER, BOYD), wonach ein Toxinmolekül mehrere Antitoxinmoleküle binden kann, so daß eine einmalig gegebene Antitoxinmenge bereits durch den ersten Toxinresorptionsstoß abgesättigt sein kann, ergibt sich für die Praxis die Notwendigkeit, bei der meist vorhandenen protrahierten Toxinwirkung vor allem dann, wenn der Herd der Toxinbildung nicht eliminiert wurde (unbekannt gebliebene Splitterverletzung beim Tetanus) oder werden kann (diphtherischer Rachenprozeß!), Seruminjektionen *so schnell wie möglich* vorzunehmen und *zu wiederholen*. Dies kann mehrere Tage hintereinander (schwere Diphtherie) oder nach kurzem zeitlichen Intervall (Vermeidung eines Spättetanus geschehen). Im letzteren Fall ist darauf zu achten, daß das Intervall nicht länger als 7 Tage bemessen sein darf, um anaphylaktische Reaktionen zu vermeiden. Eine andere Möglichkeit, z. B. bei der Tetanusserumprophylaxe, besteht darin, die einmalige prophylaktische Dosis in gewissen Grenzen zu erhöhen, weil dadurch immerhin einige Tage längerer Verweildauer gewonnen werden. 3000 IE/12 Tage, 5000 IE/15 Tage (Maurer).

Sensibilisierung

Durch die Antigenität des artfremden Serumeiweißes ist eine spezifische Sensibilisierung des Serumbehandelten unvermeidlich, da biologisch zwangsläufig. Durch Verwendung von fermentierten Seren, bei denen antitoxisch nicht wirksame Eiweißstoffe entfernt sind und das antitoxisch aktive Globulin eine Molekülverkleinerung erfahren hat, ist die Sensibilisierung des Patienten auf ein Minimum reduziert. Bei noch bestehender Sensibilisierung kann es nach Reinjektion der *gleichen* Serumart zum *anaphylaktischen Schock* kommen, dessen Auftreten indessen durch sorgfältige anamnestische Exploration weitestgehend vermeidbar ist.

Komplikationen
Anaphylaktischer Schock

Symptomatologie. Atemnot, lebensbedrohlicher, peripherer Kreislaufkollaps mit Blässe, Cyanose und anoxämischen Organschäden, lokales Ödem, eventuell Erbrechen. In den meist typischen Fällen tritt das Syndrom wenige Minuten nach der Seruminjektion auf, während eine Latenzzeit bis zu 2 Std, verbunden mit weniger schweren Erscheinungen, relativ selten ist.

Prophylaxe. In den meisten Fällen klärt *sorgfältige anamnestische Exploration des Erkrankten oder seiner Angehörigen* die Frage einer eventuellen Sensibilisierung. Nicht weniger wichtig ist die Befragung nach *ärztlichen Bescheinigungen über stattgefundene Seruminjektionen*. Lag die Applikation länger als 1 Jahr zurück und handelte es sich um Fermoserum, so ist die Gefahr des Schocks bei Re-

injektion eines Fermoserums wohl gering, aber nicht sicher ausschließbar. Bei Sensibilisierung gegen Pferdeserum und anzunehmender Schockgefährdung durch Reinjektion ist wie folgt vorzugehen.

α) Ausweichen auf Rinder- oder Hammelserum. Besonders in der Prophylaxe anzuwenden, wo nur kleine Serummengen benötigt werden (Tetanussimultanimpfung mit 1,5 bis 3,0 ml eines tausendfachen Serums!).

β) Desensibilisierung. Vor allem in Krankheitsfällen, wo unter Umständen große Serummengen benötigt werden, die *nur vom Pferd* als *hochwertige* Sera zur Verfügung stehen. Hierbei wird durch die Applikation unterschwelliger Dosen des spezifisch auslösenden Antigens ein Zustand zeitlich begrenzter oder dauernder Unter- oder Unempfindlichkeit herbeigeführt.

Methode 1: 0,5 ml Pferdeserum subcutan, 2 Std später 1,0 ml Serum intramuskulär, nach weiteren 1—2 Std Applikation der vorgesehenen vollen Serumdosis.

Methode 2 (Rosenfeld). Vor Beginn der Desensibilisierung Injektion von Antihistaminica intramuskulär und Ganglienblockern. Anschließend 0,5—1,0—2,0 und 4,0 ml Serum subcutan in regelmäßigen Abständen von 15 min. Nach weiteren 15 min wird die volle Dosis gegeben.

Methode 3: 0,2 ml unverdünntes Serum subcutan. Bei glatter Verträglichkeit wird die Hauptdosis 30 min später gegeben.

Tritt nach der ersten desensibilisierenden Dosis wiederum ein anaphylaktisches Syndrom auf, so empfiehlt sich folgendes Vorgehen.

Aussetzen des geplanten Injektionsmodus. Parenterale Antihistaminicabehandlung. Blutdruckmessung bis zum völlig erholten *RR*-Wert. Nach Beseitigung der Symptome Wiederholung der ersten Dosis subcutan. Bei voller Tolerierung wird die Hauptdosis 30 min später appliziert.

Primär-allergischer Schock

Sein Auftreten ist konstitutionsabhängig und bei allen drei Serumarten möglich. Durch desensibilisierende Maßnahmen kann er nicht nur nicht verhindert, sondern unter Umständen provoziert werden, so daß hier die anamnestische Befragung des Erkrankten selbst, nach seiner Ascendenz und nächsten Verwandtschaft auf allergische Belastung wie Asthma,

Heufieber, Urticaria, Ekzem, Neigung zu polyserositischen Reaktionen besonders wichtig ist. *Trotz der unbestreitbaren Tatsache, daß Haut- bzw. Schleimhautempfindlichkeit und allgemeine Überempfindlichkeit nicht immer parallel gehen*, ist bei geringstem Verdacht auf allergische oder anaphylaktische Reagibilität diese durch folgende Methoden zu verifizieren. Nicht wenige Autoren fordern, daß vor *jeder* Injektion von artfremdem Serum *grundsätzlich* der Verträglichkeitstest durchzuführen ist.

α) *Intracutantest.* Die für die Injektion vorgesehene Serumart (Pferd, Rind, Hammel) wird an der Innenseite des Unterarms *intracutan* appliziert.

Methode 1: 0,1 ml eines 1:10 verdünnten Normalserums.

Methode 2: 0,1 ml eines 1:100 verdünnten Serums.

Bei Allergikern sind aus Vorsichtsgründen 0,05 ml eines 1:1000 verdünnten Serums zu applizieren (Report of the Committee on the control of infectious diseases).

β) *Subcutantest* (PARISH u. CANNON). 0,1 oder 0,2 ml eines verdünnten Serums *subcutan.*

Bildet sich innerhalb der nächsten 10 bis 15 min eine starke Quaddel mit Erythem, so liegt primäre Allergie vor, sofern früher Seruminjektionen nicht gegeben worden waren.

γ) *Conjunctivaltest.* Das gleiche ist der Fall, wenn nach Einträufeln der unter α) genannten Dosis in den unteren Conjunctivalsack innerhalb der gleichen Zeit starke conjunctivale Injektion, Juckreiz, Tränenfluß und Lidödem auftreten.

Beide Tests sind in gleicher Technik und Dosis am anderen Arm bzw. Auge mit physiologischer NaCl-Lösung zu kontrollieren. Die Feststellung einer primären Allergie zwingt zu einem wohlabgewogenen, verantwortungsbewußten ärztlichen Entschluß, wobei das Prinzip der Risikoabwägung (geringste Gefährdung des Patienten oder Impflings, größtmöglicher Nutzen) das Vorgehen der Wahl bestimmt. Folgende Möglichkeiten bieten sich an:

δ) Ausweichen auf eine Serumart, gegen die *keine Allergie* vorliegt. Gegebenenfalls müssen alle drei Serumarten durchgetestet werden.

ε) Verzicht auf die Serumapplikation, wenn eine Bedrohung quoad vitam durch die vorliegende Erkrankung oder die vorhandene Verletzung weder vorliegt noch erwartet werden

kann. Diese Entscheidung ist schwerwiegend und wird nur selten gefällt werden können. Keinesfalls darf sie mit dem Grundsatz kollidieren, daß eine als *lebensnotwendig* erkannte Seruminjektion aus Furcht vor möglichen Komplikationen, die zudem therapeutisch beeinflußbar sind, nicht unterbleiben darf.

ζ) Die Seruminjektion wird trotz positiven Cutan- oder Ophthalmotestes vorgenommen, wenn sie *lebensrettende prophylaktische* (Schlangenbiß) oder *therapeutische* (Botulismus, Schlangenbiß) Bedeutung hat. Bei feststehender allergischer Belastung, aber *nicht unmittelbar drohender Lebensgefahr* empfehlen PARISH und CANNON folgendes Vorgehen:

0,2 ml 1:10 verdünntes Serum subcutan, 30 min später 0,2 ml unverdünntes Serum und die Hauptdosis nach weiteren 30 min. Nach den Empfehlungen des oben erwähnten amerikanischen Committees wird in gleicher Weise mit der jeweiligen Dosis von 1,0 ml vorgegangen. Liegt eine tödliche Bedrohung (z. B. durch hochgiftigen Schlangenbiß) vor, kann es durch das mit Zeitverlust verbundene refrakte Vorgehen zu irreparablen Schäden kommen. Hier muß unter Umständen auf Desensibilisierung im Falle der anaphylaktischen Reagibilität und refrakte Dosen bei erwiesener Allergie verzichtet werden. Die intramuskuläre Injektion von 0,5 (Erwachsene 1,0) ml Adrenalin, 1:1000 verdünnt, *vor* der Seruminjektion wird für diese Fälle angeraten.

Therapie. 0,5 ml (Erwachsenendosis 1,0) Adrenalin 1:1000 oder 0,1—0,25 ml Noradrenalin 1:1000 intramuskulär, unter Blutdruckkontrolle Wiederholung der gleichen Dosis nach jeweils 30 min bis zur Blutdrucknormalisierung.

Antihistaminica parenteral in üblichen Dosen.

In schweren Fällen u. U. 0,1—0,25 ml Adrenalin 1:10000, mit physiologischer NaCl- oder 10%iger Glucoselösung auf insgesamt 5,0 ml Gesamtvolumen verdünnt, langsam intravenös. Wenn die Adrenalinwirkung nicht überzeugend ist, Corticoide in hoher Dosis (bei Säuglingen und Kleinkindern etwa 3 mg/kg Körpergewicht Prednisolon) intravenös, eventuell als Dauerinfusion über mehrere Tage (cave Tuberkulose und Diabetes).

Symptomatische Therapie in Abhängigkeit des vorhandenen Syndroms.

Perorale Antihistaminicabehandlung für weitere 10 Tage, um verzögert auftretende allergische Manifestationen zu verhindern.

Packungsangebot. 1:10 Normalserum vom Pferd, Rind, Hammel, Ampulle zu 0,5 ml.

Serumkrankheit

Durch Bindung noch kreisender Serumrestmengen mit bereits gebildeten Eiweißantikörpern entsteht eine echte Antigen-Antikörper-Reaktion, die humoral und zellständig abläuft und bei Erst- und Zweitinjektion auftreten kann. Neben einer gewissen Serumdosisabhängigkeit kommen konstitutionelle Faktoren in Form eines individualabhängigen Ausscheidungsgefälles und Antikörperbildungsvermögens nach Menge und Tempo ursächlich in Frage.

Klinik. Beginn 6—10 Tage nach der Serumapplikation, längeres Intervall ist möglich, jedoch relativ selten. Bei Personen mit früheren Seruminjektionen kann es zur beschleunigten oder Sofort-Reaktion (Stunden bis 4 Tage Intervall) kommen. Es entwickelt sich rasch eine generalisierte Urticaria mit oft unerträglichem Juckreiz. Nicht selten bestehen kurzdauerndes Fieber mittlerer Höhe und Lymphdrüsenschwellung. In mittelschweren und schweren Fällen hohe Temperaturen und zusätzliche Symptome einer Polyserositis. Der Vollständigkeit halber seien seltene Komplikationen wie Iritis, Neuritis nervi optici (Miller u. Stanton) Orchitis, Lymphadenopathie mit Splenomegalie und passagere Paresen vornehmlich des Plexus brachialis erwähnt.

Prophylaxe. Durch Verwendung hochwertiger fermentierter Sera wird die Komplikationsrate stark eingeschränkt (1—5%, Parish und Cannon); die trotzdem noch auftretenden Fälle müssen als unvermeidbar hingenommen werden.

Therapie. Je nach Schwere des Falles eventuell Bettruhe, intravenöse Injektion von Calciumpräparaten, eventuell mehrfach täglich in Verbindung mit Antihistaminica peroral. Bei ausgeprägtem Polyserositis-Syndrom Pyrazolonderivate in altersabhängiger Dosis. Bei hartnäckiger Persistenz 5 mg Prednisolon 6 bis 8stündlich für 1—2 Tage peroral. Eiweißarme und vitaminreiche Kost beschleunigen den Heilungsprozeß. Quälendes Hautjucken wird durch subcutane Injektion von 0,5 ml Suprareninlösung 1:1000 fast immer schlagartig, wenn auch nur auf Zeit beseitigt. Heiße Bäder tragen ebenso zur Linderung bei wie Einreibungen entsprechender spirituöser Lösungen.

Lokalreaktion

Eng begrenztes Erythem mit Urticaria, 7—10 Tage nach der Seruminjektion auftretend. Dauer etwa 2—3 Tage.

Therapie. Lokal sowie Calcium intravenös bzw. Antihistaminica peroral.

Lokale Anaphylaxie in Parallelität zum Arthus-Phänomen bei Tieren

Diese sehr seltene Komplikation zeigt sich als Schwellung und begrenzte Gewebsinduration mit späterer Nekrose, die bis zur Muskulatur reichen kann. Sie ist vermeidbar, wenn Seruminjektionen während des Bestehens einer Serumkrankheit, die durch Serumzweitinjektion bereits entstanden ist, unterbleiben oder Serumzweitinjektionen nicht in oder nahe einer früheren Seruminjektionsstelle gesetzt werden.

f) Spätallergische Reaktion

Sie treten nach einem determinierten Intervall (10—20 Tage und mehr) überwiegend in Form der *serogenetischen Encephalitis* und *Polyneuritis* auf neuro-allergischer Grundlage auf (Lederbogen, Rieder, Miller u. Stanton). Ihre außerordentliche Seltenheit und das gehäufte familiäre Auftreten weisen auf ursächliche konstitutionelle Faktoren hin. Während bei *Erwachsenen und älteren Kindern* eine überwiegende Neigung zur Encephalomyelitis feststellbar ist, die morphologisch als *diffus-perivenöse Herdencephalitis* abläuft, treten bei Kleinkindern zentralnervöse Komplikationen in Form einer foudroyant verlaufenden Encephalopathie außerordentlich selten auf (Rieder). Daneben sind Blut und Gefäßapparat Prädilektionsstellen (Huhn). Als wichtigste Krankheitsbilder seien erwähnt:

1. Encephalomyelitis.
2. Polyneuritis (Guillain-Barré-Syndrom).
3. Paresen (Facialis, Acusticus, Extremitäten).
4. Thrombopenie.
5. Periarteriitis nodosa.
6. Lupus erythematodes disseminatus.

Kontraindikationen

relative: schwere allergische Diathese,

keine: bei vitaler Indikation (Schlangenbiß, Botulismus).

Allgemeine Regeln bei Seruminjektionen

a) Vor Anwendung des Serums Kontrolle der Verwendbarkeitsdauer und Beschaffenheit. Sera mit abgelaufener Gewährsdauer oder getrübte Sera sind nicht zu benutzen.

b) Schärfste Indikationsstellung für jede Seruminjektion, insbesondere beim Allergiker.

c) Jede Seruminjektion hat langsam zu erfolgen.

d) Sterile Spritze und Kanüle sowie Adrenalin 1:1000 müssen bereitliegen.

e) Intravenöse Applikation beim Allergiker ist abzulehnen (Ausnahme: tödlicher Schlangenbiß, Gasödem).

f) Die intravenöse Injektion ist — von den seltenen Fällen der vitalen Indikation abgesehen — 30 min nach einer tolerierten intramuskulären Probeinjektion vorzunehmen. Das Rüstzeug der medikamentösen Schocktherapie hat bereitzuliegen.

g) Während der Seruminjektion ist der Erkrankte oder Impfling sorgsam auf beginnende Schocksymptome zu beobachten.

h) Jeder Serumempfänger ist nach der Injektion wenigstens 5 min unter ärztlicher Kontrolle zu halten. PARISH und CANNON fordern 30 min.

i) Die Möglichkeit des Auftretens einer Serumkrankheit ist im Interesse des Vertrauensverhältnisses Arzt/Patient wenigstens zu erwähnen.

k) Auf das Auftreten verschleierter spätallergischer Reaktionen, insbesondere von neurologischen Symptomen ist zu achten.

l) Nicht wenige Autoren verlangen vor *jeder* Seruminjektion die oben beschriebene Vortestung auf Anaphylaxie und Allergie. Beim erkannten oder vermuteten Allergiker werden einschleichende Dosen von 1:1000 verdünntem homologen Serum empfohlen.

Lagerung

Sera sind grundsätzlich im Kühlschrank bei $+4^0$ bis $+6^0$ C und dunkel aufzubewahren. Getrübte Sera sind für den Verbrauch unzulässig.

Bezugsquellen

a) Jede Apotheke führt die gängigen Sera und Plasmaproteine (Gammaglobulin).

b) Bei Nichtvorhandensein Anfrage beim zuständigen Arzneimittelkontor der Farbwerke Hoechst AG, Verkauf Arzneimittel, Abt.: Behring-Präparate oder Asid Institut GmbH München-Lohhof. Für einzelne Sera Immunochemie GmbH Heidelberg und Südmedica GmbH München.

c) In seltensten Fällen direkte Anfrage beim Hersteller.

Übersicht über die prophylaktisch und therapeutisch anwendbaren Sera

A. Tierischer Herkunft	*B. Menschlicher Herkunft*
1. Tetanus-Serum (Pferd, Rind Hammel)	Gamma-Globulin
2. Diphtherie-Serum (Pferd, Rind, Hammel)	Gamma-Venin
3. Gasödem-Serum (Pferd)	Pertussishyperimmunglobulin Tetanus-hyperimmun-globulin
4. Botulismus-Serum (Pferd)	(Masernrekonvaleszenten-Serum)
5. Schlangen-Serum (Pferd)	(Polio-Rekonvaleszenten-Serum)
6. Staphylokokken-Serum (Pferd)	
7. Milzbrand-Serum (Rind)	
8. Meningokokken-Serum (Pferd)	
9. Scharlach-Serum (Pferd)	
10. Rotlauf-Serum (Pferd)	
11. Peritonitis-Serum (Pferd)	

Tetanusserum

Anwendung als Fermoserum vom Pferd mit hohem Gehalt an Immunitätseinheiten (IE) oder gereinigte Sera vom Rind und Hammel.

a) Therapeutisch. Die Ansicht über Wert oder Unwert der Serumtherapie ist uneinheitlich, ebenso über das methodische Vorgehen, was Einzeldosis, Gesamtdosis und Anzahl der Injektionen anlangt. So empfiehlt ECKMANN, ein guter Kenner des Tetanus, die einmalige Injektion von 10000—20000 IE, PERLSTEIN, STEIN et al. propagieren je 40000 IE intramuskulär und intravenös, letztere in 250 ml physiologischer NaCl-Lösung mit 1,0 ml Suprarenin 1:1000. BROWN, MOHAMED et al. halten 200000 IE als Gesamtdosis für ausreichend, während RITTER und RASCHLE täglich 1 bis

$1,5 \cdot 10^5$ IE bis zu einer Gesamtdosis von $3,5 \cdot 10^6$ IE applizieren. Von Weissschedel stammt der Vorschlag, *20 000 IE pro kg* Körpergewicht in einer einzigen Dosis intravenös in Narkose zu geben. Die vorwiegend angewendete intramuskuläre Injektion wird am besten an der Vorderseite des Oberschenkels vorgenommen.

So wenig ein allgemein gültiges Behandlungsschema angegeben werden kann, so sehr gilt der Grundsatz der *sofortigen Serumapplikation* beim *ersten Verdacht* eines Tetanus, sofern Zweckmäßigkeit oder Notwendigkeit der Serumtherapie bejaht wird.

Auf Grund theoretischer Überlegungen und tierexperimenteller Erfahrungen erscheinen eine *einmalige Serumgabe* mit genügend hoher Dosis bei *sofortiger einwandfreier Beseitigung des Infektionsherdes* (Wundtoilette) bzw. *mehrtägige* Applikation *bei unbekanntem Infektionsherd* (Splitterverletzung) unter Annahme der multivalenten, inkongruenten Antitoxinabsättigung und weitergehenden Toxinresorption in refrakter Dosis einleuchtend.

b) Prophylaktisch. Beim Vorliegen des Verdachts auf *tetanusinfizierte Wunden* als passive Immunisierung.

Vorteile. Sofort einsetzende Schutzwirkung unter der Voraussetzung *schnellmöglicher* Applikation unmittelbar nach der Verletzung. Serumapplikationen, die 24 Std nach der Verletzung und später gegeben werden, werden von vielen Autoren als bereits nutzlos abgelehnt (Boyer, Corre-Hurst).

Nachteile.

1. Sensibilisierung gegen artfremdes Eiweiß.

2. Möglichkeit der Auslösung eines primär-allergischen Schocksyndroms.

3. Gefahr des anaphylaktischen Schocks nach Zweitinjektion von Serum der gleichen Eiweißart.

4. In seltenen Fällen spätallergische Reaktionen.

5. Möglichkeit der Serumkrankheit.

6. Keine sichere Schutzwirkung, die je nach Dosis sowieso nur 8—14 Tage anhält.

Indikationen.

1. Nicht aktiv Geimpfte.

2. Unvollkommen aktiv Geimpfte mit *einer* Impfstoffapplikation aus Sicherheitsgründen in Unkenntnis der *individuellen* Boosterfähigkeit, die in nicht ganz wenigen Fällen noch einige Jahre nach einer *einmaligen* Impfstoffapplikation nachgewiesen werden konnte.

3. Aktiv Geimpfte, deren letzte Impfstoffapplikation im Rahmen lege artis durchgeführter Grundimmunisierung oder Auffrischimpfung länger als 4 (Tasman) bis 5 Jahre zurückliegt; wenn schlechte, anaerobes Wachstum begünstigende, stark verschmutzte Wunden vorliegen oder die chirurgische Wundversorgung später als nach 24 Std einsetzt, so daß bedeutende Toxinresorption inzwischen stattfinden konnte, liegt es im ärztlichen Ermessen, das Intervall von 4—5 Jahren zu reduzieren.

Methodik und Dosierung. Die Tetanusserumprophylaxe ist *grundsätzlich* als *Simultanimpfung*, d. h. als kombiniert aktiv-passive Schutzimpfung durchzuführen. Damit entgeht der Verletzte für die Zukunft im Bedarfsfalle weiteren Serumapplikationen mit allen ihren Nachteilen.

Indikationsfall 1 (s. oben). Mindestdosis 1500 IE Tetanusfermoserum; besser und richtiger ist der Vorschlag von Edsall, der als Minimaldosis 3000 IE/dosi vorschlägt. Bei Sensibilisierten ist wegen beschleunigter Serumausscheidung die einmalige Dosis auf 4500 bis 6000 IE zu erhöhen (Maurer). Die Injektion erfolgt subcutan, besser intramuskulär. Zur gleichen Zeit bei gleicher Applikationsart 0,5 ml Tetanusadsorbatimpfstoff an kontralateraler Stelle. Die damit *eingeleitete aktive Immunisierung* bedarf nach 4—12 Wochen grundsätzlich der Komplettierung. Sind 3000 IE und mehr gegeben worden, ist es empfehlenswert, die durch die hohen Serumdosen evtl. bedingte Depression der Antikörperbildung durch eine 3. Impfstoffgabe nach weiteren 3 Monaten auszugleichen.

Indikationsfall 2 (s. oben). Serumdosierung und Impfstoffapplikation zunächst wie unter Indikationsfall 1; die Grundimmunisierung ist damit abgeschlossen, wenn die einzige Impfstoffapplikation nicht länger als *6—12 Monate* zurückliegt. Bei längerem, eventuell jahrelangem Intervall ist die Serotoxoidprophylaxe aus Sicherheitsgründen wie bei einem *nicht aktiv Geimpften* zu Ende zu führen, d. h. 4—12 Wochen nach der Simultanimpfung erfolgt die zweite und letzte (Ausnahme bei hoher Serumdosis s. oben) Impfstoffapplikation.

Indikationsfall 3 (s. oben). Hier wird die Serumprophylaxe aus Sicherheitsgründen und auf Grund der besonderen, gefährdenden Situation (Wundverhältnisse, verspätete Wundkontrolle) durchgeführt und bleibt immer eine Ermessensfrage des Arztes, in ihrer bestmöglichen Lösung abhängig von praktischer Erfahrung und dem Verständnis für immunbiologische Zusammenhänge. Die gleichzeitig applizierte einmalige *Impfstoffdosis* erfüllt hier die Funktion der *Auffrischimpfung* (Booster-Effekt!).

Packungsangebot

Fermoserum vom Pferd
Amp. mit 1500 IE in 0,5 ml ⎫
Amp. mit 1500 IE in 1,5 ml ⎬ für die Simultan-
Amp. mit 1500 IE in 2,0 ml ⎭   impfung
Amp. mit 25000 IE in 5,0 ml ⎫ für therapeutische
Amp. mit 30000 IE in 10,0 ml ⎭   Zwecke geeignet)

Serum vom Rind
Amp. mit 1500 IE in 1,5 ml (für die Simultanimpfung).
Amp. mit 10000 IE in 10,0 ml (für therapeutische Zwecke geeignet).

Serum vom Hammel
Amp. mit 1500 IE in 1,5 ml (für die Simultanimpfung).

Diphtherieserum

Da das Ausmaß der bis zum ärztlichen Eingreifen stattgefundenen Toxinverankerung und damit gegebenen Zellschädigung sowie die Menge des kreisenden, zellaviden Toxins unbekannt ist, andererseits weitere Toxinzellverankerung durch die Serumzufuhr verhindert wird, stellt diese im *biologischen Sinn echte Prophylaxe* klinisch eine therapeutische Leistung dar.

Zur Zeit gilt die antitoxische Serumbehandlung noch als die Methode der Wahl. Als klinischer Maßstab für die Dosierung und zeitliche Anwendungsform können der Schweregrad der Erkrankung und als gut beurteilbarer Anhaltspunkt das Tempo der Abstoßung der Pseudomembranen gelten. Hohe oder höchste Anfangsdosen bedeuten Luxuskonsumption, da das Eliminierungsvermögen des Körpers für artfremdes Eiweiß hohe Dosen mit steilerem und verkürztem Ausscheidungsgefälle beantwortet und Multivalenz des Antikörperverbrauches anzunehmen ist. Solange die Pseudomembranen nicht restlos beseitigt sind, ist Toxinresorption möglich, so daß die Abschirmung des toxinempfindlichen Gewebes mittels absättigungsfähigen Antitoxins im Gang bleiben muß.

Leichte Fälle. Einmalige intramuskuläre Serumapplikation mit etwa 250—500 IE/kg Körpergewicht. Bei verzögerter Membranmarkierung und -abstoßung kann sich je nach Lage des klinischen Ablaufes eine zweite Seruminjektion in gleicher Dosierung empfehlen.

Mittelschwere Fälle. Mehrtägige Serumapplikation mit einer Initialdosis bis zu 1000 IE/kg intramuskulär unter sorgfältiger Beobachtung der Serumwirkung am Ablauf des pseudomembranösen Prozesses und auf den Intoxikationszustand des Patienten.

Schwere Fälle (maligne Form). Rasche Gewebsprophylaxe durch eine „intravenöse" Überbrückungsdosis von 2000—3000 IE in Form von höchstwertigem Fermoserum (cave Allergiker und anaphylaktischen Zustand!), nachdem 30 min vorher eine probatorische Serumdosis intramuskulär gegeben und toleriert wurde (PARISH, CANNON). Gleichzeitig erfolgt die intramuskuläre Injektion der gesamten Initialdosis in Höhe von 1000—2000 IE/kg als allerdings nicht bindende Dosierungsrichtzahl, wobei vor allem bei Jugendlichen und Erwachsenen das IE/kg-Verhältnis reduziert werden kann. Weitere tägliche oder 2tägige Serumapplikationen mit vom Körpergewicht abhängigen Dosen bis zur Abstoßung der Pseudomembranen erscheinen auf Grund immunbiologischer Vorstellungen und Erkenntnisse zweckmäßig. Die Ausbildung einer Anaphylaxie ist bei diesem Vorgehen nicht möglich.

Prophylaktisch. Die Prophylaxe mit Diphtherieserum ist, wenn überhaupt, nur äußerst selten notwendig. Mit 5000 IE ist ein sofortiger, wenn auch nur zeitlich begrenzter Schutz von etwa 14 Tagen gewährleistet. Die Indikation dürfte nur dann gegeben sein, wenn Kinder in engstem Kontakt mit dem Erkrankten stehen oder gestanden haben und eine aktive Immunität nicht vorliegt.

Packungsangebot

Fermoserum vom Pferd. Ampulle mit 10000 IE in 5,0 und 10,0 ml; Ampulle mit 20000 IE in 5,0 ml.

Serum vom Rind und Hammel. Ampulle mit 10000 IE in 10,0 ml.

Gasödemserum

Bei dem in Friedenszeiten seltenen Gasödem sind antitoxische Prophylaxe und Therapie unerläßlich.

Therapeutisch. Bei geringstem Verdacht sind 50—200 ml Serum als Tagesdosis beim *Erwachsenen* eine gebieterische Forderung, was einer Durchschnittsdosierung von 0,7—2,9 ml pro kg Körpergewicht entspricht. Je nach Verlaufsform ist die Injektion täglich zu wiederholen. Da bei intramuskulärer, aber auch subcutaner Injektion die dem Serumdepot unmittelbar benachbarten Gewebeteile durch den Serumdepotdruck mehr oder weniger anämisiert werden, wodurch der Weiterverbreitung der anaerob wachsenden Erreger Vorschub geleistet wird, soll die Applikation *intravenös* erfolgen und nur notfalls intramuskulär in weit entferntes, gesundes Gewebe.

Prophylaktisch. Die Indikation wird äußerst selten eintreten; die ebenfalls intravenös zu verabreichende Dosis für Erwachsene und Jugendliche beträgt 20 ml, bei Kleinkindern 10 ml.

Packungsangebot

Ampullen zu 20,0 und 50,0 ml eines gereinigten, konzentrierten Serums mit Quoten gegen

Cl. perfringens (Gasbranderreger) 400 E/ml,

Cl. septicum (Pararauschbranderreger) 250 E/ml,

Cl. novyi 300 E/ml,

Cl. histolyticum 20 E/ml.

Botulismusserum

Bei dem seltenen Krankheitsbild des Botulismus ist die Serumbehandlung zwingend.

Therapeutisch. Bei geringstem Verdacht sofortige Serumzufuhr, um das Gewebe vor dem aus dem Darm einströmenden Toxin zu schützen. Als *Erwachsenendosis* werden 50,0 bis 100,0 ml intramuskulär mit täglicher Wiederholung bis zum Rückgang der Augen- und Pharynxsymptome injiziert. In *schweren* Fällen und bei *spätem ärztlichen Eingreifen* ist *sofortige* Toxinabsättigung mittels intravenöser Applikation empfehlenswert (schwierige Indikationsentscheidung beim Allergiker).

Prophylaktisch. Ausnahmsweise dann, wenn der Verzehr botulinusvergifteter Nahrung in der Umgebung des Erkrankten sicher feststeht und Krankheitszeichen noch nicht vorhanden sind. In solchen Fällen werden beim *Erwachsenen* 50,0 ml intramuskulär injiziert.

Packungsangebot. Ampulle mit 50,0 ml.

Schlangengiftserum

Therapeutisch. Durch Absättigung des freien Giftes werden weitere Läsionen verhindert, während manifeste Schäden nicht mehr rückgängig gemacht werden können. Frühzeitige Applikation *genügend großer* Antitoxinmengen ist deshalb wichtig (Ephrati). Rosenfeld empfiehlt, die nötige Gesamtdosis auf einmal zu injizieren. Bei leichten Fällen *kann intramuskuläre* Injektion genügen, in schweren Fällen *muß intravenös* injiziert werden. Da das Verhältnis von Körpergewicht und Giftmenge die Schwere der Intoxikation bestimmt, müssen bei Kindern unverhältnismäßig höhere Antitoxinmengen gegeben werden, d. h. die Dosen für Erwachsene und Kinder sind gleich.

Prophylaktisch. Sofortige Applikation nach Schlangenbiß! Bei *unbekannter* Schlangenart werden polyvalente Kontinentalsera, bei *einwandfreier Identifizierung* (Zoo, Schlangenfarm, Tierhandlungen, Schausteller) *monovalente* Sera angewendet. Da das europäische Kontinentalserum die Gifte aller in Europa vorkommenden Giftschlangen absättigt, dürfte dieses hierzulande in fast allen Fällen genügen. Die Injektion muß im Interesse einer *sofort wirksam werdenden Toxinabsättigung* so *rasch als möglich* erfolgen. Darüber hinaus ist die klinische Einweisung selbst bei harmlos erscheinenden Kreuzotterbissen zwecks mehrtägiger klinischer Kontrolle anzuordnen.

Dosierungsrichtlinien:

1. Bei *sofortiger Serumapplikation* nach Bißverletzung durch:

a) europäische Giftschlangen 10—20 ml intramuskulär,

b) *tropische Giftschlangen,* 20—40 ml intravenös und intramuskulär.

2. Bei später einsetzender Serumbehandlung oder bereits vorliegenden Vergiftungssymptomen 40—60 ml möglichst intravenös.

Tritt nach Serumgabe innerhalb der nächsten 2 Std keine Besserung des Allgemeinzustandes ein, ist die Serumgabe (möglichst intravenös und langsam) mit der gleichen Dosis zu wiederholen. Bei bestehender Allergie oder Anaphylaxie ist der Applikationsweg unter dem Blickwinkel der „Risikobalance" zu wählen.

Packungsangebot. Ampullen zu 10,0 ml.

Staphylokokkenserum

Die Entwicklung antibiotisch resistenter Stämme hat in den letzten Jahren ein Interesse an antitoxischen Sera neu geweckt. Wenn auch biologisch hochwertige Sera deutscher Provenienz zur Zeit noch nicht zur Verfügung stehen, liegen doch Erfahrungen über die therapeutische Brauchbarkeit antitoxischer Staphylokokken-Sera vor, deren Anwendung bei Versagen der antibiotischen Therapie oder Vorliegen eines deutlichen Intoxikationssyndroms indiziert ist.

Dosierung abhängig von der immunbiologischen Struktur des Serums (Antikörper gegen verschiedene Stoffwechselfraktionen von Staph. aureus).

Nach BAKER und SHANDS erhielten Kinder unter 10 Jahren 20000 AE, solche über 10 Jahre 40000 AE intramuskulär als Initialdosis. War eine Wirkung auf den Krankheitsprozeß nicht erkennbar, wurden an den folgenden Tagen je 40000—60000 AE intravenös (ein Teil Serum und zwei Teile Verdünnungsflüssigkeit) innerhalb 20 min infundiert. Mit dem Einsetzen einer erkennbaren therapeutischen Wirkung wird die Serumtherapie abgesetzt.

DÓBIAS, BALLÓ und KEMÉNYVÁRI schlagen vor, bei Säuglingen mit sehr schwerer Toxikose 5000—10000 AE zu geben, Kinder bis zu 10 Jahren erhielten 15000—20000 AE, Jugendliche und Erwachsene 40000—60000 AE, die teils intramuskulär, teils lokal (Pleuraempyem) zu applizieren sind.

Prophylaktisch. Keine Indikation.

Milzbrandserum

Durch die Erfolge der antibiotischen Therapie sind Seruminjektionen bei Milzbrandinfektionen fragwürdig geworden. In Fällen von schwerer Milzbrandpneumonie und -sepsis kann die Applikation des antiinfektiösen Serums jedoch eine ärztliche Ermessensfrage werden.

Therapeutisch. Die intramuskulär zu gebende Initialdosis für *Erwachsene* beträgt je nach Schwere des Falles 20—40 ml, die in gleicher Höhe gegebenenfalls mehrfach täglich zu wiederholen ist.

Prophylaktisch. Keine Indikation.

Packungsangebot. Ampulle zu 10,0 ml.

Meningokokkenserum/Scharlachserum

Mit der Verwendung von Chemotherapeutica und Antibiotica ist die Applikation überflüssig geworden.

Rotlaufserum

Seit jeher beim Erysipeloid begrenzt angewendet, hat es durch die antibiotische Therapie eine weitere therapeutische Einschränkung erfahren. ERDMANN empfiehlt Dosen von 10 bis 20 ml.

Packungsangebot. Ampulle zu 10 ml.

Peritonitisserum

Auch dieses antitoxisch wirkende Serum wird — wenn überhaupt — nur in seltenen Fällen indiziert sein. Therapeutische Dosen von 20—40 ml intramuskulär oder intravenös in Kombination mit Applikation von 40 ml intraperitoneal, sofern laparotomiert werden muß, gelten beim Erwachsenen als Norm.

Packungsangebot. Ampulle zu 50 ml.

Gammaglobulin

(zur *intramuskulären* Injektion)

Als 16%ige Lösung der hochgereinigten Gammaglobulinfraktion des menschlichen Serums enthält es die wirksamen Antikörper von Erwachsenenblut in angereicherter Form. Sein Indikationsgebiet umfaßt vorwiegend die *Prophylaxe* von Viruskrankheiten sowie die *Therapie* bakterieller Infektionen, vor allem auf der Basis eines Antikörpermangelsyndroms. Hier fehlt meist, wenn auch nicht immer, das Gammaglobulin-Komponentensystem, der Träger der spezifischen Abwehrfunktion, bei deren Versagen jede antibiotische oder chemotherapeutische Behandlung im „luftleeren Raum" schwebt; d. h., die therapeutische Indikation des Gammaglobulin liegt bei den Fällen, wo Resistenzschwäche, allgemeine Anfälligkeit, Erregerresistenz, schwere Konsumption und Rezidivneigung den klinischen Infektionsablauf bestimmen. In vielen Fällen die antibiotische oder chemotherapeutische Behandlung unterstützend und ergänzend, gewinnt Gammaglobulin durch die Substitution eines für die Infektabwehr unabdingbaren Proteinkomplexes in nicht wenigen Fällen *therapieentscheidende Bedeutung.*

Als *arteigenes* Serum ist es nicht mit den Nachteilen der *artfremden* Sensibilisierung belastet und von wesentlich längerer Wirkungsdauer. Je eher es zur Anwendung gelangt, um so durchschlagender ist vor allem seine prophylaktische Wirkung.

1. Applikation und Dosierung. Die Dosierung erfolgt nach kg Körpergewicht, die Applikation hat grundsätzlich intramuskulär, am besten tief intraglutäal unter Beachtung der hierfür notwendigen Kautelen zu erfolgen. Bei Mengen über 10 ml ist die Aufteilung in zwei äquivalente Teildosen (z. B. Gesamtdosis 14 ml $= 2 \times 7$ ml beiderseits intraglutäal) zweckmäßig, da der Depotdruck bei voller Dosis zu mehrere Stunden anhaltendem, schmerzhaften Druck führen kann, zumal schon wenige ml hin und wieder die gleichen Beschwerden auslösen können.

2. Therapie. Bei *Parotitis epidemica* wird die Komplikationsrate von Orchitis und der relativ seltenen Meningoencephalitis bzw. Pankreatitis nur bei Verwendung von *Hyperimmunglobulin* (0,5 ml/kg Körpergewicht) signifikant vermindert (Gellis, McGuiness et al.). Mit 4—8 ml Standardgammaglobulin je nach Alter wurden nach Bower, Affeldt et al. schwere Fälle von *infektiöser Mononucleose* günstig beeinflußt. Weintraub behandelte Fälle von *Herpes zoster* initial mit 10 ml intramuskulär, spritzte 48 Std später 5 ml eventuell nach und beobachtete rasche Schmerzbeseitigung und Sistierung der aufschießenden Efflorescenzen. Barandud sah in etwa 60% seiner 12 Fälle ein zum Teil schlagartiges Verschwinden der radikulären Schmerzen (Dosierung: 1 ml/kg Körpergewicht intravenös zu applizierendes Gammaglobulin. Siehe Gammavenin!). Für Kleinkinder und Säuglinge gilt eine altersentsprechende Dosisreduktion. Auch bei schwerer *Pockenimpfreaktion* wird der Prozeß günstig beeinflußt. Neben *Viruspneumonie* und *-encephalitis*, wo Dosen bis zu 2 ml/kg Körpergewicht angewendet werden (Odessky u. Mitarb.), sind *Hypo-* und *Agammaglobulinämie* sowie das klinisch sich manifestierende *Antikörpermangelsyndrom*, das nicht nur konstitutionell persistierend, sondern weitaus häufiger transitorisch (neurovegetativ-labile Säuglinge, Frühgeburten, Kleinkinder) auftritt, die Hauptanwendungsdomäne.

Dosierung. Je 5 ml in 6stündigem Abstand bis zum Erreichen einer Gesamtdosis von 0,5 ml/kg. Bei Säuglingen ist eine entsprechend geringere Anfangsdosis zu wählen. Ist das Krankheitsbild in den nächsten 48 Std nicht gebessert, erfolgen weitere Injektionen, bis 1,0—1,5 ml/kg als Gesamtdosis erreicht sind. Im Interesse einer umfassenden Therapie werden daneben antibiotisch bzw. chemotherapeutisch wirkende Mittel eingesetzt. Beim *konstitutionellen Antikörpermangelsyndrom* empfehlen Barandun, Cottier et al. regelmäßige Substitution alle 3—4 Wochen mit 1 ml/kg Körpergewicht bei eventueller Variation hinsichtlich Dosis und Applikationsintervall je nach Schwere des klinischen Krankheitsbildes. In Fällen der meist kurzdauernden *transitorischen Hypogammaglobulinämie* des Kleinkindes genügen in der Regel 1—2 Injektionen mit je 1—2 ml/kg Körpergewicht intramuskulär (Barandun).

3. Prophylaxe. Hier und speziell bei Viruserkrankungen kommt der Wirkeffekt am deutlichsten und nachhaltigsten zum Ausdruck, der um so vollkommener ist, je eher die Injektion nach bekannt gewordener Exposition erfolgt. Im späten Inkubationsstadium angewendet, läßt sich oftmals der Krankheitsausbruch nicht mehr verhindern, immerhin kommt es dann zur Mitigierung des Krankheitsbildes.

Masern. Bei umgebungsgefährdeten, resistenzschwachen, tuberkuloseinfizierten und hospitalisierten Kindern, bei denen eine Viruskontamination stattgefunden hat, ist die Prophylaxe besonders bedeutungsvoll. Weiterhin in Kontaktfällen bei:

1. Nicht immunen Graviden in den ersten 3 Schwangerschaftsmonaten (Embryopathie!).

2. Kindern unter 3 Jahren (erhöhte Letalitätsziffer!).

Bei Applikation in den ersten Tagen bzw. vom 3.—5. Inkubationstag ist mit einem Schutz in 87—97% zu rechnen (Kaude, Wins et al., Koch). Erfolgt diese danach bis zum 8. Inkubationstag, kann mit einer Mitigierung gerechnet werden, während spätere Applikationen auch bei erhöhter Dosis von zweifelhaftem Wert sind.

Dosierung (deutsche Angaben) 1.—3. Inkubationstag 0,2 ml/kg Körpergewicht; 4. bis 7. Inkubationstag 0,3—0,4 ml/kg Körpergewicht, später 0,5—1,0 ml/kg Körpergewicht.

USA-Schema. Unter der Voraussetzung der Applikation in den ersten 5 Inkubationstagen. Verhinderung: 0,1 ml/kg Körpergewicht. Mitigierung: 0,02 ml/kg.

Brit. Vorgehen. Angaben in mg Gamma-globulin.

	Verhinderung:	Mitigierung:
Unter 1 Jahr .	—	250 mg = 1,6 ml
1—2 Jahre . .	250 mg = 1,6 ml	500 mg = 3,2 ml
3 Jahre und darüber . .	250 mg = 1,6 ml	750 mg = 4,8 ml

Die unter Berücksichtigung des Körpergewichts und der verflossenen Inkubationstage gewählte Dosierung (deutsche Angaben) erscheint besonders empfehlenswert.

Wegen der zeitlich begrenzten prophylaktischen Wirkung (schwankende Angaben zwischen 3 und 7 Wochen) ist bei fortdauernder Exposition die Injektion nach 3 Wochen zu wiederholen.

Eine endgültige Beurteilung seiner Anwendbarkeit im Rahmen der *Masern-Lebendimpfung* (Abschwächung des eventuell auftretenden mitigierten Impfkrankheitsbildes) mit 0,02 ml/kg Körpergewicht (STOKES jr. und Mitarb.) erscheint noch als verfrüht.

Röteln. Wichtigste Indikation ist die Rötelnprophylaxe bei auch nur verdächtig kontaminierten graviden Frauen *innerhalb der ersten 3 Schwangerschaftsmonate* zwecks Verhinderung der *Embryopathia rubeolosa*, sofern keine sichere Rubeolaanamnese vorliegt; weiterhin die Verhütung von Epidemien bei hospitalisierten Kindern.

Dosierung bei Kindern. 1.—5. Inkubationstag 0,3 ml/kg; 6.—8. Inkubationstag 0,5 ml/kg.

Dosierung bei Graviden. Generell 10,0 ml (PARISH und CANNON); RADL u. LORANT empfehlen 20,0 ml, BARANDUN steigert auf 1 bis 2 ml/kg Körpergewicht.

Wiederholungsinjektion bei länger als 2 bis 3 Wochen dauernder Exposition.

Windpocken. Bei Windpocken-Exposition stellt KRUGMAN die Indikation bei folgenden Personengruppen:

1. Frühgeburten,
2. Neugeborene und Säuglinge bis 6 Monate,
3. Patienten mit Bluterkrankungen, insbesondere dann, wenn Steroide, Antimetaboliten, Lost-Derivate oder ionisierende Strahlen therapeutisch verwendet worden sind,
4. Schwangere mit negativer Windpocken-Anamnese.

Die Dosierung ist die gleiche wie bei Röteln (FUNKHOUSER).

Pockenkomplex.

1. Indikation:

α) Überalterte Erstimpflinge,

β) gravide Frauen in den ersten 3 Schwangerschaftsmonaten bei indizierter Vaccination (Ermessensfrage!),

γ) drohende Pockengefahr mit zwingender Vaccinierung:

αα) trotz bestehender Kontraindikation (z. B. klinisch manifestes und latentes Ekzem),

ββ) Erstimpflinge, die zum Zeitpunkt der *zwingenden* Impfung krank sind (Ermessensfrage, ob Impfung überhaupt),

γγ) Erst- und Wiederimpflinge mit Antikörpermangelsyndrom,

δδ) unter längerer Cortison-Behandlung stehende Erst- und Wiederimpflinge.

Die Verwendung von Hyperimmungammaglobulin ist vor allem in den Indikationsfällen der Position γ vorzuziehen.

2. Dosierung:

a) Standard-Gammaglobulin: 0,7—0,8 ml/kg Körpergewicht) (KARTE).

b) Hyperimmun-Gammaglobulin,

α) Kinder: 0,2—0,3 ml/kg Körpergewicht,

β) Erwachsene: 0,3—0,5 ml/kg Körpergewicht.

3. Zeitpunkt: Frühestens 24 Std vor und spätestens 24 Std nach Lebend-Vaccination.

Bei Verwendung von 16%igem Antivaccinia-Gammaglobulin gab NANNING Erwachsenen generell 2,0 ml unmittelbar nach der Impfung.

Hepatitis. In Form der *Familienprophylaxe* bei *Einzelerkrankung* sowie bei exponierten Personen (Ärzte, Pflegepersonal, Laboranten) dann, wenn mit Virusaufnahme zu rechnen ist oder eine Virusinoculation mit der Gefahr einer Serumhepatitis stattgefunden hat oder zu befürchten ist. Durch lege artis durchgeführte Prophylaxe konnten STOKES jr. und NEEFE sowie HAVENS jr. und PAUL die Morbiditätsziffer auf $^1/_8$—$^1/_{10}$ der sonstigen Zahlen drücken.

Die Dosierung muß, der epidemiologischen Situation angepaßt, elastisch gehandhabt werden, sie liegt zwischen 0,02—0,12 ml/kg Körpergewicht. KRUGMAN und WARD empfehlen bei Kindern mit kurzdauernder Exposition (Familien- oder Schulkontakt, explosive Endemie!) 0,04 ml/kg Körpergewicht. Bei länger dauernder oder anhaltender Exposition in *endemisch stark verseuchten Gebieten* 0,12 ml/kg Körpergewicht für Kinder und Erwachsene.

Das „Am. Acad. Com. on the control of infectious diseases" und die „US Armed Forces" empfehlen bzw. benützen eine Erwachsenendosis von 0,1 ml/kg Körpergewicht.

Mit dieser Dosierung ist bei *Hepatitis epidemica* nach Krugman ein absoluter oder Mitigierungsschutz bis zu 6 Monaten zu erzielen. Krugman vertritt die Meinung, daß Gammaglobulin aber mehr einen „modifizierenden" als „absoluten" Effekt ausübt.

Wegen der Beziehung zwischen Applikations- und Inkubationszeit, ist der Schutz nicht in jedem Fall absolut. So sahen Roska, Pecenka et al. innerhalb 3 Monate nach einer Prophylaxe mit 0,03 ml/kg bei 308 Impflingen 3 Erkrankungen (=0,98%) bei 6,3% in der Kontrollgruppe.

Für die Prophylaxe der *Serumhepatitis* sind höhere Dosen in gewissen Abständen wegen der die zeitlich beschränkte Gammaglobulinwirkung weit überlagernden Inkubationszeit notwendig. Wenn auch eindeutige, das Vorgehen bestimmende Erfahrungen nicht vorliegen, wird empfohlen, die Initialdosis von 10 ml = ca. 0,12 ml/kg Körpergewicht, im Abstand von 4 Wochen 2—3mal zu wiederholen (Stokkes jr., Blanchard et al.).

Poliomyelitis. Trotz des bewiesenen prophylaktischen Wertes der Gammaglobulinanwendung hat diese seit Einführung der aktiven Schutzimpfung (parenteral, oral) viel von ihrer Bedeutung verloren. Übrig bleiben als Indikation bei *Ungeimpften* die *Familienprophylaxe* zur Überbrückung kürzerer, besonders gefährdeter Zeiträume und die *Individualprophylaxe* bei unausweichlichen disponierenden Faktoren (Operation, körperliche Konsumption) in *Epidemiezeiten*.

Dosierung. 0,3 ml/kg Körpergewicht. Englische Empfehlung (Parish und Cannon): Kinder bis 12 Monate 3,2 ml = 500 mg; Kinder bis 6 Jahre 6,4 ml = 1,06; Kinder darüber 10,0 ml = 1,5 g.

Frühgeborene. Einmalige prophylaktische Injektion von 1,0—1,5 ml/kg Körpergewicht monatlich hat sich bei der Aufzucht von Frühgeborenen bewährt.

Packungsangebot. Ampullen zu 2 ml, Ampullen zu 5 ml.

Gammaglobulin
(zur intravenösen Injektion)

Präparate: Gammavenin, pH_4-behandeltes Gammaglobulin.

Gammavenin

Es handelt sich um ein für die *intravenöse Injektion* adaptiertes 5% Gammaglobulin mit spezieller Indikation für die *Therapie*, während *prophylaktische* Maßnahmen besser mit dem nur intramuskulär injizierbaren Gammaglobulin vorzunehmen sind. Die Vorteile der intravenösen Applikation bestehen in

a) Wegfall der mit der intramuskulären Injektion oft verbundenen Schmerzhaftigkeit,

b) Vermeidung des durch Proteolyse bedingten intramuskulären Resorptionsverlustes, d. h. erhöhter Wirkungsgrad.

c) Wirkungsbeschleunigung (Schultze u. Schwick).

Indikationsgebiet. Agammaglobulinämie, Hypogammaglobulinämie, Antikörpermangelsyndrom, Versagen der antibiotischen Therapie, auf der Basis von Resistenzschwäche bei schweren bakteriellen Infektionen, akute septisch-toxische Allgemeininfektionen, eventuell auch bei Scharlach (Landon u. Mitarb.), Viruserkrankungen wie Herpes zoster, Viruspneumonie und -encephalitis, schwere Pockenimpfkomplikationen und Herpesinfektionen des Auges.

Dosierung. Je nach Schwere der Erkrankung unter Umständen mehrfache intravenöse Applikation bis zu 1,5 ml/kg Körpergewicht pro Einzelapplikationen und 2—3 ml/kg Körpergewicht insgesamt täglich. Kombinationstherapie mit Antibiotica und Chemotherapeutica. Bei *transitorischer Hypogammaglobulinämie* 1—2 ml/kg Körpergewicht im Abstand von 3 Wochen bis zur Normalisierung der Globulinverminderung.

Packungsangebot
Ampullen mit 5 ml; Ampullen mit 10 ml; Infusionsflasche mit 50 ml.

Tetanushyperimmunglobulin
Vom Menschen stammendes, antitoxinangereichertes Hyperimmunserum zur Prophylaxe und Behandlung des Tetanus. Infolge des fehlenden Sensibilisierungsvermögens und seiner verlängerten Verweil- und damit Wirkungsdauer stellt es einen echten Fortschritt dar.

Therapie. Initialdosis, je nach Schwere des Falles, 5000—10000 IE. In den folgenden Tagen Fortsetzung der Serumapplikation mit je 3000 IE, die hinsichtlich Injektionsintervall und Gesamtdauer der homologen Serumtherapie in Abhängigkeit vom sich entwickelnden Krankheitsbild durchzuführen ist, wobei Gesamtdosen von 30000 IE und mehr keine Seltenheit sind.

Die Applikation erfolgt grundsätzlich intramuskulär.

Prophylaxe. Im Rahmen der Simultanimpfung gegen Tetanus anstelle der gebräuchlichen artfremden Sera.

Dosierung. 350—400 IE pro Schutzdosis.

Damit gelingt es, einen verläßlichen passiven Schutz von mindestens 3 bis etwa 4 Wochen aufzubauen und das sog. *schutzlose Intervall* auszuschalten. Die mit der Injektion artfremden Serums zwangsweise verbundenen Nachteile bzw. Komplikationsmöglichkeiten fallen bei diesem Serum weg (DIXON u. Mitarb., GOLDSMITH, STAFFORD, HOUSTON u. Mitarb.).

Pertussishyperimmunglobulin

16% Lösung der Gammaglobulinfraktion aus Serum von aktiv gegen Pertussis vaccinierten Erwachsenen.

Therapie. Die Meinungen über die Brauchbarkeit der passiven Immunisierung sind uneinheitlich. Ablehnenden Meinungen (EBEL, BASTIN) stehen befürwortende Erfahrungen gegenüber (v. HARNACK, HANSEN, LOEBER). Im Anfangsstadium der klinisch manifest gewordenen Pertussis vermag es die Zahl der Hustenanfälle zu reduzieren und den Krankheitsverlauf abzukürzen. Die Applikation erfolgt grundsätzlich *intramuskulär.*

Dosierung. 0,2 ml/kg Körpergewicht bzw. 2,5 ml Mindestmenge unabhängig vom Körpergewicht. Nach Schwere der Erkrankung eventuell mehrfache Wiederholung der gleichen Dosis in Abständen von 24 Std.

Prophylaxe. Rechtzeitig gegeben, verhindert das Pertussishyperimmunglobulin meistens den Krankheitsausbruch oder mitigiert, wenn es spätestens in den ersten 2—3 Tagen des Inkubationsstadiums gegeben wird.

Dosierung. 0,2 ml/kg Körpergewicht. Bei langanhaltender Exposition Wiederholung der gleichen Dosis nach 14 Tagen. Nach amerikanischen Autoren werden 5—7 Tage als Wiederholungsintervall angegeben.

Packungsangebot. Flaschen mit 2,0 ml.

Masernrekonvaleszentenserum und Poliomyelitisrekonvaleszentenserum sind durch die Entwicklung des Gammaglobulins obsolet geworden.

Literatur

BAKER, L. D., and A. R. SHANDS: Acute osteomyelitis with staphylococcaemia. A clinical report on the use of antitoxin in its treatment. J. Amer. med. Ass. **113**, 2119 (1939).

BARANDUN, S.: Die Gammaglobulin-Therapie. Basel u. New York: S. Karger 1964.

—, H. COTTIER, A. HÄSSIG u. G. RIVA: Das Antikörpermangelsyndrom. Basel u. Stuttgart: Benno Schwabe & Co. 1959.

— M. KAISER u. V. DOSTAL: Zur Frage der intravenösen Gammaglobulinapplikation. Helv. med. Acta **28**, 551 (1961).

BASTIN, R.: Über die Behandlung des Keuchhustens. Münch. med. Wschr. **101**, 37 (1959).

BOWER, A. G., J. E. AFFELDT, and H. WEST: The treatment of the anginose of infectious mononucleosis with Gammaglobulin. J. Pediat. **35**, 58 (1949).

BOYD, W. C.: Fundamentals of Immunology. New York: Interscience Publ. 1956.

BOYER, J., L. CORRE-HURST, H. SAPIN-JALOUSTRE et M. TISSIER: Le tétanos en milieu urbain, conditions d'apparition — dèductions prophylactiques. Presse méd. **61**, 701 (1953).

BROWN, A., S. D. MOHAMED, R. D. MONTGOMERY, P. ARMITAGE, and D. R. LAURENCE: Value of a large dose of antitoxin in clinical tetanus. Lancet **1960 II**, No 7144, 227.

DIXON, F. J., D. W. TALMAGE, P. H. MAURER, and M. DEICHMÜLLER: The half life of homologous gammaglobulin (antibody) in several species. J. exp. Med. **96**, 313 (1952).

DÓBIÁS, G., T. BALLÓ u. J. KEMÉNYVÁRY: Einige Laboratoriumsuntersuchungen im Zusammenhang mit der Serumtherapie der Staphylokokken-Toxikose im Säuglingsalter. Z. Immun.-Forsch. **128**, 436 (1965).

EBEL, D.: Zur Therapie des Keuchhustens im 1. Lebensjahr mit spezifischem Immunserum. Arch. Kinderheilk. **161**, 7 (1959).

ECKMANN, L.: „Tetanus" — Prophylaxe und Therapie. Basel u. Stuttgart: Benno Schwabe & Co. 1960.

EDSALL, S.: Specific prophylaxis of tetanus. J. Amer. med. Ass. **171**, 417 (1958).

EPHRATI, P.: Observations on 125 cases of viper bite. Harefuah **63**, 315 (1962).

ERDMANN, G.: Erysipeloid. In: Handbuch der Kinderheilkunde, Bd. V, S. 556. Berlin-Göttingen-Heidelberg: Springer 1963.

FUNKHOUSER, W. L.: The use of serum gammaglobulin antibodies to control chicken pox in a convalescent hospital for children. J. Pediat. **32**, 257 (1948).

GELLIS, S. S., A. C. McGUINESS, and M. PETERS: A study on the prevention of mumps orchitis by gammaglobulin. Amer. J. med. Sci. **210**, 661 (1945).

GODFREY, M. P., V. PARSONS, and J. R. RAWSTRON: Rapid destruction of antitetanus serum in a patient previously sensitized to horse serum. Lancet **1960 II**, No 7162, 1229.

GOLDSMITH, S.: Traitement prophylactique du tétanos avec le sérum antitétanique d'origine humaine. Thèse Genève 1957.

Hansen, F.: Die Keuchhustenschutzimpfung. In H. Spiess, Schutzimpfungen. Stuttgart: Georg Thieme 1958.

Harnack, G. A. v.: Keuchhusten. Dtsch. med. Wschr. 84, 162 (1959).

Havens jr., W. P., and J. R. Paul: Prevention of infectious hepatitis with gammaglobulin. J. Amer. med. Ass. 129, 270 (1945).

Heidelberger, M.: Quantitative absolute methods in the study of antigen-antibody reactions. Bact. Rev. 3, 49 (1939).

Herrlich, A.: Über Vakzine-Antigen. Versuch einer Prophylaxe neuraler Impfschäden. Münch. med. Wschr. 101, 12 (1959).

Houston, A. N., W. A. Roy, R. A. Faust, and D. M. Ewin: Tetanus protection. Sth. med. J. (Bgham, Ala.) 53, 700 (1960).

Huhn, R.: Thrombopenie nach Tetanusprophylaxe. Münch. med. Wschr. 102, 1289 (1960).

Karte, H.: Zur Verhütung der Encephalitis nach Vakzination. Mschr. Kinderheilk. 110, 257 (1962).

Kaude, J., G. Wins u. M. Karauhuk: Über die prophylaktische und therapeutische Bedeutung der Gammaglobuline. Dtsch. med. Wschr. 79, 1183 (1954).

Koch, F.: Masernprophylaxe mit Gammaglobulin. Dtsch. med Wschr. 79, 1324 (1954).

Krugman, S.: The clinical use of gammaglobulin. New Engl. J. Med. 209, 4, 195 (1963).

—, and R. Ward: Infectious hepatitis; Current status of prevention with gammaglobulin. Yale J. Biol. Med. 34, 329 (1961).

Landon, J. F., and N. Greenfield: Ocurrence of complications in scarlet fever treated with penicillin, antitoxin and gammaglobulin. Amer. J. Dis. Child. 76, 380 (1948).

—, and S. J. Jackson: Treatment of scarlet fever; comparison of gammaglobulin with other therapeutic agents. Amer. J. Dis. Child. 76, 60 (1948).

Lederbogen, K., R. Droste, u. F. Rauch: Serogenetische Encephalomyelitis nach Tetanusschutzimpfung. Dtsch. med. J. 11, 362 (1960).

Loeber, F.: Über die Behandlung des Keuchhustens. Münch. med Wschr. 101, 1021 (1959).

Marrack, J. R.: The chemistry of antigens and antibodies. Med. Research Council (London), Spec. Rep. Ser. Nr 230 (1938).

Maurer, G.: Der heutige Stand der Tetanusprophylaxe. Med. Welt 1960, 157.

Miller, H. G., and J. B. Stanton: Neurological sequelae of prophylactic inoculation. Quart. J. Med., N.S. 23, 89, 1 (1954).

— Die Bedeutung der neurologischen Komplikationen bei Serumkrankheit. Nervenarzt 25, 3, 118 (1952).

Morris, D., and J. C. McDonald: Failure of hyperimmune gammaglobulin to prevent whooping-cough. Arch. Dis. Childh. 32, 236 (1957).

Nanning, W.: Prophylactic effect of antivaccinia gammaglobulin against post-vaccinal encephalitis. Bull. Wld Hlth Org. 27, 317 (1962).

Odessky, L., A. V. Bedo, K. G. Jennings, I. J. Sands, Ph. Rosenblatt, H. Weisler, and B. Newman: Therapeutic dosis of gammaglobulin in treatment of measles-encephalitis and encephalomyelitis. I. Clinical study of 41 cases with follow-up studies. J. Pediat. 43, 536 (1953).

Parish, H. J., and D. A. Cannon: Antisera, toxoids vaccines and tuberculins in prophylaxis and treatment. Edinburg and London: E. & S. Livingstone Ltd. 1961.

Perlstein, M. A., M. D. Stein, and H. Elam: Routine treatment of tetanus. J. Amer. med. Ass. 173, 1536 (1960).

Radl, H., u. P. Lorant: Zur Frage der Rubeolenembryopathie. Münch. med. Wschr. 106, 746 (1964).

Regamey, R.: Étude expérimentale sur la résorption et l'élimination du serum antitétanique chez le lapin. Schweiz. Z. Path. 7, 4, 500 (1944).

— Report of the Committee on the control of infectious diseases. Amer. Acad. Pediat. 1961.

Rieder, R. Th.: Zur Frage der Encephalitis nach Seruminjektionen und nach Schutzimpfungen gegen bakterielle Erkrankungen im Kindesalter. Münch. med. Wschr. 104, 1180 (1962).

Ritter, A., u. R. Raschle: Die Therapie des Tetanus mit hohen Serumdosen, zugleich ein Beitrag zum Problem der anaphylaktischen Reaktion. Helv. chir. Acta 26, 284 (1959).

Rosenfeld, G.: Unfälle durch Giftschlangen. In: Die Giftschlangen der Erde. Behringwerk-Mitt., Sonderh. 1963.

Roska, K., J. Pecenka u. F. Brtek: Prophylaxis der Hepatitis epidemica mit Gammaglobulin. Cs. Hyg. Epidem. Mikrobiol. 1, 2/3, 136 (1952).

Ross, A. H.: Modification of chickenpox in family contacts by administration of gammaglobulin. New Engl. J. Med. 267, 369 (1962).

Schultze, H. E.: Bildung der Antikörper. 10. Colloquium Ges. physiol. Chemie 1959. Berlin-Göttingen-Heidelberg: Springer 1959.

— Immunologie und Immunochemie der Antigen-Antikörperreaktion. Zbl. Bakt., I. Abt. Orig. 184, 324 (1962).

—, u. G. Schwick: Über neue Möglichkeiten intravenöser Gammaglobulin-Applikation. Dtsch. med. Wschr. 87, 1643 (1962).

Stafford, E. S.: Active and passive antitetanus immunization. J. Amer. med. Ass. 173, 539 (1960).

Stokes jr., J., M. Blanchard, J. R. Neefe, S. S. Gellis, and G. R. Wade: Methods of protection against homologous serum hepatitis. J. Amer. med. Ass. 138, 336 (1948).

—, Hilleman, M. R., R. E. Weibel, E. B. Buynak, R. Halenda, and H. Goldner: Efficacy of live, attenuated measlesvirus vaccine given with human immunoglobulin. New Engl. J. Med. 32, 507 (1961).

—, and J. R. Neefe: The prevention and attenuation of infectious hepatitis by gammaglobulin. J. Amer. med. Ass. 127, 144 (1945).

Tasman, A., and F. J. A. Huygen: Immunization against tetanus of patients given injections of antitetanus serum. Bull. Wld Hlth Org. 26, 397 (1962).

Weintraub, I. I.: Treatment of herpes zoster with gammaglobulin. J. Amer. med. Ass. 157, 1611 (1955).

Weisschedel, E.: Zur modernen Behandlung des Tetanus. Dtsch. med. Wschr. 84, 2222 (1959).

Bakterielle Symbioselenkung

Von H. Mommsen, Frankfurt/Main

Vom allgemeinen biologischen Gesetz der gegenseitigen Förderung und Hemmung machen die Mikroben keine Ausnahme. Einer der größten therapeutischen Fortschritte, die Entdeckung der Antibiotica, geht auf eine solche Beobachtung der Hemmwirkung zurück. Die „bakterielle Symbiose-Lenkung" hat nicht die Hemmung pathogener Keime, sondern die Förderung physiologischer Mikroorganismen zur Grundlage. Gerade die negativen Begleiterscheinungen des Antibiotica-Massengebrauches rücken dieses therapeutische Prinzip fast zwangsläufig in den Vordergrund. Die Wege des praktischen Vorgehens sind aufgezeigt. Noch unzureichend entwickelt ist die theoretische Fundierung, da die Probleme außerordentlich komplex liegen.

Der therapeutische Begriff „bakterielle Symbiose-Lenkung" stellt das in weiten Bereichen der lebenden Natur beobachtete Zusammenleben von Mikroben mit höher organisierten Lebewesen (Buchner, Koch) in den Mittelpunkt der Betrachtung. Er setzt weiter voraus, daß nicht nur die Tatsache des Vorhandenseins bakterieller Symbionten, ähnlich wie ein anatomischer Befund, zu registrieren ist, sondern daß die bakterielle Symbiose ein sinnvolles funktionelles Geschehen darstellt, das dem Makroorganismus Vorteile bringt. Bei dem Menschen, der im Raume der technisch gelenkten Hochzivilisation lebt, haben sich die Umweltbedingungen entscheidend geändert. Diese Wandlungen bedingen erst eine Beachtung des Phänomens „bakterielle Symbiose".

Die *Bakterien* haben ihren Einzug in das Weltbild des Arztes als *Krankheitserreger* und *Gesundheitsstörer* gehalten. Die Erfolge dieser Forschungen sind Allgemeingut der Ärzte. Die gegenteilige Erkenntnis von dem physiologischen Nutzen der Bakterien setzt sich nur langsam und zögernd durch.

Die häufig falsch interpretierten Versuche der Aufzucht von Tieren im Sterilkäfig sind wirklichkeitsfern, da wir in einer von Bakterien erfüllten Welt leben und Öde und Wüste hereinbräche, wenn Mikroben nicht für zahllose Aufgaben im natürlichen Austausch von Stoffen zur Verfügung ständen (Nicole).

Nissle hat 1917 als erster die Nützlichkeit bestimmter Eigenschaften des Bacterium coli entdeckt und die Ära der Therapie mit lebenden Bakterien eingeleitet. Die ursprüngliche Vorstellung von Nissle der Implantation von außen zugeführter Coli-Bakterien hat sich nicht halten lassen. Die lebende Schleimhaut ist nicht einem leblosen Bakteriennährboden vergleichbar, der sich mit Keimen einfach beimpfen läßt.

Jüngsten Datums ist nun die Erkenntnis, daß es auch am Anfang des Verdauungsschlauches eine physiologische, mindestens *gesundheitssichernde Bakterienflora* gibt. Das Untersuchungsmaterial kann direkt durch Abstriche von den Tonsillen gewonnen werden. Man bekommt hierdurch einen unmittelbaren Einblick in die symbiontische Schleimhautflora. Bei den Untersuchungen der Darmflora ist immer zu berücksichtigen, daß Stuhlflora nicht gleich Chymusflora und Chymusflora nicht gleich symbiontischem Schleimhautbacterium ist. Mit Hilfe von Tonsillenabstrichen ist die bakterielle Symbiose-Lenkung einwandfrei zu studieren.

Das Vorhandensein einer physiologischen Darmflora ist allgemein anerkannt, und ihre Bedeutung wird grundsätzlich nicht mehr bezweifelt, wenn auch im einzelnen die Ansichten noch sehr differieren. Nicht zuletzt weisen gelegentliche schwere und unangenehme Folgen nach der Behandlung mit Breitbandantibiotica auf die Wichtigkeit der Darmflora hin. In den Lehr- und Handbüchern wird man dagegen vergeblich nach der Beschreibung einer physiologischen Rachen- und Tonsillenflora suchen. Trotz fortgeschrittener Untersuchungstechnik gelang es zunächst nicht, über eine registrierende Forscherarbeit hinauszukommen (Orla-Jensen, Bergey). Im Rachen finden sich auch bei klinisch gesunden Menschen häufig Bakterientypen (langgliedrige hämolysierende Streptokokken, Staphylococcus aureus und Pneumokokken), die wegen ihres eindeutig pathogenen Charakters sicher nicht zu einer physiologischen Rachenflora gehören. Weiter sind Stäbchenformen (Coli, Aerogenes, Proteus vulgaris) auf den Mandeln nicht physiologisch. Das, was am häufigsten vorhanden ist, braucht nicht das Normale zu sein. Die Rachenflora ist allen Angriffen von außen (Nahrung, Luft) am meisten ausgesetzt, dazu offenbar sehr wandlungs- und anpassungsfähig, so daß uns die statistische Registrierung im Stich läßt. Nur eine kleine Minderheit von Menschen besitzt noch eine im physiologischen Sinne „normale" Rachenflora, ähnlich wie cariesfreie Gebisse zu den Seltenheiten gehören.

Bei Mandelabstrichen finden sich nun auch kurzgliedrige Streptokokken, von R. MÜLLER als „Zahn- und Mundstreptokokken" bezeichnet. A. BECKER, der als erster nach einer physiologischen Mandelflora suchte, arbeitete — wie die spätere moderne Differenzierung ergab — mit Enterokokken (serologische Gruppe D nach SEELEMANN) und erzielte mit seinen Kulturen hervorragende therapeutische Erfolge. Nach den modernen, von SEELEMAN entwickelten, bakteriologischen Differenzierungsmethoden lassen sich die bei Mandelabstrichen gefundenen Kurzkettenkokken in die Gruppen D, L und N einordnen. Trotzdem genügt die serologische Gruppendifferenzierung nicht, da es innerhalb der genannten Gruppen Bakterientypen gibt, die nicht als physiologisch bezeichnet werden dürfen, außerdem kurzgliedrige Kokken bei Mandelabstrichen gefunden werden, die sich meist nicht eindeutig serologisch einordnen lassen. Schon A. BECKER erkannte auf Grund langfristig durchgeführter Untersuchungen von Mandelabstrichen, daß wochenlang vor Auftreten manifester Krankheiten (Tonsillitis usw.) die Kurzkettenkokken verschwinden und durch Typen von pathogenem Charakter ersetzt werden. Nach Untersuchungen von H. P. RUSCH ergab sich, daß „der erste Schritt zur Umwandlung einer physiologischen in eine pathologische Rachenbesiedlung darin besteht, daß Kokken mit normalem Milchsäurebildungsvermögen und Gammahämolyse durch solche mit vermindertem Säurebildungsvermögen und verstärkten hämolysierenden Eigenschaften bis zur Alphahämolyse ersetzt werden". Ohne Lactoseröhrchen und arteigene Blutplatte würden diese Kokken fälschlich als physiologisch angesehen, da sie morphologisch nicht zu unterscheiden sind.

Wie es A. BECKER als erster getan hatte, war es naheliegend, analog der Verwendung von Esch. coli, Lb. acidophilus und bifidus, auch mit Lebenskulturen von Kokken Therapie in größerem Umfang zu treiben. Zur therapeutischen Lenkung der bakteriellen Symbiose im Rachen dürfen nur solche Stämme verwandt werden, die sich bei längerer Züchtung als stabil erwiesen haben, kräftige Antagonismen gegen pathogene Keime entwickeln, normales Milchsäurebildungsvermögen und keine hämolysierenden Eigenschaften haben. Nachdem genügend sichere Kriterien der Apathogenität vorliegen, ist die Verwendung von Kokken in der Therapie möglich.

Infolge der eindeutigen und nachweisbaren Wirksamkeit ohne unerwünschte Nebenwirkungen, wie sie in der Chemotherapie eine zunehmende Rolle spielen, birgt diese Therapieform vielfältige Zukunftsmöglichkeiten in sich. Sie ist besonders für den Kinderarzt bedeutungsvoll, da sich hier Möglichkeiten ergeben, Probleme zu meistern, die mit den bisherigen Therapieformen kaum bewältigt werden können (chronische Luftwegsinfekte, Tonsillopathien, chronische intestinale Störungen u. a.).

Über den Mechanismus der Schutzwirkung bleiben in wissenschaftlicher Hinsicht noch viele Fragen offen. Dasselbe, was die Kritiker der Colitherapie NISSLE entgegenstellten, daß nämlich die therapeutisch zugeführten Colistämme sich zunächst nicht dauerhaft im Darm ansiedeln, ist auch bei der Kokkentherapie zu beobachten. Es läßt sich ganz allgemein folgern, daß die symbiontische Beziehung zwischen der Zelle des Wirtes und dem schmarotzenden Bacterium tiefgreifender gestört ist. Diese funktionelle Beziehung hat unter anderem dazu geführt, den mehr stationären Begriff „Dysbakterie" durch die Bezeichnung „bakterielle Symbiose-Störung" zu ersetzen und statt von „Implantation lebender Bakterien" von „bakterieller Symbiose-Lenkung" zu sprechen. Es gibt keine „Infektion mit Gesundheitserregern", sondern nur eine allmähliche Umstimmung des biologischen Charakters der Schleimhautzelle, die sich bereit macht, eine dauerhafte Symbiose mit den zugeführten Keimen einzugehen.

Die Methode der bakteriellen Symbiose-Lenkung fußt auf drei *Grundvorstellungen*:

1. Das Vorhandensein von Bakterien bestimmter Eigenschaften auf den Schleimhäuten des Verdauungstractus (Beginn Mund-Rachenhöhle) ist ein fundamental wichtiges Phänomen, um die Gesundheit in stabiler und abwehrbereiter Form zu erhalten.

2. Der Charakter dieser symbiontischen Bakterienflora wird gesetzmäßig von der Schleimhautzelle geprägt. Die vitale Struktur der Zelle bestimmt, mit welchen Bakterientypen eine dauerhafte Symbiose eingegangen wird.

3. Zwischen Schleimhautzelle und Schleimhautbacterium besteht ein enger Stoffwechselkontakt.

Die Symbiose-Lenkung strebt an, das Funktionieren der bakteriellen Flora, die als ein wesentliches, locker an den Makroorganismus gebundenes Funktionssystem aufgefaßt werden kann (Grundsatz 1), wieder in die gesundheitssichernden Bahnen zu führen. Da die Zelle ihre Symbiose bestimmt (Grundsatz 2), ist einleuchtend, daß wenige zugeführte Bakterien die bisher bestehende Symbiose nicht umwerfen können. Das Ordnen von Lebensvorgängen vollzieht sich nicht nach strengen Gesetzen wie z. B. die Bewegung von Körpern im Raum oder eine chemische Reaktion. Die Möglichkeiten im Bereich des Lebendigen sind so vielfältig, daß sich nur aus der Erfahrung gewisse Regeln ableiten lassen, nach denen eine solche Ordnung lebendiger Vorgänge abzulaufen pflegt. Der Faktor „Zeit", der immer zum stoffwechselmäßigen Umbau der Zelle (Grundsatz 3) benötigt wird, mahnt zur Geduld.

Indikationen. Als Indikationen zur Anwendung der bakteriellen Symbiose-Lenkung sind im Zeitalter der Vorherrschaft der Chemotherapie mit Antibiotica und Sulfonamiden an erster Stelle die *Vernichtung oder Störung der Schleimhautflora* als Folge notwendig gewordener chemotherapeutischer Eingriffe zu nennen. Der Ausgleich der Therapieschäden, die sich nicht selten in einem mangelhaften Gedeihen des Kindes mit Störungen des Appetits usw. äußern, erfolgt mit Hilfe der mikrobiologischen Therapie. Ein weiteres Gebiet ist die *Infektfälligkeit* des Kindes, einschließlich der asthmatischen Bronchitis, die besonders gut auf diese Methode anspricht. Die Infektionstheorie, die in gewissen Bereichen ihre Richtigkeit haben mag, reicht zur Erklärung insgesamt nicht aus. Sinnvoller erscheint es, in den banalen Infekten das sichtbare Zeichen einer Störung der symbiontischen Beziehungen von Schleimhautzelle und Bacterium zu erblicken.

Die Wiederherstellung harmonischer Beziehungen ist das therapeutische Ziel, das die Methode der bakteriellen Symbiose-Lenkung in gezielter Form erreicht. Unter einer solchen Behandlung geht die *akute Entzündung der Schleimhäute* des Nasen-Rachenraums rasch zurück. Das narbenlose Abheilen *follikulärer* und *lacunärer Anginen* ist auffallend. Die Rezidivgefahr ist nicht völlig beseitigt, wohl aber wesentlich eingeschränkt. Bei Kindern, die vorher intensiv chemotherapeutisch behandelt wurden, ist es sogar die Regel, daß die Infekte sich nach einigen Wochen wiederholen.

Ein Präparat, das geeignete Stämme von Kurzkettenkokken der Gruppen D, L und N enthält, ist „Symbioflor I".

Diagnostische Kontrolle. H. P. RUSCH hat eine Methode entwickelt, um die Tonsillenflora-Diagnostik auf einen gemeinsamen Nenner zu bringen. Abstrichmaterial wird morgens nüchtern von den Tonsillen mit einem sterilen Wattestäbchen entnommen und auf eine Blutagarplatte verimpft. Die Platte wird unmittelbar nach dem Beimpfen 24 Std in einen Brutschrank eingestellt und dann erst weiter verarbeitet. Die sofortige

Tabelle 62

Einteilung in Güteklassen	Kultureller, mikroskopischer und serologischer Befund	Wertung
1	Nahezu Reinkultur zarter Kokken mit Bildung von Ketten zu zu 4—6. Keine Hämolyse, Vergrünung höchstens angedeutet	Als typische Rachenflora gewertet
2	Überwiegend zarte Kokken in Haufen mit geringer Kettenbildungsneigung und geringer Hämolysefähigkeit	Als atypische physiologische Rachenflora gewertet
3	Indifferente Haufenkokken, apathogene Kettenkokken, Stäbchen, Hämolysefähigkeit geringen Grades	Als Schmarotzerflora gewertet
4	Schmarotzerflora (3) und Erreger (5) zu etwa gleichen Teilen bei deutlicher Hämolysefähigkeit	Als Schmarotzerflora mit pathologischem Anteil gewertet
5	Erregerflora, z. B. mit A- und B-Streptokokken, Staph. aureus u. a. bei starker und sehr starker Hämolyse	Als pathologische Rachenflora gewertet

Einbringung in einen Brutschrank ist notwendig, um bei der Empfindlichkeit mancher Kokkenstämme Täuschungen durch längeren Transport auszuschließen. Das Urteil ergibt sich aus einer möglichst exakt abgelesenen Prozentverteilung der Koloniearten. Die Befunde werden in fünf Güteklassen eingeteilt. Wenn die Floren von Kindern untersucht werden, die an häufigen Anginen oder Asthma leiden, findet sich ein Überwiegen der Bakterientypen der Gruppen 4 und 5. Durch laufende Zufuhr von Kurzkettenkokken wird die Symbiose umgestimmt.

Die laufenden bakteriologischen Untersuchungen sind für die praktische Ausübung der

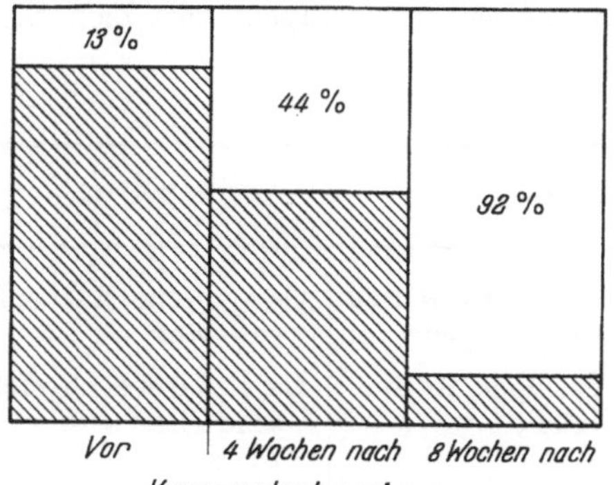

Abb. 33. Graphische Darstellung der Rachenflorasanierung durch Verfütterung von pasteurisierter und wiederbeimpfter Milch. Weiß = Anteil an physiologischen Floren; schraffiert = Anteil an nichtphysiologischen Floren

Therapie nicht notwendig. Die Abstrichuntersuchungen haben ergeben, daß die klinische Besserung der nachweisbaren Florasanierung vorauseilt.

Therapeutisches Vorgehen. Die als physiologisch anzusprechenden Kokken finden sich vorwiegend in der Milch. Die Milch ist neben pflanzlicher Kost ein wichtiger Nachschubträger für die physiologische Flora von Rachen und Darm, beim jungen Kind die bedeutungsvollste. Durch das heute allgemein übliche

Erhitzen wird die Milch dieser wertvollen Eigenschaften beraubt. Rusch u. Kolb haben ein Verfahren angegeben, die Milch mit Kokken zu beimpfen. Die Notwendigkeit der Pasteurisierung wird bei dem derzeitigen Zustand unserer Milch nicht bestritten. Die Verbesserung ihrer biologischen Qualitäten ist durch Beimpfung mit physiologischen Milchstreptokokken besonderer Auswahl unmittelbar nach Erhitzen möglich.

Ein Präparat, das geeignete Stämme von Kurzkettenkokken der Gruppen D, L und N enthält, ist „Symbioflor I". Ähnliche Wirkungen wird den „Floracit-Gummetten", Tragentplättchen aus unvergorener Molke mit Kalk und Phosphorsäure in Eiweißbindung zugeschrieben.

Ebenso bedeutsam, wenn auch mit praktischen Fehlschlägen vergesellschaftet, ist die Symbiose-Lenkung des Darmes. Die moderne Mikrobengenetik hat die engen Zusammenhänge zwischen Escherichia coli und manchen Enzymsystem des Menschen für die Synthese von Vitaminen und Hormonen aufgedeckt. Die theoretischen Brücken zur bisherigen Therapie sind zwar schwach, doch prüfenswert, zumal die Symbiosestörungen im Verlaufe von Antibiotica- und Cytostatica-Behandlung therapeutische Indikationen erfordern.

„Colifer", „Floracit", „Colibiogen", „Colirit", „Colistin" und „Bacisubtil" sind Präparate, die zur Normalisierung gestörter Darmfloren eingesetzt werden. Wenn der Effekt umstritten ist, liegt dies nicht zuletzt an einem mangelnden Verständnis einer biologischen Umstellungstherapie, die nicht allein auf Substitution basieren darf, sondern sich auch geeigneterer diätetischer Maßnahmen bedienen muß.

Die Problematik hat Tropp (1962) eingehend umrissen.

Literatur

Baumgärtel, Th.: Joghurtprobleme. Vitalstoffe 4, H. 16 (1959).

Haass, H. G.: Über die Behandlung der Ozäna mit physiologischen Kurzkettenkokken und einem Coli-Autoantigen. Z. Laryng. Rhinol. 40, 240 (1961).

Hawker, L., u. C. Folkes: Einführung in die Biologie der Mikroorganismen. Stuttgart: Georg Thieme 1962.

Koch, A.: Grundlagen und Probleme der Symbiose-Forschung. Medizin. Grundlagenforsch. 4, 64 (1962).

Mommsen, H.: Die Ursachen der Infektanfälligkeit im Kindesalter und ihre Behandlung. Kinderärztl. Prax. 24, H. 5 (1956a).

— Das appetitlose Kind. Med. Welt 1956b, Nr 42, 1496.

— Die Lebendigkeit der Nahrung, ein neuer Qualitätsbegriff. Hippokrates (Stuttg.) 28, 193 (1957).

— Das kindliche Bronchial-Asthma und seine Behandlung mit den Methoden der modernen mikrobiologischen Therapie. Hippokrates (Stuttg.) 30, 811 (1959a).

Mommsen, H.: Zur Frage der Tonsillektomie im Kindesalter. Med. Welt **1959**b, Nr 11, 452.
— Sinnvolle Behandlung der Infektanfälligkeit. Die Methode der bakteriellen Symbiose-Lenkung und ihre Anwendung im Kindesalter. Landarzt **38**, 564, 708 (1962).
—, u. H. P. Rusch: Die Florasanierung der Milch, volksgesundheitliche Bedeutung und klinische Wirkung pasteurisierter und wieder bakterienbeimpfter Kuhmilch. Milchwissenschaft **9**, 144 (1954).
Nicol, H.: Der Mensch und die Mikroben. Hamburg: Rohwohlt 1956.
Rusch, H. P.: Die Schutzbesiedlung der Rachenschleimhaut und die Milch als Lieferant nützlicher Keimarten. Milchwissenschaft **9**, 140 (1954).
— Zur Frage der Rachendysbakterie und ihrer pathogenetischen Bedeutung. Z. proph. Med. **2**, Nr 9 (1956).
Rusch, H. P.: Über Erhaltung und Kreislauf lebendiger Substanz. Z. Ganzheitsforsch., N. F. **4**, 50 (1960).
—, u. H. Kolb: Die Regeneration pasteurisierter Trinkmilch durch Lebendvakzine. Hippokrates (Stuttg.) **22**, 99 (1951).
Schmidt-Burbach, M.: Über die Bedeutung der Sauermilch für die Darmsymbiose. Milchwissenschaft **11**, 61 (1956).
— Darmflora und Bioghurt. Milchwissenschaft **16**, 407 (1961).
— Über die Diätetik der Sauermilch. Med. u. Ernähr. **3**, 209 (1962).
Seelemann, M.: Biologie der Streptokokken, 2. Aufl. Nürnberg: Hans Carl 1954.
Tropp, C.: Neuere Ergebnisse der Dysbakterie-Forschung unter besonderer Berücksichtigung der Molkenwirkung. Med. Welt **12**, 672 (1962).

Phytotherapie

Von **F. Schmid**, Heidelberg

Die Pflanzenheilkunde beinhaltet die therapeutische Nutzbarmachung von Heilpflanzen (Arzneipflanzen). Die Phytotherapie hat durch die Isolierung von pharmakologisch objektivierbaren Substanzen (z. B. in Maiglöckchen, Kamille, Fingerhut, Roßkastanie, Kapuzinerkresse u. a.) in den letzten Jahrzehnten eine solide praktische Basis — welche weit von der alten Kräuterheilkunde entfernt ist — erhalten, auch wenn viele Einzelheiten noch immer empirischer Natur sind. Obwohl inzwischen zahlreiche chemisch definierte Substanzen aus den Pflanzen bekannt sind und in isolierter Form zur Verfügung stehen, ist es ein Gesetz der Phytotherapie, besser ganze Pflanzen zu verwenden, da in der biologischen Wirksamkeit auch die Begleit- und „Ballaststoffe" (z. B. die resorptionsfördernde Wirkung der Saponine bei der Glykosidwirkung der Digitalispflanzen) eine bedeutsame Rolle spielen. Bei manchen Heilpflanzen wirkt nur die Gesamtheit (z. B. Weißdorn), ohne daß man eine bestimmte Substanz für die Wirkung verantwortlich machen kann. Als „biologische Therapie" basiert sie auf „unschädlichen" Arzneipflanzen, in ihren Anwendungsformen steht sie daher vielfach der Homöopathie nahe, darf aber wegen ihrer Vielschichtigkeit und der Verwendung differenzierter Medikamente pflanzlicher Provenienz damit nicht identifiziert werden. Individuelles Eingehen auf die Krankheitssituation, individuelle Rezeptur sind weitere Merkmale der Phytotherapie als therapeutischer Gerüstteil der Gesamtmedizin.

Originelle Zubereitungsformen. Neben der industriellen Standardisierung und Stabilisierung finden in der Phytotherapie noch originelle Zubereitungsformen verbreitet Verwendung.

Medizinale Tees (Species) stellen ein nach strengen Regeln aufgebautes Rezept dar, welches sich aus einem *Grundmittel (Remedium cardinale)*, einem *Adjuvans* (Verstärkung des Grundmittels in einer bestimmten Richtung), einem *Füllmittel (Konstituens)* und einem *Korrigens* (zur Verbesserung von Geschmack, optischem Bild, Geruch) zusammensetzt. Überbrüht werden Drogen mit flüchtigen Substanzen — wie ätherischen Ölen —,die Substanzen werden mit kochendem Wasser übergossen und bleiben 5—10 min bedeckt stehen („ziehen"). Gekocht werden müssen Rinden- und Wurzelpräparate.

Teerezepte sollten nicht mehr als 1—3 Basismittel, 1—2 Adjuvantien enthalten, das Korrigens soll die Wirkung des Basismittels verstärken und gleichzeitig den Geschmack verbessern. Auch das Konstituens soll neben dem optischen und „Fülleffekt" in der therapeutischen Zielrichtung liegen.

Phytotherapeutische Substanzen kommen in folgenden weiteren Zubereitungsformen zum Gebrauch (R. F. Weiss):

Infus = Aufguß zarter Pflanzenbestandteile (Blätter, Stiele, Blüten, Samen),

Dekokt = Abkochung konsistenter Pflanzenbestandteile (Hölzer, Wurzeln, Rinden),

Extrakte, Mazerat = Kaltwasserauszug (schleimhaltige Substanzen, Baldrian),

Aromatische Wässer, Sirupe, spirituöse Lösungen (für äußere, seltener innere Anwendung),

Pulver, Suppositorien (aus Pulvern oder Extrakten),

Salben (aus Extrakten oder Tinkturen).

Für die Verschreibung wichtig ist die Kenntnis der Abkürzungen für die Ausgangsmaterialien, die nachfolgend alphabetisch wiedergegeben werden:

Bacc.	= Baccae, Beeren
Bulb.	= Bulbus, Zwiebel
Cort.	= Cortex, Rinde
Flor.	= Flores, Blüten
Fol.	= Folia, Blätter
Gland.	= Glandulae, Drüsen
Gem.	= Gemmae, Knospen
Herb.	= Herba, Kraut
Lich.	= Lichen, Flechte
Lign.	= Lignum, Holz
Pericarp.	= Pericarpium, Fruchtschale
Rad.	= Radix, Wurzel
Rhiz.	= Rhizoma, Wurzelstock
Sem.	= Semina, Samen
Stip.	= Stipites, Stengel
Sum.	= Summitates, Zweigspitzen
Tub.	= Tubera, Knollen
Tur.	= Turiones, Sprossen

Unerläßlich ist auf den Rezepten die Angabe der Zerkleinerungsformen für die Ausgangsmaterialien, dafür sind folgende Abkürzungen üblich:

conc.	= consia, geschnitten
cont.	= contusa, zerquetscht
dep.	= depurata, gereinigt
pulv.	= pulvis, gepulvert
pulv.subt.	= fein gepulvert
expulp.	= expulpata, von der Innenschicht befreit

Tabelle 63. *Bewährte Phytotherapeutica*

Krankheit(-sgruppe)	Bewährte Phytotherapeutica
Darm-Magenkrankheiten	
a) Akute	Mentha piperita (Pfefferminze)
	Matricaria Chamomilla (echte Kamille)
	Melissa officinalis (Melisse)
	Potentilla Anserina (Gänsefingerkraut)

Tabelle 63. Fortsetzung

Krankheit(-sgruppe)	Bewährte Phytotherapeutica
b) Chronische	*Amara* (Bitterstoffpflanzen) (tonica, aromatica, acria)
	Erythraea Centaurium (Tausendgüldenkraut)
	Gentiana lutea (Enzian)
	Menganthes trifoliata (Bitterklee)
	Acorus Calamus (Kalmus)
	Archangelica officinalis (Engelwurz)
	Cnicus benedictus (Benediktenkraut)
	Mucilaginosa
	Cetraria islandica (isländisches „Moos")
	Spasmolytica
	Atropa Belladonna (Tollkirsche)
c) Ulcera	Succus Liquiritiae (Lakritzensaft)
	Brassica (Kohlsaft)
	Kartoffelsaft
d) Meteorismus	*Carminativa*
	Carum Carvi (Kümmel)
	Foeniculum vulgare (Fenchel)
	Pimpinella Anisum (Anis)
Leber- und Gallenwege	
	Artemisia Absinthium (Wermut)
	Silybum Marianum (Mariendistel)
	Curcuma longa (Rhiz.)
	Chelidonium majus (Schöllkraut)
	Achillea millefolium (Schafgarbe)
	Agrimonia Eupatoria (Odermennig)
	Raphanus sativus (Rettich)
	Taraxacum officinale (Löwenzahn)
	Lavandula officinalis (Lavendel)
Dickdarm	
a) Diarrhoe	Potentilla Tormentilla (Blutwurz)
	Vaccinium Myrtillus (Heidelbeere)
	Ribes nigrum (schwarze Johannisbeere)
	Papaver somniferum (Schlafmohn)
b) Obstipation	Senna (Sennesblätter)
	Aloe
	Rhamnus Frangula (Faulbaum)
	Rhamnus catharticus (Kreuzdorn)
	Rheum palmatum (Rhabarber)
	Semen lini (Leinsamen)

Tabelle 63. Fortsetzung

Krankheit(-sgruppe)	Bewährte Phytotherapeutica
	Herz, Kreislauf
Herzinsuffizienz	Digitalis purpurea (roter Fingerhut) Digitalis lanata (wolliger Fingerhut) Semen Strophanti (Strophantus) Scilla maritima (Meerzwiebel) Convallaria majalis (Maiglöckchen) Nerium Oleander (Oleander) Adonis vernalis (Adonisröschen)
Degenerative Herzerkrankungen	Crataegus oxyacantha (Weißdorn) Allium sativum (Knoblauch) Allium ursinum (Bärenlauch) Panax Ginseng (Ginseng) Equisetum arvense (Ackerschachtelhalm) Fucus vesiculosus (Blasentang)
Rhythmusstörungen	Sarothamnus scoparius (Besenginster) Gelsemium sempervirens (gelber Jasmin)
Hypertonie, arterielle	Rauwolfia serpentina (Schlangenwurz) Viscum album (Mistel) Olea europaea (Olive)
Hypotonie	Rosmarinus offic. (Rosmarin) Arnica montana (Arnica)
	Hustenmittel
a) Mucilaginosa	Althaea officinalis (Eibisch) Flores Malvae arboreae (Stockrosenblüten) Malva silvestris (wilde Malve) Tussilago Farfara (Huflattich) Verbascum thapsiforme (Königskerze) Plantago lanceolata (Spitzwegerich) Lichen islandicus (isländische Flechte)

Tabelle 63. Fortsetzung

Krankheit(-gruppe)	Bewährte Phythotherapeutica
b) Expectorantien	Primula officinalis (Schlüsselblume) Radix Ipecacuanhae Viola odorata (wohlriechendes Veilchen) Pimpinella saxifraga (Pimpinelle) Pulmonaria officinalis (Lungenkraut) Inula Helenium (Alant)
c) Spasmolytica	Thymus vulgaris (Thymian) Drosera rotundifolia (Sonnentau) Hedera Helix (Efeu) Eryngium planum (flache Mannstreu)
d) zentralwirkende	Lactuca virosa (Giftlattich) Chelidonium majus (Schöllkraut)
	Harnwege
Diuretica (ätherische Öle)	Juniperus communis (Wacholder) Levisticum officinale (Liebstöckel) Petroselinum sativum (Petersilie)
(Saponine)	Ononis spinosa (Hauhechel) Equisetum arvense (Ackerschachtelhalm)

Die oben genannten Indikationsgebiete stellen nur einen beispielhaften Bruchteil an Indikationen und phytotherapeutischen Grundstoffen dar. Bereichert wird die praktische Anwendung durch die in zahllosen Rezeptformeln (deutsche Rezeptformeln, DRF) vorliegenden Kombinationen der Basisstoffe mit erprobten Adjuvantien und Korrigentien. Weitere Indikationsgebiete für Phytotherapeutica sind Hautkrankheiten, nervöse Störungen, Appetitlosigkeit, Wundbehandlung und die Phyto-Balneologie. Die umfassendste moderne Übersicht über das Gebiet liegt von R. F. WEISS (Lehrbuch der Phytotherapie. Stuttgart: Hippokrates-Verlag 1960) vor.

Unspezifische Reizkörper-Therapie

Von H. HELWIG, Heidelberg

Durch Anwendung unspezifischer Reize soll eine Umstimmung des Körpers mit Aktivierung der Abwehrkräfte, Stimulierung des reticuloendothelialen Systems (RES) und des Hypophysen-Nebennierenrinden-Systems herbeigeführt werden.

Als unspezifische Reiztherapeutica finden insbesondere fiebererzeugende Substanzen wie Eiweißstoffe, Bakterienprodukte, Lipoide, Eigenblut, ätherische Öle, Schwefel, Gold, Kupfer, Ameisensäure, Bienengift und Wirkstoffauszüge bestimmter Drogen wie Echinacea- und Viscum-Arten Verwendung.

Wirkungen. Die gewöhnlich parenterale Zufuhr dieser Stoffe hat Veränderungen im Stoffwechsel, im nervalen und hormonalen Geschehen, in den Entzündungs- und Entgiftungsvorgängen sowie in der Immunitätslage zur Folge. Als erwünschte Folgen können lokale, Herd- und Allgemeinreaktionen insbesondere im pathologisch veränderten Gewebe auftreten. Die aktivierten Krankheitsherde können unter Umständen einer gezielten Therapie besser zugänglich gemacht werden. Der tatsächliche Wert der unspezifischen Reiztherapie ist umstritten, ihre Wirkungsweise vielfach unklar (HELWIG).

Nebenwirkungen. Auf toxische und unerwünschte Wirkungen der verwendeten Substanzen ist besonders zu achten. Es wurden hepato- und nephrotoxische Erscheinungen sowie Konvulsionen, Asthmaanfälle und Allergien beobachtet (MEYLER). Pyrogene sind wegen des ungünstigen Einflusses der Hyperpyrexie auf Gehirn und Kreislauf bei Säuglingen und Kindern mit neurologischer oder kardialer Anamnese absolut kontraindiziert. Bei Kleinkindern dürfen sie nur mit größter Vorsicht und unter klinischer Kontrolle angewendet werden.

Als *Indikationen* werden genannt: Rezidivierende Bagatell-Infekte und deren Prophylaxe (HELBIG); chronisch entzündliche Gelenkerkrankungen, Jridocyclitiden, Neuralgien und Neuritiden; therapieresistentes Ulcus ventriculi und duodeni.

Dosierung. Bei der parenteralen Gabe wird gewöhnlich mit kleinsten i.m. oder i.v. applizierten Dosen begonnen und je nach Reaktionsstärke alle 2—3 Tage die Dosis erhöht.

Handelspräparate, die *Drogenauszüge* enthalten sind unter anderem: Echinacin und Myo-Echinacin (Madaus): Extr. Echinaceae e planta rec. — Anwendung i.v., i.m., oral. Echinatruw (Hense): Essenz aus frischen blühenden Echinac. angustifol. — Anwendung oral und lokal. Esberitox (Schaper und Brümmer): Thuja 1,0, Baptisia 2,0, Echinacea 3,0, Apis D4 2,0, Crotalus D6 3,0, Lachesis D6 6,0, Silicea D4 3,0/20,0 Liquid. 2 ml Ampulleninhalt entspricht 1 ml Liquid.-Anwendung i.m., oral, rectal.

Handelspräparate, die *bakterielle Pyrogene* enthalten sind unter anderem: Omnadin (Behring): Bakterienstoffwechselprodukte, Lipoide, gallensaure Salze, Fette. — Anwendung i.m., s.c. Pyrifer (Asta): Fiebererzeugende Wirkstoffe aus nichtpathogenen Colikeimen. — Anwendung i.v. Resplant (Schwabe): Bakterienfreie Polysaccharidfraktionen aus Compositen. — Anwendung i.v., i.m., oral. Vaccineurin (Südmedica): Bakterienautolysat aus Staphylokokken und B. prodigiosum. — Anwendung i.v., i.m.

Handelspräparate, die *Öle* enthalten sind unter anderem: Olobintin (Cassella-Riedel): 10% Terpentinöl in Olivenöl. — Anwendung i.m., s.c. Terpichin (Oestreicher): Ol. Terebinth. rect. 0,11 ml, Anaesthesin 5 mg, Chinin 1 mg, Ol. arachidis q.s. — Anwendung i.m.

Handelspräparate, die Gold, Schwefel, Kupfer und Bienengift enthalten, werden soweit sie für die Pädiatrie von Bedeutung sind, bei den Antirheumatica aufgeführt (s. dort).

Literatur

HELBIG, G.: Unspezifische Reizkörpertherapie zur Infektprophylaxe. Med. Klin. **56**, 1512—1514 (1961).

HELWIG, B.: Moderne Arzneimittel, 2. Aufl. Stuttgart: Wiss. Verlagsgesellschaft 1961.

MEYLER, L.: Schädliche Nebenwirkungen von Arzneimitteln. Wien: Springer 1956.

Physikalische Therapie in der Pädiatrie

Von U. GRÜNINGER, Bad Oeynhausen und Bad Bellingen

Unter physikalischer Therapie (ph.Th.) versteht man die Anwendung physikalischer Mittel oder Energien zur Behandlung von Krankheiten und deren Folgen.

Die Fortschritte der Physik, der Technik und der Forschung über die physiologischen und pathologischen Wirkungen der einzelnen physikalischen Energieformen haben die Anwendungsmöglichkeiten der ph.Th. erweitert und ihre Ergebnisse verbessert.

Auf die Grundlagen der ph.Th. kann im folgenden nur soweit eingegangen werden, als dies zum Verständnis der Wirkungen der ph.Th. nötig ist und soweit die Grundlagenforschung neue Ergebnisse erzielt hat. Es wird auf die Lehrbücher der physikalischen Medizin verwiesen (vgl. Literaturverzeichnis).

Je nach Art der angewandten physikalischen Energieformen ergeben sich folgende Methoden der ph. Th.:

Thermo- und Hydrotherapie.

Mechanotherapie, Massage — Krankengymnastik — Ultraschall.

Lichttherapie, besonders UV-Therapie.
Elektrotherapie einschließlich Kurzwellentherapie.

Pneumotherapie.

Röntgentherapie und Therapie mit radioaktiver Strahlung (s. S. 589 ff.).

In engem Zusammenhang mit der ph.Th. stehen die *Balneotherapie* und die *Klimatherapie* (s. S. 522).

Thermo- und Hydrotherapie

Die Hydrotherapie wird mit der Thermotherapie zusammengefaßt, weil das Wasser oft als Wärmeträger benutzt wird. Die Wärmeübertragung kann bei der Wärmetherapie erfolgen durch: Wärmeleitung, Wärmeströmung oder -konvektion und Wärmestrahlung.

Auf die physikalisch wichtigen Begriffe des *Wärmeleitvermögens*, der *spezifischen Wärme* und der *Wärmekapazität* kann hier nur hingewiesen werden.

Bei der Hydro- und Thermotherapie müssen wir die Wirkungen der mechanischen Reize von denen der thermischen Faktoren unterscheiden.

Mechanische Wirkungen. Der hydrostatische Druck wirkt über die kaum kompressiblen Weichteile auf das Blutgefäßsystem, besonders auf das venöse Stromgebiet des großen Kreislaufs und des Lungenkreislaufs. Die neueren Forschungsergebnisse über die mechanischen Wirkungen der Hydrotherapie hat zu-

letzt DREXEL im Lehrbuch der Physikalischen Therapie von GROBER übersichtlich dargestellt.

Von den Wirkungen eines *Vollbades* muß folgendes hervorgehoben werden:

Im Vollbad kommt es zum Hochstand des Zwerchfells, die Einatmung wird erschwert, die Ausatmung erleichtert. Die Vitalkapazität wird herabgesetzt. Diese Wirkungen müssen besonders bei der Unterwasserbehandlung Atemgeschädigter beachtet werden. Der venöse Einstromdruck im rechten Vorhof steigt. Trotzdem kommt es im indifferenten Vollbad zu keiner oder nur zu einer geringfügigen Änderung der Kreislaufdynamik, abgesehen von den akuten Wirkungen des Eintauchens.

In *Halb-* und *Teilbädern* treten die hydrostatischen Wirkungen entsprechend dem geringen Wasserdruck zurück. Durch den Auftrieb verliert der Körper das Gewicht des von ihm verdrängten Wassers. In stark mineralisierten Wässern kann sein Effektivgewicht sogar negativ werden, der Körper schwimmt (vgl. Wirkungen der Solebäder, S. 513).

Thermische Wirkungen. Für das Verständnis der thermischen Faktoren der Hydrotherapie sind neue Forschungsergebnisse der Physiologie, insbesondere die Untersuchungen von HENSEL und seinen Mitarbeitern von großer Bedeutung. Sie haben folgendes Ergebnis: Der Mensch hat einen temperaturkonstanten Körperkern und eine temperaturinkonstante Körperdecke. Von den Kälte- und Wärmereceptoren der Haut gehen dauernd Impulse aus, deren Zahl von der jeweiligen Hauttemperatur abhängt. Sie sprechen sowohl auf die absolute Temperaturänderung als auch auf die Änderung nach der Zeit an. Man spricht von einer Differentialquotienten-Empfindlichkeit (zit. nach DREXEL).

Thermische Reize führen zu folgenden *Reaktionen:* Am Einwirkungsort treten vasomotorische Reaktionen und Veränderungen der Wasserabgabe auf. Sie werden hervorgerufen durch vasoaktive Stoffe, durch lokale und cutane Reflexe und durch direkte Temperatureinwirkung auf die Gefäße. Reflektorisch kommt es an der ganzen Körperoberfläche zu Veränderungen der Durchblutung und der Schweißabgabe: konsensuelle Reaktion.

Als gefäßwirksame Stoffe wurden unter warmen und heißen Anwendungen Acetylcholin und Adenylsäure, unter kalten Maßnahmen Histamin und histaminähnliche Substanzen *nachgewiesen*. Die konsensuelle Reaktion spielt sich gleichsinnig auch an den Nierengefäßen und wahrscheinlich auch an den Gehirngefäßen ab. Auf kurze warme und kalte Flächenreize kommt es zu cutivisceralen Reaktionen an den segmentalen zu den betreffenden Hautdermatomen gehörenden visceralen Organen.

Wirkung auf den Kreislauf. Bei Wassertemperaturen von 23—42° besteht eine fast lineare Abhängigkeit des Herzminutenvolumens von der Zu- oder Abnahme der Körper-(Muskel)temperatur.

Der Tonus des Arteriensystems, bestimmt aus Pulswellengeschwindigkeit und Grundschwingungsdauer nimmt im kühlen Bad zu, bleibt im indifferenten Bad unverändert und fällt im Überwärmungsbad erst ab, um bei stärkerem Wärmestau wieder zuzunehmen.

Der Blutdruck verändert sich im kühlen Bad nicht, im indifferenten Bad kommt es zur leichten Abnahme — wohl durch Entspannung der Oberarmmuskulatur vorgetäuscht —, im Überwärmungsbad nehmen systolischer und diastolischer Blutdruck ab. Bei stärkerer Überwärmung steigt der systolische Blutdruck unter deutlicher Vergrößerung der Blutdruckamplitude.

Die Kreislaufveränderungen nach kühlem Bad halten über eine halbe Stunde an, nach Überwärmungsbad schwinden sie rasch.

„*Kalte Güsse*" führen bei jungen Menschen zu einer Pulsverlangsamung und Abnahme des Herzminutenvolumens. Am peripheren Kreislauf kommt es zu einer Tonisierung, die bei jungen Menschen stärker und anhaltender als bei älteren ist.

Intensive lokale Reize führen zur Pulsbeschleunigung als Ausdruck eines Schmerzgefühls, am peripheren Kreislauf zu einer Tonisierung.

„*Warme Güsse*" haben nur schwache, flüchtige Wirkungen, Wechselgüsse führen nur bei jungen Menschen zu einem schnellen temperaturabhängigen Wechsel der Herzfrequenz. Am peripheren Kreislauf gleicht die Wirkung der Wechselgüsse einer protrahierten Kältewirkung (JUNGMANN).

Im Gegensatz zu den flüchtigen Umstellungen am Kreislaufsystem, die durch die Gefäßreflexe ausgelöst werden, kommt es nach großflächigen Kaltreizen zu Verschiebungen des Blutvolumens von der Peripherie zum Herzen. Nach der Regel von DASTRE-MORAT kommt es bei allgemein thermischen Eingriffen zu einem antagonistischen Verhalten des gesamten Hautgefäßsystems und des Splanchnicusgebietes.

Von den *Veränderungen der Blutzusammensetzung* unter thermischen Einflüssen sei die Tatsache hervorgehoben, daß 2—3stündiger Aufenthalt in heißer Luft beim Schwitzen zu stärkeren Kochsalzverlusten und dadurch zu Hypochlorämie und zum Hitzekrampf führen kann.

Unter dem Einfluß von SELYE sind auch die thermischen Einwirkungen auf das Hypophysen-Nebennierenrindensystem studiert worden. Für seine Aktivierung spricht die Erhöhung der Glucocorticoid- und der 17-Ketosteroidausscheidungen. Das Nebennierenmark antwortet auf Kältereiz mit einer erhöhten

Adrenalinproduktion. Sie soll auch nach warmen und heißen Anwendungen erfolgen.

Wirkung auf die Atmung. Örtlich angewandte Kälte führt zur tiefen Inspiration, auf deren Höhe ein Atemstillstand eintritt. Es folgen eine langgezogene Exspiration und tiefere Atemzüge. Kalte Bäder unter 30^0 vertiefen die Atmung und vermehren das Atemvolumen. Warme Bäder vertiefen ebenfalls die Atmung, bei langer Badedauer wird sie beschleunigt und oberflächlicher.

Am *Magen* und *Darm* führen allgemeine Hyper- und Hypothermie zur Ruhigstellung der Motilität und Verdauungsfunktionen. Örtliche Wärmeanwendungen führen über den cutivisceralen Reflexbogen zur Erhöhung der Peristaltik und der Magensaft- und Gallenabsonderung. Dyskinetische, insbesondere spastische Zustände werden gedämpft. Erinnert sei an die gute Wirkung feucht-heißer Kompressen bei Koliken im Magen-Darmbereich und den Gallen- und Nierensteinkoliken.

Die *Diurese* wird außer durch den hydrostatischen Druck auch durch allgemeine Wärmeanwendung im Vollbad und durch örtliche Wärmemaßnahmen gefördert. Kochsalz- und Stickstoffausscheidungen werden erhöht. Allgemeine hyperthermische Maßnahmen können zu einer Drosselung der Diurese führen. Kältereize vermehren ebenfalls die Diurese, bei ungenügender Vorwärmung können sie zur Pollakisurie führen.

Thermische Einflüsse auf das vegetative Nervensystem. Ihre Wirkung hängt vor allem von der vegetativen Ausgangslage im Zusammenhang mit der Konstitution des Behandelten ab. Im allgemeinen stellen mäßig warme Anwendungen die vegetative Gesamtlage in parasympathicoton-histotroper Richtung ein. Stärkere Wärme- und Kälteanwendungen wirken sympathicoton-ergotrop.

Bei der Anwendung der *Sauna* stellte OTT sich überschneidende vegetative Regulationen fest.

Kurmäßige *Kneipp*anwendungen können nach DIRNAGL und v. WECKBECKER vegetative Fehlsteuerungen normalisieren. Die Wärme wirkt schmerzstillend, vielleicht über die sympathischen Nervenfasern. Kälte hebt die Schmerzleitung auf, dies wird bei der Chloräthylvereisung und durch Einpacken der Glieder in Eis für die Dauer von $1^1/_2$—$2^1/_2$ Std erreicht.

Wärme setzt den Muskeltonus herab. Wir nutzen dies bei der Behandlung der spastischen Lähmungen; aber auch Eisabreibungen erreichen eine Lösung der Muskelspasmen, offenbar durch sekundäre Hyperämie.

Allgemeine Wärmeanwendungen wie heiße, besser ansteigende Bäder erhöhen die Körpertemperatur.

Umgekehrt kann man durch kalte Bäder die Körpertemperatur herabsetzen, eine früher bei Typhuskranken häufig angewandte Methode.

LAMPERT hat das *Überwärmungsbad* als Fiebertherapie empfohlen. Dabei soll die allmähliche Steigerung der Körpertemperatur auf 39—40^0 zu einer Steigerung der spezifischen Abwehrkräfte führen. Er empfiehlt es bei der Kinderlähmung schon bei den ersten auftretenden Krankheitszeichen anzuwenden. Seine Methode wurde von der Pädiatrie nicht übernommen, da sie der in diesem Stadium notwendigen Ruhebehandlung widerspricht.

Indikationen und Gegenindikationen der Hydro- und Thermotherapie. Durch die Entdeckung der Sulfonamide und der Antibiotica ist die Bedeutung der Hydro- und Thermotherapie auch in der Kinderheilkunde gegenüber diesen modernen Therapieformen in den Hintergrund getreten. Zur Steigerung der körpereigenen Abwehr hat sie als Zusatztherapie auch heute ihre Bedeutung.

Neuere Untersuchungen über das Verhalten der humoralen Abwehr nach Hydrotherapie haben indessen gezeigt, daß diese in der Praxis in Jahrzehnten bewährten therapeutischen Maßnahmen auch im Zeitalter der Antibiotica weiterhin besondere Beachtung verdienen.

Hydrotherapeutische Maßnahmen führen nämlich ebenso wie eine Reihe anderer physikalischer Reize (z. B. mäßige Bestrahlung mit UV-Licht, Infusion von Salzlösungen) zu einer Erhöhung des unspezifischen Antikörperspiegels im Serum und damit zur Steigerung der Infektionsabwehr. Es ist hierbei unerheblich, ob als auslösender Reiz zur Hydrotherapie Wärme, Kälte oder beides kombiniert angewandt werden.

Als Indikation für die Hydro- und Thermotherapie müssen deshalb weiterhin folgende Indikationen gelten:

1. Allgemeintherapie fieberhafter Infekte.

2. Begleittherapie bei der Behandlung der Infektionskrankheiten.

3. Behandlung örtlicher Entzündungsprozesse (Drüsenentzündungen, Anginen, Krupp, Pseudokrupp, Peri- und Paratonsillarabscesse, Retropharyngealabscesse, Otitis media).

4. Wärmetherapie bei Erkrankungen der Bauchorgane (Pylorospasmus, spastische Obstipation, Erkrankungen der Leber- und der Gallenwege, Erkrankungen der Harnorgane).

5. Begleittherapie bei den Erkrankungen der Atmungsorgane. Die Hydro- und Wärmetherapie tritt gegenüber der Freiluftbehandlung, der Atemtherapie und der technisch verbesserten Aerosoltherapie zurück.

6. Erkrankungen des Stütz- und Bewegungsapparates (chronischer Gelenkrheumatismus und alle anderen Formen des Rheumatismus, Nachbehandlung der Unfallfolgen).

7. Erkrankungen des Nervensystems [Lähmungen durch Poliomyelitis und aus anderer Genese (schlaffe und spastische Lähmungen), Systemerkrankungen des Nervensystems und der Muskeln, Chorea minor, Nervosität und Schlafstörungen].

8. Herz- und Kreislaufstörungen (Hypotonie, orthostatische Kreislaufinsuffizienz, paroxysmale Tachykardie, periphere Durchblutungsstörungen).

9. Wärmepflege der Frühgeburten.

10. Krankheitsprophylaxe und Abhärtung des Kindes unter gleichzeitiger Anwendung von Freiluft- und Bewegungstherapie.

Gegenindikationen der Hydro- und Thermotherapie. Vorsicht bei allen hydrotherapeutischen Maßnahmen beim sensiblen, vegetativ-labilen und pastösen Kind! Bei ihnen können unerwünschte, ja paradoxe Reaktionen auftreten!

Bei der Behandlung der Erkrankungen der Atmungsorgane darf das Ruhebedürfnis des Kindes durch die H. und Th.-Therapie nicht gestört werden.

Beim „Rheumatismus" muß die Reizintensität der Behandlung im umgekehrten Verhältnis zur Entzündungsintensität stehen. Vorsichtige Dosierung bei der akuten Polyarthritis rheumatica.

Vorsicht bei der Anwendung von Schwitzpackungen bei Nephropathien!

Im Frühstadium der Poliomyelitis darf der Grundsatz der Ruhebehandlung durch die Anwendung der H.- und Th.-therapie nicht verletzt werden.

Bei akut entzündlichen Erkrankungen des Herzens sind mit Ausnahme des aufgehängten Eisbeutels hydro- und thermotherapeutische Maßnahmen kontraindiziert, ebenso beim dekompensierten Herzen.

Bei Durchblutungsstörungen der Kinder sind Kälteanwendungen nur nach genügender Vorerwärmung erlaubt.

Praxis der Hydrotherapie

Das Wasser ist der wichtigste Temperaturträger, weil es von allen Körpern die größte Wärmekapazität besitzt und es sich auf jede Temperatur leicht einstellen läßt.

Soweit es sich dabei um Kaltwasseranwendungen handelt, sind folgende Grundregeln zu beachten und besonders beim Kind einzuhalten:

Ein Kranker darf nur bei einem Wärmeüberschuß mit Kaltwasser behandelt werden. Zu Hause macht man die Behandlung am besten aus der Bettwärme heraus. Der Kältereiz wird am besten mit dem mechanischen Reiz der Abreibung oder des Bürstens verbunden. Eine Nachwärmung im Bett oder durch aktives Bewegen verstärkt oft noch eine zu geringe Reaktion auf den Kältereiz.

Anwendungsformen

Abreibungen und Abwaschungen. Diese werden als Teil- und Ganzwaschungen bzw. Abreibungen durchgeführt. Die Wassertemperatur betrage 10—15° C. Man nimmt dazu einen Schwamm oder ein Frottierhandtuch oder -handschuh.

Wickel oder Umschläge — Aufschläge und Packungen. Dabei werden Tücher als Träger des Wassers benützt.

Unter einem Wickel versteht man eine zirkulär um den Körper oder um seine Teile geführte Einhüllung mit einem feuchten und darüber zwei trocknen Tüchern. Das Anlegen des Wickels erfolgt im Zug- und Gegenzugverfahren. Das feuchte Innentuch soll aus Leinen, das Mitteltuch aus Nesselgewebe, das äußere Tuch eine Wolldecke oder ein Flanelltuch sein. Das mittlere Tuch muß das innere und sollte zur Schonung auch die Wolldecke überragen. Man unterscheidet *Ganz*- und *Teil*wickel. Bei häufigem Wechsel des kalt-feuchten Innentuches wirken sie wärmeentziehend. Sonst wirken sie wie auch der nach Priessnitz genannte einfache Teilumschlag wärmestauend.

Der *Brustwickel* reicht von der Achselhöhle bis zum Nabel. Er kann auch als Kreuzwickel mit einer breiten, feuchten Binde und einer darübergelegten breiteren Wollbinde über Schultern, Brust und Rücken angewickelt werden.

Wadenwickel dienen vor allem dem Wärmeentzug. Die Temperatur des feuchten Tuches muß 3—4° unter der gemessenen Körpertemperatur liegen. Sie sollen nur leicht mit einem trockenen Tuch bedeckt werden, damit das Wasser verdunstet und Wärme entzieht. Häufiger Wechsel ist notwendig. Dem gleichen Zwecke dienen feuchte Strümpfe.

Beim schwerkranken Kinde sind zur Schonung — des häufigen Wechsels wegen — Aufschläge den Umschlägen vorzuziehen.

Der *warme Umschlag* wird mit einem schlechten Wärmeleiter, z. B. mit einem Woll- oder Flanelltuch umhüllt. Da auch bei ihm die Wärme in 15—20 min absinkt, wendet man am besten gleichzeitig einen Warmwasserbeutel an. Dieser ist in der Kinderheilkunde dem elektrischen Heizkissen vorzuziehen, da bei diesem, besonders bei verhinderter Wärmeableitung, Verbrennungsgefahr besteht.

Die *heiße Rolle* dient gleichzeitig der Wärmezufuhr und der Massage.

5—6 Handtücher werden der Länge nach gefaltet und straff zu einer Rolle gewickelt, deren Kante einen Trichter bildet. In den Trichter gießt man heißes Wasser (etwa 1 Liter) bis die ganze Rolle durchtränkt ist. Mit reibenden und knetenden Bewegungen wird ein Tuch der Rolle nach dem anderen abgewickelt. Das letzte Tuch wird entrollt als feucht-heiße Kompresse aufgelegt.

Trockenpackungen. Die Ganzpackung besteht aus einem großen, vorgewärmten Leinenlaken oder einer Wolldecke. Beide werden am Kopfteil zu einer Kapuze umgeschlagen. Das untere Ende wird um die Füße umgeschlagen. Sie dient vor allem als *Ruhepackung* nach hydrotherapeutischen Maßnahmen.

Schwitzpackungen. Der Patient erhält zunächst ein ansteigendes Vollbad von 37—40°, dann kommt er in eine feuchte, warme Ganzpackung, die mit weiteren Wolldecken bedeckt wird. An die Seiten des Körpers kommen Wärmekrüge. Während der Packung soll der Patient warmen Lindenblütentee trinken. Die Packung dauert vom Beginn des Schweißausbruches an 20 min bis längstens 30 min. Sie muß gut überwacht werden; bei Blässe und

Cyanose des Kindes muß sie abgebrochen werden.

Der Schwitzpackung kann man eine Gabe von 0,25—0,5 g Aspirin und Lindenblütentee vorausschicken.

Sie ist bei pastös-lymphatischen Kindern *kontraindiziert*.

Bäder — Voll- und Teilbäder. Nach der Temperatur unterscheidet man *Indifferenzbäder* 34—36° C; vor allem angewandt zur Unterwassermassage, UW-Druckstrahlmassage und zur Unterwassergymnastik.

Kühle und *kalte* Bäder 34—20° C.

Warme und *heiße* Bäder über 36—40° C.

Abkühlungsbäder haben in der Pädiatrie eine bevorzugte Indikation, weil insbesondere Säuglinge und Kleinkinder nicht nur häufig und leicht mit hyperpyretischen Temperaturen reagieren, sondern darüber hinaus auch infolge der Hyperpyrexie mehr oder minder schwere Schäden erleiden können.

Aus diesem Grunde ist eine beschleunigte Abkühlung bei allen hyperpyretischen Zuständen, insbesondere bei Fieberkrämpfen, oft eine dringend notwendige Maßnahme. In der Kinderpoliklinik München hat sich für Abkühlungsbäder folgende Praxis bewährt:

15 min vor dem Bad Applikation von Phenothiazin-Präparaten (z. B. Verophen 1 mg pro Kilogramm Körpergewicht), dann Vollbad unter sorgfältiger Kreislaufkontrolle. Anfängliche Wassertemperatur: „Körpertemperatur—2°", innerhalb von längstens 15 min wird die Wassertemperatur durch Zumischen kalten Wassers bis auf 25° allmählich erniedrigt.

Überwärmungsbäder mit allmählich ansteigender Temperatur, in denen die Körpertemperatur bis 39—40° erhöht wird.

Wechselbäder, zuerst Wasser von 38° 2 min lang, dann kaltes Wasser 20—25° 20—30 sec lang, besonders als wechselwarme Fußbäder angewandt.

Das *kalte Vollbad* aus dem indifferenten Bad, durch langsames Abkühlen hergestellt, wird heute nur noch selten angewandt.

Das *laue* und *warme Vollbad*, Dauer 20 min, verwendet zur Beruhigung bei Schlafstörungen. Entspannend wirkt das warme Bad bei Krankheiten mit gespanntem Muskeltonus, besonders bei spastischen Lähmungen. Beim *heißen Bad* des Kindes sollte die Temperatur zu Beginn 36—37° C betragen. Sie wird allmählich durch Zufließenlassen von heißem Wasser auf

40⁰ C erhöht. Bei dieser Temperatur unter Pulskontrolle 3—5 min weiterbaden, den Kopf mit kühler Kompresse bedecken. Dann abtrocken und das Kind ins vorgewärmte Bett bringen.

Die Verbindung des warmen Bades mit Bürsten der Haut bis zu ihrer Rötung ist als *Bürstenbad* eine gute Methode zur Besserung der Durchblutung. Ein kurzdauerndes warmes Vollbad wirkt erfrischend und anregend.

Teilbäder werden kalt und warm als *Sitzbäder* und *Fußbäder* benützt.

Das *warme Halbbad* wird oft mit kaltem Übergießen des Rückens zur Anregung der Atmung verbunden.

In der Bewegungstherapie bewähren sich *warme Gehbäder* und *Gehbäder* mit wasserbedecktem Kies.

Auch das *Wassertreten* ist schon im Kindesalter zu empfehlen.

Die *ansteigenden Armbäder* nach SCHWENNINGER und HAUFFE, die sich in der Kreislauftherapie des Erwachsenen sehr bewährt haben, sind auch im Kindesalter nützlich.

Im *Wirbelstrombad* (Whirlpool der USA) wird das Wasser unter Beimengung vorgewärmter Luft in kreisende Bewegung gesetzt. Es verbindet die thermische mit der Massagewirkung. Es hat sich bewährt bei Lähmungen, Durchblutungsstörungen, bei Knochen- und Gelenkerkrankungen.

Bei *Duschen und Güssen* kommt neben der thermischen Wirkung die mechanische Druckwirkung des Wassers zur Anwendung. Beim Kind wird vor allem die *Regendusche*, bei der der Wasserstrahl durch ein Sieb in zahlreiche kleine Strahlen aufgeteilt wird, angewandt. Beim Jugendlichen ist auch die *Strahldusche* mit niedrigem Druck anwendbar.

Neben der *Unterwassermassage* mit der Hand ist die *Unterwasserdusche* mit regulierbarem Druck eventuell unter Beimengung von Luft als Massagebehandlung wertvoll.

Die Duschen kommen indifferent, warm und als Wechselduschen warm und kalt zur Anwendung.

Bei den *Güssen* wird der Körper durch einen Wasserstrahl ohne wesentlichen Druck berieselt. Sie können mit einer Gießkanne oder einem Gartenschlauch gegeben werden. Das Kneippverfahren hat die verschiedenen Formen der Güsse: Vollgüsse, Teilgüsse, Knie-, Schenkel-, Bein- und Armgüsse besonders entwickelt, die in bestimmter Richtung an den Gliedern und am Körper ausgeführt werden. Hierüber und über die Praxis der Kneippkur im Kindesalter gibt das von MESSLER herausgegebene Buch genau Auskunft.

Technische Neuerungen der Hydrotherapie. Auf einige für die Hydrotherapie wertvolle technische Neuerungen soll besonders hingewiesen werden:

1. auf die Installation von automatisch arbeitenden Warmwasser-Mischbatterien. Sie liefern Wasser gewünschter und rasch einstellbarer Temperatur;

2. auf die elektrischen, heizbaren Badewannen für ansteigende Teilbäder nach HAUFFE, bei denen das Überschreiten der eingestellten Höchsttemperatur ausgeschlossen ist;

3. die Einführung der Kunststoffbadewanne, die wie die Holzbadewanne eine geringe Wärmeleitfähigkeit besitzt, aber mehr den Anforderungen der Hygiene entspricht. Sie ist viel leichter als Gußeisen- oder Stahlwannen und ist in jeder gewünschten Größe und Form herstellbar;

4. auf die Unterwasserduschen und Unterwasser-Druckstrahlgeräte. Durch elektrisch betriebene Pumpenaggregate wird das Wasser aus der Badewanne angesaugt und unter Druck wieder beigegeben. Dadurch ist eine gewisse Wirtschaftlichkeit des Wasserverbrauchs gesichert. In Kombinationswannen können Unterwassermassagen, Stangerbäder und Überwärmungsbäder gegeben werden.

Andere Formen der Thermotherapie

Die Anwendung von *Heißluft* erfordert im Kindesalter besondere Vorsicht und Aufsicht, worauf im Zeitalter des Personalmangels wohl hingewiesen werden muß.

Von den drei technischen Anwendungsformen: der Heißluftkammer, dem Heißluftkasten (in dem der Körper, ausgenommen der Kopf, mit Heißluft behandelt wird) und den *Heißluftapparaten* zur Behandlung einzelner Körperteile, kommen nur letztere beim Kind in Betracht. Es ist daran zu denken, daß kranke Hautstellen und Narben besonders empfindlich sind und mit Zinkpaste abgedeckt werden müssen.

Die Anwendung des Dampfes kann technisch einfach erfolgen. Zum „*Dampftopf*", z. B. als Kopfdampf stellt man einen Topf mit siedendem Wasser auf einen Hocker, diesen zwischen die Beine des größeren Kindes oder der das Kleinkind haltenden Pflegerin, und deckt sie mit einem Leinentuch und darüber eine Wolldecke zu. Dauer der Einwirkung

10 min. Nach Abnahme der Tücher wird das Kind abgerieben eventuell auch abgewaschen und kommt auf 1 Std ins Bett. Sehr gebräuchlich ist der Kamillenkopfdampf.

Auch die Anwendung des Dampfes erfordert beim Kind besondere Vorsicht und Aufsicht.

Die Anwendung strahlender Wärme. Infrarotbestrahlung erfolgt beim Kind als Halb- oder Teillichtbäder. Der Körper oder seine Glieder werden mit einem Kasten bedeckt, der auf der Innenseite eine Reihe von Glühlampen trägt.

Während bei diesen Geräten die in dem Raum des Gerätes miterwärmte Luft mitwirkt, wenden wir bei den Wärmestrahlungslampen nur die Strahlungswärme an.

Von den meist verbreiteten Geräten seien die Solluxlampe, die Vitaluxlampe und die Aquasollampe genannt. Bei letzterer werden die langwelligen Infrarotstrahlen abgefangen und es kommen die kürzeren Infrarotstrahlen (da sie tiefer eindringen) zur Wirkung, unter Schonung der thermosensiblen obersten Hautschicht. Näheres über die Apparate bei Kowarschik.

Die Dosierung der Wärmebestrahlung erfolgt durch Änderung des Lampenabstandes und der Bestrahlungszeit: Abstand 10—30 cm, Bestrahlungsdauer 10—15 min.

Einfache Wärmemaßnahmen. Wärmebeutel, mit Wasser von 50° C gefüllt; U-förmige Warmwasserflaschen, erhitzte Ziegelsteine, das erhitzte Kamillen- und Heublumensäckchen, heiße Sandsäcke. Alle Wärmeträger werden gut eingewickelt aufgelegt. Genannt seien ferner das *heiße Sandbad* und das Föhnen mit Heißluft.

Der *lokalen Erwärmung* dienen die heißen Breiumschläge oder *Kataplasmen.*

Leinsamenumschläge. Leinsamen wird in einen Beutel eingenäht und im Wasser zu einem heißen Brei gekocht. Nach Abkühlen auflegen und mit einem Wolltuch bedecken. Temperatur vorher an Wange oder Handrücken prüfen.

Tonerdeumschläge. Beliebt sind die fertigen *Antiphlogistine* und der *Enelbinumschlag.* Diese bestehen aus Tonerde, die mit Glycerin unter Zusatz kleinster Mengen Bor- oder Salicylsäure zu einer Paste verrührt sind.

Billiger kann man Bolus alba aus der Apotheke mit heißem Wasser zu einer pastenartigen Masse verrühren.

Die Kurzwellenerwärmung wird im Kapitel „Elektrotherapie", der „Inkubator" im Kapitel der Frühgeburtenpflege behandelt.

Kühlgeräte. Beim Eisbeutel und der Eiskravatte wird ein Gummibeutel zu zwei Drittel mit Eisstückchen gefüllt und eingehüllt aufgelegt bzw. umgelegt. Kühlröhren aus Aluminium kommen als Kopfkühlkappen und zur örtlichen Kälteanwendung auf das Herz nur noch selten zur Anwendung.

Mechanotherapie

Unter Mechanotherapie verstehen wir mit Kowarschik die Anwendung mechanischer Kräfte zu Heilzwecken.

Während bei der Massage Druck, Stoß und Zugkräfte wirken, ist die Grundlage der Krankengymnastik die Bewegung. Je nachdem diese ohne oder unter Mitwirkung des Patienten ausgeführt wird, unterscheidet man eine passive und aktive Krankengymnastik oder Bewegungstherapie.

Massage. Bei der Massage werden durch die klassischen Handgriffe: Streichen, Reiben, Kneten, Klopfen und Erschüttern (Vibration) die Haut und die unter ihr liegenden Gewebe mechanisch beeinflußt. Die mit der Hand ausgeübte Massage kann, ausgenommen die Vibration, *nicht* durch Apparate ersetzt werden.

Wirkungen. Durch Erweiterung der kleinen und kleinsten Gefäße führt die Massage zu einer oberflächlichen Hyperämie, auf dem Reflexweg zu einer Tiefenhyperämie. Der örtliche Stoffwechsel wird gesteigert, Ermüdungsstoffe und krankhafte Ablagerungen werden rascher resorbiert. Das Streichen in zentripetaler Richtung entleert Venen und Lymphgefäße.

Die Massage fördert die Durchblutung der Muskeln, steigert ihren Stoffwechsel und befreit sie von Ermüdungsstoffen. Beklopfen der Muskeln kann Muskelkontraktionen auslösen. Reflektorisch führt die Massage über die Vorderhornzellen zu einer Erhöhung des Muskeltonus. Umgekehrt kann, besonders nach Vorerwärmen, lockeres Schütteln und Walken zur Entspannung der Muskeln führen.

Teils neural, teil humoral, führt die Massage zu Fern- und Allgemeinwirkungen! Die inneren Organe werden von den ihnen segmentär zugeordneten Dermatomen aus beeinflußt.

Darauf beruht die *Reflexzonenmassage.*

In der Haut werden durch die Massage hormonale Stoffe frei. Es kommt zur Histamin-ausschüttung, das in den Kreislauf übergeht.

Auch die Abbauprodukte, die beim Massieren, etwa beim Kneten, frei werden, führen über die Blutbahn zu Allgemeinwirkungen im Sinne einer Proteinkörpertherapie. Eine Ganzmassage führt teils neural, teils humoral zu einer vegetativen Umstimmung, deren einzelne Faktoren besonders F. HOFF studiert hat.

Über die Technik der Massage wird auf die Lehrbücher der Physikalischen Medizin verwiesen, vor allem auf die Darstellung von KOWARSCHIK in seiner „Physikalischen Therapie", der die obigen Angaben über die Wirkungen der Massage zum Teil entnommen sind.

Auf einige Sonderformen der Massage muß hingewiesen werden:

Bindegewebsmassage

Bei der *Bindegewebsmassage* (nach DICKE, TEIRICH-LEUBE und KOHLRAUSCH) werden ziehende Streichungen „Striche" tangential in der Bindegewebsschicht unter der Körperdecke ausgeführt. Sie dringen nicht bis zur Muskulatur vor.

Die Bindegewebsmassage ist eine *Neuraltherapie.* Über die Technik unterrichtet das Buch von TEIRICH-LEUBE. Bald nach ihrer Entdeckung wurden in Freiburg auch Säuglinge und Kleinkinder mit der sog. Hauttechnik behandelt. „Bei vielen Fällen von Kinderlähmung mit schweren Dystrophien und Muskelatrophien war sie nach LEUBE von ausgezeichneter Wirkung auf die gestörten, vegetativen Funktionen."

Nach KOHLRAUSCH dringt man mit verhältnismäßig leichten Friktionen (engumschriebene kreisförmige Bewegungen der Fingerkuppen) tiefer ein als mit Bindegewebsmassagen und erreicht an der Muskulatur bei Hypertonien und Kontrakturen und reflektorisch an inneren Organen günstige Wirkungen (Reflexzonenmassage). Beide Massageformen werden oft miteinander ausgeführt.

Das *Trockenbürsten* und das *Bürstenbad* dienen besonders der Förderung der Durchblutung und damit zur Abhärtung. Beide werden am besten mit einem warmen Fußbad verbunden. Das Bürsten kann mit einer Kinderhaarbürste oder einem Frottierhandschuh

erfolgen. Durch Eintauchen in kaltes Wasser kann die Mechano- mit der Hydrotherapie verbunden werden.

Ebenso kann die Massage unter Wasser mit der Hand beide physikalischen Therapieformen verbinden. Die Hand wird heute oft durch die Unterwassermassagegeräte ersetzt (vgl. Hydrotherapie).

Die Massage wird am besten als Begleittherapie mit der Bewegungstherapie verbunden. Bei beiden ist die Vorwärmung des Gewebes zu empfehlen.

Eine wertvolle Bereicherung der Massageformen stellt die Drägersche *Decubitusmatratze* dar. Durch den periodischen Wechsel der Luftfüllung der Matratzenabschnitte werden die dem Druck ausgesetzten Körperteile laufend entlastet und das Gewebe gleichzeitig massiert.

Krankengymnastik (passive und aktive Bewegungstherapie). Die Krankengymnastik hat sich in den letzten Jahrzehnten zu einem allgemein anerkannten, wertvollen Faktor der Therapie entwickelt. Sie setzt allerdings, um von Nutzen sein zu können, ein geschultes und an Zahl ausreichendes Personal voraus. Auch bei uns hat man die Verhältniszahl 1:7 (eine Krankengymnastin auf 7 Patienten) für optimal erkannt, ohne daß diese Forderung an vielen Orten erfüllt wird.

Zur *passiven Krankengymnastik* gehören Lagerungen und Lockerungen. Bei allen dehnenden Maßnahmen muß man sich „einschleichen". Durch Schüttelungen kann man den Muskel besonders entspannen, am besten mit 2—4 Schüttelungen in der Sekunde (U. SCHNEIDER). Die Vorwärmung setzt die reflektorischen Spannungsimpulse im Muskel herab. Werden zur Dehnung Gewichtszüge angewandt, so sollte man nur die geringstnotwendige Belastung anwenden und unter der Schmerzgrenze bleiben. Zu den Methoden des Dauerzuges gehören auch die Lagerung auf Schienen; genannt sei noch die Schedeschiene und der Quengelverband.

Die apparative Dehnung mit den früher beliebten Zandergeräten ist gegenüber der manuellen Dehnung und den genannten Verfahren in den Hintergrund getreten.

Auf die Technik der Dehnungs- und Lockerungsübungen kann nicht eingegangen werden. Wieder sei besonders auf das Buch von KOWARSCHIK mit seinen instruktiven Abbildungen hingewiesen (S. 190).

Die *aktive Bewegungsarbeit* bedeutet für die Muskelfasern einen Wachstumsreiz, dabei muß aber mehrmals am Tage vom Muskel eine individuelle Höchstleistung gefordert werden. Die strömungscalorimetrischen Untersuchungen HENSELS haben gezeigt, daß bei Muskelarbeit seine Durchblutung auf das 10fache des Ruhewertes und darüber ansteigt. Dagegen ist die Durchblutung bei fixierender Haltearbeit weitgehend eingeschränkt. Daher ermüdet der Muskel bei isometrischen Kontraktionen viel mehr, als bei den isotonischen Kontraktionen, bei denen der Muskel bei konstanter Spannung sich ungehemmt verkürzen kann.

Auf die Wirkung der aktiven Bewegungstherapie auf Herz, Kreislauf und Atmung und auf die übrigen inneren Organe, kann hier nicht einzeln eingegangen werden. Auch ihre Wirkung auf die Psyche kann nur erwähnt werden.

In der Praxis der aktiven Bewegungstherapie unterscheidet U. SCHNEIDER: Übungen mit geringem Kraftaufwand, begleitet von Entspannungsübungen. Kraft- und Widerstandsübungen, Schnellkraftübungen, Koordinationsübungen.

Schütteln der Glieder fördert besonders die Entspannung. Bei den Kraft- und Widerstandsübungen bildet zunächst das Eigengewicht des Gliedes den Widerstand. Durch die Krankengymnastin wird er dosiert gegeben. Ferner werden Gewichte an Rollzügen und Zug- und Druckfedern als Widerstände verwendet.

Bei den Schnellkraftübungen laufen die Kraft-Widerstandsübungen in schnellem Rhythmus ab. Erinnert sei an Hand- und Fußball und den Hochsprung. Bei ihnen wird die Durchblutung und der Stoffwechsel besonders angeregt, ganz abgesehen von den Regulationen des Kreislaufs und der Atmung, die sie wie jede Krankengymnastik herausfordern.

Aus KOWARSCHIKs Buch über die Physikalische Therapie seien Beispiele für Kraftübungen abgebildet (Abb. 34).

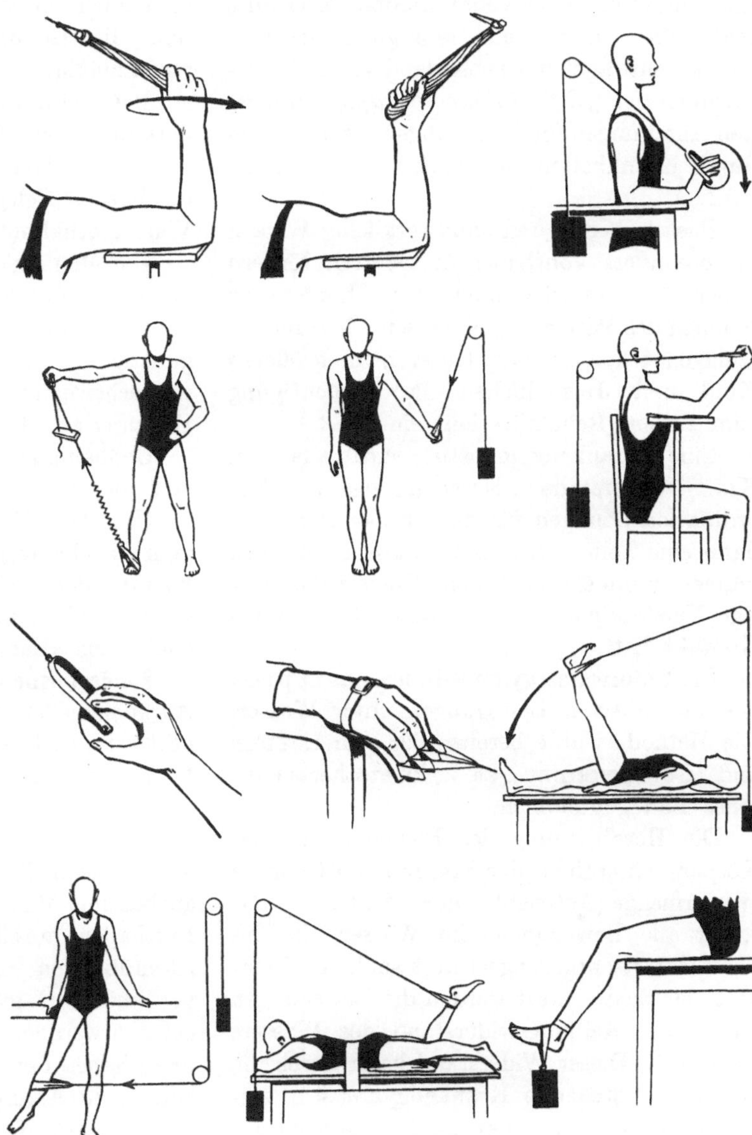

Abb. 34. Beispiele für Kraftübungen. (Aus KOWARSCHIK)

Koordinationsübungen. Aufgabe der Koordination ist das Bewegungsziel auf kürzestem Wege mit dem geringsten Kraftaufwand zu erreichen. Das Zusammenspiel der dabei beteiligten Muskeln wird am besten als Spieltherapie geübt. Greifübungen, Spielen mit Bausteinen, Legespiele u. a. dienen als Übungen der Hand.

Das Drehen des Rumpfes, Aufsitzen, Aufstehen, Stehen und Gehen muß planmäßig

32*

geübt werden! Dabei bedient man sich als Hilfsmittel des Gehwagens, der Laufkatze und übt vor dem Spiegel.

Die für das Leben nötigen Funktionen, wie Waschen, An- und Ausziehen, Essen und die anderen Funktionen der täglichen Hygiene müssen systematisch geübt werden. Dies alles bildet die „funktionelle Bewegungstherapie" wie sie heute auch in Deutschland durch Spezialistinnen der „*Beschäftigungstherapie*" in eigenen Abteilungen für Bewegungsbehinderte und durch Krankheiten Geschädigte durchgeführt wird.

Bastelarbeiten und handwerkliches Wirken an besonders konstruierten Geräten fördern neben der Funktion auch das schöpferische Können des Patienten, lassen seine beruflichen Anlagen erkennen und leiten beim größeren Kind und Jugendlichen die Ertüchtigung zum Leben (Rehabilitation) ein.

Eine Krankengymnastin wird aus den Kraft-, Widerstands-, Entspannungs- und Koordinationsübungen für das kranke *Kind* nur dann eine Teil- und Ganzgymnastik aufbauen können, wenn sie für dessen Eigenart das richtige Verständnis und zum Kind den nötigen Kontakt hat.

Die **Unterwassergymnastik** besteht in passiven und aktiven Bewegungen unter Wasser. Die Methode wurde bereits 1898 von Leyden und Goldscheider als „kinetotherapeutisches Bad" empfohlen.

Die Herabsetzung des Eigengewichts des Körpers entspricht der von ihm verdrängten Wassermenge (Auftrieb). Dieser Auftrieb unterstützt alle Bewegungen im Wasser, die der Schwerkraft entgegengerichtet sind. In Richtung der Schwerkraft werden die Bewegungen durch den Reibungswiderstand des Wassers erschwert. Dieser Widerstand kann durch die im Wasser stehende Krankengymnastin verstärkt werden. Sie lenkt die Bewegungen des Patienten in den verschiedenen Richtungen und Ebenen.

Das Wasser soll eine Temperatur von 34⁰ haben. Wir nützen gleichzeitig die thermischen Wirkungen des Wassers auf die Muskulatur aus. Es wirkt entspannend, was sich besonders bei spastischen Lähmungen bewährt, und hilft uns besonders bei den Dehnungs- und Lockerungsübungen bei Gelenkkontrakturen.

Halte-, Stütz- und Schwebegeräte sind bei der Unterwasserbewegung zweckmäßig. Sie können aber den Einsatz der Krankengymnastin im Wasser nicht völlig ersetzen. Die Übungen erfolgen in Geh- und Übungsbecken. Erwünscht ist außerdem ein Schwimmbecken mit verschieden tiefen Stufen. Auf diesen erfolgt die Gehschule unter Wasser. Dabei sind auch im Wasser aufgestellte Gehbarren und die Gehübungen an einer Laufkatze zweckmäßig.

Bei gelähmten Patienten muß man besonders auf Ausweichbewegungen achten und diese verhüten. Nach den gezielten Übungen sollte der Patient Gelegenheit zu freier Bewegung im Wasser erhalten und das Schwimmen lernen.

Die Möglichkeit, unter Wasser die aktive Bewegung zu erleben, wirkt sich auf die Psyche der Patienten aller Altersstufen besonders günstig aus. Als Hydrotherapie hat die Unterwasserbewegung gleichzeitig deren günstige Wirkung auf das vegetative Nervensystem.

Gehbehinderte werden durch schiefe Ebenen oder Kräne ins Wasser gebracht.

Um das Üben der Krankengymastinnen vom Beckenrand aus zu erleichtern, hat Krafft Behandlungstürme in das Becken gestellt, die eine Tätigkeit der Krankengymnastin nach allen Richtungen erlauben.

Sonderformen der Krankengymnastik. Die *Atemgymnastik*, begleitet die allgemeine Gymnastik und ist seit Hofbauer in mannigfacher Weise als spezielle Atemgymnastik ausgebaut worden.

Schon beim Kleinkind kann eine Atemgymnastik in Form von Blasübungen (Kerzen ausblasen, Watte pusten, Blasinstrumente, Luftballon aufblasen) und durch bestimmte Atemübungen im Liegen, Sitzen, im Stehen, verbunden mit gymnastischen Übungen durchgeführt werden. Müller-Gies und Lichtenberg haben für das Kindesalter eine gute Anleitung zu Atemübungen gegeben.

Neumann-Neurode hat schon vor über 50 Jahren gezeigt, daß beim Säugling ab 4. Lebensmonat passive und aktive Bewegungsübungen als *Säuglingsgymnastik* möglich und nützlich sind. Diese Übungen kann jede Mutter lernen und bei ihrem Kinde ausführen. Dagegen erfordern die Übungen beim haltungsschwachen und haltungsgeschädigten Säugling und Kleinkind eine sorgfältige Dosierung und individuelle Einstellung der Übungen und müssen deshalb einer geschulten Krankengymnastin vorbehalten bleiben.

Die Säuglingsgymnastik von NEUMANN-NEURODE ist bereits in 24. Auflage erschienen und kann in einer staatlich anerkannten Schule in Aumühle gelernt werden.

Hingewiesen sei auch auf die „Gymnastik *mit den Kleinsten*" von D. REICHMANN.

Zur Bekämpfung der weit verbreiteten Fußschäden und Haltungsfehler gab M. SCHARLL gute Anleitungen mit instruktiven Bildern für die *Fußgymnastik* und für die *Haltungsgymnastik* heraus.

Das Klappsche Kriechen muß als bewährte Behandlungsmethode der Skoliosen, anderer Wirbelsäulenerkrankungen und der Thoraxdeformierungen besonders genannt werden.

Die Behandlung der Poliogelähmten und der Kinder mit anderen Lähmungs- und Bewegungsschäden ist in den letzten Jahren durch die Verbindung der Krankengymnastik auf dem „Trocknen" mit der Unterwasserbewegung und allen anderen Methoden der ph. Th. weiter entwickelt und intensiviert worden und wird an einigen besonderen Spezialabteilungen durchgeführt.

Auch die Behandlung der Kinder mit cerebralen Hirnschäden wurde in den letzten Jahren weiter entwickelt und intensiviert. Auch bei diesen Kindern hat neben der speziellen Spastikergymnastik und Gehschule die Unterwasserbewegung im Behandlungsplan ihren Platz.

Ultraschalltherapie

Die Ultraschallbehandlung ist eine Art Mechanotherapie (KOWARSCHIK). Sie kann als Vibrations- oder Erschütterungsmassage angesehen werden. Während ein durch einen Elektromotor angetriebener Vibrationsapparat pro Sekunde bis zu 30 Stößen liefert, werden beim Ultraschall pro Sekunde Hunderttausend bis 1 Million Stöße erzeugt. Die biophysikalischen Wirkungen des Ultraschall sind teils mechanische, teils thermische. Durchblutung und Stoffwechsel des beschallten Gewebes werden angeregt.

Bei Kindern sah BISCHOF günstige Wirkungen auf entzündliche Prozesse an den Lymphdrüsen und an den Tonsillen und bei chronischen Gelenkerkrankungen.

Als *Kontraindikation* nennt er Bronchiektasien bei Kindern mit hyperergischen Reaktionen. Nach HELBIG hat der Ultraschall bei Dünndarmspasmen von Kindern eine spasmolytische Wirkung.

In der Pädiatrie hat der Ultraschall keine praktische Bedeutung, auch in der übrigen Medizin ist seine therapeutische Wertung geringer geworden, nicht zuletzt, weil es sich um eine nicht harmlose Methode handelt.

Lichttherapie
unter Mitarbeit von E.-G. SCHULTZE, Wyk auf Föhr

Die heilende Kraft der Sonne war schon den primitiven Menschen bekannt. Auch für die Menschen von heute ist die Sonne die natürliche Quelle der Lichttherapie. Daneben verwenden wir heute für die Lichttherapie künstliche Strahler.

Man muß scharf unterscheiden zwischen dem psychologisch-physiologischen und dem physikalischen Begriff „*Licht*".

Physikalisch ist Licht ein bestimmter Ausschnitt aus dem Spektrum der elektro-magnetischen Schwingungen, der sich von λ 50 μ (dem äußersten Infrarot-IR) bis zu λ 100 mμ (dem äußersten Ultraviolett-UV) erstreckt.

Der für das menschliche Auge sichtbare Anteil der optischen Strahlung umfaßt den Bereich von λ 750—400 mμ.

Die aus dem Weltall stammende Strahlung (kosmische Strahlung) besteht aus zumeist in der Atmosphäre absorbierter Materiestrahlung sowie aus der Feldstrahlung. Diese umfaßt die gesamten dem Menschen bekannten Strahlenarten (Abb. 35).

Die Atmosphäre schirmt die Erde gegen die kosmische Strahlung ab, läßt jedoch in einzelnen Spektralbereichen Strahlen bis zur Erdoberfläche hindurch („Fenster"-Wirkung). Es handelt sich um die mittelwellige und langwellige Ultraviolettstrahlung, das sichtbare Licht und die kurzwellige Ultrarot-(= Infrarot-)Strahlung, außerdem die Hochfrequenzstrahlung.

Bei der Lichtbehandlung wird außer der sichtbaren Strahlung noch die infrarote und die ultraviolette Strahlung ausgenützt.

Beim UV unterscheiden wir:

UV-A λ 400—315 mμ mit der größten Tiefenwirkung.

UV-B Dorno-Strahlung λ 315—280 mμ, wirkt vorwiegend antirachitisch und erythemerzeugend.

UV-C unter 280 mμ.

Praktisch wird in der Lichttherapie der Bereich von 50 μ—230 mμ ausgenutzt. Weder von der Sonne noch von den heute benützten künstlichen Strahlern erreichen uns Wellen, die länger als 5 μ sind. Dagegen werden Strahlen von 50 μ—5 μ von jedem Körper, auch dem menschlichen, dauernd abgestrahlt und haben als sog. „Sekundärstrahlung" eine große physiologische Bedeutung.

Biologisch wirksam ist nur die absorbierte Strahlung.

Auch beim *Infrarot* ist nach dem Eindringungsvermögen in die Haut eine Unterteilung in IRA (0,76—1,5 μ), IRB (1,5—3,0 μ) und IRC (über 3 μ) vorgenommen worden (Henschke 1939) (Abb. 35).

Nach dem Gesetz von Grothus-Draper kann nur der absorbierte Teil der Strahlung biologisch wirksam werden; die der Absorption folgenden Sekundärveränderungen im Organismus werden — soweit sie bekannt sind — weiter unten erwähnt.

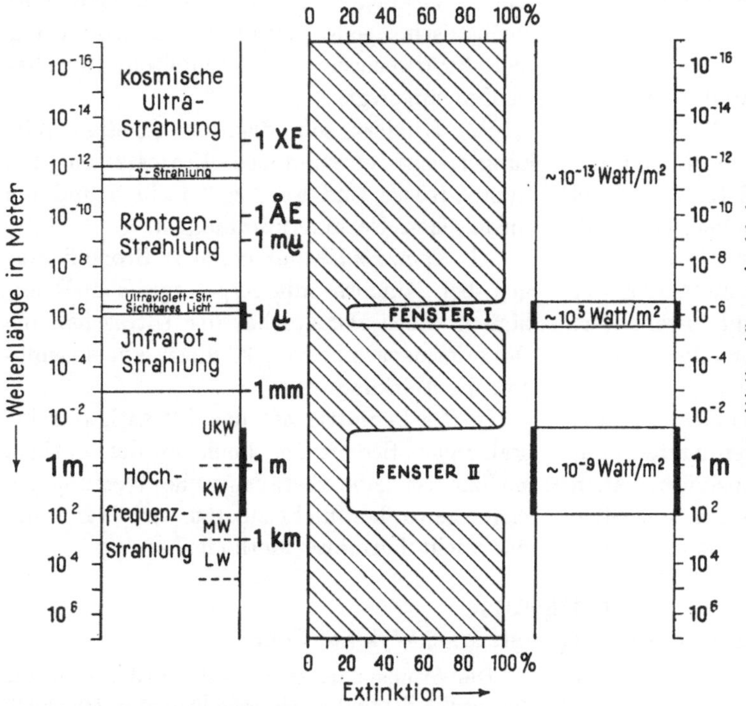

Abb. 35. Lage der optischen Fenster der Atmosphäre im Spektrum der Feldstrahlung; rechts die Bestrahlungsstärke in Watt/m² innerhalb der Biosphäre, nach Durchdringen der Atmosphäre (nach R. Schulze 1958)

Einflüsse auf die natürliche Strahlung. Die zur Erde gelangte *Globalstrahlung* (Sonnen- und Himmelstrahlung) ist eine Funktion der Sonnenhöhe.

Die für den menschlichen Organismus bedeutungsvolle Strahlung wurde von Pfleiderer als *aktinischer Wirkungskomplex*, von Flach (1957) als *photoaktinischer Wirkungskomplex* bezeichnet. Man kann in der Natur die einzelnen Strahlenarten nicht trennen. Die folgenden Erkenntnisse wurden zum großen Teil durch technische Strahler gefunden.

Die Einstrahlung des Lichtes ist kein kontinuierlicher Vorgang, sondern erfolgt in bestimmten Energieportionen (Photonen). Diese Lichtquanten üben einen bestimmten Einfluß auf bestimmte Moleküle und Atomgruppen aus und versetzen diese in Schwingungen. So entsteht im langwelligen IR-Bereich Wärme. Licht anderer Wellenbereiche, im wesentlichen das kurzwellige UV, führt zur Dissoziation von Molekülen und damit zu einem photo-chemischen Effekt.

Im elektro-magnetischen Energiespektrum ist die Bestrahlungsstärke der optischen Strahlung ein Vielfaches, d.h. 10^{12}mal stärker als diejenige der übrigen natürlichen Strahlenkomplexe (elektrische und ionisierende Strahlen). Nur von ihr kann man im terrestrischen Strahlungsklima biologische und pathologische Wirkungen erwarten (zit. nach Kihn).

Lichttherapie mit Sonnenlicht. Die Sonne hat eine Temperatur von nahezu 6000° C. Auf der Erde reicht das Sonnenspektrum von λ 3 μ im Ultrarot bis λ 290 mμ im Ultraviolett. Oberhalb von 290 mμ wird es durch Absorption in einer 40 km hoch in der Stratosphäre liegenden Ozonschicht abgebrochen. Therapeutisch stehen uns also im Sonnenlicht nur die langen und mittellangen UV-Wellen zur Verfügung.

Die *Intensität des UV* ist sehr wechselnd. Sie hängt vor allem von der Dicke der Luftschicht ab, die die Strahlen zu durchdringen haben. Folgende Faktoren haben auf die Sonnenstrahlung Einfluß:

1. *die Tageszeit.* Mittags bei steiler Einstrahlung wird infolge geringer Absorption in der Atmosphäre UVB stärker wirksam (Leistner 1964) als morgens und abends.

2. *die Jahreszeit.* Durch die Änderung des Einfallswinkels der Sonnenstrahlung im Sommer stärkere UV-Strahlung als im Winter.

Dies äußert sich in der Relation UVB/UVA/Globalstrahlung wie folgt:

März	Juni	September	Dezember
1:84:870	1:46:460	1:51:550	1:106:1110

Jahr
1:52:520

In der Intensität von UVA (in kWh/m²/Tag):

März	Juni	September	Dezember
0,23	0,25	0,30	0,037

Jahr
0,26

und im UVB:

0,0028	0,011	0,0058	0,00035

0,051

3. *die geographische Lage*. Die UVB-Bestrahlungsstärke ist in erster Näherung unabhängig von der geographischen Breite bei gleicher Sonnenhöhe (SCHULZE 1955). In den Tropen gleicht der Dunst die geringere Ozonmächtigkeit über dem Land fast aus — nicht jedoch über den Meeren (BÜTTNER), die UVB-Strahlung liegt dort um ca. 60% höher.

4. *die Ortshöhe über dem Meerespiegel*. Mit zunehmender Höhe wird die durchsetzte Luftschicht kleiner, der UV-Verlust geringer. Die Ortshöhe beeinflußt das UVB in 1000 m um ca. 15%, in den Tropen um 20—25% (BÜTTNER). Die UVA-Strahlung liegt im Gebirge nur wenig höher als im Flachland (bei 60° Sonnenhöhe in 2000 m ca. 5—10%, bei 5000 m ca. 11%) (SCHULZE 1955 u. 1960). Es gibt keine direkte Beziehung von durchstrahlter Luftmasse und Bestrahlungsstärke (SCHULZE 1960), in den Bergen sind vertikale Einstrahlung und Schneereflexion für die starke Bräunung der Alpinisten verantwortlich.

5. *die Bewölkung*. Auch bei völlig bedecktem Himmel sinkt die UV-Strahlung nur auf etwa die Hälfte ab.

6. *die Verschmutzung der Luft durch Ruß und Staub*. Im Sommer Abschwächung aller Wellenlängen um ein Fünftel, im Winter um wesentlich mehr.

Der Dunst der Großstädte verringert das UVB um ca. 10%, der Einfluß des Aerosols auf die Stärke von UVA und UVB ist gering (HINZPETER). Die Minderung der Strahlung beruht mehr auf der Abschirmung der Himmelsstrahlung durch die Häuser.

In der Heliotherapie ist neben der direkt von der Sonne ausgehenden noch die vom Himmel kommende UV-Strahlung zu berücksichtigen. Die „*diffuse Himmelsstrahlung*" ist reich an UV. In den Niederungen ist sie meist UV-reicher als in den Hochgebirgen. So spielt die Himmelsstrahlung im Tiefland als Zusatzstrahlung zur Sonnenbestrahlung eine meist *unter*schätzte Rolle. Sonnen- und Himmelsstrahlung werden als *Globalstrahlung* zusammengefaßt.

Biologische Lichtwirkungen

Hautwirkungen. Voraussetzung für die Lichtwirkung ist die Lichtabsorption. Von der die Haut treffenden Strahlung wird ein großer Teil zunächst reflektiert, von heller Haut 40—50%, von dunkler nur 15%. Die Möglichkeit der Strahlenaufnahme hängt weitgehend von der Dicke der Hornschicht ab.

Diese absorbiert den größten Teil des UV. In die tieferen Hautschichten dringt vorwiegend rot und ultrarot ein. UVA dringt bis in die Capillarschicht der Haut vor. UVB und UVC werden in der Hornschicht absorbiert. Wie schon erwähnt, wird UVC nur von künstlichen Strahlern ausgesandt.

Das Erythem. Eine intensive Sonnenbestrahlung führt während und nach dieser durch das Infrarot und den roten Anteil zu einer örtlich nicht scharf begrenzten Rötung. Diese verschwindet meist wieder rasch. Es handelt sich um eine Wärmeerythem durch örtliche Gefäßreaktionen. Eine folgende Pigmentierung fehlt meist.

Ein *Sonnenbrand* entsteht bei längerer Besonnung strahlungsungewohnter Haut. Er stellt eine besondere Form der Verbrennung dar. Während bei der üblichen Verbrennung Schmerz- und Wärmereceptoren reflektorisch eine Flucht veranlassen, treten spürbare Schädigungen durch Sonneneinwirkung erst nach einer Latenzzeit von 1—7 Std auf.

Man unterscheidet, wie bei der Verbrennung, verschiedene Grade:

1. eine flüchtige, ohne Folgen schwindende Rötung bzw. eine scharfbegrenzte Rötung mit Jucken,

2. eine langdauernde Rötung mit Brennen und späterer stärkerer Abschuppung,

3. Schwellung und Blasenbildung, evtl. Nekrosen.

HAUSER und VAHLE haben festgestellt, daß es sich hauptsächlich um die Wirkung des UVB und bei künstlichen Strahlern auch des UVC handelt. Die Erythemwirkung des UVA ist sehr gering (LOTZ 1962). Die unterschiedliche biologische Wirksamkeit einzelner Wellenlängenbereiche hinsichtlich des Erythems bzw. der Pigmentierung veranschaulich Abb. 36.

Eine pathologische Wärmewirkung kann durch zu intensive Besonnung des unbedeckten Kopfes zum *Sonnenstich* führen, worunter ein schockartiger Zustand im Zusammenhang mit einer meningitischen Reizung verstanden wird.

An den Conjunctiven führt UV zu einer dem Erythem entsprechenden Entzündung. Da die Conjunctiven ohne Hornschicht sind, sind sie noch empfindlicher als die Haut. Bei der Bestrahlung mit UV müssen sie geschützt werden.

Die Lichtentzündung der Haut kommt nach ELLINGER durch Freiwerden von Hist-

amin oder histaminähnlichen auf die Hautgefäße einwirkenden Substanzen zustande.

Die *individuelle Lichtempfindlichkeit* schwankt.
Sie ist von verschiedenen Faktoren abhängig:
Eine gut durchblutete Haut ist lichtempfind-
licher als eine anämische. Erythemschwelle und
Rötungsgrad werden durch Infrarot erniedrigt, durch Rotlicht erhöht (HELMKE 1944).
Die UV-Empfindlichkeit der Haut ist im
Winter größer als im Sommer. Sie hängt vom
Lebensalter ab. Zwischen dem 20. und 50. Lebensjahr ist sie am größten, am geringsten
zwischen 13 und 19 Jahren. Die Erythem-
empfindlichkeit nimmt in folgender Reihenfolge
ab: Brust > Bauch > Rücken > Gesicht >

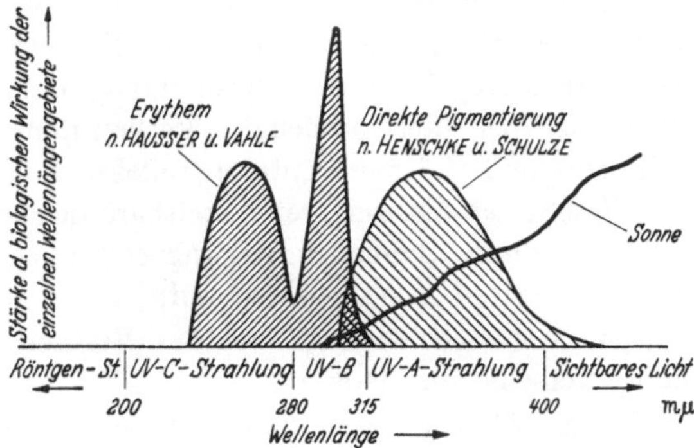

Abb. 36. Aufteilung des Spektrums der UV-Strahlung
in UVA, UVB u. UVC. Darüber die Stärke der
biologischen Wirkung der einzelnen Wellenlängen-
gebiete für den Sonnenbrand und die direkte
Pigmentierung

Extremitäten. Die Beugeseiten der Glieder sind
empfindlicher als die Streckseiten. Die Haut
der Frauen ist prämenstruell empfindlicher als
postmenstruell. Nach Abklingen der Lichtreak-
tion kommt es zu einer Verdickung der Hornschicht, die als Lichtschwiele (MIESCHER 1935)
Strahlenschutz gewährt.

Die *Pigmentierung* ist je nach Wellenlänge
des UV verschieden. UVB führt unter Nachlassen des Erythems nach einer Latenzzeit zu
einer fahlbraunen Verfärbung der Haut, die in
kurzer Zeit wieder verschwindet. UVA führt
ohne Erythembildung zu einem rötlich-braunen
Pigment, das beständiger ist als das erst-
genannte. Es kann auch bei bedecktem Himmel entstehen. Von der UV-Pigmentierung ist
streng das netzförmig angeordnete Pigment zu
unterscheiden, das durch langwellige, vorwiegend ultrarote Strahlen hervorgerufen wird
(Heizkissen und Wärmestrahler). Es liegt im
subpapillären Plexus.

Vitamin D-Bildung. 1922 teilte der Ber-
liner Kinderarzt HULDSCHINSKY mit, daß die
Rachitis der Kinder durch Quarzlampen-
bestrahlung ebenso gut wie durch Lebertran
geheilt werden kann. WINDAUS und POHL
erklärten diese Wirkung dadurch, daß das 7-
Dehydrocholesterin der Haut durch die UV-
Strahlen in das Rachitis heilende D_3 umgewandelt wird.

Von andere Wirkungen des Lichtes und
insbesondere des UV seien hervorgehoben: die
Leistungssteigerung, die nach arbeitsphysio-
logischen Untersuchungen von LEHMANN 30
bis 60% betragen kann.

Der Einfluß auf den Eiweißstoffwechsel:
Der vermehrte Eiweißabbau wirkt im Sinne
einer Proteinkörpertherapie. Die UV-Bestrah-
lung wirkt psychisch euphorisierend. UV des
Sonnenlichtes kann Bakterien abtöten (FIN-
SEN). Die pathogenen Keime zeigen gegen
UV-Strahlen die geringste Widerstandskraft.
Das Verhalten der Viren ist noch nicht sicher
geklärt. Die Ganzbestrahlung des Körpers
führt zu einer Antikörpervermehrung.

**Indikationen und Gegenindikationen der
Licht- und UV-Therapie.** In der Behandlung
der Vitamin D-Mangelrachitis ist die künstliche Höhensonne zu unrecht von den Vitamin
D-Präparaten weitgehend verdrängt worden,
denn die Erfolge der Rachitistherapie mit UV-
Bestrahlung sind nach wie vor ausgezeichnet.

Nach MAI wird jeder Arzt bei der Vorbeugung
und zur Heilung der Rachitis die UV-Strahler
neben den Vitamin D-Präparaten heranziehen.

*UV-Bestrahlung bei Erschöpfungszuständen
und in der Rekonvaleszenz von schweren Krankheiten.* Die Höhensonne wirkt beim appetit-
losen Kind, bei Ermüdungs- und Erschöpfungszuständen und in der Rekonvaleszenz
von schweren Krankheiten leistungssteigernd,
bessert den Appetit, das Allgemeinbefinden und
den Schlaf.

*UV-Bestrahlung als Begleittherapie der medi-
kamentösen Behandlung extrapulmonaler Tuberkulosen.* Neben der medikamentösen Therapie ist die UV-Bestrahlung bei Halsdrüsen-
tuberkulose, bei Knochen- und Gelenktuberkulose und bei der tuberkulösen Peritonitis
vorsichtig dosiert nützlich. Bei jeder aktiven
Tuberkulose, vor allem bei den pulmonalen
Tuberkuloseformen, ist jede Sonnenkur und
die Bestrahlung mit der Quarzlampe kontraindiziert.

In der Nachbehandlung der rachitogenen Tetanie (Spasmophilie) kann die UV-Bestrahlung eingesetzt werden, in der Frühbehandlung ist sie kontraindiziert, da die Bestrahlung Krämpfe auslösen kann.

UV-Raumbestrahlungen bei der Frühgeborenenaufzucht. Die UV-Raumbestrahlungen in den Kinderkliniken haben zu einer Senkung der Sterblichkeit der Frühgeburten geführt. Auch ist die Zahl der Hausinfektionen herabgesetzt worden.

Örtliche UV-Bestrahlungen bei Hautkrankheiten. Bei der Acne des Jugendlichen und als Begleittherapie bei der Behandlung der Furunkulosen, schlecht heilender Wunden und des Erysipels haben sich die UV-Bestrahlungen bewährt. Die Dosierung richtet sich nach der Sonnenhöhe. Die Erythemschwellzeit kann der Abb. 37 entnommen werden (für die Höhe von Westerland), die tägliche Steigerung erfolgt um ca. 15—20%. Beim Säugling sind kurze Ganzkörperbestrahlungen bei günstiger Witterung unter Schutz des Kopfes (5—10 min), *tägliche* Teilbestrahlungen das ganze Jahr über vor Himmel, im Winter bei offenem Fenster im Zimmer zu empfehlen.

Eine *Gegenanzeige* gegen UV-Bestrahlungen stellt jeder akute und subakute Infekt dar. Unvorsichtige Sonnenbestrahlungen können zur „Sonnenbronchitis" führen.

Praxis der Lichttherapie

Sonnenbäder. Im *Tiefland* sind zum Sonnenbad mit Hecken umsäumte Parkwiesen und das flache Hausdach geeignet.

Der Platz muß windgeschützt und nach Süden offen sein. Benützt man Veranden und Terrassen, so müssen diese groß und luftig sein. Eine Wärmestauung muß vermieden werden. Der Patient ruht auf einem zum Süden aufgestellten Ruhebett. Der Kopf wird durch einen Strohhut oder durch einen Schirm geschützt, die Augen eventuell durch eine dunkle Brille. Die *Lupus*bestrahlung (FINSEN) entspricht einer Vitamin D-Therapie. Bei *Ichthyosis* ist intensive Therapie mit Sonne und künstlichen Strahlern angezeigt. Bei *Psoriasis* ist bei zu starker, die Erythemschwelle überschreitender Dosierung eine Exacerbation möglich. Beginn der Bestrahlung je 10 min auf die Vorder- und Rückseite des Körpers. Täglich oder alle 2 Tage Steigerung der Bestrahlung um 5 min bis 30+30 min. Nach Eingewöhnung und an nicht zu heißen Tagen kann das Sonnenbad innerhalb von 24 Std wiederholt werden.

Im Gebirge, besonders im Hochgebirge, erfordert die Dosierung der Sonnenbestrahlung erhöhte Vorsicht.

Der Kranke sollte sich erst etwa 1 Woche an das Höhenklima gewöhnen. In dieser Zeit liegt er leicht bekleidet am offenen Fenster oder auf einer Veranda oder im Freien im Schatten. Man beginnt nach ROLLIER mit Teilbestrahlung der Füße täglich 3—4mal 5 min. Am nächsten Tag doppelte Bestrahlungszeit der Füße und je 5 min Bestrahlung der Vorder- und Rückseite der Unterschenkel. Allmählich gelangt man so zu einer Bestrahlung des ganzen Körpers mit einer Dauer der Bestrahlung von je 2 Std auf die Vorder- und Rückseite. Man vermeidet so das Erythema solare; sicherer noch durch eine Einreibung mit Hautöl, Delial oder Ultra-Zeozon-Salbe. Nach dem Sonnenbad erfolgt ein kühles Abbrausen unter einer Regendusche.

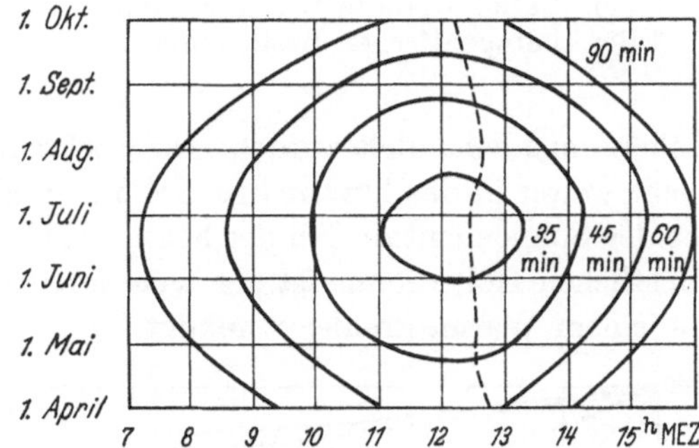

Abb. 37. Isochromendiagramm für UV-Dosierung in Westerland. Für Beginn des Sonnenbades wird die Erythemschwellzeit (500 D-UV-Einheiten) angegeben (nach PFLEIDERER)

Das Luftbad verhält sich zum Sonnenbad wie ein kaltes zu einem warmen Bad (KOWARSCHIK).

Um das Kind an die Luft zu gewöhnen, läßt man es erst bei offenem Fenster im Zimmer einige Minuten im Sportanzug herumgehen oder einige Übungen machen. Bei guter Verträglichkeit kommt dann das Kind ins Freie. Dort steigert man die Dauer der Luftbäder unter gleichzeitigem Bewegungsspiel auf $^1/_2$ Std und mehr. Die Dauer richtet sich nach der Lufttemperatur und der Luftbewegung. Nach dem Luftbad wird der Körper des Kindes trocken oder feucht mit zimmerwarmem Wasser abgerieben oder geduscht.

Die Verbindung von Luftbad, Gymnastik und Atemübungen ist die ideale Methode zur *Abhärtung* des Kindes. Sie ist besonders wertvoll bei der Behandlung der Konstitutionsschäden und beim vegetativ-labilen Kind.

Die UV-Behandlung mit der Quecksilber-Quarzlampe. Von den verschiedenen UV-Strahlern soll hier nur die Bestrahlung mit der Quecksilber-Quarzlampe, der sog. künstlichen

Tabelle 64. *UV-Strahler*

Gerät	Leistungs-aufnahme (Watt)		Bestrah-lungsab-stand r (cm)[1]	Bestrahlungsstärke (qW/cm²) im Abstand r			Feldgröße im Abstand r (cm)	Anfangsbe-strahlungs-zeit (min)
	UV-Teil	IR-Teil		UV-A	UV-B	UV-C		
Stativ-Höhensonne Q 600 (Klinik-Modell)	200	1100	100	600	600	400	95	1
Stativ-Höhensonne Q 400 (Arzt-Modell)	400	600	75	550	550	400	55	1
Höhensonne 222 (Tisch-Modell für Laien) . . .	350	500	100	500	500	300	60	1,3
Höhensonne 111 (Tisch- und Reise-Modell für Laien)	300	400	50	500	500	300	40	1,3
Kosmetik-Höhensonne Eva	460	800	50	2200	100—250	20—100	38	3[2]
Kosmetik-Höhensonne Evelyn	340	410	50	2200	120—250	40—100	28	3[2]

[1] Von Reflektorkante aus gemessen.
[2] Bei therapeutischer Bestrahlung.

Höhensonne behandelt werden. Ihr Spektrum reicht weiter in das kurzwellige UV hinein als das des Sonnenlichtes. Bei der heute üblichen künstlichen Höhensonne ist der Quarzbrenner mit einem Wärmestrahler vereinigt.

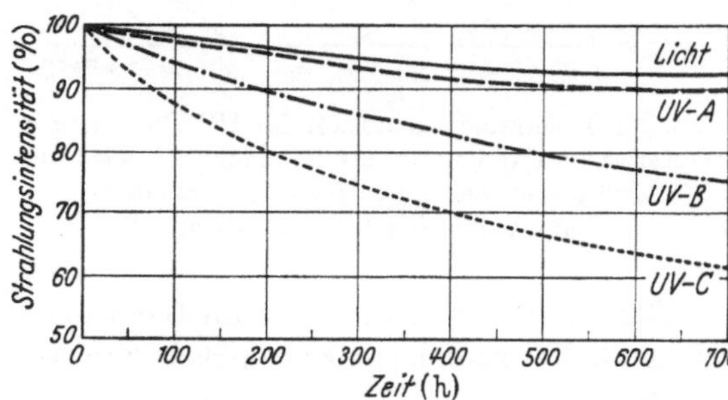

Abb. 38. Zeitlicher Abfall der Strahlungsintensität beim Q 250 und Q 400. (Nach H. Meyer)

Bei der *allgemeinen UV-Bestrahlung* muß wegen der Ozonbildung der erwärmte Raum gut durchlüftet sein. Die Augen des Patienten werden durch eine dunkle Brille geschützt. Man läßt die UV-Lampe bei geschlossenem Gehäuse 3 min „einbrennen". Der Abstand Lampe—Patient betrage je nach Brenneralter 100—80 cm.

Praxis der Höhensonnenbestrahlung. Bei *Säuglingen und Kleinkindern* beginnt man mit je 1 min Bestrahlung auf Vorder- und Rückseite des Körpers. Erst tägliche, ab 4. Bestrahlung alle 2 Tage Steigerung der Bestrahlungsdauer um 1 min auf Vorder- und Rückseite bis zur Gesamtdauer von 15 + 15 bis 20 + 20 min.

Beim größeren Kind und Jugendlichen beginnt man mit 2 + 2 min und steigert bis maximal 15 + 15 min auf Vorder- und Rückseite. Im ganzen werden 20 Bestrahlungen gegeben. Danach ist die Haut lichtimmun. Eine Wiederholung der Bestrahlungskur kommt frühestens nach 10 Wochen in Frage.

Kürzlich wurde eine *Kurzzeitbestrahlungslampe*, eine ungefilterte Quecksilberhochdrucklampe aus Quarzglas, entwickelt. Mit 4 sec erhält man bei einem Abstand von 50 cm und einer Feldausleuchtung von 75 × 5 cm eine mittlere Erythemschwelldosis. Diese „Blitzbestrahlung" ermöglicht eine erhebliche Zeitersparnis bei gleicher Wirksamkeit, besonders für große Praxen und Massenbestrahlungen. Quecksilberdampflampen werden heute zumeist entsprechend den Untersuchungen von Giersberg und Lotz (1948) mit Infrarotstrahlern verbunden (Ultra-Vita-Lux, Ultraphil etc.).

Bei der Globalstrahlung ist das Verhältnis von UVA zu UVB 1:100—1:1500, bei der Quecksilberdampflampe 1:1, bei Ultra-Vita-Lux 1:2.

Die UV-Bestrahlung kann auch als *Gruppenbestrahlung* durch eine im Raum zentral aufgebaute UV-Quelle erfolgen. Die Kinder bewegen sich im Kreise in dem durch Solluxlampen erwärmten Raum um die UV-Quelle oder lassen auf kreisförmig aufgestellten Liegebetten abwechselnd die Vorder- und Rückseite des Körpers bestrahlen. Abstand vom Brenner 1 m.

Die *örtliche UV-Bestrahlung* erstrebt an einer abgegrenzten Stelle der Haut, die sonst lichtdicht abgedeckt wird, ein Erythem. Dieses wird mit einem neuen Brenner bei etwa 60 cm

Abstand in etwa 6 min erzeugt. 24 Std nach der Bestrahlung ist das Erythem voll ausgebildet. Es kann mit Zinkpaste oder Puder behandelt werden.

Die UV-Dosis mißt man mit dem UV-Dosimeter Hanau oder mit einer sog. Bestrahlungstreppe. Dies ist eine Schablone aus lichtundurchlässigem Papier mit einer Reihe kreisrunder Löcher, durch die die Haut verschieden lang bestrahlt wird. Der örtlichen Bestrahlung dient die Kromayer-Lampe, eine UV-Lampe mit Kaltwasserkühlung zwischen Quarzmantel und Metallgehäuse.

Die Abnahme der Strahlungsintensität in den verschiedenen UV-Bereichen mit zunehmendem Alter der Quarzlampenbrenner zeigt nebenstehendes Diagramm[1] (Abb. 38).

Lichtschutzmittel können das Auftreten des Erythems um den Faktor 2—3 verlängern. Eine wechselnde Zusammensetzung der einzelnen Präparate läßt keine für die Dauer geltende Empfehlung zu.

An die Schäden durch *lichtsensibilisierende Stoffe* ist zu denken, innerlich unter anderem an Sulfonamide, äußerlich an die „Berlock"-Dermatitis durch Bergamotte-Öl und verwandte Öle, an die Wiesengräserdermatitis durch Rutaceen, Umbiliferen u. a. (IPPEN, ASBECK).

Elektrotherapie

Die Entwicklung der Elektrotechnik hat zu neuen und besseren Methoden der Behandlung mit elektrischer Energie geführt. Nach physiologischen Gesichtspunkten unterscheiden wir heute die Niederfrequenz- und die Hochfrequenztherapie.

Zur *Niederfrequenztherapie* rechnet man aus praktischen Gründen die Behandlung mit konstant fließendem Gleichstrom, das ist *Galvanisation*. Diese löst in den therapeutisch angewandten Stromstärken *keine* Muskelkontraktionen aus.

Ihr gegenüber steht die Behandlung mit Stromformen, die als Reiz auf Muskulatur und Nerven wirken, daher *Reizstromtherapie* genannt. Zu ihnen gehören der unterbrochene oder zerhackte Gleichstrom, der Thyratronstrom (gewonnen durch „Herausschneiden" bestimmter gleicher Abschnitte aus einem Sinusstrom), der faradische und der sinusförmige Wechselstrom.

Zur *Hochfrequenztherapie* gehören die Arsonvalisation, die Langwellendiathermie, die Kurzwellendiathermie und die Mikrowellentherapie. Für die Kinderheilkunde sind heute nur noch die beiden letztgenannten Formen der Hochfrequenztherapie von praktischer therapeutischer Bedeutung.

Bemerkungen zur *Galvanisation*. Der Wechselstrom aus der Netzleitung wird technisch durch Elektronen- oder Glühkathodenröhren, die den Strom nur in einer Richtung durchlassen, in einen *Gleichstrom* verwandelt. Die Galvanisation wirkt schmerzstillend, tonussteigernd und gefäßerweiternd. Um dies zu erreichen, muß der ganze Körperteil mit Hilfe größerer Elektroden gleichmäßig durchströmt werden. Die Metallelektroden dürfen die sie umhüllende Unterlage — achtfach zusammengelegten, gut mit warmem Wasser durchfeuchteten Frottierstoff — nicht überragen. Will man den Muskeltonus steigern, so lehren alte und neuere physiologische Untersuchungen, daß nur der aufsteigende Strom eine erregbarkeitssteigernde Wirkung hat. Man wird deshalb die schlaff gelähmten Muskeln bei der Poliomyelitis vor der Reizstrombehandlung aufsteigend galvanisieren. Die spastischen Lähmungen werden mit absteigender Stromrichtung galvanisch behandelt.

Auch bei der aktiven Übungsbehandlung ist die aufsteigende Galvanisation zweckmäßig, da sie die Erregbarkeit für die Willensimpulse steigert.

Der Behandlung mit dem galvanischen Strom dient auch das *Vierzellenbad* mit zwei Arm- und zwei Fußwannen und das *Stangerbad*. Bei der Galvanisation darf der Strom nie in plötzlicher voller Stärke angewandt werden, man muß sich einschleichen. Der Strom darf nie als unangenehm empfunden werden. Beim Kind gibt es wie beim Erwachsenen sehr große Unterschiede in der subjektiven Empfindlichkeit gegen die Anwendung des elektrischen Stromes.

Die Iontophorese benützt die Galvanisation, um körperfremde Ionen in die Haut oder durch diese in den Körper einzuführen. Abgesehen von der örtlich wirkenden Histamin-Iontophorese hat sie in der Pädiatrie keine praktische Bedeutung.

---

[1] Nach Messungen der Quarzlampengesellschaft Hanau, freundlicherweise von Herrn Dr. H. MEYER zur Verfügung gestellt.

Reizstromtherapie. Der entscheidende Fortschritt der modernen Elektrotherapie als Reizstromtherapie besteht in der Möglichkeit einer selektiven Reizung der geschädigten Muskula-

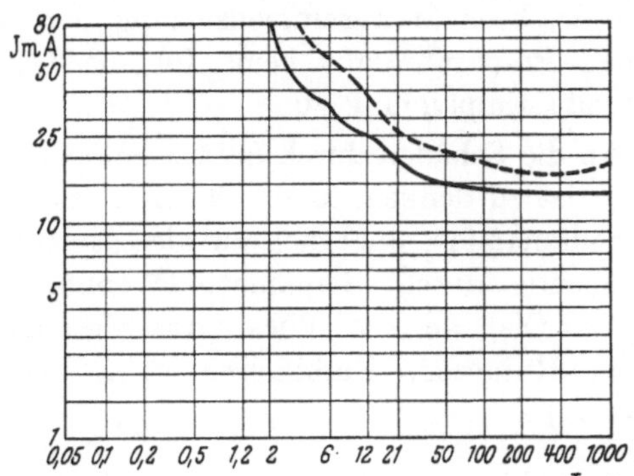

Abb. 39. Reizzeit-Reizstärke-Kurven (i/t-Kurven) eines partiell denervierten Nerv-Muskel-Systems. ——— i/t-Kurve mit Rechteck-Impulsen, Rechteck-Impuls-Charakteristik (RIC). ----- i/t-Kurve mit Dreieck-Impulsen, Dreieck-Impuls-Charakteristik (DIC). Beide Kurven deutlich nach oben und rechts verschoben, die Akkommodabilität ist fast vollständig verlorengegangen. (Nach Thom)

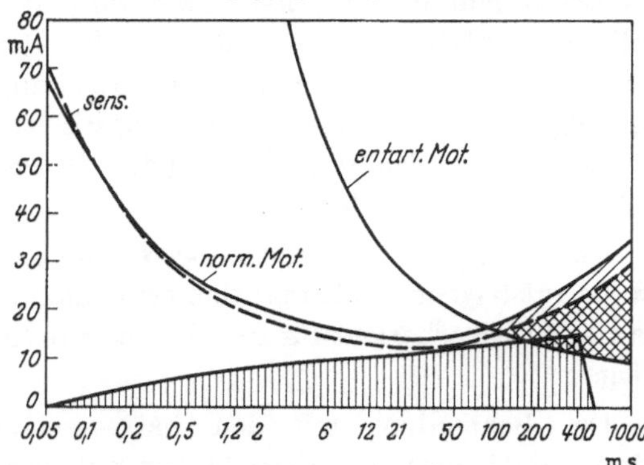

Abb. 40. Darstellung der Möglichkeit einer selektiven Reizung denervierter Muskulatur mit langen Dreieckimpulsen (Exponentialströmen). *sens:* i/t-Kurve (Dreieck-Impuls-Charakteristik) der sensiblen Schmerzwelle; *norm. Mot.:* i/t-Kurve (Dreieck-Impuls-Charakteristik) normal innervierter Muskulatur; *entart. Mot.:* i/t-Kurve (Dreieck-Impuls-Charakteristik) denervierter Muskulatur; schraffiert: Gegend für eine selektive Reizung der geschädigten Muskulatur, die eben von einem langen Dreieck-Impuls (unten) erreicht wird. (Nach Thom)

tur ohne Mitreizung der umliegenden gesunden Muskulatur. Dies zeigt die Abb. 39 von Thom.

Wie die Abbildung zeigt, gelingt es, mit langen Dreieckimpulsen die Reizschwelle eines denervierten Muskels zu überschreiten ohne diejenige eines normalen Muskels zu erreichen. Sie zeigt ferner, daß auch die sensiblen Nerven infolge ihrer Fähigkeit zur Akkommodation umschlichen werden. Die Behandlung mit Expo-

nentialimpulsen ist kaum schmerzhaft und man kann bei ihr höhere Stromstärken anwenden, als es früher möglich war.

Die modernen Elektrotherapiegeräte gestatten es, die fünf Reizparameter zu variieren, nämlich

1. die Stromstärke (Impulshöhe),
2. die Stromdauer (Impulsbreite),
3. die Impulsform (Anstieg und Abstieg),
4. die Stromrichtung,
5. die Impulspause.

Diese Geräte gestatten uns, ferner eine sog. Intensitäts-Zeitkurve (i/t-Kurve) anzufertigen. Diese ermöglicht uns ein Urteil über den Lähmungsgrad und über die Prognose der vorliegenden Muskelschädigung (Abb. 40 nach Thom).

Die untere Kurve auf Bild 39 ist mit Rechteckimpulsen angefertigt (Rechteckimpuls-Charakteristik RIC). Die obere Kurve mit Dreieckimpulsen (DIC).

Während der normale Muskel gegen einen langsam einschleichenden Strom ein Akkommodationsvermögen besitzt, auf diesen Reiz also nicht mit einer Kontraktion antwortet, hat der denervierte Muskel sein Akkommodationsvermögen verloren.

Auf diese Weise war es möglich, mit Stromstärken von 40—50 mA noch Muskeln zur Kontraktion zu bringen, die schon viele Jahre gelähmt waren. Es wurde damit gleichzeitig auch der Beweis erbracht, daß noch nach vielen Jahren in gelähmten Muskeln kontraktive Muskelsubstanz erhalten sein kann (Lampert u. Dobner).

In der *Elektrotherapie gelähmter Muskeln* hat sich uns folgendes Vorgehen bewährt:

1. die aufsteigende konstante Galvanisation, die zu einer Erregbarkeitssteigerung der Muskeln und der motorischen Nerven führt. Wir galvanisieren die Muskeln durch bipolar angelegte Elektroden oder im Stangerbad oder Vierzellenbad.

2. die Reizstromtherapie (eventuell nach aufsteigender Vorgalvanisation) unter sorgfältiger Austestung der Stromform, Stromdauer, Stromstärke und der Reizpause. Die therapeutische Wirksamkeit der Elektrogymnastik kann verbessert werden, indem man den Patient veranlaßt, elektrisch ausgelöste Zuckungen durch den eigenen Willen zu unterstützen.

Diese Übungen hat bereits Foerster als „Intentionsübungen" empfohlen. Man kann ferner den Muskel gegen einen dosierten Widerstand arbeiten lassen.

Bei leicht geschädigten Muskeln kann man den sog. *Schwellstrom* anwenden. Das ist ein Strom, dessen Intensität periodisch zu- und abnimmt.

Hochfrequenztherapie. Die Langwellendiathermie mit Frequenzen der elektrischen Ströme von $^1/_2$—1 Mill. Hz ist in der Kinderheilkunde völlig von der Kurzwellentherapie verdrängt worden, da bei ersterer bei schlechtem Anliegen der Elektroden am Körper die Gefahr einer Verbrennung besteht.

Die *Kurzwellendiathermie* arbeitet mit Hochfrequenzströmen mit einer Frequenz von 10 bis 100 Mill. Hz, was einer Wellenlänge von 30—3 m entspricht. Nach internationalen Vereinbarungen sind nur noch die Wellenlängen von 22,1 m, 11 m und 7,37 m zulässig.

Die Kurzwellentherapie verwendet zwei Methoden:

1. der Körper wird in das hochfrequente Feld eines Kondensators gebracht: Kondensatorfeldmethode.

2. der Körper wird im hochfrequenten magnetischen Feld einer Spule mit Wirbelströmen behandelt: Spulenfeldmethode (nach KOEPPEN). — Über die Einzelheiten der Kurzwellentechnik wird auf das Lehrbuch von SCHLIEPHAKE verwiesen.

Wir selbst verwenden teils die Schliephakeschen Glaselektroden, teils Weichgummielektroden mit Filzunterlage. Zur Spulenfeldbehandlung dienen zwischen zwei Gummilagen eingebettete Metallbänder oder dick isolierte Metallkabel, mit denen die Glieder zur Erwärmung spiralig umwunden werden. Bei der „Monode" befindet sich das Kabel in mehreren Windungen in einem Gehäuse aus Isolierstoff. Da die Dosierung der Kurzwellen sich nach dem Wärmegefühl des Patienten richtet, ist beim Kind in der Kurzwellentherapie Vorsicht geboten. Außer zur lokalen Wärmebehandlung sind die Kurzwellen auch zur Hyperthermieerzeugung verwendet worden. Dies kann im Spulenfeld nach KOWARSCHIK oder in *Pyrostaten* erfolgen. Eine dauernde Überwachung des Patienten durch geschultes Personal ist notwendig.

Anzeigen der Kurzwellentherapie. Krankheiten der Atmungsorgane: spastische Bronchitis, bestimmte Pneumonieformen, Lungenabsceß, Pleuraempyem und Pleuraschwarte.

Krankheiten der Verdauungsorgane: spastische Zustände, Pylorospasmus, spastische Obstipation. Krankheiten der Nieren, Nierenentzündung und Nephrosen. Die Anurie kann durch Kurzwellen beeinflußt werden.

Örtliche Entzündungen — dabei entspricht die Wirkung der Kurzwellen der anderer Wärmemaßnahmen. SCHLIEPHAKE sah gute Erfolge bei Karbunkeln und Furunkeln. Er empfiehlt die Kurzwellenbehandlung des Hypophysen-Zwischenhirn-Systems bei hormonalen Störungen.

Mikrowellentherapie. Sie wendet elektromagnetische Wellen in der Länge von Zentimetern und Dezimetern an. Die meist benützte Wellenlänge beträgt 12,25 cm, entsprechend einer Frequenz von 2450 MHz. Bei der Mikrowellentherapie werden die Hochfrequenzströme einer Sendeantenne zugeführt, die sie als elektromagnetische Wellen in den Raum strahlt. Es handelt sich um eine richtige Bestrahlung. Die Mikrowellen werden durch eine Magnetron- oder Magnetfeldröhre erzeugt und durch einen Metallreflektor gegen die zu behandelnde Körperstelle gerichtet. Über die Dosierung entscheidet das angenehme subjektive Wärmegefühl, was die Anwendungsmöglichkeit beim Kind einschränkt. Die Tiefenwirkung der Mikrowellen ist eine geringe. In der Tiefe von 3—4 cm werden sie im menschlichen Körper absorbiert und führen in 20 min zur Erwärmung und Hyperämie. Die Tiefenwirkung steht zwischen der der Kurzwellen und der der Infrarotstrahler.

Anzeigen für die Mikrowellentherapie. Gelenkerkrankungen, Myalgien und andere örtliche Erkrankungen, bei denen eine Wärmebehandlung angezeigt ist. „Wer einen Kurzwellenapparat mit Monode hat, kann die Mikrowellentherapie entbehren" (KOWARSCHIK).

Elektrolunge. Ein Reizstromgerät besonderer Konstruktion ist die Elektrolunge. Sie arbeitet mit Impulsströmen kleinster Intensität und Stromstößen, die jeweils zur Unterstützung bzw. Betätigung der Inspiration und Exspiration eingesetzt werden. Sie nimmt primär Einfluß auf die Atembewegungen. Die Ströme werden durch Elektrodengürtel den Muskelgruppen zugeleitet. In der inneren Medizin liegen bereits ausgedehnte Erfahrungen über die Behandlung der Erkrankungen der Atmungsorgane und der peripheren Atemlähmungen durch Poliomyelitis vor. Bei der letzten wird sie im Frühstadium zur Ergänzung der künstlichen Beatmung in der Eisernen Lunge und zur Nachbehandlung der gelähmten Atemmuskeln empfohlen (H. U. DEBRUNNER, HALSREITER u. a.).

Pneumotherapie

Unter Pneumotherapie versteht man die Behandlung der für die äußere Atmung notwendigen Organe mit physikalischen Mitteln. Bei ihr unterscheiden wir mit Stieve

1. die Behandlung der Störungen der Atemmechanik,
2. die Endopneumotherapie,
3. die Druckkammertherapie,
4. die Therapie mit künstlichem Klima,
5. die Inhalationstherapie.

Behandlung der Störungen der Atemmechanik. Durch Lagerungen und Dehnungen, der sog. passiven Atemregelung nach Hofbauer, suchen wir Fehlhaltungen und Deformierungen des Körperstammes ebenso Pleuraverklebungen und bindegewebige Stränge und Narben zu beeinflussen. Vermeiden von Schmerzen und Temperaturerhöhungen verhütet schädliche Überdosierung.

Geeignete Lagerungen erleichtern das Abhusten des Bronchialsekretes. Die Lagerungen werden mit Massage und aktiver Bewegungstherapie verbunden.

Die Massage erfolgt als Vibrationsmassage oder als Schüttelungen des Brustkorbes. Die Vibrationen wirken teils direkt, teils reflektorisch auf die Lungen ein und unterstützen die Expectoration.

Besonders wirksam können wir Lungen und Zwerchfell durch die Bindegewebsmassage und Muskelzonenmassage beeinflussen. Verfahren, die sich besonders beim kindlichen Asthma und der chronischen Bronchitis des Kindes bewährt haben. Hypertonische Zonen in den Segmenten Th II—IV und VII—X sind zu beachten, jede segmentale Überreizung muß vermieden werden.

Schon die allgemeine Bewegungstherapie, die Körperübungen ohne und mit Widerstand, besonders die Übungen für die Bauchmuskulatur fördern gleichzeitig die Atmungsorgane, ebenso die verschiedenen Sportarten, besonders das Schwimmen. Die spezielle Atemgymnastik ist, seitdem Hofbauer seine Sonderübungen angab, intensiv bearbeitet und ausgebaut worden. Es sei auf die umfassende Darstellung der Atemtherapie von L. Schmitt hingewiesen.

Für junge Kinder haben Müller-Gies und Lichtenberg zweckmäßige Übungen zusammengestellt. Es handelt sich bei diesen um teils im Liegen, teils im Sitzen, Stehen und Gehen mit den Körperbewegungen verbundene Atemübungen. Ferner wird das Ausatmen gegen Widerstand geübt, Blasübungen, Singen und Schwimmen empfohlen.

Die Technik der Atemübungen befaßt sich vordringlich mit der Exspiration und fördert dadurch automatisch die Inspiration. Eine vertiefte Atmung fördert die Blutversorgung der Thoraxorgane und den Kreislauf im Abdominalgebiet. Die Eigenbewegungen von Magen und Darm werden verstärkt, Entleerungsstörungen beseitigt.

Indikationen der Atemgymnastik. Erkrankungen der Atmungsorgane, besonders chronische Bronchitis und Asthma bronchiale. Nachbehandlung von Pneumonie und Pleuritis. Thoraxdeformierungen und Entwicklungsstörungen der Wirbelsäule, Hühner- und Flachbrust, Trichterbrust. Eine neue Indikation für die Atemgymnastik ist die Nachbehandlung der an den Thoraxorganen Operierten.

Die für die künstliche Atmung entwickelten Geräte werden in dem Kapitel Atemlähmungen besprochen. Hier seien nur genannt: der Biomotor (nach Eisenmenger), der Drägersche Rumpfrespirator, die Eiserne Lunge und das Schaukelbett. Die Elektrolunge wird an anderer Stelle besprochen.

Auf die große Bedeutung auch einfacher Hilfsmittel zum Abstützen des Brustkorbes oder zur Festigung der Bauchdecken bei Skoliosen und Bauchmuskellähmungen, wie sie durch Bandagen, Boforsmieder und Stützkorsette erfolgt, muß hingewiesen werden. Durch diese Stützmittel wird das Absinken des Brustkorbs und das Abweichen der Bauchdecken in eine für die Atmung ungünstige Fehlstellung verhindert.

Endopneumotherapie. Die Endopneumotherapie wirkt auf den inneren Atmungsapparat dadurch ein, daß die in den Atemwegen bei der normalen Luftbewegung auftretenden physiologischen Druckunterschiede geändert werden.

Der Gasaustausch vollzieht sich praktisch nur in den Alveolen. Das ihnen vorgeschaltete Röhrensystem bildet den schädlichen oder toten Raum, in ihm wird die Luft erwärmt, befeuchtet und gereinigt.

Die Bronchialmuskulatur reguliert den Totraum und unterstützt die Entfaltung der Lungenoberfläche. Ein ausgedehntes System von Receptoren regelt den Kontraktionszustand der Bronchialmuskulatur, dadurch können einzelne Abschnitte der Lunge mehr oder weniger am allgemeinen Luftwechsel beteiligt werden. Die Durchblutungsgröße der Alveolen wird zum Teil unabhängig von der Belüftung geregelt. „Es gibt im Ruhezustand Partien, die nur wenig belüftet sind und solche, die zwar belüftet sind, in denen aber kein Gasaustausch stattfindet" (nach STIEVE). Diese ergeben zusammen mit dem anatomischen Totraum den „funktionellen Totraum".

In das Luftröhrensystem sind zwei Widerstände eingeschaltet: Nase und Kehlkopf. Sie haben die Aufgabe, den Einatemwiderstand und damit den Druckunterschied zwischen Lunge und Außenluft möglichst hochzuhalten. Dies bewirkt nach HOFBAUER eine Verstärkung der Einatmungsphase, eine Steigerung des Atemvolumens und eine reflektorische Minderung der Atemfrequenz.

Verstärkte Druckunterschiede bei der Atmung führen gleichzeitig zu folgenden Kreislaufwirkungen: Erhöhtes Druckgefälle bei der Inspiration vermehrt die Blutmenge im Lungensystem, erhöht die Füllung der Vorhöfe, besonders des rechten, dabei steigt der Blutdruck in den Lungen etwas an. Diese Druckerhöhung wird dadurch kompensiert, daß durch den erhöhten Pulmonalisdruck zusätzlich Capillaren geöffnet werden und dadurch die Lungenstrombahn erweitert wird.

Die Erhöhung des intrapulmonalen Drucks bei der Exspiration erhöht den Unterschied zwischen Capillardruck, dem osmotischen Druck und dem Alveolardruck. Dadurch kann die Resorption von Flüssigkeit in den Alveolen gefördert werden. Der Blutdruck wird gesenkt, der Puls beschleunigt. Die Lungengefäße werden gegen den linken Vorhof ausgedrückt, der sich ebenfalls verkleinert.

Eine vorübergehende Erhöhung des inspiratorischen Sogs fördert also das Einströmen des Blutes in die Lunge. Eine Erhöhung des exspiratorischen Drucks fördert den Abfluß des Blutes in das linke Herz.

Druckerhöhung während der Inspiration führt zur stärkeren Entfaltung der Lungen, zur Druckerhöhung in den Alveolen und Erhöhung des Partialdrucks des Sauerstoffs. Die Ausatmung mit verstärktem Sog erleichtert die Exspiration.

Apparate zur Endopneumotherapie. Die Nachahmung der physiologischen Stenose der Nasenatmung durch die Kuhnsche Lungensaugmaske kann zur Erziehung zur Nasenatmung und zur Kräftigung der Atemmuskeln bei Flachbrust und eventuell bei Astma bronchialis bei älteren Kindern und Jugendlichen in Frage kommen.

Die pneumatischen Apparate, die in der Therapie des Erwachsenen ihre Bedeutung haben, seien hier nur genannt. Dagegen sei auf den Versuch, ein Gerät zu bauen, mit dem künstliche Hustenstöße erzeugt werden können, besonders hingewiesen. Es handelt sich um Versuche von BARACH und die von OEHMIG und STOFFREGEN entwickelte Hustenmaschine (Tussomat der Drägerwerke). Sie steht noch in der Erprobung, vor allem bei durch Poliomyelitis Atemgelähmten.

Die zur Beatmung Atemgelähmter entwickelten Geräte (Poliomat, Spiromat und Engström) und die damit zusammenhängenden Probleme der künstlichen Dauerbeatmung werden in einem besonderen Kapitel dieses Handbuches besprochen.

Besonders genannt sei der Drägersche Oxyator, der drei Therapiemöglichkeiten gestattet: O_2-Behandlung, Absaugen des Sekrets und Anschluß an den Poliomaten.

Druckkammertherapie und Therapie mit künstlichem Klima (Klimakammer). Zum Unterschied von der Endopneumotherapie wird in der Druckkammer der Druck gleichzeitig außerhalb des Thorax und in der Lunge erhöht oder erniedrigt. Von den teils mechanischen, teils reflektorischen Wirkungen auf Atmung und Kreislauf sei nur erwähnt, daß der Überdruck die Atemmittellage in Richtung auf die Einatmungsstellung verschiebt. Übere weitere Einzelheiten sei auf STIEVEs Darstellung verwiesen.

Die Überdruckbehandlung ist bei Krankheiten indiziert, bei denen hypoxische Vorgänge stattfinden. Über Erfolge wird bei Zuständen nach Pleuritis mit Pleuraverklebungen berichtet.

Die Unterdruckbehandlung ist bei bronchospastischen Zuständen nützlich. Beim Keuchhusten führte die Druckkammerbehandlung in der 3. Krankheitswoche zu Besserungen, die unbehandelt erst nach 7 Wochen erreicht werden.

Die Unterdruckbehandlung des Keuchhustens kann auch in Form von Höhenflügen durchgeführt werden. Beides wirkt offenbar nur bei älteren Kindern (psychischer Effekt?).

Die *Kontraindikationen* der Druckkammerbehandlung sind akute und chronische Mittelohrentzündungen, Nebenhöhlenerkrankungen und Tubenkatarrhe, akut-fieberhafte Erkrankungen, Kreislaufstörungen und Krampfbereitschaft.

In den *Klimakammern* werden außer dem Luftdruck die Temperatur, die Feuchtigkeit, die Strahlung, die elektrische Ladung und die Luftzusammensetzung geändert. Die allergenfreien Kammern (Storm, van Leuven's) haben nur noch historisches Interesse (Stieve).

Mannkopf und Simon haben jüngst erneut über günstige Ergebnisse mit der Klimakammer bei Keuchhustenbehandlung jenseits des Säuglingsalters hingewiesen. Zwischenfälle wurden nicht beobachtet.

Auf die Probleme der Klimaanlagen in Kinderkliniken und besonders auf Frühgeburtenabteilungen kann hier nicht eingegangen werden.

Bei den Bronchiektasien führt die Klimakammer zu einer Verminderung der Sekretmengen.

Sauerstofftherapie. Barach, Comroe u. a. zeigten, daß bei Tieren und Menschen die längere Anwendung von *reinem Sauerstoff* zu Proliferationen des Lungenepithels, Verdickung der Membranen, Entwicklung eines Lungenödems und zur nachfolgenden Bronchopneumonie führen kann.

Diese Erscheinungen treten nicht auf, wenn die Sauerstoffinhalationen von reinem Sauerstoff alle 4—6 Std für 15 min unterbrochen werden.

Nach Meduna ist der Zusatz von CO_2 indiziert bei Hyperventilation (2—5%), als Stimulans für die Respiration und als gefäßerweiterndes Mittel. Die Sauerstofftherapie ist bei allen hypoxischen Zuständen indiziert.

Als *Sauerstoffgeräte* dienen Sauerstoffflaschen und Sauerstoffgroßanlagen mit Sauerstoffzuleitung bis ans Krankenbett.

Die direkte Zufuhr aus der O_2-Flasche erfolgt durch Nasenkatheter, Gesichtsmasken, Sauerstoffbrillen, Sauerstoffhauben aus Plexiglas und unter dem Sauerstoffzelt. Bei letzterem besteht die Gefahr einer Wärmestauung und einer CO_2-Anreicherung. Ein Fortschritt sind die Sauerstoffzelte nach Dräger mit Motor, der die Luft aus dem Zelt absaugt, reinigt, trocknet und die Raumtemperatur kühlt. Sind höhere Sauerstoffkonzentrationen nötig, wird er in geschlossenen Systemen zugeführt. Die dabei angewandten Masken sind mit Ein- und Ausatemventil und einem Atembeutel versehen. Anstatt des Ausatemventils werden auch Kreislaufsysteme benützt, in denen die ausgeatmete Luft wieder aufgearbeitet und von CO_2 befreit wird. Statt der Maske kann auch ein luftdichter Helm benützt werden, der die Sicht für den Patienten erleichtert.

Auf den oben schon genannten Oxyator sei als Mehrzweckgerät noch einmal hingewiesen.

Inhalationstherapie. Die Inhalationstherapie greift lokal an den Luftwegen an. Neben den schon früher erwähnten einfachen Verfahren des Dampftopfes und dem elektrisch geheizten Bronchitiskessel sind neue Apparate getreten, die das Wasser und die Medikamente zerstäuben und wesentlich tiefer, als dies früher möglich war, gezielt in die Luftwege bringen.

Man spricht dabei von Aerosolen, wenn die Teilchengröße unter 30 μ liegt. Bei einer Teilchengröße über 30 μ spricht man von feuchten Nebeln oder Spray. Therapeutisch genutzt werden Aerosole mit einer Teilchengröße von 1 μ und darüber.

Solche Aerosole entstehen in der Meeresbrandung, bei Wasserfällen und an den Rieselwänden der Gradierwerke.

Nach Stieve gelangen Tröpfchen von 30 μ in die Trachea, solche von 10—30 μ in die Bronchien, von 5—10 μ in die respiratorischen Bronchien, von 1—5 μ bis in die Alveolen. Entscheidend sind aber außerdem die Belüftungsverhältnisse der einzelnen Lungenabschnitte, die Atemfrequenz und die vom Kontraktionszustand der Bronchialmuskulatur abhängige Weite der Atemwege.

Es gibt Vernebler für die Behandlung der oberen Luftwege, sog. Feuchtvernebler, Vernebler für die Tiefeninhalation und die Nasen-Rachenduschen.

Neben den Geräten zur Einzelinhalation gibt es auch Anlagen für Rauminhalation, die mehr für das Erwachsenenalter in Betracht kommen. Es seien die Geräte von Heyer, Dräger und die Parigeräte genannt. Während bei diesen Geräten die mechanische Zerstäubung an Düsen erfolgt, kann heute auch durch Ultraschallgeräte eine Verneblung erfolgen. Sie soll eine größere Nebeldichte bei gleichmäßigerem Tröpfchenspektrum erzeugen als die Düsenvernebelung. Neuerdings kommen die Nebel auch elektrischgeladen als Elektroaerosole zur therapeutischen Anwendung.

Von den vielen Medikamenten zur Aerosoltherapie, über die Stieve eine Übersicht gibt, seien die Netzmittel besonders herausgehoben. Sie bedeuten für die Therapie der Bronchitis des Kindes einen Fortschritt und haben sich besonders in der Behandlung der Polioatemlähmung zur Erleichterung der Expectoration bewährt.

Balneotherapie — Heilbäderbehandlung

Das neuere Schrifttum der allgemeinen Balneologie zeigt, daß sich dieser auch heute noch von manchen Ärzten skeptisch betrachtete Zweig der Medizin mit Erfolg um die Grundlagenforschung seines Gebietes bemüht. Es sei auf die letzte zusammenfassende Darstellung von KÜHNAU und auf die Darstellung

Die älteren Pädiater, vor allem HEUBNER und seine Schule, haben sich eingehend mit den Wirkungen der Solbäder befaßt. Ihre Beobachtungen und Untersuchungen sind in Tabelle 66 zusammengestellt.

Durch neuere Untersuchungen wurden die Wirkungen der Solbäder im einzelnen fest-

Tabelle 65. *Begriffe*

Natürliche Heilwässer	aus natürlich oder künstlich erschlossenen Quellen (Heilquellen) gewonnene Wässer, die auf Grund ärztlicher Erfahrungen nachgewiesene krankheitslindernde oder verhütende Eigenschaften haben
Mineralwässer	Wässer mit mehr als 1 g/kg gelöste feste Bestandteile
Kochsalzquellen	unter den Kationen überwiegt das Natrium, unter den Anionen überwiegt das Chlor. Konzentration unter 15 g pro 1 Liter Wasser
Solquelle (natürlicher Wasseraustritt)	Kochsalzgehalt 15 g oder mehr pro 1 Liter Wasser
Sole (in unterirdischen Steinsalzlagern als Salzseen, oder in Salzbergwerken künstlich durch Lösung erzeugt	oder: die Natrium- und Chlorionen betragen mindestens je 260 mVal pro 1 Liter Wasser

Tabelle 66. *Ältere Beobachtungen und Untersuchungen über Solbadwirkungen*

Konstitutionsumstimmung bei exsudativ-lymphatischer Diathese, bei Skrofulose, ,,eine eingreifende Maßnahme auf den kindlichen Organismus". Vorsicht bei erethischen, mageren Kindern	O. HEUBNER
Gesteigerte Eiweißzersetzung, erhöhte Stickstoffausscheidung	LANGSTEIN und RIETSCHEL, später HUGO MEYER
Diuretische Wirkung	KELLER
Salzmantel auf der Haut führt zu Gefäßreaktionen, Hauthyperämie	FRANKENHÄUSER
Vergleichende Hautquaddelversuche vor und nach Solbädern	STAHL und SCHMECK
Einwirkung auf Gewichtskurve, Blutbild und Blutsenkung	NIEMEYER (Karlshafen 3% Sole)
Grundumsatz nicht gesetzmäßig beeinflußt, aber erhöht bei aktiver Lungentuberkulose	TOBLER und MAIKWAN

der Balneotherapie und Klimatherapie des Kindesalters von NITSCH und GRÜNINGER im neuen Handbuch der Balneologie hingewiesen.

Die Kochsalz- und Solbäder

Wie die Zusammenstellung der balneologischen Begriffe auf Tabelle 65 zeigt, handelt es sich bei den Solquellen und Solen um natürliche Kochsalzquellen mit einem Kochsalzgehalt von 15 g und mehr pro Liter (Natrium- und Chlorionen betragen mindestens je 260 mVal pro 1 Liter Wasser).

Die alten Ärzte hatten die Vorstellung, das Solbad sei gewissermaßen ein vereinfachtes und billigeres Seebad und das Gradierwerk spende Seeluft.

gestellt und erklärt. Sie sind in Tabelle 67 zusammengestellt.

Es sei besonders auf die Arbeit von A. KELLER hingewiesen, der die Aufnahme des Kochsalzes in der Haut nachgewiesen hat.

Die Indikationen der Solbäder sind in Tabelle 68 zusammengefaßt.

Die Gegenindikationen der Solbäder

1. Jede aktive Tuberkulose, besonders auch die aktive Lungen- und Hilustuberkulose.

2. Der akute und subakute Gelenkrheumatismus des Kindesalters.

3. Die Gegenindikationen jeder Balneotherapie: akute fieberhafte Erkrankungen, de-

Tabelle 67. *Wirkungen der Solbäder*

Ionenanreicherung in der Haut		A. Keller (früher Harpuder, Bad Rheinfelden)
N.V.H.T. (Neurovegetativer Hauttonus)	normalisiert	Moser (Schweiz)
Körpergewicht	steigt bei Verträglichkeit der Kur	Niedermeier (Karlshafen)
	sinkt bei Unverträglichkeit	Grüninger u. Mitarb. (Bad Dürrheim)
Senkungsgeschwindigkeit der roten Blutkörperchen	steigt bei Unverträglichkeit	Grüninger u. Mitarb.
Tuberkulinempfindlichkeit	erhöht	Hagenunger und Grüninger
EDG (Elektrodermogramm)	normalisiert	Merkle und Grüninger
Regulierung der Hauttemperatur	verbessert	Klüken und Grüninger
Kreislaufregulation	verbessert	Kleinschmidt (Bad Dürrheim)
Nachwirkungen der Solbadkur	in 66,2% sehr gut und gut bei primär mäßigem und schlechtem Kurerfolg	Grüninger (Bad Dürrheim)

Tabelle 68. *Indikationen der Solbäder*

1. Konstitutionsschäden, exsudativ lymphatische Diathese, allergische Diathese, Ekzem und Neurodermitis.
2. Als Ergänzung der Klimabehandlung bei Asthma bronchiale und asthmatischer Bronchitis und anderer chronischer Erkrankungen der Atmungsorgane.
3. Chronische Otitis media.
4. Andere Konstitutionsschäden und Konstitutionsschwächen, das accelerierte Kind, das vegetativ labile Kind.
5. Stoffwechselstörungen, Fettsucht (sowohl Mastfettsucht wie auch Fettsucht durch endokrine Dysfunktion) (Diabetes mellitus).
6. Folgezustände von Kinderlähmung, Lähmungen verschiedener Genese.
7. Folgen von Knochen- und Gelenkerkrankungen (Folgen von Osteomyelitis und Knochentuberkulose).
8. Folgen von Rachitis.
9. In Heilung begriffene und indurierte Halsdrüsentuberkulosen, abgeheilte oder in Heilung begriffene Mesenterialtuberkulose, skrofulöstuberkulöse Erkrankungen des Auges.

kompensierte Herzfehler, Krampfleiden, bösartige Geschwülste, schwere Formen der Zukkerkrankheit, schwere Anämien und Leukämien, schwere Neuropathien und Psychopathien.

Soleinhalationen haben sich auch im Kindesalter bei den *Erkrankungen der Atemorgane* bewährt. Sie werden in der Konzentration 1 bis 1,5%, 37° C warm am besten als Einzelinhalation gegeben. Dauer 10—15 min. Sie werden täglich oder alle 2 Tage gegeben. Die Rauminhalation ist wegen der Gefahr der Infektübertragung im Kindesalter nicht zu empfehlen.

Soletrinkkuren sind im Kindesalter nicht angezeigt.

Über die deutschen Solbäder gibt der Deutsche Bäderkalender Auskunft.

Schwefelbäder. Die Schwefelquellen weisen nach dem Deutschen Bäderkalender einen Mindestgehalt von 1 mg titrierbaren Schwefel in 1 kg Wasser auf. Man unterscheidet die Schwefelwasserstoffquellen von den eigentlichen oder reinen Schwefelquellen. (Die Sulfate des Na und Mg rechnet man nicht zu den Schwefelquellen. Sie sind die sog. Bitterquellen.) Deutsche Schwefelbäder s. im Deutschen Bäderkalender. Genannt seien noch das Schwefelbad Schallerbach in Oberösterreich und Leukerbad in der Schweiz (Schwefelthermen). Die Aufnahme des Schwefels durch die Haut erfolgt in Form des Schwefelwasserstoffs. In einem Schwefelbad gelangt ein Teil des Schwefelwasserstoffes durch die Einatmung in das Blut.

Der Schwefel und seine Verbindungen beschleunigen fermentative und oxydative Stoffwechselvorgänge. Der N-Umsatz wird gesteigert. Die Insulinbildung wird angeregt, ebenso die Nebennierenrinde und die Gallensekretion.

Bei chronischen Gelenkkrankheiten kann der Schwefelgehalt des Knorpels und der Synovia bis auf die Hälfte absinken. Durch Schwefelbäder wird der Schwefelwert wieder erhöht. Die Verbesserung der Durchblutung und die Einwirkung auf die Konstitution erklären die gute Wirkung der Schwefelbäder bei Hautkrankheiten.

Anzeigen für Schwefelbäder im Kindesalter.
Chronische Gelenkerkrankungen, Hautkrankheiten: Acne juvenilis, Ekzem, Furunkulose, allergische Hautkrankheiten, Neurodermitis. Lähmungen (in Verbindung mit Unterwassergymnastik), Nachbehandlung von Knochen- und Gelenkverletzungen, Stoffwechselkrankheiten, Diabetes mellitus.

Kohlensäurebäder. Kohlensäurequellen enthalten pro Kilogramm Wasser mindestens 1 g CO_2. Gewichtsmäßig wenig, bedeutet dies volumenmäßig ein Verhältnis von Gas zu Wasser wie 1:2 (KOWARSCHIK). Unmittelbar an der Haut führt die CO_2 des Badewassers zu einer Erweiterung der kleinen und kleinsten Gefäße und Beschleunigung des Blutstromes. Dies bedeutet Herabsetzung des peripheren Gefäßwiderstands und Entlastung des linken Herzens.

Warme CO_2-Bäder senken, kühle steigern den Blutdruck. Die Aufnahme der CO_2 in die Haut erfolgt aus den ihr anliegenden CO_2-Bläschen. Diese wirken gleichzeitig als sensibler Reiz auf das vegetative Nervensystem.

Die im CO_2-Bad durch die Lungen aufgenommene CO_2-Menge ist größer als die durch die Haut aufgenommene. Sie führt über das Gefäßzentrum zur Blutdrucksteigerung.

Die *klassischen Indikationen* des CO_2-Bades sind Herzmuskelschwäche und Herzfehler, die noch nicht zur Dekompensation des Herzens und des Kreislaufes geführt haben. Gegenanzeigen des CO_2-Bades sind die Dekompensation des Herzens und Kreislaufs und der frische Herzmuskelschaden.

NITSCH hat darauf hingewiesen, daß bei angeborenen Herzfehlern des Kindes ein vorsichtiges Training durch die Belastung mit CO_2-Solbädern durchaus nützlich ist. Eine neue Indikation für CO_2-Bäder ist die Nachbehandlung operierter Angio-Kardiopathien im Rahmen der übrigen Nachbehandlung.

CO_2-Kinderbadeorte siehe im Deutschen Bäderkalender.

Sehr zu beachten sind bei der CO_2-Badekur die Klimaverhältnisse des Kurortes und die Wetterbedingungen der Kurzeit. Im Spätherbst und Vorfrühling sind CO_2-Kuren zu vermeiden.

Auf die Möglichkeit, die natürlichen CO_2-Bäder durch künstliche zu ersetzen, sei hingewiesen.

Bei den *Luftsprudel-* oder *Luftperlbädern* übt die als Bläschen durch das Wasser perlende Luft einen kräftigen Hautreiz aus. Sie sind auch im Kindesalter brauchbar bei vegetativen Störungen, Durchblutungsstörungen und Schlaflosigkeit.

Radiumbäder und Radiuminhalationen sind beim Kind *nicht* angezeigt, da es erhöht strahlengefährdet ist.

Die Peloide. Als Peloide werden in der Balneologie die Moore, der Schlamm und der Sand zusammengefaßt. Auch sie sind in den letzten Jahren intensiv wissenschaftlich studiert worden. Es muß auf die balneologische Literatur verwiesen werden. Moorbäder und Moorpackungen werden auch beim chronisch-rheumatischen Kind und Jugendlichen mit Erfolg angewandt. Bei einer Temperatur von 38 bis 40° C wirken sie hyperämisierend. Ihre erhöhte Viscosität erschwert mechanisch die Bauchatmung. Als chemischer Hautreiz wirken sie neural auf das vegetative Nervensystem und die Drüsen mit innerer Sekretion. Mooranwendungen dürfen nur beim kreislaufgesunden Patienten erfolgen.

Moorbäder siehe im Deutschen Bäderkalender.

Schlammbäder und Schlammpackungen. Zu Schlammbädern eignet sich der Quellenschlamm in Thermalbädern, ferner Fluß- und Meeresschlamm. Als Schlammbadeorte für Kinder seien Cuxhaven und Wilhelmshaven genannt. Schlammpackungen werden als Ganz- und als Teilpackungen bei einer Temperatur von etwa 40° C angewandt. Für den Hausgebrauch empfiehlt sich die Anwendung von Schlammkompressen.

Der *Lehm* kann in gleicher Weise angewandt werden.

Fango. Festes Gestein vulkanischen Ursprungs wird pulverisiert und zu einem Brei verrührt, ebenfalls zu Packungen benützt. Temperatur etwa 40° C. Genannt sei der *Eifelfango* aus Neuenahr.

Sandbäder. Der Sand, durch Zertrümmerung von Gestein entstanden, kann gesiebt und gewaschen zu Bädern benützt werden. Sein schlechtes Wärmeleitvermögen gestattet höhere Temperaturgrade anzuwenden als im Wasserbad. Der Sand wird als Teilbad in Holzwannen bei 50° C für die Dauer von 1 bis 2 Std angewandt; man kann ihn auch als warmen Sandsack auflegen.

Paraffinanwendung. Paraffin wird im Wasserbad bei etwa 50⁰ C geschmolzen. Wegen seines schlechten Wärmeleitvermögens werden Paraffinanwendungen bei relativ hohen Temperaturen vertragen. Man muß aber darauf achten, daß das Paraffin wasserfrei ist. Dieses würde bei den hohen Temperaturen zu Verbrennungen führen. Angewandt werden das Paraffinteilbad, die Paraffinaufpinselung, das Aufgießen von Paraffin auf das in eine Holz- oder Kunststofform gelegte Glied, Eingießen von Paraffin in einen um das Gelenk gelegten Gummibeutel. Temperatur des Paraffins 50⁰ C. Die Paraffinganzpackung kommt mehr für den Erwachsenen in Frage. Hierzu ist das Parapackverfahren entwickelt worden.

Die Anzeigen für die Anwendung der Peloide sind die gleichen wie die aller Wärmemaßnahmen.

Bäder mit pflanzlichen Zusätzen wie Fichten- oder Kiefernadelbäder. Es wird eine Abkochung von Nadeln, Zweigen und dem Harz der Fichten oder Kiefern dem Vollbad zugesetzt ($^1/_2$—1 Tasse = 150 g auf das Vollbad). Als Ersatz dienen die Fichtennadel-Extrakt-Präparate des Handels in flüssiger und in Tablettenform. Bäder von 35 bis 37⁰ C bei nervöser Übererregbarkeit, Schlaflosigkeit, Nervenkrankheiten und spastischen Lähmungen, Bäder von 37—39⁰ C bei rheumatischen Erkrankungen.

Heublumenbäder. 500—1000 g Heublumen (Flores graminis) in einem Leinensack mit 5 Liter Wasser über Nacht ansetzen, dann $^1/_2$ Std lang kochen und den Extrakt dem Vollbad zusetzen. Indikationen wie für Fichtennadelbäder.

Kamillenbäder. 500 g für das Vollbad 100 g für das Teilbad, in einem Gefäß 3 min lang kochen und dem Bad zusetzen. Zu Umschlägen 1 Eßlöffel auf $^1/_2$ Liter Wasser, auch zu Kamillendämpfen und als Kamillensäckchen. Indikationen: Antiphlogistisch beruhigend, krampflösend.

Senfwickel. 1. mit Senfmehl: Senfmehl zu Brei anrühren mit Wasser von 50⁰C. Den Brei auf ein Tuch ausstrichen und als Brustwickel um das Kind legen. Darum Wolltuch. Am Hals gut abdecken. Dauer maximal 10 min. Bei starker Hautrötung sofort abnehmen. Danach Reinigung der Haut mit Öl oder warmem Wasser.

2. mit Senföl: Bolus alba 100 g und 3 Tropfen Senföl mit heißem Wasser als Brei anrühren und wie oben anwenden. Für Säuglinge braucht man 200 g, für ältere Kinder 400 g Bolus.

Indikationen. Der Senfwickel hat eine stark blutableitende Wirkung, besonders bei capillärer Bronchitis, Bronchopneumonie und pulmonalen Stauungen. Die Senfpackung ist eine eingreifende Maßnahme, sie verlangt eine geschulte Beobachtung.

Gegenanzeigen. Kinder mit Spasmophilie, Ekzem, Status thymicus, Kreislaufschwäche und Kollapsneigung.

Kleiebad. $^1/_2$—1 kg Weizenkleie in einem Leinenbeutel $^1/_2$—1 Std lang kochen in 3 bis 5 Liter Wasser. Der Abguß wird dem Bad zugesetzt. Für das Säuglingsbad genügen 150 bis 300 g Kleie.

Anzeigen: Ekzem und andere Hautkrankheiten. Dafür Töpfer-Kinderbad als Ersatz.

Literatur

ARNOLD, A.: Bewegungstherapie in Badeorten. In: Physikalische Therapie und Balneologie, hrsg. von KUKOWKA, S. 205. Berlin: Volksgesundheitsamt 1959.

BARACH, A. L.: Physiological therapy in respiratory diseases. Philadelphia: J. B. Lippincott Company 1948.

Bäderkalender, Deutscher: Gütersloh: Ludwig Flöttmann 1961.

BEYER, W.: Neue Forschungsergebnisse auf dem Gebiet der Mikrowellen. In: Physikalische Therapie und Balneologie, hrsg. von KUKOWKA, S. 189. 1959.

BISCHOF, E.: Ultraschalltherapie in der Kinderheilkunde. Kinderärztl. Prax. H. 11/12, 562 (1950).

BÜTTNER, K.: Über die Wärmestrahlung und die Reflexionseigenschaften der menschlichen Haut. Strahlentherapie 58, 345 (1937).

COMROE, J. H., and R. D. DRIPS: The physiological basis for oxygen therapy. Springfield, Ill.: Ch. C. Thomas 1950.

DEBRUNNER, H. U.: Praxis Schweizer Rundschau für Medizin 42, 793 (1953).

DIRNAGL, K.: (1) Inhalationstechnik. In Handbuch der Bäder- und Klimaheilkunde, S. 138. Stuttgart: F. K. Schattauer 1962.

—, u. E. v. WECKBECKER: (2) Experimentelle Beiträge zur Kneipptherapie. Bad Wörishofen: Rösler 1955.

DOBNER, E.: (1) Siehe LAMPERT.

— (2) Elektromedizin 1, 34 (1956).

DREXEL, H.: Hydro- und Thermotherapie. In: J. GROBER, Klinisches Lehrbuch der Physikalischen Therapie, 3. Aufl., S. 181. Jena: Gustav Fischer 1960.

ELLINGER, F.: Über die Entstehung eines den Blutdruck senkenden und den Darm erregenden Stoffes aus Histidin durch Ultravioletteinstrahlung. Naunyn-Schmiedebergs Arch. exp. path. Pharmak. **136**, 129 (1928).

FRIEDERISZICK, F. K.: Verhütung von Hausinfektionen durch UV-Bestrahlung. Mschr. Kinderheilk. **100**, 468 (1952).

GILLERT, O.: (1) Galvanischer Strom — Faradischer Strom — Exponentialstrom. Aus: Theorie und Praxis der Krankengymnastik, H. 1. München: Richard Pflaum 1961.

— (2) Hydrotherapie und Balneotherapie in Theorie und Praxis. München: Richard Pflaum 1961.

GROBER, J.: Klinisches Lehrbuch der Physikalischen Therapie, 3. Aufl. Jena: Gustav Fischer 1960.

GRÜNINGER, U.: (1). Z. angew. Bäder- u. Klimaheilk. **5**, 3 (1958).

— (2) Ärztl. Prax. **9**, 7 (1957).

—, u. K. NITSCH: Spezielle Balneo- und Klimatherapie des Kindesalters. In: Handbuch der Bäder- und Klimaheilkunde. Stuttgart: F. K. Schattauer 1962.

HAEBERLIN, C., u. W. GOETERS: Grundlagen der Meeresheilkunde. Stuttgart: Georg Thieme 1954.

HALSREITER, E., u. R. ZIMMER: Münch. med. Wschr. **94**, 11 (1952).

HAMPERL, H., U. HENSCHKE u. R. SCHULZE: Vergleich der Hautreaktion beim Bestrahlungserythem und bei der direkten Pigmentierung. Virchows Arch. path. Anat. **304**, 19 (1933).

HANSEN, K., u. K. BLOCH: Therapie-Technik für die ärztliche Praxis. Stuttgart: Georg Thieme 1956.

HARTUNG, K., u. K. NITSCH: Siehe K. NITSCH.

HAUSSER, K. W., u. W. VAHLE: Sonnenbrand und Sonnenbräune. Wiss. Veröff. a. d. Siemens-Konzern 1927, S. 101.

HELBIG, D.: Beeinflussung der Peristaltik des kindlichen Dünndarms durch Ultraschall. Mschr. Kinderheilk. **99**, 428 (1951).

HELLBRÜGGE, TH.: Die Rachitisprophylaxe durch Vigantolverabreichung in der Neugeborenenperiode und durch Vitamin D-Zusatz in der Säuglingsnahrung. Münch. med. Wschr. **95**, 1323—1327 (1953).

—, u. R. HATZ: Rachitisprophylaxe und Rachitismorbidität. Z. Kinderheilk. **72**, 577—596 (1953).

—, u. D. VOGT: Über die Rachitisverhütung im Säuglingsalter. Milchwissenschaft **8**, 372 (1953).

HENSEL, H.: Temperaturregelung des Organismus. In: Regelungsvorgänge in der Biologie. München: Oldenburg 1956.

HENSGE, E.: Elektrotherapie. In: A. KUKOWKA, Physikalische Therapie und Balneologie 1959.

HOFBAUER, L.: Atemregelung als Heilmittel. Wien: Wilhelm Maudrich 1958.

HOFF, F.: Fieber. Unspezifische Abwehrvorgänge. Unspezifische Therapie. Stuttgart: Georg Thieme 1957.

HOHMANN, G., u. L. JEGEL-STUMPF: Orthopädische Gymnastik, 3. Aufl. Stuttgart: Georg Thieme 1957.

HULDSCHINSKY, K.: Lichttherapie in der Kinderheilkunde. — Prophylaktische Lichtbehandlung. In: Handbuch der Lichttherapie. Hausmann & Volk 1927.

JOCHIMS, J.: Siehe K. HANSEN, Therapie-Technik, S. 400.

JUNGMANN, H.: Der Kreislauf in kühlen, indifferenten und heißen Bädern. Z. angew. Bäder- u. Klimaheilk. **11**, 1, 25 (1964).

— Über den Einfluß kalter, heißer und wechselwarmer Teilanwendungen auf den Kreislauf. Z. angew. Bäder- u. Klimaheilk. **11**, 2, 138 (1964).

KEISER, D. v.: Röntgentherapie und Therapie mit radioaktiver Strahlung. In: J. GROBER, Klinisches Lehrbuch der Physikalischen Therapie, 3. Aufl. Jena: Gustav Fischer 1960.

KELLER, A.: Schweiz. med. Wschr. **1941**, 908.

KIHN, L.: Lichttherapie. Münch. med. Wschr. **103**, 573 (1961).

KLAPP, E.: Das Klappsche Kriechverfahren, 3. Aufl. Stuttgart: Georg Thieme 1958.

KNOTT, MARGARET, and DOROTHY VOSS: Proprioceptive neuromuscular facilitation. New York: Hoeber & Harper Book 1956.

KOEPPEN, S.: Elektrotherapie. In: J. GROBER, Klinisches Lehrbuch der Physikalischen Therapie, 3. Aufl. Jena: Gustav Fischer 1960.

KOHLRAUSCH, W., u. H. TEIRICH-LEUBE: Lehrbuch der Krankengymnastik bei inneren Erkrankungen, 5. Aufl. Stuttgart: Gustav Fischer 1958.

KOWARSCHIK, J.: Physikalische Therapie, 2. Aufl. Wien: Springer 1957.

KRAFFT, BARBARA: Die Unterwasserbewegungstherapie in der Bellinger Markusquelle. Z. Krankengymnastik **4** (1960).

KUKOWKA, A.: Physikalische Therapie und Balneologie. Berlin: VEB 1959.

LAMPERT, H.: (1) Physikalische Therapie, 3. Aufl. Med. Praxis Bd. 25. Dresden: Theodor Steinkopff 1954.

— (2) Überwärmung als Heilmittel. Stuttgart: Hippokrates 1948.

— (3) Siehe E. SCHLIEPHAKE, Physikalische Therapie.

—, u. E. DOBNER: Rehabilitation in Kurorten bei Kranken mit Lähmungen. Z. angew. Bäder- u. Klimaheilk. **8**, 572 (1961).

LEHMANN, G.: Strahlentherapie **83**, 109 (1950).

LEISTNER, W.: Ergebnisse von Registrierungen der mittelwelligen Ultraviolettstrahlung auf Föhr. Med. Rdsch. (Mainz) **17**, 3, 79 (1964).

LOTZ, R. A.: Neue Forschungen über die Wirkung einer Kombination von Ultraviolett- und Infrarotstrahlung. Arch. phys. Ther. (Lpz.) **3**, 537 (1951).

LOTZ, R. A.: Spezifische Wirkungen optischer Strahlung (photoaktinischer Wirkungskomplex), unspezifische Wirkungen optischer Strahlung (thermischer Wirkungskomplex). In: W. AMELUNG u. A. EVERS, Handbuch der Bäder- und Klimaheilkunde, S. 518. Stuttgart: Fr. K. Schattauer 1962.

LOWMAN, CH., and SUSAN ROEN: Therapeutic use of pools and tanks. Philadelphia and London: W. B. Saunders Company 1952.

MAI, H.: Med. Klin. **50**, 1085 (1955).

MANNKOPF, H., u. H. SIMON: Ergebnisse der Klimakammerbehandlung des Keuchhustens. Vortrag auf der Tagg Nordwestdt. Ges. für Kinderheilk. 1960.

MEDUNA, L. J.: Carbon dioxide therapy. Springfield (Ill.): Ch. C. Thomas 1950.

MESSLER, R.: Die Praxis der Kneippbehandlung im Kindesalter. Stuttgart: Hippokrates 1957.

MIESCHER, G.: Strahlenschutz und Lichtgewöhnung. Klin. Wschr. **1929 I**, 840.

— Abwehrfunktionen der Haut gegenüber Licht. Verh. 9. Intern. Kongr. Derm. Budapest **1**, 29 (1935).

MÜLLER-GIES, J., u. CHR. LICHTENBERG: Atemübungen mit Kindern. Stuttgart: Georg Thieme 1955.

NEUMANN-NEURODE, D.: Säuglingsgymnastik, 24. Aufl. Heidelberg: Quelle & Meyer 1960.

NITSCH, K., u. U. GRÜNINGER: Spezielle Balneo- und Klimatherapie des Kindesalters. Siehe U. GRÜNINGER.

—, u. K. HARTUNG: Klimakuren bei Kindern. Stuttgart: Georg Thieme 1961.

OTT, V. R.: Die Sauna. Basel: Benno Schwabe & Co. 1948.

PFLEIDERER, H.: Ultraviolettstrahlung in der Bioklimatologie. Strahlentherapie **83**, 118 (1950).

—, u. K. BÜTTNER: Bioklimatologie. In: H. VOGT, Lehrbuch der Bäder- und Klimaheilkunde, Bd. 2, S. 609. Berlin: Springer 1940 (Literatur).

REICHMANN, D.: Gymnastik mit den Kleinsten. Frankfurt a. M.: W. Limpert 1955.

ROLLIER, A.: Heliotherapie. München: Urban & Schwarzenberg 1951.

ROSER, H.: Die Luftentkeimung durch UV-Strahlen. Dtsch. med. Wschr. **1951**, 952.

RUSK, H.: Rehabilitation medicine. St. Louis: C. V. Mosby Comp. 1958.

SCHARLL, M.: (1) Fußgymnastik mit Kindern. Stuttgart: Georg Thieme 1955.

— (2) So lernt das Kind sich gut zu halten. Stuttgart: Georg Thieme 1954.

— (3) Orthopädische Krankengymnastik. Stuttgart: Georg Thieme 1955.

SCHEDE, F.: Grundlagen der körperlichen Erziehung. Stuttgart: Ferdinand Enke 1954.

SCHLIEPHAKE, E., R. SMETS, H. LAMPERT u. H. PFLEIDERER: Physikalische Therapie, Balneotherapie, Klimatherapie. Bern u. Stuttgart: Huber 1958.

SCHMITT, J. L.: Atemheilkunst, 4. Aufl. München u. Berlin: H. G. Müller 1956.

SCHNEIDER, U.: Krankengymnastik, S. 41. In: J. GROBER, Klinisches Lehrbuch der Physikalischen Therapie. 1960.

SCHOLTZ, H. G.: Physikalische Therapie, 4. Aufl. Leipzig: Georg Thieme 1955.

SCHÜCKING, B., u. G. HUCHTHAUSEN: Leitfaden der Beschäftigungs- und Arbeitstherapie. Darmstadt: Dr. Dietrich Steinkopff 1961.

SCHULTZE, E.-G.: Über Erfahrungen bei der Ultra-Vita-Luxbestrahlung. Strahlentherapie **93**, 595 (1954).

— Die Behandlung von Hautkrankheiten im Meeresküstenklima. Med. Welt **19**, 1052 (1960).

— Einfluß des Meeresküstenklimas. In W. AMELUNG u. A. EVERS, Handbuch der Bäder- und Klimaheilkunde. Stuttgart: Fr. K. Schattauer 1962 (Literatur).

SCHULTZE, W.: Lichttherapie, S. 243. In: J. GROBER, Klinisches Lehrbuch der Physikalischen Therapie. 1960.

SCHULZ, A.: Thermische Einflüsse auf die Erythembildung. Strahlentherapie **86**, 142 (1951).

SCHULZE, R.: Erythem und direkte Pigmentierung in der Heliotherapie. Arch. Derm. Syph. (Berl.) **189**, 375 (1949).

— Gewöhnung und Umstimmung der menschlichen Haut bei Bestrahlung mit Sonne und Ultra-Vita-Luxlampe. Strahlentherapie **86**, 51 (1951).

— Über die „secundäre Pigmentierung" der menschlichen Haut als Folgeerscheinung des Zelltodes nach UV-Bestrahlung. Proc. of the Intern. Congr. of Physical Medicine 1952, S. 246.

— Über den biosphärischen Faktor „Strahlung". In: Ergebnisse der physikalischen Therapie, Bd. 5. Dresden u. Leipzig: Theodor Steinkopff 1955.

— Die Atmosphäre als Strahlenfilter, als Strahlenquelle und als Träger strahlender Substanz. Med. Meteorol. Hefte Hamburg **13**, 127 (1958).

— Zur biologischen Wirkung der langwelligen Ultraviolettstrahlung in den Alpen. Strahlentherapie **111**, 393 (1960).

— Das Strahlungsklima der Erde. Strahlentherapie **119**, 321 (1962).

— Wirksamkeit von UV-absorbierenden und handelsüblichen Sonnenschutzmitteln. J. Soc. Cosmetic Chemists **14**, 544 (1963).

—, u. U. HENSCHKE: Über Pigmentbildung durch langwellige UV-Strahlen. Naturwissenschaften **26**, 142 (1938).

STIEVE, F. E.: Pneumotherapie, S. 79. In: J. GROBER, Klinisches Lehrbuch der Physikalischen Therapie. 1960.

STOFFREGEN, I.: Langenbecks Arch. klin. Chir. **284**, 451 (1956).

TEIRICH-LEUBE, H.: Bindegewebsmassage. Stuttgart: Gustav Fischer 1957.

—, u. W. KOHLRAUSCH: Lehrbuch der Krankengymnastik. Siehe W. KOHLRAUSCH.

THEISMANN, H.: Beitrag zur Frage der biologischen Wirkung des Ultraschalls. Strahlentherapie **79**, 559 (1949).

Thom, H.: Möglichkeiten und Grenzen der Elektrotherapie von Lähmungen. Arch. phys. Ther. (Lpz.) **7**, 3 (1959).

Thomsen, W.: Lehrbuch der Massage und manuellen Gymnastik, 2. Aufl. Stuttgart: Georg Thieme 1949.

Ungeheuer, E.: Unsere Erfahrungen mit Ultraschall. Strahlentherapie **79**, 619 (1949).

Urban, N., u. D. Norman: Klinische Erfahrungen mit der UV-Raumbestrahlung. Arch. Kinderheilk. **144**, 17 (1952).

Weckbecker, E. v., u. K. Dirnagl: Experimentelle Beiträge zur Kneipptherapie. Siehe K. Dirnagl.

Wels, P.: Die Wirkung des Lichts auf den Menschen. Strahlentherapie **75**, 188 (1944).

— Pharmakologische Probleme der Heliotherapie. Strahlentherapie **86**, 8 (1952).

Windaus, A., A. Lüttinghausen u. G. Weidlich: Über das kristallisierte Vitamin D_2. Justus Liebigs Ann. Chem. **492**, 226 (1932).

— — — St. Lettré u. F. Schenck: Über das 7-Dehydrocholesterin. Justus Liebigs Ann. Chem. **520**, 98 (1935).

Aktive Entstauung als Therapie venöser Erkrankungen des Beines

Von H. Haid, Stuttgart

Prinzip. Aktive Entstauung heißt, daß der Patient selbst mit Hilfe seiner Beinmuskulatur durch Gehen die venöse Stauung herzwärts abpumpt. Voraussetzung dazu ist, daß die Beinmuskulatur in einem festen Kompressionsverband ihr Widerlager findet. Bewegung ohne Kompressionsverband entstaut bei Klappeninsuffizienz nicht. Erst die gleichmäßige Kompression macht die Klappen suffizient und hebt den intravasalen Stauungsdruck von außen her auf. So kommt es zur Rückfiltration der epi- und subfascialen Ödeme.

Mittel. Die bei der akuten Venenthrombose notwendige Embolieverhütung erfordert festes, unnachgiebiges Verbandmaterial wie Mullbinden aus reiner Baumwolle ohne Zellstoff, Steifgazebinden und Idealbinden ohne Gummifasern. Zum nicht festen, sog. elastischen Kompressionsverband als Nachbehandlung oder bei nicht akuten Entzündungen eignen sich kräftige Gummibinden über Tag, bei Nacht Idealbinden oder Trikotschlauchbinden.

Indikationen. Die aktive Entstauung mit dem Kompressionsverband ist das Mittel der Wahl bei allen akuten, subakuten und chronischen entzündlichen Venenerkrankungen der oberflächlichen und tiefen Beinvenen. Dabei kann man auf Bettruhe verzichten. Bettruhe würde die Thrombosierung fördern. Antiphlogistische Medikamente können die Heilung unterstützen. Auf Antikoagulantien sollte man beim Kind verzichten.

Bei der *nichtentzündlichen Lymph- und Venenstauung* genügt oft ein abendliches Ausstreichen der Beine zentripetal mit sanft aufgelegten Händen (10—20 Striche). Anschließend wird unter gleichmäßigem Druck eine Trikotschlauchbinde von 6—8 cm Breite vom Fußgelenk bis unter das Knie gewickelt. Entsprechend dem Befund folgt eine zweite Binde ebenso am Oberschenkel. Der Druck ist richtig bemessen, wenn im Verband der Pulsschlag für den Patienten leicht fühlbar wird. Am Morgen werden diese Binden abgenommen und die Beine kurz kalt abgebraust oder abgewaschen. Tagsüber ist für reichlich Bewegung in frischer Luft zu sorgen. Eine weitere Therapie erübrigt sich. Mit dieser Therapie sind die Stauungszustände in 2—4 Wochen behoben.

Bei der *entzündlichen Venenstauung* — häufig im Kindesalter und in der Präpubertät — muß das erkrankte Bein am Tag mit einer kräftigen Gummibinde (6—8 cm breit) komprimierend bandagiert werden. Das Kind soll sich damit viel und möglichst im Freien bewegen. Nachts muß die Gummibinde abgenommen und das kranke Bein mit einer Trikotschlauchbinde gewickelt werden. Massage, Heißluft und warme Bäder sind bei den entzündlichen Venenerkrankungen kontraindiziert.

Varicen machen bei Kindern keine Beschwerden und neigen nicht zur Entzündung. Sind die Varicen noch nicht ausgedehnt und ist ihr Verlauf ziemlich gerade, sind Verödung oder Operation nicht angezeigt. Bei größerer Ausbildung, meist bei Gefäßnaevi, kann die Verödungsbehandlung durchgeführt werden nach denselben Regeln wie beim Erwachsenen.

Bei den seltenen, meist aus zerkratzten Insektenstichen und anderen Pyodermien entstandenen *ulcera cruris* der Kinder mit chro-

nischen Venenstauungen ist die aktive Entstauung die kausale Therapie. Lokal kann sie
mit antibakteriellen Medikamenten ergänzt
werden.

Bei allen Erkrankungsformen wird die
Therapie unterstützt durch Korrektur der

arteriellen Verschlüssen gibt es keine Gegenindikation.

Der Kompressionsverband nach H. Fischer

Technik. Nach Bestreichen des Unterschen-
kels mit Zinkleim (DAB 6) werden 6—10 cm

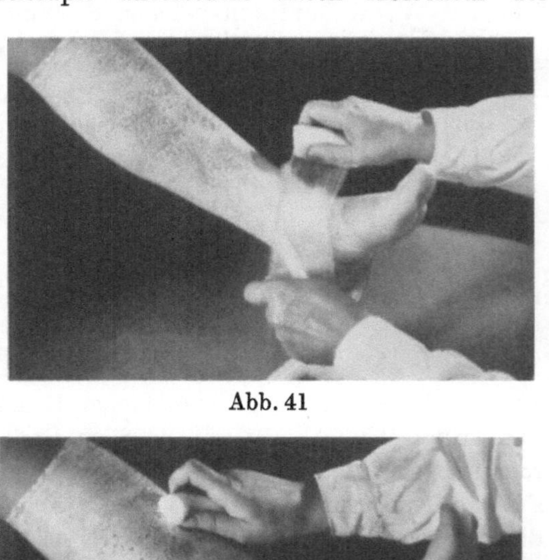

Abb. 41

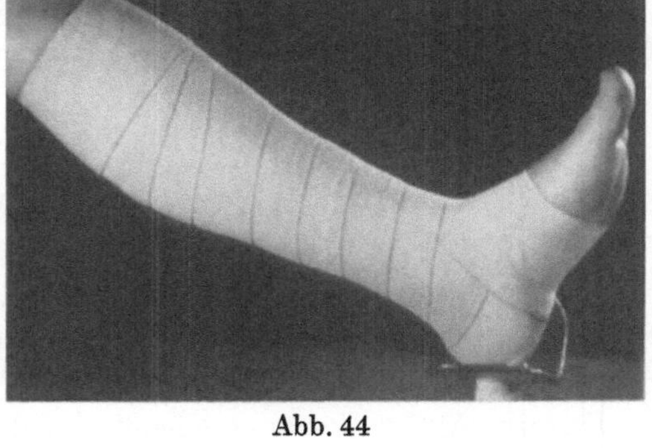

Abb. 44

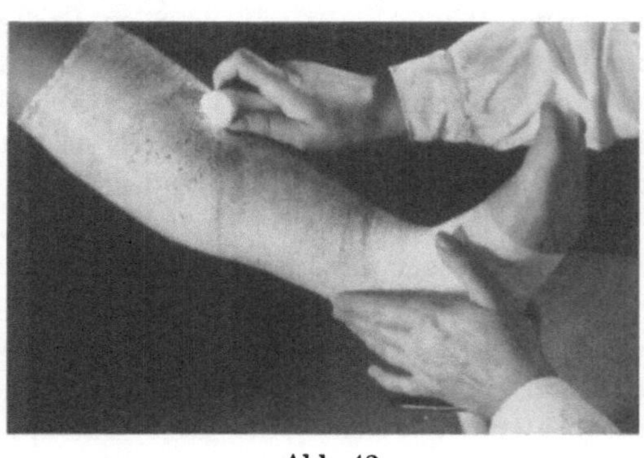

Abb. 42

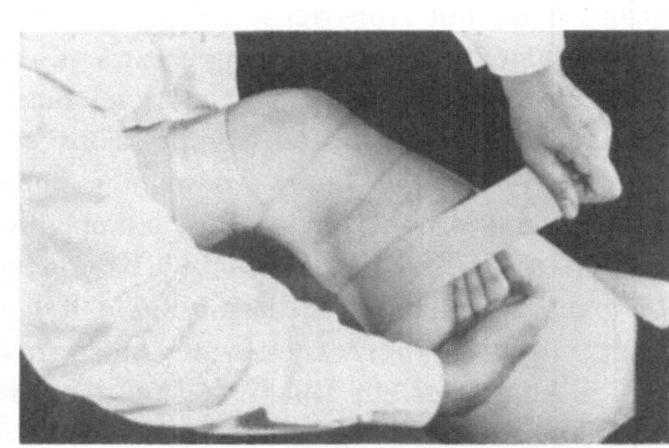

Abb. 45

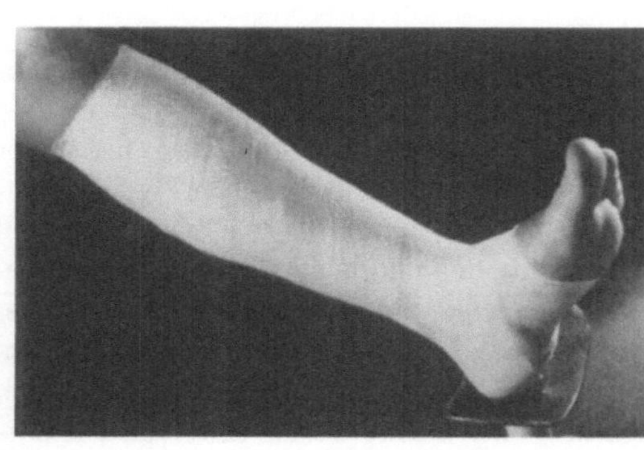

Abb. 43

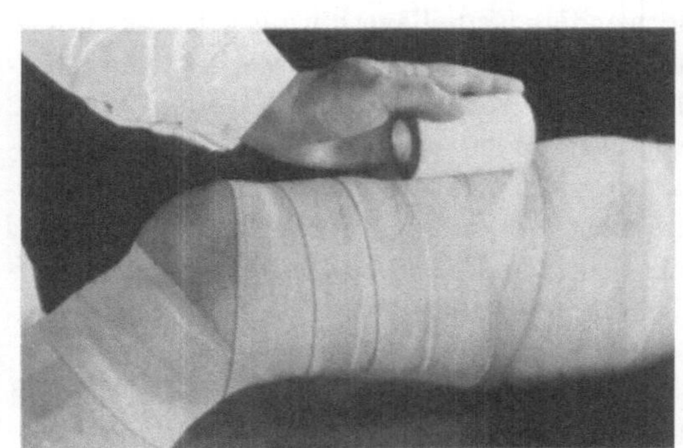

Abb. 46

Statik. Bei rezidivierenden Venenerkrankungen muß man an eventuelle Auswirkungen eines
Focus im Kopfbereich (Tonsillen, Neben-
höhlen) denken und sanieren.

Bei der *akuten Venenthrombose* hat sich
nicht nur bei Erwachsenen, sondern auch bei
Kindern der feste Kompressionsverband nach
H. Fischer bewährt.

Gegenindikation. Außer der äußerst seltenen septischen Thrombophlebitis und den

breite, angefeuchtete Mullbinden mit gleichmäßig
festem Druck anmodelliert, wobei der Druck entsprechend dem Tastbefund (s. phlebologische Untersuchung) dosiert wird. Die Kompression wird
verstärkt durch Überwickeln mit einer 8 cm
breiten Idealbinde (Abb. 41—44).

Bei kleineren Kindern verwendet man am
Unterschenkel 6 cm breite, am Oberschenkel
8 cm breite Binden (Trikotschlauch-, Ideal- oder
Pflasterbinden). Sind die Beine länger und
dicker, wählt man die Binde 8 cm breit. Käuf-
liche Zinkleimbinden mit 10 cm Breite sind beim

Kind ungeeignet. Je schmäler die Binde, desto mehr wirkt der angewandte Druck in die Tiefe.

Der Oberschenkel wird nach Anlegen von Pflasterbrücken (Abb. 45) mit einer Pflasterbinde gleichmäßig fest umwickelt (Abb. 46). Auch hier kann der Verband mit einer Idealbinde verstärkt werden.

Der Kompressionsverband wird entsprechend dem Befund schon nach 1—3 Tagen erneuert. Die weiteren Abstände richten sich nach dem zeitlichen Abklingen der Entzündungserscheinungen.

Nach Anlegen des Verbandes muß der Patient sofort wenigstens 30 min gehen, um die Zirkulation — ähnlich einem Pumpwerk — mit Hilfe der Muskulatur in Gang zu setzen.

Fehler. Der Kompressionsverband wird zu locker angelegt. Dann ist die entstauende Wirkung ungenügend. Die Emboliegefahr ist nicht beseitigt, da die Thromben infolge zu geringer Einengung der Gefäßlichtung nicht fixiert werden. Die Schmerzen bestehen fort. Oder: der Verbanddruck ist ungleichmäßig. Rillen und sonstige Druckdifferenzen können ischämische Zustände bewirken. Die Zirkulation wird nicht beschleunigt wie beim gleichmäßigen Druck, sondern unterbrochen. Der Verband wird nicht vertragen. Oder: der Kompressionsverband wird nicht sofort genügend eingegangen. Er behindert dann die Zirkulation, anstatt sie anzuregen.

Prophylaxe. Zunächst ist die Statik zu korrigieren. Beim X-Bein empfiehlt sich das Spielenlassen der Kleinkinder im Schneidersitz. Beim Plattfuß lasse man die Kinder viel barfuß gehen und übe mit ihnen den Zehenstand. Bei schwereren organischen und funktionellen Schäden am tragenden System sind orthopädische Maßnahmen erforderlich. Wichtig ist fußgerechtes Schuhwerk. Das Kind sollte möglichst auf naturgewachsenem Boden viel barfuß gehen, sonst eine zehenfreie Sandale und für die schlechte Witterung fußgerechtes Schuhwerk mit breitem Zehenteil und biegsamer Sohle haben.

Für Kleinkinder sind in der Wohnung Hüttenschuhe geeignet, da sie die natürliche aktive Fußbewegung erlauben. Beim größeren Kind, das fast wie der Erwachsene in der Wohnung eher passiv geht, sind Hausschuhe

nicht zu empfehlen. Im Winter ist für warme Beinkleidung zu sorgen. Kinder sind vor Überanstrengungen, vor Tragen und Heben schwerer Lasten (große Milchkannen!) zu bewahren.

Jede Art von *Bewegung und Sport* wirken vorbeugend. Entscheidend ist dabei die aktive Arbeit der entstauenden Wadenmuskelpumpe und ausgiebige Atmung. Beide sind optimal beim Wandern, Schwimmen, Ski- und Radfahren. Langes Stehen ist zu vermeiden und sollte, wie längeres Sitzen, durch aktive Bewegung unterbrochen werden.

Die Schulstunde dürfte nicht länger als 40 min dauern. Die Schulkinder müssen in mindestens zwei großen Pausen genügend Zeit und Gelegenheit haben, um sich austoben zu können. Täglich eine Stunde Sport, Spiel oder Gymnastik sollte selbstverständlich werden.

Täglich kurzes, kaltes Abwaschen oder Abgießen der Beine im Kneipp'schen Sinne oder auch bei Gelegenheit Taulaufen, jeweils nur bei warmen Füßen, tonisieren Gewebe und Gefäße.

Das *warme Bad* dagegen erschlafft und erweitert wie jede örtliche Wärme (Wärmflasche, langes Sonnenbad) die Gefäße und fördert die Venenstauung. Mit Gymnastik, Bindegewebe- oder sanfter Streichmassage kann die Prophylaxe unterstützt werden.

Die Ernährung (vorwiegend lacto-vegetabile Kost) muß den Stuhlgang regulieren und Übergewicht verhindern. Orale Medikamente haben keine Bedeutung.

Bei längerem Krankenlager, besonders bei Infektionskrankheiten und Laparotomien, aber auch nach Unfällen mit großen Quetschungen, Hämatomen oder gar direkter Läsion von Gefäßen soll bei Kindern mit tastbarem Venenbefund vorsorglich komprimierend gewickelt werden. Auch Muskelübungen der Beine, besonders als isometrische Spannungsübungen, sowie Atemgymnastik können Komplikationen von seiten der Venen vorbeugen.

Literatur

FISCHER, H.: Eine neue Therapie der Phlebitis. Med. Klin. **1910**, Nr 30.

HAID, H.: Zur Diagnose und Therapie der akuten Beinvenenthrombose. Fortschr. Med. **82**, 555—560 (1964).

HAID-FISCHER, F., u. H. HAID: Venenfibel. Stuttgart: Georg Thieme 1965.

Klimaheilkunde

Von **W. Menger**, Norderney

Klima ist der mittlere Zustand der Atmosphäre an den verschiedenen Punkten der Erdoberfläche. Es ist abhängig von der geographischen Breite, der Höhe über dem Meeresspiegel, der Geländeform (Orographie) und der Maritimität bzw. Kontinentalität, also der Lage in der Nähe des Meeres oder innerhalb großer Landmassen. Der mittlere Zustand ergibt sich aus dem durchschnittlichen Ablauf des Wetters. Wetterfaktoren sind demnach die klimatischen Wirkungsfaktoren. Tage, die die statistischen Mittelwerte der einzelnen Wetterelemente aufweisen, sind in Mitteleuropa selten, da sich der gesamte Wetterablauf aus dem Wechsel von Hochdruckeinfluß (Antizyklone) und Tiefdruckstörung (Zyklone) zusammensetzt.

Der Beschreibung des Einflusses des Klimas auf den menschlichen Organismus, der *Bioklimatologie*, wird nur die neue Forschungsrichtung der Witterungsklimatologie (Ungeheuer 1955) gegenüber der älteren Mittelwertklimatologie gerecht. Dementsprechend kann man fragen, welche Wettertypen sind hauptsächlich anzutreffen, wie oft wechseln diese Wettertypen, wie häufig sind sie vorhanden, wieviel Tage halten sie an? (Nikogosjan).

Klimatherapie (auch Klimatotherapie in Analogie zu Klimatologie, climatotherapy) ist die gesteuerte Nutzung neurovegetativer Anpassungsvorgänge im Organismus bei Einwirkung eines ungewohnten Klimas (Halhuber).

Thalassotherapie (Thalassa [griech.] = das Meer) ist eine nach einem ärztlich aufgestellten und überwachten Behandlungsplan durchgeführte Kur an der See. Das Seeklima ist als Basistherapeuticum anzusehen (Pfleiderer 1961), Seebäder und andere ortsgebundene Heilmittel kommen hinzu.

Historische Daten. 1750 veröffentlichte der englische Arzt Richard Russell (1687—1759)

die sehr bekannt gewordene „Dissertatio de tabe glandulari sive de usu aquae marinae in morbis glandularum", nachdem er beobachtet hatte, daß Kinder von Fischern nicht an den sonst sehr verbreiteten Lymphknotenschwellungen bei exsudativ-lymphatischer Diathese litten. Als eigentlicher Begründer der sozialen Thalassotherapie erbaute der Londoner Arzt John Cockley Lettsome (1744—1815) das erste See-Hospital in Margate an der Südostküste Englands und erkannte das Klima als wichtigen Heilfaktor. Samuel Gottlieb Vogel (1750—1837), Professor der Medizin in Rostock, konnte 1794 in Doberan/Ostsee die erste deutsche Seebadeanstalt mit 11 Wannen errichten. Dem Landphysikus von Halem ist das erste Nordseebad, 1797 auf Norderney, zu verdanken; Badekarren nach englischem Muster wurden verwendet. Christoph Wilhelm Hufeland (1762—1836) hielt das Seebad für „eines der wirksamsten Mittel gegen die Skrofelkrankheit" (1815). In der Mitte des 19. Jahrhunderts entstanden erst in Italien, dann auch in Frankreich die ersten Seehospize, in denen hauptsächlich Kinder mit extrapulmonaler Tuberkulose behandelt wurden. Die größte Anstalt dieser Art wurde das „Hôspital Maritime" in Berck-sur-mer an der französischen Kanalküste (1869). Friedrich Wilhelm Beneke (1824 bis 1882), Professor der pathologischen Anatomie in Marburg, führte 1881/82 die berühmte „Überwinterung" auf Norderney mit 53 Patienten, darunter 6 Kindern, durch. Daran schloß sich die Errichtung von Kinderheilstätten an der Nord- und Ostsee an (Beneke, Edel, Haeberlin 1911, Steudel).

Begründer der Klimatherapie im Mittelgebirge und der ersten Heilstätte für Lungentuberkulose (1854) in Görbersdorf/Schlesien (561 m) war Hermann Brehmer (1826—1889), der in seiner Dissertation die Heilbarkeit der Lungenschwindsucht vertrat. Sein Mitarbeiter Peter Dettweiler (1837—1904) führte nach 1876 in der Heilstätte in Falkenstein am Taunus die Regelung des Tagesablaufes der Tuberkulosekranken mit strenger Liegekur ein, wofür er als erster Liegestuhl und Liegehalle benutzte. Die erste Heilanstalt im Hochgebirge (für skrofulöse Kinder) ist das Werk des Landschaftsarztes Lucius Rüedi (1804—1869) im Jahre 1841 in Davos/ Schweiz (1540 m). Alexander Spengler (1827 bis 1901) erkannte 1859 ebenfalls in Davos das

Hochgebirgsklima als wertvolles Element für die Behandlung der Lungentuberkulose. Die Strahlung wurde für die systematische Heliotherapie der extrapulmonalen Tuberkulose von OSKAR BERNHARD (1861—1939) seit dem Jahre 1886 in Samaden/Schweiz (1720 m) und von AUGUST ROLLIER (1874—1954) in Leysin/Schweiz (1300 bis 1450 m) genutzt (BERNHARD, ROLLIER, STEUDEL).

Klimatologie

Meeresküstenklima und Gebirgsklima weisen überall einige für sie charakteristische Eigenschaften auf. Trotzdem können durch die geographische Lage wesentliche Unterschiede im Meeresküsten- bzw. Gebirgsklima auftreten, von denen die physiologischen Wirkungen und damit ihre Anwendbarkeit für therapeutische Zwecke abhängen. Die Beschreibung wird deshalb auf die Verhältnisse in Mitteleuropa beschränkt.

Meeresküstenklima

Das Meeresküstenklima entspricht dem zugehörigen Binnenlandklima mit einer charakteristischen marinen Abwandlung, die durch die Eigenschaften des Meeres hervorgerufen werden (DE RUDDER; VOGT u. AMELUNG). Zur Charakterisierung des Klimas wird heute oft eine Einteilung nach Komplexen vorgenommen (PFLEIDERER 1958a).

Thermisch-hygrischer Komplex. Die Meeresfläche wirkt stabilisierend auf die Lufttemperatur, die im Sommer niedriger, im Winter höher als über dem zugehörigen Binnenlande ist. *Durchschnittstemperatur* auf den ostfriesischen Inseln im Juli 16,5°, im Januar $+$0,5°, in Berlin im Juli 19,5°, im Januar —0,5° (HAEBERLIN u. PERLEWITZ). Entsprechend ist auch die Tagesschwankung geringer. Im Mai mit den größten Temperaturdifferenzen zwischen Tag und Nacht beträgt sie auf Helgoland 5,2°, in Osnabrück (150 km von der Küste entfernt) 12,0°.

Die *relative Feuchte* ist um 15—20 % höher als im Binnenlande, die Monatsmittelwerte reichen von 70 % im Mai bis 90 % im Winter. Die Niederschläge sind zwar häufig, meist aber von sehr kurzer Dauer und schauerartig, sie treten in der warmen Jahreszeit vorwiegend nachts auf.

Ein besonders wichtiges Klimaelement ist der *Wind*, der über See höhere Geschwindigkeiten als über Land aufweist, auf den Inseln im Durchschnitt 6 m/sec, im Küstengebiet 5 m/sec und 100 km landeinwärts 4 m/sec. Je exponierter ein Ort liegt, desto geringer sind die Differenzen der Windgeschwindigkeit zwischen Tag und Nacht.

Die unterschiedliche Erwärmung und Abstrahlung (Auskühlung) von Land und Meer ruft an der Küste in der warmen Jahreszeit bei ungestörten Hochdruckwetterlagen am Tage von morgens gegen 9.00 Uhr bis zum Sonnenuntergang einen Seewind und nachts einen Landwind hervor.

Der *aktinische Komplex* umfaßt die gesamte Sonnen- und Himmelsstrahlung. Im Sommer wird die thermische Belastung durch die Wärmestrahlung (Infrarotstrahlung) am Strande durch den Wind abgeschwächt, so daß die UV-Strahlung genutzt werden kann. Bei der UV-A-Strahlung (400—320 mμ, Sofortpigment) übertrifft bei tieferem Sonnenstande der Anteil der Himmelsstrahlung den der Sonnenstrahlung erheblich, bei der UV-B-Strahlung (320—280 mμ, Spätpigment) wird der Anteil der Sonnenstrahlung überhaupt erst bei hohem Sonnenstande wirksam. Die diffuse Himmelsstrahlung wird durch hohe Wolken verstärkt, durch tiefe Wolken nimmt sie zunächst ebenfalls zu und wird erst durch eine Himmelsbedeckung von $^6/_{10}$—$^8/_{10}$ abgeschwächt, bei UV-B stärker als bei UV-A (LEISTNER).

Der *chemische Komplex* umfaßt die kleinsten Schwebeteilchen oder Spurenstoffe in der Luft sowie die Gase. Die Größe der sog. Kerne ist außerordentlich unterschiedlich (JUNGE), über dem Festland sind es hauptsächlich Kondensationskerne, die durch Industrie, Hausbrand und Verkehr entstehen. An der Küste ist es ein maritimes Aerosol aus Dispersionskernen, versprühten Meereswasserteilchen. Diese nehmen von der Brandungszone landeinwärts schnell ab, auf 100 m im Verhältnis 10:6 (LEISTNER). Die p_H-Werte sind an der Küste niedriger als im Binnenlande und liegen im bakteriostatischen Bereich (CAUER).

Witterungsklima. Für die Durchführung von Kuren ist die Kenntnis der Witterung und ihre Berücksichtigung unerläßlich (DAMMANN, HALBICH, LEISTNER und SCHULTZE, MENGER 1958 u. a.). In großen Teilen der gemäßigten Zone herrscht die Westdrift mit den Tiefdrucksystemen vor.

Der Wechsel von Warmfront und Kaltfront kann markant ablaufen, oft ist es aber eine Westströmung mit wechselhaftem Wetter mit nur geringen Unterschieden von Tag zu Tag. Dann ist der maritime Charakter besonders ausgeprägt mit ausgeglichenen Temperaturen, hoher Luftfeuchte, starkem Wind, maritimem Aerosol und mäßig starker Strahlung (DAMMANN, PAHL 1958). Im Winter können, keineswegs regelmäßig, kürzere oder längere Ostwetterlagen mit kalten und trockenen Winden auftreten, die eine (ungünstige) Veränderung des biosphärischen Milieus verursachen.

Lageklima. Je nach Verlauf der Küste, an der Seebäder liegen, können sich deutliche Unterschiede im Klima zeigen. So weist die nach Nordwesten gerichtete Küste der Ostsee im westlichen Teil Mecklenburgs einen maritimen Charakter auf, wie er vorstehend geschildert wurde. Ist die

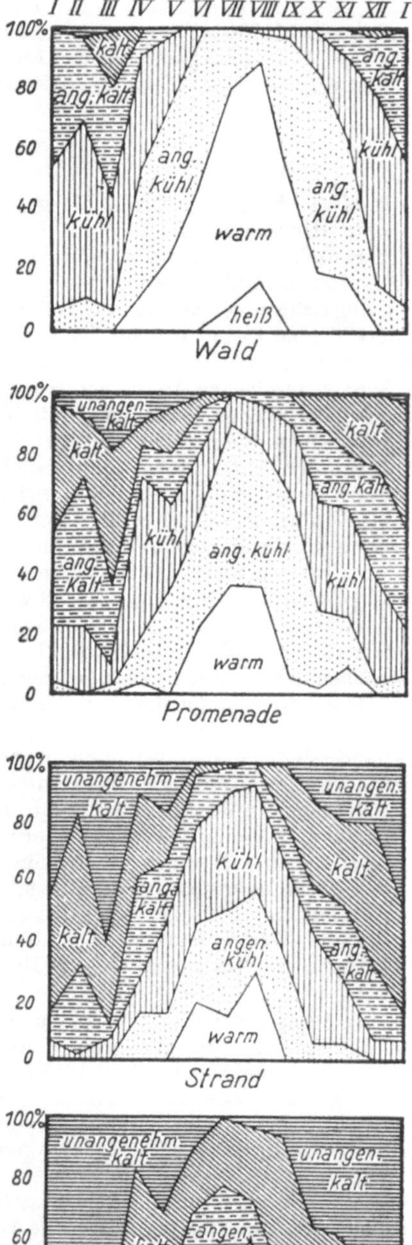

Abb. 47. Prozentuale Verteilung der Wärmeempfindungsgruppen in verschiedenen Teilen Heringsdorfs im Jahresablauf. (Aus ZENKER 1954)

Küste jedoch nach Nordosten gerichtet, so nimmt das Klima einen mehr kontinentalen Charakter an, die Klimareize sind schwächer als an der Westküste (ZENKER 1954). Die erheblichen

Unterschiede innerhalb des Mittelmeerklimas hat TRAUNER (1961) dargelegt.

Lokalklima. Französische Autoren unterscheiden beim Meeresklima drei Zonen: die pelagische Zone auf dem Meere, die marine Zone im Brandungsgebiet und die maritime Zone anschließend landeinwärts. Das Kleinklima spielt für die Klimatherapie eine wichtige Rolle, da es die Möglichkeit zur Dosierung der Klimafaktoren bietet. Strand und die vor Wind und Strahlung geschützten Teile des Seebades weisen große Unterschiede im Hinblick auf das Wärmeempfinden (JESSEL 1961) auf. Zwischen den Extremen Seebrücke und Wald (an der Ostsee) bestehen zu allen Jahreszeiten Möglichkeiten zur Auswahl des Aufenthaltsortes nach den einzelnen Empfindensstufen (ZENKER 1954) Abb. 47.

Das *Kleinklima* ist an trüben und windigen Tagen, an denen großklimatisch die einzelnen Klimaelemente nur geringe Schwankungen zeigen — abgesehen vom Windschutz — auf der Insel kaum entwickelt, kommt aber bei sommerlichen Schönwetterperioden zur vollen Ausbildung (PAHL).

Strandkorbklima. Das Klima im Strandkorb unterscheidet sich wesentlich von seiner Umgebung, da die Komponenten der Abkühlungsgröße modifiziert werden. Der Wind wird ausgeschaltet, die Strahlung hat ungehinderten Zutritt, besonders wenn Windrichtung und Sonnenstand nicht übereinstimmen. So kann von Frühjahr bis Herbst ohne thermische Belastung das maritime Aerosol ausgenutzt werden (ZENKER 1955). An Sommertagen besteht bei Exposition nach der Sonne die Gefahr der „Strandkorblethargie" (HAEBERLIN und GOETERS).

Hochgebirgsklima

Die Gestalt der Berge prägt das Klima der Hochgebirgsorte ebenso wie der mit der Höhe abnehmende Luftdruck. Der Einfluß des Hochgebirgsklimas ist als eine Akkordwirkung aller klimatischen Faktoren im Hochgebirge anzusehen, die Höhe allein genügt deshalb nicht zur Charakterisierung. Vom medizinischen Standpunkt weisen in den Alpen Gebiete oberhalb einer Seehöhe von 800 bzw. 1000 m ein Hochgebirgsklima auf (JUNGMANN 1962).

Der *Luftdruck* ist auf je 1000 m um 85 mm Hg niedriger, die Verringerung des Sauerstoffpartialdruckes erfolgt in Abhängigkeit vom Luftdruck mit einem gleichbleibenden Anteil von 20%. Die Lufttemperatur nimmt mit der Höhe um 0,5 bis 0,6° je 100 m ab und weist zwischen Tag und Nacht große Unterschiede auf. Einen Einfluß hierauf hat der Talwind am Tage und der Bergwind in der Nacht, die sich bei windschwachen Hochdruckwetterlagen einstellen.

Die *absolute Feuchtigkeit* der Luft, die für den Organismus bedeutungsvoller ist als die relative,

Tabelle 69

Orte	Höhe ü. N. N. m	Klimatyp	Charakteristik des Bioklimas	
			thermisch	aktinisch
A. Die heilklimatischen Kurorte in Deutschland				
Ems (auch Heilbad) . . .	85	Mittelgebirgsklima untere Stufe	Schonklima	reizschwach
Lippspringe	140	Tieflandklima	reizmild	reizschwach
Ennepetal (Kluterhöhle) . .	180 (—350)	Tieflandklima		
Bergzabern.	200	Mittelgebirgsklima untere Stufe	schonend	reizmäßig
Bad Blankenburg (Thüringen)	226	Tieflandklima	schonend bis reizmild	reizmild
Kassel-Wilhelmshöhe . . .	250 (—600)	Mittelgebirgsklima untere Stufe	reizmild	reizschwach
Harzburg (auch Heilbad) .	300 (—600)[1]	Mittelgebirgsklima untere Stufe	reizkräftig	reizschwach
Sachsa	360 (—660)	Mittelgebirgsklima untere Stufe	reizmild	reizschwach
Königstein (Taunus) . . .	400 (—500)	Mittelgebirgsklima mittlere Stufe	reizkräftig	reizmild
Friedrichroda.	400	Mittelgebirgsklima untere Stufe	schonend bis reizmild	
Herrenalb	400 (—700)	Mittelgebirgsklima mittlere Stufe	schonend	reizmild
Berchtesgadener Land. . .	530 (—1000)	Hochgebirgsklima untere Stufe	schonend bis reizmild (-kräftig)	
Braunlage	560 (—760)	Mittelgebirgsklima mittlere Stufe	reizkräftig	reizmild
Willingen	560 (—840)	Mittelgebirgsklima mittlere Stufe	reizkräftig	reizmild
Hahnenklee-Bockswiese . .	580 (—720)	Mittelgebirgsklima mittlere Stufe	reizkräftig	reizmild
Schömberg.	650	Mittelgebirgsklima mittlere Stufe	schonend	reizmild
Winterberg.	700 (—840)	Mittelgebirgsklima mittlere Stufe	reizkräftig	reizmild
Garmisch-Partenkirchen . .	708 (—2650)	Hochgebirgsklima untere Stufe	reizkräftig	reizmild (-kräftig)
Freudenstadt	740 (—1000)[1]	Mittelgebirgsklima mittlere Stufe	reizkräftig	reizmild (-kräftig)
Königsfeld	760 (—800)[1]	Mittelgebirgsklima mittlere Stufe	reizmild	reizmild
Bühlerhöhe	800	Mittelgebirgsklima mittlere Stufe	reizkräftig	reizmild
St. Blasien	800 (—1200)	Mittelgebirgsklima höhere Stufe	schonend	reizkräftig
Lenzkirch	810	Mittelgebirgsklima höhere Stufe	reizmild	reizkräftig
Oberhof (Thüringen) . . .	825	Mittelgebirgsklima mittlere Stufe	reizkräftig	reizmild (-kräftig)
Oberstdorf	843 (—2000)	Hochgebirgsklima mittlere Stufe	reizmild	reizmild (-kräftig)
Todtmoos	850 (—1200)	Mittelgebirgsklima höhere Stufe	reizmild (-kräftig)	reizmild (-kräftig)
Höchenschwand	1000	Mittelgebirgsklima höhere Stufe	reizkräftig	reizkräftig

[1] Für diese heilklimatischen Kurorte werden „Erkrankungen im Kindesalter" besonders angegeben.

Tabelle 69. Fortsetzung

Orte	Höhe ü. N. N. m	Klimatyp	Charakteristik des Bioklimas	
			thermisch	aktinisch

B. Die Klima-Kurorte in Österreich

Orte	Höhe ü. N. N. m	Klimatyp	thermisch	aktinisch
Bad Hofgastein (Salzburg) .	870	Hochgebirgsklima mittlere Stufe	schonend bis reizmild	reizmild bis reizkräftig
Mariazell (Steiermark). . .	870	Hochgebirgsklima mittlere Stufe	reizmild	reizmild bis reizkräftig
Igls (Tirol)	900—1900	Hochgebirgsklima mittlere Stufe	reizmild	reizkräftig
Mönichkirchen (Niederösterreich)	1000	Hochgebirgsklima mittlere Stufe	reizmild	reizkräftig
Semmering (Niederösterreich)	1000	Hochgebirgsklima mittlere Stufe	reizmild	reizkräftig
Badgastein (Salzburg). . .	1080	Hochgebirgsklima mittlere Stufe	reizmild	reizkräftig
Seefeld (Tirol)	1180	Hochgebirgsklima mittlere Stufe	reizmild bis reizkräftig	reizkräftig
Obladis (Tirol)	1386	Hochgebirgsklima höhere Stufe	reizmild bis reizkräftig	reizkräftig

C. Die Klima-Kurorte in der Schweiz

I. Klimakurorte des Alpenvorlandes und der subalpinen Zone

    Reizstufe 0: Klimakurorte mit Schonklima

                Höhenlage 200—600 m ü. d. M.

    Reizstufe 1: Klimakurorte mit leichten Reizfaktoren

                Höhenlage 400—900 m ü. d. M.

II. Klimakurorte des Alpengebietes

    Reizstufe 1: Alpine Klimakurorte mit leichten Reizfaktoren

                Höhenlage 500—1100 m ü. d. M.

    Reizstufe 2: Alpine Klimakurorte mit mäßigen bis kräftigen Reizfaktoren, jedoch mit gutem Windschutz als Schonfaktor

                Höhenlage 1200—1900 m ü. d. M.

    Reizstufe 3: Alpine Klimakurorte mit intensiven Reizfaktoren und kräftiger Luftbewegung

                Höhenlage 1500—1900 m ü. d. M.

(Teil A und B: Auszug aus Amelung, Becker und Ströder, Teil C: Auszug aus Högl.)

ist im Gebirge stark, aber nicht streng gesetzmäßig vermindert. Als prozentuale Abnahme kann angenommen werden: 0 m = 100 %; 1000 m = 70 %; 2000 m = 48 %. Die *Niederschläge* sind im Gebirge größer als im Flachland, doch besteht eine starke Abhängigkeit von der Lage eines Ortes zu den Höhenzügen. Die Zunahme der Windgeschwindigkeit erfolgt nach der Formel $\sqrt[4]{H}$, 100 m entspricht ein Faktor 3,2; 1000 m Faktor 5,6; 2000 m Faktor 6,6 (Becker).

Unter den Klimafaktoren des Hochgebirges nimmt die *Strahlung* eine wichtige Stellung ein. Die Stärke der Sonnen- und diffusen Himmelstrahlung nimmt mit der Höhe um 1—2 % je 100 m zu (Defant). Einer starken Zunahme der UV-Strahlung der Sonne entspricht eine Verringerung der UV-Himmelsstrahlung.

Steinhauser gibt folgende Zahlen an: relative UV-Strahlung in 1000 m Höhe (in 1500 m Höhe) gegenüber der Niederung von 200 m, im Sommer für UV-Sonne 145 % (170 %), UV-Global 118 % (125 %), im Winter UV-Sonne 220 % (280 %), UV-Global 126 % (140 %).

Für die Wärmeverhältnisse haben sich Wind und Einstrahlung als wirksamste Größen ergeben, während der Lufttemperatur eine überraschend geringe Rolle zufällt (Mörikofer). Die Sonnenscheindauer ist jeweils vom Horizontverlauf und von der Bewölkung abhängig. Die daraus resultierende relative Sonnenscheindauer (Prozentsatz der tatsächlichen zur möglichen Sonnenscheindauer) liegt in den alpinen Tälern und Hochlagen mit geringen Schwankungen bei 50 %, in den Niederungen des Alpenvorlandes im Sommer ebenfalls bei 50 %, im Winter aber nur bei 15—20 %.

Mittelgebirgsklima

Grundsätzlich sind im Mittelgebirge, also bis zu einer Höhenlage von etwa 800 m, qualitativ die gleichen Veränderungen der Klimaelemente wie beim Hochgebirge anzutreffen, jedoch in entsprechend geringerem Ausmaß (BECKER). Das Mittelgebirgsklima ist aber keineswegs ein abgeschwächtes Hochgebirgsklima, denn seine besonderen Kennzeichen sind Landschaftscharakter und Waldreichtum, der Schutz gegen Wind oder Strahlung, ausgeglichene Feuchte und verbesserte Reinerhaltung der Luft gewährt (AMELUNG 1960a).

Lage- und Witterungsklima. Die geographische Lage führt schon auf relativ engem Raum zu klimatischen Unterschieden. Liegt ein Gebirge nördlicher als ein anderes, wie Harz und Schwarzwald, so wirkt es sich in der Temperatur aus, woraus sich die unterschiedliche Häufigkeit der Sommertage (Temperaturmaximum 25° C oder mehr) (Abb. 48) und große Verschiebungen der Baumgrenze ergeben. Die Entfernung vom Meere bedingt eine mehr maritime bzw. kontinentale Lage mit entsprechender Auswirkung auf die Witterung mit stärkerem Tiefdruck- oder Hochdruckeinfluß (SCHULZ).

In einem Mittelgebirge der gemäßigten Zone beeinflußt die Wetterlage die einzelnen Orte ganz unterschiedlich. Orte im *Windluv* (die der Windrichtung zugekehrte Seite), also auf der West- bis Nordwestseite, sind den zyklonalen Einflüssen mehr ausgesetzt, sie weisen höhere Niederschlagsmengen, Nebelbildung, Abkühlungsgröße und dementsprechend verringerte Strahlung auf. Die Ost-, Südost- und Südlagen in *Windlee* stellen dagegen günstige Schonlagen dar (Abb. 49). Im Winter liegen Mittelgebirgsorte über den *Inversionen* (Hochnebeldecke mit Temperaturumkehr), die sich bei Hochdrucklagen oft in der Ebene und besonders in Flußtälern von 300 m aufwärts bilden (Abb. 50) (BECKER).

Lokalklima. Bei kleinen Verlegungen des Standortes können andere Geländeformen den *Horizontverlauf* verschieben und damit die Sonnenscheindauer verändern, Bewaldung und Bebauung können die Windverhältnisse beeinflussen (MÖRIKOFER). Kurorte zeichnen sich ge-

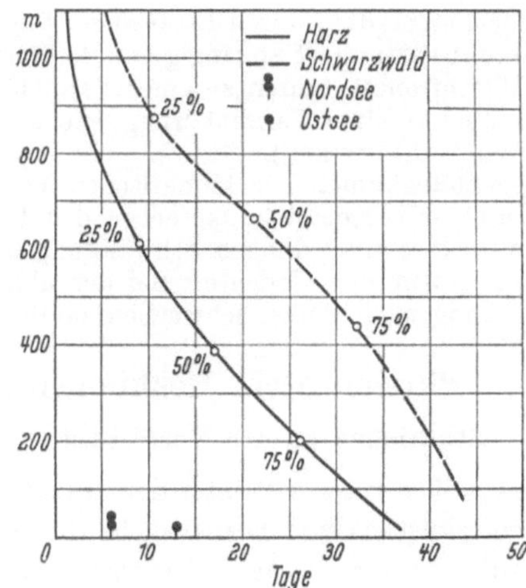

Abb. 48. Die mittlere Zahl der Sommertage in Abhängigkeit von der Meereshöhe. (Nach SCHULZ 1961)

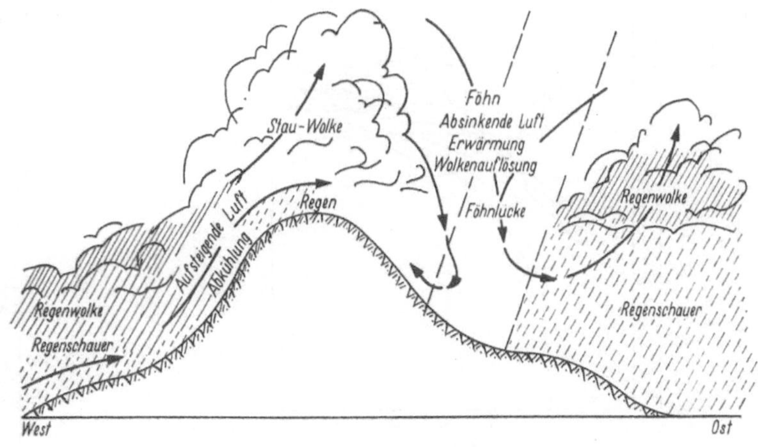

Abb. 49. Das Wetter im Gebirge bei cyclonaler Westwetterlage. (Nach BECKER 1961)

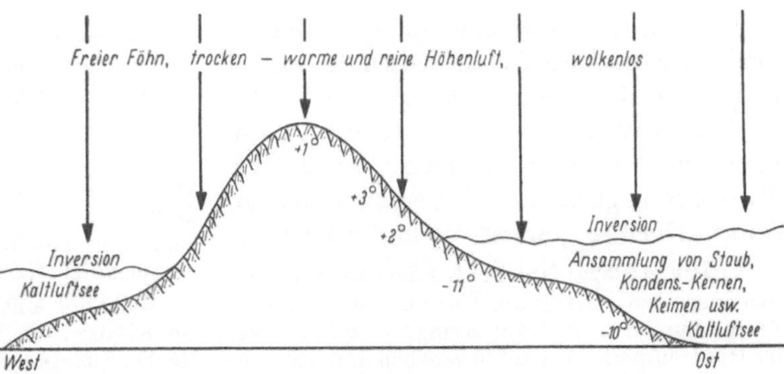

Abb. 50. Das Wetter im Gebirge bei anticyclonaler Wetterlage im Winter. (Nach BECKER 1961)

genüber den Städten durch *Reinheit der Luft* aus. Die Staubbelastung ist abhängig von der Wetterlage, Warmfronten führen zu einer Vermehrung, Kaltfronten zu einer Verminderung, ebenso stärkerer Wind (Neuwirth).

Liegehallenklima. Die klimatischen Verhältnisse in einer Liegehalle entsprechen den Forderungen nach relativ geringen Schwankungen von Lufttemperatur und -feuchte. Bei der üblichen Orientierung nach Süden schwächen sie die Ak-

kordschwankungen im Luftmilieu bei Kaltfronten stark ab. Der Aufenthalt in der Liegehalle kann zeitlich lange ausgedehnt werden. Es werden dem nicht mehr streng bettlägerigen Kranken dosierte klimatische Reize (Amelung 1962, Zenker 1960) vermittelt. Die UV-Strahlung nimmt in der Liegehalle rasch ab, am vorderen Rande beträgt die Intensität nur noch $^1/_4$, an der Hinterwand $^1/_{10}$ gegenüber dem Gelände davor (Mai).

Physiologische Reaktionen unter klimatherapeutischen Einflüssen

Reaktionen an der Meeresküste

Das größte Interesse unter den Reaktionen im Meeresküstenklima beansprucht die Reaktion auf den *thermischen Komplex*, also die

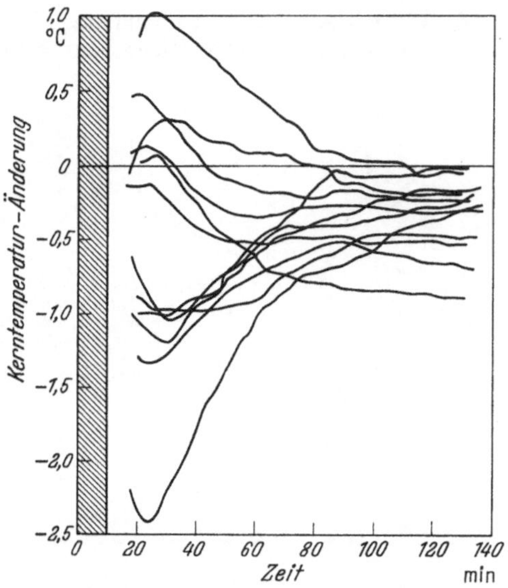

Strömungswiderstand meist zu (Gefäßkonstriktion), und zwar um so stärker, je magerer die Versuchsperson ist (Abb. 52). Bei vollkommen

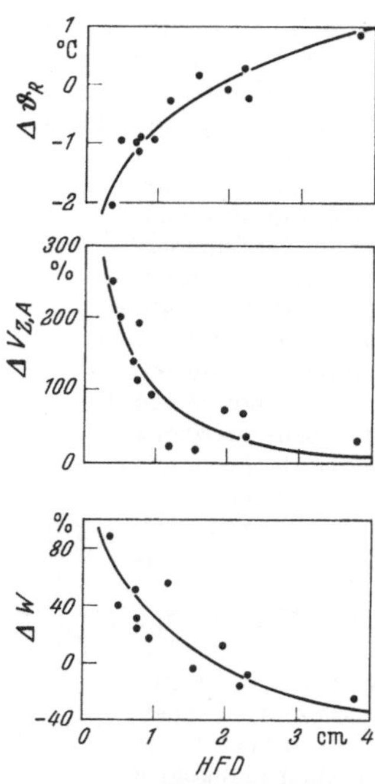

Abb. 51. Individuelle Unterschiede im Kerntemperaturverlauf nach einem Seebad von 10 min Dauer und 15⁰ C Wassertemperatur. (Nach Pirlet 1962b)

Abb. 52. Beziehung zwischen körperbaulicher Besonderheit (mittlere Hautfaltendicke HFD) und thermoregulatorischem Verhalten (Änderung von Kerntemperatur $\varDelta \vartheta_R$, Atemzeitvolumen $\varDelta V_{Z,A}$ und peripherem Strömungswiderstand $\varDelta W$). Mittelwerte 15—45 min nach einem Seebad (10 min, 15⁰ C). (Nach Pirlet 1962b)

Wärmeregulation vorwiegend auf Abkühlungsreize. Grundsätzlich sind bei kalten Seebädern die gleichen Reaktionen zu beobachten wie bei Luftbädern von gleicher Temperatur, doch wirken die Seebäder viel intensiver, da die Wärmeleitfähigkeit der Körperoberfläche im Wasser 27mal so groß ist wie in der Luft.

Krauel (1932a) fand bei Kindern nach kalten Seebädern am Anfang der Kur ein Absinken der Rectaltemperatur und nur geringe Verminderung der Hauttemperatur, nach 6 Wochen änderte sich die Rectaltemperatur kaum, die Hauttemperatur fiel stark ab. Im kühlen Luftbad und kalten Seebad ist die Reaktion vom konduktiven Wärmewiderstand in der Körperschale abhängig. Je dünner das subcutane Fettpolster, desto höher bleibt die Hauttemperatur (Pirlet 1962b) (Abb. 51). Als chemische Wärmeregulation nimmt das Atemzeitvolumen, als physikalische der periphere

akklimatisierten Personen tritt unter kühlen Bedingungen eine Kreislaufberuhigung mit Rückgang der Pulsfrequenz und des Herzminutenvolumens ein (Jessel und Strasser).

Während eines Seeaufenthaltes besserte sich bei Kindern die Wiedererwärmungsfähigkeit der Rachenschleimhaut (Deckwitz). Durch Kühl- und Kaltreize kommt es außerdem zu einer Senkung der *Schleimhauttemperatur*, zur Drosselung der Schleimhautdurchblutung, zu größerem Feuchtigkeitsentzug und zu größerer thermischer Unruhe. Es resultiert also eine Steigerung der funktionellen Anpassungsfähigkeit (Pirlet 1962a). Die durch die chemische Wärmeregulation hervorgerufene Vertiefung der Atmung wird durch die

Reinheit der Luft und das maritime Aerosol, die eine Lösung von Bronchospasmen begünstigen, erleichtert.

Zur Messung des thermischen Komplexes schufen Pfleiderer und Büttner den Frigorigraphen (eine hautfarbene Kupferhohlkugel von 15 cm Durchmesser mit Heizungsvorrichtung). Die Frigorigraphenregistrierungen kennzeichnen die Anforderungen an die Wärmeregulierung des menschlichen Körpers (Pfleiderer 1961).

Die Wirkung des Meeresküstenklimas ist außerdem durch Untersuchungen an verschiedenen Organsystemen nachgewiesen worden.

Bei **Kreislaufanalysen** ergab sich vorwiegend eine Steigerung der Pulswellengeschwindigkeit und des elastischen Kreislaufwiderstandes mit einem Maximum am 10.—20. Tage (Jungmann 1953), bei Kindern am 21. Tage (Berger und Schultze).

Untersuchungen des **Magen-Darmkanals** ließ besonders Degwitz an Kindern durchführen, wobei eine gesteigerte Magensaftsekretion, eine Verkürzung der Magenverweildauer und eine Beschleunigung der Darmpassage gefunden wurden.

Stoffwechsel und innere Sekretion. Eine Steigerung des Grundumsatzes um durchschnittlich 10 % wird auf die bei Besprechung des Wärmehaushaltes erwähnte Stoffwechselsteigerung zurückgeführt. Die Appetitanregung soll teilweise auf der vermehrten Durchblutung des Splanchnicusgebietes beruhen (s. Goeters 1949). Es ist mit einer Erhöhung des Blutzuckerspiegels zu rechnen (s. Menger und Pahl), während Sonnenbäder und warme Seewasserbäder zu einer Senkung führen können.

Blut. Im Strahlungsklima soll es zu einer Vermehrung der Erythrocyten und des Hämoglobins kommen. Im Serum ist das Gesamteiweiß in der 2. und 3. Woche erniedrigt, nach der 4. Woche leicht erhöht. Die γ-Globuline waren ebenfalls in der 2. und 3. Woche vermindert und nach der 4. Woche erhöht, die Albumine verhielten sich entgegengesetzt (Schultze 1962).

Bakterienflora. Chobot und Jez untersuchten die Häufigkeit des Auftretens einer pathogenen Nasen-Rachen-Flora bei einem Aufenthalt an der Küste der Ostsee. Es fand sich eine Verminderung, im Frühjahr stärker als im Winter und Herbst, im Sommer jedoch nicht. Diese experimentellen Ergebnisse entsprechen den jahreszeitlichen Unterschieden der Behandlungserfolge von rezidivierenden Infekten der Atemwege.

Haut *(Aktinischer Komplex).* UV-Strahlung und Hautreaktion siehe Kapitel „Physikalische Therapie" (S. 501).

Hier folgen nur einige Ergänzungen. Die Einwirkung der UV-Strahlung an der See beruht weniger auf einem Strahlungsreichtum als auf der besseren Ausnutzung. Die Weite des Horizontes läßt sie uneingeschränkt zu, ergänzt durch den langen Aufenthalt im Freien und die geringe Bekleidung am Strande in der wärmeren Jahreszeit. Eine Dosierung der Sonnenstrahlung ist erforder-

lich (Pfleiderer 1951). Als Schema für die Nordsee dient das Isochronendiagramm, aus dem die Erythemschwellenzeit für den Beginn der ersten Bestrahlung abgelesen werden kann. Beispiel:

20. Juni	12.00 Uhr	33 min
20. Juni	8.30 Uhr oder 15.20 Uhr	
5. April oder		60 min
10. Sept.	12.00 Uhr	
20. Juni	7.15 Uhr oder 16.15 Uhr	
15. März oder		90 min
30. Sept.	12.00 Uhr	
20. Juni	6.30 Uhr oder 16.30 Uhr	
1. März oder		120 min
15. Oktober	12.00 Uhr	

Nach Kunze ist die Neigung zu Erythem oder starker Pigmentierung vom Funktionszustand des vegetativen Nervensystems abhängig. Bei Dominieren sympathicotoner Erregung soll es leichter zum Erythem mit schlechter Tendenz zur Pigmentierung, bei Vagotonie zu intensiver graubrauner Pigmentbildung ohne Erythemneigung kommen. Um die normale, zuträgliche Pigmentbildung zu erreichen, wäre gegebenenfalls Intensivierung von Ruhe bzw. Bewegung angebracht. Der Einfluß der UV-Strahlung auf das Redoxsystem der Haut mit Verstärkung des Reduktionsvermögens der Sulfhydrilkörper und Aktivierung körpereigener Enzyme und der Abderhaldenschen Abwehrfermente (Schulze) ist für einige Krankheiten wichtig.

Vegetatives Nervensystem. Die Reaktion des vegetativen Nervensystems auf klimatische Verhältnisse ist von der Ausgangslage abhängig. Soweit eine Vereinfachung zutrifft, ist für die Nordsee (für die Ostsee abgeschwächt) eine sympathicotone Erregung nachweisbar. Krauel (1932b) stellte dies durch die Verschiebung der Blutdruckverlaufstypen nach Adrenalininjektion bei Kindern fest. Neuerdings konnte es Jungmann (1953) durch die Kreislaufanalyse, am deutlichsten am elastischen Kreislaufwiderstand, zeigen.

Charakteristisch für den Erfolg von Klimakuren ist die *Normalisierung der Funktion.* Bei 1615 Kindern verringerte sich die dermographische Latenzzeit um 0,4 sec oder 5,5 %. Bei Anordnung nach den Ausgangswerten fand sich aber insgesamt eine Annäherung an die Normalwerte der Altersstufe (Froehlich).

Reaktionen im Hochgebirge

Unter den Klimafaktoren, die im Hochgebirge wirksam werden, ist die Verminderung des Sauerstoffpartialdruckes spezifisch und unentrinnbar. Je höher die Gebirgslagen, desto größer wird der Einfluß. Klimakammer-Untersuchungen, bei denen der Sauerstoffpartialdruck einer bestimmten Höhenlage entsprechend verringert wird, können aber keinen Aufschluß über die Wirkung des Hochgebirges auf den Menschen, schon gar nicht auf den

kranken geben (Defant, v. Deschwanden
1951, Gartmann, Halhuber, Haus und Jungmann, Schmidt-Kessen u. a.). Der verminderte Luftdruck ist nur einer der Klimafaktoren. Die Höhenreaktion, die bei Kranken
das erträgliche Maß übersteigen kann, zeigt
Beziehungen zu den Reaktionen Kranker auf
plötzliche Wetterumstellungen, während für
Gesunde der klimatische Reiz kaum spürbar
zu sein braucht.

Kreislauf. Im Gebirge vollziehen sich die
Reaktionen auf die Klimaänderung in Phasen (an
der See kommt das nicht so deutlich zum Ausdruck), was an den einzelnen Kreislaufgrößen gut

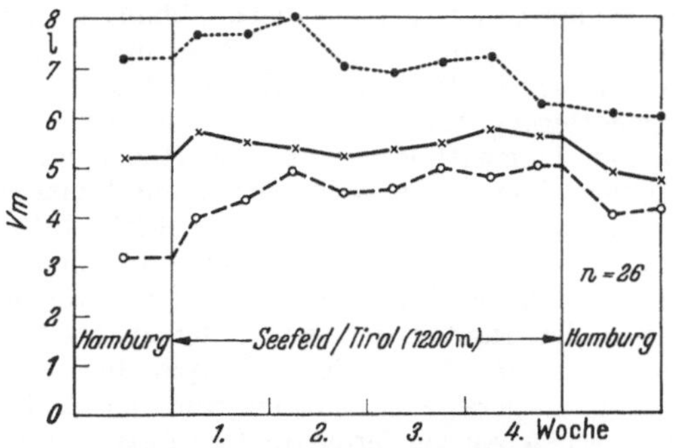

Abb. 53. Die Normalisierung des Herzminutenvolumens während einer Klimakur in Seefeld (Tirol).
Die Patienten wurden in drei Gruppen mit hohen,
normalen und niedrigen Ausgangswerten unterteilt.
(Nach Jungmann 1961)

zu erkennen ist. Die *1. Phase* der Adaptation
(Anpassung) dauert nur einige Stunden und ist
besonders ausgeprägt, wenn die Veränderung der
Höhenlage schnell mit Bergbahn erreicht wird.
Es kommt zu Bradykardie, Verkleinerung der
Blutdruckamplitude, Erhöhung der Pulswellengeschwindigkeit und Verminderung des Herzminutenvolumens (Haus und Jungmann). Während es sich bei der *1. Phase* um eine vagotone
Kreislaufeinstellung nach Wezler handelt, tritt
anschließend in der *2. Phase* eine Amphotonie auf.
In einer Höhe bis 2000 m dauert sie etwa 2 Tage,
in 3500 m 5—10 Tage (Fleisch und v. Muralt,
Hügin u. Mitarb.). Es kommt zu einer Beschleunigung der Pulsfrequenz mit Zunahme der Blutdruckamplitude, eventuell mit Anstieg des systolischen Blutdruckes, Erhöhung des Herzminutenvolumens und der Pulswellengeschwindigkeit
(Hügin).

Die *3. Phase* entspricht wieder einer Vagotonie und erreicht vom 10.—20. Tage die stärkste
Ausprägung mit Verringerung der Pulsfrequenz
und des Herzminutenvolumens. Diese Veränderungen sind in Höhen von 1000 m deutlich nachweisbar und bleiben auch bei vollkommener Akklimatisation als charakteristische Zeichen bestehen.

Als Ursache für diese Veränderungen wird
nach v. Muralt eine Kombination von vermin-

dertem Luftdruck mit anderen Klimafaktoren
angenommen, das Phänomene in Gang setzt wie
das „allgemeine Adaptationssyndrom" nach
Selye (Jungmann 1962a). Es ist bemerkenswert, daß auch die Veränderungen des Herzminutenvolumens individuellen Unterschieden
unterliegen, abhängig vom Ausgangswert mit
Tendenz zur Normalisierung (Jungmann 1961)
(Abb. 53).

Die Ausprägung der ersten beiden Phasen ist
von der Ausgangslage abhängig und klinisch bedeutsam durch eine Verstärkung der Abweichung
von der Norm.

Bei Kindern und Jugendlichen kann es in der
1. Phase besonders bei Neigung zu hypotonen
Regulationsstörungen zu Blutdruckabfall bis zum
Kollaps kommen.

Bei gefährdeten Personen ist ein rascher Aufstieg in die Höhe (Bergbahn!) nur mit Vorsicht
vorzunehmen. Gleiches gilt für die Schilddrüsen-
unterfunktion, während es in der 2. Phase bei
Hyperthyreosen und Sympathicotonikern zu
Blutdrucksteigerungen kommen kann.

In der ersten Nacht, also in der 2. (ampho-
tonen) Phase, können Schlafstörungen auftreten.
In größeren Höhen ist das fast regelmäßig der
Fall.

Blut. In den ersten 24 Std kommt es zu einer
Ausschwemmung von Erythrocyten mit hohem
Hämoglobingehalt aus den Depots, zu einer Vermehrung des Plasmas und damit der zirkulierenden Gesamtblutmenge. In den nächsten Tagen
setzt die Erythropoese mit Vermehrung der
Reticulocyten ein, der Färbeindex sinkt dabei
zunächst, da Zellen schneller als Hämoglobin
gebildet werden (v. Deschwanden 1951). Die
Erythropoese wird bereits in Höhen angeregt, in
denen noch optimale O_2-Sättigung vorhanden ist.
Die Veränderungen bleiben auch bei Akklimatisation bestehen. Bei interkurrenten Erkrankungen während der Adaptation tritt aber schon in
1000 m Höhe eine Sideropenie in Erscheinung
(Gabl).

Atmung. Die erste Reaktion im Bereich der
Atemwege bei Übergang in die Höhe ist als Folge
des verminderten Luftdrucks ein Druck im Mittel-
ohr, besonders bei Tubenkatarrhen.

In der Höhe kommt es zu einer Vertiefung
der Atmung, in größeren Höhen auch zu einer
Steigerung der Atemfrequenz. Das Ruhe-Atem-
minutenvolumen nimmt also zu. Die Ursache ist
nicht geklärt, O_2-Mangel allein kann es nicht sein.
Da durch Hyperventilation den Alveolen ausreichend Sauerstoff angeboten wird, ist in Abhängigkeit vom O_2-Bindungsvermögen des Hämoglobins eine optimale Sättigung des arteriellen
Blutes bei Gesunden bis 2500 m garantiert.

Durch die Hyperventilation wird die CO_2-
Spannung meßbar verringert, die Folge ist eine
respiratorische Alkalose (Hypokapnie). Die *Vitalkapazität* ist vermindert (Jungmann 1962a, Verzár). Als Folge der verminderten O_2- und CO_2-
Spannung im Blut kann während des Schlafes
Cheyne-Stokessche Atmung auftreten. Durch

Senkung des Dampfdruckes (in 2000 m nur noch die Hälfte gegenüber dem Flachland) wird der Schleimhaut Wasser entzogen, während sie gleichzeitig abgekühlt wird.

Die Änderung des Atemtyps kann in den für die Therapie in Betracht kommenden Höhen, sogar bis zu 3000 m, nicht als Folge des verringerten Sauerstoffpartialdruckes aufgefaßt werden, sondern muß auf eine Umstellung der vegetativen Regulationen zurückgeführt werden. Es besteht keine feste Beziehung zur absoluten Höhe. Die Atemfunktionen sind nach vollzogener Akklimatisation ausgeglichener als vorher. Die Ventilationszunahme bleibt bestehen, die Vitalkapazität steigt wieder an, die Austrocknungserscheinungen an den Schleimhäuten der Atemwege verschwinden (nach Jungmann 1962a).

Stoffwechsel und endokrines System. Eine Veränderung des Grundumsatzes läßt sich nicht nachweisen (Freydberg). Während der ersten Tage kann eine Hyperglykämie auftreten, der eine Senkung des Blutzuckerspiegels mit Glucosetoleranz-Verbesserung folgt (v. Deschwanden 1951). Es scheint möglich, daß Veränderungen im intermediären Stoffwechsel und eine Aktivierung von Redoxsystemen Bedeutung erlangen (s. Jungmann 1962a). Bei Hyperthyreosen kommt es in der amphotonen Phase zu einer Verstärkung der Symptome, dann bessern sich jedoch die Zeichen der Hyperthyreose (Abb. 54). Eine Steigerung der Nebennierenrindenaktivität wurde bisher nur auf dem Jungfraujoch (3550 m), entsprechend einer ACTH-Injektion mit vermehrter Ausscheidung der 17-Ketosteroide und Corticoide, in 1600 m Höhe jedoch nicht eindeutig festgestellt (Koller u. Mitarb.).

Adaptation und Akklimatisation. Am ersten Tage des Höhenaufenthaltes ist eine Euphorie mit Überschätzung der eigenen Leistungsfähigkeit typisch, in der 3. Woche treten leicht depressive Verstimmungen auf, die in der 4. Woche verschwinden (Jungmann 1961). Während in der 3. Woche die adaptiven Vorgänge gleichmäßig ablaufen, deuten Belastungsversuche auf eine erhöhte Empfindlichkeit mit Schwerpunkt am 16.—20. Tage. In diese Zeit fallen besonders Focusaktivierungen und interkurrente Erkrankungen (Halhuber u. Mitarb.). Erst am Ende der 4. Woche ist die Adaptation abgeschlossen und die Akklimatisation erreicht, weshalb Klimakuren länger, also 5—6 Wochen, dauern müssen, um eine Stabilisierung der Funktionen zu erreichen. Nach Rückkehr in das Tiefland erfolgt eine neue Umstellung, der Rückkehreffekt (v. Neergaard) in Form einer vagotonen Kreislaufumstellung. Das sollte durch Schonung von einer Woche Dauer am Heimatort berücksichtigt werden.

	Adaptation	Akklimatisation
Vm_A	↗	→
pCO_2 (alveolär)	↘	→
p_H (Blut)	↗	↘
Alkaliausscheidung	↗	↘
Säureausscheidung	↘	↗
Alkalireserve	↘	→
Vitalkapazität	↘	↗
O_2-Verbrauch	→	→
CO_2-Abgabe	↗↘→	→
Respirationsquotient	→	→
Pulsfrequenz	↘↗	→
Blutdruck	→↗	↘
Minutenvolumen	↘↗	↘
Pulswellengeschwindigkeit	↗	↘
Zirkulierende Blutmenge	↗	
Erythrocyten	↗	→
Plasma	↗	↘
Grundumsatz	↗↘	→
Schilddrüsenaktivität	↗↘	→
Blutzucker	↘↗	↘
Milchsäure	↗↘	→
Wasserausscheidung	↗↘	→
Magenmotilität	↘↗	→
Muskeltonus	↗↘	↘
Empfindung d. Sinnesorg.	↗	↘

Abb. 54. Umstellung der Atmung, Veränderungen einzelner Kreislauffaktoren, einiger Stoffwechselgrößen und nervaler Funktionen während der Adaptation (= Vorgang der Anpassung) und Akklimatisation (= Zustand der vollzogenen Anpassung an das Hochgebirgsklima). (Nach Jungmann 1962a)

Reaktionen im Mittelgebirge

Die klimatherapeutischen Wirkungen im Mittelgebirge sind weniger von der absoluten Höhe eines Ortes abhängig als von seiner relativen Lage, auch zu Bergkamm und Tal. Heilklimatische Kurorte liegen vorwiegend in den mittleren Lagen ihrer Gebirge. In Lee ergibt sich eine Abschwächung der Fronten (Seilkopf), was zu einer weiteren Schonung des Organismus führt. Unter 1000 m sind die Wirkungen im allgemeinen nicht mit Sicherheit auf die Verringerung des Luftdrucks zurückzuführen.

Bei Kindern sind mehrfach in Höhen von 700—1000 m Untersuchungen des roten Blutbildes vorgenommen worden, die gleichsinnige Veränderungen wie im Hochgebirge ergaben (nach v. Deschwanden 1951).

Durch experimentelle Untersuchungen konnte von Amelung u. Mitarb. (Amelung und Best) gezeigt werden, daß es in der 2.—3. Woche auf eine Testbestrahlung mit einer Ultravitaluxlampe zu einer Zunahme der Erregbarkeit des vegetativen Nervensystems kommt. Eine Verringerung körperlicher Belastung und physikalischer Maßnahmen kann daher angezeigt sein.

Die *Verträglichkeit* des Aufenthaltes im Mittelgebirge ist bei rein kardialer Insuffizienz auch in den höchsten Lagen gut, doch ändert sich das Verhalten entscheidend, wenn eine Beeinträchtigung der Lungenfunktion hinzu-

kommt. Am schlechtesten ist die Kompensationsfähigkeit für Verminderung des Sauerstoffpartialdruckes der Luft bei pulmonalen Diffusionsstörungen. Schon passagere Veränderungen der Lungenfunktion, wie im Schlaf, bei Luftverunreinigung oder körperlicher Belastung, können die Sauerstoffsättigung des arteriellen Blutes absinken lassen.

Diese Untersuchungen sind auch für das Kindesalter bei schweren chronischen Erkrankungen der Atemwege und bei Asthma bronchiale bedeutsam, sofern bei letzterem nicht durch den Klimawechsel eine sofortige Behebung der Bronchospasmen zustande kommt. Über Schlafstörungen bei Asthmatikern wird immer wieder berichtet. Als Grenze der Verträglichkeit wird eine Höhenlage von 800 m mit dem entsprechend verringerten Sauerstoffpartialdruck angegeben.

Indikationen für Klimatherapie

Die Klimatherapie greift weniger in die Behandlung einzelner Organe ein, vielmehr handelt es sich um eine Beeinflussung des ganzen Organismus, weshalb auch der Ausdruck „Konstitutionstherapie" verwandt wird. So ist auch meist keine strenge Trennung nach den verschiedenen Klimagebieten möglich oder nötig. Die Indikationslisten für Meeresküsten- und Hochgebirgsklima decken sich weitgehend, sogar für das Mittelgebirge bestehen Ähnlichkeiten.

Die *Auswahl eines Ortes* zur Durchführung der Klimatherapie muß sich deshalb nach der Belastbarkeit des Patienten richten. Je größer die Reaktionsfähigkeit eines Patienten noch oder wieder ist, desto größer kann auch der Erfolg sein, wenn die klimatischen Reize entsprechend dosiert werden. Wenn ein Organismus besonders stark geschwächt ist, oder eine Krankheit keine Belastungen verträgt, muß der Klimakurort entsprechend ausgewählt werden.

So sind die Begriffe „*Reizklima*", das die Nordsee bzw. Atlantikküste und das Hochgebirge zusammenfaßt, und „*Schonklima*" mit Höhenlagen bis höchstens 800 m zu verstehen. Die Ostsee ist mehr dem Schonklima zuzurechnen. Selbstverständlich weist kein Klima, das therapeutisch genutzt werden kann, nur Reizfaktoren auf, sondern einzelne Klimaelemente stellen Schonfaktoren dar. Es soll

aber zum Ausdruck gebracht werden, daß volle Erfolge dadurch erzielt werden können, daß dem Organismus Reaktionen abverlangt werden. Es ist bekannt, daß bei manchen Menschen die Nordsee, bei anderen das Hochgebirge zu besseren Ergebnissen führt.

Jungmann (1953) hat Erfolge und Mißerfolge an der Nordsee bzw. im Hochgebirge gegenübergestellt und durch die Kreislaufanalyse nach Wezler und Böger Unterschiede in der individuellen „vegetativen Struktur" gefunden. Patienten mit guten Erfolgen an der Nordsee hatten überwiegend einen niedrigen elastischen Gesamtwiderstand (E'), mit schlechten Erfolgen dagegen einen hohen, jeweils auf die normale Altersverteilung dieser Werte bezogen. Im Hochgebirge war es umgekehrt.

Erkrankungen der Atemwege. Die Erkrankungen der Atemwege stellen die älteste, zahlenmäßig wichtigste und allgemein anerkannte Indikation für die Klimatherapie dar. Luftverunreinigungen sind eine Gefahr für Erkrankungen der Lunge und eine Ursache für chronische Bronchitiden (Waller und Lawther). Heilklimatische Gebiete jeder Art müssen deshalb als Schonfaktor reine Luft aufweisen, die von Verunreinigungen möglichst freizuhalten ist.

Eine *spezifische* Wirkung kommt an der Nordsee dem maritimen Aerosol, dem „natürlichen Inhalatorium", zu, auch wenn die Tröpfchengröße der Dispersionskerne aus dem Meerwasser ein Eindringen in die feinsten Bronchialverzweigungen nicht zuläßt (Jessel

1955). Ebenfalls spezifisch ist im Gebirge die Vertiefung der Atmung, während die Trockenheit der Luft wohl eine Beseitigung feuchter Katarrhe herbeiführt, im wesentlichen aber belastend wirkt, da die Schleimhaut durch Mehrdurchblutung eine Austrocknung verhindern muß. Es handelt sich also um eine reaktive Anpassungsleistung durch Umstimmung (JUNGMANN 1962a).

Besonders wichtig bei diesen chronischen oder rezidivierenden Krankheiten ist aber die *Verbesserung der Regulationsfähigkeit* von Haut und Schleimhäuten der oberen Atemwege, wobei an der See dem Wind die Wirksamkeit zukommt, während die ausgeglichenen Temperaturen einen Schonfaktor darstellen. Im Hochgebirge steht die Beeinflussung des vegetativen Nervensystems im Vordergrunde, bei den thermischen Faktoren handelt es sich um niedrige Temperaturen mit großen Tagesschwankungen bei verlängertem Freiluftaufenthalt. Auch die UV-Strahlung ist hier zu nennen. Nach GOETERS wird der Circulus vitiosus Infektanfälligkeit — Schonung --- erneute Krankheit an der Nordsee in besonders günstiger Weise durchbrochen. Im allgemeinen ist mit sehr guten Erfolgen zu rechnen (CURSCHMANN, GOETERS 1952, HAEBERLIN und GOETERS, NITSCH und HARTUNG, RAY, SIEGL, SCHULTZE 1956 u. v. a.).

Bei chronischen Entzündungen der Luftwege unterscheidet EIGLER *atrophische* (trockene) und *hyperplastische* (seröse) *Entzündungen*. Bei ersteren hält er die Dauereinwirkung des maritimen Aerosols für überlegen, während die hyperplastischen Schleimhautkatarrhe im Mittel- und Hochgebirge am besten und nachhaltigsten beeinflußt würden, sogar echte Schleimhautpolypen der Nase und der Nasennebenhöhlen könnten sich nach dem Urteil des Oto-Rhino-Laryngologen im Hochgebirge spontan zurückbilden. Bei rezidivierenden Infekten der Luftwege kommt es durch unzweckmäßiges Verhalten, wie Unterkühlung des Körpers, zu langes und häufiges Baden und Plantschen im Wasser, leicht zu erneuten Erkrankungen.

Zur Ausheilung chronischer Entzündungen ist eine *freie Nasenatmung* Voraussetzung (KRÜGER, GOETERS 1952, NITSCH und HARTUNG, SIEGL u. a.). Starke adenoide Vegetationen müssen vorher entfernt werden, bei einer chronischen Tonsillitis kann auch eine Tonsillektomie erforderlich sein. Bei exsuda-

tiver Diathese ist die Entfernung von Rachen- und Gaumenmandel lediglich wegen Hypertrophie keineswegs erforderlich, zumal wenn es sich um Quellung des Gewebes handelt, das sich an der See ohne sonstige Behandlung zurückbilden kann, auch wenn vorher die Nasenatmung behindert war (GOETERS 1952). Bei *allergischer Rhinitis* und *Pseudocroup* wirken Kuren an der See und im Hochgebirge günstig.

Bei rezidivierender oder chronischer *Otitis media* kann eine Indikation für die Klimatherapie, auch an der See, bestehen. Durch den Otologen ist vorher möglichst eine Sanierung herbeizuführen, die Nasenatmung muß frei sein. Bei Knocheneiterung ist Verschickung nur nach Radikaloperation sinnvoll. Da Rezidive einer Otitis media durch Katarrhe der oberen Luftwege ausgelöst oder unterhalten werden, ist die Umstimmung der Schleimhautempfindlichkeit durch Klimakuren das beste Mittel, eine Ausheilung zu erreichen. Sachgemäße und genügend lange Behandlung sind erforderlich, etwa 8—12 Wochen. Da Ohrenkranke gegen Kälte und Wind besonders empfindlich sind, sollten die Wintermonate bis April ausgenommen werden (LEISTNER und SCHULTZE).

Winterkuren sind nach alter Erfahrung besonders erfolgreich, hauptsächlich bei Kindern über 10 Jahren (MENGER 1962). Schwieriger ist es in dieser Jahreszeit bei Kleinkindern unter 3 Jahren und mageren Asthenikern. Treten aber immer wieder schwere Rezidive von Bronchitiden oder Bronchopneumonien auf, so ist die Winterkur an der See angezeigt, im Gebirge ist sie ohne weiteres möglich. Auch die Behandlung von Bronchiektasen ist aussichtsreich, da durch Klimakuren die rezidivierenden Infekte verringert werden können, zeitiges Frühjahr und Spätherbst sind für den Kurbeginn zu empfehlen. SAUER sah auch bei röntgenologisch nachgewiesenen Bronchiektasen gute Erfolge und Vermeidung irreparabler Verschlimmerungen.

Asthma bronchiale. Die *Wetterempfindlichkeit* ist bei Asthmatikern meist stark ausgeprägt. Sie beruht auf einer pathologischen vegetativen Regulation (KEHLER), dysregulatorischen Allergie nach LETTERER (SCHMENGLER), der die ursprüngliche Antigen-Antikörper-Reaktion nicht mehr zugrunde liegt. Inhalationsallergene brauchen keine Rolle zu spielen.

Akuter, besonders brüsker Wetterwechsel, turbulente Vorgänge, aber auch lokalklimatische Einflüsse, wie Luftzug oder starke, plötzliche Abkühlung können anfallauslösend wirken (Amelung 1960b). Nach Enjoji wirken im Kindesalter Kälte und andere Klimareize in diesem Sinne. v. Harnack und Wagemann geben 52% Witterungsabhängigkeit, 11% Erkältungen und 5% Inhalationsallergene an. In umfangreichen Untersuchungen hat Daubert in Süddeutschland die atmosphärischen Einflüsse bei der Auslösung von Asthmaanfällen festgestellt, eine ungünstige Wirkung hatte maritime Tropikluft (feuchtwarmes Milieu), eine günstige dagegen polare und kontinentale Luftkörper. Im norddeutschen Küstengebiet rufen dagegen vorwiegend Wetterlagen mit kalter Kontinentalluft Anfälle hervor (Menger 1963b), wie überhaupt klimabedingte Abweichungen der Wetterwirkung bei Kinderkrankheiten nachweisbar sind (Brezowsky und Menger).

In Gebieten mit *feuchtem Boden* ist mit höherer Asthmafrequenz zu rechnen als bei trockenem Untergrund. v. Knorre fand bei benachbarten Kreisen im Bezirk Magdeburg eine relative Häufigkeit von 7:1. *Pollen* können zweifellos Asthmaanfälle hervorrufen, doch wird ihre Bedeutung oft überschätzt. In Perioden mit hoher Pollenhäufigkeit ereigneten sich sehr wenig Asthmaanfälle (Schook, Tromp).

Vorbedingungen. Bei den verschiedenen Faktoren, die asthmatische Beschwerden hervorrufen oder unterhalten, kann die Klimatherapie des kindlichen Asthma bronchiale von verschiedenen Seiten eingreifen. Wegen der häufigen chronischen und rezidivierenden Entzündungen der Atemwege legen Goeters (1952), Schultze (1960b) u. a. auf freie Nasenatmung besonderen Wert. Auch hier sind Rachenmandelhypertrophie, Sinusitis maxillaris, seltener eine Tonsillitis zu beachten und gegebenenfalls möglichst vorher zu sanieren, um Exacerbationen vorzubeugen.

Klimatherapeutische Wirkung. Die Allergenfreiheit wirkt an der See und im Gebirge als Schonung, die längere Pause zwischen den Anfällen begünstigt die Ausheilung einer Bronchitis. Das maritime Aerosol hat eine spezifische Wirkung auf die Vertiefung der Atmung, bei Inhalationen experimentell von Evers und Jungmann nachgewiesen. Den Übergang ins Hochgebirge faßt Jungmann (1962b) eher als Störwirkung auf, weniger als Entlastung, deren heilsamer Effekt erst aus der reaktiven Anpassung resultiert, wie auch andere einen klimatischen Kontrast zur Behandlung allergischer Krankheiten für wichtig halten.

Eine Anregung der Funktionsfähigkeit der Haut und Schleimhaut der oberen Atemwege dient der Verringerung der Häufigkeit von Entzündungen und der Herabsetzung der Empfindlichkeit gegen physikalische und atmosphärische Reize. Die vorübergehende Lösung vom häuslichen Milieu kann einer Heilung ebenfalls förderlich sein.

Asthmaanfälle sind wegen der Allergenarmut selten. Die Antigen(Allergen)-Antikörper-Reaktion ist aber nach dem Intracutantest nicht abgeschwächt. Zur asthmatischen Reizbeantwortung muß noch eine Konditionierung vorhanden sein, die in der zentralen Fehlregulation zu sehen ist, denn die pathoallergischen Organreaktionen werden vom Zwischenhirn-Hypophysen-Nebennierenrindensystem gesteuert. Das Höhenklima übt je nach Höhenlage eine mehr oder weniger starke Reizung des sympathischen Systems bei gleichzeitiger Förderung des parasympathischen Systems aus (Amphotonie) und wirkt damit regulierend auf das endokrine System. Durch diese Umstimmung der abwegigen endokrino-vegetativen Reaktionsmechanismen führt einmal die Antigen (Allergen) - Antikörper - Reaktion nicht mehr zum asthmatischen Anfall, andererseits lösen auch physikalische und Wetterreize sowie andere Einflüsse auf das vegetative Nervensystem keine Anfälle mehr aus (v. Deschwanden 1961).

Leubner, Gabl und Rabl fanden bei Asthmatikern im Hochgebirge zunächst eine Verminderung der 17-Ketosteroide, dann einen langsamen Anstieg, woraus sie auf eine Besserung des asthmatischen Zustandes schlossen.

Klimatherapeutische Erfolge an der Nordsee. Bei Bestehen asthmatischer Beschwerden kommt es sehr oft schon bei Annäherung an die Küste zu einer schnellen Besserung. Wenn zu Anfang einer Klimakur noch Erscheinungen vorhanden sind, verschwinden sie meist nach einigen Wochen. Asthmaanfälle treten meist bei mehreren Kindern gleichzeitig (auch bei räumlicher Trennung) auf. Nach Hänsche (1952) reagieren Sympathicotoniker, oft Kleinkinder mit Neigung zu fieberhaften Infekten, schlecht auf zyklonale West-Südwestlagen, Vagotoniker, meist ältere Kinder, auf kontinentale Ostlagen und ausgeprägte maritimpolare Kaltluft. Bei 1517 Kindern waren im Winter etwas häufiger als in den anderen Jahreszeiten leichte Atembeschwerden zu verzeichnen, bei jüngeren Kindern etwas ausgeprägter (Menger 1962).

Goeters (1952) vertritt die Ansicht, daß es keine klimaresistenten Asthmatiker gäbe, es sei dann die Jahreszeit für das Kind ungünstig gewesen, oder es hätte eine uncharakteristische Witterung geherrscht wie z. B. Hochdruckwetterlagen während des Sommers. In diesem Falle wären Kuren im Herbst bis Frühwinter aussichtsreich. Kinder mit asthmoider

Bronchitis sind an der See oft ganz anfallsfrei und heilen in einem hohen Prozentsatz ganz aus. Bei Asthma bronchiale ist die Aussicht besser, wenn vorher systematisch desensibilisiert wird (ROMINGER).

Eine katamnestische Umfrage hat ergeben, daß die Erfolge der Klimabehandlung von 2 bis 4 Monaten Dauer — 1 Jahr nach Entlassung beurteilt — im Herbst und Winter am besten waren. Es folgen die Zahlen für den Winter:

Ganz frei von asthmatischen Erscheinungen
geblieben . . . . 17 %
Asthmatische Beschwerden erst nach mehreren Monaten, weiterer Verlauf aber besser als vor der Behandlung . . . . . 40 %
Leichter Rückfall im 1. Monat, danach besserer Verlauf als vor der Behandlung 19 %
Schwerer Rückfall im 1. Monat, danach besserer Verlauf als vor der Behandlung 9 %
Erscheinungen erst nach Monaten, danach nicht wesentlich besser . . . . 9 %
Keine Besserung . . . . 6 %

Auch bei schweren Fällen mit Faßthorax oder Thorax piriformis wichen die Erfolge nicht wesentlich vom Durchschnitt ab (Gesamtzahl 727 Kinder) (MENGER 1962 und unveröffentlicht).

Klimatherapeutische Erfolge im Hochgebirge. Im Gebirge ist der Verlauf des Asthmas meist sehr gut, es kann aber nicht erwartet werden, daß der gute Zustand nach Rückkehr an den Heimatort immer in gleicher Weise anhält.

Von 90 weiter verfolgten Kindern hatten nur 2 einen Status asthmaticus, 5 einen kurzen Anfall von mittlerer Dauer und Heftigkeit bei Kuren von 3, 6 und mehr Monaten (ROGET u. Mitarb.). Nach CAMPELL blieben von 180 Schweizer Kindern, die wegen ihres Asthmas 2 Jahre im Kinderheim in Celerina (1800 m) waren, die Hälfte nach der Entlassung ganz anfallsfrei. Während der Kur wurde eine orale bzw. subcutane spezifische Desensibilisierung von 4—6 Monaten gegen Hausstaub und Bettstaub versucht.

LELONG u. Mitarb. fordern für die schlechte Jahreszeit Klimakuren im Hochgebirge, wenn langfristige Desensibilisierung erfolglos geblieben ist (bei 10% der Kinder). Je besser der Zustand des Kindes mit Asthma bei der Ankunft in einem Höhenkurort ist, um so größeren Gewinn wird es davontragen (WOLFER und HÖCHLI). Akklimatisationsschwierigkeiten und Schlafstörungen sind bei kardio-pulmonaler Insuffizienz möglich (s. oben).

RUPPERT fordert für *asthmagefährdete Kinder* (Erbanlage, Konstitution, Neigung zu Infekten der Luftwege und allergische Erscheinungen der Haut) wenigstens bis zum 10. oder 12. Lebensjahr zweimal jährlich See- oder Höhen-

kuren von mindestens 4—6 Wochen Dauer. Bei stärkeren Asthmaerscheinungen sollte Heilstättenbehandlung von mindestens $^1/_2$ bis zu 1 Jahr durchgeführt werden.

Endogenes Ekzem (Neurodermitis, Atopic dermatitis). *Wirkungsweise.* Bei Neurodermitikern besteht meist weniger eine Allergie gegen spezifische Noxen als eine unspezifische Überempfindlichkeit (MARCHIONINI und BORELLI) bei irritativ gesteigerter Contractilität der kleinen Hautgefäße mit erhöhter Constrictorenerregbarkeit (KORTING). Die Klimatherapie stellt für das empfindliche Hautorgan durch den geringen Kerngehalt eine Schonung dar, im Vordergrund steht aber die Verbesserung der Funktion der Hautgefäße als Reaktion auf die Klimareize. MARCHIONINI empfiehlt daher einen radikalen Klimawechsel mit möglichst starker Kontrastwirkung.

Meeresküste. Das Luftbad bei ständiger Luftbewegung ist wichtiger als besondere Strahlungsverhältnisse. Die Empfindlichkeit gegen UV-Strahlen entspricht dem Durchschnitt (HARTUNG 1958, SCHULTZE 1960a). Am Strande (zone marine) kann eine Exacerbierung, in den Dünen (zone maritime) dagegen eine Beruhigung eintreten. In den ersten Tagen ist besondere Vorsicht geboten.

GOETERS (1950) empfiehlt kurze, kalte *Seebäder* täglich 2—6 min oder warme Seebäder von 33—37° C und 5—15 min Dauer, die mit einer kühlen Dusche oder Abwaschung zu beenden sind. *Schlickpackungen* mit geringen Wärmegraden können die Abheilung beschleunigen, wobei die Haut weicher und elastischer wird (SCHÜTT 1958).

Ekzematiker mit der seborrhoischen Variante bei pyknischem Habitus sollen schnelle Erfolge haben und in 5—8 Wochen abheilen, während die neurodermitische Form des leptosomen Patienten mit trockenem Hautorgan etwas langsamer anspricht (HARTUNG 1962, SCHULTZE 1960). Auch die Prurigoform ist geeignet, ebenso alle Erscheinungsbilder von der leichten Kerosis bis zur schweren Ichthyosis vulgaris. Dabei sollen regelmäßige Besonnung ohne Erythembildung und warme Seebäder ohne Überwärmung verwendet werden.

An der Nordsee zeigten während der Behandlung von 322 Kindern 30% vollständige Abheilung, 25% ganz wesentliche Besserung, bei 3% kam es zu Verschlechterungen. Nach dem Ansprechen auf die Klimatherapie wurde unterschieden: 1. sehr rasches Abheilen bei etwas indifferenter Salbenbehandlung, 2. maximale Besserung bei kurzfristiger Verschlechterung, 3. entscheidende Besserung durch energische lokale und allgemeine Maßnahmen, 4. gegen den klimatischen Reiz resistente Fälle (10—15%) (Grabowski).

Wetter und Jahreszeit haben einen wesentlichen Einfluß auf Heilungstendenz, Juckreiz

bis Nordwinden, die Aussichten weniger gut sind (Goeters 1950, Harnack 1960, Linser, Schultze 1960).

Der Einfluß der Jahreszeit ist von der vorherrschenden Witterung abhängig. Das konnten Pahl und Pürschel durch die Gegenüberstellung der Sommermonate 1954 (frische maritime Luftkörper vorherrschend) und 1955 (atypischer Witterungsablauf mit außergewöhnlich häufiger Nord- bis Ostströmung) mit 7,6% bzw. 25,6% Rezidiven bei gleichem Behandlungsregime zeigen.

Bei günstigen Lagen sind auch an der Ostsee (Rerik bis Arkona, nach Nordwesten offen) gute Erfolge zu erzielen (Hentschel, Harnack 1959), und Noack berichtet von nur 4% Versagern während der Behandlungszeit bei Kindern von 6—15 Jahren.

Bei guter Durchblutung und Pigmentierung der Haut ist das Behandlungsziel — etwa in 2—4 Monaten — erreicht (Schultze 1960). „Bei genügend langem Aufenthalt bauen nämlich diese Patienten allmählich ihre Neigung zum Asthma bzw. Ekzem ab" (Hartung 1962). Kuren sollen so früh wie möglich durchgeführt werden, denn bei Kindern ist die vegetative Dysregulation noch nicht so ausgeprägt, und bei keinem Organ kann die volle Funktionstüchtigkeit so gut wiedererlangt werden wie bei der Haut (Goeters 1950, Grabowski).

Besonderer Wert wird auf Wiederholungskuren gelegt, wodurch bessere Wirkungen als durch lange Kuren erzielt werden. Der Verlauf ist meist von Kur zu Kur günstiger. Ursachen für Rückfälle sind der plötzliche Klimawechsel, Vernachlässigung der Hautpflege, Nichteinhaltung der Schonung nach Rückkehr und extreme Klimaabhängigkeit (Pürschel).

Nach Abschluß der Behandlung blieben von 356 Kindern mindestens 1 Jahr erscheinungsfrei

Tabelle 70. (Unter Verwendung einer Tabelle von Wolfer und Höchli)
Verlauf während der Behandlung im Hochgebirge

	Kinder	Asthma-frei %	Gebessert %	Unbeeinflußt %
Burckhardt (1932)	89	80	16	4
Wissler, König und Gasser (1951)	202	87	13	—
Enaud-Bruley (1957)	70	75	25	—
Roget, Beaudoing und Mathieu (1958)	90	87	11	2

Erfolg der Behandlung im Hochgebirge

	Kinder	Geheilt %	Gebessert %	Erfolglos %
Burckhardt Davos (Schweiz) 1550 m ü. M. .	89	29	40	31
Wissler, König u. Gasser Davos u. Celerina (Schweiz) 1550 m und 1800 m ü. M. . . .	202	20	55	25
Enaud-Bruley Font-Romeu (Pyrenäen, Frankreich)	70	15	60	25
Roget, Beaudoing u. Mathieu Villard-de-Lans (französische Hochalpen) 1050 m ü. M. . . .	90	16	60	24
Lukac (1961) Hohe Tatra (Tschechoslowakei)		20	65	15

Erfolg der Behandlung an der Meeresküste

	Kinder	Sehr gut %	Gut %	Erfolglos %
Haeberlin (1935) Wyk/Föhr (Deutschland) 6 Wochen-Kuren	500	10	60	30
Haeberlin Einmalige lange oder mehrmalige kurze Kuren		70 Dauerheilungen!		
Verbic (1959) (Jugoslavien) Besserung bis zu 3 Jahren			88	12
Menger Norderney/Nordsee (Deutschland)	727	17	72	11

und Rezidivneigung. Gute Ergebnisse sind bei zyklonalen Westwetterlagen mit Meeresluft zu erwarten, während in kontinentalen Luftkörpern bei antizyklonalen (Hochdruck-)Wetterlagen im Sommer mit Strahlungsreichtum, im Winter mit trockener Luft, oft mit kalten Ost-

10%, Rezidive nach mehreren Monaten mit anschließend besserem Verlauf bei 32%, Rezidive im 1. Monat mit anschließend besserem Verlauf bei 26%, Rezidive erst nach Monaten, danach aber nur wenig Besserung bei 12%, keine Besserung bei 20% (MENGER 1962, zum Teil unveröffentlicht).

Bei *Corticoidschäden*, die auch bei Kindern immer häufiger werden, ist Reizklimatherapie zur Absetzung des Medikamentes erforderlich.

Hochgebirge. Für das Hochgebirge sind keine Arbeiten bekannt, die sich mit der Behandlung des Ekzems ausschließlich im Kindesalter befassen. Die Therapieerfolge sind entscheidend von der Höhenlage abhängig: im Winter 1000 m, im Sommer genügen 1500 m meist nicht (HARTUNG 1962), über 1500 m (HOFSCHNEIDER, MARCHIONINI und BORELLI), oberes Engadin 1800 m und Ötztaler Alpen (LINSER), Obergurgl in Tirol 1927 m (HARNACK 1959, HENTSCHEL). Als Behandlungsdauer werden einige Monate und mehr (MARCHIONINI) oder 6wöchige Kuren 1—2mal jährlich während 4 Jahren angegeben.

Bei leichterer Behandlungsmöglichkeit der Rezidive wird vielfach ein Dauererfolg erzielt. In 1000 m Höhe sollen nach Möglichkeit für mehrere Tage Zwischenstationen eingelegt werden. Die Monate Februar bis April bieten die besten Aussichten (LINSER). Zwischen erfolgreicher Klimatherapie und Wetterempfindlichkeit und umgekehrt bestehen sehr enge Beziehungen (HOFSCHNEIDER). — Auf dem 1130 m hohen Fichtelberg wurden temporäre Erfolge erzielt, die aber hinter denen des Hochgebirges zurückstanden (FUCHS und HENTSCHEL).

Andere Hautkrankheiten. Bei der *Psoriasis vulgaris* sind Versuche mit Heliothalassotherapie gerechtfertigt. Neben möglichst langer Freiluftexposition ist intensive Sonnenbestrahlung (natürliche UV-Strahlung) in Verbindung mit Seewasserbädern anzuwenden, Sonnenprovokationen kommen aber vor, ebenso wie bei dem Erythema exsudativum multiforme (HARTUNG 1962). Bei der *Acne juvenilis* und der Acne conglobata ist durch Sonnenstrahlung an der See und warme Seebäder die Heilung zu fördern, ebenso gehören *allergische, urticarielle Dermatosen* zu den Indikationen (GOETERS 1950, SCHULTZE 1960).

Tuberkulose

Die Tuberkulostatica haben einen entscheidenden Fortschritt in der Tuberkulosetherapie gebracht und sind alleiniger Heilstättenbehandlung weit überlegen. Dennoch können sie stationäre Kuren nicht ersetzen, da sie nur vorwiegend in der Vermehrungsphase bakteriostatisch wirken. Es sind deshalb auch die körpereigenen, natürlichen Abwehrkräfte notwendig, die durch Medikamente nicht gefördert werden (LÖFFLER, REGLI), außerdem soll der Organismus mit resistenten Keimen fertig werden (HANSTEIN). Darüber hinaus ist es Aufgabe der Heilstätte, beim kranken Kinde den monatelangen Heilungsprozeß mit Beschäftigungstherapie, Schulunterricht und Bewegungstherapie psychologisch zu lenken (LOWYS).

Lungentuberkulose. Eine frische, noch fieberhafte Lungentuberkulose gehört in ein Krankenhaus. Bei der weiteren Behandlung käsig-pneumonischer Prozesse muß die Schonung im Vordergrund stehen. Die Heilstätte sollte im Mittelgebirge liegen und ein Lokalklima mit reinem, staubfreiem Aerosol, geringer Abkühlungsgröße, relativ geringen Schwankungen der Lufttemperatur und Nebelarmut aufweisen (ZENKER 1960). Außerdem muß die Heilstätte gegen Witterungseinflüsse geschützt liegen (HALBICH), da an Tuberkulose leidende Kinder wetterempfindlich sind. Allgemeine Anpassungsvorgänge durch milde klimatische Reize fördern die Heilung, soweit es die Belastbarkeit der Kranken zuläßt (JUNGMANN 1962 a).

Die Klimafaktoren des Hochgebirges wirken über die tiefen Temperaturen mit großen Tages- und Nachtschwankungen als Vasomotorentraining. Der verminderte Sauerstoffpartialdruck führt über die Adaptationsvorgänge zur Beschleunigung des Blutkreislaufs mit vermehrter Durchblutung der Lunge, die respiratorische Fläche vergrößert sich, unter Zunahme des Volumens. Der Reiz auf das hämatopoetische System kommt hinzu (STUDER).

Für Kinder aus tuberkulösen Familien fordert STEFANELLI rechtzeitige Klimakuren unter ärztlicher Kontrolle, und zwar für Lymphatiker, Vagotoniker und Kinder mit Bronchitis am Meer, für Eretiker, Unterernährte und Sympathicotoniker im Gebirge. Die Aufenthaltsdauer muß individuell angepaßt werden, 1—2 Sommermonate reichen nicht.

Extrapulmonale Tuberkulose. Im Gegensatz zur Lungentuberkulose erfordert die extrapulmonale Tuberkulose stärkere Reize, während Schonfaktoren unwichtig sind. Die Heliotherapie entfaltet teilweise spezifische Wirkungen. Im Reizklima der Nordsee wie auch des Hochgebirges werden die besten Erfolge erzielt, wobei sie GOETERS (1951) gerade in den sonnenarmen und windreichen Wintermonaten mit wechselhafter Witterung beschrieb. Gundermann schätzt Winterkuren bei Kindern, die nicht zu liegen brauchen. Im Hochgebirge, besonders in der Schweiz, wurde die Klimatherapie mit systematischer Heliotherapie verbunden.

Gewebszerstörungen bei **Knochen- und Gelenktuberkulose** kann, von der Resistenz der Bakterien abgesehen, nur der wiedergesundende Organismus heilen oder vernarben lassen. Ebenso kann eine chronische Fisteleiterung weder operativ noch antibiotisch mit Sicherheit zur Ausheilung gebracht werden. Als Folge des klimatherapeutischen Einflusses, insbesondere der Sonnenstrahlung, ist eine auffallende Besserung des Allgemeinzustandes nach Erholung der anämischen, atrophischen Haut und schließlich eine Pigmentierung zu beobachten. Die Vitamin D_3-Bildung in der Haut ist bei den Knochenerkrankungen bedeutungsvoll, so läßt sich im Röntgenbild der Rückgang der Knochenosteoporose verfolgen. Nach May, der über Erfahrung an fast 1000 Spondilytikern verfügte, wird auch im Liegen die Durchblutung und das Wachstum der quergestreiften Muskelfasern gefördert. Bei generalisierter Tuberkulose mit Beteiligung der Knochen und Gelenke ist die Behandlung im Höhenklima im Sommer und Herbst erfolgreich (Mione und Mulè). Heliotherapie in Höhen von etwa 2000 m empfiehlt auch Stevenson in den USA.

Bei der *Mesenteriallymphknoten- und Peritonealtuberkulose* verbessert die Klimatherapie die Heilungsaussichten, ein Ascites bildet sich nach entlastenden Punktionen zurück (Goeters 1951).

Bei der *Halslymphknotentuberkulose* werden die schnellsten und sichersten Erfolge durch Verbindung der Klimatherapie mit Radikaloperation nach Brügger erzielt, und zwar bei tumorösen, abscedierenden und fistelnden Halslymphknotenprozessen. 84 % unter 386 Kindern wiesen eine isolierte Lymphknotentuberkulose auf, wobei die Milchinfektion im Vordergrund stand (Goeters 1951). Diese kombinierte Behandlung mit vollständiger Heilung dauert 3—4 Monate. Röntgenbestrahlung bringt nur Nachteile.

Entwicklungsstörungen. Kinder, die durch chronische Krankheiten oder Infektionskrankheiten, aus konstitutionellen oder anderen Ursachen in ihrer gesamten Entwicklung zurückgeblieben sind, können durch einen Seeaufenthalt wesentlich gefördert werden (Haeberlin und Goeters, de la Farge 1958, Siegl). Junge Kinder und magere Astheniker erholen sich in der kalten Jahreszeit manchmal besser im Mittelgebirge. Ist aber ein Reizklima zur Anregung der Entwicklung erforderlich, wäre eine etwas wärmere Jahreszeit vorzuziehen. Die Therapie von rachitischen Folgezuständen

an der See beruht vorwiegend auf einer Steigerung des Muskeltonus durch den Reiz des Windes auch ohne aktive Bewegung.

In der *Rekonvaleszenz* erholen sich Kinder in einem geeigneten Klima oft besonders rasch und gut. Es kommt weniger auf die Diagnose als auf den Zustand an, wobei zwei Gesichtspunkte maßgeblich sind. Bei der Möglichkeit einer Aktivierung von Entzündungen ist ein Reizklima kontraindiziert, sofern keine spezielle Indikation besteht. Es kommt dann nur ein Schonklima in Betracht. Wenn dem Organismus jedoch eine Belastung zugemutet werden kann wie bei postinfektiöser Kreislaufschwäche, leistet ein Reizklima ausgezeichnete Dienste.

Orthostatische Kreislaufstörungen. Bei hypotoner oder hypodynamer Kreislaufdysregulation, besonders in der Präpubertät und Pubertät und bei Acceleration, ist über dosierte körperliche Bewegung hinaus, die überall möglich ist, ein Reizklima nützlich.

An der See sind die Voraussetzungen sehr günstig, warme Hochdrucklagen, die von Mitte Mai bis Mitte Juli auftreten können, sind weniger vorteilhaft (Leistner und Schultze). — In höheren Hochgebirgslagen können ebenfalls gute Erfolge erzielt werden, doch ist bei der Anfahrt die dreiphasische Kreislaufreaktion zu beachten, die besonders in den ersten Stunden zum Kollaps führen kann (Halhuber, Haus und Jungmann). An 20 kreislaufgesunden Schülern hat Müller diese besondere Labilität in Obergurgl (1960 m) bei 6tägigem Aufenthalt nachgewiesen.

Herzkrankheiten. Im Gegensatz zum Erwachsenen (Haeberlin und Goeters) kommen Erkrankungen des Herzens im Kindesalter weniger für eine Klimatherapie in Betracht, doch gewinnt die Frage an Bedeutung, wenn gleichzeitig für andere Leiden eine Indikation besteht. Für kongenitale oder erworbene (rheumatische) Vitien ist das Schonklima des Mittelgebirges möglich (Amelung 1962, Hille). Wenn keine Herzinsuffizienz besteht und von einer Normalisierung der peripheren Durchblutung ein Nutzen erwartet wird, kann das Hochgebirge in Frage kommen (Jungmann 1962a). Die Ostsee ist geeigneter als die Nordsee.

Kardio-pulmonale Insuffizienz wie bei Asthma bronchiale mit Emphysem, chronischer Bronchitis und Bronchiektasen siehe S. 535. Alle *akuten* Endo-Myo-Perikarditiden sind selbstverständlich absolute Kontraindikationen.

Blutkrankheiten. Bei sekundären, postinfektiösen oder alimentären Anämien kann die Klimatherapie an der See und im Gebirge unterstützend zur Chemotherapie wirken (Högl). Daß die Verminderung des Sauerstoffpartialdruckes im Gebirge nicht allein entscheidend ist, zeigt der gleiche Erfolg im Meeresküstenklima. Der Reiz muß durch das vegetative Nervensystem vermittelt sein. — Die hämorrhagische Diathese soll im Hochgebirge durch Resistenzerhöhung der Erythrocyten günstig beeinflußt werden (Siegl). Leukosen kommen für die Klimatherapie nicht in Betracht.

Erkrankungen der Verdauungsorgane. Die Stoffwechselsteigerung und Anregung des Appetits ist eine für die See schon lange bekannte Tatsache (Goeters 1949). Sekretionsstörungen des Magensaftes können normalisiert werden (Degkwitz). Die atonische Obstipation wird durch Anregung der Peristaltik und Steigerung des Tonus im Meeresküstenklima sehr gut beeinflußt, während sich die spastische Obstipation aus gleichem Grunde verschlechtert (Haeberlin und Goeters).

Endokrine Störungen

Schilddrüse. *Hypothyreosen* haben von einer Behandlung an der Nordsee keinen Nutzen, denn der Jodgehalt von Wasser und Luft ist viel zu gering, um therapeutisch eine Rolle spielen zu können. Diese Patienten vertragen außerdem die Kälte schlecht. *Hyperthyreosen*, die allerdings im Kindesalter außerordentlich selten sind, werden durch die klimatischen Reize meist negativ beeinflußt (Haeberlin und Goeters), während bei der Pubertätsstruma leichten Grades keine Störungen zu erwarten sind, auch nicht im Gebirge.

Diabetes mellitus. Beim Diabetiker wirkt körperliche Bewegung insulinsparend und damit günstig auf den Stoffwechsel, ebenso auch UV-Strahlung. Beides ist an der See zu erwarten, so daß ein befriedigender Verlauf möglich ist (Schütt 1959, Schultze 1958). Diabetiker sind aber sehr wetterempfindlich und reagieren auf Kaltlufteinbrüche, die auch im Sommer typisch sind, mit starker Hyperglykämie und Glucosurie wegen der Stimulierung des adrenergischen Systems als Antagonist des Insulins. Im allgemeinen muß deshalb der Diabetes mellitus als Kontraindikation angesehen werden (Haeberlin und Goeters). Lediglich bei *Jugendlichen* über 12 Jahren in gutem körperlichem Zustand mit relativ stabilem Zuckerstoffwechsel zeigten sich vorübergehend Toleranzverbesserungen (Menger und Pahl). Geschützte Mittelgebirgslagen und niedere Hoch-

gebirgslagen sind dagegen vorteilhaft, da Insulin eingespart wird (v. Philipsborn). Neben der UV-Strahlung, die auch Hypoglykämien verursachen kann (v. Deschwanden 1951), dürfte die vegetative Beeinflussung im Sinne einer Vagotonie verantwortlich sein.

Alle anderen endokrinen Störungen kommen für eine Klimatherapie nicht in Betracht.

Kontraindikationen für die Behandlung im Meeresküsten- und Hochgebirgsklima

Über die Kontraindikationen bestehen bei allen Autoren übereinstimmende Auffassungen (Haeberlin und Goeters, Högl, de la Farge 1961, Siegl).

Rheumatische Krankheiten. Eine frische rheumatische Krankheit (Endokarditis, Polyarthritis rheumatica, Chorea minor, dekompensierte Vitien) eignet sich wegen der großen Gefahr der Aktivierung und Rezidive nicht für ein Reizklima.

Wenn die akuten Zustände lange genug zurückliegen, kann ein Aufenthalt im Schonklima eines waldreichen Mittelgebirges angebracht sein. — Gleichmäßige Wärme ist wegen Verminderung der Streptokokken nützlich. So erwies sich das subtropische Klima von Miami, Florida, als günstig, da die Behandlungsergebnisse besser als die aller anderen Städte waren (Saslav).

Lungenkrankheiten. Pleuritiden und Lungenabscesse müssen vor der Entsendung in ein Reizklima vollständig abgeklungen sein, um Rezidive zu vermeiden, ein Mittelgebirge kommt eher in Betracht. Die Nachbehandlung nach Pneumonien, auch Pertussispneumonien, kann dagegen zu sehr guten Erfolgen führen.

Erkrankungen der Nieren. Bei Nephritis und Nephrose besteht wegen der Empfindlichkeit gegen Kälte eine Kontraindikation für die Behandlung an der See, im Gebirge ist es möglich.

Nervenkrankheiten. Krampfleiden jeder Art werden im Kindesalter durch die Reizfaktoren des Seeklimas, besonders bei lebhaften Westwetterlagen, schlecht beeinflußt, da mit einer Häufung von Konvulsionen zu rechnen ist. Wenn eine Klimakur aus anderer Indikation, wie Asthma bronchiale oder rezidivierender Bronchitis, angezeigt ist, sollte ein Mittelgebirgs-Schonklima vorgezogen werden, ebenso bei schwerer Neuropathie und Psychopathie.

Durchführung der Klimatherapie

Vor Entsendung des Patienten. Bei der Durchführung der Klimatherapie ist zu bedenken, daß der *Gesamtorganismus ein Komplex* ist. Seine Funktionen sind durch Alter,

Konstitution und Krankheit gekennzeichnet und vom entsendenden Arzt zu beurteilen. Hierauf soll der *atmosphärische Komplex* einwirken, wobei das Lageklima durch Jahres-

Sofern nicht spezifische Faktoren eines Klimas wichtig erscheinen, ist die Frage zu klären, ob mehr Schonfaktoren oder mehr Reizfaktoren erforderlich sind, um den gewünschten Behandlungserfolg zu erzielen. Oft gibt erst die *Zustandsdiagnose* den nötigen Anhalt.

Es muß entschieden werden, ob bei einem Kinde die Unterbringung in einem *Heim* genügt, oder ob eine *Heilstätte* erforderlich ist (IMBERT, NITSCH und HARTUNG). Bei *freien Kuren* führt oft nur ärztliche Untersuchung im Kurort und Beratung auf Grund der Befunde unter Berücksichtigung von Jahreszeit und Witterung zum Ziel.

Bei seltenen, schweren und therapieresistenten Krankheiten wird gelegentlich ein *Ausweg in der Klimatherapie* gesucht, obwohl die Krankheit nicht als Indikation genannt wird. Das endet meistens mit einer Enttäuschung. Es sollte mindestens beachtet werden, ob die Reizfaktoren der Meeresküste und des Hochgebirges auf Grund der bekannten physiologischen Wirkungen einen Erfolg möglich erscheinen lassen. Andernfalls wird ein waldreiches Mittelgebirge immer noch eine gewisse Erholung begünstigen.

Bei der Wahl des Ortes muß die Anstrengung einer weiten Reise in Einklang mit dem Zweck stehen. Es sollte aber nicht auf ein Klima mit Reizfaktoren verzichtet werden, wenn es erforderlich ist (NITSCH und HARTUNG).

Für manche Krankheiten werden *günstige Jahreszeiten* genannt, wofür auf Grund der Erfahrung, Statistik und physiologischen Wirkung genügend Anhaltspunkte vorhanden sind. Die Wirkung beruht aber weniger auf der Jahreszeit als solcher, sondern vielmehr auf der für diese Jahreszeit typischen Witterung in Verbindung mit

Tabelle 71. *Heilanzeigen der Seebäder für Kinder*

Ganzjährig besonders Frühjahr, Herbst und Winter	Sommer
Erkrankungen der Luftwege	
Katarrhe von Nase, Rachen, Luftröhre und Bronchien	Chronische Bronchitis
Exsudativ-lymphatische Diathese	Bronchiektasen im Frühstadium
Chronische Lymphknotenschwellungen	Chronische, nicht sanierungsfähige Erkrankungen der Nasennebenhöhlen
Allergische Erkrankungen [1]	
Asthmoide Bronchitis	Heuschnupfen
Asthma bronchiale	Rhinitis vasomotorica
Endogenes Ekzem	
Neurodermitis	
Sonstige, vorwiegend konstitutionell bedingte Krankheiten	
Orthostatische Kreislaufdysregulation	Acne juvenilis
Vegetative Dystonie	Psoriasis vulgaris
Rekonvaleszenz	Entzündliche Hauterkrankungen
Anämie nach Infekten	Adipositas
Konstitutionelle Unterentwicklung	
Bindegewebsschwäche auch in Verbindung mit Unterernährung	
Extrapulmonale Tuberkulose	
Knochen-, Gelenk-, Lymphknoten-, Hauttuberkulose	Fistelnde Prozesse der extrapulmonalen Tuberkulose

Erholungskuren
Gegenanzeigen der Seebäder für Kinder
Lungentuberkulose
Pleuritis exsudativa
Entzündliche Erkrankungen der Nieren und Harnwege
Dekompensierte Herzkrankheiten
Lungenabsceß
Nervenkrankheiten (Krampfleiden, Chorea minor, Schwachsinn)
Manifeste hormonale Störungen
Alle akuten Infektionskrankheiten
   (Pertussis darf nicht mehr infektiös sein, wenn starker Kontakt mit anderen Kindern, besonders im Hochsommer, zu erwarten ist!)

[1] Nicht geeignet für die Ostsee.

zeit und Wetter geprägt wird, was ebenfalls vom entsendenden Arzt in Rechnung gestellt werden muß. Diese beiden Komplexe sind durch den Ablauf der Akkommodation verknüpft, worauf am Kurort zu achten ist (MENGER 1964).

dem jahreszeitlichen Temperaturgang. Eine Voraussage auf Monate hinaus ist kaum möglich, so daß bei einer für bestimmte Jahreszeiten untypischen Witterung der Erfolg hinter den Erwartungen zurückbleiben kann.

Einen Hinweis gibt die interessante Arbeit von LEISTNER und SCHULTZE aus Wyk auf Föhr, in der auf Grund 50jähriger Wetterbeobachtung die Wahrscheinlichkeit bestimmter Witterung mit ihrem Einfluß auf einige Krankheiten zu erkennen ist (Abb. 55).

Durchführung der Therapie am Kurort. Der *Klimaeffekt* ist überwiegend *keine direkte* Folge des Klimas sondern der Ausdruck von Reaktion und Kompensation (JUNGMANN 1962b). Während der Adaptation laufen die medizinisch wichtigen Reaktionen ab, die bei der Durchführung einer Kur beachtet werden müssen.

Die Anfangsreaktion während der ersten Tage erfordert Zurückhaltung in der *Dosierung der Klimafaktoren*. Von der Mitte der 1. Woche bis zum Anfang der 2. Woche ist die Empfindlichkeit der Patienten geringer, während anschließend bis Ende der 3. Woche die Zeit der Kurreaktion bei Kindern besonders an der erhöhten Infektanfälligkeit zu erkennen ist (JUNGMANN 1961, MENGER 1963a). Erst in der 4. Woche setzt die Erholung und Leistungssteigerung ein. An der Nordsee können sich durch den Rückgang der vorwiegend sympathicotonen Erregung gerade in der 4. Woche Rezidive von Asthma und Ekzem einstellen (SCHULTZE 1962).

Dieser Ablauf der Reaktionen als Folge der Klimawirkung wird durch das *aktuelle Wetter* während der Behandlungszeit beeinflußt (AMELUNG 1962, DAMMANN, HÄNSCHE, HALBICH, HENTSCHEL, LEISTNER und SCHULTZE, MENGER und PAHL, PFLEIDERER 1958b, v. PHILIPSBORN, SCHULTZE 1958, ZENKER 1960). „Es ist die Kunst des Arztes, die klimatischen Mittel so zu dosieren, daß die Effekte der individuellen Widerstandskraft, Reaktionsfähigkeit und Empfindlichkeit angemessen sind." Durch Wahl der Expositionsdauer und des Expositionsortes sowie durch die Körperbedeckung

muß das zuträgliche „*Kurklima*" geschaffen werden (PFLEIDERER 1958b).

In Kinderheimen kommt es durch Vorsicht und Ängstlichkeit leicht zu einer *Unterdosierung der Klimareize*, während Eltern zumal bei Kleinkindern an der Nordsee ins Gegenteil verfallen (SCHULTZE 1958). Durch *Überdosierung der Klimareize* kommt es zu starker Unruhe, Schlafstörungen und Appetitlosigkeit (MENGER 1962). Die Klimafaktoren werden an der See durch ortsgebundene Kurmittel, kalte und warme Seebäder, gegebenenfalls Inhalationen und Schlickpackungen, die ebenfalls dosiert werden müssen, ergänzt.

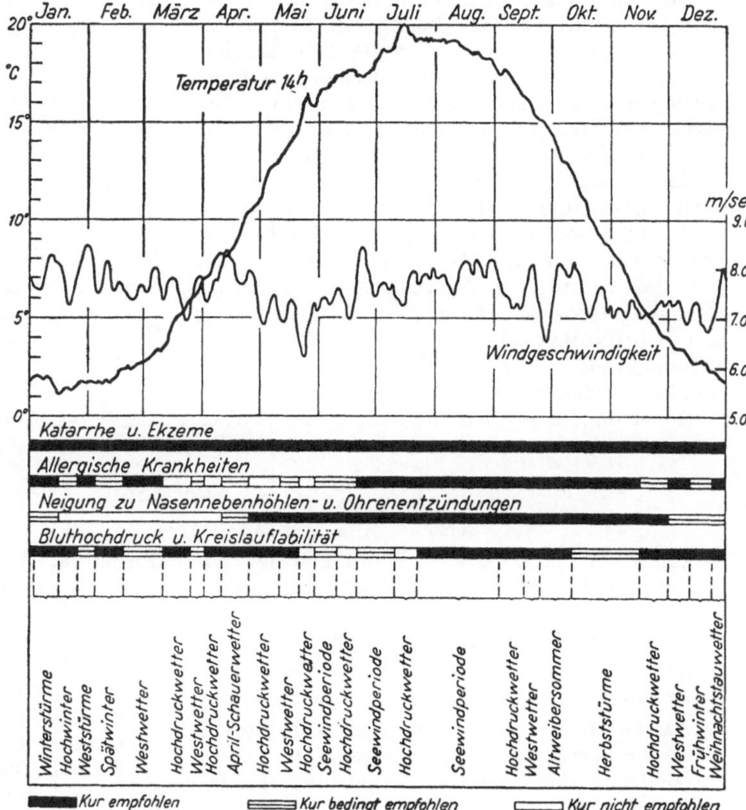

Abb. 55. Die Indikationen im Nordseeklima im Laufe eines Jahres nach den vorherrschenden Wetterlagen. (Aus LEISTNER und SCHULTZE 1961)

Das gemeinsame aller Klimakuren an der See oder im Gebirge ist das Einmünden in eine *normergische Endphase* (v. DESCHWANDEN 1951, HALHUBER, JUNGMANN 1953, 1961, SCHULTZE 1957 u. a.). Nur diese Phase sollte als *Akklimatisation* bezeichnet werden (AMELUNG 1962, JUNGMANN 1962a, v. MURALT u. a.). Sie wird abhängig von der Lage des Ortes und den besonderen Wettersituationen (SCHMIDT-BONACKER), durchschnittlich erst in der 4. Woche erreicht. Daraus ergibt sich, daß die *Mindestdauer aller Klimakuren* mehr als 4 Wochen betragen sollte.

Erst in dieser Phase werden Erholung und Leistungssteigerung erreicht. Eine Rückkehr in der Phase der Kurreaktion bringt die besondere Gefahr von Rezidiven mit sich, da die Empfindlichkeitssteigerung auf dem Höhepunkt ist. Bei leichteren Fällen sind etwa 6 Wochen erforderlich, je jünger die Kinder, desto mehr. Bei chronischen Leiden werden längere Kurzeiten benötigt (s. unter Indikationen).

Nach Rückkehr an den Heimatort. Während der Kur eines Asthmatikers muß gegebenenfalls an die Sanierung des Schlafzimmers gedacht werden, Ausschaltung von Bettfedern und Hausstaub durch Entfernung ungeeigneter Einrichtungsgegenstände. Die psychischen Faktoren spielen besonders bei älteren Kindern eine große Rolle, Aufklärung und Beeinflussung vorwiegend der Mutter ist aber meist nur für den Arzt am Wohnort möglich. Die *Rückreise* stellt oft eine große Anstrengung dar, hinzu kommt der erneute Klimawechsel meist mit Verschlechterung des Aerosols. Der *Rückkehreffekt* ist durch Reaktion des vegetativen Nervensystems im Sinne einer Vagotonie zu erkennen, die etwa 1 Woche dauert (JUNGMANN 1962b). Erforderlich ist eine *Schonungszeit*, in der auch die Schule noch nicht besucht werden sollte. Die Vermeidung von Infektionen der Luftwege ist besonders zu beachten.

Die *Rezidivneigung* ist bei Asthma und Ekzem in diesen Tagen relativ groß. Bei ihrem Auftreten ist mit der Therapie nicht zu zögern, wobei der Erfolg in der Regel schneller oder mit weniger Medikamenten erzielt wird als vor einer heilklimatischen Behandlung. Ganz unzweckmäßig wäre es, bei einem Asthma- oder Ekzemrezidiv gleich eine Corticoid-Dauertherapie einleiten zu wollen (MENGER 1962).

Die *Kurerfolge* müssen durch eine gesunde Lebensführung zu Hause *erhalten* werden (SCHULTZE 1957), denn sie dauern nur so lange an, wie die erzielte Funktionsverbesserung geübt wird. Dazu sind die Anwendung von Luft, Wasser, Sonne und Bewegung geeignet. Bei unzweckmäßigem Verhalten kann eine „Abhärtung" in 2 Wochen verloren gehen. Die Wahrscheinlichkeit, daß 6 Monate nach Beendigung einer Kur noch ein Erfolg zu erkennen ist, soll 55—65% betragen (JUNGMANN 1961), eine katamnestische Erhebung bei Kindern ergab 65% (MENGER 1962). Ein besonderer Nutzen ergibt sich aus *Wiederholungskuren*, weil dadurch die Disposition allmählich ganz abgebaut werden kann.

Literatur

Bücher

AMELUNG, W., u. A. EVERS: Handbuch der Bäder- und Klimaheilkunde. Stuttgart: Schatthauer 1962.

FICKER, H.: Verständliche Wissenschaft. Wetter und Wetterentwicklung. Berlin-Göttingen-Heidelberg: Springer 1952.

FOLBERTH, S.: Kinderheime, Kinderheilstätten in der westdeutschen Bundesrepublik, Österreich und der Schweiz. München-Lochham: Pallas 1956.

HAEBERLIN, C., u. W. GOETERS: Grundlagen der Meeresheilkunde. Stuttgart: Georg Thieme 1954.

HÖGL, O.: Einteilung der schweizerischen Klimakurorte. Bull. d. Eidg. Gesundheitsamtes, Beil. B 9/1957.

JUNGMANN, H.: Das Klima in der Therapie innerer Krankheiten. München: Johann Ambrosius Barth 1962.

NITSCH, K., u. K. HARTUNG: Klimakuren bei Kindern zur Behandlung von Konstitutionsschwächen. Stuttgart: Georg Thieme 1961.

SCHERHAG, R.: Einführung in die Klimatologie. Braunschweig: Westermann 1960.

VOGT, H., u. W. AMELUNG: Einführung in die Balneologie und medizinische Klimatologie (Bäder- und Klimaheilkunde), 2. Aufl. Berlin-Göttingen-Heidelberg: Springer 1952.

Einzelarbeiten

AMELUNG, W.: In: J. GROBER, Klinisches Lehrbuch der physikalischen Therapie, 3. Aufl., S. 355. Jena: Gustav Fischer 1960.

— Die klimatische Behandlung des Bronchialasthmas. Z. angew. Bäder- u. Klimaheilk. 7, 669 (1960).

— Einfluß des Mittelgebirgsklimas. In: W. AMELUNG u. A. EVERS, Handbuch der Bäder- und Klimaheilkunde. Stuttgart: Schatthauer 1962.

—, u. G. BEST: Änderungen vegetativer Regulationen im Verlauf der Kurortbehandlung. Arch. phys. Ther. (Lpz.) 11, 35 (1959).

BECKER, F.: Die meteorologischen Grundlagen der Bioklimatologie. Ther. d. Gegenw. 100, 450 (1961).

BENEKE, F. W.: Die erste Überwinterung Kranker auf Norderney. Ärztlicher Bericht 1882. Norden u. Norderney: Braams 1882.

BERGER, L., u. E.-G. SCHULTZE: Über die Beurteilung von Klimakurerfolgen bei Kindern. Kinderärztl. Prax. **30**, 182 (1962).

BERNHARD, O.: 50 Jahre Klima- und Heliotherapie im Hochgebirge nebst Mitteilungen über die Entwicklung der Hochgebirgsphysiologie. Bericht über den I. Internat. Kongr. der Therapeut. Union in Bern 1937. Bern: Huber 1937.

BRANDNER, A., u. R. BRANDNER: Asthma und Psyche im Kindesalter. Allergie u. Asthma 2, 287 (1956).

BRÜGGER, H.: Die Lymphknotentuberkulose und ihre operative Behandlung. Acta davos. 10, H. 2, 1 (1951).

CAMPELL, R.: Zur Kenntnis der Ursachen des kindlichen Asthma bronchiale mit besonderer Berücksichtigung der Allergie gegen Hausstaub. Int. Arch. Allergy 10, 109 (1957).

CAUER, H.: p_H-Werte natürlicher und künstlicher Aerosole und ihre lufthygienische und bioklimatische Bedeutung. Arch. phys. Ther. (Lpz.) 6, 202 (1954).

CHOBOT, H., u. L. JEZ: Einfluß der Seebadekur auf die Bakterienflora des Nasen-Rachenraumes bei Kindern. Second Internat. Bioclimatological Congr., London 4.—10. 9. 1960. Reports IV C 6 g, S. 29. Leiden: 1960.

CURSCHMANN, H.: Über Seebadkuren. Klin. Fortbild. 7, 415 (1941).

DAMMANN, W.: Klimatologie der Nordseeküste unter dem Gesichtspunkt der Berücksichtigung verschiedener Witterungsabschnitte. Med.-meteorol. Hefte 1, 13 (1949).

DAUBERT, K.: Medizin-Meteorologische Studien über das Asthma bronchiale. Meteorol. Rdsch. 11, 169 (1958).

DEFANT, A.: Die Klimafaktoren der Hochgebirgskurorte. Wien. med. Wschr. 106, 204 (1956).

DEGKWITZ, R.: Bioklimatische Untersuchungen an der Nordsee. Balneologe 3, 263 (1936).

DESCHWANDEN, J. v.: Physiologische und pathophysiologische Ergebnisse der Klimaforschung in der Schweiz während der 12 letzten Jahre. Ther. Umsch. 8, 73 (1951).

— Die Klimabehandlung im Rahmen der Rehabilitation beim Asthma bronchiale. Schweiz. med. Wschr. 91, 702 (1961).

EDEL, G.: JOHN C. LETTSOME 1744—1815 — Begründer der modernen Thalassotherapie. Heilbad u. Kurort 15, 4 (1963).

EIGLER, G.: Klima und Schleimhäute der oberen Luftwege. Dtsch. med. J. 5, 105 (1954).

ENJOJI, M.: Asthma bronchiale im Kindesalter. Kyushu J. med. Sci. 10, 55 (1959).

EVERS, G., u. H. JUNGMANN: Untersuchungen über den Einfluß von Meerwasser-Inhalationen auf die Lungenfunktion. Z. angew. Bäder- u. Klimaheilk. 9, 402 (1962).

FARGE, G. DE LA: Le climat de la Cote d'Azur et l'enfant. Presse therm. clim. 95, 28 (1958).

— La Santé par la Mer. Paris: Vigot Frères 1961.

FLEISCH, A., u. A. v. MURALT: Klimaphysiologische Untersuchungen in der Schweiz, Teil II. Basel: Benno Schwabe & Co. 1949.

FREYDBERG, H.: Der Grundumsatz in mittleren Höhen. Schweiz. med. Wschr. 86, 629 (1956).

FROEHLICH, D.: Veränderungen der dermographischen Latenzzeit im Nordseeklima. Arch. phys. Ther. (Lpz.) 11, 161 (1959).

FUCHS, F., u. G. HENTSCHEL: Höhenklimatherapeutische Möglichkeiten und Erfahrungen bei Neurodermitis const.-Kranken auf dem Fichtelberg. Z. Meteorol. 13, 116 (1959).

GABL, F.: Zit. nach JUNGMANN 1962b.

GARTMANN, J. C.: Das Höhenklima und seine therapeutische Bedeutung. Schweiz. med. Wschr. 89, 908 (1959).

GOETERS, W.: Der Nahrungsbedarf und der Stoffwechsel von Kindern im Seeklima. Med. Klin. 44, 1440 (1949).

— Seeklima und Hautkrankheiten im Kindesalter. Z. Haut- u. Geschl.-Kr. 9, 143 (1950).

— Die Behandlung der extrapulmonalen Tuberkulose des Kindes im Nordseeklima. Med. Welt 20, 698 (1951).

— Allergische Erkrankungen des Kindesalters im Seeklima. Med.-meteorol. Hefte 7, 7 (1952).

GRABOWSKI, H.-G.: Die Beeinflussung der kindlichen Neurodermitis durch das Nordseeklima. Kinderärztl. Prax. 24, 145 (1956).

GUNDERMANN, O.: Der Einfluß des Seeklimas auf Knochen- und Gelenktuberkulose. Veröffentlichungen auf dem Gebiete der Medizinalverwaltung, Bd. XXIX, H. 3. Berlin: Schoetz 1929.

HAEBERLIN, C.: Die Kinder-Seehospize und die Tuberkulose-Bekämpfung. Leipzig: Klinkhardt 1911.

— Lehrbuch der Meeresheilkunde. Berlin u. Wien: Urban & Schwarzenberg 1935.

—, u. P. PERLEWITZ: Klima-Atlas für die Meeresheilkunde an der deutschen Seeküste. Hamburg: Griese 1932.

HÄNSCHE, H. A.: Die Kur an der See und ihre Beeinträchtigung durch konstitutionelle und exogene Faktoren. Dtsch. med. Wschr. 77, 36 (1952).

HALBICH, F.: Medizinische Klimatologie am Beispiel der Tuberkulose. Med. Mschr. 13, 144 (1959).

HALHUBER, M. J.: Der Kreislaufgesunde und -kranke im Hochgebirgsklima. Münch. med. Wschr. 101, 1118 (1959).

HANSTEIN, F.: Klimatische Faktoren bei der Behandlung der Lungentuberkulose. Arch. phys. Ther. (Lpz.) 11, 65 (1959).

HARNACK, G.-A. v., u. M. WAGEMANN: Asthma bronchiale im Kindesalter. Ergebnisse einer Nachuntersuchung von 448 Patienten im Alter von 18—23 Jahren. Mschr. Kinderheilk. 108, 491 (1960).

HARNACK, K.: Vergleichende Untersuchungen bei Klimakuren der Universitäts-Hautklinik der Charité. Z. Meteorol. 13, 124 (1959).

— Wind als Klimafaktor bei der Behandlung von Hautkrankheiten. Dtsch. Gesundh.-Wes. 15, 1784 (1960).

HARTUNG, J.: Klimatherapie von Hautkrankheiten. Z. angew. Bäder- u. Klimaheilk. 5, 283 (1958).

— Bemerkungen zur Klimatherapie von Hautkrankheiten. In: P. G. HESSE, Beiträge zur modernen Therapie. Vorträge und Diskussionsbemerkungen der 7. Weimarer Therapietagg. 1961. Jena: Gustav Fischer 1962.

HAUS, E., u. H. JUNGMANN: Höhenreaktion des Kreislaufs bei Gesunden und Kranken in den Alpen. Schweiz. med. Wschr. 84, 1265 (1954).

Hentschel, G.: Bioklimatische Gesichtspunkte für die Durchführung von Hautkuren im Gebiet der DDR. Dtsch. Gesundh.-Wes. 14, 2082 (1959).

Hille, H.: Möglichkeiten der Kreislaufbeeinflussung durch das Klima. Z. angew. Bäder- u. Klimaheilk. 7, 511 (1960).

Hofschneider, P. H.: Zur klimatherapeutischen Behandlung der Neurodermitis disseminata. Medizinische 1958, 1715.

Hügin, F.: Veränderungen der Pulswellengeschwindigkeit in mittleren Höhen. Schweiz. med. Wschr. 86, 907 (1956).

— J. Keith, F. Verzár u. H. Wirz: Änderungen der vegetativ-autonomen Erregbarkeit im Höhenklima. Schweiz. med. Wschr. 86, 650 (1956).

Imbert, P.: Nécessité de l'hôpital climatique d'enfants et particulièrement de l'hopital méditerranéen dans le climatisme social infantile. J. Méd. Lyon 41, 128 (1960).

Jessel, U.: Die thermische Wirkungsbreite an der Nordsee und ihre Bedeutung für die Klimatherapie. Arch. phys. Ther. (Lpz.) 13, 161 (1961).

—, u. T. Strasser: Das Herzminutenvolumen bei Freiluftliegekuren unter verschiedenen thermischen Bedingungen. Arch. phys. Ther. (Lpz.) 12, 195 (1960).

Junge, C.: Die Konstitution des atmosphärischen Aerosols. Ann. d. Met. Beiheft 1952.

Jungmann, H.: Individuelle Klimatherapie. Kreislaufanalysen bei Erfolgen und Mißerfolgen einer Kurbehandlung. Dtsch. med. Wschr. 78, 98, 134 (1953).

— Kritische Phasen und verzögerte Wirkungen bei Klimakuren. Hippokrates (Stuttg.) 32, 120 (1961).

— Einfluß des Hochgebirgsklimas. In: W. Amelung u. A. Evers, Handbuch der Bäder- und Klimaheilkunde. Stuttgart: Schatthauer 1962a.

— Das Klima in der Therapie innerer Krankheiten. Untersuchungen im Hochgebirge und an der Nordsee. München: Johann Ambrosius Barth 1962b.

Kehler, E.: Zum vegetativen Mechanismus des Asthma-Anfalls. Med. Mschr. 1960, 711.

Knorre, G. v.: Über Verbreitung und Häufigkeit des Asthma bronchiale im Bezirk Magdeburg (Asthmakataster). Allergie- u. Asthmaforsch. 4, 188 (1960).

Koller, F., E. Schwarz u. M. Martin: Über die Reaktion der Nebennierenrinde bei Aufstieg ins Hochgebirge. Acta endocr. (Kbh.) 16, 118 (1954).

Korting, G.: Zur Pathogenese des endogenen Ekzems. Stuttgart: Georg Thieme 1954.

Krauel, G.: Wärmeregulation kräftiger und schwächlicher Kinder beim Seebaden. Veröff. der Zentralstelle für Balneologie, N. F., H. 32 (1932a).

— Einwirkung des Seeklimas auf das vegetative System. Z. ges. phys. Ther. 42, 247 (1932b).

Kunze, H. M.: Grundriß der Ultraviolett- und Infrarot-Behandlung. Berlin: W. de Gruyter & Co. 1959.

Leistner, W.: In: C. Haeberlin u. W. Goeters: Grundlagen der Meeresheilkunde. Stuttgart: Georg Thieme 1954.

—, u. E.-G. Schultze: Indikationen und Kontraindikationen für das Nordseeklima. Med. Welt 1961, 1509.

Lelong, M., J. Sclafer, J. Vialatte, P. Grenet, D. Brunet-Langot et R. Lagrue: Allergie respiratoire chez l'enfant resultats therapeutiques. Acta allerg. (Kbh.) 14, 105 (1959).

Letterer, E: Die pathologische Anatomie des Asthma bronchiale. Allergie u. Asthma 3, 65 (1957).

Leubner, H., F. Gabl u. I. Rabl: Ketosteroidausscheidung bei Asthma bronchiale im Hochgebirge. Allergie u. Asthma 3, 79 (1957).

Linser, K.: Die Klimatherapie des Ekzems. Dtsch. Gesundh.-Wes. 11, 12 (1956).

Löffler, W.: In: Handbuch der inneren Medizin, Bd. 4: Erkrankungen der Atmungsorgane, Teil 1. Berlin-Göttingen-Heidelberg: Springer 1956.

Lowys, P.: Gedanken zu einer umfassenden Behandlung tuberkulöser Kinder in Sanatorien. Tuberk.-Arzt 14, 612 (1960).

Lukac, J.: Die Klimabehandlung des Bronchialasthmas im Hochgebirgsklima. Balneol. pol. 10, 83 (1961). Ref.: Z. angew. Bäder- u. Klimaheilk. 9, 120 (1962).

Mai, H.: Über das Ultraviolett des zerstreuten Tageslichtes und seine therapeutische Bewertung. Z. Kinderheilk. 60, 154 (1938).

Marchionini, A., u. S. Borelli: Klimabehandlung der Neurodermitis disseminata. Dtsch. med. Wschr. 81, 811 (1956).

May, H.: Wirbeltuberkulose, Luft- und Sonnenkur. Z. angew. Bäder- u. Klimaheilk. 8, 212 (1961).

Menger, W.: Klimatherapie im Kindesalter. Medizinische 1958, 1352.

— Indikationen und Erfolgsaussichten der Thalassotherapie bei Kindern. Ärztl. Mitt. (Köln) 47, 1351 (1962).

— Die Behandlung rezidivierender Infekte der Luftwege bei Kindern an der Nordsee. In: Zilch, Lymphatismus und Lymphsystem. München: Johann Ambrosius Barth 1963a.

— Experimentelle Untersuchungen zur Thalassotherapie bei Asthma bronchiale. Arch. phys. Ther. (Lpz.) 15, 421 (1963b).

— Climatotherapy in Childhood. In: S. Licht, Climate, health and disease. New Haven (Connecticut) 1964.

—, u. O. Pahl: Der Einfluß des Nordseeklimas auf den Diabetes mellitus. Arch. phys. Ther. (Lpz.) 12, 283 (1960).

Mione, V., e F. Mulè: Peso corporeo, velocità di sedimentazione dei globuli rossi e patergia tubercolinica, in seguito a spostamenti climatici in bambini affetti da t.b.c. gangliopolmonare e osteoarticolare. Clin. pediat. (Bologna) 36, 762 (1954).

Mörikofer, W.: Gesichtspunkte zur Klassifikation der Klimakurorte. Ann. schweiz. Ges. Baln. u. Klimat. 44/45, 45 (1955/56).

Müller, T.: Vegetative Regulation bei Klimawechsel aber konstanter Wetterlage. Int. J. Biometeorol. 1, IV A 4 (1957).

Muralt, A. v.: Klimaphysiologische Untersuchungen in der Schweiz. Teil I. Basel: Benno Schwabe & Co. 1944.

Neergaard, K. v.: Gefahren der Reklimatisation. Schweiz. med. Wschr. 77, 1160 (1947).

Neuwirth, R.: Staubregistrierungen in einem Schwarzwaldkurort. Meteor. Rdsch. 14, 50 (1961).

Nikogosjan, C. A.: Eine neue Methode zur Erforschung des Klimas. Hygiene u. San.wes. 2, 16 (1951). Ref. in Arch. phys. Ther. (Lpz.) 5, 186 (1953).

Noack, M.: Wirkung der Klima- und Seebadekur bei exsudativen und allergischen Kindern. Z. ärztl. Fortbild. 51, 984 (1957).

Pahl, O.: In: Fibel der Meeresheilkunde. Aus der Praxis für die Praxis, 2. Aufl. Leer/Ostfr.: Rautenberg 1958.
— Das Kleinklima Norderneys. (Unveröffentlicht.)
—, u. W. Pürschel: Bioklimatische Studie zur Behandlung von Dermatosen im Nordseeklima. Z. Haut- u. Geschl.-Kr. 20, 253 (1956).

Pfleiderer, H.: Grundlagen einer exakten Dosierung der Helioklimatherapie. Strahlentherapie 86, 34 (1951).
— In: E. Schliephake, R. Smets, H. Lampert u. H. Pfleiderer, Physikalische Therapie, Balneotherapie, Klimatherapie. Bern u. Stuttgart: Huber 1958a.
— Probleme einer spezifisch medizinischen Klimatologie. Arch. phys. Ther. (Lpz.) 10, 289 (1958b).
— Die Dosierung der klimatischen Reize an der See. Z. angew. Bäder- u. Klimaheilk. 8, 38 (1961).
—, K. Büttner: Bioklimatologie. In: H. Vogt, Lehrbuch der Bäder- und Klimaheilkunde, Bd. 2, S. 609ff. Berlin: Springer 1940.

Philipsborn, E. v.: Klimatherapie. Med. Mschr. 15, 365 (1961).

Pirlet, K.: Thermische Einflüsse auf die Atemwege. Fund. baln.-bioklim. 1, 441 (1960); 2, 1 (1962a).
— Körperbau, Wärmehaushalt und individuelle Reaktionsweise. Arch. phys. Ther. (Lpz.) 14, 11 (1962b).

Pürschel, W.: Klinische Klimatherapie des konstitutionellen Ekzems mit/ohne Asthma bronchiale und/oder Rhinitis vasomotorica an der Nordsee. Med. Klin. 57, 182 (1962).

Ray, M. B.: Hydrotherapy and Climatotherapy. London: Arnold & Co. 1936.

Regli, J.: Ist die Heilstättenbehandlung heute noch notwendig? Med. Mschr. 14, 675 (1960).

Roget, J., A. Beaudoing et G. Mathieu: La cure climatique d'altitude dans le traitement de l'asthme infantile. Résultats. Pédiatrie 13, 322 (1958).

Rollier, A.: Die Heliotherapie. München u. Berlin: Urban & Schwarzenberg 1951.

Rominger, E.: See-Kuren im Kindesalter. Med.-meteorol. Hefte 1, 18 (1949).

Rudder, B. de: In A. Seybold, H. Woltereck et al., Klima, Wetter, Mensch, 2. Aufl., S. 145. Heidelberg: Quelle & Meyer 1952.

Ruppert, V.: Das asthmagefährdete Kind. Allergie u. Asthma 6, 76 (1960).

Saslaw, M. S., F. A. Hernandez and H. E. Randolph: Five and ten year follow-up study of rheumatic patients. Role of climate and environment. Amer. J. Cardiol. 3, 754 (1959).

Sauer, W.: Das Heilklima der See bei chronischer Bronchitis und Bronchiektasen. Med.-meteorol. Hefte 1, 23 (1949).

Schmengler, F. E.: Das Asthma und seine Behandlung. Ärztl. Fortb. 10, 547 (1960).

Schmidt-Bonacker, F.: Beobachtungen über unterschiedliche Kurwirkungen in verschiedenen Seeklimabereichen. Arch. phys. Ther. (Lpz.) 12, 271 (1960).

Schmidt-Kessen, W.: Die Rolle der Höhenwirkung bei der Klimatherapie im Binnenland. Arch. phys. Ther. (Lpz.) 14, 155 (1962).

Schook, J. E. C.: Erfahrungen mit der Langzeitbehandlung in einem Sanatorium für Asthma-Kinder. Med. Welt 1962, 2406.

Schütt, B.: Schlicktherapie an der See. Grundlagen und Anwendung. Hippokrates (Stuttg.) 29, 617 (1958).
— Seebadekuren in der Nordsee. Heilanzeigen und Erfahrungen. Ärztl. Prax. 11, 436 (1959).

Schultze, E. G.: Über die Wirkungsweise von Klimakuren an der Nordsee. Ärztl. Mitt. (Köln) 42, 393 (1957).
— Kinder in Seebädern. Z. angew. Bäder- u. Klimaheilk. 5, 271 (1958).
— Die Behandlung von Hautkrankheiten im Meeresküstenklima. Med. Welt 1960, 1052.
— Einfluß des Meeresküstenklimas. In: W. Amelung u. A. Evers, Handbuch der Bäder- und Klimaheilkunde. Stuttgart: Schatthauer 1962.

Schulz, L.: Zur Klimatologie der Gebirge. Ther. d. Gegenw. 100, 458 (1961).

Schulze, R.: Die biologisch wirksamen Komponenten des Strahlungsklimas. Naturwissenschaften 1946, 238.

Seilkopf, H.: Lageklima und Witterungsklima als Komponenten der Kurorte. Heilbad u. Kurort 2, 999 (1950).

Siegl, J.: Klimakuren im Kindesalter und ihre Indikationen. Wien. med. Wschr. 108, 624 (1958).

Stefanelli, A.: Climatoterapia e profilassi antitubercolare nell'infanzia. Aggiorn. pediat. 5, 767 (1954).

Steinhauser, F.: Strahlung und thermische Verhältnisse im Hochgebirge. Arch. phys. Ther. (Lpz.) 13, 109 (1961).

Steinmetz, W.: Der gegenwärtige Stand der Bäder- und Klimaheilkunde in den Vereinigten Staaten im Rahmen der amerikanischen Präventivmedizin. Z. angew. Bäder- u. Klimaheilk. 1, 152 (1954).

Steudel, J.: Geschichte der Bäder- und Klimaheilkunde. In: W. Amelung u. A. Evers, Handbuch der Bäder- und Klimaheilkunde. Stuttgart: Schatthauer 1962.

Stevenson: Zit. nach Steinmetz.

Studer, P.: Tuberkulosebehandlung im Hochgebirge, Wert und Indikation. Ärztl. Fortbild. 9, 57 (1959).

Trauner, L.: Das Mittelmeerklima mit besonderer Berücksichtigung der Adria-Differentialtherapie im Wechsel der Jahreszeiten. Hippokrates (Stuttg.) 32, 110 (1961).

Tromp, S. W.: Recent studies on the possible biometeorological periodicity of asthma attacks and of mental diseases in the Netherlands. Int. J. Biometeorol. 1, IVC 4a (1957).

Ungeheuer, H.: Biometeorologie im Kurort. Z. angew. Bäder- u. Klimaheilk. 2, 421 (1955).

Verbic, N., et J. Nicolić: Experiences sur l'asthme infantile. Acta allerg. (Kbh.) 14, 100 (1959).

Verzár, F.: Atmungsveränderungen in großen Höhen und bei künstlichem Sauerstoffmangel. In: Höhenklima-Forschungen des Basler Physiologischen Institutes, S. 93. Basel: Benno Schwabe & Co.

Waller, R. E., and P. J. Lawther: Some observations on London fog. Brit. med. J. 1955 II, 1356.

Wolfer, R., u. M. Höchli: Beitrag zur Therapie des Kinderasthmas. Allergie u. Asthma 5, 115 (1959).

Zenker, H.: Die Bedeutung des Lokalklimas der Ostsee-Küstengebiete für die Klimatherapie. In: A. Kukowka, Abhandl. a. d. Gebiete der physikalischen Therapie, Bd. 1, S. 177. Leipzig: VEB Thieme 1954.

— Über die Abkühlungsgröße im Strandkorb. In: A. Kukowka, Abhandl. a. d. Gebiete der physikalischen Therapie, Bd. 2, S. 197. Leipzig: VEB Thieme 1955.

— Klimatherapie der Lungentuberkulose aus der Sicht des Bioklimatologen. Med. Mschr. 14, 36 (1960).

Strahlentherapie und Strahlenschutz

Strahlenbiologische Grundlagen

Von O. Hug, München

Die heilenden und die schädigenden Wirkungen ionisierender Strahlen beruhen auf den gleichen biophysikalischen Mechanismen. Ihr Verständnis ist Voraussetzung für eine optimale Strahlentherapie und für den Strahlenschutz bei der gesamten Anwendung der Kernenergie. Wegen der besonderen Strahlenempfindlichkeit des embryonalen und in mancher Hinsicht auch des kindlichen Organismus ist gerade der Pädiater gezwungen, sich ein umfassendes Bild von der Wirkungsweise eines so differenten Agens wie der ionisierenden Strahlen zu machen und auf Grund dieser Kenntnisse in jedem Einzelfall den Nutzen einer radiologischen Maßnahme gegen das damit verbundene individuelle und populationsgenetische Risiko abzuwägen. Im folgenden soll in knapper Form eine Einführung in die Strahlenphysik, in die physikalisch-chemischen Primärvorgänge bei der Absorption ionisierender Strahlen, die Prinzipien der Dosiswirkungsbeziehung, die Strahlenpathologie und die Strahlengenetik gegeben werden. Zur weiteren Einarbeitung in das Gebiet der Strahlenbiolo-gie werden die Bücher von Bacq und Alexander, Fritz-Niggli, Rajewsky u. Mitarb., Errera und Forssberg, Hollaender sowie Zimmer empfohlen.

Allgemeine Strahlenbiologie

Physikalische Grundlagen. Unter Strahlung verstehen wir Ströme von Lichtquanten oder von geladenen oder ungeladenen schnellen Teilchen, wie Elektronen, Alphateilchen oder Neutronen. Nur kurzwellige (hochfrequente) Photonen des elektromagnetischen Spektrums jenseits des ultravioletten Lichtes haben genügend Quantenenergie, um bei der Absorption in Materie nicht nur thermische Bewegungen auszulösen und nicht nur die äußeren Elektronen der Atomschalen anzuregen, sondern auch ein Elektron aus dem Atomverband zu lösen und somit ein Ionenpaar, bestehend aus dem freigesetzten Elektron und dem positiven Restatom, zu bilden. Das freigesetzte Elektron gibt dann längs seiner Bahn die kinetische Energie in Form weiterer Ionisationen und Anregungen ab. Die Wirkung solcher Sekundärelektronen ist prinzipiell die gleiche wie die primärer Korpuskularstrahlen mit genügender kinetischer Energie beim Durchgang durch die Materie.

Zu den *ionisierenden Quantenstrahlungen* rechnen *Röntgenstrahlen* und *Gammastrahlen*. Beide sind ihrer Natur nach identisch; herkömmlicherweise bezeichnet man aber mit Röntgenstrahlen solche energiereiche Photonen, die in der Elektronenschale eines Atoms freigesetzt werden — sei es bei der Abbremsung schneller Elektronen in Röntgenröhren oder anderen Beschleunigergeräten oder bei manchen Kernprozessen, während Photonen, die bei Kernumwandlung und -zerfall freigesetzt werden, Gammastrahlen genannt werden.

Zu den ionisierenden *Korpuskularstrahlen* zählen:

Elektronen, die künstlich beschleunigt wurden oder als Betateilchen (β^-) beim radioaktiven Zerfall freiwerden,

Positronen (β^+), d. h. Teilchen von der Masse des Elektrons, die jedoch eine positive Elementarladung tragen,

Protonen, die mit den Atomkernen des Wasserstoffs identisch sind, und schließlich

schwerere beschleunigte Atomkerne und *Atomkernbruchstücke*, die bei einer Kernspaltung entstehen oder wie *Alphateilchen* (doppeltpositiv geladene Atomkerne des Helium) beim radioaktiven Zerfall emittiert werden oder Bestandteile der kosmischen Strahlung sind.

Neutronen — elektrisch neutrale Teilchen des Kerns von der Masse des Protons — vermögen nicht direkt zu ionisieren; jedoch geben schnelle Neutronen ihre Energie beim Zusammenstoß, insbesondere mit leichten Atomkernen, an diese ab, und da die sog. Rückstoßteilchen ihrerseits die Materie ionisieren können, wirken schnelle Neutronen *indirekt ionisierend*. Langsame Neutronen werden von Atomkernen eingefangen, führen zu Kernprozessen und auch auf diesem Wege indirekt zu Ionisation.

Die Quantenenergie elektromagnetischer Strahlung und die kinetische Energie von Korpuskularstrahlen werden im allgemeinen in Elektronenvolt (eV) oder einem Vielfachen dieser Einheit (KeV, MeV) angegeben. 1 eV ist die kinetische Energie, die ein Elektron beim Durchlaufen einer Potentialdifferenz von 1 Volt aufnimmt.

Die Intensität einer Strahlung, die von einer punktförmigen Strahlenquelle ausgeht, verringert sich im Vakuum und damit praktisch auch in Luft mit dem Quadrat des Abstandes. Beim Durchgang durch Materie werden Photonen absorbiert oder gestreut, so daß ihre Zahl und damit die Intensität der Strahlung mit der Schichtdicke abnehmen und zwar bei einer monochromatischen Strahlung nach einer Exponentialfunktion. Ein praktisches Maß für die Eindringungstiefe der Strahlung ist die *Halbwertsschicht*, d. h. die Schichtdicke des durchstrahlten Körpers, nach der die Intensität oder die Dosis auf die Hälfte

abgefallen ist. Korpuskularstrahlen geben ihre Energie in Materie allmählich ab, bis sie zur Ruhe kommen. Eine homogene Korpuskularstrahlung ist deshalb charakterisiert durch ihre Reichweite, die in einem gegebenen Material von der Masse und Ladung der Teilchen und der Anfangsenergie abhängt. Zur Veranschaulichung seien einige Daten gegeben: Die Betastrahlen des radioaktiven Wasserstoffisotops Tritium haben im Gewebe eine Reichweite von etwa 1 μ, die des P^{32} von etwa 7 mm, die Elektronen eines 30 MeV-Betatrons von ca. 15 cm; Alphateilchen von etwa 5 MeV, wie sie von Radium emittiert werden, dringen nur etwa 30 μ in das Gewebe ein.

Radioaktivität. Natürlich und künstlich erzeugte radioaktive Isotope der Elemente (Radionuclide) zerfallen unter Aussendung von Elektronen (β^-), Positronen (β^+) oder Alphastrahlen z. T. unter gleichzeitiger Emission von Gammastrahlen und gelegentlich einer weicheren Röntgenstrahlung. Als Tochterprodukte entstehen dabei stabile oder wiederum radioaktive Nuclide. Jedes Radionuclid ist charakterisiert durch die Art der von ihm emittierten Strahlung, deren Energie (ausgedrückt in MeV) und die Geschwindigkeit des Zerfalls, die im allgemeinen durch die Halbwertszeit (HWZ) angegeben wird. Diese kann Bruchteile von Sekunden bis Hunderttausende von Jahren betragen. Die Aktivität einer radioaktiven Substanz ist gegeben durch die Zahl der radioaktiven Zerfälle pro Zeiteinheit; die *Einheit der Radioaktivität* ist das Curie (c), das $3{,}7 \times 10^{10}$ Zerfallsakten pro Sekunde entspricht. Gebräuchliche Untereinheiten sind das Millicurie (mc) $= 3{,}7 \times 10^7$ Zerfälle pro Sekunde, Mikrocurie (μc) $= 3{,}7 \times 10^4$ Zerfälle pro Sekunde und das Mikro-Mikrocurie oder Picocurie (pc) $= 3{,}7 \times 10^{-2}$ Zerfälle pro Sekunde. *Spezifische Aktivität* nennt man die Aktivität pro Gewichtseinheit, z. B. Millicurie pro Gramm (mc/g).

Strahlendosis. Nur die in einem Körper bei Bestrahlung absorbierte Energie kann wirksam werden. Die physikalische Größe, auf die auch vitale Strahlenwirkungen bezogen werden, ist die Dosis, d. h. die pro Masseneinheit absorbierte Energie. Die Einheit der Strahlendosis ist das *rad*; 1 rad entspricht der Absorption von 100 erg pro Gramm Substanz. Zur Veranschaulichung sei gesagt, daß 100 erg ca. 2×10^{-6} Calorien oder ca. 10^{-6} mkg entsprechen. Die ältere, auch heute noch meßtechnisch wichtigste Einheit ist das *Röntgen (R)*; sie dient streng genommen nur zur Messung von Röntgen- und Gammastrahlen bestimmter Energie und entspricht dann der Absorption von ca. 93 erg pro Gramm Gewebe, also etwa 1 rad. Die insgesamt in einem Körper bei Bestrahlung absorbierte Energie ist das Produkt aus der mittleren Dosis und der Masse; sie wird in Grammrad angegeben. Unter *Dosisleistung* versteht

35*

man die Dosis pro Zeiteinheit, ausgedrückt in rad pro Sekunde, Minute, Stunde etc.

Die Dosiswirkungsbeziehung. Trägt man die Größe eines Effekts, z.B. die Zahl der strahlenveränderten Einheiten einer Population, gegen die Dosis auf, so erhält man je nach Objekt, Testeffekt und Bestrahlungsbedingungen charakteristische Dosiseffektkurven, deren wichtigste Typen in Abb. 56 schematisch dargestellt sind. Exponentialfunktionen (linke Kurve) kommen zustande, wenn über den ganzen Dosisbereich pro Dosiseinheit jeweils der gleiche Prozentsatz der noch nicht betroffenen Einheiten verändert wird. Die

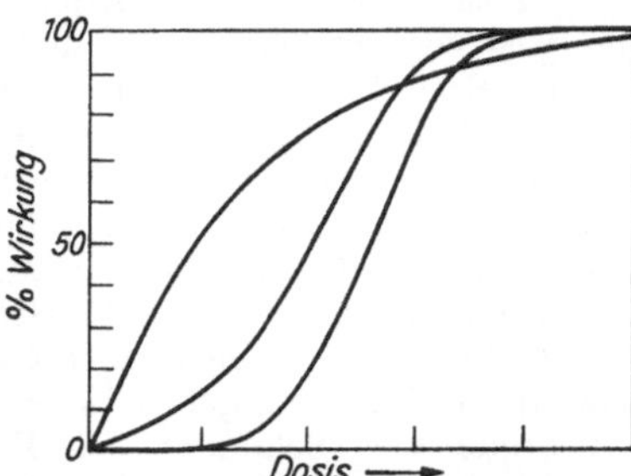

Abb. 56. Typische Dosiswirkungskurven. Linke Kurve: Exponentielle Dosiswirkungskurve. Mittlere Kurve: Sigmoide Dosiswirkungskurve mit endlicher Anfangsneigung. Rechte Kurve: Sigmoide Dosiswirkungskurve mit Schwellenwert

meisten strahlungschemischen Umsätze von anorganischen über kleinere organische Moleküle bis zu Makromolekülen einschließlich kleinerer Viren erfolgen nach Exponentialfunktionen. Auch genetische Effekte, wie Punktmutationen oder Chromosomenbrüche, verlaufen nach dem gleichen Schema, wobei allerdings die Zahl der strahleninduzierten Veränderungen im allgemeinen so klein ist, daß sie noch im linearen Anfangsteil einer Exponentialfunktion liegt, d.h. der Effekt ist proportional der Dosis. Unter bestimmten Bedingungen wird auch bei anderen cellulären Effekten eine exponentielle Wirkungskurve beobachtet, so beim Zelltod nach Einwirkung dicht ionisierender Strahlen.

Die *Treffertheorie* (DESSAUER, TIMOFÉEFF-RESSOVSKY u. ZIMMER, SOMMERMEYER) erklärt dies durch Eintreffervorgänge, also damit, daß ein einziges Ereignis bei der Absorption ionisierender Strahlen — ein Quant, eine Ionisation, eine Gruppe von Ionisationen, der Durchgang eines einzelnen ionisierenden Teilchens, oder ein strahlenerzeugtes freies Radikal — imstande ist, eine Einheit zu inakti-

vieren. Die praktische Bedeutung einer solchen Form der Dosiswirkungsbeziehung ist die, daß auch bei Zufuhr des kleinsten Dosisbetrags schon ein Teil der Einheiten betroffen werden kann, daß also kein Schwellenwert der Dosis besteht. Handelt es sich um echte Eintreffervorgänge, so ist der Effekt außerdem unabhängig von der zeitlichen Verteilung der Dosis (s. unter Zeitfaktor).

Die meisten komplexeren biologischen Effekte haben sigmaförmige Dosisbeziehungen, wobei Kurven beobachtet werden, die mit endlicher Neigung beginnen (mittlere Kurve Abb. 56), und solche, die erst bei Überschreitung eines bestimmten Dosisbetrags allmählich vom Ausgangswert abweichen (rechte Kurve). Kurven dieser Art werden in der Treffertheorie als Mehrtrefferkurven oder Mehrbereichskurven bezeichnet, da man sich vorstellt, daß eine Einheit erst dann inaktiviert wird, wenn ein empfindlicher Bereich mehrere Treffer erhalten hat, oder wenn beim Vorliegen mehrerer empfindlicher Bereiche alle getroffen sind. Diese Interpretation kann aber nur dann gewählt werden, wenn das Vorliegen solcher Mechanismen anderweitig gesichert ist.

Strahlenmorbiditäts- und *-mortalitätskurven* multicellulärer Organismen (Abb. 59) sind am zwanglosesten auf eine biologische Variabilität der Strahlenempfindlichkeit zurückzuführen. Praktisch bedeutsam ist, daß alle Strahleneffekte, die nach Art der rechten Kurve verlaufen, erst nach Erreichen einer bestimmten Dosisschwelle zu erwarten sind, wie die akuten, lokalen oder allgemeinen Reaktionen des menschlichen Organismus. Eine der großen Schwierigkeiten, die sich bei strahlenbiologischen Überlegungen zum Problem des Strahlenschutzes ergeben, besteht darin, daß es für keinen der somatischen Strahlenspätschäden schon geklärt ist, welchem Kurventyp seine Dosiswirkungsbeziehung entspricht, so daß in keinem Fall noch entschieden werden kann, ob ein Schwellenwert der Dosis oder wenigstens eine geringere Wirkung pro Dosiseinheit im kleinen Dosisbereich zu erwarten ist oder nicht, und daß deshalb das Risiko kleiner Strahlendosen nur schwer abgeschätzt werden kann.

Die Dosiswirkungsbeziehung modifizierende Faktoren

Zeitfaktor. Die Wirkung chemischer Pharmaka und Noxen kann unabhängig von ihrer zeitlichen Verteilung sein und sich somit einfach aus dem Produkt aus Konzentration und Einwirkungszeit ergeben (sog. *CT-Gifte*) oder sich nur partiell addieren *(Kumulationsgifte)* oder ausschließlich von der Konzentration der Gifte abhängig sein *(Konzentrationsgifte)*. In der Natur der ionisierenden Strahlen liegt es begründet, daß je nach dem Angriffsort, den wirksamen Mechanismen und zahlreichen in die Ausbildung des Schadens eingreifenden physikalischen, chemischen und vitalen Prozessen mit solchen Strahleneffekten zu rechnen ist, die völlig unabhängig von der zeitlichen Dosisverteilung sind, und solchen, bei denen in mehr oder weniger ausgeprägtem Maße ein Zeitfaktor mitspielt.

Zeitunabhängig sind die meisten molekularen Strahlenreaktionen und biologische Effekte, die nach Eintreffermechanismen ablaufen. Sieht man von vereinzelten Beobachtungen ab, bei denen eine über längere Zeit verteilte Dosis einen stärkeren Effekt macht als eine einmalige kurzzeitige Bestrahlung, und die dadurch erklärt werden, daß die betroffenen Zellen Entwicklungsstadien mit verschiedener Strahlenempfindlichkeit durchlaufen, so kann gesagt werden, daß die meisten Strahlenwirkungen mit einer Protrahierung oder Fraktionierung der Dosis abnehmen. Dies liegt z.T. an der Dosisleistungsabhängigkeit physikalischer oder chemischer Primärvorgänge, z.T. an physiologischen Gegebenheiten des lebenden Organismus.

Die *Erholungsfähigkeit des Organismus* gegenüber einem Strahleninsult ist wesentlich größer, als man in früheren Zeiten geglaubt hat. Sie vermag vor allem die Ausbildung akuter lokaler oder allgemeiner Strahlenreaktionen abzuschwächen, und somit werden diese bei gleicher Dosis um so geringer ausgeprägt sein, je mehr dem Organismus bereits während der Bestrahlung Zeit zur Erholung gelassen wird. Unter kontinuierlicher Bestrahlung mit nicht zu großen Dosisleistungen oder unter fraktionierter Bestrahlung mit kleinen Einzeldosen und entsprechend großen Intervallen können die akuten Strahleneffekte völlig ausbleiben, oder es kann sich ein stationärer Zustand mäßiger Schädigung einstellen, bei dem sich Schädigungs- und Erholungsprozesse wenigstens eine Zeitlang die Waage halten. Auch viele Strahlenspätschäden sind stärker als man früher angenommen hat von der zeitlichen

Verteilung der Dosis abhängig. Die praktische Bedeutung des Zeitfaktors für die Strahlentherapie liegt darin, daß man die unterschiedliche Erholungsfähigkeit von Tumorgewebe und gesundem Gewebe zu einem Behandlungsplan ausnützt, bei dem die Strahlenwirkung auf den Tumor maximal, die Schonung des gesunden Gewebes optimal ist.

Relative biologische Wirksamkeit verschiedener Strahlenarten. Zwar spielen sich bei der Absorption aller ionisierenden Strahlen die gleichen primären Vorgänge ab; dennoch kann der Effekt bei gleicher Dosis in Abhängigkeit von der Strahlenart und Strahlenenergie variieren. Dies erklärt sich daraus, daß die diskrete Energieabgabe ionisierender Teilchen zu einer inhomogenen mikroskopischen Energiedichteverteilung im Gewebe führt, daß diese ein für jede Teilchenart und Teilchenenergie charakteristisches Muster aufweist und daß deshalb die mikroskopische bzw. submikroskopische Gewebestruktur in durchaus unterschiedlicher Weise geschädigt werden kann.

Für praktische Zwecke des Strahlenschutzes nimmt man an, daß Alphateilchen und Neutronen etwa 10mal, schwerere, besonders dicht ionisierende Teilchen etwa 20mal wirksamer sind als Gammastrahlen des Radium. Es muß aber im Auge behalten werden, daß die sog. relative biologische Wirksamkeit (RBW) von Objekt zu Objekt, von Testreaktion zu Testreaktion verschieden sein kann, und daß sie außerdem auch vom Dosisbereich und der zeitlichen Dosisverteilung abhängt.

Im Strahlenschutz wird die Dosis der verschiedenen Strahlenarten des Vergleichs wegen in *rem* angegeben; 1 rem entspricht dabei 1 rad von Gamma- oder Röntgenstrahlen mittlerer Härte, und 1 rem jeder anderen Strahlenart stellt denjenigen Energiebetrag dar, der die gleiche biologische Wirkung hat wie 1 rad Gamma- oder Röntgenstrahlen. 1 rem entspricht also bei Alphastrahlung $^1/_{10}$ rad.

Biophysikalische Primärwirkungen

Ionisationen und Anregungen verändern den physikalisch-chemischen Zustand der Materie. Angeregte oder ionisierte Moleküle sind chemisch besonders aktiv und können leicht mit anderen Molekülen reagieren. Durch Störung ihrer elektronischen Konfiguration und schließlich auch durch Dissoziation entstehen stabile oder instabile Moleküle oder freie Radikale. Durch weitere Reaktionen der primären Strahlungsprodukte untereinander und mit anderen Molekülen setzt ein komplizierter chemischer Reaktionsablauf ein. Zwischen- und Endprodukte können in mannigfaltiger Weise den Chemismus der Zelle verändern. Zelleben und normale Zellfunktionen hängen insbesondere von der Intaktheit besonderer organischer Moleküle und der aus ihnen gebildeten Strukturelemente ab, wie Protein-, Nucleinsäure- und Kohlehydratkomplexe. Sie können auf zweierlei Weise unter der Einwirkung ionisierender Strahlen verändert werden, und zwar:

1. durch direkte Wirkung der in ihnen selbst absorbierten Energie,

2. durch indirekte Wirkungen über strahlungschemische Produkte, insbesondere freie Radikale, die vor allem im wäßrigen Medium der Zelle gebildet werden.

Strahlungschemie. Das Studium der chemischen Strahlenwirkungen ist zu einem umfassenden neuen Forschungsgebiet geworden, das sich in den letzten Jahrzehnten der älteren Photochemie zur Seite gestellt hat. Im Rahmen dieses Beitrags können nur wenige Anmerkungen zu den Prinzipien der strahlungschemischen Wirkungen gemacht werden. Die bei einer Ionisation im Mittel an die Atome oder Moleküle abgegebene Energie von 32 eV reicht aus, um jede Art von chemischer Bindung zu sprengen. Der Energiegehalt einer CC-Bindung entspricht 60 kcal/mol oder 2,5 eV/Bindung. Demnach können direkte Treffer durch einzelne Ionisationen oder Ionisationsgruppen jede Molekülart an beliebiger Stelle stören.

Daß trotzdem bei Bestrahlung reiner Substanzen bevorzugte physikalisch oder chemisch faßbare Zwischen- und Endprodukte auftreten, liegt z.T. daran, daß die Energie innerhalb des Moleküls und gelegentlich auch über mehrere Molekülabstände hinweg weitergeleitet werden kann und an bestimmten empfindlichen Stellen bevorzugt zur Wirkung kommt. Freie Radikale greifen an Endgruppen entsprechender chemischer Affinität an und haben vorwiegend oxydierende und z.T. reduzierende Wirkung. So reich unsere strahlenchemischen Kenntnisse bereits sind und so sehr wir bemüht sind, celluläre Strahlenwirkungen auf die primären Vorgänge der molekularen Ebene zurückzuführen, so schwierig ist es noch heute, auch nur eines der strahleninduzierten vitalen Phänomene lückenlos chemisch zu erklären.

Insbesondere sind wir noch mit der unerklärlichen Tatsache konfrontiert, daß Störungen des Zellebens schon bei Dosen in der Größenordnung von 1 rad und weniger auf-

treten können, solche Dosen jedoch unter den Bedingungen des Zellmilieus nur einen außerordentlich kleinen Bruchteil von Molekülen der verschiedensten Stoffarten verändern können. So müssen wir uns im folgenden meistens auf die Beschreibungen der cellulären Effekte beschränken und können nur in den seltensten Fällen versuchen, das strahlungschemische Substrat zu erfassen. Die beste Beschreibung der biologisch wichtigen Strahlenchemie geben BACQ und ALEXANDER.

Cytologie

Auch Strahlenpathologie ist zunächst und zumeist Cellularpathologie. Komplexe Störungen vielzelliger Organismen können weitgehend auf temporäre oder bleibende Störungen der Zellfunktion und den Ausfall von Zellen zurückgeführt werden. Von vornherein ist dabei festzustellen, daß keine der funktionellen, biochemischen oder morphischen Strahlenwirkungen spezifisch ist, sondern daß sie vielmehr typische Reaktionsweisen der Zelle auf die verschiedenartigsten Noxen darstellen.

Störungen des Stoffwechsels. Die Strahlenchemie organischer Verbindungen macht es verständlich, daß relativ hohe Dosen notwendig sind, um durch unmittelbare Schädigung der Fermente Stoffwechselstörungen der Zelle hervorzurufen.

Die sauerstoffverbrauchende Atmung von Zellen und Geweben ist relativ strahlenunempfindlich und meist in Form von sigmoidförmigen oder komplexeren Kurven von der Dosis abhängig. Mehrfach wurde sogar bei nicht zu hohen Dosen ein gesteigerter O_2-Verbrauch von Bakterien, Gewebeschnitten oder isolierten Zellbestandteilen, wie Mitochondrien, beobachtet. Fast alle bekannten Fermentreaktionen, die im Zelleben von Bedeutung sind, wurden bereits auf ihre Strahlenempfindlichkeit hin getestet. Auch dabei zeigte sich, daß keiner der Prozesse so strahlenempfindlich ist, daß er für die erheblichen Störungen des Zellebens bei kleinen Strahlendosen verantwortlich gemacht werden könnte. Im allgemeinen scheinen Fermente mit SH-Gruppen und strukturgebundene Fermentreaktionen eine relativ hohe Empfindlichkeit zu haben. Auch die oxydative Phosphorylierung des Protoplasmas ist relativ strahlenresistent. Dagegen wird es für möglich gehalten, daß die im Zellkern ablaufenden Phosphorylierungsvorgänge relativ leicht durch

Strahlung störbar sind, und daß sich dadurch manche komplexen Störungen des Zellkerns erklären (CREASY und STOCKEN).

Synthesestörungen. Häufig, wenn auch nicht mit Regelmäßigkeit, wird in bestrahlten Geweben eine Verminderung der Desoxyribonucleinsäure (DNS) festgestellt und auf eine Störung ihrer Synthese zurückgeführt. Diese wurde schon frühzeitig von HAHN und HEVESY unter Verwendung von P^{32} als Indicator und in neuerer Zeit von tritiummarkiertem Thymidin autoradiographisch nachgewiesen. Für diese Form der Strahlenschädigung existiert im Zellcyclus eine kritische Phase, die aber nicht unmittelbar mit der DNS-Synthese selbst zusammenfällt, sondern offenbar kurz vor ihr liegt und vielleicht mit der Synthese derjenigen Fermente zusammenhängt, die zur DNS-Synthese benötigt werden. Die Synthese der Ribonucleinsäure und der Eiweiße scheint eine geringere Strahlenempfindlichkeit zu haben als die DNS-Synthese. Mit radioaktivem Eisen als Indicator konnte gezeigt werden, daß schon außerordentlich kleine Strahlendosen in der Größenordnung von wenigen rad imstande sind, den Hämoglobinaufbau zu stören.

Die zeitweilige Ausschaltung aller immunologischen Fähigkeiten ist eine besonders bedeutsame Wirkung akuter Ganzkörperbestrahlung. Zum Teil ist sie erklärt durch eine zeitweilige Hemmung der Antikörperbildung.

Funktionelle Störungen. Die Beobachtung, daß unmittelbar nach Bestrahlung auch mit relativ kleinen Strahlendosen Zellen und einzelne Zellbestandteile, wie Mitochondrien, schwellen, weist auf eine Störung der Zellpermeabilität hin, deren biophysikalische Entstehung noch ungeklärt ist. Es besteht der begründete Verdacht, daß durch Störungen der Funktion der äußeren Zellwand und der intracellulären Barrieren unphysiologische stoffliche Verschiebungen auftreten, die mit zeitweiligen funktionellen Störungen verbunden sein können. Störungen des Elektrolythaushalts der Zelle mit erhöhtem Kaliumaustritt und vermehrtem Natriumeintritt wurden schon früher, wenn auch erst nach hohen Dosen, an Erythrocyten vor Einsetzen der Strahlenhämolyse und an Nerven- und Muskelzellen beobachtet.

Neuere Untersuchungen ergeben folgendes generelle Bild: Die Bestrahlung führt zu einer unmittelbaren, bei nicht zu hohen Dosen reversiblen Permeabilitätsänderung für Wasser, Elektrolyte und möglicherweise auch für höhermolekulare Stoffe, die eine erhebliche Abhängigkeit von der Dosisleistung zu haben scheint und zu einem Kaliumverlust und einer Natriumaufnahme führt. Bei vielen pflanzlichen und

manchen animalischen Zellen sind die Vorgänge mit einer Verminderung des Ruhepotentials der Zelle verbunden. Es ist noch nicht hinreichend untersucht, ob diese temporären Funktionsstörungen auch zu irreversiblen Zellschäden führen können.

Besondere Bedeutung kommt den *elektrophysiologischen Veränderungen* bei erregbaren Geweben, also bei Nerven- und Muskelzellen zu. Wenn auch bei vielen dieser Zelltypen Störungen des Ruhepotentials nur mit außerordentlich hohen Dosen erreichbar sind, so vermögen bereits relativ kleine Dosen die physio-

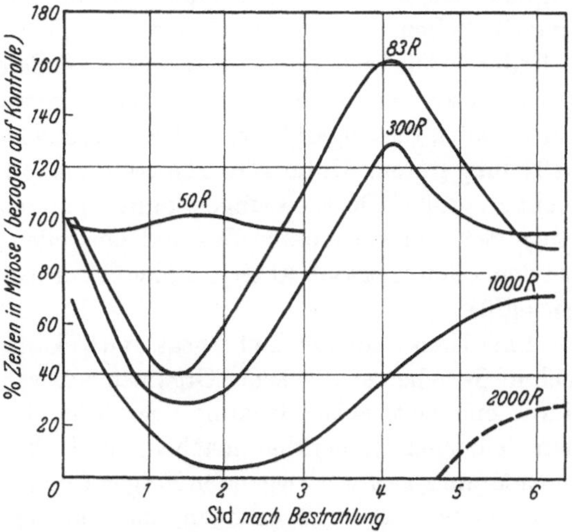

Abb. 57. Die Abhängigkeit der Mitoserate in der Mäuseepidermis von der Strahlendosis und der Zeit nach Bestrahlung (nach STORER)

logischen Reaktionen auf Reize — also die Reizschwelle, die Höhe und Form der Aktionspotentiale und schließlich auch die Reizleitung — zu verändern. Glatte Muskelzellen und die Muskelzellen niederer Tiere sprechen unmittelbar auf Bestrahlung mit Änderungen ihrer Motilität und ihres Tonus an. Motorische Nervenfasern von Wirbeltieren und quergestreifte Muskulatur scheinen demgegenüber wesentlich weniger durch Strahlung irritierbar zu sein (BOND u. ROBERTSON; HUG, 1960).

Mitosestörungen. Eine der empfindlichsten, biologisch bedeutsamsten und deshalb auch schon frühzeitig und ausgiebig untersuchten cellulären Strahlenstörungen ist die Hemmung der Mitose. Zellen aller phylogenetischen Stufen von Bakterien bis hin zu den noch teilungsfähigen Zellen tierischer Gewebe zeigen unter Strahlennwirkung eine Verzögerung der Mitose, die mit steigender Dosis zunimmt, bis schließlich eine irreversible Hemmung, meist vom Zelltod gefolgt, eintritt. Die Mitosehemmung macht sich bemerkbar in einer zeitweiligen Verringerung des mitotischen Index (Verhältnis der Zahl der in Teilung befindlichen Zellen zur Zahl der beobachteten Zellen). Abb. 57 zeigt, daß die Mitosehemmung mit der Dosis zunimmt.

Nach Überwindung der Hemmung steigt — zumindest bei kleineren Dosen — der mitotische Index über die Norm an. Dies erklärt sich daraus, daß die verschiedenen Stadien des Teilungscyclus eine unterschiedliche Strahlenempfindlichkeit haben. Besonders empfindlich sind die Zellen, die sich kurz vor der Prophase befinden. Die zeitweilig gehemmten Zellen werden also dann in die Mitose einrücken, wenn bereits auch die ungestörten Zellen zeitgerecht in Teilung treten. Unter Dauerbestrahlung mit nicht zu großen Dosisleistungen kann sich über lange Zeit ein stationärer Zustand einstellen, bei dem die mitotische Aktivität nicht oder nur geringfügig gestört ist.

Eine Hemmung der Teilungsaktivität kann sich in Geweben erwachsener Organismen zwar durch eine zeitweilige Senkung der vorhandenen Zellzahlen bemerkbar machen, wird aber sonst kaum zu schwerwiegenden Folgen führen. Dagegen ist damit zu rechnen, daß bei der Entwicklung des Embryos, der ein wohlsynchronisiertes, räumliches und zeitliches Muster von Zellverbänden mit wechselnder Teilungs- und Differenzierungsaktivität darstellt, schon eine geringfügige inhomogene Hemmung der Zellteilung in verschiedenen Zellarealen zu einer irreversiblen Fehlentwicklung mit Mißbildungen und anderen Folgen führen kann.

Cytogenetik. In Gewebekulturen kann man nach Bestrahlung eine Fülle von Störungen des physiologischen Mitoseablaufs verfolgen. Besonders auffällig und auch im fixierten Gewebe zu beobachten sind *Chromosomenverklebungen*, die eine reguläre Verteilung der Chromosomen und damit die Zellteilung verhindern oder verzögern oder zu einer ungleichmäßigen Verteilung des genetischen Materials auf die Tochterzellen führen. Schwerere Chromosomenverklebungen führen zwangsläufig zum Zelltod.

Mit den Chromosomenverklebungen haben wir das außerordentlich umfängliche und in neuester Zeit immer weiter ausgebaute Gebiet der Cytogenetik und der *cytogenetischen Strahlenveränderungen* erreicht. Sie können, wie

ausgiebige Forschungen an Viren, Bakterien, Pilzen und schließlich auch an multicellulären Organismen gezeigt haben, zustandekommen durch strahlenbiochemische Veränderungen der im Zellkern vorhandenen DNS selbst, durch Störungen ihrer Reduplikation, und schließlich durch Störungen anderer auf die genetische Substanz rückwirkender Zellfunktionen.

Nach klassischem Schema unterscheiden wir folgende Formen von Mutationen, die alle auch durch Strahlung hervorgerufen werden können:

Punktmutationen. Die Zahl der Punkt- oder Genmutationen nimmt linear mit der Strahlendosis zu, und bis vor kurzem war man auch der Ansicht, daß sie unabhängig von der zeitlichen Dosisverteilung ist, so daß es naheliegend war, ihr Auftreten durch diskrete Treffer, z.B. Ionisationen im Genort, zu interpretieren.

Neuere Untersuchungen an Mäusen zeigten jedoch, daß eine Verringerung der Dosisleistung bei gleicher Dosis zu einer geringeren Ausbeute an Mutationen führen kann (RUSSELL et al. 1958). Ferner hat sich in letzter Zeit mehr und mehr bestätigt, daß die Mutationen nicht bereits im Augenblick der Energieabsorption endgültig fixiert sind, sondern daß es prämutative Veränderungen gibt, die innerhalb eines begrenzten Zeitraums reparabel sind, und daß in dieser Phase die Ausbeute an Mutationen durch zahlreiche Faktoren beeinflußt werden kann. Dies alles hat zur Auflockerung der klassischen treffertheoretischen Vorstellungen geführt, die heute meist nur als einfache Modelle komplexer Vorgänge betrachtet werden.

Chromosomenanomalien. Störungen der Chromosomenstruktur, die während der Teilungsphasen der Zelle sichtbar werden, vor allem Chromosomenbrüche, treten nach Bestrahlung in allen pflanzlichen und tierischen Zellen, bei höheren Organismen in allen Stadien der Geschlechtszellenbildung, der befruchteten Zygote und des sich entwickelnden und reifen Organismus auf. Die Wirksamkeit nimmt auch hier mit der Ionisationsdichte zu, wobei die Unterschiede der relativen biologischen Wirksamkeit bei kleinen Strahlendosen und kleinen Dosisleistungen ausgeprägter sind.

Chromosomenbrüche können innerhalb einer begrenzten Zeit nach Bestrahlung ohne nachweisbaren Defekt wieder ausheilen oder zu den bekannten Anomalien, wie *Deletionen*, *Inversionen* und *Translokationen* führen. Defekte, wie Translokationen, deren Entstehung zwei Brüche erfordert, haben eine starke Abhängigkeit von der zeitlichen Dosisverteilung; denn mit abnehmender Dosisleistung wird die Chance, daß gleichzeitig in gleichen oder benachbarten Chromosomen einer Zelle zwei noch nicht verheilte Brüche vorhanden sind, geringer.

Die Häufigkeit strahleninduzierter Anomalien hängt vom Sauerstoffgehalt, von einer Reihe anderer chemischer Faktoren und von der Stoffwechselaktivität der Zelle ab. Nach jüngsten Untersuchungen an menschlichen Zellen in Gewebekultur rufen 100 R 0,3 bis 2 Chromosomenbrüche pro Zelle hervor (CHU et al.). Chromosomenbrüche und ihre Folgen können entweder bei der ersten oder bei einer der folgenden Teilungen zum Zelltod führen oder mit Erbmerkmalsänderungen verbunden in allen folgenden Zellgenerationen persistieren.

Aberrationen der Chromosomenzahl. Teilungsstörungen können zu Änderungen der artspezifischen Chromosomenzahlen führen. Seit langem bekannt und sogar für züchterische Zwecke verwendet ist die Induktion polyploider Zellen und Individuen. Eine unsere Nosologie und z.T. auch schon die Strahlenpathologie beeinflussende Entwicklung hat eingesetzt, nachdem es vor einigen Jahren gelungen ist, mit verbesserter cytologischer Technik nachzuweisen, daß eine Reihe von Krankheiten, wie die mongoloide Idiotie, das Klinefelter- und das Turner-Syndrom, mit einer abnormen Zahl bestimmter autosomaler oder Geschlechtschromosomen, z.T. auch mit strukturellen Abweichungen einzelner Chromosomen, in allen Zellen des Organismus verbunden ist. Während bei den genannten Krankheiten die Aberration in einer der Gameten oder spätestens vor der ersten Zellteilung der Zygote erfolgen muß, da alle Somazellen in gleicher Weise verändert sind, muß man annehmen, daß auch zu einem späteren Zeitpunkt der Ontogenese somatische Aberrationen gleicher Art auftreten können.

Die chronische myeloische Leukämie ist häufig mit dem Erscheinen eines abnormen Chromosoms, dem sog. Philadelphia-Chromosom, in den Zellen der myelopoetischen Reihe verknüpft (NOWELL u. HUNGERFORD). Bei therapeutisch bestrahlten Personen und nach Strahlenunfällen wurden in den letzten Jahren wiederholt persistente Chromosomenaberrationen beobachtet (BENDER u. GOOCH). Bei Kindern von Müttern, die während der Schwangerschaft röntgendiagnostischen Maßnahmen unterzogen wurden, fand sich eine statistisch signifikante Erhöhung segmentärer Heterochromie in der Iris, vor allem bei Exposition im 3. bis 7. Schwangerschaftsmonat, die auf somatische Mutationen in bestimmten Entwicklungsphasen zurückzuführen ist (LEJEUNE u. RETHORE). Die alte Vorstellung, daß ionisierende Strahlen auch somatische Mutationen hervorrufen können, wurde durch diese Beobachtungen unter einem neuen Aspekt wiederbelebt.

Zelltod. Alle bisher beschriebenen strahleninduzierten Vorgänge und vielleicht noch eine ganze Reihe anderer, bisher in ihrer Bedeutung noch nicht erkannter Mechanismen können Ursache des Zelltodes sein. In einer von Zelltyp zu Zelltyp variierenden zeitlichen Folge erlöschen die Bewegungsvorgänge, die Stoffwechseltätigkeit, die elektrischen Phänomene, die Erregbarkeit, die Vermehrungsfähigkeit, und schließlich treten die morphischen Zeichen der Nekrobiose und Nekrose auf.

Die Fähigkeit zu Kolonienbildung bei Bakterien und künstlich kultivierten Gewebezellen, die Entwicklungsfähigkeit von Insekten- oder Wurmeiern sind seit Jahrzehnten beliebte Testreaktionen, die früher sogar z.T. zu einer Art biologischer Dosimetrie verwendet wurden.

Mit neueren Methoden können heute praktisch alle vermehrungsfähigen Säugetierzellen, einschließlich der menschlichen, im Glase gezüchtet und auf ihre Strahlenempfindlichkeit getestet werden. Abb. 58 zeigt die Zahl über

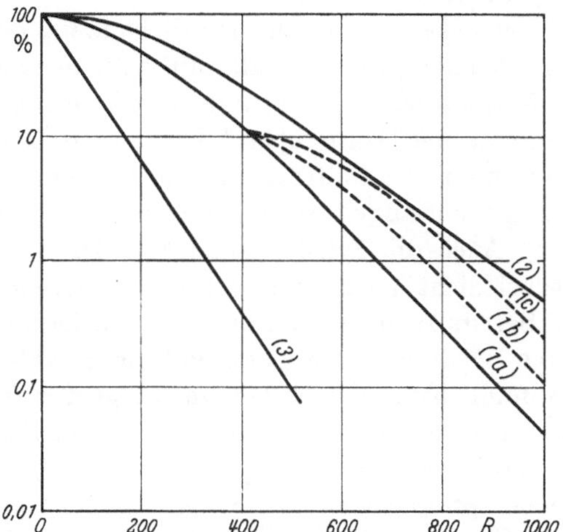

Abb. 58. Kurven *1a, b, c:* Wirkung von Röntgenstrahlen auf Hamster-Zellen bei einmaliger Bestrahlung (*1a*) und bei 2,5stündiger (*1b*) und 23stündiger (*1c*) Pause nach einer Dosis von 505 R (nach ELKIND und SUTTON; 1959, 1960). Kurven *2* und *3:* Wirkung von Röntgenstrahlen (*2*) und Alphastrahlen (*3*) auf menschliche Nierenepithelzellen (nach BARENDSEN)

lebender Säugetierzellen in Abhängigkeit von der Dosis in halblogarithmischer Darstellung.

Die *Strahlenempfindlichkeit* aller mit dieser Technik getesteten normalen und malignen Zellen ist erstaunlich gleichartig; ihre Halbwertsdosis liegt bei Röntgen- und Gammabestrahlung fast stets zwischen 200 und 300 rad. Es fragt sich, ob diese Übereinstimmung ein Kunstprodukt ist, dadurch hervorgerufen, daß unter den künstlichen Bedingungen der Gewebekultur alle Zelltypen in eine gleichartige Stoffwechsel lage, Teilungsaktivität und damit auch in eine ähnliche Strahlenempfindlichkeit gebracht werden, oder ob nicht doch die Zellen auch in vivo bei ähnlicher Teilungsaktivität die gleiche Strahlenempfindlichkeit haben. Immerhin verdient es Beachtung, daß leukämische Zellen der Maus bei Bestrahlung in vivo eine ähnliche Strahlenempfindlichkeit aufweisen wie Zellen in Gewebekultur (HEWITT und WILSON).

Wird die Bestrahlung nach Erreichen einer bestimmten Teildosis unterbrochen, so erholen sich die überlebenden Zellen im Laufe von ca. 20 Std nahezu vollständig; das äußert sich darin, daß bei einer weiteren Bestrahlung nach dieser Zeit die Inaktivierungskurve mit der gleichen Anfangsneigung beginnt wie bei der Erstbestrahlung (Nebenkurve der Abb. 58). Wir können sagen, daß sich die Kompensationsfähigkeit der Zelle gegenüber der Bestrahlung wiederhergestellt hat.

Versuche mit verschieden dicht ionisierenden Strahlen zeigen, daß mit zunehmender Ionisationsdichte die Strahlenempfindlichkeit zunimmt, der Gesamtablauf der Kurven steiler wird und die „Schulterkurven" mehr und mehr in Exponentialfunktionen übergehen (BAREND-SEN). Auch die Erholungsfähigkeit der Zellen ist bei dicht ionisierenden Strahlen geringer.

Bereits 1906 haben BERGONIE und TRIBON-DEAU die Regel formuliert, daß die Strahlenempfindlichkeit der Zellen um so größer ist, je größer die Reproduktionsfähigkeit der Zelle ist und je weniger sie morphologisch und funktionell differenziert ist. Sie gilt auch heute noch für die meisten Zelltypen, wenn man im Auge behält, daß sie sich nicht auf funktionelle Strahlenstörungen bezieht, sondern nur auf die irreversiblen, morphologisch faßbaren Zeichen des Zelluntergangs.

Nicht einfügen läßt sich in dieses Schema die hohe Strahlenempfindlichkeit ausgereifter Lymphocyten, besonderer Spermatogonientypen und der Oocyten einiger Tierspecies. Auch andere Zellen in Teilungsruhe können der Strahlenschädigung erliegen, wenn auch für diesen nicht an die Mitose gekoppelten Strahlentod der meisten Gewebstypen relativ hohe Dosen notwendig sind. Die Strahlenempfindlichkeit ruhender Zellen wird vielleicht auch deswegen unterschätzt, weil der Zelluntergang dabei morphologisch weniger drastisch erfolgt.

Bei histologischer Durchsicht bestrahlter Gewebe findet man untergehende Zellen am frühesten und häufigsten und bei den kleinsten Dosen in den Mausergeweben, wobei fatalerweise gerade diejenigen Zellen, die für den physiologischen Zellnachschub verantwortlich sind, am strahlenempfindlichsten sind, glücklicherweise aber immer die undifferenzierten Stammzellen, wie Histioblasten in Knochenmark, Lymphknoten usw. oder die Ersatzspermatogonien relativ strahlenresistent sind, so daß aus diesen eine Repopulation erfolgen kann. Die weiter differenzierten Zelltypen der

Mausergewebe (mit Ausnahme der Lymphocyten), die meisten Zellen der parenchymatösen inneren Organe, Bindegewebe, Nerven- und Muskelzellen sind demgegenüber relativ strahlenresistent.

Histopathologie

Auch histologisch gesehen gibt es keinen spezifischen Strahlenschaden, sondern nur Kombinationen pathischer Erscheinungen, die für eine Strahleneinwirkung charakteristisch sind und in bedingtem Umfang sogar auf die Höhe der Dosis und den Bestrahlungszeitpunkt schließen lassen. Das histologische Bild nach totaler oder räumlich begrenzter Bestrahlung des Organismus wird zunächst beherrscht von den beschriebenen cytopathologischen Veränderungen, dem Mitosestop, pathologischen Mitoseformen und den verschiedenen Formen des Zelluntergangs. Je mehr strahlenempfindliche Elemente im Sinne von BERGONIE und TRIBONDEAU in einem Gewebe enthalten sind, um so drastischer ist das Bild des Schadens.

Das Schicksal einer Zelle im Gewebsverband ist aber nicht ausschließlich determiniert durch ihre eigene Strahlenempfindlichkeit und die in ihr selbst absorbierte Energie, sondern auch durch den Zustand des Gewebemilieus, das seinerseits durch die Strahleneinwirkung verändert werden kann. Die Wechselwirkung zwischen geschädigten und ungeschädigten Zellen ist ein bedeutsamer Faktor. Strahleninduzierte funktionelle Störungen mesenchymaler Bestandteile, der Blutgefäße, Lymphbahnen und nervösen Elemente variieren die Strahlenreaktion der Parenchymzellen, und umgekehrt wird deren Pathobiologie wieder auf ihren Funktionszustand zurückwirken. Nur wenige lokale Strahlenschäden sind relativ unabhängig von dem Gesamtzustand des Organismus und der Mitbestrahlung der übrigen Organe, wie etwa die histologisch nachweisbaren Veränderungen in den Gonaden.

Im folgenden soll versucht werden, die Histopathologie einzelner Gewebe und Organe in vereinfachter Weise darzustellen, indem die zahlreichen beeinflussenden Faktoren weitgehend vernachlässigt werden, und auch die wesentlichen Unterschiede zwischen der Wirkung einer örtlichen und einer allgemeinen Bestrahlung unberücksichtigt bleiben. Ausführlicher wurde die Strahlenpathologie von BLOOM,

ZOLLINGER, COTTIER, FEINE und HUG dargestellt.

Haut und Anhangsgebilde. Schon bei Dosen unter 50 rad lassen sich eine zeitweilige Verminderung der Mitoserate im Stratum germinativum und vereinzelte Zellschädigungen mit Schwellung und Kernpyknosen nachweisen. Diese cellulären Veränderungen, die mit der Dosis zunehmen, sind begleitet von funktionellen Störungen des Gefäßapparates, die sich bei Überschreitung einer kritischen Dosis zum charakteristischen Bild des Strahlenerythems steigern. Es ist Ausdruck einer Erweiterung und bei höheren Dosen schließlich einer Lähmung der Endstrombahn, begleitet von Ödem. Je nach individueller Strahlenempfindlichkeit entwickelt es sich nach einer einmaligen kurzzeitig verabreichten Dosis von 300 bis 400 rad, verläuft typischerweise in drei Wellen mit einem Maximum der Hauptwelle um den 14. Tag, und klingt nach ca. 1 Monat unter Hinterlassung einer mehr oder weniger starken Pigmentierung ab. Ab 800 rad nehmen die entzündlichen Zeichen mit Ödemen und Rundzelleninfiltraten zu. Schließlich kommt es bei weiterer Erhöhung der Dosis zu einer nässenden Dermatitis, und unter Verstärkung aller degenerativen Prozesse in der Epidermis und Subcutis zur Nekrose.

Die oben angegebenen Grenzdosen ändern sich erheblich mit der Strahlenqualität, insbesondere mit der Tiefendosisverteilung, aber auch mit der Größe des Bestrahlungsfeldes. Ganz besonders hängt die Reaktion der Haut von der zeitlichen Dosisverteilung ab, indem bei Protrahierung oder Fraktionierung mit Zunahme der Gesamtbestrahlungszeit die Dosis zur Erreichung des gleichen Effekts erhöht werden muß (STRANDQVIST).

Der *chronische Strahlenschaden* der Haut nach einer einmaligen hohen Dosis oder nach langdauernder Exposition gegenüber kleinen Strahlendosen manifestiert sich in einer verdünnten, trockenen, schuppenden, leicht irritierbaren Epidermis mit flächiger De- und Hyperpigmentierung, Sklerose und Hyalinisierung der Bindegewebsschichten, mit Verlust der elastischen Fasern und verschiedenartigen Gefäßschäden, wie Teleangiektasien und Gefäßsklerosierung. Chronisch rezidivierende Geschwüre mit fehlerhafter Regeneration können zu Hyperplasien und schließlich zum Strahlenkrebs führen, wie er in früheren Zeiten als Berufsschaden oder als Folge therapeutischer oder falscher diagnostischer Maßnahmen, wenn auch relativ selten, beobachtet wurde.

Anhangsgebilde der Haut, wie Talgdrüsen, Schweißdrüsen, Haarbälge, haben z.T. eine etwas höhere Empfindlichkeit als die Epidermis, sind aber auch stark regenerationsfähig. Strahlenepilationen, die heute nur noch mit weichen Röntgenstrahlen oder Betastrahlen durchgeführt werden, haben früher oft tiefliegende Gewebe, vor allem Knochen und Gehirn, in Mitleidenschaft gezogen.

Andere Mausergewebe. Die gleiche Kombination von parenchymatösem und mesenchymalem Schaden ist an allen anderen bestrahlten Organen in analoger Abhängigkeit von der räumlichen und zeitlichen Dosisverteilung zu beobachten, wenn auch natürlich mit erheblichen orts- und gewebsabhängigen Varianten.

Intestinaltrakt. Die Schleimhäute des Intestinaltrakts sind von sehr unterschiedlicher Strahlenempfindlichkeit. Während das mehrschichtige Plattenepithel des Mundes und der Oesophagus sowie die Magenschleimhaut relativ resistent sind, ist die Darmschleimhaut, insbesondere die des Dünndarms, sehr empfindlich. Schon nach einigen rad finden sich in den Lieberkühnschen Krypten Zellschwellungen und Zelluntergänge mit einem tropfigen Zerfall der Kernsubstanz oder Kernpyknosen. Mitosestop und Zelluntergang in diesen empfindlichen Bereichen führen schließlich mit zunehmender Dosis dazu, daß das Darmlumen völlig vom Epithel entblößt wird.

Bei Ganzkörperbestrahlung von mehr als 1000 rad kommt es zu einem gastrointestinal bedingten Tod infolge mangelnder Resorption der Nahrungsstoffe, Wasser- und Elektrolytverlust, Bakterieninvasion und enteraler Vergiftung. Allein die Passage oral zugeführter Radionuclide kann zu einer erheblichen Strahlenbelastung des Magen-Darm-Kanals und analogen Folgen führen. Eine Strahlenkrankheit mit hämorrhagischer Diathese und Granulocytopenie kann den Magen-Darm-Kanal sekundär schädigen in Form von Schleimhautblutungen und Ulcerationen.

Lymphatisches Gewebe, Knochenmark und peripheres Blut. Im blutbildenden Knochenmark, in der Milz, dem Thymus und den Lymphknoten vollzieht sich nach Bestrahlung mit gewissen Variationen der Strahlenempfindlichkeit und der zeitlichen Abläufe prinzipiell das gleiche pathische Geschehen. Die beschriebenen Formen des Zelluntergangs treten in den ersten Stunden nach Bestrahlung auf, wobei die kleinen Lymphocyten stärker als die mittleren und großen befallen sind und im Knochenmark zwar die Erythroblasten am empfindlichsten sind, aber die Stammzellen aller hämopoetischen Reihen annähernd gleichartig reagieren.

Der Zellzerfall nimmt mit der Dosis und der Zeit nach Bestrahlung zu, so daß bei Dosen von einigen hundert rad nach wenigen Stunden die Gewebe von pyknotischen und zerfallenen Kernen und Zelltrümmern übersät sind. Im Laufe der ersten Tage setzt dann schon eine lebhafte Phagocytose durch Makrophagen ein, und nach deren Abwanderung sind die Organe bis auf die sehr strahlenresistenten Fibroblasten, Reticulumzellen und Fettgewebezellen entvölkert. Das rote Knochenmark hat sich in ein wäßriges gelbes, gallertiges Mark umgewandelt. Neuere Untersuchungen haben gezeigt, daß diese mikroskopisch besonders eindrucksvollen cellulären Veränderungen von Anfang an, jedenfalls im Knochenmark, begleitet sind von erheblichen funktionellen, schließlich auch morphologisch faßbaren Gefäßwandschädigungen mit Erweiterung des Marksinus, Stase, Diapedeseblutungen und Permeabilitätsstörungen.

Der hohen Strahlenempfindlichkeit dieser Gewebe steht ihre *erstaunliche Regenerationskraft* gegenüber. Schon nach Tagen finden sich im Knochenmark wieder herdförmige Regenerationszonen; selbst nach Dosen von 1000 rad erfolgt im Verlauf von Wochen eine völlige Repopulation. Regenerations- und Kompensationsprozesse sind dafür verantwortlich, daß Dauerbestrahlungen auch mit relativ hohen Dosisleistungen (mehr als 10 rad/Tag) im Tierexperiment erstaunlich gut vertragen werden. Lange Zeit kann sich die Hämopoese in einem Gleichgewichtszustand halten, bis dann doch in einem Teil der Tiere die Akkumulation irreparabler Veränderungen zum Zusammenbruch des Systems führt.

Die Schädigung der blutbildenden Systeme spiegelt sich *im peripheren Blutbild* wider, wobei die Störung der Nachlieferung sich um so eher und ausgeprägter bemerkbar macht, je kurzlebiger die betreffende Zellart ist. Am frühesten reagieren die Lymphocyten mit raschem Abfall, dann die Granulocyten, evtl. mit vorhergehender kurzdauernder reaktiver Granulocytose, später die Blutplättchen und schließlich, wenn überhaupt, sehr verzögert und träge die Erythrocyten.

Partielle Abschirmung des Knochenmarks fördert die Regeneration der bestrahlten Bezirke, wobei noch nicht eindeutig feststeht, ob es aus den unbestrahlten Bezirken zu einer Repopulation durch Einwanderung cellulärer Elemente kommt oder ob humorale Faktoren mitspielen. Diese Beobachtung gab den Anstoß für die vielversprechenden Versuche, auch bei Ganzkörperbestrahlung den Krankheitsverlauf durch *Knochenmarkzellübertragung* zu beeinflussen. Begünstigt werden diese Bemühungen um eine Art cellulärer Substitutionstherapie des Strahlenschadens durch die Tatsache, daß Ganzkörperbestrahlung zeitweilig die immunologischen Abwehrreaktionen gegen Fremdeiweiß lahmlegt.

Mit der Rückkehr der immunologischen Abwehrkräfte kann es allerdings dann zu einer erheblichen Reaktion gegen fremdes Zellmaterial kommen, die als „sekundäre Krankheit" der klinischen Anwendbarkeit der Methode schwere Hindernisse entgegenstellt. Auch die Bemühungen, myeloische Leukämien durch eine Ganzkörperbestrahlung mit anschließender Übertragung gesunder Knochenmarkszellen zu behandeln, sind deshalb noch nicht aus dem Stadium des Experiments herausgekommen.

Je nach der dabei gegebenen räumlichen und zeitlichen Dosisverteilung können inkorporierte Radionuclide Knochenmark und Lymphknoten in gleicher Weise schädigen wie eine Bestrahlung von außen. Darauf beruht unter anderem die Therapie der Polycythämie mit Radiophosphor.

Es ist nicht sicher, ob das *kindliche Knochenmark* im Hinblick auf akute Schäden wesentlich empfindlicher ist als das des Erwachsenen. Möglicherweise hat es sogar eine bessere Regenerationsfähigkeit. Bei sehr jungen Tieren (Ratten und Hamster) ist zwar der initiale Schaden bei vergleichbaren Dosen größer, die Erholung jedoch wesentlich rascher. Ausführlich ist die Strahlenhämatologie von FLIEDNER und STODTMEISTER dargestellt.

Keimdrüsen. Eine zeitweilige Sterilität kann bei Mann und Frau mit Dosen um 400 rad, eine permanente mit Dosen über 400 rad erreicht werden. Die *Hoden* zeigen entsprechend der Höhe der Dosis eine temporäre oder bleibende Entvölkerung der Harnkanälchen, wobei die Sertoli-Zellen und ein besonderer Typus der Spermatogonien besonders strahlenresistent sind. Die Zwischenzellen bleiben ebenfalls erhalten. Bei höheren Dosen kommt es schließlich zu einer völligen Verödung der Harnkanälchen mit Atrophie des Organs.

Im Tierexperiment konnte gezeigt werden (SCHINZ und SLOTOPOLSKI), daß eine protrahierte oder fraktionierte Bestrahlung einen stärkeren Effekt auf die Hoden haben kann als eine einmalige Kurzzeitbestrahlung. Aber diese Beobachtung darf nicht generalisiert werden. Offenbar ergibt sich eine maximale Wirksamkeit, wenn die Gesamtbestrahlungszeit, die Höhe der Einzeldosen und die Dauer der Intervalle so gewählt sind, daß möglichst viele Zellen in einer strahlenempfindlichen Phase getroffen werden. Andere Experimente zeigen, daß sich unter nicht zu hohen Dosisleistungen auf lange Zeit ein Zustand einstellen kann, bei dem die Fertilität kaum beeinflußt wird.

Die Strahlensensibilität der *Eizelle* variiert erheblich mit dem Entwicklungsstatus. Bei 10 Tage alten Mäusen werden bereits 50% der Oocyten durch Dosen von ca. 8 rad abgetötet (RUSSELL et al. 1959). Auch im weiteren Leben ist die Eizelle des reifen Follikels besonders strahlenempfindlich, der reife Follikel und die Oogonien sind relativ resistent. Wegen der großen Speciesunterschiede ist es kaum möglich, aus diesen experimentellen Daten Rückschlüsse auf den Menschen zu ziehen; jedenfalls aber ist die weibliche Keimzelle während des ganzen intra- und extrauterinen Lebens als besonders strahlengefährdet anzusehen.

Andere Organe und Gewebe. Gegenüber der hohen Strahlenempfindlichkeit der aufgeführten Organe und Gewebe tritt die der übrigen, zumindest beim erwachsenen Organismus, an Bedeutung zurück. Gewebe mit geringer Teilungsaktivität, wie *Leber, Niere, Gehirn, Pankreas, Muskulatur, Fettgewebe, Bindegewebe* und *Knochen* des Erwachsenen werden bei Dosen, die in den Mausergeweben erhebliche Veränderungen machen, nicht oder wenig geschädigt. Das sollte aber nicht dazu verführen, die aus dem histologischen Bilde abgeleitete Strahlenresistenz dieser Organe zu überschätzen.

Mit der Verbesserung unserer cytologischen und histologischen Technik und Verlängerung der Beobachtungszeiten nach Bestrahlung werden immer mehr bisher unbekannte Strahlenschäden aufgedeckt, auch nach Dosen, die bisher für unschädlich gehalten wurden. Dies führt zu der Schlußfolgerung, daß von einer Toleranzdosis im eigentlichen Sinn bei keinem Gewebe gesprochen werden kann, sondern daß man annehmen muß, daß sich nur die Wahrscheinlichkeit für einen nachweisbaren Schaden mit abnehmender Dosis (und auch mit abnehmender Dosisleistung) verringert, und daß man diese höchstens vom klinisch-praktischen Standpunkt aus unterhalb einer bestimmten Dosis vernachlässigen kann.

Im folgenden sei nur noch die Strahlenschädigung des *Skeletsystems* besprochen, da sie gerade bei der Strahlentherapie des jugendlichen Organismus stets im Auge zu behalten ist, und da das Skelet andererseits bei der Inkorporation radioaktiver Nuclide, die sich im Knochen anreichern, als „kritisches Organ" zu bezeichnen ist.

Nach örtlicher Bestrahlung mit Dosen von einigen tausend rad, aber auch nach Inkorporation großer Mengen „osteotroper" Radionuclide, wie Radium, Plutonium, Strontium-90 u. a., entwickeln sich histologisch und röntgenologisch nachweisbare Schäden der Knochenstruktur im Sinne einer sog. *Strahlenosteitis*, die schließlich in eine Osteonekrose übergehen kann. Auf dem Boden dieses schwer geschädigten Knochengewebes können nach oft außerordentlich langer Latenzzeit Osteosarkome auftreten. Die eine Zeitlang von verschiedenen Seiten durchgeführte Therapie der jugendlichen Knochentuberkulose mit Thorium X hat in einem hohen Prozentsatz zu Osteosarkomen geführt (SPIESS et al.). Dies zeigt, daß auch die Inkorporation kurzlebiger Radionuclide Strahlenschäden verursachen kann.

Der relativen Resistenz des ausgewachsenen Knochens steht die hohe Empfindlichkeit von *Knochenwachstumszonen* gegenüber. Es sei hier auf die ausführlichen klinischen und experimentellen Berichte von GAUWERKY verwiesen. Osteoblasten gehören zu den strahlenempfindlichen Zelltypen. Auch schon sehr kleine Strahlendosen sind imstande das Knochenwachstum zeitweilig zu hemmen. Dank der erheblichen Regenerationskraft und des kompensierenden Wachstums des Skelets ist aber im Tierexperiment erst bei Dosen von einigen hundert rad eine meßbare Wachstumsschädigung nachzuweisen.

Akute Strahlenkrankheit und Strahlentod

Jede Bestrahlung des Körpers führt je nach Dosis, zeitlicher Dosisverteilung und Größe des bestrahlten Volumens zu mehr oder weniger stark ausgeprägten Allgemeinreaktionen (s.u.a. HUG 1959), die nicht allein durch die Fehlfunktion oder den Ausfall der bestrahlten Organe bedingt sind, sondern den Charakter *toxischer Allgemeinreaktionen* haben. Seit langem besteht die Vermutung, daß es sich um die Wirkung von Radiotoxinen handelt, wobei an die Freiset-

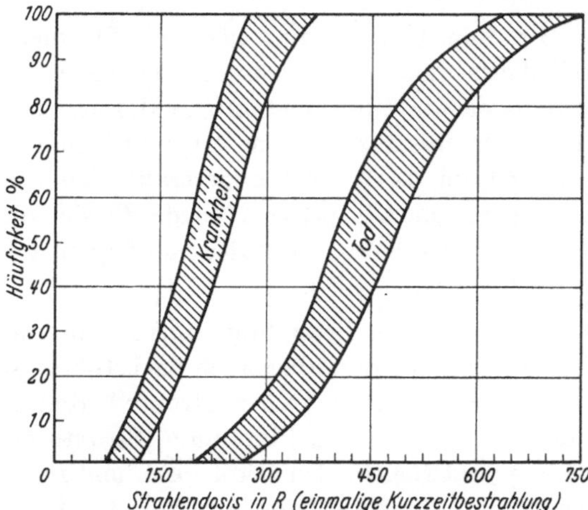

Abb. 59. Vermutliche Häufigkeit von Strahlenkrankheit und -tod des Menschen in Abhängigkeit von der Dosis einer einmaligen kurzzeitigen Ganzbestrahlung (nach "The effects of nuclear weapons", hrsg. von S. GLASSTONE, USAEC 1957)

zung von Histaminen oder Zellzerfallsprodukten gedacht wurde, ohne daß es aber bisher gelungen wäre, die Schwere der Allgemeinreaktionen mit der Freisetzung solcher Substanzen in eine quantitative Beziehung zu bringen.

Ist die Strahlenbelastung genügend groß, so entwickeln sich wie bei jeder anderen akuten Schädigung des Organismus typische *Stressphänomene* mit Beteiligung der Hypophyse und der Nebennierenrinde und charakteristischen Erscheinungen im peripheren Blut und im Elektrolyt- und Wasserhaushalt. Zweifellos spielt auch das vegetative und zentrale Nervensystem beim akuten Strahlensyndrom eine nicht zu vernachlässigende Rolle. Alle diese Einflüsse müssen bei der Diskussion der akuten Strahlenkrankheit berücksichtigt werden.

Dennoch können die wichtigste Symptomatik und der Verlauf der akuten Strahlenkrankheit im Prinzip zurückgeführt werden auf die beschriebene Histopathologie der besonders strahlenempfindlichen Gewebe, nämlich des Knochenmarks und des lymphatischen Systems, des Gastrointestinaltrakts und bei höheren Dosen auch des Zentralnervensystems. Die Abhängigkeit der Strahlenkrankheit und des Strahlentodes von der Dosis bei einer einmaligen kurzzeitigen Bestrahlung ist in Abb. 59 schematisch dargestellt.

Eine Besonderheit der ionisierenden Strahlen besteht darin, daß nicht nur wie bei anderen Noxen die Schwere des Krankheitsbildes mit der Dosis zunimmt, sondern daß sich mit der Dosis auch die gesamte Symptomatologie wesentlich verändert, und zwar deswegen, weil in den verschiedenen Dosisbereichen ganz verschiedene Organe und Organsysteme und ihre Schädigung im Vordergrund des Geschehens stehen und den Krankheitsverlauf und den letalen Ausgang bestimmen.

Bis zu Dosen von vielen hundert rad wird die Symptomatologie der akuten Strahlenkrankheit fast ausschließlich determiniert durch die *Veränderungen des blutbildenden Systems;* im Tierexperiment steht ab 1000 rad und bis hin zu vielen Tausenden von rad der *Gastrointestinaltrakt* im Vordergrund des Geschehens, wobei dessen Schädigung innerhalb weniger Tage zum Tode führt, so daß sich die Knochenmarksschädigungen gar nicht mehr auswirken können.

Bei Dosen ab zehntausend rad schließlich sterben die Tiere mit ausgeprägten *zentralnervösen Erscheinungen.*

Eine annähernd homogene Totalbestrahlung um 50—100 rad führt beim Erwachsenen zu relativ geringgradigen flüchtigen Veränderungen im Blutbild und kurzwährenden subjektiven Krankheitserscheinungen. Dem Kurvenverlauf der Abb. 59 ist zu entnehmen, daß Dosen um 400 rad bereits in 50% der Betroffenen zum Strahlentod und zwar innerhalb von einigen Wochen führen. Bei Dosen von mehr als 600 rad ist ohne eingreifende Behandlung nur noch mit wenigen Überlebenden zu rechnen.

Eine Bestrahlung in Höhe der LD_{50} führt zu einem Krankheitsverlauf, bei dem folgende vier Phasen unterschieden werden können:

a) Eine *Initialphase* mit Abgeschlagenheit und vegetativ-nervösen Erscheinungen, die in mancher Hinsicht einen schockartigen Charakter hat und je nach Dosis in den ersten Stunden oder Tagen einsetzen und Stunden bis Tage anhalten kann;

b) eine *Phase relativen Wohlbefindens,* deren Dauer im umgekehrten Verhältnis zur Dosis steht und einige Tage bis zu 3—4 Wochen anhalten kann;

d) eine *Hauptphase* mit den verstärkten Symptomen der Initialphase, zusätzlichen gastrointestinalen und hämatologischen Erscheinungen, mannigfaltigen Infektionen, Ulcerationen des

Magen-Darm-Kanals, Hämorrhagien und verschiedenen chemisch faßbaren Veränderungen in Blut und Ausscheidungen. Sie kann bei höheren Dosen schon 5—6 Tage nach Bestrahlung beginnen und wochenlang anhalten;

d) eine *terminale Phase* bei letalen Dosen und eine oft verzögerte Rekonvaleszenz bei den Überlebenden.

Die obengenannten Dosiswerte gelten für eine annähernd homogene Bestrahlung mit durchdringenden Strahlenarten. Mit abnehmender Volumendosis, vor allem aber mit Aussparung größerer Teile der strahlenempfindlichen Organe, des Knochenmarks, Abdomens oder Kopfes nimmt die Gefährdung ab. Es ist selbstverständlich, daß bei gleicher, an der Oberfläche des Körpers gemessener Dosis energiearme Photonenstrahlen oder Korpuskelstrahlen mit geringer Reichweite wesentlich schwächere Allgemeinreaktionen hervorrufen als durchdringende Strahlen.

Bei *Bestrahlung von außen* werden Alpha-, Beta- und weiche Röntgenstrahlen nur die oberflächlichen Körpergewebe belasten und nur durch deren Schädigung indirekt den Organismus im ganzen in Mitleidenschaft ziehen. Bei energiereichen Röntgen- und Gammastrahlen oder auch bei Neutronenstrahlen, insbesondere aber bei Mischstrahlungen, wie sie bei einer Kernreaktion zustandekommen, wird in einer schwer übersehbaren Weise der Effekt von der insgesamt absorbierten Energie und ihrer räumlichen Verteilung auf den Körper abhängen. Bei dicht ionisierenden Strahlen wird das Bild noch durch ihre hohe relative biologische Wirksamkeit (RBW) kompliziert. In bezug auf akute Strahlenschäden wirken Neutronen ca. 2—3mal stärker als Gamma- und Röntgenstrahlen.

Mit *Protrahierung* und *Fraktionierung* der Dosis nehmen Morbidität und Mortalität erheblich ab. Schon die Verteilung einer Dosis über einen Tag kann die Verträglichkeit um ein Vielfaches erhöhen, und schließlich bleiben bei Erniedrigung der mittleren Dosisleistung unter einen kritischen Wert die akuten Allgemeinreaktionen völlig aus. Dies ist auf die bereits mehrfach diskutierte, außerordentlich starke Erholungsfähigkeit des Organismus zurückzuführen, die bei Dauerbestrahlung die zu akuten Effekten führenden Schädigungsprozesse teilweise oder ganz zu kompensieren vermag. Weiteres über Strahlenkrankheit und -tod s. bei CRONKITE u. BOND und FEINE u. HUG.

Spätschäden

Wie am Beispiel der Haut gezeigt, hinterlassen höhere Dosen ausgeprägte chronische Gewebeschäden, z. T. progredienten Charakters und mit der Tendenz zu maligner Entartung. Ähnliches ist mutatis mutandis in anderen schwer strahlengeschädigten Organen, wie dem Knochen, zu beobachten.

Eine besondere Form des Strahlenspätschadens stellt der Linsenkatarakt dar, wenn auch bei Einwirkung locker ionisierender Röntgen- und Gammastrahlen Dosen von einigen hundert rad nötig sind, um eine klinisch nachweisbare Linsentrübung hervorzurufen. Besonders empfindlich jedoch ist die Linse gegenüber der Einwirkung von Neutronen.

Beim Überleben einer Totalbestrahlung sind die histologischen Zeichen nach Ablauf auch von schweren akuten Erscheinungen wenig auffällig. Dennoch besteht hierbei und bei chronischer Belastung mit kleinen Dosen, die zu keinerlei akuten Symptomen geführt hat, die Gefahr der Ausbildung von Spätschäden. Die pathogenetische Brücke zwischen akuten Strahlenveränderungen und den oft mit langen Latenzzeiten auftretenden Spätschäden kann nur in latenten Engrammen cellulärer oder geweblicher Art gesucht werden, die sich dann im Zuge physiologischer Lebensprozesse, wie dem Altern, oder unter der Einwirkung zusätzlicher Noxen manifestieren. Somatische Mutationen sind sicherlich nur eine der vielen Möglichkeiten, durch die eine frühere Strahleneinwirkung zu einem Spätschaden führen kann.

Im Tierexperiment wurde eine Fülle von Strahlenspätschäden aufgedeckt, die nur in knappster Form aufgezählt werden können:

1. Verkürzung der mittleren Lebenserwartung schon bei einmaligen Dosen unter 100 rad und bei Dauerbestrahlung bis herab zu Dosisleistungen von 1 rad pro Tag (LORENZ et al.; RAJEWSKY);

2. Erhöhung der spontanen Rate vieler maligner Tumoren, insbesondere auch verschiedener Formen der Leukämie (KAPLAN u. BROWN);

3. Zunahme degenerativer Erkrankungen des Gefäß- und Bindegewebesystems, insbesondere auch Nephrosklerosen bei manchen Tierspecies, wie Mäusen und Schweinen (FURTH et al.; NÜSSEL u. SCHUNK);

4. eine erhöhte unspezifische Anfälligkeit gegenüber anderen, nicht malignen Erkrankungen.

So außerordentlich umfangreich unser experimentelles Erfahrungsgut ist, so schwierig ist es, daraus *Rückschlüsse auf die Strahlenspätschäden* zu ziehen, die *beim Menschen* zu erwarten sind, und zwar weil 1. die Speciesunterschiede erheblich sind, und 2. noch für keinen einzigen Strahlenspätschaden die Art der Dosiswirkungsbeziehung oder der zugrunde liegende Wirkungsmechanismus so klar erkannt sind, daß daraus mit Sicherheit auf die Wirkung kleiner Dosen auf den Menschen geschlossen werden kann.

Lokale Strahlenschäden nach sehr hohen Belastungen können zweifellos zu chronischen Schäden mit maligner Entartung führen. Entscheidend ist die Frage, ob auch Totalbestrahlungen mit relativ kleinen Dosen und Dosisleistungen beim Menschen zu Strahlenspätschäden führen können, wie sie beim Tier beobachtet wurden. Die direkten Beobachtungen am Menschen sind spärlich. Der einzige eindeutig gesicherte Strahlenspätschaden ist die Erhöhung der Leukämierate in gewissen Personengruppen, die eine Strahlenexposition erfahren haben. Die entsprechenden Statistiken sind im Kapitel von K. Hartung zitiert.

Auf folgende Punkte muß aber ausdrücklich hingewiesen werden: Jede der Statistiken und alle zusammengenommen zeigen, daß bei höheren Strahlendosen in der Größenordnung von einigen hundert rad die Leukämierate signifikant erhöht ist und daß diese Erhöhung bis zu 10 und 15 Jahre nach Exposition anhalten kann. Keine humanmedizinische Erfahrung aber erlaubt bisher Aussagen über die leukämogene Wirkung einer Strahlenbelastung unter 100 rad und bei kleinen Dosisleistungen.

Auch das erhöhte Auftreten kindlicher Leukämie nach früherer Thymusbestrahlung ist nur nach hohen Dosen beobachtet worden; Statistiken, nach denen eine Erhöhung der Leukämierate nach Thymusbestrahlung aufgetreten ist (Simpson et al. 1955, 1958), stehen solchen mit negativem Resultat gegenüber (Conti et al. 1948, 1960). Die Rolle anderer Faktoren, die bei den bestrahlten Kindern zur Leukämogenese beigetragen haben können, z.B. der Zusammenhang zwischen der Thymushyperplasie selbst und späterer Leukämie, ist noch ungeklärt.

Der Zusammenhang zwischen kindlicher Leukämie und Krebs und radiologischen Maßnahmen bei den Müttern während der Schwangerschaft (Ford et al.; Stewart et al.) kann keineswegs noch als eindeutiger Beweis für die leukämogene Wirkung diagnostischer Dosen auf den Embryo angesehen werden, vor allem da auch Statistiken mit negativem Resultat

vorliegen (Report der UN, 1962). Unser Erfahrungsmaterial reicht nicht aus, um mit Sicherheit zu sagen, um wieviel die bei hohen Dosen beobachtete leukämogene Wirksamkeit ionisierender Strahlen im kleinen Dosisbereich geringer ist, oder ob sogar ein Schwellenwert für die leukämogene Wirkung besteht und in welchem Bereich er anzusetzen ist.

Unter diesen Umständen müssen wir bei Abschätzungen des Risikos von der ungünstigsten Möglichkeit ausgehen, also zunächst einmal voraussetzen und bis zum Beweis des Gegenteils daran festhalten, daß *jede zusätzliche Strahlenbelastung die Wahrscheinlichkeit für die Entstehung einer Leukämie um einen gewissen Betrag* erhöht. Auf dieser Basis sind folgende Risikoberechnungen angestellt worden:

Die spontane Häufigkeit der Leukämie beträgt in europäischen Ländern etwa 50 Fälle auf 1 Million Menschen im Jahr. Aus der bei hohen Dosen beobachteten Dosiswirkungsbeziehung läßt sich ableiten, daß ein zusätzliches rad für die Gesamtbevölkerung diese Zahl um einen Fall erhöht, und daß diese Erhöhung der Erkrankungswahrscheinlichkeit etwa 10 Jahre lang anhält (Court-Brown u. Doll). Diese Berechnungen gelten für den Erwachsenen, wie gesagt, unter extremen Annahmen. Manches spricht dafür, daß die Ausbeute pro rad im kleinen Dosisbereich und bei großer zeitlicher Verteilung der Dosis wesentlich, vielleicht um den Faktor 10, niedriger liegt.

Vieles spricht aber andererseits für eine *höhere Anfälligkeit des embryonalen und des frühkindlichen Organismus.* Sollten wirklich diagnostische Maßnahmen während der Schwangerschaft zu einer Erhöhung der kindlichen Leukämierate führen, so könnte man sogar eine 30—40mal höhere Empfindlichkeit des Fetus für die Induktion von Leukämie vermuten. Dieser Faktor ist wohl zu hoch; aber es empfiehlt sich doch anzunehmen, daß bei Totalbestrahlungen im fetalen und postnatalen Organismus eine 10mal höhere Anfälligkeit für strahleninduzierte Leukämie besteht als beim Erwachsenen.

Jede medizinische Maßnahme im Kindesalter, die mit einer Bestrahlung des Knochenmarks verbunden ist, bedarf also einer strengsten Indikationsstellung. Statistiken (Report der UN 1962) weisen auch auf eine Zunahme von Schilddrüsencarcinomen nach Bestrahlung des Halsbereiches im Kindesalter hin. Auch hier ist es wiederum völlig offen, ob und wie stark auch kleine Strahlendosen die Krebsrate erhöhen.

Hereditäre Schäden

Wie im cytogenetischen Abschnitt beschrieben, vermögen ionisierende Strahlen alle bekannten Formen von Mutationen — Punktmutationen, Chromosomenaberrationen und Genomaberrationen — hervorzurufen. Auch schon die natürliche Strahlenbelastung muß für einen Teil der beobachteten Spontanmutationen verantwortlich sein, wenn es auch z. Zt. unmöglich ist, diesen Anteil einigermaßen befriedigend abzuschätzen.

Die *Folgen von Mutationen in den Keimzellen* sind eine Abnahme der Fertilität und eine Zunahme von Aborten, Tot- und Frühgeburten, Mißbildungen und Erbkrankheiten, und schließlich eine nur populationsgenetisch faßbare Verschiebung in den Verteilungskurven gewisser genetisch festgelegter Eigenschaften, wie Körpergröße, Intelligenz, Anfälligkeit gegen exogene Krankheiten und Änderungen der Lebenserwartung. Die Erfassung strahleninduzierter Mutationen stößt auf die gleichen Schwierigkeiten wie die humangenetische Forschung überhaupt, nämlich, Erbgänge eindeutig zu verfolgen und angeborene Schäden von anderweitigen, z. B. während der Embryonalentwicklung verursachten Schäden (Phänokopien) zu unterscheiden.

Der überwiegende Teil der strahleninduzierten *Chromosomenmutationen* hat, wenn er überhaupt mit der Entwicklung lebensfähiger Keime vereinbar ist, *dominanten* Charakter. Die Mehrzahl der strahleninduzierten *Genmutationen* ist *rezessiver* Natur. Nur die in den Geschlechtschromosomen lokalisierten rezessiven Mutationen können sich bei männlichen Nachkommen auch im heterozygoten Zustand manifestieren. Die Häufigkeit von rezessiv bedingten Erbschäden in einer Generation hängt davon ab, wie stark die betreffende Mutation in der Population verbreitet ist. Geht man davon aus, daß nach Strahleneinwirkung das überwiegende genetische Risiko in der Erzeugung rezessiver Mutationen liegt, daß deren Zahl linear mit der Dosis ansteigt und weitgehend unabhängig von der zeitlichen Dosisverteilung ist (s. jedoch Abb. 60), so hängt das genetische Risiko ab von der mittleren Strahlendosis aller fortpflanzungsfähigen Mitglieder einer Population bis zum Ende ihrer Fortpflanzungsperiode. Natürlich ist dabei auch die Kindeserwartung der verschiedenen Populations- und Altersklassen zur Zeit der Strahlenexposition zu berücksichtigen.

Die Humangenetik hat bisher noch keine sicheren Anhaltspunkte für eine strahlenbedingte Erhöhung mutativ bedingter Fertilitätsstörungen, Fruchtschäden, Mißbildungen und erblicher Krankheiten. Bei den Kindern von Röntgenologen konnte bisher ein Anstieg genetisch bedingter Schäden nicht mit Sicherheit beobachtet werden. Auch bei 30 000 statistisch erfaßten Kindern der Überlebenden von

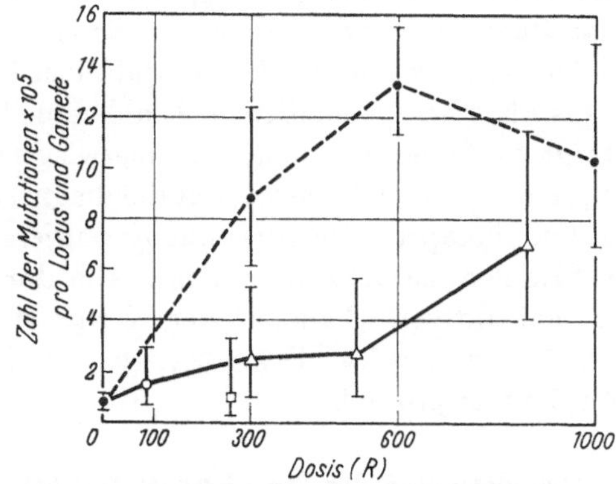

Abb. 60. Mutationsrate von sieben spezifischen Loci der Maus in Abhängigkeit von der Strahlendosis. ● bei einmaliger Röntgenbestrahlung mit Dosisleistungen von 80—90 R/min; △ bei Dauerbestrahlung mit Gammastrahlung mit 90 R/Woche und ○ mit 10 R/Woche (nach Russell et al.; 1958). Die bisherige Lehrmeinung, daß strahleninduzierte Punktmutationen unabhängig von der zeitlichen Dosisverteilung sind, wird durch diese Ergebnisse in Frage gestellt. Möglicherweise ist also das genetische Risiko bei chronischer Strahlenexposition geringer als bisher angenommen

Hiroshima und Nagasaki konnte keine Zunahme kongenitaler Mißbildungen, Aborte und postnataler Frühtodesfälle festgestellt werden; jedoch trat eine signifikante Verschiebung des Geschlechtsverhältnisses in den Nachkommen bestrahlter Eltern auf, die wohl auf eine Induktion geschlechtsgebundener Letalfaktoren zurückzuführen ist. Diese spärlichen Erfahrungen besagen aber nichts über das *genetische Strahlenrisiko*; denn erstens sind strahleninduzierte Mutationen an sich ein seltenes Ereignis, so daß sich die Wirkung kleiner Strahlendosen nur mit entsprechend umfangreichen Statistiken erfassen läßt, und zweitens ist ihre Auswirkung über viele Generationen verteilt.

Die *Abschätzung des genetischen Risikos* geht von dem Begriff der Verdopplungsdosis aus, das ist diejenige Dosis, die die Zahl der in einer

Generation neu auftretenden Mutationen verdoppelt. Man schätzt, daß die spontane Genmutationsrate beim Menschen und Tier etwa in der Größenordnung von 10^{-5} bis 10^{-7} pro Gen und Generation liegt, und daß die Verdopplungsdosis beim Menschen für Genmutationen nicht kleiner als 10 und auch nicht sehr viel größer als 100 rad ist (s. Abb. 60). Die natürliche Strahlenbelastung der Gonaden bis zum Ende der Fortpflanzungsperiode liegt in der Höhe von 3 rad und könnte entsprechend den obigen Schätzungen also für $^1/_3$ bis $^1/_{30}$ aller Spontanmutationen verantwortlich sein. Die heutige zusätzliche, genetisch signifikante, jährliche Dosis aus künstlich geschaffenen Strahlenquellen beträgt ca. 30 mrem, wobei der überwiegende Teil, nämlich etwa 25 mrem, auf die diagnostische und therapeutische Anwendung ionisierender Strahlen zurückzuführen ist. Die durch den radioaktiven „Fallout" der Kernwaffenversuche verursachte Dosis beträgt zur Zeit etwa 5 mrem pro Jahr.

Besonderheiten der Strahlenwirkung bei Inkorporation radioaktiver Nuclide (Isotope)

Bei der Abschätzung der Strahlenwirkungen, die bei der Inkorporation radioaktiver Nuclide zu erwarten sind, sind die Besonderheiten der räumlichen und zeitlichen Dosisverteilung zu berücksichtigen. Ihre Gefährlichkeit oder Radiotoxicität wird bestimmt durch die von ihnen emittierte Strahlenenergie und die räumliche und zeitliche Verteilung der Nuclide im Körper. Diese hängt ab von der Art der Aufnahme, wie Inhalation, Ingestion, und Permeation durch Wunden oder durch die intakte Haut, ihre durch die chemischen Eigenschaften der radioaktiven Substanzen gegebene Resorption, Ablagerung und Ausscheidung.

Die Dosis, der der Organismus im ganzen oder bestimmte Regionen ausgesetzt sind, errechnet sich aus dem zeitlichen Verlauf der Konzentration eines Nuclids an jedem Ort, d.h. der spezifischen Aktivität ausgedrückt in mc/g, der insgesamt emittierten Strahlenenergie und desjenigen Anteils, der an dem interessierenden Ort absorbiert wird. Schließlich ist auch noch die relative biologische Wirksamkeit der verschiedenen Strahlenarten zu berücksichtigen.

Fleckförmige Verteilung der Nuclide kann zu außerordentlich hohen Strahlenbelastungen in relativ kleinen Bereichen führen. Annähernd

homogen im Körper *verteilte* Radionuclide, wie das Natrium-24, werden bei ähnlicher zeitlicher Dosisverteilung, die durch die Zerfallskonstante des Nuclids und die Verweilzeit des zugeführten Elements im Organismus gegeben ist, annähernd die gleiche Wirkung entfalten wie eine Totalbestrahlung von außen. Dagegen werden z.B. die *Radionuclide des Jod* den überwiegenden Teil ihrer Energie am Speicherungsort, also in der Schilddrüse, abgeben, und nur ein kleiner Teil der insgesamt freigesetzten Energie wird sich als eine Ganzkörperbestrahlung auf den Organismus auswirken.

Radiophosphor verteilt sich zunächst, wenn er als organisches Phosphat gegeben wird, annähernd gleichmäßig über den ganzen Körper, lagert sich dann aber in phosphorhaltigen organischen Verbindungen ab, also gerade in solchen Zellelementen, die beim Zeitpunkt der Zufuhr eine lebhafte Synthese von Nucleinsäuren, Phospholipiden usw. durchmachen. Auf diese Weise kommt es zu einer auch mikroskopisch inhomogenen Strahlenbelastung, wobei besonders die Zellen mit aktivem Phosphorstoffwechsel die größte Strahlenbelastung erfahren.

Tritium verteilt sich im Wasserraum des ganzen Körpers und führt damit ebenfalls zu einer Art Ganzkörperbestrahlung. Wird es aber, wie für diagnostische und wissenschaftliche Zwecke, in Form von Tritiumthymidin gegeben, so wird dieses ausschließlich in die Desoxyribonucleinsäure der zur Zeit in aktiver Synthese befindlichen Zellen eingebaut und führt wegen der kurzen Reichweite der emittierten Betastrahlen zu einer selektiven Bestrahlung des Zellkerns und seiner engsten Umgebung.

Zahlreiche Nuclide, wie *Radium*, *Strontium*, *Calcium*, haben auf Grund ihrer chemischen Eigenschaften eine starke Tendenz, sich im Knochen anzureichern und führen damit zu einer selektiven Strahlenbelastung des Knochens und je nach der von ihnen emittierten Strahlenart auch zu einer Mitbestrahlung des Knochenmarks.

Unter Berücksichtigung dieser komplizierten physikalischen und biologischen Gegebenheiten läßt sich eine Skala der Radiotoxicität für die verschiedenen Nuclide aufstellen. Ein Nuclid ist demnach um so gefährlicher, je länger es im Körper verweilt, je stärker es sich in besonders kritischen Organen konzentriert und je wirksamer die von ihm emittierte Strahlenart ist.

Prinzipien des Strahlenschutzes

Aus der Darstellung der Strahlenschäden sollte hervorgehen, daß es biophysikalisch gesehen keine völlig unwirksame Dosis geben kann; denn jede Ionisation ist mit einer gewissen Wahrscheinlichkeit imstande, molekulare Veränderungen zu setzen, die, wenn sie in einem System wie der genetischen Substanz erfolgen, auch irreversibel verankert bleiben können. Dennoch sollte im medizinischen oder bevölkerungshygienischen Sinne erst dann von einer Strahlenschädigung gesprochen werden, wenn die strahleninduzierten Veränderungen zu irgendeinem Zeitpunkt des Lebens zu einer klinisch faßbaren Beeinträchtigung der Gesundheit führen, oder wenn in einer bestrahlten Population die Zahl der Erkrankungen, die durch Strahlung induziert oder gefördert werden können, statistisch nachweisbar erhöht ist.

Da die Kenntnis der vielfältigen möglichen Strahleneffekte und ihrer jeweiligen Dosiswirkungsbeziehung für eine exakte Abschätzung des Strahlenrisikos unzureichend ist, müssen wir in der Regel davon ausgehen, daß jede über die natürliche Strahlenbelastung hinausgehende Strahlenexposition unerwünscht ist. Andererseits aber können Medizin, Wissenschaft und Technik nicht mehr völlig auf die segensreichen Anwendungen der Atomkernenergie verzichten, und eine solche Anwendung ist unvermeidlicherweise auch mit einer Erhöhung des Strahlenpegels verbunden. Deshalb hat jeder Anwendung der Kernenergie ein Abwägen des gewünschten Nutzens und des potentiellen Schadens vorherzugehen.

In der Medizin bedeutet das, daß der Nutzen einer diagnostischen oder therapeutischen Maßnahme abzuwägen ist nicht nur gegen die akuten Schadensmöglichkeiten, sondern, besonders bei Belastung des kindlichen Organismus, gegen alle möglichen Schäden, die sich im Laufe des ganzen weiteren Lebens entwickeln können, und schließlich auch gegen das genetische Risiko für die gesamte Population. Dies zwingt zu einer strengsten Indikationsstellung für jede diagnostische und therapeutische Maßnahme und zu einer Herabsetzung der Strahlenbelastung des Organismus durch dosis- und volumendosissparende Technik der Bestrahlung, vor allem mit einer möglichst guten Abschirmung aller gesunden Teile, insbesondere der Gonaden.

Bei den *nichtmedizinischen Anwendungen* ionisierender Strahlen geht es nicht nur um einen Strahlenschutz der unmittelbar damit Beschäftigten, sondern vor allem auch um den Schutz der übrigen Bevölkerung, insbesondere der Kinder und werdenden Mütter.

Unter diesen Aspekten haben sich internationale Gremien bemüht, maximal *zulässige*

Strahlendosen zunächst für Strahlenbeschäftigte aufzustellen, wobei noch einmal zu betonen ist, daß es sich hierbei nicht um Grenzwerte zwischen ungefährlichen und gefährlichen Strahlendosen handeln kann, sondern nur um Richtwerte, resultierend aus dem Kompromiß zwischen der Unmöglichkeit, absolut unwirksame Strahlendosen anzugeben und der Notwendigkeit, ein Minimum an Strahlenbelastung zuzulassen (Recommendations der ICRP 1959; 1. StVO 1962).

Diese Dosen sind auf Grund unserer heutigen strahlenpathologischen Kenntnisse so festgelegt, daß bei ihrer Einhaltung nur mit einem minimalen und aller Voraussicht nach medizinisch nicht faßbaren Risiko zu rechnen ist. Ohne auf Details einzugehen sei gesagt, daß bei beruflicher Strahlenbelastung im Mittel eine Dosis von 3 rem in 13 Wochen, aber nicht mehr als 5 rem in einem Jahr als zulässig angesehen wird. Für andere Bevölkerungsteile (die nur einen kleinen Bruchteil der gesamten Bevölkerung ausmachen, so daß genetische Gesichtspunkte vernachlässigbar sind — also etwa Personen, die in der Nähe von kerntechnischen Betrieben wohnen —) sind die zulässigen Jahresdosen auf 0,5 rem reduziert. Für die Bevölkerung im ganzen soll aus genetischen Gründen die Strahlenbelastung (der Gonaden) im Mittel 5 rem in 30 Jahren nicht überschreiten.

Auf der Basis dieser maximal zulässigen Strahlendosen und der auf S. 562 besprochenen Faktoren, die für die Radiotoxicität der verschiedenen Radionuclide verantwortlich sind, haben die gleichen Gremien deren maximal *zulässige Konzentrationen in der Luft und im Trinkwasser* angegeben. Sie sind für die verschiedenen Bevölkerungsgruppen so berechnet, daß auch bei lebenslänglicher Exposition die Ablagerung radioaktiver Substanzen im Körper und die damit verbundenen Strahlendosen zu keinen faßbaren somatischen oder genetischen Schäden führen können.

Durch die weltweite Kontamination der Umwelt infolge der Kernwaffenversuche ist es im letzten Jahrzehnt zu einem Anstieg der Radioaktivität unserer Biosphäre gekommen, der zugleich zu einer Erhöhung der Strahlenbelastung über den natürlichen Spiegel hinaus geführt hat (Berichte des SAR 1958, 1959 und 1965). Bei den Explosionen werden neben geringen Mengen ungespaltenen radioaktiven Materials radioaktive Spaltprodukte freigesetzt, und darüber hinaus wandeln die freigesetzten Neutronen stabile Elemente der Atmosphäre und der Erde in radioaktive um. Dieses radioaktive Material wird je nach der Höhe, der Art und dem Ort der Explosion und den meteorologischen Bedingungen in der Stratosphäre über den Erdball verteilt und gelangt von dort mit mehr oder weniger langen Verzögerungen wieder zur Erdoberfläche herab.

Die in der Atmosphäre vorhandenen und auf der Erdoberfläche abgelagerten Radionuklide führen zu einer zusätzlichen Bestrahlung von außen (die allerdings bisher in unseren Breiten vernachlässigbar klein war) und bei Inhalation der verseuchten Luft oder bei Aufnahme mit dem Trinkwasser und den Lebensmitteln zu einer Ablagerung im Körper. Das radioaktive Gemisch enthält Nuklide von außerordentlich verschiedener Halbwertszeit, und somit ändern sich seine Zusammensetzung und damit auch seine Gefährlichkeit in der Zeit nach der Explosion.

Ein besonderes Risiko bedeuten die *langlebigen Nuclide*, darunter das Strontium-90, das sich im Knochen ablagert, und das ziemlich gleichmäßig im Körper sich verteilende Caesium-137. Im Laufe der letzten Jahre kam es zu einem Anstieg der Radioaktivität des menschlichen Körpers, die durch hochempfindliche Meßgeräte auch am Lebenden von außen erfaßt werden kann. Der Gehalt des menschlichen Körpers an Strontium-90 beträgt z. Z. im Mittel ca. 0,5 pc/g Calcium, der an Caesium-137 50 pc/kg Körpergewicht. Das sind Bruchteile der radioaktiven Mengen, die als zulässig angesehen werden.

Das *kindliche Skeletsystem* enthält z. Z. höhere Aktivitäten an Strontium-90, erstens weil sich das Skeletsystem schon in einer kontaminierten Umwelt gebildet hat, und zweitens weil durch die Milch größere Mengen von Strontium-90 aufgenommen werden als mit den übrigen Nahrungsmitteln. So wurden bei Kindern Mittelwerte von 1,5 pc Strontium-90 pro g Calcium gemessen.

Bei rascher Folge von Kernwaffenversuchen ist auch eine Zunahme von kurzlebigen Nucliden festgestellt worden, die nicht mehr vernachlässigbar ist. Unter ihnen verdient das Jod-131 besondere Beachtung, da es vor allem über die Kuhmilch in den Körper gelangt und damit insbesondere die Kinder gefährdet sind (s. S. 562). Die Milch hatte in der letzten Zeit einen mittleren Gehalt von 150 pc/Liter, die kindlichen Schilddrüsen zeigten einen mittleren Gehalt von 10—100 pc.

Unter Berücksichtigung aller bekannten Risikofaktoren kann man sagen, daß unter den derzeitigen Bedingungen kein Anlaß für tiefgreifende Maßnahmen zur Reduktion der künstlichen Umweltradioaktivität gegeben ist. Es empfiehlt sich aber, bei einer weiteren Fortsetzung der Kernwaffenversuche diese Gefahrenquelle sorgfältig zu überwachen und frühzeitig geeignete Maßnahmen einzuleiten. Aber auch hier gilt es, das sorgfältig abgeschätzte Strahlenrisiko gegen den Aufwand abzuwägen, der zu seiner Verringerung nötig ist. Die Mangelhaftigkeit unserer radiopathologischen und -genetischen Kenntnisse und eine ärztliche Verantwortung, die sich gerade bei der Strahlengefährdung nicht nur auf das hic et nunc, sondern auf das heutige und künftige Leben dieser Erde im ganzen erstrecken muß, zwingen uns dazu, eine Einschränkung jeder zusätzlichen Strahlenbelastung zu fordern, soweit das die Notwendigkeiten unseres zivilisatorischen Lebens erlauben.

Literatur

BACQ, Z. M., u. P. ALEXANDER: Grundlagen der Strahlenbiologie. Stuttgart: Georg Thieme 1958.

BARENDSEN, G. W.: Dose-survival curves of human cells in tissue culture irradiated with alpha-, beta-, 20 kv X- and 200 kv X-irradiation. Nature (Lond.) **193**, 1153 (1962).

BENDER, M. A., and P. C. GOOCH: Persistent chromosome aberrations in irradiated humans. Radiat. Res. **16**, 44 (1962).

BERGONIÉ, J., et L. TRIBONDEAU: De quelques resultats de la radiotherapie et essai de fixation d'une technique rationelle. C. R. Acad. Sci. (Paris) **143**, 983 (1906); — Radiat. Res. **11**, 587 (1959) (engl. Übersetzung).

Berichte des Sonderausschusses Radioaktivität. Nr 1 (1958); Nr 2 (1959); Nr 3 (1965). Stuttgart: Georg Thieme.

BLOOM, W.: Histopathology of irradiation from external and internal sources. New York: McGraw Hill Book Co. 1948.

BOND, V. P., and J. S. ROBERTSON: Vertebrate radiobiology. Ann. Rev. Nuclear Sci. **7**, 135 (1957).

CHU, E. H. Y., N. H. GILES, and K. PASSANO: Types and frequencies of human chromosome aberrations induced by X-rays. Proc. nat. Acad. Sci. (Wash.) **47**, 830 (1961).

CONTI, E. A., and G. D. PATTON: Study of thymus in 7.400 consecutive newborn infants. Amer. J. Obstet. Gynec. **56**, 884 (1948).

— — E. CONTI, and H. HEMPELMANN: Present health of children given X-ray treatment to the anterior mediastinum in infancy. Radiology **74**, 386 (1960).

COTTIER, H.: Strahlenbedingte Lebensverkürzung. Berlin: Springer 1961.

COURT-BROWN, W. M., and R. DOLL: Leukaemia and aplastic anaemia in patients irradiated for ankylosing spondylitis. Med. Res. Council Special Report Series No. 295. London: Her Majesty's Stationary Office 1957.

CREASY, W. A., and L. A. STOCKEN: The effect of ionizing radiation on nuclear phosphorylation in the radiosensitive tissues in the rat. Biochem. J. **72**, 519 (1959).

CRONKITE, E. P., and V. P. BOND: Radiation injury in man. Springfield: Am. Lecture Series, Thomas Publ. 1960.

DESSAUER, F.: Quantenbiologie. Berlin-Göttingen-Heidelberg: Springer 1954.

ELKIND, M. M., and H. SUTTON: Radiation response of mammalian cells grown in culture. Radiat. Res. **13**, 556 (1960); — Nature (Lond.) **184**, 1293 (1959).

ERRERA, M., and A. FORSSBERG: Mechanisms in radiobiology. New York and London: Academic Press 1960.

FEINE, U., u. O. HUG: Die pathologische Anatomie der Strahlenschäden. In: Die wissenschaftlichen Grundlagen des Strahlenschutzes (Hrsg. B. RAJEWSKY et al.). Karlsruhe: G. Braun 1957.

FLIEDNER, TH. M., u. R. STODTMEISTER: Experimentelle und klinische Strahlenhämatologie. München: J. F. Lehmann 1962.

FORD, D. D., J. C. S. PATTERSON, and W. L. TRUETING: Fatal exposure to diagnostic X-rays and leukaemia and other malignant disease in childhood. J. nat. Cancer Inst. **22**, 1093 (1959).

FRITZ-NIGGLI, H.: Strahlenbiologie. Stuttgart: Georg Thieme 1959.

FURTH, J., A. C. UPTON, K. W. CHRISTENBERRY, W. H. BENEDICT, and J. MOSHMAN: Some late effects in mice of ionizing radiation from an experimental nuclear detonation. Radiology **63**, 562 (1954).

GAUWERKY, F.: Über die Strahlenschädigung des wachsenden Knochens. Strahlentherapie **113**, 325 (1960).

HAHN, L., and G. DE HEVESY: Turnover rate of nucleic acids. Nature (Lond.) **145**, 549 (1940).

HEWITT, H. B., and C. W. WILSON: Survival curve for mammalian leukaemia cells irradiated in vivo (implications for the treatment of mouse leukaemia by whole-body irradiation). Brit. J. Cancer **13**, 69 (1959).

HOLLAENDER, A.: Radiation biology. New York and London: McGraw Hill Book Co. 1956—1959.

HUG, O.: Die akuten Allgemeinreaktionen bei Ganz- und Teilkörperbestrahlung. In: Strahlenbiologie, Strahlentherapie, Nuklearmedizin und Krebsforschung — Ergebnisse 1952—1958 (Hrsg. H. R. SCHINZ et al.). Stuttgart: Georg Thieme 1959.

HUG, O.: Biologische Sofortreaktionen auf schwache Strahlendosen. IX. Int. Congr. of Radiology, München 1959. Stuttgart: Georg Thieme und München: Urban & Schwarzenberg 1960.

—, u. U. FEINE: Strahlenspätschäden unter besonderer Berücksichtigung des Strahlenkrebses. In: Die wissenschaftlichen Grundlagen des Strahlenschutzes (Hrsg. B. RAJEWSKY et al.). Karlsruhe: G. Braun 1957.

KAPLAN, H. S., and M. B. BROWN: A quantitative dose-response study of lymphoid tumor development in irradiated C57 mice. J. nat. Cancer Inst. **13**, 185 (1952).

LEJEUNE, J., and M.-O. RETHORE: Detection of segmentary heterochromia in foetuses irradiated in utero. In: Cellular basis and etiology of late somatic effects of ionizing radiation (Ed. R. J. C. HARRIS). London and New York: Academic Press 1963.

LORENZ, E., W. E. HESTON, B. ASCHENBRENNER, and M. K. DERINGER: Biological studies in the tolerance range. Radiology **49**, 274 (1947).

NOWELL, P. C., and D. A. HUNGERFORD: A minute chromosome in human chronic granulocytic leukaemia. Science **132**, 1497 (1960).

NÜSSEL, M., u. J. SCHUNK: Über Nierenveränderungen bei ganzkörperbestrahlten Schweinen. Strahlentherapie **116**, 502 (1961).

RAJEWSKY, B.: Strahlendosis und Strahlenwirkung. Stuttgart: Georg Thieme 1956.

— Wissenschaftliche Grundlagen des Strahlenschutzes. Karlsruhe: G. Braun 1957.

Recommendations of the International Commission on Radiological Protection. New York: Pergamon Press 1959.

Report of the United Nations Scientific Committee on the Effects of Atomic Radiation. New York: UN 1962.

RUSSELL, W. L., L. B. RUSSELL, and E. M. KELLY: Radiation dose rate and mutation frequency. Science **128**, 1546 (1958).

— — N. H. STEELE, and E. L. PHIPPS: Extreme sensitivity of an immature stage of the mouse ovary to sterilization by irradiation. Science **129**, 1288 (1959).

SCHINZ, H. R., u. B. SLOTOPOLSKI: Der Röntgenhoden. Ergebn. med. Strahlenforsch. **1**, 443 (1925).

SIMPSON, C. L., and L. H. HEMPELMANN: The association of tumors and roentgen-ray treatment of the thorax in infancy. Cancer (Philad.) **10**, 42 (1958).

— — and L. M. FULLER: Neoplasia in children treated with X-rays in infancy for thymic enlargement. Radiology **64**, 840 (1955).

SOMMERMEYER, K.: Quantenphysik der Strahlenwirkung in Biologie und Medizin. Leipzig: Akademische Verlagsgesellschaft 1952.

SPIESS, H., H. POPPE u. H. SCHOEN: Strahleninduzierte Knochentumoren nach Thorium X-Behandlung. Mschr. Kinderheilk. **110**, 198, (1962).

STEWART, A., J. WEBB, and D. HEWITT: A survey of childhood malignancies. Brit. med. J. **1958 I**, 1495.

Storer, J. B.: The biological effectiveness of thermal neutrons in inhibiting mitosis in mice. Los Alamos Scientific Laboratory Report LA-1400-1952.

Strandqvist, M.: Studien über die kumulative Wirkung der Röntgenstrahlen bei Fraktionierung. Acta radiol (Stockh.) Suppl. 55 (1944).

Timotféeff-Ressovsky, W. N., u. K. G. Zimmer: Das Trefferprinzip in der Biologie. Biophysik, Bd. I. Leipzig: S. Hirzel 1947.

1. Verordnung über den Schutz vor Schäden durch Strahlen radioaktiver Stoffe. Berlin: C. Heymanns-Verlag KG 1962.

Zimmer, K. G.: Studien zur quantitativen Strahlenbiologie. Mainz: Verlag d. Akad. Wiss. u. Lit. Nr. 3 1960.

Zollinger, H. U.: Radiohistologie und Radiohistopathologie. In: Handbuch der allgemeinen Pathologie, Bd. X/1. Berlin-Göttingen-Heidelberg: Springer 1960.

Strahlensensibilität des wachsenden Gewebes und andere Ursachen für die radiologische Sonderstellung des Kindesalters

Von K. Hartung, Frankfurt/Main

Im Jahre 1906 wurde von Bergonié und Tribandeau die These entwickelt, daß sich die Strahlenempfindlichkeit der Gewebe proportional zu ihrer Vermehrungstätigkeit verhält. Hieraus geht hervor, daß alle in Entwicklung befindlichen Lebewesen erhöht strahlenempfindlich sind. Weitere Forschungen haben dies im Grundsatz bestätigt, zugleich aber auch gezeigt, daß diese These nur in großen Zügen zutrifft und deshalb nicht allgemein angewendet werden kann. Vor allem ist es nicht möglich, die Einzelzelle isoliert zu betrachten, sondern die einzelne Zelle muß bei der Beurteilung der Strahlenempfindlichkeit jeweils in ihrem Verband gesehen werden.

Um Hinweise auf die Strahlenempfindlichkeit des wachsenden Gewebes, besonders auf die Strahlensensibilität des menschlichen Embryo und Feten zu gewinnen, erscheint es zunächst angebracht, die Strahlenwirkungen im Tierversuch zu studieren. Man kann allerdings die entsprechenden Rückschlüsse nicht ohne weiteres vollgültig auf den werdenden Menschen übertragen, können doch schon die Embryonen einzelner Tierarten untereinander verschiedene Reaktionen zeigen.

Strahlenwirkung auf Embryonen von Drosophila melanogaster

Am besten erforscht ist die Strahleneinwirkung auf Embryonen von Drosophila melanogaster, auf die deshalb hier eingegangen sei. Nach Fritz-Niggli (1959) weisen schon die Eier von Drosophila in verschiedenen Altersstufen eine differente Strahlensensibilität auf,

die sich bereits innerhalb eines Zeitraumes von 15 min verändert. Es ist bemerkenswert, daß nicht die jüngsten Embryonen am empfindlichsten sind, sondern solche im Alter von $1^3/_4$ Std. Die bestrahlten Embryonen sterben zu unterschiedlichen Zeitpunkten, je nach dem Grad der Schädigung, jedoch noch vor der Schlüpfreife.

Mit dem Bestrahlungsalter von 3 Std ändert sich die Art der Strahlenschädigung. Alle Embryonen entwickeln sich zunächst weiter, auch wenn sie mit sehr hohen Dosen bestrahlt wurden. Später sterben sie an der Insuffizienz eines Organs, das in einer kritischen Phase lebenswichtig wird. Offenbar spielt der Zeitpunkt der Gastrulation eine wichtige Rolle. Während dieser Phase verliert das Gewebe anscheinend seine besondere Strahlenempfindlichkeit. Mit der Gastrulation finden bekanntlich die meisten Determinationsvorgänge ihren Abschluß.

Etwa im Alter von 8 Std nimmt die Strahlenresistenz zu. Zu diesem Zeitpunkt beginnt ein gewisser Automatismus der Zell- und Gewebsentwicklung.

Bei Teilbestrahlungen zeigte Ulrich (1956), daß die vordere Eihälfte von $1/_4$stündigen Embryonen wesentlich strahlenempfindlicher ist als die hintere Hälfte.

Im Puppenstadium trifft eine Bestrahlung auf verschiedene Entwicklungsphasen von Zelle und Gewebe. Im Alter von etwa 30 Std verliert die Puppe ihre Strahlenempfindlichkeit, während sie zuvor mit vielfachen Defekten, z. B. mit Hypodermislücken auf die Bestrahlung reagierte.

Strahlenwirkung auf Embryonen und Feten von Säugetieren

Unter den Strahlenwirkungen auf verschiedene Säugetiere liegen die meisten Erfahrungen an Mäusen und Ratten vor. Als wichtigste Ergebnisse stellte Fritz-Niggli (1955) folgende Arten der Reaktion zusammen: 1. Die bestrahlten Embryonen entwickeln sich nicht weiter und werden resorbiert. 2. Die Embryonen entwickeln sich weiter und sterben als Embryonen oder als Feten. 1 und 2 stellen die intrauterinen Todesfälle dar. 3. Die Entwicklung der bestrahlten Embryonen ist verzögert. 4. Die Entwicklung wird vollendet und die bestrahlten Kinder werden geboren. Sie weisen aber Mißbildungen und Anomalien auf, die zum Tode (neonatale Todesfälle) führen können. 5. Die bestrahlten Embryonen und Feten entwickeln sich normal und werden normal geboren.

Es zeigte sich, daß der Zeitpunkt der Bestrahlung für die Entstehung dieser fünf Möglichkeiten entscheidend ist. Wichtig waren hier die Ergebnisse von Job u. Mitarb. (1935), die verschiedene strahlensensible Perioden der sich entwickelnden Frucht im Mutterleib unterscheiden und zwar während der Präimplantationsperiode, der Organogenese und der Zeit der fetalen Entwicklung.

Die Präimplantationsperiode ist in bezug auf den Strahlentod außerordentlich strahlensensibel. Bereits geringe Strahlenmengen führen zu einer tödlichen Unterbrechung der Entwicklung.

Der Strahleneffekt ändert sich schlagartig in der *Organogenese* mit der Differenzierung in Keimblätter und der Determinierung und Bildung der verschiedenen Organe. Die intrauterine Sterblichkeit sinkt, und es treten Mißbildungen auf.

Wie bei der Entstehung anderer Embryopathien (z.B. nach Röteln) hängt auch das Auftreten der durch Strahlen verursachten Schäden auffällig vom Entwicklungsalter des Embryo ab. So existiert für viele Abweichungen eine sensible Zeitspanne, innerhalb der die Strahlen gezielt und gehäuft besondere Abweichungen erzeugen.

ZNS und Auge scheinen beim Säugetierembryo am strahlenempfindlichsten zu sein. Nach Wilson (1954) führen schon 25 r in bestrahlten neuntägigen Rattenembryonen Entwicklungsstörungen der Augen herbei. Da sich auch die Art der Strahlenschädigung mit dem Bestrahlungsalter ändert, läßt sich daraus zusammen mit dem Ausmaß der Schädigung der Entwicklungszustand während der Strahleneinwirkung ableiten.

Mit der Bildung der Medullarrinne und Medullarwülste nimmt die strahlensensible Periode für *Gehirnmißbildungen* ihren Anfang. Auch hier hängt die Strahlenschädigung vom Entwicklungszustand des Reaktionssystems ab. Die primitiven Neuroblasten scheinen dabei besonders empfindlich zu sein. Bereits mit 40 r werden Schädigungen sichtbar. Nekrosen der Neuroblasten einige Stunden nach Bestrahlung sind häufig (Hicks 1954).

Nach Bestrahlung im frühen Stadium der Organogenese können Defekte am *Urogenitalsystem* entstehen. Nach einem Bestrahlungsalter von mehr als $10^1/_2$ Tagen wird die Topographie der Nieren bei der Maus jedoch kaum mehr gestört (Russell und Russell 1954).

Skelettmißbildungen treten nach Bestrahlung (100 r) in sämtlichen Stadien der Organogenese bei Mäusen auf (Russell und Russell 1954). Es finden sich Anomalien der Rippe, Bein- und Armdefekte, Schwanzdefekte und Schädelmißbildungen.

Die Strahlenschädigungen des wachsenden menschlichen Organismus

Somatische Strahlenschädigungen. Entsprechend den Beobachtungen im Tierversuch kommen auch nach Unterleibsbestrahlung der schwangeren Frau, falls nicht ein phänisch normales Kind geboren wird, zwei Schadensmöglichkeiten der Leibesfrucht in Betracht: *Frühtod* oder *Entwicklung von Mißbildungen*. Bereits in der älteren Literatur sind hierüber eine Anzahl von Berichten niedergelegt. Schall hat eine fast vollständige Sammlung der bis 1933 bekannten menschlichen Fruchtschädigungen durch Röntgen- und Radiumstrahlen veröffentlicht. Im gleichen Jahr errechnete Wintz unter 139 Fällen von Fruchtbestrahlung in der Gravidität 41,7% geschädigte Früchte.

Die bei Erwachsenen geringe Strahlenempfindlichkeit des Zentralnervensystems trifft für das Embryonalstadium noch nicht zu, so daß häufig *cerebrale Fehlbildungen* mit schweren Defekten des Zentralnervensystems und der Sinnesorgane als Bestrahlungsfolge entstehen. Archangelsky hat 1921 nach Frühbestrahlung in der Gravidität entsprechende Defekte beobachtet, denen später mehrfache Bestätigungen folgten.

Besonders häufig ist eine *Mikrocephalie* als Folge von Bestrahlung anzutreffen, hat doch Schall bis 1933 25 Fälle hiervon zusammengestellt. Hinzu kommen die vielfachen Folgeerscheinungen des Mikrocephalus wie Idiotie, Schwachsinn, cerebrale Lähmungen, cerebrale Krampfleiden usw. Diese Erscheinungen sind so typisch, daß Zappert (1927) das Symptomenbild der „röntgenogenen fetalen Mikrocephalie" umreißen konnte. Einige Autoren haben auch Hydrocephalus als Bestrahlungsfolge beschrieben (Goldstein-Murphy; Moeller).

Gekoppelt mit derartigen Hirnveränderungen tritt häufiger ein *Mikrophthalmus* auf. Ferner beobachtete Stock bereits 1911 die intrauterine Schädigung der menschlichen *Augenlinse* durch Röntgenstrahlen. Als weitere Augenschädigung wird über Aplasie und Atrophie des N. opticus von Aschenheim berichtet. Auch an der Retina sind Strahlenschädigungen möglich (Stettner, Naujoks, Deutsch). Ebenso scheint Colobombildung von Netz- und Aderhaut als radiogene Fruchtschädigung vorzukommen (Fuchs).

Wachstumshemmung, Hypoplasie, Aplasie, Spaltbildung und Mißbildungen der verschiedenen Art am Skeletsystem können ebenfalls aus einer Röntgenbestrahlung der menschlichen Frucht resultieren. Bailey und Bagg sowie Dautwitz stellten Klumpfußbildung fest. Nach Kastrationsbestrahlung von 100 r pro Ovar bei der Mutter sah Feldweg das Fehlen beider Radii, Anomalien der Ellenbogengelenke und einen nicht ausgebildeten rechten Daumen an der Leibesfrucht.

Eine ausgesprochene Wachstumshemmung beobachteten auch Bašić und Weber an einem Kind, das als etwa 2 Monate alter Fetus im Mutterleib bestrahlt worden war. Die verabreichte Dosis betrug in diesem Fall 2×600 r auf den Unterbauch und dorsal 300 r. Das Kind wies neben der Wachstumsstörung eine mikrocephale Idiotie auf.

Friedrich beschrieb 1910 gewisse Veränderungen an Milz und lymphatischem Gewebe nach Bestrahlung der Leibesfrucht. In neuerer Zeit gilt das Interesse vorwiegend dem Auftreten von bösartigen Veränderungen (Carcinom, Leukämie) nach vorausgegangener intrauteriner Bestrahlung.

Strahleninduziertes Carcinom. Obgleich das vorliegende Material zahlenmäßig klein ist und die verabreichten Dosen nicht in jedem Einzelfall genau festliegen, spricht vieles dafür, daß Carcinome nach therapeutischer Bestrahlung von Embryonen, Feten oder Kindern entstehen können.

Simpson u. Mitarb. stellten nach Thymusbestrahlung von Kindern gehäuft Schilddrüsencarcinome fest. Auch Duffy und Fitzgerald fanden unter 28 Patienten mit Schilddrüsencarcinom zehnmal eine vorausgehende Thymusbestrahlung, die zwischen dem 4. und 16. Lebensmonat stattgefunden hatte. Eine Bestätigung stellten auch die Nachforschungen von Clark dar, wobei alle 13 Patienten mit Schilddrüsencarcinom im Kindesalter vorbestrahlt worden waren. Die verabreichten Dosen differierten hier zwischen 200 und 725 r, in einer Größenordnung also, die weit oberhalb der bei der Röntgendiagnostik üblichen Strahlendosen liegt. Die durchschnittliche Latenzzeit bis zur Krebsentstehung wurde mit 6,9 Jahren berechnet.

Offenbar sind aber nicht nur therapeutische Strahlendosen Ursache von Krebsentstehung. Nach Stewart u. Mitarb. soll bereits eine diagnostische Untersuchung während der Gravidität zur Erhöhung der Tumorrate bei der Leibesfrucht führen können.

Strahleninduzierte Leukämie. Es ist bekannt, daß Radiologen besonders häufig an Leukämie erkrankten. Dies gilt vor allem für die Zeit, in der Strahlenschutzregeln noch nicht bekannt waren. Auch bei den Überlebenden der Atombombenabwürfe in Japan war die Leukämierate erhöht. Court Brown und Doll fanden in Hiroshima 65 Fälle von Leukämie zwischen den Jahren 1946 und 1955, in Nagasaki 43 Fälle. Auch hier ließ sich ein Zusammenhang zwischen der Distanz vom Hypocentrum der Bombe und der Leukämierate feststellen.

Die therapeutische Röntgenbestrahlung birgt vor allem dann die Gefahr einer späteren Leukämieentstehung, wenn große Teile des Organismus mit einer hohen Strahlendosis behandelt werden. Am Beispiel der Röntgentherapie von Kranken mit Morbus Bechterew wurde das Leukämierisiko von Court Brown und Doll aufgezeigt.

Für das spezielle Problem der Leukämiegefährdung eines wachsenden Organismus durch Röntgenstrahlen sind die Untersuchungen von

STEWART u. Mitarb. sowie von SIMPSON u. Mitarb. von Bedeutung. Danach soll bereits durch eine mittlere Herddosis von nur 3 r bei ganzkörperbestrahlten Feten die Zahl der postnatal aufgetretenen Leukämien und anderer bösartiger Erkrankungen innerhalb der ersten 10 Lebensjahre verdoppelt werden. STEWART rechnet mit einem Leukämiefall auf 1000 Röntgenuntersuchungen in der Schwangerschaft. Die Autoren fanden bei einem Vergleich der Häufigkeit abdomineller Röntgenuntersuchungen von Müttern leukämischer Kinder mit entsprechenden Vergleichsgruppen, daß das Verhältnis 12,8% zu 7,2% betrug. Diese Ergebnisse wurden von FORD u. Mitarb. (1959) gestützt. Ihre entsprechenden Verhältniszahlen waren 26,9% zu 18,3%. In neuerer Zeit sind entgegen diesen Studien einige Arbeiten mit hiervon abweichenden Ergebnissen erschienen. Eine Übersicht über dieses Problem findet sich im Report of the United Nations Scientific Committee on the Effect of Atomic Radiation. Danach nimmt die Leukämierate bei kurzzeitiger Strahleneinwirkung von über 100 r mit steigender Dosis zu. Die exakte quantitative Beziehung zwischen Strahlendosis und Leukämieentstehung ist jedoch noch unbekannt.

SIMPSON u. Mitarb. stellten eine Leukämieerhöhung nach Thymusbestrahlung fest. Offenbar kann aber auch diese Frage zur Zeit noch nicht endgültig beurteilt werden, da von CONTI u. PATTON sowie von CONTI et al. bei Thymusbestrahlung keine entsprechenden Beobachtungen mit Leukämieerkrankung gemacht wurden (weitere Einzelheiten über die kindliche Leukämie siehe im Beitrag HUG, S. 560).

Genetische Strahlenschädigungen. *Strahleninduzierte Gonadenschädigung.* Strahlengenetische Erkentnisse zeigen die Verantwortung des Arztes beim Umgang mit energiereicher Strahlung am deutlichsten. Hier handelt es sich nicht mehr um fakultative Gefährdung einzelner Patienten, sondern nachfolgender Generationen. Seitdem MULLER (1927) erstmals strahleninduzierte Mutationen bei Drosophila melanogaster beschrieb, konnte diese Eigenschaft der energiereichen Strahlen auch an Säugetieren, vor allem an Mäusen (RUSSELL) bestätigt werden.

Im einzelnen handelt es sich bei den Strahlenschädigungen der Gene um Punktmutationen oder um Chromosomenaberration. Diese Veränderungen können durch ionisierende Strahlen jeglicher Herkunft entstehen und werden bereits durch Strahlendosen verhältnismäßig geringer Intensität bei Mensch, Tier und Pflanze ausgelöst. Eine lineare Dosisabhängigkeit, welche allgemein angenommen wird, ist nach FRITZ-NIGGLI (1957) für den Beginn der Dosiseffektkurve allerdings noch nicht endgültig nachgewiesen. Gesichert ist dagegen, daß sich alle Gonadendosen summieren, die ein Individuum im Laufe seines Lebens unter Einbeziehung der Embryonalphase erhält. Nur diejenigen Strahlendosen, die nach Ablauf der Generationszeit appliziert werden, sind genetisch nicht mehr von Bedeutung.

Tabelle 72. *Fetale Todesfälle und kongenitale Defekte bei Nachkommen von Radiologen.* (Nach MACHT und LAWRENCE 1955)

Total Nachkommen		Fetale Todesfälle	Kongenitale Defekte
Radiologen	5461	14,03	6,01
Nichtradiologen	4484	12,22	4,82

Die Frage der *Keimschädigung* betrifft also bereits den Embryo und Fetus, da dieser wachsende Organismus strenggenommen schon zu der genetisch bedeutsamen Bevölkerung gerechnet werden muß.

Die Unterleibsbestrahlung einer Schwangeren bringt *drei* differente Gefährdungsmöglichkeiten mit sich. Außer den mütterlichen Gonaden werden dabei die fetalen Gonaden getroffen. Hinzu kommt eine Ganzkörperbestrahlung der Leibesfrucht. In diesem Sonderfall ergibt sich also eine doppelte Gengefährdung und außerdem die Fruchtgefährdung eines äußerst strahlenempfindlichen Organismus. In welcher Größenordnung die Belastung bei der Pelvimetrie liegt, geht aus einer Aufstellung von BEWLEY u. Mitarb. hervor. Die Strahlenrichtung ist dabei ebenso wie die Röntgentechnik für die applizierte Dosis von Bedeutung.

Über die Wahrscheinlichkeit von genetischen Schäden bei Nachkommen von Personen, die mit ionisierenden Strahlen viel in Berührung kommen, berichten MACHT und LAWRENCE (s. Tabelle 72). Fetale Todesfälle waren bei Nachkommen von Radiologen häufiger als normalerweise, ebenso die kongenitalen Defekte, obgleich sichtbare Änderungen in F_1 nur einen kleinen Teil des Gesamtschadens anzeigen.

Die Mißbildungen betrafen vor allem das kardiovasculäre System, den Respirationstrakt, Muskeln, Gelenke, Intestinaltrakt und Zentralnervensystem.

Crow (1955) fand demgegenüber bei ähnlichen Untersuchungen von Radiologenkindern keine signifikanten Unterschiede gegenüber einer Vergleichsgruppe, machte aber darauf aufmerksam, daß nur ein kleiner Teil der genetischen Schädigung in der ersten Folgegeneration offenbar werden kann. Demnach ist bisher kein gesicherter Nachweis über Strahlenschäden bei Röntgenologen erbracht.

Die bisher genannten Schadensmöglichkeiten demonstrieren, „daß Kinder in utero einen besonders strahlenempfindlichen Teil der Bevölkerung bilden, wahrscheinlich den empfindlichsten überhaupt" (J. Schubert). Deshalb dürfen röntgendiagnostische Untersuchungen bei Frauen im fortpflanzungsfähigen Alter nach übereinstimmendem Urteil nur im Anschluß an eine Menstruation vorgenommen werden, da die größte Gefährdung des Keimes zu einer Zeit besteht, in der die Schwangerschaft im allgemeinen noch unbekannt ist.

Bei bekannter Schwangerschaft ist gleichfalls größte Vorsicht geboten. Durchleuchtungen mit Direktbelichtung des Unterbauches sollten nur noch für den extremen und diagnostisch unumgänglichen Ausnahmefall gelten. Röntgenaufnahmen, deren Daten sorgfältig zu wählen sind, erfordern gleichfalls starke Einschränkung. Auch gegen Streustrahlen muß der Embryo und Fetus soweit wie irgendmöglich geschützt werden.

Über die Einwirkung energiereicher Strahlen auf menschliche Embryonen und Feten bei den *Explosionen der Atombomben* in Japan unterrichtet die eingehende Studie von Yamazaki u. Mitarb. In Nagasaki wurden 98 Frauen im Jahre 1951 untersucht, welche die Explosion überlebt hatten. Sie befanden sich innerhalb 2000 m vom Hypocentrum, während eine Vergleichsgruppe Mütter umfaßte, welche 4000 bis 5000 m hiervon entfernt waren. Es handelte sich ausschließlich um Bezirke, die von nachträglichem radioaktivem fall out nicht betroffen waren. 30 der 98 Frauen wiesen Strahlenschäden auf. Bis zum Jahre 1951 betrug die Sterblichkeit der Kinder von Müttern mit Strahlenschädigungen 43% gegenüber 9% von Müttern ohne äußerlich sichtbare Strahlenveränderungen. Bei der Vergleichsgruppe wurden hier 6% ermittelt. Bemerkenswert ist, daß die fetalen Todesfälle bei solchen Frauen überwiegen, welche Strahlenschäden erlitten. Berücksichtigt man die Entwicklungsstadien dieser in utero bestrahlten Kinder, so ergibt sich, daß in der Gruppe der am schwersten Geschädigten die Todesfälle auf alle bestrahlten Stadien verteilt sind. Waren die Mütter selbst ohne eine schwere Schädigung, so waren nur Kinder betroffen, deren Bestrahlung in ihre ersten drei Entwicklungsmonate fiel.

Aus einer Gruppe von 16 überlebenden Kindern stark strahlengeschädigter Frauen zeigten 4 bemerkenswerte Veränderungen. Die Bestrahlung wird mit etwa 700 r Gammastrahlen angenommen. Diese Kinder sind an Körpergröße und Gewicht zurückgeblieben, haben einen kleineren Kopfumfang und sind geistig stark zurückgeblieben. Zu ähnlichen Ergebnissen kommt Plummer. Unter 10 Kindern, deren Mütter innerhalb von 1200 m vom Hypocentrum bestrahlt wurden, wurde siebenmal Mikrocephalie mit Schwachsinn festgestellt. Aus der Gesamtgruppe von 205 Kindern wurden außerdem in einer größeren Zahl Defekte der Augen und Pigmentstörungen gefunden. Yasunaka u. Nishikawa sowie Izumi konnten jedoch die oben geschilderten eindeutigen Ergebnisse nicht bestätigen.

Weitere Ursachen für eine erhöhte Strahlengefährdung im Kindesalter

1. Eine der wesentlichsten Voraussetzungen für die erhöhte Strahlengefährdung der Säuglinge und Kinder ist ihre *lange Lebenserwartung*. Das bedeutet eine *langdauernde Summationszeit* für alle ionisierenden Strahlen. Diese Feststellung hat mehrere bedeutsame Folgen:

a) Strahleninsulte mit längerer Latenz werden mit einer größeren Wahrscheinlichkeit zum Strahlenschaden führen, je jünger das Kind zum Zeitpunkt der Einwirkung ist.

b) Dies trifft nicht nur für einfache, sondern auch für kombinierte Strahlenschäden zu, wie folgendes Beispiel zeigt: erhält ein Säugling bei schwerer Krankheit eine Reihe von Röntgenuntersuchungen, die aller Voraussicht nach selbst bei langer Latenzzeit nicht zu einem manifesten Strahlenschaden führen würden, so kann verstärkte Umgebungsstrahlung der verschiedenen Art schließlich doch die Manifestation ergeben, da auch der Summation der Umgebungsstrahlung (einschließlich fall out) bei jungen Kindern ein wesentlich größerer Einfluß zugeschrieben werden muß.

2. *Das rote Knochenmark* als hämopoetisches Organ im Skeletsystem ist bei Kindern *relativ umfangreicher* als im Erwachsenenalter. Beim Neugeborenen befindet es sich im gesamten Skelet, auch in den langen Röhrenknochen. Die Umwandlung von rotem in gelbes, inaktives Mark beginnt im 4.—5. Lebensjahr. Dieser Prozeß geht nur langsam vor sich. Da erst in der Pubertät die gleichen Verhältnisse wie beim Erwachsenen erreicht sind, erfolgt bei jeglicher Röntgenuntersuchung fast während des gesamten Kindesalters eine (unbeabsichtigte) Mitbestrahlung von rotem Knochenmark. Dieses ist, zusammen mit Lymphgewebe und Thymus am stärksten strahlenempfindlich.

3. Auch hinsichtlich der *Volumendosis* bestehen Unterschiede zwischen Kindes- und Erwachsenenalter, vor allem bei der *relativen Volumendosis*. Das gleiche Röntgenvolumen durchstrahlt beim Kinde, bezogen auf den Gesamtorganismus ein relativ größeres Körpervolumen als beim Erwachsenen, worauf HOLTHUSEN (1933) besonders hingewiesen hat. Dieses soll an folgendem Beispiel gezeigt werden. Vergleiche zwischen den Altersstufen lassen sich hier am einfachsten mit Hilfe des Körpergewichtes anstellen, wenn bestimmte geringe Unterschiede im Verhältnis einzelner Organteile zueinander unberücksichtigt bleiben. Das normale Körpergewicht eines Neugeborenen von 3,5 kg steht dem eines Erwachsenen von 70 kg im Verhältnis 1:20 gegenüber. Das würde also bedeuten, daß dieselbe Volumendosis, die den Organismus eines Neugeborenen total durchstrahlt, beim Erwachsenen nur den zwanzigsten Teil des Körpers trifft (s. Abb. 61).

Eine praktische Schlußfolgerung hieraus ist die unterschiedliche *Erholungsfähigkeit* nach Bestrahlung · mit konstanten Volumendosen. Generell muß diese um so schlechter sein, je kleiner das Verhältnis von durchstrahltem zu nichtbestrahltem Körpervolumen eines Individuums ist.

Das gleiche gilt für die *Oberflächendosis*. Auch hier erfaßt eine bestimmte Feldgröße beim Kinde eine relativ umfangreichere Hautpartie als die gleiche Feldeinstellung beim Erwachsenen (s. Abb. 62).

4. Die Möglichkeit einer überindividuellen *genetischen* Strahlenschädigung durch Gonadenbestrahlung ist für das gesamte Kindesalter von Bedeutung, da alle Patienten dieser Altersstufe ihre Fortpflanzungsphase noch vor sich haben. Jegliche auf die Gonaden eingestrahlte Dosis kann also fakultativ genetisch wirksam

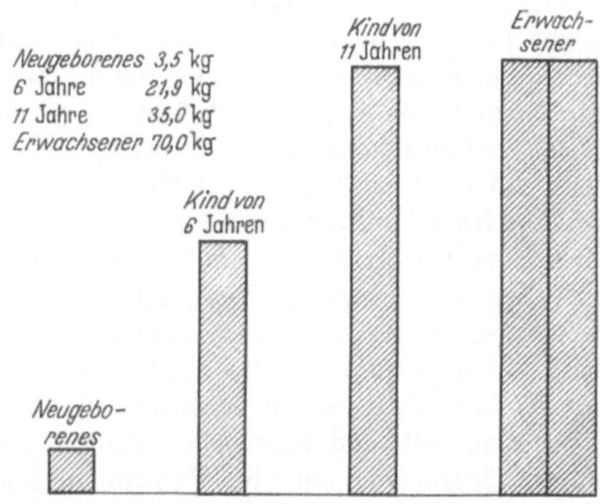

Abb. 61. Vergleich des Körpervolumens von Neugeborenen, Sechsjährigen, Elfjährigen und Erwachsenen an Hand des Gewichtes

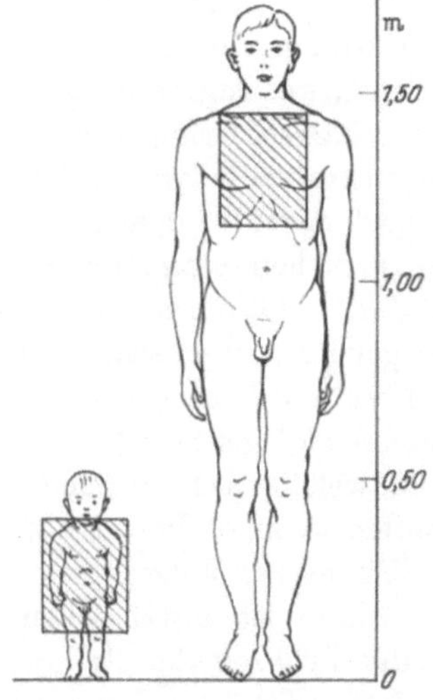

Abb. 62. Vergleich der relativen Oberflächendosis gleicher Feldgröße zwischen Neugeborenem und Erwachsenem

werden. Deshalb muß die pädiatrische Röntgenologie — im weitgehenden Gegensatz zu Erwachsenenradiologie — bei *allen* ihren Patienten und bei *jeder* Untersuchung dieser Gefahr Rechnung tragen.

5. Die *kleinen Körpermaße junger Kinder* stellen in radiologischer Hinsicht eine Eigenart dar. Die einzelnen Organe liegen bei Säuglingen wesentlich näher zusammen als bei größe-

ren Individuen. Aus diesem Grunde sind die Keimdrüsen auch bei einigen gonadenfernen Einstellungen stärker strahlengefährdet. Dies wird durch die wechselnden alterstypischen Relationen der einzelnen Körperteile zueinander nur noch unterstrichen.

6. Auch die *Unruhe der Kinder* muß genannt werden, die manche zusätzliche Schwierigkeit in die pädiatrische Röntgenologie bringt und sich in einer erhöhten Strahlenbelastung auswirken kann. Je jünger der Patient ist, um so größer sind im allgemeinen die Schwierigkeiten. Während verständnisvolle Mithilfe bei älteren Kindern fast immer vorausgesetzt werden kann, kommt es bei Säuglingen und Kleinkindern nicht selten zu ausgesprochenen Abwehrreaktionen bei einer Röntgenuntersuchung. Die exakte Einstellung des Strahlenkegels auch mittels Lichtvisier ist oft schwierig. Infolge Spontanmotorik und Abwehrbewegungen gelangen die Gonaden auch bei Untersuchungen gonadenferner Körperregionen gelegentlich in den primären Strahlenkegel. Auch kann hierdurch eine Verlängerung der Untersuchungszeit z. B. bei Durchleuchtungen erforderlich werden. Die Ruhigstellung der Kinder ist oftmals notwendig, was suggestiv, medikamentös oder auch mechanisch erfolgen kann.

7. Bei der Strahlenbelastung der Kinder ist schließlich noch daran zu denken, daß von den Kernwaffenversuchen stammende *radioaktive Substanzen (fall out)*, die mit der Nahrung in den Körper gelangen, vom schnell wachsenden Organismus *vermehrt aufgenommen* werden. Von besonderer biologischer Bedeutung ist dabei das Sr 90, welches sich im Skelet speichert. Die Halbwertzeit von 28 Jahren hat eine langdauernde Wirkung zur Folge.

Zum Abschluß ist festzustellen, daß die bereits aus der Frühzeit der Radiologie stammende Erkenntnis einer erhöhten Strahlensensibilität des wachsenden Gewebes in weiteren Tierexperimenten vielfache Stützen erhielt. Auch Beobachtungen am menschlichen Embryo und bei Kindern sprechen für die radiologische Sonderstellung des in Entwicklung befindlichen Organismus. Eine weitere Bestätigung hierfür brachten die verhängnisvollen Folgen einer Atombombenbestrahlung.

Die zum Teil extrem hohen Strahlendosen, welche derartige Störungen auslösen, kommen in der heutigen Röntgendiagnostik allerdings nicht zur Anwendung. Dennoch muß die Grundforderung aufrecht erhalten werden, die Strahlenanwendung bei Säuglingen und Kindern sehr sorgsam abzuwägen und unter Schutzmaßnahmen durchzuführen. In erster Linie gilt dies für die jüngsten Individuen. Frühgeburten, Säuglinge und Kleinkinder sind — entsprechend ihrer hohen Wachstumsintensität — am meisten strahlengefährdet.

Nicht nur somatische, sondern auch genetische Schadensmöglichkeiten bestehen für alle Altersstufen in der Pädiatrie, auch wenn die Generationsphase noch nicht erreicht ist.

Schließlich sind noch weitere Faktoren für eine erhöhte Gefährdung bei Röntgenuntersuchungen von Kindern zu berücksichtigen: Die langdauernde Summationszeit für ionisierende Strahlen infolge der langen Lebenserwartung; das bei Kindern ungünstigere Verhältnis der relativen Volumendosis gegenüber dem Erwachsenen; die nahen Organbeziehungen zueinander, wodurch bei Kindern die Gonaden eher mitbestrahlt werden, wenn andere Körperregionen röntgenologisch zu untersuchen sind und weiterhin die Unruhe der Kinder, wodurch unter Umständen verlängerte Strahlenexpositionen notwendig werden.

Literatur

Archangelsky, A.: Zur Frage von der Wirkung der Röntgenstrahlen auf das Frühstadium der Gravidität. Arch. Gynäk. **118**, 1 (1921).

Aschenheim, E.: Schädigung einer menschlichen Frucht durch Röntgenstrahlen. Strahlentherapie **11**, 789—795 (1920).

Bailey, H., and H. J. Bagg: Effects of irradiation on fetal development. Amer. J. Obstet. Gynec. **5**, 461 (1923).

Bašić, M., u. D. Weber: Über intrauterine Fruchtschädigung durch Röntgenstrahlen. Strahlentherapie **99**, 628—634 (1956).

Bergonié, J., et L. Tribondeau: Actions des rayons X sur le testicle. Arch. Élect. méd. **14**, 779—823, 874, 911 (1906).

Bewley, D. K., J. W. Laws and C. J. Myddleton: Maternal and foetal radiation dosage during obstetric radiographic examinations. Brit. J. Radiol. **30**, 286 (1957).

Clark, D. E.: Association of irradiation with cancer of the thyroid in children and adolescents. J. Amer. med. Ass. **159**, 1007 (1955).

Conti, E. A., and G. D. Patton: Study of the thymus in 7400 consecutive new-born infants. Amer. J. Obstet. Gynec. **56**, 884 (1948).

CONTI, E. A., G. D. PATTON, J. E. CONTI: Present health of children given X-ray treatment to the anterior mediastinum in infancy. Radiology **74**, 386 (1960).

COURT BROWN, W. M., and R. DOLL: The incidence of leukaemia among the survivors of the atomic bomb explosions at Hiroshima and Nagasaki. The hazards to man of nuclear and allied radiations, p. 84—86. London: Her Majesty's Stationery Office 1956.

CROW, J.: Comparison of fetal and infant death rates in the progeny of radiologists and pathologists. Amer. J. Roentgenol. **73**, 467 (1955).

DAUTWITZ, F.: Spätschädigung der Frucht durch indirekte Radiumstrahlenwirkung. Strahlentherapie **36**, 686 (1930).

DEUTSCH: Schädigen Röntgenstrahlen den Inhalt des graviden Uterus? Mschr. Kinderheilk. **31**, 284 (1925).

DUFFY, J., and P. J. FITZGERALD: Thyroid cancer in childhood and adolescense. Cancer (Philad.) **3**, 1018 (1950).

FELDWEG, P.: Ein ungewöhnlicher Fall von Fruchtschädigung durch Röntgenstrahlen. Strahlentherapie **26**, 799—801 (1927).

FORD, D. D., J. C. S. PATERSON and W. L. TREUTING: Fetal exposure to diagnostic x-rays and leukemia and other malignant diseases in childhood. J. nat. Cancer Inst. **22**, 1093 (1959).

FRIEDRICH, O.: Histologische Untersuchungen eines intrauterin mit Röntgenstrahlen bestrahlten menschlichen Fötus. Z. Röntgenk. **12**, 2 (1910).

FRITZ-NIGGLI, H.: Neuere Ergebnisse der Strahlengenetik. Fortschr. Röntgenstr. **85**, 265 (1956).

— Die experimentellen Grundlagen zur Schätzung der Strahlengefährdung der menschlichen Erbmasse. Fortschr. Röntgenstr. **87**, 427 (1957).

— Strahlenbiologie. Grundlagen und Ergebnisse. Stuttgart: Georg Thieme 1959.

FUCHS, G.: Zit. bei ZAPPERT.

GOLDSTEIN, L., and D. P. MURPHY: Etiology of the illhealth in children born after maternal pelvic irradiation. II. Defective children born after post-conception pelvic irradiation. Amer. J. Roentgenol. **22**, 322—331 (1929).

HICKS, S. P.: The effects of ionizing radiation, certain hormones, and radiomimetic drugs on the developing nervous system. J. cell. comp. Physiol. **43**, Suppl. 1, 151 (1954).

HOLTHUSEN, H.: Die Wirkung therapeutisch angewandter Strahlung auf Atom, Zelle, Gewebe und Gesamtorganismus. In: ENGEL-SCHALL, Handbuch der Röntgendiagnostik und -therapie im Kindesalter, S. 548. Leipzig: Georg Thieme 1933.

IZUMI, N.: Effect of the atomic bomb on school in Urakami district, Nagasaki. Research in the effects and influences of the nuclear bomb test explosions **2**, 1701 (1956). Japan Soc. Promotion of Science, Tokyo.

JOB, T. T., G. J. LEIBOLD and H. A. FITZMAURICE: Biological effects of roentgen rays. Amer. J. Anat. **56**, 97 (1935).

MACHT, ST. H., and P. S. LAWRENCE: National survey of congenital malformations resulting from exposure to roentgen radiation. Amer. J. Roentgenol. **73**, 442 (1955).

MOELLER, P. F.: Fruchtschädigung durch Röntgenstrahlen. Acta obstet. gynec. scand. **4**, 222 (1926).

MULLER, H. J.: The problem of genetic mutation. Vortr. Internat. Kongr. f. Vererbungswissensch. 1927. Z. indukt. Abstamm.- u. Vererb.-Lehre, Suppl. **1**, 234.

NAUJOKS, H.: Fruchtschädigung durch Röntgenstrahlen. Mschr. Geburtsh. **68**, 40 (1924).

OTTWEILER, H.: Über die Gefahren der Fruchtschädigung bei Röntgen- und Radiumbestrahlung während der Schwangerschaft. Diss. München 1943.

PLUMMER, G.: Anomalies occurring in children exposed in utero to the atomic bomb in Hiroshima. Pediatrics **10**, 687 (1952).

RABINOWITCH, J.: Antenatal irradiation and childhood malignancies. Brit. med. J. **1958 II**, 796.

Report of the United Nations Scientific Committee on the Effects of the Atomic Radiation. General Assembly. Official Records: 17. Session, Suppl. No 16 (A/5216) United Nations New York 1962.

RUSSELL, L. B., and W. L. RUSSELL: An analysis of the changing radiations response of the developing mouse embryo. J. cell. comp. Physiol. **43**, Suppl. 1, 103—149 (1954).

RUSSELL, W. L.: X ray induced mutations in mice. Cold Spr. Harb. Symp. qant. Biol. **16**, 362 (1957).

SCHUBERT, J.: Zur Wirkung kleinster Strahlendosen auf menschliche Embryonen. Dtsch. med. Wschr. **85**, 213 (1960).

SIMPSON, C. L., L. H. HEMPELMANN and L. M. FULLER: Neoplasia in children treated with x-rays in infancy for thymic enlargement. Radiology **64**, 840 (1955).

STETTNER, H.: Fruchtschädigung durch Röntgenstrahlen. Jb. Kinderheilk. **95**, 43 (1921).

STEWART, A., J. WEBB, D. GILES and D. HEWITT: Malignant disease in childhood and diagnostic irradiation in utero. Lancet **1956 II**, 447, 573.

STOCK, W.: Intrauterine Schädigung der menschlichen Linse durch Röntgenstrahlen. Klin. Mbl. Augenheilk. **49**, 93 (1911).

ULRICH, H.: Die Strahlenempfindlichkeit von Zellkern und Plasma und die indirekte mutagene Wirkung der Strahlen. Verh. Dtsch. Zool. Ges. Hamburg 1956, S. 150—182.

WILSON, J. G.: Differentiation and the reaction of rat embryos to radiation. J. cell. comp. Physiol. **43**, Suppl. 1, 11 (1954).

WINTZ, H.: Nachkommenschaftsschädigungen durch Röntgenstrahlen. In: VEIT-STÖCKEL,

Handbuch der Gynäkologie, Bd. IV, 2. Hälfte, Teil 1, S. 323. 1933.

Yamazaki, J. N., St. W. Wright and Ph. M. Wright: A study of the outcome of pregnancy in woman exposed to the atomic bomb blast in Nagasaki. J. cell. comp. Physiol. **43**, Suppl. 1, 319 (1954).

Yasunaka, M., and T. Nishikawa: On the physical development of the A-bombed children. Research in the effects and influences of the nuclear bomb test explosions 2, 1693 (1956). Japan Soc. Promotion of Science, Tokyo.

Zappert, J.: Über röntgenogene fötale Mikrocephalie. Arch. Kinderheilk. 80, 34 (1927).

Strahlenschutzmaßnahmen in der pädiatrischen Röntgendiagnostik

Von K. Hartung, Frankfurt/Main

Im vorangehenden Abschnitt (Strahlensensibilität des wachsenden Gewebes und andere Ursachen für die radiologische Sonderstellung des Kindesalters) wurde gezeigt, daß Säuglinge und Kinder durch Anwendung energiereicher Strahlen stärker gefährdet sind als Erwachsene. Bereits 1906 wurde diese Einstellung von Foersterling vertreten: „Kleine, d. h. noch schnell wachsende Kinder sind unter allen Umständen vor der Einwirkung der Röntgenstrahlen zu schützen. Erlaubt sind dringend notwendige Röntgenogramme. Durchleuchtungen sind zu vermeiden oder sehr abzukürzen. Therapeutische Bestrahlungen sind auf maligne Tumoren und auf die Leukämie zu beschränken. Sie müssen als ultimum refugium betrachtet werden."

In den letzten Jahren (1956—1962) behandeln eine Reihe Publikationen folgender Autoren wichtige Einzelfragen oder geben Übersichtsdarstellungen über den Strahlenschutz in der pädiatrischen Röntgendiagnostik: Lorenz; Lossen; Schreier (1956); Koecher; Lorenz; Lossen; Nöller; Russ; F. Schmid; Seelentag; Turpin u. Mitarb.; Weingärtner; Werner u. Philipp (1957). Klotz u. Seelentag; Frik; Hartung; Lorenz; Oeser, Mehl u. Schaefer; Seelentag u. Mitarb.; Tränkenschuh; Wilhelm, Kraus u. Mergler (1958). Knorr; Hartung; Lorenz; Nöller; Russ; Schall; Stieve (1959). Hartung (1960). Lorenz; Seelentag; Thurau u. Distel; Zieler (1961). Hartung (1962).

Allgemein wird gefordert, die Strahlendosis für das Kindesalter so gering wie nur irgendmöglich zu halten. In diesem Sinne warnt auch die Röntgenkommission der Deutschen Gesellschaft für Kinderheilkunde vor Routinedurchleuchtungen (1957). Das Deutsche Zentralkomitee zur Bekämpfung der Tuberkulose hat in gleichem Sinne ein „Merkblatt zur Verhütung von Strahlenschäden bei der Röntgendiagnostik im Kindesalter" herausgegeben (1959).

Über das Gesamtgebiet des Strahlenschutzes bei der Röntgendiagnostik, also nicht allein nur für die Pädiatrie, liegen Monographien folgender Autoren vor: Rajewsky (1957); Beck, Dresel u. Melching; Jaeger (1959); Lorenz (1961).

Die strikte Forderung einer beschränkten Anwendung ionisierender Strahlen bezieht sich auf die applizierte Hautdosis, die Volumendosis und die Gonadendosis. Besonders bei der Gonadendosis soll nach W. Lorenz mit Milliröntgen gegeizt werden.

Den Fortschritten der Röntgentechnik entsprechend, wurden in der letzten Zeit neue Verfahren der Röntgenuntersuchung auch für das Kindesalter erarbeitet. Zu einem Teil sind diese sogar unerläßliche Vorbedingungen für bestimmte Eingriffe geworden. Eine derartig verbesserte Diagnostik kann jedoch oft nur durch eine längere Strahlenexposition des Patienten erreicht werden. Insgesamt gesehen hatte sich auch die Anzahl aller durchgeführten Röntgenuntersuchungen bei Kindern fortlaufend erhöht. Diese Zunahme der Strahlenexpositionen und die verbesserten Kenntnisse über die Strahlenbiologie fordern also eine unbedingte Beschränkung von Röntgenuntersuchungen auf das notwendige Maß.

In erster Linie müssen gründliche Fachkenntnisse von jedem Arzt gefordert werden, der Kinder röntgenologisch untersucht. Mit den Strahlenschutzregeln, wie sie in den letzten Jahren erarbeitet wurden, muß er sehr gut vertraut sein und seine Kenntnisse laufend erweitern. Das Wissen um die Gefahren und das technische Können des Untersuchers sind wesentliche Voraussetzungen für die Arbeit mit ionisierenden Strahlen (W. LORENZ).

Ein umfassender Strahlenschutz ist nur durch das Zusammenwirken einer Vielzahl von Komponenten zu erreichen. Im folgenden wird eine kurze Aufgliederung der Möglichkeiten hierfür gegeben.

Übersicht über die Möglichkeiten für umfassenden Strahlenschutz in der pädiatrischen Röntgendiagnostik[1]

A. Verbesserung der apparativen Ausrüstung, des Röntgenzubehörs, der Filmqualität und Phototechnik.
  1. Verwendung strahlensparender Röntgenapparate (Bildverstärkerröhren, Sechsventilapparat usw.).
  2. Technisches Hilfsmittel zur Vereinfachung der Arbeit bei der Durchleuchtung (Fußtippschalter).
  3. Vorrichtungen zur automatischen Begrenzung der Durchleuchtungszeit bzw. des Strahlenvolumens (automatischer Stromunterbrecher, kleiner Durchleuchtungsschirm).
  4. Verbesserung des Folien- und Filmmaterials (empfindlichere Folien, Simultanfoliensatz, Erhöhung der Filmempfindlichkeit).
B. Ausnutzung der physikalischen Gesetze im Sinne des Strahlenschutzes.
  1. Bleiabdeckung der Gonaden und der nicht untersuchten Körpersegmente.
     a) Beweglicher Bleigummivorhang bei Stativaufnahmen.
     b) Bleikapseln als Testesschutz (Scrotumschutz).
     c) Bleigummirock, -schürze und -höschen für Säuglingsuntersuchungen.
     d) Bleiplatten für die Abdeckung des kleinen Beckens weiblicher Patienten bei Hüftgelenksaufnahmen usw.
     e) Strahlenschutztisch mit Bleiplatte zur Abdomen- und Gonadenabdeckung bei Aufnahmen am liegenden Patienten.
  2. Ausnutzung des Abstandsgesetzes (möglichst großer Focus-Haut-Abstand). Hilfsgerät: Aufsetztisch für Durchleuchtungen im Liegen.
  3. Ausnutzung der Strahlenrichtung (Berücksichtigung der erhöht strahlengefährdeten Körperseite = Lage der Gonaden).
  4. Zusatzfilterung, besonders bei Durchleuchtungen, eventuell temporär.
  5. Anpassung der Arbeitstechnik (optimale Adaptation, kurze Durchleuchtungszeiten,

größtmögliche Einblendung, wanderndes Durchleuchtungsfeld, weitgehende Senkung von mA- und kV-Werten).
  6. Hartstrahltechnik.
C. Möglichst Röntgenaufnahme anstelle von Röntgendurchleuchtung.
D. Fortlaufende Dosismessung am Patienten durch eingebaute Großmeßkammern.
E. Medikamentöse Ruhigstellung vor der Röntgenuntersuchung.
F. Überprüfung der Indikationen zur Röntgenuntersuchung bei Kindern (Tuberkulinprobe *vor* Röntgenuntersuchung, Vermeiden von Routine-, Wiederholungs- und Doppeluntersuchungen u. a.).

Die vorstehend genannten Komponenten eines umfassenden Strahlenschutzes sollen so eingesetzt werden, daß möglichst in der gesamten pädiatrischen Röntgendiagnostik, vor allem aber an den Schwerpunkten des Patienten-Strahlenschutzes (Säuglingsuntersuchungen, gonadennahe Untersuchungen) eine wirkungsvolle Dosisminderung erreicht wird. Sie werden nachfolgend ausführlicher besprochen.

Verbesserung der apparativen Ausrüstung usw.

1. *Bildverstärkerröhren* können auch in der Röntgendiagnostik bei Kindern verwendet werden. In der technischen Entwicklung und Vervollkommnung der Bildverstärkerröhren wurden in den letzten Jahren ganz bemerkenswerte Fortschritte erzielt. Seit kurzem stehen hier drei verschiedene Röhrentypen zur Verfügung. Sie haben 5, 7 oder 9 Zoll, also rund 13, 18 oder 23 cm Durchmesser.

Als zunächst nur das kleine Format zur Verfügung stand, waren Übersichten mit dem Bildwandler etwas schwieriger zu gewinnen, als beim Standard-Durchleuchtungsverfahren. Durch Übung konnte man sich jedoch bald hieran gewöhnen. Dieser Nachteil ist inzwischen durch die größeren Apparate ausgeschaltet, beträgt doch das Durchleuchtungsfeld des 9 Zoll-Bildverstärkers 415 cm². Die Helligkeitsverstärkung ist mindestens 1000fach, wodurch die anzuwendende Strahlendosis enorm vermindert wird. Eine bemerkenswert große Detailerkennbarkeit kann zur Verkürzung der Durchleuchtungsdauer beitragen.

Die Untersuchung am Bildverstärker erfordert jedoch eine besondere Technik, da aus apparativen Gründen der Abstand zwischen Arzt und Patient größer ist als bei den üblichen

---

[1] In diesem Abschnitt wird ausschließlich der Strahlenschutz für Patienten abgehandelt, nicht hingegen der bautechnische, der apparatetechnische Strahlenschutz sowie der Arbeitsschutz für ärztlich beschäftigte strahlenexponierte Personen, für den der Röntgenarzt aber gleichfalls verantwortlich ist.

Durchleuchtungsverfahren. Auf Dunkeladaptation sollte man entgegen anders lautenden Empfehlungen nicht verzichten, weil nur hiermit eine optimale Strahlenersparnis möglich ist.

Für viele Untersuchungsarten wird eine durchschnittliche Dosisminderung auf etwa ein Zehntel der bislang üblichen Durchleuchtungsverfahren angegeben. Ohne Anpassung an die Dunkelheit ist solch eine wesentliche Minderung jedoch nicht zu erreichen. Wegen der außergewöhnlichen Dosiseinsparung bei Röntgenuntersuchungen von Kindern sollten die hohen Anschaffungskosten auf die Dauer kein Hinderungsgrund sein, diesen Gerätetyp auch in der Pädiatrie immer mehr zu benutzen.

Tabelle 73. *Einfluß von Film und Folie auf die für gleiche Filmschwärzungen erforderliche Hautbelastung (Relativzahlen).* (Nach Ardran 1957)

	Üblicher Film	Hochempfindlicher Film
Feinkornfolie	**35**	17,5
Universalfolie	14	7,0
Hochverstärkerfolie . .	10,5	**5,25**

Im Interesse eines wirksamen Strahlenschutzes sollten für die pädiatrische Diagnostik auch die *Röntgenkleinapparate* baldmöglichst auf größere Einrichtungen *umgestellt* werden. Völlig abzulehnen ist das Durchleuchten mit den sog. „Röntgenkugeln". Für Kliniken und Fachabteilungen ist zum 6-Ventilgerät zu raten. Nach Janker ergibt ein 6-Ventilapparat gegenüber dem 4-Ventilgerät eine um 20% verminderte Strahlenbelastung.

2. Als kleines, jedoch wirksames Hilfsmittel zur Vereinfachung der Arbeit und zu wirksamer Dosiseinsparung hat sich ein *Fußtippschalter* zum Ein- und Ausschalten der Röhre bewährt. Frik erreichte hiermit eine Dosiseinsparung bis zu 30% gegenüber dem Handschalter. Besonders die Arbeit am liegenden Patienten wird hierdurch erleichtert. Die Dosisminderung kommt dadurch zustande, daß der Untersucher, der bei der Durchleuchtung beide Hände für die Drehung des Patienten benötigt, beim Einschalten der Röhre von Hand den Patienten anfangs kurzfristig bestrahlt, ohne daß die eigentliche Untersuchung bereits beginnt. Ähnlich ist es am Ende der Durchleuchtung und bei Umlagerung des Patienten. Lossen hatte schon 1927 die Notwendigkeit betont, einen Lagewechsel des

Kranken aus Strahlenschutzgründen nur bei ausgeschalteter Röhre vorzunehmen.

3. Durch eine *automatische Begrenzung der Durchleuchtungszeit* kann vermieden werden, daß die Untersuchungszeit übermäßig lange ausgedehnt wird.

Auf *Durchleuchtungsschirme kleineren Formats*, wie sie in den USA teilweise mit dem Effekt einer Herabsetzung der applizierten Strahlendosis verwendet werden, sei der Vollständigkeit halber hingewiesen.

4. Der *Verbesserung von Foliensätzen* und der Erhöhung der *Filmempfindlichkeit* sind bei dem heute hochentwickelten Stande enge Grenzen gesetzt. Immerhin zeigt sich, daß gewisse Verbesserungen möglich sind, die sich in einer Verminderung der Expositionszeiten und damit in der Belastung des Patienten auswirken. Andererseits sind durch bestimmte Kombinationen von unterschiedlichen Filmen und Folien Dosiseinsparungen möglich, wie die Tabelle 73 zeigt.

Für die Praxis ist zu empfehlen, die Foliensätze öfter zu erneuern. Neben besserer Detailwiedergabe wird hierdurch eine unnötige Strahlenexposition vermieden.

Seit einigen Jahren sind *Simultankassetten* mit bestimmten Folienkombinationen in Gebrauch. Bei der Tomographie können hierdurch beträchtliche Minderungen der Dosisbelastung erreicht werden. Eine Reduzierung bis auf etwa ein Siebtel ist im günstigsten Falle damit möglich. Je nach Feldgröße, Strahlenqualität und Folienkombination tritt jedoch eine erhöhte Streustrahlung auf (Wiedenmann), was auf die Bildqualität natürlich einen Einfluß ausübt.

Ausnutzung der physikalischen Gesetze im Sinne des Strahlenschutzes

1. Bleiabdeckung der Gonaden und der nichtuntersuchten Körpersegmente. Benachbarte Körperregionen, die bei der betreffenden Röntgenuntersuchung nicht mit abgebildet werden sollen, müssen vor Streustrahlen geschützt werden. Die Gonadengegend soll regelmäßig besonders wirkungsvoll abgeschirmt werden. Hierfür ergibt eine Abdeckung mit Blei die besten Voraussetzungen. Weil Blei die höchste Ordnungszahl und Dichte hat, wird hiermit unter allen Stoffen, die für den Strahlenschutz in Betracht kommen, der größte Schutzeffekt erreicht. Störend wirkt sich in manchen Fällen allerdings das hohe Gewicht der aus Blei gefertigten Schutzvorrichtungen aus. Sowohl die applizierte Volumendosis als auch die Gonadenbelastung können auf diese Weise entscheidend vermindert werden.

Folgende Forderungen sind im allgemeinen an zuverlässige Strahlenschutzgeräte aus Blei zu stellen:

a) Die Vorrichtungen müssen in ihrer Konstruktion jeweils den verschiedenen Körperregionen angepaßt sein.

b) Allgemein gilt, daß möglichst ein Bleigleichwert von 1 mm erreicht werden soll. Hiermit wird auch bei der Hartstrahltechnik eine ausreichende Schwärzung erzielt. Für einen Teil der Routineuntersuchungen von Kindern genügt bereits ein Bleigleichwert von 0,5 mm.

c) Die für die Untersuchung wichtigen Bildteile müssen zur vollen Darstellung gelangen können. Dieses bedeutet für einige der Vorrichtungen, daß sie die Größe der isoliert zu schützenden Organe möglichst wenig überschreiten.

d) Die Bleischutzvorrichtungen müssen leicht anzubringen sein, so daß sie in der Eile des praktischen Betriebes auch wirklich angewendet werden können.

e) Für die Röntgenologie im Kindesalter gilt ganz besonders, daß Verletzungen beim Anlegen und Tragen der Schutzgeräte ausgeschlossen sind.

f) Das Material dieser Geräte muß so beschaffen sein, daß eine zuverlässige Reinigung und Desinfektion schnell erfolgen kann. In manchen Fällen sollte auch auf eine geringe Wärmeleitfähigkeit gegenüber der Körperoberfläche geachtet werden.

Von verschiedenen Autoren wurde eine Reihe von Vorschlägen für die Bleiabdeckung bei der Röntgendiagnostik gemacht. Unter anderen regte W. Lorenz die Verwendung einer *Bleiplatte* von 1 mm Dicke in der Form einer ap-Projektion des kleinen Beckens an. Auf Grund von Dosismessungen sind damit die Ovarien zu etwa 80% bei der Direktbelichtung geschützt. Die übrigen Beckenanteile wie auch die Hüftgelenke sind normal dargestellt und einwandfrei zu beurteilen.

Weingärtner verwendet *schmale Bleifolien* zur Abdeckung der Genitalien bei Beckenaufnahmen mit besonderer Darstellung der Hüftgelenke.

F. Schmid nimmt eine *Bleigummiabdeckung* der Ovargegend beim gleichen Aufnahmetyp vor.

Bleigummihosen verschiedener Größe haben als Gonadenschutz für Knaben und Mädchen bei Lungenaufnahmen Verwendung gefunden (Werner u. Philipp).

Ein *Strahlenschutztischchen* mit einer mindestens 1 mm breiten Bleiplatte der Größe 30×40 cm zur Abdeckung der unteren Körperhälfte vor Direktstrahlen bei Aufnahmen der oberen Körperanteile (im Liegen) stellte Russ her.

In einer Röntgenabteilung, in der Kinder untersucht werden, und sei dies auch nur gelegentlich, sollten für möglichst viele der vorkommenden Untersuchungsarten Schutzvorrichtungen für den Patienten in verschiedener Form und Größe vorhanden sein. Einzelheiten wurden von Hartung (1957, 1958, 1959, 1960, 1962) mitgeteilt.

Aus der Reihe der bisher gemachten Strahlenschutzvorschläge sind die folgenden für die Praxis in den pädiatrischen Röntgenabteilungen als besonders geeignet angesehen.

a) Höhenverschieblicher Bleigummivorhang am Aufnahmestativ zum Schutz der Gonadenregion bei Thoraxaufnahmen. Ausgehend von der Tatsache, daß auch beim gut ausgeblendeten Strahlenkegel eine zusätzliche Streustrahlung außerhalb des Lichtvisiers (= äußere Streustrahlung) besteht, muß durch Abdeckung der unteren Körperhälfte bei Thoraxaufnahmen eine unnötige Belastung vermieden werden. Diese Frage ist nicht nur von Bedeutung bei der Verwendung der alten Konstruktion eines Röhrenrundtubus (Oeser; Clarke), sondern auch bei den Bleischutzblenden, die in Verbindung mit einem Lichtvisier arbeiten. Das Ausmaß dieser Streustrahlung ist von Röhre zu Röhre wahrscheinlich verschieden. In mehreren Beispielen wurde ein durchschnittlicher Schutzeffekt auf die Gonaden männlicher Säuglinge von 71% ausgemessen. Bei Mädchen betrug die Dosisminderung für die Keimdrüsen etwa 75% (Hartung).

Zwei verschiedene Arten der technischen Ausführung seien genannt. Schall hat als Zusatz zu dem von ihm entwickelten Aufnahmestativ eine höhenverschiebliche Bleiplatte so angebracht (vgl. Abb. 63), daß etwa von der Gürtellinie ab die äußere Streustrahlung ausgeschaltet wird.

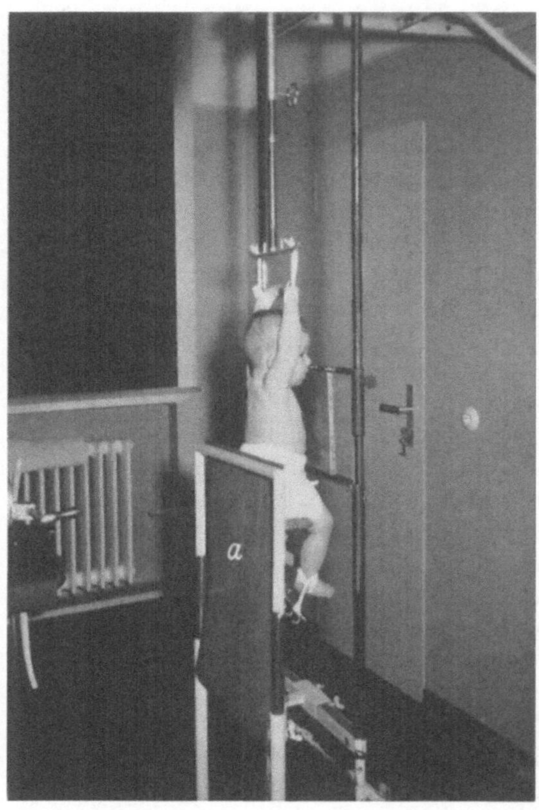

Abb. 63. Höhenverschieblicher Gonadenschutz am Stativ. (Aus Schall 1959)

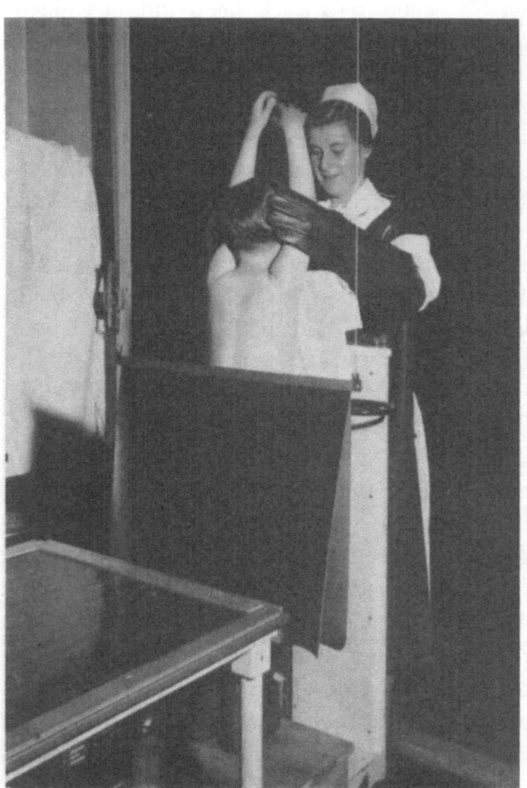

Abb. 64. Höhenverschieblicher Bleigummivorhang am Aufnahmestativ für Thoraxaufnahmen. (Aus Hartung 1962)

Auch eine schwerelose Aufhängung eines Bleigummivorhanges an der Zimmerdecke ist möglich. Es handelt sich bei diesem Bleigummivorhang (vgl. Abb. 64) um eine doppelte Bleigummilage mit einem Bleigleichwert von 1,8 mm in den Maßen 60×55 cm. Über eine Metallverstärkung des Oberrandes der Schutzplatte erfolgt die Aufhängung an zwei schmalen Drahtseilen, die über Deckenrollen zu einem Gegengewicht geführt sind. Wenn das Gerät nicht in Betrieb ist, hängt es frei oberhalb des Stativs in einer Höhe von fast 2 m, ohne zu stören. Für die Verwendung zum Strahlenschutz wird es — nach Anbringen der Kassette und Aufstellung des Patienten — unmittelbar vor der Strahlenexposition heruntergezogen und etwa in der Höhe eingestellt, daß die Zwerchfellsinus noch mit abgebildet werden. Da die genaue Beurteilung dieser Frage von individuellen Schwankungen in der Höhe des Zwerchfells abhängt, liegt hier eine gewisse Schwierigkeit, die sich anfangs im Gebrauch bemerkbar machen kann. Abb. 65 zeigt, daß durch den mitabgebildeten Bleigummischutz die diagnostische Verwertbarkeit der Röntgenaufnahme nicht beeinträchtigt wird.

b) Bleikapseln als Testesschutz. Der bestmögliche Bleischutz der männlichen Gonaden sowohl gegen Direktbelichtung als auch gegenüber Streustrahlen besteht in der völligen Bleiabdeckung des Scrotums, die mittels einer Bleikapsel erfolgen kann, wie sie für die Röntgentherapie schon von Holzknecht vorgeschlagen ist und später auch in die Erwachsenen-Röntgendiagnostik eingeführt wurde (Magnusson). Für die besonderen Verhältnisse in der Pädiatrie wurde die auf Abb. 66 oben links abgebildete Kapsel aus einer 1 mm dicken Hüttenwalzbleiplatte gehämmert. Zur Verstärkung sind mehrere Messingstreifen an den Hauptbelastungsstellen der Außenfläche angebracht. Dieses Strahlenschutzgerät ist durch ein Scharnier aufzuklappen. Nach Schließen der beiden Hälften bleibt oben eine rundliche Öffnung frei, die am Patienten den Ansatz des Scrotums umschließt. Da die Ränder beider Kapselhälften infolge Unruhe des Patienten unter besonderen Bedingungen sich möglicherweise etwas öffnen können, ist eine leicht überstehende Kante an der Verschlußfläche zweckmäßig. Die Innenseite ist mit einem abwaschbaren und desinfizierfähigen Anstrich versehen. Vor jedem Gebrauch wird sie mit einer neuen Zellstofflage ausgelegt.

Die Kapsel wird mittels breitem Gummiband, Leukoplast oder Riegelvorrichtung geschlossen gehalten. Das Anlegen der Kapsel ist bei Kindern ohne Schwierigkeiten möglich. Bei Säuglingen ist darauf zu achten, daß die Testes innerhalb der Kapsel liegen nicht (infolge des regelmäßig auftretenden Cremasterreflexes) zum Teil oder ganz oberhalb der Eintrittsöffnung. Auch an die Möglichkeit des Vorliegens von Hodenhochstand ist zu denken und der richtige Sitz der Kapsel vor der Strahlenexposition daraufhin zu überprüfen.

Beim *liegenden* Patienten ist die Anwendung am einfachsten. Die Kapsel liegt ohne zusätzliche Befestigung über den leicht abduzierten Oberschenkeln. Durch Unterlegen eines Zellstoffpolsters kann die Lagerung notfalls gebessert werden. Für gewisse Fälle ist die Sicherung der Position mit einem Suspensorium angebracht. Am *stehenden* Patienten ist die Verwendung der Kapsel gleichfalls möglich (Suspensorium). Beim *sitzenden* Kinde muß die richtige Lage besonders sorgfältig überprüft werden.

Nach Dosismessungen von HARTUNG wird der strahlensparende Effekt einer Gonadenkapsel durch keine andere Maßnahme erreicht. Ein Leerversuch ergab die Absorption von 99,8% der Strahlung beim direkten Strahlengang. Die unter klinischen Bedingungen überprüfte Minderung der Gonadendosis beträgt gleichfalls über 99%.

Die Wiedergabe einer Röntgenübersichtsaufnahme von Becken und Oberschenkeln (vgl. Abb. 67) zeigt, daß die Kapsel die diagnostische Verwertbarkeit der Aufnahme nicht beeinträchtigt. Der Zeitaufwand für die Anbringung der Kapsel ist relativ gering. Gemessen an dem Effekt der erzielten Strahlenabsorption fällt er nicht ins Gewicht.

Eine ähnliche Konstruktion wurde als Mavig[1]-Gonadenschutz auf denMarkt gebracht. Es handelt sich um eine zweiteilige Kapsel, deren Teile durch Ineinanderschieben verschlossen werden (vgl. Abb. 68). Der Blei-

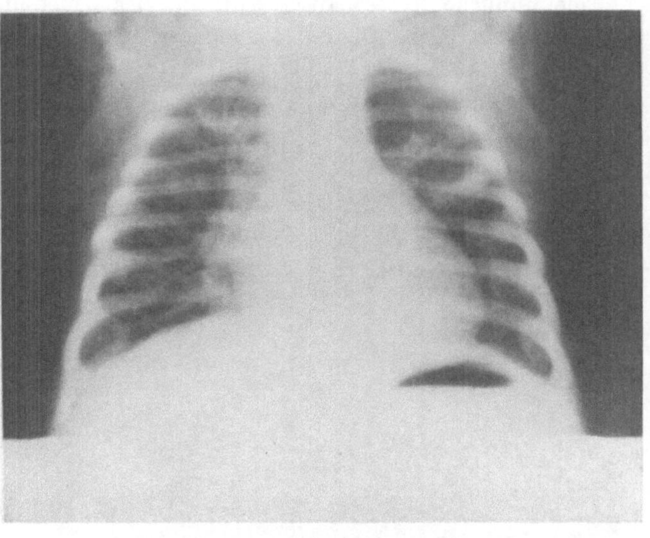

Abb. 65. Lungenübersichtsaufnahme eines Säuglings mit abgebildetem Bleigummischutz für das Abdomen, am Stativ gefertigt

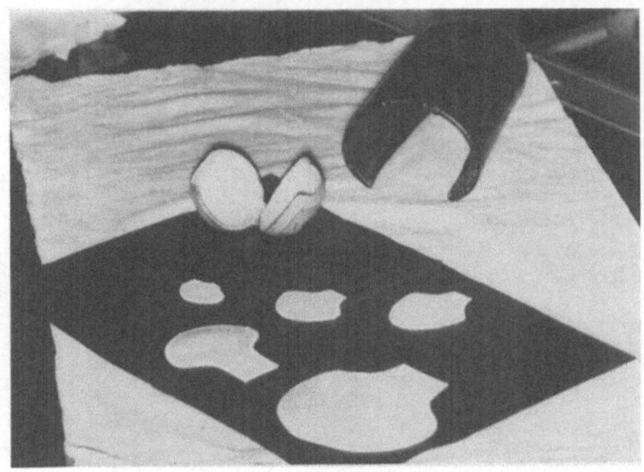

Abb. 66. Bleikapsel für Gonadenschutz bei Knaben und Bleiplatten verschiedener Form und Größe zum Gonadenschutz für Mädchen. (Aus HARTUNG 1962)

kern ist 1 mm stark und beiderseits mit weißem Kunststoff überzogen. Durch das Ineinanderschieben paßt sich die Kapsel den individuellen Verhältnissen gut an. Die obere Öffnung kann somit möglichst klein gehalten werden, was

---

[1] Bezugsnachweis: F. Walter Hänel, München 9, Mariahilfstr. 8. Mit der Herstellung von Strahlenschutzvorrichtungen beschäftigen sich auch folgende Firmen: Dr. F. Goos, Röntgenchemische Fabrik, Heidelberg, Postfach 622. — Ing. E. Wintzen, Frankfurt a. M., Niedenau 45.

37*

für die Abschirmung von Streustrahlen wesentlich ist. Es werden kleine Beutel mitgeliefert, bei deren Anwendung eine Verletzungsgefahr praktisch auszuschließen ist. Dieses Zubehör wird in drei verschiedenen Größen hergestellt.

Eine ähnliche Testeskapsel wird in vier Größen von der Firma Dr. F. Goos hergestellt.

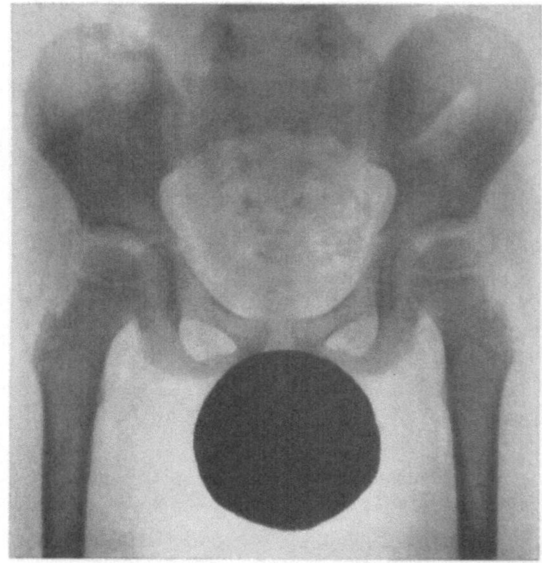

Abb. 67. Gonadenbleikapsel auf einer Übersichtsaufnahme des Beckens und der Oberschenkel abgebildet

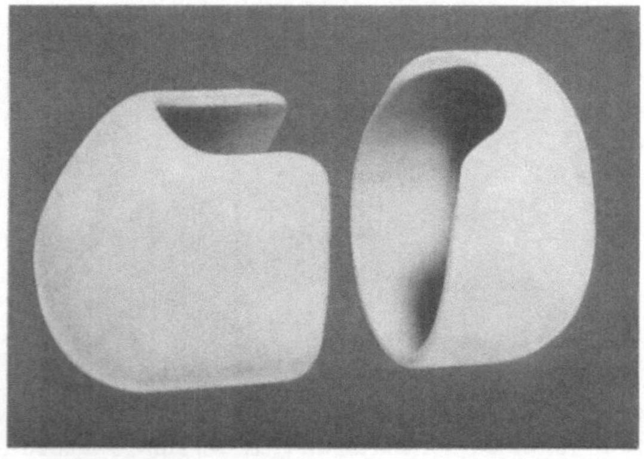

Abb. 68. „Mavig"-Gonadenschutz für Knaben

Anwendungsgebiet: Alle Untersuchungen in der Gonadenregion und in deren Umgebung bei Knaben, also des unteren und mittleren Abdomens, des Beckens, der unteren Lendenwirbelsäule und des Kreuzbeines sowie der Oberschenkel.

c) Bleigummirock, -höschen oder -schürze für die Untersuchung von weiblichen Säuglingen und Kleinkindern. Der Rock ist aus Bleigummilagen von 1,8 mm Gesamtdicke gefertigt (Abb. 66 oben rechts). Am Schmal-

rand ist er oben und unten mit je einer Stahlfeder versehen, die das Gerät in seiner Lage an Unterleib und Gesäß des Kindes festhalten. Die Gonaden sind damit bei Mädchen und auch bei Knaben weitgehend geschützt. Einzelmessungen des Schutzes zeigten eine Verminderung der Gonadendosis um 95% (Hartung).

Das Mavig-Gonadenschutzschürzchen (Abbildung 69) besteht aus weißem Bleigummi. Es hat einen Bleigleichwert von 0,5 mm. Mit

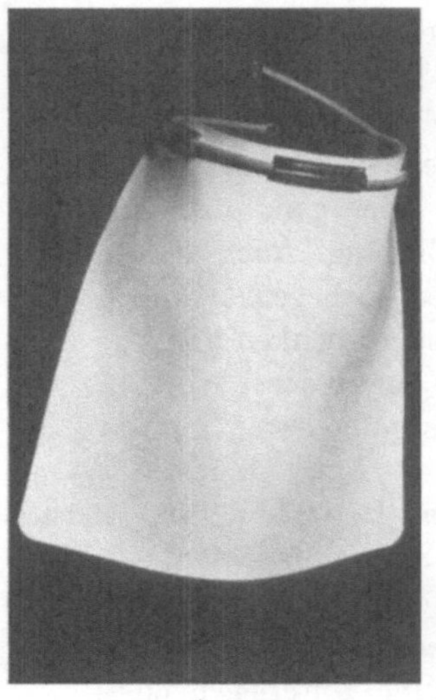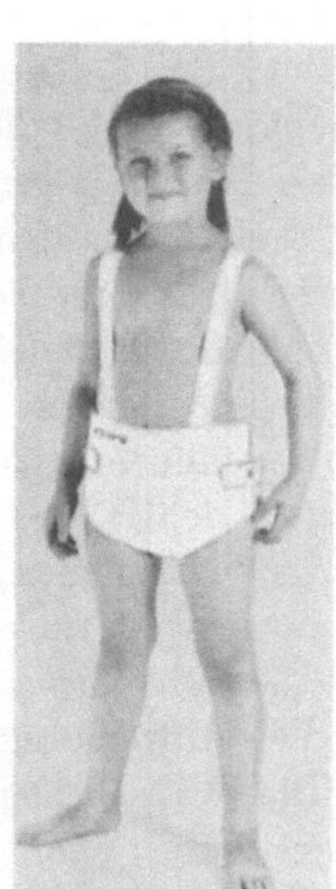

Abb. 69 Abb. 70

Abb. 69. „Mavig"-Gonadenschutzschürzchen für Patienten

Abb. 70. „Mavig"-Bleigummihöschen für Säuglinge und Kleinkinder

einer verkleideten Feder an der oberen Begrenzung wird es in seiner Position gehalten. Für das Kindesalter werden zwei Größen empfohlen.

Das Mavig-Bleigummihöschen (Abb. 70), das aus 0,5 mm Blei besteht und im Gebiet der Eierstöcke und Hoden auf 1 mm verstärkt ist, erfüllt der gleichen Zweck. Wie die Schürze ist es allseitig umhüllt. Es ist besonders dann zu verwenden, wenn unruhige Kinder untersucht werden müssen oder wenn ein Tubus mit verhältnismäßig großem Durchmesser zur Untersuchung verwendet wird. Diese Schutzhosen sind wie der Bleirock und die -schürze abwaschbar und leicht zu desinfizieren. Eine verstellbare Trägervorrichtung ermöglicht die individuelle Anpassung.

Das Anwendungsgebiet für alle drei genannten Schutzvorrichtungen umfaßt vor allem die Durchleuchtung des Thorax sowie des oberen und mittleren Abdomens der Säuglinge. Sie sind vor allen Dingen wertvoll bei den oft länger dauernden Untersuchungen auf angeborene Hiatushernien, Pylorospasmus, Duodenalstenose, Oesophagusatresie usw. Der Strahlenschutzeffekt für die weibliche Gonadendosis betrug im Mittel 95% (HARTUNG).

Wenn es im Ausnahmefall nicht möglich ist, die genannten Formen eines Bleischutzes für die Unterleibsregion anzubringen, so kann folgende kleine Hilfe angewendet werden. Mittels einer Bleimarke, die man dem Kinde dicht unterhalb des Nabels aufklebt, kann eine unnötige Gonadenbelastung vermieden werden. Erscheint bei einer Oberbauchdurchleuchtung diese Marke am unteren Bildrand auf dem Durchleuchtungsschirm, so wird dadurch angezeigt, daß bei einer weiteren Verschiebung in caudaler Richtung die Ovarien in den direkten Strahlengang gelangen.

d) Bleiplatten besonderer Form und Größe zur Abdeckung der Ovargegend bei Direktbestrahlung des Beckens. W. LORENZ hat vorgeschlagen, den speziellen Schutz der Ovargegend vor Primärstrahlung bei ap-Beckenaufnahmen durch eine Bleiplatte zu verbessern, welche die Form hat, die das kleine Becken auf Röntgenaufnahmen in der ap-Projektion zeigt[1]. Wegen der Strahlendivergenz ist die Platte jedoch in ihrer Größe etwas kleiner als das Projektionsbild des kleinen Beckens. Damit sind nur Anteile des Übersichtsbildes verdeckt, andererseits wird ein beträchtlicher Strahlenschutzeffekt an den Gonaden erreicht, da die Direktbelichtung der Ovarien vermieden wird. Auf diese Weise sind auf dem Röntgenbild große Teile des unteren Abdomens sowie des knöchernen Beckens zu beurteilen und insbesondere die Hüftgelenke vollständig dargestellt. Bei Aufnahmen im ap-Strahlengang wird diese Platte auf das untere Abdomen in der auf Abb. 71 gezeigten Weise gelegt. Der Absorptionseffekt an den Ovarien beträgt nach Messungen von W. LORENZ etwa 80%.

HARTUNG hat diese Anregung aufgenommen und für den Gebrauch in der Pädiatrie etwas modifiziert. Wegen der vermutlich höheren Ovarlage beim Säugling und Kleinkind ist die sorgfältige Abdeckung in kranialer Rich-

tung wichtig. Zudem sind, je nach der Indikation zur Untersuchung, größere oder kleinere Bildteile ohne Bedeutung. Diesen Umstand galt es besonders auszunutzen. Ausgehend von der beschriebenen Grundform sind verschiedene Abwandlungen unterschiedlicher Form entstanden, wie sie Abb. 66 zeigt. Auch die Kombination mehrerer Platten zur Verstärkung des Effektes ist möglich. In der Praxis ergeben sich anfangs gewisse Schwierigkeiten, die optimale Position der Platte mit solcher Sicherheit zu treffen, daß Wiederholungsaufnahmen vermieden werden. Wichtig ist die Anbringung genau in der Mittellinie des Kör-

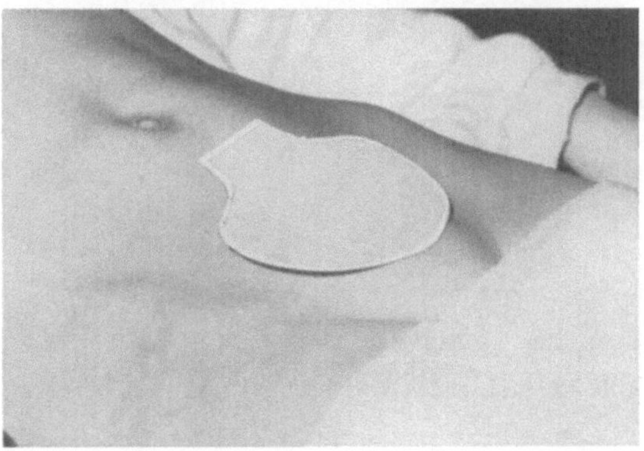

Abb. 71. Bleiplatte zur Abdeckung der Ovargegend in situ (LORENZ)

pers. Mit weitgehender Sicherheit kann die richtige Lage der Bleifolie ermittelt werden, wenn man vom Symphysenoberrand ausgeht. Legt man die Mitte des konvexen Unterrandes der Schutzplatte dicht unterhalb der genannten Stelle auf, so ist die Projektion auf das kleine Becken bei Kindern für den Fall der genau senkrechten Strahlenrichtung im allgemeinen exakt. Ist der Zentralstrahl für Aufnahmen des Mittel- und Oberbauches mehr nach kranial eingestellt, so muß auch die Schutzfolie etwas höher plaziert werden. Für manche Fälle ist es zweckmäßig, auf eine verstärkte Lordosestellung des Beckens zu achten und dies beim Anbringen der Bleiplatte zu berücksichtigen.

Der Mavig-Ovarienschutz nach H. BÜCHNER (Abb. 72) wird in drei Größen aus flexiblem Material hergestellt. Da er fächerartig konstruiert ist, ist seine Größe variabel. Mittels Kontrollmarken ist eine exakte Anbringung gewährleistet.

e) Strahlenschutztisch mit Bleiplatte zur Abdomen- und Gonadenabdeckung bei Aufnah-

---

[1] Erhältlich bei Firma Dr. habil. F. Goos, Heidelberg, Postfach 622 als „Ovarial Protector".

men am liegenden Patienten. Russ hat einen Strahlenschutztisch angegeben, bei dem eine Bleiplatte von 1 mm Dicke und in der Größe von 30 × 40 cm zur Verwendung kommt. Das Blei ist durch eine Sperrholzplatte mit vier Füßen versteift. So läßt sich in der Untersuchungssituation mit einem Handgriff das Abdomen baldachinartig abdecken.

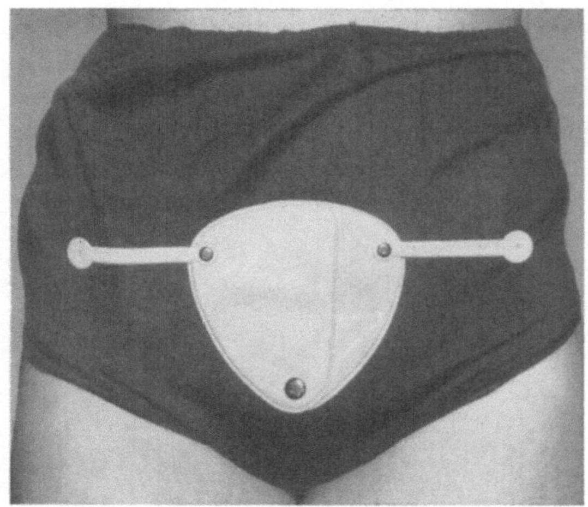

Abb. 72. „Mavig"-Ovarienschutz nach H. Büchner

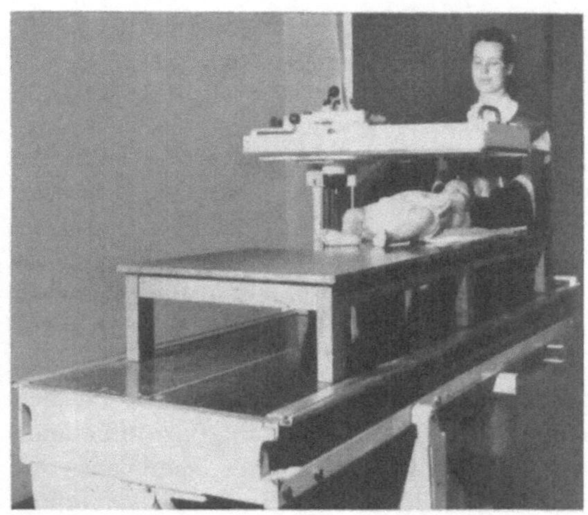

Abb. 73. Aufsatztisch mit Kunststoffplatte zur Vergrößerung des Focus-Hautabstandes bei Durchleuchtungen des liegenden Patienten

Ein zusätzlicher Vorschlag geht dahin, durch Einsetzen verschieden langer Fußstützen zu vermeiden, daß zwischen Patient und Bleiplatte ein größerer freier Raum entsteht. Dies ist vor allem bei Kindern mit ihren stark unterschiedlichen Körpermaßen zu berücksichtigen.

2. Ausnutzung des Abstandsgesetzes. Bei Röntgenuntersuchungen kann die Ausnutzung des Quadratabstandsgesetzes eine weitgehende Dosisminderung ergeben. Die kleinen Körpermaße der Patienten in der Pädiatrie geben hierzu wesentlich größere Möglichkeit als bei Erwachsenen. Der vorgeschriebene Focus-Hautmindestabstand von 35 cm sollte bei pädiatrischen Röntgenuntersuchungen soweit wie möglich überschritten werden. Da der Raum zwischen der Lagerungsplatte des Röntgengerätes und der weitestmöglichen Ausziehung des Durchleuchtungsschirmes für die einzelnen Gerätetypen verschieden groß ist, ergeben sich hierfür unterschiedliche Möglichkeiten. Bei dem Müller-Gerät UG 1 beträgt dieser Abstand 41 cm. Bei den Siemens-Geräten „Pantoskop" und „Siriskop" ist dieser Abstand noch etwas größer. Während bei Durchleuchtungen im Stehen und Sitzen ohne besondere Vorkehrungen ein größerer Focus-Hautabstand zu erreichen ist, bedarf es dazu bei Untertisch-Durchleuchtungen eines besonderen Aufsatztisches (Abb. 73). Die Tischplatte besteht aus Kunststoff, welcher auf dem Röntgenbild nicht abgebildet wird. Bei einer Tischhöhe von 21 cm ist der Focus-Hautabstand von 35 cm auf 56 cm erhöht. Eine weitere Steigerung des Focus-Hautabstandes auf 63 cm ist bei dem gleichen Tisch möglich. Damit ist der für den Patienten verbleibende Raum zwischen Platte und Fluorescenzschirm so klein geworden, daß auf diese Weise allerdings nur Säuglinge untersucht werden können.

Der Strahlenschutzeffekt bei Benutzung dieses Aufsatztisches ist beträchtlich. In einem bestimmten Beispiel ist die Hautdosis damit je Durchleuchtungsminute von 178,5 mr auf 58,4 mr und 47,6 mr (= maximal 74%) gesenkt worden bei sonst unveränderten technischen Daten.

3. Ausnutzung der Strahlenrichtung. Auf Grund der Tatsache, daß bei Kindern mit vergrößertem Abdomen die Ovarien näher an der Dorsal- als an der Ventralseite liegen, kann eine Änderung der Strahlenrichtung um 180° die Gonadendosis merklich verringern. Dies gilt für die Fälle, bei denen eine Direktbestrahlung der Unterleibsregion notwendig ist, aus diagnostischen Gründen eine Bleiabdeckung jedoch nicht erfolgen kann. Die Ovardosis kann damit etwa auf die Hälfte reduziert werden (Hartung).

Die Bildqualität wird durch die Änderung der Strahlenrichtung nicht beeinflußt. Da viele kindliche akute Baucherkrankungen, die röntgenologisch zu klären sind, mit einer Vergrößerung des Bauchraumes einhergehen, kann dieses Verfahren bei Abdomenaufnahmen in senkrechter Körperhaltung relativ oft zur Verminderung der Ovarbelastung herangezogen werden.

4. Zusatzfilterung bei der Durchleuchtung. Nach DIN 6811 ist eine Röhrenmindesteigenfilterung von 1,7 mm Al vorgeschrieben. Bei älteren Röhren, die vor dieser Normenvorschrift gebaut wurden, beträgt die Filterung nur 1 mm Al. Durch eine Reihe von Testmessungen zeigte HARTUNG, in welcher Größenordnung der Strahlenschutzeffekt auf die Gonaden durch Zusatzfilterung liegt. Im einzelnen wurden hierbei verwendet 0,5 mm Al-Filter, 1,0 mm Al-Filter, 0,5 mm Cu-Filter, 0,1 mm Cu-Filter, ferner verschiedene Kombinationen hiervon. Die Zusatzfilterung hat ihre größte Bedeutung bei solchen Röntgenuntersuchungen, in denen die Ovarien einer direkten Bestrahlung ausgesetzt werden müssen, eine Bleiabschirmung aber nicht möglich ist. Sie kann auch bei gonadenfernen Untersuchungen verwendet werden, wie WILHELM u. MERGLER sowie WILHELM, KRAUS u. MERGLER für Lungenaufnahmen vorschlagen. Grundsätzlich kann die Frage der Zusatzfilterung bei der Durchleuchtung unter verschiedenen Aspekten betrachtet werden. Einmal handelt es sich um eine *Dauerfilterung* während der Durchleuchtung und bei etwaigen eingeschobenen Zielaufnahmen, zum anderen um eine *temporäre Zusatzfilterung*. Darunter versteht man eine wirkungsvolle Anwendung des strahlenschwächenden Filtereffektes für die Dauer hochgradiger Gonadengefährdung bei der Durchleuchtung. Zielaufnahmen können zwischendurch ohne oder mit verminderter Zusatzfilterung gemacht werden. Insgesamt ist damit eine beträchtliche Dosiseinsparung möglich.

Man kann dieses Prinzip vor allem beim *Rectum-Kontrasteinlauf* anwenden. Das Einfließen der stark kontrastgebenden Bariumaufschwemmung kann auf Grund dieses günstigen Effektes auch bei starker Filterabschwächung mit hinreichender Sicherheit verfolgt werden. Zeigt sich an einer bestimmten Stelle ein Hindernis und ist das Leuchtschirmbild in seiner Helligkeit zur Beurteilung nicht ausreichend, dann können ein oder mehrere Zusatzfilter durch den hierfür vorgesehenen Bowdenzug entfernt werden.

5. Anpassung der Arbeitstechnik. Da bei den Durchleuchtungen die größten Strahlenbelastungen entstehen, ist hier eine korrekte Arbeitstechnik unbedingte Voraussetzung. Nicht jeder in der Erwachsenen-Röntgendurchleuchtung versierte Untersucher ist von vornherein in der Lage, auch gleichartige Röntgenexplorationen bei Säuglingen und Kleinkindern durchzuführen. Neben dem besonderen technischen Verständnis gehören hierzu auch *Erfahrungen im Umgang mit Kindern* dieser Altersstufe.

Sehr wesentlich ist die Kenntnis der Tatsache, daß die Gefährdung der Keimdrüsen durch Streustrahlen auch bei Untersuchung gonadenferner Körperregionen im Kindesalter auf Grund der kleinen Körperdimensionen regelmäßig größer ist als bei Erwachsenen. Je kleiner der zu untersuchende Patient ist, um so mehr ist dies von Bedeutung.

Um objektive Unterlagen über den Einfluß der Röntgentechnik bei bestimmten Untersuchungsarten für das Kindesalter zu sammeln, hat HARTUNG innerhalb großer Meßreihen die effektive Strahlenbelastung vergleichend bestimmt. Hiervon seien angeführt:

1. Beispiel: *Einfluß der Feldgröße.* Bei einer bestimmten Oberbauch-Durchleuchtung des Säuglings beträgt die weibliche Gonadendosis 40 mr/min, wenn man mit einem eingeblendeten Feld von 8×6 cm arbeitet. Sie steigt aber von 40 auf 52 mr an, wenn das Durchleuchtungsfeld 14×11 cm groß ist.

2. Beispiel: *Einfluß der Steigerung des Röhrenstromes.* Die Erhöhung des Röhrenstromes von 2 auf 3 mA belastet die Ovarien bei Oberbauch-Durchleuchtungen durch Streustrahlung in einem bestimmten Beispiel mit 92 anstatt mit nur 73 mr/min. Diese vermeidbare Gonadenbelastung von 19 mr/min geht auf Kosten des Patienten, nur weil ein Untersucher technisch nicht optimal arbeitete oder keine Zeit gefunden hat, sich ausreichend zu adaptieren.

3. Beispiel: *Einfluß der unteren Begrenzung des Strahlenkegels bei Oberbauch-Durchleuchtungen.* Eine Ovardosis von 23 mr/min steigt auf 54 an, wenn der in seiner Größe nicht veränderte Strahlenkegel, der mit seiner unteren Begrenzung zunächst in Nabelhöhe lag, um 2 cm in caudaler Richtung verschoben wird. Bei einer weiteren Verschiebung um 2 cm in gleicher Richtung erfolgt ein sprunghafter Anstieg auf 258 mr. Dieser enorme Zuwachs um eine Zehnerpotenz kommt dadurch zustande,

daß bei der zentimeterweisen Verschiebung die Ovarien plötzlich in den direkten Strahlengang gelangen. Es bleibt also festzuhalten, daß die Verlagerung des Durchleuchtungsfeldes um nur 4 cm eine Gonadenmehrbelastung von 235 mr/ Durchleuchtungsminute zur Folge hat, und dieses ohne irgendwelchen diagnostischen Gewinn.

4. Beispiel: *Einfluß von Unruhe des Kindes mit Ausweichbewegung*. Wie stark sich auch Unruhe der Patienten auf die Höhe der Ovardosis bei einer Oberbauch-Durchleuchtung auswirken kann, zeigt der Effekt einer kurzen Ausweichbewegung mit Direktbelichtung der Ovargegend, und zwar für nur 1—2 sec. Die pro Minute gemessene Ovardosis steigt dabei auf das Eineinhalbfache an.

5. Beispiel: *Einfluß einer Kombination verschiedener Faktoren*. Es soll noch über Rectumuntersuchungen mit Kontrasteinlauf berichtet werden. Durch Änderung verschiedener technischer Daten wie: Feldgröße, Röhrenstrom, Focus-Hautabstand und Zusatzfilterung kann dabei die Ovardosis sogar auf $^1/_{16}$ gesenkt werden, ohne daß dadurch die diagnostische Verwertbarkeit leidet.

Zusammenfassend bleibt also festzustellen, daß durch eine ausgefeilte Technik des Untersuchers bei Durchleuchtungen eine erhebliche Dosisminderung beim Patienten erreicht werden kann.

6. Hartstrahltechnik. Die Hartstrahltechnik (= Hochvolttechnik) zeichnet sich nach Cocchi durch kurze Belichtungszeiten, eine Herabsetzung der Strahlenbelastung des Patienten, Verminderung der Bewegungsunschärfe, Verlängerung der Lebensdauer der Röntgenröhre und Verminderung der Stromkosten aus.

Hinsichtlich der verminderten Strahlenbelastung des Patienten ist allerdings scharf zu trennen zwischen der Hautdosis und der Gonadendosis. Die Oberflächenbelastung ist dabei gegenüber dem klassischen Verfahren gemindert. In der Beurteilung der Gonadendosis sind die Ansichten der Autoren zur Zeit noch geteilt. Oeser spricht von einer Zunahme, Cen und Frik dagegen von einer Abnahme der Gonadenbelastung durch das Hartstrahlverfahren. Klotz und Seelentag haben am Wasserphantom gezeigt, daß, bezogen auf gleiche Austrittsdosen, durch eine härtere Strahlung die Belastung der Keimdrüsen verringert wird, wenn diese im oder bis zu 10 cm neben dem Primärstrahlenkegel liegen. In größerer Entfernung wird die Strahlendosis dagegen bei härterer Strahlung prozentual größer.

Daß diese Methode auch in der Pädiatrie erfolgreich anzuwenden ist (100—150 kV) wurde von Schreiter u. Laugwitz, von Russ und von Koecher angegeben.

Weitgehend Röntgenaufnahme anstelle von Röntgendurchleuchtung

Soweit es die ärztliche Fragestellung erlaubt, sollte die Zahl der Durchleuchtungen zugunsten von Aufnahmen, gegebenenfalls in zwei Ebenen, möglichst eingeschränkt werden. In den meisten Fällen ist es angebracht, zunächst eine Röntgenaufnahme zu machen und dann zu entscheiden, ob eine Durchleuchtung noch anzuschließen ist. Bei Lungenuntersuchungen sind auf Grund nur eines Übersichtsbildes Täuschungen zweifellos möglich. Bekanntlich kommen etwa 15% der Lungenfläche ohne ein Seitenbild oder ohne Durchleuchtung nicht zur Darstellung (Hinterherzraum, zwerchfellnahe Partien beiderseits). Hier kann die Aufnahme in der zweiten Ebene weiterhelfen. Auch unter Berücksichtigung indirekter Hinweiszeichen, z. B. für schrumpfende Lungenprozesse auf den Übersichtsaufnahmen, können ohne Durchleuchtung unter Umständen wichtige Einzelheiten entgehen. Genauso kann auf eine Durchleuchtung *nicht* verzichtet werden, wenn die Beobachtung von Funktionsabläufen im Vordergrund steht.

Man kann davon ausgehen, daß bei einer Lungendurchleuchtung von 1—$1^1/_2$ min bei Kindern eine Gonadendosis resultiert, die etwa das 20—50fache einer Thorax-Übersichtsaufnahme ausmacht.

Mancherorts wird noch zu wenig Gebrauch von Seitenaufnahmen der Lungen gemacht. Derartige Spezialaufnahmen sind sehr zu empfehlen, weil Durchleuchtungen hierdurch oft ersetzt werden können. In welchem Ausmaß derartige Einschränkungen möglich sind, geht aus einer Mitteilung von Frik hervor. Auf Grund der vorherigen Kenntnis des Röntgenbildes wurden je Thoraxuntersuchung durchschnittlich 65% der Dosis eingespart.

Fortlaufende Dosismessung am Patienten

In der Eile des Routinebetriebes können die Strahlenschutzmaßnahmen gelegentlich vergessen werden. Aus diesem Grunde ist eine fortlaufende Registrierung der applizierten Strahlendosis während der Arbeit wünschenswert. Derartige Meßgeräte wurden vor kurzem von einigen Firmen zur Verfügung gestellt[1]. Automatisch wird dabei die integrierte Volumendosis aufgezeichnet. Es handelt sich um eine Großflächenmeßkammer, die sich unmittelbar hinter der focusnahen Blende der Röntgenröhre befindet. Sie ist so ausgebildet, daß sie genau wie der Patient vom gleichen Strahlenkegel getroffen wird. Die Kammer registriert das Produkt aus $r \cdot cm^2$ der bestrahlten Fläche. Dieses Produkt wird an einem Anzeigegerät, welches sich im Schaltraum befindet, abgelesen. Gleichzeitig wird die Bestrahlungszeit registriert. Wesentlich für die Brauchbarkeit dieses Meßinstrumentes ist der Umstand, daß die Flächendosis ohne Rücksicht auf den Abstand von der Strahlenquelle konstant bleibt. Hat man in einem bestimmten Abstand gemessen, so gilt dies für jede angewendete Entfernung. Die Erklärung liegt darin, daß die Dosis zwar nach dem Quadratgesetz abnimmt, die Fläche aber nach dem gleichen Gesetz eine Zunahme erfährt. Ein wichtiger Vorteil liegt darin, daß man laufend eine Kontrolle über die applizierte Dosis hat und dadurch eine überhöhte Strahlenbelastung vermeiden kann.

Diese Großflächenmeßkammern müssen als eine wichtige Neuerung angesehen werden, die in möglichst vielen Kinder-Röntgenabteilungen eingeführt werden sollte. Es ist jedoch festzustellen, daß mit dieser Methode zwar die absorbierte Energie genau gemessen wird, letztlich jedoch nichts darüber ausgesagt ist, an welcher Stelle des Organismus (z. B. Gonaden) die Absorption erfolgte.

Der Gebrauch eines solchen Meßgerätes wird durch Handstempelzähler sehr vereinfacht. Am Ende der Röntgenuntersuchung registriert das in einem Stempel angebrachte Zählwerk die gemessene Dosis. Zu Zwecken der Dokumentation kann die angezeigte Dosis in das Röntgenjournal oder auf die Röntgentüte aufgestempelt werden. Verwechslungen sind auf diese Weise weitgehend ausgeschlossen.

---

[1] Diagnostikdosimeter „Diamentor" der Physikalisch-Technischen Werkstätten Dr. Pychlau KG Freiburg/Breisgau und Diagnostikdosimeter „Dosismonitor" der Siemens-Reiniger-Werke, Erlangen.

Medikamentöse Ruhigstellung vor der Röntgenuntersuchung

Bei einem Teil der Patienten kann man durch medikamentöse Ruhigstellung der Kinder vor der Röntgenuntersuchung wie in kaum einer anderen Altersstufe eine Strahlenersparnis erwirken. Auf diese Weise kann es gelingen, Fehlbelichtungen, Wiederholungsuntersuchungen, verlängerte Durchleuchtungszeiten und unbeabsichtigte Gonadenbestrahlung durch Ausweichbewegungen zu vermeiden und die Haut- sowie die Volumendosis zu senken.

Überprüfung der Indikationen zur Röntgenuntersuchung

Der bekannte Grundsatz, daß ein Maximum an diagnostischer Ausbeute mit einem Minimum an Strahlenbelastung zu erreichen ist, gilt für das Kindesalter ganz besonders. *Der Strahlenschutz beim Patienten läßt sich jedoch niemals isoliert, sondern stets nur in Verbindung mit der ärztlichen Aufgabe betrachten* (W. LORENZ). Sorgsames Abwägen des Nutzens auf der einen und des Gefährdungsrisikos auf der anderen Seite ist unerläßlich. *Grundsätzlich ist die Indikation um so strenger zu stellen, je jünger das Kind ist.* Säuglinge nehmen damit eine Sonderstellung ein. *Ferner bedürfen Untersuchungen im Bereich der Gonaden der sorgfältigsten Auswahl.* Man unterscheidet deshalb mit Recht zwischen gonadennahen und gonadenfernen Untersuchungsarten. Vor allem für folgende Untersuchungen müssen die Indikationen mit besonderer Sorgfalt gestellt werden:

Untersuchungen des unteren und mittleren Abdomens,
Magen-Darmpassage,
Rectum-Kontrasteinlauf,
intravenöse Pyelographie,
retrogrades Pyelogramm,
Rücklaufpyelographie,
Cystourographie,
Miktionsurographie,
Untersuchung der Lendenwirbelsäule,
Untersuchung des Beckens,
Hüftgelenksübersicht,
Oberschenkelaufnahme.

Eine den Pädiatern geläufige Tatsache ist, *vor den Röntgenuntersuchungen der Lunge jeweils die Tuberkulindiagnostik* anzuwenden. Andererseits findet man auch heute noch, daß das Ergebnis der Tuberkulinprobe nicht abgewartet wird, ehe eine Röntgenuntersuchung vorgenommen wird. Liegt bei einem Kinde eine negative Tuberkulinprobe vor, so kann auf die röntgenologische Untersuchung der Lunge fast immer verzichtet werden.

Routinedurchleuchtungen sind auf alle Fälle zu *vermeiden*. Auch ist es wichtig, daß die Ärzte Untersuchungsbefunde untereinander austauschen, um Doppel- und Wiederholungs-Röntgenexpositionen auszuschließen. Mit dieser Forderung sind alle Ärzte angesprochen, die Kinder untersuchen, einschließlich dem ärztlichen Dienst des öffentlichen Gesundheitswesens. Chronisch kranken Kindern gegenüber ist die Verantwortung des Arztes besonders hoch. Dies gilt in erster Linie für Kinder mit angeborenem Hüftgelenksleiden, bei denen die Gefahr einer erhöhten Gonadenbelastung besonders groß ist.

Abschließend ist festzustellen, daß man — zum Teil auch mit einfachen Mitteln — die Strahlenbelastung bei der pädiatrischen Röntgendiagnostik in vielen Fällen sehr niedrig halten kann. Dadurch ist es möglich, auch in dieser Altersstufe immer kompliziertere Untersuchungsverfahren anzuwenden. Die heute technisch hochentwickelten Röntgengeräte ermöglichen von vornherein eine weitgehende Schonung der untersuchten Säuglinge und Kinder. Darüber hinaus wurde eine Vielzahl von Spezialgeräten für den Strahlenschutz entwickelt, wodurch die Integraldosis weiter vermindert werden kann. Das technische Können des Untersuchers ist jedoch durch nichts zu ersetzen. Zudem verlangt keine andere Altersphase vom Röntgenarzt ein so großes Verantwortungsbewußtsein wie das Kindesalter.

Literatur

ARDRAN, G. M.: Dose reduction in diagnostic radiology. Brit. J. Radiol. **30**, 436 (1957).

BECK, H. R., H. DRESEL u. J. MELCHING: Leitfaden des Strahlenschutzes. Stuttgart: Georg Thieme 1959.

CEN, M., u. W. FRIK: Raumdosis und Keimdrüsendosis bei verschiedenen Strahlenqualitäten in der Röntgendiagnostik. Fortschr. Röntgenstr. **88**, 465 (1958).

CLARKE, W. G.: Unnecessary irridation in chest radiography. Lancet **1957** I, 316.

COCCHI, U.: Die Hartstrahltechnik in der Röntgendiagnostik. Fortschr. Röntgenstr. **81**, 24 (1954).

Deutsche Gesellschaft für Kinderheilkunde: Gegen Routine-Röntgendurchleuchtungen. Geschäftsbericht über die 56. Tagg in Düsseldorf 1957, S. 12.

Deutsches Zentralkomitee zur Bekämpfung der Tuberkulose: Merkblatt über die Strahlenbelastung bei der Röntgendiagnostik der Tuberkulose im Kindesalter (1959). Vgl. W. LORENZ, Strahlenschutz in Klinik und ärztlicher Praxis, S. 157. Stuttgart: Georg Thieme 1961.

FÖRSTERLING, K.: Über allgemeine und partielle Wachstumsstörungen nach kurzdauernden Röntgenbestrahlungen von Säugetieren. Langenbecks Arch. klin. Chir. **81**, 411 (1906).

FRIK, W.: Verkürzung der Durchleuchtungszeiten. Fortschr. Röntgenstr. **88**, 601 (1958).

HARTUNG, K.: Zur Frage der Strahlenbelastung und des Strahlenschutzes in der pädiatrischen Röntgendiagnostik. Med. Klin. **53**, 1209 (1958).

— Strahlenbelastung und Strahlenschutz in der pädiatrischen Röntgendiagnostik. Stuttgart: Georg Thieme 1959.

— Strahlenbelastung und Strahlenschutz in der pädiatrischen Röntgendiagnostik. Mschr. Kinderheilk. **107**, 195 (1959).

HARTUNG, K.: Strahlenschutz bei Röntgenuntersuchungen für die Chirurgie im Kindesalter. Zbl. Chir. **85**, 1118 (1960).

— Über Strahlenschutzmöglichkeiten bei Kinder-Röntgenuntersuchungen im Öffentlichen Gesundheitsdienst. Gesundheitsfürsorge **10**, 97 (1960).

— Fragen der Strahlenhygiene bei der Röntgendiagnostik im Kindesalter. Radiologe **2**, 2 (1962).

JAEGER, R. G.: Probleme und Erfordernisse des Strahlenschutzes. Öff. Gesundh.-Dienst **19**, 350 (1957).

JANKER, R.: Die Strahlendosen in der Röntgendiagnostik. Röntgen-Bl. **9**, 137 (1956).

KLOTZ, E., u. W. SEELENTAG: Untersuchungen zur Belastung der Keimdrüsen durch Hartstrahl-Diagnostik. Fortschr. Röntgenstr. **89**, 92 (1958).

KNORR, D.: Über die Gonadenbelastung durch übliche Röntgenuntersuchungen im Kindesalter. Mschr. Kinderheilk. **107**, 199 (1959).

KOECHER, P. H.: Dtsch. Ges. für Kinderheilkunde, Geschäftsbericht über die 56. Tagg in Düsseldorf, 1957, S. 12.

— Beitrag zur Anwendung der Hartstrahltechnik in der kinderärztlichen Röntgendiagnostik. Mschr. Kinderheilk. **106**, 69 (1958).

LORENZ, W.: Über Gefahren beim Umgang mit Röntgen-Strahlen und radioaktiven Stoffen. Dtsch. med. Wschr. **81**, 1586 (1956).

— Zur Strahlenbelastung bei Röntgen-Thoraxuntersuchungen. Beitr. Klin. Tuberk. **117**, 150 (1957).

— Physikalisch-technische Probleme des Strahlenschutzes in medizinischen Anlagen. Fortschr. Röntgenstr. **88**, 251 (1958).

— Strahlenschutz in Klinik und ärztlicher Praxis. Stuttgart: Georg Thieme 1961.

Lossen, H.: Bemerkungen zur allgemeinen Technik der Röntgendurchleuchtung. Schweiz. med. Wschr. **57**, 265 (1927).
— Strahlenschäden und Strahlenschutz bei Radioaktivität. Staats-Zeitung. Staatsanzeiger für Rheinland-Pfalz 7, Nr 29, 30, 31 (1956).
— Schutz des Patienten gegen Überbelastung mit Röntgenstrahlen. Ärztl. Mitt. (Köln) **28**, 831 (1957).
Magnusson, W.: A device für the protection of the testicle in Roentgen examination of adjacent organs and bones. Acta radiol. (Stockh.) **37**, 288 (1952).
Nöller, H. G.: Die Strahlenbelastung des Kindes durch Röntgenstrahlen und durch radioaktive Isotopen. 56. Tagg der Dtsch. Ges. für Kinderheilkunde, Düsseldorf 1957. Wissenschaftliche Ausstellung Nr 3.
— Die Strahlenbelastung des Kindes durch Röntgenstrahlen. Mschr. Kinderheilk. **107**, 303 (1959).
Oeser, H.: Diskussionsbemerkung zum Vortrag W. Seelentag. 39 Tagg der Dtsch. Röntgenges. vom 20.—24. 10. 1957. Frankfurt/M.
— Strahlenschutz und Prophylaxe von Strahlenschädigungen. Dtsch. med. J. **8**, 350 (1957).
— Wagnis und Gewinn bei Röntgen-Reihen- und Röntgen-Einzeluntersuchungen. Med. Monatsspiegel **6**, 217 (1957).
— H. G. Mehl u. P. Schaefer: Gonadendosis bei Thoraxaufnahme. Fortschr. Röntgenstr. **88**, 703 (1958).
Rajewsky, B.: Wissenschaftliche Grundlagen des Strahlenschutzes. Karlsruhe: G. Braun 1957.
— u. Mitarb.: Strahlendosis und Strahlenwirkung. Stuttgart: Georg Thieme 1956.
Russ, E.: Strahlenschutz im pädiatrischen Röntgenbetrieb. Kinderärztl. Prax. **25**, 362 (1957).
— Verbesserungen des Strahlenschutzes in der pädiatrischen Röntgendiagnostik. Mschr. Kinderheilk. **107**, 201 (1959).
Schall, L.: Die heutige Situation der Röntgendiagnostik im Kindesalter. Mschr. Kinderheilk. **107**, 193 (1959).
Schmid, F.: Zit. nach H. G. Nöller 1957.
Schreier, K.: Diskussionsbemerkung auf der Tagg der Dtsch. Ges. für Kinderheilkunde, Abteilung für Berufsfragen am 27. 9. 1956 Bad Kreuznach.
Schreiter, G., u. N. Laugwitz: Hartstrahltechnik bei kindlicher Lungentuberkulose. Z. Tuberk. **110**, 90 (1957).
Seelentag, W.: Die Strahlenbelastung des Menschen und ihre Bewertung. Atomkernenergie **2**, 102 (1957).
— Zur Messung und Abschätzung von Streustrahlendosen in der Röntgendiagnostik, insbesondere bei Untersuchung am liegenden Patienten. Fortschr. Röntgenstr. **87**, 363 (1957).

Seelentag, W.: Die Bedeutung des Strahlenschutzes in der Röntgendiagnostik. Röntgen- u. Lab.-Prax. **11**, 129 (1958).
— Die Strahlenbelastung des Patienten in der Röntgendiagnostik, ihre Höhe, Variabilität und Bedeutung. Dtsch. med. Wschr. **86**, 2513 (1961).
— D. v. Arnim, E. Klotz u. J. Numberger: Zur Frage der genetischen Belastung der Bevölkerung durch die Anwendung ionisierender Strahlen in der Medizin. Teil II. Strahlentherapie **105**, 169 (1958).
—, u. K. Faltenbacher: Zur Frage der genetischen Belastung der Bevölkerung durch die Anwendung ionisierender Strahlen in der Medizin. Teil III. Strahlentherapie **107**, 337 (1958).
— J. Numberger, D. Knorr u. G. Kolberg: Zur Frage der genetischen Belastung der Bevölkerung durch die Anwendung ionisierender Strahlen in der Medizin. Teil IV: Die Strahlenbelastung durch die Röntgendiagnostik in Kinderkliniken. Strahlentherapie **107**, 537 (1958).
Stieve, F. E.: Untersuchungen über Maßnahmen zur Reduzierung der Strahlenbelastung der männlichen Keimdrüsen bei röntgendiagnostischen Maßnahmen in deren Umgebung. Fortschr. Röntgenstr. **90**, 373 (1959).
Thurau, R., u. L. Distel: Messungen der Gonadendosis bei röntgendiagnostischen Untersuchungen von Kindern. Fortschr. Röntgenstr. **94**, 522 (1961).
Tränkenschuh, L.: Über die besondere Gefährdung des Kindes durch ionisierende Strahlungen. Arch. Kinderheilk. **156**, 215 (1958).
Turpin, R., M. Lamy, J. Berhard, J. Lefevre et J. Lejeune: Sur la nécessité de limiter l'exposition aus radiations ionisantes. Arch. franç. Pédiat. **14**, 1055 (1957).
Weingärtner, L.: Gefahren röntgenologischer Untersuchungen im Kindesalter. Dtsch. Gesundh.-Wes. **12**, 577 (1957).
Werner, E., u. H. Philipp: Strahlenschutz der Kinder bei Röntgenuntersuchungen. Heilberufe **1957**, H. 8, 232
Wiedenmann, L.: Vergleichende Untersuchungen über Bildqualität und Dosisbedarf bei Simultan- und Einzelschichtaufnahmen. Fortschr. Röntgenstr. **89**, 613 (1958).
Wilhelm, G., R. Kraus u. H. Mergler: Herabsetzung der Strahlenbelastung bei der Röntgendiagnostik durch zusätzliche Filterung. Fortschr. Röntgenstr. **89**, 602 (1958).
—, u. H. Mergler: Eine Aufnahmetechnik zur Herabsetzung der Strahlendosis bei der Röntgendiagnostik. Vortrag auf der 39. Tagg der Dtsch. Röntgenges. vom 20.—24. 10. 1957 Frankfurt/M.
Zeiler, E.: Untersuchungen zur Bestimmung der Integraldosis in der Röntgendiagnostik. Fortschr. Röntgenstr. **94**, 248 (1961).

Die Strahlentherapie im Kindesalter

Von **J. Becker** und **H.-J. Frischbier**, Heidelberg

Im Kindesalter stehen heute nicht mehr die Sterbefälle durch Infektionskrankheiten an der Spitze der Todesursachen. Durch die Fortschritte der Medizin in den letzten zwei Jahrzehnten ist es zu einem Rückgang dieser Erkrankungen gekommen. Heute findet man unter den Todesursachen im Kindesalter von 4—15 Jahren die Unfälle an erster Stelle, während ihnen in der Häufigkeit bereits die malignen Tumoren folgen. Wenn auch diese Zunahme möglicherweise nur relativ und durch das Abnehmen der Infektionstodesfälle bedingt ist, so ist der Pädiater in zunehmendem Maße gezwungen, sich mit einer wirksamen und Erfolg versprechenden Therapie der kindlichen Malignome vertraut zu machen. In der Behandlung der bösartigen Tumoren kommt aber neben chirurgischen Maßnahmen der Strahlentherapie die größte Bedeutung zu. Die beachtlichen Ergebnisse in den vergangenen Jahren mit eindrucksvollen Heilerfolgen rechtfertigen die Anwendung ionisierender Strahlen zur Therapie dieser sonst unweigerlich zum Tode führenden Krankheiten. Weiterhin hat sich die Strahlentherapie einen festen Platz in der Behandlung gutartiger Erkrankungen erobert und ist beispielsweise bei Blutgefäßgeschwülsten zur Methode der Wahl geworden.

Entstehung der in der Strahlentherapie verwendeten Strahlenarten

Die in der Strahlentherapie verwendeten Strahlenarten unterscheidet man nach ihren physikalischen Eigenschaften in:

1. Quantenstrahlen (Röntgen- und Gammastrahlen),
2. Corpuscularstrahlen.

Quantenstrahlen sind wie das sichtbare Licht ihrer physikalischen Natur nach elektromagnetische Wellen, verhalten sich daher hinsichtlich Polarisation, Brechung, Beugung und Reflexion ähnlich. Im Gegensatz zu den Gammastrahlen, die beim Kernzerfall radioaktiver Elemente entstehen, werden Röntgenstrahlen in elektrischen Entladungsröhren erzeugt. Werden in einem Vakuumrohr ein Glühfaden, der als Kathode dient, und eine Metallplatte als Anode mit einer Stromquelle verbunden, entsteht ein elektrisches Feld, innerhalb dessen sich die von der glühenden Kathode emittierten Elektronen zur Anode mit hoher Geschwindigkeit bewegen. Treffen sie auf die Anode, so werden sie abgebremst, und der weitaus größte Teil ihrer Energie wird in Wärme und nur ein geringer Teil in Strahlenquanten, die Röntgenstrahlen, umgewandelt.

Da die Röntgenstrahlen durch die Abbremsung der Elektronen entstehen, werden sie auch „Bremsstrahlen" genannt. Die Energie dieser Röntgenstrahlen richtet sich nach ihrer Schwingungsfrequenz, die wiederum von der zwischen Kathode und Anode angelegten Röhrenspannung abhängt, die in Kilovolt (kV) angegeben wird. Je höher die Betriebsspannung, um so kürzer ist die Wellenlänge der Röntgenstrahlen, wodurch die Strahlung um so energiereicher und stärker durchdringend wird.

Das Bestreben, zur percutanen Tiefentherapie Röntgenstrahlen möglichst hoher Energien zu verwenden, um geringere Absorptionsverluste durch das dem Tumor vorgelagerte Gewebe zu erzielen, ist beinahe so alt wie die Strahlentherapie selbst. Mit den herkömmlichen Röntgenröhren konnten aber ohne übermäßig großen technischen Aufwand Energien nur bis 250 kV erzeugt werden. So lag bis heute zahlenmäßig das Schwergewicht der Röntgentiefentherapie bei Geräten mit einer Spannung um 200 kV, die man daher als konventionelle Röntgentiefentherapie bezeichnet.

Bei den Versuchen, Geräte mit höheren Spannungen zu bauen, wurden in den letzten drei Jahrzehnten viele Wege beschritten, die teilweise zu Mammutanlagen führten und hier nicht näher beschrieben werden können.

Da es sich gezeigt hat, daß klinisch erst Strahlenenergien oberhalb von 1 Million-Elektronenvolt (MeV) in ihrer Tiefenwirkung der 200 kV-Strahlung überlegen waren, haben Apparaturen mit derartigen „Supervolt"-Energien in den letzten Jahren immer größere Bedeutung erlangt.

Die Umlaufbeschleuniger oder Betatrongeräte, auch Elektronenschleuder genannt, beschleunigen Elektronen auf einer Kreisbahn in einem hochevakuierten Gefäß. Zu ihrer Führung und Beschleunigung werden nicht elektrische, sondern magnetische Kräfte verwandt. Nachdem die Elektronen den Kreislauf mehrere tausendmal in etwa $1/_{200}$ sec durchlaufen haben und, je nach Apparatur, so Energien bis 35 MeV besitzen, werden sie durch einen Störimpuls von ihrer Bahn abgelenkt und auf eine Antikathode geschleudert, wodurch „ultraharte" Röntgenstrahlen entstehen.

Ein anderes Prinzip beruht darauf, Elektronen nicht auf einer Kreisbahn, sondern auf geradem Weg zu beschleunigen, wie dies bei den Linearbeschleunigern geschieht, bei denen die Elektronen ein durch Wanderwellen in einem Hohlraumresonator erzeugtes multiples elektrostatisches Feld durchlaufen und Energien bis zu 45 MeV erhalten.

Die von radioaktiven Isotopen, den Radionukliden, ausgesandten Gammastrahlen, die zerfallenden Atomkernen entstammen, sind ebenfalls elektromagnetische Wellen und besitzen daher die gleichen physikalischen Eigenschaften wie Röntgenstrahlen. Neben der lokalen Anwendung der verschiedenen Gammastrahler nehmen vor allem in den letzten Jahren in stetig zunehmendem Maße radioaktive Isotope einen breiteren Raum in der percutanen Strahlentherapie ein. Durch die Möglichkeit, in den Hochleistungskernreaktoren künstlich radioaktive Präparate von mehreren tausend Curie zu erzeugen, konnten Radionuklide als Strahlenquellen in den sog. Fernbestrahlungs- oder Telegammageräten mit einer ausreichenden Dosisleistung Verwendung finden.

Neben Caesium[137] stellt Kobalt[60] ein besonders günstiges Isotop für die Teletherapie dar. Bei einer Halbwertszeit von 5,3 Jahren und relativ billiger Herstellung hat es eine hohe Quantenenergie, die bei einer nahezu monochromatischen Strahlung einer Röntgenstrahlung von etwa 3,5 MeV-Röhrenspannung entspricht. Die Strahlungsquelle ist aus Strahlenschutzgründen in einem Strahlerkopf aus Blei oder Wolfraum untergebracht, der an einem besonderen Stativ verankert ist und durch einen Gewichtsausgleich eine leichte Handhabung gewährleistet. Wegen der erheblich größeren Wirtschaftlichkeit und der geringen Betriebskosten gegenüber den Hochleistungsapparaturen zur Erzeugung ultraharter Röntgenstrahlen und wegen der signifikanten Vorteile gegenüber der konventionellen Röntgenstrahlung in der Behandlung bösartiger Geschwülste wird die Telegammatherapie in absehbarer Zeit die 200 kV-Röntgentherapie weitgehend verdrängen.

Zu den **Corpuscularstrahlen,** die anderen physikalischen Gesetzen als die Quantenstrahlen unterliegen, gehören die Alpha-, Beta-, Protonen-, Deuteronen- und Neutronenstrahlen. In strahlentherapeutischer Hinsicht besitzen heute die Betastrahlen, negativ geladene Elektronen, die größte Bedeutung. Sie werden wie die Gammastrahlen beim Kernzerfall radioaktiver Substanzen frei, können aber auch in dem sog. Kathodenstrahlenrohr er-

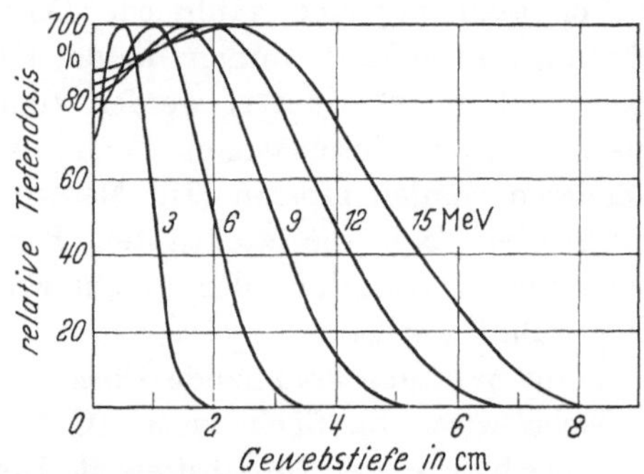

Abb. 74. Tiefendosiskurven für *3, 6, 9, 12* und *15* MeV-Elektronen

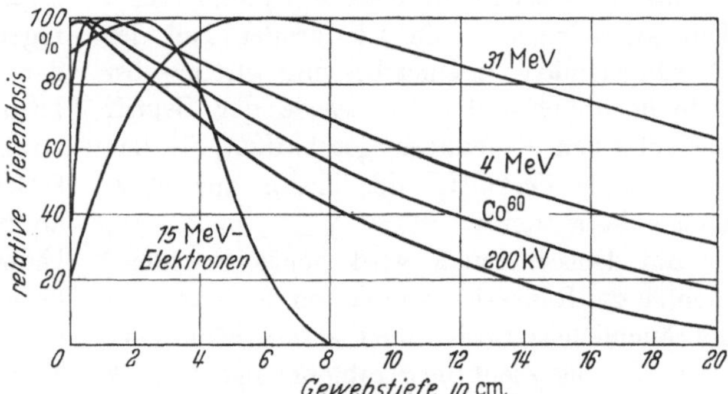

Abb. 75. Tiefendosiskurven für *200 kV-*, *4 MeV-*, *31 MeV-* Röntgenstrahlen, Kobalt *60*-Gammastrahlung und *15 MeV-* Elektronen

zeugt werden. Da sie sich vor allem durch eine erheblich geringere Tiefenreichweite im Gewebe als Röntgenstrahlen gleicher Energie auszeichnen (Abb. 74), finden sie ausschließlich Verwendung bei ganz oberflächlichen Erkrankungen der Haut. Um eine Tiefenreichweite der Elektronen von einigen Zentimetern zu erhalten, müssen sie Energien von mehreren Millionen Volt besitzen, wie aus Abb. 75 zu ersehen ist. Hierzu sind die gleichen Hochleistungsapparaturen wie zur Erzeugung von Röntgenstrahlen mit Energien oberhalb 1 MeV nötig. Die beispielsweise im 15 MeV-Betatron erzeugten „schnellen Elektronen" werden dann nicht von einer Antikathode abgebremst, sondern verlassen über ein besonderes dünnes

Austrittsfenster das Beschleunigungsgefäß und finden als primäre Corpuscularstrahlung therapeutische Verwendung.

Räumliche Dosisverteilung der verschiedenen Bestrahlungsmethoden

In der Strahlentherapie ist es oberstes Gesetz, über die Dosis, die über jede vom Strahlenkegel getroffene Stelle des Patienten eingestrahlt wird, genauestens orientiert zu sein. Zur Verständigung sind zahlreiche Dosisbezeichnungen eingeführt worden, die der Kürze halber nicht näher erläutert werden können, sondern in der einschlägigen Fachliteratur nachgelesen werden müssen (Du Mesnil de Rochemont). Nur die wichtigsten Begriffe sollen zum Verständnis der Ausführungen kurz erwähnt werden.

Die zur Wirkung kommende Dosis an der Oberfläche wird Oberflächendosis (OD) und die in einer bestimmten Gewebstiefe als Tiefendosis bezeichnet. Die am Erkrankungsherd wirksame Dosis nennt man Herddosis (HD). Um auszudrücken, ein wie großer Teil der Oberflächendosis in einer bestimmten Gewebstiefe noch vorhanden ist, wurde der Begriff der relativen Tiefendosis geschaffen, die das prozentuale Verhältnis der Tiefen- zur Oberflächendosis angibt.

Zur Dosismessung wird heute im allgemeinen die Ionisation von Gasen benutzt. Die gebräuchlichste Dosiseinheit ist das „Röntgen" oder „R"; sie stellt die Strahlenmenge dar, die in 1 cm³ Luft von 0⁰ und 760 mm Quecksilberdruck Ionen beiderlei Vorzeichens erzeugt, welche eine freie Elektrizitätsmenge von einer elektrostatischen Einheit mit sich führen.

Die Eindringtiefe der Strahlen im Körper wird durch die Wahl der Strahlenqualität bestimmt, die nach den Erfordernissen der räumlichen Dosisverteilung getroffen wird.

Für die Röntgentherapie oberflächlicher oder oberflächennah gelegener Herde werden „weiche" Strahlen verwandt, die Erzeugungsspannungen von 10—50 kV entsprechen. Zur Erzeugung der Weichstrahlen sind besondere Röhren mit Strahlenaustrittsfenstern aus Beryllium notwendig. Die besondere Bedeutung der *Weichstrahltherapie* liegt in der Möglichkeit, die Dosisverteilung unabhängig von der Feldgröße optimal der Tiefenausdehnung durch Wahl der Strahlenqualität anzupassen. Hier hat sich der Begriff der Gewebehalbwerttiefe

(GHWT) eingebürgert, unter der man die Schichtdicke wasseräquivalenten Gewebes versteht, die zu einer Reduzierung der 100%-Dosis an der Oberfläche auf die Hälfte führt. Dieser Begriff gilt in der dermatologischen Strahlentherapie als die beste Charakterisierung einer Strahlenqualität (Schirren). Die Weichstrahltherapie entspricht bei einer Filterung von 0,1—2,0 mm Aluminium einer GHWT von 1—18 mm; es können somit Herde bis zu einer Tiefenausdehnung von 18 mm ausreichend bestrahlt werden.

Die guten Erfolge der Weichstrahltherapie in den letzten Jahren bei der Behandlung von Hautgeschwülsten haben zu einer weitgehenden Verdrängung der *Nahbestrahlung* geführt, die bei uns vor etwa 30 Jahren von Chaoul eingeführt wurde. Durch die speziell konstruierte Hohlanodenröhre (der Brennfleck liegt am äußeren Ende eines langen Rohres) hatte Chaoul versucht, durch einen geringen Abstand zwischen Brennfleck der Röhre und der Hautoberfläche (Focus-Haut-Abstand von wenigen Zentimetern) den steilen Dosisabfall bei der früher häufig geübten Radiumkontaktbestrahlung nachzuahmen. Bei der Nahbestrahlung werden Erzeugungsspannungen von 60 kV verwendet mit 0,15—0,2 mm kupferäquivalentem Filter. Die Chaoul-Bestrahlung bedeutet gegenüber der lokalen Radiumapplikation bei der Behandlung von Hauttumoren einen entscheidenden Fortschritt durch die Möglichkeit einer engeren Feldausblendung, der fraktionierten Verabreichung, der individuell angepaßten Dosierung und der erheblich geringeren Strahlenbelastung für Patienten und ärztliches Personal. Durch die optimale Anpassung der Tiefenreichweite und fehlende Feldüberschneidungen bei großflächigen Prozessen scheint die Weichstrahltherapie der Nahbestrahlung überlegen zu sein.

Zum Indikationsbereich der *Halbtiefentherapie* gehören die unter der Haut gelegenen palpablen Herde, wie beispielsweise axilläre, inguinale und cervicale Lymphknoten. Zu ihrer Erfassung werden Röhrenspannungen von 110—130 kV benötigt, bei einer Filterung von 2—4 mm Aluminium, die von den üblichen konventionellen Röntgentherapiegeräten erzeugt werden. Diese Strahlung weist eine GHWT von etwa 3 cm auf.

Bei der Behandlung tiefliegender Erkrankungsherde, der *Tiefentherapie*, wird eine möglichst hohe relative Tiefendosis angestrebt, um bei geringer Oberflächenbelastung eine ausreichende Herddosis zu erzielen. Es werden Spannungen von 180—220 kV verwandt und zur weiteren Erhöhung der relativen Tiefendosis die weichen Anteile der Röntgenstrahlung durch Vorsatz von Kupferfiltern von 0,5 bis 1,5 mm Stärke abgefangen.

In der Regel reicht aber bei tiefliegenden Tumoren die über ein Einzelfeld zu applizierende Herddosis nicht aus, da die Hautoberfläche eine verhältnismäßig hohe Strahlensensibilität besitzt und der Tiefentherapie somit in der Dosishöhe Schranken gesetzt sind. Daher wird der Herd im Kreuzfeuer von mehreren Eintrittspforten angegangen, wodurch die Dosis an der Hautoberfläche auf eine größere Fläche verteilt wird. Ein wichtiges Hilfsmittel zur Verbesserung der Dosisverteilung stellt in geeigneten Fällen die Kompressionsmöglichkeit dar, die besonders die Raumdosis, die Summe der im Körper absorbierten Dosis, beträchtlich vermindert und zu einer besseren Verträglichkeit führt. Bei umschriebenen und genau zu lokalisierenden Tumorprozessen stellt die Bewegungsbestrahlung die optimale Behandlungsmethode dar. Sie wird in Form der Rotations-, Pendel-, Konvergenz- oder Pendelkonvergenzbestrahlung durchgeführt und bringt gegenüber der Stehfeldbestrahlung eine erhebliche Verbesserung der relativen Tiefendosis.

Die Einführung der *Supervolttherapie*, unter der man die Therapie mit ionisierenden Strahlen oberhalb eines Energiebereiches von 1 MeV versteht, brachte auf dem strahlentherapeutischen Sektor im Laufe der letzten 10 Jahre eine ganz entscheidende Wende. Wenn auch die Anwendung der ultraharten Strahlen bei der radiologischen Behandlung bösartiger Tumoren keine Umwälzung der Regeln der klassischen Röntgentherapie bedeutet, so sind dem Radiologen durch die Supervolttherapie heute Therapiemöglichkeiten in die Hand gegeben, die die Ergebnisse der bisher üblichen konventionellen Röntgenstrahlen deutlich übertreffen. So ist es bei Anwendung der Supervolttherapie praktisch unbegründet, die Indikation zur Bestrahlung von der Strahlensensibilität des Tumors abhängig zu machen, da bei optimaler Bestrahlungstechnik jede Geschwulst mit einer ausreichenden Herddosis zur Devitalisierung des Tumors zu bestrahlen ist.

Sieht man von einer eventuell qualitativ anderen biologischen Wirkung der ultraharten Strahlen ab, so weisen die *ultraharten Photonenstrahlen*, zu denen sowohl die Röntgen- als auch die Gammastrahlen der Radionuklide gehören, gegenüber den konventionellen Röntgenstrahlen bedeutsame Vorteile auf, die auf ihre höhere Quantenenergie zurückzuführen sind. Die Bahnen der im Gewebe ausgelösten Sekundärelektronen sind im Gegensatz zur 200 kV-Strahlung weitgehend gerichtet und erzielen Reichweiten bis zu mehreren Zentimetern. Sie verlassen das Volumenelement ihrer Entstehung und geben ihre Energie erst in den tiefer gelegenen Schichten ab. Dadurch steigt die Zahl der Elektronen und damit die Dosis von der Oberfläche so lange an, bis sich ein Gleichgewicht zwischen den im einzelnen Volumenelement absorbierten und den darin neu erzeugten Elektronen einstellt (Elektronengleichgewicht). Dies ist etwa in der Tiefe der Fall, in der die Sekundärelektronen, die an der Oberfläche entstehen, keinen Beitrag mehr zur Dosis liefern. Das so entstehende Dosismaximum liegt daher ungefähr bei deren mittlerer Reichweite, für 15 MeV-Röntgenstrahlung etwa bei 3 cm, für Kobalt-60-Gammastrahlung bei 4—5 mm (Abb. 75), und verschiebt sich mit zunehmender Energie immer weiter in die Tiefe. Infolge des Aufbaueffektes kommt es zu einer besseren Hautschonung.

Die höhere Quantenenergie führt ebenfalls zu einer stärkeren Bündelung der Strahlung, die eine verminderte Raumdosis und damit geringere Strahlenbelastung des Gesamtorganismus bewirkt. Dadurch treten kaum Allgemeinreaktionen bei der Strahlenbehandlung mit Supervoltstrahlen auf. Die Verträglichkeit ist ausgezeichnet, eine nennenswerte Depression des Blutbildes wird selten beobachtet.

Bei einer 200 kV-Strahlung schwächt zwischenliegendes Knochen- und Knorpelgewebe auf Grund eines Massenabsorptionskoeffizienten über 1 und der dadurch im dichten Gewebe stärkeren Ionisation die einfallende Strahlung beträchtlich. Im Bereich der ultraharten Strahlen liegt der Massenabsorptionskoeffizient etwa bei 1, wodurch es zu einer geringeren Strahlenbelastung des dichteren Gewebes kommt.

Ein weiterer Vorteil der ultraharten Strahlen liegt in der höheren relativen Tiefendosis.

Es kann die gleiche Herddosis wie in der Orthovolttherapie über eine kleinere Anzahl von Einzelfeldern appliziert werden. Eine direkte Durchstrahlung größerer gesunder Gewebsabschnitte wird dadurch vermieden.

Die ultraharten Photonenstrahlen finden auf Grund ihrer Eigenschaften in erster Linie für die Tiefentherapie Verwendung. An die Bestrahlungsplanung sowie an die Genauigkeit der Lokalisation und Feldeinstellung müssen weit größere Anforderungen als in der konventionellen Röntgentherapie gestellt werden, da die scharf gebündelte Strahlung die Gefahr des Verfehlens des Krankheitsherdes vergrößert und durch Dosismassierungen und -spitzen im Gesunden verhängnisvolle Folgen auftreten können.

Im Gegensatz zu den ultraharten Röntgen- und Gammastrahlen finden *schnelle Elektronen* durch ihre geringere Maximalreichweite im Gewebe zur Bestrahlung aller in Oberflächennähe gelegenen Krankheitsherde Verwendung. Obwohl bei den Elektronen das Dosismaximum ebenfalls nicht in der Oberfläche, sondern je nach Elektronenenergie in wenigen Millimetern bis zu 1—2 cm tief liegt, ist der Dosisanstieg unter der Oberfläche — vor allem bei Energien über 10 MeV — von geringerer Bedeutung. Von therapeutisch größerem Interesse ist bei der Elektronentherapie die Möglichkeit, die Reichweite des Strahlenkegels durch Veränderung der Elektronenenergie den therapeutischen Forderungen anzupassen. Wie aus Abb. 74 zu ersehen ist, hängt die Eindringtiefe der Elektronenstrahlung primär von ihrer Energie ab. Da nach unseren Erfahrungen die „therapeutische Reichweite" mit dem Verlauf der 50%-Isodose gleichgesetzt werden kann, können beispielsweise mit 15 MeV-Elektronen Herde bis etwa 5 cm Tiefe ausreichend bestrahlt werden.

Nach etwa zwei Drittel der mittleren Reichweite haben viele Elektronen im Gewebe ihre Energie fast vollständig abgegeben, wodurch sich die Zahl der verbliebenen Elektronen in den folgenden Schichten relativ rasch verringert. Es kommt so zu einem steilen Dosisabfall bis auf Null, der jedoch mit zunehmender Elektronenenergie durch den größer werdenden Anteil der sekundären Bremsstrahlen flacher wird. Durch die scharfbegrenzte Reichweite des Strahlenkegels nach der Tiefe zu lassen sich je nach Elektronenenergie Herde mit unterschiedlicher Tiefenausdehnung bei weit-

gehender Schonung des darunterliegenden gesunden Gewebes erfassen. Die Elektronenenergie weist bei der Bestrahlung oberflächlicher Tumoren im Vergleich zur Röntgennahbestrahlung oder Weichstrahltherapie einen entscheidenden Vorteil auf, weil durch den Dosisabfall auf Null eine noch bessere Schonung des Tumorbettes und insbesondere strahlenempfindlicher gesunder Organe zu erzielen ist. Diese Eigenschaft der schnellen Elektronen ist von großer Bedeutung für die strahlentherapeutische Anwendung im Kindesalter, da mit keiner anderen radiologischen Maßnahme beispielsweise die Strahlenbelastung der Knochenwachstumszonen bei darüberliegenden Krankheitsprozessen so niedrig gehalten werden kann.

Indikationen und Ergebnisse der Strahlentherapie im Kindesalter

1. Gutartige Erkrankungen. Die *Blutgefäßgeschwülste* spielen in der Strahlenbehandlung gutartiger Erkrankungen im Kindesalter die größte Rolle. Die früher viel geübte Behandlung mit Kohlensäureschnee oder die Elektrokoagulation wird nur noch selten empfohlen, da sich in der Regel mit der Strahlentherapie eine größere Erfolgssicherheit und vor allem in kosmetischer Hinsicht bessere Resultate erzielen lassen.

Plane Hämangiome eignen sich wegen ihrer geringen Tiefenausdehnung besonders gut zur Anwendung der Kontaktbestrahlung mit Radionukliden mit reiner Betastrahlung (s. Isotopentherapie).

Die kavernösen oder blastomatösen Hämangiome, zu denen die plano-tuberösen und subcutanen, tuberösen Formen gehören, zeichnen sich entsprechend ihrem geschwulstartigen Charakter durch eine gute Strahlensensibilität aus. Da die Empfindlichkeit der Hämangio-Kavernome aber durch eine nachlassende Wachstumsaktivität in den ersten Lebensjahren stetig abnimmt, sollen sie möglichst frühzeitig der Strahlenbehandlung zugeführt werden. Als günstigster Zeitpunkt werden die ersten Lebensmonate angesehen; denn bereits jenseits des ersten Lebensjahres ist die Beeinflussung der Hämangiome durch ionisierende Strahlen merklich zurückgegangen. Auf diesen Umstand kann nicht eindringlich genug hingewiesen werden.

Bis zur Entwicklung der Nahbestrahlungsröhre durch CHAOUL wurde die Hämangiomtherapie ausschließlich mit Radium in Form von Moulagen oder der Spickbehandlung durchgeführt. Wenn auch mit dieser Behandlungsmethode ausgezeichnete Erfolge erzielt werden konnten, müssen die gerade bei ausgedehnteren Prozessen nur schwer zu vermeidenden Feldüberschneidungen und Dosissummierungen in der Tiefe für die von vielen Seiten beschriebenen Strahlenspätschäden verantwortlich gemacht werden (GÜNSEL; MAU; FISCHER; WEISHAAR u. KOSLOWSKI; FANCONI u. ILLIG; KOLAR u. BEK).

Das Nahbestrahlungsverfahren war über etwa zwei Jahrzehnte wegen der technisch einfacheren Durchführung die Methode der Wahl. Durch eine ausreichend große Zahl von Bestrahlungstubussen konnte die Form und Größe des Feldes den individuellen Gegebenheiten angepaßt werden. Um tiefer gelegene Gewebe ausreichend zu schonen, mußte man eine Tangentialbestrahlung ausführen, wobei die zu bestrahlende Hautpartie abgehoben wird und gleichzeitig eine Kompression erreicht werden kann.

Die Einführung der Weichstrahltherapie gestattet neben der Möglichkeit ausreichend großer Bestrahlungsfelder eine weitgehende Anpassung der Strahlenqualität an die jeweilige Tiefenausdehnung des Prozesses. In der Regel soll die Strahlenqualität so gewählt werden, daß die geschätzte Tiefenausdehnung des Hämangioms mit der GHWT der verwendeten Strahlen übereinstimmt (SCHIRREN). Sind die Hämangiome jedoch über besonders strahlenempfindlichen Regionen lokalisiert, wie Knochenwachstumszonen, Zahnleisten, noch nicht geschlossenen Fontanellen sowie Genitalorganen, sollte man mit niedrigen Gewebehalbwerttiefen auszukommen versuchen und gegebenenfalls von der Tangentialbestrahlung Gebrauch machen. Nach SCHIRREN kommt man ohnehin bei Kleinkindern mit plano-tuberösen Hämangiomen im Bereich von Händen und Füßen zur Schonung der Epiphysen mit Strahlenqualitäten einer GWHT von 0,6 bis 1 mm aus. Klinisch kann man immer wieder die Beobachtung machen, daß man mit geringeren als der Ausdehnung der Hämangiome entsprechenden Halbwerttiefen die gleichen guten Effekte erzielen kann. So ist es auch zu verstehen, daß wir bei unserem eigenen Kran

kengut in zahlreichen Fällen bei plano-tuberösen Hämangiomen ausgezeichnete Erfolge mit reinen Betastrahlern wie Strontium^{90} erreicht haben, dessen Eindringtiefe im Gewebe geringer als die geschätzte Tiefenausdehnung der Hämangiome ist. Diese Erfahrungstatsache läßt sich nur dadurch erklären, daß durch eine geringe Strahlendosis der Anstoß zur häufig beobachteten Spontanrückbildung gegeben wird.

Zum Schutz der Linse darf bei Lokalisation der Hämangiome an Augenlidern auf Bleikontaktschalen nicht verzichtet werden. Besondere Vorsicht ist ebenfalls im Bereich der weiblichen Brustdrüse geboten. Nach den Beobachtungen von KOLAR, VRABEL u. BEK reicht eine Abdeckung der Mamillengegend nicht aus. Eine Bestrahlung im ganzen Brustbereich darf nur bei vitaler Indikation durchgeführt werden, da die kosmetischen Effekte bei der Hämangiombestrahlung in keinem Verhältnis zu den zu erwartenden Deformitäten stehen.

Die gerade in den letzten Jahren vielfach diskutierte Spontanheilungstendenz der Hämangiome blieb verständlicherweise auf das Ausmaß der radiologischen Therapie nicht ohne Auswirkung. So haben sich heute weit geringere Einzel- und Gesamtdosen mit längeren Bestrahlungspausen durchgesetzt. Die Hämangiome werden nicht mehr bis zum vollständigen Verschwinden bestrahlt, sondern die Spontaninvolution soll unter strahlentherapeutische Kontrolle gebracht werden (SCHIRREN). Die Bestrahlung soll abgebrochen werden, sobald sich eine deutliche Abblassung und Abflachung bemerkbar machen (SCHNYDER).

Die kosmetisch besten Ergebnisse werden bei Anwendung der Weichstrahltherapie nach Einzeldosen von 300—400 R gesehen, die frühestens nach Ablauf von 6—8 Wochen wiederholt werden. Bei der Nahbestrahlung werden Einzeldosen von 150—250 R OD mit Gesamtdosen von 1200—1800 R in Intervallen von 4—8 Wochen empfohlen. HELD u. SCHÜTZE sahen bei einem Patientengut von über 900 Hämangiomen die häufigste Ursache des Strahlenschadens in zu hoher Einzel- und Gesamtdosis sowie bei Verwendung zu harter Strahlenqualitäten (FISCHER). Sie empfehlen eine Dosis von nicht mehr als 200 R pro Sitzung und pro Bestrahlungsserie Gesamtdosen von höchstens 1000—1200 R.

Die Einführung der Elektronentherapie brachte auch für die Hämangiombehandlung durch die Modellierbarkeit der Tiefenreichweite neue Möglichkeiten. Besonders bei der Lokalisation über strahlengefährdeten Stellen bringen die Variabilität der Energie, gegebenenfalls unter zusätzlicher Vorschaltung von Filtern, und der steile Dosisabfall auf Null einen entscheidenden Vorteil gegenüber der Röntgentherapie. Grundsätzlich sollte aber der Einsatz dieser Hochleistungsapparaturen der Behandlung maligner Tumoren vorbehalten bleiben, die mit konventionellen Strahlenarten nicht so günstig beeinflußt werden können.

bildungen nach den ersten 2—3 Bestrahlungen nicht angesprochen, ist von höheren Gesamtdosen keine weitere Rückbildung zu erwarten. Wir wenden zur besseren Schonung des gesunden Gewebes schnelle Elektronen an, deren Energie sich nach der Tiefenausdehnung der Keloide richtet, und applizieren in ein- bis zweiwöchigen Intervallen bei Einzeldosen von 500 r OD Gesamtdosen von 3000—5000 R.

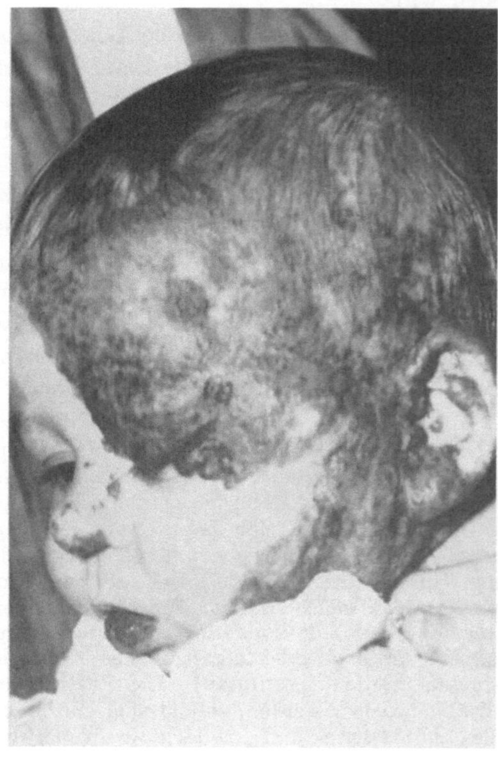

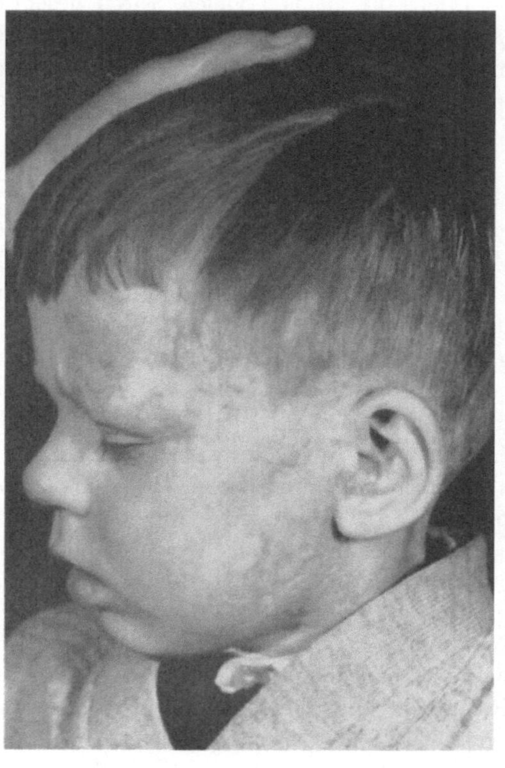

a   b

Abb. 76a u. b. Ausgedehntes Hämangio-Kavernom der linken Gesichtshälfte. $^{7}/_{12}$jährig, ♂. a Vor der Bestrahlung. b 5 Jahre nach Chaoulscher Nahbestrahlung über 20 Einfallsfelder mit einer durchschnittlichen Oberflächendosis von 1500—2000 R, Einzeldosis 200—300 R

Lymphangiome zeichnen sich durch eine geringere Strahlensensibilität aus. Sie erfordern höhere Gesamtdosen; die Technik entspricht aber im wesentlichen der bei Hämangiomen. Wegen ihrer Seltenheit liegen keine umfangreicheren strahlentherapeutischen Erfahrungen vor.

Unter gleichen technischen Bedingungen können *Keloide* bestrahlt werden, wobei die Ergebnisse um so besser sind, je früher die Behandlung eingeleitet wurde. Schirren empfiehlt Einzeldosen zwischen 400 und 500 R in Abständen von 4 Wochen. Haben die Keloid-

Da nach operativen Maßnahmen mit 40 bis 60% Rezidiven gerechnet werden muß, wird von chirurgischer Seite zu einer Kombination von Excision und postoperativer Strahlentherapie geraten. Winkler führt bei jedem chirurgischen Eingriff eine Vor- und Nachbestrahlung durch (4—5 Tage präoperativ einmal 300 R, 1 Woche postoperativ dreimal 300 R).

Eine weitere Indikation auf dermatologischem Sektor stellt die temporäre *Epilation* bei den Mykosen des behaarten Kopfes dar (Vohwinkel; Leinbrock; Levy-Lebhar; Wagner).

Neben der Anwendung bei benignen Veränderungen der Haut ist eine Strahlentherapie bei zahlreichen akuten und chronischen entzündlichen Krankheiten angezeigt. Sie wird als sog. *Entzündungsbestrahlung* mit relativ kleinen Einzeldosen von 10—100 R OD durchgeführt. Bei Einstrahlung dieser kleinen Dosen bewirken die ionisierenden Strahlen eine Verschiebung der Gewebsreaktion und drängen dadurch die Entzündungsvorgänge auf kürzere Zeit zusammen. Die Heilung wird beschleunigt; es kommt zu einer raschen Rückbildung der entzündlichen Veränderungen oder bei fortgeschrittenen Prozessen zu einer schnelleren Einschmelzung (GLAUNER).

Das Indikationsgebiet ist innerhalb des letzten Jahrzehnts durch die bedeutenden Fortschritte auf dem Sektor der medikamentösen Therapie von infektiösen und entzündlichen Erkrankungen eingeengt worden. Trotzdem können aber auch heute noch bei bestimmten Erkrankungen mit der Strahlentherapie bessere Resultate als mit irgendeiner anderen Therapieform erzielt werden. So ist die Entzündungsbestrahlung bei akuten lokalen Entzündungen, wie *Furunkel, Weichteilabscessen* und *Phlegmonen,* sowie *unspezifischen Lymphadenitiden,* beispielsweise beim Scharlach, erfolgreich (GLAUNER).

Aber auch spezifische *proliferativ-produktive Lymphknotenhyperplasien* und *fistelnde, verkäsende Lymphome* eignen sich durchaus zur Röntgentherapie (SCHERER u. FIEBELKORN; SANTAGADA; COCCHI 1943; MÜLLER; UMBACH), die jedoch mit einer Chemotherapie kombiniert werden sollte (ZUM WINKEL). Im Bereich der oberen Luftwege stellt die Röntgenbestrahlung bei hartnäckigen Fällen *chronischer Sinusitis* und *chronisch-rezidivierender Tonsillitis* eine wichtige und unentbehrliche Therapiemethode dar (SCHULTE; GLAUNER; COOPER u. CRANFORD).

Besonderer Erwähnung bedarf die Bestrahlung bei *Diphtheriebacillenträgern,* durch die in etwa 80—90% die Bacillen beseitigt werden können (STREIL; COCCHI 1943; GLAUNER; FIEBELKORN; GÜLZOW; REICHEL).

Die *Thymushyperplasie* stellt heute keine Indikation mehr zur Strahlenbehandlung dar (COCCHI 1959). Sie kann weitgehend mit Corticoiden zur Rückbildung gebracht werden. Außerdem erscheinen heute in den USA immer neue Mitteilungen über eine Zunahme der Schilddrüsencarcinome bei Patienten, die im Kindesalter wegen Thymushyperplasie be-

strahlt wurden. Da in vielen Publikationen nur unzureichende Angaben zu finden sind, ist eine endgültige Beurteilung vorerst nicht möglich.

Ausgezeichnete Erfolge sah FETZER bei der *interstitiellen Säuglingspneumonie* nach zwei- bis dreimaliger Applikation von 10 R OD (Feldgröße 10 × 10 cm, 180 kV, 0,3 mm Cu, 80 cm FHA). Da diese Behandlungsmethode von vielen Autoren wegen der Möglichkeit einer Keimgutschädigung abgelehnt wird, führte er Dosismessungen zur Bestimmung der Streustrahlendosis durch. Er fand unter den genannten Bedingungen durchschnittlich 0,03 R am Säuglingshoden und 0,13 r am Ovar. Vergleicht man diese Werte mit der Strahlenbelastung bei diagnostischen Untersuchungen (Gonadendosis bei einer Magenuntersuchung 0,1 R bzw. 1,05 R), so kann man die Belastung in Anbetracht der bedeutenden Erfolge mit gutem Gewissen vertreten (FETZER).

Günstig können strahlentherapeutisch *Hirndruckzustände* bei akuten Infektionskrankheiten und therapieresistente *chronische Encephalitiden* mit ihren Folgezuständen beeinflußt werden (RÜSKEN; STUTTE u. VOGT; VIETEN; PSENNER u. WACHTLER).

Abschließend muß aber betont werden, daß wegen genetischer Gefährdung und möglicher Wachstumsstörung eine Entzündungsbestrahlung im Kindesalter nur dann indiziert sein sollte, wenn eine vitale Indikation besteht oder aber eine medikamentöse oder operative Behandlung nicht zum Ziel führt.

2. Bösartige Tumoren. In der Strahlentherapie kindlicher Malignome stellen die *Nierengeschwülste* die häufigste Indikation zur Bestrahlung dar. Diese embryonalen, äußerst malignen Mischgeschwülste der Niere, die auch als Adenosarkom, Nephrosarkome, Nierendysembryome sowie im angloamerikanischen und neuerdings auch im deutschen Schrifttum als Wilms-Tumoren bezeichnet werden, machen etwa 20% der Tumoren im Kindesalter aus und stehen unter den Bauchtumoren an erster Stelle. Sie treten meistens vor dem 6. Lebensjahrzehnt auf, wobei die Prognose bei den Kindern unter 1 Jahr besser zu sein scheint (LATTIMER, MELICOW u. USON), und metastasieren vor allem in die Lunge oder seltener in das Skeletsystem.

Ihre strahlentherapeutische Bedeutung erlangen sie durch eine relativ hohe Strahlensensibilität. So werden von vielen Autoren die rasche und eindrucksvolle Schrumpfung oft ausgedehnter Tumoren nach Bestrahlung beobachtet. Kerr u. Flynn konnten histologisch post radiationem Nekrosen mit vermehrtem bindegewebigem Stroma und Fremdkörperriesenzellen sowie deutliche perivasculäre Fibrosen sehen. Im angrenzenden Nierengewebe kam es zu Tubulusdegeneration und Hyalinisierung der Glomeruli. Brinkmann beschreibt einen Fall, bei dem ein nicht radikal operiertes Kind mit paraaortalen Lymphknotenmetastasen 11 Jahre nach zusätzlicher postoperativer Bestrahlung noch rezidivfrei war. Wenn auch immer wieder Fünfjahresheilungen nach alleiniger Bestrahlung klinisch gesicherter Wilms-Tumoren beschrieben werden (Dean; Nesbit u. Adams; Kerr u. Flynn; Flocks u. Kadesky), dürfte sie nicht als die Methode der Wahl anzusehen sein, sondern auf inoperable Fälle beschränkt bleiben.

Über die bei Wilms-Tumoren einzuschlagende Therapie herrscht aber nur insofern Einigkeit, als jede Nephrektomie mit einer Strahlenbehandlung kombiniert werden sollte. Bei einer Durchsicht der Literatur findet man am häufigsten die Nephrektomie mit einer postoperativen Bestrahlung propagiert (Harvey; Abeshouse; Gruttola u. de Blasio; Collins; Cocchi; Paterson; Schneider; Lattimer, Melicow u. Uson; Kolle), da die Hinauszögerung des Operationstermins gegen die Vorbestrahlung ins Feld geführt wird und durch unnötige Palpation die Gefahr der Tumorzellverschleppung erhöht werden soll (Paterson; Kolle). Einer der stärksten Verfechter der postoperativen Bestrahlung ist Gross, der nach Vorbestrahlung mit 3000 R (in 10—15 Tagen) bei seinem Patientengut einen beträchtlichen Anstieg der operativen Mortalität verzeichnete. Er verabfolgt die erste Bestrahlung direkt im Anschluß an die Operation und gibt dann täglich 200 R von drei Feldern aus bis zu Herddosen von 4000—5000 R.

Andererseits ermöglicht aber die Vorbestrahlung durch die Reduktion des Tumorvolumens eine bisweilen leichtere und auch gefahrlosere Entfernung der Geschwulst (Gruttola u. de Blasio). Daher wird ebenfalls von Scott und Kolle die Vorbestrahlung weniger erfahrenen Chirurgen empfohlen. Darüberhinaus ist sie bei sehr raschem Tumorwachstum, besonders großen Tumoren und

infiltrativem Wachstum angezeigt, weil so häufig primär inoperable Tumoren wieder operabel werden.

Die besten Überlebenszeiten sahen Kerr u. Flynn nach der Vorbestrahlung mit Herddosen von 2000—3000 R (200 kV, 0,9 oder 1,9 mm Cu HWS) über ein ventrales und ein dorsales Einfallsfeld. Die Nephrektomie folgte 8—12 Wochen nach Bestrahlungsbeginn. Von 14 auf diese Weise behandelten Kindern lebten 5 über 5 Jahre redizivfrei.

Über gleiche Ergebnisse berichten Surmont u. Mitarb. nach präoperativer Bestrahlung über vier Kreuzfeuerfelder, wobei täglich 75—150 R bis zu Gesamtdosen von 1500 R am Tumor verabfolgt wurden und die Operation 3 Wochen später angeschlossen wurde. Nach 2 Jahren lebten von 36 Patienten noch 9 (25%), während von 40 nur operierten noch 4 (10%) am Leben waren. Während Surmont höhere Tumordosen wegen der Gefahr einer späteren chronischen tödlichen Nephritis oder einer Schädigung der Wirbelsäule mit Skoliosenbildung vermeidet, appliziert Fiebelkorn bei prä- oder postoperativer Bestrahlung 3000 r Herddosis innerhalb von 4—5 Wochen und wiederholt diese Dosen bei Tumorfreiheit nach 3—6 Monaten. Um möglichst das umgebende gesunde Gewebe zu schonen, empfiehlt er die Anwendung der Rotationsbestrahlung. Bei einem Pendelwinkel von 240° werden bei einer täglichen Dosis von 180 R am Herd Gesamtdosen von 4000 R pro Herd eingestrahlt.

Die Kontroverse, ob prä- oder postoperativ oder sowohl vor als auch nach der Nephrektomie bestrahlt werden soll, ist bis heute keineswegs gelöst. Die Beurteilung des Erfolges einer Therapiemaßnahme ist durch das sehr kleine Krankengut der verschiedenen Autoren erschwert. Selbst größere Therapiezentren verfügen innerhalb eines Zeitraumes von mehreren Jahrzehnten nur über knapp hundert Fälle. Daher haben Scott, Harvey und Klapproth größere Sammelstatistiken aufgestellt, in denen sie die in der Literatur mitgeteilten Behandlungsergebnisse ausgewertet haben. Einen anderen Weg hat Abeshouse beschritten, der durch eine Umfrage bei über 800 amerikanischen Urologen und Kinderchirurgen die Erfolge bei den verschiedenen therapeutischen Maßnahmen zu eruieren versuchte. Die Ergebnisse dieser Autoren sind in der Tabelle 74 zusammengestellt. Wie Collins, Kerr und Flynn zeigen konnten, dürfen Rezidivfreiheit über 2 Jahre jedoch nicht mit Heilungen gleichgesetzt werden. Von 224 Rezidiven manifestierten sich bei dem Material von Collins 19 erst nach 2 Jahren. Analysiert man die von Harvey mitgeteilten

10-Jahres-Heilungen, so waren von 24 Fällen 73% ausschließlich nephrektomiert, während in 27% der Fälle die Operation mit einer Strahlenbehandlung kombiniert wurde. Wahrscheinlich befanden sich unter den nur operierten vorwiegend Frühfälle.

Während SCHNEIDER die kombinierte prä- (1500—2000 R HD) und postoperative (3000 R HD) Strahlenbehandlung nur für Tumoren empfiehlt, die in ihrem längsten Durchmesser 10 cm überschreiten, fest mit dem umgebenen Gewebe verwachsen sind, Schmerzen oder Hämaturie verursachen, wird von anderer Seite die Vorbestrahlung, Nephrektomie und Nachbestrahlung als die Methode der Wahl angesehen (BONSE; RENFER; NG u. LOW-BEER; BÜSCHER; BUSCHMANN). Durch die Vorbestrahlung (3000—4000R)

reichende Tumordosis eingestrahlt werden kann, ist zu vermuten, daß die Vorbestrahlung bei Anwendung der Supervolttherapie immer häufiger auch von chirurgischer Seite befürwortet wird. Auch bei bereits manifesten Lungenmetastasen ist eine palliative Strahlenbehandlung gerechtfertigt, da die Supervolttherapie neben der zu erzielenden Beschwerdefreiheit ebenfalls lebensverlängernd wirkt.

Das *Sympathicoblastom*, auch Neuroblastoma sympathicum oder Sympathogoniom genannt, zeichnet sich durch eine noch größere Strahlensensibilität aus als der Wilms-Tumor. Sie wird vielfach sogar als differentialdiagno-

Tabelle 74. *Heilungsergebnisse der Wilms-Tumoren bei verschiedenen Behandlungsmethoden.*
(Nach HARVEY, SCOTT, ABESHOUSE und KLAPPROTH)

	HARVEY		SCOTT		ABESHOUSE		KLAPPROTH	
	Zahl der Fälle	$1^1/_2$ Jahres-Heilung %	Zahl der Fälle	2 Jahres-Heilung %	Zahl der Fälle	2 Jahres-Überlebenszeiten %	Zahl der Fälle	2 Jahres-Überlebenszeiten %
Nur Bestrahlung	63	15,8	118	11,0	—	—	—	—
Nur Nephrektomie	180	15,5	463	18,8	15	13,0	282	20,9
Präoperative Bestrahlung und Nephrektomie	27	18,5	81	25,9	41	19,5	103	27,1
Nephrektomie und postoperative Bestrahlung	109	30,0	347	23,9	250	15,2	432	26,2
Präoperative Bestrahlung, Nephrektomie und postoperative Bestrahlung	65	32,3	132	31,8	128	25,8	145	24,1
	444		1141		434		1351	

sollen in erster Linie die vitalsten Tumorzellen getroffen werden, wodurch die Metastasierungsgefahr vermindert wird. Nach einem Intervall von etwa 6 Wochen, wenn die reaktive Hyperämie abgeklungen und wenn die bindegewebige Reaktion noch nicht eingetreten ist, wird die Nephrektomie und 8—10 Tage später die Nachbestrahlung (4000—5000 R in 30—50 Tagen) durchgeführt (RENFER).

Wenn schon in den letzten beiden Jahrzehnten die Überlebenszeiten der Wilms-Tumoren ständig zunehmen, vorwiegend durch die Verbesserung der operativen Möglichkeiten (Anaesthesie, Schockbekämpfung, Antibiotica) bedingt, wird ohne Zweifel die Einführung der Supervolttherapie eine weitere Erhöhung der Lebenschancen bringen. Die von COCCHI sowie ZUPPINGER u. Mitarb. bisher erfolgreich behandelten Fälle mit ultraharten Röntgenstrahlen bestätigen diese Behauptung. Da wegen der besseren Verträglichkeit innerhalb kürzerer Zeit mit ultraharter Strahlung eine aus-

stisches Kriterium herangezogen (RENFER). Trotzdem galt bis 1940 das Sympathicoblastom als absolut unheilbare Krankheit, wenn auch vereinzelt nach chirurgischen Eingriffen, bei denen der Tumor in sano exstirpiert werden konnte, Heilungen beschrieben wurden. Erst FARBER hat 1940 an seinem Krankengut gezeigt, daß die Fälle, in denen ausschließlich oder neben anderen Behandlungsmethoden eine Strahlentherapie durchgeführt wurde, deutlich längere Überlebenszeiten aufwiesen. Diese Ergebnisse wurden von WYATT u. FARBER sowie WITTENBORG an einem größeren Patientengut bestätigt. WITTENBORG berichtete über vier Kinder, bei denen die Geschwulst nicht in toto entfernt wurde und die nach einer Strahlenbehandlung 3—9 Jahre rezidivfrei blieben. Bereits nach Tumordosen von 400 R, die innerhalb von 16 Tagen eingestrahlt wurden, beobachtete er vollständige Tumorrückbildungen. Selbst wenn eine Metastasierung in die Leber erfolgt ist, kann durch Strahlentherapie eine Heilung erzielt werden. So

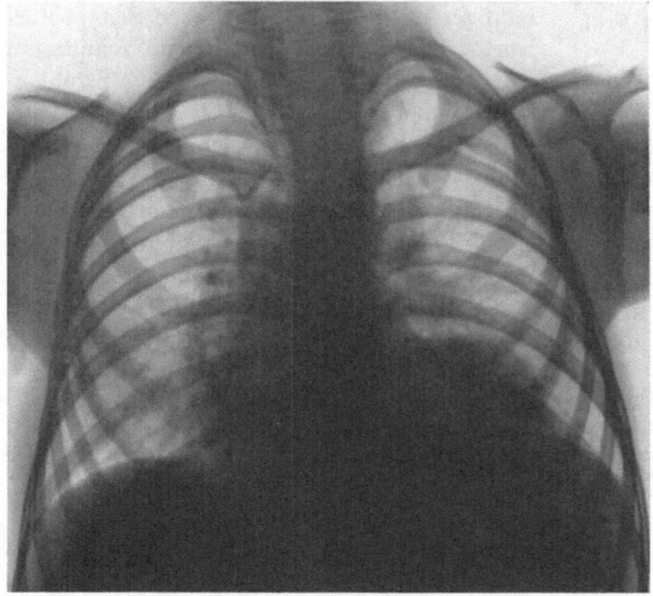

a

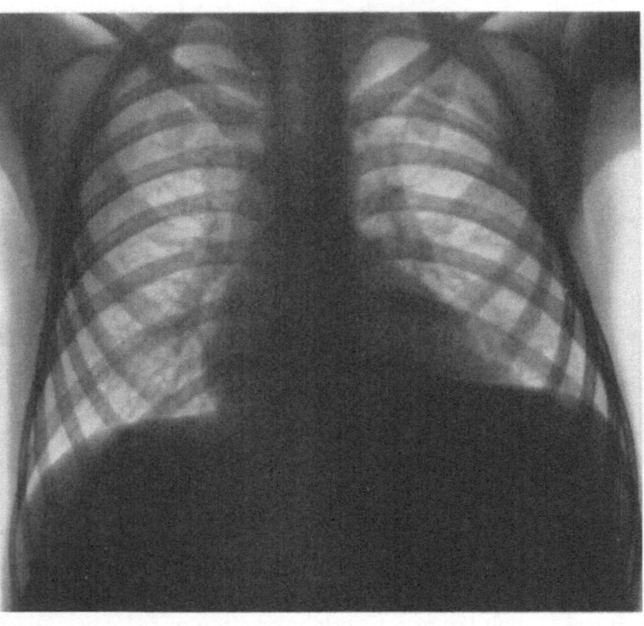

b

Abb. 77a u. b. Sympathogoniom, intrathorakal von Th_{3-7} nach Thorakotomie. Dem Herzen sitzt links breitbasig ein Verdichtungsprozeß auf, der einer Metastase entspricht. 6 Jahre, ♂. a Vor der Bestrahlung. b Zustand nach Telekobalttherapie. 4050 R Herddosis über ein ventrales Einfallsfeld. Die Metastase hat sich weitgehend zurückgebildet (Universitäts-Kinderklinik Heidelberg)

waren von sechs Kindern mit klinisch nachgewiesenen Lebermetastasen nach 3 Jahren noch alle am Leben. Die Kinder, bei denen

jedoch Skeletmetastasen bei Behandlungsbeginn bestanden, waren trotz intensiver chirurgischer und radiologischer Therapie nach 12 Monaten verstorben.

Die klassische Unterteilung des Sympathicoblastoms, wonach ein Typ Hutchinson, der in das Skelet metastasiert, und ein Typ Pepper bei Lungenmetastasierung unterschieden wird, hat somit in therapeutischer und prognostischer Hinsicht seine Berechtigung (BACHMANN).

In den letzten Jahren fanden die Beobachtungen von FARBER und WITTENBORG durch zahlreiche Autoren ihre Bestätigung (WYATT u. FARBER; RENFER; REIQAM, BEATTY u. ALLEN; WARE; BACHMANN; KICNAID, HODGSON u. DOCKERTY; PATERSON; LACKNER). Es wird empfohlen, die Bestrahlung direkt im Anschluß an die Operation zu beginnen. WITTENBORG appliziert unter Tiefentherapiebedingungen in 7—10 Tagen 1400 bis 1800 R OD von zwei Feldern aus und wiederholt diese Dosis nach 3 Monaten. FIEBELKORN warnt vor einer Unterdosierung bei raschem Tumorrückgang. Bei ausreichender Fraktionierung sollten mindestens 3000 R am Herd angestrebt werden. Bei Blutbilddepressionen muß die Dosis auf mehrere Serien im Abstand von 3 Monaten verteilt werden. Von einer präoperativen Bestrahlung wird abgeraten, weil die erhebliche Verkleinerung des Tumors die Operabilität erschwert (REIQUAM, BEATTY und ALLEN).

Beim *Retinoblastom*, das sich ebenfalls im frühen Kindesalter entwickelt, haben sich feste Behandlungsrichtlinien eingebürgert. Das einseitige Gliom wird durch Enucleatio bulbi entfernt und nach erfolgtem Durchbruch die Exenteratio orbitae mit anschließender Nachbestrahlung durchgeführt. Sie wird am geeignetsten mit schnellen Elektronen vorgenommen, da sich bei Röntgenstrahlen eine Mitdurchstrahlung gesunder Hirnpatien nicht vermeiden läßt. Bei doppelseitigem Retinoblastom wird das schwerer erkrankte Auge entfernt, während das zweite Auge ausschließlich strahlentherapeutisch angegangen wird.

Bei erforderlichen Herddosen von 3000 bis 4000 R (VELHAGEN; BONSE; PSENNER u. WACHTLER) kann aber die Sehkraft des Auges nicht mehr erhalten werden.

Bessere Erfolge wurden bei weniger ausgedehnten Tumoren nach lokaler Anwendung von Radon-seeds oder schalenförmigen Kobalt 60- oder Tantal 182-Applikatoren beobachtet, wodurch die gesunden Anteile der Netzhaut weitgehend geschont werden (STALLARD; SEUSS u. STUTZ; WILLIAMS). Auf diese Weise konnte in zahlreichen Fällen bei genügender Herddosis ein ausreichendes Sehvermögen erhalten bleiben.

Unter den malignen *Hirntumoren* findet man das Medulloblastom im Kindesalter am häufigsten. Da sich diese Geschwulst einerseits durch eine starke Wachstumstendenz mit frühzeitiger Metastasierung, andererseits durch eine hohe Strahlenempfindlichkeit auszeichnet, wird die Strahlentherapie oft dem operativen Eingriff vorgezogen. So ist es verständlich, daß in größeren Statistiken die Strahlentherapie bei der Behandlung kindlicher Hirntumoren bessere Erfolge als im Erwachsenenalter bringt. BOUCHARD und PEIRCE beispielsweise sahen bei einem Krankengut von 79 bestrahlten malignen Hirntumoren im Kindesalter, die entweder primär inoperabel waren oder bei denen der Tumor nicht radikal entfernt werden konnte, daß nach 5 Jahren von ihnen noch 38% lebten. Nach 10 Jahren lebten von 42 Kindern noch 13 (31%) und nach 15 Jahren von 13 noch 5 (38,4%). Unter ihrem Patientengut fanden sich 28 (35,5%) Medulloblastome. Nach Tumordosen von durchschnittlich 4500 bis 5000 R in 45—50 Tagen konnten sie bei den 5 Jahre überlebenden Kindern nur sehr selten nachteilige Strahlenfolgen feststellen. Zu ähnlichen Ergebnissen kamen zahlreiche andere Autoren (BONSE; RÜSKEN; PATERSON u. FARR; BAILEY; RICHMOND; ADAM, DAVIS u. WOODHALL; BRAY, CARTER u. TAVERAS; SURMONT, GUY u. LEFEBVRE; COCCHI 1958; PATERSON; PSENNER u. WACHTLER; BOUCHARD).

Die Anwendung der Supervolttherapie brachte bisher keine wesentlich besseren Behandlungsergebnisse; allerdings wurden Komplikationen seltener beobachtet (SURMONT, GUY u. LEFEBVRE; PEIRCE u. BOUCHARD).

Während die *akute Leukämie* heute ausschließlich mit Chemotherapeuticis behandelt wird, können verschiedene Komplikationen im Verlauf dieser Erkrankung mit radiologischen Mitteln beseitigt werden. Bei cerebralen Symptomen, die durch Hirndruckerscheinungen bedingt sind, bei schmerzhaften Skeletveränderungen, bei Haut- und Schleimhautinfiltrationen mit Hämorrhagien und Ulcera sowie bei Blutungen im Urogenitaltrakt lassen sich subjektive Besserungen nach ,,Entzündungsdosen" von 400—500 R am Herd erzielen. Ebenfalls werden raumfordernde Lymphknotenvergrößerungen, die unerträgliche Schmerzen bereiten oder zu Stauungserscheinungen oder Erstickungszuständen führen, am einfachsten und schnellsten durch ionisierende Strahlen beseitigt (D'ANGIO, EVANS u. MITUS).

Bei der *Lymphogranulomatose* spielt auch heute noch trotz der Einführung der chemotherapeutischen Mittel die Strahlenbehandlung die größte Rolle. Während sich die Chemotherapie bei generalisierten Formen bewährt hat, ist bei lokalisierten Lymphknoteninfiltrationen die Strahlenbehandlung vorzuziehen (HARTWEG; LODER). Wir sind der Ansicht, daß die Chemotherapie absolut kontraindiziert ist, solange die Lymphogranulomatose noch lokalisiert ist. Wir warnen vor zu leichtfertiger Anwendung dieser Medikamente, da die nach einer Cytostaticakur häufig beobachteten Blutbildschädigungen mit teilweise aregeneratorischen Knochenmarksinsuffizienzen weitere radiologische Maßnahmen dann nicht mehr zulassen.

Unter den Reticulosen zeichnet sich das *Lymphosarkom* durch die höchste Strahlensensilität aus. Nach Herddosen von 1000 bis 1500 R werden gute Tumorrückbildungen erreicht. Allerdings kommt es relativ frühzeitig zu einer Generalisierung, wenn auch bis zu 20% Überlebenszeiten von 10 Jahren und mehr mitgeteilt werden (BECKER 1943; COOK, KRABBENHOFT u. LEUCUTIA; STOUT; CHARACHE; NICHOLS, PHILLIPS u. SOMMER).

Bei den lokalisierten Formen des *Retothelsarkoms* und des *großfollikulären Lymphoblastoms* (BRILL-SYMMERS) ist wegen der hohen Strahlensensibilität eine Strahlenbehandlung als die Methode der Wahl anzusehen (STOUT; SCHERER; COOK, KRABBENHOFT u. LEUCUTIA). Während beim Retothelsarkom Herddosen von 5000—6000 R erforderlich sind, reichen beim

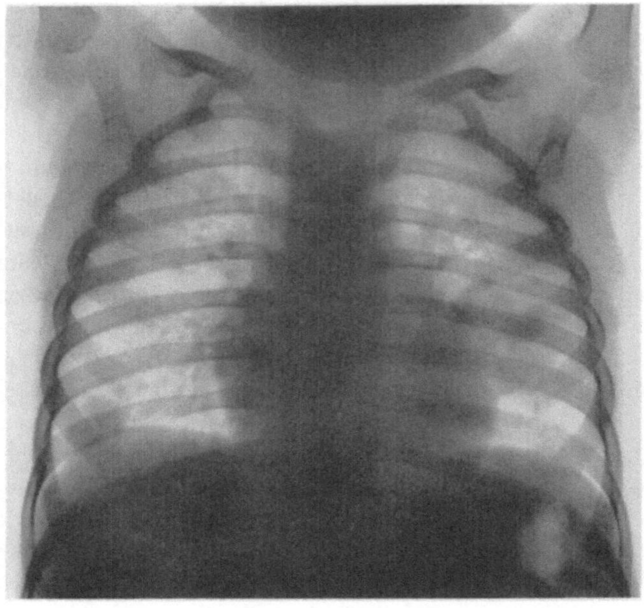

a

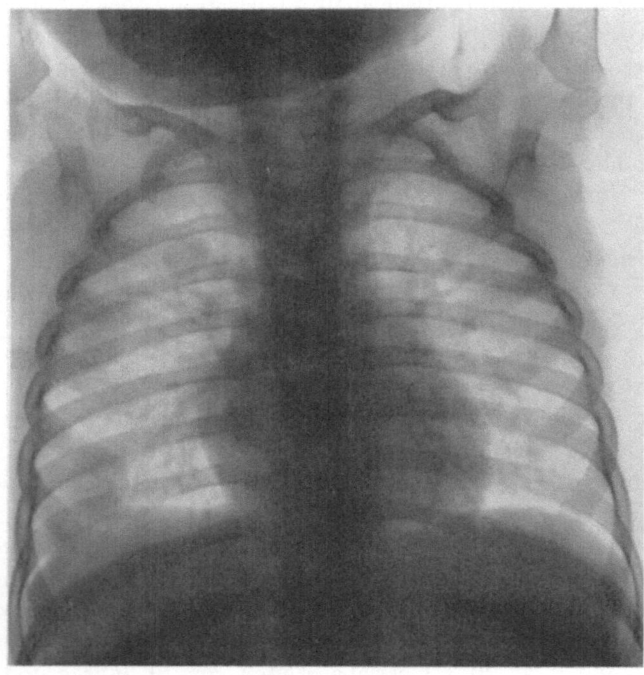

b

Abb. 78a—c. Diffuse Lungenmetastasierung bei Unterkiefer-Sa. $1^{10}/_{12}$jährig, ♂. a Vor der Bestrahlung. b Zustand nach Telekobalttherapie. Es wurden 2000 R OD auf das linke Mittelfeld eingestrahlt. Weitgehende Rückbildung der linksseitigen Infiltrationen. Zunahme der Metastasierung rechts. c Zustand nach Telekobaltbestrahlung von 1000 R OD auf die rechte Lunge. Sichere Infiltrationen sind nicht mehr nachzuweisen (Universitäts-Kinderklinik Heidelberg)

dosen von 100 R zur Rückbildung aus (Hartweg).

Maligne *Knochentumoren* manifestieren sich im Kindesalter am häufigsten als osteogene Sarkome und Ewing-Sarkome. Nach alleiniger Operation oder Strahlenbehandlung ist die Prognose schlecht und kann auch durch die Kombination von Operation und Nachbestrahlung nicht verbessert werden. Da der operative Eingriff meistens in Form der Amputation durchgeführt wird, bleibt die postoperative Strahlentherapie auf das Lymphabflußgebiet beschränkt. Das Knochensarkom metastasiert aber viel häufiger hämatogen in die Lunge, so daß der Bestrahlung des regionären Lymphabflußgebietes kein großer Wert beigemessen werden kann. Entweder hatte der Tumor zur Zeit der Operation noch keine Metastasen gesetzt, dann überlebt der Patient, oder aber das Schicksal ist durch eine bereits vollzogene Absiedelung in die Lunge besiegelt (Fiebelkorn 1954). Ferguson hat 1940 an über 400 osteogenen Sarkomen gezeigt, daß eine frühe Amputation Metastasen keineswegs verhindert. Etwa 5% erreichten die 5 Jahres-Grenze bei Frühamputation und 39% der Patienten bei späterer Amputation. Somit kommt der präoperativen Bestrahlung eine entscheidende Bedeutung zu.

Die Knochensarkome galten aber bisher als relativ strahlenresistent. Zu ihrer Beeinflussung werden Herddosen von 8000 — 10000 R benötigt. Die Supervolttherapie, durch die derart hohe Strahlendosen ohne technische Schwierigkeiten bei guter Verträglichkeit eingestrahlt werden können, brachte somit eine Verbesserung der Heilungsresultate (Cade; Francis, Phillips, Nickson, Woodard, Higinbotham u. Coley; Zuppinger; Cocchi 1959). Wegen der angeführten Gründe können jedoch signifikant längere Überlebenszeiten nur von der Vorbestrahlung mit anschließender Ampu-

prognostisch günstigeren Lymphoblastom Gesamtdosen von 1200—1600 R OD bei Einzel-

tation erwartet werden (CADE; FIEBEL-KORN; FRANCIS et al.; FANTA; ROWLAND, DAHLIN, HAYLES u. SULLIVAN). Während FRANCIS et al. die Amputation 1—3 Tage nach Abschluß der Strahlenbehandlung (innerhalb von 5—10 Tagen 6000—12000 R) vornehmen lassen, empfiehlt CADE, der innerhalb von 8—12 Wochen 8000—10000 R am Herd einstrahlt, die Amputation nach Intervallen von 1—18 Monaten durchzuführen. Die Probeexcision zur Sicherung der Diagnose sollte frühestens nach Einstrahlung der halben Tumordosis vorgenommen werden.

Neben den aufgeführten Tumorerkrankungen kommen aber auch andere Malignome im Kindesalter für eine Strahlentherapie, meist in Form der postoperativen Bestrahlung, in Betracht: Hodentumoren (RAUHS; COCCHI), Ovarialtumoren (KREIBISCH; COCCHI), Parotismischtumoren (COCCHI), Tumoren im Hals-Nasen-Ohren-Bereich (RUNGE; BONSE; SOUTHWICK), Schilddrüsencarcinome, die nicht Jod speichern (HAYLES, KENNEDY, BEAHRS u. WOOLNER) u. a. Wegen ihrer Seltenheit erübrigt es sich, Behandlungsschemen aufzustellen.

Die Entwicklung der Strahlentherapie hat zu immer ausgefeilteren Behandlungsmethoden geführt und an die Bestrahlungsplanung und -durchführung immer höhere Anforderungen gestellt. Die Anwendung der Supervoltgeräte fordert zusätzlich vom behandelnden Arzt eingehende Kenntnisse der strahlenbiologischen Grundlagen. Eine aussichtsreiche Bestrahlung setzt darüber hinaus beim Strahlentherapeuten genügende Erfahrungen über die jeder Tumorerkrankung eigenen Besonderheiten voraus. Da die kindlichen Malignome jedoch absolut gesehen nur einen kleinen Teil des Bestrahlungsgutes ausmachen, ist mit Nachdruck zu fordern, die Strahlentherapie der Geschwülste im Kindesalter an größeren Therapiezentren durchzuführen. Einerseits können dadurch

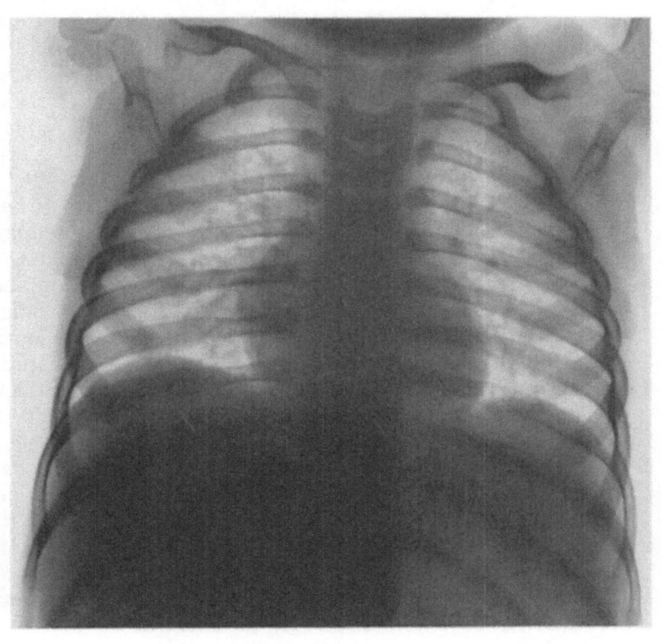

Abb. 78 c

umfangreichere Erfahrungen gesammelt werden, andererseits dürfte man den kleinen Patienten die durch die modernen Bestrahlungsmethoden mögliche optimale Therapie nicht vorenthalten.

Literatur

ABESHOUSE, B. S.: The management of Wilms' tumor as determined by national survey and review of the literature. J. Urol. (Baltimore) **77**, 792 (1957).

ADAM, G. L., C. H. DAVIS and B. WOODHALL: Brain tumors in children; clinical analysis of 164 cases. Pediatrics **18**, 856 (1956).

D'ANGIO, G. J., A. E. EVANS and A. MITUS: Roentgen therapy of certain complications of acute leukemia in childhood. Amer. J. Roentgenol. **82**, 541 (1959).

BACHMANN, K.-D.: Das Neuroblastoma sympathicum: Problematik und Klinik. Z. Kinderheilk. **77**, 391 (1955).

BAILEY, P.: Hirngeschwülste. Stuttgart: Ferdinand Enke 1951.

BECKER, J.: Klinischer Erfolgsbericht über das stationäre Beobachtungsgut der Jahre 1906 bis 1939 des Heidelberger Krebsinstitutes. Strahlentherapie **72**, 351 (1943).

— K. H. KÄRCHER u. G. WEITZEL: Elektronentherapie mit Supervoltgeräten. In: Strahlenbiologie, Strahlentherapie, Nuklearmedizin und Krebsforschung. Ergebnisse 1952—1958. Stuttgart: Georg Thieme 1959.

—, u. G. SCHUBERT: Die Supervolttherapie. Grundlagen, Methoden und Ergebnisse der Therapie mit energiereichen Teilchen und ultraharten Strahlen. Stuttgart: Georg Thieme 1961.

Bonse, G.: Zur Strahlentherapie maligner Tumoren im Kindesalter. Strahlentherapie 77, 39 (1948).

—, u. R. Graf: Zur Strahlenbehandlung der Hämangiome. Strahlentherapie 111, 555 (1960).

Bouchard, J.: Radiation therapy of malignant intracranial neoplasms. In: Progress in radiation therapy. New York: Grune & Stratton 1958.

—, and C. B. Peirce: Radiation therapy in the management of neoplasms of the central nervous system, with a special note in regard to children: twenty years' experience, 1939—1958. Amer. J. Roentgenol. 84, 610 (1960).

Bray, P. F., S. Carter and J. M. Taveras: Brainstem tumors in children. Neurology (Mineapolis) 8, 1 (1956).

Brinkmann, W.: Über die „malignen Nierengeschwülste im Kindesalter". Verh.-Ber. der Deutschen Ges. für Urologie. Z. Urol., Sonderbd, 96 (1958).

Büscher, H. K.: Kindliche Nierentumoren. Verh.-Ber. der Deutschen Ges. für Urologie. Z. Urol. Sonderbd, 88 (1958).

Buschmann, O.: Zur Therapie der kindlichen Nierentumoren (Wilms-Tumoren). Strahlentherapie 118, 82 (1962).

Butler, W. J.: Treatment of Wilms' tumor: report of three consecutive ten year cures. Sth. med. J. (Bgham, Ala.) 50, 1372 (1957).

Cade, S. S.: Osteogenic sarcoma. A study based on 133 patients. J. roy. Coll. Surg. Edinb. 1, 79 (1955).

Chaoul, H., u. F. Wachsmann: Die Nahbestrahlung, 2. Aufl. Stuttgart: Georg Thieme 1953.

Charache, H.: Lymphosarcoma in infancy and childhood, including a case of twenty-two years' survival. Amer. J. Roentgenol. 76, 594 (1956).

Cocchi, U.: Röntgenbestrahlung nichtkrebsiger Leiden. Strahlentherapie 73, 255, 285 (1943).

— Die Tumoren im Kindesalter. Strahlentherapie 106, 163 (1958).

— Röntgendiagnostik und Strahlentherapie des Thymus. Strahlentherapie 109, 426 (1959).

— Zürcher Erfahrungen mit dem 31-MeV-Betatron. In: Strahlenbiologie, Strahlentherapie, Nuklearmedizin und Krebsforschung. Ergebnisse 1952—1958, von H. R. Schinz, H. Holthusen, H. Langendorff, B. Rajewsky u. G. Schubert. Stuttgart: Georg Thieme 1959.

Collins, V. P.: The treatment of Wilms's tumor. Cancer (Philad.) 11, 89 (1958).

Cook, J. C., K. L. Krabbenhoft and T. Leucutia: Lymphosarcoma, reticulum cell sarcoma and giant follicular lymphoma. Long term results following radiation therapy. Amer. J. Roentgenol. 84, 656 (1960).

Cooper, G., and J. A. Cranford: Radiation therapy in children for benign conditions of the upper respiratory tract. Eye, Ear, Nose Thr. Monthly 37, 507 (1958).

Dean, A. L.: Wilms tumors. N.Y. St. J. Med. 45, 1213 (1945).

Du Mesnil de Rochement, R.: Lehrbuch der Strahlenheilkunde. Stuttgart: Ferdinand Enke 1958.

Fanconi, G., u. R. Illig: Beinverkürzung und Entstehung einer solitären cartilaginären Exostose nach gelenknaher Bestrahlung eines Hämangioms im Säuglingsalter. Helv. paediat. Acta 14, 425 (1959).

Fanta, H.: Über Knochensarkome im Kindesalter. Wien. med. Wschr. 108, 997 (1958).

Farber, S.: Neuroblastoma. Amer. J. Dis. Childh. 60, 749 (1940).

Ferguson, A. B.: J. Bone Jt Surg. 22, 92, 916 (1940). Z. nach Cade.

Fetzer, H.: Die Behandlung der interstitiellen (plasmazellulären) Pneumonie mit niedrig dosierten Röntgenstrahlen. Strahlentherapie 78, 35 (1949).

— Über die Bestrahlung der interstitiellen Säuglingspneumonie. Mschr. Kinderheilk. 105, 337 (1957).

Fiebelkorn, H.-J.: Über die Röntgenbestrahlung von Diphtheriebazillenträgern. Strahlentherapie 77, 217 (1948).

— Indikationen zur präoperativen Strahlentherapie maligner Erkrankungen. Med. Klin. 49, 368 (1954).

— Die Strahlentherapie der bösartigen Geschwülste. In: Lehrbuch der Strahlenheilkunde, von R. du Mesnil de Rochemont. Stuttgart: Ferdinand Enke 1958.

Fischer, E.: Zur Häufigkeit der Skelettwachstumshemmung bei Strahlenbehandlung der Hämangiome. Strahlentherapie 97, 599 (1955).

Flocks, R. H., and M. C. Kadesky: J. Urol. (Baltimore) 79, 196 (1958). Zit. nach Kolle.

Francis, K. C., R. Phillips, J. J. Nickson, H. Q. Woodard, N. L. Higinbotham and B. L. Coley: Massive preoperative irradiation in the treatment of osteogenic sarcoma in children. A preliminary report. Amer. J. Roentgenol. 72, 813 (1954).

Glauner, R.: Die Entzündungsbestrahlung, 2. Aufl. Stuttgart: Georg Thieme 1951.

Gregl, A., u. J. W. Weiss: Mammahypoplasie nach Röntgenbestrahlung von Hämangiomen im Säuglingsalter. Fortschr. Röntgenstr. 96, 272 (1962).

Gross, R. E.: The surgery of infancy and childhood. Piladelphia and London: W. B. Saunders Company 1953.

Gruttola, G., e A. de Blasio: Sulla diagnosi e terapia degli embrioni renali. Pediatria (Napoli) 65, 606 (1957).

Gülzow, M.: Röntgenbestrahlung von Diphtherie-Rekonvaleszentenkeimträgern. Strahlentherapie 77, 231 (1948).

Günsel, E.: Die Strahlenschäden am wachsenden Knochen. Strahlentherapie 91, 595 (1948).

Hartweg, H.: Die Bestrahlungstechnik und Chemotherapie der chronischen Hämoblastosen und Reticulosen. Röntgen-Bl. 13, 203 (1960).

HARVEY, R. M.: Wilms' tumor: evaluation of treatment methods. Radiology 54, 689 (1950).

HAUBOLD, W.: Unsere Bestrahlungstechnik bei Hämangiomen. Röntgen-Bl. 13, 173 (1960).

HAYLES, A. B., R. L. J. KENNEDY, O. H. BEAHRS, and L. B. WOOLNER: Management of the child with thyroidal carcinoma. J. Amer. med. Ass. 173, 21 (1960).

HELD, F., u. S. SCHÜTZE: Kritische Betrachtungen über die Behandlungsergebnisse der Hämangiome in der Geschwulstklinik der Charité, Berlin. Z. ärztl. Fortbild. 53, 512 (1959).

HELLRIEGEL, W.: Strahlentherapie der Weichteilsarkome. Strahlentherapie 104, 405 (1957).

HUTH, E. F.: Krebs im Kindesalter. Ärztl. Wschr. 13, 990 (1958).

JORGSHOLM, B.: Roentgentherapie in Hand-Schüller-Christian and related diseases. Acta radiol. (Stockh.) 50, 468 (1958).

KÄRCHER, K. H.: Geschwülste der Haut. In: Die Supervolttherapie von J. BECKER und G. SCHUBERT: Stuttgart: Georg Thieme 1961.

KERR, H. D., and R. E. FLYNN: The role of irradiation in the treatment of Wilms' tumor in children. Amer. J. Roentgenol. 75, 971 (1956).

KINCAID, O. W., J. R. HODGSON and M. B. DOCKERTY: Neuroblastoma: A roentgenologic and pathologic study. Amer. J. Roentgenol. 78, 421 (1957).

KLAPPROTH, H. J.: Wilms tumor: a report of 45 cases and an analysis of 1351 cases reported in the world literature from 1940 to 1958. J. Urol. (Baltimore) 81, 633 (1959).

KOLÁŘ, J., u. V. BEK: Zum Einfluß der Röntgenkontaktbehandlung der Hämangiome auf das wachsende Skelett. Strahlentherapie 111, 561 (1960).

— R. VRABEC u. V. BEK: Entwicklungsstörungen der weiblichen Brust nach Röntgenbestrahlung im Kindesalter. Strahlentherapie 104, 596 (1957).

KOLLE, P.: Zur Behandlung und Prognose frühkindlicher Nierentumoren. Dtsch. med. Wschr. 84, 1256 (1959).

KOOP, C. E., W. B. KIESWETTER and R. C. HORN: Neuroblastoma in childhood. Pediatrics 16, 652 (1955).

KREIBISCH, H.: Das klinische Bild maligner Ovarialtumoren im Kindesalter. Z. ärztl. Fortbild. 53, 1214 (1959).

KUTTIG, H.: Geschwülste der Harnorgane, Geschwülste des Skelettsystems und Geschwülste des Zentralnervensystems. In: Die Supervolttherapie, von J. BECKER u. G. SCHUBERT. Stuttgart: Georg Thieme 1961.

LABORDE, S.: La traitement des angiomes chez les enfants. Paris: Masson & Cie. 1956.

LACKNER, J.: Mediastinaltumoren im Kindesalter. Fortschr. Röntgenstr. 93, 429 (1960).

LATTIMER, J. K., M. M. MELICOW and A. C. USON: Nephroblastoma (Wilms' tumor). Prognosis more favorable in infants under one year of age. J. Amer. med. Ass. 171, 2163 (1959).

LEINBROCK, A.: Die Kopfpilzerkrankungen und ihre Behandlung. Strahlentherapie 98, 155 (1955).

LEVY-LEBHAR, G., et J. P. LEVY-LEBHAR: Roentgen-épilation du cuir chevelu dans le traitement des teignes. Conclusions après 18 000 irradiations dans une collectivité d'enfants marocains Maroc. méd. 39, 82 (1960).

LODER, E.: Beitrag zur Lymphogranulomatose im Kindesalter. Helv. paediat. Acta 14, 141 (1959).

MACCOLLUM, D. W., and L. W. MARTIN: Hemangiomas in infancy and childhood. A report based on 6479 cases. Surg. Clin. N. Amer. 1956, 1647.

MAU, H.: Über Knochenwachstumsstörungen nach Hämangiombestrahlungen und die Beziehungen zwischen angiomatösen Haut- und Knochenveränderungen. Strahlentherapie 89, 227 (1952/53).

MÜLLER, H.-F.: Die Röntgenentzündungsbestrahlung bei tuberkulösen Lymphomen des Halses. Münch. med. Wschr. 99, 377 (1957).

NESBIT, R. M., and F. M. ADAMS: Wilms' tumor, review of 16 cases. J. Pediat. 29, 295 (1946).

NG, E., and B. V. A. LOW-BEER: The treatment of Wilms' tumor. J. Pediat. 48, 763 (1956).

NICHOLS, D., C. PHILLIPS and A. W. SOMMER: Lymphosarcoma, study of five year survivals with X-ray therapy. Tex. St. J. Med. 53, 28 (1957).

PATERSON, E.: Malignant tumours of childhood. J. Fac. Radiol. (Lond.) 9, 170 (1958).

—, and R. F. FARR: Cerebellar medulloblastoma: treatment by irradiation of whole central nervous system. Acta radiol. (Stockh.) 39, 323 (1953).

PEIRCE, C. B., and J. BOUCHARD: Strahlentherapie bei der Behandlung intrakranieller Neoplasmen. Die Erfahrung von zwanzig Jahren, 1939—1958. IX. Internat. Kongr. für Radiologie. München 1959.

PHILLIPS, R. F.: Radiation therapy in pediatrics. Amer. J. Roentgenol. 74, 621 (1955).

PSENNER, L., u. F. WACHTLER: Radiotherapie der Erkrankungen des Nervensystems. Sonderbde zur Strahlentherapie, Bd. 44. München u. Berlin: Urban & Schwarzenberg 1960.

RAUHS, R.: Maligne Testikeltumoren im Kindesalter. Krebsarzt 7, 89 (1958).

RAUSCH, L.: Zur Behandlung von Hämangiomen und Naevi teleangiektatici. Arch. klin. exp. Derm. 206, 123 (1957).

REICHEL, W. S.: Die Röntgenbehandlung der Diphtheriebazillenträger. Strahlentherapie 80, 247 (1949).

REIQUAM, C. W., E. C. BEATTY jr. and R. P. ALLEN: Neuroblastomas in infancy and childhood. A review of ten years' experience. J. Dis. Child. 91, 588 (1956).

RENFER, H. R.: Beitrag zur Klinik und Therapie der Nierentumoren im Kindesalter (Mischtumoren). Strahlentherapie 90, 219 (1953).

RICHMOND, J. J.: Radiotherapy of intracranial tumors in children. J. Fac. Radiol. (Lond.) 4, 180 (1953).

ROCHE, M.-M.: Thérapeutique des tumeurs cérébrales chez l'enfant. Pédiatrie 13, 157 (1958).

Rowland, S. A., D. C. Dahlin, A. B. Hayles and C. R. Sullivan: Diagnosis and treatment of bone tumors in children. J. Amer. med. Ass. **174**, 489 (1960).

Rüsken, W.: Die Behandlung der Nervenerkrankungen durch Röntgentiefenbestrahlung. Strahlentherapie **77**, 485 (1948); **78**, 55 (1949).

Runge, L.: Die malignen Tumoren bei Kindern im Hals-Nasen-Ohrengebiet an Hand zehnjähriger Beobachtung. Ärztl. Wschr. **12**, 351 (1957).

Santagada, A.: La roentgenterapia delle linfoadenitis tubercolari. Riv. med. Bologna **2**, 711 (1956).

Scherer, E.: Die Röntgenreizbehandlung als Mittel zur unspezifischen Anregung von Abwehrmaßnahmen des Körpers. In: Lehrbuch der Strahlenheilkunde, von R. du Mesnil de Rochemont. Stuttgart: Ferdinand Enke 1958.

— Die Strahlenbehandlung der Blutkrankheiten. In: Lehrbuch der Strahlenheilkunde von R. du Mesnil de Rochemont. Stuttgart: Ferdinand Enke 1958.

—, u. H.-J. Fiebelkorn: Beitrag zur allgemeinen Therapie und primären Röntgenstrahlenbehandlung tuberkulöser Lymphome. Med. Klin. **50**, 1605 (1955).

Schirren, C. G.: Röntgentherapie gutartiger und bösartiger Geschwülste. In: Handbuch der Haut- und Geschlechtskrankheiten von J. Jadassohn, Band V, Teil II. Berlin-Göttingen-Heidelberg: Springer 1959.

Schneider, M.: Renal embryoma. In: Progress in Radiation therapy. New York: Grune & Stratton 1958.

Schnyder, U. W.: Zur Pathologie und Therapie der Angiome des Kindesalters. Praxis **1955**, 240.

Schulte, G.: Röntgenbehandlung der Tonsillenerkrankung. Strahlentherapie **77**, 47 (1948).

Schultze-Jena, B. S.: Über bösartige Geschwülste im Kindesalter. Med. Klin. **55**, 2093 (1960).

Schweisguth, O.: Les tumeurs malignes chez l'enfant. Ann. Pédiat. **35**, 439 (1959).

Scott, L. S.: Wilms' tumor: its treatment and prognosis. Brit. med. J. **1956**, No 4960, 200.

Seuss, A., u. E. Stutz: Zur Strahlenbehandlung des Netzhautglioms. Strahlentherapie **85**, 589 (1951).

Simon, K.: Zur allgemeinen Therapie und primären Röntgenstrahlenbehandlung tuberkulöser Lymphome. Med. Klin. **50**, 2081 (1955).

Southwick, H. W.: Malignant disease of the head and neck in childhood. Arch. Surg. **78**, 678 (1959).

Stallard, H. B.: Treatment of bilateral retinoblastoma by irradiation and surgery; report of 15-year results. Amer. J. Ophthal. **32**, 175 (1949).

— Comparative value of radium and deep X-rays in treatment of retinoblastoma. Brit. J. Ophthal. **36**, 313 (1952).

Stout, A. P.: Results of treatment of lymphosarcoma. N.Y. St. J. Med. **47**, 158 (1947).

Streil, W.: Die Anwendung von Röntgenstrahlen bei Diphtheriebazillenträgern. Strahlentherapie **61**, 130 (1938).

Stutte, H., u. A. Vogt: Röntgentherapie chronischer Nervenleiden. Strahlentherapie **78**, 161 (1949).

Surmont, J., E. Guy et J. Lefebvre: Radiothérapie des tumeurs cérébrales de l'enfant. Analyse de 85 cas traités par radiothérapie entre 1948 et 1955. Résultats arrêtés en Octobre 1956. Sem. Hôp. Paris **34**, 2858 (1958).

— O. Schweisguth, E. Guy et R. Gérard-Marchant: Techniques et résultats de la radiothérapie préopératoire dans les tumeurs du rein de l'enfant. J. Radiol. Electrol. **37**, 243 (1956).

Umbach, K.: Zur Strahlentherapie der Halslymphdrüsentuberkulose. Strahlentherapie **78**, 403 (1949).

Velhagen, K.: Röntgenbehandlung des Netzhautglioms. Strahlentherapie **76**, 442 (1947).

Vieten, H.: Möglichkeiten und Gefahren der Röntgenbestrahlung des Hydrocephalus. Strahlentherapie **88**, 377 (1952).

Vohwinkel, K. H.: Epilationsbestrahlung bei Kindern mit Kopfmykosen. Strahlentherapie **79**, 133 (1949).

Wagner, G.: Die Epilationsbestrahlung. In: Handbuch der Haut- und Geschlechtskrankheiten von J. Jadassohn, Band V, Teil II. Berlin-Göttingen-Heidelberg: Springer 1959.

Ware, G. W.: Thoracic neuroblastoma. J. Pediat. **49**, 765 (1956).

Weishaar, J., u. K. Koslowski: Zur Frage der Hämangiombehandlung unter besonderer Berücksichtigung von Spätschäden in Form von Knochenwachstumsstörungen bei Hämangiomsitz in Epiphysennähe. Strahlentherapie **108**, 173 (1959).

Williams, J. G.: Radiation therapy in the treatment of retinoblastoma. Amer. J. Roentgenol. **77**, 786 (1957).

Winkler, E.: Keloide und Narbenhypertrophie. Wien. med. Wschr. **108**, 1023 (1958).

Wittenborg, M. H.: Roentgen therapy in neuroblastoma; a review of seventy-three cases. Radiology **54**, 679 (1950).

Wyatt, G. M., and S. Farber: Neuroblastoma sympatheticum; roentgenological appearances and radiation treatment. Amer. J. Roentgenol. **46**, 485 (1941).

Zum Winkel, K.: Die kombinierte Röntgentherapie bei tuberkulösen Lymphomen. Kongr. Ber. 2. Tagg der med.-wiss. Ges. für Röntgen. der DDR. Berlin: Akademie-Verlag 1956.

Zuppinger, A., H. Cottier, O. Glauser, H. Lüthy, W. Minder, G. Poretti, H. R. Renfer u. K. Tütsch: Die ultraharten Strahlungen zur Krebsbehandlung. Radiol. clin. (Basel) **24**, 65 (1955).

Ansätze einer Therapie der Strahlenschäden

Von F. SCHMID, Heidelberg

Über praktisch anwendbare therapeutische Verfahren zur Behandlung der „*Strahlenkrankheit*" nach Ganzkörperbestrahlungen liegen nur Anhaltspunkte vor, obwohl theoretisch eine kaum übersehbare Anzahl von Ansatzpunkten geprüft wurde. Die nachfolgende Skizzierung kann nur eine oberflächliche Orientierung geben; in Detailfragen muß auf Zusammenfassungen von FRITZ-NIGGLI, STEIN, hinsichtlich immunologischer Effekte auf Band III (F. SCHMID) verwiesen werden.

Klinisch unterscheiden wir drei Formen der Strahlenkrankheit bei tödlichen Ganzkörperexpositionen.

1. Das *panmyelophthisische Syndrom*, bei dem es infolge universeller Ausschaltung der Blutbildungsstätten zu einem „hämatologischen Strahlentod" kommt.

2. Das *gastrointestinale Strahlensyndrom*, und

3. das *neurologische Strahlensyndrom*.

Klinisch von Bedeutung, da therapeutisch beherrschbar, ist bislang nur das Knochenmarkssyndrom. Die beiden anderen Formen (2, 3) treten beim Menschen im supraletalen Dosisbereich jenseits von etwa 1000—1200 r auf, und führten bisher in kurzer Zeit zum Tode.

Die Bindegewebe, welchen die Blutbildung, Phagocytose, Antikörperbildung und der Intermediärstoffwechsel obliegen, sind besonders strahlenempfindlich; dafür dürfte mindestens teilweise die hohe Teilungsaktivität dieser Gewebe verantwortlich sein. Junge Zellen werden früher und in niedrigeren Dosisbereichen betroffen als reife Zellen. Die mesenchymalen Stammgewebe veröden, das vorhandene Zellpotential erschöpft sich innerhalb von 2—3 Wochen. Die klinische Symptomatik hinkt den Grundmechanismen nach, erst vom 6.—7. Tag an wird die Schwere der Schädigung manifest. Bei letalen Dosen folgt allerdings ein *Schockstadium* dem Strahleninsult unmittelbar für 1—48 Std, um dann von einem Latenzstadium (2.—5. Tag) abgelöst zu werden.

Erfahrungen liegen bisher aus folgenden Katastrophen und Unglücksfällen vor: Atombombenabwürfe in Hiroshima und Nagasaki; Atomreaktorunglücke in Los Alamos (9 Menschen betroffen, davon 2 tödlich) (HEMPELMANN u. HOFFMANN), weitere von HASTERLIK u. MARINELLI (1956 — 4 Personen) sowie GUSKOWA u. BAISOGOLOW (1956 — 2 Personen) beschrieben; Schädigung japanischer Fischer durch radioaktive Niederschläge. Die genauesten klinischen Kenntnisse liegen aus dem Unglück des Kernforschungszentrums in Vinca (Jugoslavien) 1958 vor. Von den 6 Betroffenen lag einer im subletalen (300—500 r), 4 im letalen (700—1000 r) und 1 im supraletalen Bereich.

Tabelle 75. *Prognose des Strahlensyndroms* (Nach FRITZ-NIGGLI)

Symptome	Prognose
Keine markanten Initialsymptome, kein Erbrechen, keine Übelkeit am 1. Tag Leukopenie tritt in den ersten 10 Tagen nicht auf	Überleben wahrscheinlich
Erbrechen und Übelkeit am 1. Tag, dann symptomfreie Latenz.	Überleben fraglich
Starke Initialsymptome: Erbrechen, Fieber, Durchfall innerhalb Stunden nach Exposition. Leukocytensturz in den ersten 2 Tagen	Überleben nicht zu erwarten

Therapeutische Aspekte

Therapeutische Erfahrungen, vorwiegend experimenteller, nur teilweise klinischer Natur über die Milderung und Behandlung von Strahlensyndromen liegen mit chemischen und biologischen Substanzen vor.

Chemische Substanzen. Folgende Stoffe haben im Tierversuch — meist an der Maus — Strahlenschutzwirkungen erkennen lassen (FRITZ-NIGGLI):

Oestradiol,	β-Phenyläthylamin,
Folsäure und Pyridoxin,	Histamin,
NaCN,	Tyramin,
Vitamin E,	Hydroxytyramin,
Cystein,	Glucosamin,
Cysteamin,	Pyrogallole,
Glutathion,	Naphthole,
Schwefelharnstoff,	S,β-Aminoäthylisothiuronium,
KCN,	
Morphiumsulfat,	Serotonin
Diäthyldithiocarbamat,	Adenosintriphosphat,
Ammoniumchlorid,	Desoxycorticosterone.
Methylamin,	

Die meisten dieser aufgeführten chemischen (biochemischen) Substanzen *wirken nur vor oder während der Bestrahlung*, lediglich die Desoxycorticosterone und CO-Atmosphäre hatten auch post radationem Schutzeffekte. Praktische Bedeutung hat bis heute noch keine dieser Substanzen erreicht. Schon die Anwendungszeit — vor der Bestrahlung — ist eine irreale Voraussetzung, denn die Behandlung kann nicht vor einem unbekannten Zeitpunkt (des Unglücks) gestartet werden. Die Schutzeffekte sind darüberhinaus bei den meisten Substanzen so gering, daß klinische Erfolge damit nicht zu erwarten sind.

Biologische Verfahren

Biologische Strahlenschutzverfahren bilden
a) die Abschirmung von Organen gegen den Strahleninsult, und
b) die Parabiose (WOENCKHAUS),
c) Fremdeiweißinjektionen,
d) Aderlaß vor der Bestrahlung.

Diese Verfahren setzen vor oder bei der Strahleneinwirkung an, haben also zur Heilung entstandener Strahlenschäden keine (a, d) oder nur theoretische (b, c) Bedeutung.

Kurative Effekte wurden bislang erzielt mit
e) Gewebsextrakten und
f) Gewebeimplantationen (-injektionen).

Gewebsextrakte kamen in Form von zellfreien Milz- und Nebennierenrindenextrakten (LANGENDORFF u. a.) zur Anwendung. Von den Gewebeimplantationen zeigten bisher intravenöse oder intraperitoneale *Knochenmarkinjektionen* beim Menschen und im Tierversuch die besten Resultate. Bei letalen Ganzkörperbestrahlungen siedeln sich die fremden Gewebe im immunologisch gelähmten Empfängerorganismus (LORENZ u. a., FORD u. a.) an und vermehren sich. Damit wird die Zeit bis zum Ingangkommen der eigenen Zellproduktion überbrückt. Das Wiederingangkommen der immunologischen Abwehr gegen Fremdgewebe bringt allerdings klinische Probleme mit sich, die bisher nur in Einzelfällen gelöst werden konnten (STEIN).

Literatur

FORD, C. E., J. L. HAMERTON, D. W. H. BARNES, and J. F. LOUTIT: Studies of radiation chimaeras by the use of chromosome markers. Adv. Radiobiol., p. 197. Edinburgh: Oliver & Boyd 1957.

FRITZ-NIGGLI, H.: Strahlenbiologie, Grundlagen und Ergebnisse. Stuttgart: Georg Thieme 1959.

GUSKOVA, A. K., and G. D. BAISOGOLOW: Two cases of acute radiation disease in man. Proc. intern. Conf. peaceful uses atomic energy 11, 35 (1956).

HASTERLIK, R. J., and L. D. MARINELLI: Physical dosimetry and clinical observations on from human beeings involed in an accidental critical assembly excursion. Proc. intern. Conf. peaceful uses atomic energy 11, 25 (1956).

LANGENDORFF, J., R. KOCH u. H. SAUER: Untersuchungen über einen biologischen Strahlenschutz. Strahlentherapie 93, 37, 274 (1954).

LORENZ, E., CH. CONGDON, and D. UPHOFF: Modification of acute irridation injury in mice and guinea-pigs by bone marrow injections. Radiology 58, 863 (1952).

SCHMID, F.: Ionisierende Strahlen und Immunreaktionen. In: Handbuch der Kinderheilkunde, Bd. III (im Druck). Berlin-Göttingen-Heidelberg: Springer 1966.

STEIN, J.: Die Implantation hämatopoetischer Gewebe als Therapie der Strahlenschäden. In: SCHMID u. STEIN, Zellforschung und Zellulartherapie, S. 505. Bern: H. Huber 1962.

WOENCKHAUS, E.: Beitrag zur Allgemeinwirkung der Röntgenstrahlen. Naunyn-Schmiedebergs Arch. exp. Path. Pharmak. 150, 182 (1930).

Soforttherapie bei kindlichen Unfällen

Von H. MOLL, Papenburg

Allgemeine Hinweise. Eine besondere Problematik des ärztlichen Eingreifens bei Unfällen schwerer Art, insbesondere *Verkehrsunfällen*, liegt darin, daß die Gegebenheiten der Unfallsituation die Möglichkeiten der ärztlichen Hilfeleistung am Unfallort erheblich beschränken. Ohne die instrumentelle und personelle Hilfe, wie sie etwa in den Praxisräumen oder im Krankenhaus zur Verfügung steht, muß das therapeutische Handeln am Unfallort begrenzt und jedes kunstgerechte und endgültige Behandeln eines schwer unfallverletzten Kindes so gut wie ganz dem Arzt im Krankenhaus überlassen bleiben. Jedoch sollten die wenigen wirklich notwendigen und wirkungsvollen Sofortmaßnahmen sicher beherrscht werden, was leider, obwohl sie sehr einfach sind, zur Zeit nur von etwa 10—20%, höchstens 30%, aller approbierten Ärzte angenommen werden kann (DIEBOLD; FREY; FRIEHOFF; SCHWARZ).

Da aber der Arzt, wenn er — zufällig oder gerufen — am Unfallort eintrifft, ohne Zweifel die Verantwortung für die weiteren Maßnahmen zur Versorgung des Verunglückten übernehmen muß und ihm diese Verantwortung kein Laie abnehmen kann, ist er auch verpflichtet, sich die einfachsten unfallmedizinischen Grundkenntnisse einer modernen Erste Hilfe-Leistung anzueignen. Das gilt ganz besonders auch im Hinblick auf die Verhältnisse des Kindesalters, denn es ist erstaunlich, in welchem Maße man das Kind bisher z. B. in den Vorschriften für die Lebensrettung vernachlässigt hat (KILLIAN und DÖNHARDT).

Vorgehen am Unfallort

Die sichere Beherrschung weniger Maßnahmen hat den Vorzug vor der zweifelhaften Anwendung eines ganzen Repertoires von der Tracheotomie bis zur intrathorakalen Herzmassage! Komplizierte differentialdiagnostische Erwägungen und zeitraubende Untersuchungen sind an der Unfallstelle unangebracht. Es genügen:

Inspektion: Sind Verletzungen und Blutungen sichtbar? Kollaps-Facies (Blässe, Schweiß)? Sind Atembewegungen sichtbar?

Palpation: Pulsqualität?

Auskultation: Atmung? Herzaktion?

Bei schwerverletzten, lebensbedrohten oder bewußtlosen Kindern sind folgende

Sofortmaßnahmen am Unfallort in der angegebenen Reihenfolge durchzuführen:

1. Lagerung und Atemhilfe (respiratorische Reanimation);

2. Kreislaufhilfe und Schockbehandlung (zirkulatorische Reanimation);

3. Blutstillung, Wundverband, Schienung;

4. Schmerzstillung;

5. Transport ins Krankenhaus.

Lagerung. Die erste Sorge gilt der Sauerstoffversorgung des Gehirns und der Oxygenisierung des Blutes. *Kopftieflagerung* schafft ein Strömungsgefälle zum Gehirn. Dann müssen Fremdkörper aus Mund und Rachen digital entfernt werden. Bewußtlose Kinder sind immer in stabile *Bauch-Seitenlage* zu bringen (Abb. 79), damit Erbrochenes, Schleim und Blut, der Schwerkraft folgend, abfließen können und nicht durch Zurückfallen von Unterkiefer und Zunge die oberen Luftwege verschlossen werden (Abb. 80). Mund und Rachen können mit einfachen Geräten abgesaugt werden (Orosauger von Dräger, Abb. 81).

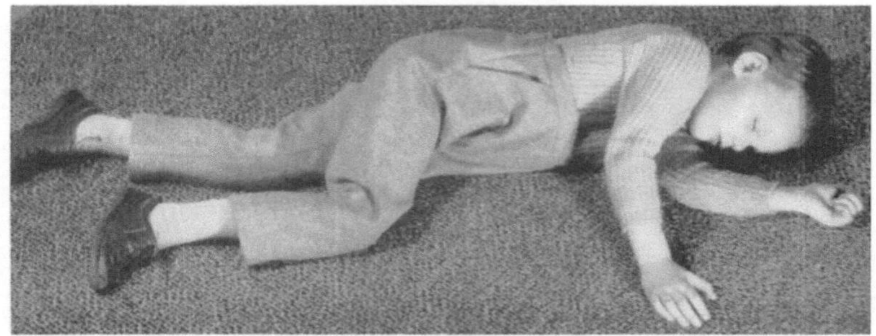

Abb. 79. Stabile Seitenlage des bewußtlosen Kindes

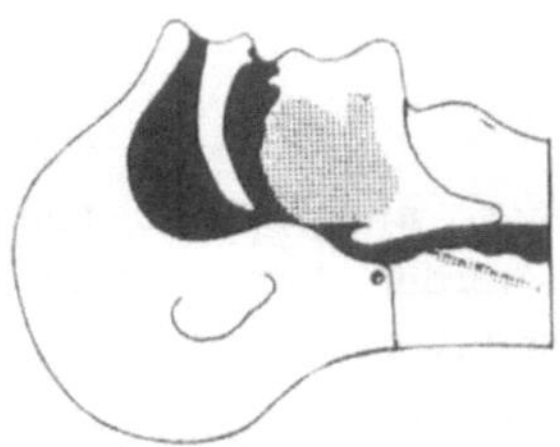

Abb. 80a. In normaler Rückenlage sinkt beim Bewußtlosen der Unterkiefer mit der Zunge nach rückwärts und verlegt im Rachen den Zugang zu den tieferen Luftwegen

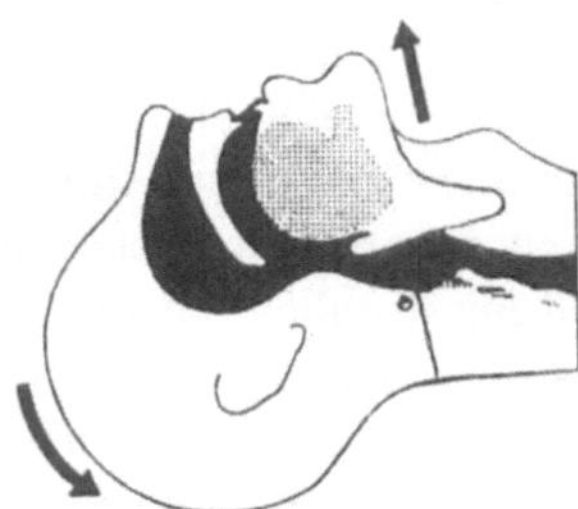

Abb. 80b. Durch Vor- und Hochziehen des Unterkiefers bei nach rückwärts geneigtem Kopf wird der Luftweg freigegeben. (Nach WECHSELBERGER)

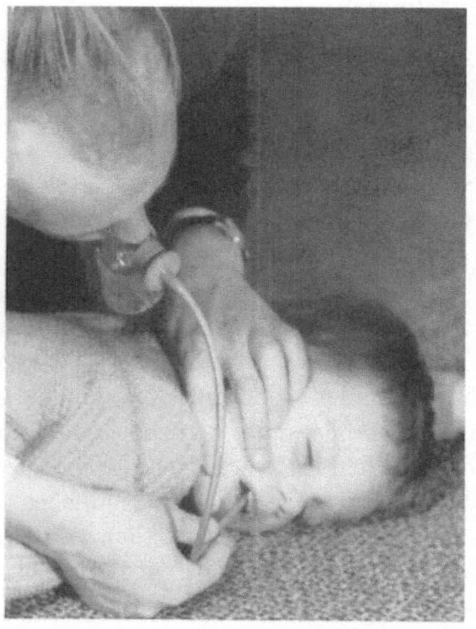

Abb. 81. Absaugen von Mund und Rachen mit Hilfe des Orosaugers von Dräger

Liegt ein *offener Pneumothorax* vor, so ist er mit Leukoplast zu verschließen.

Atemhilfe. Besteht trotz freier Atemwege keine ausreichende Spontanatmung (Cyanose!), liegt also eine zentrale Atemlähmung, z. B. bei schweren Schädeltraumen, Vergiftungen oder nach äußerer Erstickung vor, so muß unverzüglich mit der *künstlichen Beatmung* begonnen werden, da bei kompletter Apnoe die irreversible anoxämische Schädigung der Hirnzellen bereits nach 3—4 min beginnt und nach ca. 8 min zu letalem Ausgang führt.

Die medullären Hauptzentren für Atmung und Kreislauf sind bei Säuglingen und Kleinkindern zwar gegenüber chemischen Noxen besonders empfindlich, gegenüber Sauerstoffmangel allerdings offenbar um so resistenter, je jünger das Individuum ist.

Praktische Erfahrungen und experimentelle Untersuchungen, die seit 1958 in den USA (SAFAR et al.) durchgeführt und in der Folge auch in Skandinavien, der Schweiz (HOSSLI) und Deutschland (ULMER et al.) bestätigt wurden, führten zu der Erkenntnis, daß alle *manuellen Beatmungsmethoden* bei tief Bewußtlosen keine ausreichende Ventilation des Alveolarraumes gewährleisten, weil ohne aktive manuelle Hilfe, die den Kopf weit nach hinten streckt und den Unterkiefer nach vorne zieht, die Atemwege nicht genügend offen bleiben.

Dagegen ermöglicht die *Beatmung mit dem Mund (Insufflationsbeatmung, Atemspende, Mund-zu-Mund-Beatmung, Mund-zu-Nase-Beatmung)*, bei der der Helfer seine Ausatemluft in die Lunge des Scheintoten bläst, eine wirkungsvolle Ventilation und ist jederzeit ohne Hilfsmittel und Hilfsperson durchführbar. Der 16%ige Sauerstoffgehalt der Ausatemluft (Einatemluft 21%) reicht zur Oxygenisierung des Blutes des Verunglückten vollständig aus.

Bei der oralen Beatmung eines Kindes durch einen Erwachsenen sind die Verhältnisse besonders günstig, weil Mund und Nase gut umfaßt werden können, der Helfer ohne größere Anstrengung hyperventilieren kann und weniger leicht ermüdet.

Nach einem Bericht von LIND und STOVNER über Mund-zu-Mund-Beatmung in Norwegen waren unter 42 erfolgreich beatmeten Verunglückten 38 Kinder bis zu 14 Jahren, davon 30 Kleinkinder unter 7 Jahren.

Bei der Insufflationsbeatmung eines Kindes ist auch die instinktive Hemmung des Helfers gegen den engen Mund-zu-Mund- bzw. Mund-zu-Nase-Kontakt geringer.

Die Atemspende, schon im Alten Testament (2. Buch der Könige, 4, 32—35) beschrieben und in Rettungsanweisungen des 18. und 19. Jahrhunderts empfohlen, dann vergessen und jetzt von anaesthesiologischer Seite (SAFAR) wiederentdeckt, gilt heute bei der Sofortbeatmung Scheintoter als Methode der Wahl, da sie allen manuellen Verfahren eindeutig überlegen ist.

Technik der Atemspende (Insufflationsbeatmung)

Das Kind befindet sich in *Rückenlage* oder auch in stabiler *Bauch-Seitenlage.*

Bei Rückenlage des Kindes wird eine Hand auf die Stirn-Haar-Grenze, die andere unter das Kinn gelegt und so der Kopf stark nach rückwärts in den Nacken gestreckt, der Unterkiefer nach oben und vorn geschoben: die Luftwege sind bei dieser stark *nackenwärtigen Kopflage* offen, der Mund ist geschlossen (Abb. 82a).

Insufflation. Man atmet ein, umschließt mit dem Mund dicht die Nase des Kindes und bläst mit gelindem Druck die eigene Ausatmungsluft hinein (Abb. 82b).

Bei Säuglingen und kleinen Kindern kann auch über Mund und Nase gleichzeitig, und bei verstopfter Nase nur über den Mund insuffliert werden.

Exspiration. Man gibt die Nase des Kindes frei. Die Ausatmung erfolgt spontan und ist am Einsinken des Brustkorbes und des Abdomens zu erkennen und optisch zu kontrollieren (Abb. 82c).

Physiologischerweise ist die Atemmechanik im 1. Lebensjahr nahezu ausschließlich abdominal, wird vom 2. Halbjahr an gemischt und mit etwa 7 Jahren vorwiegend thorakal. In den ersten Lebensjahren kann daher die bei der Insufflationsbeatmung Erwachsener geforderte optische Kontrolle der Exspiration, bei der das Zurücksinken des Thorax beobachtet wird, schwierig sein.

Dosierung. Bei Kindern insuffliert man kleine Volumina mit geringem Druck und hoher Frequenz, bei Säuglingen etwa 35mal, bei Kleinkindern 30mal, bei Schulkindern 25mal, bei Erwachsenen 20mal pro Minute.

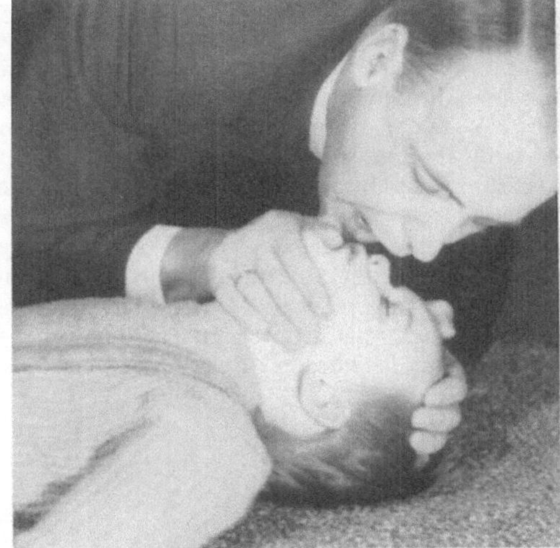

Abb. 82a. Beginn der Atemspende: Kopf des scheintoten Kindes in den Nacken gebeugt, Kinn hoch- und vorgeschoben, Mund geschlossen

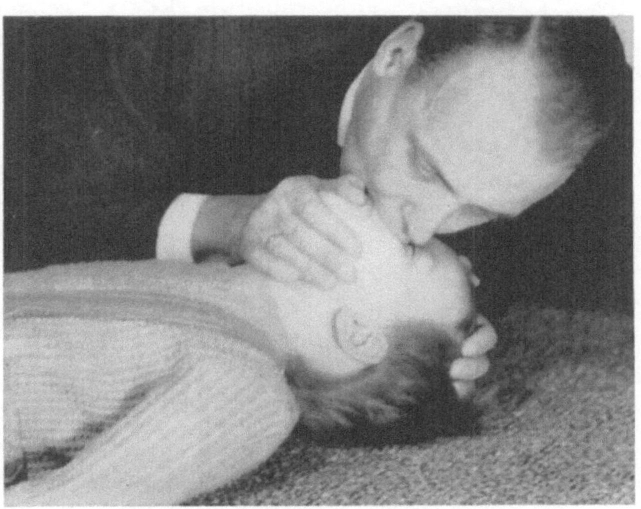

Abb. 82b. Insufflation Mund zu Nase

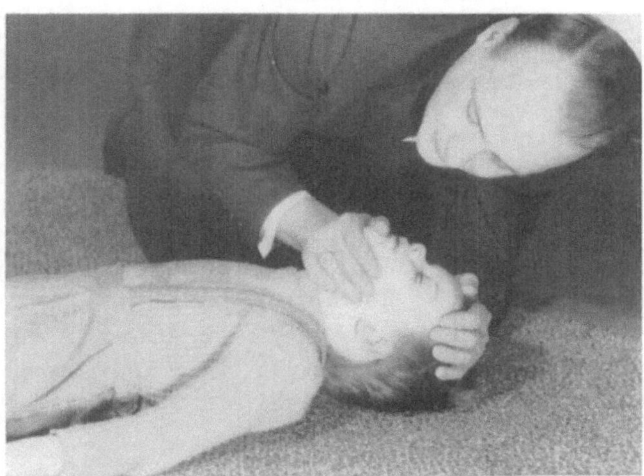

Abb. 82c. Bei der Exspiration beobachtet der Arzt, ob sich Thorax und Abdomen senken

Bei richtiger Atemspende können Beatmungspausen bis zu 45 sec in Kauf genommen werden (ULMER et al.). Zu starker Beatmungsdruck kann — besonders bei Mund-zu-Mund-Beatmung — zur Luftaufblähung des Magens mit Bewegungsbehinderung des Zwerchfells führen; Entblähung ist durch Druck von außen auf den Oberbauch zu erreichen, jedoch besteht dabei erfahrungsgemäß die Gefahr des gleichzeitigen Erbrechens und der Aspiration. Die Entblähung muß daher in möglichst linker Seitenlage erfolgen und kann nicht als Routinemaßnahme für den Laien empfohlen werden (RUBEN).

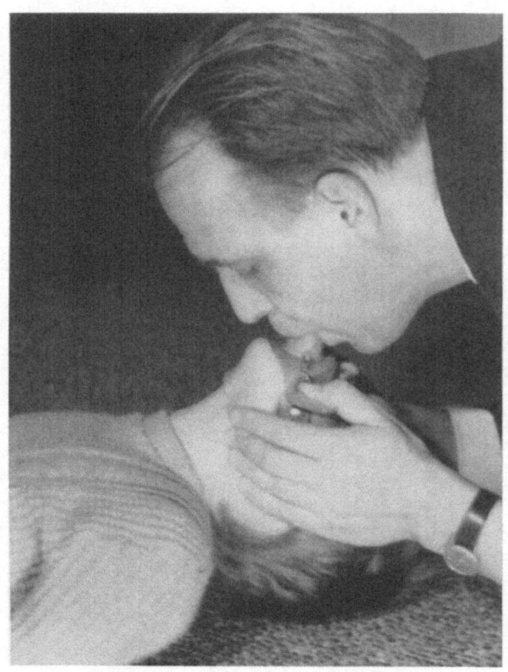

Abb. 83. Bei der von cranial her erfolgenden Atemspende über den Orotubus (Dräger) ist die Retroflexion des Kopfes und das Vorschieben des Unterkiefers mit dem Esmarch-Heibergschen Handgriff entscheidend wichtig

Zwischen das Gesicht des Beatmers und des Beatmeten kann ein Taschentuch gelegt werden. Weitere einfache Möglichkeiten zur Umgehung hygienischer Hemmungen bestehen in der Benutzung eines Nasopharyngealkatheters oder eines Mundzwischenstücks (Orotubus von Dräger, Abb. 83). Einen etwas größeren gerätemäßigen Aufwand erfordert die künstliche Atmung mit Beatmungsbeutel und Gesichtsmaske (Beutel-Resutator von Dräger, Ruben-Beutel von Ambu).

Die medikamentöse Therapie des zentralen Atemstillstands erfolgt mit Micoren (0,5—1,5 ml i.m.) oder Lobelin 0,3—1,0 ml der Ampulle zu 0,01 g i.m.).

Kreislaufhilfe und Schockbehandlung. Bei fast allen Schwerverletzten, insbesondere bei Schädelhirntraumen, ausgedehnten Quetschungen, Verbrennungen und äußeren und inneren Blutungen, bestehen *Schocksymptome.* Ob es sich dabei zunächst um einen für den Wundschock charakteristischen parasympathischen *Entspannungskollaps,* um einen sich gegenregulativ entwickelnden *Spannungskollaps* (Zentralisation) oder schließlich um einen *paralytischen Kreislaufzusammenbruch* handelt, ist bei den fließenden Übergängen dieser Formen und ihrer Symptome am Unfallort kaum mit Sicherheit zu beurteilen.

Blasse Cyanose, kühle feuchte Haut, Tachykardie und schlecht gefüllter Puls sind Hinweiszeichen. Die sichere Blutdruckbeurteilung mittels des Apparates wird bei den besonderen Voraussetzungen für das Kindesalter (kleinere Manschetten) oft gar nicht möglich sein. Aber auch der bei praktisch allen Schockformen angebrachten, für Erwachsene schon am Unfallort progagierten intravenösen Kreislaufauffüllung mit Blutersatzmitteln per Dauertropfinfusion stehen in der Regel bei den kindlichen Venenverhältnissen nahezu unüberwindliche Schwierigkeiten entgegen.

Auch die Punktion der Vena anonyma, bei Erwachsenen offenbar technisch sehr einfach (KAISER; SCHAEFFER) erscheint uns nach eigenen Versuchen bei kleinen Kindern als kein aussichtsreiches Verfahren in dieser Altersperiode. Ebenso können wir heroische Maßnahmen wie Infusion in die Tibiamarkhöhle oder eine Fontanellenpunktion in den Sinus longitudinalis am Unfallort nicht empfehlen.

Kreislaufbehandlung eines schockierten, bewußtlosen oder präkomatösen Kindes am Unfallort:

1. Beine und Becken hochlagern. Eventuell Extremitäten auswickeln: Festes Umwickeln der Gliedmaßen mit elastischen Binden von peripher nach zentralwärts (Autotransfusion).

2. Blutstillung.

3. Äußere Ruhigstellung.

4. Zur Verminderung bedrohlichen Wärmeverlustes das Kind zudecken.

5. Medikamentös: Corticosteroide (z. B. Solu-Decortin H 1 Ampulle zu 25 mg i.v. oder i.m.).

Die Applikation am Unfallort kann aus den erwähnten Gründen beim Kind oft nur intramuskulär erfolgen. Man versäume nicht zu viel Zeit mit schließlich doch frustranen Punktionsversuchen an den kollabierten Kleinkindvenen.

Bei der intramuskulären Injektion spritze man tief, um nicht ein subcutanes Depot zu setzen, das am allerlangsamsten resorbiert wird.

Auf sonstige periphere vasoconstrictorische Kreislaufmittel verzichte man am Unfallort, wenn keine intravenöse Infusion möglich ist, am besten ganz; denn Kinder reagieren auf den primären Entspannungskollaps sehr bald mit einer Zentralisation des Kreislaufs, bei der vasopressorische Mittel ohne Volumensubstitution nicht mehr angebracht sind. Hier gilt dann die Forderung:

Möglichst rascher Transport des Kindes ins Krankenhaus, wo im Rahmen der „Zweiten Hilfe" die Möglichkeiten der intravenösen Kreislaufauffüllung unter Zugabe entsprechender peripherer Kreislaufmittel (Effortil, Noradrenalin, Hypertensin) gegeben sind.

Akuter Herzstillstand (Herztöne nicht hörbar, Puls nicht tastbar), der durch akuten Sauerstoffmangel bei Ersticken, Ertrinken, durch elektrische Unfälle und reflektorisch auftreten kann, erfordert raschestes Handeln: innerhalb von weniger als 3 min muß das Gehirn wieder mit sauerstoffreichem Blut versorgt werden. Atmung und Herztätigkeit müssen gleichzeitig künstlich ersetzt werden. Die Herzwiederbelebung erfolgt durch die *äußere (indirekte, unblutige, Brustdruck-) Herzmassage.*

Technik der äußeren Herzmassage

Das Kind liegt in Rücken- und Kopftieflage auf fester Unterlage. Der Arzt drückt mit beiden übereinandergelegten Handwurzeln rhythmisch senkrecht auf die untere Partie des Sternums (Abb. 84). Das Herz wird so zwischen Brustbein und Wirbelsäule komprimiert. Bei Säuglingen und jungen Kleinkindern genügt der Druck der übereinandergelegten Mittelfingerspitzen, ferner muß hier der Fingerdruck auf die Mitte des Sternums gerichtet werden, da das Säuglingsherz relativ hoch liegt; bei Kompression in Höhe des Schwertfortsatzes besteht die Gefahr der Leberruptur (Abb. 85).

Frequenz. Klein- und Schulkinder ca. 100/min, Säuglinge 120/min (zwei Stöße pro Sekunde).

Gleichzeitig muß die Atemspende durchgeführt werden, entweder durch einen zweiten Helfer, oder aber durch abwechselndes Insufflieren (30 sec) und Massieren (30 sec).

Bei einem Kind mit Atem- und Herzstillstand beginnen die Reanimationsmaßnahmen immer mit der Beatmung!

Blutstillung, Wundverband, Schienung. Schwerste lebensbedrohliche Blutungen sind

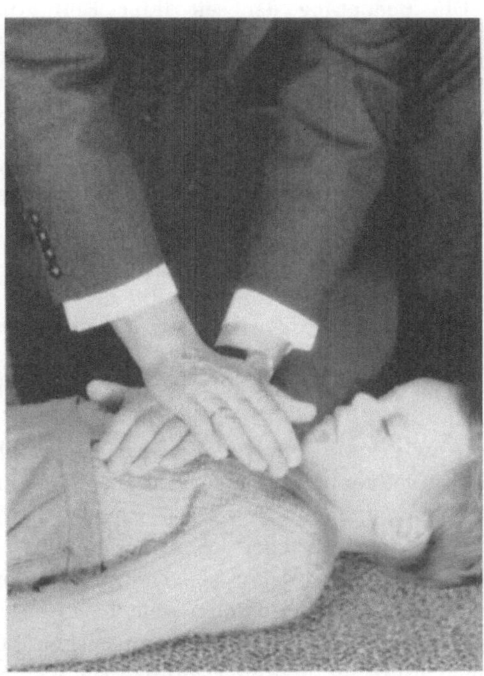

Abb. 84. Äußere Herzmassage: Rhythmischer Druck mit den übereinandergelegten Handwurzeln auf die untere Sternumhälfte

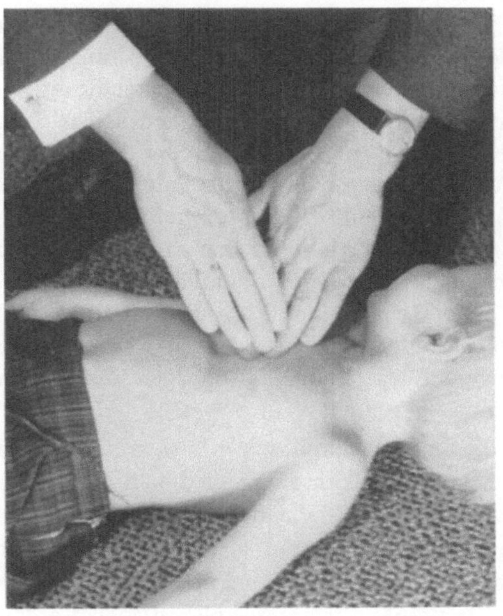

Abb. 85. Brustdruck-Herzmassage bei Säuglingen und jungen Kleinkindern

erfahrungsgemäß äußerst selten. Sowohl bei stumpfen Zerreißungen als auch bei scharfen Durchtrennungen großer Arterien, z. B. beim Totalabriß einer Extremität, tritt meist rasch

39*

eine spontane Blutstillung durch Einrollen der Intima ein.

Die Bedeutung der seit ihrer Einführung durch ESMARCH vor fast 100 Jahren führenden Maßnahme der *arteriellen Abbindung* (Esmarchsche Blutleere) ist in der modernen Ersten Hilfe ganz zurückgetreten, zumal die Erfahrungen gezeigt haben, daß sehr häufig durch ungenügenden Kraftaufwand statt der arteriellen nur eine venöse Stauung zustande kommt und die Blutung verstärkt wird.

Bei den anatomischen Verhältnissen im Kindesalter ist zwar die Gefahr der zu lockeren Abbindung geringer, dafür aber die der Nervendruckschädigung größer; auf die Methode sollte nach Möglichkeit ganz verzichtet werden.

Große arterielle Blutungen werden am besten durch *digitale Kompression* gestillt. Bei der Anwendung von Klemmen ist die Gefahr der Nervenverletzung zu beachten. Mittlere Blutungen sind mit *Kompressionsverband* und Hochlagerung zu beherrschen.

Größere Fremdkörper sollen am Unfallort niemals aus der Wunde oder dem Körper entfernt werden, da es beim Herausziehen zur großen Blutung kommen kann. Sie werden vielmehr in situ in den Wundverband einbezogen. Ihre Entfernung bleibt Aufgabe der „Zweiten Hilfe".

Die *Schienung* von Knochenbrüchen für die Dauer des Transports ins Krankenhaus dient vorwiegend der Schmerzausschaltung und Schockprophylaxe. Kleinkinder sollen möglichst nicht auf dem Arm oder Schoß eines Erwachsenen, sondern liegend auf fester Unterlage (Bahre, mit Decken ausgefüllter Wäschekorb) transportiert werden; dann erübrigen sich meist weitere Schienungsmanöver.

Die Gefahr einer *Fettembolie* besteht auch bei schweren Knochenbrüchen wegen der geringen Entwicklung fetthaltigen Markes im Kindesalter nicht.

Schmerzbekämpfung. Ein wesentlicher Teil der Schmerzbekämpfung ist die äußere *Ruhigstellung* des verunglückten Kindes durch sachgemäße Lagerung und schonenden Transport. Darüber hinaus kann bei starken Schmerzen ein *Analgeticum* intramuskulär injiziert werden, z. B. Dolantin 1,0 ml (¹/₂ Ampulle).

Transport ins Krankenhaus. Ein Krankenwagen kann über den im ganzen Bundesgebiet einheitlichen *Telephon-Notruf 110* zum Unfallort geholt werden.

Schwer verletzte, bewußtlose und asphyktische Kinder wird der Arzt auf dem Transport begleiten, um die Lagerung (stabile Seitenlage) zu überwachen und Atem- und Kreislaufhilfe zu geben. Ist die Begleitung nicht nötig oder nicht möglich, so sollte ein *Unfallzettel* mit kurzem Bericht des erstbehandelnden Arztes mitgegeben werden, aus dem insbesondere hervorgeht, ob und welche Medikamente das Kind bekommen hat. Dieser Unfallzettel ist um so wichtiger, als eine rasche telephonische Verbindung mit einem Klinikkollegen hierzulande oft nicht einfach ist.

Versorgung von Weichteilwunden

Nur die unkomplizierte Weichteilwunde kann vom Nichtchirurgen endgültig versorgt werden.

Alle Verletzungen, bei denen außer den deckenden Weichteilen Sehnen, Nerven, Gelenke oder Knochen beteiligt sind oder sein könnten, gehören selbstverständlich in die Behandlung des Fachchirurgen.

Jede Wunde ist als *infiziert* zu betrachten. Daher soll man eine mäßige *spontane Blutung* zunächst *bestehen lassen*, da sie Keime aus dem Wundgebiet ausspült. Wunden mit viel nekrotischem und gequetschtem Gewebe, das die Wundinfektion begünstigt, sollten *innerhalb von 6—8 Std excidiert und genäht* werden, um eine möglichst primäre Heilung und damit einen rascheren Verlauf und befriedigende Narbenverhältnisse zu erzielen.

Grundsätzlich ist nichts dagegen einzuwenden, daß auch der Nichtchirurg, sofern die kenntnis- und ausrüstungsmäßigen Voraussetzungen der kleinen Chirurgie gegeben sind, Wundexcision und Wundnaht in der Praxis ausführt (AXHAUSEN). Wegen des erforderlichen Aufwandes an Zeit, Raum und Assistenz wird er diese Fälle aber doch meistens dem Fachchirurgen zuweisen.

Bei glatten, nicht verschmutzten *Schnittwunden und bei Platzwunden im Bereich des Gesichtes*, wo eine besonders gute Durchblutung besteht, kann man auf Wundausschneidung und Naht verzichten und die Wundränder durch ein *Klammerpflaster* (Lohmann) mit gutem Erfolg adaptieren.

Bei *Schürfwunden* wird die Umgebung mit Äther oder Benzin gereinigt, und zwar von den Wundrändern weg zur Peripherie hin, die Wunde selbst mit einem Desinfektionsmittel (Jodtinktur oder entsprechende Lösungen, z. B. Dijozol oder Merfen) sanft abgetupft; Fremdkörper entfernt man mit der Pinzette; es wird ein antibiotischer Puder aufgestreut

(z. B. Leukomycin- oder Nebacetinpuder) und mit einem sterilen Wundverband abgedeckt.

Tierbißwunden sind wegen der besonderen Infektionsgefahr immer ernste Verletzungen, gerade auch dann, wenn sie, wie beim Katzenbiß (dolchartige Eckzähne), äußerlich zunächst harmlos erscheinen, aber in die Tiefe gehen. Solche Wunden müssen chirurgisch excidiert werden.

Institut, Berlin, Tollwutabteilung, zu kümmern.

Katzenkratzkrankheit. Da die Katze das Virus nur überträgt, aber selbst nicht manifest erkrankt, der Primäraffekt an der Kratzwunde unspezifisch aussieht und die regionäre Lymphadenitis sich erst nach 2—6 Wochen entwickelt, ist eine spezifische Soforttherapie nicht möglich.

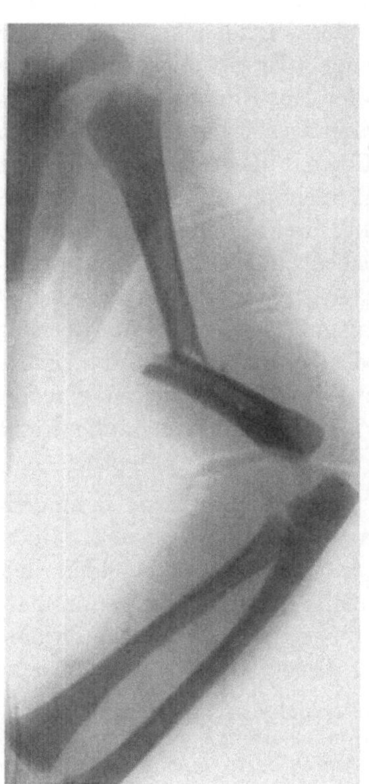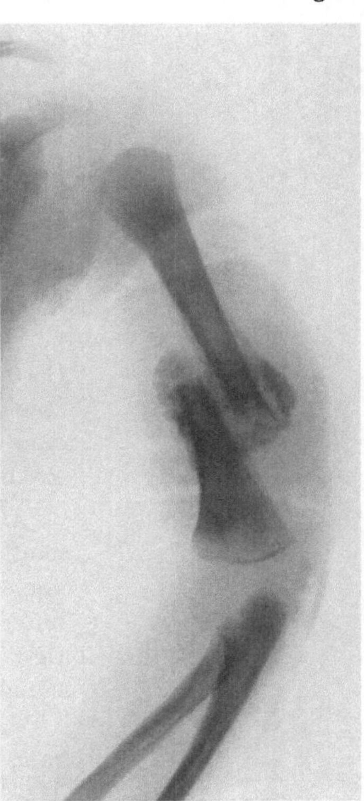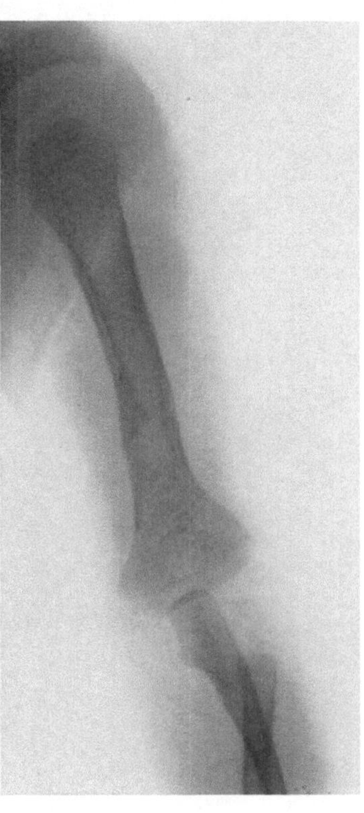

a   b   c

Abb. 86a—c. a Geburtstraumatische Oberarmschaftfraktur bei Entwicklung aus Beckenendlage. Zustand am 1. Lebenstag. b Nach 2 Wochen. c Nach 3 Monaten

Tollwut. Nach dem Biß tollwütiger Tiere Wunde ausbluten lassen. Lokale Desinfektion mit konzentrierter Schwefelsäure oder unverdünntem Zephirol. Bei tiefen Bissen Wundexcision. Sofortige *Tollwut-Schutzimpfung* (aktive Immunisierung): 5—6 Tage lang täglich $^{1}/_{2}$—1 Ampulle (2—4 ml) Tollwut-Vaccine Behringwerke (nach HEMPT) subcutan in den Oberarm oder seitlich unter die Bauchhaut; nach 4 Wochen noch eine Injektion. Schutzimpfung auch bei Verdacht auf Tollwutinfektion! Meldepflicht bei Erkrankung, Erkrankungsverdacht und Todesfall. Kreisarzt und Kreisveterinär haben sich um die Tötung des erkrankten oder erkrankungsverdächtigen Tieres und die Untersuchung des Gehirns im Robert Koch-

Schlangenbiß. In Mitteleuropa ist praktisch nur die Kreuzotter zu fürchten. Gebissene Extremität bis zu 1 Std venös stauen. Durch Incision beide Bißstellen, die etwa 1 cm auseinanderliegen, verbinden und kräftig ausbluten lassen. Extremität ruhigstellen. Intravenöse Injektion von Corticoiden (Prednisolon 25 mg). Intravenöse oder intramuskuläre Injektion des *polyvalenten Schlangengiftserums Behring-Europa*, in Notfällen jederzeit direkt erhältlich durch Behringwerke AG, 355 Marburg an der Lahn, Telephon (06421) 4831. Vor der Injektion Anaphylaxie oder Allergie ausschließen: Man gibt 1 Tropfen des 1:10 mit Wasser verdünnten Serums in den unteren Conjunctivalsack; tritt innerhalb von 10 bis

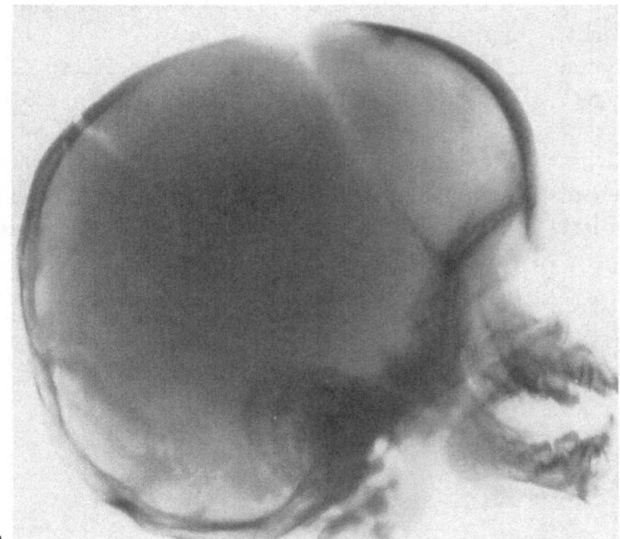

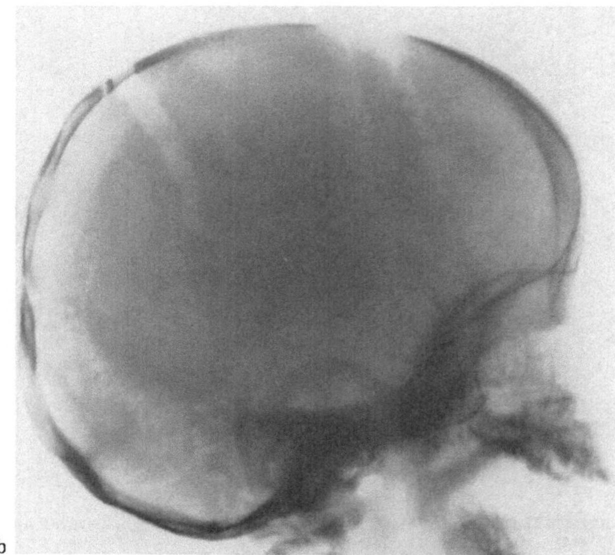

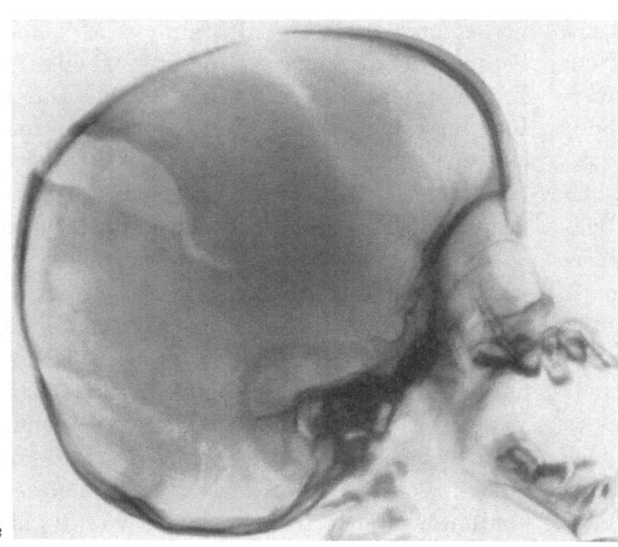

Abb. 87 a—c. Wachsende Schädelfraktur des Scheitelbeins bei einem 10 Monate alten Kind nach Sturz aus dem Bettchen. a Zustand am Unfalltag, b 3 Wochen nach dem Unfall, c 5 Monate nach dem Unfall

15 min starke conjunctivale Rötung auf, darf das Serum nicht injiziert werden.

Bei **Insektenstichen** kann die Lokalreaktion durch Auftragen von Corticoidsalben gemildert werden. Bei Stichen von Bienen, Hummeln, Wespen und Hornissen in die Hals- und Pharynxregion besteht durch die rasch auftretende, erhebliche ödematöse Schwellung Erstickungsgefahr, die durch sofortiges Einmassieren von Corticoidpräparaten verhindert werden kann. Gelangt das neurotoxische Gift dieser Hymenopteren durch Stich in eine Vene direkt in die Blutbahn, so ist lebensbedrohliches Atem- und Kreislaufversagen möglich. Therapie: Stachel vorsichtig mit der Pinzette entfernen; Corticoidsalbe auftragen; intravenöse Injektion von 10 ml Calcium gluconicum 10% (z. B. Calcium Sandoz) und Prednisolon (25 mg); Analeptica.

Die bei Kleinkindern besonders häufigen *Weichteilkontusionen* (Blutergüsse, „blaue Flecken") bilden sich unter lokaler Applikation heparinhaltiger Salben (z. B. Hirudoid-, Thrombophob-, Lasonilsalbe) rasch zurück.

Tetanusprophylaxe. Grundsätzlich kann von jeder offenen Verletzung, nicht nur einer tiefen oder verschmutzten, eine Tetanusinfektion ausgehen.

Ein bereits gegen Tetanus *aktiv immunisiertes Kind* bedarf bei einer Verletzung lediglich einer subcutanen oder intramuskulären Auffrischungsimpfung mit Tetanus-Adsorbat-Impfstoff (1 Ampulle = 0,5 ml Tetanol).

Nicht immunisierte Kinder erhalten intramuskulär Tierserum mit 1500 IE Tetanus-Antitoxin (1 Ampulle = 0,5 ml Tetanus-Fermoserum vom Pferd; gegebenenfalls 1 Ampulle = 1,5 ml vom Rind oder 1 Ampulle = 1,5 ml vom Hammel), das einen passiven Schutz von 1 Woche sichert, und gleichzeitig an einer anderen Körperstelle eine intramuskuläre Injektion von 1 Ampulle = 0,5 ml Tetanol, die nach frühestens 14 Tagen bis spätestens 12 Wochen wiederholt wird und damit den aktiven Schutz komplett macht.

Tetanus-Therapie s. Band V, S. 387.

Frakturen und Luxationen

Das Gros kindlicher Frakturen und Luxationen wird man zur Behandlung dem Chirurgen zuweisen. Folgende *altersdispositionelle Eigentümlichkeiten* sind zu beachten:

Nirgendwo äußert sich die *große biologische Selbstheilungs- und Korrekturpotenz* des jungen Organismus so eindrucksvoll wie am kindlichen Knochen. Bei sachgemäßer Ruhigstellung sind Frakturen der Röhrenknochen nach 3 Wochen, oft unter gewaltiger Callusentwicklung, die sich in der Folge wieder völlig zurückbildet, konsolidiert. Dislokationen und Längendifferenzen vermögen sich weitgehend spontan zu korrigieren. Pseudarthrosen entstehen so gut wie nie. Bleibende Gelenkversteifungen sind auch nach mehrwöchiger Fixierung nicht zu befürchten. Diese erfreulichen Eigenschaften machen die Frakturbehandlung, die infolgedessen fast ausschließlich konservativ sein kann, im Kindesalter zu einer der dankbarsten Aufgaben.

Häufige Frakturen im Kindesalter sind:

Schlüsselbeinbruch. Er kann schon geburtstraumatisch bedingt sein und verursacht im späteren Kindesalter meist kaum Beschwerden. Therapeutisch genügt bei Säuglingen die Ruhigstellung des betreffenden Oberarmes durch Anwickeln an den Rumpf für 10 bis 14 Tage. Ältere Kinder bekommen für 2 bis 3 Wochen einen die Schultern retrahierenden ausgepolsterten Schlauchverband, der über den Nacken gelegt, von vorn durch beide Achselhöhlen geführt und auf dem Rücken zusammengebunden wird.

Geburtstraumatische Epiphysenlösung des Humeruskopfes ist erkennbar an der schlaffen Pseudoparalyse des betreffenden Armes und der bald auftretenden Schulterschwellung. Sie wird, ebenso wie die *geburtstraumatische Humerusschaftfraktur*, durch Fixierung auf ein dorsales Schienchen innerhalb von 2 Wochen zur Konsolidation gebracht. Dieses Schienchen reicht von der Scapula bis zum Handrücken und liegt unter dem in der Schulter rechtwinklig abduzierten und im Ellbogen rechtwinklig gebeugten Arm. Hochgradige Dislokationen gleichen sich vollkommen aus (Abb. 86a—c).

Frakturen im Ellbogenbereich sind wegen der besonderen Schwierigkeiten in der Röntgendiagnose, der Reposition und der Retentionsfixierung ohne Verzug dem Kinderchirurgen zuzuführen. Die Behandlungsschwierigkeiten werden besonders groß, wenn diese Brüche veraltet sind.

Vorderarm-, Oberschenkel- und Unterschenkelschaftbrüche kommen bei Kindern häufig vor und bieten bei fachgerechter chirurgischer Behandlung keine Schwierigkeiten.

Schädeldachfraktur nach Sturz aus geringer Höhe auf harten Boden beim Säugling und Kleinkind. Bestehen neurologische Symptome einer Commotio cerebri, wie Bewußtlosigkeit und Erbrechen, so ist auf jeden Fall die Überweisung in klinische Behandlung geboten. Aber auch bei Fehlen jeglicher klinischer Erscheinungen und äußerlich sichtbarer Verletzungen oder Hämatome empfiehlt sich bei gesichertem Unfallereignis eine seitliche Röntgenübersichtsaufnahme des Schädels, da eine Fraktur vorliegen kann. Nach Sturz findet man am häufigsten Spalt-, nach Mißhandlungen Impressionsbrüche. Unkomplizierte Spaltbrüche der Kalotte bei Säuglingen und Kleinkindern sind meistens harmlos und bedürfen keiner Behandlung. Ein bestehendes Kopfschwartenhämatom oder subperiostales Hämatom ist ein Noli me tangere.

Aus Schädeldachbrüchen mit Duraverletzung kann sich eine dem Säuglings- und frühen Kleinkindesalter eigentümliche Verlaufsform gedeckter Kopfverletzungen, die sog. *wachsende Schädelfraktur*, entwickeln (Abb. 87a). Säuglinge und junge Kleinkinder mit einer Konvexitätsfraktur sind daher 3 Monate nach dem Unfall einer klinischen und eventuell radiologischen Nachuntersuchung zu unterziehen.

Subluxation des Radiusköpfchens, klinisch charakterisiert durch eine schmerzbedingte Pseudolähmung des Armes in Pronationsstellung (Chassaignacsche Schmerzlähmung), kommt als typische Affektion des Säuglings- und Kleinkindesalters nicht selten vor, wenn der Arm des Kindes brüsk nach oben gezogen wird. Die Reposition ist einfach: Zug am gestreckten Arm unter gleichzeitiger Supination und anschließender Beugung im Ellbogengelenk führt zu sofortiger und vollständiger Wiederherstellung.

Erste Hilfe bei Unfällen verschiedener Altersstufen

Nach der vorangegangenen Darstellung elementarer unfalltherapeutischer Maßnahmen beim Kinde seien im folgenden noch einige Hinweise auf das Vorgehen bei den häufigsten altersspezifischen Unfallarten gegeben.

Säuglingsalter

Sturz vom Wickeltisch mit Schädeltrauma (s. auch S. 615). Hat der Sturz eines Säuglings oder Kleinkinds vom Wickeltisch, von der Kinderwaage oder aus dem Bettchen äußerlich sichtbare Kopfverletzungen und Hämatome oder commotionelle Symptome (Bewußtlosigkeit, Erbrechen) zur Folge, ist auf jeden Fall eine Schädelübersichts-Röntgenaufnahme zu veranlassen. Bei einer Commotio mit Schädeldachfraktur ist klinische Beobachtung ratsam, um die Entwicklung eines (seltenen) epiduralen oder subduralen Hämatoms (Pachymeningosis haemorrhagica interna) nicht zu übersehen. Bei commotionellen Symptomen — die bei Kindern meistens sehr flüchtig sind — ohne Fraktur genügt eine 2—3wöchige Bettruhe, die bei Säuglingen ohnehin gegeben ist. Die Resorption harmloser äußerer Weichteilhämatome wird durch Auftragen heparinhaltiger Salben beschleunigt.

Mechanische Erstickung durch Nahrungs-Aspiration. Hochheben des Kindes an den Beinen, Beklopfen des Rückens. Rascher Transport in die Klinik zur endobronchialen Absaugung.

Mechanische Erstickung durch Strangulation, Bettzeug und Erdrücken im Schlaf (Overlaying). Respiratorische Reanimation s. S. 608. Atemanaleptica (z. B. Micoren 0,5 ml i.m.).

Wärmestauung durch zu dichte Einhüllung (Hitzschlag). Säugling entkleiden. Abkühlende Wadenwickel (30° C). Flüssigkeits- und Elektrolytzufuhr, per os immer nur, wenn keine Bewußtlosigkeit besteht (gequirltes Mineralwasser zu trinken geben).

Kleinkindesalter

Gelegenheitswunden s. S. 612.

Verbrühung. Als Sofortmaßnahme ist unmittelbar nach dem Unfall kaltes Wasser über die mit der Verbrühungsflüssigkeit getränkten Kleidungsstücke zu gießen, dann erst die Kleidung vorsichtig zu entfernen. Jetzt ist zuerst vom Arzt die Entscheidung zu treffen, ob die gesamte Behandlung ambulant erfolgen kann, oder ob sofortige Einweisung in eine Kinderklinik oder kinderchirurgische Abteilung erfolgen muß. Ausschlaggebend ist die *Ausdehnung und der Grad der Verbrühung*. Wegen der besonderen Gefährdung des kindlichen Organismus durch Verbrennung und Verbrennungskrankheit muß die Indikation zur Klinikeinweisung bei Kindern großzügig gestellt werden, und zwar um so mehr, je jünger das Kind ist.

Als *Faustregel* gilt, daß Klinikbehandlung erfolgen soll

1. Wenn eine Verbrühung I. Grades (schmerzhaftes Erythem) von mehr als 15% der Körperoberfläche vorliegt;

2. Wenn eine Verbrühung II. Grades (Blasenbildung) von mehr als 5—10% der Körperoberfläche besteht;

3. Bei allen Verbrühungen und Verbrennungen III. Grades (Gewebsschädigung von Epidermis und Corium mit Nekrosebildung);

4. Wenn Hände, Gesicht oder Genitale beteiligt sind.

Manchmal kann die Unterscheidung, ob Gewebsschädigungen II. oder III. Grades vorliegen, anfänglich schwierig sein.

Die Abschätzung der Flächenausdehnung erfolgt für Kinder über 9 Jahren nach der *Wallaceschen Neunerregel*, für Kinder unter 9 Jahren, bei denen der Kopf relativ größer, die unteren Extremitäten aber kleiner sind, nach der von TRUCKENBRODT modifizierten Neunerregel (Abb. 88).

Bei ausgedehnten Verbrühungen und Verbrennungen drohen innerhalb der ersten Stunden die Gefahren des primären Schocks, dann in den folgenden Tagen, vor allem am zweiten, die des hypovolämischen Schocks infolge des Plasmaverlustes durch die lädierten Hautregionen, mit Zentralisation des Kreislaufs und oligämischer Niereninsuffizienz. Schließlich kann es zur Autointoxikation durch die bei der Zerstörung des Gewebes entstehenden Giftstoffe, zum Hirnödem, zur Superinfektion, zum Wundscharlach und — selten — zum Tetanus kommen. Allen diesen Gefahren ist nur in der Klinik genügend wirksam zu begegnen.

Maßnahmen vor Abtransport in die Klinik:

1. Injektion eines Analgeticums (z. B. Dolantin 0,3—0,8 ml i.m.);

2. Injektion eines Corticoidpräparates zur Schockbekämpfung (z. B. Prednisolon — Solu-Decortin H — 25 mg i.m.);

3. Wundversorgung durch sterilen Verband; *sämtliche* lokalen Maßnahmen wie Auftragen von Puder, Salben oder Gelen sollen unterbleiben; keine Blasen eröffnen!

4. Das Kind darf reichlich Flüssigkeit (Obstsaft, Tee, Milch) trinken.

5. Rascher und schonender Transport im Liegen und mit leichter Kopftieflagerung in die Klinik. Aus dem Überweisungsschein muß hervorgehen, welche Medikamente in welcher Menge wann und wie appliziert worden sind.

Bei leichten, *ambulant zu behandelnden Verbrühungen* hat sich uns das Auftragen eines Sulfonamid-Gels (z. B. Aristamid-Gel, Badional-Gel) bewährt; außerdem ist Ruhigstellung, Infektionsprophylaxe und Vitamin C-Zufuhr zu empfehlen.

Verbrennung. Das Vorgehen entspricht den Maßnahmen bei Verbrühungen (s. S. 616).

Erste Hilfe bei Vergiftung. Die meisten kindlichen Vergiftungsunfälle durch Verschlukken giftiger oder potentiell giftiger Substanzen (Ingestionsunfälle) fallen nicht durch Krankheitssymptome auf, sondern dadurch, daß die Einnahme des Giftes beobachtet oder bemerkt wird. Die Erfolgsaussichten einer Behandlung, die in diesem frühen Stadium einsetzt, sind optimal. Daraus ergibt sich folgendes Vorgehen:

Telephonische Fragen. Wird der Arzt telephonisch — der häufigste Fall — von einem kindlichen Ingestionsunfall in Kenntnis gesetzt, so stelle er folgende Fragen:

Wie alt ist das Kind?

Was hat das Kind verschluckt?

Wieviel?

Wann?

Zeigt das Kind Krankheitssymptome?

Anweisung an die Eltern. Liegt danach ein Ingestionsunfall mit einer giftigen oder nicht sicher indifferenten Substanz vor, so gebe man den Eltern folgende Anweisungen:

1. Dem Kind soll — sofern es nicht bewußtlos ist und keine Säuren oder Laugen getrunken hat — so viel *Wasser* wie möglich *eingeflößt* werden, am besten bis zum Erbrechen.

2. Kleinkinder *quer über die Knie* eines sitzenden Erwachsenen *legen*, so daß der Bauch komprimiert wird, Kopf und Gesicht nach

unten, Finger oder Löffelstiel in den Rachen stecken, bis das Kind erbricht.

3. *Keine Milch* zu trinken geben, außer wenn das Kind Säuren oder Laugen getrunken hat!

4. Übriggebliebene *Reste der Giftsubstanz* und der Verpackung unbedingt mitnehmen und das Kind unverzüglich in die Kinderklinik, oder, wenn eine solche nicht erreichbar ist, zur Durchführung der Magenspülung in die Praxis des Arztes bringen.

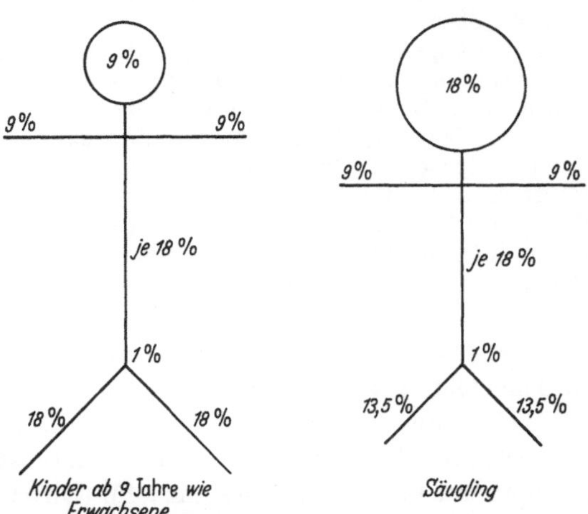

Abb. 88. Schema zur Ermittlung der prozentualen Körperoberfläche. Neunerregel nach WALLACE, für Kinder modifiziert nach TRUCKENBRODT: Kinder ab 9 Jahren wie Erwachsene. Darunter für jedes Jahr Kopf 1% größer, Beine zusammen 1% kleiner. Im Säuglingsalter also Kopf 9+9 (18%), jede untere Extremität 18—9/2 (13,5%)

Grundregeln für Eltern und den telephonisch konsultierten Arzt:

Erbrechen auslösen!

Keine Milch geben!

Keine Zeit verlieren!

Magenspülung. Wird das Kind dem Arzt in die Sprechstunde gebracht, so wird die Magenspülung durchgeführt. Sie ist die wirksamste Methode der Giftentleerung aus dem Magen, die auch in der Klinik als erste Maßnahme vorgenommen wird. Auch in formaljuristischer Hinsicht ist es immer besser, wenn der Arzt bei einem Kind mit Ingestionsunfall die Magenspülung durchgeführt oder veranlaßt hat.

Beachte: Je früher die Magenspülung durchgeführt wird, um so besser der Effekt. Sie ist innerhalb von 3 Std nach der Gifteinnahme unbedingt, bis zu 6 Std danach bedingt indiziert.

Das Kind befindet sich in Seiten-, Bauchoder leichter Kopftieflage.

Der Magenschlauch muß weich, genügend weit (innen 7—8, außen 10—11 mm Durchmesser) und unten mit seitlichen Löchern versehen sein.

Spülungen mit etwa 3 Liter warmen, klaren Wassers, das in Einzelportionen von etwa $1/_2$ Liter in den Glastrichter gegeben, durch Heben des Trichters in den Magen gefüllt und durch Senken und Abfließenlassen wieder entfernt wird. Die letzten Spülungen erfolgen mit Kohleaufschwemmung (2 Eßlöffel pulverisierte Carbo medicinalis oder 40 Kohle-Compretten auf 1 Liter Wasser).

Zum Schluß 10 g = 2 Eßlöffel Kohle als Adsorbens und 1 Eßlöffel Natriumsulfat (Glaubersalz) als Laxans durch den Magenschlauch in den Magen geben.

Bei Laugen- und Säurevergiftungen keine Magenspülung wegen Perforationsgefahr! Aus dem gleichen Grunde kein Erbrechen provozieren.

Ist die Magenspülung nicht durchführbar oder das Gift durch den Magenschlauch nicht passabel (Mottenkugeln, Pilze), so injiziere man bei Kindern über 3 Jahren als Emeticum Apomorphin (5 mg = $1/_2$ Ampulle) zusammen mit Novadral (5 mg = $1/_2$ Ampulle) subcutan in der Mischspritze.

Grundsätze. Kohle ist ein universales Adsorbens und absolut ungefährlich. Milch ist nur bei Säure-, Laugen- und Metallvergiftungen erlaubt. Natriumsulfat (Glaubersalz) ist das optimale Laxans. Magnesiumsulfat (Bittersalz) und Ricinusöl sind kontraindiziert. Paraffinum liquidum darf dagegen bei fettlöslichen Giften gegeben werden (3 ml/kg = 2—4—6 Eßlöffel per os oder Magenschlauch).

Jede Vergiftung mit Krankheitssymptomen gehört nach Durchführung der Sofortmaßnahmen in klinische Behandlung.

Folgende bedrohliche Vergiftungssymptome bedürfen vor dem Transport in die Klinik symptomatischer Behandlung.

Schock und Kreislaufkollaps: Corticosteroide (Solu-Decortin-H 25 mg i.m.), Noradrenalin (Novadral 0,5 ml i.m.).

Asphyxie im Koma: Freihalten der Atemwege, Micoren (0,5—1,5 ml i.m.).

Krämpfe: Luminal (0,5—1,0 ml i.m.).

Schmerz: Dolantin (0,5 ml i.m.).

Weitere spezielle Sofortmaßnahmen bei akuten Vergiftungen s. S. 636.

Verätzung s. S. 630, 639, 641.

Fremdkörperaspiration. Fremdkörper digital aus dem Rachen zu entfernen versuchen. Hochheben des Kindes an den Beinen, größere Kinder nach vorn beugen oder über die Knie legen, starkes Beklopfen des Rückens. Rascher Transport in die Klinik zur endotrachealen Fremdkörperentfernung.

Chassaignacsche Subluxation des Radiusköpfchens s. S. 615.

Ertrinken. Neuere Untersuchungen haben gezeigt, daß es nicht möglich ist, Wasser in nennenswerten Mengen aus den tieferen Luftwegen zu entfernen. Bei apnoischen Ertrunkenen muß daher ohne Verzug mit der künstlichen Atmung in Form der Atemspende begonnen werden, ohne Zeit mit frustranen Manipulationen zur Entleerung des eingedrungenen Wassers zu verlieren! Besteht nur erst eine laryngospastisch bedingte Apnoe ohne Wasseraspiration, so ist die Insufflationsbeatmung erfolgreich. Ist bereits Süßwasser — bei Meerwasser liegen die Verhältnisse anders — aspiriert, so ist mit innerhalb von Minuten erfolgter Diffusion des Wassers ins Blut, hypervolämischer Blutverdünnung und Hämolyse zu rechnen, die zum Kammerflimmern führt. Dann ist neben der Atemspende gleichzeitig die unblutige Herzmassage (s. S. 611) durchzuführen. Die Atemspende sollte so rasch wie möglich durch 100%ige O_2-Überdruckbeatmung abgelöst werden. Bei allen leblosen Ertrunkenen ist daher immer unter Fortführung der respiratorischen und zirkulatorischen Reanimationsmaßnahmen raschester Transport in eine Krankenhausabteilung zu veranlassen, die über die Möglichkeit apparativer Beatmung verfügt.

Aspiriertes Meerwasser mit seinem Salzgehalt von 3,5% und mehr saugt osmotisch Blutwasser in die Alveolen und führt zum Lungenödem, zur Hämokonzentration und Hypovolämie. Als Sofortmaßnahme ist dann ebenfalls die Atemspende durchzuführen, die so rasch wie möglich durch 100% O_2-Beatmung mit positivem Druck ersetzt werden soll. Intravenöse Zufuhr von Calciumgluconat in 20%iger Lösung und von 40%iger Traubenzuckerlösung können lebensrettend wirken.

Elektrischer Unfall. Bei Atem- und Herzstillstand respiratorische und zirkulatorische Wiederbelebung mittels Atemspende und äußerer Herzmassage (s. S. 609 und 611).

Zentrale und periphere Kreislaufmittel sowie intrakardiale Injektionen sind nicht indiziert; alle Sympathicomimetica erhöhen die Flimmerbereitschaft des Herzens. Das Ziel aller Maßnahmen unmittelbar nach einem Elektrizitätsunfall ist Dämpfung, nicht Stimulation. Strommarken sind als Verbrennungen lediglich mit sterilem Schutzverband zu versorgen.

Tierbisse s. S. 613.

Insolation. Der sog. *Sonnenstich* tritt nach zu intensiver Sonnenbestrahlung bei Kindern vor allem am Strand und bei Menschenansammlungen, unter den Zeichen von Kreislaufschwäche, Kopfschmerzen, Erbrechen, Schwindel, Krampfbereitschaft sowie mit Schocksymptomen auf. Ihm liegt zumeist eine seröse Meningitis zugrunde, in schweren Fällen eine Hirnschwellung.

Behandlung: Schockbekämpfung, evtl. Infusion mit Traubenzucker-Ringerlösung, Abkühlungsmaßnahmen (Abwaschen mit kaltem Wasser), Kreislaufmittel.

Erfrieren. Bei *allgemeiner Unterkühlung,* z. B. durch Eingeschlossenwerden im Kühlschrank, ist, falls Bewußtlosigkeit (bei ca. 30^0 Körpertemperatur) oder schon Atem- und Herzstillstand (bei etwa 25^0) eingetreten sind, sofortige Aufwärmung des vorsichtig entkleideten Kindes im warmen Vollbad von 37^0 C vorzunehmen, gegebenenfalls kombiniert mit Atemspende.

Bei lokalen Kälteschäden, die in normalen Zeiten bei Kindern selten über den leichtesten Grad der Ischämie mit nachfolgendem Frosterythem hinausgehen, sollen alle mechanischen Maßnahmen unterbleiben; das Kind wird in einen warmen Raum verbracht, die betroffenen Stellen wärmt der Helfer durch Auflegen der eigenen warmen Hände.

Im Schulkindesalter gleichen sich die Unfallarten und Therapiemaßnahmen denen des Erwachsenen an.

Über *Verkehrsunfälle* s. S. 607.

Bibliographie. Eine Gesamtdarstellung der Kinderunfallmedizin liegt noch nicht vor. Traumatologische Fragen des Kindesalters sind in der neueren Zeit von DAMJE; BLOUNT; CHIGOT und ESTÈVE; EHALT monographisch dargestellt worden. Eine allgemeine Zusammenfassung der Wiederbelebungsprobleme existiert von KILLIAN und DÖNHARDT und von SAFAR und MCMAHON. Von den zahlreichen Abhandlungen über Erste Hilfe durch Laienhand seien die Darstellungen von STOECKEL und von ZAPP erwähnt.

Die Zahl der Einzelbeiträge in der Zeitschriftenliteratur zu Problemen der ärztlichen Ersthilfe bei Unfällen ist groß. Neuere Abhandlungen über die Praxis des Vorgehens am Unfallort stammen von BAUER; LEHMANN; LEMDCKE; ROEDING; STOECKEL; BEECHER; CARSTENSEN und EWERWAHN; FRIEDHOFF und LEHMANN; ZUCKSCHWERDT; HACKETHAL; BÖHLER; HELLNER.

Über *Wiederbelebungsmaßnahmen* (Atem- und Kreislaufhilfe, Schock, Kollaps, Aspiration) von BARTH; EFFERTH; HARRFELDT; HOSSLI; IMO; KILLIAN; LOENNECKEN; SAFAR et al.; SCHERRER; STAIB und JESTÄDT; STOECKEL; STRAHL; ULMER et al.; VAN WEERDEN; KOUWENHOFEN, JUDE und KNICKERBOCKER; FREY, JUDE und SAFAR; RUBEN; WECHSELBERGER; GRIMM; HUTSCHENREUTER.

Über *Schmerzbekämpfung* von HORATZ.

Über *Unfallkoffer* von KIRCHMAIR; UNGEHEUER und CONTZEN; BAUR und V. CLARMANN; MARCUS und MEZNIK; V. CLARMANN und MOLL.

Über *Notfallarztwagen* von FRIEDHOFF; MAHLER; RÖSE.

Über *Verbrennungen* von GOHRBRANDT; KOSLOWSKI; WOLFRAM; MORGER, NICOLE und GAYER; TRUCKENBRODT; KALOUD; GÄDEKE.

Über *Vergiftungen* von MOLL; V. CLARMANN.

Über Ertrinken von ELAM, RUBEN und GREENE; REDDING et al.

Über die Statistik des Kinderunfalls siehe GÄDEKE, Unfälle im Kindesalter, Bd. III dieses Handbuches.

Literatur

AXHAUSEN, W.: Die Versorgung der Weichteilwunde durch den praktischen Arzt. Z. ärztl. Fortbild. **52**, 587 (1963).

BARTH, L.: Methoden und Probleme der künstlichen Beatmung. Z. ärztl. Fortbild. **52**, 467 (1958).

BAUER, K. H.: Erste chirurgische Hilfe am Unfallort bei Verkehrsunfällen. Hefte Unfallheilk. **56**, 9 (1957).

BAUR, H., u. M. V. CLARMANN: Über den Inhalt des Ärztekoffers. Wien. med. Wschr. **110**, 201 (1960).

BEECHER, H. K.: Early care of the seriously wounded man. J. Amer. med. Ass. **145**, 193 (1951).

BLOUNT, W. P.: Knochenbrüche bei Kindern. Stuttgart: Georg Thieme 1957.

BÖHLER, J.: Soforthilfe am Unfallort durch den praktischen Arzt. Z. ärztl. Fortbild. **51**, 941 (1962).

CARSTENSEN, E., u. W. J. EWERWAHN: Erste Behandlung der Verletzungsfolgen bei Straßenverkehrsunfällen. Dtsch. med. Wschr. **82**, 1338 (1957).

CHIGOT, P. L., et P. ESTÈVE: Traumatologie infantile. Paris: Expansion Scient. Franc. 1958.

CLARMANN, M. V.: Ärztliche Erst- und Nothilfe bei akuten Vergiftungen. Therapiewoche **13**, 354 (1963).

—, u. H. MOLL: Mittel zur Sofortbehandlung akut Vergifteter. Fortschr. Med. **81**, 787 (1963).

DAMJE, N. G.: Grundlagen der Traumatologie des Kindesalters. Berlin: VEB Verlag Volk und Gesundheit 1955.

DIEBOLD, O., R. FREY, E. FRIEDHOFF u. W. SCHWARZ: Erste Hilfe am Unfallort. Das Ergebnis einer Umfrage. Z. ärztl. Fortbild. **51**, 917 (1962).

EFFERTH, S.: Herzstillstand und Wiederbelebung. Dtsch. med. Wschr. **86**, 638 (1961).

Ehalt, W.: Verletzungen bei Kindern und Jugendlichen. Stuttgart: Ferdinand Enke 1960.

Elam, J. O., A. M. Ruben, and D. G. Greene: Resuscitation of drowning victims. J. Amer. med. Ass. 174, 13 (1960).

Frey, R., J. Jude u. P. Safar: Die äußere Herzwiederbelebung. Dtsch. med. Wschr. 87, 857 (1962).

Friedhoff, E.: Erfahrungen mit dem Notfallarztwagen der Chirurgischen Universitätsklinik Köln. Landarzt 36, 663 (1960).

—, u. H. D. Lehmann: Erfahrungen über erste ärztliche Hilfe am Unfallort und auf dem Transport bei Schwerverletzten und Lebensbedrohten. Hefte Unfallheilk. 62, 111 (1960).

Gädeke, R.: Therapeutische Hinweise zur Förderung einer kosmetisch befriedigenden Abheilung thermischer Läsionen im Kindesalter. Münch. med. Wschr. 100, 1388 (1958).

Gohrbrandt, E.: Zur Erstbehandlung von Verbrennungen im Katastrophenfall. Z. ärztl. Fortbild. 52, 456 (1963).

Grimm, H.: Bekämpfung von Atem- und Kreislaufinsuffizienz nach Unfällen. Med. Klin. 58, 325 (1963).

Hackethal, K. H.: Die Erstversorgung des Verletzten am Unfallort. Med. Klin. 58, 283 (1963).

Harrfeldt, H. P.: Wiederbelebung, Atemspende. — Eine Übersicht. Med. Welt 41, 2093 (1961).

Hartung, K.: Praktikum der Schutzimpfungen. Marburg/Lahn: Deutsches Grünes Kreuz 1962.

Hellner, H.: Erste Hilfe bei Verkehrsunfällen am Unfallort. Einführung und Überblick über das Thema. Landarzt 39, 621 (1963).

Horatz, K.: Schmerzbekämpfung und Anästhesie beim Unfallverletzten, besonders bei ambulanter Behandlung. Therapiewoche 10, 262 (1960).

Hossli, G.: Prophylaxe und Therapie des posttraumatischen Schockes. Praxis 48, 1130 (1959).

— Die Behandlung des Bewußtlosen durch den praktischen Arzt. Z. ärztl. Fortbild. 51, 955 (1962).

Hutschenreuter, K.: Wiederbelebung von Atmung und Kreislauf am Unfallort. Mkurse ärztl. Fortbild. 13, 341 (1963).

Imo, K.: Lebensrettung mit dem Atembeutel nach Dr. H. Ruben. Münch. med. Wschr. 101, 2252 (1959).

Kaiser, H.: Injektionstechnik bei Notfällen. Darmstadt: E. Merck AG 1961.

Kaloud, H.: Verbrennungen beim Kleinkind. Wien. med. Wschr. 113, 99 (1963).

Killian, H.: Über die Grenzen der Leistungsfähigkeit manueller Beatmungsmethoden. Dtsch. med. Wschr. 85, 53 (1960).

—, u. A. Dönhardt: Wiederbelebung. Stuttgart: Georg Thieme 1955.

Kirchmair, H.: Der Notfallkoffer des praktischen Arztes. Heilkunst 74, 7 (1961).

Koslowski, L.: Die Verbrennungskrankheit. Dtsch. med. Wschr. 88, 233 (1963).

Kouwenhoven, W. B., J. R. Jude, and G. G. Knickerbocker: Closed chest cardiac massage. J. Amer. med. Ass. 173, 1064 (1960).

Lehmann, H. D.: Praktischer Arzt und schwerer Unfall. Landarzt 36, 657 (1960).

Lemdcke, W.: Moderner Unfallrettungsdienst besonders im Hinblick auf die Mitarbeit des praktischen Arztes. Zbl. Chir. 85, 889 (1960).

Lind, B., and J. Stovner: Mouth-to-mouth resuscitation in Norway. J. Amer. med. Ass. 185, 933 (1963).

Loennecken, S. J.: Ein Notfallbesteck zur Atmungs- und Kreislaufwiederbelebung für dringliche ärztliche Hilfe an Ort und Stelle. Anaesthesist 7, 275 (1958).

Mahler, W.: Der Operationswagen der Chirurgischen Universitätsklinik Heidelberg. Chirurg 31, 421 (1960).

Marcus, G. H., u. A. Meznik: Unfallhilfskoffer für den praktischen Arzt. Wien. med. Wschr. 113, 319 (1963).

Moll, H.: Soforttherapie kindlicher Vergiftungen. Mkurse ärztl. Fortbild. 13, 337 (1963).

Morger, R., R. Nicole u. W. Gayer: Verbrennungsbehandlung im Säuglings- und Kindesalter. Ann. paediat. (Basel) 199, 141 (1962).

Redding, J. S., R. A. Cozine, G. C. Voigt, and P. Safar: Resuscitation from drowning. J. Amer. med. Ass. 178, 1136 (1961).

Roeding, H.: Verhaltensfehler bei der Erstbehandlung von Schwerverletzten. Z. ärztl. Fortbild. 54, 1155 (1960).

Röse, W.: Schnelle Hilfe. Bericht über 2 Jahre Tätigkeit des Magdeburger Unfallrettungswagens. Dtsch. Gesundh.-Wes. 18, 143 (1963).

Ruben, H.: Aspiration im Zusammenhang mit Wiederbelebungsmaßnahmen. Praxis 52, 482 (1963).

Safar, P., T. C. Brown, W. J. Holtey, and R. J. Wilder: Ventilation and circulation with closed-chest cardiac massage in man. J. Amer. med. Ass. 176, 574 (1961).

—, and M. C. McMahon: Resuscitation of the unconscious victim. Springfield: Ch. C. Thomas 1959.

Schaeffer, H.: Neues zur Punktions- und Transfusionstechnik. Mkurse ärztl. Fortbild. 10, 493 (1960).

Scherrer, M.: Praktische Durchführung der respiratorischen Reanimation. Praxis 49, 675 (1960).

Staib, J., u. R. Jestädt: Sofortmaßnahmen des praktischen Arztes bei Schockpatienten. Med. Klin. 56, 708 (1961).

Stoeckel, W.: Natürliche Beatmung von Mensch zu Mensch mit dem Ororesutator. Ärztl. Mitt. (Köln) 44, 31 (1959).

— Blutungen und Probleme der Ersten Hilfe durch Laienhand. Med. Welt 22, 1224 (1963).

Strahl, U.: Die Behandlung des traumatischen Schockes und des akuten Kreislaufstillstandes. Z. ärztl. Fortbild. 52, 471 (1958).

Truckenbrodt, H.: Erfahrungen über Verbrühungen und Verbrennungen bei Kindern. Mschr. Kinderheilk. 111, 222 (1963).

Ulmer, W. T., W. Ey, D. Herberg, G. Reichel u. W. Schwab: Untersuchungen über die Wirksamkeit manueller Beatmungsmethoden. Dtsch. med. Wschr. 85, 58 (1960).
— — — — Untersuchungen über die Wirksamkeit der Mund-zu-Mund-Beatmung. Dtsch. med. Wschr. 85, 63 (1960).
— H. P. Harrfeldt u. G. Reichel: Die Durchführung der verschiedenen Mund-zu-Mund-Beatmungsmethoden. Dtsch. med. Wschr. 85, 68 (1960).
Ungeheuer, E., u. H. Contzen: Besteck für lebensrettende Maßnahmen am Unfallort. Arzt-Koffer. Münch. med. Wschr. 105, 709 (1963).
Wechselberger, F.: Der Unfall-Erstickungstod und seine Verhütung. Fortschr. Med. 81, 629 (1963).
Weerden, G. J. van: Die direkte Mundbeatmung vom Standpunkt der Ventilation aus betrachtet. Anaesthesist 10, 85 (1961).
Wolfram, S.: Erste Hilfe bei Verbrennungen. Wien. med. Wschr. 113, 316 (1963).
Zapp, H.: Verhüte Unfälle! Lerne helfen! München: Carl Hauser 1958.
Zuckschwerdt, L.: Möglichkeiten des ärztlichen Einsatzes am Unfallort zur Minderung der Unfallfolgen. Zbl. Verkehrs-Med. 4, 15 (1958).

Vergiftungen im Kindesalter

Von **H. Moll**, Papenburg

Allgemeine Toxikologie

Begriffsfestlegung

Vergiftungen (Intoxikationen) im weitesten Sinne sind Gesundheitsschädigungen, die durch Einwirkung endogener oder exogener, unbelebter, hinsichtlich Qualität, Menge oder Konzentration körperfremder chemischer Substanzen (Gifte) zustande kommen.

Gifte sind demnach chemische Stoffe, die im Körper zu krankhaften Veränderungen führen. Grundsätzlich ist jedoch die Giftigkeit eines Stoffes weder durch seine chemische Struktur (Qualität) noch durch seine Dosis (Quantität) gekennzeichnet, sondern ergibt sich lediglich aus seiner krankmachenden *Wirkung*. Der Begriff Gift ist also relativ: Ein und derselbe Stoff kann unter verschiedenen Bedingungen sowohl normale Funktionen stören (Gift), als auch gestörte Funktionen normalisieren (Heilmittel). Arznei-, Nahrungs- und Genußmittel können in unzuträglicher Menge und Konzentration zu Giften werden.

Vergiftungen im medizinischen Sinne sind immer Erkrankungen. Davon abweichend wird im allgemeinen Sprachgebrauch unter Vergiftung häufig nur die Giftaufnahme oder Giftbeibringung, insbesondere in krimineller Absicht, verstanden.

Einteilung der Vergiftungen

Endogene Intoxikationen (Autointoxikationen), bei denen im Körper selbst gebildete Stoffe Giftwirkungen entfalten (toxische Ernährungsstörungen, Urämie, Coma diabeticum und hepaticum), werden aus der klinischen Toxikologie ausgeklammert. Diese befaßt sich vielmehr mit den *exogenen Vergiftungen*, bei denen die giftige Substanz dem Organismus von außen zugeführt wird.

Exogene Vergiftungen können nach verschiedenen Ordnungsprinzipien eingeteilt werden, etwa nach Art und Herkunft der Gifte (anorganische, organische, pflanzliche, tierische Gifte) oder nach ihrer spezifischen Organaffinität (Nerven-, Blut-, Herz-, Magendarm-, Nieren-, Lebergifte). Man kann auch zwischen resorptiven Vergiftungen, die eine Giftresorption zur Voraussetzung haben, und lokalen Vergiftungen, die direkte örtliche Wirkungen zeigen (Ätzgifte), und schließlich zwischen akuten und chronischen Intoxikationen unterscheiden.

Vergiftungsanlässe

Ein praktisches Ordnungsprinzip, das insbesondere statistische und prophylaktische Auswertungen ermöglicht, ist die Einteilung nach *Vergiftungsanlässen*. Danach unterscheidet man:

1. Beabsichtigte Vergiftungen:

a) Kriminelle (forensische) Vergiftungen (Giftmord);

b) suicidale Vergiftungen (Giftselbstmord).

2. Unbeabsichtigte Vergiftungen (akzidentelle Vergiftungen, Vergiftungsunfälle):

a) Gewerbliche Vergiftungen: durch gewerbliche Gifte;

b) ökonomische Vergiftungen: durch Haushaltsmittel im weitesten Sinne;

c) medizinale Vergiftungen: durch Medikamente;

d) Nahrungsmittelvergiftungen: durch gifthaltige oder bakteriell infizierte Nahrungsmittel und Giftpilze;

e) Vergiftungen durch Pflanzen (Giftpflanzen, Pflanzengifte);

f) Vergiftungen durch Tiere (Schlangenbisse).

Nahrungsmittelvergiftungen, soweit sie bakteriellen Ursprungs sind (Paratyphus, Botulismus), werden heute nicht mehr im Rahmen der Toxikologie abgehandelt. Relativ selten kommen Nahrungsmittelvergiftungen durch Beimengungen unbelebter und nicht bakterieller Gifte vor.

Die pädiatrische Toxikologie hat sich im wesentlichen mit akzidentellen, und zwar ökonomischen und medizinalen Vergiftungen zu befassen, die heute das Gros (90—95%) aller Vergiftungsfälle bei Kindern ausmachen. Kriminelle und suicidale Vergiftungen treten dagegen ganz in den Hintergrund. Nahrungsmittel-, Pflanzen- und Schlangenbißvergiftungen sind verhältnismäßig selten, gewerbliche Intoxikationen bei Kindern kommen in den Ländern mit hochentwickelter Arbeitsschutzgesetzgebung seit der endgültigen Abschaffung der Kinderarbeit um die vorige Jahrhundertwende nicht mehr zur Beobachtung. Jedoch bedürfen die zunehmend bedeutungsvollen Gefährdungen des Kindes durch technische Umwelteinflüsse, etwa durch bleihaltige Motorauspuffgase (Moeschlin), durch Fabrikabgase, Rauch und Hüttenstaub (Gädeke) in präventiver Hinsicht besonderer Beachtung.

Historisches und Bibliographie

Während die praktisch-klinische Medizin sich seit je mit Vergiftungskrankheiten zu befassen hatte, deren Kenntnis sich für sie aus der klinischen Beobachtung und Empirie ergab, existiert eine exakte und systematische *Toxikologie* erst seit der Mitte des 19. Jahrhunderts, als die Pharmakologie die Giftwirkungen tierexperimentell zu untersuchen begann und damit die naturwissenschaftlichen Grundlagen der Vergiftungslehre schuf. Die Gerichtsmedizin leistete ihren Beitrag zur Toxikologie durch das Studium der forensischen und tödlich endenden Fälle sowie der pathologischen Anatomie der Giftwirkungen.

Zusammenfassende Darstellungen der Toxikologie aus vorwiegend pharmakologischer Sicht stammen von Starkenstein, Rost und Pohl; Lewin; Führner; Oettingen; Spector. Kasuistisches Material wird im periodisch erscheinenden „Archiv für Toxikologie" gesammelt, das 1930 als „Führner-Wielands Sammlung von Vergiftungsfällen" begründet wurde; daneben findet sich eine unübersehbare Fülle kasuistischer Mitteilungen in der gesamten klinischen Zeitschriftenliteratur. Praktisch-klinischen Bedürfnissen entspricht die Monographie über Vergiftungen von Moeschlin, ebenso die Zusammenfassung der schädlichen Arzneimittelnebenwirkungen von Meyler.

Die erste Darstellung einer *Toxikologie des Kindesalters* gab Binz im Jahre 1878 im Handbuch der Kinderkrankheiten von Gerhardt. Damals standen Vergiftungen durch Pflanzen, wie Tollkirsche, Nachtschattengewächse, Herbstzeitlose, Goldregen, Eibe, Oleander, Wasserschierling ganz im Vordergrund; von medizinalen Intoxikationen sind Santonin, Opium und Atropin genannt, von ökonomischen lediglich die Arsenikintoxikation, die dadurch zustande kam, daß Kinder an arsenikfarbigen Spielzeugen lutschten. In der Binzschen Arbeit findet sich auch das gesamte vor 1878 erschienene Schrifttum über Vergiftungsfälle bei Kindern.

Spätere größere Darstellungen kindlicher Vergiftungen stammen von Rominger in der 3. Auflage des Handbuchs der Kinderheilkunde (1924) und von Hans Schlossmann in der 4. Auflage des Handbuchs (1931). Während Rominger seiner Darstellung eine Einteilung nach den vornehmlichsten Organschädigungen der verschiedenen Gifte zugrunde gelegt hatte, ging Schlossmann von der chemischen Zusammengehörigkeit der Giftsubstanzen aus. Er gab außerdem einen statistischen Überblick über 2156 von 1920 bis 1930 publizierte kindliche Vergiftungsfälle, den Tunger 1935 ergänzte.

Mit diesen Arbeiten begann die statistische Analyse des kindlichen Vergiftungsunfalls, die als eine Grundvoraussetzung für die Prophylaxe erkannt wurde. Unter dem Eindruck der ständig zunehmenden Gefährdung der Kinder in allen zivilisierten Ländern und mit dem Ziel der Verbesserung präventiver und therapeutischer Maßnahmen sichteten die größeren Kinderkliniken im letzten Jahrzehnt ihr klinisches und ambulantes Krankengut; diese Arbeiten ergaben wertvolle Aufschlüsse über Häufigkeit, Ursachen, Art, Soziologie, Letalität und Prophylaxe kindlicher Vergiftungen in unserer Zeit: Sivinscow (England); Bain (England); Heasman (England); McKendrick (England); Craig und Fraser (Schottland); Schwarz (Schweiz); Flamm und Siegl (Österreich); Matteucci und Savignoni (Italien); Karlsson (Schweden); Tallqvist (Finnland); Bernheim et al. (Frankreich); Grigor (Australien); Rathbun (Canada); Mellins et al. (USA); Cann et al. (USA); Jacobziner 1955, 1956, 1959; Jacobziner und Raybin 1956, 1961 (New York) u.a.

Zusammenfassende Berichte aus deutschen Kliniken stammen von SAUERBREI; WECHSELBERG und BUNGE; FRIEDRICH-BREUNINGER; v. HARNACK und ONNASCH; WIEGANDT und MOLL. 1962 ist GÄDEKE im Rahmen phänomenologischer und soziologischer Untersuchungen über den Unfall im Kindesalter auch den akzidentellen Vergiftungen und Verätzungen bei Freiburger Kindern nachgegangen und hat ihre Ursachen, Verteilung und Umgebungsfaktoren dargestellt.

Weitere Publikationen, in denen pädiatrisch-toxikologisches Krankengut gesichtet und statistisch ausgewertet ist, finden sich in Band III dieses Handbuches (MOLL, H.: Statistik kindlicher Vergiftungen) erwähnt.

Schließlich fand die unübersehbar gewordene und weit verstreute klinische Kasuistik kindlicher Vergiftungsfälle eine Zusammenfassung in der 1956 erschienenen Monographie von BRUGSCH, die den praktischen diagnostischen und therapeutischen Erfordernissen entspricht.

Eine den Verhältnissen in den USA entsprechende kurze und praktikable Zusammenstellung der Behandlungsrichtlinien bei Vergiftungen im Kindesalter und der chemischen Zusammensetzung von Haushaltsmitteln wurde auf Grund der Arbeit und der Erfahrungen in den ersten Vergiftungsinformationszentralen in Illinois von PRESS herausgebracht. Besonders hervorzuheben ist der Katalog aller giftigen Handelsprodukte, ihrer Inhaltsstoffe und Toxikologie, welcher 1957 unter dem Titel „Clinical toxicology of commercial products" von GLEASON, GOSSELIN und HODGE herausgegeben wurde.

Gesetzliche Verordnungen

Da kriminelle Vergiftungen im Kindesalter kaum eine Rolle spielen, haben hier auch die beiden diesbezüglichen Paragraphen des Strafgesetzbuches keine große praktische Bedeutung; nach § 229 werden die vorsätzliche Vergiftung eines Menschen und nach § 324 die vorsätzliche Vergiftung von Sachen, die zum allgemeinen Verbrauch bestimmt sind (z.B. Brunnenvergiftung), mit Zuchthaus bestraft. § 367 verbietet den unerlaubten Handel mit Giften.

Bei den fast ausschließlich akzidentellen Vergiftungen im Kindesalter durch unsachgemäß und ungesichert aufbewahrte Medikamente und potentiell giftige Haushaltsmittel ist juristisch vielmehr von Bedeutung, daß die Eigentümer dieser Substanzen wegen fahrlässiger Körperverletzung (§ 230 StGB) oder fahrlässiger Tötung (§ 222 StGB) zur Verantwortung gezogen werden können. Das gilt selbstverständlich auch für medizinale Vergiftungen infolge falscher Rezeptierung durch den Arzt oder fehlerhafter Zubereitung oder Abgabe durch den Apotheker.

Der Verkehr mit Giften (Handel, Aufbewahrung, Abgabe, Giftverzeichnis usw.) ist in der Bundesrepublik Deutschland durch länderrechtliche Polizeiverordnungen geregelt, die im wesentlichen der preußischen Polizeiverordnung über den Handel mit Giften vom 11. 1. 1938 entsprechen. Einzelheiten sind der gerichtsmedizinischen (MUELLER; PONSOLD) und sozialhygienischen (DANIELS et al.) Literatur zu entnehmen. In Mitteldeutschland gelten die Bestimmungen des Giftgesetzes vom 6. 9. 1950 mit seinen fünf Durchführungsbestimmungen (BÜTTNER).

Bedingungen der Giftwirkung

Der Giftbegriff ist, wie erwähnt, relativ. Ob eine Giftwirkung eintritt, hängt von Bedingungen ab, die sich einerseits auf die vergiftende Substanz, andererseits auf den von ihr betroffenen Organismus beziehen.

Tabelle 76. *Durchschnittliches Schluck-Volumen* (nach D. V. JONES und C. E. WORK)

	ml $\pm \sigma$	ml/kg Körpergewicht
Mann	21 + 5	0,26
Frau	14 + 3	0,23
Kleinkind. . . .	4,5 + 2	0,33
($1^1/_4$—$3^1/_2$ Jahre)		

Dosis und Konzentration. Die Giftigkeit einer Substanz ist in erster Linie ein quantitatives Problem, also abhängig von der Dosis, die zugeführt, und von der Konzentration, die im Organismus erreicht wird. Von jedem Gift gibt es eine unwirksame Menge. Pharmaka wirken nur in *therapeutischer Dosis* als Heilmittel, in *toxischer Dosis* krankmachend und in *letaler Dosis* tödlich (s. Kapitel „Medikamentöse Therapie"). Die *Maximaldosen* der Pharmakopöen, etwa des Deutschen Arzneibuches, geben einen ungefähren Anhalt, bis zu welcher Menge ein Mittel vom erwachsenen Menschen noch ohne Schaden vertragen wird. Für Kinder gelten diese Maximaldosen nicht. Sie stellen ursprünglich nur eine Kontrolle für den Apotheker dar, um die Abgabe irrtümlich hoher Dosen zu vermeiden.

Anamnestisch kann die Menge einer oral aufgenommenen Giftflüssigkeit oft nur mit der Angabe eines oder mehrerer „Schlucke" beschrieben werden. JONES und WORK haben das Volumen eines normalen Schlucks ermittelt, dessen absolute und relative Durchschnittswerte bei Männern, Frauen und Kleinkindern in Tabelle 76 angegeben sind.

Wie aus der Tabelle hervorgeht, nimmt das Kind mit einem Schluck eine relativ größere Giftmenge pro Kilogramm Körpergewicht auf als der Erwachsene.

Die **Konzentration** des Giftes im Organismus hängt ab von der zugeführten Menge, der Löslichkeit, den Resorptions- und Ausscheidungsverhältnissen. Es bestehen gewisse Beziehungen zwischen Wirkung (W), Konzentration (c) und Einwirkungszeit (t) der Gifte. Narkotica (Äther, Chloroform), Kohlenoxyd, Blausäuredämpfe haben z. B. eine zeitlose Giftwirkung, d. h., die Intensität der Wirkung ist nur von der jeweiligen Konzentration des Giftes im Organismus bzw. an den giftempfindlichen Zellen, nicht aber von der Dauer der Einwirkung abhängig ($W = c$); man spricht von Konzentrationsgiften.

Bei manchen Giften (z. B. Phosgen) spielt außer der Konzentration auch die Zeitdauer der Einwirkung eine Rolle; hier handelt es sich um zeitgebundene Giftwirkung ($W = ct$).

Löslichkeit ist eine Voraussetzung der Giftwirkung, da nur gelöste Stoffe resorbiert werden und chemisch reagieren. Es kann sich um Wasserlöslichkeit, Lipoidlöslichkeit oder Löslichkeit in Körpersäften (z. B. Salzsäure des Magens) handeln.

Aufnahmeweg und Resorption. Die Giftwirkung hängt auch ab von der Resorptionsfähigkeit und -schnelligkeit eines Giftes. Löslichkeit ist eine schon erwähnte Voraussetzung für die Resorption. Die Resorptionsgeschwindigkeit bei intravenöser, subcutaner und peroraler Applikation verhält sich nach Starkenstein etwa wie 1:2:10; jedoch können verschiedenste Faktoren, wie Kreislaufverhältnisse, Hautturgor und Magenfüllung, diese Relation verschieben.

Der intravenöse und subcutane Aufnahmeweg eines Giftes kommt praktisch nur bei iatrogenen oder beabsichtigten Vergiftungen in Frage. Hinsichtlich der oralen Giftaufnahme ist zu berücksichtigen, daß Mund- und Magenschleimhäute nur lipoidlösliche Stoffe, wie Alkohol, Benzol, Nitrobenzol, Sublimat, Nicotin, organische Säuren u. a. resorbieren; wasserlösliche Substanzen kommen praktisch erst im Dünndarm zur Resorption. Stoffe, die im Magen, Dünndarm und Colon resorbiert werden, passieren über den Pfortaderkreislauf die Leber; die Venen des Rectums führen unmittelbar in die untere Hohlvene, so daß rectal applizierte Stoffe unter Umgehung des zentralen Entgiftungsorgans in den großen Kreislauf gelangen.

Die intakte Haut und die Schleimhäute von Mund, Nase, Conjunctiva, Vagina, Harnblase resorbieren nur lipoidlösliche Stoffe, diese aber recht gut. Wundflächen dagegen nehmen alle löslichen Stoffe leicht auf.

Bei Inhalation gas- und dampfförmiger Gifte erfolgt die Einwirkung nahezu so schnell wie bei intravenöser Applikation.

Die Resorptionsgeschwindigkeit nimmt in der Reihenfolge der angeführten Applikationsarten ab: Intrakardiale Injektion — Intravenöse Injektion — Inhalation — Intramuskuläre Injektion — Subcutane Injektion — Rectale Applikation — Sublinguale Applikation (lipoidlöslicher Stoffe) — Orale Zufuhr.

Entgiftung und Ausscheidung. Systematische Entgiftungsmechanismen des Körpers vermögen einen großen Teil toxischer Substanzen unschädlich zu machen. Diese komplizierten Stoffwechselleistungen spielen sich hauptsächlich in der Leber ab, deren zentraler Bedeutung als Entgiftungsorgan andererseits ihre besondere Gefährdung bei schweren Vergiftungen entspricht.

Die drei prinzipiellen Entgiftungsmöglichkeiten der Leber stellen Oxydations-, Reduktions- und Synthese-Reaktionen dar, deren Effekt sowohl in der Toxicitätsminderung als auch in der Löslichkeitserhöhung und damit Ausscheidungsbeschleunigung der toxischen Agentien besteht. Durch Oxydation können beispielsweise Alkohole, Aldehyde (Formalin, Metaldehyd - Trockenspiritus), aromatische Kohlenwasserstoffe (Benzol) und Schwefelverbindungen entgiftet werden, durch Reduktion Aldehyde, Nitroverbindungen (Nitrobenzol) und Arsen.

Zu den Synthese-Reaktionen zählt eine so polyvalente Entgiftungsfunktion für endogene und exogene Gifte wie die Glucuronsäure-Konjugation, durch die Alkohole, Phenole, Amine, Morphin, Campher und viele andere Substanzen entgiftet werden können. Ausgangsmaterial für die Glucuronsäure-Synthese und -Konjugation ist Glykogen; hieraus ergibt sich die Bedeutung eines ausreichenden Leber-Glykogen-Vorrates bei Vergiftungen, der durch reichliche Lävulose-Zufuhr geschaffen werden kann.

Die besondere *Empfindlichkeit des Neugeborenen* gegenüber Morphin erklärt sich wahrscheinlich aus der Tatsache, daß die Glucuronsäure-Konjugation in den ersten Lebenstagen infolge ungenügender Aktivität des daran beteiligten Fermentes Glucuronyl-Transferase noch insuffizient ist und das Morphin somit auf diesem Wege nicht entgiftet und ausgeschieden werden kann. Das gleiche gilt für die gesteigerte Toxicität von Chloramphenicol und Progesteron beim Früh- und Neugeborenen.

Weitere Entgiftungswege der Leber durch Synthese-Reaktionen bestehen in Acetylierung (Amine, Sulfonamide), Methylierung (Amine, Phenole), Cystein-, Glutamin- und Sulfat-Konjugationen (aromatische Kohlenwasserstoffe). Dabei können sich die verschiedenen Entgiftungsmechanismen offenbar teilweise gegenseitig ersetzen, so daß dem Organismus zur Inaktivierung und Eliminationsvorbereitung eines Giftes mehrere Reaktionsmöglichkeiten zur Verfügung stehen (WILLIAMS).

Die **Ausscheidung** der Gifte erfolgt entweder durch Resorptionsorgane wie Magendarmkanal und Lunge, oder durch eigentliche Sekretionsorgane wie Leber, Niere, Schweiß- und Milchdrüsen.

In die *Muttermilch* gehen unter anderen folgende Stoffe über, die zu Vergiftungserscheinungen beim gestillten Säugling führen können: Alkohol, Arsen, Atropin, Blei, Borsäure, Brom, Chinin, Jod, Morphium, Nicotin, Quecksilber, Salicylsäure, Schlafmittel und Wismut.

Die Niere ist wie die Leber zur Glucuronid-Synthese befähigt. Als Hauptausscheidungsorgan ist die Niere bei schwereren Vergiftungen erheblich gefährdet, insbesondere durch die eigentlichen Nierengifte wie Sublimat, Phenole, Phenolphthalein, Salicylate und Terpentinöl.

Die vom Organismus des Vergifteten ausgehenden Modifikationen der Vergiftungswirkung hängen in erster Linie vom Lebensalter ab, werden aber auch von Konstitution, Ernährungszustand, Geschlecht und Rasse beeinflußt. Die individuellen Reaktionsweisen, die man unter dem Begriff der Gifttoleranz zusammenfaßt, erstrecken sich von der konstitutionellen oder erworbenen Giftüberempfindlichkeit bis zur gesteigerten Resistenz gegen Gifte, der Giftfestigkeit, die ebenfalls angeboren oder erworben sein kann, z.B. durch Gewöhnung (Nicotin, Alkoholismus, Schlafmittelsucht, Morphinismus, Cocainismus, Arsenikesser).

Giftempfindlichkeit des Kindes

Für die Mehrzahl der Gifte kann man davon ausgehen, daß der kindliche Organismus mit etwa der gleichen Empfindlichkeit reagiert wie der des Erwachsenen, wenn man als Bezugsgröße das Kilogramm Körpergewicht zugrunde legt. Für bestimmte Gifte ist jedoch eine altersspezifische Empfindlichkeit seit langem aus der klinischen Empirie bekannt. So reagieren z.B. das Neugeborene und der Säugling besonders empfindlich auf Opiumalkaloide, während Phenobarbital und Strychnin von Säuglingen in relativ hohen Dosen vertragen werden; auch die Atropintoleranz des Säuglings ist groß.

Über die spezifische Giftempfindlichkeit des unreifen Organismus finden sich in der Literatur allerdings nicht immer übereinstimmende Angaben. Für die hohe Morphin-

Tabelle 77. *Faktoren, welche die Giftwirkung beeinflussen*

Den Vergifteten betreffende Varianten	Das Gift betreffende Varianten
Species	Menge ⎱ Konzentration
Rasse	Löslichkeit ⎰
Geschlecht	Temperatur
Körpergewicht	Resorptionsfähigkeit
Lebensalter	Ausscheidungsfähigkeit
Ernährungszustand	
Konstitution	

Intoleranz des Neugeborenen, die altes klinisches Erfahrungsgut darstellt (BINZ 1878), erbringt der Tierversuch keine genügenden Beweise (LENDLE 1960); dabei ist jedoch zu berücksichtigen, daß die Giftempfindlichkeit von Species zu Species ganz erheblich variieren kann, so daß die klinische Erfahrung zweifellos die beste Grundlage zur Beurteilung der Giftigkeit einer Substanz darstellt. Auch klinische Beobachtungen sind in bezug auf altersbedingte Wirkungsunterschiede von Giften verschieden gedeutet worden; entgegen der vorherrschenden Erfahrung bezeichnen beispielsweise MEYLER und FÜHNER, WIRTH und HECHT kleine Kinder und Neugeborene als besonders atropinempfindlich. Bei der uneinheitlichen Beurteilung der altersbezogenen Atropintoleranz spielt die erhebliche Variabilität der *individuellen* Atropinempfindlichkeit eine Rolle.

Gegenüber Nervengiften, die an den medullären Zentren, speziell am Atemzentrum angreifen, ist die Empfindlichkeit im Kindesalter besonders groß (Opium-Alkaloide); gegen Stoffe, die auf die Großhirnrinde (Phenobarbital, Adalin) und das Rückenmark (Strychnin) einwirken, ist das Kind dagegen relativ unempfindlich. Auch hiervon gibt es Ausnahmen, wie etwa die höhere Alkoholintoleranz des Kindes gegenüber dem Erwachsenen zeigt (Lorenz und Falk).

Auf die durch Unreife von Leber und Niere bedingte Insuffizienz enzymatischer Entgiftungsfunktionen als Ursache erhöhter Toxicität, z. B. von Morphin, Chloramphenicol, Phenacetin und Succinylcholin bei Neugeborenen wurde bereits hingewiesen (Senft; v. Harnack).

Tabelle 78. *Spezifische Giftempfindlichkeit des kindlichen Organismus im Vergleich zum Erwachsenen*

Höher empfindlich gegen	Weniger empfindlich gegen
Alkohol	Aconitin
Anilin	Adrenalin
Chinin	Apomorphin
Chloramphenicol	Arsen
Cocain	Atropin
Codein	Barbitursäure
Coffein	Blausäure
Colchicin	Brom (Adalin, Bromural)
Hydrochinon	Digitalis
Morphin	Kohlenmonoxyd
(1. Trimenon)	Pilocarpin
Nicotin	Strychnin
Phenacetin	Sulfonamide
(1. Trimenon)	Thyreoidin
Pyramidon	
Resorcin	
Succinylcholin	
(1. Trimenon)	

Tabelle 78 gibt einen Überblick über die Substanzen, bei denen mit einer spezifischen Empfindlichkeit bzw. Unempfindlichkeit im Kindesalter zu rechnen ist.

Prophylaxe

Bei der fortschreitenden Häufigkeitszunahme kindlicher Vergiftungen und im Hinblick darauf, daß sie in etwa 90% durch Fahrlässigkeit der Erwachsenen bedingt und damit vermeidbar sind, gewinnt das Problem der Vergiftungsprophylaxe eine ebenso große Bedeutung wie das der Therapie. Überlegungen zu einer wirkungsvollen Prophylaxe richten sich auf die Gefährdungsschwerpunkte, die uns die Biostatistik aufzeigt. Aus der Tatsache, daß Erwachsene hinsichtlich der Giftig-

keit von Haushaltchemikalien und Medikamenten für Kinder meist völlig ahnungslos sind, daß sie diese Mittel leicht zugänglich aufbewahren und daß sie die Findigkeit, Geschicklichkeit und Schnelligkeit des Kleinkindes meist erheblich unterschätzen, ergibt sich als wichtigste Maßnahme der Vergiftungsverhütung die *Aufklärung und Erziehung der Eltern und Pflegepersonen*. Diese Aufgabe kann vom Hausarzt, von der Mütterberatung oder vom Gesundheitsamt (Merkblätter, Vorträge, Film, Funk und Fernsehen) wahrgenommen werden.

Ein **Merkblatt** *zur Verhütung von Vergiftungsunfällen* bei Kindern sollte auf folgende Punkte hinweisen:

1. Mehr als 90% aller Vergiftungen bei Kindern sind vermeidbar!

2. Ein- und zweijährige Kleinkinder sind am meisten gefährdet, weil sie dazu neigen, alles Erreichbare kritiklos in den Mund zu nehmen und zu verschlucken. Flüssigkeiten sind besonders verführerisch.

3. Kleinkinder sind fast immer geschickter, findiger und schneller als ihnen zugetraut wird.

4. Kindliche Vergiftungen kommen vorwiegend durch Haushaltsmittel (Benzin, Terpentin, Säuren, Laugen, Reinigungsmittel u. a.) und durch Medikamente zustande. Diese Mittel finden sich hauptsächlich in Küche, Badezimmer und Schlafzimmer. Alle Medikamente wirken, in Überdosis genommen, als Gift.

5. Giftige Haushaltsmittel und Medikamente sind prinzipiell unter Verschluß aufzubewahren (Schlüssel abziehen!). Sie müssen in ihrem Original-Behältnis bleiben und eindeutig etikettiert sein. Küche und Badezimmer hält man am besten für Kleinkinder ganz verschlossen.

6. Kindern sind keine Medikamente zu geben, die nicht für sie verordnet worden sind.

7. Werden giftige Substanzen oder Medikamente weggeworfen, so sind sie ins WC zu entleeren, bevor die Behälter und Flaschen in den Abfalleimer kommen.

Außer der Aufklärung als dem wichtigsten Faktor hat ein Verhütungsprogramm folgende **Sicherungen** zu berücksichtigen:

Die Hersteller von Haushaltmitteln sollten zur *Angabe der Inhaltsstoffe* auf der Packung verpflichtet werden, wenn es sich um toxikologisch differente Substanzen handelt; evtl. kämen auch kurze therapeutische Angaben in Betracht: beispielsweise keine Milch bei fettigen und lipoidlöslichen Stoffen; Neutralisationsmittel bei Säuren und Laugen usw.

Es müssen *Verschluß-Sicherungen* für Giftbehälter entwickelt werden, die von Kindern nicht geöffnet werden können. In der Schweiz gingen die kindlichen Vergiftungsunfälle zurück, nachdem für die Verpackung gefährlicher Medikamente ein Schiebeverschluß eingeführt worden war, der für Kinder schwierig zu öffnen ist (SCHWARZ). In Schweden wurde für Schrank-, Schubladen- und Türverschlüsse ein besonderer Griff entwickelt, dessen Bewältigung Kindern unmöglich ist (BERFENSTAM).

Von KLEINSCHMIDT ist angeregt worden, bei der Herstellung von Küchenmöbeln und Kleiderschränken serienmäßig Sicherheitsfächer zur Aufbewahrung von Medikamenten, Möbelpolituren, Säuren, Fleckenwasser u. dgl. einzubauen (PÜSCHEL).

Die pharmazeutische Industrie sollte eine Rotfärbung von Tabletten und Dragées möglichst vermeiden, da die rote Farbe für Kinder den größten Ingestionsanreiz darstellt; Weiß und Gelb sind weniger verführerisch. Die Verpackung im Zellophanstreifen ist sicherer als in Röhrchen oder Schachteln (JOLLY und FORREST).

Schließlich sei auf die Bedeutung einer grundsätzlichen Ablehnung medikamentöser Polypragmasie, die zu einer Überschwemmung der Haushalte mit Arzneimitteln führt, auf die Verbesserung der ärztlichen Aus- und Fortbildung in der klinisch-pädiatrischen Toxikologie und auf die Einrichtung von Vergiftungs-Informationszentralen hingewiesen.

Vergiftungs-Informationszentralen

Im Jahre 1953 wurde in den USA unter Förderung durch die amerikanische Gesellschaft für Pädiatrie die erste Vergiftungs-Informationszentrale (Poison Control Center) in Chikago eingerichtet mit dem Ziel, dem praktizierenden Arzt, aber auch dem Laien, jederzeit und unverzüglich telephonisch alle diagnostisch, therapeutisch und prognostisch wichtigen Einzelheiten bei einem Vergiftungsunfall mitzuteilen (PRESS). 1956 gab es in den USA 44, 1957 100 und 1959 bereits etwa 300 Vergiftungs-Informationszentralen von unterschiedlicher Größe und Struktur, meist an Kliniken angegliedert und über eigene Behandlungsmöglichkeiten verfügend, teils mit Institutscharakter, gestützt auf die Mitarbeit von Klinikern, Pharmakologen, Botanikern und Pharmazeuten. Entsprechende Einrichtungen gibt es seit 1957 in Canada (RATHBUN), vereinzelt auch in Europa, z.B. in Kopenhagen (CLEMMESEN), Stockholm (KARLSSON) Paris (GAULTIER et al.) und München (v. CLARMANN).

Neben der unmittelbar praktischen Aufgabe der Informationserteilung in akuten Vergiftungsfällen haben viele Vergiftungs-Informationszentralen auf Grund des ihnen bekanntgewordenen Materials die epidemiologische Situation der Vergiftungsunfälle in ihren Bezirken erforscht (BRUNS; CANN et al.; RAHTBUN). Andere haben mit Maßnahmen der Volksbelehrung und -aufklärung eine starke Wirksamkeit in prophylaktischer Hinsicht entfaltet (JAKOBZINER 1957).

Aus den ersten Zentren in Illinois ist eine in den USA weitverbreitete Publikation von PRESS „Accidental Poisoning in Children" hervorgegangen, die eine Zusammenstellung von Haushaltsprodukten mit ihrer chemischen Zusammensetzung und Behandlungsrichtlinien enthält.

Die Einrichtung von Vergiftungs-Informationszentralen ist ein vielversprechender Weg zur erfolgreichen Bekämpfung der Morbidität und Mortalität von Vergiftungen im Kindesalter. Sie sollten auch in Deutschland, am zweckmäßigsten im Anschluß an Kinderkliniken, eingerichtet werden.

Toxikologische Leitsymptome

Jedes plötzliche Auftreten von Krankheitserscheinungen aus voller Gesundheit heraus muß unter anderem an eine akute Vergiftung denken lassen. Verstärkt sich der Vergiftungsverdacht durch anamnestische Hinweise, wie Aussagen von Spielgefährten oder Geschwistern, durch Auffinden unerklärlich geleerter Giftbehälter, so muß aus der vorliegenden Symptomatik die Diagnose gestellt und nach Möglichkeit die Ätiologie bestimmt werden, was bei einer Reihe von Giften durch ihre spezifisch organotrope Wirkung erleichtert wird. Auch die Inspektion des Eintrittsweges, den das Gift genommen hat, kann diagnostische

Anhaltspunkte geben: Verätzungen der Mundschleimhaut oder der Haut weisen auf Säure- und Laugenvergiftungen hin, der Mundgeruch läßt Rückschlüsse auf stark riechende Gifte wie Terpentin, Benzin usw. zu.

Die folgende Aufstellung bringt in alphabetischer Reihenfolge wichtige Vergiftungssymptome mit Angabe der ätiologisch in Frage kommenden Gifte. Eine umfassendere Zusammenstellung von Leitsymptomen bringt Moeschlin.

Akkomodationsstörung. Botulismus.

Albuminurie. Arsen, Borsäure, Kupfersulfat, Naphthalin, Oleum chenopodii, Pilze, Quecksilber, Salicylate, Thallium, Terpentin.

Alopecie. Colchicin, Thallium.

Amaurose. Chinin, Extractum filicis, Methylalkohol, Oleum chenopodii, Thallium.

Anämie. Anilin, Arsen, Benzol, Blei, Naphthalin, Phenacetin, Phenothiazin.

Anurie. Arsen, Blei, Chromsäure, Kaliumchlorat, Naphthalin, Phenolphthalein, Salicylsäure, Terpentinöl.

Arrhythmie. Aconitin, Digitalis.

Ataxie. Alkohol, Blei, Brom Piperazin, Schlafmittel.

Atemgeruch. Alkohol, Anilin, Arsen, Äther, Benzin, Benzol, Chloroform, Essigsäure, Naphthalin, Phosphor, Terpentinöl.

Atemlähmung. Botulismus, Morphin, Phenole, Schlafmittel. Ätzschorfe an der Mundschleimhaut: Kaliumpermanganat, Kupfersulfat, Laugen und Säuren, Phenole.

Bauchschmerzen. Vieldeutiges Vergiftungssymptom. Kolikartig bei Barium, Blei, Colchicin, Thallium.

Bewußtlosigkeit. Aconitin, Alkohol, (Äthyl- und Methylalkohol), Atropin, Chinin, Kohlenmonoxyd, Morphin, Narcotica, Phenole, Schlafmittel.

Blässe (Gefäßblässe). Alkohol, Cocain, Nicotin, Phenothiacin.

Bradykardie. Barium, Blei, Chinin, Digitalis, E 605, Parasympathicomimetica (Acetylcholin, Pilocarpin, Fliegenpilz).

Durchfall. Vieldeutiges Vergiftungssymptom. Besonders bei Borsäure, Nicotin, Phenolphthalein.

Ikterus. Arsen (chronische Vergiftung), Kaliumchlorat, Kaliumpermanganat, Pheno-

thiazin, Pilze (Lorchel, Knollenblätterschwamm), Phosphor.

Kollaps, Schock. Häufiges Syndrom bei schweren akuten Vergiftungen, besonders Aconitin, Blutgiften, Chlor, Cicutoxin, Muscarin, Nicotin, Pilocarpin, Säuren und Laugen.

Krämpfe. Atropin, Anilin, Arsen, Blei Campher, Cardiazol, E 605, Methylalkohol, Picrotoxin, Strychnin.

Erbrechen. Vieldeutiges Vergiftungssymptom. Besonders bei Alkohol, Benzin, Benzol, Colchicin, Lebensmittelvergiftungen, Laugen, Phenolen, Phosphor, Säuren, Schwermetallen.

Erregungszustände. Alkohol, Atropin, Barium, Benzin, Benzol, Chinin, Digitalis, Campher, Oleum chenopodii, Quecksilber, Santonin, Scopolamin, Weckamine (Pervitin, Benzedrin).

Exanthem. Medikamente, Quecksilber, Arsen.

Glucosurie. Extractum filicis, Kohlenmonoxyd, Terpentin.

Hämaturie, Hämoglobinurie. Anilin, Arsen, Chromsäure, Essigsäure, Kaliumchlorat, Naphthalin, Oleum chenopodii, Salicylate, Terpentin.

Hypertonie. Weckamine (Pervitin, Benzedrin).

Lähmungen. Aconitin, Blei, Botulismus, Thallium, Triorthokresylphosphat.

Leberschwellung. Alkohol, Arsen, Blei (chronische Vergiftung), Phenothiazin, Phosphor, Pilze (Lorchel, Knollenblätterschwamm), Tetrachlorkohlenstoff, Trichloräthylen.

Lungenödem. Ammoniak, Chlor, E 605, Nitrosegase, Phosgen.

Miosis. Barbiturate, E 605, Morphin.

Mydriasis. Atropin, Blausäure, Botulismus, Cocain, Campher.

Ptosis. Botulismus, Fluoride, Thallium.

Rubeosis. Atropin, Cocain, Bor, Kohlenmonoxyd, Scopolamin.

Salivation. Barium, Blei, Borsäure, Botulismus, Fluoride, E 605, Laugen, Muscarin, Nicotin, Pilocarpin, Quecksilber.

Tachykardie. Anilin, Atropin, Cocain, Digitalis, Kohlenmonoxyd, Thallium.

Trockenheit der Haut. Atropin.

Trockenheit des Mundes. Atropin, Botulismus, Scopolamin, Thallium.

Cyanose. Anaesthesin, Anilinderivate, Benzolderivate, E 605, Kaliumchlorat, Kohlenmonoxyd, Naphthalin, Nitrate, Nitrite.

Allgemeine Therapie

Der Behandlung einer akuten Intoxikation liegen drei prinzipielle Maßnahmen zugrunde:

1. Entfernung des Giftes aus dem Körper.
2. Unwirksammachen des Giftes oder Aufhebung der Giftwirkung durch Antidote.
3. Behandlung der Vergiftungssymptome.

Entfernung und Unschädlichmachung des Giftes werden als kausale oder ätiologische Therapie bezeichnet. Die Voraussetzungen für eine erfolgreiche kausale Therapie sind immer dann gegeben, wenn die Giftaufnahme erst kurze Zeit zurückliegt und wenn die vergiftende Substanz bekannt ist. Bei der Behandlung der Vergiftungssymptome handelt es sich um unspezifische, symptomatische Therapiemaßnahmen, die bei unbekannten Giften oder in späteren Stadien der Vergiftung, wenn das Gift selbst nicht mehr zu beeinflussen ist, im Vordergrund stehen. Wesentliche Faktoren der symptomatischen Therapie sind Atmungs- und Kreislaufstützung.

Die ätiologische Therapie kann sich einmal mehr allgemein wirkender Gegenmittel, beispielsweise Absorbentien, bedienen, oder aber spezifische oder hochdifferente Gegenmittel anwenden (spezifische Antidot-Therapie), die selbst potentiell stark wirkende Gifte sind.

Sofortmaßnahmen. Da der Zeitfaktor für den Erfolg der therapeutischen Bemühungen bei allen akuten Vergiftungen von entscheidender Bedeutung ist, müssen die notwendigen Sofortmaßnahmen rasch und zielbewußt durchgeführt werden. Sie werden nach Lage der Dinge häufig Aufgabe des Laien, meist der Eltern, sein, denen bei telephonischer Benachrichtigung über einen kindlichen Ingestionsunfall vom Arzt die Anweisung zu geben ist, das Kind, sofern es nicht bewußtlos ist und keine Säuren oder Laugen getrunken hat, sofort *reichlich Wasser trinken* zu lassen, *keine* Milch (!), es auf die Knie *mit dem Gesicht nach unten* zu legen und ihm den *Finger in den Rachen* zu stecken, bis es erbricht. Die Reste der *Giftsubstanz und* der *Verpackung* sollen *mitgenommen* und das Kind so schnell wie möglich in die Klinik gebracht werden.

Kinder mit Vergiftungen sollten nach rascher Durchführung der erforderlichen Sofortmaßnahmen grundsätzlich *klinisch behandelt und beobachtet* werden. Auch dann, wenn nach Verschlucken von möglicherweise giftigen oder nicht sicher indifferenten Substanzen zunächst noch keine klinischen Erscheinungen vorliegen, sollte eine 2—3tägige stationäre Beobachtung erfolgen; erst dann, wenn subjektives Befinden, klinischer Befund, Blutbild und Urinuntersuchung unauffällig geblieben sind, ist eine sichere Beurteilung der Ungefährlichkeit des Ereignisses möglich.

Entfernen des Giftes aus dem Körper

Künstliches Erbrechen

Bei oral aufgenommenen Giften ist die wichtigste Sofortmaßnahme die Entleerung des Magens per os. Dies geschieht, insbesondere bevor ein Arzt oder eine Klinik erreicht sind, durch Auslösung von *Erbrechen*, am einfachsten durch Rachenreizung mit dem Finger. Lediglich bei Säure- und Laugenvergiftungen, bei denen sich durch die Spasmen des Vomitus die Perforationsgefahr erhöht und durch Regurgitation der unverdünnten Ätzgifte die Speiseröhre erneut geschädigt werden kann, ist diese Maßnahme nicht indiziert.

Trinkenlassen von warmem Wasser mit Tierkohle führt nicht nur zur Verdünnung des Giftes und zur Giftadsorption, sondern oft auch zum erwünschten Erbrechen. Auch warme Kochsalzlösung (2—3 Teelöffel Kochsalz auf ein Glas Wasser) wirkt als Emeticum, wird aber gewöhnlich nur von älteren, krankheitseinsichtigen Kindern genommen. Die hypertonische Salzlösung verursacht neben dem Erbrechen auch einen Spasmus des Pylorus, so daß im Magen befindliches Gift nicht sogleich in den Dünndarm gelangen kann.

Apomorphin als Brechmittel ist bei Säuglingen und jungen Kleinkindern *kontraindiziert*, da diese schon auf wenige Milligramm mit zentralnervösen Atem- und Kreislaufstörungen reagieren können. Das Mittel sollte daher *höchstens im Schulalter* angewendet werden; die subcutane Injektion von 5 mg führt nach wenigen Minuten zum Erfolg, wenn nicht schwere Schlafmittelvergiftungen mit Bewußtlosigkeit und Lähmung des Brechzentrums vorliegen, bei denen sich die Anwendung von

Apomorphin wegen seiner depressorischen Wirkung auf das Atemzentrum sowieso verbietet. Auch bei Säure- und Laugenvergiftungen ist Apomorphin nicht angebracht, da heftiges Erbrechen die Perforationsgefahr erhöht.

Magenspülung

Die Magenspülung ist das souveräne und in der Klinik ohne andere Versuche unverzüglich anzuwendende Mittel zur Giftentleerung aus dem Magen. Diese Maßnahme ist innerhalb der ersten 3 Std nach der Giftaufnahme unbedingt und auch noch im Verlauf von drei weiteren Stunden bedingt erfolgversprechend, so daß sie so früh wie möglich, auf jeden Fall aber noch bis zu 6 Std nach der Giftaufnahme, durchgeführt werden sollte.

Technik. Die Magenspülung wird immer in Seiten-, Bauch- oder leichter Kopftieflage des Kindes vorgenommen. Der angefeuchtete Magenschlauch — weich, nicht zu dünn und unten mit seitlichen Löchern versehen — wird rasch, aber nicht brüsk durch den Mund eingeführt. Oft kommt es durch den Gaumen- und Magenreiz zu gleichzeitigem Erbrechen; das ist nicht unerwünscht. Nur muß die Aspiration von Erbrochenem durch die oben erwähnte Lagerung verhindert werden, was bei bewußtlosen Patienten besonders wichtig ist.

Man spült mit reinem lauwarmem Wasser so lange, bis die Spülflüssigkeit klar zurückkommt. Dann wird eine Nachspülung mit Tierkohle-Aufschwemmung angeschlossen (10 g = etwa 2 Eßlöffel Carbo medicinalis = 40 Kohle-Compretten auf 1 Liter lauwarmes Wasser). Zum Schluß gibt man 10 g Kohle (2 Eßlöffel Carbo medicinalis oder 40 Kohle-Compretten) und 1 Eßlöffel Natriumsulfat (Glaubersalz), in etwas Wasser gelöst, durch die Sonde in den geleerten Magen.

Gegenindikationen. Laugen- und Säurevergiftungen sind wegen der Perforationsgefahr die einzigen Kontraindikationen einer Magenspülung mit dem dicken Magenschlauch; man kann allenfalls vorsichtig eine dünne, weiche Gummisonde durch die Nase einführen, um durch diese wenigstens verdünnende und neutralisierende Flüssigkeiten zuzuführen. Am größten ist die Perforationsgefahr bei den Colliquationsnekrosen der Lungenverätzungen.

Abführmaßnahmen

Die Ausscheidung von bereits in den Darm gelangten Giftstoffen kann durch die Gabe von *Laxantien* beschleunigt werden. Dabei kommen nur salinische Abführmittel in Frage; das günstigste ist Natriumsulfat (Glaubersalz). Magnesiumsulfat (Bittersalz) ist nicht ungefährlich, da es bei Verätzungen des Darmes in narkotisch wirkenden Mengen resorbiert werden kann (Führer). Tödliche Magnesiumvergiftungen Erwachsener bei regelrecht durchgeführten Bandwurmkuren sind beschrieben worden (Schumann). Ricinusöl ist zu vermeiden, da es die Resorption von fettlöslichen Giften (z. B. Phosphor, E 605, Anilin, Benzin, Benzol, Extractum filicis, Campher, Oleum chenopodii, Phenole, Santonin, Terpentin, Alkohol) fördert.

Reines *Paraffinöl* (Paraffinum liquidum), ein Gemisch hochmolekularer Kohlenwasserstoffe, gehört pharmakodynamisch in die Gruppe der salinischen Abführmittel und kann unbedenklich gegeben werden. Es wird nicht resorbiert und entzieht gerade auch fettlösliche Gifte der Resorption im Darm (Dosierung bei Kindern: 3 ml/kg Körpergewicht). Die Gabe nichtsalinischer Abführmittel verbietet sich auch durch die Tatsache, daß sie alle von der Tierkohle, die als Adsorbens gewöhnlich gleichzeitig gegeben wird, adsorbiert werden.

Andere Ausscheidungsmaßnahmen

Bei *Inhalationsgiften* ist die wichtigste Sofortmaßnahme die Entfernung des Vergifteten aus dem gefährlichen Milieu und nötigenfalls die künstliche Beatmung mit Sauerstoff.

Kontaktgifte auf der äußeren Haut werden, sofern es sich um Säuren und Laugen handelt, durch reichliche Wasserspülung entfernt. Auch bei Augenverätzungen genügt als Sofortmaßnahme das reichliche Ausspülen unter dem Wasserhahn; Moeschlin warnt dabei mit Recht vor der Anwendung von neutralisierenden Säuren oder Alkalien, da dadurch leicht noch schwerere Schädigungen entstehen.

Fetthaltige und lipoidlösliche Gifte auf der Haut werden mit Alkohol, Benzin oder Äther entfernt, anschließend wird mit Seife nachgewaschen.

Subcutan und intramuskulär injizierte und durch Schlangenbisse beigebrachte Gifte kann man durch Hautschnitt und dadurch bewirkte stärkere Blutung zu entfernen versuchen. Umschnürung der Extremität zentralwärts von der Einstichstelle verhindert eine Ausbreitung des Giftes über den Körperkreislauf. Umspritzung der Injektionsstelle mit Adrenalin hemmt die Resorption. Bei Frühfällen und sehr gefährlichen Giften kommt die Excision des Giftdepots in Frage.

Schließlich sei die orale und parenterale Flüssigkeitszufuhr erwähnt, die eine stärkere Diurese und damit eine raschere Ausscheidung des Giftes durch die Nieren bewirken kann. Gelegentlich kann man die Elimination des Giftes durch einen kräftigen Aderlaß fördern, evtl. ist sogar eine Austauschtransfusion angezeigt.

Antidottherapie

Antidote (Gegengifte) sind Mittel, die entweder durch physikalische oder chemische Reaktionen mit dem Gift dieses unwirksam machen oder seine Wirkung durch Gegenwirkungen aufheben.

Adsorbentien machen Gifte durch physikalische Bindung unwirksam. Das wichtigste und nahezu universale Adsorbens ist Tierkohle (Carbo medicinalis), die daher bei allen oral aufgenommenen Giften ausgiebig anzuwenden ist. Die Gabe von Bolus alba (weißer Ton) zur Adsorption von Alkaloiden erübrigt sich, da auch hier Tierkohle gleichwertig ist.

Die Adsorptionstherapie mit Kohle sollte als unbedingter Reflex bei Intoxikationen entwickelt und dafür die Gabe von *Milch* als leider schon bedingte Reflexreaktion verfemt werden (LENDLE). Milch wird fälschlich für ein universales Antidot bei allen Arten von Vergiftungen gehalten. Sie belebt aber die Magenperistaltik und führt zu einem rascheren Transport der giftigen Stoffe in die resorbierenden Dünndarmabschnitte. Insbesondere aber bildet sie mit öligen und fetthaltigen Giften feindisperse Emulsionen und geht mit lipoidlöslichen Stoffen wie Äther, Benzin, Benzol, Tetrachlorkohlenstoff, Terpentin, Anilin, Campher, Phosphor u. a. in Lösung, wodurch deren Resorption gefördert wird. Nur bei Giften mit Ätzwirkungen, speziell anorganischen Säuren, allenfalls Schwermetallsalzen und Laugen ist die Gabe von Milch sinnvoll, da die Koagulations- und Colliquationswirkungen dieser Ätzgifte auf das Milcheiweiß abgelenkt werden können.

Die chemische Umwandlung von Giften in ungiftige Verbindungen erreicht man bei Laugenvergiftungen durch verdünnte Citronensäure; bei Säurevergiftungen durch Magnesia usta (Neutralisation); bei Schwermetallvergiftungen durch Eiereiweißaufschwemmung in Wasser (Metallalbuminatbildung); bei Bariumvergiftung durch Natriumsulfat (Bildung von unlöslichem Bariumsulfat); bei Phosphorvergiftung durch 1 $^0/_{00}$ige Kupfersulfatlösung (Komplexbildung, außerdem Brechwirkung).

Die früher übliche Anwendung von 4%iger Tanninlösung bei Alkaloidvergiftungen ist nach neueren Anschauungen wirkungslos, da die entstehenden Niederschläge bei Körpertemperatur wieder löslich sind; auch die auf Grund ihrer oxydativen Fähigkeit gelegentlich bei der Magenspülung angewendete Kaliumpermanganatlösung soll ohne wesentlichen Entgiftungseffekt sein (HANSEN und GRONEMEYER).

Spezifische Antidote
Antidote gegen Metalle und Metalloide. Es handelt sich vorwiegend um Mittel gegen toxische Schwermetalle wie Blei, Thallium, Quecksilber, Wismut, Zink, Eisen, Kupfer und gegen die Halbmetalle Arsen und Antimon. Ihre Anwendung in der pädiatrischen Toxikologie ist glücklicherweise nur relativ selten notwendig, weil das Gros der Schwermetallintoxikationen auf gewerbliche Vergiftungen (etwa Blei, Quecksilber) entfällt. Auch eine Reihe therapeutischer Methoden, die zu medizinalen Schwermetallvergiftungen führen konnten, sind nicht mehr gebräuchlich, wie die Goldbehandlung der chronischen Polyarthritis, die Quecksilber- und Wismut-Anwendung bei der Lues, Antimon-Verbindungen als Brechmittel und Quecksilberpräparate für die Diurese.

Von Bedeutung sind die Metall-Antidote heute in erster Linie für die kindlichen Intoxikationen durch Ratten- und Mäusegift (Thallium), durch Schädlingsbekämpfungsmittel (Arsen) und durch Eisen-Tabletten.

Das Wirkungsprinzip der Schwermetall- und Metalloid-Antidote besteht in der Zurverfügungstellung von schwefelhaltigen Verbindungen, die mit den toxischen Substanzen ungiftige, unlösliche und ausscheidungsfähige Sulfide bilden.

Antidotum metallorum (Sauter). Schwefelwasserstoff in stabilisierter Lösung. Das Mittel wirkt durch Überführung der giftigen Schwermetallionen vor der Resorption in schwerlösliche und ungiftige Sulfide; es muß also so rasch wie möglich appliziert werden. Wirksam bei allen Schwermetallvergiftungen (Quecksilber, Blei, Kupfer, Zink, Thallium, Silber, Wismut, Chrom, Eisen; Metalloide: Antimon, Arsen), bevorzugt bei der *Thalliumvergiftung*. Das Mittel wird per Magenschlauch appliziert, Initialdosis bei Kindern 1 ml/kg Körpergewicht, dann für weitere 8 Tage täglich 0,25 ml/kg Körpergewicht. Das in Flaschen zu 100 ml zur Verfügung stehende Antidot ist eine hellgelbe Flüssigkeit und muß, wie alle reduzierenden Substanzen, dunkel und verschlossen aufbewahrt werden. Sollte sich die Lösung unter Abscheidung eines weißen Niederschlages (Schwefel) entfärbt haben, ist sie unbrauchbar.

Natrium thiosulfuricum, Natriumthiusulfat, $Na_2S_2O_3$ (S-hydril, Laves).

Calcium thiosulfuricum, Calciumthiosulfat, CaS_2O_3. Beide Verbindungen entgiften außer Schwermetallen und Metalloiden auch Blausäure nach der Resorption. Man spritzt 1—5—50 ml der 10%igen Lösung intravenös.

Reducdyn (Nordmark). Auch hier handelt es sich um organische Sulfhydryl-Verbindungen, deren SH-Gruppen Schwermetallionen binden und entgiften. Das Antidot liegt in Ampullen zu 10 ml vor, eine Ampulle enthält 0,05 g dl-Homocystein-thiolacton, 0,15 g l-Cystein und 2,00 g Fructose. Man spritzt 5(—10) ml 1—2mal täglich langsam intravenös eine Woche lang.

Dimercaprol (2,3-Dimercaptopropanol = 2,3-Dithiopropanol), $CH_2SH—CHSH—CH_2OH$. Das in England entwickelte und dort als BAL (British Anti-Lewisite) im Handel befindliche Mittel bildet auf Grund seiner 2 SH-Gruppen stabile Ringverbindungen mit Schwermetallen, die dadurch entgiftet und schnell ausgeschieden werden. Es ist wirksam bei akuten Vergiftungen mit Arsen, Quecksilber, Wismut u. a.; seine Domäne ist die *Arsenvergiftung*. Wirkungslos ist das Mittel bei Blei-, Eisen- und Thallium-Vergiftungen. Kontraindikationen sind schwere Nieren- und Leberschäden.

Dimercaprol ist in Deutschland als *Sulfactin* (Homburg) im Handel (Ampullen zu 2 ml mit 100 mg Dimercaprol in öliger Lösung). Dosierung: am 1. und 2. Tag 4stündlich je 2,5—3 mg pro kg Körpergewicht tief intraglutäal, dann für eine Woche die gleiche Einzeldosis 2—3mal täglich.

Nebenerscheinungen: Bei Kindern kann es nach der Injektion zu kurzdauernder, einige Stunden anhaltender Temperatursteigerung kommen. Bei Überschreitung der angegebenen Dosierung treten Übelkeit, Erbrechen, Kopf-, Zahn- und Muskelschmerzen, Hautbrennen, vermehrter Speichel- und Tränenfluß und Blutdrucksteigerung auf.

Calcium-Natrium-Äthylendiamin-tetraacetat (Ca-EDTA):

$$\begin{array}{c} \text{NaO–C–CH}_2 \\ \text{NaO–C–CH}_2 \end{array}\!\!\!\!\!>\!\!\text{N–CH}_2\text{–CH}_2\text{–N}\!\!<\!\!\!\!\!\begin{array}{c} \text{CH}_2\text{–C–ONa} \\ \text{CH}_2\text{–C–ONa} \end{array} +Ca^{++}$$

Das Molekül tauscht sein Calcium gegen die resorbierten toxischen Schwermetallionen aus und bildet mit ihnen stabile, ungiftige, rasch ausscheidbare Verbindungen. Die Elimination von Chrom, Kupfer, Eisen, Quecksilber, Blei soll so um das 20—40fache gesteigert werden können. Die Domäne des Mittels sind *Blei- und Eisenvergiftungen*, bei denen es zusammen mit Reducdyn gegeben wird. Das Antidot muß vorsichtig dosiert werden, da höhere Dosen, wie sie etwa bei der Calciumtherapie anderer Erkrankungen üblich sind, zu toxischen Nephrosen mit letalem Ausgang führen können.

Handelspräparat: Calcium „Vitis", Ampullen mit 5 ml 20%igem Ca-EDTA.

Die Dosierung sollte, um Nierenschäden sicher zu vermeiden, in Anlehnung an die Angaben von Moeschlin und Press eine tägliche Menge von etwa 20 mg Ca-EDTA pro kg/Körpergewicht und eine Konzentration von etwa 0,2% nicht wesentlich überschreiten. Man berechnet am einfachsten die Tagesmenge mit 0,1 ml/kg Körpergewicht des 20%igen Ca-EDTA-Präparates (Calcium „Vitis" 20%) in 10 ml/kg Körpergewicht einer 5%igen Lævulose- oder Dextrose-Lösung per Dauertropfinfusion. Ein 20 kg schweres Kind bekäme beispielsweise 2 ml Ca-EDTA in 400 ml Lävulose-Lösung. Diese Infusionstherapie wird 3 Tage lang durchgeführt und kann nach 3tägiger Pause mehrmals wiederholt werden.

Antidote gegen Phosphorsäureester-Insecticide (E 605). Die Giftwirkung der zur Insektenbekämpfung verwendeten Alkyl-Phosphate, deren Hauptvertreter E 605 (Diäthyl-p-nitrophenylthiophosphat) insbesondere für Kinder hochtoxisch ist, beruht auf der Blockierung der Cholinesterase; das Vergiftungsbild entspricht der Überreizung des parasympathischen Nervensystems durch das angehäufte Acetylcholin, als Gegengifte wirken anticholinergische und esterasereaktivierende Substanzen.

Atropinum sulfuricum (Atropinsulfat). Sofortige intravenöse Injektion überhoher Dosen, bis Mydriasis auftritt. Die Dosierung darf bis zum 5fachen der sonst üblichen Einzeldosis betragen, also 0,5—1—2—3 mg, und muß unter Umständen alle 15—30 min wiederholt werden. In den folgenden Tagen genügen nach eingetretener Besserung subcutane Injektionen oder perorale Applikation 4—6mal pro die in üblicher Dosis.

Präparate: Amphiolen Atropinum sulfuricum „MBK" zu 1 ml à 0,0005 (0,05%ige Lösung).

0,1%ige wäßrige Lösung zur peroralen Applikation (1 Tropfen = 0,05 mg).

Pyridin-2-aldoxim-N-methyl-jodid (PAM „Bayer").

Oxime vermögen die durch Phosphorsäureester blockierte Cholinesterase zu reaktivieren. PAM ist das in vivo wirksamste Oxim. Atropin und PAM ergänzen sich und sollten bei Alkylphosphatvergiftungen kombiniert gegeben werden: Atropin hebt den muscarin-ähnlichen und zentralnervösen Effekt des Giftes auf und wirkt sofort, PAM richtet sich gegen den nicotinartigen Effekt (neuromuskulärer Block), seine Wirkung tritt erst nach etwa 30—60 min ein.

PAM wird intravenös verabreicht. Die Dosierung beträgt 10(—20) mg/kg Körpergewicht. Das Mittel steht in Fläschchen zu 0,5 g Trockensubstanz zur Verfügung, mit der eine 2%ige Lösung hergestellt wird.

Antidote gegen Barbiturate und Morphin. *Methyl-äthyl-glutarsäureimid (Eukraton, Nordmark; Megimid)* ist ein starkes Analepticum, das die Wirkung der Barbitursäure und anderer Schlafmittel wie Adalin, Doriden, Persedon, Sedormid, Chloralhydrat usw. weitgehend aufzuheben vermag. Es ist in der Therapie dieser Vergiftungen an die Stelle von Picrotoxin und Cardiazol getreten, deren analeptische Hirnstammwirkung es erheblich übertrifft, während der krampfauslösende und lähmende Effekt relativ geringer ist; das Mittel hat also eine große therapeutische Wirkungsbreite. Es sollte trotzdem nur bei schweren Schlafmittelvergiftungen gegeben werden, d. h. bei Atemdepression und fehlendem Corneal- und Rachenreflex, da es bei leichten und mittelschweren Fällen mit guter Atmung und vorhandenen Reflexen evtl. doch krampfauslösend wirkt (MOESCHLIN). Somnolenz oder der Zustand einer nicht zu tiefen Narkose erfordern keine Glutarimid-Therapie.

Bei Morphinvergiftungen ist Methyläthylglutarimid wirkungslos.

Dosierung: 1 mg/kg Körpergewicht langsam intravenös, die Dosis kann alle 5—10 min wiederholt werden, bis der Muskeltonus zurückkehrt und Corneal- und Rachenreflex auslösbar werden und bleiben. Die quantitativ ausreichende Eukraton-Therapie ist in den ersten 24—48 Std nach der Vergiftung besonders wichtig. In schwersten Fällen können Gesamtdosen bis zu 3 g (600 ml) nötig sein. Dann ist es zweckmäßig, eine intravenöse Dauertropfinfusion anzulegen.

Bei Überdosierung treten Erbrechen, Unruhe, Muskelzittern und Hyperreflexie auf; schließlich kann es zu Krämpfen kommen.

Eukraton ist in Ampullen zu 10 ml mit 50 mg und zu 100 ml mit 500 mg, also als $^1/_2$%ige Lösung im Handel. Der Inhalt geöffneter Ampullen bleibt nur 24 Std brauchbar.

N-Allyl-3-Hydroxymorphinan (Lorfan). Es handelt sich um einen Morphin-Abkömmling mit antagonistischer Wirkung bei Überdosierung von Morphin, seinen Derivaten und den Morphin-Ersatzmitteln Dolantin, Cliradon, Methadon (Polamidon), Normethadon (Ticarda) und Dromoran. Nicht wirksam bei zentralen Lähmungen durch Barbiturate oder Äther. In England wird Nalorphine (N-Allylnormorphin, Handelspräparat Lethidrone) benutzt, in Deutschland steht das stärker, aber qualitativ gleich wirksame N-Allyl-3-Hydroxymorphinan als Lorfan in Ampullen zu 5 ml = 5 mg zur Verfügung. Bei Neugeborenen von Müttern, die eine Überdosis von Morphin erhielten, beträgt die Dosierung 0,1—0,5 mg intravenös durch die Nabelvene oder intramuskulär. Kinder erhalten 0,5—1 mg intravenös oder intramuskulär. Die Wirkung setzt sofort ein, klingt aber nach 15—30 min ab, so daß bei erneuter Atemdepression die Injektionen wiederholt werden müssen. Die Gesamtmenge ist abhängig vom Grad und der Dauer der Atemdepression.

Antidote gegen Blutgifte. Bei Giften, die zur Bildung von CO-Hämoglobin und Hämiglobin (Methämoglobin) führen, also praktisch vorwiegend bei Kohlenmonoxydvergiftungen und Vergiftungen durch Nitro- (Nitrate, Nitrite) und Amidoverbindungen (Anilin, Phenacetin), ist *Thionin* das optimale Antidot. Es ist ein Redoxsystem, das sowohl die Funktion des CO-blockierten Hämoglobin ersetzt, indem es Sauerstoff an das Gewebe abgibt, als auch die CO-Ausscheidung beschleunigt, und das schließlich das dreiwertige Eisen des Hämiglobins zum atmungsfähigen Ferroeisen des Hämoglobins reduziert. Thionin ist in 0,2%iger Lösung als *Katalysin* (Henning) im Handel. Dosierung: 5 ml intravenös.

Thionin ersetzt heute das früher übliche *Methylenblau*, das langsamer wirkt und zu einer zusätzlichen Hämiglobinbildung führt. Auch bei der Cyanvergiftung, bei der diese Hämiglobinbildung erwünscht ist — das Cyanwasserstoffion wird durch Hämiglobin gebunden und somit seine blockierende Wirkung auf das Atmungsferment verhindert —, ist es durch das wirksamere Amylnitrit und Natriumnitrit ersetzt. Wenn überhaupt, so sollte Methylenblau intravenös in nicht höherer Konzentration als 0,2%ig gegeben werden (MOESCHLIN), Dosierung 1—2 mg/kg Körpergewicht.

Bei allen Vergiftungen, die zur Hämiglobinbildung führen, ist die Thionintherapie durch intravenöse Gaben von *Ascorbinsäure* (100 bis 500 mg) zu unterstützen, die als Redoxsystem mit stark reduzierendem Potential die Rückführung des dreiwertigen Hämiglobins in das zweiwertige Hämoglobin fördert.

Zuverlässige Angaben über eine therapeutische Wirksamkeit von Cytochrom C-Präparaten bei der CO-Vergiftung liegen noch nicht vor; MOESCHLIN sah keine sicheren Erfolge.

Symptomatische Therapie

Die symptomatische oder unspezifische Therapie der Vergiftungen erstreckt sich auf die wichtigen Maßnahmen der Schmerz- und Schockbekämpfung, der Aufrechterhaltung von Kreislauf und Atmung, der Verhinderung von Auskühlung und Austrocknung und der Regulierung des Säure-Basengleichgewichtes im Blut; weiterhin können je nach Lage des Falles sedative oder antikonvulsive Mittel notwendig sein.

Schockbekämpfung

Das souveräne Medikament zur *Schockbekämpfung* ist Prednisolon, das bei akuten Vergiftungen mit starker Stresswirkung intravenös zu injizieren ist; man gibt 10—25 mg intravenös und gleichzeitig dieselbe Menge intramuskulär zur Erzielung eines Depot-Effektes. Der periphere *Kreislaufkollaps* wird am besten mit Noradrenalin-Präparaten (Novadral) bekämpft, das *zentrale Kreislauf- und Atemversagen* mit Cardiazol, Coramin, Lobelin und Micoren. Campher und Strychnin als Analeptica sind heute entbehrlich.

Alkalisierung

Vergiftungen, die zu bedrohlichen Acidosen führen, also hauptsächlich Methylalkohol- und Salicylatintoxikationen, bedürfen einer intensiven *Alkalisierungstherapie*. Man infundiert per Dauertropf 500—1000 ml einer 3%igen Natriumbicarbonatlösung intravenös oder bis 100 ml 5%ige Natriumbicarbonat-Plasmakonserve bis zur Normalisierung der Alkalireserve im Blut oder, wenn deren Bestimmung nicht möglich ist, bis zur alkalischen Reaktion des Urins (mit Phenolphthalein — p_H 7,8 — zu prüfen). Als fertige Infusionslösung reicht z.B. Tutofusin B (PFRIMMER) in fast allen Fällen leichterer Acidose (z. B. Aspirin-Vergiftung) aus. Schwere Acidosen (z. B. Methanol-Vergiftung) werden durch Tutofusin-Lactat kompensiert. Per os kann alle 30 min 2—4 g Natriumbicarbonat für mehrere Stunden, am besten mit der Magendauersonde, gegeben werden.

Künstliche Beatmung

Vorwiegend bei schweren Schlafmittelvergiftungen, bei denen die Aufrechterhaltung von Atmung und Kreislauf im Vordergrund steht, müssen auch alle Verfahren der *künstlichen Beatmung*, von der einfachen Sauerstoffzufuhr und der Beutelbeatmung (Beutelresutator von Dræger) über Intubation und Tracheotomie bis zur großen apparativen Beatmung mit dem Spiromaten oder Poliomaten bei feuchter oder drohender feuchter Atemlähmung, einsatzbereit sein. In solchen Fällen ist aber — bei erloschenem Hustenreflex — das Freihalten der Atemwege, das Absaugen des Schleimes aus Rachen und Trachea noch wichtiger als die künstliche Beatmung, denn die Lebensgefahr besteht bei diesen Patienten weniger in der Atemlähmung selbst, als in den pulmonalen Komplikationen. Daher ist hier auch stets eine massive antibiotische Therapie erforderlich. Glücklicherweise sind diese schweren Formen der Schlafmittelvergiftung, die vorwiegend durch suicidale Handlungen bedingt sind, im Kindesalter äußerst selten.

Leberschutz

Die Leber als zentrales Entgiftungsorgan des Körpers bedarf bei vielen Vergiftungen, speziell aber bei den ausgesprochenen Lebergiften wie Phosphor, Arsen, Chloroform und Tetrachlorkohlenstoff, ätherische Öle, Knollenblätterpilz, eines besonderen Schutzes. Die wichtigste Maßnahme der *Leberschutztherapie* besteht in der ausreichenden Zufuhr von Glucose und Lävulose. Eine 5%ige Traubenzuckerlösung ist blutisotonisch. Man gibt anfänglich intravenös bis zu 500 ml einer 10%igen Lösung (halb Glucose, halb Lävulose) täglich. Außerdem wird Prednisolon, Lävocholin, Reducdyn und Vitamin B-Komplex anfangs intravenös, dann per os verabreicht.

Austauschtransfusion

Als große Maßnahmen, die praktisch selten indiziert und durchführbar sein werden, verdienen die Austauschtransfusion, die Peritonealdialyse und die extrakorporale Dialyse (künstliche Niere) Erwähnung. Die *Austauschtransfusion* kommt theoretisch in allen Fällen in Frage, wo größere Giftmengen im Blute zirkulieren und noch nicht im Gewebe fixiert sind, beispielsweise bei schweren Barbiturat- und Salicylat-Vergiftungen und bei Blutgiften mit Bildung von CO-Hämoglobin und Methämoglobin (Kohlenmonoxyd-Vergiftung, Anilin-, Phenacetin-, Nitratvergiftung). Peritoneale und extrakorporale Dialyse müssen erwogen werden, wenn schwere Nierenschäden mit Oligurie, Anurie und drohender Urämie, etwa bei Quecksilber-, Arsen- und Salicylatintoxikationen auftreten; dabei ist die Peritonealdialyse (Technik s. bei PRESS) ein technisch relativ einfaches Verfahren. Jedoch ist bei diesen Maßnahmen kritisch abzuwägen, ob ihre Risiken in einem vernünftigen Verhältnis zum voraussichtlichen Nutzen stehen.

Im ganzen aber ist die symptomatische und spezifische Therapie, der früher oft eine gewisse Resignation anhaftete, heute ein aktives und entscheidendes Vorgehen, das für den günstigen Ausgang einer Vergiftung von nicht geringerer Bedeutung ist als eine Therapie mit spezifischen Gegengiften.

Hinweise für den Entgiftungsschrank

In jeder Klinik sollte an bekannter Stelle ein verschlossener, aber dem ärztlichen Personal jederzeit zugänglicher *Entgiftungsschrank* mit folgender Ausrüstung vorhanden sein:

Literatur. Als klinische Standardwerke für die Diagnostik und Therapie von Vergiftungen gelten die Monographien von BRUGSCH („Vergiftungen im Kindesalter") und MOESCHLIN („Klinik und Therapie der Vergiftungen"). Auch die Werke von MEYLER („Schädliche Nebenwirkungen von Arzneimitteln") und von FÜHNER-WIRTH-HECHT („Medizinische Toxikologie") geben wichtige Hinweise.

Geräte. Magenschläuche mit Trichter und Gummikeil. Geräte zur künstlichen Beatmung (Beutelresutator von Dräger mit Mundtubus und Gesichtsmaske in drei Größen (und Sauerstoffanschluß. Spritzen, Kanülen, Aderlaßkanülen, Lumbalpunktionsnadeln. Klistierspritze.

Medikamente

1. Zur ätiotropen Therapie. Kochsalz als Brechmittel. Apomorphinum hydrochloricum als Brechmittel. Natrium sulfuricum als Abführmittel. Paraffinum liquidum als Abführmittel bei fettlöslichen Giften.

2. Unspezifische Antidote. Carbo medicinalis als universales Adsorbens. Magnesia usta (Magnesiumoxyd) zur Säure-Neutralisation. Citronensäure zur Laugen-Neutralisation.

3. Spezifische Antidote. Antidotum metallorum (Sauter). Natrium thiosulfuricum (S-hydril). Calcium thiusulfuricum. Reducdyn (Nordmark). Sulfactin (Homburg). Calcium (Vitis). Atropinum sulfuricum. Prostigmin (Ampullen à 1 ml = 0,5 mg). PAM (Bayer). Eukraton (Nordmark). Lorfan (Hoffmann-La Roche). Amylnitrit-Kapseln. Katalysin (Henning). Ascorbinsäure (Ampullen à 1 g).

4. Zur symptomatischen Therapie. Natrium bicarbonicum zur Alkalisierung. Prednisolon zur Schocktherapie. Kreislaufmittel (Novadral, Effortil). Analeptica (Lobelin, Cardiazol, Coramin, Micoren). Anticonvulsiva (Luminal, Chloralhydrat). Glucose, Lävulose, Lävocholin, Vitamin B-Komplex zur Leberschutztherapie. Fertige Infusionslösungen: Tutofusin B, Tutofusin NS, Tutofusin EL 10 (Pfrimmer).

Spezielle Symptomatologie und Therapie

Im folgenden sind die Vergiftungsbilder der im Kindesalter häufigsten Vergiftungen und die erforderlichen therapeutischen Maßnahmen tabellarisch zusammengestellt. Zur raschen Orientierung ist eine durchgehende alphabetische Anordnung der Vergiftungssubstanzen ohne weitere Unterteilung in verschiedene Giftgruppen gewählt worden. Von medizinalen Vergiftungen sind hier nur diejenigen berücksichtigt, bei denen es sich um akzidentelle Selbstvergiftungen durch Einnahme größerer Dosen handelt, nicht also die eigentlichen Arzneimittelnebenwirkungen, die im Kapitel „Arznei-Therapie" unter Nebenwirkungen und Überdosierungserscheinungen aufgeführt sind. Hinsichtlich des Giftnachweises wird auf den folgenden Abschnitt „Nachweis-Methoden" verwiesen. Weitere therapeutische Einzelheiten sind im Abschnitt „Therapie" nachzulesen.

Tabelle 79

Substanz	Ätiologie	Symptome	Therapie
Alkohol *a) Äthylalkohol*	Alkoholische Getränke, Weinbrandbohnen, Alkoholumschläge	Niedrige Alkoholtoleranz des Kindes! Innerhalb einer Stunde bei verkürztem Exzitationsstadium Koma mit gerötetem, livid-getöntem Gesicht, Areflexie, irregulärer Atmung, weichem und beschleunigtem Puls; evtl. tonisch-klonische Krämpfe; hypoglykämischer Schock; Tod an Atemlähmung	Magenspülung. Analeptica und Kreislaufmittel. I.v. Lävulose-Infusionen (40 bis 250 ml 40%iger Lävulose). Antibiotica. Wärmezufuhr. Sauerstoff. Prognose: ernst
b) Methylalkohol	Farben, Lacke, Kosmetica (Haarwässer), flüssiges Heizgas	Verzögerte Giftwirkung, Latenz bis 24 Std nach Giftaufnahme. Erbrechen, Bauchschmerzen, Exzitation, livide Gesichtsrötung, Sehstörungen, Koma, weite Pupillenstarre, Kußmaulsche Atmung, Krämpfe, Atemlähmung	Magenspülung mit Kohle (bis 48 Std nach Giftaufnahme!). Intensive Alkalisierungstherapie (S. 634). Analeptica, Kreislaufmittel, Sauerstoff, Flüssigkeits- und Wärmezufuhr, Zimmer abdunkeln. Prognose: ernst. Letalität: hoch
Anilin	Anilinfarben in Wäschetinte, Schuhcreme, Tintenstift, Farbstiften	Schwindel, Dyspnoe, Cyanose, Koma, Atemlähmung. Methämoglobinämie, Heinzsche Innenkörper, Anämie, Methämoglobinurie. Methämoglobin-Nachweis (siehe Band II/1, S. 527)	Percutane Giftaufnahme: Haut mit Wasser und Seife reinigen. Perorale Giftaufnahme: Magenspülung mit Kohle. Thionin (Katalysin) i.v. Evtl. Austauschtransfusion. Analeptica, Kreislaufmittel, Sauerstoff. Cave Milch oder Fette! Prognose: nicht schlecht
Arsen	Schädlingsbekämpfungsmittel im Weinbau, gegen Insekten und Ratten. Überdosierung Fowlerscher Lösung (Liquor Kalii arsenicosi)	*Akute Vergiftung:* Durch Capillarschädigung choleraähnlicher Brechdurchfall, schwere Abdominalkoliken, Wadenschmerzen, Schluckbeschwerden, Untertemperatur, Kreislaufkollaps; tetanische Krämpfe, Delirien, Koma, Atemlähmung.	*Akute Vergiftung:* Magenspülung mit Kohle. Antidotum metallorum Sauter. Natriumthiosulfat oder Reducdyn i.v. Dimercaprol (Sulfactin) i.m. (s. S. 632). Kreislauf- und Elektrolytauffüllung. Analeptica, Kreislaufmittel.

Tabelle 79. (Fortsetzung)

Substanz	Ätiologie	Symptome	Therapie
		Chronische Vergiftung: Schleimhautreizungen (Conjunctivitis, Heiserkeit), Polyneuritis, periphere Lähmungen, dunkelbraune Hautverfärbungen (Arsenmelanose), Hyperkeratosen an Hand- und Fußflächen, weißliche Querstreifen an den Nägeln. Leber- und Nierenschäden. Anorexie, Marasmus. Arsen-Nachweis im Urin (siehe S. 644)	*Chronische Vergiftung:* Dimercaprol (Sulfactin). Natriumthiosulfat i.v. oder Reducdyn peroral. Vitamin C, Vitamin B-Komplex
Atropin	Atropin-Präparate (Pylorospasmus-Behandlung). Tollkirsche, Stechapfel, Bilsenkraut	Hautrötung, Mydriasis, trockene Schleimhäute, Hyperpyrexie, Tachypnoe, Tachykardie, motorische Unruhe, aufgetriebener Leib, Krämpfe. Cyanose, Koma	Magenspülung mit Kohle; Sonde einfetten! Prostigmin 0,2—0,5 mg subcutan. Chloralhydrat, Luminal. Im Koma Analeptica; Glutarimid (Eukraton); Sauerstoff
Barbiturate	Schlaf- und Beruhigungsmittel	Somnolenz, Sopor, Koma, Areflexie; oberflächliche, erst verlangsamte, dann beschleunigte Atmung; Cyanose, Kreislaufkollaps, Atemlähmung, evtl. Lungenödem. Aspirationspneumonie. Barbiturat-Nachweis im Urin (siehe S. 644)	Magenspülung mit Kohle in Seitenlage (Aspirationsgefahr!). Kopftieflagerung (etwa 10°). Rachen und evtl. Bronchien absaugen. Sauerstoff. Schockbekämpfung: Novadral, Dauertropfinfusion mit Tutofusin-L. Wärmezufuhr. Antibiotica zur Pneumonieprophylaxe. Bei fehlendem Cornealreflex Glutarimid (Eukraton) per i.v. Dauertropfinfusion (s. S. 633)
Benzin	Trinken von Motortreibstoff oder Waschbenzin	Schwindel, Kopfschmerz, Rausch, Erbrechen, Exzitation. Gastritis. Pneumoniegefahr. In schweren Fällen: Cyanose, Koma, Krämpfe, Atemlähmung	Magenspülung mit Kohle. Analeptica. Sauerstoff. Antibiotica zur Pneumonieprophylaxe
Benzol	In Lacken, Farben, Reinigungsmitteln	wie Benzin	wie Benzin
Blausäure (HCN)	Bittermandeln, Obstkerne. Schädlingsbekämpfungsmittel	Schwindel, Kopfschmerz, Angstgefühl, Mydriasis, Dyspnoe, dabei rosiges Aussehen. Bittermandelgeruch der Ausatmungsluft. Bei höheren Giftdosen Ictus mit Krämpfen, blutigem Schaum vor dem Mund und rascher Atemlähmung	Magenspülung mit 1⁰/₀₀iger Kaliumpermanganatlösung, dann Tierkohle. Amylnitrit einatmen lassen oder 5 bis 10 ml 3%ige Natriumnitritlösung i.v., sofort anschließend durch dieselbe Kanüle 10—50 ml 10%iges Natriumthiosulfat (S-hydril). Analeptica. Sauerstoff effektlos
Blei	Ingestion von Bleifarben wie Mennige (Eisenrostschutzmittel) und Bleiweiß (Bleicarbonat). Trinkwasser aus Bleiwasser-	Inappetenz, fahle, leicht ikterische Blässe (Bleikolorit), Unruhe, Kopfschmerzen, Nabelkoliken, Erbrechen. Neuritis, Lähmung motorischer Nerven, Krämpfe (Bleiepilepsie). Bleisaum am Zahnfleisch beim Kind	Akute Ingestion: Magenspülung mit Kohle und 3%iger Natriumsulfatlösung, danach Kohle und Natriumsulfat im Überschuß in den Magen geben. Daran anschließend und bei chroni-

Tabelle 79. (Fortsetzung)

Substanz	Ätiologie	Symptome	Therapie
	rohren. Bleifiguren. Bleihaltige Zinngefäße	selten. Albuminurie, Glykosurie. Porphyrinurie beim Kind selten. Hypochrome Anämie, Polychromasie, basophile Tüpfelung der Erythrocyten beim Kind selten. Radiologisch quere Verdichtungslinien in den Metaphysen der Röhrenknochen. Bleinachweis im Urin (s. S. 645)	scher Intoxikation: Ca-EDTA-Dauertropfinfusion zur Entgiftung und Ausscheidung des Bleis (s. S. 632). Natrium citricum peroral, bis 4mal tägl. 5 g, 1—2 Monate lang. Sedativa, Laxantien. Vitamin D, Vitamin B-Komplex
Chinin	Ingestion von Chinintabletten	Erbrechen. Erregtheit (Chininrausch), Seh- und Hörstörungen. Kollaps, Cyanose, Koma, Krämpfe	Magenspülung mit Kohle. Natriumsulfat als Laxans. Analeptica (Cardiazol, Lobelin, Prednisolon). Flüssigkeitszufuhr. Sauerstoff
DDT (Dichlor-diphenyl-trichloräthan) Kontaktinsecticid aus der Reihe der Halogenkohlenwasserstoffe, wie auch Hexachlorcyclohexan (Jacutin) u. a.	Ingestion der DDT-Lösung. Auch percutane Resorption und Inhalation	Bei Ingestion Salivation, Erbrechen, Abdominalschmerzen. Bei percutaner Resorption und Inhalation Reizung der Respirationsschleimhäute. Zuckungen der Gesichtsmuskulatur, Fahrigkeit, generalisierter Tremor, tonisch-klonische Krämpfe, Kollaps, Cyanose, Atemlähmung	Magenspülung mit Kohle. Natriumsulfat als Laxans, anschließend 50—100 cm³ Paraffinöl. Cave Milch oder Ricinusöl! Als Anticonvulsivum Luminal. Analeptica. Prednisolon. Prognose: günstig
E 605 (Diäthyl-p-nitrophenylthiophosphat, Parathion) Kontaktinsecticid aus der Gruppe der Phosphorsäureester	Ingestion der konzentrierten Lösung (hochtoxisch). Auch percutane und inhalative Resorption	Durch Blockierung der Cholinesterase Kopfschmerzen, Erbrechen, Übelkeit, Bauchkrämpfe, Miosis, Hyperhidrosis, Salivation, Bradykardie. Muskelzuckungen, Krämpfe, Koma, Atemlähmung	Magenspülung mit Kohle. Natriumsulfat als Laxans. Cave Milch und Ricinusöl! Spezifische Antidote (siehe S. 633): Atropinum sulfuricum. PAM. Symptomatische Therapie: Sauerstoff, Analeptica, Luminal, Phenothiazin, Antibiotica zur Pneumonieprophylaxe
Goldregen (Cytisin)	Ingestion von Teilen des Zierstrauchs, die sämtlich cytisinhaltig sind	Nicotinartige Wirkung besonders auf den Sympathicus (zuerst erregend, dann lähmend): Erbrechen, Salivation, Mydriasis, Krämpfe, Koma, Atemlähmung	Magenspülung mit Kohle. Bei Krämpfen Phenobarbital. Im Koma Analeptica
Kaliumpermanganat	Verschlucken der Kristalle oder konzentrierter Lösungen	Dunkelbraune Ätzmarken an Mund- und Rachenschleimhäuten. Evtl. Glottisödem. Magenschmerzen, Erbrechen, blutige Stühle	Milch. Vitamin C per os. Magenspülung mit Kohle. Natriumsulfat als Laxans. Antibiotica. Evtl. Tracheotomie
Kohlenmonoxyd	Einatmen von Leuchtgas (10 bis 15% CO), Motorauspuffgasen (bis 8% CO) und Ofengasen. Leuchtgas aus Propan und Butan (z. B. in Ferienhäusern) ungiftig!	Kopfschmerz, Schwindel, Übelkeit, Erbrechen, Atemnot. Mydriasis, Cyanose. Kollaps, Koma, evtl. Krämpfe, Atemlähmung. Glykosurie. Nachkrankheiten und Spätschäden bei Kindern relativ selten: Pneumonie; Hirnschäden, Korsakow-Syndrom, Epilepsie; Neuritis, periphere Lähmungen, Sehschwäche.	Frischluftzufuhr. Sauerstoffbeatmung, evtl. unter Zusatz von 5% CO_2. Thionin i.v. (Katalysin) (s. S. 634). Kein Methylenblau! Lobelin, Micoren. Bluttransfusion. 40%ige Traubenzuckerlösung (40—50 ml) i.v. gegen Hirn- und Lungenödem. 0,1—0,2 g Procain (Novocain) in 100—200 ml

Tabelle 79. (Fortsetzung)

Substanz	Ätiologie	Symptome	Therapie
		CO-Nachweis (s. S. 645)	5%iger Traubenzuckerlösung als i.v. Dauertropf über 2 Std. Antibiotica zur Pneumonieprophylaxe
Laugen	Ingestion von Natronlauge (Ätznatron), Kalilauge (Ätzkali), Salmiakgeist (Ammoniumhydroxyd),Ätzkalk (Calciumoxyd)	Kolliquationen der Mundschleimhäute mit glasigen, braunen Ätzmarken, die sehr schmerzhaft sind, Salivation, Schluckschmerzen, Magenschmerzen, Erbrechen. Schwerer Kollaps. Evtl. Glottisödem, Oesophagusperforation mit Mediastinitis oder Magenperforation mit Peritonitis	Trinken von Citronensaft oder verdünntem Essig; notfalls auch Milch. Keine Magenspülung wegen Perforationsgefahr. Analgetica (Dolantin, Morphium). Analeptica, Prednisolon. Antibiotica
Lysol	s. Phenole		
Morphin	s. Opiate		
Naphthalin	Ingestion von Mottenkugeln und Mottenpulver	Übelkeit, Erbrechen, Leibschmerzen, blutige Durchfälle. Naphthalingeruch von Stuhl und Urin. Leber- und Nierenschädigung. Nach einigen Tagen hämolytische Anämie mit Heinzschen Innenkörpern (Färbung mit Brillantkresylblau), evtl. Hämoglobinurie. Cyanose (Hämiglobinbildung wie bei Anilin- und Nitrovergiftung)	Magenspülung mit Kohle. Bei Ingestion von Mottenkugeln Brechmittel. Als Abführmittel Natriumsulfat oder Paraffinöl. Cave Ricinusöl, Milch oder Fette, da Naphthalin lipoidlöslich ist. Thionin (Katalysin)i.v.(siehe S. 634). Ascorbinsäure i.v. Evtl. Austauschtransfusion. Analeptica, Kreislaufmittel, Sauerstoff
Nicotin	Ingestion von Tabakwaren und nicotinhaltigen Pflanzenspritzmitteln	Niedrige Nicotintoleranz des Kindes! Blässe, Schwindel, Salivation, Erbrechen, Durchfall. Kollaps, Krämpfe, Kreislauf- und Atemlähmung	Magenspülung mit Kohle. Analeptica. Sauerstoffbeatmung. Bei Krämpfen Chloralhydrat
Nitrate	Trinken von nitrathaltigem Brunnenwasser. Nitrate werden im Darm bakteriell zu Nitriten reduziert, die als Blutgifte (Methämoglobinbildung) wirken	Tiefe Cyanose (Methämoglobinbildung), Tachykardie, Erbrechen, Durchfall, Somnolenz, Kollaps	Evtl. Magenspülung mit Kohle. Natriumsulfat als Laxans. Thionin (Katalysin) i.v. (s. S. 634). Ascorbinsäure i.v. Zentrale und periphere Kreislaufmittel Prognose: günstig
Opiate	Alkaloide des Opiums (Morphin, Codein, Thebain, Papaverin, Narcotin) können durch Ingestion der unreifen Schlafmohnfrüchte oder durch arzneiliche Überdosierung giftig wirken. Opiate gehen unter der Geburt auf das Neugeborene und bei Stillenden in die Muttermilch über	Erbrechen, Unruhe, Somnolenz, apnoische Anfälle, Kollaps, Koma, Areflexie. Miosis, Cyanose, evtl. Krämpfe, Schnappatmung, Atemlähmung. Komplikation: Pneumonie	N-Allylhydroxymorphinan (Lorfan) i.v. (s. S. 633). Bei Ingestion Magenspülung mit Kohle oder 0,1%iger Kaliumpermanganatlösung. Natriumsulfat als Laxans. Analeptica. Sauerstoffbeatmung. Wärmezufuhr. Ringer-Traubenzucker-Infusion zur Eliminationsbeschleunigung. Antibiotica zur Pneumonieprophylaxe

Tabelle 79. (Fortsetzung)

Substanz	Ätiologie	Symptome	Therapie
Petroleum	s. Benzin		
Phenole	Ingestion der Desinfektionsmittel Phenol (Karbolsäure), Lysol (Kresolseifenlösung) und Sagrotan (Chlorkresol)	Ätzwirkungen: Weißliche Ätzschorfe der Mundschleimhaut, Salivation, Schluckstörung, Erbrechen, Leibschmerzen, Enteritis; evtl. Glottisödem. Resorptive Wirkungen: Kollaps, Koma, Delirien, Krämpfe, Nierenschädigung (Tubulusnekrosen) mit Anurie und Urämie; dunkler, braungrüner Urin. Phenolnachweis im Urin (siehe S. 645)	Vorsichtige Magenspülung mit Kohle. Milch und Eiereiweiß. Als Laxans Natriumsulfat. Reichliche Flüssigkeitszufuhr (Ringer-Traubenzucker-Tropfinfusion). Analeptica. Wärmezufuhr
Phenolphthalein	Ingestion von phenolphthaleinhaltigen Abführmitteln in hoher Dosis	Enteritis, Dermatitis, Nierenschädigung. Phenolphthalein-Nachweis im (Urin s. S. 645)	Magenspülung mit Kohle. Reichliche Flüssigkeitszufuhr
Pilzgifte a) *Knollenblätterpilz (Amanita phalloides)*	Ingestion von Knollenblätterschwämmen, deren Gifte Amanitin und Phalloidin schwere Organparenchymschädigungen, besonders der Leber, verursachen	Kinder sehr empfindlich! Latenzzeit von 8—12—24 Std. Dann Unwohlsein, Erbrechen, Leibschmerzen, profuse Durchfälle, Exsikkation, Hypochlorämie und Hypokaliämie, schwerer Kreislaufkollaps. Tod an Kreislaufversagen oder nach 3 bis 4 Tagen im Leberkoma bei akuter gelber Leberdystrophie. Bei Überleben Verfettung in Leber, Nieren und Herzmuskel	In der Latenzzeit und im Frühstadium Erbrechen auslösen, was bei allen Pilzvergiftungen wichtiger ist als die Magenspülung; Apomorphin erlaubt. Magenspülung mit Kohle. Als Laxans Natriumsulfat. Flüssigkeits- und Elektrolytzufuhr (NaCl, K) durch Dauertropfinfusion. Zur Schockbekämpfung Noradrenalin und Prednisolon, zentrale Analeptica. Sedativa. Als Leberschutztherapie: Ringer-Lävulose-Lösung mit Cholin (Lävocholin) i.v., Prednisolon, Vitamine B, C und K
b) *Lorchel*	Ingestion der ungekochten Pilze oder des Kochwassers	Ähnlich wie bei Knollenblätterpilzvergiftung. Beginn der Erscheinungen 5—8 (—24) Std nach der Giftaufnahme	Wie bei Knollenblätterpilzvergiftung
c) *Fliegenpilz (Amanita muscaria)* und *Pantherpilz (Amanita pantheria)*	Ingestion der Pilze, die einen atropinartigen Giftstoff und Muscarin enthalten	Vergiftungssymptome $^1/_2$ bis 2 Std nach Pilzeinnahme. Leichte Gastroenteritis. Bild der Atropinvergiftung: Mydriasis, trockene Schleimhäute, Tachykardie, motorische Unruhe, Erregungszustände. Seltener Zeichen der Muscarinvergiftung: Miosis, Schweiß- und Speichelfluß. Die Vergiftung ist nach 12 Std abgeklungen und hinterläßt eine retrograde Amnesie	Erbrechen auslösen. Magenspülung mit Kohle. Als Laxans Natriumsulfat. Als Sedativa Phenobarbital und Chloralhydrat. Bei Zeichen der Muscarinvergiftung: Atropin 0,1—0,5 mg subcutan
Piperazin (Diäthylendiamin)	Ingestion größerer Dosen piperazinhaltiger Wurmmittel	Schwindel, Ataxie, Muskelschwäche, Tremor, Myoklonien, Sehstörungen, Apathie, tiefe Somnolenz, Atemlähmung. Elektroencephalographisch schwere generalisierte Dysrhythmie	Magenspülung mit Kohle. Als Laxans Natriumsulfat Prognose: günstig

Tabelle 79. (Fortsetzung)

Substanz	Ätiologie	Symptome	Therapie
Pyramidon (Dimethylaminophenazon)	Ingestion größerer Dosen Pyramidon (mehr als 1—2 g)	Hyperreflexie, Dyspnoe, Cyanose, Bewußtlosigkeit, Krämpfe, Atemlähmung. Pyramidonnachweis im Urin s. S. 646	Magenspülung mit Kohle. Als Laxans Ricinusöl. Bei Krämpfen Phenobarbital, Chloralhydrat, Evipan. Reichlich Flüssigkeit, evtl. als Tropfinfusion. Bei Atemlähmung Lobelin und Sauerstoffzufuhr
Quecksilber	Ingestion von quecksilberhaltigen Desinfektionsmitteln wie Sublimat (HgCl₂) oder Quecksilberoxycyanat. Überdosierung von Präcipitatsalbe. Einatmung von Quecksilberdämpfen. Ingestion von metallischem Quecksilber in kleinen Dosen ist ungefährlich	Mund- und Magenverätzung, blutiges Erbrechen, Salivation, blutige Durchfälle, Abdominalkoliken, Kreislaufkollaps. Ab 2. Tag ulceröse Quecksilber-Stomatitis. Schwere Nierenschädigung mit Anurie und Urämie. Tod in den ersten 24 Std im Kollaps oder nach 8—14 Tagen in der Urämie	Vorsichtige Magenspülung mit Kohle. Milch, Eiereiweiß. Antidotum metallorum peroral. Dimercaprol (Sulfactin) i.m. (S. 632). Reducdyn, Natriumthiosulfat (S-hydril) oder Calciumthiosulfat i.v. Zur Infektionsprophylaxe Antibiotica. Kollapstherapie mit Dauertropfinfusion, Analeptica und Prednisolon. Bei Urämie Austauschtransfusion, Peritonealdialyse oder künstliche Niere. Prognose: ernst
Sagrotan	s. Phenole		
Salicylate	Ingestion von größeren Dosen Natrium salicylicum und Acetylsalicylsäure	Durch direkte Reizung des Atemzentrums Hyperventilation; Erbrechen, Durst, Hyperhidrosis, Hyperpyrexie, Delirien, Kreislaufkollaps, Koma, Krämpfe. Oligurie oder Anurie, Hämorrhagien, Leukocytose. Die Hyperventilation verursacht eine respiratorische Alkalose, die gegenregulatorische Ausscheidung alkalischen Urins führt zur relativen Acidose	Magenspülung mit Kohle. Als Laxans Paraffinöl. Reichliche Flüssigkeitszufuhr per os und per Dauertropfinfusion (Ringer-Traubenzucker). Bei acidotischer Atmung Natriumbicarbonat per os. Vitamin K. Sauerstoffzufuhr. Wadenwickel. Salicylnachweis im Urin s. S. 646
Säuren	Ingestion von Salz-, Schwefel-, Salpeter- oder konzentrierter Essigsäure	Weißliche oder schwarzbraune Ätzschorfe an den Mundschleimhäuten, Salivation, Schluckbeschwerden, Magenschmerzen, Hämatinerbrechen, Kollaps. Evtl. Glottisödem. Oesophagus- oder Magenperforation	Trinken von Milch mit Eiereiweiß und Magnesia usta (10—20 g). Bis zu 15 min nach der Ingestion Magenspülung mit Magnesia usta-Lösung, später wegen Perforationsgefahr nicht mehr. Analgetica (Dolantin), Analeptica, Prednisolon im Schock, Antibiotica
Schlafmittel	s. Barbiturate		
Terpentinöl	Ingestion des als Reinigungsmittel verwendeten Terpentins oder von Bohnerwachs und Schuhcreme, die Terpentinöl enthalten	Erbrechen, Durchfall. Typischer Geruch des Erbrochenen, der Ausatmungsluft und des Urins (nach Veilchen). Evtl. Krämpfe, Koma, Atemlähmung. Toxische Nephritis. Anämie	Magenspülung mit Kohle. Als Laxans Natriumsulfat. Bei Krämpfen Phenobarbital. Im Kollaps Analeptica. Zur Anregung der Diurese intravenöse Flüssigkeitszufuhr

Tabelle 79. (Fortsetzung)

Substanz	Ätiologie	Symptome	Therapie
Schlangengift	Biß der Kreuzotter (Vipera berus)	Lokal: Ödem, bläuliche Verfärbung, starke Schmerzen. Resorptiv: Tachykardie, Erbrechen, Kollaps, Atemlähmung	Venöse Stauung der gebissenen Extremität bis zu 1 Std. Gleichzeitig Incision, welche die beiden Bißstellen (etwa 1 cm auseinanderliegend) verbindet. Ruhigstellung der Extremität. 10 ml Schlangenserum (Behring-Werke) i.v. Prednisolon. Analeptica. Antibiotica. Prognose: günstig
Tetrachlorkohlenstoff (CCl$_4$)	Ingestion von Flekkenwassern	Verwirrtheit, Koma, evtl. Atemlähmung. Heftiges Erbrechen, Durchfall. Nach 1—2 Tagen schwere toxische Leber- und Nierenschädigung	Magenspülung mit Kohle. Als Laxans Natriumsulfat. Cave Milch oder Ricinus! Zentrale Analeptica. Kein Noradrenalin wegen Gefahr des Kammerflimmers. Sauerstoffbeatmung. Ringer-Lävulose-Infusion i.v., Cholin, Prednisolon, Vitamine B, C und K. Prognose: ungünstig
Thallium	Ingestion von thalliumhaltigem Ratten- und Mäusegift (Zeliokörner, Zeliopaste)	Nach Ingestion Brechreiz. 1. Woche nach Giftaufnahme: Obstipation, Leibschmerzen, neuralgische Schmerzen in den Beinen, Durstgefühl, Schlaflosigkeit. 2. Woche: Tachykardie, Polyneuritis. 3. Woche: Haarausfall (außer den medialen Augenbrauen), verminderte Schweißabsonderung, weiße Querstreifen an Finger- und Zehennägeln, Thallium-Encephalitis	Magenspülung mit Kohle. Antidotum metallorum (s. S. 632). Hohe Dosen Natriumsulfat als Laxans. 10%ige Natriumthiosulfat-Lösung (S-hydril) i.v., 5 bis 10 ml täglich. Reichliche Flüssigkeitszufuhr. Analgetica

Toxische Substanzen im Haushalt

Die im Haushalt und im täglichen Leben zur Anwendung kommenden chemischen Produkte, die für Kinder potentiell giftig sind, werden mit dem technisch-zivilisatorischen Fortschritt immer zahlreicher. Sie sind hinsichtlich ihrer Inhaltsstoffe nur sehr selten eindeutig deklariert. Da die Kenntnis dieser Inhaltsstoffe für das therapeutische Vorgehen oft entscheidend wichtig ist, folgt hier eine Zusammenstellung von Haushaltsmitteln im weitesten Sinne mit der Angabe ihrer toxisch wirksamen Agentien (nach HANSEN und GRONEMEYER).

Desinfektionsmittel. *Phenole:* Lysol, Kresol, Bacillol, Carbolsäure, Parmetol. *Chlorhaltige Phenole:* Sagrotan, Phobrol, Baktol, Delegol. *Chlorkalk:* Dakinsche Lösung, Carrelsche Lösung. *Hg-Verbindungen:* Sublimat-Pastillen (HgCl$_2$), Oxycyanid-Pastillen (Hydrargyrum oxycyanatum).

Entfleckungsmittel. *Aliphatische Kohlenwasserstoffe:* Benzin, Petroleum. *Aromatische Kohlenwasserstoffe:* Benzol, Terpentin. *Alkohole:* Denaturierter Spiritus, Methylalkohol. *Tetrachlorkohlenstoff:* Spektrol, Dreckweg u.a.

Feuerlöschmittel. *Tetrachlorkohlenstoff:* Handfeuerlöscher „Rapid", „Pyrene". *Methylbromid:* Handfeuerlöscher „Polex", „Ardex", „Custos", „Hedag" u. a.

Kohlenoxyd. Ofengase, Leuchtgas, Auspuffgase.

Konservierungsmittel. *Natriumnitrit:* Pökelsalz. *Formalin:* Räucherwaren, besonders Fischkonservierung. *Ameisensäure:* Getränke- und Fruchtsaftkonservierung, Faßreinigung. *Wasserglas* (Natriumsilikat), *Essigessenz, Borax* ($Na_2B_4O_7$) und *schweflige Säure:* Fleisch-, Fisch- und Eierkonservierung.

Kosmetica. *Blei:* Toilettenpuder, Fettschminke. *Jod, Thymol, Kaliumchlorat:* Zahnpasta. *Silbernitrat:* Augenbrauen- und Wimpernfarbe. *Thioglykolsäure:* Kaltwelle. *Ursole* (Phenylendiamin) und *Oxynaphthochinon* (Henna): Haarfärbemittel.

Lacke, Polituren und Farben. *Anilin:* Stempelfarben, Schuhcreme, Wäschetinte. *Methylviolett:* Tintenstift. *Arsen:* Wand- und Maueranstriche. *Blei:* Rostschutzfarben.

Nahrungs- und Genußmittel. *Blausäure:* Mandelkerne, Bittermandelöl. *Kaliumchlorat:* Backpulver. *Jod:* Jodvollsalz. *Blei:* Trinkwasser aus Bleiwasserrohren; bleihaltiges Mehl durch Bleikitt der Mühlsteine. *Opium:* Mohnspeisen. *Coniin:* Falsche Petersilie (Hundspetersilie). *Colchicin:* Ziegenmilch. *Ichthyotoxin:* Aalblut (Genuß von rohem Aal).

Putzmittel. *Organische Lösungsmittel:* Bohnerwachs, Schuhwichse. *Cyanidverbindungen:* Metallputzmittel.

Ungeziefer- und Schädlingsbekämpfungsmittel. Diese können in Gasform sowie als Streu- und Stäubemittel, als Spritz- und als Ködermittel zur Anwendung gelangen.

a) *Schwefelverbindungen* (die SO_2, H_2S oder CS_2 entwickeln): Sulfoliquid, Venoxiol, Diametan, Fanal, Atlas, Tabu, Salforkose, Verminal, Asolin, Horlin, Hopikol, Hora- und Lepiträucherpatronen; kolloidaler Schwefel: Elosal, Oidal, Solbar, Aulin.

b) *Blausäure und Cyanderivate* (mit oder ohne Reizstoffzusatz wie Chlor-, Bromaceton, Bromessigester, Bromacetophenon, Xylolbromid u. a.): Cyangas, Calciumdust, Cyandust, Cyankalk, Kalzid, Cyanamid, Zyklon B, Ventox (Acrylnitrol).

c) *Phosphor* als Phosphide (PH_3 entwickelnd): Luëin, Fosfolon, Rumetan, Delicia, Rattekal, Zifertin, Talpan; als Phosphor*brei:* Styx, Uba oder Phosphorlatwerge, P.-Pillen, P.-Eier, P.-Weizen.

d) *Arsen* als Cu-, Ca-, Na-, Pb-Arsenverbindungen: Schweinfurter Grün, Silesia-Grün, Urania-Grün, Vinuran, Noprasit, Fusibar, Gralit, Vermisil, Estrumit, Meritol, Allizol.

e) *Barium* (als Bariumcarbonat): Antimyon-Rattengift.

f) *Thallium* (als Sulfat und Tanat): Zeliopaste, Carmentan-Giftpaste, CFS-Giftweizen und Rattengetränk, Delicia-Hausmauspräparat.

g) *Fluoride* (Na-, Ba-Silikat): Salufer, Orvin, Tanatol, Albatol, Schwabex, Bruttex, Semperex, Erun, Eralbin, Fluoresan, Montanin, Triolin, Nagerleid, Dinol, Plagin, Blatticid, Mausex, Rawatol, Agrillan, Cortilan, Perit, Blitol, Werrit u. a.

h) *Xanthinderivate* (Mono-Trimethylxanthine): Sokialweizen.

i) *Alkaloide und Glykoside* (Strychnin und Bulbus scillae): Alkaloid-Rattenpräparat, Antimusol III, Bafum-Rattengift, Rattentod, Mors, Rattinin, Rattentoxin, Rattenteigkröber, Rattitot, Rattenkriegspasta u. a. *Nicotin:* in Parasitol, Venitan, Nikopren, Vomasol (Räuchermittel), Enag, Floraevit, Askerin.

k) *Pflanzliche Stoffe:*

1. Pyrethrum (gemahlene Flores chrysanthemi): Dusturan, Novotox, Pereat, Noxin, Knockout, Derro, Derropren.

2. Rotenon (gemahlene Wurzeln von Derrisarten): Neemblätter, Curofrux usw.

l) *Formaldehyd, Kresole:* Formalin, Autan, Paraform, Florainsecticid, Anisol.

m) *Teeröle, Petroleumabkömmlinge:* Brutal, Flit, Flytox, Shelltox, Nebeltod.

n) *Hydrierte und chlorierte cyclische Verbindungen* in: Lausofon (Cyclohexanon), Mottenhexe und Drawol (Hexachloretan-Naphthalin-Dichlorbenzol), Eklatin (Streumittel mit Nitrobenzol) u. a. m. „DNK" = Dinitro-Ortho-Kresol, sog. Gelbspritzmittel (Selinon, Detal, Dirosil, Gelböl u. a.).

o) *ANTH-Mittel* (α-Naphthyl-Thio-Harnstoff), z.B. in „Rattenmittel Schering", „Rattan" u. a. als Streu- und Ködergift.

p) *Kontaktinsecticide:*

1. DDT-Wirkstoffe (Dichlordiphenyltrichlormethylmethan): Gesarol, Duolit, Neocid, Gesapon, Lauseto, Contacta, Multocid u. a.

2. HCC-Wirkstoffe (Hexachlorcyclohexan): Viton, Nexit, HCC, Raff-Räuchertabletten, Wendelinus-Pulver, CX 99, Nexa-Fliegenspan u. a.

3. Organische Phosphorsäureester: E 605, Bladan, Hepp, Tepp, T 47, Parathion, Thiophos u. a.

Klinische Methoden zum Giftnachweis

Die Identifizierung von Giftsubstanzen und der Giftnachweis aus Leichenmaterial mit chemischen, physikalischen oder pharmakologischen Methoden ist Sache des Pathologen bzw. des Gerichtsmediziners und Chemikers. Für die klinische Praxis kommen einige technisch relativ einfache toxikologische Nachweise in Harn und Blut in Frage. Dabei handelt es sich im wesentlichen um die qualitative Bestimmung von *Arsen, Barbituraten, Blei, Chinin, Kohlenmonoxyd, Methylalkohol, Phenacetin, Phenolen, Phenolphthalein, Phenothiacin, Pyramidon* und *Salicylsäure*.

Für weitere Bestimmungen wird auf den Abschnitt ,,Arbeitsvorschriften für die wichtigsten Nachweis- und Bestimmungsmethoden in der Pädiatrie'' und auf die Monographien von Autenrieth und Bauer; Perelmann und Brodski; Henning verwiesen.

Als ein sehr praktisches, einfaches Hilfsmittel zur Bestimmung von Giften in der Ausatmungsluft sei das *Dräger-Gasspürgerät* erwähnt. Es handelt sich um ein kleines, transportables gasanalytisches Gerät, das rasch nicht nur den Nachweis, sondern auch die Konzentrationsbestimmung einer Reihe von Gasen erlaubt. Die Ausatmungsluft wird durch ein chemisches Teströhrchen — für die verschiedenen Gase stehen verschiedene Röhrchen zur Verfügung — geblasen, das sich bei Vorhandensein des betreffenden Gases verfärbt (Stampe). In gewissen Fällen kann man sich also den zeitraubenderen und komplizierteren Weg über das chemische Laboratorium ersparen.

Die Domäne des Gasspürgerätes ist die *CO-Vergiftung*. Es stehen aber auch Teströhrchen für *Alkohol, Ammoniak, Benzol Blausäure, Chlorgas, Formaldehyd, Kohlenwasserstoffe (Propan, Benzine), Salzsäure, Tetrachlorkohlenstoff, Trichloräthylen* u. a. zur Verfügung.

Arsennachweis im Harn mit der Marshschen Probe: Im Reagensglas 1 ml Harn mit 1 ml konzentrierter Salzsäure und Zinkgranulat versetzen. Es entwickelt sich Arsenwasserstoff, der durch einen Gummistopfen mit abgebrochener Pipette herausgelassen und entzündet wird (wegen Knallgasgefahr Schutzbrille tragen!). In die Flamme wird eine glasierte Porzellanschale gehalten, auf der sich reines Arsen in braunen Flecken abschlägt.

Arsennachweis mit der Gutzeitschen Probe: 1 ml Harn, 4 ml 12,5%ige Salzsäure und ein Stückchen Zink werden in ein weites Reagensglas gegeben, das mit Watte verschlossen und mit einem in konzentriertem Silbernitrat (5 g $AgNO_3$ in 5 ml Salpetersäure) getränktem Filterpapier bedeckt wird. Nach 10—15 min citronengelbe, später schwarze Färbung des Filters.

Barbituratnachweis im Harn nach Zwikker: 10 ml Harn mit Äther schütteln; falls Emulsionsbildung auftritt, mit wenig Tragant entwässern; die ätherische Lösung zur Trockne verdampfen, den Rückstand mit 1 ml wasserfreiem Methylalkohol aufnehmen, trockenes oder in Methylalkohol gelöstes 1%iges Kobaltchlorid bis zur schwachen Rosafärbung zugeben und durch tropfenweise Zugabe einer gesättigten Lösung von Bariumoxyd in Methylalkohol alkalisieren. Bei Gegenwart von Barbituraten tritt tiefblaue Färbung auf. Gegenwart von Wasser stört die Reaktion.

Schätzungsweise quantitative Schnellbestimmung von Barbitursäurederivaten im Harn nach Öttel: Die Probe baut auf der vorerwähnten Zwikkerschen Kobalt-Alkalibestimmung auf.

10 ml Harn werden mit wenig 0,1 n Salzsäure angesäuert und mit 20 ml Chloroform 15 sec geschüttelt. Von der durch ein mit Chloroform befeuchtetes Hartfilter erhaltenen Chloroform-lösung werden je 2 ml in 3 Reagensgläser gegeben und mit 0,05 (A), 0,1 (B) und 0,15 (C) ml einer 0,2%igen Kobaltacetatlösung in Chloroform (wasserfrei) versetzt und umgeschüttelt. Dann werden den drei Gläsern wiederum 0,05, 0,1 bzw. 0,15 ml einer 2%igen absolut-methylalkoholischen Lithiumhydroxydlösung zugesetzt.

Ergebnis:

1. Blaufärbung in A, B und C oder nur in B und C: der Harn enthält mehr als 20 mg-% eines Barbitursäurederivates (1 ml Chloroformlösung = etwa 0,1 mg).

2. Blaufärbung in A und B (C negativ oder bald verschwindend): etwa 10 mg-% Barbiturat (1 ml Chloroformlösung = etwa 0,05 mg).

3. Blaufärbung deutlich nur in A (schon in B rasch verschwindend): etwa 5 mg-% Barbiturat (1 ml Chloroformlösung = 0,025 mg).

4. Sind alle drei Proben (A, B, C) oder nur B und C positiv, also der Barbituratgehalt des Harns über 20 mg-%, so wird die Chloroformlösung 1:1 mit Chloroform verdünnt und die Prüfung wiederholt und entsprechend umgerechnet. Die Probe ist sehr empfindlich und weist auch therapeutische Mengen von Barbitursäurepräparaten noch längere Zeit nach (bis zu 1 Woche).

Bleinachweis im Harn. 24 Std-Urin auf dem Wasserbad auf etwa $^1/_5$ des Volumens eindampfen, das gleiche Volumen konzentrierte Salzsäure zugeben, unter weiterer Erhitzung wenig Kaliumchlorat bis zur Entfärbung zufügen und bis zum Verschwinden des Chlorgeruches eindampfen. Mit Soda auf schwachsaure Reaktion abstumpfen, filtrieren und in das Filtrat Schwefelwasserstoff einleiten.

Bei Anwesenheit von Schwermetallen fällt ein schwarzer Niederschlag aus, den man abfiltriert, mit heißem Wasser auswäscht, dann in Salpetersäure löst, auf dem Wasserbad bis zur Trockne eindampft und mit etwas Wasser aufnimmt. Aus dieser Lösung wird Blei durch Schwefelsäure als weißes Bleisulfat, durch Kaliumchromat als gelbes Bleichromat und durch Kaliumjodid als gelbes Bleijodid gefällt.

Chininnachweis im Harn. Zunächst ist ein Kaliummercurijodid-Reagens herzustellen: Man löst 10 g Kaliumjodid in 50 g Wasser, ferner 2,7 g Quecksilber II-chlorid in 150 g heißem Wasser auf, gibt beide Lösungen zusammen, fügt 2,5 g Eisessig hinzu und erhält so ein haltbares Reagens.

Zeigt der klarfiltrierte Urin nach Zugabe dieses Reagens eine Trübung, die beim Erwärmen verschwindet, so ist Chinin vorhanden. Die Trübung tritt noch bis zu einer Verdünnung von 1:200 000 auf. Verschwindet die Trübung beim Erwärmen nicht, so ist die Ausfällung nicht durch Chinin, sondern durch Eiweiß im Urin zustande gekommen.

Kohlenmonoxydnachweis im Blut

a) *Spektroskopische Methode*. Wird erst ab 25 % CO-Hb positiv. Eine Lösung von 2 Tropfen Blut in 10 ml Aqua dest. wird mit einer Messerspitze Natriumhydrosulfid versetzt und ins Handspektroskop gefüllt.

Enthält das Blut mehr als 25 % CO-Hb, so sind deutlich zwei schwarze Streifen im gelben (570) und grünen (542) Bandenbereich zu erkennen. Bei weniger als 25 % CO-Hb sieht man nur einen breiten schwarzen Streifen im grünen Bereich.

b) *Katayama-Probe*. Sehr empfindlicher Nachweis. Einer hämolysierten Blutlösung von 10 Tropfen Blut auf 10 ml Aqua dest. werden 5—10 Tropfen 10%iges Ammoniumsulfid und anschließend 15—20 Tropfen 30%ige Essigsäure zugefügt.

Bei Vorhandensein von CO unmittelbare rötliche Verfärbung, die innerhalb einer Stunde an Intensität noch zunimmt. Bei Fehlen von CO schmutzig-grüne Verfärbung.

c) *Tannin-Probe*. Sichere Ablesung erst nach 6—12 Std. 1 ml Blut mit 1 ml Aqua dest. verdünnen, dazu 2 ml 3%ige Tannin-Lösung geben und schütteln. Bei Anwesenheit von CO im Blut ist der sich bildende Niederschlag rötlich, bei normalem Blut grau.

d) Eine Methode zur schnellen CO-Bestimmung im Blut mit dem Drägerschen Gasspürgerät wurde von Sachs angegeben.

Kohlenmonoxydnachweis in der Ausatmungsluft. Die einfache Methode der CO-Prüfung in der Atemluft mit dem Drägerschen Gasspürgerät und CO-Teströhrchen wurde von Grosskopf und von Franke beschrieben.

Methylalkoholnachweis im Harn. Prinzip: Oxydation des Methanols durch Kaliumpermanganat zu Formaldehyd, das dann nachgewiesen wird. Harn vorher auf Formaldehyd prüfen.

Ausführung. 5—10 ml Harn mit gleicher Menge verdünnter Schwefelsäure und mit einer Messerspitze feingestoßenem Kaliumpermanganat versetzen, ins Wasserbad von 50° C stellen und bei Entfärbung erneut Kaliumpermanganat zugeben, bis die rote Färbung mehrere Minuten bestehenbleibt. Dann bis zur Entfärbung im warmen Wasser stehenlassen und filtrieren, bis ein klares farbloses Filtrat erhalten wird. Anschließend wird in diesem Filtrat der

Formaldehydnachweis mit der Hehnerschen Probe geführt: 5 ml des Filtrats werden mit 2 ml frischer, ungekochter Milch und 7 ml konzentrierter Salzsäure, die auf 100 ml 0,2 ml einer 10%igen Ferrichloridlösung enthält, gemischt und in etwa 1 min zum Sieden gebracht.

Bei Gegenwart von Formaldehyd tritt eine violette Färbung ein.

Phenacetinnachweis im Harn

a) Größere Mengen von Phenacetin färben den Harn gelb; bei Zusatz von 10%iger Eisenchloridlösung tritt Rotfärbung auf.

b) 10 ml Harn mit einigen Tropfen konzentrierter Salzsäure kochen, im Eisbad abkühlen, 2—3 Tropfen 1%ige Natriumnitrit-Lösung und 2—3 ml alkalische, 5%ige β-Naphthol-Lösung zufügen, mit Natronlauge alkalisieren. Bei Anwesenheit von Phenacetin tritt Rotfärbung auf, die beim Ansäuern mit Salzsäure nachdunkelt und in Violett übergeht.

Phenolnachweis im Harn. Der Harn gibt bei Vorhandensein von Carbolsäure, Kresol und Lysol nach Zugabe von 10%igem Ferrichlorid eine blauviolette bis blau-grüne Färbung.

Phenolphthaleinnachweis im Harn. Der Harn wird mit Chloroform extrahiert, der Extrakt mit einem kleinen Stück Kaliumhydroxyd geschüttelt, bei Anwesenheit von Naphthol tritt eine blaue oder blau-grüne Färbung auf.

Phenothiazinnachweis im Harn. 3 Teile Harn werden mit 1 Teil 10%igem Eisenchlorid und 1%iger Salzsäure versetzt. Bei Anwesenheit von Phenothiazinen tritt eine purpur-schwarze Färbung auf.

Pyramidonnachweis im Harn

a) Mit 2%iger Eisenchloridlösung färbt sich pyramidonhaltiger Harn dunkelbraun bis dunkelviolett.

b) Mit 1%iger Jodlösung überschichtet, die durch Verdünnen von 1,43 Teilen offizineller Jodtinktur DAB 6 mit 8,57 Teilen Wasser hergestellt wird, gibt der Harn einen violetten, allmählich in Rotbraun übergehenden Ring.

Salicylsäurenachweis im Harn. Den mit etwas Schwefelsäure angesäuerten Harn mit einer Mischung aus 2 Teilen Chloroform und 3 Teilen Petroläther ausschütteln, die ätherische Schicht abfiltrieren, 1 ml Wasser und 1 Tropfen einer so stark verdünnten Ferrichloridlösung, daß sie gerade noch gelb erscheint, zusetzen. Bei Gegenwart von Salicylaten tritt Violettfärbung auf.

Literatur

AUTENRIETH, W., u. K. H. BAUER: Die Auffindung der Gifte und stark wirkenden Arzneistoffe. Dresden u. Leipzig: Theodor Steinkopff 1943.

BAIN, K.: Death due to accidental poisoning in young children. J. Pediat. 44, 616 (1954).

BERFENSTAM, R.: Maßnahme und Mittel zur Vorbeugung von Unfällen im Kindesalter in Schweden. IX. Intern. Kongr. f. Kinderheilk., Montreal (Canada) 1959.

BERNHEIM, M., R. FRANÇOIS, M. BETHENOD et K. MATTA: Intoxications accidentelles et thérapeutiques chez l'enfant. Presse méd. 67, 1525 (1959).

BETTECKEN, F., u. H. MOLL: Nil nocere! Symptome der Atropinvergiftung nach Be Te-Medikation im Säuglingsalter. Münch. med. Wschr. 103, 2229 (1961).

BINZ, C.: Intoxicationen. In: Handbuch der Kinderkrankheiten, hrsg. v. C. GERHARDT, Bd. 3. Tübingen: H. Laupp'sche Buchhandlung 1878.

BRAND-AURABAN, A.: The fight against poisoning in Israel. Harefuah 60, 86 (1961).

BRUGSCH, H.: Vergiftungen im Kindesalter. Stuttgart: Ferdinand Enke 1956.

BRUNS, W. T.: Vergiftungsunfälle im Kindesalter. Vergiftungs-Informationszentralen. Mschr. Kinderheilk. 106, 289 (1958).

BÜTTNER, F.: Giftkunde — Giftgesetz. Leipzig: VEB Fachbuchverlag 1961.

CANN, H. M., D. S. NEYMAN and H. L. VERHULST: Control of accidental poisoning — a progress report. J. Amer. med. Ass. 168, 717 (1958).

CLARMANN, M. v.: Aufgaben und Arbeitsweise eines Vergiftungszentrums. Fortschr. Med. 80, 551 (1962).

—, u. H. MOLL: Was soll der praktische Arzt zur Sofortbehandlung akut Vergifteter zur Verfügung haben? Mkurse ärztl. Fortbild. 13, 340 (1963).

CRAIG, J. O., and M. S. FRASER: Accidental poisoning in childhood. Arch. Dis. Childh. 28, 259 (1953).

Das öffentliche Gesundheitswesen, hrsg. v. J. DANIELS, W. HAGEN, H. LEHMKUHL, F. PÜRCKHAUER, E. SCHRÖDER, J. STRALAU u. C. L. P. TRÜB, Teil B: Rechtsvorschriften und Erläuterungen. Stuttgart: Georg Thieme 1962.

DÖNHARDT, A.: Die Therapie der Schlafmittelvergiftungen. Ergebn. inn. Med. Kinderheilk. 12, 1 (1959).

ERDMANN, W. D., u. L. LENDLE: Vergiftungen mit esteraseblockierenden Insecticiden aus der Gruppe der organischen Phosphorsäure-Ester (E 605 und Verwandte). Ergebn. inn. Med. Kinderheilk. 10, 104 (1958).

FLAMM, L., u. J. SIEGL: Zu den Ursachen der Vergiftungen im Kindesalter. Wien. klin. Wschr. 69, 544 (1957).

FRANKE, W.: Über die Bestimmung des CO-Gehaltes der ausgeatmeten Luft mit dem Gasspürgerät. Dräger-Hefte Nr 227, 4877 (1955).

FRIEDRICH-BREUNINGER, G.: Vergiftungen bei Kindern. Münch. med. Wschr. 102, 578 (1960).

FÜHNER, H., W. WIRTH u. G. HECHT: Medizinische Toxikologie. Stuttgart: Georg Thieme 1951.

GÄDEKE, R.: Der Unfall im Kindesalter. Phänomenologische und soziologische Untersuchungen unter Verwendung der Unfälle und akzidentellen Vergiftungen von 0—14jährigen im Stadtbezirk und im Landkreis Freiburg im Breisgau. Stuttgart: Georg Thieme 1962.

GAULTIER, M., E. FOURNIER et P. GERVAIS: Centres poisons-Intoxications — Centre d'information et de traitment de l'hopital Fernand Widal. Sem. Hôp. Paris 36, 3151 (1960).

GRIGOR, W. G.: Accidental ingestion of poison in childhood. Med. J. Aust. 5, 175 (1960).

GROSSKOPF, K.: Praktische Durchführung der CO-Prüfung in der Atemluft. Dräger-Hefte Nr 227, 4880 (1955).

HANSEN, K., u. W. GRONEMEYER: Gifte und Vergiftungen. In: Lehrbuch der inneren Medizin, hrsg. v. H. DENNIG, 3. Aufl., Bd. II. Stuttgart: Georg Thieme 1954.

HARNACK, G. A. v.: Arzneimittelschäden beim Fetus und Neugeborenen. Arch. Kinderheilk. 166, 209 (1962).

—, u. C. ONNASCH: Wie kommt es zu Vergiftungsunfällen im Kindesalter? Folgerungen für die Prophylaxe. Dtsch. med. Wschr. 85, 1577 (1960).

HEASMAN, M. A.: Accidental poisoning in children. Arch. Dis. Childh. 36, 390 (1961).

HENNING, N.: Klinische Laboratoriumsdiagnostik, 2. Aufl. München u. Berlin: Urban & Schwarzenberg 1960.

JACOBZINER, H.: Accidents, a major child health problem. J. Pediat. **46**, 419 (1955).
— Accidental chemical poisonings in children. J. Amer. med. Ass. **162**, 454 (1956).
— Causation, prevention and control of accidental poisonings. J. Amer. med. Ass. **171**, 1769 (1959).
—, and H. W. RAYBIN: Accidental poisonings in childhood and their prevention. J. Pediat. **49**, 592 (1956).
— — Poison control. Activities in New York City 1960. Arch. Pediat. **78**, 72 (1961).
JONES, D. V., and C. E. WORK: Volume of a swallow. Amer. J. Dis. Child. **102**, 173 (1961).
KARLSSON, B.: Poisoning and suspected poisoning in children. Nord. Med. **53**, 894 (1955).
— Giftinformationscentralen vid barnkliniken, Karolinska sjukhuset. Svenska Läk.-Tidn. **59**, 263 (1962).
LENDLE, L.: Die Vergiftungen im Kindesalter und ihre Behandlung. Regensburg. Jb. ärztl. Fortbild. **8**, 193 (1960).
LEWIN, L.: Gifte und Vergiftungen. Berlin: Georg Stilke 1929.
LORENZ, E., u. W. FALK: Die akute Alkoholvergiftung im Kindesalter. Wien. klin. Wschr. **72**, 395 (1960).
MATTEUCCI, G. B., e P. G. SAVIGNONI: Gli avvelenamenti accidentali acuti dell'infanzia (Studio clinico-statistico sui ricoverati nella Clinica Pediatrica di Roma nel periodo 1943—1957). Pediat. int. (Roma) 8, 37 (1958).
MCKENDRICK, T.: Poisoning accidents in childhood. Arch. Dis. Childh. **35**, 180 (1960).
MELLINS, R. B., J. R. CHRISTIAN and H. N. BUNDESEN: The natural history of poisoning in childhood. Pediatrics 17, 314 (1956).
MEYLER, L.: Schädliche Nebenwirkungen von Arzneimitteln. Wien: Springer 1956.
MOESCHLIN, S.: Klinik und Therapie der Vergiftungen, 3. Aufl. Stuttgart: Georg Thieme 1959.
MOLL, H.: Vergiftungsbehandlung bei Kindern. Fortschr. Med. **81**, 533 (1963).
— Grundlagen der pädiatrischen Toxikologie. Fortschr. Med. **81**, 619 (1963).
— Soforttherapie kindlicher Vergiftungen. Mkurse ärztl. Fortbild. **13**, 337 (1963).
MUELLER, B.: Gerichtliche Medizin. Berlin-Göttingen-Heidelberg: Springer 1953.
OETTINGEN, W. F.: Poisoning. New York: P. B. Hoebner Inc. 1952.
PERELMANN, I. A., u. B. A. BRODSKI: Analyse fertiger Arzneimittelformen. Berlin 1955.
PERNOT, C., M. MANCIAUX et R. SUTY: Problèmes médicos-ociaux posés par les intoxications dans l'enfance. Rev. Hyg. Méd. soc. 8, 643 (1960).
PONSOLD, A.: Lehrbuch der gerichtlichen Medizin. Stuttgart: Georg Thieme 1957.

PRESS, E.: Accidental poisoning in childhood. Evanston (Ill.): American Academy of Pediatrics 1956.
— Public health aspects of poisoning. J. Amer. med. Ass. **163**, 1330 (1957).
PÜSCHEL, E.: Der häusliche Unfall aus der Sicht des Kinderklinikers. Landarzt **37**, 454 (1961).
RATHBUN, J. C.: Two years expierence in a poison control centre. Canad. med. Ass. J. **83**, 418 (1960).
ROMINGER, E.: Die wichtigsten Vergiftungen im Kindesalter. In: Handbuch der Kinderheilkunde, hrsg. v. M. v. PFAUNDLER u. A. SCHLOSSMANN, 3. Aufl., Bd. III. Leipzig: F. C. W. Vogel 1924.
SACHS, V.: Eine einfache Methode zur schnellen Bestimmung des Kohlenoxydgehaltes im Blut. Dräger-Hefte Nr 235, 5142 (1959).
SAUERBREI, H. U.: Vergiftungen im Kindesalter. Münch. med. Wschr. **100**, 1963 (1958).
SCHLOSSMANN, H.: Die wichtigsten Vergiftungen im Kindesalter. In: Handbuch der Kinderheilkunde, hrsg. v. M. v. PFAUNDLER u. A. SCHLOSSMANN, 4. Aufl., Bd. III. Berlin: F. C. W. Vogel 1931.
SCHUMANN, H.-J.: Nil nocere! Tödliche Magnesiumvergiftung bei regelrecht durchgeführter Bandwurmkur. Münch. med. Wschr. **104**, 2463 (1962).
SCHWARZ, F.: Tödliche Kinderunfälle. Dtsch. med. Wschr. **81**, 729 (1956).
SENFT, G.: Fehlen enzymatischer Reaktionen als Ursache für toxische Arzneimittelwirkungen bei Früh- und Neugeborenen. Internist (Berl.) 1, 465 (1960).
SIVINSCOW, D.: Accidental poisoning of young children. Arch. Dis. Childh. **28**, 26 (1953).
SPECTOR, W. S.: Handbook of toxicology, 4 Bde. Philadelphia and London: W. B. Saunders Company 1956—1959.
SPERLING, E.: Toxikologische Spezialnachweise im Harn. Ärztl. Lab. **7**, 384 (1961).
STAMPE, G.: Gasspürgeräte, insbesondere das Dräger-Gasspürgerät Modell 19/31. Dräger-Hefte Nr 225, 4821 (1954).
STARKENSTEIN, E., E. ROST u. J. POHL: Toxikologie. Berlin u. Wien: Urban & Schwarzenberg 1929.
TALLQVIST, H.: Poisoning in children. Ann. Paediat. Fenn. **5**, 258 (1959).
TUNGER, H.: Über Vergiftungen im Kindesalter. Mschr. Kinderheilk. **61**, 268 (1935).
WECHSELBERG, K., u. K. R. BUNGE: Vergiftungen im Kindesalter. Mschr. Kinderheilk. **108**, 272 (1960).
WIEGANDT, G., u. H. MOLL: Vergiftungsunfälle beim Kind. Ärztl. Prax. **12**, 1997 (1960).
WILLIAMS: Detoxicationmechanisms. London: Chapman & Hall 1959.

Diagnostisch-Therapeutische Technik

Notfallsmaßnahmen

Von **D. Helbig**, Köln

Herzmassage

Die Wiederbelebung von Herz und Kreislauf läßt sich als die Wiederherstellung einer normalen Durchblutung der lebenswichtigen

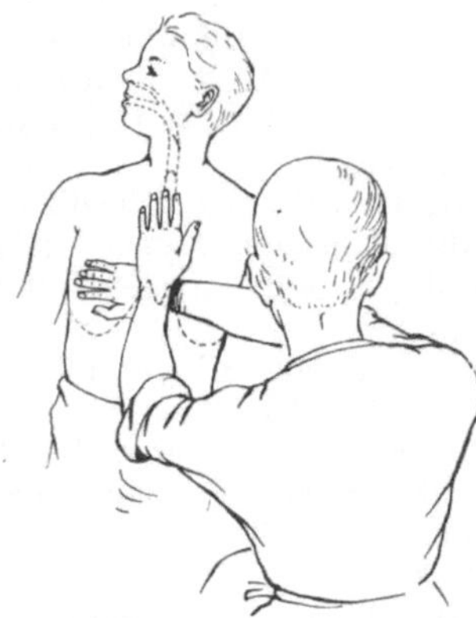

Abb. 89. Äußere Herzmassage beim älteren Kind oder Erwachsenen mittels Kompression durch beide Hände

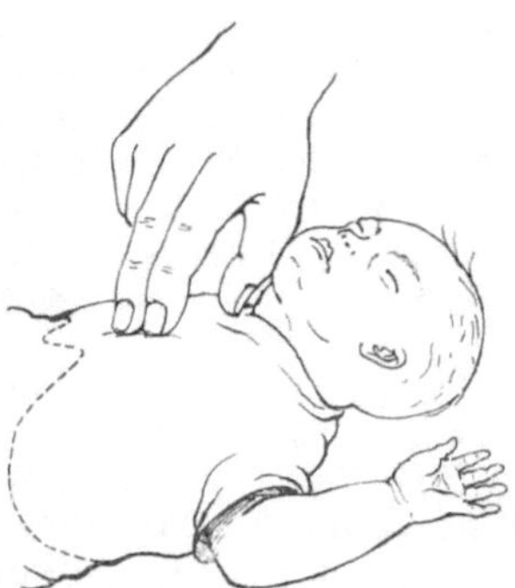

Abb. 90. Äußere Herzmassage beim Säugling durch Fingerdruck auf das Sternum

Organe nach einem plötzlichen Versagen des Herzens definieren. Bis vor wenigen Jahren galt die transthorakale intrakardiale Injektion von 1 mg Adrenalin als die Methode der Wahl. Diese Behandlung führte indes nur selten und bei Kammerflimmern nie zum Erfolg.

Es wurde daher die *sofortige Thorakotomie* und *innere Herzmassage* mittels der in den Thorax eingeführten Hand, die das Herz an das Sternum drückte und dadurch das Blut durch Kompression austrieb, gefordert, wobei man auch einen Vorteil in der Möglichkeit der anschließenden Defibrillation bei Flimmern sah. Die Herzmassage muß spätestens 3 min nach dem Herzversagen beginnen, da bei einer größeren Zeitspanne die Überlebensquote infolge anoxämischer Schädigung der lebenswichtigen Hirnzentren steil absinkt. Die rechtzeitige Wiederbelebung des Kreislaufes gibt 30 % Erfolgsaussichten.

Praktisch jeder Arzt ist aber außerhalb eines Operationssaales überfordert, wenn er innerhalb von 3 min nicht nur die Diagnose Herzstillstand stellen, sondern auch die Thorakotomie ausführen und die innere Herzmassage beginnen soll.

In den meisten Notsituationen muß man sich daher mit der *äußeren Herzmassage* begnügen, die, lege artis durchgeführt, durchaus gute Erfolge haben kann.

Die *Technik* der äußeren Herzmassage ist einfach. Der Patient liegt auf dem Rücken auf einer harten Unterlage. Die beiden Hände des Helfers lagern übereinander auf der unteren Hälfte des Sternum und drücken das Sternum etwa 5 cm tief ein. Der Druck muß in der Medianebene erfolgen, kräftig, ruckartig und senkrecht nach unten, der Rhythmus richtet sich nach der für das vorliegende Lebensalter physiologischen Herzfrequenz. Das Herz grenzt an das Sternum und dorsal an die Wirbelkörper; durch die Perikardumhüllung in seiner Lage fixiert, kann es dem oben beschriebenem Druck von außen nur in begrenztem Maße zur Seite ausweichen, wird also komprimiert und wirft dadurch Blut in die Arterien aus. Die erzielten Blutdruckwerte liegen zwischen 60 bis 140 mg Hg.

Bei kleineren Kindern genügt naturgemäß zur Herzmassage ein geringerer Druck der Hände, bei Neugeborenen sogar derjenige von zwei Fingern. Auch hier ist eine harte Unterlage erwünscht, das Sternum soll deutlich tiefer treten.

Neben der Herzmassage ist die Ventilation der Lunge mit Luft oder Sauerstoff unerläßlich.

Dazu reichen aber Thoraxkompressionen keineswegs aus. Die beste Methode der künstlichen Atmung im Notfall ist die Mund-zu-Mund- oder die Mund-zu-Nase-Beatmung. Die Begründung hierfür und die Durchführung der künstlichen Atmung siehe das entsprechende Kapitel.

Die künstliche Atmung

Zwei Begriffsbestimmungen sind der Abgrenzung der Indikation vorauszustellen:

I. Die *Kurzzeitbeatmung*. Sie dient der Überbrückung einer plötzlichen Ateminsuffizienz oder eines unerwarteten Atemstillstandes, der primär oder im Gefolge eines Herz- und Kreislaufversagens auftreten kann.

II. Die *Langzeitbeatmung*, die bei langfristiger Ateminsuffizienz, wie wir sie z. B. im Verlauf einer Poliomyelitis, bei Tetanus, nach Schädeltraumen und Vergiftungen antreffen, indiziert ist.

Indikation. Wenn eine akute *Ateminsuffizienz* vorliegt, bestehen gegen die Anwendung von Lobelin und Micoren keine Bedenken, sie ersetzen aber physikalische Maßnahmen keinesfalls, da eine adäquate und ausreichende Dosierung zu Krämpfen führen würde. Dagegen sollte eine Intubation zwecks Verkleinerung des Totraums immer erfolgen. Das erleichtert die Sekretabsaugung und auch die Beatmung, sei es, daß sie durch eine Apparatur erfolgt oder direkt vom Mund zum Tubus, während die seitlich an den Thorax gelegten Hände den Brustkorb assistierend komprimieren.

Beim *Atemstillstand* des jungen Kindes ist es zweckdienlich, sich zuerst der Beatmung und dann der Herzmassage zuzuwenden, weil in diesem Lebensabschnitt der Atemstillstand meist vorangeht. Beim *älteren* Kind bleibt die Reihenfolge offen, wobei allerdings in Betracht zu ziehen ist, daß die Reoxygenisierung der Lunge und des Blutes für den Erfolg einer Herzmassage ausschlaggebende Bedeutung hat.

Thoraxkompressionen allein sind nach neueren Erkenntnissen für die künstliche Beatmung unzureichend. Schon bei älteren, stärkeren Kindern wird bisweilen nicht einmal eine Lungenkompression erreicht; bei sehr schlechtem Allgemeinzustand dagegen kollabieren die Bronchiolen und Lungenalveolen durch den Druck von außen sehr leicht, da die Oberflächenspannung der Alveolarfeuchtigkeit infolge der Zirkulationsunterbrechung besonders hoch ist.

Als die einfachste Methode der künstlichen Atmung im Notfall gilt heute die Mund-zu-Mund- oder die Mund-zu-Nase-Beatmung.

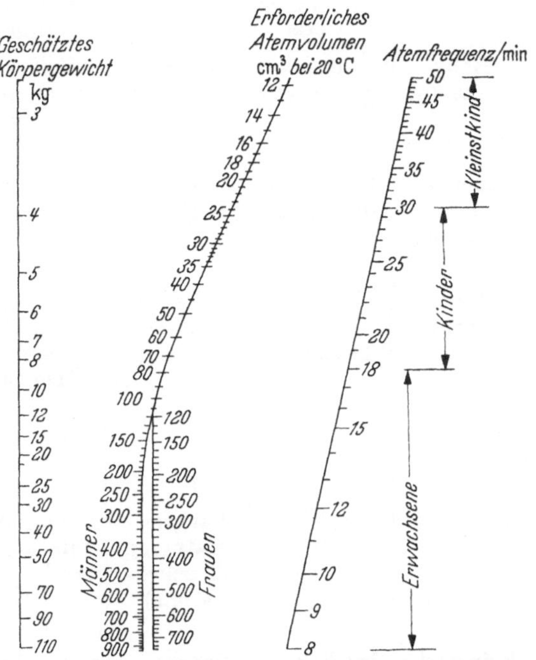

Abb. 91. Nomogramm zur Ermittlung des Atemvolumens für die künstliche Beatmung. Die Erfahrung hat gezeigt, daß zweckmäßigerweise diese Werte um 20% zu erhöhen sind, um eine Hypoventilation mit Sicherheit zu vermeiden. [Nach RADFORD jr. aus E. RÜGHEIMER: Die maschinelle Beatmung bei Neugeborenen und Kleinkindern. Thoraxchirurgie 9, 160—166 (1961)]

Durchführung. Ein *einzelner Helfer* ist imstande, sowohl die künstliche Beatmung als auch die Herzmassage allein auszuführen. Nachdem gemäß der durch das Alter des Kindes bestimmten Relation zwischen Herzfrequenz und Atmung eine Reihe von Thoraxkompressionen zur Herzmassage durchgeführt wurden, beugt der Helfer den Kopf des Patienten schnell und stark nach hinten, um die Luftwege genügend zu öffnen und *beatmet* dann möglichst kräftig *von Mund zu Mund*. Damit ein Teil der Luft nicht wieder durch den Nasopharyngealraum des zu Beatmenden entweicht, ist es zweckmäßig, gleichzeitig dessen Nase zuzuhalten, bei der Mund-zu-Nase-Beatmung umgekehrt den Mund. Eine entsprechende seitliche Thoraxkompression kann unter-

Tabelle 80

Bezeichnung	Wirkungsweise	Indikation	Vorteile	Nachteile
Ambu-Beutel	Handbeatmungsgerät	Kurzzeitbeatmung	Handlichkeit, geringer Kostenaufwand, für kurzdauernde Beatmung, vor allem zur Notfallbeatmung gut geeignet	Gefahr der Überdruckbeatmung
Resutator Resuszitator	Handbeatmungsgerät	Kurzzeitbeatmung	zur Notfallbeatmung wie Ambu-Beutel brauchbar	Gefahr der Überdruckbeatmung
Pulmotor	druckgesteuertes Gerät	Kurzzeitbeatmung	Anschaffungskosten gering, da einfache Handhabe für Unfallwagen geeignet	siehe unter Baby-Pulmotor
Baby-Pulmotor	druckgesteuertes Gerät	Kurzzeitbeatmung	da auch in Form des Oxytherm mit Wärmebett lieferbar, brauchbar zur Beatmung von Neugeborenen	Maskengrößen nicht ausreichend, Totraum meist zu groß, Gefahr der Überdruckbelastung bei Handbetätigung
Emerson-Chest-Respirator	Überdruckbeatmung	Kurzzeitbeatmung	geringer Kostenaufwand, leichte Pflege, geringe Belastung des Patienten	nur für Kurzzeitbeatmung geeignet, da sonst erhebliche Kreislaufbelastung, weiteres siehe unter Eiserne Lunge
Eiserne Lunge	Wechseldruckbeatmung	Kurz- und Langzeitbeatmung	Handhabung einfach, gut abgesichert, Warnanlage, Handbedienung, leichte Überwachungsmöglichkeit	schwere Pflege, Umlagerungen und Bronchialtoilette nur in geringem Umfang, mediko-mechanische Behandlung fast übernicht möglich, geringe Indikationsbreite, da es bei gleichzeitiger Schlucklähmung leicht zur Aspiration kommen kann
Poliomat	druckgesteuertes Gerät	Langzeitbeatmung (Tracheotomie)	geringe Anschaffungskosten, einfache Handhabung, auch durch Pflegepersonal, geringer Totraum	Tracheotomie erforderlich, Anfeuchtung der Atemluft nur schwer möglich, bei geringer Eigenatmung des Patienten nicht mehr anwendbar
Spiromat	druck- und frequenzgesteuert	Langzeitbeatmung (Tracheotomie)	hohe Variationsbreite der Atemwerte und ihrer Einstellung, gutes Warnsystem und Sicherheit, auch bei Eigenatmung des Patienten verwendbar	enorm hohe Anschaffungskosten komplizierte Wartung und Überwachung des Gerätes
Ångström-Respirator	volumengesteuert	Langzeitbeatmung (Tracheotomie)	Gerät mit vielen Möglichkeiten der Atemregulierung	hohe Anschaffungskosten, genaue Überwachung des Patienten erforderlich, Gefahr der späten Erkennung von Verschleimung bzw. eventuell auftretender Atelektasen
Bird-Respirator	volumengesteuert	Langzeitbeatmung tomie)	geringer Kostenaufwand, platzsparend, einfache Handhabe, keine großen Nebenapparate notwendig	gut zur unterstützenden Beatmung bei noch vorhandener geringer Eigenatmung, da Gerät sofort auf Patientenfrequenz umschaltet und der Eigenatmung assistiert, zu geringe Sicherung

bleiben, möglichst rasch muß die Herzmassage wieder aufgenommen werden.

Stehen *zwei Helfer* zur Verfügung, ist darauf zu achten, daß im Augenblick der Beatmung keine Thoraxkompression zur Herzmassage durch den anderen Helfer stattfindet, damit der Lunge genügend Raum zur Ausdehnung bleibt.

Die *Langzeitbeatmung* setzt bis zu 12, höchstens bis zu 24 Std, eine Intubation voraus, danach die Tracheotomie. Zur Beatmung dient zunächst der Narkoseapparat bis ein Respirator zur Hand ist. Reiner Sauerstoff darf nicht zu lange verwandt werden, an seine Stelle tritt alsbald Luft.

Die dem jeweiligen Alter des Kindes entsprechende Ventilationsgröße und Atemfrequenz sind aus einem entsprechenden Schema, z. B. dem von RADFORD, abzulesen.

Natürlich liegen nur Mittelwerte vor, zur Objektivierung ihrer Richtigkeit beim Patienten müßten spektrographische Analysen der Ausatmungsluft und des arteriellen Blutgases herangezogen werden. In der Praxis genügt es im allgemeinen, sich nach dem Aussehen des Patienten zu richten, wobei auf die Durchblutung der Haut, auf die Körpertemperatur, auf etwaige Unruhe u. a. m. zu achten ist.

Beatmungsapparaturen, die über die Erregung des N. phrenicus wirken, sind im Kindesalter ungeeignet, ebenso alle Geräte, die nur eine intermittierende positive Druckbeatmung liefern. Als geeignet für Kinder können nur Wechseldruck-Beatmungsgeräte und hier wiederum nur die volumengesteuerten angesehen werden, wie z. B. der Draegersche Spiromat oder der schwedische Ångström-Respirator. Die Vor- und Nachteile der zur Zeit gebräuchlichen Beatmungsapparaturen sind aus Tabelle 80 ersichtlich.

Die endotracheale Intubation.

1. Indikation. Die endotracheale Intubation findet heute mannigfaltige Anwendung: a) auf dem internen Sektor zu diagnostischen und therapeutischen Zwecken und b) als Vorbedingung zur Durchführung einer Intubationsnarkose.

a) *Internes Anwendungsgebiet.* Für die Röntgenkontrastmitteldarstellung des Bronchialbaumes, für gewisse endoskopische Untersuchungen in Narkose wie die Oesophagoskopie oder Thorakoskopie u. a. m. ist die Intubation unerläßlich.

Die Intubation ermöglicht die tracheobronchiale Sekretabsaugung, die künstliche Beatmung bei Ertrunkenen, Erstickten oder Vergifteten, die Entfernung von Fremdkörpern im Respirationstrakt bzw. die Beseitigung oder Überwindung von anderen Atemhindernissen wie Glottisödem, diphtherischem Croup u. a., kurz, sie gilt als Vorläufer der Tracheotomie, wenn man diese noch zu umgehen hofft (s. auch die Indikationen dort).

b) *Intubationsnarkosen* sind bei intrathorakalen Eingriffen unumgänglich. Operationen am Kopf, Hals oder Oberbauch gelten als relative Indikationen, ebenso die Bauch- oder Seitenlagerung des Patienten während der Operation.

Jeder schwere und langdauernde chirurgische Eingriff im Kindesalter, besonders aber beim Säugling, erfordert die Intubation, um eine sichere Sauerstoffversorgung und Kohlensäureausscheidung durch Unterstützung der Atmung zu garantieren.

Durch die Intubationsnarkose gelingt eine gute Durchlüftung der Lunge und vermehrte Sauerstoffzufuhr bei schlechtem Allgemeinzustand des Patienten, bei schwerer Kyphoskoliose, reduzierter Atemkapazität, Kreislaufschwäche und Hypotonie sowie bei raumfordernden Prozessen der oberen Luftwege.

Die Anwendung von Relaxantien, besonders der Curaregruppe, bleibt zweckmäßig an eine Intubation gekoppelt.

(Der Trachealkatheterismus)

Im allgemeinen soll ein Tubus nicht über 12 Std liegen.

2. Kontraindikationen. Akute Entzündungen der oberen Luftwege, die Larynxtuberkulose und bis zu einem gewissen Grad auch Ope-

Tabelle 81

Alter in Jahren	Magill	Charriere
0 — 0,25	00, OA	13,16
0,25— 0,75	0	17
0,75— 1,5	1	18
1,5 — 2,5	2	20
2,5 — 5	3	23
5 — 7	4	25
8 — 9	5	27
10 —12	6	29
über 12	7	30

rationen im Augeninneren schließen eine Intubation aus, letztere, weil durch eventuelle Hustenstöße die Gefahr der plötzlichen Drucksteigerung besteht. Der Geübte hilft sich mit der gleichzeitigen Anwendung von Muskelrelaxantien.

3. Das Instrumentarium. Es umfaßt a) Trachealtuben = Trachealkatheter, b) Laryngoskope und c) Larynxspatel.

a) Die Trachealkatheter bestehen aus mineralisiertem Gummi, aus plastischem Material wie Polyvinyl oder Polyäthylen oder aus Spiraldraht mit Gummi- bzw. Plastikmasse überzogen. Sie haben einen kreisrunden Durchmesser, ein Ende ist abgeschrägt. Die Katheterweite wird nach MAGILL klassifiziert, häufig aber auch in Charrière angegeben (s. die Tabelle 81).

b) Alle Laryngoskope bestehen im Prinzip aus einem Handgriff, der eine Stabbatterie beinhaltet, und aus einem daran fixierten oder zusammenfaltbaren Spatel, der an seinem vorderen Ende eine Lampe trägt.

c) Wir unterscheiden die geraden Larynxspatel nach Magill, Waters, Gundel und Flagg und die gekrümmten Spatel nach MacIntosh. Beide erfreuen sich gleicher Beliebtheit.

Die geraden Spatel sind halbröhrenförmig, die der Epiglottis zugekehrte Fläche ist etwas länger. Bei der Intubation kommt die offene Seite des Spatels nach rechts zu liegen, der Tubus wird von rechts her eingeführt.

Der gekrümmte Spatel paßt sich der Wölbung der Zunge an. Die offene Seite befindet sich auch hier rechts. Die dem Zungenrand zugekehrte Fläche ist länger als die andere. Daher kommt das innere Ende des Spatels gegensätzlich zum geraden nicht mit der vom Nervus vagus innervierten Unterfläche des Kehldeckels in Berüh

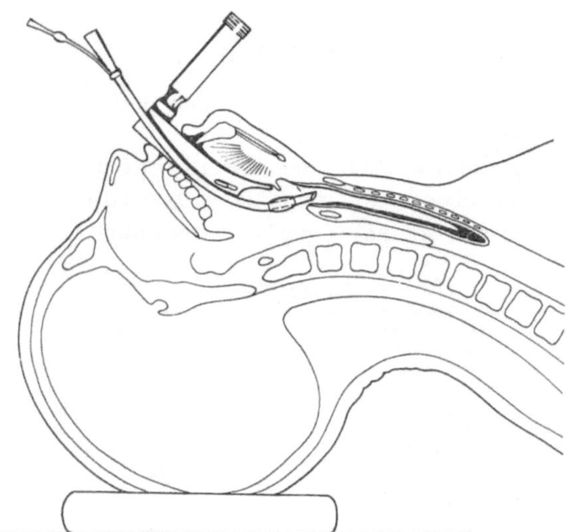

Abb. 92. Endotracheale Intubation

rung, sondern liegt in der glosso-epiglottischen Falte und störende Reflexe werden weniger leicht ausgelöst.

4. Technik. Der Patient befindet sich in Rückenlage, die Halswirbelsäule wird durch Unterlegen eines flachen Polsters leicht anteflektiert und der Kopf im Atlanto-Occipitalgelenk extendiert, wodurch sich der Abstand zwischen Zahnreihe und Larynxeingang verkürzt. Nach Anaesthesierung der Mund-, Rachen- und Kehlkopfschleimhaut mit einem 1%igen Pantocain-Spray und Schutz der Zahnreihe des Unterkiefers durch einen Leukoplaststreifen oder Gazetupfer wird das Laryngo

skop von rechts eingeführt, dadurch die Zunge nach links verdrängt, so daß die Sicht freibleibt. Man schiebt das Laryngoskop dann sorgfältig in der Medianlinie tiefer vor bis die Epiglottis frei liegt und durch die Spatelspitze angehebelt werden kann. Bei Verwendung des Spatels nach MacIntosh hebt sich die Epiglottis durch Druck auf den Zungengrund und gibt den Larynxeingang frei. Das Laryngoskop wird jetzt mit der linken Hand gehalten, die rechte führt den Trachealtubus ein. Das gelingt leichter, wenn man den Tubus möglichst weit lateral vorschiebt, damit die Sicht auf die Stimmritzen bis zuletzt erhalten bleibt.

Schonender, vor allem für den nicht narkotisierten Patienten, ist die sog. *blinde Intubation.* Der rechts vor dem halb aufrecht sitzenden Patienten stehende Arzt tastet mit dem linken Zeigefinger den Zungengrund bis zum Kehldeckel ab, drückt diesem mit der Fingerkuppe nach vorn; entlang des linken Zeigefingers wird nunmehr der über einen Führungsdraht gebogene Tubus eingeführt. Bei diesem Vorgehen muß die Schleimhautanaesthesie absolut ausreichend sein.

Die richtige Lage des Tubus ist durch Abhorchen des Atemgeräusches am äußeren Tubusende leicht kontrollierbar. Hustenstöße und Erbrechen können als Reaktion auf die Reizung der Trachealwand auftreten. Bei bewußtlosen apnoischen Patienten schafft ein Druck auf den Thorax und gleichzeitiges Horchen am äußeren Tubusrand Gewißheit über die richtige Tubusposition.

Die *blinde nasale Intubation* wird beim älteren spontan atmenden Kind ausgeführt, wenn abgesaugt werden muß. Sie verlangt aber einige Erfahrung, da nur die Klassifizierung des Atemgeräusches über die jeweilige Position des Katheters Aufschluß gibt. Ist das Atemgeräusch bei vollständig eingeführtem Tubus nicht mehr zu hören, so ist er mit großer Wahrscheinlichkeit in den Oesophagus abgeglitten. Die blinde nasale Intubation gelingt bei Patienten mit großem Lufthunger relativ leicht, weil diese die Tubusspitze während der forcierten Inspiration förmlich einsaugen.

Die Tracheotomie

1. Indikation. Der Luftröhrenschnitt ist immer dann angezeigt, wenn mit einer länger anhaltenden Verlegung des Atemweges im Be

reich des Kehlkopfes bzw. des oberen Abschnittes der Trachea zu rechnen ist oder wenn infolge Lähmung der Atemmuskulatur und vermehrter Schleimsekretion eine künstliche Beatmung und Freihaltung der Luftwege im Sinne einer „Bronchialtoilette" erforderlich wird. Bei zeitlich begrenzten Störungen dieser Art und der Notwendigkeit therapeutischen Vorgehens hat verständlicherweise die Intubation den Vorrang (bis zu 12 Std).

Unter Berücksichtigung dieser Gesichtspunkte lassen sich die *Indikationen zur Tracheotomie* wie folgt zusammenfassen:

1. Hindernisse, Schwellungen und Ödeme im Bereich der Glottis, des Larynx und des oberen Abschnittes der Trachea, sei es auf traumatischer, toxischer, anaphylaktoider oder entzündlicher Basis.

2. Entzündliche Erkrankungen der Trachea und der Bronchien, die mit einer starken Schleimsekretion einhergehen und zu einer bedrohlichen Cyanose und Dyspnoe führen.

3. Zur Freihaltung der Atemwege bei Poliomyelitis mit Lähmung der Atemmuskulatur, bei schweren Schädelhirntraumen, bei Curaresierungen als therapeutische Maßnahme im Verlauf einer Tetanuserkrankung, bei Lungenödem infolge Herzinsuffizienz oder Giftgas u. a. m.

4. Zur prä- und postoperativen Behandlung doppelseitiger Bronchiektasen. Das intratracheale Absaugen soll hier eine Re- und Superinfektion vermeiden.

(5. Im Erwachsenenalter zur Verkleinerung des Totraumes bei Emphysematikern.)

Die Indikation soll rechtzeitig mit einer gewissen Großzügigkeit gestellt werden, um etwaige Schäden durch ein Sauerstoffdefizit zu vermeiden und um die psychische Alteration durch den Lufthunger auf ein Mindestmaß zu beschränken. Eine strengere Zurückhaltung ist nur bei Unreifgeburten und jungen Säuglingen gerechtfertigt. Die „Nottracheotomie" müßte auf tatsächliche Notsituationen beschränkt bleiben, wie sie durch eine Kehlkopfverletzung, ein akutes Glottisödem oder ähnliches gegeben sind.

2. Vorbereitungen. Die Tracheotomie erfolgt in der Regel im Krankenhaus. Prinzipiell und wenn keine andere Wahl bleibt, ist sie auch außerhalb durchführbar. Trotz souveräner Beherrschung der Technik seitens des Operateurs stellt die Tracheotomie dann einen schwerwiegenden Eingriff dar und etwaigen Komplikationen kann unter Umständen nicht begegnet werden. Obwohl eine Lokalanaesthesie vollständig ausreicht, empfiehlt sich bei Kindern zur Vermeidung größerer psychischer Traumen grundsätzlich die Allgemeinnarkose mittels peroraler Intubation, es sei dann, sie befänden sich in bewußtlosem Zustand. Nur wenn die Intubation wegen starker Schwellung des Kehlkopfeinganges, wegen traumatischer Lä-

sion des Kehlkopfes oder aus anderer Ursache nicht möglich ist, beschränkt man sich auf die örtliche Betäubung.

Das Tracheotomiebesteck gehört zu dem Instrumentarium, das in einer Kinderklinik stets griffbereit steril vorhanden sein muß.

Es umfaßt: Ein Skalpell, Pean-Klemmen, einen Nadelhalter, Hautnadeln, Catgut, Seide, einen Satz Neusilberkanülen, zwei Langenbeckhaken zum Zurückhalten der Schilddrüse, je zwei scharfe einzinkige Haken und je zwei stumpfe zweizinkige Haken. Man benötigt ferner: Alkohol, Jodtinktur oder Dibromol, Analeptica, Injektionskanülen, Rekordspritzen, das Narkoseinstrumentarium, falls Lokalanaesthesie erforder-

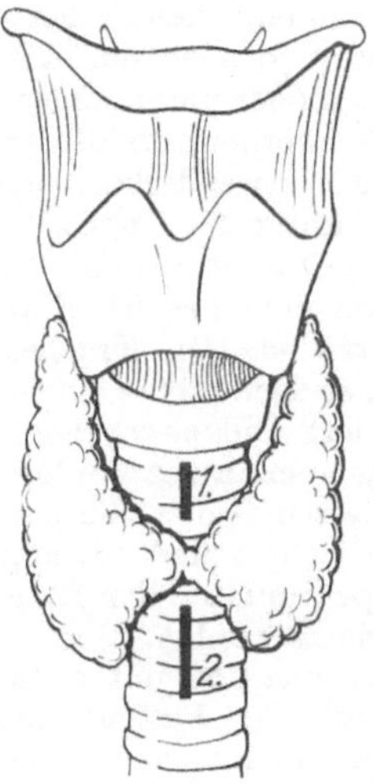

Abb. 93. *1* Tracheotomia superior; *2* Tracheotomia inferior

lich ist eine 1%ige Novocain-Suprareninlösung, eine Absaugvorrichtung, sterile Tupfer, sterile Gaze, Billroth-Batist und ein Kanülenbändchen.

Der Patient wird auf den Rücken gelagert, der Kopf durch eine Rolle im Nacken nach hinten gebeugt.

3. Technik. Die *örtliche Betäubung:* Nach Prämedikation von Atosil und Dolantin (Atosil 2 mg/kg, insgesamt nicht über 50 mg; Dolantin je nach Alter zwei Teilstriche bis zu 1,0 ml) setzt man zunächst vier Quaddeln, die erste unterhalb des Schildknorpels, die zweite im Jugulum, die dritte und vierte am Vorderrand des M. sternocleidomastoideus. Von diesen vier Punkten aus wird das Operationsfeld umspritzt, zunächst die tieferen Gewebsschichten, dann die Fascie und die Haut (Rhombus nach HACKENBRUCH).

Nach der Art der Schnittführung unterscheiden wir die *Tracheotomia superior* mit Durchtrennung der Haut dicht unterhalb des Ringknorpels und die *Tracheotomia inferior* mit Durchtrennung der Haut im Jugulum (s. Abb. 93). Wegen der hohen Lage des Schilddrüsenisthmus ist beim Kind die inferiore Tracheotomie vorzuziehen. Sie kommt beim Erwachsenen praktisch nur in Frage, wenn der Atemweg im Bereich der Schilddrüse und des Mediastinum behindert ist.

Die Haut und die Fascie wird entweder längs oder quer incidiert. Bei schlechtem Allgemeinbefinden des Kindes ist es wegen dann nur geringer Blutungsneigung nicht nötig, sich mit der sonst zweckmäßigen Unterbindung der Queräste der Venae jugularis vor ihrer Durchtrennung aufzuhalten. Die jetzt sichtbar gewordene Linea alba kennzeichnet die Mittellinie. Die medialen Halsmuskeln lassen sich leicht mit stumpfen Haken auseinanderziehen. Der Isthmus der Schilddrüse wird je nach der Art der Tracheotomie nach oben oder unten abgeschoben. Wenn der Schilddrüsenkörper verhältnismäßig groß ist, kann sich die Notwendigkeit ergeben, das im oberen bzw. unteren Wundwinkel über der Thyreoidea liegende straffe Bindegewebe scharf zu spalten, um eine bessere Beweglichkeit des Isthmus zu erzielen. Die Trachea wird stumpf freipräpariert, seitlich mit je einem scharfen Einzinkhaken fixiert und etwas hochgehoben. Sodann schneidet man an der Vorderseite ein ovales Fenster aus, dessen Größe sich nach dem Lumen der Luftröhre richtet und im allgemeinen zwei bis drei Knorpel umfaßt; der Ringknorpel selbst darf nicht verletzt werden. Sofort wird die Luft zischend eingesogen und unter starkem Hustenreiz expectoriert der Patient meist erhebliche Schleimmengen. Man zieht nunmehr den peroral eingeführten Tubus zurück und führt die Silberkanüle oder einen Gummikatheter ein, wobei der Trachealschlitz mit einer anatomischen Pinzette offengehalten wird. Die Tamponade der Wunde erfolgt mit einem kleinen Streifen.

Wenn trotz Eröffnung der Trachea die Atemnot bestehenbleibt, weil sich weiter unten diphtherische Beläge, ein Fremdkörper oder ein anderes Hindernis befinden, müssen diese mit einer Kornzange gefaßt und extrahiert werden. Ist das Hindernis zu tief und nicht mehr im Blickfeld gelegen, versucht man seine Entfernung mit einer schmalen, mäßig gekrümmten Kornzange, die sich in die Trachea einführen läßt. Bleibt auch dieses Vorgehen ohne Erfolg, aspiriert man nach Einschieben eines dicken, mit einer großen Spritze armierten Nélaton-Katheter, falls, was entschieden zweckmäßiger ist, keine Absaugvorrichtung zur Verfügung steht.

4. Nachbehandlung. Um die Haut vor einer Maceration zu bewahren, wird die Umgebung der Wunde mit Zinkpaste abgedeckt und darüber, jedoch unter das Schild der Kanüle, ein entsprechend geschnittenes Stück Billroth-Batist geschoben. Dann folgt ein ebenfalls eingeschnittener Mulltupfer, auch die Kanülenöffnung wird mit Mull, der am besten mit Borwasser angefeuchtet ist, bedeckt. Ein im Nacken gebundenes Bändchen fixiert die Kanüle.

Zur Beschleunigung des Heilverlaufes ist für *Ruhigstellung des Patienten*, gegebenenfalls durch Sedativa, für eine freie *Kanülenatmung* und für eine *sachgemäße Wundbehandlung* zu sorgen. Die Temperatur im Krankenzimmer soll etwa 15—18⁰ C betragen und die Luft genügend feucht sein, um einer Austrocknung der Luftwege vorzubeugen. Stehen keine Klimaanlage, keine Defensoren oder ähnliche Einrichtungen zur Verfügung, genügt auch die Aufstellung eines Inhalationsapparates, die Verdampfung von Wasser bzw. Kamillentee oder die Verbringung von feuchten Tüchern in den Raum. Zugluft ist schädlich.

Mindestens zweimal pro die, bei Bedarf öfter, muß der *innere Teil der Kanüle herausgenommen* und unter fließendem Wasser mit einem Stieltupfer gesäubert werden. Eine anschließende, bislang nicht allgemein geübte Sterilisation könnte die Zahl der Sekundärinfektionen des Tracheobronchialbaumes sicherlich verringern. Durch Einfetten der Innen- und Außenfläche des Einsatzstückes mit einem sterilen Gleitmittel läßt sich das Antrocknen des Sekrets weitgehend verhindern. Die Erneuerung der Wundtamponade erfolgt am 3. oder 4. Tag, der Kanülenwechsel selbst nicht vor dem 4. Tag. Da dann erneut Dyspnoe einsetzen kann, ist für die Zeitspanne der Säuberung und Sterilisation das Einführen einer Ersatzkanüle erforderlich. Man legt sich zweckmäßig scharfe Haken, Pinzetten und eine Kornzange zurecht, da sich die Weichteilschichten leicht vor die Trachealöffnung legen, wodurch die Neueinführung der Kanüle erschwert ist.

Hat eine akute Erkrankung zur Tracheotomie geführt, sollte schon im Hinblick auf etwaige pulmonale Komplikationen, ganz abgesehen von der Gefahr einer Drucknekrose, das *Décanulement* möglichst frühzeitig erfolgen. Es ist in jedem Fall zulässig und bedenkenlos auszuführen, wenn der Patient mit geschlossener äußerer Öffnung einer Lochkanüle 24 Std lang störungsfrei blieb. Da sich Kinder in ängstlicher Erinnerung an die durchgemachte Atemnot der Entfernung der Kanüle häufig widersetzen, ist diese „Testung" der ungehinderten Atmung tunlichst ohne Kenntnis der kleinen Patienten vorzunehmen. Die Weichteilwunde, durch die bisweilen nach dem Décanulement noch etwa Luft entweicht, schließt sich meist spontan. Trockene Puderverbände sind zu empfehlen, Tamponaden dagegen kontraindiziert. Bei komplikationslosem Verlauf ist die nach diesem Vorgehen resultierende Narbe kaum sichtbar.

Injektions-, Infusions- und Transfusionstechnik

Blutentnahme

Von H. Gött, Bad Kreuznach

Es sind in allen Altersstufen zwei Methoden der Blutgewinnung gebräuchlich: *Eröffnung des Hautcapillarnetzes und Venenpunktion*. Die Wahl zwischen beiden entscheidet vorwiegend die Menge des benötigten Blutes, soweit nicht die Untersuchungsmethode selber eine von beiden ausschließt. Wird eine Menge unter 0,2 ml gebraucht, so genügt durchwegs die Capillarmethode. Damit können auch die meisten der diagnostischen Mikromethoden durchgeführt werden.

Die **Eröffnung des Capillarnetzes** erfolgt entweder durch manuelle Incision mit einer Lanzette bzw. Kanüle oder durch den Franckeschen Blutschnepper. Einstichstelle sind Fingerbeere (möglichst etwas seitlich), Zehenballen und Ohrläppchen. Der früher gern geübte „Fersenstich" ist zwar ergiebiger, aber schmerzhafter und infektionsanfälliger.

Unerläßlich ist die zuverlässige Sterilisierbarkeit der Incisionsinstrumente; diese berechtigte Forderung erfüllen verschiedene Modelle von auswechselbaren und sterilisierbaren Schnepperköpfen[1] ebenso gut wie Kanülen, lanzettförmige Federmesserchen[2]. Wir ziehen beim Kinde den Schnepper aus folgenden Gründen vor:

1. Incisionstiefe und -ausmaß lassen sich leichter dosieren.

2. Die Verletzungsgefahr ist bei der armierten Lanzette geringer als beim offenen Messer.

3. Die Ablenkung durch das interessante Spielzeug überdauert den Schmerz und erleichtert so den nachfolgenden Akt der Pipettierung.

---

[1] „Aesculap"-Blutentnahmebesteck und „KaWe"-Blutentnahmebesteck mit aufschraubbaren, „Hepatex"-Mehrfachschnepper mit einsteckbaren Nadeln/Lanzetten.

[2] „Haemo-Stiletten" steril verpackt, „Serasharp" Blutentnahme-Lanzetten.

Die **Venenpunktion** mit einer Hohlnadel dient sowohl der Blutgewinnung als auch der endovenösen Zufuhr, gegebenenfalls in einem Arbeitsgang. Injektionen und Infusionen können jedoch noch an Gefäßen vorgenommen werden, deren enges Kaliber eine ausreichende Blutmenge keinesfalls erbringen würde!

Das Aufsuchen, Stauen, Fixieren und Punktieren der kleinen, dünnwandigen und kompressiblen Kindervenen kann auch dem Geübten große Schwierigkeiten bereiten und Geduld abverlangen. Glücklicherweise bringen aber die Elastizität der Gefäßwand und das nachgiebige Hüllgewebe beim Kind auch Vorteile: Die recte punktierte Vene liegt der Kanüle so fest an, daß ein unbeabsichtigtes Herausgleiten oder Durchstechen im Verlauf des Eingriffes recht selten geschieht. Der elastischen Gefäßwand ist es auch zuzuschreiben, daß selbst kleinste Arterien und Venen punktiert werden können, deren Durchmesser deutlich kleiner als der der Kanüle ist.

Durch *leichte Vibration*, die man auf den Kanülenansatz ausübt, kann die Blutentnahme besonders bei sehr kleinen oder schlaffen Venen bisweilen wesentlich erleichtert werden; diese Bewegungen (3—5/sec) müssen zugleich mit dem Aspirieren erfolgen. Dadurch wird 1. die während des Ansaugens auftretende Adhäsion zwischen Kanülenmündung und Venenwand immer wieder gelöst, 2. im Gefäß das Vorbeifließen des Blutes an der Kanüle entlang bis zu deren Mündung aktiv gefördert (Pumpwirkung).

Die in der pädiatrischen Praxis für Blutentnahme und Injektion/Infusion bedeutsamen Venenpunktionen:

Cubitalvene, Kopfvene: Zur Entnahme und Zufuhr in gleicher Weise geeignet.

Kleine ubiquitäre Hautvenen: Zur Zufuhr besser als zur Entnahme geeignet.

Jugularvene: Zur Entnahme geeignet (nur ausnahmsweise zur Injektion, nie zur Infusion!).

Sinus longitudinalis: Nur in Ausnahmefällen und ausschließlich zur Entnahme.

Punktion der Cubitalvene. In allen Altersstufen durchführbar, sofern kein adipöses, lockeres und teigiges Unterhautzellgewebe besteht, wie häufig beim älteren Säugling und beim Kleinkind. Bei Neonaten, Mangelgeburten und Dystrophen sind die Cubitalvenen meist sehr gut darstellbar.

Technik. Der Oberarm des liegenden Kindes wird von der Assistenz fixierend umgriffen und gestaut, möglichst in Schulternähe, während der Unterarm von der Linken des Arztes durch Untergriff gehalten wird. Dadurch kann dieser Haut und Gewebe über der Vene je nach Bedarf dosiert spannen und das Gefäß fixieren oder auch während der Blutabnahme den Unterarm pressen und entleeren. Bei heftig abwehrenden und kräftigen Kindern muß gelegentlich auch der Unterarm am Handgelenk von der Assistenz festgehalten werden, der gewebespannende Untergriff des Arztes sollte hierdurch jedoch nicht behindert werden.

Das Gelingen der Punktion und Blutabnahme wird erleichtert:

durch handgerechte Lagerung, die Vene, Kanüle und punktierende Hand bequem in eine „Schußlinie" bringen läßt,

durch sinnvolle Arbeitsteilung und Zusammenarbeit zwischen der nachgebend-fixierenden Linken und der punktierenden, dann aspirierenden oder injizierenden Rechten.

Geeignete Kanülen. Pravaz-Injektionskanülen mit kurzer oder mittlerer Spitze je nach Venenkaliber Nr. 2, 12 oder 14 (äußerer Durchmesser 0,80, 0,72 bzw. 0,67 mm); entsprechende Kanülen mit Luer-Lok Ansatz Gauge 21, 22 oder 23 (äußerer Durchmesser 0,80, 0,70 bzw. 0,65 mm). Ihre Länge (ohne Ansatz) sollte 25—30 mm nicht überschreiten.

Punktion der Kopfvene. Nur im Säuglings- und Kleinkindalter bieten die geringe Haardichte und die verhältnismäßig zarte Kopfhaut die Voraussetzung zum Auffinden und Punktieren der oberflächlichen und verzweigten Hautvenen. Die Mehrzahl der verfügbaren Kopfvenen mündet in die V. temporalis superficialis; die häufig unpaare Frontalvene mündet in die V. facialis; nur wenige Venen im Bereich des Hinterkopfes münden in die V. occipitalis.

Technik. Der möglichst etwas tiefer gelagerte Kopf des Kindes wird zwischen beiden Händen der Assistenz festgehalten (Cave: Druck auf Augen oder Nase, Behinderung der Atmung!) Die Ärmchen werden zweckmäßigerweise durch ein Tuch an den Körper fixiert, mit den Beinen sollte das Kind strampeln können. Der Arzt sitzt so vor dem Kind, daß er die ganze Scheitelregion gut überblicken kann. Gute Beleuchtung ist unentbehrlich, seitlich einfallendes Licht läßt die Gefäße plastischer erscheinen.

Mit seiner Linken staut, fixiert und spannt der Arzt die Vene, indem Mittelfinger und Daumen mit leichtem Spreizdruck in einem Abstand von 3—6 cm dem Gefäß aufgesetzt werden. Mit dem Zeigefinger derselben Hand kann dann die Vene unmittelbar über der Einstichstelle palpiert und fixiert werden. Die punktierende Hand muß die Kanüle von unten vorne nach oben hinten führen können; sie soll nicht frei gehalten werden, sondern mit Handgelenk oder Kleinfingerballen dem Kopf aufgesetzt, damit sich die unvermeidlichen Abwehrbewegungen des Kopfes gleichsinnig auf beide Hände übertragen und die Funktionseinheit gewährleisten. Sobald die Kanüle gut im Gefäß liegt, wird ihr Ende oder Ansatz vom linken Zeigefinger und Daumen übernommen, wobei möglichst auch Mittel- und Ringfinger den Kontakt mit der Kopfhaut weiter beibehalten.

Erfahrungsgemäß platzen die Kopfvenen hinfälliger Kinder besonders leicht und es bilden sich schnell häßliche, tage- und wochenlang sichtbare Hämatome (z. B. an der Stirn). Auch der Blutstillung nach Beendigung des Eingriffes sollte Sorgfalt gewidmet werden, die Sache des Arztes ist. Es genügt im allgemeinen ein nachhaltender Druck mit hartem Tupfer von 3 min Dauer.

Geeignete Kanülen. Wie bei Cubitalvene. Außerdem aber auch Pravaz-Injektionskanüle Nr. 16 (äußerer Durchmesser 0,60 mm) oder Luer-Gauge 24 (äußerer Durchmesser 0,55 mm). Denn auch diese kleinen Kaliber können zur Injektion/Infusion wäßriger Lösungen anstandslos verwendet werden.

Punktion ubiquitärer Hautvenen. Der Zugang zu den gebräuchlichen Venen kann aus äußeren Gründen (Ekzem in Ellenbeugen, Intertrigo am Hals, Gneis am behaarten Kopf, ausgedehnte Verbrennungen) verwehrt sein, so daß man gezwungen ist, auch unscheinbare Gefäße aufzusuchen und zu punktieren. Ferner gibt es Kinder und Frauen, meist adipöse, deren sichtbares Venensystem ausgesprochen hypoplastisch und vulnerabel ist.

Auch bei diesen „Venenschwächlingen" ist man dann auf die kleinen Hautvenen an atypischer Stelle angewiesen. In erster Linie kommen die Venen an der Beugeseite der Handgelenke in Frage, aber auch an Hand- und Fußrücken, am Abdomen und an der seitlichen Thoraxwand findet man hilfreiche Venen. Nennenswerte Blutmengen lassen sich allerdings selten gewinnen, aber Injektionen, Infusionen und Dauertropfeinläufe gelingen hier oft erstaunlich gut! Ihre technischen Voraussetzungen entsprechen etwa denen der Kopfvenenpunktion.

Punktion der Jugularvene. Im Säuglings- und Kleinkindalter gut durchführbar; die psychische Alteration sollte man nicht unterschätzen. Zu Blutentnahme und Aderlaß geeignet. Hingegen sollte die technisch einfache Injektion sich auf Ausnahmeindikation beschränken und auch dann nur kleine Mengen eines indifferenten und gefäßwandfreundlichen Medikamentes körperwarm zuführen.

Technik. Der Kopf des auf dem Rücken liegendes Kindes hängt über die Tischkante hinaus und wird seitwärts gedreht so gehalten, daß sich die zwischen Platysma und M. sternocleidomastoideus liegende Halsvene[1] an der seitlichen Halsfläche gut darstellt. Der Einstich erfolgt so cranial wie möglich, also dicht unterhalb des Kieferwinkels. Das großlumige, dünnwandige und dehnbare Gefäß kollabiert leicht während forcierter Inspiration und bei Drehbewegungen des Kopfes durch Anspannung der Halsmuskulatur. Es ist daher schwer zu punktieren und leicht zu perforieren, und man sticht am besten zunächst nur durch die Haut und wartet mit der Venenpunktion auf eine Exspirationsphase (Pressen bringt das Gefäß in pralle Füllung).

Die Aspirationsgefahr ist zwar bei der Kollapsneigung des schlaffen Gefäßes gering, dennoch sollte man nur mit fest aufgesetzter Spritze punktieren und den bei größeren Blutentnahmen erforderlichen Spritzenwechsel nur während der Exspirationsphase vornehmen. Hämatom und Nachbluten vermeidet man durch Aufrichten des Patienten und gleichmäßigen Tupferdruck, der unbedingt durch den Arzt selber und 3 min lang ausgeübt werden muß.

Cave: Zu intensives Zerren, Pressen und Drücken der seitlichen Halsregion kann einen Carotis-Sinusreflex mit Atem- und Kreislaufzwischenfällen hervorrufen!

---

[1] Die auch „Drosselvene" genannte V. jugularis externa (V. jugularis superficialis dorsalis) ist nach SOBOTTA im Kindesalter „in konstanter Weise gut ausgebildet; beim Erwachsenen erscheint sie nicht selten mehr oder weniger rudimentär".

Geeignete Kanülen. Kurzgeschliffene, relativ dicke und lange Kanülen von 0,9—1,2 mm äußerem Durchmesser und 6—8 cm Länge. Bei kurzem Hals oder vorspringendem Kiefer muß man sich die Nadel in Ansatznähe entsprechend den anatomischen Gegebenheiten handgerecht zurechtbiegen.

Sinuspunktion. Nur bei diagnostisch dringlicher Indikation. Percutane Injektion ist wegen der Gefahr unkontrollierbarer Duraverletzung und Blutung in den Subduralraum kontraindiziert! Der Eingriff ist beschränkt auf die ersten 15 Lebensmonate, da er die noch unverschlossene große Fontanelle voraussetzt.

Technik. Der Säugling wird in Rückenlage, sein Kopf in senkrechter Sagittalachse fixiert. Die Haut über der Fontanelle wird rasiert und desinfiziert. Mit Mittelfinger und Daumen der Linken palpiert und fixiert der Arzt den ventralen und dorsalen Fontanellenwinkel und markiert damit zugleich die in einer gemeinsamen Ebene liegende Sagittal-, Sinus- und Punktionsachse. Der Einstich erfolgt in der Mitte zwischen den beiden Fingern und streng in der beschriebenen Achse in einem Winkel von 45° mit nach ventral gerichteter Kanülenspitze. Wie bei der Kopfvenenpunktion soll die punktierende (rechte) Hand dem Schädel aufgestützt werden, damit brüske Bewegungen abgefangen werden können. Da infolge der derben Kopfschwarte ein zuverlässiges Gefühl für die Lage der Kanüle fehlt, muß diese langsam und stetig vorgeschoben werden, bis Blut austritt oder aspiriert werden kann.

Keinesfalls darf die Nadel tiefer als 4—6 mm eingeführt werden! Die nicht seltene Nachblutung aus dem Stichkanal kann durch Verschieben der Hautschichten und nachfolgenden Druckverband vermieden werden.

Geeignete Kanülen. Sinus-Kanüle mit Knopf (äußerer Durchmesser 1,20 mm, Länge 25 mm, Knopf 7 mm unterhalb der Spitze).

Punktionen der *V. subclavia* bzw. *brachiocephalica* (anonyma) und der *V. femoralis* setzen Übungen in situ und die Möglichkeit sofortiger operativer Korrektur von Zwischenfällen voraus. Sie sind entbehrlich und haben keinen Eingang in die pädiatrische diagnostische und therapeutische Technik gefunden.

Literatur s. S. 664.

Injektionen

Von **H. Gött**, Bad Kreuznach

Art und Ausmaß der diagnostischen und therapeutischen Eingriffe spiegeln den jeweiligen Stand unserer technischen Möglichkeiten wider; dies gilt auch für die Methoden der parenteralen Zufuhr und der Blutentnahme. Die Indikation, d. h. die Ansicht über das Notwendige und Zumutbare, unterliegt denselben Einflüssen, die in erster Linie durch unser Wissen und Können, aber auch durch Schulen und Moden geprägt und begrenzt sind.

Der früher geläufige therapeutische Aderlaß ist obsolet geworden, die aufkommende Gefahr des „diagnostischen Aderlasses" konnte durch die Anwendung der Mikromethoden im klinischen Labor gebannt werden. Die unblutige — perorale und rectale — Applikation wirksamer Medikamente ist so zuverlässig und angenehm geworden, daß die Zahl der Injektionen in Praxis und Klinik kleiner werden konnte. Andererseits nimmt heute die intravenöse Infusion zur Schockbehandlung und Rehydratation einen viel größeren Raum ein als noch vor 10 Jahren, was ohne die Herstellung gewebsfreundlicher, pyrogenfreier und leicht sterilisierbarer Plastik-Kunststoffe gar nicht denkbar wäre. Nur wer die vielfältigen technischen Möglichkeiten der parenteralen Zufuhr praktisch beherrscht, wird die Indikation zum Eingriff situationsgerecht stellen können.

Nach dem derzeitigen Sprachgebrauch versteht man unter

Injektion die direkte Einverleibung eines Wirkstoffes in kleiner Menge durch Verletzung des Integumentes, unter

Infusion die direkte Zufuhr großer Flüssigkeitsmengen auf parenteralem Wege sowohl in einem kurzzeitigen Vorgang als auch in einem ununterbrochenen oder unterbrochenen Verlauf von Stunden oder Tagen (Dauerinfusion und fraktionierte Dauerinfusion), unter

Transfusion die „Übertragung von flüssigen und/oder cellulären Blutbestandteilen"[1], unter

Bluttransfusion die „Übertragung von Nativblut (direkte Bluttransfusion), Konservenblut (indirekte Bluttransfusion) sowie von Erythrocytenkonzentrat"[1].

Die parenterale Applikation von Arzneistoffen bleibt die Methode der Wahl, wenn es auf schnellen Wirkungseintritt ankommt, wenn

es die pharmakologische Natur des Medikamentes erfordert, wenn die exakte Dosierung anders nicht zu gewährleisten ist oder wenn die Dauermedikation peroral aus äußeren Gründen nicht zuverlässig gegeben ist (z. B. Prophylaxe mit Depot-Penicillin).

Jede Injektion und Infusion birgt als Risiko Nebenwirkungen und Schädigungen, die nicht absolut vermeidbar sind:

Infektionserreger können durch die Kanüle inoculiert werden oder durch das eröffnete Integument eindringen.

Luftaspiration bzw. -injektion in die Gefäßbahn.

Lokale Schädigung (Zellgewebe, Muskel, Gefäß, Nerven) durch die Kanüle oder durch das injizierte Mittel.

Fernwirkung. Kollapsbereitschaft durch Schmerz und/oder Reflexe des autonomen Nervensystemes.

Diese verschiedenen traumatischen Einwirkungsmöglichkeiten sind bei den einzelnen Injektionsarten sehr unterschiedlich beteiligt. Bei der Entscheidung über Injektionsart und -ort sind Alter des Kindes, erforderlicher Wirkungseintritt und Art des Medikamentes in erster Linie zu beurteilen.

Desinfektion. Bei Knochenmark-, Sinus- und Lumbalpunktion (epidurale Injektion) sollte die Einstichstelle zunächst mit Äther oder Benzin entfettet werden und dann mit Jodtinktur oder Entsprechendem desinfiziert werden, um Inoculationen in den Stichkanal so sicher wie möglich auszuschließen. Bei allen anderen Injektionen und Infusionen einschließlich der intramuskulären genügt Hautdesinfektion mit 70 %igem Alkohol.

Intracutane Injektion. Sie wird gegenwärtig fast ausschließlich zur diagnostischen Testung angewendet.

Mit feinster Kanüle Nr. 18 oder 20 (äußerer Durchmesser 0,47 bzw. 0,42 mm), die der Spritze sehr fest aufgesetzt werden muß, wird flach in die obersten Hautschichten eingegangen; die Kanüle wird dann etwa 3 mm im Corium parallel zur Oberfläche vorgeschoben und muß dabei gleichmäßig durch die Haut hindurchschimmern. Während der Injektion entsteht eine kleine anämische Quaddel, die bei der üblichen Injektionsmenge von 0,1 ml einen Durchmesser von 6—8 mm und eine Höhe von 1—2 mm annimmt. Die richtige intracutane Lage ist daran zu erkennen, daß

ein erheblicher Injektionsdruck angewandt werden muß,

sich schon im Beginn der Injektion die Quaddel bildet,

---

[1] Nach dem Kommentar zu den „Richtlinien für die Bluttransfusion" [Bundesgesundheitsblatt 4, 242 (1961)] der Deutschen Gesellschaft für Bluttransfusion. In: Das Bluttransfusionswesen. Stuttgart 1963.

die Injektion ungleich schmerzhafter ist als der vorherige Einstich[1].

Injektionsort. Innen- und Beugeseiten der Unterarme und der Oberschenkel sowie die Rückenregion. Als Spritze empfiehlt sich die besonders fein graduierte Tuberkulinspritze (1,0 ml), aber jede gut eingepaßte und abgedichtete kleine Spritze ist brauchbar. Auf die Hitzebeständigkeit des Tuberkulins und die hieraus resultierende Notwendigkeit einer gesonderten Sterilisation und Aufbewahrung des „Tuberkulinbesteckes" sei hingewiesen (vgl. Bd. V, S. 664).

Subcutane Injektion. Hierbei soll das Injektionsmittel in den Raum des lockeren Unterhautzellgewebes eingebracht werden. Breite und Struktur dieses zwischen Epidermis und Fascie liegenden Gewebes hängen von Lebensalter, Ernährungszustand und Wasserbilanz (Turgor) des Kindes ab. Beim prämaturen oder dystrophischen Säugling ist wie beim leptomorphen Schulkind der subcutane Gewebsmantel dünn, fettarm und locker, die begrenzenden Medien sind gegeneinander gut verschieblich; beim relativ pastösen Kleinkind oder beim Adipösen hingegen ist dieser Mantel dick und derb und bildet mit Oberhaut und Fascie ein straffes und kompaktes Gewebe.

Die *Technik* der subcutanen Injektion sollte diese verschiedenen Gegebenheiten berücksichtigen: Bei schmalem und gut verschieblichem Subcutanraum empfiehlt sich das Abheben einer Hautfalte, in deren Basis parallel zur Hautoberfläche und in Längsrichtung eingestochen wird. Bei breitem, derben und schlecht abgrenzbarem Raum erfolgt der Einstich am besten einfach in spitzem Winkel zur Hautoberfläche etwa 15 bis 20 mm weit.

Injektionsort. Außen- und Streckseiten der Oberarme und der Oberschenkel sowie Rücken- und Brustregion.

Geeignete Kanülen: Pravaz-Injektionskanüle Nr. 12 oder 14 (äußerer Durchmesser 0,72 oder 0,67 mm); Kanülen mit Luer-Lok Ansatz Gauge 22 oder 23 (äußerer Durchmesser 0,70 bzw. 0,65 mm).

Das übliche Drücken und Reiben nach vollzogener Injektion („damit das Injektionsmittel besser verteilt wird") ist schmerzhaft und setzt einen zusätzlichen Gewebsreiz. Kurzes Andrücken eines trockenen Tupfers verhindert Nachbluten unter normalen Verhältnissen zuverlässig. Auch die Anwendung einer möglichst feinen Kanüle bedeutet nur eine scheinbare Schonung, denn der an der Kanülenmündung aufs Gewebe

ausgeübte Druck ist bei gleicher Injektionsdauer um so größer, je kleiner der Mündungsquerschnitt ist!

Intramuskuläre Injektion. Beim jungen Säugling, insbesondere bei der Mangelgeburt und Atrophie ist die Anwendung der intramuskulären Injektion infolge der geringen Muskelsubstanz sehr begrenzt. Man ist dann lediglich auf den M. rectus femoris angewiesen, in den man von der Streckseite her etwa im mittleren Drittel der Oberschenkellänge eingeht. Dabei wird man sich in der Stichrichtung lateral vom Femur halten, um eine Verletzung der medial verlaufenden Gefäße und Nerven zu vermeiden, dabei aber auch die schmerzhafte Läsion der Fascia lata umgehen.

Ort der Wahl bleibt die Gesäßmuskulatur. Die bewährte Orientierung nach dem „oberen äußeren Quadranten" dient ebenso wie die nach lateral und zum Darmbeinkamm gerichtete Stichführung dem Schutze des Ischiasnerven. — Bei älteren muskelkräftigen Kindern kann auch die distale Partie des M. deltoideus oder die mittlere Region des M. biceps brachii benutzt werden, sofern es sich um kleine Injektionsmengen (wie z. B. bei Luminal oder Somnifen) handelt. — Die Kanüle soll nach Möglichkeit mindestens 15 bis 20 mm tief in der Muskulatur liegen und von dieser gleichmäßig umschlossen sein. Vor der langsamen Injektion überzeugt man sich durch Aspiration, daß keine Verbindung zum Gefäßsystem besteht.

Geeignete Kanülen. Je nach Menge und Viscosität des Injektionsmittels Pravaz-Injektionskanülen Nr. 1, 2 oder 12 (äußerer Durchmesser 0,90, 0,80 bzw. 0,72 mm, Länge 37, 32 bzw. 29 mm); Kanülen mit Luer-Lok Ansatz Gauge 20, 21 oder 22 (äußerer Durchmesser 0,90, 0,80 bzw. 0,70 mm). Nur ausnahmsweise (größere Mengen von Serum oder Blut, adipöser Patient) wird man 4—6 cm lange Kanülen von 1,1 bis 1,3 mm Durchmesser benötigen.

Im Hinblick auf das straffe und gegenüber Quetschung und Zerrung sehr schmerzempfindliche Muskelgewebe gilt besonders die Warnung vor einem zu kleinen Kanülen-Mündungsquerschnitt und vor einer zu schnellen und druckstarken Injektion.

Ob man nun den Einstich, der die Nadel in einem Vollzug an die eigentliche Injektionsstelle führen soll, mit kurzem und sparsamem Ruck erledigt oder aber die Hohlnadel mit Schwung in den Muskel „schleudert", dürfte in erster Linie eine Frage des Temperamentes sein; entscheidend für „Das gute Spritzen" sind vielmehr:

Vermeidung von zögernden und stochernden Bewegungen zugunsten von direkten und sicheren,

Entspannung des sich unter dem Einstich zunächst kontrahierenden Muskels durch richtige Lagerung, leicht massierende breitflächige Berührung und durch ablenkende und beruhigende Worte oder Gesten.

---

[1] Es empfiehlt sich, die Technik der schmerzhaften intracutanen Injektion im Selbstversuch zu erlernen!

Intravenöse Injektion. Näheres zur Punktionstechnik unter „Blutentnahme" und „Infusionen". Innerhalb der parenteralen Therapie nimmt die intravenöse Injektion aus guten Gründen einen immer größeren Raum ein. Ihre zuverlässige Beherrschung kann lebensrettend sein und gehört zum obligaten Arsenal des Pädiaters. Ihr technischer Mittelpunkt ist wie bei der diagnostischen Blutentnahme die *Venenpunktion*, die dort ausführlich abgehandelt wird. Die Kanülen können im allgemeinen sowohl zur Entnahme wie auch zur Zufuhr gebraucht werden, zumal oft beide Eingriffe miteinander gekoppelt werden; das Kanülenkaliber darf aber bei der intravenösen Injektion/Infusion etwas kleiner, die Nadelspitze etwas kürzer geschliffen sein. *Injektion auf percutanem Wege in den Sinus longitudinalis ist kontraindiziert, in die Vena jugularis nur in extremis erlaubt.*

Intraossale Injektion. Die Indikation hierzu ist nur selten gegeben, z. B. Unmöglichkeit intravenöser Blutzufuhr, Knochenmarkstransplantation. Wie bei der diagnostischen Knochenmarkspunktion ist der Injektionsort altersabhängig: Im Säuglingsalter bietet die Tibia-Innenfläche, vom 2. Lebensjahr ab der Beckenkamm die günstigste Voraussetzung für Punktion und Fixierung der Nadel.

Die *Sternalpunktion* ist wegen ihrer größeren Gefahr, Belästigung und psychischen Alterierung beim Kind zu unterlassen.

Die Tibiapunktion erfolgt in die unmittelbar unter der Haut gelegene mediale Fläche im proximalen Bereich des mittleren Schaftdrittels. Cutis, Subcutis und Knochencortex werden unter bohrenden Bewegungen und gleichmäßigem Druck von der Kanüle senkrecht zur Tibiafläche durchdrungen. Der Markraum wird in 3—4 mm Tiefe erreicht.

Die **Beckenkammpunktion** erfolgt in den vorderen Abschnitt der Crista iliaca, etwa 2—4 cm cranial und dorsal von der Spina iliaca anterior sup. (Spina ventralis). Die Punktionskanüle soll dabei in sagittaler Richtung parallel zwischen den beiden Corticalisblättern (die ja zugleich die Innen- und Außenfläche der Darmbeinschaufel darstellen) und bis zum Markraum vorgeschoben werden, vergleichbar etwa dem seitlichen Eindringen in eine Sperrholzplatte.

Technik. Zum Eingriff wird das Kind in Rücken- oder Seitenlage fixiert; der Arzt umgreift mit seiner Linken den Darmbeinkamm von oben her und sticht in der Mittellinie des Kammes senkrecht in Richtung auf das Hüftgelenk ein, wobei das richtige Vordringen zwischen den Knochenblättern vorsichtig ausgelotet werden soll. Im Kleinkindesalter reicht der Markraum öfters noch nicht bis unmittelbar unter den Beckenkamm, dann muß die Kanüle noch einige Millimeter weiter in die Tiefe geschoben werden, bis der Markraum erreicht wird.

Die richtige Lage im Markraum ist daran zu erkennen, daß nach Herausziehen des Mandrins Blut langsam herausquillt oder daß Markinhalt aspiriert werden kann. Erst dann darf mit der Injektion begonnen werden. Nach Beendigung der Injektion genügt zur Blutstillung Verschieben der Haut und Versorgung mit sterilem Tupfer, sofern nicht erhöhte Blutungsneigung besteht.

Eine Lokalanaesthesie ist bei beiden Formen des Eingriffes sinnlos; nur wenn sich das ältere Kind ähnlich wie der Erwachsene eine Schmerzlinderung davon erwartet, ist sie anwendbar. Hingegen ist Ruhigstellung durch leichte Allgemeinnarkose oder stärkere Sedativa angesichts der für das Kind erschreckenden unvermeidlichen Gewaltanwendung doch recht empfehlenswert. In dringlicher Situation aber wird man den Eingriff ohne Schmerzlinderung jedem Kinde zumuten dürfen.

Sehr gut geeignet ist die Punktionsnadel nach ARIEFF bzw. nach KLIMA-ROSEGGER mit aufgeschraubter und durch Gewinde verstellbarer Schutzplatte und eingeschliffenem Mandrin. Der über die Platte hinausragende Kanülenteil mit Spitze soll bei der Tibiapunktion nicht mehr als 4—5 mm, bei der Darmbeinkammpunktion höchstens 8—10 mm betragen.

Intrakardiale Injektion. Unter regelrechten anatomischen Verhältnissen erreicht man den rechten Ventrikel, indem man im linken 3. oder 4. Intercostalraum unmittelbar neben dem Sternalrand eingeht und in sagittaler Richtung sticht. Berührung und Eindringen in den Herzmuskel werden an der Pulsation und am größeren Widerstand gespürt. Beim Eintritt in den rechten Ventrikel dringt Blut stoßweise in die Spritze, muß gegebenenfalls aber auch aspiriert werden. Einstich, Injektion und Herausziehen der Kanüle müssen verhältnismäßig schnell geschehen um Verletzungen des Organes so gering wie möglich zu halten. Die Punktion soll nur mit fest aufsitzender und zur Hälfte mit dem Medikament oder mit physiologischer Lösung gefüllter Spritze bzw. mit einem anderen „geschlossenen System" ausgeführt werden. Punktionskanüle: Kurzgeschliffen, mindestens 60—80 mm lang, äußerer Durchmesser 0,80—1,10 mm.

Unmittelbare Gefahren:

1. Verletzung der A. thoracica interna (mammaria).

2. Bildung eines Hämoperikards bzw. einer Herztamponade durch Verletzung eines Coronargefäßes oder Blutung aus dem Stichkanal.

3. Luftaspiration.

Epidurale Injektion. Der Eingang zum Hiatus canalis sacralis ist markiert durch ein gleichschenkliges Dreieck, das aus dem letzten und meist prominenten Dornfortsatz der Crista sacralis media und aus den beiden lateral und caudal gelegenen Cornua sacralia gebildet wird.

Technik. Die Einstichstelle liegt in der Mittellinie, etwa 5—10 mm caudal vom letzten Dornfortsatz und etwa 1—2 cm cranial der beginnenden Analrinne. Mit einer 8—10 cm langen Lumbalpunktionsnadel wird hier senkrecht zur Hautoberfläche eingegangen, und nach Durchstoßen der meist derben Ligamenta sacrococcygea gelangt die Nadel in den Hiatus sacralis. Um im Sacralkanal nach cranial vorgeschoben werden zu können muß die Nadel um 30—40° gewendet werden. Sie sollte je nach Alter des Kindes maximal 1,5—4 cm (bei Erwachsenen 4—6 cm) im Sacralkanal hochgeschoben werden, um eine Berührung oder Verletzung des Duralsackes zu vermeiden, der im allgemeinen nur bis zum 2. Kreuzbeinwirbel herabreicht. Vor Injektion eines Medikamentes ist zu prüfen, ob Blut oder Liquor abfließt.

Gefahren: Unbeabsichtigte intrathecale Injektion infolge anatomischer Abweichungen; Coli-Infektion.

Lagerung: Bauchlage mit unterlegtem Polster zum Anheben der Kreuzregion.

Peinlichste Desinfektion der Anal- und Sacralregion und Vorlage eines sterilen Tupfers in die Rima ani.

Lokalanaesthesie ist ebenso entbehrlich wie bei Lumbal- und Suboccipitalpunktion.

Literatur s. S. 664.

Infusionen

Von H. Gött, Bad Kreuznach

Unter Infusion verstehen wir die parenterale Zufuhr größerer Flüssigkeitsmengen, einerlei, ob es sich dabei um Rehydratation oder Vehikelfunktion für Mineralsalze, Traubenzucker, Aminosäuren, Fettemulsionen und schwer lösliche Arzneistoffe handelt. Einen exakten quantitativen Grenzwert zur Unterscheidung zwischen Injektion und Infusion gibt es nicht. Die für die Injektionen aufgeführten Nebenwirkungen und Schädigungsmöglichkeiten gelten für die Infusion in gleicher, nur verstärkter Weise, hinzu kommt die Gefahr der akuten Kreislaufüberlastung bei der intravenösen Infusion.

Im Gegensatz zu früher rangiert heute die intravenöse Infusion in ihrer Bedeutung an erster Stelle, dann folgt die subcutane Infusion. Die intraossale Infusion hat den Charakter einer Notlösung von Anfang an beibehalten.

Unabhängig von Art und Ort der wegbereitenden Punktion kann die Infusionsflüssigkeit auf verschiedene Weise zugeführt werden:

1. Durch ein *Spritzensystem,* dessen Druck durch Fingerkraft bewirkt und dosiert wird. Hierbei können größere Mengen nur durch Spritzenwechsel oder durch Zwei- oder Dreiweg-Spritze (Rotanda) und zwischengeschalteten flexiblen Schlauch infundiert werden. *Zur Dauerinfusion nicht geeignet.*

2. Durch ein *Dauertropfsystem,* dessen Druck physikalisch, kontinuierlich und dosierbar ist. Infusionsmenge und -geschwindigkeit richten sich hierbei vorwiegend nach dem engsten Querschnitt der zuführenden Schläuche (einschließlich Vene) und nach dem Gefälle, d. h. der Flüssigkeitssäule. Zur Messung und Kontrolle der Einflußgeschwindigkeit ist zwischen Flüssigkeitsbehälter und zuführenden Schlauch ein Tropfenzähler (Martinsche Tropfkugel) eingeschaltet. Die Tropfengröße ist nicht bei allen System gleich, sie hängt unter anderem von der Art des Tropfenzählers und der Viscosität des Infundates ab; ungefähr 20 Tropfen = 1,0 ml. Die Tropfzahl wird reguliert durch Lumenveränderung des Zufuhrschlauches mittels Schraubklemme oder Abknickung. *Nur dieses Infusionsprinzip erlaubt eine dauernde oder fraktionierte, Stunden und Tage anhaltende parenterale Zufuhr.*

Die **intravenöse Infusion** ist unbestritten die zweckmäßigste und vielseitigste aller Infusionsarten. Ihre Vorteile: Schneller Wirkungseintritt, Zufuhr großer Mengen ohne Schmerzen, Darreichung auch konzentrierter und gewebefeindlicher Medikamente, und als Dauerinfusion tagelange Konstanterhaltung des Blutspiegels. Ihre Technik erfordert allerdings beim Kind manuelle Geschicklichkeit und immerwährende Übung. Handelt es sich um eine einmalige oder sehr dringliche Zufuhr grö-

ßerer Mengen, so kommt man mit der unter
1. erwähnten Spritzentechnik am schnellsten
zum Ziel; ihre Vorteile beruhen auf dem fast
überall zugänglichen Instrumentarium und der
einfachen Handhabung. Die Technik der
Venenpunktion ist im Abschnitt „Blutentnahme" eingehend geschildert. — Menge und
Zusammensetzung der Infusionsflüssigkeit müssen theoretisch auf Grund der ursächlichen Störung, der Anhydrämie bzw. Hypovolämie und
nach dem Ergebnis des Blut-Ionogrammes errechnet werden.

Als Faustregel bewährt sich uns für die
Initial-Infusion folgende Dosierung:

Ringerlösung/5% Traubenzuckerlösung 1/1
maximal 20 ml/kg Körpergewicht,
minimal 20 min Infusionsdauer.

Näheres siehe Kapitel Praxis der parenteralen Flüssigkeitstherapie S. 224.

Die **intravenöse Dauerinfusion** bedeutet für
den Organismus, seine Homoeostase und seinen
Kreislauf das größte Maß an Schonung und
therapeutischer Konstanz. Diese Vorteile
rechtfertigen den größeren personellen und
technischen Aufwand. Die Tropfeinläufe in
das Subcutangewebe und in den Knochen-
marksraum sind mehr und mehr entbehrlich
geworden, seitdem die leichten und kleinkali-
brigen Kanülen und die flexiblen Kunststoff-
Capillaren die percutane endovenöse Verweildauer auf Stunden und Tage verlängert haben.

Der unmittelbare Anschluß an das Venensystem kann auf folgende verschiedene Weise
bewerkstelligt werden:

1. Über die im Gefäß liegenbleibende Punktionskanüle.

2. Über einen capillären Kunststoffschlauch,
der durch das Lumen der Punktionskanüle in
das Gefäß eingeschoben wird („Venoflex"-Me-
thode).

3. Über einen capillären Kunststoffschlauch,
der zugleich mit der Punktionskanüle (der er wie
ein Schirmüberzug anliegt) in das Gefäß eingebracht wird („Braunüle").

4. Über die operative Freilegung der Vene
und Einbinden einer Kanüle oder eines Kunst-
stoffschlauches.

Die Dauerinfusion über die im Gefäß *ver-
weilende Punktionskanüle* ist nur dann erfolgreich, wenn die Kanüle besonders leicht, klein
und gut auf der Haut zu fixieren ist. Denn
während der erfahrene Therapeut die unvermeidlichen zahlreichen Bewegungen und Verschiebungen im Bereich der Punktionsstelle
geschickt kompensiert, führt jedes träge und

starre Schlauchsystem unweigerlich mehr oder
weniger bald zur Arrosion und Perforation
des Gefäßes. Nur an Stellen, wo die Venen in
straffes und mit der Haut verbundenes Gewebe
eingebettet sind, wie an Stirn und Schläfe,
kann eine ausreichende Verweildauer erreicht
werden.

Die von POLÁCEK beschriebene *percutane
Methode* mit einer gewöhnlichen Injektions-
nadel wurde inzwischen von MILANI verbessert.
Heute gebräuchlich sind kleine Spezialkanülen,
die mit einem äußeren Durchmesser von 0,65
bis 0,70 mm etwa der Pravaz-Injektionskanüle
Nr. 14 entsprechen. Sie sind ohne besonderen
Ansatz mit der PVC-Capillare verbunden und
mit einem kleinen Bügel oder Dorn zur Plaster-
Fixierung auf der Haut versehen.

Technik. Man punktiert das Gefäß mit der
gefüllten, zur Infusion bereiten Kanüle, die zuvor
schon mit ihrer PVC-Capillare betriebsfertig an
das Spritzen- oder Tropfsystem angeschlossen
wurde.

„Vor Anlegung der Tropfinfusion wird das
Gerät zunächst durch Füllung mit Infusionsflüssigkeit zuverlässig luftleer gemacht, was bei
dem durchsichtigen Schlauch leicht zu kontrollieren ist. Hierauf wird die Infusionsflasche in
die Höhe der Venenpunktionsstelle gesenkt und
die Kanüle in die Vene eingestochen. Sobald man
annimmt, daß sie richtig in der Vene liegt, wird
die Infusionsflasche weiter, unter das Niveau der
Kanüle, gesenkt, wobei darauf geachtet wird, daß
die Tropfkugel nicht aus ihrer senkrechten Lage
kommt. Liegt die Nadel in der Vene, so sieht man
jetzt Blut in den Schlauch einfließen. Man kann
die Flasche nun wieder heben und aufhängen.
Dann wird an der Schraubklemme die gewünschte
Tropfgeschwindigkeit eingestellt." (LOEBER und
WEINMANN).

Die Kanüle wird mit Heftpflasterstreifen an
der Haut fixiert; bei tiefliegenden Venen ist es
manchmal erforderlich, das Kanülenende durch
eine kleine Mullunterlage zu stützen, um eine
Belastung der Venenwand zu vermeiden. Es empfiehlt sich, auch die Capillare zur Kompensation
von Zerrungen s-förmig auf der Haut in Nähe der
Punktionsstelle zu befestigen.

*Diese percutane Dauerinfusion über die Ver-
weilkanüle ist eine echte Bereicherung der pädiatrischen therapeutischen Technik, ganz besonders
im Säuglings- und Kleinkindalter.*

Die *„Venoflex"-Methode* ist recht elegant,
wird sich aber in der Pädiatrie einfach deshalb
nicht durchsetzen, weil die hierfür erforderliche
Venengröße beim Kind nur selten gegeben ist.

Man ist zum Durchschieben auch kleinster
Capillaren (äußerer Durchmesser 1,30 bis

1,50 mm) auf Punktionskanülen von mindestens 1,80—2,0 mm Durchmesser angewiesen, also die größten Kaliber von Blutentnahmekanülen! Dieser Nachteil wird etwas abgeschwächt durch die im Braunschen Venoflex-Besteck enthaltene Punktions-Doppelkanüle, deren längere Innenkanüle vorne konisch zuläuft und somit die Punktion auch kleinerer Gefäße zuläßt.

Technik. Sobald die Punktionskanüle gut in der Vene liegt, wird der PVC-Schlauch langsam durch die Nadel in das Gefäß 3—5 cm hochgeschoben, was meist ohne Mandrin-Versteifung möglich ist. Wurde mit Doppelkanüle punktiert, so ist zuerst die Innenkanüle herauszuziehen. Während man nun den im Gefäß liegenden Schlauch durch Daumendruck fixiert, wird die Kanüle herausgezogen. Es ist natürlich auch hier zweckmäßig, die Capillare schon vorher mit Ringerlösung zu füllen. In ihr Ende wird schließlich eine passende Kanüle (meist Pravaz Nr. 12) eingeschoben und der Anschluß an Spritze oder Tropfsystem ist fertig. Es gibt auch spezielle Anschluß- und Zwischenstücke — neuerdings auch aus PVC-Material — welche die zusätzliche Injektion auf dem Nebenwege und die Montage erleichtern.

Die *flexible Venenverweilkanüle* („Braunüle") stellt eine sinnvolle Weiterentwicklung der Venoflex-Methode dar. Hierbei wird das Gefäß von der kanülenartigen Plastik-Capillare direkt punktiert, in die eine Metallkanüle als Perforator und Mandrin eingeschoben ist, die nach der Punktion herausgezogen wird. Über einer Metallkanüle befindet sich eine im Lumen genau passende Plastikkanüle, die kurz vor der Kanülenspitze konisch und in stufenlosem Übergang auf der Metallkanüle ausläuft. Die Metallkanüle gleitet saugend aus der Kunststoffkanüle.

Das Wesentliche an der Braunüle ist, daß die in das Gefäß einzuführende Plastikcapillare, der Konusteil und die Griffplatte aus einem Kunstoff-Spritzgußteil hergestellt sind und der Übergang von der Metall- auf die Kunststoffkanüle stufenlos ist. Hierdurch ist die Gewähr gegeben, daß die Kunststoffkanüle ohne Stauchung in die Vene gelangt.

Technik. Man punktiert die Vene mit der Spitze der Metallkanüle, wobei sich die dicht dem Metallrohr anliegende Kunststoffkanüle — die Metallkanüle als Mandrin benützend — mit in die Vene hineinschiebt. Ist die Plastikkanüle tief genug in die Vene eingeführt, wird die Metallkanüle aus der Vene herausgezogen und an den tropfenden Rekord- oder Luerkonus der Kunststoffkanüle eine tropfende Infusions- oder Transfusionsleitung angeschlossen, um die Möglichkeit einer Luftembolie auszuschließen[1].

Die Metallkanüle entspricht in ihrem äußeren Durchmesser einer Pravaz-Injektionskanüle Nr. 18, die ihr übergestreifte Plastikkanüle entspricht mit einem Durchmesser von 0,90 mm einer Injektionskanüle Nr. 1.[2]

Bei einiger Übung gelingt die Punktion selbst kleiner Hautvenen anstandslos, und es empfiehlt sich gerade bei sehr kleinen Gefäßen, das weitere Vorschieben im Gefäßlumen erst nach Herausnahme der Mandrin-Kanüle vorzunehmen, um das Durchstechen zu erschweren.

Der große Vorteil gegenüber jeder Metall-Verweilkanüle ist evident:

1. Die Flexibilität, die sie der Gefäßführung plastisch anpaßt sowie die Hebelwirkung kleinster Bewegungen kompensiert.

2. Die konisch zulaufende Kanülenmündung, die eine Arrosion oder einseitige Belastung der Venenwand weitgehend ausschließt.

Obwohl noch keine großen Erfahrungen mit dieser *Braunülen-Methode* vorliegen, darf sie schon jetzt ebenso rückhaltlos empfohlen werden wie die Anwendung der Metall-Verweilkanüle, sofern man ihre dieser gegenüber begrenzte Punktionsmöglichkeit kleinster Gefäße zugibt. Aber es ist denkbar, daß auch diese einzige Einschränkung noch behoben wird. In ihrer Vielseitigkeit, Gefäßschonung und optimalen Verweildauer ist die Plastik-Verweilkanüle der Metall-Verweilkanüle eindeutig überlegen.

Methode der Wahl ist sie deshalb dort, wo größere bis mittelfeine Venen zur Verfügung stehen, die in lockerem Gewebe liegen, schlecht fixiert werden können und deshalb besonders anfällig gegenüber Arrosion und Perforation sind.

Die *Venaesectio* ist als Aderlaß (heute selten gestellte Indikation) im frühen Kindesalter meist unergiebig und besser durch Punktion der Jugularvene oder durch Arteriotomie zu ersetzen. Auch als intravenöse Dauerinfusion ist sie zunehmend entbehrlich geworden und durch percutane Methoden abgelöst (Technik s. S. 655, 656).

Die subcutane Infusion ist technisch und instrumentell sehr anspruchslos, das ist ihr einziger Vorteil. Man kann dazu große und lange Injektionskanülen benutzen, zweckmäßiger und schonender sind die speziellen Infusionskanülen mit mehreren seitlichen Bohrungen (äußerer Durchmesser 1,0—1,5 mm, Länge 80 mm). Die Infusion erfolgt am besten in das

---

[1] Auszug aus der Gebrauchsanweisung der Firma B. Braun, Melsungen.

[2] Hier handelt es sich um das kleinste Kaliber: Größe 0 (für Kinder und für Handrückenvenen). Daneben gibt es die Größen 0,5, 1 und 2.

Subcutangewebe von Oberschenkel oder Bauch; am Rücken können die oft schmerzhaften Infusionspolster die Lagerung, an der Brust die Atmung stören. Bei langsamem Einspritzen kann man von einer Punktionsstelle aus 50 bis 80 ml deponieren.

Durch Vorspritzen von Hyaluronidase kann die Resorption beschleunigt werden; wir erlebten dabei unangenehme allergische und phlegmonöse Reaktionen. Außerdem: *Wenn der Stoffwechsel und Transport im Gewebe so darniederliegt, daß die Resorption subcutan deponierter gewebsfreundlicher bzw. isotonischer Flüssigkeit verzögert ist, dann ist längst die Indikation zur intravenösen Flüssigkeitszufuhr gegeben!*

Die **intraossale Infusion** unterscheidet sich technisch nicht von der Injektion (s. dort). Man kann dem Organismus über den Markraum ohne Schwierigkeiten größere Mengen von Blut oder Plasmaersatzlösungen zuführen, in einmaliger Gabe oder auch als Dauerinfusion. Es kommt jedoch häufig zu Verlegungen, Stagnationen und phlegmonös anmutenden Stauungen, die außerordentlich schmerzhaft sein können. Die Infektionsgefahr ist ungleich größer und ernster als bei allen anderen parenteralen Zufuhrwegen. *Aus diesen Gründen sollte die Indikation zur intraossalen Infusion äußerst streng gestellt werden!*

Infusionsgeräte. Ihr Prinzip ist seit langem unverändert: Aus dem erhöht aufgestellten Infusionsbehälter läuft die Infusionsflüssigkeit über einen Tropfzähler in den zum Erfolgsorgan führenden Schlauch. Das ganze System muß luftdicht schließen (bis auf den Luftausgleich im Infusionsbehälter), damit der Gefälledruck erhalten bleibt und damit ein vorzeitiges Leerlaufen mit der Gefahr der Luftaspiration unmöglich ist.

Die modernen Geräte aus pyrogenfreiem, plastischen Kunststoff, steril und gebrauchsfertig verpackt und zu einmaligem Gebrauch bestimmt, sind sehr empfehlenswert, da betriebssicherer und in der Montage zeitsparend[1]. Sie sind so konstruiert, daß die Tropfzahl sehr genau justiert werden kann und daß ohne eingreifendere Manipulationen zusätzliche Medikamente im Nebenanschluß zugeführt werden können. Sie erlauben außerdem die bequeme stundenlange Unterbrechung, die „fraktionierte Dauerinfusion".

Regeln für Dauerinfusionen

Bei jeder Dauerinfusion ist zu beachten:
Es müssen viertelstündlich kontrolliert werden:
der Allgemeinzustand des Kindes,
die Tropfzahl/min,
die Umgebung der Punktionsstelle auf Nässe (Rückfluß aus Gewebe oder Vene, undichter Schlauchansatz), auf Ödeme und auf Stauungs-Ischämie,
der richtige Sitz von Schiene und Bandagierung, um Stauungsödeme und irreparable Radialisschädigung zu vermeiden.

Phlebitis und aufsteigende Infektion im Verlauf längerer Verweildauer treten desto seltener auf, je schonsamer und sauberer die primäre Punktion erfolgte und je besser die Durchblutung im Verlauf geblieben ist. *Häufiger Lagewechsel* des geschienten Gliedes, gelegentliche Hochlagerung erleichtern subjektiv und bessern die drohende Stase.

Nach beendeter Infusion 12stündiger *feuchter Verband* (z. B. Rivanol).

---

[1] Im „Modell Schwabing" (Asid-München) steht ein speziell für die Kinderpraxis zugeschnittenes und sehr handliches Infusionsgerät zur Verfügung. Auch „Infusionsgerät V-17 für Kinder" (Baxter-München) und „Intrafix" (Braun-Melsungen) sind brauchbar, wenn mit entsprechend kleinen Kanülen versehen.

Literatur

Blutentnahme, Injektionen und Infusionen

Loeber, F., u. H. Weinmann: Ein neues Gerät für Dauerinfusionen. Münch. med. Wschr. 98, 412 (1956).

Nitsch, K.: Diagnostische und therapeutische Technik beim Kind. Stuttgart: Georg Thieme 1951.

Polacek, E.: Intravenöse percutane Dauertropf-infusion beim Säugling. Öst. Z. Kinderheilk. 9, 285 (1953).

Regenbogen, E.: Diagnostische und therapeutische Eingriffe des Internisten. Stuttgart: Georg Thieme 1949.

Sobotta, J.: Atlas der deskriptiven Anatomie des Menschen, 9. Aufl., Teil 3. München u. Berlin: J. F. Lehmann 1938.

Die Austauschtransfusion

Von **D. Helbig**, Köln

1. Indikation. Das Hauptanwendungsgebiet der Austauschtransfusion ist die Hyperbilirubinämie des Neugeborenen, sei es, daß sie auf einer Blutgruppen- bzw. -untergruppen-Unverträglichkeit beruht, sei es, was wesentlich seltener zutrifft, daß eine sehr starke relative Leberinsuffizienz vorliegt. Darüber hinaus wird die Indikation zum Blutaustausch nur in Ausnahmefällen, z. B. bei akutem, sonst mit dem Leben nicht zu vereinendem Nierenversagen oder bei anderen Blutintoxikationen gestellt; der Erfolg bleibt oft problematisch.

2. Vorbereitungen. Grundsätzlich sollte nur heparinisiertes Frischblut Verwendung finden, dann fällt die Gefahr einer Citratintoxikation fort und laufende Calciuminjektionen erübrigen sich, auch eine mögliche Hyperkaliämie durch die Konserve braucht nicht in Betracht gezogen zu werden.

Die notwendigen sachgemäßen Untersuchungen bei Mutter und Kind zwecks Bereitstellung des entsprechenden Blutes und die ordnungsgemäße Durchführung der Kreuzprobe sind in jedem Fall an ein entsprechendes blutdiagnostisches Laboratorium gebunden, und man sollte sich nicht mit den primitiven Grunduntersuchungen früherer Jahre begnügen. Was die Menge des zu verwendenden Blutes anbelangt, so gilt die Faustregel, daß bei guter Verträglichkeit das Zweieinhalbfache der Gesamtblutmenge des Neugeborenen auszutauschen sei oder 170—330 ml/kg.

Das Blut wird auf Körpertemperatur vorgewärmt; wenn kein entsprechender Thermostat zur Verfügung steht, kann man sich durch einfaches Erwärmen im Wasserbad behelfen.

Die Austauschtransfusion muß unter vollkommen aseptischen Kautelen ablaufen, d. h. es müssen steriles Instrumentarium, sterile Kittel, sterile Abdecktücher, Mund- und Haarschutz zur Verfügung stehen und die Handdesinfektion entsprechend sein.

Das *Instrumentarium* umfaßt: Scheren, gröbere und feinere chirurgische und anatomische Pinzetten, ein komplettes Venenfreilegungsbesteck (s. dort), sterile Polyäthylenkatheter von 1—2 mm Dicke mit vorn stumpf verschlossener Spitze und mehreren seitlichen Öffnungen und einem am Ende aufsetzbaren Ansatzstück, sterile Tupfer, Rekordspritzen und Injektionskanülen, eine 10 oder höchstens 20 ml umfassende Rotandaspritze mit einem Dreiwegesystem, welches das Abziehen des kindlichen Blutes, sein Ausspritzen und die Übertragung des zu transfundierenden Blutes zum Kind ohne Absetzen erlaubt. Bereitzustellen sind folgende Medikamente: Calciumgluconat bei Verwendung von Citratblut (2,0 ml nach Transfusion von etwa 200,0 ml Blut), Vetren, Analeptica, Cardiaca und Sauerstoff, ferner Leukoplast.

Das auszutauschende Neugeborene liegt auf einem schwach angewärmten Heizkissen und ist entsprechend steril abgedeckt.

3. Technik. Der Nabelschnurstumpf wird knapp oberhalb des Hautniveaus mit einer Schere angefrischt und der Katheter in die dann meist sehr gut sichtbare Nebelvene etwa 10 cm tief bis in die Vena cava inferior vorgeschoben. Für die richtige Lage des Katheters spricht leichte Abziehbarkeit oder gutes Abtropfen des Blutes.

Wenn auch die Nabelvene im allgemeinen bis in die zweite Lebenswoche durchgängig ist, liegt in ihrer Verwendung zu diesem Zeitpunkt bereits eine gewisse Gefahr der Keimverschleppung und daher sollte eine *Venae sectio* vorgezogen werden. Am besten eignet sich die *Vena saphena magna*, die man etwa zwei Querfinger unterhalb des Leistenbandes an der Innenseite des Oberschenkels aufsucht (Einzelheiten der Venae sectio s. dort). Im Notfall kann die *Vena femoralis* Verwendung finden.

Wenn der Katheter gut liegt, wird er an die Rotandaspritze angeschlossen und nach initialer Abnahme von etwa 30,0 ml kindlichen Blutes, auch zur Bilirubinbestimmung, mit dem Austausch, am besten in kleinen Portionen zu 10—20 ml begonnen. *Langsames* Vorgehen, für den Gesamtaustausch nicht weniger als $2^1/_2$ Std, hat den Vorteil, schonend zu sein und die Gefahr einer akuten Kreislaufüberlastung und Überdehnung des rechten Vorhofes zu mindern. Außerdem strömt während dieser Zeit noch Bilirubin aus dem Gewebe nach, wodurch sich die eliminierte Menge vergrößert. Droht der Katheter zu verkleben, genügt es meist, physiologische Kochsalzlösung, eventuell mit einem Vetrenzusatz (2 Teilstriche = 20 iE) zu inst llieren. Die in der Regel vorhandene Blutungsneigung darf aber nicht unberücksichtigt bleiben.

Bei Beendigung des Austausches und nach nochmaliger Blutentnahme zur Bilirubinbestimmung ist jetzt wegen der initialen größeren Abnahme (s. dort) ein kleiner Blutüberschuß notwendig. Der Katheter wird mit Vetren aufgefüllt, abgeklemmt und steril abgedeckt, die Klemme mit Leukoplast fixiert. Zur Erleichterung der Bilirubinkontrollen und etwaiger Nachaustauschtransfusionen kann der Katheter, allerdings unter Antibioticaschutz, bis zu 8 Tagen liegen bleiben. Ein Katheterwechsel ist allerdings anzuraten. Nachblutungen sind bei seiner endgültigen Entfernung unter normalen Bedingungen nicht zu erwarten, es genügt ein steriler Druckverband.

Es sei kurz erwähnt, daß beim Hydrops die Austauschtransfusion wegen des bestehenden Lungenödems, der sekundären Herzschwäche und der enormen Lebervergrößerung unter besonderen Vorsichtsmaßnahmen ablaufen muß. Nach einem Aderlaß zur Beseitigung des Lungenödems empfiehlt sich zunächst ein Erythrocytenkonzentrat und erst bei einem zweiten Austausch Vollblut.

4. Austauschzwischenfälle und Komplikationen. Zu erwarten sind neben den bereits erwähnten kreislauf-mechanischen und biochemischen Störungen noch solche von seiten der Hypoxämie, wenn ein starkes hämolytisches Syndrom vorliegt. Es kann zu einer Herzinsuffizienz führen, die nur auf Sauerstoffzufuhr anspricht. Eine Übertransfusion ist dann streng zu vermeiden. Bei zu kaltem Blut sind Kreislaufzwischenfälle und ein Herzstillstand möglich. Schließlich spielt die Viscositätssteigerung durch heparinisiertes Frischblut eine gewisse Rolle.

Liquorpunktionen

Von A. Matthes, Heidelberg

Lumbalpunktion

Die Lumbalpunktion ist im Kindesalter die ungefährlichste Methode zur Liquorgewinnung. Die Punktion kann im Sitzen oder Liegen durchgeführt werden; in beiden Fällen ist der Patient in maximaler Kyphose der Lendenwirbelsäule zu fixieren. Lokalanaesthesie ist überflüssig.

Bei Säuglingen und Kleinkindern verwende man Punktionsnadeln mit kurzem Anschliff. Die *Einstichstelle* — exakt in der Mittellinie — wählt man bis zum 4. Lebensjahr zweckmäßigerweise zwischen dem 2. und 3. Lendenwirbelkörper, da in dieser Altersstufe der Lumbalsack noch nicht so weit herabreicht, wie beim älteren Kind, bei dem man zwischen dem 3. und 4. oder dem 4. und 5. Lendenwirbelkörper eingeht.

Die erforderliche *Punktionstiefe* liegt bei Neugeborenen und jungen Säuglingen zwischen $^1/_2$ und 2 cm, bei Kleinkindern zwischen 1 und 3 cm.

Postpunktionell soll der Patient 24 Std liegen.

Punktionsschwierigkeiten:

1. Punctio sicca. Ursachen: a) Nadel verstopft (Mandrin erneut einführen), b) Nadelöffnung liegt nicht im Lumbalkanal (Stichtiefe und -richtung korrigieren), c) Liquor zu dickflüssig (Injektion von einigen Millilitern NaCl-Lösung), d) Aliquorrhoe.

2. Nur zögerndes Abtropfen des Liquors. Ursachen: a) Nadelöffnung liegt nur teilweise im Lumbalkanal (Stichtiefe korrigieren), b) Nadelspitze durch Nervenwurzel verlegt (vorsichtiges Drehen der Nadel).

3. Blutige Punktion. Meist durch Anstechen des Venenplexus der gegenüberliegenden Wand des Wirbelkanals. Tropft rein venöses Blut ohne Liquorbeimengung ab, nochmalige Punktion.

Bei Blutliquorgemisch ohne vorherigen Lagewechsel versuchsweise Punktion einen Zwischenwirbelraum höher oder besser suboccipital.

4. Postpunktionelle Stichkanaldrainage bzw. Ödem in der Umgebung der Einstichstelle. Verhütung durch postpunktionelles kräftiges Reiben der Einstichstelle mit einem Tupfer und Bauchlage.

Kontraindikationen:

1. Stauungspapille.

2. Verdacht auf Hirntumor

(Lebensbedrohliche Zwischenfälle infolge Einklemmung von Teilen des Hirnstamms bzw. der Kleinhirntonsillen in das For. occipitale magnum.)

Suboccipitalpunktion (Zisternenpunktion)

Sie kann am sitzenden oder liegenden Patienten ebenfalls ohne Lokalanaesthesie vorgenommen werden. Wichtig ist die absolut sichere Fixierung des nach vorn gebeugten Kopfes (Spannung der Membrana atlanto-occipitalis). Zur Punktion verwende man eine kurzangeschliffene Lumbalpunktionskanüle.

Die *Einstichstelle* am ausrasierten und desinfizierten Nacken liegt in der Mittellinie zwischen unterem und mittlerem Drittel der Verbindungslinie: Protuberantia occipitalis der Hinterhauptschuppe — Dornfortsatz des Epistropheus in Richtung Glabella (s. Abb. 94).

Sorgfältiges Vorschieben der Kanüle mit mehrfachem Herausnehmen des Mandrins und vorsichtige Aspiration mit der Spritze (im Sitzen geringer bis negativer Druck in der Zisterne!) ist ratsam. *Punktionstiefe* bei Säuglingen und Kleinkindern zwischen 1 und 2 cm; Abstand zwischen Membrana atlanto-occipitalis und Medulla 0,5—1,2 cm. Bei zu tiefem Einstich gelangt die Nadel in die Medulla oblongata, was zu lebensbedrohlichen Störungen führen kann. Wegen dieser Gefahr, besonders infolge abrupter Abwehrbewegungen, ist im Säuglings- und Kleinkindesalter die Suboccipitalpunktion zur Liquorgewinnung nur bei negativer oder blutiger Lumbalpunktion indiziert.

Fontanellenpunktion

Technik. Die große Fontanelle und ihre Umgebung werden rasiert und desinfiziert. Zur Vermeidung einer Punktion des Sinus sagittalis geht man mit einer kurzangeschliffenen Lumbalpunktionskanüle oder Flügelkanüle 2 cm seitlich von der Mittellinie am vorderen Fontanellenrand ein. Nach der Punktion: Druckverband und Hochlagerung des Kopfes.

Punktion des Subduralraumes. Hierbei wird die Nadel vorsichtig nach lateral unter dem Scheitelbein entlanggeschoben, so daß sie den Subduralraum über den Lateralflächen der Hemisphären erreicht.

Indikation. Verdacht auf subduralen Erguß (Hämatom, Hygrom).

Zur subarachnoidalen Liquorgewinnung ist die Fontanellenpunktion zwar ebenfalls geeignet, jedoch wegen der Gefahr einer Verletzung der Hirnrinde nicht zu empfehlen.

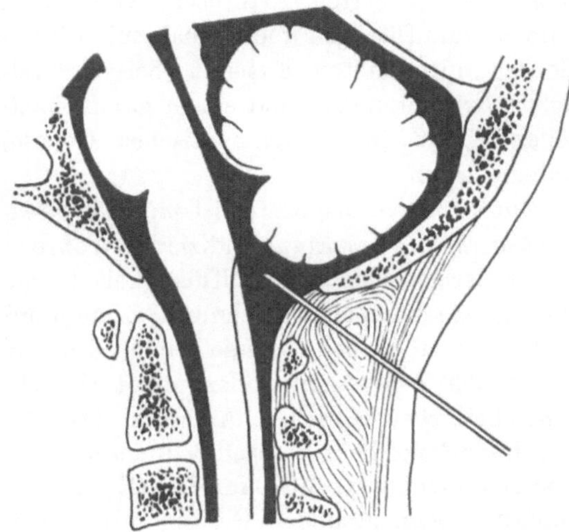

Abb. 94. Lage der Nadel in der Cisterna cerebellomedullaris bei der Suboccipitalpunktion

Punktion des Seitenventrikels. Der Einstich in die Fontanelle erfolgt an der oben angegebenen Stelle. Dann wird die Nadel senkrecht in eine Tiefe von etwa 4—5 cm eingeführt, jedoch nicht tiefer als Augenbrauenebene.

Indikationen. Nichtkommunizierende Hydrocephali; Scheitern der lumbalen oder suboccipitalen Luftfüllung des Ventrikelsystems.

Wegen der Gefahr einer intracerebralen Gefäßverletzung sollte der Eingriff nach Möglichkeit dem Neurochirurgen überlassen werden.

Diagnostisch-Therapeutische Technik der Gelenkpunktionen

Von H. Kaiser, Augsburg

Die Punktion eines Gelenkes kann aus diagnostischen oder therapeutischen Gründen erfolgen.

Diagnostik. Die Punktion dient zur Klärung, ob ein Gelenkerguß vorliegt und gegebenenfalls, welcher Qualität er ist. Die *makroskopische Betrachtung* läßt einen bernsteinfarbenen, klaren und meist sehr viscösen Erguß (bei unkomplizierten Arthrosen) von einem trüben, dünnflüssigen und oftmals mit Fibrinflocken durchsetzten Exsudat (bei entzündlichen Erkrankungen) und einem hämorrhagischen Erguß (meist traumatischer Genese) unterscheiden.

Zur weiteren Diagnostik ist *mikroskopisch-cytologische Untersuchung* indiziert. Während sich in der geringen Synovialflüssigkeit des gesunden Gelenkes im Durchschnitt 63 Zellen/mm³ und bei arthrotischen Ergüssen einige Hundert bis zu 3000 Zellen/mm³ finden, steigt die Zellzahl bei rheumatischer Arthritis bis auf 15 000/mm³ und bei bakteriell bedingten Infektionen auf mehrere 100 000/mm³ an (Ropes und Bauer). Beim gesunden Gelenk, in arthrotischen und posttraumatischen Ergüssen, finden sich vorwiegend Lymphocyten und einkernige Zellen der Gelenksinnenhaut, bei rheumatischer Entzündung überwiegend segmentierte Granulocyten und bei bakteriellen Infektionen fast ausschließlich Eiterzellen (Gamp 1960).

Weitere Differenzierung ist durch die *Untersuchung des Eiweißgehaltes* möglich: er beträgt in der normalen Synovialflüssigkeit 1—2 g%, bei Arthrosen 2—3 g%, bei chronischer Polyarthritis 3—5 g% und liegt bei bakteriellen Arthritiden — einschließlich der Tuberkulose— noch höher (Gamp 1960). In jüngster Zeit wurde das *Eiweißbild der Gelenkflüssigkeit* im Vergleich zum Serum studiert (Cleve, Gamp 1962, Platt et al., Viernstein). Der differentialdiagnostische Wert der Elektrophoreseuntersuchung ist jedoch begrenzt; weder ist eine sichere Aussage über die Prozeßaktivität noch eine Klärung der Ätiologie eines entzündlichen Prozesses (Rheumatismus, Gicht, Tuberkulose) möglich (Gamp 1962).

Von größter praktischer Bedeutung ist dagegen die *bakteriologische Untersuchung* des Punktates bzw. die Ausführung eines Tierversuches oder einer Wa.R.

Therapie. Bei großen Ergüssen hat bereits die *Entleerung* einen therapeutischen Wert, weil dadurch eine Entlastung der überdehnten Gelenkkapsel erreicht wird. Die *Injektion von Arzneimitteln* zielt darauf ab, unter Umgehung des Gesamtorganismus eine möglichst hohe Konzentration am Ort der gewünschten Wirkung zu erreichen. Die Einspritzung von Anaesthetica, Vasodilatantien oder Milchsäure hatte in früheren Jahren ein gewisses Interesse bei der Arthrosetherapie (Coste und Bourel, Voit und Gamp). Die lokale Applikation von Antibiotica gehört heute neben der Allgemeinbehandlung zur Therapie aller bakteriellen Gelenkinfektionen, einschließlich der Tuberkulose; diese Anwendung wird im allgemeinen dem Chirurgen vorbehalten sein.

Für den Internisten, Pädiater und Allgemeinpraktiker gewann die intraartikuläre Injektionsbehandlung indes besonderes Interesse seit Hollander et al. (1951) die lokale Anwendung von *Hydrocortison* bei Arthritis inaugierten. Auf der ganzen Welt wurden inzwischen umfassende Erfahrungen gesammelt, die ihren Niederschlag in einer nicht mehr überschaubaren Literatur fanden. Indikationen, Kontraindikationen, Gefahren dieser Therapieform wurden weitgehend abgeklärt. Hollander et al. konnten 1961 in dem Bericht über ihre 10jährigen Erfahrungen auf mehr als 100 000 Injektionen bei über 4000 Patienten hinweisen! Weitere große Erfahrungsberichte liegen unter anderen vor von Böni, Coste und Bourel, Fellinger, Finder und Post, Gamp (1960), Glyn, Gross (1959), Matzke, Müller, Pearson und Brown, Piolino et Saudan, Ravault und Vignon, Rössler, Schmucker, Schneider, Slocumb, Tichy et al., Viernstein und Galli, Voit und Gamp, Wilde. Von kinderärztlicher Seite weisen Ewerbeck, Fanconi und Wallgren, Idelberger, Stoeber und Kölle, Ströder und Heise, Weingärtner auf die Lokaltherapie mit Corticosteroiden hin. In weitgehender Übereinstimmung der verschiedenen Autoren gelten heute als gesicherte

Indikationen:

1. Subakute oder chronische rheumatische Arthritis eines oder weniger Gelenke.

2. Nach Allgemeinbehandlung restierende Entzündungserscheinungen in einzelnen Gelenken bei primär chronischer Polyarthritis.

3. Unspezifische, nicht bakteriell bedingte Monarthritis, speziell Synovitis und Hydrops intermittens.

4. Arthrosen mit Reizerscheinungen, besonders des Knie- und Hüftgelenkes.

5. Traumatische Arthritis, vor allem mit Ergußbildung.

6. Entzündlich kontrakter Fuß Jugendlicher (RÖSSLER).

7. Synovitis tuberculosa; nur bei gleichzeitiger lokaler und allgemeiner tuberculostatischer Therapie unter klinischer Kontrolle (BÖNI, GROSS 1959, RÖSSLER, WEHRLIN und SEYFFERT).

Die Wirkung beginnt 6—12, spätestens 24 Std nach Injektion und hält Tage bis Monate an, je nach Aktivität des entzündlichen Prozesses. In der Synovialflüssigkeit normalisieren sich Zellzahl, Eiweißveränderungen und Viscosität; die Exsudationsneigung wird gehemmt (GAMP 1962, GLYN, MÄKINEN, VIERNSTEIN und GALLI). Die Wirkung ist durch Arthroskopie (SUCKERT 1960) oder Biopsie (GLYN) bestätigt worden. Subjektiv stellen sich rasch Schmerzlinderung und Besserung der Gelenkbeweglichkeit ein.

Nebenwirkungen. Von großem Interesse ist die Frage, inwieweit eine Resorption der intraartikulär injizierten Steroide und damit eine *hormonale Allgemeinwirkung* resultiert. Nach den Ergebnissen von Steroidanalysen in der Synovialflüssigkeit zu verschiedenen Zeitpunkten nach der Injektion (SCIALABBA et al., ZIFF et al.), 17 OH-Corticosteroidspiegelbestimmungen im Plasma (BERTRAND et al., NORCROSS, OKA, SHUSTER und WILLIAMS), Eosinophilenzählungen im Blut (AUSTEN und CALKINS, NORCROSS, ZICHA et al.), Stoffwechselkontrollen bei Diabetikern (GROSS 1957) sowie der Beobachtung von Besserungen in nichtbehandelten Gelenken (GAMP 1960, NORCROSS) ist kein Zweifel, daß die Steroide aus der Synovia resorbiert werden. Allerdings ist die Resorption von Dosishöhe und Häufigkeit der Injektionen abhängig. SHUSTER und WILLIAMS sahen erst bei Injektion von mehr als 50 mg Triamcinolon/Woche eine Hemmung der endogenen Cortisolproduktion. BOCK und SCHNEEWEISS sowie BEIGLBÖCK und BRUMMUND fanden unter niedrigerer Dosierung keine

Exacerbation bei Diabetikern. GAMP (1960), HOLLANDER (1961), PEARSON und BROWN, REHN (1957), TICHY et al., VOIT und GAMP sowie WILDE betonen, daß bei ausschließlich lokaler Therapie nicht mit unerwünschten Allgemeinwirkungen zu rechnen sei, weshalb die bekannten Kontraindikationen der Allgemeinbehandlung mit Corticoiden im allgemeinen vernachlässigt werden können.

Dennoch ist die Therapieform mit Risiken belastet. Gelegentlich kommen vorübergehende lokale *Schmerzreaktionen* vor (nach HOLLANDER et al. 1961 in etwa 2%; nach KERSLEY einmal auf 1500 Injektionen). COSTE und PIGUET sowie RUBENS-DUVAL und VILLIAUMEY nehmen eine allergische Reaktion auf Lösungsmittel oder zugegebene Antibiotica an.

Am gefährlichsten sind zweifellos *septische Komplikationen*, die entweder durch Aktivierung einer nichterkannten bakteriellen Gelenkerkrankung oder durch Einschleppung von Keimen in das Gelenk bedingt sind (COSTE und BOUREL, GONZENBACH, GLYN, KÖHLER, KÓS und VOTIN, LOUYOT, MITTELMEIER, PIZON, STELZNER, TONDREAU et al.). Auch an die Gefahr einer Tuberkuloseaktivierung muß gedacht werden (JØRGENSEN). Das Infektionsrisiko ist bei Injektion von Cortisonpräparaten zweifellos größer als bei alleiniger Punktion, da die Corticoide die Infektionsresistenz herabsetzen. Während MITTELMEIER, MÜLLER, PIOLINO und SAUDAN, RÖSSLER, SCHMUCKER, SCHNEIDER bei jeweils einigen Tausend Injektionen keine bakteriellen Infektionen beobachteten, sahen die Autoren mit der größten Erfahrung, HOLLANDER et al. (1961), bei 100000 Injektionen 14mal eine Gelenkinfektion. Es ist daher mit einer Infektionshäufigkeit von 1:7000 Injektionen zu rechnen. Zur Prophylaxe schlagen MOESCHLIN sowie THOMET einen Penicillinzusatz von 400000 E pro Injektion und KÓS und VOTIN die Zugabe von Penicillin und Streptomycin vor. Diese Prophylaxe wird jedoch wegen der weitgehenden Penicillinresistenz der Erreger von BÖNI, GAMP (1960), GONZENBACH, GROSS (1959), KÖHLER ausdrücklich abgelehnt. Selbstverständliche Voraussetzung für die intraartikuläre Injektion eines Corticoides ist der Ausschluß einer bakteriellen Infektion im oder um das Gelenk sowie die peinliche Beachtung der Asepsis.

In jüngster Zeit wird auf eine weitere schädliche Auswirkung der lokalen Corticoid-therapie hingewiesen: die *Steroidarthropathie*. Es handelt sich um schnell fortschreitende, degenerative Veränderungen, vor allem an stark belasteten Gelenken. Infolge Schmerzbeseitigung durch die Corticoide, besteht die Gefahr einer Überbelastung der vorgeschädigten Gelenke durch den Kranken (CHANDLER and WRIGHT, CHANDLER et al., GAMP 1960, SWEETNAM et al.). Die Häufigkeit wird von HOLLANDER et al. (1961) mit 0,7% angegeben. Zur Prophylaxe wird empfohlen (Editorial, Brit. med. J.) nur geringe Steroiddosen in größeren Intervallen zu injezieren, gewichttragende Gelenke anschließend zu schonen und bei wiederholten Injektionen fortlaufend das Röntgenbild zu kontrollieren.

Präparate und Dosierung. Zur intraartikulären Injektion werden wegen der längeren Wirkungsdauer und geringeren Resorptionsquote Kristallsuspensionen bevorzugt. Tertiärbutylacetatester wirken länger als Acetatester (HOLLANDER et al. 1960). Cortison ist lokal unwirksam. Ob Hydrocortison oder eines seiner synthetischen Derivate verwendet wird, ist grundsätzlich gleichgültig; es müssen lediglich die Dosierungsrelationen berücksichtigt werden. Am meisten angewandt wird heute Prednisolon (GAMP 1960, HOLLANDER 1961), jedoch scheint Dexamethason noch schneller, stärker und länger zu wirken (BÖNI, BRANDT, GALMICHE et al., GAUDIN, KIVEL, KOCH, MÉRIEL et al., PIOLINO und SAUDAN, SCHMUCKER, THOMPSON). Nach CURRIE und McNICOL ist Betamethason am stärksten wirksam, während das Trimethylacetat des Prednisolon die beste Verträglichkeit aufweist. MOISE stellte bei vergleichenden Untersuchungen fest, daß der Erfolg nicht von der Wahl des Derivates, sondern von der Präparation abhängig ist; bei Kristallsuspensionen sah er 20%, bei wäßrigen Lösungen dagegen 40% Mißerfolge. SERRE et al. kamen zu übereinstimmenden Ergebnissen; sie betonen, daß die Suspensionen wirksamer sind, daß ihre Anwendung aber häufiger zu schmerzhaften Reaktionen führt.

Im allgemeinen werden in kleinere Gelenke (Finger, Zehen) 5—10 mg, in mittlere (Ellenbogen, Schulter) 25 mg und in große Gelenke (Knie, Hüfte) 25—50 mg Prednisolon bzw. äquivalente Dosen anderer Derivate injiziert. Einzelne Autoren glauben durch erheblich größere Dosen länger anhaltende Wirkungen erzielen zu können (BÖNI, CARDOE, GLYN, NOR-

GROSS). In jedem Falle soll die nächste Injektion erst vorgenommen werden, wenn die Wirkung der vorangegangenen abgeklungen ist. Bei sehr aktiven Arthritiden läßt sich eine häufige Wiederholung nicht vermeiden. HOLLANDER (1961) hat 147mal mit immer wieder gutem Erfolg und ohne irgendwelche Schäden in das gleiche Gelenk injiziert. Allerdings dürfte das Infektionsrisiko bei gehäuften Injektionen erhöht sein. Schließlich besteht auch die vermehrte Gefahr einer Schädigung des Knorpels (GROSS 1959). STRÖDER und HEISE empfehlen bei Kindern höchstens zwei Injektionen in das gleiche Gelenk vorzunehmen.

Technik

1. Vorbereitung des Gerätes. Gelenkpunktionen sollen grundsätzlich nur in Räumen vorgenommen werden, in denen keine eitrigen Erkrankungen behandelt werden. In der Praxis sind sie vor Sprechstundenbeginn, insbesondere bevor man mit eitrigen Affektionen in Berührung gekommen ist, durchzuführen (BÖNI). Das Instrumentarium muß nach sorgfältiger Reinigung in einem Heißluftsterilisator (60 min bei 180—200°) oder einem Autoklaven (1 atü, 120°, 30 min) sterilisiert werden. Auskochen in Wasser oder Einlegen in Alkohol bzw. Desinfektionsmittel sind ungenügend. Es werden benötigt: 2 cm³-Spritze mit 14er-Nadel zur Lokalanaesthesie; Punktionsnadeln (beim Erwachsenen verwendet man für große Gelenke Nr. 1 oder 10, für mittlere Nr. 12 und für kleine [Finger-Zehen-Gelenke] Nr. 16; bei Kindern je nach Alter entsprechend kleinere); gutziehende 10—20 cm³-Spritze zum Absaugen eines Ergusses und gegebenenfalls 2 cm³-Spritze zur Injektion eines Medikaments.

2. Vorbereitung des Patienten. Injektionen an den unteren Extremitäten werden im Liegen, an den oberen Extremitäten im Liegen oder Sitzen vorgenommen. Richtige Lagerung ist Voraussetzung für das Gelingen der Punktion. Zunächst wird die Umgebung des Gelenkes rasiert; anschließend muß die Haut durch Benzinwaschung entfettet werden (GROSS 1959); danach Desinfektion mit Jod oder Jodersatz. Abdecken mit sterilen Tüchern wird von chirurgischer Seite gefordert (z. B. BÄTZNER, KÓS und VOTIN, KÖHLER), von den meisten Rheumatologen nicht für erforderlich gehalten (z. B. BÖNI, GLYN, GROSS 1959, HOLLANDER 1953). Unmittelbar vor der Punktion nochmaliger Jodanstrich. Lokalanaesthesie mit 2—5 cm³ 1%iger Novocainlösung: Infiltration der Haut, des Subcutangewebes und der Gelenkkapsel.

3. Vorbereitung des Arztes. Nach genauer Untersuchung des Gelenkes werden die Hände mit Seife bzw. Desinfektionsmittel und Bürste gewaschen; abtrocknen an sterilen Tüchern. Über die Notwendigkeit steriler Handschuhe sind die Meinungen ebenso geteilt wie über die Verwendung steriler Tücher (s. oben).

4. Wahl der geeigneten Injektionsstelle. Grundsätzlich kann jedes Gelenk von verschiedenen Seiten aus punktiert werden. Über den jeweils geeignetsten Zugangsweg sind die Meinungen nicht ganz einheitlich; eigene Erfahrung wird den Ausschlag geben. Immer aber muß so vorgegangen werden, daß weder Nerven und Gefäße noch Schleimbeutel oder Gelenkknorpel verletzt werden können.

5. Nach der Punktion wird ein Erguß langsam abgezogen. Arzneimittel sollen erst nach Entleerung instilliert werden. Anschließend steriler Wundverband. Stark entzündete und infizierte Gelenke bedürfen der Ruhigstellung. Bei geringer ausgeprägter Entzündung ist schonende Bewegung vorteilhaft, um das eingebrachte Medikament gleichmäßig im Gelenkraum zu verteilen.

Spezielle Punktionstechnik

Spezielle Techniken bei den wichtigsten Gelenken (in subjektiver Auswahl unter bewußtem Verzicht auf Darstellung aller möglichen Zugangswege). Ausführliche Darstellungen finden sich bei BEARN, BUDDE, COSTE und BOUREL, GAMP (1960), HOLLANDER (1953), JUNG (1958), KAISER, KAPLAN, KLUG, LOEFFLER, RAVAULT und VIGNON, REGENBOGEN, REHN (1958), RÖSSLER, TICHY et al., WITT sowie speziell für die Pädiatrie bei NITSCH.

Kniegelenk. Das Kniegelenk kann von lateral oder distal punktiert werden. Der distale Weg ist oft noch möglich, wenn schwere Gelenkveränderungen den lateralen Zugang unmöglich machen; andererseits besteht bei Punktion von distal die Gefahr, daß in den Fettkörper injiziert wird (GAMP 1960, KAPLAN, RÖSSLER).

Laterale Punktion. Patient liegt in Rückenlage; Kniegelenk mit Polster in leichter Beugestellung gelagert. Bei Ergußbildung wird der obere Recessus schräg von kranial-lateral punktiert (Abb. 95a). Durch Kompression mit der linken Hand von medial her wird der Recessus praller und dadurch leichter punktierbar. Besteht kein Erguß, wird zwischen Patella und Femurkondylen etwa in Kniescheibenmitte eingegangen und die Nadel waagrecht vorgeschoben (Abb. 95b). Hierbei liegt die linke Hand auf dem Gelenk und schiebt die Patella von medial her der Nadel entgegen. Das Durchstechen des Kapselwiderstandes ist deutlich spürbar.

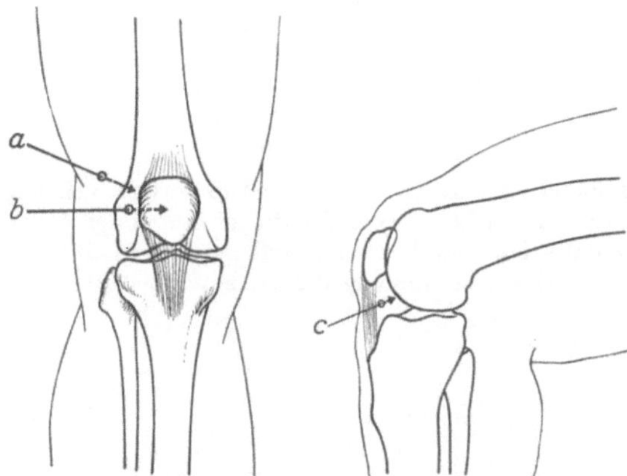

Abb. 95. Punktion des Kniegelenkes. *a* Punktion des oberen Recessus von lateral bei Ergußbildung; *b* laterale Punktion; *c* Punktion von distal

Distale Punktion (Abb. 95c). Patient sitzt mit entspanntem, etwa rechtwinklig gebeugtem Kniegelenk. Einstich unmittelbar über der Tibiakopfkante knapp lateral des Lig. patellae. Die Nadel wird nach kranial und leicht medial in den vorderen Gelenkraum vorgeschoben. Ziemlich lange Kanüle erforderlich.

Hüftgelenk. Das Hüftgelenk kann von ventral, lateral oder dorsal erreicht werden. Die Punktion ist wegen der anatomischen Lage des Gelenkes in jedem Falle schwierig und erfordert große Erfahrung. Bei stärkeren degenerativen Veränderungen ist es — besonders bei lateraler Punktion — oft unmöglich, das Gelenk zu erreichen. Man orientiere sich grundsätzlich am Röntgenbild; besser nimmt man die Punktion unter Röntgenkontrolle vor. Zur Punktion von ventral (Abb. 96) liegt der Patient in Rückenlage mit leicht gebeugten Oberschenkeln. Zuerst sucht man unterhalb des Leistenbandes die A. femoralis auf und skizziert sich deren Verlauf (N. femoralis liegt unmittelbar lateral der Arterie!). Dann zeichnet man als zweite Hilfslinie eine Verbindung zwischen den beiden großen Trochanteren. Der Einstich erfolgt etwa zwei Querfinger unterhalb der Trochanterlinie und zwei Querfinger lateral der A. femoralis. Mit einer 8—10 cm langen Nadel (eventuell Lumbalpunktionskanüle) sticht man vorsichtig ganz senkrecht in die Tiefe bis man Knochenkontakt erreicht.

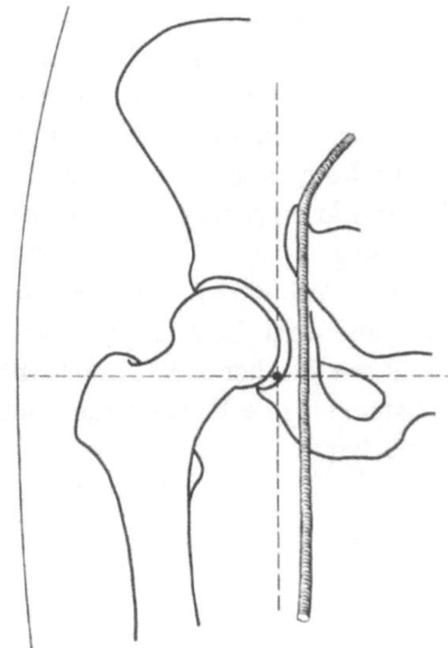

Abb. 96. Punktion des Hüftgelenkes von ventral. Vertikale Hilfslinie zwei Querfinger lateral der A. femoralis, horizontale zwei Querfinger unterhalb einer gedachten Verbindung der großen Trochanteren

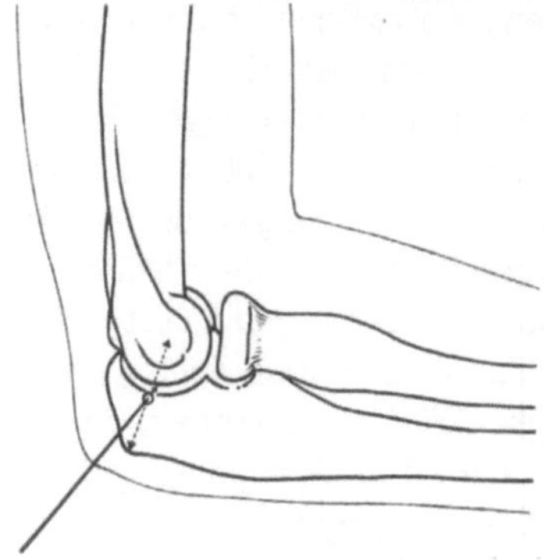

Abb. 99. Punktion des Ellenbogengelenkes. Die Hilfslinie verbindet das Olecranon mit dem Epicondylus lateralis

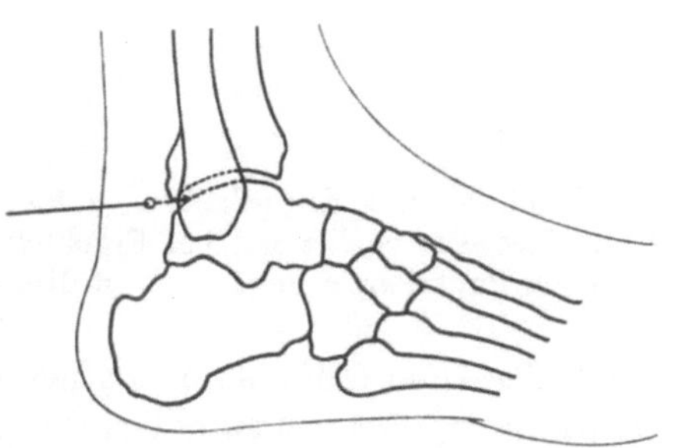

Abb. 97. Punktion des oberen Sprunggelenkes von lateral-dorsal

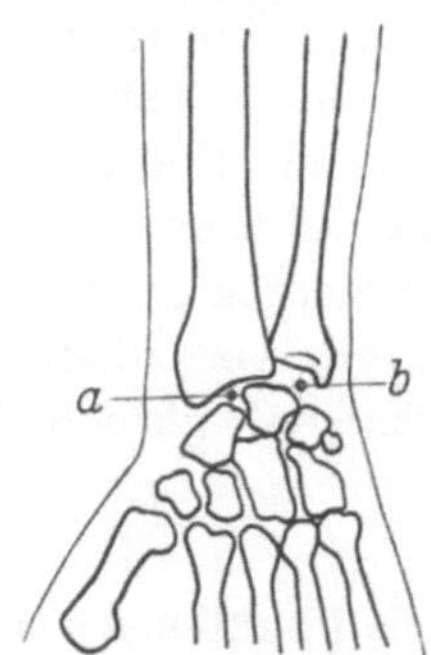

Abb. 100. Punktion des Handgelenkes. *a* auf der radialen, *b* auf der ulnaren Seite

Fußgelenk (oberes Sprunggelenk (Abb. 97). Zur lateralen Punktion von dorsal werden Unterschenkel und Fuß des liegenden Patienten auf der medialen Seite bequem gelagert. Man palpiert den äußeren Knöchel (Malleolus lateralis) und geht etwa ein Querfinger über der Malleolenspitze unmittelbar hinter der Fibula ein. Die Nadel wird waagrecht nach vorne geschoben. Das Gelenk kann auch auf der medialen Seite von dorsal sowie von ventral her punktiert werden.

Schultergelenk (Abb. 98). Bei Punktion von dorsal besteht praktisch keine Gefahr einer Verletzung von Nerven, Gefäßen und Schleimbeuteln; außerdem kann der Patient den Eingriff nicht verfolgen und deshalb weniger stören. Patient sitzt rittlings auf einem Stuhl, den Arm leicht adduziert und nach innen rotiert. Man palpiert die Spina scapulae

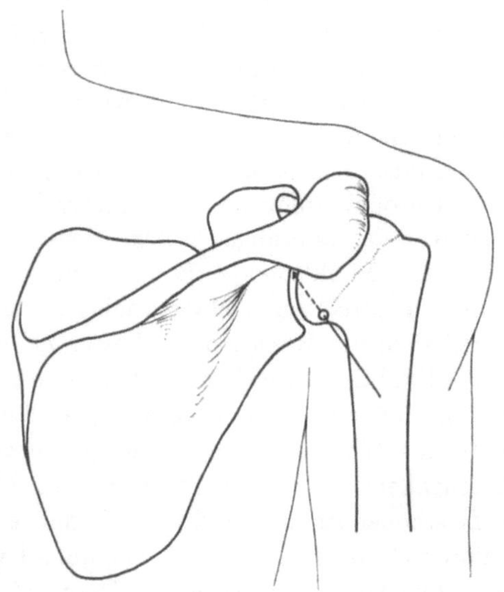

Abb. 98. Punktion des Schultergelenkes von dorsal

und geht einen Querfinger unterhalb der deutlich tastbaren Acromionspitze ein. Die linke Hand liegt so über dem Schultergelenk, daß die Zeigefingerbeere auf dem Proc. coracoideus ruht. Die Nadel wird leicht nach kranial und medial in Richtung auf die eigene linke Zeigefingerspitze vorgeschoben.

Ellenbogengelenk (Abb. 99). Patient sitzt mit aufgelegtem Unterarm, aber frei zugänglichem Ellenbogengelenk neben dem Untersuchungstisch. Das Gelenk wird etwa um 90° gebeugt. Man sucht mit dem Daumen der linken Hand das Olecranon und mit dem Zeigefinger den Epicondylus lateralis auf, sticht in der Mitte zwischen diesen beiden Punkten ein und schiebt die Nadel in Richtung auf die Beugefalte waagrecht vor.

Handgelenk. Das Radiokarpalgelenk kann auf der radialen (Abb. 100a) oder ulnaren (Abb. 100b) Seite punktiert werden; die ulnare Punktion ist wegen des weiteren Spaltes meist einfacher. Die Hand des Patienten wird in leichter Beugestellung mit einem Polster auf dem Tisch gelagert. Punktion grundsätzlich von dorsal. Auf der ulnaren Seite wird knapp distal des Ulnaendes und medial des Proc. styloideus senkrecht eingegangen. Auf der radialen Seite sticht man knapp medial und distal des Proc. styloideus radii zwischen den Sehnen des M. extensor pollicis longus und M. extensor indicis proprius ein und schiebt die Nadel ebenfalls senkrecht nach unten.

Alle anderen Gelenke können in analoger Weise punktiert werden.

Literatur

AUSTEN, F. K., and E. CALKINS: Serial studies of synovial fluid in evoluating intra-articular agents. Ann. rheum. Dis. **14**, 283 (1955).

BÄTZNER, K.: Asepsis bei i.a. Corticosteroidinjektionen (Frage—Antwort). Dtsch. med. Wschr. **87**, 1871 (1962).

BEARN, J. G.: The anatomie and technique of intraarticular and soft tissue injections. In: J. H. GLYN, Cortisone therapie. London: W. M. Heinemann Medical Books Ltd. 1957.

BEIGLBÖCK, W., u. W. BRUMMUND: Erfahrungen mit Hydrocortison in der lokalen Behandlung des Gelenkrheumatismus. Dtsch. med. Wschr. **81**, 1195 (1956).

BERTRAND, J., G. RIFFAT, B. LORAS et M. J. RONDELET: A propos des injections multi-articulaires de δ-hydrocortisone et de la diffusion du steroide dans la circulation générale. Presse méd. **67**, 416 (1959).

BOCK, E., u. J. SCHNEEWEISS: Kortikosteroidbehandlung bei Diabetikern unter besonderer Berücksichtigung der intra-artikulären Injektion. Ther. d. Gegenw. **97**, 312 (1958).

BÖNI, A.: Topical steroids. Mkurse ärztl. Fortbild. **12**, 92 (1962).

BRANDT, H.: Ergebnisse der Infiltrations- und intraartikulären Therapie mit einer Dexamethason-Lösung. Berl. Med. **13**, 430 (1962).

BUDDE, W.: Operation an den Blutgefäßen, Nerven, Lymphknoten am Becken, Hüftgelenk, Oberschenkel. In: BIER, BRAUN, KÜMMEL, Chirurgische Operationslehre, 7. Aufl., Bd. VI. Leipzig: Johann Ambrosius Barth 1958.

CARDOE, N.: The injection of concentrated prednisolone trimethyl-acetate intraarticulary in rheumatoid arthritis. Proc. roy. Soc. Med. **52**, 1109 (1959). Ref. Abstr. Wld Med. **28**, 55 (1960).

CHANDLER, G. N., D. T. JONES, V. WRIGHT and S. J. HARTFALL: Charcots arth-ropathy following intraarticular hydrocortisone. Brit. med. J. **1959 I**, No 5127, 952.

CHANDLER, G. N., and V. WRIGHT: Deleterious effect of intraarticular hydrocortisone. Lancet **1958 II**, No 7048, 661.

CLEVE, H.: Neuere immunoelektrophoretische Untersuchungen im Serum Rheumakranker. Z. Rheumaforsch. **17**, 350 (1958).

COSTE, F., et M. BOUREL: Rhumatisme chronique — Méthodes thérapeutiques. Paris: G. Doin & Cie. 1956.

—, et B. PIGUET: Réaction d'intolérance cutanée à l'injection intraarticulaire de suspension d'hydrocortisone. Rev. Rhum. **24**, 48 (1957).

CURRIE, J. P., and G. W. McNICOL: Intra-articular steroid therapie in rheumatoid arthritis. Ann. rheum. Dis. **21**, 188 (1962).

Editorial: Intra-articular steroids. Brit. med. J. **1960 II**, 5191, 42.

EWERBECK, H.: Die Rheumatosen im Kindesalter. In: Klinik der Gegenwart, Bd. 8, S. 445ff. München u. Berlin: Urban & Schwarzenberg 1959.

FANCONI, G., u. A. WALLGREN: Lehrbuch der Pädiatrie. Basel u. Stuttgart: Benno Schwabe & Co. 1951.

FELLINGER, K.: Die Nebennierenrindenhormone in der Rheumatherapie. Z. Rheumaforsch. **16**, 90 (1957).

— Rheumatische Erkrankungen. In: Almanach für die ärztliche Fortbildung 1960/61. München: J. F. Lehmann.

FINDER, J. G., and M. POST: Local injection therapy for rheumatic diseases. A practical guide. J. Amer. med. Ass. **172**, 2021 (1960).

GALMICHE, P., H. DEPONDT, L. ROY et R. FLAMANT: L'acétate de dexaméthasone en injections locales. Presse méd. **68**, 83 (1960).

GAMP, A.: Gelenkpunktionen und -injektionen. Mkurse ärztl. Fortbild. **10**, 96 (1960).

— Das Eiweißbild der Gelenkflüssigkeit bei chronisch-rheumatischen Erkrankungen. Med. Klin. **57**, 221 (1962).

674 H. KAISER:

GAUDIN, G.: L'acétate de dexaméthasone injectable, son emploi en rhumatologie. Presse méd. **69**, 429 (1961).

GLYN, J. H.: Cortisone therapy. London: W. M. Heinemann Medical Books Ltd. 1957.

GONZENBACH, R.: Schwere Infekte bei lokaler Hydrocortisontherapie. Schweiz. med. Wschr. **89**, 656 (1959).

GROSS, D.: Hat die intraartikuläre Hydrocortisoninjektion eine allgemeine Wirkung? Z. Rheumaforsch. **16**, 17 (1957).

— Die lokale Anwendung der Steroide in der Rheumatologie. Méd. et Hyg. (Genève) **17**, 220 (1959).

HOLLANDER, J. L.: Intraarticular hydrocortisone in the treatment of arthritis. Ann. intern. Med. **39**, 735 (1953).

— Die Stellung der Corticosteroide in der Behandlung der chronischen Arthritis. Internist **2**, 435 (1961).

— E. M. BROWN and R. A. JESSAR: Hydrocortisone and cortisone injected into arthritic joints. J. Amer. med. Ass. **147**, 1629 (1951).

— — — L. UDELL, M. A. BOWIE, J. R. SHANAHAN and C. R. STEVENSON: Nine years of experience with intrasynovial steroid therapy. Arch. interamerican. Rheumatology **3**, 171 (1960).

— R. A. JESSAR and E. M. BROWN: A summary of ten years of experience with intrasynovial steroid therapy. Atti del X. Congr. della lega internazionale contro il rheumatismo, vol. I, p. 391. Edizioni Minerva med. 1961.

IDELBERGER, K.: Orthopädische Erkrankungen des Kindesalters. In: Lehrbuch der Chirurgie und Orthopädie des Kindesalters. Herausgeb. v. A. OBERNIEDERMAYR. Berlin-Göttingen-Heidelberg: Springer 1959.

JØRGENSEN, K. S.: Tuberculosis in joints and tendonsheats activated by local hydrocortisate treatment. Ugeskr. Laeg. **120**, 627 (1958). Ref. J. Amer. med. Ass. **168**, 713 (1958).

JUNG, A.: Technik and Indikationsbereich intraartikulärer und lokaler Injektionen. Praxis **47**, 237 (1958).

— Rheumatherapie auf verschiedenen Ebenen. Praxis **49**, 161 (1960).

KAISER, H.: Intraartikuläre Therapie mit Cortisonderivaten. Darmstadt 1957.

KAPLAN, C.: Technique of intraarticular injection. Lancet **1958** I, 7016, 382.

KENDALL, P. H.: Intraarticular prednisolone. Brit. med. J. **1958** II, 5091, 290.

KERSLEY, G. D.: Reactions to hydrocortisone. Brit. med. J. **1962** I, No 5282, 940.

KIVEL, F.: Die topische Anwendung des Dexamethason in der orthopädischen Sprechstunde. Med. Klin. **55**, 1733 (1960).

KLUG, H. B.: Zur intraartikulären Behandlung mit Corticosteroiden im Rahmen eines klinischen Heilverfahrens. Med. Welt **1961**, 1628.

KOCH, F. W.: Die Anwendung von Dexamethasonazetat in der chirurgischen Praxis. Ther. d. Gegenw. **100**, 614 (1961).

KÖHLER, H.: Weichteil- und Gelenkinfektionen nach örtlicher Corticosteroidtherapie. Dtsch. med. Wschr. **86**, 1665 (1961).

KØS, R., u. J. VOTIN: Bericht über die Infektionsgefahr nach örtlicher Prednisolon-Therapie. Zbl. Chir. **83**, 2044 (1958).

LOEFFLER, F.: Die Operationen am Schultergelenk und am Oberarm. In: BIER, BRAUN, KÜMMEL, Chirurgische Operationslehre, 7. Aufl., Bd. VI. Leipzig: Johann Ambrosius Barth 1958.

LOUYOT, P.: Ref. Z. Rheumaforsch. **20**, 60 (1961).

MÄKINEN, P.: Synovial fluid in rheumatoid arthritis with special reference to intraarticulary applied hydrocortisone. Ann. Med. exp. Fenn. **36** Suppl. 7, 7 (1958). Ref. Kongr.-Zbl. ges. inn. Med. **201**, 217 (1959).

MATZKE, H.: Die Kniegelenksarthrose und ihre Behandlung. Dtsch. med. Wschr. **85**, 1550 (1960).

MÉRIEL, P., R. REFFIÉ, A. FOURNIÉ, CH. AYROLLES et P. CUQ: La dexaméthasone dans le traitment local des rhumatismes. Presse méd. **68**, 1064 (1960).

MITTELMEIER, H.: Komplikationen nach intraartikulären Injektionen von an iphlogistischen Corticoiden. Dtsch. med. J. **10**, 479 (1959).

MOESCHLIN, S.: Therapie-Fibel. Stuttgart: Georg Thieme 1961.

MOISE, R.: La corticothérapie intra-articulaire. Étude comparative des corticoides utilisés. Europa medica (Les cahiers du collège de médicine des Hôpitaux de Paris) **1**, 113 (1962).

MÜLLER, E.: Kurzer Bericht über die Erfahrungen mit Hydrocortison in der Orthopädie. Med. Welt (Stuttg.) **1962**, 709

NITSCH, K.: Diagnostische und therapeutische Technik beim Kinde. Stuttgart: Georg Thieme 1951.

NORCROSS, B. M.: Intraarticular administration of hydrocortisone in high concentration. J. Amer. med. Ass. **167**, 839 (1958).

OKA, M.: Absorption of hydrocortisone from the joint captivity into the circulation. Ann. rheum. Dis. **15**, 327 (1956).

PEARSON, C. M., and J. BROWN: Miscellaneous rheumatic, thyroid, and neurology diseases. In: J. BROWN and C. M. PEARSON, Clinical uses of adrenal steroids. New York-Toronto-London: McGraw-Hill Book Co. 1962.

PIOLINO, M., et Y. SAUDAN: La dexaméthasone alcool en injection péri-articulaire ou intraarticulaire dans les affections rhumatismales. Praxis **50**, 35 (1961).

PIZON, P.: Arthrites septiques consécutives aux injections locales de cortisone. Presse méd. **68**, 992 (1960).

PLATT, D., H. L. HOLLEY and W. PIGMAN: Changes in the elektrophoretic behavior of arthritic synovial fluid components following intraarticular steroid therapy. J. Lab. clin. med. **49**, 762 (1957). Ref. Praxis **47**, 18 (1958).

RAVAULT, P. P., u. G. VIGNON: Klinische Rheumatologie. Stuttgart-Wien-Zürich: Medica-Verlag 1957.

REGENBOGEN, E.: Diagnostische und therapeutische Eingriffe des Internisten. Stuttgart: Georg Thieme 1949.

REHN, E.: Kann durch intraartikuläre Hydrocortisoninjektion eine ruhende Tuberkulose aufflackern? Med. Klin. 52, 1166 (1957).

— Die Operationen am Kniegelenk. In: BIER, BRAUN, KÜMMEL, Chirurgische Operationslehre, 7. Aufl., Bd. VI. Leipzig: Johann Ambrosius Barth 1958.

RÖSSLER, H.: Die Anwendung von Corticoiden bei Erkrankungen des Haltungs- und Bewegungsapparates. (Beilageheft z. Z. Orthop. Bd. 92.) Stuttgart: Ferdinand Enke 1960.

ROPES, M., and W. BAUER: Synovial fluid changes in joint disease. Cambridge 1953. Zit. nach GAMP 1962.

RUBENS-DUVAL, A., et J. VILLIAUMEY: Les réactions inflammatoires de la corticothérapie intraarticulaire. Rev. Rhum. 26, 9 (1959).

SCHMUCKER, E.: Fortschritte in der lokalen Cortisonbehandlung. Ther. d. Gegenw. 100, 317 (1961).

SCHNEIDER, H.: Dankbare Therapie undankbarer Leiden in der Allgemeinpraxis. Med. Welt (Stuttg.) 1962, 270.

— Moderne Behandlung der Arthrosen und Tendinosen in der Allgemeinpraxis. Z. ärztl. Fortbild. 51, 630 (1962).

SCIALABBA, FAIRBANKS, McEVEN and ZIFF: Clin. Endocr. & Metabolism. 16, 86 (1955). Zit. nach R. WILDE.

SERRE, H., L. SIMON, M. C. BARJON et M. BENAMARA: Les nouveaux corticoïdes en injections intra-articulaires. Rev. Rhum. 29, 105 (1962).

SHUSTER, S., and J. A. WILLIAMS: Adrenal suppression due to intraarticular corticosteroid therapy. Lancet 1961 II, No 7195, 171.

SLOCUMB, CH. H.: Rheumatoid arthritis. In: J. BROWN and C. M. PEARSON, Clinical uses of adrenal steroids. New York-Toronto-London: McGraw-Hill Book Co. 1962.

STELZNER, F.: Die Cortisonphlegmone. 77. Tagg Dtsch. Ges. Chirurgie 1960 (Berichtsheft).

STOEBER, E., u. G. KÖLLE: Die Nebennierenrindenhormonbehandlung der rheumatoiden Arthritis und ihrer Syndrome im Kindesalter. Z. Rheumaforsch. 19, 231 (1960).

STRÖDER, J., u. E. R. HEISE: Klinische Erfahrungen mit der Corticoid-Therapie im Kindesalter. Ärztl. Prax. 11, 1265 (1959).

SUCKERT, R.: Die Behandlung der Sportverletzungen und Sportschäden mit Dacortin-Merck-Kristallsuspension. Wien. med. Wschr. 108, 111 (1958).

SUCKERT, R.: Die Arthroskopie des Kniegelenkes. Med. Bild-Dienst Roche 12/1960, S. 21.

SWEETNAM, D. R., R. M. MASON and R. O. MURRAY: Steroid arthropathy of the hip. Brit. med. J. 1960 I, No 5183, 1392.

THOMET, M.: Le danger des injections intraarticulaires d'hydrocortisone. Praxis 46, 152 (1957).

THOMPSON, M.: Dexamethasone ester in intraarticular and soft tissue injections. Ann. phys. Med. 6, 10 (1961). Ref. Abstr. Wld Med. 30, 1 (1961).

TICHY, H., K. SEIDEL u. HEIDELMANN: Lehrbuch der Rheumatologie. Berlin: VEB Volk und Gesundheit 1959.

TONDREAU, R. L., P. J. HODES and E. R. SCHMIDT: Amer. J. Roentgenol. 82, 258 (1959). Zit. nach P. PIZON.

VIERNSTEIN, K.: Die Bedeutung der Elektrophorese bei der Untersuchung von Gelenkergüssen. Z. Orthop. 93, 531 (1960).

—, u. H. GALLI: Sportverletzungen und Sportschäden und ihre Behandlung mit Prednisolon. Münch. med. Wschr. 100, 87 (1958).

VOIT, K., u. A. GAMP: Der Rheumatismus. Stuttgart: Ferdinand Enke 1958.

WEHRLIN, H., u. S. SEYFFERT: Zur lokalen Therapie der Gelenktuberkulose mit Corticosteroiden. Schweiz. Z. Tuberk. 16, 106 (1959).

WEINGÄRTNER, L.: Zum augenblicklichen Stand der Kortikoidtherapie unter besonderer Berücksichtigung des Kindesalters. Münch. med. Wschr. 102, 1601 (1960).

WILDE, R.: Der heutige Stand der intraartikulären und lokalen Kortikosteroidtherapie bei orthopädischen Erkrankungen. Z. Orthop. 95, 232 (1961).

WITT, A. N.: Operationen am Oberarm, Ellenbogen, Vorderarm, an Hand und Fingern, Stumpfoperationen. In: BIER, BRAUN, KÜMMEL, Chirurgische Operationslehre, 7. Aufl., Bd. VI. Leipzig: Johann Ambrosius Barth 1958.

ZICHA, L., F. SCHEIFFARTH u. E. GRAU: Vergleichende Untersuchungen über die eosinopenische Wirkung verschiedener Glucocorticoidester unter besonderer Berücksichtigung der Applikationsweise. Arzneimittel-Forsch. 11, 606 (1961).

ZIFF, M., J. GLYN, C. McEVEN, E. SCULL and H. WILSON: Proc. Soc. exp. Biol. (N.Y.) 83, 648 (1953). Zit. nach R. WILDE.

Kleine chirurgische Maßnahmen in der Pädiatrie

Venae sectio

Von D. Helbig, Köln

1. Indikation. Die Freilegung einer Vene muß erfolgen, wenn die percutane Venenpunktion technisch unmöglich ist oder wenn sie den gestellten Anforderungen nicht genügt.

Im allgemeinen bereitet die percutane Venenpunktion für den Geübten auch beim jungen Kind und Säugling keine Schwierigkeiten und sie reicht auch bei der Notwendigkeit der parenteralen

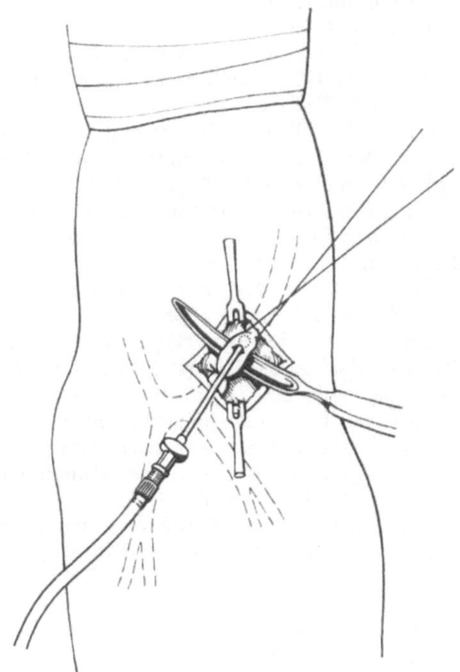

Abb. 101. Venae sectio

Flüssigkeitszufuhr über längere Zeit vollständig aus. Eine Ausnahme bilden in ihrem Allgemeinbefinden schwer geschädigte, pastöse Kleinkinder, Kinder im Schock und Kollaps, besonders, wenn eine Kanüle mit großem Lumen zum Zwecke der raschen Auffüllung Anwendung finden muß, Kinder vor chirurgischen Eingriffen mit zu erwartendem größeren Blutverlust, Kinder mit ausgedehnten Verbrühungen oder nach Unfällen und schließlich Säuglinge, die eines Blutaustausches bedürfen und deren Nabelgefäße ungeeignet sind.

2. Vorbereitungen. Die Venae sectio wird in Lokalanaesthesie mit 0,5%iger Novocainlösung vorgenommen. Wenn man die Wahl hat, empfiehlt sich beim Kind die Freilegung der Vena saphena magna im Bereich des vorderen Randes des inneren Knöchels. Das hat pflegetechnische Vorteile und

zudem ist die im Anschluß an die Freilegung notwendige Ruhigstellung mittels Gipsschiene besser durchführbar.

Das *Freilegungsbesteck* umfaßt ein Skalpell, zwei chirurgische Pinzetten, zwei kleine, scharfe Wundhaken, eine Hohlsonde und eine Dechamps-Nadel, eine Gefäßpinzette und eine Gefäßschere, stumpfe Kanülen oder Venenkatheter, Zwirn, Catgut, eine Hautnadel mit Nadelhalter, sterile Tupfer und Leukoplast. Bereitzustellen sind ferner das Instrumentarium für die Lokalanaesthesie, das Anaestheticum und das Gipsmaterial.

3. Technik. Nach Desinfektion der Hände, falls man nicht sterile Gummihandschuhe benutzt, und Hautanstrich mit Dibromol bzw. Jodtinktur, erfolgt die örtliche Betäubung, zu der im allgemeinen 1—2 ml der 0,5%igen Novocainlösung ausreichen. Der Hautschnitt von etwa 1 cm Länge wird quer zum Venenverlauf gelegt, die Vene selbst stumpf freipräpariert und sodann mit der Hohlsonde unterfahren. Mit Hilfe der Dechamps-Nadel führt man im unteren Wundwinkel einen Catgutfaden um das Gefäß und unterbindet es. Anschließend wird ein zweiter Faden um die Vene im oberen Wundwinkel gelegt, aber nicht geknotet. Die mit einer Gefäßpinzette zusätzlich noch gehobene Vene wird jetzt seitlich mittels eines Scherenschlages incidiert und in die kleine Öffnung die Kanüle bzw. der Katheter eingeführt. Die Fixierung erfolgt mit dem um die Vene im oberen Wundwinkel liegenden Faden. Zur Verkleinerung der Hautwunde wird eine Hautnaht angelegt, die lang gelassenen Fäden dienen ebenfalls der Kanülenbefestigung. Ein eingeschnittener Tupfer deckt die Wunde ab, ein Heftpflasterstreifen darüber stabilisiert nochmals die richtige Lage der Infusionsnadel. Die Ruhigstellung der Extremität läßt sich zweckmäßig durch eine Gipsschiene sichern, dann kann die so in die Vene verbrachte Kanüle auch 8 Tage und noch länger zur parenteralen Flüssigkeitszufuhr dienen, wenn nicht eine komplizierende Thrombophlebitis auftritt. Rechtzeitig diagnostiziert, heilt sie unter feuchten Verbänden rasch ab.

Über die Venenfreilegung zum Zwecke der Austauschtransfusion siehe dort.

Die Pleurapunktion

Von **D. Helbig**, Köln

1. Indikation. Die Pleurapunktion gehört in der Pädiatrie zu den alltäglich vorgenommenen Eingriffen. Sie dient sowohl der *Diagnostik* als auch der *Therapie*.

Besteht klinisch, auskultatorisch und perkutorisch der Verdacht auf einen Rippenfellerguß, so schafft die Pleurapunktion darüber Gewißheit. Aber auch bei feststehender Diagnose ist eine *Probepunktion* unerläßlich, da die Therapie weitgehend von der Art des Ergusses, von dem geführten Erregernachweis und der Empfindlichkeitstestung abhängt.

Therapeutisch ist das Abpunktieren seröser *Pleuraexsudate* bzw. Transsudate unerläßlich, wenn Herz und Mediastinum verdrängt werden und die Resorption der Flüssigkeit nur langsam vonstatten geht.

Eine entlastende Pleurapunktion verlangt auch der *Spannungspneumothorax*. Bisweilen genügt die einmalige Durchführung, wenn nämlich zwischenzeitlich die Verbindung zum Bronchialsystem verlegt wurde oder sich verklebt hat, so daß keine Luft mehr in die Pleurahöhle nachströmt.

Wiederholte Pleurapunktionen zum Zwecke der Behandlung von *eitrigen Ergüssen* sind nur mit Vorsicht auszuführen und in · beschränktem Maße zulässig, obwohl sie den internistisch ausgerichteten Arzt seit der Möglichkeit der intrapleuralen Instillation von Sulfonamiden und Antibioticis nach der Eiterentleerung als schonende Maßnahme verlocken. In einem gewissen Prozentsatz ist diesem Vorgehen auch heute noch, trotz der vielfach anzutreffenden Resistenz der Erreger gegen bakteriostatische und bactericide Medikamente, Erfolg beschieden.

Werden diese wiederholten Punktionen, deren Zahl in jedem Fall beschränkt bleiben muß, technisch nicht einwandfrei bzw. vorsichtig genug vorgenommen, oder aber ist der Eiter zu dickflüssig und die Entzündung zu foudroyant, so entstehen sehr bald, trotz lokaler Anwendung von Decortin oder fibrinolytischen Lösungen, ausgedehnte Verschwartungen und Resthöhlen, das Anlegen der dann notwendigen Pleuradrainage ist erschwert und bei zu langem Zuwarten ist die Sanierung eventuell nur über eine Dekortikation zu erreichen.

2. Vorbereitungen. Die Pleurapunktion wird am sitzenden Patienten vorgenommen, bei freiem Erguß an der Stelle der massivsten Dämpfung, am besten im 8. Intercostalraum in der hinteren Axillarlinie. Wenn es sich um abgekapselte Höhlen handelt, ist naturgemäß deren Lokalisation entscheidend. Den anatomischen Verhältnissen entsprechend kann eine Pleurapunktion an jeder beliebigen Stelle vorgenommen werden, nur muß sich eine Läsion des Perikards, des Herzens, der Gefäße usw. vermeiden lassen.

Zur Desinfektion der Haut wird am besten Dibromol oder Sepsotinktur verwendet.

Eine *Lokalanaesthesie* erübrigt sich in der Regel, auch in Anbetracht der Tatsache, daß die zur Probepunktion benutzte Nadel nicht zu dünn sein darf. Falls sich eine Lokalanaesthesie als zweckmäßig erweist, setzt man mit einer 1%igen Novocainlösung eine subcutane Quaddel und infiltriert von hier aus das Gewebe des Intercostalraumes, indem man die Kanüle langsam senkrecht vorschiebt und gleichzeitig die Novocainlösung injiziert, bis der Widerstand nachläßt.

Neben Punktionsnadeln sind Rekordspritzen, am besten in der Größenordnung von 5,0 und 10,0 ml, notwendig, ferner ein Meßzylinder zur Bestimmung der Menge der Punktionsflüssigkeit, sterile Reagensgläser, sterile Tupfer und Leukoplast.

Der, wie bereits erwähnt, sitzende Patient wird von einer Hilfsperson gehalten, und zwar so, daß die Intercostalräume im Bereich der bevorstehenden Punktion möglichst weit klaffen. Um das noch besser zu erreichen, ruht der Arm der erkrankten Seite zweckmäßig auf dem Kopf.

3. Technik. Die Punktionsnadel wird vom Mandrin befreit und eine Rekordspritze eventuell auch bei geöffnetem Wegehahn *fest* aufgesetzt. Das ist notwendig, um der Entstehung eines komplizierenden Pneumothorax vorzubeugen. Der linke Zeigefinger markiert jetzt den für die Punktion vorgesehenen Bezirk; er stützt sich auf den oberen Rand der den Zwischenrippenraum nach unten hin begrenzenden Rippe ab. Knapp oberhalb wird die Punktionsnadel senkrecht in die Tiefe geführt. Auf diese Weise läßt sich am besten eine Läsion des Periostes oder ein Anpunktieren der Intercostalarterie vermeiden.

Wenn die Punktionsnadel widerstandslos in einen Hohlraum fällt, wird der Stempel der Spritze zurückgezogen. Es bedarf keiner Erwähnung, daß beim Wechsel der Spritze zwecks Entleerung der Punktionsflüssigkeit der Wegehahn der Punktionsnadel sorgfältig verschlossen sein muß, damit keine Luft in die Pleurahöhle aspiriert wird.

Handelt es sich um einen serösen Erguß, der zu Verdrängungserscheinungen geführt hat, ist es *unzulässig, den ganzen Erguß auf einmal abzupunktieren.* Die daraus resultierende plötzliche und zum Teil gewaltsame Lageveränderung des Mediastinum, das sich inzwischen in seiner anomalen Stellung stabilisiert hat, kann zu lebensbedrohlichen Herz- und Kreislaufstörungen führen. Je nach dem Alter und der Größe des kindlichen Patienten sollte man sich daher bei der ersten Punktion mit der Entleerung von 50—250 cm³ Exsudat begnügen. Bei einem eitrigen Erguß geht das Bestreben dahin, so viel Pus als möglich abzulassen.

Stärkerer Reizhusten, Störungen der Herztätigkeit oder ein drohender Kollaps verlangen aber in jedem Fall eine *Unterbrechung der Punktion.* Die Punktionsnadel muß rasch entfernt werden, wobei ein steriler Tupfer den Stichkanal sofort komprimiert. Zusätzlich wird ein Kompressionsverband angelegt, um das nachträgliche Einströmen von Luft zu verhüten.

Wiederholte therapeutische Pleurapunktionen sind nur bei der Möglichkeit laufender Röntgenkontrollen zulässig. Die Bedenken gegen eine Punktionsbehandlung beim Pleuraempyem wurden eingangs erwähnt. Als Vorbedingung für einen möglichen Therapieerfolg gilt die Forderung nach jeweils vollständiger Eiterentleerung. Um sie besser zu erzielen, können im Anschluß an die Punktionen Pleuraspülungen mit physiologischer Kochsalzlösung versucht werden.

Neben einer intensiven medikamentösen Allgemeinbehandlung muß auch die *Lokalbehandlung* ausreichend sein. Wir instillieren mindestens 200000 E Penicillin, 0,5 g Streptomycin oder 1,0 g eines Sulfonamids pro dosi. Die Wahl des Medikamentes richtet sich nach dem Ausfall der vorherigen Empfindlichkeitstestung der Erreger. Trotz Anwendung der intravenös zu applizierenden Form des Antibioticum oder Sulfonamid ist eine zusätzliche Verdünnung mit 20 bis 25 ml physiologischer Kochsalzlösung zur Verhütung lokaler Reizerscheinungen zweckdienlich, wodurch gleichzeitig auch eine bessere Verteilung des Medikamentes gewährleistet wird. Kleinere Decortingaben vor Entfernung der Nadel wirken entzündlichen Verklebungen entgegen. Zwecks Vermeidung stärkerer Schwartenbildungen durch Fibrinablagerungen empfiehlt sich gleichzeitig die lokale Anwendung von Fermentpräparaten, wie z. B. Streptokinase oder ähnlichem. Fibrinolytische Medikamente sind beim Vorliegen einer bronchopleuralen Fistel kontraindiziert.

Der zeitliche Abstand der Punktionen richtet sich nach dem klinischen und röntgenologischen Befund. Resistente Keime, große Bronchialfisteln, die Unmöglichkeit einer ausreichenden Eiterentleerung aus der Empyemhöhle, gekammerte Empyeme, Empyemrezidive oder Resthöhlen, die häufig infolge des Aufsteigens eingedrungener Luft in der Pleurakuppe liegen, weil die durch die entzündliche Reaktion verschwartete Lunge kollabiert bleibt, verbieten die Fortsetzung der konservativen Punktionsbehandlung. Dann ist die gezielte Thoraxdrainage mit konstanter Absaugung, die uns in Form der Bülau-Drainage zur Verfügung steht, unumgänglich notwendig.

Die Bülau-Drainage

Von D. Helbig, Köln

1. Indikation. Die Bülau-Drainage findet überall dort Anwendung, wo eine Pleurapunktion, auch wiederholt durchgeführt, unzulänglich bleibt, also wenn ein Pneumothorax mit Bronchialfistel vorliegt, bei hochgradigem Hämatopneumothorax, bei Pneumothorax und nach thorakalen Operationen (über die Indikationen siehe auch unter: Wiederholte Pleurapunktionen).

2. Vorbereitungen. Die Bülau-Drainage wird in sitzender Stellung des Patienten angelegt, eine lokale Anaesthesie ist unbedingt zu empfehlen.

Neben dem für die Pleurapunktion und örtliche Betäubung notwendigen Rüstzeug muß noch folgendes *Instrumentarium* bereitliegen: ein Skalpell, ein der Größe des Zwischenrippenraumes angepaßter Troikart mit einem Schlauchsystem, das das Lumen der Troikarthülse ausfüllt und die Ableitung in ein mit Desinfektionslösung gefülltes Standgefäß ermöglicht (s. Abb. 102); chirurgische Pinzetten, steriler Mull, Leukoplast und Scheren.

Statt des Gummifingerlings kann ein System mit zwei Glasröhrchen im Standgefäß Verwendung finden, je tiefer das vom Patienten ableitende Glasröhrchen in die Flüssigkeit taucht, um so größer ist der Widerstand, gegen den geatmet werden muß. Das zweite Glasröhrchen oberhalb des Flüssigkeitsspiegels schafft den Druckausgleich nach außen.

3. Technik. Nach örtlicher Anaesthesie und Probepunktion folgt die Durchtrennung der

Haut in etwa 1 cm Länge. Hierauf führt man den Troikart in die Empyemhöhle ein. Nach Herausziehen des Stachels wird das am äußeren Ende abgeklemmte Drainagerohr durch die Hülse geschoben und diese über den Schlauch zurückgezogen, wobei die Klemme vorübergehend durch Fingerdruck ersetzt wird. Den jetzt in der Thoraxhöhle liegenden Drain verbindet man zweckmäßig durch ein Glaszwischenstück mit einem zweiten bis zum Boden reichenden Schlauch, der wie das Standgefäß mit Desinfektionslösung gefüllt ist und in dieses führt. Nach Abnehmen der Klemme wird der Eiter durch die Hebewirkung der auslaufenden Flüssigkeit abgesaugt. Ist eine größere konstante Saugwirkung notwendig, bedient man sich einer Wasserstrahlpumpe bzw. eines elektrischen Absaugers oder einer Vakuumanlage; die Druckregulation erfolgt durch ein zweites Standgefäß mit einem zuleitenden und einem ableitenden Glasröhrchen und einem dritten, das in die Flüssigkeit taucht und dem eigentlichen Druckausgleich dient. Beim Säugling genügt zum Anlegen der kollabierten Lunge eine Flüssigkeitssäule von 1 bis 2 cm, beim größeren Kind sind bis zu 12 cm notwendig.

Die Hautwunde wird zur Vermeidung einer Brustwandphlegmone tamponiert und durch eine Hautnaht verkleinert. Ihre Fäden dienen gleichzeitig der Fixierung des Katheters, gleichsinnig wirkt ein entsprechend angelegter Leukoplastverband.

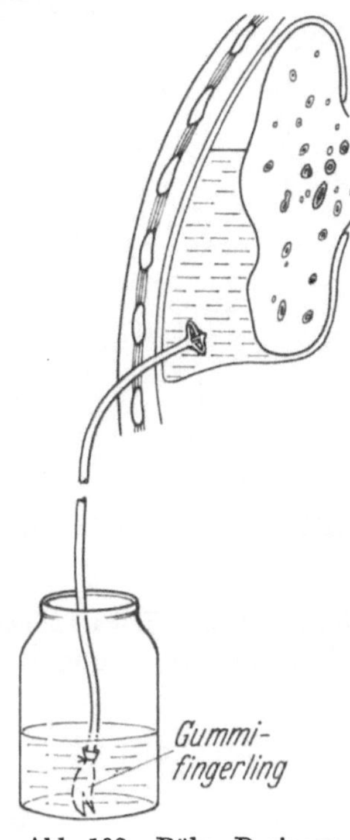

Abb. 102. Bülau-Drainage

Bei schmalem Intercostalraum kann sich der Drain so stark abklemmen, daß eine Rippenresektion erforderlich ist.

Die Monaldi-Drainage
(nach Monaldi 1938)

Von D. Helbig, Köln

1. Indikation. Es handelt sich um eine Saugdrainage zur Behandlung isolierter, pleuranahe gelegener tuberkulöser Kavernen.

Besonders günstig reagieren im allgemeinen Blähkavernen. Vorbedingung zur Durchführung der Drainage ist 1. die Kenntnis der genauen Lokalisation des Cavum und 2. die Gewißheit, daß die Pleurablätter im Bereich der vorgesehenen Drainagestelle auch tatsächlich verwachsen sind; vorsichtiges Eingehen mit einer Pneumothoraxnadel bringt diesbezügliche Klärung. Eine fehlende Verklebung läßt sich durch eine subpleurale Paraffinplombe, die nach Rippenresektion eingelegt wird und eine reaktive Entzündung hervorruft, erzielen.

2. Vorbereitungen. Der Patient befindet sich in Rückenlage auf dem Bucky-Tisch; das zur Pleuradrainage übliche *Instrumentarium* kann Verwendung finden.

Zur Einführung des Katheter in die Kaverne existiert ein Spezialbesteck, das bereits 1938 angegeben wurde. Es besteht aus einer besonderen Troikarthülse, einem Troikart mit dünnem Schaft, einem Verlängerungsstück für die Sondierungsnadel zum Aufschrauben und einer Sondierungsnadel mit abschraubbarem Spritzenansatz. In das gleiche Gewinde paßt das Verlängerungsstück und ein Halter zur Fixierung der Sondierungsnadel.

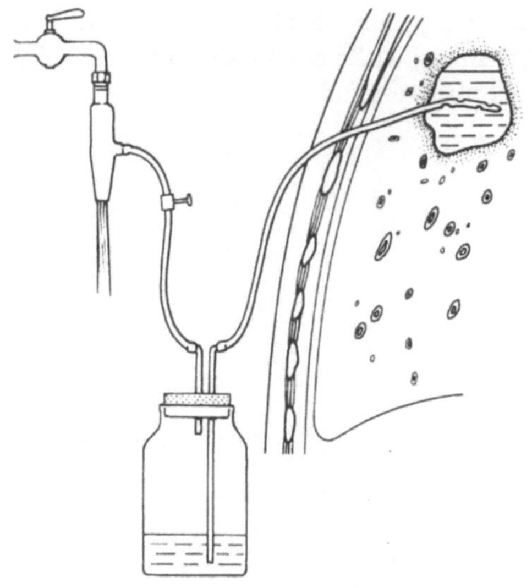

Abb. 103. Monaldi-Drainage

3. Technik. Nach Lokalanaesthesierung erfolgt die Probepunktion unter Röntgenkon-trolle, am besten von vorne. Befindet sich die Kanülenspitze im Kavernenlumen, wird bei liegender Punktionsnadel eine Stichincision vorgenommen und der Troikart entlang der Nadel eingeführt und diese erst, wenn der Troikart die richtige Position hat, entfernt. Sodann führt man den Katheter durch die Troikarthülse ein. Das äußere Ende des Katheters wird durch einen Stopfen verschlossen. In den folgenden Tagen saugt man das Kavernensekret regelmäßig ab, zunächst durch eine gewöhnliche Spritze, um den Abführbronchus nicht unnötig offen zu halten, später mittels Wasserstrahlpumpe. Der liegende Katheter gibt gleichzeitig die Möglichkeit, Tuberculostatica zu installieren.

Die Behandlung erstreckt sich über mehrere Wochen bis Monate. Rezidive lassen sich nicht immer vermeiden, vor allem, wenn in der Kaverne tuberkulöses Material zurückbleibt, was oft genug der Fall ist, oder wenn die Indikation nicht sachgemäß war.

Die Herzbeutelpunktion

Von D. Helbig, Köln

1. Indikation. Die Punktion des Herzbeutels dient *diagnostischen* oder *therapeutischen* Zwecken, wenn im Rahmen einer Perikarditis

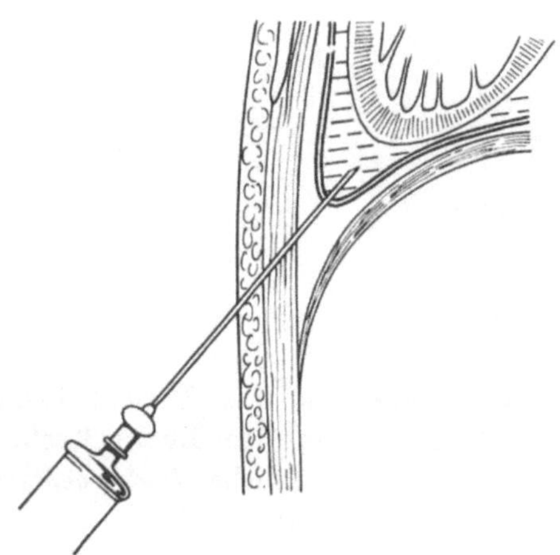

Abb. 104. Herzbeutelpunktion

oder nach Traumen bzw. post operationem ein Sero-, Hämo- oder Pyoperikard vorliegt.

2. Vorbereitungen. Zur Durchführung der Punktion genügen eine Punktionsnadel, am besten eine gewöhnliche Kanüle von entsprechender Länge, eine 10,0 ml umfassende Rekordspritze, Alkohol und Dibromol oder Sepsotinktur, sterile Tupfer, Leukoplast und ein steriles Reagensglas, falls die gewonnene Punktionsflüssigkeit untersucht werden muß.

3. Technik. Der Patient wird in Rückenlage auf den Untersuchungstisch verbracht und die Haut der Herzgegend einschließlich der unteren linken Thoraxapertur mit Alkohol und Dibromol desinfiziert. Eine Lokalanaesthesie erübrigt sich. Am besten läßt sich der Herzbeutel an seiner Basis von dem Winkel zwischen 6. und 7. Rippe und dem Xiphoid erreichen. Von dieser Punktionsstelle aus gelingt es mit einer gewissen Sicherheit, eine Verletzung der Pleura zu vermeiden, wenn die Punktionsnadel nach innen hinter das Sternum in einem Winkel von etwa 45⁰ geführt wird. Im allgemeinen genügt eine Punktionstiefe von $2^{1}/_{2}$—3 cm. Gelangt man versehentlich tiefer, erreicht man den rechten Ventrikel und aspiriert Blut. Es genügt dann, die Kanüle zurückzuziehen. Eine Verletzung der Coronargefäße oder der A. mammaria interna wäre außergewöhnlich. Nach Entfernung der Punktionsnadel, was, um das Einströmen von Luft zu verhüten, möglichst rasch erfolgen muß, genügt ein Tupferverband.

Die Oesophagusbougierung

Von **D. Helbig**, Köln

1. Indikation. Die Dehnung der Speiseröhre ist erforderlich: 1. *vorbeugend*, wenn die Gefahr einer Striktur droht, also bei Verätzungen und Verbrühungen der Speiseröhre oder nach Operationen wegen Oesophagusatresie und 2. im Zuge der *Behandlung bei bestehender Narbenverengung* verschiedenster Ursache.

2. Praktische Hinweise

1. Bei *frischen Läsionen* der Speiseröhre bougierte man früher erst in der 6. Woche nach Abklingen der akuten Entzündungserscheinungen. Dieses Vorgehen hat heute nur noch wenige Anhänger. Durch eine Frühbougierung meint man, der Entstehung von Strikturen besser vorbeugen zu können, einige Autoren beginnen damit sogar schon nach 24 Std. Im allgemeinen behandelt man während der ersten 8 Tage konservativ, antibiotisch und mit Decortin. Die Schluckbeschwerden lassen deutlich nach und verschwinden meist vollständig. Trotzdem zeigen sich zu diesem Zeitpunkt röntgenologisch in der Regel Veränderungen im Sinne einer Verätzung, die nicht vernachlässigt werden dürfen und eine prophylaktische Behandlung benötigen.

Beginnt man zu bougieren, so müssen schmiegsame, mit Quecksilber gefüllte Gummisonden Verwendung finden, die täglich sehr vorsichtig einzuführen sind. Am besten ist es, wenn man das Kind dazu bewegen kann, diese Sonden selbst zu schlucken, so daß sie praktisch durch ihre eigene Schwere in den Magen gleiten. Man nimmt zunächst die sehr dünne Sonde von 16 Charrière und beläßt sie bis zu 8 min in der Speiseröhre. Bei Fieber oder stärkeren Blutungen ist die Sondierung sofort zu unterbrechen. Wenn die Dicke der Sonde der normalen Weite des Oesophaguslumen entspricht, genügt die Durchführung der Bougierung im Abstand von 3 Tagen, nach einem Monat etwa einmal wöchentlich, wobei man auf die aktive Bougierung mit halbstarren Hartgummibougies übergehen kann.

Trotz mangelnder Beschwerden sind Röntgenkontrollen bis zu einem Jahr erforderlich.

Wenn sich infolge starker Blutungen im akuten Stadium jede Bougierung wegen der drohenden Perforation verbietet, muß eine Gastrostomie angelegt werden.

2. Bei *alten* vernachlässigten *Strikturen* ist eine intensive Bougierung manchmal über mehrere Jahre notwendig. Zunächst beginnt man am besten mit einem filiformen Bougie, das manchmal mittels eines Oesophagoskopes unter Kontrolle des Auges über die Enge in den Magen eingeführt werden muß. Die Leitsonde bleibt liegen. Im allgemeinen gelingt dann eine Aufdehnung, indem man immer dickere Dehnungsbougies der Leitsonde aufschraubt und sie in den Magen vorschiebt. Die Entfernung der Leitsonde ist meist nach einigen Tagen möglich und die üblichen Hartgummibougies können Anwendung finden.

Bisweilen gelingt die Einführung eines Bougie überhaupt nicht, dann muß die Dehnung retrograd von einer Gastrostomiewunde aus erfolgen. Man läßt zunächst einen Seidenfaden, mit kleinen Schrotkugeln beschwert, schlucken; er passiert die Enge meist zwanglos, gelangt in den Magen und wird nach außen geleitet. Entlang dieses Fadens erfolgt die Bougierung von unten.

Die Stichincision

Von **D. Helbig**, Köln

1. Indikation. Grundsätzlich ist die Stichincision nur zur Durchtrennung der Haut vor Punktionen steriler Körperhöhlen, einschließlich der Gelenke, angezeigt mit dem Ziel, eine Infektion der Punktionsnadel mit Bakterien der Haut zu vermeiden. Eine bedingte Indikation stellt die Pseudofurunkulose des Säuglings dar.

Die Anwendung der Stichincision muß eng begrenzt bleiben. Sie ist bei allen Eiterungen, Furunkeln, Abscessen und Phlegmonen, auch im Kindesalter, zu unterlassen, weil die zur Heilung nötige ausgiebige Eiterentleerung durch die nur kleine Kontinuitätstrennung der Haut nicht gewährleistet ist.

2. Vorbereitung und Technik. Nicht bei der Pseudofurunkulose des Säuglings, hier beschränkt man sich auf die Desinfektion der Haut mit Dibromol, Sepsotinktur oder ähnlichem, sondern bei der Stichincision vor

Punktionen empfiehlt sich die örtliche Betäubung mit 1%iger Novocainlösung. Die Lagerung des Patienten erfolgt entsprechend den Erfordernissen des nachfolgenden Eingriffes. Damit die Incisionsöffnung möglichst klein bleibt, wird, wie durch die Begriffsdefinition „Stichincision" zum Ausdruck kommt, ein Skalpell mit einer schmalen, spitz zulaufenden Klinge senkrecht in die Haut eingeführt. Nach ausgeführter Punktion erfolgt eine Hautnaht. Bei der Pseudofurunkulose wird der durch die Stichöffnung hervorquellene Eiter durch einen mit Dibromol angefeuchteten Stieltupfer abgewischt.

Der Decubitus

Von D. Helbig, Köln

1. Genese. Der Decubitus entsteht a) durch die Körperschwere bei längerer gleichmäßiger Lage schwerkranker, reduzierter Patienten, bei Lähmungen oder in bewußtlosem Zustand und b) durch unzweckmäßige, zu enge oder schlecht gepolsterte Gipsverbände.

Die Drucknekrose entwickelt sich vor allem dort, wo sich die Haut ohne wesentliche Ausbildung des subcutanen Gewebes und der Muskulatur über den Knochen spannt. Das ist bei Rückenlage die Kreuz- und Steißbeingegend, die Gegend der Spinae scapulae, die Processus spinosi, die Fersen und das Hinterhaupt.

Die Nekrose beginnt in der Regel in der Subcutis und greift erst sekundär auf die Haut über. Die betroffene Partie zeigt zunächst eine Rötung oder Blässe bzw. eine livide Stelle, innerhalb derer bald Schwarzfärbung auftritt. Das abgestorbene Gewebe wird unter Ausbildung einer Demarkationslinie abgestoßen. Unbehandelt kommt es in der Regel zu einer Sekundärinfektion, zu einer Gangrän: übelriechendes Sekret quillt nunmehr unter der Nekrose hervor.

2. Prophylaxe. Der Decubitus stellt eine ernste Komplikation im Verlauf einer Krankenpflege dar, die vorbeugende Behandlung gehört daher seit langem zu den Grundforderungen einer ordnungsgemäßen Krankenbetreuung. Durch regelmäßige Waschungen mit kaltem Seifenwasser, Spiritus, Franzbranntwein oder Campherspiritus erreicht man, daß die gefährdeten Hautpartien widerstandsfähig werden. Salbenverbände sind zu verwerfen, da sie die Erweichung der Haut beschleunigen, dagegen bewährt sich Einpudern. Durch Gummiringe oder Wasserkissen wird der Druck der harten Matratze ausgeschaltet. Schwerkranke in Rückenlage verbringt man zweckmäßig von vornherein auf ein Wasserkissen, die Fersen werden durch Ringe aus Gummi oder Watte unterstützt, so daß sie hohl liegen. Eine übergestellte Reifenbahre verhindert den Druck des Deckbettes auf die Zehenspitzen. Sobald es der Zustand des Patienten nur einigermaßen erlaubt, lagert man ihn wenigstens stundenweise auf die Seite.

3. Therapie. Ließ sich eine Schädigung der Haut durch die zur Prophylaxe empfohlenen Maßnahmen nicht verhüten, so müssen diese forciert fortgesetzt werden, also wiederholte Abwaschungen, wie oben angegeben, wiederholtes Einpudern und sorgfältigste Durchführung der entlastenden Lagerung der druckgefährdeten Körperregion. Feuchte Verbände oder fetthaltige Salben sind weiterhin kontraindiciert.

Auch bei eingetretener Nekrose wird die „trockene Behandlung" beibehalten. Man bestreut die schwarzverfärbten Partien mit Dermatol-, Sulfonamid- oder mit einem antibiotischen Puder und deckt sie steril ab. Nach vollständiger Eintrocknung der abgestorbenen Haut empfiehlt sich ihre Abtragung mittels steriler Pinzette und Schere. Dies ist unbedingt erforderlich, wenn eine Sekundärinfektion vorliegt und sich unter der Nekrose Eiter ansammelt. Der dann freiliegende, meist mißfarben belegte Defekt wird mit angefeuchteter Gaze verbunden. Häufige Bäder fördern die Wundreinigung, erst jetzt sind epithelisierende Salben zur Beschleunigung der Überhäutung indiziert.

Als Komplikationen schlecht betreuter Drucknekrosen können Glutealabscesse oder Eiteransammlungen in der Umgebung der Achillessehne auftreten. Sie müssen nach üblichem chirurgischem Vorgehen eröffnet werden. Bei derartigen Komplikationen und vor allem bei ausgedehnten Nekrosen ist eine Behandlung im Dauerwasserbad die Methode der Wahl, falls es der Allgemeinzustand des Patienten erlaubt.

Therapeutische Technik bei Veränderungen des Praeputiums

Von E. ZAPP, Duisburg-Hamborn

Die häufigsten Veränderungen des Praeputiums sind die Phimose und die Verklebung der Vorhaut mit der Glans penis. Unter der Phimose versteht man eine Stenose der vorderen Praeputialöffnung. Diese kann angeboren oder erworben sein. Die erworbene Phimose beruht fast immer auf einer narbigen Striktur entweder nach Infektion oder nach Verletzungen. Die häufigste Ursache der Narbenstruktur des Praeputiums ist die unsachgemäße und nicht indizierte Behandlung der „sogenannten" Phimose des Säuglings durch manuelle oder instrumentelle Dehnungsversuche.

Die Verklebung des inneren Blattes des Praeputiums mit der Oberfläche der Glans penis ist ein physiologischer Zustand im Verlauf der intrauterinen Entwicklung. Oft dauert diese Epithelverklebung noch über die Geburt hinaus an. Dabei umschließt das Praeputium die Glans penis relativ fest. Mobilität und Retractilität des Praeputiums nehmen mit dem Wachstum des Penis allmählich zu. Diese Entwicklung kann monatelang, mitunter bis zum 3. Lebensjahr andauern. Die physiologischerweise herabgesetzte Mobilität und Retractilität des Praeputiums verleiten oft zur Fehldiagnose „Phimose". Es ergibt sich aus dieser Entwicklung, daß die echte Phimose vor dem 3. Lebensjahr kaum diagnostiziert werden kann.

Die Behandlung der echten Phimose ist stets operativ. Außer der vielgeübten Circumcision, die aber unangenehme Reizerscheinungen an der Glans penis zur Folge haben kann, gibt es noch mehrere chirurgische Methoden. Von allen namhaften Autoren (CAMPBELL, HIGGINS et al., WILLIAMS, GROB et al. u.a.m.) wird nachdrücklich von Dehnungsversuchen bei der echten Phimose und erst recht bei der physiologischen Verengerung während der ersten Lebensmonate und Jahre gewarnt. Hierbei sind Einrisse im Subcutangewebe und in der Haut unvermeidlich. Diese führen durch Vernarbung und Schrumpfung zu einer noch stärkeren Verengerung, als sie ursprünglich vorhanden war. Da selbst hochgradige Phimosen nur im Ausnahmefall zu echten Miktionsstörungen führen, ist eine dringende Operationsindikation vor dem 3. Lebensjahr so gut wie nie gegeben. Sie kann sich gelegentlich im Einzelfall aus einer stärkeren Smegmaverhaltung mit rezidivierenden Balanitiden herleiten.

Auch die physiologische Vorhautverklebung bedarf keiner Behandlung. Nur bei stärkerer Smegmaansammlung im Sulcus coronarius, bei akuter Balanitis oder bei chronisch-entzündlichen Reizzuständen, manchmal vergesellschaftet mit reflektorischen Miktionsstörungen, ist die vorzeitige Lösung der Epithelverklebung erwünscht.

Technik der Lösung der Epithelverklebung. Der kleine Eingriff soll nach Möglichkeit in Narkose vorgenommen werden. Die Lösung der Verklebung erfolgt stumpf mit einer Knopfsonde. Diese wird zwischen inneres Blatt des Praeputiums und Glans eingeschoben und unter ständigem Drehen um die Längsachse mehrmals um die ganze Circumferenz der Glans herumgeführt. Die Verklebung muß bis zum Sulcus coronarius vollständig gelöst werden. Danach wird das Praeputium zurückgestreift, die Smegmaansammlung, die oft sehr fest haftet, wird entfernt. Zwischen Glans und Praeputium wird eine antibioticahaltige Salbe eingebracht. Das Kind wird 2—3 Tage lang nachbeobachtet, wobei das Praeputium wiederholt vollständig zurückgestreift und die Salbeneinlage erneuert wird.

Als Folge dieses Eingriffes kann es zu einer vorübergehenden reflektorischen Harnverhaltung kommen. Diese verschwindet meist auf Analgetica, Spasmolytica oder Kamillensitzbäder. Im Ausnahmefall ist Entleerung der Harnblase durch Katheterung notwendig.

Literatur

BRITZ, J.: Vorhautverengung, Vorhauteinschnürung und Vorhautverklebung bei Kindern. Dtsch. Gesundh.-Wes. **12**, 595 (1957).

CAMPBELL, M.: Clinical pediatric urology. Philadelphia und London: W. B. Saunders Company 1951.

GROB, M., M. STOCKMANN u. M. BETTEX: Lehrbuch der Kinderchirurgie. Stuttgart: Georg Thieme 1957.

HIGGINS, T. T., D. I. WILLIAMS and D. F. E.

NASH: Urology of childhood. London: Butterworth & Co. 1951.

NAGEL, D. V.: Vorhautverengung, Vorhauteinschnürung und Vorhautverklebung im Kindesalter. Dtsch. Gesundh.-Wes. **11**, 1023 (1956).

WILLIAMS, D. I.: Urology in childhood. In Handbuch der Urologie, Bd. XV. Berlin-Göttingen-Heidelberg: Springer 1958.

ZAPP, E.: Neue pädiatrische Urologie. Beih. Arch. Kinderheilk. Nr 40 (1960).

Infolge eines technischen Versehens muß der dem Kapitel „Expektorantien und Antitussiva" zugehörige Abschnitt über hustendämpfende Mittel — soweit diese nicht bereits in anderen Kapiteln (Analgetica bzw. Sedativa) erwähnt sind — an dieser Stelle gebracht werden.

Zentral angreifende Hustenmittel mit atemdepressorischer Nebenwirkung sollten im Kindesalter, und insbesondere bei *Säuglingen*, nur bei strengster Indikation verabfolgt werden. Dies gilt insbesondere für alle zentral auf das Hustenzentrum einwirkenden Mittel. Zu den bereits auf S. 47 in ihren pharmakologischen Eigenschaften besprochenen halbsynthetischen Morphinderivaten, wie Acedicon, Codein, Dicodid, Dionin und Paracodin ist als weiteres Morphinderivat das *Romilar* zu zählen. Es wurde jedoch kürzlich wegen Suchtgefährdung aus dem Verkehr gezogen. *Ticarda* enthält als hustenhemmenden Stoff das Diphenyl-dimethyl-amino-äthyl-butanonchlorhydrat aus der Polamidonreihe.

Neuere Antitussiva, denen keine atempressorische und analgetische Wirkung zukommen soll sind: *Peracon, Selvigon, Silomat,* sowie *Detigon.* Diese Präparate haben eine individuell verschiedene Wirksamkeit und sind indiziert vorwiegend bei leichteren Hustenformen. Sie sollten in jedem Falle aber auch bei stärkerem Reizhusten versucht werden, bevor Hustenblocker mit atemdepressorischer Nebenwirkung wie Codein und ähnlich wirkende Stoffe verordnet werden.

Kombinationspräparate. Daneben steht eine Reihe von Kombinationspräparaten, teils mit zentraldämpfender, teils mehr mit lokal antitussiver Wirkung auf die Bronchien zur Verfügung, die gleichzeitig der Sekretolyse dienen. Außer den bereits auf den S. 147—149 unter Expectorantia aufgeführten Spezialitäten sind zu erwähnen:

Astapect-Kodein; Germapect; Melsanin; Melrosum mit Kodein; Optipect c. Codein; Paratrat-Moor-B-S-forte; Priatan mit Dihydrocodein; Primotussan mit Codein; Pertix-Hommel; Pro-Pecton c. Codein; Prospan, Sedotussin; Sinetussin c. Codeino; Thymopect; Tussamag mit Codein, Tussaval, Tussiozwo c. Codein; Tussukal.

Auf Grund der großen Zahl von Hustenmitteln kann diese Liste naturgemäß nicht vollständig sein. Vor Verschreibung eines Kombinationspräparates empfiehlt es sich, die Zusammensetzung zu studieren.

Präparate, soweit nicht unter Analgetica (S. 47—49) oder Expektorantien (S. 147—149) erwähnt:

Codyl-Sirup (0,15 % Gesamtalkaloide, davon 55 % Codein, 30 % Narkotin und 15 % Papaverin — alle als Hydrochloride).

Indikation: Husten verschiedener Ätiologie.

Dosierung: Nicht im Säuglingsalter; im Kleinkindesalter $^1/_3$, im Schulalter $^1/_2$—1 Teelöffel 3mal täglich.

Detigon „Bayer" (1-o-Chlorphenyl-1-phenyl-3-dimethylamino-propanol-(1)-hydrochlorid; 50 mg in 1 ml = 35 Tropfen.

Indikation: Reizhusten, chronische Bronchitis.

Dosierung: Säuglinge im 2. Lebenshalbjahr 3mal täglich 5 Tropfen. Kleinkinder: 3mal täglich 5—8 Tropfen. Schulkinder: 3mal täglich 10—15 Tropfen.

Pectamed; Pectamed mit Codein (Dimethylphenyl-äthylenimin, Ephetonin, Ammonchlorat, Pflanzenextrakte). 35 Tropfen = 1,0 ml Pectamed mit Codein 1,0 ml enthält 0,01 g Codein. hydrochlor.

Indikation: Bronchitis, Reizhusten, Keuchhusten, Grippe u.a.

Dosierung: im Säuglingsalter 3—5 Tropfen, bei Kleinkindern 5—10 Tropfen, im Schulalter 10—15 Tropfen 3mal täglich.

Peracon, Frn. = Isoaminil (Alpha-Isopropyl-alpha - (β - dimethyl - aminopropyl) - phenylacetonitrilcitrat).

Indikation: leichtere Hustenformen.

Dosierung: Säuglinge 3mal täglich 5 Tropfen, Kleinkinder 3mal täglich 10 Tropfen, Schulkinder 3mal täglich 15 Tropfen oder eine Perle.

Selvigon, Frn. = Pipacetat (Azaphenothiazincarbonsäure - (10) - piperidino - äthoxy - äthylester).

Indikation: leichtere Hustenformen.

Dosierung: Säuglinge 3mal täglich 2—5 Tropfen oder 2—3mal täglich $^1/_2$ Kinder-Suppositorium, Kleinkinder 3mal täglich 5—8 Tropfen oder 2—3mal täglich 1 Kinder-Suppositorium, Schulkinder 2—3mal täglich 8—20 Tropfen oder 3mal 1 Kinder-Suppositorium oder 3mal 1 Dragée.

Silomat (1-p-Chlorphenyl-2,3-Dimethyl-4-Dimethylaminobutanol-HCl), Tropfen und Bronchial-Elixier.

Indikation: leichtere Hustenformen.

Dosierung: Kleinkinder 3mal täglich 4 bis 10 Tropfen, Schulkinder 3mal täglich 10—15 Tropfen oder 3mal 1 Teelöffel Bronchial-Elixier.

Ticarda, Frn. = Normethadon (Dimethylaminodiphenylhexanon).

Indikation: schwerer, unstillbarer Husten. Bei Säuglingen *nur* in Ausnahmefällen!

Nebenwirkungen: Gefahr der Sucht wie bei Morphin.

Dosierung: Säuglinge 2—3 Tropfen pro Tag (Atemdepressionsgefahr!), Kleinkinder 3 bis 7 Tropfen pro Tag, Schulkinder 5—10 Tropfen oder $^1/_2$ Tablette pro Tag.

Sachverzeichnis

Die *kursiv* gedruckten Seitenzahlen weisen auf die Hauptbehandlung des betreffenden Stichwortes hin,
die fetten Seitenzahlen auf Literaturübersichten

44*